W.-B. Schill, R.G. Bretzel, W. Weidner (Hrsg.)

MännerMedizin

Schill Bretzel Weidner

MännerMedizin

in der allgemeinmedizinischen und internistischen Praxis

Herausgegeben von
Wolf-Bernhard Schill, Reinhard G. Bretzel und Wolfgang Weidner

Unter Mitarbeit von
Bora Altinkilic, Michaela Atzmüller, Wolfgang Bayer, Hermann Behre, Hermann J. Berberich, Martin Bergmann, Manfred E. Beutel, Claudia Bohring, Elmar Brähler, Reinhard G. Bretzel, Burkhard Brosig, Isolde Daig, Thorsten Diemer, Sebastian Euler, Claus Fischer, Jörg Fischer-Pleil, Alina Fratila, Günter Freundl, Roswitha Füssle, Hans-Jürgen Glander, Hiltrud Glanz, Karl Grammer, Gerhard Haidl, Ekkehard W. Hauck, Hans Hauner, Ralf Henkel, Werner W. Hochreiter, Holger Hoehn, Winfried Hoerster, Wildor Hollmann, Max Hundeiker, Friedrich Jockenhövel, Marek Jauß, Andreas Jung, Manfred Kaps, Michael Klentze, Vera-Kristin Kögler, Frank-Michael Köhn, Josef Köhrle, Walter Krause, Julius Kuhl, Maarten Kuhl, Clemens Kunz, Jörg Kupfer, Claus Leitzmann, Thomas Linn, Jürgen Lohmeyer, Martin Ludwig, Gerd Lümmen, Ilka Meier-Vollrath, Andreas Meinhardt, Martin Merbach, Dieter Meschede, Jörg Miller, Harald Morr, Christina Müller, Volker Niemeier, Thorsten Nikolaus, Paul E. Nowacki, Falk Ochsendorf, Gerd Plewig, Christian Popella, Hans Pralle, Anja Recker, Christian Reimer, Volker Rohde, Hans-Peter Rosemeier, Herbert Rübben, Hans Gerd Schiefer, Wolf-Bernhard Schill, Wilfried Schmeller, Hans U. Schmelz, Karlheinz Schmidt, Gerhard Schreiber, Markus Schubert, Heinrich M. Schulte, Dirk Schultheiss, Richard Schulz, Sabine Schulz, Hans-Christian Schuppe, Werner Seeger, Kurt Seikowski, Michael Sohn, Christoph Sparwasser, Herbert Sperling, Christian G. Stief, Yve Stöbel-Richter, Hilmar Stracke, Bernhard Strauß, Dietrich Strödter, Heiko K. Strüder, Henning Stürz, Christos V. M. Tagarakis, Stefan Ückert, Peter H. Vogt, Stefanie Wagner, Eginhard Waldkirch, Wolfgang Weidner, Wolf-Hartmut Weiske, Jörg Wiltink, Ulla Wittig, Helmut Woelk, Manfred Wolfersdorf, Hans Wolff, Stefan A. Wudy, Christos C. Zouboulis

Mit 185 Abbildungen

ELSEVIER
URBAN & FISCHER

URBAN & FISCHER
München · Jena

Zuschriften und Kritik an:
Elsevier GmbH, Urban & Fischer Verlag, Lektorat Medizin, Dr. med. Aleksandra Klevinghaus, Karlstraße 45, 80333 München,
E-Mail: medizin@elsevier.com

Herausgeber:

Prof. Dr. Dr. med. habil. Wolf-Bernhard Schill
Direktor des Zentrums für Dermatologie und Andrologie, Universitätsklinikum Gießen
Gaffkystr. 14, 35385 Gießen

Prof. Dr. med. Reinhard G. Bretzel
Direktor der Medizinischen Klinik und Poliklinik III, Universitätsklinikum Gießen
Rodthohl 6, 35392 Gießen

Prof. Dr. med. Wolfgang Weidner
Direktor der Klinik und Poliklinik für Urologie und Kinderurologie, Universitätsklinikum Gießen
Rudolf-Buchheim-Str. 7, 35392 Gießen

Bibliografische Information Der Deutschen Bibliothek
Die Deutsche Bibliothek verzeichnet diese Publikation in der Deutschen Nationalbibliografie; detaillierte bibliografische Daten sind im Internet unter http://dnb.ddb.de abrufbar.

1. Auflage 2005

Der Urban & Fischer Verlag ist ein Imprint der Elsevier GmbH.

04 05 06 07 08 5 4 3 2 1

Planung und Lektorat: Dr. med. Aleksandra Klevinghaus, München
Redaktion: Dr. med. Mechthild Gottschlich-Raulf, Dittelbrunn
Herstellung: Petra Laurer, München
Satz: abc.Mediaservice GmbH, Buchloe
Druck und Bindung: PrinterTrento, Trento, Italien
Umschlaggestaltung: SpieszDesign, Neu-Ulm

ISBN 3-437-23260-6

Aktuelle Informationen finden Sie im Internet unter www.elsevier.com und www.elsevier-deutschland.de

Vorwort

Ein Fachbuch zum Thema „Männermedizin" ist eine Novität auf dem deutschen Buchmarkt. Im Zeitalter der Frau und der sich dramatisch ändernden demographischen Strukturen mit massiven Verwerfungen der Alterspyramide und einer Zunahme der mittleren Lebenszeit auch für Männer scheint es notwendig, sich gezielt mit dem männlichen Geschlecht auseinander zu setzen und durch eine Fokussierung auf männerspezifische Verhaltensweisen und männertypische Krankheiten eine umfassende Darstellung medizinisch relevanter Sachinhalte vorzulegen.

Vom Inhalt her beschäftigt sich das Buch mit Fragen der Männergesundheit und Krankheit des Mannes von der Kindheit bis ins hohe Alter. Dies bedeutet, dass alle Aspekte des Mannes von der Geburt bis zum Tod Berücksichtigung finden, insbesondere physiologische Entwicklungen, Fehlentwicklungen und männertypische Krankheiten einschließlich deren Diagnostik und Therapie. Dabei ist es unsere Absicht, ausführliche Informationen zu geben über alle männertypischen Bereiche, angefangen von der Anatomie und Physiologie über die psychosoziale Entwicklung, die Sexualität, die Fertilität, die Fertilitätskontrolle, den Alterungsvorgang an sich, geschlechtstypische Verhaltensmuster (Androtopie), geschlechtstypische Krankheitsausprägungen (Morbidität und Mortalität), Erkrankungen der Geschlechtsorgane sowie einschlägige Untersuchungsmethoden bis hin zur medizinischen und chirurgischen Therapie, wobei auch neue Entwicklungen der ästhetischen Medizin für den Mann Berücksichtigung finden sollten.

Bei der Konzeption des Buches war es unser Ziel, ein interdisziplinäres Autorenteam aus der Inneren Medizin mit deren Schwerpunkten Kardiologie, Hämatologie/Onkologie, Infektiologie, Pneumologie, Endokrinologie/Diabetologie, aus der Urologie, Dermatologie/Andrologie, Pädiatrie, Psychosomatik, Psychologie, Sozialmedizin, Psychiatrie, Neurologie, Hals-Nasen-Ohren-Heilkunde, Allgemeinchirurgie, Sportmedizin, Anästhesiologie und Schmerztherapie, Orthopädie, Radiologie, Ernährungswissenschaft, Mikrobiologie, Pathologie und den Grundlagenfächern Anatomie, Physiologie sowie der Molekular- und Humangenetik zu gewinnen, das es ermöglichte, die unterschiedlichen Facetten männerspezifischer Erkrankungen anhand von gestrafft konzipierten Kapiteln abzuhandeln. Zielgruppen unserer Leserschaft sind Allgemeinmediziner und Internisten, der in Praxis und Klinik tätige Arzt in der Weiterbildung, Andrologen, Endokrinologen, Psychologen, Sozialmediziner und nicht zuletzt medizinisch interessierte Laien.

Wir würden uns freuen, könnten wir durch die komprimierte Darstellung der Beiträge das Interesse an männermedizinischen Fragestellungen wecken und dadurch zu einer Sensibilisierung der Öffentlichkeit für männermedizinisch relevante Probleme beitragen.

Gießen, August 2004

Wolf-Bernhard Schill
Reinhard G. Bretzel
Wolfgang Weidner

Inhalt

1 **Einführung** 1
H.-P. Rosemeier, I. Daig

2 **Anatomie und Physiologie der männlichen Geschlechtsorgane** 5
M. Bergmann, R.G. Bretzel, G. Haidl, A. Jung, W. Krause, T. Linn, A. Meinhardt, H.-C. Schuppe, C. Sparwasser, H. Wolff, S.A. Wudy

3 **Psychosoziale Entwicklung** 65
M. Atzmüller, M.E. Beutel, E. Brähler, B. Brosig, I. Daig, S. Euler, K. Grammer, W. Krause, J. Kupfer, M. Merbach, T. Nikolaus, Y. Stöbel-Richter, H.-P. Rosemeier, J. Wiltink

4 **Sexualität** 95
H.J. Berberich, M.E. Beutel, E. Brähler, B. Brosig, S. Euler, V.-K. Kögler, F.-M. Köhn, W. Krause, M. Merbach, M. Sohn, K. Seikowski, C. Sparwasser, B. Strauß, W. Weidner, J. Wiltink, S.A. Wudy

5 **Fertilität und Fertilitätskontrolle** 165
H. Behre, G. Freundl, H.-J. Glander, G. Haidl, A. Jung, F.-M. Köhn, W.-B. Schill, G. Schreiber, W.-H. Weiske, S.A. Wudy

6 **Aging** 211
M.E. Beutel, E. Brähler, T. Diemer, C. Fischer, E.W. Hauck, H. Hoehn, M. Klentze, M. Merbach, J. Miller, V. Rohde, H. Stracke, S. Wagner, C.C. Zouboulis

7 **Androtopie** 261
J. Fischer-Pleil, R. Füssle, G. Haidl, H. Hauner, W. Hoerster, W. Hollmann, A. Jung, J. Kuhl, M. Kuhl, C. Kunz, J. Kupfer, C. Leitzmann, C. Müller, V. Niemeier, P.E. Nowacki, A. Recker, W.-B. Schill, K. Schmidt, S. Schulz, H.-C. Schuppe, H.K. Strüder, C.V.M. Tagarakis, H. Woelk

8 **Methoden der Untersuchung und Diagnostik** 377
B. Altinkilic, C. Bohring, R. Henkel, A. Jung, W. Krause, M. Ludwig, G. Lümmen, J. Miller, V. Rohde, H.G. Schiefer, H.M. Schulte, H.-C. Schuppe, H. Stracke, P.H. Vogt

9 **Erkrankungen der männlichen Geschlechtsorgane** 437
C. Fischer, E.W. Hauck, W.W. Hochreiter, W. Krause, J. Lohmeyer, M. Ludwig, D. Meschede, J. Miller, F. Ochsendorf, V. Rohde, H. Rübben, H.U. Schmelz, H. Sperling, W. Weidner

10 **Männliche Morbidität und Mortalität** 517
M.E. Beutel, H. Glanz, M. Hundeiker, M. Jauß, M. Kaps, M. Merbach, D. Meschede, H. Morr, G. Plewig, C. Popella, S. Popella, H. Pralle, C. Reimer, G. Schreiber, R. Schulz, W. Seeger, H. Stracke, D. Strödter, H. Stürz, U. Wittig, M. Wolfersdorf, H. Wolff

11 **Medikamentöse Therapie** 603
W. Bayer, G. Haidl, F. Jockenhövel, A. Jung, J. Köhrle, C. Leitzmann, K. Schmidt, M. Schubert, D. Schultheiss, C.G. Stief, B. Strauß, S. Ückert, E. Waldkirch

12 **Chirurgische Therapie – ästhetisch-operative Eingriffe** 671
A. Fratila, I. Meier-Vollrath, C. Müller, W.-B. Schill, W. Schmeller, M. Sohn

Sachregister 697

Autoren

Dr. med. Bora Altinkilic
Klinik und Poliklinik
für Urologie und Kinderurologie
Justus-Liebig-Universität Gießen
Rudolf-Buchheim-Str. 7
35392 Gießen

Dr. rer. nat. Michaela Atzmüller
Ludwig-Bolzmann-Institut für Stadtethologie
Althansstr. 14
A-1090 Wien

Dr. rer. nat. Wolfgang Bayer
Rupert-Mayer-Str. 73
73765 Neuhausen

Prof. Dr. med. Hermann Behre
Leiter der Sektion Andrologie
Universitätsklinik und Poliklinik für Urologie
Martin-Luther-Universität Halle-Wittenberg
Ernst-Grube-Str. 40
06120 Halle

Dr. med. Hermann J. Berberich
Facharzt für Urologie/Umweltmedizin
Kasinostr. 31
65929 Frankfurt

Prof. Dr. rer. nat. Martin Bergmann
Direktor am Institut für Veterinär-Anatomie,
-Histologie und -Embryologie
Justus-Liebig-Universität Gießen
Frankfurter Str. 98
35392 Gießen

Prof. Dr. med. Dipl.-Psych. Manfred E. Beutel
Klinik für Pychosomatik und Psychotherapie
Justus-Liebig-Universität Gießen
Ludwigstr. 76
35392 Gießen

Dr. rer. nat. Claudia Bohring
Klinik für Andrologie und Venerologie
Philipps-Universität Marburg
Deutschhausstr. 9
35033 Marburg

Prof. Dr. rer. nat. Elmar Brähler
Abt. für Med. Psychologie und Med. Soziologie
Universitätsklinikum Leipzig
Stephanstr. 11
04103 Leipzig

Prof. Dr. med. Reinhard G. Bretzel
Zentrum für Innere Medizin
Direktor der Med. Klinik und Poliklinik III
Justus-Liebig-Universität Gießen
Rodthohlstr. 6
35392 Gießen

Priv.-Doz. Dr. med. Burkhard Brosig
Klinik für Pychosomatik und Psychotherapie
Justus-Liebig-Universität Gießen
Friedrichstr. 33
35385 Gießen

Dipl.-Psych. Isolde Daig
Institut für Medizinische Psychologie
Universitätsklinikum Charité Berlin
Luisenstr. 57
10117 Berlin

Dr. med. Thorsten Diemer
Klinik und Poliklinik
für Urologie und Kinderurologie
Justus-Liebig-Universität Gießen
Rudolf-Buchheim-Str. 7
35392 Gießen

Sebastian Euler
Psychiatrisches Krankenhaus Will
Züricher Str. 30
CH-9501 Wil

Priv.-Doz. Dr. med. Claus Fischer
Chefarzt der Urologischen Klinik
Krankenhaus Hohe Warte
95445 Bayreuth

Dipl.-Psych. u. Psychol. Psychotherapeut
Jörg Fischer-Pleil
Suchtbereich
Klinik für Psychiatrie und Psychotherapie
Zentrum für Soziale Psychiatrie Mittlere Lahn
Licher Str. 106
35394 Gießen

Dr. med. Alina Fratila
Jungbrunnenklinik
Friedrichstr. 57
53111 Bonn

Prof. Dr. med. Günter Freundl
Frauenklinik
Städt. Krankenhaus Düsseldorf-Benrath
Urdenbacher Allee 83
40593 Düsseldorf

Prof. Dr. med. Roswitha Füssle
Medizinische Mikrobiologie
Justus-Liebig-Universität Gießen
Frankfurter Str. 107
35392 Gießen

Prof. Dr. med. Hans-Jürgen Glander
Klinik für Dermatologie, Venerologie und
Allergologie
Leipziger Referenzzentrum der
Europäischen Akademie für Andrologie
Universitätsklinikum Leipzig
Stephanstr. 11
04103 Leipzig

Prof. Dr. med. Hiltrud Glanz
Direktorin der Klinik für Hals-Nasen-Ohren-
Heilkunde
Justus-Liebig-Universität Gießen
Feulgenstr. 10
35385 Gießen

Prof. Dr. rer. nat. Karl Grammer
Ludwig-Bolzmann-Institut für Stadtethologie
Althansstr. 14
A-1090 Wien

Prof. Dr. med. Gerhard Haidl
Klinik und Poliklinik für Dermatologie
Funktionsbereich Andrologie
Rheinische Friedrich-Wilhelms-Universität
Sigmund-Freud-Str. 25
53105 Bonn

Dr. med. Ekkehard W. Hauck
Klinik und Poliklinik für Urologie und
Kinderurologie
Justus-Liebig-Universität Gießen
Rudolf-Buchheim-Str. 7
35392 Gießen

Prof. Dr. med. Hans Hauner
Else-Kröner-Fresenius-Zentrum
für Ernährungsmedizin
Klinikum rechts der Isar
Ismaninger Str. 22
81675 München

Prof. Dr. rer. nat. Ralf Henkel
Urologische Klinik
Friedrich-Schiller-Universität Jena
Lessingstraße 1
07740 Jena

Dr. med. Werner W. Hochreiter
Hirslanden Klinik
Aarau
Schänisweg
CH-5001 Aarau

Prof. Dr. med. Holger Hoehn
Vorstand des Instituts für Humangenetik
Universität Würzburg
Am Hubland
97074 Würzburg

Dr. med. Winfried Hoerster
Zentrum für ambulante Operationen/
Schmerzambulanz
Wilhelmstr. 14
35392 Gießen

Prof. mult. Dr. med. Dr. h. c. Wildor Hollmann
Ehrenpräsident des Weltverbandes für Sportmedizin
Institut für Kreislaufforschung u. Sportmedizin
Deutsche Sporthochschule Köln
Carl-Diem-Weg 6
50933 Köln

Prof. Dr. med. Max Hundeiker
Fachklinik Hornheide
Westf. Wilhelms-Universität Münster
Dorbaumstr. 300
48157 Münster

Priv.-Doz. Dr. med. Friedrich Jockenhövel
Evangelisches Krankenhaus Herne
Wiescherstr. 24
44623 Herne

Priv.-Doz. Dr. med. Marek Jauß
Zentrum für Neurologie und Neurochirurgie
Justus-Liebig-Universität Gießen
Am Steg 14
35392 Gießen

Dr. med. Andreas Jung
Zentrum für Dermatologie und Andrologie
Justus-Liebig-Universität Gießen
Gaffkystr. 14
35385 Gießen

Professor Dr. med. Manfred Kaps
Direktor des Zentrums für Neurologie und Neurochirurgie
Justus-Liebig-Universität Gießen
Am Steg 14
35392 Gießen

Dr. med. Michael Klentze
Facharzt für Gynäkologie und Psychotherapeutische Medizin
Präsident des European Council for Aging Research and Education
Direktor des Klentze-Instituts
Am Kosttor 1
80331 München

Dipl.-Psych. Vera-Kristin Kögler
Stargader Str. 32
10437 Berlin

Prof. Dr. med. Frank-Michael Köhn
Klinik und Poliklinik für Dermatologie und Allergologie
am Biederstein
Technische Universität München
Biedersteiner Str. 29
80802 München

Prof. Dr. med. Josef Köhrle
Institut für Experimentelle Endokrinologie
Universitätsklinikum Charité Berlin
Schumannstr. 20–21
10098 Berlin

Prof. Dr. med. Walter Krause
Direktor der Dermatologischen Klinik
Philipps-Universität Marburg
Deutschhausstr. 9
35033 Marburg

Prof. Dr. med. Julius Kuhl
Lehreinheit Psychologie der Universität Osnabrück
Seminarstr. 20
49074 Osnabrück

cand. med. Maarten Kuhl
Medizinische Fakultät
Westf. Wilhelms-Universität Münster
Domagkstr. 9
48149 Münster

Prof. Dr. med. Clemens Kunz
Institut für Ernährungswissenschaften
Justus-Liebig-Universität Gießen
Wilhelmstr. 20
35392 Gießen

Priv.-Doz. Dr. biol. hom. Jörg Kupfer Dipl.-Psych.
Medizinisches Zentrum für Psychosomatische Medizin
Abt. Medizinische Psychologie
Justus-Liebig-Universität Gießen
Friedrichstr. 36
35392 Gießen

Prof. em. Dr. rer. nat. Claus Leitzmann
Institut für Ernährungswissenschaften
Justus-Liebig-Universität Gießen
Wilhelmstr. 20
35392 Gießen

Prof. Dr. med. Thomas Linn
Medizinische Klinik und Poliklinik III
Justus-Liebig-Universität Gießen
Rodthohl 6
35392 Gießen

Prof. Dr. med. Jürgen Lohmeyer
Medizinische Klinik II
Justus-Liebig-Universität Gießen
Klinikstr. 36
35385 Gießen

Dr. med. Martin Ludwig
Klinik und Poliklinik
für Urologie und Kinderurologie
Justus-Liebig-Universität Gießen
Rudolf-Buchheim-Str. 7
35385 Gießen

Priv.-Doz. Dr. med. Gerd Lümmen
Klinik und Poliklinik für Urologie
Universitätsklinikum Essen
Hufelandstr. 55
45122 Essen

Dr. med. Ilka Meier-Vollrath
Hanse-Klinik
Fachklinik für Liposuktion und
operativ-ästhetische Dermatologie
St.-Jürgen-Ring 66
23564 Lübeck

Prof. Dr. med. Andreas Meinhardt
Institut für Anatomie und Zellbiologie
Justus-Liebig-Universität Gießen
Aulweg 123
35385 Gießen

Dipl.-Psych. Martin Merbach
Abt. für Med. Psychologie und Med. Soziologie
Universitätsklinikum Leipzig
Stephanstr. 11
04103 Leipzig

Dr. med. Dieter Meschede
Facharzt für Humangenetik
PAN-Praxisklinik am Neumarkt
Zeppelinstr. 1
50667 Köln

Dr. med. Jörg Miller
Klinik und Poliklinik
für Urologie und Kinderurologie
Justus-Liebig-Universität Gießen
Rudolf-Buchheim-Str. 7
35392 Gießen

Prof. Dr. med. Harald Morr
Ärztlicher Direktor
Pneumologische Klinik
Waldhof Elgershausen
35753 Greifenstein

Dr. med. Christina Müller
Zentrum für Dermatologie und Andrologie
Justus-Liebig-Universität Gießen
Gaffkystr. 14
35385 Gießen

Dr. med. Volker Niemeier
Medizinisches Zentrum für Psychosomatische Medizin
Klinik für Pychosomatik und Psychotherapie
Justus-Liebig-Universität Gießen
Ludwigstr. 76
35392 Gießen

Prof. Dr. med. Thorsten Nikolaus
Ärztlicher Direktor
Bethesda Geriatrische Klinik Ulm GmbH
Zollernring 26
89073 Ulm

Univ.-Prof. Dr. med. Paul E. Nowacki
Ärztlicher Leiter des Wissenschaftlichen Instituts
für Sportmedizin
Justus-Liebig-Universität Gießen
Kugelberg 62
35394 Gießen

Prof. Dr. med. Falk Ochsendorf
Zentrum der Dermatologie und Venerologie
Universitätsklinikum Frankfurt am Main
Johann-Wolfgang-Goethe-Universität
Theodor-Stern-Kai 7
60590 Frankfurt

Prof. Dr. med. Dr. h. c. Gerd Plewig
Direktor der Klinik und Poliklinik für Dermatologie und Allergologie – Innenstadt
Ludwig-Maximilians-Universität München
Frauenlobstr. 9–11
80337 München

Dr. med. Christian Popella
Praxis Prof. Schmidt/Dr. Lambusch/Dr. Agababor
Vahrenwalderstr. 71
30165 Hannover

Prof. Dr. med. Hans Pralle
Direktor der Medizinischen Klinik und Poliklinik IV
Justus-Liebig-Universität Gießen
Klinikstr. 36
35392 Gießen

Dr. med. Anja Recker
Zentrum für Dermatologie und Andrologie
Justus-Liebig-Universität Gießen
Gaffkystr. 14
35385 Gießen

Prof. Dr. med. Christian Reimer
Direktor des Zentrums für Psychosomatische Medizin
Justus-Liebig-Universität Gießen
Friedrichstr. 33
35392 Gießen

Dr. med. Volker Rohde
Klinik und Poliklinik für Urologie und Kinderurologie
Justus-Liebig-Universität Gießen
Rudolf-Buchheim-Str. 7
35392 Gießen

Prof. Dr. phil. Hans-Peter Rosemeier
Verhaltenstherapeut
Direktor des Instituts für Medizinische Psychologie
Charité – Universitätsmedizin Berlin
Luisenstr. 57
10117 Berlin

Prof. Dr. med. Dr. h. c. Herbert Rübben
Klinik und Poliklinik für Urologie
Universitätsklinikum Essen
Hufelandstr. 55
45122 Essen

Prof. Dr. med. Hans Gerd Schiefer
Zentrum für Medizinische Mikrobiologie und Virologie
Justus-Liebig-Universität Gießen
Frankfurter Str. 107
35392 Gießen

Prof. Dr. med. Dr. med. habil. Wolf-Bernhard Schill
Direktor des Zentrums für Dermatologie und Andrologie
Justus-Liebig-Universität Gießen
Gaffkystr. 14
35385 Gießen

Prof. Dr. med. Wilfried Schmeller
Hanse-Klinik
Fachklinik für Liposuktion und operativ-ästhetische Dermatologie
St.-Jürgen-Ring 66
23564 Lübeck

Dr. med. Hans U. Schmelz
Abteilung Urologie
Bundeswehrkrankenhaus Ulm
Oberer Eselsberg 40
89081 Ulm

Prof. Dr. Dr. med. Karlheinz Schmidt
Lehrstuhl für Experimentelle Medizin
Eberhard-Karls-Universität Tübingen
Äußere Weiler Straße 12
72810 Gomaringen

Prof. Dr. med. habil. Gerhard Schreiber
Klinik für Dermatologie und dermatologische Allergologie
Leiter der Abteilung Andrologie
Universitätsklinikum Jena
Erfurter Str. 35
07743 Jena

Dr. med. Markus Schubert
Klinik II und Poliklinik für Innere Medizin der Universität zu Köln
Joseph-Stelzmann-Str. 9
50931 Köln

Prof. Dr. med. Heinrich M. Schulte
Endokrinologikum Hamburg
Zentrum für Hormon- und Stoffwechselerkrankungen
Reproduktionsmedizin u. gynäkologische Endokrinologie
Lornsenstr. 6
22767 Hamburg

Dr. med. Dirk Schultheiss
Klinik für Urologie und Kinderurologie
Medizinische Hochschule Hannover
Carl-Neuberg-Str. 1
30625 Hannover

Dr. med. Richard Schulz
Medizinische Klinik und Poliklinik II
Justus-Liebig-Universität Gießen
Klinikstr. 36
35392 Gießen

Dr. med. Sabine Schulz
Institut für Ernährungswissenschaften
Justus-Liebig-Universität Gießen
Wilhelmstr. 20
35392 Gießen

Priv.-Doz. Dr. med. Hans-Christian Schuppe
Zentrum für Dermatologie und Andrologie
Universitätsklinikum Gießen
Gaffkystr. 14
35385 Gießen

Prof. Dr. med. Werner Seeger
Direktor der Medizinischen Klinik und Poliklinik II
Justus-Liebig-Universität Gießen
Klinikstr. 36
35392 Gießen

Priv.-Doz. Dr. rer. nat. habil. Kurt Seikowski
Klinik für Dermatologie, Venerologie und Allergologie
Andrologische Abteilung
Universitätsklinikum Leipzig
Stephanstr. 11
04103 Leipzig

Prof. Dr. med. Michael Sohn
Chefarzt der Klinik für Urologie
Markus-Krankenhaus
Wilhelm-Epstein-Str. 2
60431 Frankfurt am Main

Oberstarzt Priv.-Doz. Dr. med. Christoph Sparwasser
Leitender Arzt der Abteilung Urologie
Bundeswehrkrankenhaus Ulm
Oberer Eselsberg 40
89081 Ulm

Priv.-Doz. Dr. med. Herbert Sperling
Klinik und Poliklinik für Urologie
Universitätsklinikum Essen
Hufelandstr. 55
45122 Essen

Prof. Dr. med. Christian G. Stief
Direktor der Urologischen Klinik und Poliklinik
Ludwig-Maximilians-Universität München
Klinikum der Universität
Marchioninistr. 15
81377 München

Dipl.-Soz. Dr. phil. Yve Stöbel-Richter
Abt. für Med. Psychologie und Med. Soziologie
Universitätsklinikum Leipzig
Stephanstr. 11
04103 Leipzig

Prof. Dr. med. Hilmar Stracke
Med. Klinik und Poliklinik III
Leiter des Bereichs Osteologie
Justus-Liebig-Universität Gießen
Rodthohlstr. 6
35392 Gießen

Prof. Dr. med. Bernhard Strauß
Direktor des Instituts für Medizinische Psychologie
Friedrich-Schiller-Universität Jena
Stoystr. 3
07740 Jena

Prof. Dr. med. Dietrich Strödter
Medizinische Klinik und Poliklinik I
Justus-Liebig-Universität Gießen
Klinikstr. 36
35385 Gießen

Univ.-Prof. Dr. Sportwiss. Heiko K. Strüder
Institut für Individualsport
Deutsche Sporthochschule Köln
Carl-Diem-Weg 6
50933 Köln

Prof. Dr. med. Henning Stürz
Direktor der Klinik und Poliklinik für Orthopädie und Orthopädische Chirurgie
Justus-Liebig-Universität Gießen
Paul-Meimberg-Str. 3
35385 Gießen

Christos V. M. Tagarakis
Institut für Kreislaufforschung und Sportmedizin
Deutsche Sporthochschule Köln
Carl-Diem-Weg 6
50933 Köln

Dr. rer. biol. hum. Stefan Ückert
Klinik und Poliklinik für Urologie
Medizinische Hochschule Hannover
Carl-Neuberg-Str. 1
30625 Hannover

Priv.-Doz. Dr. rer. nat. Peter H. Vogt
Frauenklinik
Universitätsklinikum Heidelberg
Voßstr. 9
69115 Heidelberg

Dipl.-Psych. Stefanie Wagner
Klinik für Pychosomatik und Psychotherapie
Justus-Liebig-Universität Gießen
Ludwigstr. 76
35392 Gießen

Dr. med. Eginhard Waldkirch
Klinik für Urologie und Kinderurologie
Medizinische Hochschule Hannover
Carl-Neuberg-Str. 1
30625 Hannover

Prof. Dr. med. Wolfgang Weidner
Direktor der Klinik und Poliklinik für Urologie und Kinderurologie
Justus-Liebig-Universität Gießen
Rudolf-Buchheim-Str. 7
35392 Gießen

Dr. med. Wolf-Hartmut Weiske
Facharzt für Urologie
König-Karl-Str. 38
70372 Stuttgart

Dipl.-Psych. Jörg Wiltink
Klinik für Psychiatrie und Psychotherapie
Justus-Liebig-Universität Gießen
Am Steg 22
35392 Gießen

Dipl.-Soz. Ulla Wittig
Abt. für Med. Psychologie und Med. Soziologie
Universitätsklinikum Leipzig
Stephanstr. 11
04103 Leipzig

Prof. Dr. med. Helmut Woelk
Klinik für Psychiatrie und Psychotherapie
Zentrum für Soziale Psychiatrie Mittlere Lahn
Licher Str. 106
35394 Gießen

Prof. Dr. med. Manfred Wolfersdorf
Abt. für Med. Psychologie und Med. Soziologie
Universitätsklinikum Leipzig
Stephanstr. 11
04103 Leipzig

Prof. Dr. med. Hans Wolff
Dermatologische Klinik und Poliklinik
Ludwig-Maximilians-Universität München
Frauenlobstr. 9–11
80337 München

Prof. Dr. med. Stefan A. Wudy
Pädiatrische Endokrinologie/Diabetologie
Zentrum für Kinderheilkunde
Justus-Liebig-Universität Gießen
Feulgenstr. 12
35392 Gießen

Prof. Dr. med. Christos C. Zouboulis
Stellv. Direktor und Leiter der Poliklinik
Klinik und Poliklinik für Dermatologie
Universitätsklinikum Benjamin Franklin
Freie Universität Berlin
Fabeckstr. 60–62
14195 Berlin

Abkürzungsverzeichnis

AD	Androgendeprivation
ADAM	androgen decline in the aging male
ADH	Adiuretin
ACTH	adrenocorticotropes Hormon
AFP	α-Fetoprotein
AGE's	advanced glycosylated end products
AMH	Anti-Müller-Hormon
AR	Androgenrezeptor
ARMS	amplification refractory mutation system
ART	antiretrovirale Therapie
ASA	antisperm antibodies
AZF	Azoospermiefaktor
BiPAP	bilevel positive airway pressure
BMI	Body-mass-Index
BP	Blasenpunktion
BPH	benigne Prostatahyperplasie
CBAVD	kongenitale bilaterale Aplasie der Vasa deferentia
CBP	chronische bakterielle Prostatitis
CEA	carcino-embryonales Antigen
CFTR-gene	cystic fibrosis transmembrane gene
CGH	komparative genomische Hybridisierung
CIN	cervicale intraepitheliale Neoplasie
CIS	Carcinoma in situ
CPAP	continuous positive airway pressure
CS	clinical stage
CUP	carcinoma of unknown primary
DHEA	Dehydroepiandrosteron
DHEAS	Dehydroepiandrosteronsulfat
d.h.	das heißt
DIT	Dijodtyrosin
DKS	Doping-Kontrollsystem
DRU	digito-rektale Untersuchung
DXA	Dual-X-Ray-Absorptiometrie
EGF	epidermal growth factor
EIA	Enzymimmunoassay
EPS	exprimiertes Prostatasekret
ESWT	extrakorporale Stoßwellentherapie
FasL	Fas-Ligand
FEC-1	forced expiratory capacity
FFM	fettfreie Körpermasse
FISH	Fluoreszenz-In-Situ-Hybridisierung
FLM	funktionelle Lebensmittel
FMT	Frau-zu-Mann-Transformation
FSH	follikelstimulierendes Hormon
FVC	forced vital capacity
GABA	Gammaaminobuttersäure
GAT	Gelatine-Agglutinationstest
GH	growth hormone
GHD	Wachstumshormondefizienz
GKM	Gesamtkörpermasse
GnRH	Gonadotropin-releasing Hormon
GV	Geschlechtsverkehr
HAART	hochaktive antiretrovirale Therapie
HGH	human growth hormone
HGPIN	high grade prostate intraepithelial neoplasia
HMG	humanes Menopausengonadotropin
HOT	hämatogene Oxidationstherapie
HPV	humanes Papillomavirus
HRPCA	hormonrefraktäres Prostatakarzinom
HVL	Hypophysenvorderlappen
IBT	Immunobead-Test
ICSI	intrazytoplasmatische Spermatozoeninjektion
IDD	iodine deficiency disease
IGF	insulin-like growth factor
IHH	idiopathischer hypogonadotroper Hypogonadismus
IL-1α	Interleukin-1α
IMRT	intensitätsmodulierte Strahlentherapie
i.m.	intramuskulär
IFN	Interferon
IPP	Induratio penis plastica
IPSS	international prostate symptom score
IUD	intrauterine device
IUI	intrauterine Insemination
IUP	Intrauterinpessar
i.v.	intravenös
KM	Knochenmasse
LBM	lean body mass (fettfreie Körpermasse)
LIA	Lumineszenzimmunoassay

LIF	leucemia-inhibiting factor
LH	luteinisierendes Hormon
LHRH	Luteinisierendes Hormon-Releasing-Hormon
LSR	laser skin resurfacing
LUTS	lower urinary tract symptoms
M.	Morbus
MALT	Mucosa-assoziiertes Lymphom
MAR-Test	mixed antiglobulin reaction test
MCI	minimal cognitive impairment
MESA	microsurgical epididymal sperm aspiration
MFT	Mann-zu-Frau-Transformation
MHC	major histocompatibility complex
MIF	macrophage migration inhibitory factor
MIS	Müllerian-inhibiting-substance
MIT	Monojodtyrosin
MM	Muskelmasse
MW	Molekulargewicht
NEM	Nahrungsergänzungsmittel
NFP	natürliche Familienplanung
NGF	nerve growth factor
NIS	Natrium-Jodid-Symporter
NK-Zellen	natürliche Killerzellen
NSAID	nonsteroidal-anti-inflammatory drugs
NSCLC	nicht-kleinzelliges Bronchialkarzinom
NSGCT	non-seminomatous germ cell tumors
OAT	Oligo-Astheno-Teratozoospermie
OC	orales Kontrazeptivum
OM	Ovulationsmethode nach Billings
OSA	obstruktive Schlaf-Apnoe
PAL	power assisted liposuction
PEL	Pleuraeffusionslymphom
PCA	Prostatakarzinom
PCI	perkutane koronare Intervention
PCR	polymerase chain reaction
PIN	prostatic intraepithelial neoplasia
p.o.	per os
PPL	Peroxidase-positive Leukozyten
PSA	Prostataspezifisches Antigen
PTBS	posttraumatische Belastungsstörung
PTCA	perkutane transluminale koronare Angioplastie
QCT	quantitative Computertomographie
RIA	Radioimmunoassay
ROS	reaktive Sauerstoffspezies
RP	radikale Prostatovesikulektomie
SAPHO-Syndrom	Acne conglobata-Pustulosis palmoplantaris-Hyperostosis-Osteitis-Syndrom
SBAS	schlafbezogene Atemstörungen
SCF	stem cell factor
SCLC	small cell lung carcinoma
SCLVL	small cell lymphocytic villous lymphoma
SHBG	sexualhormonbindendes Globulin
SKAT	Schwellkörper-Autoinjektionstherapie
SRE	Schilddrüsenhormon-responsible Elemente
SRY	sexdeterminierende Region des Y-Chromosoms
StAR Protein	steroidogenic acute regulatory protein
STD	sexually transmitted disease
STH	somatotropes Hormon
STM	sympto-thermale Methode
TAT	Tray-Agglutinationstest
TBG	Thyroxin-bindendes Globulin
TDF	Testis-determinierender Faktor
TE	Testosteronenanthat
TESE	testicular sperm extraction
Tg	Thyreoglobulin
TGF	transforming growth factor
THG	Tetrahydrogestrinon
TIN	testikuläre intraepitheliale Neoplasie
TLA	Tumeszenz-Lokalanästhesie
TM	Temperaturmethode
TNF	Tumor-Nekrose-Faktor
TPO	Thyroidperoxidase
TRAK	TSH-Rezeptor-Antikörper
TRUS	transrektaler Ultraschall
TSH	Thyreoidea-stimulierendes Hormon
TTR	Transthyretin
TURP	transurethrale Prostataresektion
UVB	Ultraviolett-Bestrahlung des Blutes
VB1	voided bladder urine 1; Ersturin
VI	vaskuläre Invasion
WHR	Waist-hip-ratio

1

Einführung

1.1 Die Rolle des Mannes im neuen Millennium 1
1.1.1 Veränderungen der Rollenerwartung . . . 1
1.1.2 Alte vs. neue Rolle des Mannes 2
1.1.3 Merkmale des neuen Mannes 2
1.1.4 Reibungsfaktoren bei der Rollenumsetzung 3

1.1 Die Rolle des Mannes im neuen Millennium

Hans-Peter Rosemeier, Isolde Daig

Die Rollen, die Mann und Frau in ihrer sozialen Umgebung einnehmen, beeinflussen das menschliche Erleben durch ihre Bedürfnisse und Zwänge sowie das menschliche Verhalten durch die an sie gestellten Erwartungen und Verpflichtungen. So wird die Einstellung, die ein Mann zu sich, seinem Körper und seiner Gesundheit hat, von der Rolle abhängen, die er erfüllt bzw. die auszufüllen ihm die Gesellschaft aufdrängt.

Die durch die Emanzipation hervorgetretenen Veränderungen der traditionellen Frauenrolle können als Impulsgeber der Mobilität der heutzutage neu entstehenden Männerrolle angesehen werden.

Die klassische Rolle des Mannes erschien sehr lange als stereotyp festgeschrieben und doch hat sich das Selbstbild des Mannes mit seinen Vermutungen und Befürchtungen über die Jahrhunderte hinweg verändert – deswegen muss die neue Rolle des Mannes im neuen Millennium zeitgemäß verstanden werden. Durch die Unterschiede zwischen den neuen und den alten implizierten (Rollen)-Erwartungen und die Auswirkungen bei non-konformen Rollenverhalten können Konflikte und dadurch bedingte Reibungsverluste entstehen.

1.1.1 Veränderungen der Rollenerwartung

Männlichkeit schien, anfänglich betrachtet, sich rein durch das biologische Geschlecht darzustellen. Maskulinität wird heutzutage dagegen primär als ein sozial konstruiertes Phänomen angesehen (Good et al. 2000). Die Gesellschaft setzt als Regime, unabhängig vom biologischen Geschlecht und relativ willkürlich, die Standards für das, was als maskulin angesehen wird. Die Sozialisation zum Mann wird z.B. durch das Erziehungsverhalten der Eltern gegenüber dem Jungen gestaltet; das bedeutet, dass Jungen und spätere Männer sich durch die ihnen nahegebrachten kulturellen Richtmaße ein typisch maskulines Verhalten aneignen (vgl. Pleck 1995). Der Satz „Jungen weinen nicht" wurde und wird von Jugendlichen als eine bei ihnen nicht geduldete Gefühlsexpression gelernt. Im Umkehrschluss gilt dann, dass somit „nur Mädchen weinen". Das autostereotypisierte Selbstbild des Mannes passt sich an die Peergroup-Urteile an; so wird z.B. die Geschlechterdistanz in Grundschulklassen verstärkt wahrgenommen und ausgebaut.

Die Idee, dass Weiblichkeit und Offenbarung von Schwäche oder Verletzlichkeit zusammenhängen, lässt bei Jungen den irreführenden Schluss zu, dass es die Unterdrückung von Gefühlen ist, die als Zeichen von Stärke und somit Männlichkeit angesehen wird (vgl. Good, Sherrod, Dillon, 2000).

Der Auftrag des Mannes, „Stärke zu zeigen", ist mit der Unterdrückung emotionaler Offenbarung, die als unmännlich gilt, assoziiert. Die so entstandene Furcht, in der Gesellschaft als un-

männlich zu gelten, beherrschte mit Sicherheit das vergangene, aber auch noch unterschwellig das neue Millennium.
Auch die Werteordnung der Gesellschaft hat sich im Laufe der Zeit gewandelt – von einer universalistischen Moral hin zu einer Segmentierung der Lebensstile. D. h. die Chance der Selbstverwirklichung und die Tendenz einer eigenen, akzeptierten Werteordnung konnte der Mann bisher nur in kleinen Subkulturen, in denen andere Lebensstile experimentell angestrebt und toleriert werden, für sich nutzen und ausleben.

1.1.2 Alte vs. neue Rolle des Mannes

Die traditionelle männliche Rolle eines unverletzlichen, starken, zielstrebigen und nie klagenden Mannes erscheint in gewisser Weise antiquiert, zum Teil bewusst abgelegt und dennoch nicht überholt. Rudimentäre Verhaltensweisen, die unterschwellig bestehen, können beispielsweise in Konflikten wieder durchbrechen. Denn fehlt die männliche Dominanz gänzlich, kann es zu Skepsis in Hinblick auf die Männlichkeit kommen.
Der rationale Kern liegt in der für beide Geschlechter kulturhistorisch bestehenden positiven Wirkung des männlichen Verhaltens.
Dieses Verhalten führte beim Mann zu Macht, Anerkennung und Selbstbewusstsein; die Versagensängste wurden gemeinschaftlich abgewehrt. Die Frau, in ihrer traditionellen Rolle, duldete das Verhalten, weil sie Vorteile wie finanzielle Sicherheit und Status als Ausgleich erhielt. Eine Fortsetzung dieses eingespielten Systems erfolgte im Erziehungsverhalten gegenüber dem Jungen.
Derartige von der Gesellschaft vorgegebene standardisierte Ansprüche enden in den absurden Vorstellungen, dass „ein Mann tun muss, was ein Mann tun muss". Böhnisch und Winter (1994) pointieren diese Zuweisung mit folgendem Gleichnis: Mann = Nicht-Nicht-Mann. Das Männerbild wird nahezu krampfhaft aufrechterhalten und ist auf seine Rolle festgeschrieben, d.h. Mann darf alles, außer unmännlich sein. Oft ist das Maß, mit dem ein Mann als männlich bewertet wird, seitens des Mannes mit Toleranz gegenüber Aggression und Dominanz sowie dem Willen, extremes Verhalten zu zeigen, assoziiert, so z.B. beurteilen Männer durch Alkoholkonsum ihre Maskulinität (Good et al. 2000). Das stets wetteifernde, auch Entbehrungen in Kauf nehmende, durch diszipliniertes Aushalten geprägte, nur scheinbar furchtlose Verhalten dürfte im neuen Millennium bei potenziellen Partnerinnen nur noch auf ambivalente Gefühle und immer seltener auf Zustimmung treffen.

Würde ein traditionell sozialisierter Mann auf eine emanzipierte neue Frau treffen, würden ihn die ungewohnten (Rollen-)Erwartungen überraschen. Expressivität, Zeit für die Familie, Empathie werden nun gefordert.

Neben den klassischen Rollenerwartungen, die auf Grund ihrer aussichtsreichen Konsequenzen nicht so schnell abgestreift werden, führt der Rollenzuwachs bzw. die Kombination alter und neuer Rollenerwartungen zu einer Überfrachtung der männlichen Rolle, d.h. die Zahl der verschiedenen Erwartungen steigt eher, als dass sie abnimmt – und das führt zu mehr Konflikten. Es ist zu hoffen, dass die in der gleichen Generation sozialisierten Geschlechter in ihren Vorstellungen und Erwartungen auf mehr Passung treffen werden.

1.1.3 Merkmale des neuen Mannes

Dem jungen neuen Mann werden vorläufig in der heute aktuellen Idealvorstellung neben den typisch männlichen neue, expressive, weniger karriereorientierte, körper- und freizeitbewusste, die Lebensqualität steigernde Verhaltensweisen abverlangt. Er soll jetzt weiterhin Männlichkeit und Stärke ausstrahlen, aber zusätzlich wird Sensibilität, Emotionalität, Empathie und Attraktivität gefordert.

Wenn der neue Mann älter wird, soll er sich seiner eigenen körperlichen und seelischen Gesundheit mehr widmen anstelle der selbst

verordneten Härte. Er müsste sich dann für gesundheitliche Schwächen nicht mehr schämen und wäre somit auch für Vorsorgeuntersuchungen zugänglicher.

Der Auftrag an den Männerarzt wäre, diesen Gedanken zu berücksichtigen, indem Schwächen kommuniziert, zugelassen und gebilligt sowie im ärztlichen Gespräch aufgefangen würden. Der früher „einsame Held" übernähme dann stärker Verantwortung gegenüber der eigenen Person, der Paarbeziehung und der eigenen Familie; darin liegt auch eine Aufforderung zur Neugestaltung der Arbeitsteilung in Haushalt, Familie und Kindererziehung. Das jedoch dürfte die männliche Berufskarriere tangieren.

1.1.4 Reibungsfaktoren bei der Rollenumsetzung

Die Transformation hin zum neuen Mann ist von Spannungen sowie von Rollen- und Geschlechterkonflikten gekennzeichnet. Bei jedem Aufbegehren entstehen Reibungsverluste und ungewollte Nebenwirkungen. Jede Änderung der Frauenrolle zieht eine Änderung der Männerrolle mit sich, d.h. die neue Frau wird hier gefordert, da die traditionelle Frau nicht den neuen Mann braucht. Die Verhältnisse im neuen Millennium lassen das traditionelle Männerbild der Unverletzlichkeit und ewigen Stärke aus gesellschaftlichen Gründen nicht mehr zu, und diese Eigenschaften wirken auch moralisch, ästhetisch und ethisch als antiquiert. Jede Neuverteilung von Aufgaben bedeutet Wandel, und Wandel ruft prinzipiell existenzielle Ängste hervor. Der Zuwachs von Aufgaben und Rollenerwartungen bedeutet somit für schlichtere Gemüter eine vermehrte Last; für kreative, änderungsmotivierte Persönlichkeiten eher eine Herausforderung im Sinne einer Bereicherung („role enrichment" statt „role enlargement"). Eine gewisse Rollenflexibilität macht den Mann durchaus klüger, mithin wirkt er auch handlungskompetenter und folglich attraktiver auf Frauen.

Das neue Bild des „idealen Mannes" ist teilweise geformt von der Vorstellung eines erfolgreichen, siegreichen, aber ausdrücklich nicht provozierenden oder gewalttätigen Kämpfers. Trotz des für Laien bestehenden Verdachts der „Entmännlichung" verfügt der neue Mann in seiner Rolle jederzeit über die Möglichkeit einer Aktivierung der alten, biologischen, in Notfällen auch angebrachten traditionellen Verhaltensweisen dessen, der Schutz gewährt, der das Revier verteidigt, der aber ausdrücklich nur selten und adäquat davon Gebrauch macht. Mit zunehmender Entfremdung von den biologischen Regeln der Rivalität wird ein neuer Mann gefordert, der kulturfähig, zuwendungsbereit und empathisch ist. Die typologisch anfällige Kämpferidentität, die viele Männer entwickelt haben und glauben demonstrieren zu müssen, bleibt in ihrer Erfindung den meisten Durchschnittsmännern biographisch untersagt. Das Setzen zu hoher Ziele erscheint in der Gesellschaft lächerlich und wird von systematischer Enttäuschung bei Nichterreichung der Ziele begleitet. Trotz der Kritik ist das Setzen höherer Ziele, d.h. im Grunde genommen das althergebrachte männliche Prinzip, förderlich für die Leistungsmotivation. Zu niedrige Ziele gelten als mutlos. Da Versagen für den Mann ein persönliches und gesellschaftlich kaum zu ertragendes Erlebnis ist, wird durch eine entsprechende Selbstdarstellung zumindest versucht, nicht zum Verlierer zu werden. In der neuen Rolle wirken zugegeben Rudimente der alten „Helden"-Vorstellungen weiter, allerdings ergänzt durch situativ angebrachte Empathieempfindungen und -bekundungen. Die tradierte Vorstellung eines stets leistungsstarken Mannes ist auch weiterhin sehr verbreitet und wird noch durch die gestellten Anforderungen der neuen Frau erweitert – dies sollte die Gesellschaft tolerieren lernen. So erwartet die Partnerin z.B. weiterhin den leistungsstarken Mann, der sich zudem liebevoll um seine Kinder kümmert und seine Freizeit mit ihr teilt.

Der Grad, zu welchem das typisch männliche Konzept mit der psychologischen Gesundheit übereinstimmt, ist stark umstritten (Levant und Pollack 1995). Die neu an den Mann gestellten, eher expressiven Verhaltenserwartungen könnten zwar förderlich für die Gesundheit des Mannes sein

(vgl. Fooken 1992), da jedoch die alten überlieferten Verhaltenserwartungen zeitgleich weiter bestehen, dürfte dieser Zustand zu mehr Konflikten führen.

Dieser Widerspruch führt zu Verhaltensunsicherheit in der Männerrolle. Die Theorie der Identität der Referenzgruppe (Reverence Group Identity) von Wade (1998) postuliert, dass das Selbstkonzept und somit auch das männliche Selbstkonzept von dem Level der Ich-Identitätsentwicklung bestimmt wird und diese verknüpft ist mit ihrer spezifischen Referenzgruppe (z. B. ethnische Zugehörigkeit, Religion, Alterskohorte, geographische Gegend). D. h. das soziale Umfeld, in dem sich der Mann befindet, verfestigt seine Einstellung gegenüber den an ihn neu gestellten Erwartungen. Während früher die herkömmliche Rolle durch die Referenzgruppe weiterhin gestärkt wurde, bedeutet es für den neuen Mann, dass sich genügend und ausreichend wirksame neue Referenzgruppen bilden (z. B. protegiert durch die Medien), um das sich neu aufbauende Männerbild für die Zukunft wiederum zu unterstützen. Bei gelungener neuer Sozialisation und genügender Unterstützung der neu entstandenen Referenzgruppe könnten die objektiven Einschränkungen, die seinem Karriereweg hinderlich sind – bedingt durch z. B. die Übernahme der Kindererziehung – deutlich weniger als Beeinträchtigung, vielleicht sogar als eine emotionale Bereicherung wahrgenommen werden. Es wäre denkbar, dass die Übernahme der bisher der Frau typischerweise zugeschriebenen Aufgaben für ihn sogar entlastend wirkt, da karrierebedingter Leistungsdruck und Erfolgserwartung ihm erspart blieben. Diese Einschätzung hängt im Sinne von Wade sicherlich von dem sozialen Umfeld ab, inwiefern dieses sich als positiv unterstützend gegenüber dem expressiven Verhalten des Mannes äußert. Der neue Mann kann also nur nach innen und außen konsistent sein, wenn genügend Ich-Identität und die im Ansatz heute schon erlaubten Referenzgruppen ihn in diesem attraktiven Wandel strukturieren und unterstützen.

Literatur

Böhnisch L, Winter R: Männliche Sozialisation: Bewältigungsprobleme männlicher Geschlechtsidentität im Lebenslauf. – 2. korr. Aufl.- Weinheim; München: Juventa, 1994.

Fooken I: Streben Sie nach einem androgynen Lebensstil. Sexualmedizin 1992, 1: 29–31.

Good GE, Sherrod NB, Dillon MG: Masculine gender role stressors and men's health. In: Eisler RM, Herson M (Eds.), Handbook of gender, culture and health (pp. 63–81). London: Lawrence Erlbaum Associates, Publishers, 2000.

Levant RF, Pollack WS: (eds.): A new psychology of men. New York: Basic Books, 1995.

Pleck JH: The gender role strain paradigm: An update. In Levant L, Pollack W (Eds.), A new psychology of men (pp. 11–32). New York: Basic Books, 1995.

Wade JC: Male reference group identity dependence: A theory of male identity. The Counseling Psychologist 1998, 26:349–383.

2

Anatomie und Physiologie der männlichen Geschlechtsorgane

2.1 Anatomie des männlichen Genitales. . 6
2.1.1 Hoden (Testis) 6
2.1.2 Nebenhoden (Epididymis) 8
2.1.3 Samenleiter (Ductus deferens) 8
2.1.4 Samenstrang (Funiculus spermaticus) . . 9
2.1.5 Bläschendrüse (Vesicula [Glandula] seminalis [vesiculosa]) 9
2.1.6 Vorsteherdrüse (Prostata) 9
2.1.7 Cowpersche Drüsen (Glandulae bulbourethrales) 10
2.1.8 Glied (Penis) 10
2.1.9 Harnröhre (Urethra) 12
2.1.10 Hodensack (Skrotum) 12

2.2 Endokrine Regulation der Hodenfunktion 12
2.2.1 Hodenfunktion 12
2.2.2 Physiologie und endokrine Regulation 13
Hypothalamisch-hypophysärer-testikulärer Regelkreis 13
Lokale Regulation der Hodenfunktion . 15
Synthese, Transport und Metabolismus von Testosteron 15
Sexualhormone im Alter 17
Wirkmechanismus und biologische Wirkungen von Testosteron 17

2.3 Regelkreis Schilddrüse 19
2.3.1 Anatomie der Schilddrüse 19
2.3.2 Physiologie und Regelkreis der Schilddrüse 20
Jodstoffwechsel 20
Schilddrüsenhormonsynthese 20
Transport und Metabolismus von Schilddrüsenhormonen 22
Wirkungen der Schilddrüsenhormone auf Stoffwechsel und Organsysteme . . . 23
Hypothalamisch-hypophysärer-thyreoidaler Regelkreis 24

2.4 Regelkreis Nebennierenrinde 26
2.4.1 Einführung 26
2.4.2 Anatomie der Nebennierenrinde 26
2.4.3 Steroidsynthese 26
2.4.4 Wirkung und Regulation der Glukokortikoide 27
2.4.5 Folgen defizitärer Glukokortikoidproduktion 29
2.4.6 Wirkung und Regulation der Mineralokortikoide 29
2.4.7 Störungen der Aldosteronsekretion . . . 31
2.4.8 Bildung von Androgenen in der Nebenniere 31

2.5 Immunologie der Hodenfunktion . . . 32
2.5.1 Immunkompetente Zellen im Hoden . . 32
2.5.2 Blut-Hoden-Schranke 33
2.5.3 Mechanismen der Immuntoleranz 33
2.5.4 Zytokine als lokale Faktoren der testikulären Immunregulation 34
2.5.5 Entzündungsreaktionen im Hoden 35

2.6 Thermoregulation der Hodenfunktion 37
2.6.1 Hodentemperatur und Lage 37
2.6.2 Gefäßversorgung des Hodens 37
2.6.3 Testikuläre Wärmebilanz 38
2.6.4 Phylogenetische Entwicklung 38

2.7 Spermatogenese 39
2.7.1 Lokalisation 39
2.7.2 Prozess der Keimzellbildung 40
2.7.3 Kinetik der Spermatogenese 44
2.7.4 Aufbau des reifen Spermatozoons 45

2.8 Ejakulat 45
2.8.1 Zusammensetzung des Ejakulats 45
Zelluläre Bestandteile 45
Seminalplasma 46
2.8.2 Entstehung und Eigenschaften des Ejakulats 47
2.8.3 Funktionen des Seminalplasmas 48
Weitere im Seminalplasma vorkommende Substanzen 49

2.8.4 Diagnostische Relevanz der Ejakulatuntersuchung . . . 49

2.9 Physiologie der Erektion und Ejakulation . . . 50
2.9.1 Physiologie der Erektion . . . 50
Anatomie . . . 50
Vaskuläre Physiologie der penilen Erektion . . . 51
Neurophysiologie der penilen Erektion 52
Erektionsablauf auf zellulärer Ebene . . . 54
2.9.2 Physiologie der Ejakulation . . . 54
Anatomie . . . 54
Normaler Ejakulationsablauf . . . 54

2.10 Physiologische Entwicklung des Geschlechts . . . 55
Genetisches Geschlecht . . . 55
Indifferentes Stadium der Gonadenanlage . . . 55
Gonadales Geschlecht . . . 56
Hormonelles Geschlecht . . . 56
Phänotypisches Geschlecht . . . 56

2.11 Veränderungen des männlichen Genitales in Pubertät und Alter . . . 58
2.11.1 Pubertät . . . 58
2.11.2 Alter . . . 58
Spermatogenese . . . 59
Testosteronsekretion . . . 59
Prostata . . . 60
Sexualität . . . 60

2.12 Behaarung . . . 61
2.12.1 Entwicklungsbiologie und Anatomie des Haarfollikels . . . 62
2.12.2 Der Haarwachstumszyklus . . . 62
2.12.3 Haararten . . . 63

2.1 Anatomie des männlichen Genitales

Martin Bergmann

2.1.1 Hoden (Testis)

Die Hoden liegen im Scrotum. Sie sind von mehreren Hüllen umgeben. Dem Hoden direkt liegt ein mit Flüssigkeit gefüllter Hohlraum, das Cavum serosum testis auf, das aus einem fetalen Fortsatz des Bauchfells (Peritoneum) entstanden ist, der später obliteriert, sodass eine geschlossene Höhle entsteht. Alle weiteren Hüllen von innen nach außen, die Fascia spermatica interna, der M. cremaster und die Fascia spermatica externa, verstehen sich als Ausstülpung der seitlichen Bauchwandschichten durch den Leistenkanal (Abb. 2.1-1, 2.1-2).

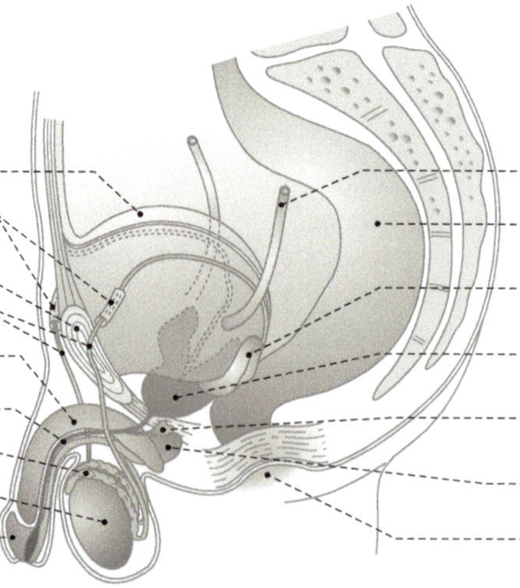

Abb. 2.1-1 Lage des Hodens, der samenableitenden Wege und der akzessorischen Geschlechtsdrüsen.

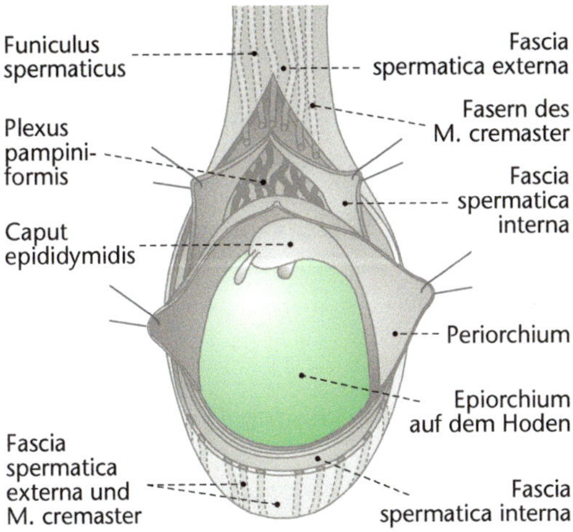

Abb. 2.1-2 Linker Hoden mit Hodenhüllen.

Der Hoden eines erwachsenen Mannes hat ein Volumen von ca. 20–25 ml. Er besteht aus einer bindegewebigen Kapsel (Tunica albuginea) mit radiär verlaufenden Septen, die das Hodenparenchym in ca. 250–350 Läppchen (Lobuli testis) einteilen. In den Lobuli befinden sich ca. 500–800 stark gewundene Kanälchen mit einem Durchmesser von ca. 180–280 µm, in denen die Spermatogenese abläuft (Tubuli seminiferi contorti) (s. Kap. 2.8). Die Tubuli münden in ein am hinteren Rand des Hodens gelegenes Netzwerk, das Rete testis. Von dort stellen ca. 8–12 Ductuli efferentes die Verbindung zum Nebenhoden her.

Im Raum zwischen den Tubuli seminiferi (Interstitium) verlaufen Blut- und Lymphgefäße sowie wenige Nervenfasern. Das Interstitium besteht überwiegend aus Bindegewebe mit vereinzelten Makrophagen sowie den Testosteron produzierenden Zwischenzellen (Leydigzellen) (Abb. 2.1-3a, b).

Die Hoden haben zwei wesentliche Funktionen: Sie produzieren die männlichen Gameten (Spermatozoen, Spermien) (exokrine Funktion) und bilden das männliche Sexualhormon Testosteron (endokrine Funktion). Das Testosteron ist essenziell für die Spermatogenese, für die Ausbildung des männlichen Phänotyps und prägt das Verhalten.

Gefäß- und Nervenversorgung

Die Hodenarterie (Arteria testicularis) entspringt aus der Bauchaorta unterhalb der Nierenarterie. Sie zieht an der rückwärtigen Körperwand in das Becken und dann durch den Leistenkanal. Im Samenstrang außerhalb des Leistenkanals ist sie stark geschlängelt. Sie zieht in die Tunica albuginea des Hodens und über die Septen bis zum Rete testis. Von dort werden dann die Tubuli seminiferi in den Lobuli rückläufig versorgt. Die Hodenvenen bilden im Samenstrang ein Geflecht, den Plexus pampiniformis, der die in diesem Bereich stark geschlängelte Testikulararterie umgibt. Aus

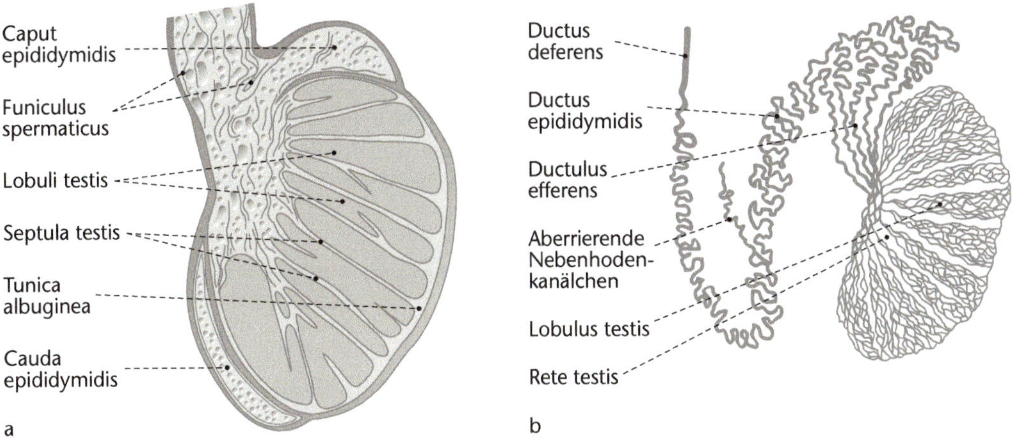

Abb. 2.1-3 a) Sagittalschnitt durch Hoden und Nebenhoden von lateral rechts. **b)** Schematische Darstellung der Kanälchen des Hodens und Nebenhodens.

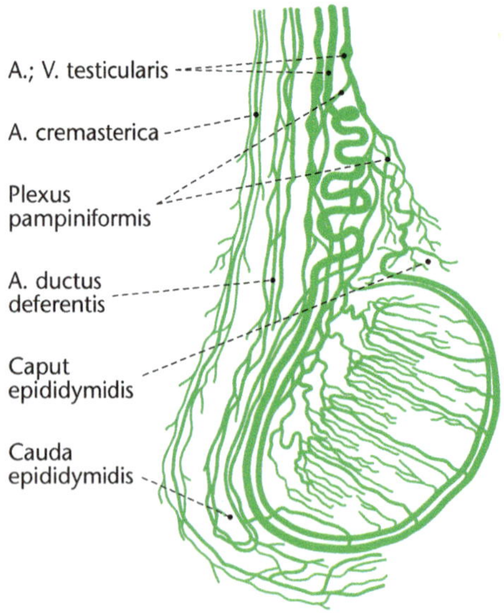

Abb. 2.1-4 Blutgefäße von Hoden, Nebenhoden und Samenstrang (von lateral). Die Arterien bilden Anastomosen.

diesem Plexus zieht dann eine Vene durch den Leistenkanal in den Bauchraum zurück und mündet auf der rechten Seite spitzwinklig in die untere Hohlvene, die die Bauchaorta begleitet, und auf der linken Seite fast rechtwinklig in die linke Nierenvene (Abb. 2.1-4).

Die anatomische Beziehung zwischen der Testikulararterie und dem venösen Plexus pampiniformis ist funktionell einem „Rückflusskühler" vergleichbar und dient dazu, die Temperatur des Blutes in der A. testicularis von 37 °C auf ca. 35 °C zu senken. Der rechtwinklige Abfluss der linken Testikularvene ist hämodynamisch ungünstig. Eine „krampfartige" Erweiterung des Plexus pampiniformis (Varikozele) tritt daher fast immer (bei 95 % aller Patienten) auf der linken Seite auf.

Die Lymphgefäße des Hodens ziehen über den Samenstrang durch den Leistenkanal und münden in paraaortalen Lymphknoten im Retroperitonealraum. Daher finden sich Metastasen von Hodentumoren zuerst in diesen retroperitonealen Lymphknoten, die dann entfernt werden müssen (retroperitoneale Lymphadektomie).

Der Hoden wird durch Fasern des autonomen Nervensystems, die in der Wand der A. testicularis verlaufen, innerviert. Außerdem gibt es sensible Nervenfasern in der Tunica albuginea, die zusammen mit einem erhöhten Gewebsdruck für die extreme Schmerzempfindlichkeit des Hodens verantwortlich sind.

2.1.2 Nebenhoden (Epididymis)

Der Nebenhoden ist ein ca. 7 cm langes und 5–10 mm dickes Organ mit einer dünnen Hülle (Tunica vaginalis), das dem Hoden aufliegt und sich in Kopf (Caput), Körper (Corpus) und Schwanz (Cauda) unterteilen lässt. Im Nebenhodenkopf lassen sich Anschnitte von zwei Tubulussystemen unterscheiden, den Ductuli efferentes, sowie dem Nebenhodengang (Ductus epididymidis). In Nebenhodenkörper und -schwanz finden sich nur Anschnitte des Nebenhodengangs, der insgesamt eine Länge von ca. 5–6 m hat und ohne scharfe Grenze in den Samenleiter (Ductus deferens) übergeht. Der Querschnitt sowie die Dicke der Wand nehmen von Caput bis Cauda zu. Der kaudale Bereich des Nebenhodens dient der Speicherung der Spermatozoen. Er wird bei der Ejakulation weitgehend entleert und erst langsam durch neue Spermatozoen wieder gefüllt. Der Transport von Spermatozoen durch den Nebenhoden dauert im Mittel 12 (2–17) Tage (Abb. 2.1-1, 2.1-2, 2.1-3b).

Der Nebenhoden dient der Reifung und Lagerung der Spermatozoen.

2.1.3 Samenleiter (Ductus deferens)

Der Samenleiter geht ohne scharfe Grenze aus dem Nebenhodengang hervor, ist ca. 3 mm dick und 30–40 cm lang. Der Samenleiter zieht durch den Leistenkanal in das Becken und von dorsal in die Prostata, wo er in die Harnröhre mündet. Vor dem Eintritt in die Prostata ist er zur Ampulla ductus deferentis erweitert. In der Wand der Ampulle befinden sich Drüsen, deren Sekret mit dem der Bläschendrüse vergleichbar ist. Zwischen der Ampulle und dem Eintritt in die Prostata mündet die Bläschendrüse in den Samenleiter.

Der Wandaufbau des Samenleiters gliedert sich in eine Schleimhaut (Tunica mucosa) mit einem dem Nebenhodengang vergleichbaren Epithel, einer Muskelschicht (Tunica muscularis) mit einer Dicke von ca. 1,5 mm, die in drei Schichten aus spiralig um die Längsachse verlaufenden glatten Muskelzellen besteht, sowie einer aus Bindegewebe, Gefäßen und Nerven bestehenden Hülle (Tunica adventitia).

Der innerhalb der Prostata verlaufende Teil des Samenleiters ist der etwa 1–2 cm lange Ductus ejaculatorius (Spritzkanal). Die Ductuli ejaculatorii beider Samenleiter münden auf dem Samenhügel (Colliculus seminalis) in die Harnröhre (s. Abb. 2.1-1).

Der Samenleiter dient dem Transport der Spermien bei der Ejakulation.

2.1.4 Samenstrang (Funiculus spermaticus)

Als Samenstrang wird ein etwa 10 cm langer Strang zwischen dem oberen Hodenpol und dem Leistenkanal bezeichnet. Eingebettet in Bindegewebe und Fett enthält dieser Strang den Samenleiter, die Blut- und Lymphgefäße sowie quer gestreifte Muskulatur, den Musculus cremaster, dessen Fasern aus der seitlichen Bauchwand stammen. Dieser Muskel dient der Temperaturregulation, da durch Kontraktion bzw. Erschlaffung die Position des Hodens zum Körper variiert werden kann. Der Cremaster wird vom Ramus genitalis des Nervus genitofemoralis innerviert, der aus dem Rückenmark im Bereich der Lendenwirbelsäule entspringt und dessen zweiter Ast (Ramus femoralis) die Innenfläche der Haut des Oberschenkels sensibel innerviert (s. Abb. 2.1-2).

Nach Reizung der Haut des Oberschenkels kommt es reflektorisch zur Kontraktion des Musculus cremaster (Cremasterreflex).

2.1.5 Bläschendrüse (Vesicula [Glandula] seminalis [vesiculosa])

Die Bläschendrüse liegt hinter der Blase und ist am Blasengrund angewachsen. Die Bläschendrüse ist etwa 5 cm lang, 1 cm dick und besteht aus einem ca. 15 cm langen, stark aufgewundenen Gang, der auch die außen am Organ sichtbaren Vorwölbungen verursacht. Ihr Sekret ist leicht alkalisch (pH 7,3). Es enthält Proteine, Fruktose und Prostaglandine. Die Fruktose dient als Substrat für die Energiegewinnung der Spermien und bildet mit 50–70 % den Hauptanteil des Ejakulates (s. Abb. 2.1-1).

2.1.6 Vorsteherdrüse (Prostata)

Die Prostata ist etwa kastaniengroß, ca. 3 cm lang, 4 cm breit, 2 cm dick. Sie liegt zwischen dem Boden der Harnblase und dem Beckenboden und umschließt die Harnröhre. Sie ist aufgebaut aus

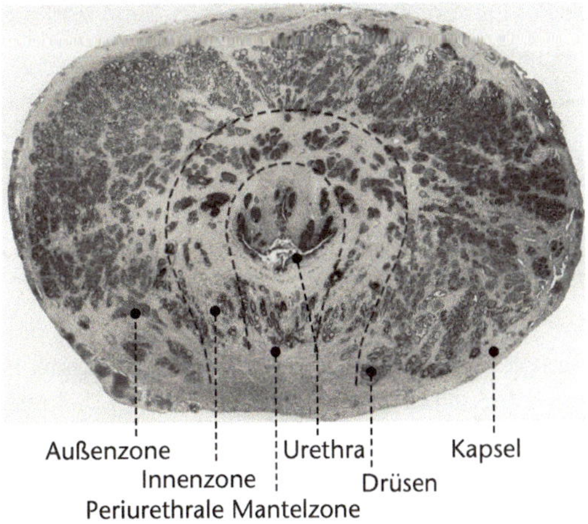

Abb. 2.1-5 Querschnitt durch die Prostata eines 27-jährigen Mannes (ca. 2,5fache Vergrößerung).

30–50 Drüsen mit 15–30 Ausführungsgängen. Es lässt sich eine periurethrale Mantelzone, eine Innenzone und eine Außenzone unterscheiden. Die Drüsen sind eingebettet in ein Stroma aus kollagenelastischem Bindegewebe, das mit Bündeln glatter Muskulatur, Gefäßen und Nerven durchsetzt ist. Die Organkapsel besteht ebenfalls aus Bindegewebe mit eingelagerten glatten Muskelzellen.

Das Sekret ist leicht sauer (pH 6,4) und enthält Zink, Zitrat, saure Phosphatase, Immunglobuline und Proteasen (s. Abb. 2.1-1, Abb. 2.1-5).

2.1.7 Cowpersche Drüsen (Glandulae bulbourethrales)

Die Cowperschen Drüsen sind etwa linsengroß. Sie liegen im Beckenboden und münden in die Urethra. Sie enthalten verzweigte Drüsenschläuche, die ein schwach alkalisches, schleimhaltiges Sekret zur Neutralisation des Milieus in der Harnröhre liefern (s. Abb. 2.1-1).

2.1.8 Glied (Penis)

Der Penis ist das männliche Kopulationsorgan. Er ist von einer dünnen, verschieblichen Haut überzogen. Äußerlich unterscheidet man eine Glans penis (Eichel), den Corpus penis (Schaft) und die Radix penis (Wurzel).

Die Länge des Penis schwankt mit großen individuellen Unterschieden zwischen ca. 10 cm in erschlafftem und 16 cm in erigiertem Zustand.

Die Glans penis ist von einem Doppelblatt der Haut (Preputium penis) überzogen und kann auf den Penisschaft zurückgezogen werden. Sekrete von Talgdrüsen und abgeschilferten Epithelzellen bilden das Smegma (Vorhautschmiere), das bei mangelnder Hygiene aufgrund bakterieller Zersetzung einen unangenehmen Geruch erzeugen kann.

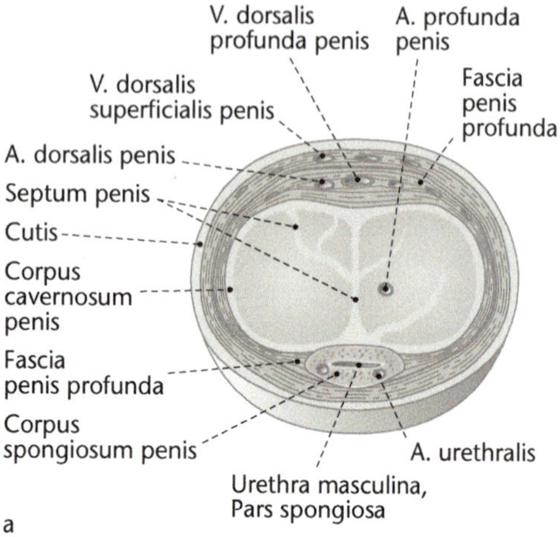

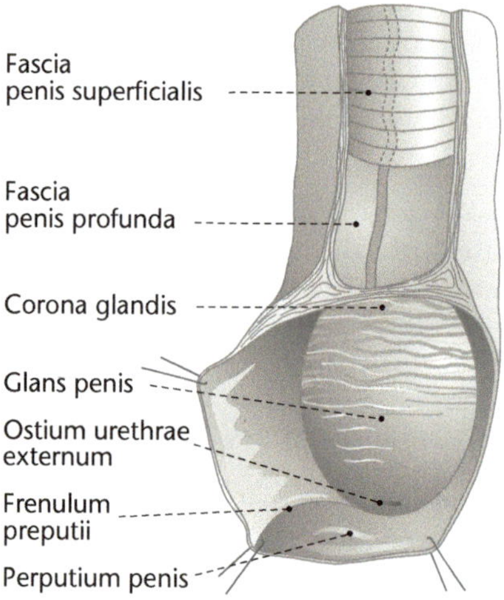

Abb. 2.1-6 **a** Querschnitt durch das männliche Glied von dorsal nach ventral. Beachte die unvollständige Trennung der beiden Corpora cavernosa durch das Septum penis.
b Männliches Glied mit Eichel und Vorhaut von lateral; Fascia penis superficialis schichtweise abgetragen.

Aufgebaut ist der Penis aus drei Schwellkörpern, den paarigen Corpora cavernosa und einem Corpus spongiosum, in dem die Urethra (hier: Harnsamenröhre) verläuft. Das Corpus spongiosum bildet auch die Eichel. Die Schwellkörper werden von einer derben bindegewebigen Tunica albuginea umgeben. Zwischen der Tunica albuginea

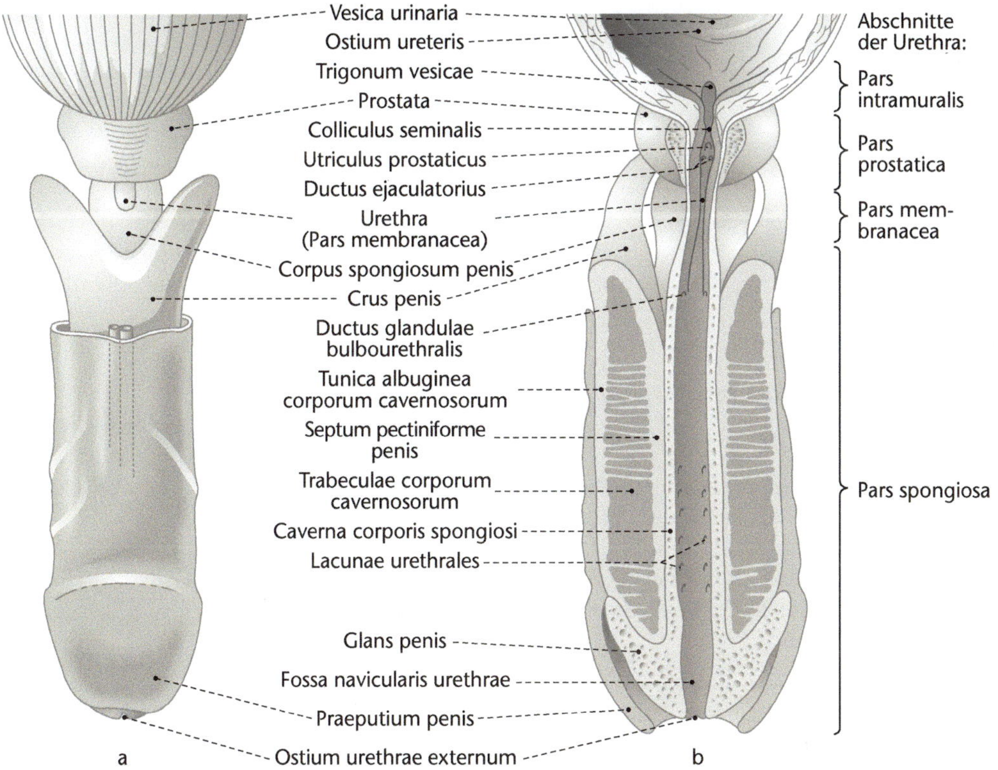

Abb. 2.1-7 Halbschematische Zeichnung des männlichen Gliedes. **a** Die Pars fixa penis ist herauspräpariert gezeichnet, die Pars libera ist von Haut umgeben. **b** Der Penis ist von dorsal durch die Corpora cavernosa bis in die Urethra der Länge nach aufgeschnitten.

und der Haut findet sich die Fascia penis mit Gefäßen und Nerven.

Das Corpus cavernosum besteht aus einem Gerüst aus glatten Muskelzellen und kollagenelastischem Bindegewebe, in dem stark geschlängelte Arterien (Rankenarterien) und Nerven verlaufen. Dazwischen liegen von einem Endothel ausgekleidete weite Kavernen, die in der Wand starke Polster glatter Muskulatur enthalten.

Bei der Erektion erschlafft die glatte Muskulatur in den Corpora cavernosa, sodass die Kavernen mit Blut gefüllt werden.

Das Corpus spongiosum besteht aus lockerem Bindegewebe mit anastomosierenden kavernösen Venen. Es vergrößert sich bei der Erektion nur wenig und bleibt relativ weich. Dadurch bleibt die Harnröhre durchgängig (Abb. 2.1-1, Abb. 2.1-6a; 2.1-7b).

Alle Schwellkörper sind an der Peniswurzel mit dem Beckenboden verbunden. Die Corpora cavernosa heften fest mit zwei Schenkeln (Crura penis) an den Schambeinästen an und werden von zwei Muskeln (Mm. ischiocavernosi) umgeben. Das Corpus spongiosum beginnt als kolbige Verdickung (Bulbus penis), die ebenfalls von einem Muskel (M. bulbospongiosus) umschlossen wird (Abb. 2.1-8).

Alle Muskeln des Penis entspringen aus der Beckenbodenmuskulatur im Bereich des Damms (Perineum), ziehen in den Penis und sind mit ihrem Tonus bzw. durch rhythmische Kontraktion wichtig für Erektion und Ejakulation.

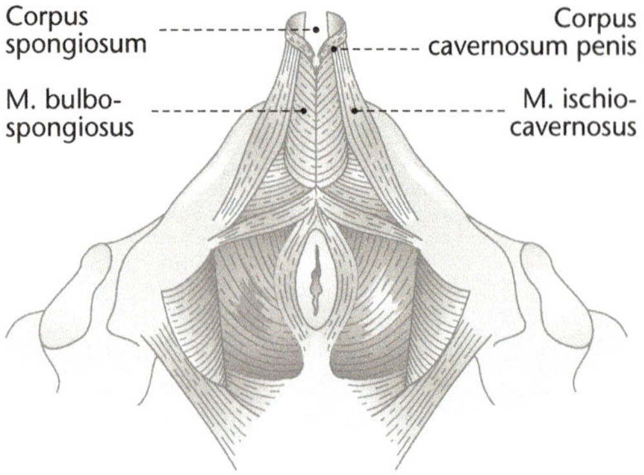

Abb. 2.1-8 Kaudale Ansicht des männlichen Beckenbodens.

Die Blutversorgung des Penis erfolgt über eine Arteria pudenda interna, die aus der Beckenarterie entspringt und über den Damm in den Penis zieht. Denselben Verlauf nimmt der Nervus pudendus aus dem Sakralteil des Rückenmarks, der den Penis sensibel innerviert.

Bei längeren Fahrradfahrten kann es bedingt durch ungünstige Sitzposition zur einer Minderdurchblutung mit Taubheitsgefühl im Penis kommen.

2.1.9 Harnröhre (Urethra)

Die männliche Harnröhre beginnt in der Harnblase und mündet auf der Penisspitze. Sie umfasst eine Pars intramuralis in der Wand der Harnblase, eine Pars prostatica (Prostataanteil) mit der Mündung der beiden Samenleiter, eine Pars membranacea beim Durchtritt durch den Beckenboden und eine Pars spongiosa im Penis. Sie hat eine fixe Krümmung, bedingt dadurch, dass sie an der Peniswurzel von oben in den Schwellkörpereintritt und nach vorne umbiegt, sowie eine bewegliche Krümmung, die der Richtung des Penis folgt (Abb. 2.1-1, 2.1-7b).

2.1.10 Hodensack (Skrotum)

Die Skrotalhaut ist pigmentiert und nur gering behaart. Sie enthält nur wenige Fettzellen, dafür aber ein ausgedehntes Geflecht glatter Muskelzellen, die als Musculus tunica dartos oder Fleischhaut bezeichnet werden.
Die funktionelle Bedeutung dieser Muskulatur liegt in der Temperaturregulation, da durch Kontraktion und Erschlaffung die Oberfläche des Skrotums variiert werden kann.

Literatur

Holstein AF: Männliche Geschlechtsorgane. In: Drenckhahn D, Zenker W (Eds.): Benninghoff Anatomie, pp. 69–114, Urban & Schwarzenberg, München-Wien-Baltimore, 1993.

2.2 Endokrine Regulation der Hodenfunktion

Reinhard G. Bretzel

2.2.1 Hodenfunktion

Die Hoden sind ovoide Organe von etwa 4–5 cm Länge, stehen etwas schräg im Skrotum, der linke Hoden meist etwas tiefer als der rechte. Die Hoden sind keine Drüse im üblichen Sinne, wenn auch der Aufbau aus röhrenförmigen Kanälchen Anlass zu der Bezeichnung „Keimdrüsen" gegeben hat. Das Produkt der Hoden ist aber kein Sekret, sondern besteht aus lebenden Zellen, den Spermien (Samenzellen). Diese sog. Spermatogenese (Produktion und Bereitstellung der männlichen Gameten) ist die eine wesentliche Funktion der Hoden. Sie findet statt im tubulären Kompartiment, das etwa 60–80 % des Hodenvolumens ausmacht und neben den Keimzellen zwei somatische Zelltypen enthält, die peritubulären Zellen und die sog. Sertoli-Zellen. Durch Bindegewebssepten wird jeder Hoden in etwa 250–300 Lobuli mit je 1–3 stark aufgeknäuelten Samenkanälchen geteilt. Somit enthält der Hoden etwa 600 Samenkanälchen (Tubuli seminiferi) von je 30–80 cm Länge mit einer Gesamtlänge von ca. 360 Meter pro Hoden, sodass das Keimzellen tragende Epithel beim Mann insgesamt etwa 720 Meter (!) ausmacht.

Die zweite wichtige Funktion der Hoden sind die Synthese und Sekretion der männlichen Geschlechtshormone (Androgene; Steroidogenese). Diese läuft im interstitiellen Kompartiment der Hoden ab, das etwa 12–15 % des Hodenvolumens beim Mann einnimmt und als wichtigsten Zelltyp die Testosteron produzierenden Leydig-Zellen enthält.

2.2.2 Physiologie und endokrine Regulation

Die Hodenfunktion und damit auch die Funktionen seiner Kompartimente werden im Wesentlichen über Signale aus dem Zwischenhirn und der Hypophyse gesteuert (endokrine Regulation). Darüber hinaus spielen lokale, sog. parakrine und autokrine Regulationsmechanismen eine wichtige Rolle.

Hypothalamisch-hypophysärer-testikulärer Regelkreis

Die normale männliche Sexualfunktion ist das Ergebnis einer komplexen Interaktion von Hypothalamus, Hypophyse und den Testes (Abb. 2.2-1). Noradrenerg und humoral vermittelte äußere Reize setzen im Hypothalamus pulsatil GnRH (Gonadotropin-releasing-Hormon) frei, das seinerseits in der nachgeordneten endokrinen Drüse, dem Hypophysenvorderlappen (HVL), dessen basophile (gonadotrope) Zellen zur Sekretion der Gonadotropine (luteinisierendes Hormon) und FSH (follikelstimulierendes Hormon) anregt. Beim Mann enthalten etwa 80 % der gonadotropen Zellen sowohl FSH als auch LH und sind häufig mit Prolaktin produzierenden Zellen des HVL assoziiert, was auf eine parakrine Interaktion zwischen beiden Zelltypen schließen lässt. Unter dem Einfluss von LH synthetisieren und sezernieren die Leydig-Zellen des Hodeninterstitiums Testosteron. FSH wirkt, wie auch Testosteron, auf die in den Samenkanälchen gelegenen Sertoli-Zellen und regt sie zur Spermatogenese an. Diese beginnt mit der Teilung von Stammzellen und gipfelt in der Bildung von Spermien.

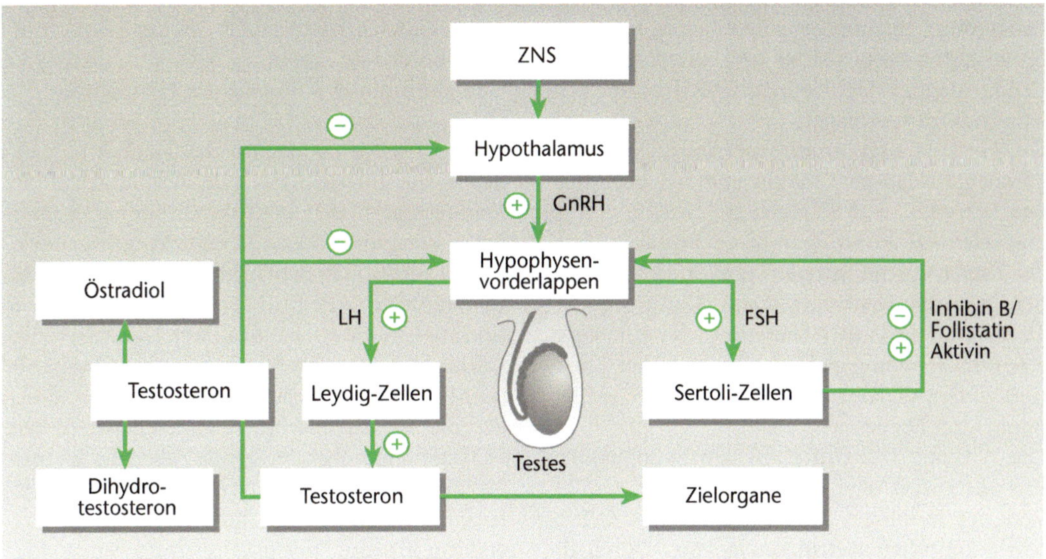

Abb. 2.2-1 Hypothalamisch-hypophysärer-testikulärer Regelkreis beim Mann (weitere Erklärungen s. Text). ZNS = Zentralnervensystem; GnRH = Gonadotropin-releasing-Hormon; LH = luteinisierendes Hormon; FSH = follikelstimulierendes Hormon.

Im negativen Feedback-Regelkreis hemmt Testosteron die Ausschüttung von GnRH und der Gonadotropine (LH, FSH). Darüber hinaus hemmt das lokal im Hoden gebildete Proteohormon Inhibin B/Follistatin die FSH-Sekretion, wohingegen Aktivin diese steigert. Testosteron wirkt nicht nur auf die Gametogenese. In der Embryonalphase determiniert Testosteron die sexuelle Differenzierung der Geschlechtsorgane, in der Pubertät die Entwicklung zum Mann und beim Erwachsenen den männlichen Phänotyp und entfaltet an zahlreichen Zielorganen (z.B. Haut und Anhangsgebilde, Muskel, Knochen, Kehlkopf, ZNS, Leber, hämatopoetisches System etc.) über Androgenrezeptoren vermittelt sowie im Stoffwechsel vorwiegend anabole Wirkungen.

Struktur, Sekretion und Wirkmechanismus von Gonadotropin-releasing-Hormon (GnRH)

GnRH, ein Dekapeptid, wird in den Neuronen des Hypothalamus synthetisiert. Es entsteht aus dem Vorläuferprotein Prepro-GnRH (92 Aminosäuren) durch schrittweise Prozessierung im rauen endoplasmatischen Retikulum. Die Aufklärung der Sequenz der 10 Aminosäuren (AS) von GnRH konnte die biologische Aktivität den AS in Position 1–3, die Rezeptorbindung den AS in Position 6 und 10 zuordnen. Sie erlaubte ferner die Entwicklung agonistischer und antagonistischer GnRH-Analoga. Das Gen für GnRH ist auf dem Chromosom 8 lokalisiert.

GnRH wird pulsatil sezerniert (Abb. 2.2-2). Noradrenerge Neurone, Galanin und NO beeinflussen Sekretion und Pulsatilität. Zudem gibt es Hinweise auf lokale, parakrine Steuerungsmechanismen durch Östrogene und Progesteron aus benachbarten Neuronen. Beim Mann reguliert Testosteron die GnRH-Sekretion über eine negative Rückkopplung auf hypothalamischer Ebene und zudem die Gonadotropinsekretion auf hypophysärer Ebene.

Die Wirkung von GnRH an den hypophysären Zielzellen wird über einen spezifischen GnRH-Rezeptor vermittelt, der zur Familie der G-Protein-gekoppelten Rezeptoren gehört. Durch die Bindung von GnRH an seinen Rezeptor entsteht ein Hormon-Rezeptor-Komplex, G-Protein vermittelt wird der weitere Signaltransduktionsweg aktiviert und über einen erhöhten Kalziuminflux sowohl die Freisetzung durch Exozytose als auch die Synthese der Gonadotropine angestoßen. GnRH kann direkt die Regulation des GnRH-Rezeptors bewirken.

Struktur, Sekretion und Wirkmechanismus der Gonadotropine LH und FSH

Die Gonadotropine luteinisierendes Hormon (LH) und follikelstimulierendes Hormon (FSH) sind Glykoproteinhormone aus jeweils zwei Polypeptidketten, der α- und β-Untereinheit bestehend. Die Glykosilierung der α-Untereinheit und der β-Untereinheit an jeweils bestimmten definierten Positionen bedingt ganz wesentlich die Sekretion, aber auch die biologische Aktivität der Gonadotropine. Die Gene für die beiden Untereinheiten sind interessanterweise auf unterschiedlichen Chromosomen lokalisiert.

Nach ihrer Synthese werden LH und FSH in verschiedenen Granula der basophilen (gonadotropen) Zellen des Hypophysenvorderlappens gespeichert. Ihre Exozytose erfolgt unter dem Einfluss von GnRH. Der Hauptregulator der Gonadotropinsekretion beim Mann ist Testosteron, welches über eine negative Rückkopplung die LH- und FSH-Sekretion supprimiert. Die im Hoden gebildeten Faktoren (Proteohormone) Inhibin und Avidin hemmen bzw. stimulieren die Gonadotropinsekretion aus der Hypophyse.

Die Gonadotropine LH und FSH entfalten ihre Wirkung an den Zielzellen des Hodens (Leydig-Zellen des Interstitiums bzw. Sertoli-Zellen des Keimepithels in den Samenkanälchen) über spezifische Rezeptoren. Diese Rezeptoren gehören wiederum zur Familie der G-Protein-gekoppelten Rezeptoren. Die Gene für LH- und FSH-Rezeptoren sind auf Chromosom 2 lokalisiert. Der weitere Signaltransduktionsweg führt über zyklisches AMP (cAMP) und intrazelluläres Kalzium. LH stimuliert die Testosteronsynthese in den Leydig-Zellen, FSH stimuliert über die Sertoli-Zellen die Spermatogenese. Letztere benötigt zudem die lokale, intratestikuläre Wirkung von Testosteron, sodass letztendlich für eine normale Spermatogenese LH/Testosteron und FSH erforderlich sind. Für LH- und FSH-Rezeptoren sind sowohl aktivierende als auch inaktivierende Mutationen beschrieben.

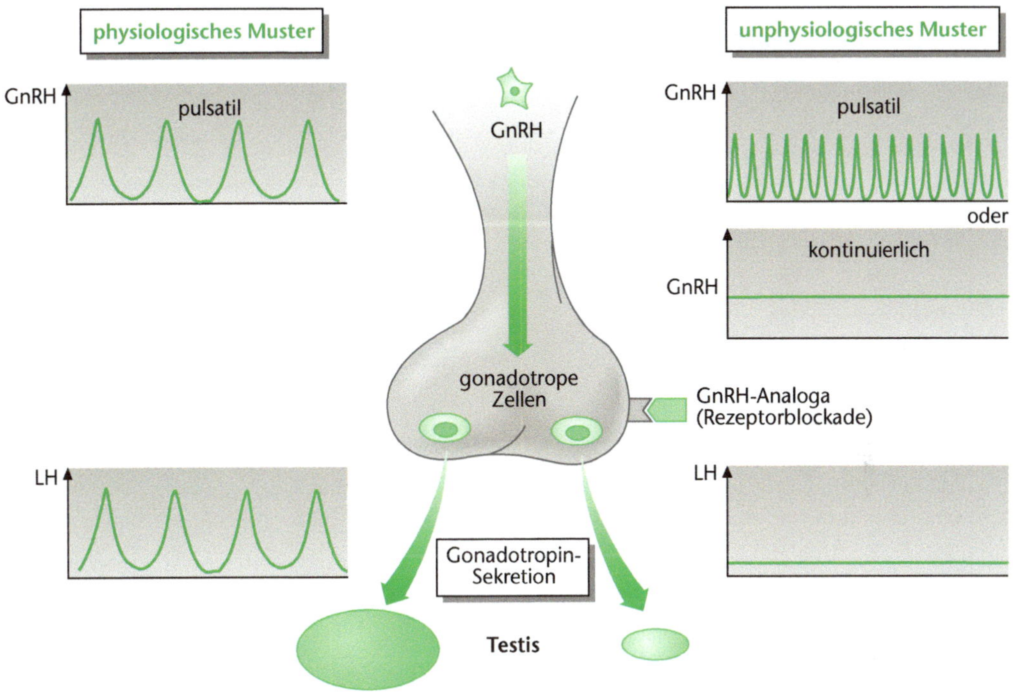

Abb. 2.2-2 Bedeutung des pulsatilen Musters der GnRH-Sekretion für die Gonadotropinfreisetzung und die Hodenfunktion. Unphysiologisch hohe GnRH-Frequenzen oder die kontinuierliche Gabe von GnRH hemmen die Gonadotropinausschüttung und damit die Hodenfunktion (rot). Eine Blockade der Rezeptoren für endogenes GnRH durch GnRH-Analoga führt ebenfalls zu einer Suppression der Hodenfunktion (aus Weinbauer et al. 2000, in: Nieschlag E, Behre HM (Hrsg.), 2000, S. 27–67).

Lokale Regulation der Hodenfunktion

Der zuvor beschriebene hypothalamisch-hypophysär-testikuläre Regelkreis besitzt Priorität bei der Regulation der Hodenfunktion. Lokalen parakrinen, autokrinen und intrakrinen Mechanismen kommt bei der Gametogenese und der endokrinen Funktion der Testes wahrscheinlich eine sekundäre, wenngleich nicht unwichtige Rolle zu. Diese lokalen Faktoren modulieren mit hoher Wahrscheinlichkeit die Wirkung endokriner Faktoren, vermitteln Hormonwirkungen und dienen der Zell-Zell-Interaktion und -kommunikation. Die wichtigsten lokalen Spieler in diesem Konzert sind dabei Testosteron selbst, Wachstumsfaktoren und Zytokine. So konnten die Wachstumsfaktoren Transforming Growth Factor (TGF-α und TGF-β), Inhibine und Aktivine, Nerve Growth Factor (NGF), Insulin-like Growth Factor (IGF-I) und Epidermal Growth Factor (EGF) als lokale Regulatoren und Modulatoren identifiziert werden. Unter den Zytokinen scheinen Interferon, Tumor Necrosis Factor (TNF), Interleukine, Leucemia-Inhibiting Factor (LIF), Stem Cell Factor (SCF) und der Macrophage Migration Inhibitory Factor (MIF) eine Rolle zu spielen.

Synthese, Transport und Metabolismus von Testosteron

Die Biosynthese von Androgenen wird über eine Aktivierung der Adenylzyklase in den Leydig-Zellen durch LH induziert. Die Synthese erfolgt in mehreren Schritten von Cholesterin als Grundsubstrat ausgehend bis zum Testosteron (Abb. 2.2-3). Cholesterin wird dazu entweder rezeptorvermittelt in die Leydig-Zellen aufgenommen oder von diesen synthetisiert. Leydig-Zellen können die Androgene allerdings nicht speichern, sodass die Biosynthese stets de novo erfolgt. Von al-

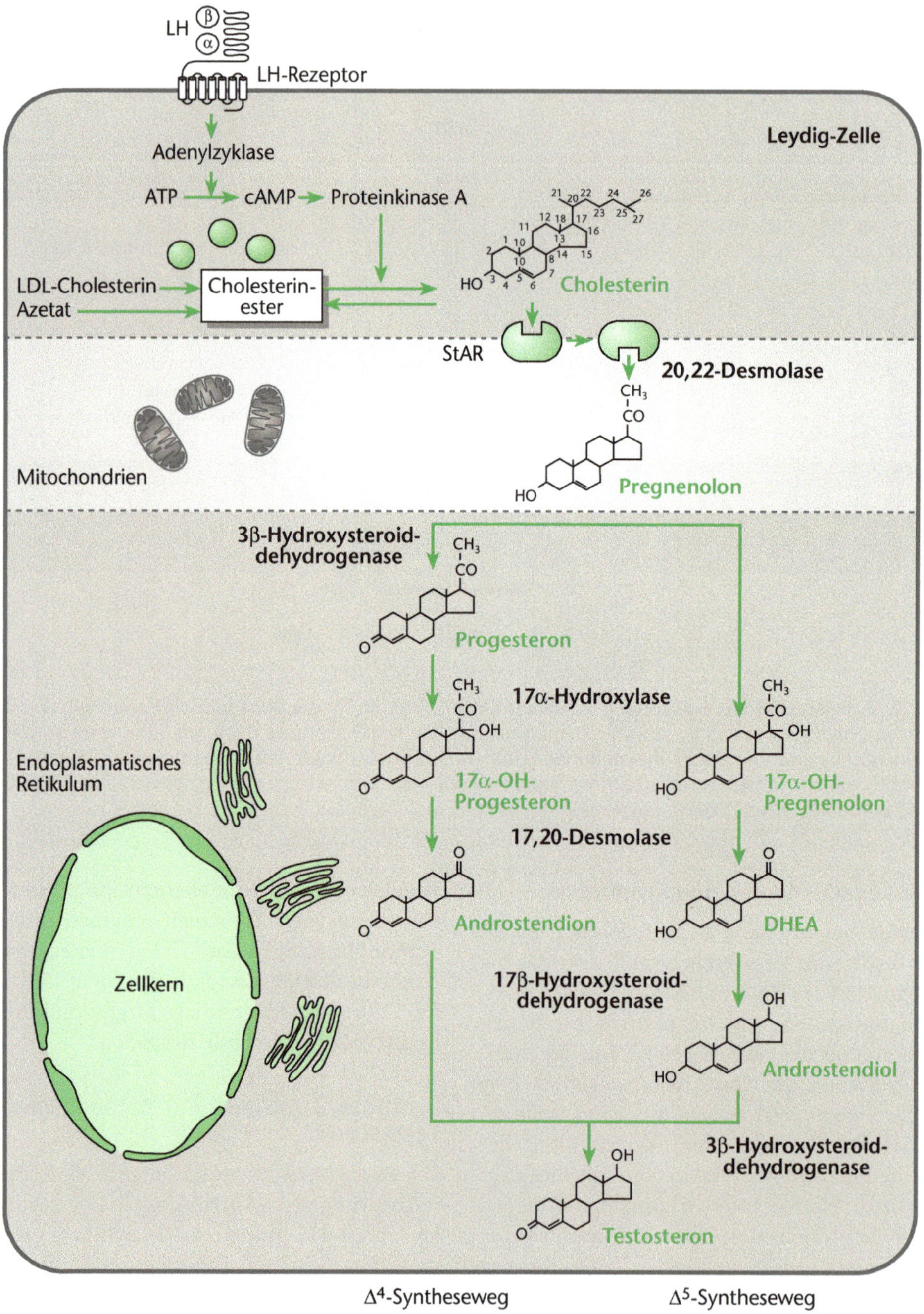

Abb. 2.2-3 Steroidbiosynthese in der Leydig-Zelle des Hodens. Durch eine Aktivierung der Adenylzyklase durch LH wird die Biosynthese induziert. Ausgangssubstanz ist Cholesterin oder Azetat. Damit die verschiedenen enzymatischen Modifikationen und deren Lokalisation einfacher nachvollzogen werden können, sind die C-Atome im Cholesterin exemplarisch nummeriert. Das Schlüsselprotein der Steroidbiosynthese StAR (Steroidogenic Acute Regulatory Protein) ist an der inneren Mitochondrienmembran lokalisiert und für den Transport von Cholesterin verantwortlich (aus Weinbauer et al. 2000, in: Nieschlag E, Behre HM (Hrsg.), 2000, S. 27–67).

len testikulären Androgenen ist Testosteron das Hauptsekretionsprodukt des Hodens. Daneben findet man noch 5α-Dihydrotestosteron (DHT), Androsteron, Androstendion, 17-Hydroxyprogesteron, Progesteron und Pregnenolon im Blut. Mehr als 95 % der im Blut vorkommenden Androgene entstammen dem Hoden, der ca. 6–7 mg Testosteron pro Tag synthetisiert. Die restlichen Androgene werden überwiegend in den Nebennieren (adrenale Androgene) produziert.

Der Transportmechanismus von Testosteron aus den Leydig-Zellen ins Blut ist bisher nicht völlig aufgeklärt. Testosteron wird kaum in den Hoden gespeichert und sowohl lymphogen als auch hämatogen-venös (quantitativer Hauptweg) in die Zirkulation, zum Großteil über die Vena spermatica, abgegeben. Der Transport von Testosteron im Blut erfolgt hochaffin gebunden an das Sexualhormon bindende Globulin (SHBG), aber auch niedrigaffin an Albumin. Im Normalfall sind 54 % des Testosterons an Albumin und 44 % an SHBG gebunden, 2 % liegen in freier Form vor.

Testosteron gilt als Prohormon für 2 wichtige, biologisch aktive Metabolite, das 5α-Dihydrotestosteron (DHT) und das Östradiol (durch Aromatisierung von Testosteron). Orte der Verstoffwechselung sind z.B. Haut, Leber und Gehirn. Androgenmetabolite werden frei im Urin ausgeschieden, einige aber auch vorher in der Leber glukuronisiert. Bedingt durch eine hohe Aktivität der steroidabbauenden Enzyme beträgt die Halbwertszeit von Testosteron im Plasma nur etwa 12 Minuten.

Sexualhormone im Alter

Im Alter nehmen die Testosteron-Spiegel im Mittel ab, mit allerdings erheblicher individueller Streubreite (Abb. 2.2-4). Die Konzentration an Sexualhormon bindendem Globulin nimmt demgegenüber zu, sodass der Anteil an freiem, biologisch aktivem Testosteron im Alter abnimmt. Studien haben ergeben, dass der Anteil an Männern mit hypogonadalen Testosteronkonzentrationen im Serum mit dem Alter zunimmt (Abb. 2.2-5). Möglicherweise kommt es mit zunehmendem Alter auch zu morphologischen Veränderungen des Androgenrezeptors der Zielzellen.

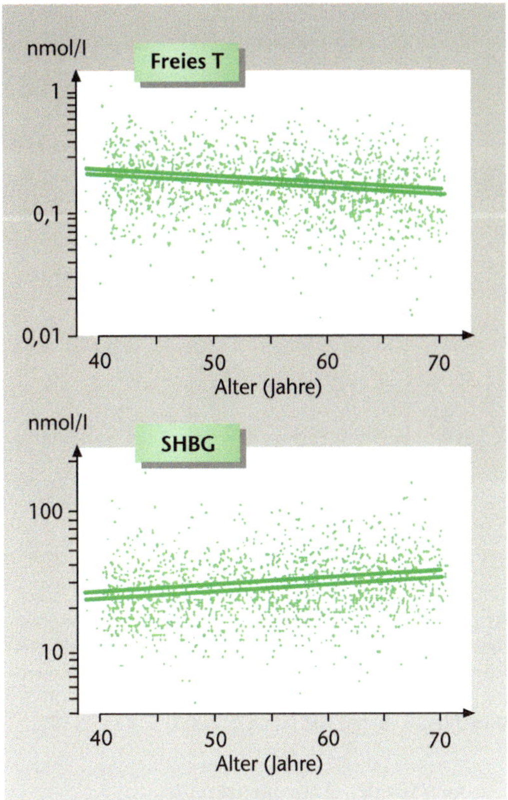

Abb. 2.2-4 Altersabhängige Änderung der Testosteron- und SHBG-Spiegel (Sexualhormon bindendes Globulin). Ergebnisse der Massachusetts Male Aging Study (nach Gray et al. 1991) (aus Weinbauer et al. 2000, in: Nieschlag E, Behre HM (Hrsg.), 2000, S. 465–479).

Die basalen Konzentrationen von LH und FSH im Serum steigen vom 40. bis 70. Lebensjahr leicht, später stärker an.

Wirkmechanismus und biologische Wirkungen von Testosteron

Testosteron gelangt durch Diffusion in die Zielzellen und entfaltet seine androgene Wirkung durch direkte Bindung an den Androgenrezeptor, in manchen Organen (z.B. Prostata) aber auch erst nach Konvertierung durch 5α-Reduktion zu dem biologisch hochaktiven 5α-Dihydrotestosteron (DHT). Zur Familie der Steroid bindenden Hormonrezeptoren gehörend bindet dieser an genomische DNA und stimuliert die Gensynthese.

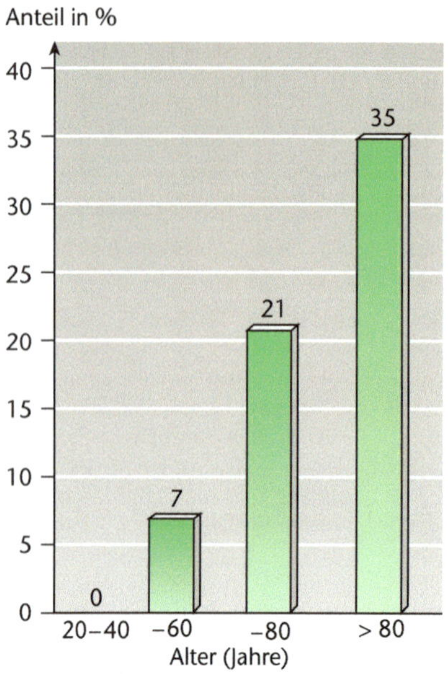

Abb. 2.2-5 Anteil gesunder Männer mit hypogonadalen Testosteronkonzentrationen im Serum bei 300 Männern verschiedener Altersgruppen (nach Vermeulen und Kaufman 1995) (aus Weinbauer et al. 2000, in: Nieschlag E, Behre HM (Hrsg.), 2000, S. 465–479).

Das Gen für den Androgenrezeptor findet man in der perizentrischen Region des X-Chromosoms.
Nach Bindung von Testosteron an den Androgenrezeptor kommt es zur Bildung eines ganzen Transkriptionskomplexes aus Androgen/Androgenrezeptor, einer RNA-Polymerase, verschiedenen Transkriptionsfaktoren und DNA. Rezeptor-assoziierte Proteine regulieren als sog. Koaktivatoren und Koregressoren die Aktivität des Transkriptionskomplexes. Dieser Komplex induziert die Synthese androgenabhängiger Gene und konsekutiv androgenabhängiger Proteine (z. B. auch das Prostata-spezifische Antigen, PSA).
Deletionen oder Mutationen im Androgenrezeptor sind bekannt und können die Funktion des Androgenrezeptors so stark beeinträchtigen, dass sich phänotypisch Untervirilisierungen und Feminisierungen ausbilden.
Testosteron entfaltet biologische Wirkungen an den androgenabhängigen Organen, in erster Linie dem Geschlechtsapparat (Penis, Hoden, Nebenhoden, Samenstränge, Prostata) (Tab. 2.2-1). Neben diesen klassischen Effekten mit sexueller Differenzierung der Geschlechtsorgane während der Embryonalphase, der Reifung und Entwicklung zum Mann in der Pubertät, bestimmt Testosteron über extragenitale biologische Wirkungen ganz entscheidend den männlichen Phänotyp und wichtige Stoffwechselprozesse, in der Regel im Sinne anaboler Funktionen (s. Tab. 2.2-1). Androgenrezeptoren lassen sich folglich in nahezu jedem Gewebe (Knochen, Muskeln, Haut, Hypothalamus, Hypophyse, ZNS, Nieren, Herz, Gefäße, Milz etc.) nachweisen. Dabei ist der Rezeptorbesatz in den verschiedenen Geweben unterschiedlich ausgeprägt, seine Regulation unterliegt Einflussfaktoren wie Alter, Zelltyp und Gewebeart, entscheidender Stimulator ist in manchen Geweben Testosteron, in anderen auch DHT.
Am Knochen führen Androgene (wie Östrogene) zu einer Erhöhung der Knochendichte, ein Mangel zu Osteoporose. Während der Pubertät induziert Testosteron ein Wachstum des Kehlkopfes und bestimmt indirekt damit die Stimmlage. Sowohl in der quer gestreiften wie auch in der glatten Muskulatur bewirkt Testosteron als entscheidendes Androgen eine Zunahme der Muskelmasse über eine Hypertrophie der Muskelfibrillen. Ähnlich anabol wirkt Testosteron auch am Herzmuskel. An Haut und Hautanhangsgebilden bewirken Androgene eine vermehrte Talgsekretbildung (Seborrhö) und vermehrten Haar- und Bartwuchs. Andererseits wird der frontotemporale Haarausfall (Geheimratseckenbildung) neben genetischen Faktoren von der Höhe der zirkulierenden Androgenspiegel bestimmt. Auch die Funktion der Leber (z. B. Proteinsynthese) und ihrer diversen Enzymsysteme

Tab. 2.2-1 *Wichtige Organe und Organsysteme, deren Funktion durch Androgene beeinflusst werden.*

- Geschlechtsorgane
- Knochen
- Muskulatur
- Herzmuskel
- Haut- und Hautanhangsgebilde
- Leber und Lipidstoffwechsel
- hämatopoetisches System
- Milz und Immunsystem
- Gefäß- und Gerinnungssystem
- Gehirn, ZNS und Psyche

wird von den Androgenen beeinflusst (ablesbar u.a. an den geschlechtsspezifischen Normwerten). Ähnliches gilt für das hämatopoetische System, aber auch das Immunsystem einschließlich der Milz. Gefäßsystem, Lipidstoffwechsel und Koagulationssystem werden ebenfalls von Androgenen beeinflusst. Schließlich sollen noch Gehirn, zentrales Nervensystem und Psyche erwähnt werden. Testosteron hat ausgeprägte psychotrope Effekte. Körperliche und geistige Leistungsfähigkeit, sexuelle Phantasien und Sexualverhalten korrelieren eng mit den Testosteronspiegeln. Androgenmangel kann zu Antriebsschwäche und depressiver Verstimmung führen, sowie zu Libidoverlust und sexueller Inaktivität. Typisch männliche Charakterzüge wie aggressives Verhalten, Initiative, Konzentrations- und Durchhaltevermögen, aber auch Fähigkeiten wie räumliches Vorstellungsvermögen, mathematische Begabung und Kompositionstalent werden mit biologischen Wirkungen der Androgene in Zusammenhang gebracht.

Weiterführende Literatur

Fischl FH, Huber JC: Menopause - Andropause. Krause und Pachernegg, Gablitz, 2000.

Jockenhövel F: Männlicher Hypogonadismus. 2. Aufl. UniMed Verlag, Bremen, 2003.

Morales A, Lunenfeld B: Standards, guidelines and recommendations of the international society for the study of the aging mall (ISSAM). Investigation, treatment and monitoring of late onset hypogonadism in males. The Aging Male 2002; 5:74-86.

Nieschlag E, Behre HM (Hrsg.): Andrologie – Grundlagen und Klinik der reproduktiven Gesundheit des Mannes. Springer, Berlin, 2. Auflage, 2000.

Nieschlag E, Behre HM (eds.): Testosterone – action, deficiency, substitution. 3rd ed. Cambridge University Press, Cambridge, 2004.

Weinbauer GF, et al.: Physiologie der Hodenfunktion. In: Nieschlag E, Behre HM: Andrologie – Grundlagen und Klinik der reproduktiven Gesundheit des Mannes. 2. Aufl., Springer, Berlin, 2000.

2.3 Regelkreis Schilddrüse

Reinhard G. Bretzel

2.3.1 Anatomie der Schilddrüse

Die Schilddrüse (Glandula thyreoidea) entwickelt sich ab der 3. Schwangerschaftswoche als kleines, ausgestülptes Bläschen aus dem embryonalen Schlunddarm (Entoderm der Mundbucht). In der 7. Schwangerschaftswoche senkt sie sich nach vorangegangener paariger Teilung als Zellstrang zum Hals hinab, kommt vor der Trachea zum Liegen und bleibt mit ihrem Ursprungsort, dem Foramen caecum, über den Ductus thyreoglossus verbunden, der später in der Regel obliteriert. Gelegentlich kann sich im ehemaligen Verlauf des Ductus thyreoglossus jedoch dystop gelegenes Schilddrüsengewebe ansiedeln (z.B. Zungengrundstruma).

Beim Erwachsenen wiegt dieses prätracheal und prälaryngeal gelegene schmetterlingsförmige Organ mit 2 ovalen Lappen und dem verbundenen Isthmus normalerweise bis 18 g (Frauen) bzw. 25 g (Männer). Meist ist der rechte Lappen etwas größer als der linke. Die Länge der Lappen beträgt etwa 3–7 cm, die Breite und Dicke 2–3 cm.

Die Schilddrüse ist von einer Kapsel abgeschlossen, wobei deren inneres Blatt die Drüse in zahlreiche Läppchen (Lobuli) teilt und deren äußeres Blatt als sog. chirurgische Kapsel die großen Blutgefäße und Nebenschilddrüsen einschließt. Die Schilddrüse ist stark durchblutet mit Flussraten von 4–6 ml/min pro Gramm Gewebe, wobei die Blutversorgung über die paarigen oberen und unteren Schilddrüsenarterien erfolgt. Über ein stark ausgeprägtes Schilddrüsenvenensystem wird der Blutfluss in die Ingular- und Brachiozephalvenen, begleitet von vegetativen Nervenfasern (Schmerzempfindlichkeit), abgeleitet. Die Schilddrüse ist weiterhin stark lymphatisch versorgt, wobei der Lymphabfluss über die prälaryngealen, prä- und paratrachealen sowie tiefen zervikalen Lymphknoten und von dort in die vorderen mediastinalen und supraklavikulären Lymphknotengruppen erfolgt.

Histologisch ist die Schilddrüse aus funktionellen Einheiten, den im euthyreoten Zustand etwa 30–50 µm großen Schilddrüsenfollikeln, aufgebaut. Die Follikel werden von einschichtig angeordneten, kubischen Thyreozyten begrenzt und enthalten in ihrem Lumen das Kolloid, welches im Wesentlichen aus Thyreoglobulin besteht.
Als Besonderheit finden sich zwischen den Follikelzellen und zwischen den Follikeln im Stroma eingestreut sog. C-Zellen. Diese unterscheiden sich in der Entstehung und Entwicklung grundlegend von den follikulären Schilddrüsenzellen. Sie entstammen der Neuralleiste und werden erst im Laufe der weiteren Entwicklung in die sich absenkende Schilddrüse einbezogen. Die C-Zellen produzieren als sog. „parafollikuläre Zellen" der Schilddrüse das Hormon Calcitonin, können Ursprung eines C-Zellkarzinoms (medulläres Karzinom) sein und erlangen Bedeutung als Neuralleistenabkömmlinge im Verständnis der multiplen endokrinen Neoplasien.

2.3.2 Physiologie und Regelkreis der Schilddrüse

Die endokrine Funktion der Schilddrüse besteht in der Produktion und Speicherung der Schilddrüsenhormone Tetrajodthyronin (Thyroxin, T4), Trijodthyrosin (T3) und des biologisch inaktiven Reverse-Trijodthyronin (rT3). Als einziges endokrines Organ des Menschen kann die Schilddrüse große Hormonmengen in ihrem extrazellulären Follikelraum speichern. Der Vorrat reicht im Normalfall bis zu zwei Monate. Die Schilddrüsenhormone sind im gesamten Organismus für einen normalen Ablauf physiologischer Vorgänge verantwortlich und führen in der Regel zu einer Aktivierung von katabolen Stoffwechselprozessen. Sie beeinflussen wesentlich den Kohlenhydrat-, Fett-, Protein- und Mineralstoffwechsel sowie zentralnervöse Vorgänge, die neuromuskuläre Übertragung und die Funktion der Muskulatur. Während der Entwicklungsphase sind Schilddrüsenhormone insbesondere für die Gehirnreifung notwendig. Über ihre parafollikulären C-Zellen versorgt die Schilddrüse den Organismus mit Calcitonin, welches den Blutkalziumspiegel senkt und die Knochenbildung fördert.

Jodstoffwechsel

Für die Synthese der Schilddrüsenhormone ist Jod erforderlich, welches in Form von Jodsalzen (Jodid) mit der Nahrung aufgenommen wird. Der tägliche Jodbedarf des Erwachsenen liegt nach Berechnungen der WHO im Regelfall bei 150–250 Mikrogramm, d.h. für einen Menschen bei einer durchschnittlichen Lebenserwartung von etwa 80 Jahren beträgt der gesamte Lebensbedarf an Jod nur ca. 6 Gramm.
In Abbildung 2.3-1 sind die wichtigsten Wege des Jodstoffwechsels dargestellt. Die Resorption des Jods aus der Nahrung erfolgt nahezu vollständig und rasch im Dünndarm. Aus der Blutbahn wird Jod gegen ein Konzentrationsgefälle energie- und natriumabhängig mittels dem sog. Natrium-Jodid-Symporter (NIS), einem Transporterprotein der basalen Zellmembran, aktiv in die Schilddrüse transportiert. Einige wichtige Stimulatoren des Symportersystems sind bekannt (TSH- und TSH-Rezeptorantikörper, cAMP, Forskolin, Prolaktin, Oxytozin etc.). Ebenso konnten wichtige Inhibitoren identifiziert werden (TGF-β1, TNF, IL-1α, IFNã, Perchlorat, Thiocynat, Ouabain etc.). Bei intakter Funktion des NIS-Proteins wird Jodid in der Schilddrüse bis zu 100fach konzentriert und für die Schildrüsenhormonsynthese bereitgestellt.

Schilddrüsenhormonsynthese

Die Synthese der Hormone T3 und T4 findet am Thyreoglobulin (Tg), einem Glykoprotein mit einem Molekulargewicht (MG) von 660 000 statt (2 Untereinheiten mit jeweils MG 330 000). Thyreoglobulin wird von den Schilddrüsenfollikelzellen produziert und ins Follikellumen sezerniert. Unmittelbar nach der aktiven Aufnahme des Jodids in die Thyreozyten entsteht durch Oxidation das sehr reagible elementare Jod (Organifikation, J2) durch das Schlüsselenzym Schilddrüsenperoxidase (Thyroidperoxidase, TPO), einem glykosylierten Hämoprotein. TPO hat aber mindestens zwei weitere katalysierende Wirkungen: Es jodiniert bis zu 4 Tyrosinreste (Aminosäure) des Thy-

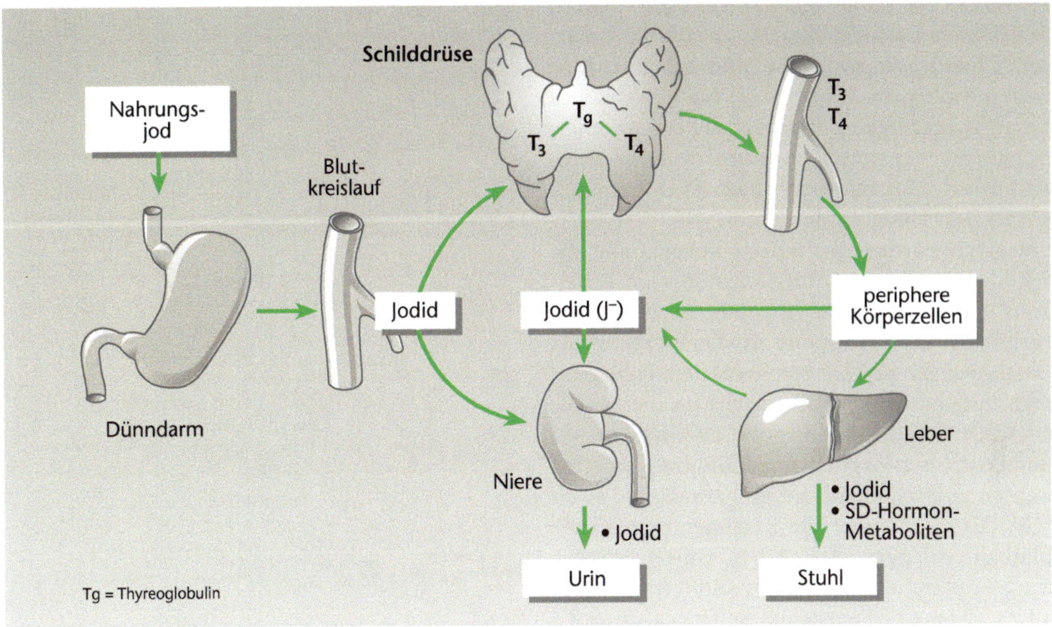

Abb. 2.3-1 Schematische Darstellung der wichtigen Wege des Jodstoffwechsels (Erläuterungen s. Text).

reoglobulins (Jodination) zu Monojodthyrosin (MIT) und Dijodthyrosin (DIT) und koppelt nachfolgend je 2 jodinierte Tyrosine zu Trijodthyronin (T3) bzw. Tetrajodthyronin (T4). Außerdem entsteht in einem Nebenweg durch Monojodierung noch das – nach heutigem Kenntnisstand – biologisch inaktive Reverse-T3. Die Aktivität der Schilddrüsenperoxidase wird durch TSH

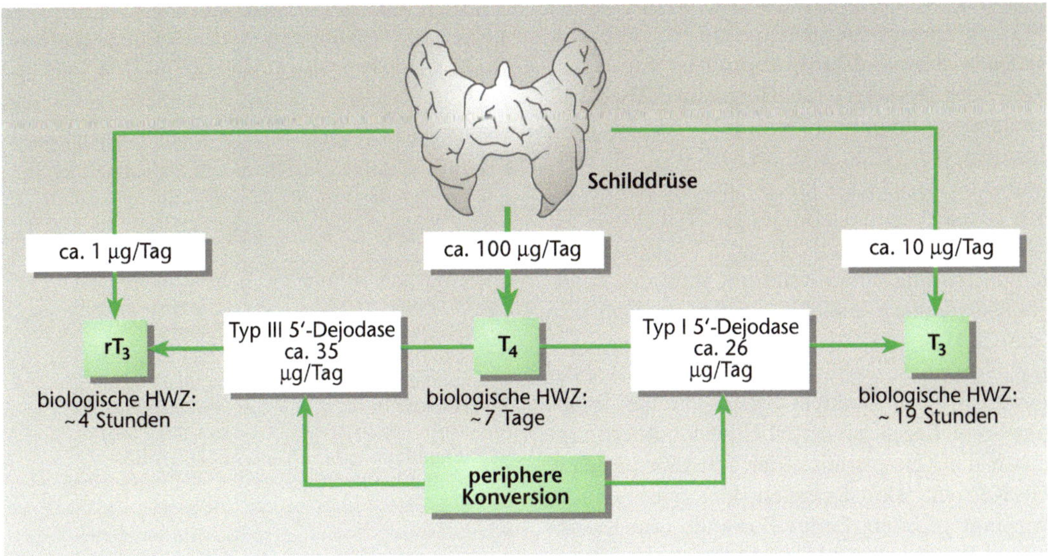

Abb. 2.3-2 Hormonsekretion der Schilddrüse und Metabolismus der Schilddrüsenhormone. Weitere Erklärungen im Text.

(Thyreoidea-stimulierendes Hormon) stimuliert. Angeborene partielle oder komplette Störungen der Schilddrüsenperoxidase sind bekannt. Eine weitere Schlüsselrolle nimmt sie dadurch ein, dass sie als Autoantigen der früher als mikrosomale Antikörper benannten Autoantikörper identifiziert wurde, die seither als Anti-TPO-Autoantikörper bezeichnet werden.

Entsprechend dem Bedarf des Körpers gibt die Schilddrüse, reguliert durch das TSH im Regelkreis Hypothalamus-Hypophyse-Schilddrüse-Peripherie, ihre Hormone in die Blutbahn ab. Dazu gelangen Kolloidanteile aus dem Follikellumen mittels Endozytose zunächst in die Schilddrüsenzelle, wo die Hormone durch Proteasen und Peptidasen vom Thyreoglobulin abgespalten werden und schließlich im Verhältnis 100 : 10 : 1 (T4 : T3 : rT3) über die Basalmembran in die Blutbahn gelangen (Abb. 2.3-2). Durch Dejodierung in peripheren Geweben (Konversion) von T4 zu T3 bzw. rT3 entstehen weitere ca. 26 µg T3 bzw. 35 µg rT3 pro Tag (s. nächster Abschnitt: Transport und Metabolismus von Schilddrüsenhormonen).

Transport und Metabolismus von Schilddrüsenhormonen

Die Schilddrüsenhormone sind im Serum zu über 99 % an Transportproteine gebunden (Abb. 2.3-3). Die wichtigsten Transportproteine sind (in absteigender Affinität zu den Hormonen) Thyroxin-bindendes Globulin (TBG, MW ca. 54 KD), Transthyretin (TTR, MW ca. 54 KD), und Albumin (MW ca. 68 KD). Einige Substanzen können mit T3 und T4 um die Bindung an TBG bzw. TTR konkurrieren: Salicylate, Heparin, Diazepam, Sulfonylharnstoffe, Phenylbutazon, Halogenate, Diphenylhydantoin (am TBG); Salicylate, Penicillin (am TTR).

Die Gesamtkonzentration der Schilddrüsenhormone wird bei intaktem hypothalamisch-hypophysärem Regelkreis entscheidend mitbestimmt durch die Konzentration der Transportproteine. Die Konzentration der freien Hormone wird aber konstant gehalten. Einige Zustände und Krankheiten, bei denen mit Veränderungen des Thyroxin-bindenden Globulins (TBG) zu rechnen ist, sind in Tabelle 2.3-1 aufgeführt.

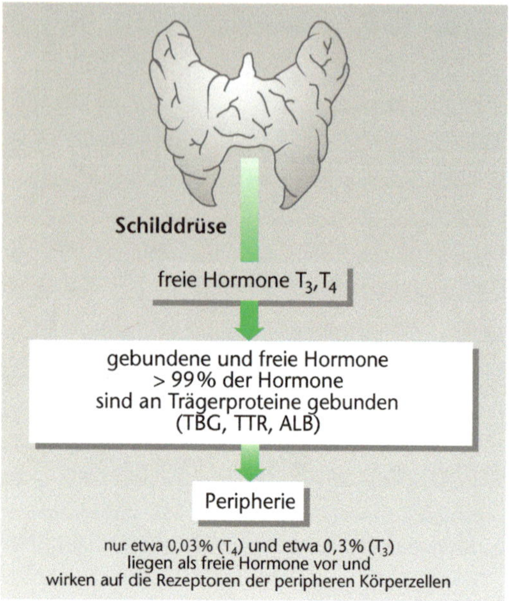

Abb. 2.3-3 Transport der Schilddrüsenhormone (Erläuterungen s. Text). TBG = Thyroxin-bindendes Globulin, TTR = Transthyretin, ALB = Albumin.

Die Schilddrüsenhormone werden zu mehr als 80 % über eine schrittweise enzymatische Dejodierung metabolisiert, wobei aus T4 das aktive T3 entsteht und andererseits die inaktiven Metaboliten rT3, MIT, DIT sowie jodfreies Tyrosin und freies Jod. Maximal 20 % der Schilddrüsenhormone werden in der Leber desaminiert und de-

Tab. 2.3-1 *Einige wichtige Zustände und Krankheiten mit möglichen Veränderungen der Konzentration des Thyroxin-bindenden Globulins (TBG) im Serum.*

TBG erhöht	TBG erniedrigt
– genetisch bedingt	– genetisch bedingt
– Schwangerschaft	– schwere katabole Zustände
– Hungerzustände	– nephrotisches Syndrom
– akute Hepatitis	– Akromegalie
– kompensierte Leberzirrhose	– dekompensierte Leberzirrhose
– akute intermittierende Porphyrie	– NNR-Überfunktion
– Medikamente z. B. orale Kontrazeptiva/Östrogene, Tamoxifen, Clofibrat, Opiate, 5-Fluorouracil	– Medikamente z. B. Androgene, Anabolika, Kortikosteroide, Asparaginase

karboxyliert bzw. unverändert oder konjugiert an Glukuronat oder Sulfat über die Galle ausgeschieden.

Für die Dejodierung stehen drei verschiedene Enzyme (Dejodasen) zur Verfügung. Als wichtigstes Enzym katalysiert die Typ-I-5-Dejodase in Schilddrüse, Leber, Niere, Hypophyse und im zentralen Nervensystem (ZNS) die Umwandlung von T4 zu T3 und den Abbau von rT3. Die Aktivität dieser Dejodase wird dabei stimuliert durch Schilddrüsenhormone selbst, durch Selen, ein erhöhtes Kohlenhydratangebot und innerhalb der Schilddrüse durch TSH. Hemmende Effekte üben Fasten, schwere Allgemeinerkrankungen („Niedrig-T3-Syndrom") und einige Zytokine aus.

Wirkungen der Schilddrüsenhormone auf Stoffwechsel und Organsysteme

Für die Wirkung der Schilddrüsenhormone im Organismus sind ausschließlich die ungebundenen, freien Hormone verantwortlich. Sie werden mit hoher Wahrscheinlichkeit passiv durch Diffusion, aber auch aktiv über einen carriervermittelten Transport von den Zielzellen aufgenommen. Die zentrale Rolle in den Zellen spielt die aktive Aufnahme von T3 in den Zellkern und Bindung an spezifische nukleäre Rezeptoren. Insgesamt sind bis heute 5 verschiedene Schilddrüsenhormonrezeptoren (TR) identifiziert (TR-α_1, TR-α_2vI, TR-α_2vII, TR-β1, TR-β2). Die Rezeptoren entsprechen Transkriptionsfaktoren, die mit einer DNA-bindenden Domäne sog. Schilddrüsenhormon-responsible Elemente (SRE) bilden. Daneben werden Schilddrüsenhormone auch im Zytosol, im endoplasmatischen Retikulum und an Mitochondrien gebunden.

An den einzelnen Zielorganen sind die Schilddrüsenhormonrezeptorbesätze ganz verschieden ausgeprägt (Abb. 2.3-4).

Schilddrüsenhormone führen in der Regel zu einer Aktivierung von Stoffwechselprozessen und bestimmten Organfunktionen. Die wichtigsten

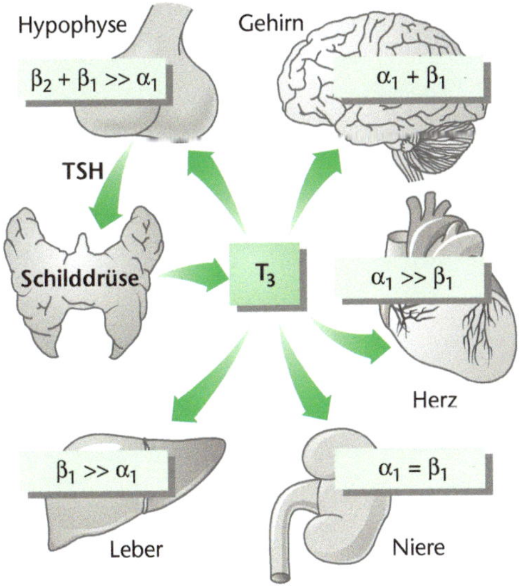

Abb. 2.3-4 Unterschiedliche Expression der Schilddrüsenhormonrezeptoren α und β in verschiedenenen Geweben (aus Janssen et al. 2001).

Tab. 2.3-2 *Die wichtigsten Wirkungen von Schilddrüsenhormonen auf Stoffwechsel und Organsysteme.*

Kohlenhydratstoffwechsel	Beschleunigung der intestinalen Resorption Steigerung der Glukoneogenese Steigerung des Kohlenhydratabbaus Stimulation der Glykogensynthese und Glykogenolyse Verstärkung der Insulinwirkung und des Insulinabbaus, insgesamt Anstieg des Insulinbedarfs
Fettstoffwechsel	Steigerung der Fettmobilisierung Abbau von Speicherfetten
Eiweißstoffwechsel	anabole Wirkung bei Euthyreose katabole Wirkung bei Hyperthyreose
Knochenstoffwechsel	Erhöhung des Knochenumsatzes mit Aktivierung von Osteoblasten und Osteoklasten
ZNS und Muskulatur	Voraussetzung für eine normale Reifung des Gehirns Verminderung (Hypothyreose) oder Beschleunigung (Hyperthyreose) der neuromuskulären Übertragung (Sehnenreflexe)
Myokard	Steigerung der Kontraktilität und Erregbarkeit Zunahme der Blutdruckamplitude, Schlagvolumen und Schlagfrequenz Erhöhung des Sauerstoffverbrauchs

Tab. 2.3-3 *Häufige klinische Symptome bei Überfunktion oder Unterfunktion der Schilddrüse.*

	Überfunktion	Unterfunktion
Haut, Haare, Nägel	gleichmäßiger Haarausfall feuchte, rosige Haut	Haarausfall in Büscheln trockene, blasse Haut brüchige Nägel
Psyche und Persönlichkeit	innere Unruhe Reizbarkeit Gefühlsschwankungen	allgemeines Desinteresse depressive Gereiztheit
Herz und Kreislauf	schneller Pulsschlag Störungen der Herzschlagfolge Blutdruck: Erhöhung des systolischen Wertes	langsamer Pulsschlag Blutdruck: Erhöhung des systolischen Wertes Anfälle von Angina pectoris
Magen und Darm	Durchfall Bauchschmerzen, kolikartige Krämpfe Gewichtsabnahme Heißhunger	Verstopfung Gewichtszunahme
Sexualität und Fruchtbarkeit	Fehlgeburten Störungen des weiblichen Zyklus	Fehlgeburten Libidoverlust Potenzschwäche Abnahme der Fruchtbarkeit
Nerven und Muskeln	muskuläre Schwäche und Kraftlosigkeit Zittern der Finger körperliche Unruhe	muskuläre Schwäche und Kraftlosigkeit Bewegungen verlangsamt Störungen im Bereich der Sinnesorgane
Stoffwechsel	Wärmeintoleranz Verminderung der Fettwerte im Blut	Kälteintoleranz Erhöhung der Fettwerte im Blut

Wirkungen der Schilddrüsenhormone sind in Tabelle 2.3-2 zusammengefasst. Darüber hinaus sind sie für viele weitere physiologische Prozesse und Funktionen verantwortlich, so zum Beispiel für die regelrechte Funktion der männlichen und weiblichen Gonaden.

Störungen der Schilddrüsenfunktion im Sinne einer Überfunktion (Hyperthyreose) oder Unterfunktion (Hypothyreose), häufig bereits bei latenter („subklinischer") Ausprägung, können daher zu mannigfachen Symptomen führen (Tab. 2.3-3).

Hypothalamisch-hypophysärer-thyreoidaler Regelkreis

Die Steuerung von Synthese und Sekretion der Schilddrüsenhormone unterliegt insbesondere der übergeordneten Regulation durch das im Hypophysenvorderlappen produzierte Thyreoidea-stimulierende Hormon (Thyreotropin; TSH) und der hypothalamischen Sekretion von TRH (Thyreotropin-Releasing-Hormon) (Abb. 2.3-5). Neben dieser hauptsächlichen Feedback-kontrollierten Regulation besteht noch eine intrathyreoidale Autoregulation von Jodaufnahme, Schilddrüsenhormonsynthese und Zellstoffwechsel.

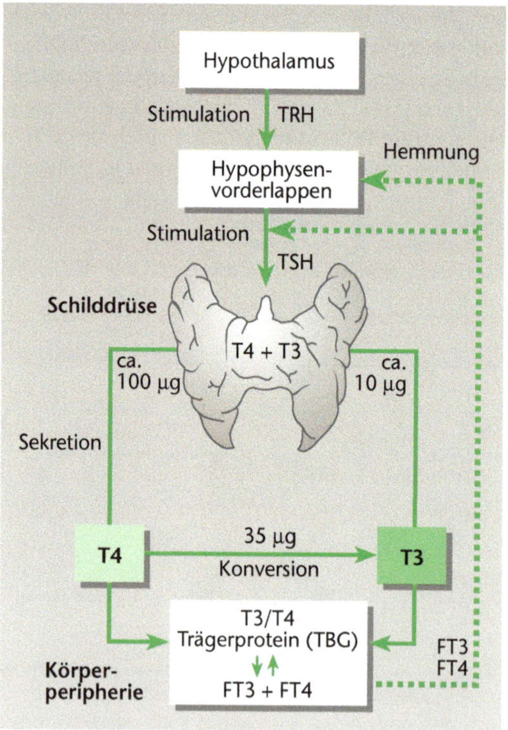

Abb. 2.3-5 Hypothalamisch-hypophysärer-thyreoidaler Regelkreis. TRH = Thyreotropin-Releasing-Hormon, TSH = Thyreoidea-stimulierendes Hormon, TBG = Thyroxin-bindendes Globulin.

Zunehmend wird auch die Bedeutung von lokal gebildeten Wachstumsfaktoren und Zytokinen für die Regulation von Funktion und Wachstum der Schilddrüsenzellen erkannt.
Die Freisetzung von TRH im übergeordneten Hypothalamus wird stimuliert durch äußere Reize wie Stress und Kälte sowie zirkadiane Trigger und gehemmt durch Glukokortikoide sowie im Feedback durch T3. T4, mehr noch T3 hemmen die TSH-Freisetzung aus der Hypophyse ebenso wie Dopanin und Somatostatin, TRH stimuliert dieselbe. TSH wird dabei – wie auch andere Hormone des Hypophysenvorderlappens (HVL) – pulsatil freigesetzt. Die Serumkonzentrationen von TSH unterliegen einer Tagesrhythmik mit einem Gipfel von etwa 23.00 Uhr bis in die frühen Morgenstunden, die niedrigsten Konzentrationen werden am frühen Nachmittag gemessen.
TSH ist ein Glykoproteinhormon (MW 28 KD), das aus zwei kovalent gebundenen Untereinheiten, einer α- und einer β-Untereinheit, zusammengesetzt ist. TSH wirkt auf Schilddrüsenzellen nach Bindung an einen spezifischen Rezeptor auf der Oberfläche dieser Zellen. Der TSH-Rezeptor gehört zur Superfamilie der G-Protein-gekoppelten membranständigen Rezeptoren und setzt sich aus einem extrazellulären und intrazellulären Anteil sowie 7 Transmembrandomänen zusammen. Die Bindung von TSH führt zu einer Aktivierung der Adenylatzyklase und wahrscheinlich auch anderer Postrezeptormechanismen mit konsekutiver Aufnahme von Jod über die Basalmembran, Stimulierung der Thyreoglobulinsynthese und Synthese sowie Freisetzung von Schilddrüsenhormonen sowie Steigerung der enteralen Jodresorption. Das Thyreoidea-stimulierende Hormon (TSH) stimuliert zudem das Wachstum von Schilddrüsenzellen. Dieser „strumigene Effekt" scheint allerdings nur in Anwesenheit von Kofaktoren, in erster Linie von Wachstumsfaktoren (z.B. epidermaler Wachstumsfaktor [EGF], Insulin-like growth factor I [IGFI]) vorhanden zu sein. TSH stimuliert offenbar aber nicht die Vermehrung (Hyperplasie) von Schilddrüsenzellen.
Eine besondere Bedeutung kommt dem TSH-Rezeptor bei der Immunthyreopathie (M. Basedow) zu. Bei diesem Krankheitsbild ist er Ziel stimulierender, hemmender oder die TSH-Wirkung neu-

Tab. 2.3-4 *Liste verschiedener Medikamente mit stimulatorischer oder inhibitorischer Wirkung auf die hypophysäre TSH-Sekretion (Thyreoidea-stimulierendes Hormon).*

Stimulatoren der TSH-Sekretion	Inhibitoren der TSH-Sekretion
Dopaminantagonisten: *Metoclopramid, Chlorpromazin, Sulpirid, Haloperidol*	Dopamin und Dopaminagonisten: *L-Dopa, Bromocriptin, Lisurid, Apomorphin*
Clomifen (Männer)	Serotoninantagonisten: *Metergolin*
Lithium	Somatostatin, Octreotid
Carbamazepin	Morphin und Morphinderivate
Theophyllin	Glukokortikoide
Jodid	Heparin
	D-Thyroxin

Antikörper (TRAK) können mittels Assay-Methoden im Serum bestimmt werden.
Von klinischer Bedeutung ist auch, dass zahlreiche Medikamente die Sekretion von TSH aus der Hypophyse stimulieren oder hemmen können (Tab. 2.3-4).

Weiterführende Literatur

Hotze L-A, Schumm-Draeger P-M: Schilddrüsenkrankheiten, Diagnose und Therapie. Berliner Medizinische Verlagsanstalt, Berlin, 5. Auflage, 2003.

Spelsberg F, Negele T, Ritter MM: Die Schilddrüse in Klinik und Praxis. Johann Ambrosius Barth Verlag, Heidelberg, 2000.

Janssen OE, Heufelder AE, Mann K: Schilddrüsenerkrankungen. In: Ganten D, Ruckpaul K (Hrsg): Molekularmedizinische Grundlagen von Endokrinopathien. S. 45–109. Springer Verlag, Berlin, 2001.

Deutsche Gesellschaft für Endokrinologie: Rationelle Therapie in der Endokrinologie. Thieme-Verlag, Stuttgart, 1997.

Köhrle S: Schilddrüsenhormone: Metabolismus und Wirkungen. Z Ärztl Fortbild Qual Gesundh Wesen 2004; 98 (Suppl. 5):17–24.

2.4 Regelkreis Nebennierenrinde

Thomas Linn

2.4.1 Einführung

Die Nebennieren sind paarig angelegt, wiegen 6–10 g und sind je etwa 3 × 1,5 cm lang. Ihr Fehlen führt zum Tod innerhalb weniger Tage. Die übergeordnete Bedeutung der Nebennieren für den Gesamtorganismus ist die Bewältigung von akutem und chronischem Stress. Jede Nebenniere besteht aus dem Nebennierenmark (Medulla) und der Nebennierenrinde (Cortex). Bei akutem Stress werden die Sekretionsprodukte des Nebennierenmarks, die Katecholamine freigesetzt, während bei chronischem Stress Produkte der Nebennierenrinde Überreaktionen des Körpers gegen Stress vermindern. Beispielsweise stimulieren bei Stress durch Flüssigkeits- und Nahrungsentzug die Glukokortikoide die Neubildung von Glukose und erhöhen die Natriumreabsorption.
Im vorliegenden Kapitel wird das hormonelle System der Nebennierenrinde dargestellt. Isolierte Erkrankungen der Nebennieren sind selten, wichtiger sind subtile Erhöhungen der Sekretion von Glukokortikoiden oder deren lokale Gewebswirkung als Folge von chronischem Stress. Damit in Verbindung gebracht werden Krankheiten wie Stammfettsucht, Hypertonie, Diabetes, Fettstoffwechselstörungen und Depression.

2.4.2 Anatomie der Nebennierenrinde

Die Durchblutung der Nebennieren gehört mit zur höchsten im Körper. Das arterielle Blut tritt von der Peripherie in den Cortex ein und fließt durch fenestrierte Kapillaren an den sezernierenden Zellen vorbei, um nach innen in das Nebennierenmark zu drainieren. Rechts mündet die Nebennierenvene direkt in die V. cava inferior, links meist in die linke Nierenvene. Diese Verhältnisse sind von Bedeutung bei der radiologischen Darstellung oder der seitengetrennten Blutabnahme zum Zwecke des Nachweises von primären Erkrankungen der Nebennieren.
Die Rinde ist mesenchymalen Ursprungs und umfasst mehr als 80 % der gesamten Nebenniere. Die Tabelle 2.4-1 zeigt die zonale Aufteilung und die wichtigsten Sekretionsprodukte beim Erwachsenen. Der Fetus hat wesentlich größere Nebennieren im Vergleich zu seiner Körpergröße. Die Nebennierenrinde ist beim Feten zweigeteilt, wobei die äußere subkapsuläre Schicht der Vorläufer der späteren adulten dreizonigen Rinde ist und die wesentlich dickere innere Schicht große Mengen Dehydroepiandrosteron (DHEA) produziert. Das fetale DHEA dient als Ausgangssubstanz für die Synthese der plazentaren Östrogene. Die innere Schicht atrophiert postnatal und die zonale Ausbildung der Rinde entwickelt sich.
Funktionale Zonierung:
Das Nebennierengewebe bildet nicht nur die bekannten Hauptsekretionsprodukte (s. Tab. 2.4-1), sondern daneben eine ganze Reihe regulatorischer Peptide, Wachstumsfaktoren und Zytokine, die zu einer integrierten Kontrolle der Nebennierenzellen führen. Die Zellen sind außerdem immer eng benachbart einer Endothelzelle, sodass endotheliale Sekretionsprodukte wie Stickstoffmonoxid, Adrenomedullin und Endothelin auf die Nebennierenzellen einwirken können.

2.4.3 Steroidsynthese

Alle adrenalen Steroide werden aus dem Cholesterin gebildet, das aus Low-density-Lipoprote-

Tab. 2.4-1 *Zonen der Nebennierenrinde und ihre Sekretionsprodukte*

Zone der Nebennierenrinde	Wichtigstes Sekretionprodukt	Wichtigster Kontrollmechanismus
außen: Z. glomerulosa	Aldosteron (Mineralokortikoid)	Renin-Angiotensin
Mitte: Z. fasciculata	Cortisol (Glukokortikoid)	ACTH
innen: Z. reticularis	Dehydroepiandrosteron	ACTH

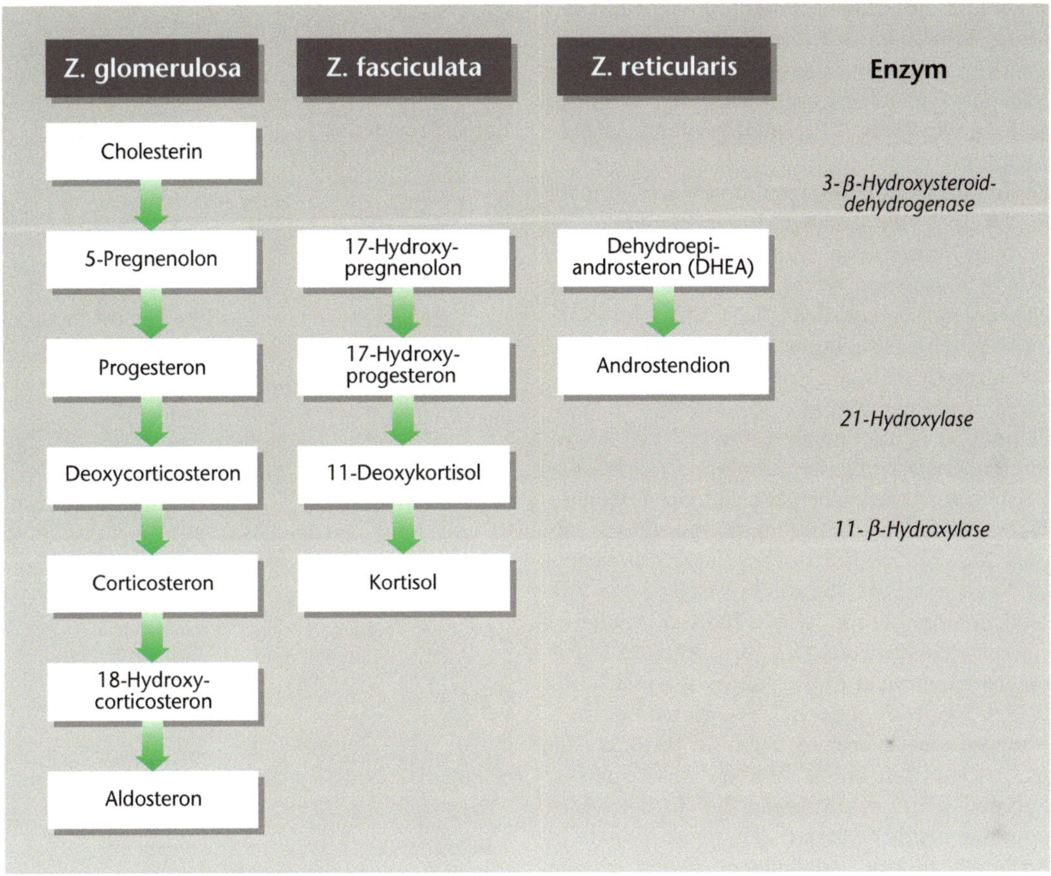

Abb. 2.4-1 Schema der adrenalen Steroidgenese.

inen stammt Adrenokortikotropes Hormon (ACTH) aktiviert Cholesterinesterase, die freies Cholesterin zur Verfügung stellt (Kaplan 2000). Der geschwindigkeitsbestimmende Schritt ist der Transfer des Cholesterins von der äußeren zur inneren mitochondrialen Membran. Er wird auch durch ACTH beschleunigt. Die Konvertierung von Cholesterin zu Pregnenolon ist der entscheidende Schritt, auf den die Modifizierung in die drei Haupttypen der adrenalen Hormone erfolgen kann: Mineralokortikoide, Glukokortikoide und Androgene. Aus diesen Zusammenhängen wird deutlich, dass die Produktion aller adrenalen Hormone unter der Kontrolle von ACTH steht, da es in die Bildung von Pregnenolon involviert ist (Abb. 2.4-1).

2.4.4 Wirkung und Regulation der Glukokortikoide

Die hypothalamisch-hypophysäre Achse kontrolliert die adrenale Funktion durch Sekretion von Corticotropin-releasing-Hormon (CRH, Hypothalamus) und adrenokortikotropem Hormon (ACTH, Hypophyse) mit negativer Rückkoppelung durch Kortisol. Der menschliche ACTH-Rezeptor wurde 1992 kloniert und führte zur Entdeckung einer Familie von fünf G-Protein-gekoppelten Melanocortinrezeptoren, von denen der MC2-R hoch spezifisch für ACTH ist und ausschließlich in der Nebenniere exprimiert wird (Lebrethon et al. 1994).

Durch Bindung an den ACTH-Rezeptor wird Adenylzyklase aktiviert und über cAMP-Proteinkinasen, die wiederum Cholesterinester zu freiem Cholesterin als Vorstufe der Glukokortikoide umwandeln. ACTH stimuliert außerdem den Weitertransport des freien Cholesterins, der direkt zur Bildung von Delta-5-Pregnenolon führt (s. Abb. 2.4-1).

Plasmatisches Kortisol steigt in wenigen Minuten bis auf das 2- bis 5fache nach Beginn einer intravenösen Infusion von ACTH an. Bei chronischer ACTH-Stimulation vermehrt sich die Masse der Nebennieren, sodass die tägliche Kortisolproduktion auf zehnfach erhöhte Werte ansteigen kann. Die Tagessekretion von Kortisol ist pulsatil mit einer Zeitverschiebung von 15–30 Minuten nach dem ACTH-Puls und einem deutlichen Maximum überwiegend in der Amplitude, weniger der Pulsfrequenz beim Übergang von Dunkelheit zu Tageslicht. Die maximale Sekretionskapazität beträgt 200–300 mg Kortisol pro Tag. Diese Menge ist durch exogene Gabe von Kortisolanaloga, z. B. Methylprednison mit seiner fünffach stärkeren Glukokortikoidwirkung im Vergleich zum Kortisol schnell erreicht und resultiert in einer kompletten Suppression der ACTH-Produktion. Nach Absetzen des exogenen Steroids benötigt die ACTH-Sekretion einige Wochen zur Erholung, während die Normalisierung der Kortisolsekretion eine deutlich längere Zeit, meist Monate in Anspruch nimmt. Aus diesem Grund ist die ACTH-Produktion oft nach Absetzen von Steroiden deutlich erhöht, da die Nebennieren noch nicht ausreichend produzieren und der Kortisolspiegel entsprechend vermindert ist.

Kortisol wird hauptsächlich an ein alpha-2-Globulin (Transkortin), aber auch an Albumin gebunden. Die Bildung von Transkortin und anderen Hormoncarriern wird durch Östrogene induziert und ist bei Krankheiten mit verminderter Proteinkonzentration im Plasma, z. B. Leberzirrhose reduziert. Während Transkortin vermindert ist, zeigt sich freies Kortisol normal, sodass sich keine Zeichen des Kortisolmangels manifestieren.

Adrenale Steroide, so auch Kortisol, dringen in die Zielzelle durch passive Diffusion ein, da sie als lipophile Substanzen die Zellmembran ohne Transportmittel passieren können. Im Zytosol trifft Kortisol auf den Steroidrezeptor (Typ-2-Rezeptor, etwa 96 kDa), und nach Bindung transloziert das Dimer zum Zellkern und verbindet sich dort mit hochspezifischen regulatorischen DNS-Sequenzen, den so genannten „Glucocorticoid responsive elements“.

Tab. 2.4-2 *Stoffwechselwirkungen der Glukokortikoide.*

System	Pathophysiologie	Klinik
Kohlenhydrate	Glukoneogenese ++, Glukoseverwertung –	gestörte Glukosetoleranz, Diabetes
Eiweiß	Freisetzung von Laktat u. a. AS	Muskelschwund
Lipide	Lipolyse ++, Umverteilung des Fettgewebes	Hyperlipidämie, Stammfettsucht
Entzündung	Erhöhung der Transkription von Il-10, Lipocortin 1 und neutraler Endopeptidase, Induktion von Zytokinrezeptoren	erfolgreiche Hemmung nichtmikrobiell induzierter Entzündung (z. B. Asthma, M. Crohn, rheumatoide Arthritis)
Zentralnervensystem	lokales Kortisol moduliert Wahrnehmung und Emotionen	*Mangel:* Akzentuierung von Sinneseindrücken, *Überschuss:* initiale Euphorie und nachfolgende Depression, erhöhte Krampfbereitschaft
Entwicklung	Bildung von Surfactant und intestinalen Enzymen, Hemmung der Knochenbildung	Lungenreife, Darmreife, verzögertes Knochenwachstum
Elektrolyte, Wasser	mineralokortikoide Zusatzwirkung am Typ-1-Rezeptor	Ödeme, Hypertonie

Tabelle 2.4-2 zeigt die verschiedenen Stoffwechselwirkungen der Glukokortikoide.

Wenn Glukokortikoide in pharmakologischen Dosierungen verabreicht werden, ergibt sich eine ganze Reihe von unerwünschten Wirkungen:

- Katabolismus der Skelettmuskulatur, Hyperlipidämie durch gesteigerte Lipolyse
- Lymphopenie, Leukozytose (Blutbild), Verminderung des lymphatischen Gewebes, Un-

terdrückung der Aktivität von Lymphozyten, Vermehrung von Erythrozyten und Thrombozyten (Thromboseförderung)
- Hemmung von Entzündung und Proliferation im Bindegewebe
- Hypokalzämie
- mineralokortikoide Begleitwirkung

2.4.5 Folgen defizitärer Glukokortikoidproduktion

Je nach Lokalisation der Störung im endokrinen Regelkreis Hypothalamus – Hypophyse – Nebennierenrinde spricht man von einer tertiären – sekundären – primären Erkrankung. Beispielsweise ist die primäre Nebennierenrindeninsuffizienz (M. Addison) eine seltene Erkrankung (4–6 Fälle auf 100000 Personen zwischen dem 30. und 50. Lebensjahr), die zumeist durch eine autoimmune Reaktion (ca. 50 %) oder durch eine Tuberkulose (ca. 30 %) verursacht wird. Aber auch AIDS und metastasierende Tumoren, z.B. Bronchialkarzinome sind nicht selten mit Nebenniereninsuffizienz assoziiert. Symptome der primären Nebennierenrindeninsuffizienz sind als Folgen des kombinierten Glukokortikoid- und Mineralokortikoiddefizits meist unspezifisch und daher leicht zu übersehen: dunkle Hautverfärbungen an Hautlinien und Narben, Hypotonie, Muskelschwäche, Elektrolytstörungen, Dehydratation, Gewichtsverlust. Wenn der Zustand nicht erkannt wird, kann es durch die Dehydratation zum Kreislaufschock kommen (Addison-Krise). Durch Bestimmung von Kortisol und ACTH im Plasma kann die Krankheit gesichert werden. ACTH kann intravenös verabreicht werden, um die fehlende Kortisolproduktion (normal mehr als 20 µg/dl im Plasma nachweisbar) zu beweisen (ACTH-Stimulationstest). Eine lebenslange Behandlung mit 20–30 mg Hydrokortison, falls erforderlich kombiniert mit 0,05–0,2 mg Fludrokortison, ist lebensnotwendig für den Patienten.

Zum Vergleich liegt eine sekundäre Nebennierenrindeninsuffizienz vor, wenn die hypophysäre ACTH-Sekretion vermindert ist, z.B. bei Tumoren oder Infektionen im Bereich der Hypophyse. Dies lässt sich durch die gleichzeitige Bestimmung von Kortisol und ACTH differenzieren.

2.4.6 Wirkung und Regulation der Mineralokortikoide

Das wichtigste Mineralokortikoid ist Aldosteron. Aldosteron kontrolliert das Flüssigkeitsvolumen des Körpers durch Steigerung der Natriumreabsorption der Nieren. Die Ausscheidung von Kalium- und Wasserstoffionen wird gefördert. Dadurch sinkt der Kaliumspiegel im Blut. Gleichzeitig wird Wasser zurückgehalten. So hat Aldosteron auch Einfluss auf die Regulation des Blutvolumens und des Blutdrucks. Ähnlich wirkt Aldosteron auf den Wasser- und Ionentransport im Darm sowie in Schweiß- und Speicheldrüsen. Aldosteron ist hochwirksam und daher werden täglich nur etwa 0,05–0,20 mg produziert. Es gibt keinen spezifischen Aldosterontransporter im Blut, sodass es ganz überwiegend in freier Form vorkommt. Die Plasmakonzentrationen liegen um die 10 ng/dl. Seine Sekretion kann durch Natriumentzug und bei Krankheiten mit vermindertem effektivem Blutvolumen, z.B. Leberzirrhose, um das 2- bis 6fache gesteigert werden.

Mineralokortikoide binden an Typ-1-Rezeptoren in den Zellen ihrer Zielorgane Niere, Kolon und Speicheldrüsen. In der Niere befinden sich die Rezeptoren im Zytosol der distalen Tubuluszellen. Der Aldosteron-Rezeptor-Komplex muss erst in den Zellkern geschleust werden, damit DNS-Abschnitte aktiviert werden und die Proteinsynthese beginnen kann. Dieser Prozess benötigt 30–60 Minuten, sodass die Aldosteronwirkung nicht sofort eintritt. Die aktivierten Gene sind überwiegend spezifisch für komplexe Proteinsysteme, wie z.B. den Natriumkanal und die Na-K-ATPase-Pumpe, aber auch kleinere Proteine, welche die Natriumkanalaktivität in Epithelzellen regulieren (Cole und Pearce 2001). In letzter Zeit wurde die Induktion des Angiotensin-II-(AT1-)Rezeptorgens im Herzen durch Aldosteron beschrieben und dieser Mechanismus der Herzfibrose angelastet. Therapiestudien führten in der Tat zu einer Verminderung von myokardialer Fibrose durch den Aldosteronantagonisten Spironolacton (Robert et al. 1999).

Kortisol hat eine ebenso hohe Affinität für Typ-1-Rezeptoren wie Aldosteron. Jedoch besitzen die Zielorgane der Mineralokortikoide reichlich 11β-Hydroxylase intra- und auch extrazellulär, sodass Kortisol sofort in Kortison überführt wird. Kortison hat nur eine geringe Affinität für Typ-1-Rezeptoren, sodass die Aktivierung der Rezeptoren direkt von der anwesenden Aldosteronkonzentration abhängig ist. Damit ist der Typ-1-Mineralokortikoidrezeptor beispielhaft für ein Signalsystem, dessen Spezifität erst durch das Zusammenspiel mehrerer Faktoren in vivo und nicht allein durch die Rezeptor-Ligand-Interaktion definiert ist.

Die Steuerung der Aldosteronausschüttung unterliegt überwiegend dem Renin-Angiotensin-Aldosteron-(RAA-)Mechanismus, die Induktion via ACTH über das Hypothalamus-Hypophysen-System ist ebenso möglich (Abb. 2.4-2). Der RAA-Mechanismus reguliert den Natriumhaushalt, die Nierendurchblutung und dient der Erhaltung des Blutdrucks. Auch eine Kaliumbelastung, z.B. durch kaliumreiche Nahrungsmittel, stimuliert die Aldosteronsekretion. Allerdings benötigt das RAA-System mindestens eine Stunde, bis die biologische Wirkung einsetzt. Den schnellen Transport von Kalium aus dem Blut und Extrazellulärraum bei Kaliumbelastung übernehmen wahrscheinlich andere, schnellere hormonelle Systeme wie Adrenalin und Insulin.

In den Nieren messen die Zellen der Macula densa die Natriumkonzentration der Flüssigkeit im distalen Tubulus. Ist die Konzentration an Natrium zu gering, wird Renin aktiviert. Renin wird in spezialisierten myoepithelialen Zellen des juxtaglomerulären Apparats afferenter Arteriolen des Nierenglomerulums gebildet. Juxtaglomerulärer Apparat und Macula densa stehen in direktem räumlichen Kontakt am Gefäßpol des Glomerulums. Auch ein zu niedriger Blutdruck und die Hormone Adrenalin und Noradrenalin aus dem Nebennierenmark können Renin aktivieren. Das bedeutet, dass die Zellen des juxtaglomerulären Apparats nicht nur als Natriumsensor, sondern auch als Barorezeptor wirken. Freigesetztes Renin bewirkt eine vermehrte Bildung von Angiotensin I. Durch das Angiotensin converting enzyme, welches sich membranständig an Endothelzellen befindet, wird Angiotensin I in Angiotensin II überführt, das folgende biologische Wirkungen entfaltet: Engstellung der Blutgefäße, vermehrter Durst, vermehrte Ausschüttung von Aldosteron

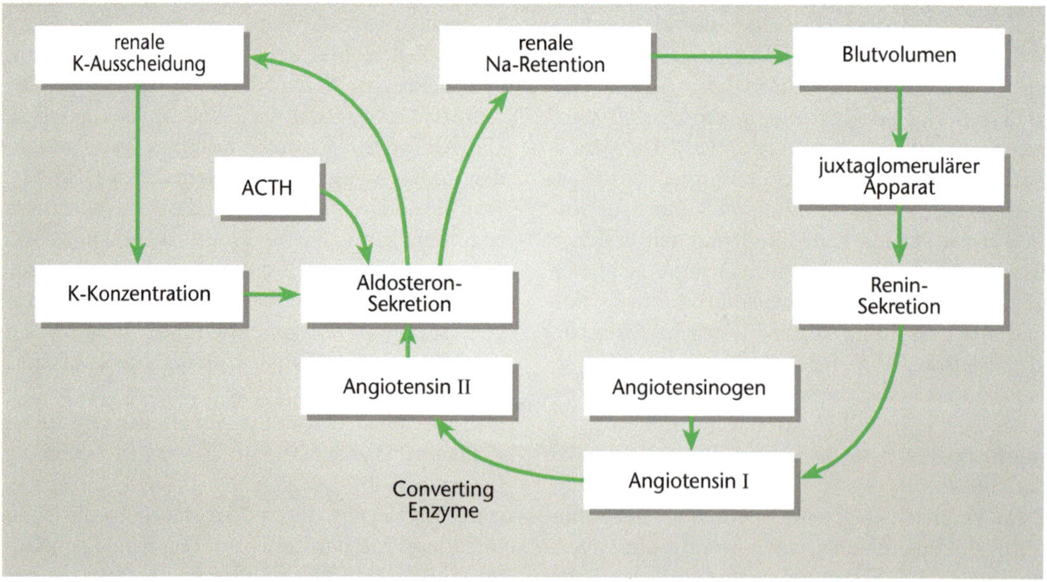

Abb. 2.4-2 Mechanismen der Aldosteronsekretion.

und Katecholaminen, Ausschüttung des Hypothalamushormons Adiuretin (ADH) aus dem Hypophysenhinterlappen. Durch die kombinierte Wirkung der genannten Hormone steigen der Blutdruck, die Natriumkonzentration des Blutes und das Blutvolumen. Die Kaliumkonzentration des Blutes sinkt.

2.4.7 Störungen der Aldosteronsekretion

Kalium wird nicht direkt im Austausch mit Natrium ausgeschieden, sondern als Folge der aktiven Natriumreabsorption. Wenn bei Zuständen mit vermindertem Flüssigkeitsvolumen bereits alles Natrium im proximalen Tubulus reabsorbiert ist, kommt nur wenig Natrium im distalen Tubulus an, und entsprechend kann kein Kalium ausgeschieden werden. Erst bei Zufuhr von ausreichend Natrium kann Aldosteron in einer solchen Situation wieder wirksam werden.
Aldosteron sezernierende Tumoren (M. Conn) sind seltene Erkrankungen. Häufiger sind Zustände mit Aldosteronexzess bei chronischen Ödemen wie z.B. bei nephrotischem Syndrom, dekompensierter Leberzirrhose mit Aszites und Herzinsuffizienz.

2.4.8 Bildung von Androgenen in der Nebenniere

Männliche Sexualhormone, die Androgene, werden ebenfalls in der Nebennierenrinde, in der inneren Zona reticularis, gebildet. Genauer gesagt produziert die Zona reticularis die Hormone Dehydroepiandrosteron (DHEA) und Androstendion. Diese beiden Hormone beschleunigen den Aufbau von körpereigenem Eiweiß. Sie wirken ebenfalls als schwach wirksame männliche Sexualhormone. Der Grund dafür ist, dass sie in einem chemischen Prozess sowohl in Testosteron als auch in Östron und Östradiol (Vorstufen von Östrogen) umgewandelt werden können.
Im Gegensatz zu den Gluko- und Mineralokortikoiden ist die Produktion der adrenalen Androgene altersabhängig mit hohen Blutspiegeln insbesondere des DHEA bei Geburt sowie zwischen dem sechsten und zehnten Lebensjahr („Adrenarche") und den höchsten Werten zwischen dem 25. und 35. Lebensjahr. DHEA wird als sulfatierte Form DHEAS im Blut gemessen; ein spezifischer Rezeptor wurde bisher nicht gefunden, jedoch zeigte sich eine Interaktion mit Neurotransmitter-Rezeptoren (NMDA, GABA), die üblicherweise nicht mit Steroiden in Verbindung gebracht werden (Compagnone und Mellon 1998). Therapieversuche mit DHEA bei Personen mit niedrigen plasmatischen DHEAS-Konzentrationen wiesen darauf hin, dass die altersabhängige Verminderung der DHEA-Produktion zu *keinen* Mangelerscheinungen führt, die mit einer Substitutionstherapie gebessert werden könnten (Arlt und Allolio 2001). Die adrenalen Androgene sind unter der Kontrolle von ACTH und Prolaktin. Bei der kongenitalen adrenalen Hyperplasie werden große Mengen Steroidvorstufen in den Androgensyntheseweg geleitet, sodass es bereits im Kleinkindalter zur Pubertät bei betroffenen Jungen kommt.

Literatur

Arlt W, Allolio B: Dehydroepiandrosterone replacement therapy. Curr Opin Endocrinol Diab 2001;8:130–139.

Cole TJ, Pearce D: Mineralocorticoid target genes. Curr Opin Endocrinol Diab 2001; 8:118–123.

Compagnone NA; Mellon SH: Dehydroepiandrosterone: a potential signalling molecule for neocortical organization during development. Proc Nat Acad Sci USA 1998; 95:4678–83.

Kaplan NM: The Adrenal Glands: From Textbook of Endocrine Physiology (Edts Griffin JE, Ojeda SR). 4th Edition, p. 328–356. Oxford University Press, New York, USA, 2000.

Lebrethon MC, Naville D, Begeot M et al.: Regulation of corticotropin receptor number and messenger RNA in cultured human adrenocortical cells by corticotropin and angiotensin II. J Clin Invest 1994; 93: 1828–1833.

Robert V, Heymes C, Silvestre JS et al.: Angiotensin AT1 receptor subtype as a cardiac target of aldosterone: role in aldosterone-salt-induced fibrosis. Hypertension 1999; 33:981–986.

2.5 Immunologie der Hodenfunktion

Hans-Christian Schuppe, Andreas Meinhardt

Der Hoden ist eine sog. immunologisch privilegierte Region des Körpers, in die Fremdgewebe eingebracht werden kann, ohne dass es zu einer Transplantatabstoßung kommt (Head und Billingham 1985, Filippini et al. 2001). Die physiologische Bedeutung der besonderen testikulären Immunregulation liegt in der Vermeidung keimzellspezifischer Autoimmunreaktionen. Im Gegensatz zu ubiquitär vorkommenden Selbstantigenen sind die mit Einsetzen der Pubertät von meiotischen und postmeiotischen Keimzellen exprimierten Antigene nicht an der bereits perinatal erfolgenden klonalen Deletion autoreaktiver T-Lymphozyten im Thymus beteiligt und als „Nicht-Selbst" einzustufen (Janeway et al. 2001). Dementsprechend können autologe Keimzellen bzw. ihre Antigene außerhalb des Genitaltraktes, z. B. nach Injektion in die Haut, spezifische Immunantworten mit der Folge einer Autoimmunorchitis induzieren, während sie in situ toleriert werden (Tung und Teuscher 1995). Im Vergleich zu anderen Organen führt der Status des Hodens als immunprivilegierte Region jedoch nicht zu einer generellen Einschränkung immunologischer Abwehrfunktionen. Lokale und systemische Infektionen, neoplastische Prozesse sowie die Einwirkung physikalischer und chemischer Noxen können durchaus Entzündungsreaktionen im Hoden verursachen (Meinhardt und Schuppe 2003).

2.5.1 Immunkompetente Zellen im Hoden

Zellen des Immunsystems gehören zu den regulären Bestandteilen des Hodengewebes vieler Säuger, einschließlich des Menschen (Tab. 2.5-1). Makrophagen sind nach den Leydig-Zellen der zweithäufigste Zelltyp im interstitiellen Kompartiment, auch Mastzellen finden sich im adulten Hoden (Nistal et al. 1984, El-Demiry et al. 1987, Hedger 1997). Lymphozyten kommen unter physiologischen Bedingungen nur in geringer Zahl vor, mit Entzündungsreaktionen assoziierte Granulozyten sind gar nicht anzutreffen. Im Gegensatz zu Nagern fehlen für den humanen Hoden aussagekräftige Befunde über die Präsenz von natürlichen Killer-(NK-)Zellen, die vor allem an Funktionen der angeborenen Immunität beteiligt sind. Dendritische Zellen, die als professionell antigenpräsentierende Zellen für die Induktion spezifischer Immunantworten wesentlich sind, wurden im normalen Hodengewebe beim Mann bisher nicht nachgewiesen.

Den im Interstitium des gesunden, adulten Hodens vertretenen Zellen des Immunsystems werden vor allem regulatorische Funktionen zugeschrieben, die nicht zuletzt das Immunprivileg bedingen und zur Vermeidung keimzellspezifischer Autoimmunreaktionen notwendig sind. Besonderes Interesse gilt hier Makrophagen, die eine morphologisch und funktionell heterogene Zellpopulation darstellen und sowohl für die Gewebshomöostase als auch bei Entzündungsreaktionen eine wichtige Rolle spielen (Hedger 1997, 2002). Im Hoden der Ratte konnten mit Hilfe monoklonaler Antikörper distinkte Subpopulationen identifiziert werden, wobei der Anteil residenter Makrophagen mit 85 % überwog (Wang et al. 1994). Frisch isolierte Makrophagen aus Rattenhoden wiesen im Vergleich zu Makrophagen aus anderen Geweben eine geringere Stimulierbarkeit und Freisetzung proinflammatorischer Zytokine auf (Hedger und Meinhardt 2003). Entsprechend wird testikulären Makrophagen unter physiologischen Bedingungen eine anti-inflammatorische Aktivität beigemessen. Weitere Befunde sprechen dafür, dass Makrophagen eine wichtige Rolle bei der Regulation der wesentlichen Hodenfunktionen Steroidogenese und Spermatogenese spielen (Frungieri et al. 2002, Hedger 2002).

Wahrscheinlich sind Mastzellen ebenso wie Makrophagen in die komplexe lokale Regulation von Hodenfunktionen involviert (Hedger 1997; Mayerhofer et al. 2004). Andererseits spielen sie eine wichtige Rolle sowohl bei Funktionen der angeborenen Immunität als auch bei spezifischen erworbenen Immunantworten und setzen ein breites Spektrum von Entzündungsmediatoren wie

Histamin, Heparin, Proteasen, Leukotriene, Prostaglandine sowie Zytokine frei (Janeway et al. 2001). Im adulten menschlichen Hoden lassen sich Mastzellen im Interstitium, in der Lamina propria der Tubuli seminiferi sowie in der Tunica albuginea nachweisen (Nistal et al. 1984, Jezek et al. 1999, Schuppe 2002). Lokalisation und morphologischer Phänotyp der Mastzellen im Hoden deuten auf eine funktionelle Heterogenität hin.

Im normalen Hoden adulter Ratten sind etwa 15 % der immunkompetenten Zellen Lymphozyten und NK-Zellen (Hedger 1997). Bei den T-Lymphozyten überwiegen $CD8^+$-Gedächtniszellen, B-Zellen ließen sich dagegen nicht nachweisen. Über das Vorkommen von Lymphozyten im gesunden menschlichen Hoden liegen nur wenige Daten vor. Immunhistologisch konnten $CD4^+$- und $CD8^+$-T-Lymphozyten vor allem im Bereich des Rete testis nachgewiesen werden, B-Zellen fehlten ebenso wie bei der Ratte weitgehend (El-Demiry et al. 1987). Hinsichtlich der Lymphozytenfunktionen sind Subpopulationen von T-Zellen anhand des Spektrums der von ihnen freigesetzten Zytokine zu unterscheiden (Janeway et al. 2001). Dies gilt sowohl für $CD4^+$-T-Helferzellen (Th) als auch regulatorische $CD8^+$-Zellen (Tc). Hinsichtlich der Effektorfunktionen werden Th1-Zellen als die wichtigsten Promotoren zellulärer Immunantworten (DTH-Reaktionen) angesehen, Th2-Zellen inhibieren dagegen Th1-vermittelte Immunantworten und sind in humorale Immunantworten involviert. Auch im Hoden ist eine entsprechende funktionelle Polarisierung von Lymphozyten wahrscheinlich (Schuppe 2002).

Tab. 2.5-1 *Immunzellen im gesunden adulten Hoden.*

Makrophagen	++
Mastzellen	+
Lymphozyten*	(+)*
natürliche Killer-(NK-)Zellen	?
dendritische Zellen	?
Granulozyten	-

* vorherrschend T-Zellen ($CD4^+$, $CD8^+$)

2.5.2 Blut-Hoden-Schranke

Das Ausbleiben keimzellspezifischer Immunantworten im Hoden wurde früher allein auf die mechanische Abschirmung der Keimzellen innerhalb der Tubuli seminiferi zurückgeführt. Hierbei stellt bereits die Abgrenzung des tubulären Kompartiments vom Interstitium durch die Lamina propria („boundary tissue") eine physiologische Barriere dar, nicht zuletzt im Hinblick auf die Gefäßversorgung und damit auch zirkulierende Immunzellen. Die eigentliche Barrierefunktion kommt jedoch dem als Blut-Hoden-Schranke bezeichneten System der Zonulae occludentes („tight junctions") zwischen den Sertoli-Zellen zu, das basales (Spermatogonien u. Spermatozyten I. Ordnung im Präleptotänstadium) und adluminales Kompartiment des Keimepithels trennt (vgl. Kap. 2.1). Die Blut-Hoden-Schranke, die mit dem Auftreten meiotischer Keimzellen in der Pubertät entsteht, führt jedoch nicht zu einer vollständigen Segregation keimzellspezifischer (Auto-)Antigene (Tung und Teuscher 1995).

2.5.3 Mechanismen der Immuntoleranz

Im Hinblick auf die Expression keimzellspezifischer Antigene und das Immunprivileg des Hodens wird die funktionelle Inaktivierung (Anergie) in den Hoden einwandernder Lymphozyten als wesentlicher Mechanismus diskutiert (Tab. 2.5-2; Filippini et al. 2001). Hierbei sind T-Lymphozyten und ihre Funktionen von zentraler Bedeutung (periphere T-Zelltoleranz; Janeway et al. 2001). Peptide aus (Selbst-)Proteinen werden von antigenpräsentierenden Zellen zwar proteolytisch prozessiert und T-Lymphozyten als Komplex aus Antigenpeptid und einem MHC-Molekül präsentiert (antigenspezifisches „Signal 1"), aufgrund fehlender oder nicht ausreichend exprimierter kostimulierender Signale (antigenunabhängiges „Signal 2") bleibt jedoch eine T-Zellaktivierung aus. In Übereinstimmung mit dem Konzept der T-Zell-Anergie konnten im Hodengewebe von Nagern keine kostimulatorisch wirksamen Zelloberflächenmoleküle nachgewiesen werden, auch

Tab. 2.5-2 *Mögliche Mechanismen der testikulären Immunregulation.*

- Sequestrierung keimzellspezifischer Antigene durch Blut-Hoden-Schranke
- lokale Anergie von T-Lymphozyten
- Apoptose von T-Lymphozyten (z. B. Fas/ Fas-Ligand-System)
- Suppression von T-Zell-Antworten durch lokale Mediatoren (z. B. Zytokine)

die konstitutive Expression von MHC-Molekülen für die Antigenpräsentation an T-Zellen ist im Hoden eingeschränkt (Tung und Teuscher 1995; Pöllänen et al. 1997).

2.5.4 Zytokine als lokale Faktoren der testikulären Immunregulation

Neben den systemisch wirkenden Hormonen spielen lokale Faktoren für die Hodenfunktion eine wichtige Rolle. Vor allem die im Hodengewebe produzierten Zytokine sind an parakrinen und autokrinen Regulationsmechanismen beteiligt (Hales et al. 1999, Hedger und Meinhardt 2003). Die Expression und Wirkung dieser heterogenen Gruppe monomerer oder multimerer Proteine (Molekulargewicht zwischen 8 und 40 kDa) ist nicht auf hämatopoetische Zellen und Immunzellen beschränkt. Im gesunden adulten Hoden gehören Sertoli- und Leydig-Zellen zu den Hauptproduzenten pro- und anti-inflammatorischer Zytokine wie IL-(Interleukin-)1, IL-6, TNF-(tumor necrosis factor-)α sowie Mitgliedern der TGF-(transforming growth factor-)β-Familie. Darüber hinaus sind dieselben Zytokine in die Entstehung und Regulation von Entzündungsreaktionen involviert.

Die Überlappung von spezifisch testikulären und immunregulatorischen Funktionen der Zytokine könnte den Schlüssel zum Verständnis der Phänomene liefern, die zur Ausbildung des Immunprivilegs einerseits und entzündungsbedingten Testesschäden andererseits führen (vgl. Tab. 2.5-2).

IL-1 (Isoformen α und β) wird als pro-inflammatorisches Zytokin reichlich von aktivierten Makrophagen produziert, ist aber auch in anderen Zellen induzierbar (Janeway et al. 2001). Unter physiologischen Bedingungen wird IL-1α vor allem von Sertoli-Zellen exprimiert, der IL-1-Rezeptor dagegen von den meisten Zellen im Keimepithel und im Interstitium (Gomez et al. 1997). In vitro erhobene Befunde sprechen für eine Rolle von IL-1 in der Koordination der Sertoli- und Keimzellentwicklung. IL-1α wurde auch in der interstitiellen Flüssigkeit des Hodens nachgewiesen und kann die LH-stimulierte Testosteronproduktion der Leydig-Zellen hemmen (Svechnikov et al. 2001).

Leydig-Zellen exprimieren das ursprünglich in T-Lymphozyten entdeckte Zytokin macrophage migration-inhibitory-factor (MIF), dem eine wichtige Rolle bei Stress-Antwort und Entzündungsreaktionen zufällt (Meinhardt et al. 1996; Hedger und Meinhardt 2003). Interessanterweise bleiben jedoch testikuläre Makrophagen in der Ratte selbst unter inflammatorischen Bedingungen MIF-negativ, während der Faktor nach experimenteller Entfernung der Leydig-Zellen durch ein spezifisches Toxin kompensatorisch von den ursprünglich negativen Sertoli-Zellen synthetisiert wird (Meinhardt et al. 1999). Neben der parakrinen Interaktion zwischen Leydig-Zellen und dem Keimepithel ist MIF wahrscheinlich an der Regulation der residenten Makrophagenpopulation im Hoden beteiligt.

Das zytotoxische Immuneffektormolekül TNF-α wird im Hoden in aktivierten Makrophagen sowie in Pachytän-Spermatozyten und runden Spermatiden exprimiert (De et al. 1993). Ähnlich wie IL-1 inhibiert TNF-α die Androgenproduktion in den Leydig-Zellen (Xiong und Males 1993). Im menschlichen Hoden reguliert TNF-α die Effizienz der Spermatogenese, indem es die Apoptose der Keimzellen durch Senkung der Fas-Ligand-(FasL-)Expression hemmt (Pentikainen et al. 2001).

Das Fas/FasL-System ist nicht nur an der Elimination von Keimzellen durch Apoptose z. B. infolge toxischer Einflüsse beteiligt, sondern spielt eine wichtige Rolle bei der Homöostase des Immunsystems. Die Apoptose aktivierter, Fas^{+}-T-Zellen im Hoden durch Expression von FasL auf Sertoli-Zellen als wesentliches Prinizip des testikulären Immunprivilegs wird allerdings kontro-

vers diskutiert (Bellgrau et al. 1995, Filippini et al. 2001; vgl. Tab. 2.5-2).
Mitglieder der TGF-β-Familie haben hauptsächlich immunsuppressive und anti-inflammatorische Eigenschaften und werden deshalb als wichtige Faktoren des testikulären Immunprivilegs angesehen. TGF-βs werden im immaturen Säugerhoden in Sertoli-, Peritubulär- und Leydig-Zellen stark exprimiert, während ihre Produktion nach der Pubertät deutlich abnimmt (Mullaney und Skinner 1993). TGF-β-Rezeptoren wurden sowohl in den somatischen als auch in den Keimzellen des Hodens nachgewiesen (Le Magueresse-Battistoni et al. 1995). Die strukturell verwandten Activine gelten ebenfalls als immunregulatorisch wirksame Moleküle, die im Hoden vor allem die Aktivität der pro-inflammatorischen Zytokine IL-1 und IL-6 modulieren (de Kretser et al. 1999).

2.5.5 Entzündungsreaktionen im Hoden

Die Einwanderung nicht residenter Immunzellen in das Hodengewebe spiegelt eine lokale Aktivierung des Immunsystems wider. Hierbei unterliegen die einwandernden Entzündungszellen offenbar nicht den Kontrollmechanismen des Immunprivilegs, auch eine Aktivierung autoreaktiver T-Lymphozyten ist wahrscheinlich (Hedger 1997). Besonders deutlich wird dies im Tiermodell der experimentellen Autoimmunorchitis, die durch aktive Immunisierung mit Keimzellantigenen oder den adoptiven Transfer spezifischer T-Lymphozyten ausgelöst werden kann und zu einer schweren Schädigung der Spermatogenese führt (Tung und Teuscher 1995). Chronische Entzündungsreaktionen, die im menschlichen Hoden nach akuten bakteriellen und viralen Orchitiden in Form multifokaler lymphozytärer Infiltrate zu beobachten sind, belegen die klinische Relevanz einer testikulären Immundysbalance. Ebenso lässt die Infiltration von Lymphozyten in das Hodengewebe bei Männern mit Fertilitätsstörungen in Verbindung mit charakteristischen Tubulusschäden auf eine Störung der komplexen lokalen Immunregulation schließen (Schuppe 2002). Die hohe Frequenz lymphozytärer Infiltrate bei diesen Patienten spricht dafür, dass testikuläre Entzündungsreaktionen nicht nur durch Infektionen, sondern auch durch andere ätiologische Faktoren induziert werden können (Tab. 2.5-3).

Tab. 2.5-3 *Ursachen testikulärer Entzündungsreaktionen.*

- lokale oder systemische Infektionen
- neoplastische Prozesse (Seminom, Carcinoma-in-situ)
- chemische Noxen
- physikalische Faktoren, Traumata
- vorbestehende Hodenschäden anderer Genese (?)

Immunpathologische Reaktionen im Hoden sind vor allem durch zelluläre Immunantworten geprägt, die Bedeutung einer frühzeitig zu beobachtenden Ablagerung von Immunkomplexen an Keimzellen ist dagegen unklar. Für die Entwicklung der experimentellen Autoimmunorchitis sind antigenspezifische inflammatorische CD4(Th1)T-Lymphozyten von zentraler Bedeutung, wobei insbesondere TNF-α die pathologische T-Zell-Antwort amplifiziert (Tung und Teuscher 1995). Entsprechend finden sich in entzündlichen Infiltraten im Hodengewebe von Fertilitätspatienten vorherrschend aktivierte T-Lymphozyten (El-Demiry et al. 1987, Schuppe 2002). Darüber hinaus wandern auch vermehrt $CD68^{+}$, inflammatorische Makrophagen in den Hoden ein, ebenso ist die Mastzelldichte erhöht.
Andererseits werden Infektionen und Entzündungen des Genitaltraktes für die Induktion von Autoantikörpern gegen Spermatozoen verantwortlich gemacht, die eine wichtige Ursache männlicher Infertilität sind (Bohring und Krause 2003). Im Zusammenhang mit der Entstehung testikulärer Entzündungsreaktionen spielen humorale (Auto-)Immunantworten jedoch wahrscheinlich nur eine untergeordnete Rolle (Schuppe 2002). Beispielsweise konnten nach einer Mumpsorchitis nur in wenigen Fällen mäßig erhöhte Spermatozoen-Antikörpertiter im Serum nachgewiesen werden (Kalaydjiev et al. 2002).

Literatur

Bellgrau D, Gold D, Selawry H et al.: A role for CD95 ligand in preventing graft rejection. Nature 1995; 377:630–632.

Bohring C, Krause W: Immune infertility: towards a better understanding of sperm (auto)-immunity: The value of proteomic analysis. Hum Reprod 2003; 18:915–924.

de Kretser DM, Hedger MP, Phillips DJ: Activin A and follistatin: their role in the acute phase reaction and inflammation. J Endocrinol 1999; 161:195–198.

De SK, Chen HL, Pace JL et al.: Expression of tumor necrosis factor-alpha in mouse spermatogenic cells. Endocrinology 1993; 133:389–396.

El Demiry MI, Hargreave TB, Busuttil A et al.: Immunocompetent cells in human testis in health and disease. Fertil Steril 1987; 48:470–479.

Filippini A, Riccioli A, Padula F et al.: Control and impairment of immune privilege in the testis and in semen. Hum Reprod Update 2001; 7:444–449.

Frungieri MB, Calandra RS, Lustig L, et al.: Number, distribution pattern, and identification of macrophages in the testes of infertile men. Fertil Steril 2002; 78:298–306.

Gomez E, Morel G, Cavalier A et al.: Type I and type II interleukin-1 receptor expression in rat, mouse, and human testes. Biol Reprod 1997; 56:1513–1526.

Hales DB, Diemer T, Hales KH: Role of cytokines in testicular function. Endocrine 1999; 10:201–217.

Head JR, Billingham RE: Immune privilege in the testis. II. Evaluation of potential local factors. Transplantation 1985; 40:269–275.

Hedger MP: Testicular leukocytes: what are they doing? Rev Reprod 1997; 2:38–47.

Hedger MP: Macrophages and the immune responsiveness of the testis. J Reprod Immunol 2002; 57:19–34.

Hedger MP, Meinhardt A: Cytokines and the immune-testicular axis. J Reprod Immunol 2003; 58:1–26.

Janeway CA, Travers P, Walport M: Immunobiology: The immune system in health and disease. 5th ed. Churchill Livingstone, Edinburgh, 2001.

Jezek D, Banek L, Hittmair A et al.: Mast cells in testicular biopsies of infertile men with 'mixed atrophy' of seminiferous tubules. Andrologia 1999; 31:203–210.

Kalaydjiev S, Dimitrova D, Nenova M et al.: Serum sperm antibodies are not elevated after mumps orchitis. Fertil Steril 2002; 77:76–82.

Le Magueresse-Battistoni B, Morera AM, Goddard I, Benahmed M: Expression of mRNAs for transforming growth factor-beta receptors in the rat testis. Endocrinology 1995; 136:2788–2791.

Mayerhofer A, Meineke V, Weidinger S et al.: Hodenmastzellen und männliche Infertilität. J Reproduktionsmed Endokrinol 2004; 1:6–8.

Meinhardt A, Schuppe H-C: Immunologie des Hodens – Balance zwischen Immunprivileg und Entzündung. Reproduktionsmedizin 2003; 19:257–266.

Meinhardt A, Bacher M, McFarlane JR et al.: Macrophage migration inhibitory factor production by Leydig cells: evidence for a role in the regulation of testicular function. Endocrinology 1996; 137:5090–5095.

Meinhardt A, Bacher M, O'Bryan MK et al.: A switch in the cellular localization of macrophage migration inhibitory factor in the rat testis after ethane dimethane sulfonate treatment. J Cell Sci 1999; 112 (Pt 9):1337–1344.

Mullaney BP, Skinner MK: Transforming growth factor-beta (beta 1, beta 2, and beta 3) gene expression and action during pubertal development of the seminiferous tubule: potential role at the onset of spermatogenesis. Mol Endocrinol 1993; 7:67–76.

Nistal M, Santamaria L, Paniagua R: Mast cells in the human testis and epididymis from birth to adulthood. Acta Anat (Basel) 1984; 119:155–160.

Pentikainen V, Erkkila K, Suomalainen L et al. : TNFalpha down-regulates the Fas ligand and inhibits germ cell apoptosis in the human testis. J Clin Endocrinol Metab 2001; 86:4480–4488.

Pöllänen P, Saari T, Jahnukainen K et al.: Mechanisms preventing an anti-germ cell immune response. In: Waites GMH, Frick J, Baker GWH (eds): Current Advances in Andrology. Monduzzi Editore, Bologna, 1997.

Schuppe H-C: Testikuläre Entzündungsreaktionen bei Fertilitätsstörungen des Mannes. Habilitationsschrift, Fachbereich Humanmedizin, Justus-Liebig-Universität Gießen, 2002.

Svechnikov KV, Sultana T, Soder O: Age-dependent stimulation of Leydig cell steroidogenesis by interleukin-1 isoforms. Mol Cell Endocrinol 2001; 182:193–201.

Tung KS, Teuscher C: Mechanisms of autoimmune disease in the testis and ovary. Hum Reprod Update 1995; 1:35–50.

Wang J, Wreford NG, Lan HY et al.: Leukocyte populations of the adult rat testis following removal of the

Leydig cells by treatment with ethane dimethane sulfonate and subcutaneous testosterone implants. Biol Reprod 1994; 51:551–561.
Xiong Y, Hales DB: The role of tumor necrosis factor-alpha in the regulation of mouse Leydig cell steroidogenesis. Endocrinology 1993; 132:2438–2444.

2.6 Thermoregulation der Hodenfunktion

Andreas Jung

2.6.1 Hodentemperatur und Lage

Beim Mann liegen die Gonaden außerhalb der Bauchhöhle und sind eher schlecht gegenüber exogenen Noxen geschützt. Zusätzlich ist der testikuläre Descensus von intraabdominell nach skrotal störanfällig, wie die Häufigkeit des Hodenhochstands belegt. Bei teleologischer Betrachtung muss die intraskrotale Lage der Testes deshalb mit einem wesentlichen Vorteil gegenüber ihrem intraabdominellen Verbleib verbunden sein. Als Erklärung dient die allgemein anerkannte Hypothese, dass die intraskrotale Lage der Testes mit einer um mehrere Grad Celsius niedrigeren Hodentemperatur im Vergleich zur Körperkerntemperatur erst den ungestörten Ablauf der temperaturempfindlichen Spermatogenese ermöglicht.
Bei Anhebung der Hodentemperatur über Wochen und Monate in den Bereich der Körperkerntemperatur oder darüber kommt es zu einer dramatischen Verminderung des Spermatogenesepotenzials bis hin zur Kryptozoospermie mit Übergang in eine Azoospermie (Kendeel und Swerdloff 1988, Mieusset 1998). Andererseits kann die Senkung der Hodentemperatur durch Anwendung von genitalen Kühlgeräten zu einer Stimulation der Spermatogenese führen (Jung et al. 2001).

Die Hodentemperatur liegt beim Mann in Abhängigkeit von körperlicher Aktivität, Bekleidung und Umgebungstemperatur um 1 bis 3 Grad Celsius unterhalb der Körperkerntemperatur.

2.6.2 Gefäßversorgung des Hodens

Die Arteria testicularis gilt bis auf wenige Anastomosen zur Arteria ductus deferentis und Arteria cremasterica als Endarterie. Sie verläuft im Samenstang auf Höhe des Plexus pampiniformis stark geschlängelt und ist dort von einem feinen Venengeflecht umgeben. Im Sinne eines Gegenstromprinzips kommt es zu einem sehr effizienten Wärmeaustausch zwischen arteriellem und venösem Blut (Hundeiker 1961, Lee et al. 1984). Da pro Zeiteinheit annähernd die gleichen Blutvolumina den arteriellen und venösen Schenkel durchfließen, kann unter optimalen Bedingungen das den Plexus verlassende arterielle Blut bis fast auf die Temperatur des in den Plexus einfließenden venösen Bluts gekühlt werden (Sørensen et al. 1991). Dies bedeutet aber auch, dass dieser Kühlmechanismus mittels Gegenstromprinzip lediglich den arteriellen Nettowärmezustrom zum Hoden minimieren kann, aber nicht zu einer effektiven testikulären Kühlung fähig ist.
Die Arteria testicularis zieht in der Regel in der Tunica vasculosa direkt unter der Tunica albuginea vom unteren Hodenpol nach kranial und gibt kleinere Äste in die Tunica vasculosa ab. Von diesen führen zentripetal verlaufende Äste in den lobulären Septen in die Tiefe, um rekurrierende Äste zur Versorgung des Hodenparenchyms abzugeben (Ergün et al. 1994).

Der Wärmeaustausch zwischen Arteria und Vena testicularis im Plexus pampiniformis minimiert die testikuläre Wärmezufuhr aus dem Körperinneren.

2.6.3 Testikuläre Wärmebilanz

Die testikuläre Nettowärmeabgabe erfolgt via continuitatem über das Skrotum. Dies wird dadurch begünstigt, dass die Skrotalhaut kein subkutanes Fettgewebe aufweist und die Schichtdicke zwischen Hoden und Oberfläche in der Regel nur wenige Millimeter beträgt. Durch Entspannung des Cremasters kann die Skrotaloberfläche zudem vergrößert werden. Von der Skrotaloberfläche wird Wärme direkt an kältere Umgebungsluft abgegeben, darüber hinaus wirkt Verdunstungskälte durch Schwitzen und Wärmestrahlung. Da bei Menschen die perigenitale Umgebungsluft aufgrund der Bekleidung und häufig fehlender körperlicher Bewegung nicht kontinuierlich ausgetauscht wird, entsteht regelmäßig in Phasen längerer körperlicher Ruhe (Sitzen, Nachtschlaf) ein Wärmestau mit Anstieg der Skrotaltemperatur auf Werte, die kurzzeitig annähernd die Körperkerntemperatur erreichen können (Jung 2001).
Die Hodentemperatur korreliert sehr gut mit der Skrotaltemperatur, sodass die dynamischen Hodentemperaturschwankungen gut mittels eines tragbaren Datenrekorders, der minütlich die Skrotaloberflächentemperatur aufzeichnet, unter Alltagsbedingungen erfasst werden können (Abb. 2.6-1) (Jockenhövel et al. 1990).
Bei einer Varikozele der Vena testicularis ist die Vorkühlung des arteriellen Blutes aufgrund des hydrostatischen Druckgradienten besonders in stehender oder sitzender Position gestört, mit Erhöhung der Hodentemperatur durch vermehrte Wärmezufuhr aus dem Körperinneren mit konsekutiv reduzierter Samenqualität (Lerchl et al. 1993). Dies gilt nur sehr eingeschränkt für den Nachtschlaf.
Bei Männern, die beruflich einer Bürotätigkeit mit lang dauernden Sitzphasen nachgehen und in ihrer Freizeit zudem körperlich wenig aktiv sind (Fernseher, Computer), findet sich häufig eine reduzierte Samenqualität (Hjollund et al. 2002).

Die optimale testikuläre Wärmeabgabe via Skrotalhaut an die Umgebungsluft erfolgt bei permanentem perigenitalem Luftaustausch, hervorgerufen durch ständige körperliche Bewegung (Gehen).

2.6.4 Phylogenetische Entwicklung

Bei fast allen Säugetieren liegen die Hoden außerhalb der Körperhöhle und weisen eine niedrigere Temperatur auf als der Körperkern. Eine wichtige Ausnahme ist der Elefant, bei dem die Testes intraabdominell liegen. Die Körperkerntemperatur des Elefanten (35,9 °C) ist im Vergleich mit anderen Säugern zwar vergleichsweise niedrig, bei Betrachtung der Testestemperaturen verschiedener Spezies finden sich für den Elefanten jedoch ausgesprochen hohe Werte (Gaeth et al. 1999). Beim Delfin werden die ebenfalls intraabdominell gele-

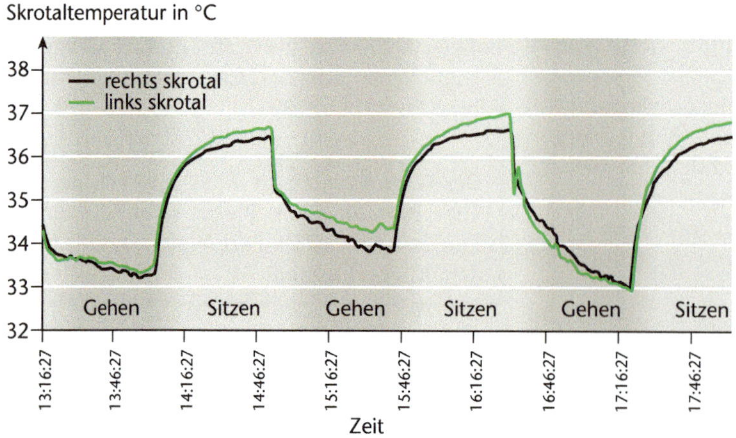

Abb. 2.6-1 Hodentemperaturschwankungen (Aufzeichnung mit tragbarem Datenrekorder).

genen Testes mit vorgekühltem Blut der Arteriae spermaticae versorgt. Die Kühlung des arteriellen Blutes erfolgt hierbei mittels Gegenstrom zu Venen, die von der Körperoberfläche von Dorsalfinne und Schwanzflosse kommen (Pabst et al. 1995). Aus phylogenetischer Sicht besteht eine Tendenz zur Rückbildung des Skrotums, falls eine Alternative zur Etablierung einer ausreichend niedrigen Hodentemperatur gegeben ist (Werdelin & Nilsonne 1999).

Phylogenetisch betrachtet besteht im Tierreich eine Tendenz zur Rückbildung des Skrotums und Aufrechterhaltung einer niedrigen Hodentemperatur über andere, weniger störanfällige Mechanismen.

Literatur

Ergün S, Stingl J, Holstein AF: Microvasculature of the human testis in correlation to Leydig cells and seminiferous tubules. Andrologia 1994; 26:255–262.

Gaeth AP, Short RV, Renfree MB: The developing renal, reproductive and respiratory systems of the African elephant suggest an aquatic ancestry. Proc Natl Acad Sci 1999; 96:5555–5558.

Hjollund NHI, Storgaard L, Ernst E et al.: Impact of diurnal scrotal temperature and semen quality. Reprod Toxicol 2002; 16:215–221.

Hundeiker M: Vergleichende Untersuchungen über die Gefäßversorgung männlicher Keimdrüsen. Inaugural-Dissertation, Universität Freiburg i. Br., 1961.

Jockenhövel F, Gräwe A, Nieschlag E: A portable digital data recorder for long-term monitoring of scrotal temperatures. Fertil Steril 1990; 54:694–700.

Jung A: Genital heat stress as a threat to male fertility. Andrologia 2001; 33:316–317.

Jung A, Eberl M, Schill WB: Improvement of semen quality by nocturnal scrotal cooling and moderate behavioural change to reduce genital heat stress in men with oligoasthenoteratozoospermia. Reproduction 2001; 121:595–603.

Kendeel FR, Swerdloff RS: Role of temperature in regulation of spermatogenesis and the use of heating as a method for contraception. Fertil Steril 1988; 49:1–23.

Lee LM, Johnson HW, McLoughlin MG: Microdissection and radiographic studies of the arterial vasculature of the human testes. J Pediat Surg 1984; 19:297–301.

Lerchl A, Keck C, Spiteri-Grech J, Nieschlag E: Diurnal variations in scrotal temperature of normal men and patients with varicocele before and after treatment. Int J Androl 1993; 16:195–200.

Mieusset R: Influence of lifestyle on male infertility: potential testicular heating factors. Middle East Fertil Soc J 1998; 3:40–45.

Pabst DA, Rommel SA, McLellan WA et al.: Thermoregulation of the intra-abdominal testes of the bottlenose dolphin (tursiops truncatus) during exercise. J Exp Biol 1995; 198:221–226.

Sørensen HG, Lambrechtsen J, Einer-Jensen N: Efficiency of the countercurrent transfer of heat and 133Xenon between the pampiniform plexus and testicular artery of the bull under in-vitro conditions. Int J Androl 1991; 14:232–240.

Werdelin L, Nilsonne A: The evolution of the scrotum and testicular descent in mammals: a phylogenetic view. J Theor Biol 1999; 196:61–72.

2.7 Spermatogenese

Martin Bergmann

2.7.1 Lokalisation

Die Spermatogenese findet in den Tubuli seminiferi des Hodens statt. Diese Tubuli bestehen aus einer Wand (Lamina propria) und dem Keimepithel. Die Lamina propria setzt sich zusammen aus 4–5 Lagen von überwiegend kontraktilen Zellen (Myofibroblasten).

Das Keimepithel besteht aus Keimzellen und somatischen (Sertoli-)Zellen. Die Sertoli-Zellen reichen von der Wand bis zum Tubuluslumen. Sie sezernieren eine Vielzahl von Faktoren und triggern somit die Spermatogenese. Außerdem transportieren sie die für die Spermatogenese notwendigen hormonellen Stimuli, da sie als einzige Zellen im Keimepithel Rezeptoren für Testosteron und FSH besitzen. Zwischen den Sertoli-Zellen liegen die Keimzellen. Jede Sertoli-Zelle ist mit einer bestimmten Zahl von Keimzellen in Kontakt. Diese Zahl ist tierartlich unterschiedlich. Sie ist ein Maß für die Quantität der Spermatogenese und beträgt beim Mann etwa 10 Keimzellen pro

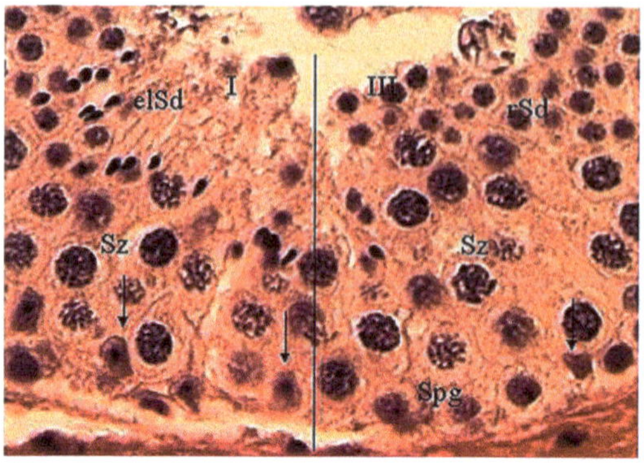

Abb. 2.7-1a Histologischer Schnitt durch einen Keimtubulus mit normaler Spermatogenese im Stadium I (I) und Stadium III (III) in ca. 400facher Vergrößerung. Spermatogonien (Spg), primäre Spermatozyten (Sz), runde Spermatiden (rSd), elongierte Spermatiden (elSd); die Pfeile markieren den Kern einer Sertoli-Zelle.

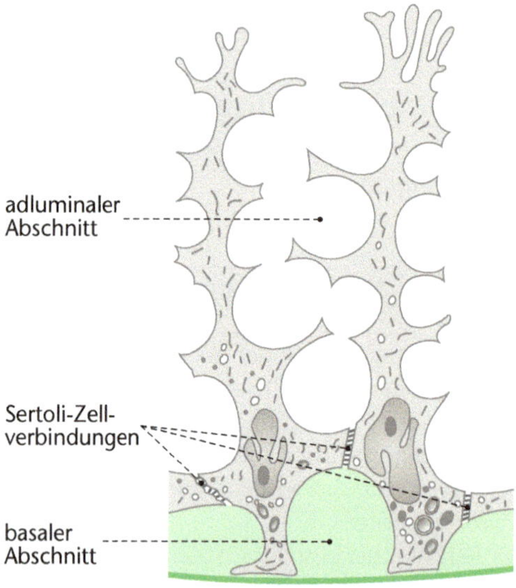

Abb. 2.7-1b Grafische Darstellung zweier benachbarter Sertoli-Zellen ohne Berücksichtigung der von ihnen umgebenen Keimzellen. Die Sertoli-Zellverbindungen (SV) grenzen den basalen Abschnitt (BA) des Keimepithels vom adluminalen Abschnitt (AA) ab.

Sertoli-Zelle. Sertoli-Zellen schotten durch komplexe Interzellularkontakte die Keimzellen ab dem Stadium der primären Spermatozyten I vom Blutmilieu ab, da diese Zellen Antigene auf ihrer Zelloberfläche ausbilden, die vom körpereigenen Immunsystem als fremd erkannt werden und bei Schädigung der Barriere eine Autoimmunreaktion hervorrufen können (Abb. 2.7-1a, b).

Die Sertoli-Zellen bilden innerhalb des Keimepithels eine immunologische Barriere, die „Blut-Hoden-Schranke".

Innerhalb des Keimepithels verläuft die Spermatogenese von der Wand (basal) zum Lumen (adluminal).

2.7.2 Prozess der Keimzellbildung

Es können **drei Phasen der Keimzellbildung** unterschieden werden:

1. mitotische Proliferation und Differenzierung (Spermatogonien)
2. meiotische Reifeteilung (Spermatozyten)
3. Differenzierung der Keimzellen (Spermatiden) zu Spermien

Die Spermatogonien proliferieren bereits vor der Geburt. Erst in der Pubertät jedoch beginnen die meiotische Reifeteilung und die Differenzierung der Spermatiden und halten dann im Prinzip lebenslang an.

Mitotische Proliferation und Differenzierung (Spermatogonien)

Spermatogonien haben wie jede andere Körperzelle einen doppelten Chromosomensatz. Dabei besteht jedes Chromosom (n) aus einer DNA-Doppelhelix (Chromatid = C). Sie sind daher diploid (46 xy, 2n 2C) und haben Kontakt mit der Basallamina der Tubuluswand. Man unterscheidet aufgrund morphologischer Kriterien Typ-A- und Typ-B-Spermatogonien. Spermatogonien Typ A sind teilungsaktiv und bilden einen lebenslangen Pool von Stammzellen. Ein Teil von ihnen differenziert sich zu Spermatogonien Typ B. Auch diese Zellen sind teilungsaktiv. Nach Abschluss ihrer Zellteilungen lösen sich die Typ-B-Spermatogonien von der Wand des Keimtubulus und treten in die Meiose ein.

Meiotische Reifeteilung (Spermatozyten)

Der Eintritt in die Meiose beginnt durch die Verdoppelung des DNA-Gehalts. Danach besteht jedes Chromosom aus zwei Chromatiden, die sich nicht vollständig voneinander trennen. Die Keimzellen werden nun als primäre Spermatozyten I (46 xy, 2n4C) bezeichnet. Die Prophase der Meiose (Leptotän, Zygotän, Pachytän) dauert ca. 3 Wochen.

In der nun folgenden 1. Reifeteilung werden die Chromosomen auf die beiden Tochterzellen verteilt, die Chromatiden jedoch noch nicht getrennt. Es entstehen so aus einer primären Spermatozyte I zwei sekundäre Spermatozyten II (23x oder 23y, 1n2C). Sekundäre Spermatozyten teilen sich schon nach wenigen Stunden wieder (2. Reifeteilung), ohne dass eine erneute Verdoppelung des DNA-Gehalts stattfindet. Bei dieser Teilung werden die Chromatiden eines jeden Chromosoms endgültig voneinander getrennt. Es entstehen Spermatiden mit einem haploiden Chromosomensatz (23x oder 23y, 1n1c). Die Meiose wird auch als Reduktionsteilung bezeichnet, da hier der ursprüngliche Chromosomensatz der diploiden Spermatogonien (2n) auf den haploiden Chromosomensatz der Spermatiden (1n) reduziert wird (Abb.2.7-2).

Differenzierung der Spermatiden zu Spermien (Spermiogenese, synonym: Spermatohistogenese)

Frühe Spermatiden sind runde Zellen, die sich zu Spermien transformieren. Diese Transformation ist charakterisiert durch mehrere gleichzeitig ablaufende Prozesse:

1. Bildung des Spermienkopfes
2. Bildung des Akrosoms
3. Bildung der Geißel (Spermienschwanz)
4. Abschnürung des überflüssigen Zytoplasmas

Einen Überblick über die im Folgenden beschriebenen Phasen der Spermiogenese gibt Abbildung 2.7-3.

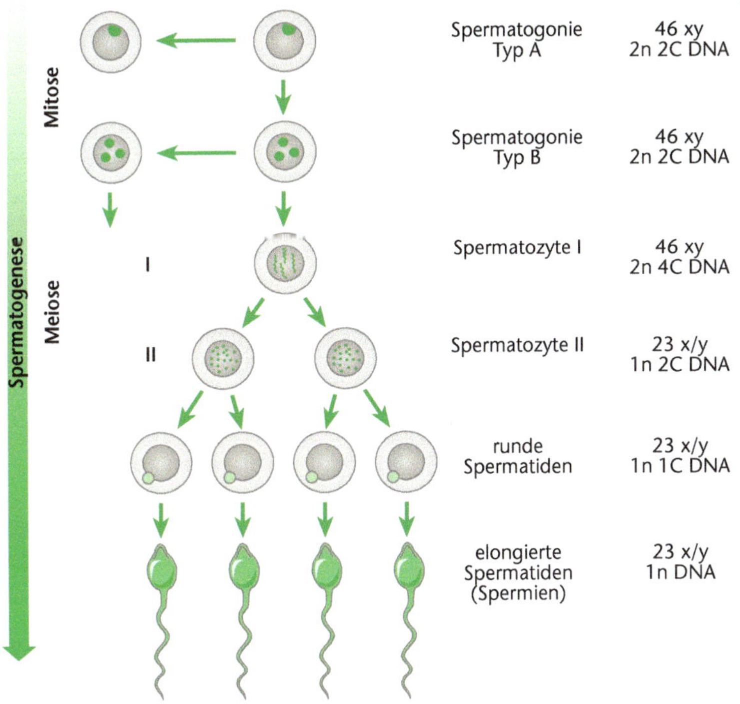

Abb. 2.7-2 Schematische Darstellung der Spermatogenese.

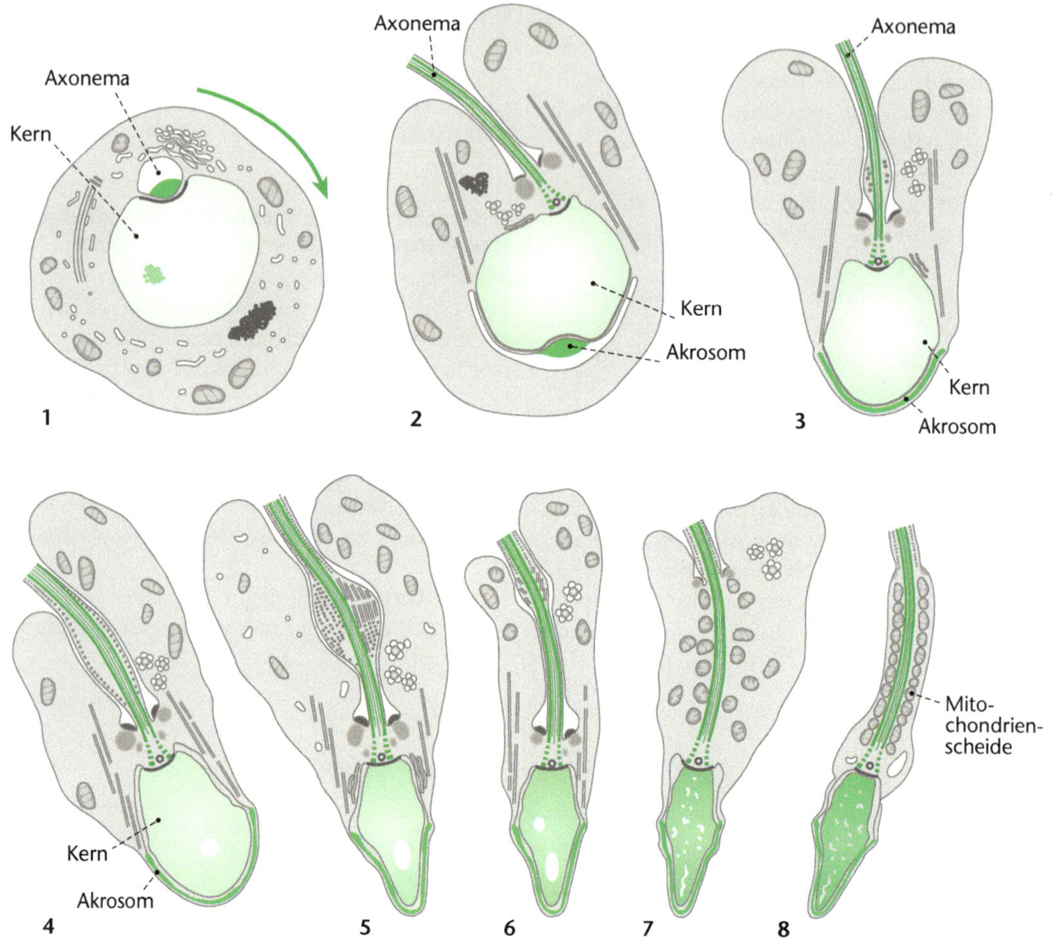

Abb. 2.7-3 Ablauf der Spermiogenese (Step 1–8).

Bildung des Spermienkopfes

Die Bildung des Spermienkopfes erfolgt durch Kondensierung des Zellkerns auf etwa 10 % seines ursprünglichen Volumens. Ermöglicht wird dies durch den Ersatz der mit der DNA assoziierten Kernproteine, den Histonen, durch Protamine. Beim Menschen werden ca. 85 % aller Histone durch Protamine ersetzt (Steger et al. 2003).

Der Protamingehalt eines Spermiums ist notwendig bei der Dekondensierung des Spermienkopfes in der Eizelle bei der Bildung des männlichen Vorkerns nach der Befruchtung und somit ein fertilitätsrelevanter Parameter.

Bildung des Akrosoms

Die Akrosombildung erfolgt über mehrere Phasen. Die erste Phase ist charakterisiert durch die Bildung eines akrosomalen Bläschens aus der Fusion zahlreicher vom Golgi-Apparat der Zelle abgeschnürter Lysosomen (Golgi-Phase). Dieses akrosomale Bläschen lagert sich in der weiteren Entwicklung dem Zellkern auf (Kappenphase) und entwickelt sich zeitgleich mit der Kondensierung des Zellkerns zum Akrosom (Akrosomphase).

Das Akrosom enthält Enzyme wie z.B. das Akrosin, die später zur Auflösung der die Eizelle umgebenden Hülle (Zona pellucida) benötigt werden.

Bildung der Geißel

Die Bildung der Geißel geht von zwei Zellorganellen, den Zentriolen aus, die in „T"-Stellung zueinander liegen. Das eine Zentriol nimmt Kontakt mit dem Spermatidenkern auf und aus dem zweiten wachsen Mikrotubuli (2 periphere Doppeltubuli und 2 zentrale Tubuli 0 9+2 Muster), welche die Zelloberfläche vorstülpen und somit die Geißel bilden. Die Ausbildung der Geißel beginnt in der Kappenphase der Akrosombildung und ist erst mit der Freisetzung des Spermiums abgeschlossen.

Zum Schluss wird das überschüssige Zytoplasma der Spermatiden als Residualkörper abgeschnürt und von den Sertoli-Zellen abgebaut.

Die Spermatide wird in das Lumen des Keimtubulus abgegeben (Spermiatio) und dann als Spermatozoon (synonym: Spermium) bezeichnet. Die reifen Spermien gelangen dann durch peristaltische Kontraktionen der Tubuluswand über das Rete testis und die Ductuli efferentes passiv in den Nebenhoden.

Der Begriff Spermatogenese umfasst den gesamten Prozess der Keimzellbildung von den auf der Wand der Tubuli sitzenden Stammzellen, den Spermatogonien, bis zu reifen Spermien.

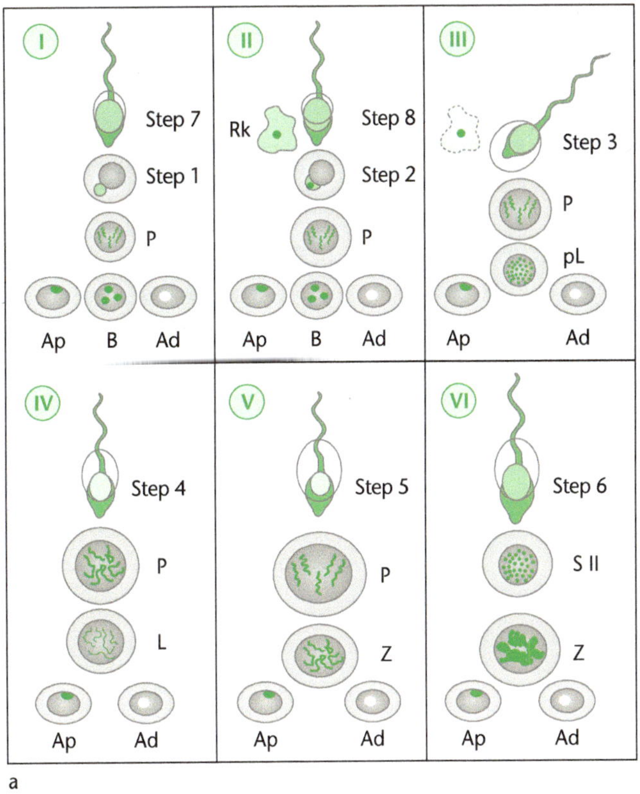

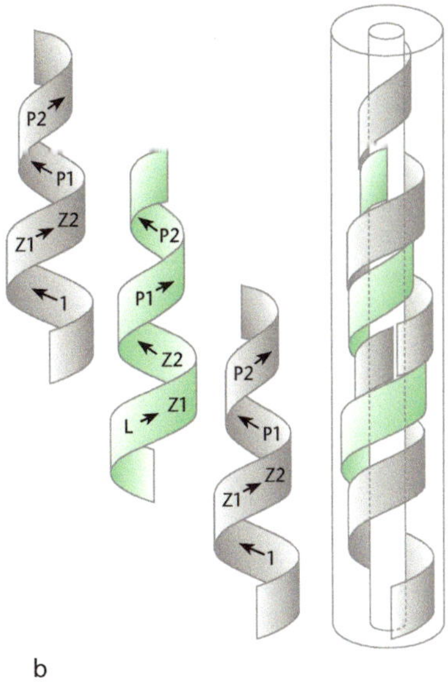

Abb. 2.7-4 Organisation des Keimepithels. **a)** Stadien der Spermatogenese. **b)** Helikale Anordnung der Spermatogenese.

Der Prozess der Spermatidendifferenzierung wird als Spermiogenese (synonym: Spermatohistogenese) bezeichnet.

2.7.3 Kinetik der Spermatogenese

Auf Querschnitten eines Keimtubulus lassen sich verschiedene charakteristische Assoziationen von

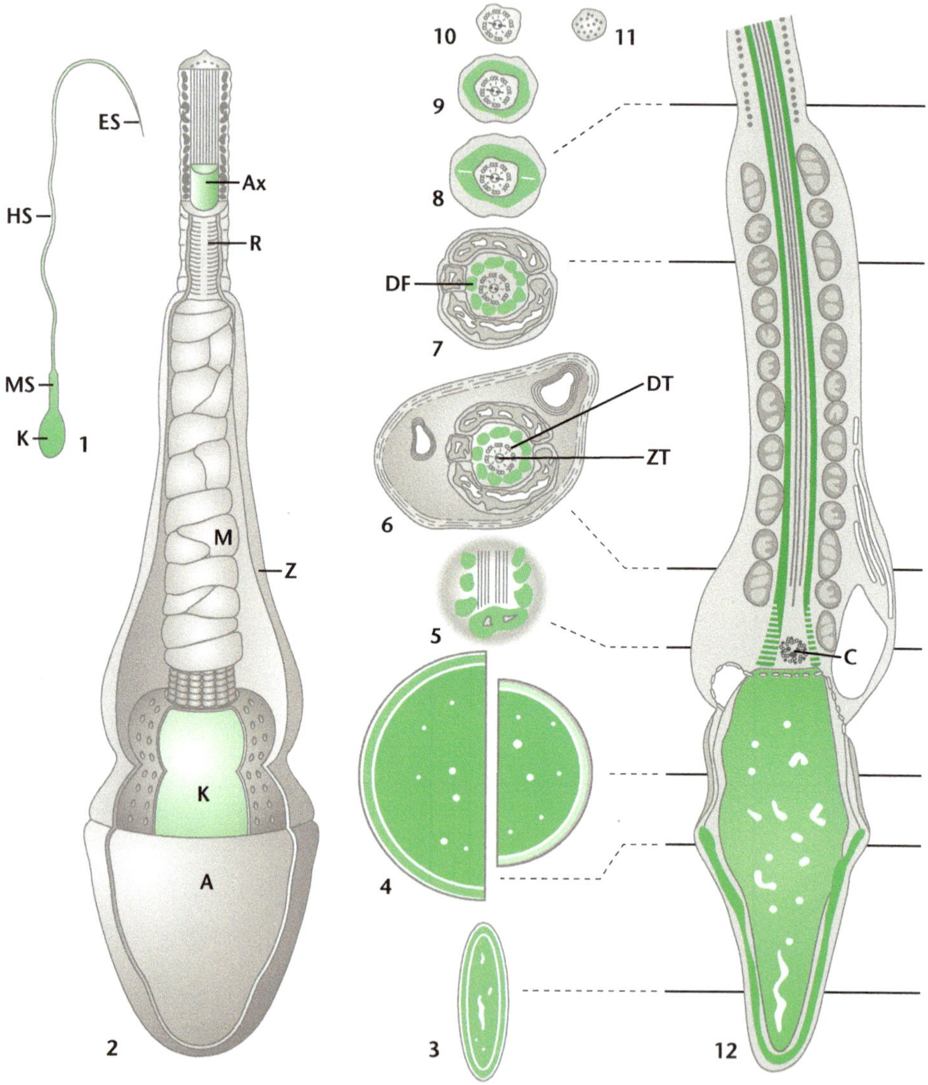

Abb. 2.7-5 Zusammenstellung verschiedener Bilder von menschlichen Spermatozoen. **(1)** Form eines Spermatozoons im Lichtmikroskop (1800fache Vergrößerung): K = Kopf, MS = Mittelstück, HS = Hauptstück, ES = Endstück des Spermatozoenschwanzes. **(2)** Rekonstruktion eines Spermatozoons aufgrund elektronenmikroskopischer Befunde (21000fache Vergrößerung): A = Akrosom, K = Kern, Z = Zytoplasmatropfen, M = Mitochondrium, R = Ringfaser, Ax = Axonema. **(3–11)** Querschnitte durch ein Spermatozoon auf den in Teilabbildung 12 angegebenen Ebenen (30000fache Vergrößerung). ZT = zentrale Tubuli, DT = Doppeltubuli, DF = dichte äußere Längsfaser, C = Zentriole. **(12)** Längsschnitt durch ein Spermatozoon (21000fache Vergrößerung).

Keimzellen unterscheiden, die als Stadien der Spermatogenese bezeichnet werden. Beim Menschen werden 6 Spermatogenesestadien (I–VI) mit insgesamt 8 Differenzierungsschritten der Spermatiden (Step 1–8) unterschieden. Diese Stadien sind Ausdruck mehrer „Spermatogenesewellen", die im Keimepithel gleichzeitig ablaufen und in der Längsrichtung eines Tubulus spiralig angeordnet sind (Abb. 2.7-4a,b).

Die Dauer der Spermatogenese beträgt ca. 74 Tage. Die Passage durch den Nebenhodengang dauert im Mittel ca. 12 Tage, sodass vom Beginn der Spermatogenese bis zum Erscheinen des Spermiums im Ejakulat ca. 86 Tage vergehen.

Eine Besonderheit der Spermatogenese ist, dass sowohl bei der Mitose der Spermatogonien als auch bei der Meiose der Spermatozyten die Keimzellen über persistierende Interzellarbrücken Klone bilden, die eine synchrone Differenzierung bis zu den Spermatiden gewährleisten.
Die Effektivität der menschlichen Spermatogenese liegt bei etwa 6 x 10^6 Spermatozoen pro Gramm Hodengewicht/Tag.

2.7.4 Aufbau des reifen Spermatozoons

Das menschliche Spermatozoon ist ca. 60 µm lang und besteht aus einem ovalen Kopf (Caput, ca. 4–5 µm lang und 2 µm breit), der aus dem Zellkern und dem Akrosom sowie dem Schwanz (Flagellum, ca. 55 µm) besteht. (Abb. 2.7-5).
Der Schwanz gliedert sich in mehrere Abschnitte und wird von einem Achsenfaden (Axonema) mit einem Zentriol und dem typischen 9+2-Muster durchzogen. Von proximal nach distal lassen sich folgende Abschnitte unterscheiden:

- **Hals (0,3 µm):** Er bildet die Verankerung des Axonemas am Kern, enthält das Zentriol und ein segmentartig aufgebautes Streifenstück.
- Im Halsbereich ist der Schwanz gegen den Kopf beweglich.
- **Mittelstück (ca. 6 µm):** Um das zentrale Axonema herum liegen 9 dichte Fibrillenbündel in Längsrichtung, und um die Fibrillen eine Helix aus Mitochondrien. Die Mitochondrien liefern die Energie (ATP) für die Bewegung der Geißel.
- **Hauptstück (ca. 45 µm):** Um das Axonema herum liegt neben den Längsfibrillen eine Ringfaserscheide.
- **Endstück (ca. 5–7 µm):** Dieser Abschnitt enthält den Rest des Axonemas ohne Längs- und Ringfibrillen.

Literatur

Bergmann M: Spermatogenese. In: Krause W, Weidner W (eds.): Andrologie, pp 9–14. Ferdinand Enke Verlag, Stuttgart, 1998.

Holstein AF: Männliche Geschlechtsorgane. In: Drenckhahn D, Zenker W (eds.): Benninghoff Anatomie, pp 69–114. Urban & Schwarzenberg, München-Wien-Baltimore, 1993.

Holstein AF, Roosen-Runge C: Atlas of Human Spermatogenesis. Grosse Verlag, Berlin, 1981.

Steger K, Fink L, Failing K, Bohle RM, Kliesch S, Weidner W, Bergmann M: Decreased protamine-1 transcript levels in testes from infertile men. Mol Hum Reprod 2003; 9:331–336.

2.8 Ejakulat

Gerhard Haidl

Als Ejakulat bezeichnet man das beim Samenerguss austretende Gemisch von Produkten von Hoden, Nebenhoden, Prostata, Bläschendrüsen sowie der Urethraldrüsen (Cowper'sche Drüsen und Littre'sche Drüsen).

2.8.1 Zusammensetzung des Ejakulats

Zelluläre Bestandteile

Die Samenflüssigkeit ist schwach alkalisch (pH 7,2–7,8) und enthält als zelluläre Bestandteile die aus dem Hoden stammenden Spermatozoen und ggf. als Vorstufen Zellen der Spermiogenese. Der Anteil der unreifen Spermatogenesezellen kann auch bei fertilen Männern bis zu 10 % betragen. Als zusätzliche zelluläre Elemente des Ejakulats können Epithelien und Leukozyten auftreten. Die Granulozyten stellen dabei mit 50–60 % den größten Anteil, weitere im Ejakulat vorkommende Leukozyten sind Makrophagen, T- und B-Lymphozyten.

Der zelluläre Anteil am Ejakulat beträgt nur etwa 5 % (Henkel 1998).

Mit Ausnahme der äußeren Genitalien und des vorderen Drittels der Urethra ist der Urogenitaltrakt des gesunden Mannes keimfrei. Im Ejakulat kann man daher Keime der Standortflora des Präputiums und der vorderen Urethra finden (z. B. koagulase-positive oder -negative Staphylokokken), bei Infektionen des männlichen Urogenitaltrakts, oft durch sexuell übertragbare Erreger, kann das Ejakulat pathogene Bakterien in relevanter Anzahl enthalten (z. B. Chlamydia trachomatis); bei systemischen Infektionskrankheiten werden die meist viralen Erreger auch mit dem Ejakulat ausgeschieden (z. B. HIV, Hepatitis B).

Seminalplasma

Das Seminalplasma stammt zu 95 % aus den akzessorischen Geschlechtsdrüsen.

Die flüssigen Bestandteile des Ejakulats, das Seminalplasma, stammen zu einem geringen Anteil aus dem Hoden und Nebenhoden, überwiegend jedoch aus den Bläschendrüsen und der Prostata. Das Ejakulat besteht zu 95 % aus den Sekreten der akzessorischen Geschlechtsdrüsen; sein Volumen gilt als Maß für deren funktionelle Kapazität, es liegt normalerweise bei ≥ 2 ml.
Von einer Aspermie spricht man, wenn keine Ejakulatflüssigkeit produziert wird; ein Ejakulatvolumen unter 2 ml wird als Hypospermie und über 6 ml als Hyperspermie bezeichnet. Der pH-Wert des Ejakulats beträgt 7,2–8,0. Das Ejakulat erscheint durch korpuskuläre Elemente und Lipidtröpfchen aus der Prostata als milchig-weiße Flüssigkeit. Bei Blutbeimengungen (Hämospermie) wird der Farbton rötlich-bräunlich, bei Eiterbeimengungen (Pyospermie) gelblich-gallertig. Der Geruch wird mit dem Duft frischer Kastanienblüten verglichen. Bei bakterieller Kontamination (z. B. E. coli) kann das Ejakulat süßlich-faulig riechen (Schill 1996).

Bläschendrüsensekret

Das Sekret der Bläschendrüsen macht ca. 60 % des Ejakulatvolumens aus, ist alkalisch und enthält charakteristische Sekretionsprodukte (z. B. Fruktose, Prostaglandine, Trypsininhibitoren, Lactoferrin). Die Aufgabe der Bläschendrüsen besteht hauptsächlich in der Sekretion zahlreicher nieder- und höhermolekularer Faktoren, die dem Seminalplasma beigemischt werden und seine physikalischen und biochemischen Eigenschaften wesentlich beeinflussen. Im Sekret sind neben Fruktose auch verschiedene Prostaglandine nachzuweisen. Auch kleinere Peptide wie Glutathion und β-Endorphin wurden in den letzten Jahren gefunden. Den wichtigsten Bestandteil des Bläschendrüsensekrets bilden jedoch die Proteine, deren Konzentration etwa 50 % der Serumproteinmenge erreicht. Ca. 10 % davon stammen aus dem Blut und gelangen wahrscheinlich durch Transsudation in das Sekret, z. B. Transferrin und Scaferin / Lactoferrin. Letzteres ist wahrscheinlich identisch mit dem „sperm coating antigen“ und zählt zu den immunmodulierenden Proteinen im Seminalplasma: es wirkt bakteriostatisch, beeinflusst die Komplementreaktion und hemmt die Aktivität von natürlichen Killerzellen und T-Killer-Lymphozyten. Ein weiteres Glykoprotein mit 200 kDa hemmt die Fähigkeit von Spermien, in eine Eizelle einzudringen, und wird deshalb als „Anti-Fertilitätsprotein“ bezeichnet. Das Bläschendrüsensekret enthält auch einige Enzyme und Inhibitorproteine für die Proteinkinase C und den Plasminogenaktivator. Untersuchungen in drei Split-Ejakulat-Fraktionen zeigten einen hohen Anteil an Phospholipiden in der 3. Fraktion, die hauptsächlich aus den Bläschendrüsen stammt. Daher scheinen die Bläschendrüsen verantwortlich für die Phospholipide zu sein, die im Ejakulat gefunden werden. Das vorherrschende

Sphingomyelin hat einen membranstabilisierenden Effekt und kann daher als ein Dekapazitationsfaktor und als Antagonist des Kapazitationsproteins angesehen werden (Aumüller und Riva 1992, Henkel 1998, Seitz 1998).

Prostatasekret

Das Prostatasekret macht ca. 15–30 % eines durchschnittlichen Ejakulats (ca. 3,5 ml) aus, die Prostata steuert also ca. 0,5–1,9 ml Sekret zum Ejakulat bei, täglich wird 0,5–2 ml Prostatasekret produziert. Der größte Teil des Sekrets (pH 6,4) ist in der ersten Fraktion des Ejakulats enthalten. Das Sekret hat demnach eine Oberflächenschutzfunktion zwischen Urethra und Ejakulat und ist insbesondere für die Verflüssigung des koagulierten Samens von Bedeutung. Es ist eine seröse, durch den hohen Gehalt an Cholesterin und Kephalin milchige, durch Zitronensäure leicht sauer reagierende (pH 6,5) Flüssigkeit, deren charakteristischer Geruch auf den Gehalt an den Diaminen Spermin und Spermidin zurückzuführen ist. Der Proteingehalt liegt deutlich unter dem des Ejakulats. Andererseits sind hohe Konzentrationen von Ionen vorhanden (Na^+, K^+, Zn^{2+}, Ca^{2+}, Mg^{2+}). Neben Spermin und Spermidin enthält menschliches Prostatasekret weitere spezifische Substanzen, darunter die drei typischen Proteine des menschlichen Prostatasekrets, nämlich die saure Phosphatase, das prostataspezifische Antigen (PSA) und das sog. β-Mikroseminoprotein. Zusätzlich zu diesen Proteinen finden sich Enzyme wie Laktatdehydrogenase, β-Glukuronidase, α-Amylase, Esterase, Aminopeptidase und Proteasen vom Typ der Plasminogenaktivatoren im Prostatasekret. Weitere Proteine wie IgA, Transferrin etc. werden wohl eher aus dem Gefäßsystem transsudiert und dem Sekret beigemischt. Unter Androgeneinfluss werden auch größere Mengen von Zitrat, Zink, Magnesium und antibakteriellen Substanzen (Lysozym) ausgeschieden.

Das Sekret der Prostata ist für die Motilität der Spermatozoen nach der Ejakulation von großer Bedeutung; Störungen der Prostatafunktion führen zu Motilitäts-und Verflüssigungsstörungen nach der Ejakulation (Aumüller und Wennemuth 1998, Schill und Köhn 1998).

2.8.2 Entstehung und Eigenschaften des Ejakulats

Bildung des Ejakulats

Bei der Ejakulation sezernieren die akzessorischen Geschlechtsdrüsen ihren Inhalt in der folgenden Reihenfolge: Mit der sexuellen Stimulation sondern die bulbourethralen (Cowper-) und die tubuloalveolären (Littre-)Drüsen der Harnröhre ein alkalisches, glykoproteinhaltiges, schleimig-flüssiges Sekret zur Neutralisation des Milieus in der Harnröhre und zu dessen Lubrikation ab. Prostata, Nebenhoden und die Ductus deferentes kontrahieren sich gleichzeitig, sodass Prostatasekret und Spermatozoen zusammentreffen, und somit die erste Fraktion des Ejakulats von etwa 0,6 ml ca. ⅔ aller Spermatozoen enthält mit zudem besserer Beweglichkeit derselben, dagegen relativ wenig Fruktose. Schließlich kontrahieren sich die Bläschendrüsen und befördern die Spermatozoen aus dem Körper.

Die 2. Fraktion von etwa 1,0 ml weist eine deutlich geringere Spermatozoendichte auf und die 3. von etwa 1,5 ml enthält nur wenige Spermatozoen, aber den höchsten Fruktosegehalt (Cooper und Yeung 2000, Schill 1996).

Koagulation und Verflüssigung des Ejakulats

Während der Ejakulation kommt es zur Vermischung des spermatozoenhaltigen Nebenhodensekrets mit den Sekreten der akzessorischen Geschlechtsdrüsen. Ein im Sekret der Cowper'schen Drüsen enthaltenes Glykoprotein greift hemmend in den Koagulationsmechanismus des Ejakulats ein und verhindert eine vorzeitige Koagulation in der Urethra. Unmittelbar nach der Ejakulation besitzt das koagulierte Sperma eine gallertig-zähflüssige bis fadenziehende Konsistenz.

Die Koagulation der Samenflüssigkeit erfolgt durch das Zusammenwirken von Produkten der Prostata und Proteinen der Bläschendrüsen (Seminogelin). 20–30 min später liquefiziert das Koagulum unter dem Einfluss des prostataspezifischen Antigens (PSA). PSA, eine Serinprotease der Prostata (Molekulargewicht 33 kDa), ist verantwortlich für die Samenverflüssigung. Ihre Konzentration in der Prostataflüssigkeit beträgt etwa 3 g/l; sie gehört zur Gruppe der Kallikreine. Zusätzlich zu dem genannten Bläschendrüsenprotein Seminogelin wird auch Fibronektin in das Samenkoagulum eingebaut, aus dem es dann durch die PSA-Wirkung wieder herausgelöst wird. Störungen der Spermaverflüssigung können zur Einschränkung der Fertilität führen (Aumüller und Wennemuth 1998, Schill und Köhn 1998).

Eine erhöhte Viskosität findet man häufig bei chronisch-entzündlichen Adnexerkrankungen.

2.8.3 Funktionen des Seminalplasmas

Zwar stellen die Bläschendrüsen den größten Volumenanteil des Ejakulats, dennoch ist ein exaktes Zusammenspiel aller beteiligten Organe erforderlich, um genügend Flüssigkeit zu liefern und eine optimale Zusammensetzung des normalen Ejakulats zu gewährleisten.

Die Sekrete der akzessorischen Geschlechtsdrüsen wirken gegenseitig aufeinander ein, auf die Spermatozoen und auf die innere Oberfläche der männlichen Harnröhre und des weiblichen Genitaltrakts. Die Proteinkonzentration im Seminalplasma liegt mit ca. 58 mg/ml etwa so hoch wie im Blutserum, jedoch ist die Konzentration von Albumin wesentlich niedriger. Die im Seminalplasma enthaltenen Serumproteine haben eine immunologische Schutzfunktion für die Spermatozoen bzw. sollen das Ionengleichgewicht beeinflussen, darüber hinaus sind Enzyme für die Gerinnung und die Verflüssigung des Samens vorhanden, ein Kallikrein-Kinin-System, Seminin, eine Protease, die für die Mukuspenetration von Bedeutung ist, und sog. Sperm-coating-Proteine.

Insgesamt sind diese Proteine für die Regulation der Spermatozoenaszension in den weiblichen Genitaltrakt zuständig. Dabei laufen folgende Vorgänge ab: kontrollierte Freisetzung der Spermatozoen aus dem Koagulum, Phagozytoseschutz, Membranveränderungen der Spermatozoenoberfläche, insbesondere die Aktivierung der Spermatozoenmotilität, Filterfunktion, Speicherung sowie die Kapazitation. Die beteiligten Proteine werden teils von den Bläschendrüsen, teils von der Prostata produziert. Durch den Kontakt der Spermatozoen mit dem Seminalplasma wird die Spermatozoenoberfläche mit so genannten Sperm-coating-Antigenen überzogen, unter anderem einem Faktor, der den ejakulierten Spermatozoen ihre Befruchtungspotenz nimmt (Dekapazitationsfaktor). Erst während des Einwanderns der Spermatozoen in den weiblichen Genitaltrakt wird dieser Faktor wieder abgelöst, und die Samenzellen erlangen damit ihre Befruchtungskapazität wieder. Mindestens 6 Sperm-coating-Proteine sind im menschlichen Seminalplasma nachgewiesen worden.

Das Seminalplasma dient nicht nur zur Aufrechterhaltung der Osmolarität und des Ionengleichgewichts, sondern auch zum Transport und zur Energieversorgung der Spermatozoen. Die Osmolarität und das Ionengleichgewicht werden hauptsächlich durch Elektrolyte, die in ähnlichen Konzentrationen wie im Blutserum enthalten sind, aufrechterhalten. Für die Energiezufuhr der Spermatozoen im Ejakulat spielen Kohlenhydrate eine Rolle, insbesondere Fruktose, die ausschließlich aus den Bläschendrüsen stammt. Ihre Konzentration liegt deshalb auch im menschlichen Ejakulat mit 12–25 µmol/ml um ein Vielfaches höher als in anderen biologischen Flüssigkeiten. Neben der Fruktose sind noch weitere Kohlenhydrate wie Glukose, Sorbitol, Inositol, Ribose, Fukose oder N-Acetyl-Neuraminsäure im Seminalplasma enthalten. Freie Aminosäuren, deren physiologische Bedeutung möglicherweise in der chemischen Bindung von Schwermetallen oder in der Aufrechterhaltung des pH-Wertes liegt, kommen beim Menschen in einer Gesamtkonzentration von etwa 12 mg/ml vor. Neben zahlreichen proteinogenen Aminosäuren wie Glycin, Alanin oder Asparaginsäure sind auch nicht-proteinogene Aminosäuren wie Carnitin und Ornithin nachzuweisen.

Die Konzentration von Spermin, das für den charakteristischen Geruch des Ejakulats verantwortlich ist, liegt beim Menschen durchschnittlich bei 0,6 mg/ml Seminalplasma. Die Funktion der Polyamine Spermin und Spermidin ist noch nicht eindeutig geklärt.

Sicher ist jedoch, dass sie das Zellwachstum fördern und die T-Lymphozyten-Aktivität in vitro supprimieren. Spermin hemmt ferner die Akrosomreaktion und könnte damit ein Hauptdekapazitationsfaktor sein. Außerdem ist Spermin ein natürliches Antioxidans, das die Lipidperoxidation durch reaktive Sauerstoffspezies hemmt. Damit könnte es auch zum Oxidationsschutz der Spermatozoen beitragen (Aumüller und Riva 1992, Aumüller und Wennemuth 1998, Henkel 1998, Schill und Köhn 1998, Cooper und Yeung 2000).

Vielfältige Funktionen des Seminalplasmas dienen der Beweglichkeit, Befruchtungsfähigkeit und dem Schutz der Spermatozoen.

Weitere im Seminalplasma vorkommende Substanzen

Neben PSA und Seminin, das ebenso wie PSA die Verflüssigung des Ejakulats beeinflusst, enthält das Seminalplasma noch eine Vielzahl weiterer Enzyme sowie γ-Globuline, deren Konzentration hier sogar höher liegt als im Serum. Einen bedeutenden Anteil nimmt dabei die IgG-Fraktion ein, während IgE und IgM nur in sehr geringer Konzentration vorhanden sind.

Zahlreiche Hormone wie Testosteron, Östradiol, DHEA, Kortisol, Prolaktin, FSH oder Inhibin B wurden im Seminalplasma nachgewiesen. Im Allgemeinen liegen ihre Konzentrationen niedriger als im Serum. Möglicherweise gelangen sie durch Exoserose in das Seminalplasma. Ihre Bedeutung ist bislang unbekannt.

Bei immunologischer Infertilität sind Anti-Spermatozoenantikörper, die meist der Klasse IgA oder IgG angehören, auf den Spermatozoen und im Ejakulat nachweisbar (Henkel 1998).

2.8.4 Diagnostische Relevanz der Ejakulatuntersuchung

Neben der Erfassung der makroskopischen und der mikroskopischen Spermaparameter können die wichtigsten Sekretionsprodukte im Seminalplasma (Fruktose, Prostaglandine und Seminogelin aus den Bläschendrüsen; Zink, saure Phosphatase, Zitronensäure und prostataspezifisches Antigen aus der Prostata; Carnitin, Glycerophosphocholin und α-Glukosidase aus dem Nebenhoden) klinisch in der Infertilitätsdiagnostik genutzt werden, wobei die Konzentrationen Hinweise auf die Funktionen der verschiedenen Organe und auf mögliche Abflusshindernisse in den Ausführungsgängen geben (Cooper und Yeung 2000, Haidl 2003).

Sekretionsprodukte der akzessorischen Geschlechtsdrüsen sind wichtig für die Infertilitätsdiagnostik.

Darüber hinaus finden sich bei Entzündungen im Bereich der männlichen Adnexe wegen erhöhter Durchlässigkeit der Blut-Spermaplasma-Schranke und dadurch vermehrten Übertritts von Serumproteinen in die Spermaflüssigkeit erhöhte Werte für die o.a. Immunglobuline und z.B. für die Komplementkomponente C_3. Ebenfalls erhöht findet man bei Entzündungen im männlichen Genitaltrakt die in den polymorphkernigen Granulozyten enthaltene Elastase oder Interleukin 6 und 8 und TNF-α sowie reaktive Sauerstoffspezies. Daneben wurde auch für die in den akzessorischen Geschlechtsdrüsen sezernierte Form des Fibronektins (eines Akute-Phase-Proteins bei Entzündungen) eine dosisabhängige Hemmfunktion auf die Spermatozoenmotilität nachgewiesen (Aumüller und Wennemuth 1998, Haidl 2003).

Literatur

Aumüller G, Riva A: Morphology and functions of the human seminal vesicle. Andrologia 1992; 24:183–196.

Aumüller G, Wennemuth G: Prostata und Cowpersche Drüsen. In: W. Krause, W. Weidner (Hrsg.): Andrologie. Krankheiten der männlichen Geschlechtsorgane. 3. Auflage, S. 17–21. Enke Stuttgart, 1998.

Cooper TG, Yeung CH: Physiologie der Spermienreifung und Fertilisation. In: E Nieschlag, HM Behre (Hrsg.): Andrologie. Grundlagen und Klinik der reproduktiven Gesundheit des Mannes. 2. Auflage, S. 69–90. Springer, Berlin Heidelberg New York, 2000.

Haidl G: Männliche Fertilitätsstörung – Untersuchung. In: Schirren C. (Hrsg.): Unerfüllter Kinderwunsch. Leitfaden Reproduktionsmedizin für die Praxis. 3. Auflage, S. 260–292. Deutscher Ärzteverlag Köln, 2003.

Henkel R: Ejakulat. In: Krause W., Weidner W. (Hrsg.): Andrologie. Krankheiten der männlichen Geschlechtsorgane. 3. Auflage, S. 26–34. Enke Stuttgart, 1998.

Schill W-B: Andrologie. In: Braun-Falco O, Plewig G., Wolff HH (Hrsg.): Dermatologie und Venerologie. 4. Auflage, S. 1473–1486. Springer, Berlin Heidelberg New York, 1996.

Schill W-B, Köhn FM: Andrologie. In: Fritsch P: Dermatologie und Venerologie. Lehrbuch und Atlas. S. 757–793. Springer, Berlin Heidelberg New York, 1998.

Seitz J: Bläschendrüse. In: Krause W, Weidner W (Hrsg.): Andrologie. Krankheiten der männlichen Geschlechtsorgane. 3. Auflage, S. 17. Enke Stuttgart, 1998.

2.9 Physiologie der Erektion und Ejakulation

Christoph Sparwasser

2.9.1 Physiologie der Erektion

Anatomie

Der Penis wird in die proximale Pars fixa und die Pars pendulans unterteilt. Die nach proximal divergierenden Crura penis fusionieren retrosymphysär und sind dann in der Pars pendulans nur durch ein dünnes und perforiertes Septum, welches den freien Übertritt von Blut gestattet, getrennt.

Das Innere der Corpora cavernosa besteht aus einem trabekulären Netz glatter Muskulatur und Bindegewebe. Dies ist umgeben von einer fibrösen und derben Hülle, der Tunica albuginea, die aus unregelmäßig angeordneten elastischen Fasern und außen longitudinal, in der Mitte schräg und innen zirkulär angeordneten Kollagenfasern besteht. Diese dreischichtige Architektur trägt über eine Abscherung der die Tunica albuginea perforierenden Venae emissariae zur Drosselung des venösen Abstroms bei der Erektion bei. Das Verhältnis und die Anordnung elastischer und kollagener Faser bedingt die im Vergleich zur Zirkumferenzzunahme größere Längenausdehnung des erigierten Penis. Von der Tunica albuginea zieht ein fibröses Netzwerk in das Innere der Corpora cavernosa und bildet damit die Ansatzpunkte für die intrakavernösen glatten Muskelfasern, die das komplexe Netz der vom Endothel ausgekleideten Sinus und Rankenarterien umgeben (Lue 2000).

Die arterielle Blutversorgung des Penis stammt im Wesentlichen aus der beidseitigen Arteria pudenda interna, die im penilen Anteil als Arteria penis bezeichnet wird. Diese teilt sich an der Peniswurzel in die Arteria profunda penis (auch Arteria cavernosa genannt) und die Arteria dorsalis penis. Zuvor entspringen ihr noch die Arteria bulbi penis und die Arteria urethralis, die das Corpus spongiosum und die Glans penis versorgen. Die Arteriae profundae penis perfundieren das Corpus cavernosum in zweifacher Funktion: als Nutritivgefäße der Trabekel und als korkenzieherartig gewundene Rankenarterien, die im Sinne von arteriovenösen Anastomosen unmittelbar in die Sinusoide einmünden (Abb. 2.9-1).

Die venöse Drainage der penilen Schwellkörper unterliegt erheblichen Variationen. Es werden drei wesentliche Abstrombahnen unterschieden. Oberhalb der Buckschen Faszie verläuft das oberflächliche Venensystem. Diese Venen drainieren über die Vena dorsalis penis superficialis weiter in die Vena saphena. In der dorsalen Rinne zwischen beiden Corpora cavernosa und medial der Arteriae dorsales penis findet sich die in der Regel unpaare Vena dorsalis penis profunda. Sie nimmt das Blut aus der Glans penis, den Venae circumflexae und den die Tunica albuginea perforierenden Venae emissariae auf und mündet dann in den periprostatischen Venenplexus. An den proximalen Enden der Crura finden sich 4–5 kräftigere Venen, die als Venae profundae penis oder Venae cavernosae bezeichnet werden und in die Venae pudendae münden. Die entscheidende venöse Drainage der Corpora cavernosa findet über die Venae emissariae und die Venae profundae statt, es bestehen häufig

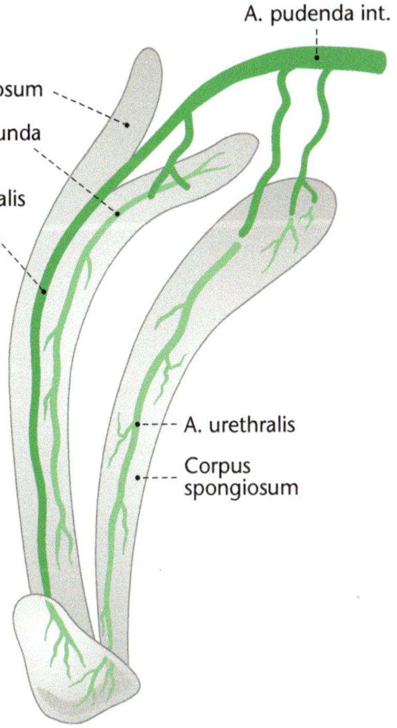

Abb. 2.9-1 Schematische Darstellung der arteriellen Blutversorgung des Penis (nach Lue und Tanagho 1988).

Anastomosen zwischen den verschiedenen Venensystemen.

An der Innervation des Penis sind somatische und autonome – sympathische und parasympathische – Nerven beteiligt. Die autonome Innervation des Penis geht von zwei spinalen Zentren aus. Die sympathischen Fasern entstammen den thorakolumbalen Segmenten Th 11–L 2, die parasympathischen Fasern dem sakralen Rückenmark (Segmente S 2–S 4).

Die präganglionären sympathischen Fasern entspringen Neuronen des spinalen intermediolateralen Nukleus und gelangen über die Vorderwurzel zu den Grenzstrangganglien. Ein Teil der Fasern verläuft über die Nervi splanchnici zum Plexus hypogastricus superior. Dieser teilt sich nach kaudal in die beiden Nervi hypogastrici, die dann im jeweiligen Plexus pelvicus mit den parasympathischen Fasern und weiteren postganglionären sympathischen Fasern kommunizieren. Von dem an der Beckenwand lateral des Rektums gelegenen Plexus pelvicus aus entspringen die Nervenfasern, die die Harnblase, die Prostata und als Nervi cavernosi (synonym Nervi erigentes) den Penis innervieren.

Das parasympathische Nervensystem hat den stärksten exzitatorischen Einfluss auf den Penis und ist verantwortlich für die Dilatation der penilen Arterien und die Relaxation der kavernösen Muskulatur. Die präganglionären Neurone sind im Tractus intermediolateralis im sakralen Rückenmark lokalisiert, die präganglionären Fasern ziehen durch die Vorderwurzel und bilden den Nervus pelvicus, der in den Plexus pelvicus übergeht. Die hier hervorgehenden Nervi cavernosi verlaufen dorsolateral der Prostatakapsel, sind am Apex der Prostata in der 3- und 9-Uhr-Position nur wenige Millimeter von der membranösen Harnröhre entfernt und treten dann in der 1- und 11-Uhr-Position zusammen mit den Arteriae und Venae profundae penis in die Corpora cavernosa ein.

Der somatosensorische Nervus pudendus verläuft durch den Alcockschen Kanal und enthält sensible afferente Fasern zur Versorgung der Glans, Penishaut und des Perineums. In seinem distalen penilen Anteil wird er als Nervus dorsalis penis bezeichnet.

Vaskuläre Physiologie der penilen Erektion

Der entscheidende Mechanismus der Erektionsinduktion ist die Relaxation der kavernösen glatten Muskulatur und der penilen Arterien, wodurch die arterielle Blutzufuhr drastisch gesteigert und der venöse Abstrom reduziert wird.

Generell wird der Erektionsvorgang in 6 Phasen unterteilt (Abb. 2.9-2):

1. Flakzidität
2. Latenzphase
3. Tumeszenzphase
4. Erektionsphase
5. Rigiditätsphase
6. Detumeszenzphase

Im **flakziden Zustand** kann auf Grund der Kontraktion der Arterien und glatten Muskulatur nur

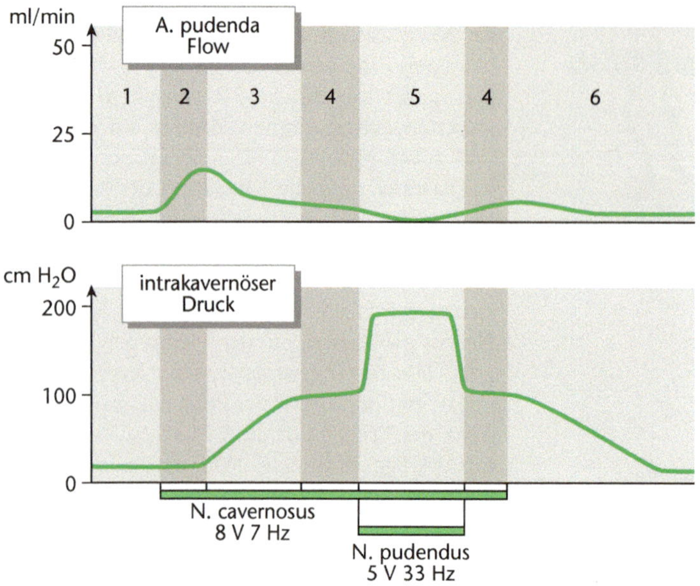

Abb. 2.9-2 Darstellung der Erektionsphasen (nach Lue und Tanagho 1998).

ein geringer Bluteinstrom in die Schwellkörper stattfinden. Über die offenen Venae emissariae erfolgt weiterhin eine rasche Drainage des Blutes.
Nach Stimulation der Nervi cavernosi kommt es zu einem abrupten Ansteigen des arteriellen Blutflusses über die Arteria pudenda und die penilen Arterien, die intrakavernösen Sinusoide öffnen sich weit. Im Sinne einer isotonischen Füllung bleibt der intrakavernöse Druck dabei kurzzeitig für etwa 10 Sekunden auf dem basalen Niveau (**Latenzphase**).
In der **Tumeszenzphase** beginnt der intrakavernöse Druck zu steigen, während der arterielle Einstrom allmählich wieder absinkt. Die multiplen subtunikalen Venulen, die in die Venae emissariae münden, werden durch die Aufweitung der Sinusoide komprimiert, sodass der venöse Abfluss während der Erektion auf ein Minimum reduziert ist. In dieser Phase tritt eine rasche Elongation und Zirkumferenzzunahme des Penis ein.
Die **Erektionsphase** ist durch eine maximale Größenzunahme des Penis gekennzeichnet, der intrakavernöse Druck erreicht Werte um 100 mm Hg und die arterielle Blutzufuhr sistiert nahezu vollständig.
Durch Stimulation der efferenten Fasern des Nervus pudendus erfolgt eine Kontraktion der Musculi ischiocavernosi, die dadurch die proximalen Schwellkörper komprimieren. Dies führt zu einem weit über dem systolischen Blutdruck liegenden intrakavernösen Druckanstieg (**Rigiditätsphase**).
Während der **Detumeszenz** bleibt der arterielle Zufluss niedrig, die kavernöse Muskulatur kontrahiert sich und bewirkt eine gleichzeitige starke Zunahme des venösen Abstroms, wodurch der intrakavernöse Druck rasch absinkt.

Neurophysiologie der penilen Erektion

Zentrale Neurotransmission

Taktile, olfaktorische, audiovisuelle, auch imaginäre sexuelle Reize führen zu einer Ausschüttung erektionsinduzierender Neurotransmitter in verschiedenen Arealen des Hypothalamus, wie dem Hippokampus, der Area praeoptica medialis und dem Nucleus paraventricularis, die als zerebrale Regulationszentren der Erektion anzusehen sind. Als zerebral erektionsinduzierende Neurotransmitter sind heute Dopamin, Serotonin, Oxytozin, Noradrenalin, ACTH, Opioide, Gamma-Aminobuttersäure und Stickstoffmonoxid bekannt, wobei z. B Serotonin wie auch Noradrenalin in Abhängigkeit vom Rezeptorstatus sowohl erektionsstimulierend als auch -hemmend wirken können. Der klinisch genutzte Effekt einer Erektionsinduktion durch den Dopaminagonisten Apomorphin wie auch durch den α_2-Blocker Yohimbin beruht auf einer solchen zentralen Stimulation bzw. Hemmung.

Periphere Neurotransmission

Die Nerven des Schwellkörpers wie auch die Gefäßendothelien enthalten verschiedene als adrenerg, nonadrenerg, cholinerg und noncholinerg klassifizierte Transmitter. Die Balance dieser Transmitter und verschiedener Modulatoren bestimmt den intrazellulären Ca^{2+}-Spiegel, damit den Kontraktionszustand der glatten Schwellkörpermuskulatur und so letztlich den Grad der Tumeszenz bzw. Flakzidität.

Kontraktionsinduzierende Transmitter

Adrenerge Nervenendigungen finden sich in hoher und gleichmäßiger Dichte im gesamten Schwellkörper und in den penilen Gefäßen, wobei α-Rezeptoren überwiegen. Postsynaptische α_1-Rezeptoren vermitteln überwiegend die Kontraktion der glatten kavernösen Muskulatur. Unter physiologischen Bedingungen ist Norepinephrin als wesentlicher Neurotransmitter der flakziden Phase und der Detumeszenz anzusehen. Die Therapiemöglichkeit der erektilen Dysfunktion mit α_1-Rezeptorenblockern (z.B. Phentolamin) beruht auf diesen Zusammenhängen.
Endothelinrezeptoren wurden im menschlichen Schwellkörpermuskel nachgewiesen und Endothelin induziert in vitro lang anhaltende Kontraktionen. Die Bedeutung des Endothelins ist letztlich noch ungeklärt, eine Rolle bei der Aufrechterhaltung des basalen penilen Muskeltonus während der flakziden Phase wird diskutiert. (Andersson 2001).

Relaxationsinduzierende Transmitter

Azetylcholin

Obwohl in vitro und in vivo durch Gabe von Azetylcholin adrenerg kontrahierte Schwellkörpermuskulatur effizient relaxiert werden kann, hatte klinisch die intrakavernöse Gabe von Atropin keinen suffizienten erektionslösenden Einfluss. Nach dem aktuellen Verständnis der penilen glattmuskulären Relaxation kommt daher dem Azetylcholin als Neurotransmitter eine eher modulierende Bedeutung zu.

Stickstoffmonoxid (NO)

NO wird aus der Aminosäure L-Arginin unter dem Einfluss des Enzyms NO-Synthase gebildet. NO-Synthasen wurden in Nerven und Endothel des Schwellkörpers und der Penisgefäße nachgewiesen. NO diffundiert frei durch die glattmuskuläre Zellmembran und aktiviert die lösliche Guanylatzyklase, die wiederum die Bildung von zyklischem Guanosinmonophosphat (cGMP) stimuliert (Ignarro et al. 1990). Klinische Versuche mit intrakavernöser Anwendung von NO-Donoren und oraler Gabe von L-Arginin wurden – bisher ohne nachhaltigen Erfolg – durchgeführt.

Vasoaktives intestinales Peptid (VIP)

Der menschliche Penis besitzt reichlich VIP-haltige Nerven, wobei in diesen Nerven oft auch NO-Synthase lokalisiert ist. Die Relaxation durch VIP wird über eine Zunahme des intrazellulären zyklischen Adenosinmonophosphats (cAMP) vermittelt. Die genaue Rolle des VIP für die Erektion ist noch nicht geklärt. Durch intrakavernöse Injektion mit VIP allein waren nur inkomplette Erektionen beim Menschen zu erzielen

Prostaglandine

Humanes erektiles Gewebe ist in der Lage, verschiedene Prostanoide zu synthetisieren und zu metabolisieren. Prostaglandin E_1 relaxiert potent Schwellkörpergewebe in vitro und in vivo und führt zu einer Stimulation der Bildung von cAMP. Prostaglandin F2α und Thromboxan A2 hingegen kontrahieren in vitro die glatte Muskulatur des Corpus cavernosum. Ein physiologischer Einfluss der endogenen Prostaglandine auf den basalen Ruhetonus und eine Modulation adrenerg induzierter Effekte wird diskutiert. Aufgrund des starken relaxierenden Effektes hat die intrakavernöse Injektion von Prostaglandin E_1 zur Behandlung chronischer Erektionsstörungen eine weite klinische Verbreitung gefunden (Andersson 2001).

Weitere Transmitter

Verschiedene weitere relaxierende wie kontrahierende penile Transmitter wurden beschrieben, ohne dass deren physiologische Bedeutung bisher genauer geklärt ist. Hierzu zählen calcitonin gene-related-peptide (CGRP), Neuropeptid Y, Substanz P, Peptid, Histidin, Methionin, Histamin. Erhebliche modulatorische Effekte sowohl auf der zentralen wie auch peripheren Ebene sind dem Testosteron zuzuschreiben.

Erektionsablauf auf zellulärer Ebene

Die entscheidende molekulare Stellgröße in der Regulation des glattmuskulären Schwellkörpertonus ist die intrazelluläre Ca^{2+}-Konzentration. Ein Anstieg des Ca^{2+} aktiviert die Myosin light chain kinase, wodurch Myosin und Aktin mit einer glattmuskulären Kontraktion reagieren. Sinkt der intrazelluläre Ca^{2+}-Spiegel, kommt es dagegen zur Muskelrelaxation. Über cGMP wie auch cAMP kommt es zu einer Blockierung der rezeptorabhängigen Ca^{2+}-Kanäle und damit zu einer Senkung des intrazellulären Ca^{2+}-Spiegels. cGMP wie auch cAMP werden durch Phosphodiesterasen abgebaut, eine Blockade dieses Vorgangs durch so genannte Phosphodiesteraseinhibitoren (wie Sildenafil, Tadalafil, Vardenafil) verlängert den cAMP- bzw. cGMP-Effekt, senkt dadurch den Ca^{2+}-Spiegel und führt so zur Muskelrelaxation (Stief et al. 1995). Weiterhin kommt es cAMP- und cGMP-vermittelt zu einer Öffnung der Kaliumkanäle. Die dadurch bedingte Hyperpolarisation der Zelle führt zu einer Aktivitätsminderung der so genannten voltageabhängigen Ca^{2+}-Kanäle, wodurch ebenfalls die intrazelluläre Ca^{2+}-Konzentration abnimmt und somit letztlich eine Erektion induziert wird (Eckert et al. 2000).

2.9.2 Physiologie der Ejakulation

Anatomie

In der 12. Embryonalwoche verbinden sich die Wolffschen Gänge mit den ipsilateralen Tubuli des Rete testis und bilden die Nebenhoden und Samenstränge aus, weiterhin durch distale Ausbuchtung auch die Bläschendrüsen und die durch ein Septum getrennten Ductus ejaculatorii, die am Utriculus in die prostatische Urethra einmünden.

Proximal davon lokalisiert ist die autonom innervierte Blasenhalsmuskulatur, die während der Ejakulation wie ein Sphinkter agiert. Distal schließt sich der zur Beckenbodenmuskulatur zählende quer gestreifte M. sphincter externus an, der über den Nervus pudendus somatisch innerviert ist (Master und Turek 2001).

Der Ejakulationsreflex wird sowohl über das zentrale als auch über das periphere Nervensystem gesteuert. Auch alleinige zentrale Erregung kann zu Ejakulation führen (nächtliche Pollution).

Zentral spielt dabei die Hypothalamusregion eine entscheidende Bedeutung, als Transmitter wird dem Serotonin eine inhibitorische, dem Dopamin eine exzitatorische Wirkung auf den Ejakulationsreflex zugeschrieben. Nach entsprechender sexueller Erregung werden efferente Impulse von der Hirnrinde über die Vorderseitenstrangbahnen zum Emissionszentrum in Höhe Th11–L2 und von dort weiter zu den sympathischen Grenzstrangganglien bei Th10–L3 fortgeleitet. Die daraus entspringenden postsynaptischen adrenergen Fasern ziehen in den Plexus hypogastricus superior und inferior in Höhe der Aortenbifurkation und dann über den Plexus hypogastricus inferior weiter lateral neben Blase und Rektum zu Nebenhoden, Samensträngen, Prostata und Blasenhals (Schuster und Ohl 2002).

Penile taktile Reize werden über sensible Fasern des Nervus pudendus zum Sakralmark und von dort weiter zu den hypothalamischen Sexualzentren geleitet.

Normaler Ejakulationsablauf

Die normale Ejakulation erfordert einen synergistischen Ablauf der Samendeposition in der hinteren Urethra und des antegraden Ausstoßes der Samenflüssigkeit. 2 physiologische Phasen werden unterschieden:

- Emissionsphase
- Ejakulationsphase

In der Emissionsphase kommt es simultan zu einer sympathisch innervierten Kontraktion der glatten Muskulatur der Prostata, Bläschendrüsen und Vasa deferentes bei gleichzeitigem Verschluss des Blasenhalses. Diese Blasenhalskontraktion ist essenziell für eine antegrade Ejakulation. Zunächst wird die prostatische Fraktion der Samenflüssigkeit in die hintere Harnröhre emittiert, dann folgt nach 2–3 Sekunden das in den Samenblasen bereitgestellte Sperma. Nach Bereitstellung der Samenflüssigkeit in der hinteren Harnröhre erfolgt nun – über einen lokalen Dehnungsreiz parasymphatisch vermittelt – unwillkürlich und nicht unterdrückbar die rhythmische Kontraktion der quer gestreiften periurethralen und externen Schließmuskelfasern, wodurch der Samen stoßweise aus der Urethra geschleudert wird. Dieser Teil des Ejakulationsreflexes wird über die Äste des Nervus pudendus (S2–S4) innerviert (Porst 2000).
Das normale Ejakulat (Volumen 2–5 ml) enthält zu jeweils 10 % Flüssigkeit aus der Prostata und den Vasa deferentes sowie zu 75–80 % aus den Bläschendrüsen. Weiterhin wird noch eine geringe Menge aus den Cowperschen Drüsen in das Ejakulat sezerniert.

Literatur

Andersson K-E: Pharmacology of erectile function and dysfunction. Urol Clin North Am 2001; 28:233–247.

Eckert RE, Derouet H, Alloussi S, Ziegler M: Molekulare Mechanismen zur Regulation der glattmuskulären, kavernösen Kontraktilität: Grundlage für innovative Therapieansätze der erektilen Dysfunktion. Akt Urol 2000; 31:27–40.

Ignarro LJ, Bush PA, Buga GM, Wood KS, Fukuto JM, Rajfer J: Nitric oxide and cyclic GMP formation upon electrical field stimulation cause relaxation of corpus cavernosum smooth muscle. Biochem Biophys Res Commun 1990; 170:843–850.

Lue TF: Erectile Dysfunction. N Engl J Med 2000; 342:1802–1813.

Lue TF, Tanagho EA: Functional anatomy and mechanism of erection. In: Tanagho EA, Lue TF, McClure RD (eds.): Contemporary management of impotence and infertility. Baltimore: Williams & Wilkins, pp 3–27, 1988.

Master VA, Turek PJ: Ejaculatory physiology and dysfunction. Urol Clin North Am 2001; 28:363–375.

Porst H: Ejakulationsstörungen. In: Porst H (ed.): Manual der Impotenz. Bremen: UNI-MED, S 419–440, 2000.

Schuster TG, Ohl DA: Diagnosis and treatment of ejaculatory dysfunction. Urol Clin North Am 2002; 29:939–948.

Stief CG, Taher A, Truß M, et al.: Die Phosphodiesterase-Isoenzyme des humanen Corpus cavernosum penis und deren funktionelle Bedeutung. Akt Urol 1995; 26:22–24.

2.10 Physiologische Entwicklung des Geschlechts

Stefan A. Wudy

Um Störungen der sexuellen Differenzierung richtig einschätzen zu können, muss der auf diesem Gebiet klinisch tätige Arzt die Mechanismen der Entwicklung der Keimdrüsen kennen sowie die Faktoren, die die Differenzierung des inneren und äußeren Genitales bestimmen.

Genetisches Geschlecht

Ab dem Zeitpunkt der Befruchtung, also der Fusion einer Eizelle mit einem Spermium, ist das genetische Geschlecht festgelegt. Eine Eizelle besitzt den Chromosomensatz 23,X und ein Spermium verfügt entweder über den Chromosomensatz 23,X oder 23,Y. Daher weist die aus der Verschmelzung resultierende diploide Zelle entweder den Karyotyp 46,XX (genetisch weiblich) oder 46,XY (genetisch männlich) auf.

Indifferentes Stadium der Gonadenanlage

Die Entwicklung der Säugerembryonen ist in der ersten Phase geschlechtsneutral und umfasst in etwa die ersten 6 Gestationswochen. Morphologisch sind männliche und weibliche Embryonen in diesem Zeitraum nicht unterscheidbar. Bei beiden Geschlechtern sind die Gonadenanlage, Keimzellen, internen Gangsysteme und das externe Genitale bipotent angelegt.

Gonadales Geschlecht

Entwicklung des Hodens

Faktoren wie das Wilms-Tumorgen-WT1, Steroidogenic Factor I (SF-1) als auch DAX-1 (Dosage sensitive adrenal hypoplasia congenita gene on the X-chromosome 1) sind wichtige Faktoren für die Entwicklung der bipotenten Gonade. Für die weitere Differenzierung zu einem Hoden sind weitere Gene und ihre Genprodukte nötig. Die sexdeterminierende Region auf dem Y-Chromosom (SRY) ist der Ort für die Produktion des Testis-determinierenden Faktors (TDF). Das Vorhandensein eines funktionierenden SRY-Gens stellt die Voraussetzung zur Differenzierung der indifferenten Gonade hin zum Hoden dar. In einem ersten Schritt kommt es zur Differenzierung von Sertoli-Zellen aus somatischen Zellen der Gonadenanlage. Diese umgeben die Keimzellen und produzieren Anti-Müller-Hormon (AMH oder Müllerian Inhibiting Substance, MIS). Ferner induzieren die Sertoli-Zellen, unterstützt durch SOX-9 (SRY-Box Related Gene), die Differenzierung der Testosteronsezernierenden Leydig-Zellen. Der dritte Schritt bei der Hodenentwicklung ist die Differenzierung und Entwicklung der männlichen Keimzellen. Es kommt zu einem mitotischen Arrest der Keimzellen und konsekutiv zur Bildung von Spermatogonien.

Entwicklung des Ovars

Der erste Schritt bei der Differenzierung hin zum Ovar besteht in der Bildung von Ovozyten. Ein zweiter Schritt umfasst die Follikelgenese und ein dritter Schritt führt zur Entwicklung endokriner Zellen. Das Fehlen eines SRY-Gens ist wahrscheinlich eine Voraussetzung für die Entstehung eines Ovars. Ferner spielt jedoch der Einfluss spezifischer weiterer Gene – ähnlich der Situation bei der Hodendifferenzierung – wie WNT4 und DAX-1 eine wichtige Rolle.

Hormonelles Geschlecht

Anti-Müller-Hormon AMH (Müllerian Inhibiting Substance, MIS)

Anti-Müller-Hormon löst zum einen die Involution der Müller-Gänge aus. Es bindet an die durch WNT-7-A induzierten AMH-Rezeptoren auf Zellen, die den Müller-Gang umgeben, und führt zur Auslösung von Regressionssignalen. Ferner ist es ein wichtiger Faktor bei der Differenzierung des Hodens.

Testosteron

Um die 8. Gestationswoche beginnen die fetalen Leydig-Zellen Testosteron zu synthetisieren. Testosteron ist unabdingbar für die Weiterentwicklung sowohl des Wolffschen Gangsystems als auch der Maskulinisierung des externen Genitales. Für die Testosteron-Biosynthese, beginnend vom Cholesterin, sind 4 Enzymsysteme nötig: Cholesterinseitenketten abspaltendes Enzym (P450scc), 3β-Hydroxysteroiddehydrogenase, 17α-Hydroxylase und 17-Ketoreduktase. Die Zellen des äußeren Genitales enthalten das Enzym 5α-Reduktase, das Testosteron zu 5α-Dihydrotestosteron, dem potentesten Androgen, umwandelt.

Phänotypisches Geschlecht

Innere Gangsysteme

Das phänotypische Geschlecht umfasst die Entwicklung der Gangsysteme des inneren Genitales wie auch die Entwicklung des äußeren Genitales. Die Differenzierung des Wolff'schen Gangsystems hängt von dem Vorhandensein von Testosteron ab. Aus dem Wolff'schen Gangsystem entwickeln sich Epididymis, Vas deferens und Vesiculae seminales. Die Entwicklung des Müller'schen Gangsystems hat das Fehlen von Anti-Müller-Hormon zur Voraussetzung.

Nur der fetale Hoden produziert Testosteron in den Leydig-Zellen und Anti-Müller-Hormon in den Sertoli-Zellen. Aus diesem Grund wird eine weitere Entwicklung des Wolff'schen Gangsystems und eine Regression des Müller'schen Gangsystems nur bei einem Fötus mit Hoden erfolgen. Bei einem Fötus mit Ovarien wird eine Weiterentwicklung des Müller'schen Systems erfolgen und

Tab. 2.10-1 *Genbedingte Störungen der Geschlechtsdifferenzierung.*

Fehlerhaftes Gen/ Genprodukt	Resultierende Fehlentwicklung
SRY	Feminisierung bei Karyotyp 46,XY
AMH/AMH-Gen oder -Rezeptor	Syndrom der persistierenden Müller-Strukturen (Nachweis von Müller-Strukturen bei Patienten mit vollständig männlich differenziertem äußeren Genitale und normalem männlichen Chromosomensatz)
DAX 1	**Inaktivierende Mutation:** X-gekoppelter hypogonadotroper Hypogonadismus X-gekoppelte kongenitale-adrenale Nebennierenhypoplasie **Genduplikation:** Feminisierung aufgrund Dosage-Sensitive Sex Reversal (DSS) mit Karyotyp 46, XY
SOX 9	Campomelie-Dysplasie (Kleinwuchssyndrom mit generalisierten Knorpel- und Knochendefekten, Fehlbildungen des ZNS, des Herzens und der Niere. Feminisierung bei ca. 75 % der Patienten mit Karyotyp 46,XY
X-gekoppeltes Androgenresistenz-Syndrom	Bei Individuen mit Karyotyp 46,XY externe Feminisierung, intra-abdominelle Hoden, keine Müller'schen Strukturen, Gynäkomastie
SF-1	Nebennierenrindeninsuffizienz
WT-1	Wilms-Tumoren Gonadoblastom

es beim Wolff'schen Gangsystem zu einer Regression kommen. Das Müller'sche Gangsystem differenziert sich weiter zu Eileiter, Uterus sowie dem oberen Anteil der Vagina.

Externes männliches Genitale

Die Maskulinisierung des externen Genitales beginnt um die 7. Schwangerschaftswoche. Während Testosteron eine Voraussetzung zur Weiterentwicklung des Wolff'schen Gangsystems darstellt, ist 5α-Dihydrotestosteron nötig zur Maskulinisierung des externen Genitales. Dabei kommt es zu einer Zunahme der anogenitalen Distanz, zu einer Fusion der Urethralfalten sowie zum Wachstum und zur medialen Fusion der Skrotalwülste. Aus dem Genitalhöcker entsteht der Penis, der während der Schwangerschaft ein kontinuierliches Wachstum zeigt.

Externes weibliches Genitale

Beim Fehlen von Testosteron entwickeln sich aus den Genitalwülsten und Urethralfalten die Labia majora und Labia minora. Aus dem Genitalhöcker entwickelt sich die Klitoris.

Das Vorhandensein des SRY-Gens auf dem Y-Chromosom bestimmt die Entwicklung der männlichen Geschlechtsmerkmale.

Störungen der Geschlechtsdifferenzierung

Nach heutigem Kenntnisstand kann eine Reihe von Fehlbildungen der inneren und äußeren Geschlechtsorgane auf einen fehlerhaften Programmablauf (Mutationen in geschlechtsdeterminierenden Genen) während der Geschlechtsentwicklung zurückgeführt werden.
Einen Überblick über wichtige Störungen gibt Tabelle 2.10-1.

Die Abklärung von Störungen der Geschlechtsentwicklung bei Kindern und Jugendlichen ist äußerst komplex. Sie gehört in die Hände eines hierin erfahrenen pädiatrischen Endokrinologen.

Literatur

Wudy SA, Töpke B, Homoki J et al.: Syndrom der persistierenden Müller-Strukturen. Mschr Kinderheilkd 1997; 145:230–234.

Swain A, Narvaez V, Burgoyne P et al.: DAX 1 antagonizes SRY-action in mammalian sex determination, Nature 1998; 391:761–767.

Kwok C, Weller PA, Guili S et al.: Mutations SOX9 the gene responsible for campomelic dysplasia and autosomal sex reversal. Am J Hum Genet 1995; 57:1028–1036.

2.11 Veränderungen des männlichen Genitales in Pubertät und Alter

Walter Krause

2.11.1 Pubertät

In der Pubertät entwickeln sich die kindlichen Genitalorgane zu denen des erwachsenen Mannes. Dabei handelt es sich nicht nur um ein anatomisches Wachstum, sondern auch um eine funktionelle Reifung.

Für den zeitlichen Beginn der Pubertät gibt es weite Altersgrenzen, ein präpubertärer Zustand beim Knaben ermöglicht keine Aussagen über die spätere maskuline Entwicklung. Definitionsgemäß spricht man von Pubertas tarda, wenn bis zum Ende des 14. Lebensjahrs noch keine Pubertätszeichen sichtbar sind, ohne damit aber einen pathologischen Befund zu beschreiben. Die Reihenfolge des Auftretens der klinischen Pubertätszeichen (Tab. 2.11-1) und die Geschwindigkeit sind jedoch relativ konstant, deshalb kann nach dem Beginn der Pubertät die weitere Reifung abgeschätzt werden. Für das Längenwachstum und für die Knochenreifung gibt es Standards für die weitere Entwicklung und die wahrscheinlichen Endpunkte (Prader et al. 1984).

2 Jahre vor dem klinischen Beginn der Pubertät ist eine Zunahme der Pulse des luteinisierenden Hormons (LH) nachzuweisen. Von der Kindheit bis zur sexuellen Reife steigt die LH-Produktionsrate um ein Mehrfaches an, die LH-Menge pro Puls wird größer (Wu et al. 1996). Offenbar kommt es auch zu Veränderungen des LH-Moleküls, denn das Verhältnis der biologisch und der immunologisch messbaren Serumspiegel von LH verschiebt sich (Klein et al. 1996). Es ist denkbar, dass auch Variationen des LH-Rezeptormoleküls Einfluss auf den zeitlichen Beginn der Pubertät haben, denn in Familien mit Pubertas praecox gibt es aktivierende Mutationen des Rezeptors (Laue et al. 1995).

Tab. 2.11-1 *Reihenfolge klinischer Pubertätszeichen (nach Stoleke 1982).*

1. Jahr	Zunahme des Hodenvolumens Peniswachstum Wachstum des Skrotums Pubesentwicklung
2. Jahr	Wachstumsschub Ejakulationen Stimmbruch Gynäkomastie Axillae
3. Jahr	Bartwuchs Muskelwachstum psychosoziale Reifung

Die vermehrt ausgeschüttete LH-Menge und der Anstieg der mittleren LH-Spiegel induzieren die vermehrte Produktion von Testosteron in den Leydig-Zellen. Die Testosteronspiegel steigen proportional zu den Pubertätszeichen an (Kletter et al. 1993). Nicht alle Veränderungen werden durch Testosteron direkt induziert (Abb. 2.11-2). Dies trifft nur auf die Psyche, die Wolff'schen Gänge, die Muskulatur, den Kehlkopf, die Spermatogenese sowie Achsel- und Schambehaarung zu. Für Wachstum und Funktion der Prostata, für Penis und Skrotum, die männliche Terminalbehaarung von Gesicht und Körper sowie für den männlichen Haarausfall ist die Umwandlung in 5α-Dihydrotestosteron notwendig (Randall 1994).

2.11.2 Alter

Im Gegensatz zu der Frau, bei der die Regression der Genitalorgane von der Alterung der übrigen Organe als Klimakterium abgegrenzt ist, gibt es

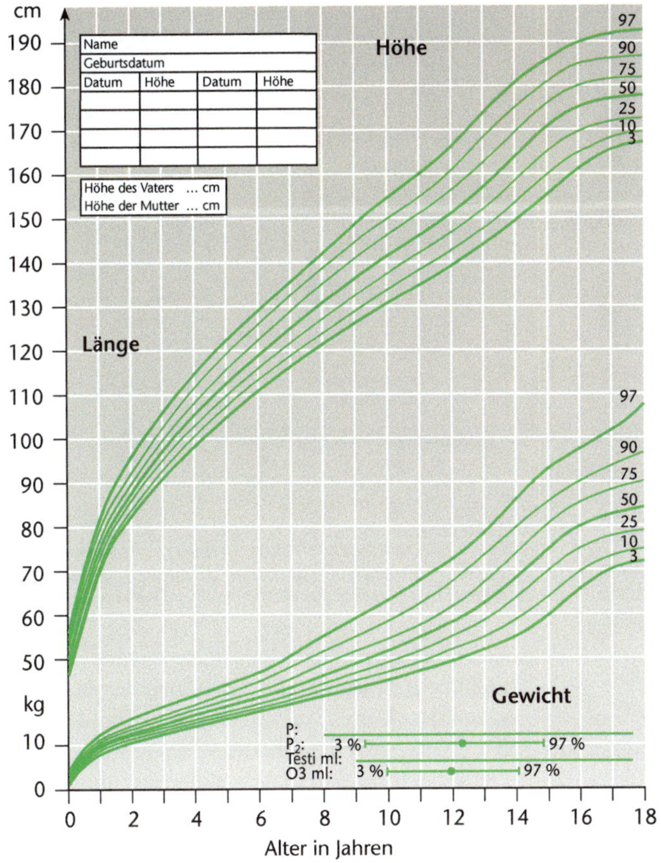

Abb. 2.11-1 Normales Längenwachstum und Entwicklung des Körpergewichts bei Knaben (P = Pubertätsstadium). Auf Grund von Befunden in einem bestimmten Alter können Endgröße und Endgewicht geschätzt werden (nach Prader et al. 1984).

kein Klimakterium virile (Syn. männliche Wechseljahre, engl. aging male; andropause; midlife crisis). Die spezifisch männlichen Alterungserscheinungen sind nicht Folge einer hormonellen Umstellung.

Spermatogenese

Die Spermatogenese unterliegt nicht – wie die Ovarien – einem rapiden Keimzellverlust, sondern regrediert langsam. Ihre Effektivität lässt mit dem Alter nach (Johnson 1995). Auch qualitative Merkmale der Spermatogenese werden schlechter: Die Zahl mehrkerniger Spermatozyten im Hoden nimmt im Alter zu, diese Zellen entwickeln sich aber nicht weiter. Ältere Männer haben höhere Raten von morphologisch abnormen Samenzellen im Ejakulat. Die Zahl der abnormen Metaphasen und die Rate der Aneuploidien in reifen Samenzellen wurde bei älteren Männern erhöht gefunden. Eine verminderte Fertilität beim alternden Mann ist nicht bewiesen.

Testosteronsekretion

Die endokrine Sekretion der Testes lässt im Lauf des Lebens nach. Die „Massachusetts Male Aging Study“, eine prospektive Studie an 1700 zufällig aus der allgemeinen Bevölkerung ausgewählten Männern zwischen 40 und 69, beschrieb eindeutig den physiologischen Ablauf (Gray et al. 1991). Als wichtigste Befunde wurden erhoben: Die Serumspiegel des Gesamttestosterons nehmen zwischen dem 40. und 70. Lebensjahr um rund 0,4 % pro Jahr ab, die des freien Testosterons um 1,2 %, die des sexualhormonbindenden Globulins (SHBG) hingegen um 1,2 % pro Jahr zu. Insgesamt folgt daraus eine Abnahme des biologisch

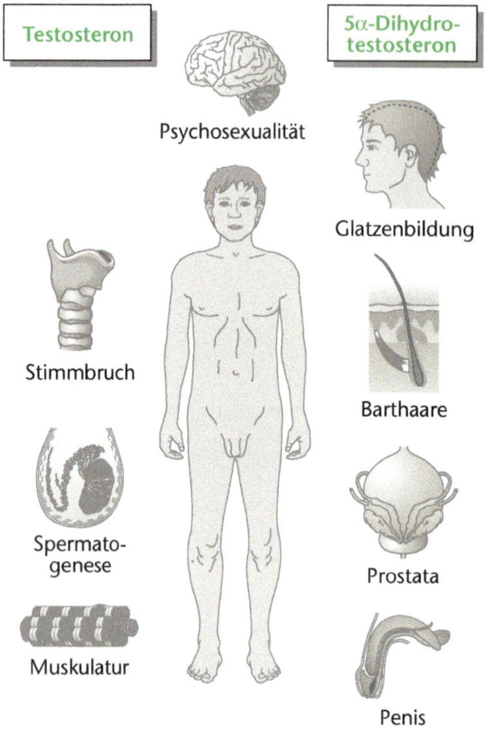

Abb. 2.11-2 Schema der androgenen Zielorgane und ihrer Abhängigkeit von Testosteron oder von 5α-Dihydrotestosteron.

wirksamen Testosterons. Follikelstimulierendes Hormon (FSH) und luteinisierendes Hormon (LH) nehmen um 1,9 bzw. 1,3 % pro Jahr zu (Tab. 2.11-2). Männer mit einer chronischen Krankheit oder Adipositas hatten parallele Veränderungen, jedoch deutlich niedrigere Werte (Gray et al. 1991). Ältere Männer haben deshalb vermehrt Symptome eines Androgenmangels: Anämie, Abnahme der Muskelmasse, Osteoporose und Abnahme sexueller Aktivität, vermehrte Depressivität und Störungen der kognitiven Funktion. Die meisten Studien waren jedoch nicht in der Lage, eine enge Assoziation von Testosteronspiegeln und klinischen Symptomen nachzuweisen.

Prostata

Die Prostata unterliegt paradoxerweise nicht einer Altersinvolution, sondern zeigt im Mittel eine Volumenzunahme. Die benigne Prostatahyperplasie (BPH) ist ein so häufiges Phänomen, dass

Tab. 2.11-2 *Mittlere Veränderungen der Hormonspiegel im Alter (nach Gray et al. 1991).*

Hormon	mittlere Veränderung pro Jahr (%)
FSH	+1,9 ± 0,2
LH	+1,3 ± 0,2
PRL	-0,4 ± 0,1
DHEA	-3,1 ± 0,2
DHEA-Sulfat	-2,2 ± 0,2
Testosteron	-0,4 ± 0,1
freies Testosteron	-1,2 ± 0,2
Albumin-gebundenes Testosteron	-1,0 ± 0,2
sexualhormonbindendes Globulin	+1,2 ± 0,1

FSH = follikelstimulierendes Hormon, LH = luteinisierendes Hormon, DHEA = Dehydroepiandrosteron, PRL = Prolaktin

sie von physiologischen Altersveränderungen nicht zu trennen ist. Die Relationen der anatomischen Strukturen verschieben sich im Rahmen der Hyperplasie des Organs.
Die Organfunktion der Prostata steht unter dem Einfluss von Androgenen. Die Höhe der zirkulierenden Testosteronspiegel hat aber keinen Einfluss auf die Entwicklung von Prostatakrankheiten (Carter et al. 1995). Testosteron wirkt nicht direkt, sondern erst nach seiner Umwandlung zu 5α-Dihydrotestosteron. Die Blockierung des katalysierenden Enzyms 5α-Reduktase 2 durch Finasterid hemmt die Entwicklung der BPH.

Sexualität

Die sexuelle Funktionsfähigkeit bleibt bis in die 9. und 10. Lebensdekade erhalten, sie ist bedeutsam für die „quality of life". Selbst wenn die Häufigkeit sexueller Handlungen und Reaktionen auf sexuelle Reize abnehmen, verändert sich die Zufriedenheit mit der Sexualität im Ganzen nicht (Rowland et al. 1993). Die Abnahme der sexuellen Aktivität korreliert mit der früheren Aktivität.
Die sexuellen Reaktionen verändern sich mit dem Alter (Masters und Johnson, 1966). Die Erektion benötigt längere Zeit bis zur Vollständigkeit als bei jüngeren Männern. Nach einem Orgasmus ist

die Erschlaffung des Penis beschleunigt. Während das Orgasmuserleben und das physiologische Entspannungsgefühl meist gleiches Empfinden wie in jüngeren Jahren bedeutet, ist die Ejakulation als das biologische Korrelat verändert. Der Ejakulationsdruck vermindert sich deutlich.

Die Häufigkeit der nicht suffizienten Erektionen, die „erektile Dysfunktion", nimmt mit dem Alter zu. Bereits in der klassischen Epidemiologie des sexuellen Verhaltens von Kinsey (1948) wurde die Abnahme von Erektionen und Kohabitationen evident. Ein Zusammenhang von sexueller Aktivität mit den aktuellen Testosteronspiegeln besteht nicht, wie viele Studien ergeben haben. Viele Krankheiten und Interaktionen mit Medikamenten fördern das Auftreten der erektilen Dysfunktion.

Literatur

Carter-HB, Pearson JD, Metter EJ, et al.: Longitudinal evaluation of serum androgen levels in men with and without prostate cancer. Prostate 1995; 27:25–31.

Gray A, Feldman HA, McKinlay JB, et al.: Age, disease, and changing sex hormone levels in middle-aged men: results of the Massachusetts Male Aging Study. J Clin Endocrinol Metab. 1991; 73: 1016–25.

Johnson L: Efficiency of spermatogenesis. Microsc Res Tech. 1995; 32:385–422.

Kinsey AC, Pomeroy WB, Matin CE: Sexual behavior in the human male. Saunders, Philadelphia, London, 1948.

Klein KO, Martha PM, Blizzard RM: A longitudinal assessment of hormonal and physical alterations during normal puberty in boys II. Estrogen levels as determined by an ultrasensitive bioassay. J Clin Endocrinol Metab 1996; 81:3203–3207.

Kletter GB, Padmanabhan V, Brown MB, et al.: Serum bioactive gonadotropins during male puberty: a longitudinal study. J Clin Endocrinol Metab 1993; 76:432–438.

Laue L, Chan WY, Hsueh AJ, et al.: Genetic heterogeneity of constitutively activating mutations of the human luteinizing hormone receptor in familial male-limited precocious puberty. Proc Natl Acad Sci USA 1995, 92:1906–1910.

Masters WH, Johnson VE: Human sexual response. Little, Brown and Cie Publ, Boston, Mass., 1966.

Prader A, Largo RH, Wolf C: Timing of pubertal growth and maturation in the first Zurich longitudinal growth study. Acta Paediatr Hung 1984; 25:155–159.

Randall VA: Role of 5alpha-reductase in health and disease. Baillieres Clin Endocrinol Metab 1994; 8:405–431.

Rowland DL, Greenleaf WJ, Dorfman LJ et al.: Aging and sexual function in men. Arch Sex Behav 1993; 22:545–557.

Stoleke H (Hrsg.): Endokrinologie des Kindes- und Jugendalters. Springer, Heidelberg, 1982.

Wu FCW, Butler GE, Kelnar CJH et al.: Ontogeny of pulsatile gonadotropin releasing hormone secretion from midchildhood, through puberty, to adulthood in the human male: A study using deconvolution analysis and an ultrasensitive immunofluorometric assay. J Clin Endocrinol Metab 1996; 81:1798.

2.12 Behaarung

Hans Wolff

Eigentlich haben die Haare des menschlichen Körpers mittlerweile nur noch wenige biologische Funktionen: Am Kopf dient das Haar zum Schutz gegen Sonnenstrahlen; Wimpern und Augenbrauen schützen das Auge vor Schweiß und Schmutzpartikeln; die Körperbehaarung hatte einmal den Sinn, Parasiten wie Zecken von der Haut fernzuhalten und im Winter zu wärmen. Obwohl biologisch nur noch wenig relevant, kommt den Haaren trotzdem auch heute noch eine enorme soziale Signalfunktion zu: das jugendliche Erscheinungsbild dichten Kopfhaares; die feminine Sanftheit langen Hippiehaares; die radikale Strenge des kurz Geschorenen oder die virile Männlichkeit einer behaarten Brust.

Außer an Hand- und Fußflächen finden sich überall am menschlichen Körper Haarfollikel. Insgesamt wird ihre Zahl auf etwa 1 Million geschätzt, davon etwa 100.000 kräftige Terminalhaare am Kopf. Die Dichte der Behaarung ist in verschiedenen Körperregionen unterschiedlich (Wolff und Kunk 2002).

2.12.1 Entwicklungsbiologie und Anatomie des Haarfollikels

Die Entwicklung des Haarfollikels ist eng mit jener der Haut verbunden. Die ersten Haarfollikel des Menschen entstehen etwa in der 10. Embryonalwoche (Cotsarelis 1998, Paus und Cotsarelis 1999). Jeder Haarfollikel ist ein kompliziertes Miniorgan mit folgenden Anteilen:

- dem Haar bildenden Epithel mit innerer und äußerer Wurzelscheide
- den Stammzellen in der Wulstregion (Fuchs et al. 2001, Rochat et al. 1994)
- einem Minimuskel (M. arrector pili)
- einer je nach Region mehr oder weniger ausgebildeten Talgdrüse
- der Haarzwiebel (Bulbus) an der Basis des Follikels
- den Melanozyten in der Haarzwiebel
- der dermalen Papille.

Der Haarbulbus findet sich in der unteren Lederhaut (Dermis) oder im subkutanen Fettgewebe. Durch fehlende HLA-Expression ist der Bulbus ein besonders immunprivilegiertes Gewebe (Paus und Cotsarelis 1999).

Die dermale Papille ragt von unten zapfenförmig in den Haarbulbus hinein; sie besteht aus spezialisierten Fibroblasten und ist die Steuerungszentrale des Haarfollikels. Die Größe der Haarpapille bestimmt die Größe des Bulbus und damit die Dicke des Haares. Der voll entwickelte Haarfollikel besteht aus epithelialen und mesenchymalen Anteilen.

Im Haarkanal findet sich der Haarschaft, also das Produkt des Haarfollikels. Er setzt sich zusammen aus einem komplexen Geflecht von Keratin-Filamenten und besteht anatomisch aus

- dem Haarmark (Medulla)
- der Haarrinde (Kortex)
- der äußeren Schutzschicht (Cuticula).

Alle Haarfollikel sind von einem dichten Netzwerk von Nerven umgeben. Diese reichen vom Bulbus bis zur Epidermis. Es handelt sich hierbei um sensorische und autonome Nervenfasern.

Die Blutversorgung des Haarfollikels erfolgt durch die Haarpapille und ein dichtes perifollikuläres Netz großer, vertikal verlaufender Arteriolen und kleiner horizontal verlaufender Anastomosen.

2.12.2 Der Haarwachstumszyklus

Das menschliche Haarwachstum ist kein kontinuierlicher Prozess, sondern verläuft in immer wiederkehrenden Zyklen von Wachstum (Anagen), Rückbildung des Follikels (Katagen), Stillstand (Telogen) und schließlich Ausfall des Haares (Fuchs et al. 2001).

Jeder Haarfollikel hat seine eigene biologische Uhr, die den Haarzyklus steuert. Der Haarzyklus unterliegt außerdem einer Vielzahl anderer intrinsischer und extrinsischer Einflüsse.

Hierzu gehören Hormone, Wachstumsfaktoren, Zytokine, Neuropeptide, aber auch verschiedene Jahreszeiten. Eine besondere Rolle spielen Androgene (Randall et al. 1991, 1992, Sawaye und Prince 1997). So fördert das Androgen Testosteron bzw. Dihydrotestosteron (DHT) in gewissen Körperregionen wie dem Bartbereich das Haarwachstum; am Capillitium hingegen induziert Dihydrotestosteron Haarausfall, wenn eine entsprechende genetische Prägung vorliegt (vgl. Kap. 10.13).

Anagen

Während der Anagenphase wächst das Haar. Das Anagen eines Kopfhaars dauert etwa 3–6 Jahre, manchmal auch deutlich länger (Paus und Cotsarelis 1999). Von der Dauer des Anagens ist die maximale Haarlänge abhängig.

Nimmt man eine Haarwachstumsgeschwindigkeit von etwa 0,3 mm pro Tag oder 1 cm pro Monat an, muss die Anagenphase bei manchen Menschen bis zu 10 Jahre betragen (Wolff und Kunk 2002).

Die Leistung der Haarfollikel ist hierbei enorm. So produzieren allein die etwa 100.000 Kopfhaare etwa 30 Meter Haar pro Tag. Wie bei allen schnell proliferierenden Geweben, sind auch die Epithelzellen des Haarfollikels während des Anagens besonders anfällig für Störungen (Wolff und Kunk 2002):

- Ist die Schädigung nur gering, kommt es im Allgemeinen nur zu einer kurzzeitigen Abnahme der Wachstumsgeschwindigkeit und zu einer geringen Abnahme des Haarschaftdurchmessers.
- Bei mittelschwerer Schädigung beenden viele Haare vorzeitig das Anagen; das Haar geht in das Telogen-Ruhestadium über und fällt 2–4 Monate später aus.
- Ist die Noxe wie bei einer Chemotherapie sehr stark, kommt es zu einer so starken Schädigung des Haarepithels und damit des Haarkeratins, dass die Haare knapp unter der Kopfhautoberfäche abbrechen. Bei lichtmikroskopischer Betrachtung des abgebrochenen Haares sieht man zugespitzte Enden, sog. dystrophische Haare.

Katagen

Nach dem Anagen folgt das kurze Katagen. Während dieser etwa 2 Wochen langen Übergangsphase kommt es zur Regression des Haarfollikels durch genau orchestrierte Apoptosen (Commo und Bernard 1997, Soma et al. 1998, Tobin et al. 1998). Durch den programmierten Zelltod schrumpft der Haarfollikel auf etwa ein Drittel seiner Länge. Der Bulbus wandert nach oben, die Verbindungszellen zwischen Follikelepithel und Haar verhornen. Die Haarpapille löst sich bis auf wenige Fibroblasten fast vollständig auf. Mit etwa 2 Wochen ist das Katagenstadium relativ kurz. Daher befinden sich normalerweise immer nur etwa 2–4 % der Kopfhaare im Katagen.

Telogen

In der Telogenphase ist ein voll ausgebildetes, keratinisiertes Kolbenhaar ohne Stoffwechselaktivität zu finden. Die Telogenphase dauert etwa 2–4 Monate, sodass sich normalerweise immer etwa 10–20 % der Kopfhaare im Telogen befinden. Schädigende Noxen können keinen Einfluss mehr ausüben, ebensowenig wie Haartherapeutika. Gegen Ende der Telogenphase befindet sich im selben Haarkanal bereits das nächste Anagenhaar (Paus und Cotsarelis 1999, Stenn et al. 1992).

> **Da die Telogenphase obligat 2–4 Monate dauert, bevor das Haar ausfällt, ergibt sich für die allermeisten Schädigungen des Haarwachstums, dass sie sich erst nach 2–4 Monaten durch verstärkten Haarausfall bemerkbar machen können.**

2.12.3 Haararten

Beim Menschen lassen sich vier verschiedene Arten von Haaren unterscheiden (Paus und Cotsarelis 1999, Wolff und Kunk 2002):

- Das **Lanugohaar** ist das Haar des Fötus. Nur unreife Neugeborene weisen noch Lanugohaare auf. Die Haare sind kurz, dünn, weich, marklos und meist unpigmentiert.
- Das **Vellushaar** ist meist nicht länger als zwei Zentimeter, dünn, marklos und im Allgemeinen farblos. Dies Haar ist das normale Oberflächenhaar, das sich am gesamten Körper befindet.
- **Terminalhaare** vom Kopf sind lang, dick, pigmentiert und besitzen meist ein Haarmark.
- **Sexualhaare** des Körpers sind kurz, dick und meist gekräuselt. Sie können auch als Variante der Terminalhaare gesehen werden.

Bereits bei Geburt finden sich Terminalhaare am Capillitium. In der Pubertät entstehen an bestimmten Körperarealen wie der Bartregion aus Vellushaaren Terminalhaare. Haare im Genitalbereich und in den Achselhöhlen können als Sexualhaare bezeichnet werden, da sie in der Pubertät unter dem Einfluss der Sexualhormone entstehen. Ebenso wie in der Pubertät die Umwandlung von Vellus- zu Terminalhaarfollikeln möglich ist, können sich bei einer androgenetischen Alopezie Terminalhaarfollikel in Vellushaarfollikel umwandeln (vgl. Kap. 10.13).
Die Form der Haare wird genetisch durch eine unterschiedliche Zusammensetzung der Kortikal-

zellen aus Keratin und Matrixproteinen bestimmt. Schwarze haben gekräuseltes Haar, Asiaten glattes und Weiße glattes, gewelltes oder spiraliges Haar (Wolff und Kunk 2002).
Die Haarfarbe ist abhängig von der Anzahl, Verteilung, Dichte und Art der Melanosomen in der Haarrinde (Wolff und Kunk 2002).
Zusammenfassend handelt es sich bei Haaren bzw. Haarfollikeln um hochkomplexe Miniorgane mit einer Fülle von Funktionen.

Literatur

Commo S, Bernard BA: Immunohistochemical analysis of tissue remodelling during the anagen-catagen transition of the human hair follicle. Br J Dermatol 1997; 137:31–38.

Cotsarelis G: The hair follicle. Dying for attention. Am J Pathol 1998; 151:1505–1509.

Fuchs E, Merril BJ, Jamora C, DasGupta R: At the roots of a never-ending cycle. Dev Cell 2001; 1:13–25.

Paus R, Cotsarelis G: The biology of hair follicles. N Engl J Med 1999; 341:491–497.

Randall VA, Thornton MJ, Hamada K, Redfern CPF, Nutbrown M, Ebling FJG, Messenger AG: Androgens and the hair follicle: cultured human dermal papilla cells as a model system. Ann NY Acad Sci 1991; 642:355–375.

Randall VA, Thornton MJ, Messenger AJ: Cultured dermal papilla cells from androgen-dependent human hair follicles (eg beard) contain more androgen receptors than those from non-balding areas of the scalp. J Endocrinol 1992; 133:141–147.

Rochat A, Kobayashi K, Barrandon Y: Location of stem cells of human hair follicles by clonal analysis. Cell 1994; 76:1063–1073.

Sawaya ME, Price VH. Different levels of 5α-reductase type I and II, aromatase, and androgen receptor in hair follicles of women and men with androgenetic alopecia. J Invest Dermatol 1997;109:296–300.

Soma T, Ogo M, Suzuki J, Takahashi T, Hibino T: Analysis of apoptotic cell death in human hair follicles in vivo and in vitro. J Invest Dermatol 1998; 111:948–954.

Stenn KS, Nixon AJ, Jahoda CAB, McKay IA, Paus R: What controls hair follicle cycling? Exp Dermatol 1992; 8:229–236.

Tobin DJ, Hagen E, Botchkarev VA, Paus R: Do hair bulb melanocytes undergo apoptosis during hair follicle regression (catagen)? J Invest Dermatol 1998; 111:941–947.

Wolff H, Kunk C: Diagnostik und Therapie von Haarerkrankungen. 2. Aufl. Uni-Med Verlag, Bremen 2002.

3

Psychosoziale Entwicklung

3.1 Selbstfindung und Körperbild 65
3.1.1 Einleitung 65
3.1.2 Dynamik der Selbstfindung 66
3.1.3 Klinik 66
3.1.4 Zusammenfassung 67

3.2 Körperliche Aktivität und funktionelle Fähigkeiten 68

3.3 Orgasmusempfinden 70
3.3.1 Der sexuelle Reaktionszyklus 70
3.3.2 Orgasmus 71
3.3.3 Störungen des Orgasmusempfindens 71

3.4 Pheromone 72
3.4.1 Klassifikation und Charakteristika 72
3.4.2 Wirkung auf den Menschen 73

3.5 Sexualität, erogene Zonen und Lustempfinden 75

3.6 Partnerschaft und Stressbewältigung . 77
3.6.1 Wirkungsbeziehungen zwischen Partnerschaft und Stress 77
3.6.2 Dyadisches Coping 78

3.7 Berufsleben – „always fit for business" 79
3.7.1 Erwartungen an den Mann – Leistungsfähigkeit im Berufsleben 80
3.7.2 „Always fit for business" – Implikationen und Konsequenzen 81

3.8 Familie – Partnerschaft – Schwangerschaft 82
3.8.1 Lebensformen 82
3.8.2 Schwangerschaft 83
3.8.3 Vaterschaft 84

3.9 Gewalt – Misshandlungen, Aggressionen 85
3.9.1 Männergewalt und männliche Rolle .. 85
3.9.2 Empirische Befunde zur Männergewalt 85
3.9.3 Wege aus dem Dilemma 86

3.10 Midlife-Crisis 88

3.11 Der alternde Mann 89
3.11.1 Definition 89
3.11.2 Beschwerden und Symptome des alternden Mannes 90
3.11.3 Einflussfaktoren altersbezogener Beschwerden 92

3.1 Selbstfindung und Körperbild

Burkhard Brosig, Sebastian Euler

3.1.1 Einleitung

Das innere Erleben von Kohärenz und Kontinuität der Persönlichkeit über die Grenzen von Zeit und Raum hinweg erscheint alltagspsychologisch zunächst unproblematisch, nicht zu hinterfragen, für den „Normalo" eben nicht erklärungsbedürftig. Männliches Selbsterleben könnte dabei mit Begriffen wie „Selbstbewusstsein", „Selbstbehauptung", „Selbstwert", „Durchsetzungsvermögen" oder, in einem erweiterten, sozialen Sinn gedacht, mit „Potenz" gleichgesetzt werden. Im sexuellen Selbsterleben zeigt sich, wie eng Körperbild und Selbstfindung miteinander verflochten sind. Freud spricht in diesem Zusammenhang davon, das „Ich" sei vor allem ein körperliches Ich (Freud, 1923).

In einem klinischen Kontext werden diese Selbstverständlichkeiten eines „Selbst-Bewusstseins" fragwürdig und sehr wohl erklärungsbedürftig. Fällt es Gesunden leicht, genau zu definieren, wer mit „Ich" gemeint ist, für wen der Gesunde sich „selbst" hält – in Deutschlands Süden würde es, in köstlicher Geradlinigkeit, als ein Gefühl von „mir san mir" definiert werden können –, so sind für den seelisch Komplizierten, in einem medizinischen Kontext seelisch Gestörten, all diese Selbstverständlichkeiten schnell dahin.

3.1.2 Dynamik der Selbstfindung

In der griechischen Mythologie ist es der Jüngling Narziss, der sich im Spiegelbild selbst sieht, sich in sein eigenes Spiegelbild verliebt und daran schmachtend zugrunde geht. Hier deutet sich schon, kaum merklich, ein Motiv der Entfremdung an: Kann denn der seelisch Gesunde sich so intensiv in sein „Selbst" verlieben? Wird nicht damit dieses Spiegelbild einer Verfremdung unterzogen, um als nicht zu sich selbst gehörig, eben als ein Objekt der Begierde empfunden werden zu können? Ist nicht dem Mythos des Narziss die Spaltung des Ich bereits eingeschrieben, als einem Riss der Identität, der ein natürliches Selbsterleben infrage stellt (Gekle, 1995; Lasch, 1980)? So zielt die Frage, ob das Individuum mit sich selbst im Einklang stehen kann, auf ein in der Philosophie des Abendlandes gleichsam „klassisches Problem", das der Selbstfindung. „Erkenne dich selbst", dies gehört zu den Entwicklungsaufgaben des jungen Menschen in der Zeit der Adoleszenz und wird in den späteren Lebensphasen immer wieder neu auf innere Konsistenz hin überprüft (s. zur Dynamik der adoleszentären Entwicklung auch Kap. 4.1).

In der psychoanalytischen Theorie könnte man zur Entwicklungsdynamik des Selbst paradigmatisch insbesondere **drei divergierende Grundpositionen** formulieren:

- In der psychoanalytischen Selbst-Psychologie, in Deutschland insbesondere von Milch und Mitarbeitern (Milch et al. 2001) vertreten, wird die Vorstellung von einem kohärenten Selbst als Entwicklungsaufgabe und Ziel einer längerfristigen psychodynamisch ausgerichteten Psychotherapie formuliert. Identität wird so zu einem wichtigen Desiderat einer psychotherapeutischen Intervention.
- Im Gegensatz dazu findet sich in der psychoanalytischen Tradition Frankreichs die Vorstellung, von Lacan (1966) als „Spiegelstadium" benannt, dass die Entfremdung vom Ich zum Wesen des Menschen gehöre. Diese sei somit irreduzibel, und die Aufgabe einer psychotherapeutischen Behandlung müsse sein, verschiedene Aspekte von Identität und sozialer Rolle beim Einzelnen lediglich transparenter zu machen, ohne diese Widersprüche durch forcierte Bestrebungen der Harmonisierung und Kohärenzbildung vorzeitig zu nivellieren.
- Etwa in der Mitte zwischen diesen Extremen findet sich die von Winnicott (1971) formulierte Beschreibung eines „wahren und falschen Selbst", in der die Sehnsucht des Einzelnen nach Selbstbestimmung und Identität zwar anklingt, aber die sozial überformte Entfremdung des Individuums in dem Prozess einer Kulturaneignung und familiären Sozialisation als partiell unausweichliche Tatsache zumindest angedeutet wird.

3.1.3 Klinik

Betrachtet man die Störungen des Selbst in einem dezidiert klinischen Sinne, so finden sich solche insbesondere in vier Kategorien (analog zur Internationalen Klassifikation Psychischer Erkrankungen ICD-10; Dilling et al. 1991):

- Störungen der Identität können so tief greifend sein, dass sich die Person in keiner Weise als kohärent, identisch und harmonisch erleben kann. Der Begriff „Schizophrenie", dem Krankheitsspektrum der Psychosen zugehörig, markiert genau diesen Punkt der Spaltung des Selbst in zwei voneinander getrennte, innerlich gleichsam inkompatible Persönlichkeitsanteile. Die Symptomatik wird dabei als eine Unsicherheit des „In-der-Welt-Seins" inszeniert.
- Eine klinisch ebenso eindrucksvolle Störung der Selbst-Identität stellt sich als Störung der Geschlechtsidentität bis hin zur Transsexualität dar. Transsexuelle empfinden sich als in einem „falschen" Körper lebend, der als nicht zugehörig, fremd und hassenswert erscheint. Alle Energie wird darin gesetzt, eine Veränderung der als quälend erlebten äußeren Gestalt zu erreichen, um diese subjektiv erlebte Identitätsverzerrung aufheben zu können.

- Sehr nahe an den bereits zuvor genannten Störungsbildern und teils überschneidend zu diesen findet sich das klinische Konzept der Borderline-Störung, bei dem Identität und Selbstwert einem ständigen Prozess der Erosion ausgeliefert sind. Diese im Deutschen als „Grenzfälle" bezeichneten Patienten haben kein kontinuierliches Gefühl von innerer Kohärenz und Stimmigkeit. Drogen, „Thrills" mit dissozialem oder gar kriminellem Verhalten, Selbstverletzungen und anderes impulsives Verhalten etwa im Bereich der Sexualität werden eingesetzt, um sich selbst besser spüren und erleben zu können.
- Im Spektrum zwischen (insbesondere in der Pubertät) noch normalem und klinisch bedeutsamem neurotischem Erleben findet sich die „Dysmorphophobie" mit der Befürchtung der Betroffenen, zu dick, zu hässlich, zu unattraktiv usw. zu sein (s. Phillips, 2000; Stangier und Gieler, 1997). Auch hier ist die Überzeugung, körperlich missgestaltet zu sein, oft sehr tief verankert, jedoch nicht wahnhaft, und es zeigt sich immer wieder, gleichsam in lichten Augenblicken, die realistische Einsicht, dass es sich hier um eine überwertige Idee handelt, die für andere nicht nachzuvollziehen ist. Der Kranke behält eine innere Distanz zu seiner Symptombildung.

3.1.4 Zusammenfassung

Störungen des Selbsterlebens und des Körperbildes gehören zu den psychologisch schweren Veränderungen des seelischen Erlebens beim Erwachsenen. Die Entstehung eines kohärenten Selbst erfordert eine komplexe Amalgamisierung sehr divergenter körperlicher und seelischer Funktionen, die Aspekte der Identität, der sozialen Rolle, der körperlichen Basisregulation und nicht zuletzt der sexuellen Orientierung beinhalten (Milch, 2000). Die Suche nach Identität verstehen wir als eine vordringliche Entwicklungsaufgabe in der Phase der Adoleszenz, sie muss jedoch auch in späteren Perioden im Lebenszyklus des Erwachsenen (wie sich etwa in Begriffen wie „midlife transition" zeigt) stets erneut geleistet werden (Brosig et al. 2001; Colarusso, 1999; Euler et al. 2003). Zudem gehört es zu den typischen Merkmalen unserer westlichen Kultur, dass Identitäten, etwa definiert durch berufliche Positionen und familiäre Rollen, permanent neu entstehen, modifiziert werden und sich dabei insgesamt als instabiler erweisen als dies in Kulturen der Fall ist, in denen sozialer Status, familiäre Zugehörigkeit und geschlechtsspezifische Rollenzuschreibungen unveränderlicher festgeschrieben sind.

Literatur

Anzieu D (1985): Le Moi-Peau. Dt.: Das Haut-Ich. Übs. v. Meinhart Korte u. Marie-Hélène Lebourdais-Weiss. Frankfurt a. M. (Suhrkamp), 1991.

Brosig B, Kupfer J, Niemeier V, Gieler U: The „Dorian Gray Syndrome": psychodynamic need for hair growth restorers and other „fountains of youth". Int J Clin Pharmacol Therapeut 2001; 39: 279–283.

Colarusso CA: The development of time in middle adulthood. Psychoanal Q 1999; 68: 52–83.

Dilling H Mombour W, Schmidt MH: Internationale Klassifikation psychischer Störungen ICD 10. Bern, Göttingen, Toronto (Huber), 1991.

Euler S, Brähler E, Brosig B: Das Dorian Gray Syndrom als „ethnische Störung" der Moderne? Psychosozial 2003; 25: 73–90.

Freud S: Das Ich und das Es. GW XIII. Frankfurt (Fischer), 1976.

Gekle H: Spiegel-Bilder des Ich. Zu Jaques Lacans Theorie des Imaginären. Psyche – Z Psychonal 1995; 49: 705–726.

Lacan J : Le stade du miroir comme formateur de la fonction du Je. In: Ecrits. Edition du Seuil, Paris, 1966.

Lasch C: Das Zeitalter des Narzissmus. München (Steinhausen), 1980.

Milch W: Kleinkindforschung und psychosomatische Störungen. Psychotherapeut 2002; 45: 18–24.

Milch W, Hartmann H-P, Kratzsch S, Seiler K: Lehrbuch der Selbstpsychologie. Stuttgart (Kohlhammer), 2001.

Phillips KA: Body dysmorphic disorder: Diagnostic controversies and treatment challenges. Bulletin of the Menninger Clinic 2000; 64: 18–35.

Stangier U, Gieler U: Somatoforme Störungen in der Dermatologie. Psychotherapie 1997; 2: 91–101.

Winnicott, DW: Playing and Reality. London (Tavistock), 1971.

3.2 Körperliche Aktivität und funktionelle Fähigkeiten

Thorsten Nikolaus

Ein Zusammenhang zwischen körperlicher Aktivität und dem Auftreten funktioneller Behinderungen im höheren Lebensalter konnte in epidemiologischen Studien eindeutig belegt werden. So ist in den westlichen Industrienationen in den letzten Jahrzehnten die Lebenserwartung zwar deutlich angestiegen, jedoch ist eine Verlängerung der Lebenserwartung nicht notwendigerweise mit einer Verbesserung der Lebensqualität in den dadurch gewonnenen Jahren gleichzusetzen. Gelingt es nicht, das Auftreten von chronischen Erkrankungen in spätere Lebensjahre hinauszuschieben, bedeutet die Verlängerung der Lebenserwartung für den Betroffenen nur eine Verlängerung des Lebens mit chronischen Erkrankungen.

Eine längere Lebenserwartung erscheint nur dann erstrebenswert, wenn der Vitalitätsverlust erst kurz vor dem Ende des Lebens eintritt, das heißt, wenn es gelingt, die Zeit zwischen der klinischen Manifestation einer Krankheit und dem Tod zu verkürzen und damit ein längeres Leben in Gesundheit und Wohlbefinden zu ermöglichen (Fries, 1980).

In den letzten Jahren wurde eine Reihe von Longitudinaluntersuchungen durchgeführt, um Risikofaktoren zu identifizieren, die zur Entwicklung von funktionellen Beeinträchtigungen und Behinderungen führen. Aus einer Reihe epidemiologischer Untersuchungen weiß man, dass zur Entwicklung funktioneller Einschränkungen und Behinderungen einige chronische Krankheiten wesentlich beitragen. Hierzu zählen die Demenz, zerebrovaskuläre Krankheiten, Herzerkrankungen, Frakturen und Unfälle, Seheinschränkungen und Osteoporose. In einer Übersichtsarbeit konnten weitere wichtige Risikofaktoren von Behinderungen im Alltag identifiziert werden (Stuck et al. 1999).

Die folgenden Ausführungen fokussieren auf die körperliche Aktivität und Mobilität und ihre Auswirkungen auf die funktionellen Fähigkeiten. Zahlreiche epidemiologische Studien zeigen einen klaren Zusammenhang zwischen Lebensstil und dem Auftreten von Behinderungen.

In einer Beobachtungsstudie an 1097 Menschen über 65 Jahren korrelierte das Maß körperlicher Aktivität mit dem Auftreten bzw. dem Vermeiden von Behinderungen. Die Wahrscheinlichkeit, nicht behindert zu sterben, war unter den körperlich Aktiven nahezu doppelt so hoch wie unter den Inaktiven (Leveille et al. 1999).

Zu ähnlichen Ergebnissen kommt die „Longitudinal Study of Aging“ mit 3841 Teilnehmern über 70 Jahren. In dieser Untersuchung war die Wahrscheinlichkeit funktionelle Fähigkeiten zu verlieren unter den körperlich Inaktiven 1,5-mal so hoch (Mor et al. 1989).

In einer Untersuchung an 6981 Personen im Alter von über 65 Jahren innerhalb eines Beobachtungszeitraums von 4 Jahren zeigte sich, dass ein gesunder Lebensstil ohne Rauchen, Alkohol und Übergewicht und mit moderater körperlicher Anstrengung nicht nur lebensverlängernd wirkte, sondern auch die Selbstständigkeit erhalten half (LaCroix et al. 1993). Dies wird bestätigt durch die „MacArthur Study of Successful Aging“, die zusätzlich das soziale Netzwerk und die soziale Unterstützung als positiven Prädiktor identifizierte (Seeman et al. 1995).

Das Risiko einer körperlichen Behinderung wird zusätzlich erhöht durch Komorbidität, neu aufgetretene Erkrankungen und bereits schlechte funktionelle Ausgangsleistungen (Guralnik et al. 1995).

In der „Women's Health and Aging Study“ führte die wechselseitige Beeinflussung von Behinderungen zu einem größeren Effekt, als von der Summe der einzelnen Beeinträchtigungen zu erwarten gewesen wäre (Rantanen et al. 1999).

In zahlreichen Querschnitts- und einigen Längsschnittstudien konnte gezeigt werden, dass Ausdauer und Leistung während des Lebens kontinuierlich absinken.

Bei sehr geringer körperlicher Aktivität besteht die Gefahr, dass über einem Alter von ca. 80 Jahren die relative Leistung unter die Funktionsschwelle sinkt, die nötig ist, um Alltagsaktivitäten bewältigen zu können. Ähnliches trifft auf die Kraft zu.

Die relative Kraft steigt kontinuierlich bis zum Alter von 30 Jahren an, um nach dem Erreichen des Maximums nahezu linear abzufallen. Auch hier ist die kritische Funktionsschwelle an relativer Kraft, die für die Bewältigung des Alltags notwendig ist, etwa ab dem 80. Lebensjahr unterschritten.

Inwieweit gezielte Interventionen die Entwicklung von Behinderungen auch bei alten und sehr alten Menschen aufhalten oder verlangsamen können, war lange Zeit umstritten. Erst in jüngster Zeit konnte durch Interventionsstudien auch in dieser Bevölkerungsgruppe gezeigt werden, dass die Intensivierung körperlicher Aktivität die funktionellen Fähigkeiten verbessern hilft. So zeigte Ausdauertraining, wie Fahrradergometrie oder leichtes Lauftraining, eine Besserung der funktionellen Fähigkeiten. Dies führt bei Patienten mit stabiler Herzinsuffizienz zu besserer kardialer Funktion und bei Patienten mit koronarer Herzkrankheit zu verzögerter Progredienz (Niebauer et al. 1997, Hambrecht et al. 2000).

Regelmäßiges Krafttraining führt neben einem Kraftzuwachs zur Besserung funktioneller Fähigkeiten und reduziert die Sturzinzidenz selbst bei sehr gebrechlichen Menschen.

So nahm in einer Studie an 100 Pflegeheimbewohnern innerhalb von zehn Wochen durch regelmäßiges Training die Kraft in einer Interventionsgruppe um 113 % zu, der Muskelzuwachs betrug knapp 3 %, während die Muskeln in der nicht trainierenden Gruppe um fast 2 % abnahmen.

In einer Interventionsstudie bei insgesamt 981 Alten- und Pflegeheimbewohnern sank die Sturzrate um 45 % (Becker et al. 2003).

Koordinatives Training in Form des fernöstlichen Tai-Chi kann die Sturzrate ebenfalls verringern und die Sturzangst reduzieren (Wolf et al. 1996).

Fazit: Wie die Studien überzeugend zeigen, ist regelmäßiges Training in der Lage, den Verlust an Leistung über die Jahre hinweg so zu verlangsamen, dass die Funktionsschwelle für Ausdauerleistungen auch in sehr hohem Alter nicht unterschritten wird. Ähnliches trifft auch für die Kraft zu. Regelmäßiges Krafttraining führt dazu, den kontinuierlichen Abbau vorübergehend umzukehren und den Sportler auf ein höheres Kraftniveau anzuheben. Im Ergebnis wird dadurch auch in sehr hohem Alter die kritische Funktionsschwelle nicht mehr unterschritten, obwohl auch hier die physiologischen Abbauprozesse weitergehen.

Literatur

Becker C, Kron M, Lindemann U et al.: Effectiveness of a multifaceted intervention on falls in nursing home residents. J Am Geriatr Soc 2003; 51: 306–313.

Fries JF: Aging, natural death and the compression of morbidity. N Engl J Med 1980; 303: 130–135.

Guralnik JM, Ferrucci L, Simonsick EM et al.: Lower-extremity function in persons over the age of 70 years as a predictor of subsequent disability. N Engl J Med 1995; 332: 556–561.

Hambrecht R, Gielen S, Linke A et al.: Effects of exercise training on left ventricular function and peripheral resistance in patients with chronic heart failure: A randomized trial. J Am Med Assoc 2000; 283: 3095–3101.

La Croix AZ, Guralnik JM, Berkman LF et al.: Maintaining mobility in late life. II Smoking, alcohol consumption, physical activity, and body mass index. Am J Epidemiol 1993, 137. 858–869.

Leveille SG, Guralnik JM, Ferrucci L, Ranglois JA: Aging successfully until death in old age: opportunities for increasing active life expectancy. Am J Epidemiol 1999; 149: 654–664.

Mor V, Murphy J, Masterson-Allen S et al.: Risk of functional decline among well elders. L Clin Epidemiol 1989; 42: 895–904.

Niebauer J, Hambrecht R, Velich T et al.: Attenuated progression of coronary artery disease after 6 years of multifactorial risk intervention: role of physical exercise: Circulation 1997; 96: 2534–2541.

Rantanen T, Guralnik JM, Ferrucci L et al.: Coimpairments: strength and balance as predictors of severe walking disability. J Gerontol 1999; 54: M172–176.

Seeman TE, Berkman LF, Charpentier PA et al.: Behavioral and psychosocial predictors of physical perfor-

mance: MacArthur studies of successful aging. J Gerontol 1995; 50: M177–183.
Stuck AE, Walthert JM, Nikolaus T et al.: Risk factors for functional status decline in community-living elderly people: A systematic review of the literature. Soc Sci Med 1999; 48: 445–469.
Wolf SL, Barnhart HX, Kutner NG et al.: Reducing frailty and falls in older persons: an investigation of tai chi and computerized balance training. J Am Geriatr Soc 1996; 44: 489–497.

3.3 Orgasmusempfinden

Burkhard Brosig

Liebesnacht
Welch eine Nacht! Ihr Götter und Göttinnen,
wie Rosen war das Bett! Da hingen wir
zusammen im Feuer und wollten in Wonnen zerrinnen,
und aus den Lippen flossen dort und hier,
verirrend sich, unsere Seelen in unsere Seelen –
lebt wohl, ihr Sorgen! Wollt ihr mich noch quälen?
Ich hab in diesen entzückenden Sekunden,
wie man mit Wonne sterben kann, empfunden.

Petronius, 66 n. Chr. (nach Britting et al. 1963)

Wie Petronius, der „Hofdichter" des Kaisers Nero, schon vor annähernd 2000 Jahren in subtiler und einfühlsamer Sprache beschreibt, wird der Orgasmus psychisch als ein die Reizschranken überflutendes Entgrenzungserlebnis empfunden, in dem, so wie oben geschildert, „unsere Seelen in unsere Seelen" fließen. Die Entgrenzung wird auch bezüglich der eigenen Existenz, bezogen auf das Ich erlebt, nicht nur in Bezug auf die Verschmelzung mit dem Anderen, dem Objekt, und so heißt es auch im Gedicht, dass man „mit Wonne sterben" könne. Parallel dazu wird der Orgasmus im Französischen auch als „petit mort" bezeichnet. Dieses Erleben eines als nahezu unerträglich erscheinenden Lustempfindens wird vom Gesunden, Ich-Starken eben als angenehme Erosion der als hyperstabil erlebten Abwehr angesehen. Der alltägliche Realismus, die Anpassung an die Erfordernisse des Lebens, werden eskapistisch abgelegt: „Lebt wohl, ihr Sorgen …".

3.3.1 Der sexuelle Reaktionszyklus

Schon 1957 begannen die amerikanischen Sexualforscher William Masters und Virginia Johnson die körperlichen Reaktionen im sexuellen Reaktionszyklus mit psychophysiologischen Methoden zu erforschen (Masters und Johnson, 1966). An einer Gruppe von 700 Männern und Frauen konnten sie für beide Geschlechter vier Phasen der menschlichen sexuellen Reagibilität identifizieren (Abb. 3.3-1): *Erregungsphase* (Anwachsen der Körperreaktionen, z.B. unter Eintreten der Erektion), *Plateauphase* (Stabilisierung der somatischen Veränderungen der Erregungsperiode), *Orgasmus* (s.u.) und *Rückbildungsphase* (Rückkehr zum Ruhezustand).
Darauf folgt im Allgemeinen die *Refraktärperiode*, die, in variablem zeitlichen Ausmaß, eine erneute sexuelle Erregung v.a. beim Mann verhindert und multiple Orgasmen nicht zulässt. Zwar wird im-

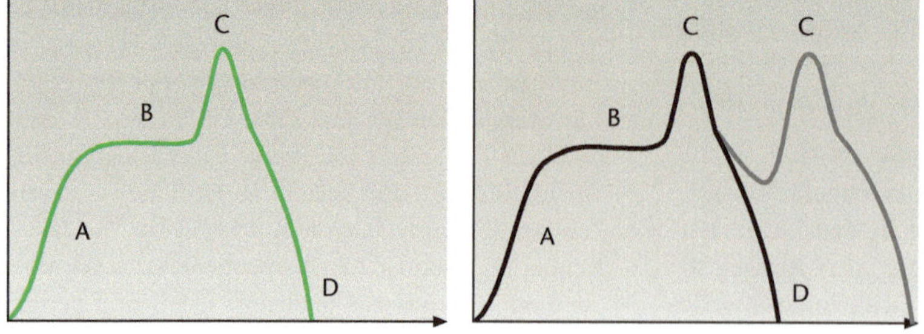

Abb. 3.3-1 Sexueller Reaktionszyklus bei Mann und Frau (nach Masters und Johnson, 1966). Grüne Kurve: Reaktionszyklus beim Mann, schwarze Kurve: bei der Frau. A: Erregungsphase, B: Plateauphase, C: Orgasmus, D: Rückbildungsphase. Für die Frau ist ein erneuter Reaktionszyklus angedeutet, so wie bei multiplen Orgasmen.

mer wieder von manchen Männern berichtet, dass diese multiple sexuelle Reaktionsfähigkeit mit bestimmten Körperbeherrschungsmethoden (z.B. einer besonderen Atemtechnik im Tantra, der indischen Liebeskunst) doch zu erreichen wäre und auch die im Orgasmus üblicherweise auftretende Ejakulation unter bestimmten Bedingungen unterbunden werden könnte, doch scheinen dies sicher Ausnahmen zu sein, die an bestimmte Rituale gebunden sind und von den meisten Männern als nicht erfüllend angesehen werden.

3.3.2 Orgasmus

Der Orgasmus selbst (abgeleitet vom Griechischen *orgasmos*: Strotzen) ist gekennzeichnet durch die plötzliche Lösung muskulärer und seelischer Spannungen am Höhepunkt der sexuellen Erregung. Im männlichen Körper beginnt der Orgasmus mit unfreiwilligen rhythmischen Kontraktionen der Samenstränge und benachbarter Organe (Samenleiter, Samenblasen, Prostata), der Harnröhre, der Muskeln an der Peniswurzel und schließlich des Penis selbst. Die ersten drei oder vier kräftigen Kontraktionen wiederholen sich im Abstand von weniger als einer Sekunde. Danach werden die Kontraktionen schwächer und die Abstände größer. Im geschlechtsreifen männlichen Körper wird der Orgasmus von der Ejakulation (= Ausstoßung) des Samens begleitet. Infolge der eben genannten Kontraktionen wird die angesammelte Samenflüssigkeit durch die Harnröhre pulsativ nach außen gepresst.
Neuroendokrinologisch führt diese sexuelle Aktivität zu einer vorübergehenden sympathikoadrenalen Aktivierung mit Erhöhung von Adrenalin und Noradrenalin im Plasma, die von einer länger anhaltenden Erhöhung des Prolaktinspiegels begleitet wird. Nicht bei allen Individuen nachweisbar und damit inkonsistent ist die Erhöhung des Oxytocins (Kruger et al. 2002). Dem Prolaktin scheint die Rolle eines hemmenden Regulativs zuzufallen, da bei männlicher Fähigkeit zu multiplen Orgasmen die Erhöhung dieses Hormons auszubleiben scheint (Haake et al. 2002, Kruger et al. 2002).

3.3.3 Störungen des Orgasmusempfindens

Psychisch wird orgiastisches Erleben immer dann unmöglich bzw. auch seelisch unbefriedigend, wenn die intrapsychische Stabilität, in der psychoanalytischen Terminologie als Ich-Stärke bezeichnet, nicht ausreichend etabliert ist. Deshalb ist orgiastisches Erleben als eine erfüllende seelische Erfahrung insbesondere bei schweren psychischen Erkrankungen, bei denen das Ich nicht intakt ist, wie etwa bei Schizophrenien oder Borderline-Störungen, beeinträchtigt. Psychisch erlebt der Betroffene eine Unfähigkeit, sich fallen zu lassen. Er sieht sich im Akt allein, die Partnerin oder der Partner wird als nicht zugehörig oder gar fremd empfunden. Es folgt das Gefühl existenzieller Leere und Nichtigkeit.
Ebenfalls kann das Orgasmusempfinden auch beim Vorhandensein von schweren Schuldgefühlen gestört sein, so wie dies bei neurotischen Störungen mit ödipaler Fixierung der Fall ist. Ein typisches Beispiel ist hierfür etwa die sexuelle Hemmung bei hysteriformen Zustandsbildern, bei denen Erotik zwar kultiviert, die eigentliche Sexualität mit dem genitalen Vollzug jedoch seelisch nicht geleistet werden kann. Diese Zustände können beim Mann mit Impotenz vergesellschaftet sein. Bei Frauen findet sich sexualmedizinisch häufig ein Ausbleiben der sexuellen Erregung und der dazugehörigen physiologischen Mechanismen sowie eine mangelnde emotionale Reaktionsfähigkeit mit Frigidität. Wird der Akt trotz aller Hemmungen dennoch vollzogen, so fühlt sich der neurotisch Gehemmte oft beschmutzt, gedemütigt und voller Scham bezüglich seiner überbordenden Lust, die er nun als Peinlichkeit empfindet: „Wie konnte ich mich nur so gehen lassen?“ In der Therapie kommt es darauf an, die dahinter liegenden seelischen Konstellationen bzw. deren unbewusste Phantasien zu mobilisieren, zur Sprache zu bringen und damit zu symbolisieren, um sie in der Behandlung durcharbeiten zu können (Abraham, 2002).
Erfahrungsgemäß sind sexuelle Symptome persistent, tief in der Persönlichkeit und der dazugehörigen Biographie verwurzelt und damit einer Behandlung nicht leicht zugänglich. Sexuelle Themen sind zudem, aufgrund von Scham,

Schuldgefühlen und der oft fehlenden sprachlichen Möglichkeit von Patienten, diese Dinge „angemessen“ anzusprechen, in den Behandlungen lange Zeit nicht erreichbar. Es gehört sicher zu den besonderen Chancen der höherfrequenten psychotherapeutischen Methoden, etwa der klassischen Psychoanalyse, aber auch der stationären psychosomatischen Therapie, eine genügend tragfähige therapeutische Beziehung anzubieten, um eine Annäherung an sexuelle Themen zu erreichen, Vertrauen und Sicherheit aufzubauen, bis schließlich oft subjektiv peinliche, ungewöhnliche (vom Patienten nicht selten als „abartig“ angesehene und deshalb verschwiegene) Phantasien ins Spiel gebracht, diese im therapeutischen Dialog angesprochen und im Hinblick auf die eigene Identität und Beziehungsfähigkeit durchgearbeitet werden können.

Aus Forschungen über Perversionen (Brosig, 2003) wissen wir, dass gerade das Orgasmuserleben und die damit verbundenen, für das individuelle Erleben sehr charakteristischen, erregenden Phantasien ja oft reparativer Natur sind: Traumatische Erlebnisse werden, mit Rollenumkehr vom Opfer zum Täter, in sexualisierte Phantasien gekleidet, wobei diese, mehr oder weniger „pervers“ ausgestaltet und in ein orgiastisches Glückserleben eingebunden, durch eine sexuelle Phantasie „gemeistert“ und damit einer „Lösung“ (in der Doppelnatur des Wortes „Lösung“ im Sinne von Problemlösung als auch Spannungslösung) nähergebracht werden: Bei Männern sind es häufiger Phantasien von Macht und Gewalt, bei Frauen Phantasien der lustvollen passiven Unterwerfung, die typisch, aber auch besonders schwierig anzusprechen sind, da sie beschämen, gerade weil sie so zentral psychodynamisch wirksam sind.

Der „Triumph“ im Orgasmus wird dann gleichzeitig lustvoll und mit Scham erlebt. Das Gefühl der Scham wiederum beruht meist auf der Erfahrung der demütigenden Eingrenzung der infantilen Sexualität mit ihren kindlich-omnipotenten Phantasien durch die Eltern.

Aus psychotherapeutischer Perspektive könnte man somit zusammenfassend aussagen, dass also nicht nur der Traum einen „Königsweg“ zum Unbewussten darstellt, sondern insbesondere auch die zentrale sexuelle Phantasie eines Menschen. Jene, die am intensivsten sexuell besetzt ist und die ausgeprägteste stimulatorische Potenz zur Herbeiführung eines Orgasmus besitzt, kann einen höchst informativen Hinweis auf das dahinter liegende seelische Erleben und die konflikthafte Dynamik eines Individuums geben.

Literatur

Abraham G: The psychodynamic of orgasm. Int J Psychoanal 2002; 83: 325–38.

Britting G, Hennecke H, Hohoff C, Vossler K: Lyrik des Abendlands. München: Verlag Carl Hanser, 1963.

Brosig B: Das Phantasma der zweiten Haut – Ein Beitrag zur Theorie der Perversion. Psychoanalyse. Texte zur Sozialforschung 2003; 7: 281–294.

Foucault M: Sexualität und Wahrheit 1: Der Wille zum Wissen. Frankfurt (Suhrkamp), 1983.

Haake P, Exton MS, Haverkamp J et al.: Absence of orgasm-induced prolactin secretion in a healthy multi-orgasmic male subject. Int J Impot Res 2002; 14: 133–5.

Kruger T, Haake P, Hartmann U et al.: Orgasm-induced prolactin secretion: feedback control of sexual drive? Neurosci Biobehav Rev 2002; 26: 31–44.

Masters WH, Johnson VE: Human Sexual Response. Boston: Little, Brown & Co, 1966.

3.4 Pheromone

Karl Grammer, Michaela Atzmüller

Erst in den letzten Jahren ist die Erforschung eines möglichen olfaktorischen Signalsystems beim Menschen zum Gegenstand wissenschaftlichen Interesses geworden.

Zahlreiche Studien beschäftigen sich seither mit der Erforschung potenzieller menschlicher Pheromone und ihrer Bedeutung für die Verhaltens- und Reproduktionsbiologie des Menschen.

3.4.1 Klassifikation und Charakteristika

Der Begriff „Pheromon“ setzt sich aus den griechischen Wörtern *pherein* „tragen“ und *hormon* „antreibend“ zusammen und wurde von den Wissenschaftlern Karlson und Luscher (1959) für

eine Klasse von Substanzen – chemischen Botenstoffen –, die außerhalb des Körpers transportiert werden und im Organismus des Empfängers ganz bestimmte Reaktionen wie physiologische Prozesse oder bestimmte Verhaltensweisen auslösen können, eingeführt.
Grundsätzlich kann man zwischen zwei Klassen von Pheromonen unterscheiden, den so genannten „Signal-" und den „Primer"-Pheromonen (Kohl und Francoeur, 1995). Signal-Pheromone zeichnen sich durch ihre kurzfristige Wirkung aus, indem sie im Körper des Empfängers eine mehr oder minder sofortige physiologische Antwort hervorrufen, wie die Ausschüttung von Neurotransmittern, die das Verhalten des Empfängers sofort beeinflussen.
Die Wirkung der Primer-Pheromone hingegen ist längerfristig, da sie auf die Hypothalamus-Hypophysen-Gonaden-Achse des Empfängers und somit auf dessen Hormonhaushalt wirken.
Wo werden nun die Geruchsstoffe, von denen man annimmt, dass sie bei Menschen als Pheromone wirksam werden, erzeugt?
Im Allgemeinen ist die Produktion von Geruchsstoffen beim Menschen eng an die apokrinen Drüsen der Haut gekoppelt, welche sich in den Bereichen der Genitalien, des Nabels, der Brust, der Nase und der Stirn und vor allem der Achseln befinden.
Obwohl die apokrinen Drüsen beim Menschen schon embryonal angelegt werden, nehmen sie ihre Funktion erst mit dem Einsetzen der Pubertät auf (Cohn, 1994). Das gibt einen Hinweis darauf, dass ihre Funktion und somit die Produktion der typischen Geruchsstoffe eng an die Sexualhormone gekoppelt ist.
Besonders die Sekrete der apokrinen Drüsen der menschlichen Achsel wurden in den letzten Jahren als potenzielle Pheromon-Kandidaten näher untersucht.
Hierbei handelt es sich in erster Linie um die so genannten 16-Androstene, Metaboliten der Androgene, und hier vor allem von Testosteron, die von den apokrinen Drüsen sekretiert werden.
Besonders zwei Formen der 16-Androstene, Androstenol und Androstenon, sind charakteristisch für den Geruch der menschlichen Achsel, wobei Androstenol moschusartig riecht und der Geruch von Androstenon an Urin erinnert.
Allerdings entsteht der charakteristische Geruch dieser Substanzen erst durch das Einwirken von bestimmten Mikroorganismen, welche die geruchlosen Vorläufer der 16-Androstene umwandeln (Gower et al. 1986).
Interessant ist auch, dass man im männlichen Achselschweiß beinahe fünfmal mehr Androstenon findet als im weiblichen (Gower et al. 1985), was einerseits durch die Androgenwerte, die sich natürlich stark zwischen den Geschlechtern unterscheiden, und andererseits auch durch eine unterschiedliche Bakterienflora erklärt werden kann.

3.4.2 Wirkung auf den Menschen

Aus zahlreichen Untersuchungen weiß man, dass die 16-Androstene bei anderen Säugetieren als Pheromone wirken. Obwohl dieser Effekt auch beim Menschen heute noch durchaus umstritten ist, weisen zahlreiche Studien darauf hin.
Schon vor rund 20 Jahren konnte in einem Experiment (Van Toller et al. 1983) gezeigt werden, dass unter dem Einfluss von Androstenon der Hautleitwert der Versuchspersonen deutlich höher war als der Hautleitwert der Personen in der Kontrollgruppe.
Eine neuere Untersuchung von Savic, Berglund, Gulyas und Roland (2001) gibt einen Hinweis darauf, dass Geruchsstoffe der menschlichen Achsel geschlechtsspezifische Reaktionen im Gehirn hervorrufen, was weiterhin ihre Wirksamkeit als Pheromon belegt: Die Forscher konnten zeigen, dass bei Männern Östrogenabkömmlinge zu erhöhter Durchblutung des Hypothalamus führten, nicht aber Testosteronabkömmlinge. Bei Frauen ließ sich der genau umgekehrte Effekt feststellen. Diese geschlechtsspezifische Erregung bestimmter Gehirnregionen deutet auf eine geschlechtsspezifische Verarbeitung der Geruchsreize und vielleicht auf damit verbundene geschlechtsspezifische Verhaltensantworten auf bestimmte Geruchsreize hin.
Thorne, Neave, Scholey, Moss und Fink (2002) konnten zeigen, dass Frauen, die unter dem Einfluss von Geruchsstoffen aus dem Achselsekret männlicher Spender Fotos von männlichen Ge-

sichtern bewerteten, sich anders verhielten als Frauen, die keinem Geruchsstoff ausgesetzt waren: Unter dem Einfluss der Pheromone bewerteten die Probandinnen die Männergesichter als deutlich attraktiver als die Frauen in der Kontrollgruppe. Geruchsstoffe aus männlichem Achselschweiß besitzen also offenbar das Potenzial, die Attraktivitätswahrnehmung von Frauen positiv zu beeinflussen.

Zu ähnlichen Ergebnissen kamen auch Filsinger, Braun, Monte und Linder (1984), als sie ebenfalls Fotos von männlichen Gesichtern von Probanden bewerten ließen und die Versuchspersonen dabei dem Pheromon Androstenon aussetzten. Zusätzlich dazu erhoben sie auch die Stimmungslage der Versuchspersonen in der Bewertungssituation. Es zeigte sich, dass in der Pheromongruppe männliche Versuchspersonen die Männerfotografie als „passiv“ beurteilten und Frauen ihre eigene Stimmung als weniger „sexy“ beschrieben.

In einer Nachfolgstudie (Filsinger et al. 1990) konnten die Autoren zeigen, dass männliche Versuchspersonen, die dem Einfluss von Androstenon ausgesetzt waren, das Foto dann positiv beurteilten, wenn sie den Geruch von Androstenon angenehm fanden.

Kirk-Smith, Booth, Carroll und Davies (1978) untersuchten den Einfluss des Geruchsstoffs Androstenol auf die Bewertung von Fotografien. Männer und Frauen beurteilten Fotos von Menschen, Tieren und Gebäuden, und hier trat folgender Effekt auf: Unter dem Einfluss von Androstenol wurden Fotos, die Frauen zeigten, als attraktiver, freundlicher und deutlich mehr „sexy“ bewertet, die Abbildungen von Männern wurden von den Probanden unter dem Einfluss des Pheromons als freundlicher und „wärmer“ eingeschätzt.

Neben dem Einfluss auf die Wahrnehmung scheinen die Pheromone aus den Axillarsekreten sich auch auf das menschliche Sozialverhalten auszuwirken. Cowley und Brooksbank (1991) ließen in ihrer Untersuchung 38 Männer und 38 Frauen über Nacht eine Halskette mit einem Anhänger, der Androstenol enthielt, tragen. Am nächsten Morgen erhoben sie die Anzahl und Intensität der sozialen Kontakte, welche die Versuchspersonen während des Tragens der Kette erlebt hatten. Es stellte sich heraus, dass die Frauen, die unter dem Einfluss von Androstenol gestanden waren, signifikant mehr und intensivere Kontakte zu Männern gehabt hatten als Frauen, die dem Geruchsstoff nicht ausgesetzt waren. Es scheint also, dass menschliche Pheromone sich verstärkend auf die Bereitschaft, neue Kontakte – vielleicht auch zu potenziellen Partnern – herzustellen, auswirken.

Diesen Aspekt, nämlich die möglichen Auswirkungen der 16-Androstene auf Mechanismen der menschlichen Partnerwahl, wurde von Grammer (1993) näher untersucht.

In seinem Versuch ließ er insgesamt 290 weibliche Versuchspersonen den Geruch von Androstenon bewerten. Dabei zeigte sich der Effekt, dass die Frauen zu unterschiedlichen Zeiten des Zyklus den Geruch des Pheromons unterschiedlich bewerteten: während der Geruch an den meisten Tagen des Menstruationszyklus eher als unangenehm empfunden wurde, rangierten die Bewertungen zum Zeitpunkt der Ovulation deutlich im positiven Bereich. Ein mögliches Erklärungsmodell für dieses Ergebnis könnte darin bestehen, dass Androstenon sozusagen ein „Signal“ für die Frau darstellen könnte, zum fertilen Zeitpunkt ihres Zyklus auf potenzielle Sexualpartner aufmerksam zu werden.

Zusammenfassend lässt sich also festhalten, dass die Ergebnisse zahlreicher Studien das Vorkommen und die Wirksamkeit von Pheromonen beim Menschen stützen. Obwohl es durchaus sinnvoll erscheint, diese Stoffe auch in der Therapie bestimmter Krankheiten einzusetzen, ist die Forschung in dieser Richtung bis dato noch nicht sehr weit fortgeschritten.

Literatur

Cohn B A: In search of human skin pheromones. Arch Dermatol 1994; 130: 1048–1051.

Cowley JJ et Brooksbank BWL: Human exposure to putative pheromones and changes in aspects of social behaviour. J Steroid Biochem Molec Biol 1991; 39: 647–659.

Cutler WB, Preti G, Krieger A et al.: Human axillary secretions influence women's menstrual cycle: The role of donor extract from men. Horm Behav 1986; 20: 463–473.

Filsinger EE, Braun JJ, Mont, WC, Linder DE: Human (Homo sapiens) responses to the pig (Sus scrofa) sex pheromone 5 alpha-androst-16-en-3-one. J Comp Psychol 1984; 98: 219–222.

Filsinger EE, Braun JJ, Monte WC: Sex differences in response to the odor of alpha androstenone. Perceptual and Motor Skills 1990; 70: 216–218.

Grammer K: 5 alpha-androst-16-en-3-one: A Male Pheromone? A Brief Report. Ethol Sociobiol 1993; 14: 201–208.

Gower DB, Bird S, Sharma P, House FR: Axillary androstenone in men and women: relationships with olfactory acuity to odorous 16-androstenes. Experientia 1985; 41: 1134–1136.

Gower DB, Nixon A, Jackman PJH, Mallet AI: Transformation of steroids by axillary coryneform bacteria. Int J Cosmet Sci 1986; 8: 149–158.

Karlson P, Luscher M: Pheromones: a new term for a class of biologically active substances. Nature 1959; 183: 55–56.

Kirk-Smith M, Booth DA, Carroll D, Davies P: Human social attitudes affected by androstenol. Res Commun Psychol Psychiat Behav 1978; 3: 379–384.

Kohl JV, Francoeur RT: The Scent of Eros. The continuum Publishing Company, p.41, 1995.

Savic I, Berglund H, Gulyas B, Roland P: Smelling of odorous sex hormone-like compounds causes sex-differentiated hypothalamic activations in humans. Neuron 2001; 31: 512–514.

Thorne F, Neave N, Scholey A et al.: Effects of putative male pheromones on female ratings of male attractiveness: Influence of oral contraceptives and the menstrual cycle. Neuroendocrinol 2002; 23: 291–297.

Van Toller C, Kirk-Smith M, Wood N et al.: Skin conductance and subjective assessment associated with the odour of androstenone. Biol Psychol 1983; 16: 85–107.

3.5 Sexualität, erogene Zonen und Lustempfinden

Burkhard Brosig, Sebastian Euler

Jeder gesunde Mann ist zur Reaktion auf sexuelle Reize fähig, eine Reagibilität, die jedoch höchst individuell ausgestaltet wird (Kinsey et al. 1948). Wie Masters und Johnson (1966) zeigen konnten, bestehen immerhin gewisse Übereinstimmungen in Bezug auf den körperlichen Ablauf der sexuellen Erregung, den die Autoren in vier Phasen (1. Erregung, 2. Plateau, 3. Orgasmus, 4. Rückbildung) aufteilten, sodass das physiologische Grundmuster der sexuellen Reaktion bei allen Menschen ähnlich zu sein scheint. Männer erleben, als 5. Phase des sexuellen Reaktionszyklus, zudem meist eine mehr oder weniger ausgeprägt lange Refraktärperiode, in der eine zu rasche erneute Erregung, offenbar durch neuroendokrine Mechanismen, verhindert wird. Die sexuelle Stimulation verursacht im Körper eine Reihe charakteristischer Veränderungen, wie Pulsbeschleunigung, Blutdruckanstieg, Anschwellen des Penis, Muskelkontraktionen, Sekretion von Drüsen und eine Fülle weiterer psychophysiologischer und neuroendokriner Begleiteffekte steigender Erregung, bis sich diese Spannung schließlich in einem lustvollen Höhepunkt entlädt, den man Orgasmus nennt (Haake et al. 2002; Kruger et al. 2002; s. auch Kap. 3.3).

Beim Menschen kann sexuelle Erregung fast jederzeit auf unterschiedlichste Weise und durch sehr individuelle Ursachen entstehen. So kann man(n) zu jeder Tages- oder Nachtzeit durch Anblick oder Berühren einer geliebten und begehrten Person, durch bestimmte „aufregende" Gerüche oder Töne und durch unbelebte Objekte, die dann aber Erinnerungsspuren früherer sexueller Erlebnisse tragen, oder auch „nur" durch Phantasien und Erinnerungen erregt werden. Die Möglichkeiten sexueller Erregung sind so vielfältig, dass sie nicht leicht systematisiert werden können; ein solcher Versuch wird deshalb hier nicht unternommen. Dennoch scheint es sinnvoll, die wichtigsten, zu sexuellen Reaktionen führenden, stimulierenden Reize kurz zu besprechen.

Von den fünf Sinnen des Menschen scheint wohl der Tastsinn am häufigsten zur sexuellen Erregung zu führen. Bestimmte Regionen des Körpers weisen besonders viele potenziell erregende Nervenendigungen auf, diese sind also berührungsempfindlicher und daher auch empfänglicher für sexuelle Stimulierung. Man hat diese Körperregionen deshalb „erogene" Zonen genannt (wörtlich: „Liebe produzierende" Zonen, vom griech. Eros = Liebe und -genes = entstehen lassend).

Die bekanntesten erogenen Zonen sind beim Mann die Eichel, der Bereich zwischen Geschlechtsorganen und Anus, das Gesäß, die Innenflächen der Oberschenkel, die Brust (besonders die Brustwarzen), der Nacken, der Mund und die Ohren. Berührung, Streicheln, Kitzeln, Reiben, Klopfen, Lecken oder Küssen dieser Bereiche kann sexuelle Erregung auslösen oder verstärken. Dies ist allerdings nicht als automatische Reaktion, gleichsam „auf Knopfdruck", zu verstehen. Psychodynamische Faktoren spielen für die über das Tastgefühl vermittelten Reaktionen eine entscheidende Rolle und können die Sensibilität der Haut für sexuelle Reizantworten regulieren. Unterschiedliche biographische Erfahrungen führen zudem beim Einzelnen zu einer individuell unterschiedlichen Sensibilität, dies wiederum in Abhängigkeit von der aktuellen Situation. Traumatische Erfahrungen, etwa eine Vorgeschichte von (sexueller) Gewalt und Ausbeutung, können dazu führen, dass ein Individuum überhaupt nicht auf Berührungen sexuell reagibel ist: Es gibt offenbar Menschen, die sogar während des Sexualverkehrs möglichst wenig berührt werden wollen. Andererseits können lustvolle sexuelle Begegnungen dazu führen, dass das Individuum an seinem Körper ganz neue erogene Zonen entdeckt, die dann in der gegebenen aktuellen sexuellen Partnerschaft zu einer wichtigen Erfahrung werden.

Den meisten Menschen ist somit bewusst, dass sie nicht nur durch Berührung sexuell erregbar sind, sondern auch durch das, was sie sehen, hören, riechen oder schmecken. Der Anblick eines schönen Körpers, der Klang einer verführerischen Stimme, der Geruch eines Parfüms etc. können sehr wirksame Reize sein. Ihre Wirkung hängt jedoch ganz wesentlich davon ab, was seelisch damit assoziiert wird. Die Vorstellung einer „erogenen" Zone betont dabei die afferente Stimulation durch aktuelle Außenreize.

Der Begriff der „Psychosexualität" wiederum verweist auf die Notwendigkeit der sexuellen Phantasie zur seelisch wirksam werdenden sexuellen Stimulation. „Lustempfinden" scheint also ein sehr komplexes Geschehen zwischen der Wahrnehmung afferenter Stimuli und deren intrapsychischer Resonanz zu sein.

In der psychoanalytischen Theorie (Freud, 1905) wird eine entwicklungsgeschichtliche Abfolge erogener Zonen postuliert. Auf eine frühe „autistische" Phase der Nichtstimulierbarkeit, eine Idee, die heute für die gesunde Entwicklung eines Säuglings verlassen wurde, folgt die Besetzung der Haut als erstem Ort intersubjektiver Lust. Parallel zur Wahrnehmung archaischer kutaner Empfindungen des Getragen- und Gehaltenwerdens, des Streichelns, der Temperatur in den Qualitäten von Wärme und Kälte entsteht eine bevorzugte Besetzung oraler Zonen, die zu einer intensiven Auseinandersetzung des Kleinkindes mit seiner Umwelt über Mund, Lippen und Zunge einhergeht.

In der so genannten „analen Phase", die „orale Phase" ablösend, geht es, immer der psychoanalytischen Theorie folgend, besonders um die Fähigkeit der Kontrolle von Urin und Fäzes, die, z.T. lustvoll, in der sich stetig entwickelnden psychischen Fähigkeit des Aufschiebens, des Einhaltens zeigt. Im übertragenen, symbolischen Sinne lernt das Kind in dieser Phase Kontrolle über sich selbst, was durch die parallel dazu erfolgende motorische Entwicklung mit der wachsenden Fähigkeit zur motorischen Feinabstimmung und Bewegungskontrolle unterstrichen wird.

Erst in der dritten, der „phallisch-genitalen Phase", die mit der Fähigkeit des Kindes zur Wahrnehmung von sexueller Rolle und Identität verbunden ist, kommt es zu einer stärkeren psychophysiologischen Besetzung der Geschlechtsorgane. Diese beginnt im vierten bis fünften Lebensjahr, in der Hochblüte der kindlichen Sexualität. Parallel dazu findet die Durcharbeitung des „Ödipus-Komplexes“ beim Kind statt, die mit der Verinnerlichung von Generationenschranke und Geschlechtsunterschied einhergeht. Die so genannte Latenzperiode schließt sich an und wird konzeptuell als eine Phase der Desexualisierung verstanden. Die genitale Sexualität erwacht dann, zu Beginn der Pubertät, erneut mit der Folge der neuerlichen Besetzung der erogenen Zonen mit der Triebenergie des Erwachsenen und führt, idealiter, zum „Genitalprimat“, also zum Überwiegen genital-sexueller Lust in Ablösung der nun als sekundär erlebten Stimulierung durch sog. prägenitale Reize in der oralen oder analen Sphäre (s. Kap. 4.1). Im Spektrum sexuellen Erlebens (von kulturell als normal angesehenem Verhalten bis hin zu Perversion), in den Ritualen der Stimulation im sexuellen Vorspiel und in den zentral stimulatorisch wirksamen sexuellen Phantasien des Individuums sind jedoch die Erinnerungsspuren der früheren psychosexuellen Entwicklung durchaus lebhaft präsent und somit spürbar, so dass oral-genitale Stimulation, anale Lust und alle nur denkbaren Kombinationen der Erregung prägenitaler und genitaler Areale auch vom sexuell nicht devianten, „normalen“ Mann empfunden werden können.

Sexualität, erogene Zonen und Lustempfinden stellen sehr individuell ausgestaltete Konzepte psychischen Erlebens dar, die von biographischen Erfahrungen und deren Erinnerungsspuren zeugen und tief im Reich der oft unbewussten Phantasien zur Sexualität verankert sind. „Lust“ erscheint dabei, wie in Kapitel 3.3 beschrieben, ein ebenso komplexes (psycho-)dynamisches Geschehen zu sein, in dem sich schmerzhafte Traumen und die Suche nach dem Nirwana der Spannungslosigkeit mit dem Wunsch nach Hochspannung und Erregung mischen.

Literatur

Freud S: Drei Abhandlungen zur Sexualtheorie. GW V, Frankfurt: Fischer, S. 27–145, 1905.

Haake P, Exton MS, Haverkamp J et al.: Absence of orgasm-induced prolactin secretion in a healthy multi-orgasmic male subject. Int J Impot Res 2002; 14: 133–5.

Kinsey AC, Pomeroy WB, Martin CE (1948). Sexual Behavior in the Human Male. Philadelphia: Saunders. Deutsch: Kinsey Report. Das sexuelle Verhalten des Mannes. Frankfurt: Fischer, 1970.

Kruger T, Haake P, Hartmann U et al.: Orgasm-induced prolactin secretion: feedback control of sexual drive? Neurosci Biobehav Rev 2002; 26: 31–44.

Masters WH, Johnson VE: Human Sexual Response. Boston: Little, Brown & Co, 1966.

3.6 Partnerschaft und Stressbewältigung

Jörg Kupfer

3.6.1 Wirkungsbeziehungen zwischen Partnerschaft und Stress

Die Partnerschaft stellt zweifelsohne eine der wichtigsten interpersonellen Ressourcen dar. So scheint ihr auch eine wesentliche Rolle bei der Bewältigung von Anforderungen zuzukommen. Es ist bekannt, dass Familienstatus, Partnerschaftsqualität und partnerschaftliche Interaktionsqualität das Auftreten und den Verlauf von Erkrankungen beeinflussen. Der Familienstatus „verheiratet“ (wahrscheinlich durch ein größeres soziales Netz bei Verheirateten), eine hohe Partnerschaftsqualität und positive unterstützende Interaktionen in der Partnerschaft besitzen eine protektive Funktion hinsichtlich Erkrankungsrisiko und -verlauf. Andererseits beeinflusst das Auftreten von Erkrankungen wiederum den Familienstatus, die partnerschaftliche Zufriedenheit und die Interaktionsqualität in der Partnerschaft. So sind insbesondere chronisch Erkrankte seltener verheiratet, zeigen eine geringere Partnerschaftszufriedenheit und teilweise eine schlechtere Interaktionsqualität (Burman und Margolin 1992; Bodenmann 1998). Als Mediatoren zwischen den partnerschaftlichen Faktoren und dem Gesundheitsstatus können unter anderem Stress, soziale Unterstützung, intraindividuelle Variablen

(Alter, Geschlecht) und Stressbewältigungsstrategien angesehen werden.

Stress kann sich dabei in vielfältiger Weise auf die Partnerschaft auswirken. Zeiten für Gemeinsamkeiten, Intimität, Selbstöffnung und Sexualität sind durch Stress eingeschränkt, das Risiko für gesundheitliche Beeinträchtigungen ist erhöht, Trennungs- und Scheidungsraten sind erhöht und die Kommunikationsqualität sinkt (Bodenmann und Cina, 1999).

Allerdings haben Partner auch die Möglichkeit, die negativen Auswirkungen von Stress durch gegenseitige Unterstützung zu senken (Burke und Weir, 1977).

Zur Stressbewältigung (Coping) im Allgemeinen existieren zahlreiche Arbeiten. Meist wurden dabei nur intraindividuelle Copingmechanismen untersucht, also inwieweit bestimmte Copingmechanismen eines Partners einen günstigen oder ungünstigen Einfluss auf den Krankheitsverlauf oder auf die Bewältigung eines Stressors bei Paaren haben. So konnte in einer experimentell erzeugten Stresssituation gezeigt werden, dass insbesondere bei Probanden mit nicht ausgesprochenen Vorwürfen gegenüber dem Partner (mit Fragebögen erfasst) ein starker Zusammenhang zwischen einem negativen Interaktionsverhalten und der empfundenen Belastung bestand (Bodenmann et al. 1996).

Spezielle Ressourcen, die sich aus einer Partnerschaft ergeben, blieben bei den meisten Studien unberücksichtigt. Erst in den letzten Jahren wurden dyadische Copingmechanismen erforscht, die insbesondere bei der Stressbewältigung in Partnerschaften von Bedeutung sind.

3.6.2 Dyadisches Coping

Dyadisches Coping wird von Bodenmann (1994, S.71) folgendermaßen definiert:

„Unter dyadischem Coping verstehen wir die Bemühung eines oder beider Partner, bei (individuellen) Belastungen des anderen Partners bzw. bei dyadischem Stress (bei dem beide Partner annähernd gleich betroffen sind) bei der Stressbewältigung mitzuwirken und durch gezielte Bewältigungshandlungen bzw. -versuche eine erneute Homöostase des vom Stress primär Betroffenen, des Gesamtsystems bzw. der Beziehung zwischen dem Paar und seiner Außenwelt herbeizuführen."

Welche Formen des dyadischen Copings in Stresssituationen eingesetzt werden, ist dabei abhängig von der Art des Stressors und den individuellen Copingressourcen beider Partner. Es werden drei Kategorien des dyadischen Copings unterschieden (Bodenmann, 1995).

Formen des dyadischen Copings:
- gemeinsames dyadisches Coping (sach- und emotionsbezogen)
- unterstützendes oder supportives dyadisches Coping (sach- und emotionsbezogen)
- delegiertes dyadisches Coping.

Beim **gemeinsamen dyadischen Coping** suchen beide Partner gemeinsam, gleichberechtigt nach Bewältigungsmöglichkeiten (z.B. gemeinsame Suche nach Lösungen oder nach Informationen, Aufteilung von Belastungen, gegenseitige emotionale Unterstützung).

Gemeinsames dyadisches Coping wird meist in Belastungssituationen angewandt,

- bei denen beide Partner betroffen sind
- wenn beide Partner Einflussmöglichkeiten haben
- die extern verursacht wurden.

Unterstützendes oder **supportives dyadisches Coping** wird in zwei Bereiche unterteilt: die sachbezogene und die emotionsbezogene Unterstützung. Dabei können dem Partner konkrete Hilfestellungen angeboten werden oder er wird emotional gestützt.

Diese Art des dyadischen Copings wird in erster Linie dann eingesetzt,

- wenn die Belastungssituation den Partner betrifft

- wenn die Belastung eher extern verursacht wurde
- wenn der nicht betroffene Partner mehr Bewältigungsmöglichkeiten hat.

Unter **delegiertem dyadischen Coping** wird die Möglichkeit des betroffenen Partners verstanden, den anderen um Hilfe zu bitten und so zu einer Neuverteilung der Belastungen innerhalb der Dyade zu kommen (Bodenmann, 1995).
Delegiertes dyadisches Coping wird dann eingesetzt,

- wenn ein Partner von der Belastung stärker betroffen ist
- wenn der nicht Betroffene über mehr Copingressourcen verfügt
- wenn die Verursachung extern ist oder unverschuldet vom betroffenen Partner ausgeht.

Erste Studien mit dem Konzept des dyadischen Copings erbrachten folgende Ergebnisse:
Ältere Paare (> 50 Jahre) verwenden wesentlich weniger dyadisches Coping als jüngere. Ob dies ein Effekt des Alters oder der Kohorte (andere Lebensbedingungen aufgrund des Geburtsjahrgangs) ist, bleibt aber zunächst unklar (Bodenmann und Widmer, 2000).
Dyadisches Coping lässt sich genauso wie individuelles Coping durch Stresspräventionsprogramme verbessern (Cina et al. 2002).
In einer Längsschnittstudie über 4 Jahre unterschieden die Ausprägungen des dyadischen Copings am stärksten zwischen stabil-zufriedenen, stabil-unzufriedenen und getrennt/geschiedenen Paaren. Stabil-zufriedene Paare gaben vier Jahre vor diesem zweiten Untersuchungszeitpunkt in allen Bereichen des dyadischen Copings die höchsten Werte an, während das Ausmaß an Stress und individuelle Copingmechanismen (zum ersten Messzeitpunkt) nur einen begrenzten Vorhersagewert hatten (Bodenmann und Cina, 1999).
Obwohl die Partnerschaft selbst natürlich eine Stressquelle darstellen kann, wie dies in zahlreichen Studien aufgezeigt wurde, so bietet sie aber auch neben den individuellen Stressbewältigungsmöglichkeiten zusätzliche Ressourcen, um mit Belastungssituationen besser umgehen zu können. Dabei zeigen bisherige Studien, dass Männer und Frauen in gleichem Maß von den Möglichkeiten des dyadischen Copings profitieren können.

Literatur

Bodenmann G: Belastungen und Belastungsbewältigung in Partnerschaften: ein systemisch-transaktionaler Ansatz. Unveröffentlichte Dissertation. Psychologisches Institut der Universität Fribourg, Fribourg (CH) 1994.

Bodenmann G: Dyadisches Coping und Partnerschaftszufriedenheit. Psychol Beiträge 1995; 37: 72–89.

Bodenmann G: Der Einfluß der Gesundheit auf die Partnerschaft: Eine 3-Jahres-Längsschnittuntersuchung. Z Klin Psychol 1998; 27: 189–201.

Bodenmann G, Cina A: Der Einfluß von Streß, individueller Belastungsbewältigung und dyadischem Coping auf die Partnerschaftsstabilität: Eine 4-Jahres-Längsschnittstudie. Z Klin Psychol 1999; 28: 130–139.

Bodenmann G, Perrez M, Gottman JM: Die Bedeutung des intrapsychischen Copings für die dyadische Interaktion unter Stress. Z Klin Psychol 1996; 25: 1–13.

Bodenmann G, Widmer K: Stressbewältigung im Alter: Ein Vergleich von Paaren jüngeren, mittleren und höheren Alters. Z Gerontol Geriatr 2000; 33: 217–228.

Burke RJ, Weir T: Marital helping relationships: The moderators between stress and well-being. J Psychol 1977; 95: 121–130.

Burman B, Margolin G: Analysis of the association between marital relationships and health problems: an interactional perspective. Psychol Bull 1992; 112: 39–63.

Cina A, Widmer K, Bodenmann G: Die Wirksamkeit des Freiburger Stresspräventionstrainings (FSPT): ein Vergleich von zwei Trainingsvarianten. Verhaltenstherapie 2002; 12: 36–45.

Karney BR, Bradbury TN: The longitudinal course of marital quality and stability: A review of theory, method, and research. Psychol Bull 1995; 118: 3–34.

3.7 Berufsleben – „Always fit for business"

Hans-Peter Rosemeier, Isolde Daig

In der lebenslangen Entwicklung stellt das Berufsleben des Mannes einen bedeutenden Schritt hin zur

Verantwortungsübernahme und Selbstständigkeit dar. Beginnend mit dem frühen Erwachsenenalter, zieht sich das Berufsleben als ein zentraler, zeitintensiver Hauptlebensbereich meist durch das gesamte Erwachsenenalter bis hin zum Ausscheiden aus dem Erwerbsleben. Eine Studie von Meissner (1971) über das Verhältnis zwischen Arbeit und Freizeit trägt den Titel: „The long arm of the job".
Dieser Ausspruch verdeutlicht, dass die Arbeit z.B. nicht nach einem Achtstundentag hinter der Bürotür vermeintlich endet, sondern dass die eigene Arbeit hinübergetragen wird in das Denken, Fühlen und Handeln im privaten Lebensbereich (Hoff, 1995).

Schon als Junge wurde der spätere Mann darauf geprägt, wie wichtig die berufliche Stellung der Eltern, insbesondere des Vaters, für die finanzielle Sicherheit und den Status der Familie war. Der Mann eignet sich ein Verhalten an, das in der Gesellschaft, in der Werte wie Disziplin, Leistung, Härte und Erfolg regieren, für brauchbar angesehen wird. Durch Demonstrieren eines solchen Verhaltens erhält er von seiner sozialen Umwelt im Gegenzug Wertschätzung und Achtung.

3.7.1 Erwartungen an den Mann – Leistungsfähigkeit im Berufsleben

Im Berufsleben werden an den Mann traditionelle und diesen widersprechende aktuelle Rollenerwartungen gestellt und ihm wird das entsprechende Verhalten abverlangt. So steht er ständig unter der Forderung, hohe Leistungsbereitschaft und -fähigkeit, hohe Motivation, Energie, Karrierestreben, Wetteifer sowie Ehrgeiz und Durchsetzungsvermögen zeigen zu müssen. Aktualgenetisch werden ihm ständige Präsenz sowie Einsatzbereitschaft zugetraut. Dabei wird die Idee der Leistungsbereitschaft so weit getrieben, dass sie vom Arbeits- ins Privatleben hineinwirkt. Die Erwartung der Leistungsbereitschaft wird auch von der Partnerin und der Familie gefordert und kommuniziert – sie widerspricht jedoch in Ansätzen dem Gleichberechtigungsgedanken. Das männliche Berufsimage ist eng verbunden mit Charaktereigenschaften wie hohe Zielsetzung, Feindseligkeit, hohes Kontrollbedürfnis, Wettkampfeifer, Unfähigkeit oder fehlende Bereitschaft, die eigenen Gefühle zu zeigen. Nach O'Neil et al. (1995) gelten solche Eigenschaften als vorbildlich für U.S. Masculinity und sind zudem Risikofaktoren, die mit dem Typ-A-Verhalten assoziiert sind. Das ständige Wetteifern um Erfolg ist zwar im Sport angebracht, jedoch im Berufsleben als Quelle von Stress identifiziert worden (Good et al. 2000). Diese Dynamik zwischen Herausforderung und Verschleiß wird als ein Prädiktor für z.B. koronare Herzkrankheiten diskutiert.

Es besteht sozusagen eine pathogene „Double bind"-Situation: Um Erfolg zu erlangen, geht der Mann an die Grenzen seiner Belastbarkeit, um jedoch souverän zu sein, müsste er sich Teilen der an ihn gestellten Rollenanforderungen verweigern. Es stellt sich somit die Frage, ob die an den Mann gerichteten Erwartungen zu widersprüchlich und infolgedessen überfordernd sind.

In Hinblick auf das Berufsleben konnten Hoff et al. (1991) zeigen, dass es die Diskrepanzen zwischen restriktiven und nichtrestriktiven Lebensbedingungen, Widersprüchen und Konflikten sind, die eine psychische Entwicklung vorantreiben. Nicht allein die Widersprüche innerhalb der Arbeit, sondern auch die Diskrepanzen zwischen beruflichen und privaten Lebensaufgaben sind hier im Blickfeld. Durch die heutige Informationsgesellschaft besteht ein Zeitalter der beruflichen und kognitiven Beschleunigung, welches von Tempo, Arbeitsplatzunsicherheit, getrennt lebenden Paaren und hoher Mobilisation gekennzeichnet ist. Diese Konstellation fordert für eine gelungene Anpassung eine enorme geistige Flexibilität. Wie groß dürfen jedoch die Widersprüche und Konflikte sein, um nicht erdrückend zu wirken?
Die althergebrachte Erwartung uneingeschränkter, lebenslanger Berufstätigkeit an den Mann, wirkt heute noch routinemäßig weiter und wird eigentlich nur bei Ausnahmegelegenheiten, wie z.B. beim Babyjahr, neu diskutiert. Auch nur ein

kurzfristiges Ausscheiden des Mannes aus dem Beruf ist immer noch nicht gesellschaftlich voll anerkannt. Die ihm zugeschriebene (Erfolgs-)Rolle nimmt er gern an, da sie ihm narzisstischen Gewinn bringt und somit außerordentlich selbstwertdienlich ist. Auch die Medien prägen ein männliches Bild, das von dem Erscheinungsbild des Normalbürgers grotesk abweicht.

Die Diskrepanz zwischen seinem Realselbstbild und dem in der Werbung proklamierten Marlboro-Mann klafft derart auseinander, dass sich defizitäre, inferiore und andere brüchige Selbstwahrnehmungen des berufstätigen Mannes geradezu einstellen müssen.

Indem er sich ähnlich dem Mann aus der Werbung verhält, z.B. Zigaretten kauft, versucht der Mann durch Überkompensation diesem Bild, welches gesellschaftliche Zustimmung erhält, irgendwie zu entsprechen (Good et al. 2000).

3.7.2 „Always fit for business“ – Implikationen und Konsequenzen

Das ständige Streben danach, was andere (die Gesellschaft und die Familie) vom Mann selbst fordern, und der eigene Wille, diesem Bild möglichst gerecht zu werden, bleiben eben nicht folgenlos. Wieso muss der Mann überhaupt „always fit for business“ sein? Und was passiert, wenn er es nicht mehr ist? Dürfte er überhaupt Schwäche zeigen, ohne Schaden an seiner Glaubwürdigkeit als „Erfolgsmann“ zu erleiden?
Von dem nur schwer erreichbaren Bild des immer leistungsstarken Mannes lässt sich der Mann aufgrund seiner Sozialisation dennoch gerne leiten. Langsam entwickelt sich dadurch eine Bedrohung: Er darf und will keine Schwäche zeigen, und er erlaubt sich, im Sinne einer Selbstverweigerung, keine Mußezeiten. Diese Konstellation spitzt sich, ähnlich wie im beruflichen Misserfolg, im Fall einer Erkrankung pointiert zu: Denn ärztliche Hilfe aufzusuchen bedeutet, verletzlich zu sein und sich abhängig zu fühlen. Wenn sich der Mann den ärztlichen Anordnungen fügt, erfährt er Hilflosigkeit und evtl. Minderwertigkeit (Sutkin und Good, 1987), was dem männlichen Auftrag von Unabhängigkeit und Unverletzlichkeit widerspricht. In solchen Krisen erhöht sich das Bedürfnis, nicht unmännlich zu sein, noch mehr. Weil der Mann diesen eingefahrenen, widersprüchlichen Verhältnissen unterliegt, riskiert er, sich zu überfordern.
Überlegungen, wie einer Leistungsschwäche entgegengewirkt werden kann, treten als Angebote in den Medien immer häufiger zu Tage. Werbeversprechen für Jugendlichkeit, Virilität, Potenz, Spannkraft, Energie und Attraktivität werden durch z.B. das Einhalten bestimmter Lebensstile, die Einnahme spezieller Hormone, die Ergänzung der Nahrung durch geeignete Präparate sowie auch die Ankündigung individueller Schönheitsoperationen propagiert. Es stellt sich die Frage, inwieweit durch solche Gesundheitsangebote das ohnehin hohe Spannungsverhältnis zwischen Beruf, Familie und Freizeit gelöst wird – oder nur die Symptomatik bekämpft wird.
Wahrscheinlich muss für den Berufserfolg des Mannes in Zukunft die gesellschaftliche Sicht von Männlichkeit hinterfragt und dementsprechend modifiziert werden, d.h. es sollte vermutlich zu einer Neukonstitution der geschlechtlichen Arbeitsteilung in Beruf und Familie kommen.

Literatur

Good GE, Sherrod NB, Dillon MG: Masculine gender role stressors and men's health. In RM Eisler & M Herson (Eds.), Handbook of gender, culture and health (pp. 63–81). London: Lawrence Erlbaum Associates, Publishers, 2000.

Hoff EH: Frühes Erwachsenenalter: Arbeitsbiographie und Persönlichkeitsentwicklung. In R Oerter und L Montada (Hrsg.), Entwicklungspsychologie. Weinheim: Beltz Psychologie Verlags Union, 1995.

Hoff EH, Lempert W, Lappe L (Hrsg.): Persönlichkeitsentwicklung in Facharbeiterbiographien. Bern: Huber. (Kap. 8,18), 1991.

Meissner H: The long arm of the job: A study of work and leisure. Industrial Relations (Kap.8) 1971; 10: 239–260.

O'Neil JM, Good GE, Holmes S: Fifteen years of theory and research on men's gender role conflict: New paradigms for empirical research. In: RF Levant & WS Pollack (Eds.), A new psychology of men (pp. 164–206). New York: Basic Books, 1995.

Sutkin LC, Good GE: Therapy with men in health care settings. In: M Scher, M Stevens, G Good & GE Eichenfield (Eds.), The handbook of counselling and psychotherapy with men (pp. 372–387). Newbury Park, CA: Sage, 1987.

3.8 Familie – Partnerschaft – Schwangerschaft

Martin Merbach, Yve Stöbel-Richter, Elmar Brähler

Der demographische Wandel und die Veränderung gesellschaftlicher Normen und Werte hatte und hat unmittelbare Auswirkungen auf Partnerschaft und Familie. So stieg z.B. in den letzten Jahrzehnten die Anzahl der Männer, die als Single oder in nichtehelichen Lebensgemeinschaften leben, ein Kind allein erziehen oder gewollt kinderlos bleiben. Männer partizipieren mehr an der Schwangerschaft ihrer Partnerinnen, und eine Generation neuer Väter wuchs heran.

Die Pluralisierung der Lebensformen durch die gesellschaftlichen Veränderungen führte zur Abkehr von der Normalbiografie des Mannes mit Partnerschaft, Heirat, Familiengründung. In Beratungskontexten ist diese neue Beziehungsvielfalt zu berücksichtigen.

3.8.1 Lebensformen

Am 31.12.1999 waren 44,3 % aller Männer ledig, 48,1 % verheiratet, 2,5 % verwitwet und 5,1 % geschieden (Statistisches Bundesamt, 2001). Während bei den 20- bis 25-Jährigen noch 94,7 % ledig sind, sind von den 30- bis 35-Jährigen bereits 46,2 % verheiratet. Im Vergleich zu den Frauen heiraten Männer später. So sind bereits 61,4 % der 30- bis 35-jährigen Frauen verheiratet. Auch gibt es bedeutend weniger Witwer (2,6 % der Männer) als Witwen. Männer sind zu einem größeren Anteil bis zum hohen Alter verheiratet, bei den 70- bis 75-Jährigen sind es noch 77 % gegenüber 29,3 % der Frauen in der gleichen Altersgruppe. Witwer wird man somit später.

Tabelle 3.8-1 *Prozentuale Zu- bzw. Abnahme der Lebensformen im früheren Bundesgebiet 1972 bis 1992 (in %) (Höhn und Dorbitz 1995).*

		Frauen	Männer
Single	**gesamt**	**+ 47,3**	**+ 122,6**
	ledig	+ 92,3	+ 182,8
	verwitwet	+ 20,4	+ 36,6
	geschieden	+ 104,0	+ 175,2
Ehepaare	**gesamt**	**+ 2,6**	**+ 2,6**
	ohne Kinder	+ 21,4	+ 21,4
	mit Kindern bis 18 Jahre	– 23,7	– 23,7
Alleinerziehende	**gesamt**	**+ 16,9**	**+ 57,5**
	ledig	+ 176,3	+ 866,7
	verheiratet, getrennt lebend	+ 168,6	+ 50,0
	verwitwet	– 70,7	– 33,3
	geschieden	+ 68,8	+ 90,0
Lebensgemeinschaften	**ohne Kinder**	**+ 733,3**	**+ 733,3**
	mit Kindern	+ 788,0	+ 788,0

Im Mai 2000 waren etwa 19,5 Mio. Männer verheiratet, 2,1 Mio. lebten in nichtehelichen Lebensgemeinschaften und 0,5 Mio. waren alleinerziehend. Einen etwas detaillierteren Überblick auf die Veränderung der Lebensformen gibt Tabelle 3.8-1.

Es wird deutlich, dass nur die Anzahl der Witwer und Witwen sowie die der Ehepaare mit Kindern in dem dargestellten Zeitraum abgenommen haben. Der größte Zuwachs ist bei den allein erziehenden ledigen Vätern zu beobachten, allerdings ist ihre Zahl mit ungefähr 29000 im Jahr 1992 im Vergleich zu über 15 Mio. Ehepaaren eher gering einzuschätzen. Außerdem werden die Männer, die in einer Partnerschaft, aber nicht mit dem Partner/der Partnerin zusammenleben und ein Kind im Haushalt haben, auch zu den allein erziehenden Ledigen hinzugerechnet. Der Zuwachs der verheirateten Männer lässt sich durch die Bevölkerungszunahme und durch das Erreichen des heiratsfähigen Alters der geburtenstarken Jahrgänge erklären.

Vorwiegende Lebensform in Deutschland ist die Ehe, wobei die Anzahl der Ehen relativ konstant bleibt. Größte Zuwächse verzeichnen nichteheliche Lebensgemeinschaften sowie Alleinerziehende. Der Anteil der Witwer geht zurück.

3.8.2 Schwangerschaft

Vor einer Schwangerschaft steht der bewusste oder unbewusste Kinderwunsch. Bei den bewussten Wünschen stehen die emotionalen Aspekte im Vordergrund, wenngleich nicht so stark wie bei Frauen. Ein Kind wird also am stärksten gewünscht, um dem Leben einen Sinn zu geben, selbst neues Leben zu schaffen oder auch um die Entwicklung eines Kindes mitzuerleben (Brähler et al. 2001). Darüber hinaus sind die Meinung der Partnerin und die Tatsache, ob das Thema zwischen beiden kommuniziert wird, ausschlaggebend. Männer geben eher als Frauen das Ideal einer Zwei-Personen-Familie ohne Kind an, nichtsdestotrotz wünschen sich die meisten Männer nach wie vor idealerweise zwei Kinder (Abb. 3.8-1). Es ist zu erwarten, dass der Anteil der gewollt und ungewollt kinderlosen Männer in Zukunft weiter ansteigen wird (Stöbel-Richter und Brähler, 2003).

Die „Schwangerschaft des Mannes“ wurde lange Zeit vernachlässigt. Generell ist das Erleben der Schwangerschaft der Partnerin als Prozess zu verstehen, der sich in folgende Phasen einteilen lässt (May, 1985):

- Announcement-Phase, die sich vom Zeitpunkt der ersten Anzeichen der Schwangerschaft bis zu ihrer Gewissheit erstreckt und in Abhängigkeit ihrer Erwünschtheit mit Glücks- oder Schockgefühlen einhergeht.

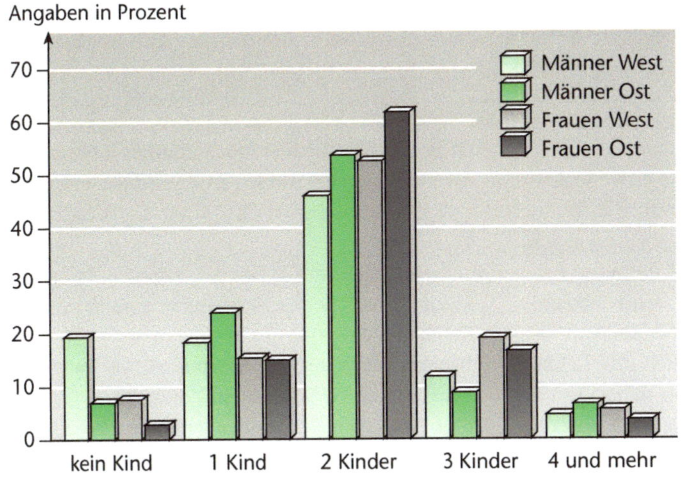

Abb. 3.8-1 Ideale Kinderzahl („Wenn in Ihrem Leben alles ideal wäre, so wie Sie es gern haben möchten, wie viele Kinder würden Sie sich dann insgesamt wünschen?“) Stöbel-Richter und Brähler, 2003.

- Moratoriums-Phase, in der sich der Mann von der Schwangerschaft seiner Partnerin distanziert und ambivalente Gefühle gegenüber seiner zukünftigen Vaterrolle hegt.
- Focussing-Phase, in der es aufgrund der zunehmenden körperlichen Veränderungen der Partnerin zu einer verstärkten Konfrontation mit deren Schwangerschaft kommt. Das kann eine Verstärkung der Ambivalenzen der Moratoriums-Phase zur Folge haben oder zu einer bewussteren Selbstdefinition als Vater führen.

Interessant in diesem Zusammenhang ist das so genannte Männerkindbett (Couvade). Dieser Begriff stammt von dem französischen Wort couver ab, was so viel wie ausbrüten bedeutet. Die Couvade äußert sich in einer erhöhten psychosomatischen Krankheitsanfälligkeit mit einhergehenden Symptomen wie Ermüdung, Kopf- und Rückenschmerzen, Übelkeit und Appetitlosigkeit sowie Gewichtsverlust. Als mögliche Gründe werden ein Identifikationserleben mit der Partnerin, die ja an den gleichen Symptomen leidet, diskutiert, sowie die Zurückgewinnung der Aufmerksamkeit der Partnerin oder die Geringschätzung der Schwangerschaft der Partnerin (Fthenakis, 1988).

Generell ist zu beobachten, dass Männer heute den Schwangerschaften ihrer Frauen aufmerksamer gegenüber stehen, häufiger an den Vorsorgeuntersuchungen sowie Geburtsvorbereitungen teilnehmen sowie der Geburt beiwohnen.

3.8.3 Vaterschaft

In den letzten Jahrzehnten kam es zu einer Veränderung der Rolle des Vaters in der Familie. Während vor 50 Jahren die Funktion des Vaters noch die des Familienernährers war, gibt es heute immer mehr Väter, die Erziehungs- und Betreuungsaufgaben wahrnehmen, die mehr Zeit mit ihren Kindern verbringen und stärker am Leben dieser teilhaben (BMFSFJ, 2002). So gaben in einer Studie von Nave-Herz (1984) von den Vätern, die 1950 heirateten, 67 % an, dass sie nie mit ihren Kindern spielten, in den 1980 geschlossenen Ehen waren es nur noch 10 %.

Moderne Väter erfüllen in der Erziehungsarbeit dieselben Funktionen wie moderne Mütter, die Bruce und Fox 1997 (in BMFSFJ, 2002) wie folgt charakterisieren:

- Betreuungsfunktion (z.B. Überwachung und Hilfe bei alltäglichen Aufgaben wie Baden, Anziehen, Schlafen gehen)
- sozialemotionale Funktion (z.B. Diskussion und Unterhaltung)
- instruktive Funktion (z.B. Überwachung und Hilfe bei Hausaufgaben)
- exekutive Funktion (z.B. Organisation des Haushalts).

Trotz des Wandels des Rollenbildes des Vaters verbringen Männer aber immer noch bedeutend weniger Zeit mit ihren Familien als Frauen und sind mehrheitlich der Meinung, dass die Kinderbetreuung eher Aufgabe der Frauen sei, worin ihnen ihre Partnerinnen zustimmen (Matzner, 1998).

Der Übergang zur Vaterschaft bringt auch Änderungen in der Partnerschaft mit sich, wobei sich jedoch keine geschlechtsspezifischen Unterschiede herauskristallisieren. Für beide Partner gelten die ersten 3 Monate nach der Geburt eines Kindes als die für die Partnerschaft kritischsten. Ansonsten existieren widersprüchliche Befunde über Kinder als stärkender oder schwächender Faktor in der Partnerschaft. Lediglich die Abnahme der Zufriedenheit mit der Sexualität in der Partnerschaft konnte bei Männern stärker belegt werden (Werneck, 1998).

Literatur

Brähler E, Stöbel-Richter Y, Schumacher J: Für und Wider eines eigenen Kindes: Der Leipziger Fragebogen zu Kinderwunschmotiven (LKM). Diagnostica 2001; 47: 96–106.

Bundesministerium für Familie, Senioren, Frauen und Jugend: Die Rolle des Vaters in der Familie. Stuttgart: Kohlhammer, 2002.

Fthenakis WE: Väter. Zur Psychologie der Vater-Kind-Beziehung (Bd1). München: DTV, 1988.

Höhn C, Dorbitz J: Familiendemographische Trends. In Nauck B, Onnen-Isemann C: Familie im Brenn-

punkt von Wissenschaft und Forschung. Neuwied: Luchterhand, 1995.
Matzner M: Vaterschaft heute. Klischees und soziale Wirklichkeit. Frankfurt: Campus, 1998.
May KA: Three phases of father involvement in pregnancy. In Bozett FW, Hanson SMH (eds.), Coping with life crises. An integrated approach. New York: Plenum press 1985: 115–127.
Nave-Herz R: Familiale Veränderungen in der Bundesrepublik Deutschland seit 1950. Zeitschrift für Sozialisationsforschung und Erziehungssoziologie 1984; 4: 45–63.
Werneck H: Übergang zur Vaterschaft. Auf der Suche nach den „Neuen Vätern". Wien: Springer, 1998.
Statistisches Bundesamt: Statistisches Jahrbuch 2001 für die Bundesrepublik Deutschland. Stuttgart: Metzler/Poeschel, 2001.
Stöbel-Richter Y, Brähler E: Welche Aspekte bestimmen den aktuellen Kinderwunsch und die ideale Kinderzahl bei Männern. Zeitschrift für Familienforschung, eingereicht.

3.9 Gewalt – Misshandlungen, Aggressionen

Burkhard Brosig

3.9.1 Männergewalt und männliche Rolle

> **„Wird Gewalt in unserer Gesellschaft unter geschlechtsspezifischen Aspekten betrachtet, so ist festzustellen, dass es vorwiegend Männer bzw. Jungen sind, die Gewalt ausüben. Gewalt ist manifester Bestandteil des männlichen Lebensalltags – und zwar von Anfang an. Sie ist Ausdruck von Defiziten und Schädigungen der ganz ‚normalen' Jungensozialisation." (Diekmann et al. 1994, S. 7f.)**

Dieses Zitat steht einer Arbeit zur Männergewalt von Pech (2001) voran und beleuchtet den aktuellen Diskussionsstand der „neuen" Männer, die sich zunehmend bewusster mit der männlichen sozialen Rolle, der die Aggression offenbar konstitutiv eingeschrieben ist, auseinander setzen. Entdeckte die Frauenbewegung in den 80er-Jahren „Männer" und „männliche Sozialisation" als „Untersuchungsobjekt" (Pross, 1978; Hageman-White, 1984; Metz-Göckel und Müller, 1986), so wurde, parallel zu einer sich entwickelnden männlichen Emanzipationsbewegung, später von den „neuen" Männern selbst deren Sozialisation in Jugend und Adoleszenz (Schnack und Neutzling, 1990) in den Fokus gerückt. Es entwickelte sich eine Suche nach realisierbaren, alternativen Männlichkeitsentwürfen unter Dekonstruktion der überlieferten geschlechtsspezifischen Rollenzuschreibungen, die ja polar entwickelt wurden: der aktive, aggressionsbereite, immer konkurrierende Mann stand der Harmonie suchenden, eher passiv strukturierten, friedensstiftenden und ausgleichenden Frau gegenüber. Entlang der Debatte um „gender" und „sex" kam es zu einer Problematisierung zunächst der weiblichen Rolle, die den von der Emanzipation gleichsam überrollten Männern eine Neudefinition dessen, was Männlichkeit in der Gegenwart darstellen könnte, geradezu aufzwang. In der Folge brachte die skizzierte gesellschaftliche Entwicklung zwar etwa 20 % „neue Männer" hervor, jedoch auch 37 % „verunsicherte Männer" (Zulehner und Volz, 1998). Es zeigte sich, dass das Thema „Gewalt" sehr nahe an dem Kern des „alten" Männlichkeitsbegriffs liegt, der von Meuser (2000) als „hegemonial" bezeichnet wird und eine Attitüde der Dominanz, selbst unter Inkaufnahme intrafamiliärer Gewalt, beschreibt. Gibt es also „neue" Männlichkeit ohne Gewaltbereitschaft? Wie häufig geht von Männern Gewalt aus, welche Ursachen lassen sich dafür, auch empirisch, dingfest machen und welche Präventionsmöglichkeiten resultieren aus der geschilderten Situation?

3.9.2 Empirische Befunde zur Männergewalt

In einer Übersicht von Rand (2003) zur Lebenszeitprävalenz von Gewalt in intimen Partnerschaften (IPV: Intimate Partner Violence) wird berichtet, dass etwa die Hälfte aller in verschiedenen Umfragen befragten Frauen jemals im Leben von einem Intimpartner vergewaltigt worden sind und $^2/_3$ der Frauen in der Biographie physische Gewalterfahrung kennen lernen mussten. Diese Gewalt in der Intimpartnerschaft erleben Männer als Opfer dagegen seltener: Hier wird die Lebenszeitprävalenz mit 29,3 % angegeben (Mills et al. 2003). Kommt es zu einer Vergewaltigung durch den Partner in der Intimbeziehung, so bleibt dies offenbar kein Einzelfall: 4,5 Vergewaltigungen von demselben Partner werden angegeben und 6,9 Gewalterfahrungen bzgl. des gleichen Intimpartners werden berichtet. Zur Punktprävalenz befragt, gaben 7 % der Befragten eine häusliche Gewalterfahrung im Sinne des IPV in den letzten zwölf Monaten an, wobei wiederum die Hälfte der befragten Frauen mehr als eine solche Erfahrung in diesen vergangenen zwölf Monaten angab (Rand, 2003). Als Risikofaktoren (Rickert et al. 2002) werden neben der ethnischen Zugehörigkeit, wobei nichtweiße Ethnien in den Industrieländern offenbar stärker betroffen sind (Field und Caetano, 2003), der Arbeitsstatus mit fehlender Beschäftigung und als biographischer Faktor eine schwierige Beziehung zur Mutter (Orcutt et al. 2003) angegeben. Umgekehrt scheinen Frauen mit höherem sozialem Status vor derartigen Übergriffen offenbar besser geschützt, wenngleich Gewalterfahrungen letztlich in allen sozialen Schichten und allen Altersklassen anzutreffen sind. Die relative Reduktion in der Prävalenz der IPV in den gehobenen sozialen Schichten trifft jedoch nur auf die Oberschicht zu: Immer dann, wenn in mittleren und unteren Schichten (Jewkes, 2002) ein Ungleichgewicht zwischen weiblicher und männlicher Rollenaufteilung eintritt, wenn Männer sich schwach und ohne Kontrolle über „ihre" Frauen fühlen, kommt es zur Erhöhung des aggressiven Klimas in den Familien und konsekutiv zur Erhöhung der Anzahl realisierter Gewaltakte.

Kulturvergleichend scheint eine Gesellschaft, die männliche Gewalt akzeptiert, die einen „Kult" hypertropher Männlichkeit (Rosen et al. 2003) betreibt, tendenziell eher zu einer Problemlösung „mit Fäusten" zu führen und gewalttätige Auseinandersetzung der Ehepartner untereinander zu begünstigen. Weiterhin scheint der Einfluss von Drogen- und Medikamentenmissbrauch gesichert, sodass eine Entzugsbehandlung zur Besserung der Symptomatik auch hinsichtlich der Gewaltbereitschaft in der Familie zu führen scheint.
Ebenso kann anhand von Befunden, die auch aus klinischer Sicht sehr gut nachvollziehbar sind (Brosig und Beckmann, 1993), empirisch nachgezeichnet werden, dass eine selbstunsichere, fragile Männlichkeit immer dann durch Gewaltbereitschaft „unterstrichen" werden muss, wenn die Angst zu groß wird, die Kontrolle über eine nunmehr „emanzipierte" Frau zu verlieren, der Bildungschancen und eigenes Einkommen eröffnet werden.

3.9.3 Wege aus dem Dilemma

Im Gefolge der weiblichen Emanzipation scheint es also auch auf Seiten der Männer zu einer größeren Reflexionsbereitschaft über geschlechtsspezifische Aspekte männlicher Sozialisation zu kommen. Im Zentrum dieser Neubesinnung steht die Reflexion von Aggression, Gewaltbereitschaft und Misshandlungen insbesondere in der Intimbeziehung und in Bezug auf intrafamiliäre Gewalt gegen Kinder. Konzeptuell kreist die inhaltliche Auseinandersetzung mit „neuer Männlichkeit" insbesondere um die Frage, inwieweit Aggressionsbereitschaft als ein zentrales, konstitutives Element der Männlichkeit verstanden werden muss oder ob sich inzwischen, im Prozess männlicher evolutionärer Emanzipation, eine positiv besetzte, zur Identifikation einladende Rollenzuschreibung denken ließe, in der männliche Gewalt als hegemoniales Herrschaftsinstrument in Zweierbeziehung, Familie und Gesellschaft psychodynamisch weniger „notwendig" wäre und mithin durch andere Werte abgelöst werden könnte (Pech, 2001). In dieser Debatte geht es, notabene, insbesondere um den destruktiven Aspekt der männlichen Aktivität, wohingegen der konstruktive, aufbauende Aspekt männlicher Initiative offenbar durchaus im Wechselspiel der Geschlechter attraktiv und positiv besetzt werden könnte.

Nun ist diese innere Auseinandersetzung mit männlichem Selbstverständnis, kulturspezifischen Männlichkeitsidealen und psychosexuellen Rollenzuschreibungen ein langer, dorniger Weg. Individuell eingespielte Verhaltensweisen (O'Leary und Smith-Slep, 2003), oft durch Drogen und Alkoholmissbrauch verstärkt (Stuart et al. 2003), lassen sich ohnehin nur mühsam verändern und dies umso mehr, wenn sie auf kulturelle geschlechtsspezifische Rollenerwartungen treffen, wie dies oben skizziert wurde. Um hier dennoch eine Änderung zu erreichen, haben sich bereits erste Initiativgruppen von Männern gebildet, die Aggression als Männlichkeitsideal in Frage stellen und introspektiv miteinander in Selbsthilfe bearbeiten. Männliche Gewalt stellt zudem eine Indikation zu einer längerfristigen Paartherapie dar. In diesen langfristigen psychotherapeutischen Arrangements zur simultanen Behandlung beider Partner bei Aggression und Misshandlung zeigt sich, wie in einem Fall von mir ausführlich dargelegt (Brosig und Beckmann, 1994), dass die unbewusste Rollenerwartung an den Mann als aggressionsbereitem Täter letztendlich von beiden Geschlechtern geteilt wird, so dass ein komplexes Geflecht von Projektionen auf Seiten beider Beziehungspartner (Willi, 1984) dazu führen kann, dass Gewalt in der Intimpartnerschaft ausgelöst wird. Diese Sichtweise kann natürlich nicht moralisch exkulpieren, da Gewalt in der Partnerschaft und Familie inakzeptables und im Übrigen auch strafwürdiges Verhalten darstellt. Die psychoanalytisch-familiendynamische Sichtweise erlaubt jedoch, unbewusste Rollenzuschreibungen von allen Beziehungspartnern klarer herauszuarbeiten und auch die Männer aus dem Gefängnis ihrer eigenen Aggressivität zu befreien, die offensichtlich sehr tief in das männliche Selbstbild eingegraben ist.

Literatur

Brosig B, Beckmann D: Gewalt in der Ehe. Eine Paartherapie im Spiegel des Gießen-Tests. Psychosozial 1994; 17: 87–96.

Diekmann A, Herschelmann M, Pech D, Schmidt K (Hrsg.): Gewohnheitstäter. Männer und Gewalt. Köln, Papyrossa, 1994.

Field CA, Caetano R: Longitudinal model predicting partner violence among white, black, and hispanic couples in the United States. Alcohol Clin Exp Res 2003; 27: 1451–1458.

Hageman-White C: Sozialisation weiblich – männlich? Opladen, Leske und Budrich, 1984.

Jewkes R: Intimate partner violence: causes and prevention. Lancet 2002; 359: 1423–1429.

Metz-Göckel S, Müller U: Der Mann. Brigitte Studie. Weinheim, Basel, Beltz, 1986.

Meuser M: Perspektiven einer Soziologie der Männlichkeit. In: Janshen D (Hrsg.): Blickwechsel. Der neue Dialog zwischen Frauen- und Männerforschung. Frankfurt/M, New York, Campus, 2000.

Mills LD, Mills TJ, Taliaferro E, Zimbler A, Smith D: The prevalence of female-to-male intimate partner violence in an urban Emergency Department. J Emerg Med 2003; 25: 215–218.

O'Leary KD, Smith-Slep AM: A dyadic longitudinal model of adolescent dating aggression. J Clin Child Adolesc Psychol 2003; 32: 314–327.

Orcutt HK, King LA, King DW: Male-perpetrated violence among Vietnam veteran couples: Relationships with veteran's early life characteristics, trauma history, and PTSD symptomatology. J Tauma Stress 2003; 16: 381–390.

Pech D: ‚Neue Männer' und Gewalt. Gewaltfacetten in reflexiven männlichen Selbstbeschreibungen. Unveröff. Diss. Univ. Oldenburg, 2001.

Pross H: Die Männer. Eine repräsentative Untersuchung über die Selbstbilder von Männern und ihre Bilder von der Frau. Reinbek, Rowohlt, 1978.

Rand MR: The nature and extent of recurring intimate partner violence against woman in the United States. J Comp Fam Stud 2003; 4: 137–149.

Rickert VI, Wiemann CM, Harrykissoon SD et al.: The relationship among demographics, reproductive characteristics, and intimate partner violence. Amer J Obstet Gynecol 2002; 187: 1002–1007.

Rosen LN, Kaminski RJ, Parmley AM et al.: The effects of peer group climate on intimate partner violence among married US army soldiers. Violence Against Woman 2003; 9: 1045–1071.

Schnack D, Neutzling R: Kleine Helden in Not. Jungen auf der Suche nach Männlichkeit. Reinbek, Rowohlt rororo, 1990.

Stuart GL, Ramsey SE, Moore TM et al.: Reduction in marital violence following treatment for alcohol dependence. J Interpers Violence 2003; 18: 1113–1131.

Willi J: The concept of collusion: A combined systemic psychodynamic approach to marital therapy. Family Process 1984; 23: 177–185.

Zulehner M, Volz P: Männer im Aufbruch. Wie Deutschlands Männer sich selbst und wie Frauen sie sehen. Ein Forschungsbericht. Ostfildern, Schwabenverlag, 1998.

3.10 Midlife-Crisis

Walter Krause

Der englische Begriff „midlife crisis" weist, wenn er im Deutschen gebraucht wird, – im Gegensatz zu dem des alternden Mannes – auf die psychosozialen Veränderungen in der Lebensmitte hin. Die psychische Entwicklung im Erwachsenalter ist im Wesentlichen gekennzeichnet durch die Auseinandersetzung mit sozialen Rollen und sozialen Übergängen. Im 4. und 5. Lebensjahrzehnt besteht für Männer eine erhöhte Wahrscheinlichkeit, eine Krisenzeit zu durchleben. Die Auseinandersetzung mit den eigenen Lebenszielen und den aktuellen Rollenanforderungen ist eine wesentliche Entwicklungsaufgabe dieses Lebensabschnittes. Das mittlere Lebensalter ist eine Zeit des Bewusstwerdens körperlicher Altersveränderungen sowie des ersten Gewahrwerdens von körperlichen Einbußen (Thiele et al. 2001).

In der westlichen Industriegesellschaft werden dem Mann in vieler Hinsicht aggressive Eigenschaften zugeschrieben. Das männliche Rollenideal ist geprägt von Jugendlichkeit, körperlicher Fitness, Stärke und Ausdauer (Thiele et al. 2001). Eine Abnahme dieser positiven Eigenschaften wird mit dem Verlust an Männlichkeit gleichgesetzt. Der Verlust an sozialer Bedeutung und der ökonomischen Leistungsfähigkeit im Alter ist unter diesem Aspekt schwer erträglich und wirkt damit auf die Sexualität zurück.

In der Sexualität hängt der Befund einer Midlife-Crisis unmittelbar mit der sexuellen Identität des Mannes zusammen. Lange Zeit schien es selbstverständlich, dass die sexuelle Libido des Mannes größer als die der Frau sei. Damit wurde auch dem Mann die Verantwortung für die sexuelle Befriedigung der Frau zugesprochen, durch seine größere Libido müsse er die vermehrte Phantasie entwickeln, mit der ein befriedigendes Sexualleben möglich sei. Bei dieser Konstellation ist zu erwarten, dass Männer in dem Moment zu versagen glauben, wenn sie den Phantasien der Frauen nicht mehr gerecht zu werden meinen (Featherstone und Hepworth, 1985).

Impotenz bzw. Verlust der Sexualität sind nicht notwendigerweise eine Folge des Alters, sondern Folge des Umgangs damit. Sexualität bleibt erhalten, wenn sie im Lauf des Lebens selbstverständlich bleibt (Masters und Johnson, 1966).

Die Einstellung von Männern zu ihrer eigenen Midlife-Crisis untersuchte die sehr sorgfältig durchgeführte Studie von Solstad und Garde: 1976 wurden alle zu dem Zeitpunkt 40-jährigen 577 Männer eines bestimmten geographischen Bezirks in Dänemark zur Teilnahme an einer Studie eingeladen. 1981 und 1987 (5 und 11 Jahre später) wurden sie erneut befragt. Sie sollten auf Grund eines Fragebogens verschiedene Fragen beantworten: Was denken Sie über das männliche Klimakterium, was gibt es für Gründe dafür usw. Bei den 40-Jährigen sagten – abzüglich derjenigen, die keine Meinung angaben – 59 %, es gebe ein männliches Klimakterium, 41 % bestritten dies. Von den 45-Jährigen waren es 51 bzw. 49 %, von den 51-Jährigen 32 bzw. 68 %. Erstaunlicherweise wurde also der Anteil derjenigen, die ein männliches Klimakterium anerkannten, im Lauf der Jahre geringer. Diejenigen, die irgendwelche klimakterischen Symptome selbst hatten (Libidoverlust, Hitzewallungen), glaubten eher an seine Existenz. Bei den gleichzeitig gemessenen Testosteronwerten zeigten sich keine Unterschiede zwischen den Gruppen „klimakterische Empfindungen ja oder nein". Einen wichtigen Einflussfaktor stellte das Klimakterium bei der Partnerin dar: Wenn deren Symptome von den Männern als negativ empfunden wurden, beschrieben sie eher eigene Probleme als die anderen, deren Partnerinnen ihr Klimakterium „unbemerkt" überstanden. In vielen Fällen, so meinen die Autoren, könnten Veränderungen in der Lebensmitte (im Beruf, in der Familie, in der Sexualität) den Wunsch hervorrufen, diesen Veränderungen eine leicht erfassbare Ursache zuzuschreiben und sie als Ausdruck eines „Klimakteriums" anzusehen, aber in dieser Untersuchung waren keine speziellen klimakterischen Symptome gefunden worden. Die situativen Veränderungen hatten – in dieser Studie – auch nichts mit hormonellen Veränderungen zu tun.

Insgesamt muss man der Midlife-Crisis eher soziologische als biologische Gründe zuschreiben. Sie entspricht keinesfalls dem weiblichen Klimakterium.

Literatur

Featherstone M, Hepworth M: The male menopause: lifestyle and sexuality. Maturitas. 1985; 7: 235–246.

Masters WH, Johnson VE: Human sexual response. Little, Brown and Cie Publ, Boston, Mass., 1966.

Solstad K, Garde K: Middle-aged Danish men's ideas of a male climacteric and of the female climacteric. Maturitas. 1992; 15: 7–16.

Thiele A, Degenhardt A, Jaursch-Hancke C: Bewältigung körperlicher Altersveränderungen bei gesunden Männern. In: Mann und Medizin. Hrsg. E. Brähler und J. Kupfer. Jahrbuch der Med. Pschologie 19, Hogrefe-Verlag, 2001.

3.11 Der alternde Mann

Manfred E. Beutel, Jörg Wiltink, Elmar Brähler

3.11.1 Definition

Nach gegenwärtigem entwicklungspsychologischem Sprachgebrauch folgt auf das mittlere Lebensalter mit ca. 60–65 Jahren das Alter, hier wird weiter unterschieden zwischen den sog. „jungen Alten" (bis zum 75.–80. Lebensjahr) und den sog. „Hochbetagten" (ab dem 75.–80. Lebensjahr). Diese Unterscheidung gründet darin, dass im Anschluss an die Berentung für die „jungen Alten" eine Zeit zunehmend selbst gewählter Aktivitäten folgt, die im günstigen Fall ohne nicht kompensierbare Einschränkungen verläuft. Bei den Hochbetagten ist eher mit biologisch-organischen Risiken zu rechnen, die in Folge der zunehmenden Erkrankungen, Behinderungen und Einbußen auch medizinisch schwerer zu kompensieren sind. Der Aktionsradius sinkt, das soziale Netzwerk wird kleiner, und ein zunehmender Anteil der Hochbetagten wechselt in Alters- und Pflegeeinrichtungen.

Gebräuchlich im urologischen bzw. andrologischen Bereich ist das Konzept des „Ageing Male". Dieses Konzept bezeichnet altersbezogene körperliche Veränderungen verbunden mit einer Zunahme von körperlichen, kognitiven bzw. affektiven Beschwerden. Diese werden unter dem Begriff des (partiellen) Androgen-Defizits beim alternden Mann („PADAM") oder – etwas irreführend – unter dem Konzept der Andropause oder des männlichen Klimakteriums in Analogie zu der weiblichen Menopause beschrieben. Die entsprechenden Veränderungen umfassen u. a.:

- körperliche Veränderungen (Zunahme von abdominellem Fett, verringerte Muskelstärke, verminderter Bartwuchs, Osteoporose, Insulinresistenz, Arteriosklerose etc.)
- vegetative oder somatoforme Beschwerden (z. B. Hitzewallungen, Benommenheit, Schlafstörungen, Schwäche, Rücken-, Gliederschmerzen)
- kognitive Beeinträchtigungen wie verminderte Konzentration oder Vergesslichkeit
- affektive oder Stimmungsänderungen (z. B. Depression, Ängstlichkeit, Weinerlichkeit, Reizbarkeit)
- Veränderungen der sexuellen Aktivität und Funktionen (z. B. schwächere Erektion, verminderte sexuelle Aktivität).

Dabei sind die beschriebenen Veränderungen zum Teil physiologisch nachvollziehbar (z. B. Einflüsse des verminderten Testosteronspiegels auf die Zunahme von abdominellem Fett bzw. die Abnahme von Muskelstärke); bei anderen Beschwerden wie kognitiven Einbußen, Depressivität oder körperlichen Beschwerden ließ sich bisher keine so eindeutige Kausalbeziehung zu hormonellen Veränderungen nachweisen.

3.11.2 Beschwerden und Symptome des alternden Mannes

Charakteristisch für das Altern ist eine hohe Variationsbreite zwischen Personen, was sich in der gebräuchlichen gerontologischen Unterscheidung zwischen normalem, pathologischem und optimalem Alter niederschlägt. Von „normalem Altern" spricht man, wenn lediglich „alterstypische" Einbußen in körperlichen und psychischen Funktionen vorliegen (z.B. Arthrosen bei über 70-Jährigen oder leichte kognitive Beeinträchtigungen bei über 80-Jährigen). Als Beispiel für „normales Altern" zeigt Abbildung 3.11–1 die Zunahme körperlicher Beschwerden in einer Repräsentativerhebung deutscher Männer (N = 1299), erfasst mit dem Gießener Beschwerdebogen (Beutel et al. 2002b, Brähler und Scheer, 1995). Danach kommt es mit zunehmendem Lebensalter zu einer wachsenden Erschöpfungsneigung (mit dem deutlichsten Anstieg jenseits des 50. Lebensjahres), zunehmenden kardiovaskulären Beschwerden und Gliederschmerzen (bereits ab dem 41. Lebensjahr); lediglich Magenbeschwerden bleiben über die Lebensspanne konstant.

Abbildung 3.11–2 zeigt die Lebenszufriedenheit (Fahrenberg et al. 2000) mit verschiedenen Bereichen, wiederum nach Altersgruppen aufgeteilt (N = 1299). Wie in der Grafik erkennbar, kommt es zu einer allmählichen Abnahme der Zufriedenheit mit der Gesundheit (bereits ab der 4. Lebensdekade) und der Zufriedenheit mit der Sexualität (v.a. ab dem 60. Lebensjahr). In anderen Lebensbereichen steigt die Zufriedenheit, mit der finanziellen Lage, der Freizeit und der Wohnsituation. Es kommt nur zu geringen Veränderungen der Lebenszufriedenheit bzgl. des Berufs, der eigenen Person, der Beziehung zu den Kindern (mit der Ausnahme eines Knicks in der 5. Dekade, der mit Auszug/Selbstständigkeit der Kinder zusammenhängen könnte, sog. „empty nest"), Freunden und Bekannten. Berücksichtigt man alle erfassten Lebensbereiche, nimmt trotz der steigenden Beschwerdeneigung die Lebenszufriedenheit tendenziell mit dem Alter zu (Beutel et al. 2002b).

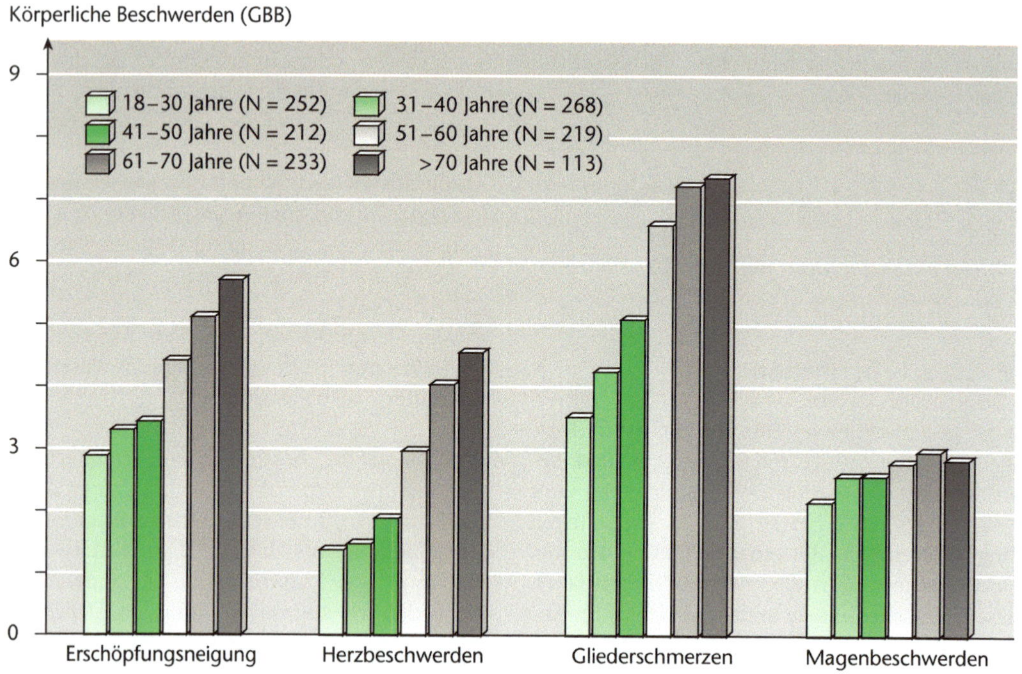

Abb. 3.11-1 Körperliche Beschwerden (GBB) bei Männern in der Allgemeinbevölkerung nach Altersgruppen (N = 1297; Beutel et al., 2002b).

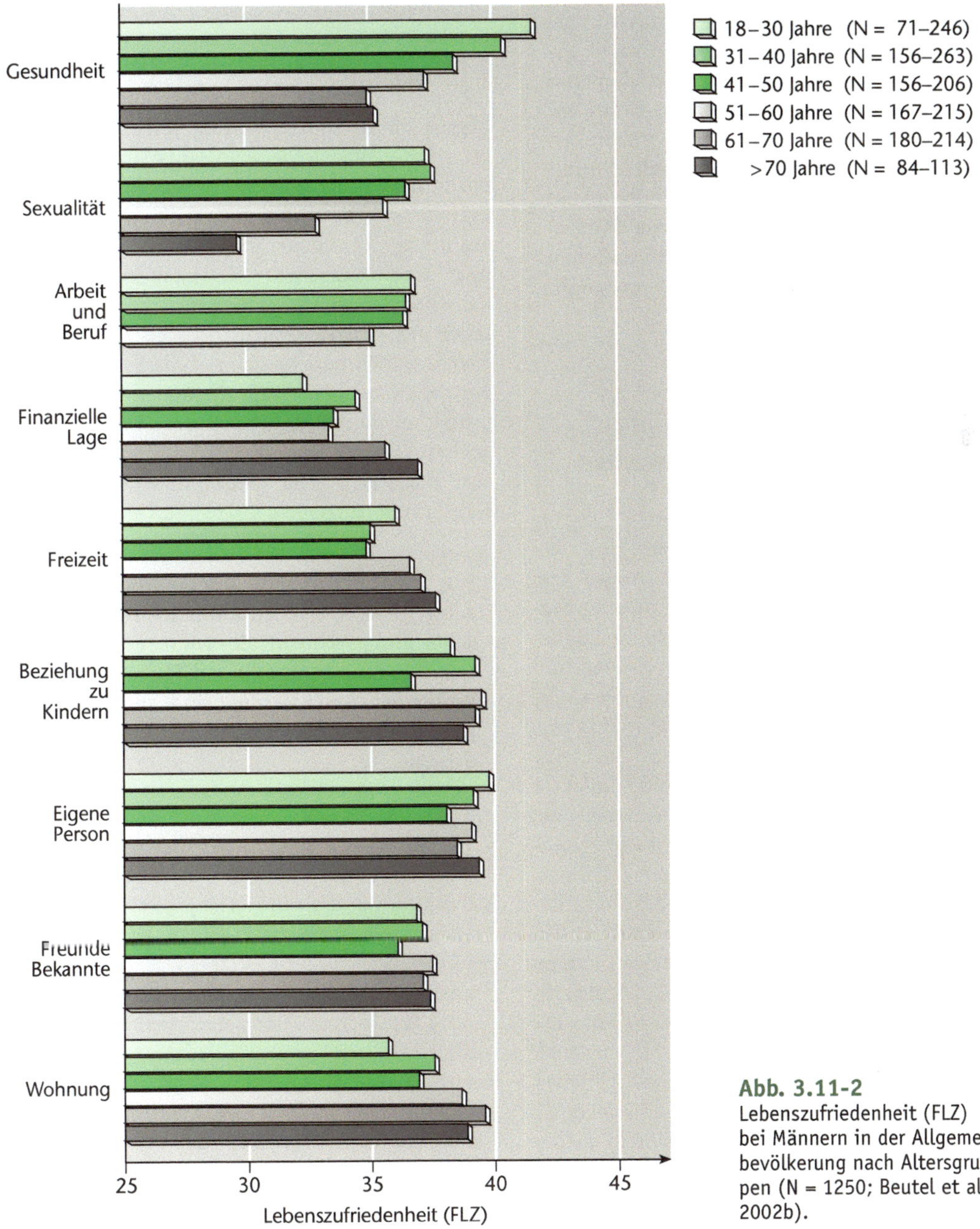

Abb. 3.11-2
Lebenszufriedenheit (FLZ) bei Männern in der Allgemeinbevölkerung nach Altersgruppen (N = 1250; Beutel et al., 2002b).

Das Auftreten von Krankheiten mit erheblichen Funktionseinschränkungen und Einbußen an Lebensqualität bzw. Verkürzung der Lebensspanne lässt sich als „pathologisches Altern“ definieren. „Optimales Altern“ beschreibt einen Zielzustand mit weitgehender Autonomie, Wohlbefinden und dem Erreichen individueller Lebensziele. Dabei sind die Grenzen natürlich fließend (Märcker, 2003). Zu den Hauptursachen für pathologisches Altern zählen Depressionen (vgl. Kap. 10.15) sowie Demenz (vgl. Kap. 6.5).

Eine rein defizitorientierte Betrachtungsweise wird dem alternden Mann nicht gerecht. Trotz der Zunahme körperlicher und psychischer Beschwerden kommt es im höheren Lebensalter nicht zu einer generellen Abnahme der Lebenszufriedenheit. Einbußen der Zufriedenheit mit Gesundheit und Sexualität werden durch Zunahme der Zufriedenheit in anderen Lebensbereichen (Freizeit, Finanzen, Wohnung) ausgeglichen.

3.11.3 Einflussfaktoren altersbezogener Beschwerden

Maßgeblich für das Auftreten und den Umgang mit altersbezogenen Erkrankungen und Beschwerden ist die Balance von Belastungs- und Schutzfaktoren. So zeigte sich in der zitierten Studie (Beutel et al. 2002b), dass körperliche Beschwerden, Erschöpfung und Depressivität mit dem Lebensalter zunehmen. Dabei spielen eine negative subjektive Gesundheitswahrnehmung, geringes Einkommen und Arbeitslosigkeit eine wesentliche Rolle. Weitere bekannte Risikofaktoren sind Gesundheitsverhalten (Überernährung, Bewegungsmangel, Alkoholmissbrauch, Rauchen) und Funktionseinschränkungen (z.B. sensorische Beeinträchtigungen). Alkoholmissbrauch und Nikotinkonsum sind beim alternden Mann weit häufiger als bei gleichaltrigen Frauen (Brähler et al. 2001). Nach dem Tod der Partnerin steigt bei Witwern zwischen 45 und 74 Jahren die Sterblichkeit drastisch (bis zu 50 %; Helsing et al. 1981) in Folge von Herzinfarkt, Suizid, Unfällen und Infektionserkrankungen, deutlich stärker als bei verwitweten Frauen. Wenn Männer wieder heiraten bzw. eine neue Partnerschaft eingehen, normalisiert sich ihre Sterblichkeit weitgehend. Zu den Schutzfaktoren zählen neben sozialer Einbindung und Bewältigungs- und Lebenserfahrung, Reife, Besonnenheit und Bewältigungsfähigkeiten (Lehr, 1996).

Hilfreich für die Bewältigung von Krankheit und Funktionseinschränkung und erfolgreiches Altern ist das Modell der selektiven Optimierung mit Kompensation von Baltes (Baltes und Carstensen, 1996):

Selektion bedeutet Auswahl und Veränderung von Zielen und Verhaltensbereichen, die angesichts begrenzter Ressourcen Erfolg versprechen. Dies erfordert vielfach eine neue Anpassung der Standards, Ziele und Erwartungen (vgl. Kap. 4.5).

Optimierung bezieht sich auf die Nutzung und Stärkung vorhandener, zielrelevanter Ressourcen und Handlungsmittel (z.B. Gestaltung der physikalischen Umwelt oder Nutzung von medizinischen und psychosozialen Diensten).

Kompensation bezieht sich auf die Schaffung, die Nutzung und das Training neuer Handlungsmittel, um Einschränkungen oder Verlusten entgegenzuwirken (kognitives Training angesichts von kognitiven oder Gedächtniseinbußen, vgl. Kap. 6.5).

Für die Entwicklung altersbezogener Beschwerden ist das Zusammenspiel biologischer und psychosozialer Faktoren maßgeblich. Bei der Diagnostik und Therapie altersbezogener Beschwerden sind stets Risiko- und Schutzfaktoren gleichermaßen zu beachten.

Literatur:

Baltes MM, Carstensen LL: The process of successful ageing. Ageing and Society 1996; 16: 397–422.

Beutel ME, Schumacher J, Weidner W, Brähler E: Sexual activity, sexual and partnership satisfaction in ageing men – Results from a German representative community study. Andrologia 2002a; 34: 22–28.

Beutel ME, Wiltink J, Schwarz R et al.: Complaints of the ageing male based on a representative community study. Eur Urol 2002b; 41: 85–93.

Brähler E, Goldschmidt S, Kupfer J: Männer und Gesundheit. In: Brähler E und Kupfer J (Hrsg.): Mann und Medizin. Jahrbuch der Medizinischen Psychologie 19. S. 11–33. Göttingen: Hogrefe. 2001.

Brähler E, Scheer JW: Der Gießener Beschwerdebogen (GBB). Handbuch (2. Auflage). Huber, Bern, 1995.

Fahrenberg J, Myrtek M, Schumacher J, Brähler E: Fragebogen zur Lebenszufriedenheit (FLZ). Handanweisung. Hogrefe, Göttingen, 2000.

Helsing KJ, Szklo M, Comstock GW: Factors associated with mortality after widowhood. Am J Public Health 1981; 71: 802–809.

Lehr U: Psychologie des Alterns. Quelle und Meyer, Wiesbaden, 1996.

Märcker A: Alterspsychotherapie – Aktuelle Konzepte und Therapieaspekte. Psychotherapeut 2003; 48: 132–149.

4

Sexualität

4.1 Sexuelle Aktivität in Pubertät und Adoleszenz 96
4.1.1 Einführung 96
4.1.2 Zur Psychodynamik der jugendlichen Sexualentwicklung 97
4.1.3 Aufklärung 99
4.1.4 Masturbation 99
4.1.5 Das „erste Mal“ 101
4.1.6 Kontrazeption und HIV-Prävention 102
4.1.7 Partnerschaftsverhalten und sexuelle Orientierung 105
4.1.8 Zusammenfassung 105

4.2 Varianten und Störungen des Pubertätsverlaufs 107
4.2.1 Vorzeitige Pubertätsentwicklung (Pubertas praecox) 107
4.2.2 Verzögerte Pubertätsentwicklung (Pubertas tarda) 108
4.2.3 Hodenhochstand (Kryptorchismus) 108

4.3 Störungen der Geschlechtsidentität, Inter- und Transsexualität 109
4.3.1 Intersexualität 110
4.3.2 Transsexualität 111
Hormonelle Therapie bei Transsexualität 112
Operative Angleichung des Geschlechts 112

4.4 Homosexualität 116
4.4.1 Definition 116
4.4.2 Häufigkeit 116
4.4.3 Homosexuelle (Identitäts-) Entwicklung 117
4.4.4 Lebenssituation 118
4.4.5 Homosexuelle im Gesundheitswesen 118

4.5 Masturbation 119
4.5.1 Definition und Funktionsdeutung 119
4.5.2 Häufigkeit 119
4.5.3 Formen der Masturbation 120
4.5.4 Masturbationstraining 121

4.6 Sexuelle Funktionsstörungen des alternden Mannes – medizinische Aspekte 122
4.6.1 Einleitung 122
4.6.2 Symptomatik 122
Erektile Dysfunktion 122
Abnehmende Libido 122
Ejakulationsstörungen 123
4.6.3 Diagnostik 123
Anamnestische Erhebung 123
Labordiagnostik 123
Diagnostik der erektilen Dysfunktion 124
4.6.4 Therapie 124

4.7 Erektile Dysfunktion 126
4.7.1 Epidemiologie 126
4.7.2 Ätiologie 126
4.7.3 Diagnostik 129
Basisdiagnostik 129
Semiinvasive Diagnostik 130
Invasive Diagnostik 130
4.7.4 Therapie 131
Sexualtherapie 132
Orale Therapie 132
Externe Erektionshilfen 133
Invasive Therapie 133

4.8 Sexuelle Funktionsstörungen des alternden Mannes – psychosoziale Aspekte 135
4.8.1 Störungen des sexuellen Verlangens 136
4.8.2 Störungen der Erektion 136
4.8.3 Ejakulations- und Orgasmusstörungen 137
4.8.4 Sexuelle Zufriedenheit 137
4.8.5 Ursachen für Störungen sexueller Funktionen beim alternden Mann 137
4.8.6 Schlussfolgerungen 138

4.9 Sexuelle Deviationen 139
4.9.1 Definitionen und Diagnostik 139
4.9.2 Ätiologie 140
4.9.3 Therapie 141

4.10 Sexuelle Gewalt 142
4.10.1 Definitionen 143
4.10.2 Inzidenz und Prävalenz sexueller Gewalt 144
4.10.3 Theorien zur sexuellen Gewalt. 145
4.10.4 Folgen sexueller Gewalt 147
4.10.5 Hilfen für Opfer und Täter. 147

4.11 Infektionsrisiken sexueller Aktivität: Sexuell übertragbare Krankheiten (STD). 149
4.11.1 Infektionsrisiken sexueller Aktivität . . 149
4.11.2 Sexuell übertragbare Krankheiten 149
Condylomata acuminata 149
Infektionen mit Chlamydia trachomatis 150
Infektionen mit Neisseria gonorrhoeae 151
Herpes genitalis. 152
Syphilis. 152
Krankheiten durch das humane Immundefizienz-Virus (HIV) 153

4.12 Sexualität und Tumorerkrankungen 155
4.12.1 Einleitung. 155
4.12.2 Hodentumorerkrankung und Familienplanung. 155
4.12.3 Prostatakarzinom und erektile Dysfunktion. 156
4.12.4 Kolorektale Tumoren 157
4.12.5 Veränderungen des Körperbildes 157
4.12.6 Sexuelle Rehabilitation: Das Paar als Patient 157

4.13 Todesfälle durch Geschlechtsverkehr. 159
4.13.1 Einleitung. 159
4.13.2 Häufigkeit von Todesfällen während sexueller Aktivität 160
4.13.3 Kardiovaskuläre Belastungen während sexueller Betätigung 161
4.13.4 Das Herzinfarktrisiko während sexueller Betätigung 161
4.13.5 Empfehlungen zur sexuellen Aktivität bei koronarer Herzkrankheit und nach Herzinfarkt 162

4.1 Sexuelle Aktivität in Pubertät und Adoleszenz

Sebastian Euler, Burkhard Brosig

4.1.1 Einführung

Zunächst erscheint eine eingrenzende Definition der zugrunde liegenden Begriffe notwendig: **Pubertät** im medizinischen Sinne wird meist verstanden als die Zeitspanne der Geschlechtsreife, beginnend in der späten Kindheit, unter anderem mit der Ausbildung der sekundären Geschlechtsmerkmale, und endend mit der ersten Regelblutung (Menarche) beim Mädchen und der ersten Ejakulation (Ejakularche) beim Jungen. Andere Definitionen sehen Menarche und Ejakularche nicht als Ende, sondern als Höhepunkt der pubertären Entwicklung. Die Pubertät bezieht sich also im weitesten Sinne auf die physiologische Entwicklung vom nicht-reproduktionsfähigen Kind zum reproduktionsfähigen Erwachsenen. Der Eintritt in die Geschlechtsreife bedeutet gewissermaßen den Beginn einer „neuen Zeit“: Er bringt die Gewissheit mit sich, eindeutig dem männlichen oder weiblichen Geschlecht anzugehören. Zum Teil werden darunter auch die mit dieser Entwicklung assoziierten psychischen Schwierigkeiten subsummiert. Dabei stehen nach Freud (1905) somatische und psychische Entwicklungsvorgänge zeitweise unverknüpft nebeneinander.

Die **Adoleszenz** wiederum wird zum einen als sich an die Geschlechtsreife anschließender Entwicklungsprozess bezeichnet, zum anderen gilt sie als übergeordneter Begriff für die Entwicklung vom Kind zum Erwachsenen und erfasst dabei auch das junge Erwachsenenalter. In jedem Fall umfasst der Begriff Adoleszenz stärker die *psycho-sozio-kulturelle* Komponente des Jugendalters, also eine Entwicklung, die sich, weniger als die Pubertät, an somatischen Gesichtspunkten orientiert.

Das mit Pubertät und Adoleszenz assoziierte biologische Alter fest einzugrenzen ist insofern schwierig, als die Begriffe je nach zugrunde liegender Literatur unterschiedlich definiert werden. Zudem bestehen erhebliche interindividuelle

Unterschiede. Der für Pubertät und Adoleszenz angegebene Altersbereich variiert vom Beginn im 9. Lebensjahr bis zum Ende um das 25. Lebensjahr. Orientierung gebende „Fixpunkte“ sind nach Kluge (1998) Menarche (Median 12,2 Jahre) und Ejakularche (Median 12,6 Jahre). Die Darstellung im folgenden Kapitel soll sich überwiegend auf den Zeitraum zwischen dem 14. und dem 17. Lebensjahr beziehen. Mädchen und Jungen in diesem Altersbereich stellen normalerweise auch die Stichprobe bei Repräsentativerhebungen zum Sexualverhalten Jugendlicher dar (z.B. der Bundeszentrale für gesundheitliche Aufklärung, Kluge 1998). Damit wird über ein Alter berichtet, in dem durch bereits stattgehabte Menarche und Ejakularche Fortpflanzungsfähigkeit besteht. Die Darstellung der sexuellen Aktivität von Jungen setzt hier also deren sexuelle Reife voraus.

Sexualverhalten im Jugendalter ist durch einen wesentlichen Unterschied zu demjenigen im Erwachsenenalter gekennzeichnet: Jugendliche können bei der initialen Aufnahme sexueller Aktivität nicht auf eigene praktische Erfahrungen zurückgreifen. Im Gegensatz zu anderen „Lernbereichen“ steht ihnen dabei zudem in der Regel kein „Lehrender“ zur Verfügung.

Dennoch sind Jugendliche mit normativen Rahmenbedingungen konfrontiert (Medien, Schule, Eltern, Freunde), die zum Teil widersprüchliche Vorstellungen darüber vermitteln, wie sie sich in dieser intimen Situation „richtig“ verhalten sollen. Nach Trautner (1996, S. 165) ist der Jugendliche mit folgenden **„Entwicklungsaufgaben“** (vgl. Ewert, 1983, S. 55) konfrontiert:

- Akzeptierung des eigenen weiblichen bzw. männlichen Körpers
- Aufbau der sexuellen Orientierung
- Aufnahme neuer Beziehungen zu Gleichaltrigen beider Geschlechter
- Auseinandersetzung mit der gesellschaftlich determinierten Geschlechtsrolle
- Ausbildung schulischer und beruflicher Interessen und Vorbereitung auf geschlechtstypische familiäre und berufliche Rollen.

Im folgenden Kapitel sollen zentrale Themen der Jugendsexualität behandelt werden: Neben der *Psychodynamik der jugendlichen Sexualentwicklung* als einer psychologischen Metatheorie werden die Bereiche *Aufklärung, Masturbation, „Das erste Mal“, Prophylaxe von HIV-Infektionen, Kontrazeption* und schließlich *Partnerschaftsverhalten* und *Homosexualität* erörtert.

4.1.2 Zur Psychodynamik der jugendlichen Sexualentwicklung

Nach dem psychoanalytischen Modell folgt auf die Latenzzeit (6.–12. Lebensjahr), welche sich an die Aufhebung der infantilen Sexualität in der Auflösung des Ödipuskomplexes anschließt, die pubertäre Entwicklung. Insgesamt ist der Psychologie der Adoleszenz in der analytischen Theorie wenig Aufmerksamkeit geschenkt worden. Ein Grund dafür mag sein, dass die für das Leben entscheidenden Entwicklungsprozesse in psychoanalytischem Sinne bereits in der frühen Kindheit ablaufen (vgl. hierzu Ewert, 1983, Freud, 1958). So wird die Pubertät auch als „Stiefkind in der psychoanalytischen Theorie“ (Freud, 1958, S. 1744) gesehen. Nichtsdestotrotz soll im Zusammenhang mit der Aufnahme sexueller Aktivität in der Pubertät die Psychodynamik der pubertären Entwicklung vom psychoanalytischen Standpunkt aus beleuchtet werden.

Nach Freud (1905) ist die Pubertät zu verstehen als die endgültige Überführung des infantilen Sexuallebens in seine adulte Gestaltung mit drei Zielen: Unterordnung der erogenen Zonen unter das Primat der *Genitalität*, neue für beide Geschlechter verschiedene Sexual*ziele* sowie schließlich die differente Wahl von Sexual*objekten* außerhalb der Familie. In der Vorpubertät brechen bereits kontrolliert geglaubte Triebneigungen wieder durch. Wie in der frühen Kindheit stehen sich durch diesen Triebdurchbruch von neuem ein schwaches Ich, als neurophysiologische Kommandozentrale des Menschen, und ein starkes Es als Hort der biologischen Motive und Triebe gegenüber. Sigmund Freud definiert infantile und pubertäre Sexualität als zweizeitigen Ansatz der

Sexualentwicklung beim Menschen (Freud, 1905, S. 135). Der Kampf zwischen dem wiedererstarkten Es und dem noch partiell infantilen Ich wird im günstigen Fall durch die in der Latenzzeit bereits erfolgte Ich-Bildung zugunsten der Ich-Kontrolle entschieden, vorausgesetzt die Ich-Organisation (Ich und Über-Ich) ist in der Lage, die reifenden Sexualentwicklungen als Ich-gerecht zuzulassen.

Die seelische Dynamik in der Pubertät ist also aus der Sicht der Psychoanalyse zum einen Wiederholung kindlicher Sexualentwicklung, zum anderen auch deren Fortführung auf einem neuen Niveau (vgl. hierzu Ewert, 1983; Freud, 1958; Lerner, 1987). Was man von außen als Devianz im Sozialverhalten interpretieren mag, stellt sich lediglich als Ausdruck dieses Kampfes dar. Der Jugendliche „wehrt seine Triebregungen ab, gibt ihnen aber auch nach; er vollbringt Wunder an Selbstbeherrschung, ist aber auch Spielball seiner Gefühle, er liebt seine Eltern und hasst sie zugleich, er ist gleichzeitig voller Revolte und voller Abhängigkeit; er will nichts von seiner Mutter wissen, sucht sie aber unvermittelt zu vertraulichen Aussprachen; er ist bereit, sich selbst aufzugeben und anderen hörig zu werden, sucht aber auch gleichzeitig seine eigene Identität; er hat mehr künstlerisches Verständnis, ist idealistischer, großzügiger und uneigennütziger als je vorher oder nachher; aber er ist auch das Gegenteil: egoistisch, selbstsüchtig und berechnend" (Freud, 1958, S. 1768). Ist die in der Latenzzeit entwickelte Abwehr gegen die wieder auftretende Triebenergie auf der Ich-Seite zu groß, dominiert sie als Gegenkraft zu diesen normalen Reifungsvorgängen. Resultat sind „brave Kinder" mit einer „Verarmung der Triebanlage", die „oft dringend therapeutische Hilfe brauchen" (Freud, 1958, S. 1752).

Die Disharmonie in der psychischen Struktur während der Pubertät mit den schweren Konflikten, die sich zwischen Ich und Es abspielen, wird gewissermaßen als Heilungsvorgang gesehen, einhergehend mit der Notwendigkeit, die alte Struktur zu zerstören.

Die Entwicklung der sekundären Geschlechtsmerkmale und das Einsetzen von Menarche und Ejakularche bedingen die klare und endgültige Geschlechterdifferenzierung. Weiterhin erfolgt im Rahmen der Pubertät der Übergang von der Selbstliebe zur Liebe anderer: Die narzisstische Ich-Libido wird zur Objektlibido. Dabei müssen die Gefühle für Angehörige des gleichen Geschlechts von denen für das andere Geschlecht differenziert werden. Dieser Prozess wird auch im Kontext des Wiederauflebens der ödipalen Thematik gesehen. Diese neuen „ödipalen Wünsche" setzen wiederum die Nichtverletzung des Inzesttabus voraus. Während der Latenzzeit hat sich eine „Inzestschranke" errichtet, die es dem Jugendlichen verbietet, die geliebten Objekte seiner Kindheit zu Sexualobjekten zu wählen (Freud, 1905, S. 126). Diese Inzestschranke ist dann auch verantwortlich dafür, dass die in der Pubertät reetablierte Sexualität des Kindes von den Eltern weg auf andere, wenngleich oft auch ähnliche Objekte gelenkt wird. Die Verwerfung dieser inzestuösen Phantasien stellt dabei gleichzeitig eine der bedeutsamsten, jedoch auch schmerzhaftesten psychischen Leistungen der Pubertät dar. Erfolgt dieser Prozess nicht und bleibt der Jugendliche infantil-libidinös fixiert auf die Eltern, so wird ihm eine erwachsene Form der Objektliebe nie möglich sein.

Die Pubertät ist weiterhin gekennzeichnet durch oral-regressive Bedürfnisse sowie aggressive Impulse, im Sinne einer Abwehr der von vielen Jugendlichen konflikthaft erlebten Ausdifferenzierung der Geschlechtsidentität. Dabei wird die regressive Entwicklung auch als präödipale Form der Objektbeziehung, gewissermaßen als Sehnsucht nach der „guten Mutter" verstanden. Die Entwicklung der Ich-Identität erfolgt dann zusätzlich durch die Identifikation mit Rollenmodellen außerhalb der Familie. Losgelöst von präödipalen und ödipalen Beziehungsmustern sucht der Jugendliche die Identifikation mit außerfamiliären Figuren, Jugendgruppenleitern, Lehrern, Stars und gelangt so zur sozialen Rollenfindung im Sinne einer Identifikation mit dem gleichgeschlechtlichen Elternteil. Die „peer-group" der Gleichaltrigen stellt dabei gewissermaßen ein Übergangsobjekt zum Ersatz der elterlichen Fürsorge dar.

Pubertät und Adoleszenz werden demnach aus psychoanalytischer Sicht als Entwicklungsprozesse verstanden, die für eine gesunde psychosexuelle Entwicklung notwendig sind. Durch Regression, Angst und „inneren Aufruhr“ als Aspekte der pubertären Entwicklung werden die wiederbelebten infantilen Konflikte und Objektbeziehungen schließlich gelöst.

Fehlt diese Integration triebhaft-wilder Aspekte der Selbstfindung mit sozial konformen Rollenmustern und überwiegt eine angepasste äußere Schale unter Abspaltung vitaler Elemente der Persönlichkeit, so spricht man vom Konzept des „falschen Selbst“ (Winnicott, 1965). Hier dominiert eine Fassade der Aspontaneität und Unechtheit.

4.1.3 Aufklärung

Auf die Veränderungen des kindlichen Körpers und die damit einhergehenden Stürme im seelischen Erleben des Pubertierenden sollte, idealiter, eine adäquate Aufklärung vorbereiten. Nach den Daten der Bundeszentrale für Gesundheitliche Aufklärung (BzgA, 2001) waren im Jahre 2001 65 % der untersuchten 14- bis 17-jährigen Jungen über die sexuellen Grundtatsachen aufgeklärt, 1980 gaben dies noch weniger als die Hälfte an. Ähnliche Aufklärungsquoten wurden für die Mädchen bestimmt. Hier zeigt sich, dass eine liberalere Einstellung in Bezug auf Sexualität in der Generation der Eltern erste Früchte zu tragen scheint. Parallel dazu sind Mutter und Vater als Vertrauenspersonen für sexuelle Fragen seit 1980 deutlich wichtiger geworden, besonders bei Jüngeren, auch für Jungen ist die Mutter (47 %) wichtiger als der Vater (40 %), was wiederum die Schwächung der väterlichen Rolle innerhalb der Familie andeuten könnte.
Obwohl in den Vereinigten Staaten von Amerika sowohl Jugendliche als auch Eltern fast ausnahmslos davon überzeugt sind, dass die Eltern die Rolle der „Aufklärer“ übernehmen sollen, tun es diese dort jedoch in den seltensten Fällen (Gordon und Gilgun, 1987). Meist wird, offenbar im Gegensatz zu den Verhältnissen in Deutschland, diese Rolle von „peers“ übernommen, was häufig nicht nur zu Fehlinformationen, sondern auch zur Verknüpfung mit entsprechenden prosexuellen Appellen und sozialem Druck bezüglich einer frühen Aufnahme von sexuellem Verhalten führt. Auch ist in diesem Kontext ausreichende Information bezüglich der Kontrazeption nicht zu erwarten.

4.1.4 Masturbation

Bereits Kinsey et al. (1948) veröffentlichten Zahlen über die „Prävalenz“ der Onanie, dort definiert als „jede Art der vorsätzlichen Selbststimulierung, die dazu bestimmt ist, erotische Erregung hervorzurufen“ (S. 450). 92 Prozent der Männer betreiben demnach Onanie bis zum Orgasmus, 82 Prozent bereits vor dem 15. Lebensjahr, mit erheblichen interindividuellen Unterschieden bezüglich der Frequenz und einer kontinuierlichen Abnahme von der Pubertät bis ins höhere Lebensalter. Zu ähnlichen Zahlen kommen auch später durchgeführte deutsche Studien. Mädchen und Frauen sind insgesamt sehr viel „zurückhaltender“: Sie beginnen später mit der Selbstbefriedigung und bleiben über das gesamte Leben weit hinter der Quote der Jungen und Männer zurück (vgl. hierzu Clement, 1986; Schnack und Neutzling, 1996).
Einen besonderen Mythos stellt die **Pollution** dar: Teilweise wird für den Eintritt in die Geschlechtsreife bei Jungen nicht die Ejakularche als Maß genommen, sondern die Pollution. Pollution (vom lat. polluere: beflecken) ist der erste (unwillkürlich erfolgende), nächtliche Samenerguss. Zieht man hierzu repräsentative Daten heran, so zeigt sich, dass überdurchschnittlich viele Jungen die erste Ejakulation jedoch gar nicht in diesem Rahmen erleben. Zwei Drittel der Jungen gelangen durch Onanie zur ersten Ejakulation und nicht etwa durch Pollution (Kinsey et al. 1948). Nach Kluge (1998) hatten immerhin nur 43 % der Jungen „zufällig“ nachts ihren ersten Samenerguss. Bei Schnack und Neutzling (1993, S. 193) heißt es dazu: „Wer den ersten Samenerguss erlebt hat, der ist sozusagen in den Club der reifen Sexualwesen aufgenommen, der ist nicht mehr Kind. (...) Des-

halb warten die meisten Jungen auch nicht ab, bis ihnen die Eintrittskarte in der Nacht geschenkt wird."

Anstoß zur Onanie gibt meist die Tatsache, davon gehört oder andere sogar dabei beobachtet zu haben. Die Selbstbefriedigung wird also in der Regel nicht „allein" entdeckt (Kinsey et al. 1948).

Kinsey stellte auch schon fest, dass „die Onanie in späterem Alter keinen Schaden anrichtet" (S. 455). Das „gilt auch für die aktivsten Männer" (S. 457). Er wies bereits darauf hin, in welch hohem Ausmaß Jugendlichen Schäden dadurch zugefügt werden, dass der Onanie in der Vergangenheit alle möglichen „Übel oder Krankheiten zugeschrieben wurden, von Pickeln bis zur Geistesgestörtheit, einschließlich krummer Schultern, Gewichtsabnahme, Erschöpfung, Schlaflosigkeit, allgemeiner Schwäche, Neurasthenie, Verlust der männlichen Kraft, schwacher Augen, Verdauungsgeschwüren, Magengeschwüren, Impotenz, Schwachsinn, Genitalkrebs und so weiter". Er berichtet von Männern, die dadurch erhebliche seelische Probleme bekommen hätten. Dass Kinseys Sichtweise zu seiner Zeit keineswegs selbstverständlich war, zeigen seine weiteren Aussagen, dass auch die damals etablierte Auffassung, Onanie sei lediglich „in begrenztem Umfang" (S. 468) unschädlich, auf die Erlebnisweise Jugendlicher ähnlich problematisch wirkten. Nach Kinsey war Onanie bereits damals als etwas zu sehen, das „nervöse Spannungen" beseitigt. Jugendliche, die onanieren, „führen im Ganzen gesehen ein ausgewogeneres Leben" (S. 467).

Die von Kinsey dargelegten gesellschaftlich etablierten Vorstellungen über die Masturbation sind heute längst überholt.

Dennoch sind Jungen, die ihre Sexualität neu entdecken, auch heute noch gewissermaßen „eingeklemmt" in der Zweischneidigkeit der damit verbundenen Erlebniswelt: Auf der einen Seite steht der praktisch unkontrollierbare Drang zur Onanie, den viele pubertierende Jungen wie eine Sucht erleben, auf der anderen Seite stehen nicht selten Schuldgefühle und das Verlangen, sich besser im Griff zu haben: „Gefühle der Leere, Ernüchterung, Einsamkeit und nicht selten auch Wut und Hass gegen sich selbst kennen fast alle Jungen, nachdem sie onaniert haben" (Schnack und Neutzling, 1993, S.194).

Die ersten sexuellen Erfahrungen durch die Masturbation sind bei Jungen bereits früh mit sexuellen und auch aggressiven Phantasien verbunden. In der Phantasiewelt der Jungen sind sie mächtig und potent, sexuelles Versagen existiert nicht, jedes „Objekt" ist verfügbar, ganz im Gegensatz zur realen Welt, in der sie ständig mit ihren Grenzen konfrontiert werden: zu Hause, in der Schule und gegenüber den „realen" Mädchen, die in der pubertären Entwicklung schon weiter sind und sich älteren Jungen zuwenden. So ist auch zu verstehen, dass gerade die Mädchen, die den Jungen „wirklich" gefallen, von den Masturbationsphantasien ausgespart bleiben. Masturbieren ermöglicht „sexuelle Begegnungen ohne den Nachweis der Beziehungsfähigkeit" (Schnack und Neutzling, 1996, S. 154). Nicht selten sind ältere und reifere Frauen die Darstellerinnen in den pornoähnlichen Sequenzen, die im Kopf der Jungen während des Masturbierens ablaufen. Hier kommt es zum Wiederauftreten ödipaler und phallischer Erlebnisweisen. Die körperliche Nähe zur Mutterfigur kann (wieder) hergestellt werden, ohne dass das Inzesttabu verletzt wird. Der Vater und die „echte" Mutter werden entsexualisiert. Bei der „Objektwahl" sucht der Junge nach dem Erinnerungsbild der Mutter (Freud, 1905, S.129). In diesem Sinne ist auch die Ambivalenz vieler Jungen zu verstehen, wenn die eigene Mutter die unter dem Kopfkissen versteckten Taschentücher als Überbleibsel der „sexuellen Revolution" im Kinderzimmer findet. Das ist zunächst sehr peinlich. Dahinter kann sich aber durchaus der unbewusste Wunsch verbergen, der Mutter zu zeigen, dass man(n) jetzt fähig zur Ejakulation und damit der Kinderstube längst entwachsen ist (vgl. dazu auch Kaplan, 1988; Schnack und Neutzling, 1996).

Wenn auch heute die meisten Jungen nicht mehr daran glauben, dass sie durch die Masturbation „verblöden", so ist doch eine Sorge unter den „Weltmeistern" (Schnack und Neutzling, 1996, S. 136) im Masturbieren immer noch weit verbreitet: Viele Jungen glauben, nur zu einer limitierten Anzahl von Ejakulationen fähig zu sein.

Die **Ejakularche** bei den Jungen ist, analog zur Menarche bei den Mädchen, ein zentraler – wenn nicht sogar *der* zentrale – Punkt in der jugendlichen sexuellen Entwicklung. Dabei wird der erste Samenerguss von Jungen wesentlich positiver erlebt als die erste Regelblutung von Mädchen. Zu erwähnen ist hier der Zusammenhang zwischen Masturbation und Ejakularche, der bei der Menarche nicht besteht: Jungen können den Eintritt der Geschlechtsreife durch Selbstbefriedigung selbst „herbeiführen" und erleben ihn so häufiger als „schön", während Mädchen von der ersten Regelblutung eher überrascht werden und diese oft als unangenehm oder zwiespältig erleben: „Die sexuelle Initiation hat für die Mädchen mit Blut zu tun, für die Jungen mit Lust" (Schnack und Neutzling, 1996, S. 153).

Bei den Jungen ist dann auch der Anteil derer, die den ersten Samenerguss als angenehm empfinden, bei denjenigen, die Masturbationserfahrung haben, signifikant höher als bei denjenigen ohne solche Erfahrungen (vgl. hierzu Kluge, 1998).

4.1.5 Das „erste Mal"

Das Durchschnittsalter für den ersten Geschlechtsverkehr (Kohabitarche) beträgt für Mädchen 14,9, für Jungen 15,1 Jahre (aus der Gruppe der 14- bis 17-Jährigen, ohne die zu diesem Zeitpunkt noch immer Koitusunerfahrenen, zitiert nach den Daten der BZgA, 2001), bei Plies et al. (1999) finden sich Zahlen von 16,7 ± 1,7 Jahren (hier 14- bis 24-Jährige, ebenfalls ohne Koitusunerfahrene) für beide Geschlechter. Im Vergleich zu früheren Erhebungen bestehen keine wesentlichen Unterschiede mehr zwischen Mädchen und Jungen. Jeder dritte Jugendliche zwischen 14 und 17 hat somit schon Geschlechtsverkehr gehabt. Etwas niedrigere Werte fand Kluge (1998): Von den 14- bis 17-jährigen Jungen in seiner Stichprobe hatten nur 26 % ihren ersten Geschlechtsverkehr bereits erlebt, die meisten mit 15 oder 16 Jahren.

Die Zunahme früherer Koituserfahrung im Vergleich zu älteren Erhebungen (vgl. dazu auch Clement, 1986) bezieht sich somit vorzugsweise auf die Jungen, was die Angleichung an die Quote der Mädchen erklärt. Unter den 14-Jährigen hatte jeder Zehnte, unter den 17-Jährigen zwei Drittel bereits ihren ersten Geschlechtsverkehr (BZgA, 2001). Dass allerdings nicht nur die sexuelle Aktivität der Jungen relativ zu den Mädchen früher erfolgt, sondern Jugendliche auch insgesamt früher koitale Erfahrungen machen, zeigt der Vergleich zu älteren Befragungen (s. Abb. 4.1-1, nach Clement, 1986).

Plies et al. (1999) geben die Anzahl der Geschlechtspartner bei den Jungen und Mädchen ihrer Stichprobe (14- bis 24-Jährige) mit zum Zeitpunkt der Befragung als „meist 1–2" an. Der erste Geschlechtsverkehr (GV) ist dabei immer häufiger ungeplant: 34 % der Jungen und 25 % der Mädchen sind davon „völlig überrascht" worden (BZgA, 2001). Die Autoren sehen in diesem Verhalten den Hauptgrund für die konstant hohe Quote der „Nichtverhütung" beim „ersten Mal".

Ewert (1983) bezeichnet die „Vorverlagerung" der sexuellen Aktivität über das 20. Jahrhundert hinweg als „säkulare Akzeleration" (S. 87) mit einem Beginn in den 20er Jahren und seinem Höhepunkt in den 60ern. Die Entkrampfung und Liberalisierung der geschlechtlichen Aktivität im Jugendalter fand insbesondere in den 60er Jahren im Kontext der als „freudomarxistisch" zu charakterisierenden Bewegung der sexuellen Befreiung statt. Dies führte in der Folge jedoch nicht automatisch zu größerer Promiskuität, sondern eher zu einer Internalisierung von Werten wie

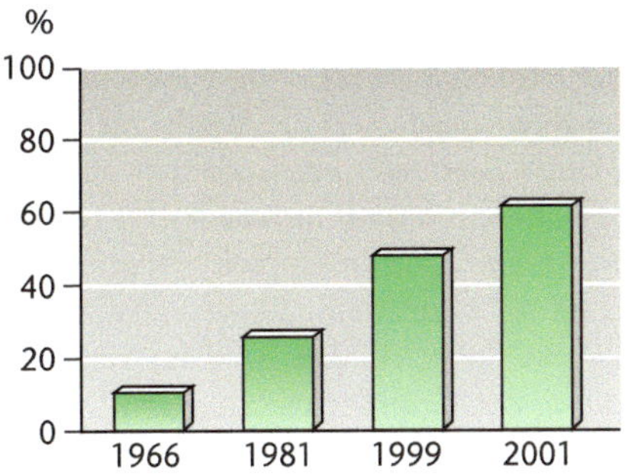

Abb. 4.1-1 Stattgehabte Kohabitarche von Jungen im 17. Lebensjahr in Deutschland (in Prozent): Zahlen für 1966 und 1981 nach Clement (1986), für 1999 nach Plies et al. (1999), für 2001 nach BzgA (2001).

Rücksichtnahme auf den Partner und die bestehende Liebesbeziehung im Kontext einer neuen, selbstgewählten Treue. Sex scheint dadurch sogar eine geringere Rolle zu spielen als angenommen, vielmehr scheint die Etablierung der „seriellen Monogamie" mit enger personaler Bindung die Voraussetzung für sexuelle Beziehungen bei der Mehrzahl der Jugendlichen zu sein. Damit im Einklang sehen Plies et al. (1999) auch die Partnerideale der jungen Generation mit offenbar keineswegs altmodischen Begriffen wie „Liebe", „Vertrauen" und „Treue".

Nach den Daten der BzgA erleben 80 % der Jungen, jedoch nur 58 % der Mädchen den ersten Geschlechtsverkehr als „etwas Schönes". Ähnliche Zahlen fand auch Kluge (1998), nach dem mehr als drei Viertel der Jungen im Vergleich zu nur drei Fünftel der Mädchen das „erste Mal" als schön empfanden. Der aus früheren Studien bereits bekannte Geschlechtsunterschied im Erleben des ersten Koitus besteht demnach weiterhin.

Amerikanische Autoren (Gordon und Gilgun, 1987) ermittelten empirisch, dass 13- bis 19-jährige Mädchen nach dem „ersten Mal" eher Schuld, Angst und Verletzung empfanden, wohingegen Jungen sich als glücklich und zufrieden bezeichneten. Insgesamt geben zweimal so viele Jungen wie Mädchen positive Gefühle an. Bei Mädchen ist wiederum die Liebe zum Partner sehr viel häufiger als bei Jungen das Motiv für die Aufnahme der ersten sexuellen Aktivität.

Schnack und Neutzling (1996) wiederum kritisieren die Sichtweise, dass die traditionelle Aufklärung, diese hier referierten Zahlen zum Anlass nehmend, allein darauf hinzuwirken scheint, den Jungen mehr „Einfühlsamkeit" gegenüber den Mädchen zu vermitteln. Diese einseitige Sichtweise verstärke nach den Autoren vielmehr die Aufteilung der Geschlechter in „aktiv" und „passiv". Dass auch die Gefühle von Jungen beim ersten Mal sehr viel ambivalenter seien, als die entsprechenden Befragungen vermuten lassen, zeigt sich durch detailliertere Interviews in der Retrospektive. Schnack und Neutzling nehmen an, dass es Jungen in der Pubertät schwerer falle, wegen der hohen Bedeutung des „ersten Mals", dieses als „Katastrophe" (S. 170) abzubuchen. Verantwortlich für die Unterschiede sind also vor allem „Wahrnehmungsverzerrungen", weil „Schmerz und Versagen" nicht zugelassen, „Ängste und Skrupel" verdrängt werden (S. 171). Will der Junge sich nicht stümperhaft oder sogar schwul vorkommen bzw. dafür gehalten werden, *muss* das erste Mal ihm quasi Spaß gemacht haben.

Wie bereits bei der Darlegung der Masturbationsphantasien ausgeführt, stellt die Berührung der Mädchenbrust unweigerlich die unbewusste Rückführung zur Mutterbrust dar: „Die Brüste des Mädchens sind so etwas wie ein verloren geglaubter und nun wiedergewonnener Schatz" (Schnack und Neutzling, 1996, S. 195). In Analogie dazu stellt auch die Penetration in die weibliche Scheide gewissermaßen eine „Rückkehr" dar. Jetzt jedoch nicht mehr als „Teil" der Mutter, sondern als aktives Ich mit einer eigenen männlichen Identität. Diese „mächtige Bewährungsprobe" (S. 196) bedeutet an sich schon eine Überforderung, die es Jungen fast unmöglich macht, sich gleichzeitig noch in das Mädchen zärtlich einzufühlen. Dabei spielt eine große Rolle, dass sich Jungen „keine Zeit zum Lernen" nehmen. Das positive Erleben des ersten Mals von Jungen bezieht sich also mehr darauf, dass dieser „Meilenstein in der Entwicklung" überhaupt erfolgt ist und wahrscheinlich weniger auf das emotional befriedigende Erleben an sich.

4.1.6 Kontrazeption und HIV-Prävention

Jugendliche sind eine besondere Zielgruppe von Anti-Aids-Kanpagnen, und zwar allein schon deshalb, weil sie nicht einem Prozess des „Umdenkens" unterliegen; es geht vielmehr um das neue Erlernen von Verhaltensweisen. Damit unterscheiden sie sich als Kollektiv prinzipiell von den Erwachsenen, die in der Tradition der sexuellen Liberalisierung bereits in Zeiten vor der HIV-Pandemie bzw. vor den aktuell laufenden Präventionskampagnen sexuell aktiv waren. Daraus ergeben sich besondere Chancen der spezifischen Prävention. Andererseits bleiben die ersten koita-

len Erfahrungen der „wunde Punkt" der Verhütung, da die Anwendung des Kondoms nach wie vor eine zusätzliche Hürde in dieser Intimsituation darstellt. Dabei erscheint zudem problematisch, dass das Verhütungsverhalten beim ersten Geschlechtsverkehr als Prädiktor für das spätere Verhalten gelten kann: Wer beim ersten Mal nicht verhütet, hat auch später eine größere Wahrscheinlichkeit für ungeschütztes Sexualverhalten.
Dass die Anti-Aids-Kampagnen dennoch bei Jugendlichen erfolgreich waren, zeigen folgende Zahlen: Die Nichtanwendung von Verhütungsmitteln beim „ersten Mal" hat sich seit 1980 bei Jungen etwa halbiert (1980: 29 %, 2001: 15 %), wobei seit den 90er-Jahren keine weitere Verringerung der Quote der nichtverhütenden Jungen erreicht werden konnte. Gründe für die Nichtverhütung beim ersten Geschlechtsverkehr und auch allgemein beim Geschlechtsverkehr sind vor allem Spontaneität („kam zu spontan") und die Aussage, es werde „schon nichts passieren" bzw. man habe „aufpassen" wollen. Auch der Einfluss von Alkohol und Drogen wird häufiger (bei jedem fünften) angegeben. Die Begründung, man habe sich „nicht getraut, die Verhütung anzusprechen" wird sehr selten angeführt, obwohl davon auszugehen ist, dass die mangelnde Kommunikation der Hauptgrund für die inkonsequente Anwendung von Kondomen ist, insbesondere weil Jugendliche das Erlernen dieser Kommunikationsstile am häufigsten angeben, wenn sie danach gefragt werden, in welchem Bereich ihrer Aufklärung Defizite bestehen (BZgA, 2001; Plies et al. 1999). Prädiktoren für die Nichtverhütung beim ersten Geschlechtsverkehr sind Bildung (höhere Quote bei unterem und mittlerem Bildungsniveau), Alter (je jünger, desto nachlässiger), der Grad der Vertrautheit mit dem Sexualpartner (Nichtverhütung besonders bei flüchtiger Bekanntschaft) und der Umgang mit Sexualität und Verhütung im Elternhaus (je offener der Umgang, desto ausgeprägter die Verhütungsbereitschaft).
Das Kondom fand als Methode der Verhütung beim „ersten Mal" 1980 nur bei 28 % der Jungen Anwendung, 2001 bereits bei 65 %. Auch hier zeigt sich jedoch keine Steigerungsquote mehr im Vergleich zu den 90er Jahren (BZgA, 2001). Es kann dann auch kritisch hinterfragt werden, ob die vermehrte Kondombenutzung tatsächlich auf einer stärkeren Sensibilität für die Aidsproblematik beruht oder ob die Zunahme der Aufgeklärtheit und damit des kontrazeptiven Verhaltens allgemein für die Steigerung der Kondombenutzung verantwortlich ist. Dafür würde sprechen, dass die Verhütung durch die Pille relativ in ähnlichem Ausmaß zugenommen hat (von Jungen angegeben: 1980: 11 %, 2001: 26 %).
Aus den Untersuchungen ergibt sich zudem eine Diskrepanz, die aufzeigt, dass das Kondom heute zwar häufiger benutzt wird, dennoch nach wie vor eher unbeliebt ist: Mehr als zwei Drittel der koituserfahrenen Jugendlichen gaben an, dass bei der Anwendung von Kondomen schon einmal Probleme auftraten. Bei männlichen Jugendlichen und jungen Männern zwischen 14 und 24 Jahren, bei denen Schwierigkeiten bei der Kondomanwendung auftraten, wird Folgendes am häufigsten angegeben: Überrollen schwierig (52,7 %), Erregung verloren (32,1 %) und Kondom zu trocken (31,4 %) (vgl. dazu Plies et al. 1999). 80 Prozent der befragten Jugendlichen würden es in einer festen Beziehung nicht dauerhaft als Verhütungsmittel anwenden wollen. Mit zunehmender sexueller Erfahrung wird dann auch häufiger auf das Kondom verzichtet.
Interessant ist, dass männliche Jugendliche im Kontext von Aids häufiger Kondome benutzen und benutzen würden als Frauen, während weibliche Jugendliche im Kontext der Schwangerschaftsverhütung konsequenter sind. Dabei ist jedoch das Bewusstsein für die Schwangerschaftsverhütung bei Jungen über die Jahre angestiegen.
Bezüglich der Aidsprävention problematisch ist sicher nicht unbedingt das tatsächliche Infektionsrisiko der Gruppe der heterosexuellen, nichtdrogenabhängigen und nicht aus einem HPL (Hochprävalenzland mit HIV-Durchseuchung der Gesamtbevölkerung von > 1 % bei überwiegend heterosexueller Transmission, z.B. in Schwarzafrika) stammenden Jugendlichen zwischen 15 und 19 Jahren: Die Quote dieser Altersgruppe an festgestellten Erstinfektionen beträgt *insgesamt* 1,8 % der männlichen HIV-Infizierten in Deutschland über die Jahre 1993–2003 hinweg. Davon wird wiederum im Mittel bei 12,6 % eine Ansteckung über heterosexuelle Kontakte vermutet (RKI, 2003). Das Problem ergibt sich vielmehr durch die Weichenstellung für Verhal-

tensstile im späteren Sexualleben, eben weil Jugendliche diese Verhaltensweisen neu erlernen. Erwähnenswert ist hierbei, dass gerade die heterosexuellen Jugendlichen, die durch Promiskuität und ungeschützten Geschlechtsverkehr das stärkste Risikopotenzial aufweisen, die geringste Angst vor Aids haben, während bei den Nichtkoituserfahrenen als Gruppe mit dem geringsten Risiko diesbezüglich die stärksten Befürchtungen bestehen (vgl. Plies et al. 1999). Die hier zitierten Angaben sollten nicht darüber hinwegtäuschen, dass unter den Jugendlichen insgesamt eine recht große Bereitschaft zur Verhütung besteht. 71 % der Mädchen und 58 % der Jungen achten „immer sehr genau" darauf, dass die Kontrazeption beim Sexualverkehr gewährleistet ist (BZgA, 2001). Über zwei Drittel der 14- bis 24-Jährigen haben in den letzten 12 Monaten „immer" verhütet. Dennoch sinkt die Quote verhütungsbereiter Jugendlicher stark ab, wenn gefragt wird, ob im Zweifelsfalle die Bereitschaft bestünde, bei nicht gewährleisteter Verhütung auf den Sexualakt zu verzichten (Plies et al. 1999). Hier scheint also eine Diskrepanz zu bestehen zwischen Verhaltensabsicht und tatsächlichem Verhalten.

Die Pille bleibt das beliebteste Verhütungsmittel. Je fester die Partnerschaft, desto eher wird auf die Pille umgestiegen. Das weist darauf hin, dass bei Jugendlichen ein Bewusstsein darüber besteht, wann das Risiko für die HIV-Übertragung größer und neben der Kontrazeptionsverhütung auch eine HIV-Prävention notwendig ist. Gleichzeitig – und dazu im Widerspruch stehend – ist aber auch die Quote der „Nichtverhüter" dann am größten, wenn die Bekanntschaft nur flüchtig ist.

In diesem Zusammenhang sollte noch die Tatsache Erwähnung finden, dass die Pille als Kontrazeptivum für Jugendliche von den Krankenkassen finanziert wird, nicht aber das Kondom. Inwieweit der Kostenfaktor bei der Nichtbenutzung von Kondomen eine Rolle spielt, muss offen bleiben. Dennoch ist eine gewisse öffentliche Ambivalenz zu erkennen. Der Appell lautet: Besser Kondome als Pille, bezahlt wird aber nur diese.

Die Tatsache, dass es Aids gibt, hat jedenfalls bei der Mehrheit der Jugendlichen nach eigener Aussage Einfluss auf das Sexualverhalten gehabt, bei jüngeren und männlichen Jugendlichen am ausgeprägtesten. An erster Stelle steht dabei die vermehrte Anwendung von Kondomen.

Von den Koituserfahrenen berichtet dann auch ein Drittel, beim Sex schon mal Angst vor der Infektion mit HIV gehabt zu haben. Knapp ein Drittel hat wiederum immer (2,8 %), oft (7,8 %) oder gelegentlich (20,2 %) Angst davor, dass beim Geschlechtsverkehr eine ungewollte Schwangerschaft eintritt. Dabei bestehen interessanterweise keine Unterschiede zwischen Mädchen und Jungen (Plies et al. 1999).

Begibt man sich auf die Suche nach internationalen Publikationen zur sexuellen Aktivität Jugendlicher, so stößt man überwiegend auf amerikanische Veröffentlichungen, deren zentrales Thema das Risikoverhalten amerikanischer Jugendlicher bezüglich Schwangerschaft und HIV im Vergleich zu anderen „entwickelten Ländern" ist. Dabei wird dargelegt, dass die Rate von ungewollten Schwangerschaften unter Jugendlichen sowie von Abtreibungen in den Vereinigten Staaten signifikant höher ist als in vergleichbaren Ländern und es wird der Frage nachgegangen, warum dies so sei. Gründe liegen demnach darin, dass mehr amerikanische Jugendliche vor dem 15. Lebensjahr und diese mit mehreren Partnern Sexualkontakte haben und weiterhin in der mangelnden freien Verfügbarkeit der Pille für Jugendliche (vgl. dazu z. B. „Can more progress be made" 2002 des Alan Guttmacher Institutes, Not-for-profit Corporation for Sexual and Reproductive Health Research, New York, www.agi-usa.org).

Besonderes Augenmerk wird zur Zeit darauf gelegt, welcher Art von sexueller Aktivität Jugendliche vor dem eigentlichen Geschlechtsverkehr nachgehen und inwieweit dabei eine Ansteckung mit sexuell übertragbaren Krankheiten (Sexually Transmitted Diseases, STD) inklusive HIV droht. Trotz der Appelle an die amerikanische Gesellschaft, den Präventionsaspekt der Jugendarbeit stärker zu betonen und dabei auch einen offeneren Umgang mit jugendlicher Sexualität zu finden, haftet den meisten Artikeln ein negativer Beigeschmack im Sinne einer Verurteilung jugendlicher Sexualität an, so etwa bei der Untersuchung von mit früher sexueller Aktivität sonst noch assoziierten verhaltensauffälligen Persönlichkeitsentwicklungen (Delinquenz, Drogen, niedriger sozialer Status, ethnische Stigmatisierung; vgl. etwa Bailey et al.1998; Burack, 1999; Cohen et al. 2002; Cooksey et al. 2002; Gates und Sonnenstein, 2000; Kowaleski-Jones und Mott, 1998; Levy-Storms et al. 1998; O'Donnell et al. 2001; Li et al. 2001; Poulson et al. 1998; Ramirez-Valles et al. 1998; Sabo et al. 2001; Sen, 2002; Stanton et al. 2001; Upchurch et al. 1998; Warren et al. 1998).

4.1.7 Partnerschaftsverhalten und sexuelle Orientierung

Im Kontext mit frühem sexuellem Risikoverhalten stehen Fragen zur Qualität und Beständigkeit der ersten sexuellen Partnerschaften bei Jugendlichen. Hierbei scheint insbesondere die Frage relevant, wie dauerhaft diese frühen Liebesbeziehungen angelegt sind bzw. wie tolerant die Gesellschaft mit solchen sexuellen Beziehungen umgeht, damit sie Bestand haben können. Nach den Umfragen der Bundeszentrale für gesundheitliche Aufklärung sind unter den 14- bis 17-Jährigen in „fester Beziehung" immerhin etwa 35 % der Mädchen und 28 % der Jungen (BzgA, 2001). Für das Eingehen erster sexueller Kontakte werden in Deutschland überwiegend das Bestehen einer „festen" Beziehung oder doch zumindest einer intensiven Freundschaft angegeben. Spontane, relativ anonyme sexuelle Kontakte sind im heterosexuellen Bereich nach den Umfrageergebnissen der Bundeszentrale selten. Interessant ist die Einstellung zu homosexuellen Kontakten: Waren es 1980 noch etwa 10 % der Jungen, die gleichgeschlechtliche intensive Körpererfahrungen angaben, so liegt 2001 nach der Befragung der Bundeszentrale für gesundheitliche Aufklärung (BzgA, 2001) die Prävalenz homosexuellen Verhaltens, ebenfalls definiert als „enger körperlicher Kontakt mit Gleichgeschlechtlichen", nur noch bei 8 % der Mädchen und 5 % der Jungen. Es kann in diesem Zusammenhang darüber spekuliert werden, ob dieser Rückgang homosexueller Erfahrung mit einer zunehmenden Liberalisierung und besseren Absicherung durch Kontrazeption der heterosexuellen Liebesbeziehungen im Jugendalter zu erklären wäre oder ob eine erneute Tabuisierung der Homosexualität einsetzt.

Homosexuelle Erfahrungen sind im Jugendalter (Entwicklungshomosexualität) erfahrungsgemäß nicht im Sinne einer auf Dauer angelegten Fixierung auf die gleichgeschlechtliche Partnerwahl zu interpretieren. Oft wird die sexuelle Begierde gleichsam probehalber und aus Angst bzw. Fremdheit (Hemmungshomosexualität) dem heterosexuellen Objekt gegenüber zunächst auf eine Person des gleichen Geschlechts gerichtet.

Aus der sexuellen Objektwahl ergibt sich schließlich, nach psychoanalytischem Verständnis, die Aufgabe, das gegengesetzte Geschlecht nicht zu verfehlen. Die „dauernde Inversion" wird nach Freud (1905) normalerweise durch die natürliche Anziehung der entgegengesetzten Geschlechtscharaktere abgewehrt. Dennoch sieht Freud homosexuelles Verhalten nicht automatisch als Perversion an, sondern als eine gesonderte Entwicklungslinie (Neigungshomosexualität) in der Wahl des sexuellen Objekts, in dem offenbar narzisstische Motive, im Sinne einer Spiegelung des eigenen Selbst, eine größere Rolle spielen als die Ergänzung der Eigenschaften, wie dies für die heterosexuelle Objektwahl bestimmend zu sein scheint. Auch bei der homosexuellen Partnerschaft Jugendlicher scheint es von entscheidender Bedeutung zu sein, ob sexuelles Verhalten im Jugendalter auf genügend Toleranz von Seiten der Eltern, Erzieher und der Gesellschaft insgesamt trifft, um auf Dauer angelegt sein zu können und damit die Risiken der Promiskuität vermeiden zu können.

4.1.8 Zusammenfassung

Pubertät und Adoleszenz sind Phasen des Umbruchs, in denen die kindliche Psyche gleichsam eine erneute Entwicklungschance erhält. Dabei findet eine parallele Bewegung hin zur sexuellen wie zur psychosozialen Identitätsfindung statt. Der Diskurs der Sexualität (vgl. Foucault, 1983) beschreibt das Ineinandergreifen von sexueller Selbstfindung und Identitätsentwicklung in der Tradition der europäischen Philosophie. Sexualität, sexuelle Objektliebe, die „Schule des Begehrens" formt die Persönlichkeit des Heranreifenden und schafft Identität in der Abgrenzung zu den Eltern unter Wahrung der Inzestschranke einerseits und in der psychosexuellen Identitätsfindung bzgl. heterosexueller oder homosexueller Objektwahl. So ist die Adoleszenz eine Schule der seelischen Leidenschaften, ein „Entwicklungsroman" des Individuums hin zur reifen Frau und zum erwachsenen Mann und markiert damit das endgültige Ende der Kindheit durch Abgrenzung von den nun verbotenen, mit dem Inzestbann belegten primären Liebesobjekten, die, nicht ohne Schmerzen, aufgegeben werden müssen. Der einzige Ausgleich für diesen schweren Verlust des Heranreifenden ist die Möglichkeit zu jenen Sekunden der Lust, die Triebfeder unseres Erwachsenenlebens sind.

Literatur

Bailey SL, Camlin CS, Ennett ST: Substance use and risky sexual behavior among homeless and runaway youth. J Adolesc Health 1998; 23: 378–388.

Burack R: Teenage sexual behaviour: attitudes towards and declared sexual activity. Br J Fam Plann 1999; 24: 145–148.

BzgA (2001). Bundeszentrale für gesundheitliche Aufklärung: Wiederholungsbefragung von 14- bis 17-Jährigen und ihren Eltern. Ergebnisse der Repräsentativbefragung 2001.

Clement U: Sexualität im sozialen Wandel. Eine empirische Vergleichsstudie an Studenten 1966 und 1981. Stuttgart: Enke, 1986.

Cohen DA, Farley TA, Taylor SN et al.: When and where do youth have sex? The potential role of adult supervision. Pediatrics 2002; 110.

Cooksey EC, Mott FL, Neubauer SA: Friendships and early relationships: links to sexual initiation among American adolescents born to young mothers. Perspect Sex Reprod Health 2002; 34: 118–126.

Ewert O: Entwicklungspsychologie des Jugendalters. Stuttgart: Kohlhammer, 1983.

Foucault M (1983): Sexualität und Wahrheit 1: Der Wille zum Wissen. Frankfurt, Suhrkamp.

Freud A (1958). Probleme der Pubertät. In: Die Schriften der Anna Freud. Band IV (1956–1965). Frankfurt: Fischer, S.1739–1769, 1987.

Freud S (1905): Die Umgestaltungen der Pubertät. In: Gesammelte Werke. Band V (1904–1905). Frankfurt: Fischer, S.109–159, 1942.

Gates GJ, Sonnenstein FL: Heterosexual genital sexual activity among adolescent males: 1988 and 1995. Fam Plann Perspect 2000; 32: 295–7.

Gordon S, Gilgun JF: Addescent sexuality. In: Van Hasselt VB, Hersen M (eds.): Handbook of adolescent psychology. Pergamon, New York, S. 147–167.

Kaplan LJ: Abschied von der Kindheit. Eine Studie über die Adoleszenz. Stuttgart: Klett-Cotta, 1988.

Kinsey AC, Pomeroy WB, Martin CE (1948). Sexual Behavior in the Human Male. Philadelphia: Saunders. Deutsch: Kinsey Report. Das sexuelle Verhalten des Mannes. Frankfurt: Fischer, 1970.

Kluge N: Sexualverhalten Jugendlicher heute: Ergebnisse einer repräsentativen Jugend- und Elternstudie über Verhalten und Einstellungen zur Sexualität. Weinheim, München: Juventa Verlag, 1998.

Kowaleski-Jones J, Mott FL: Sex, contraception and childbearing among high-risk youth: do different factors influence males and females? Fam Plann Perspect 1998; 30: 163–169.

Lerner H: Psychodynamic Models. In: Van Hasselt VB & Hersen M: Handbook of Adolescent Psychology. Oxford: Pergamon Press, S. 53–76, 1987.

Levy-Storms L, Sucoff CA, Aneshensel CS: Gender and ethnic differences in the timing of first sexual intercourse. Fam Plann Perspect 1998; 30: 121–127.

Li X, Stanton B, Cottrell L et al.: Patterns of initiation of sex and drug-related activities among urban low-income African-American adolescents. J Adolesc Health 2001; 28: 46–54.

O´Donnell BL, O`Donnell CR, Stueve A: Early sexual initiation and subsequent sex-related risks among urban minorita youth: the reach for health study. Fam Plann Perspect 2001; 33: 268–275.

Plies K, Nickel B, Schmidt P: Zwischen Lust und Frust. Jugendsexualität in den 90er Jahren. Opladen: Leske + Budrich, 1999.

Poulson RL, Eppler MA, Satterwhite TN et al.: Alcohol consumption, strength of religous beliefs, and risky sexual behavior in college students. J Am Coll Health 1998; 46: 227–232.

Ramirez-Valles J, Zimmermann MA, Newcomb MD: Sexual risk behavior among youth: modeling the influence of prosocial activities and socioeconomic factors. J Health Soc Behav 1998; 39: 237–253.

RKI (2003). Robert-Koch-Institut: Epidemiologisches Bulletin/Sonderausgabe B 11.08.2003.

Sabo DF, Miller KE, Farrell MP et al.: High school athletic participation, sexual behavior and adolescent pregnancy: a regional study. J Adolesc Health 2001; 25: 207–216.

Schnack D, Neutzling R: Die Prinzenrolle. Über die Männliche Sexualität. Reinbek: Rowohlt, 1993.

Schnack D, Neutzling R: Kleine Helden in Not. Jungen auf der Suche nach Männlichkeit. Reinbek: Rowohlt, 1996.

Sen B: Does alcohol-use increase the risk of sexual intercourse among adolescents? Evidence from the NLSY97. J Health Econ 2002; 21: 1085–1093.

Stanton B, Li X, Cottrell L, Kaljee L: Early initiation of sex, drug related risk behaviors, and sensation-seeking among urban, low-income African-American adolescents. J Natl Med Assoc 2001; 93: 129–138.

Trautner HM: Die Bedeutung der Geschlechtskategorien im Jugendalter. In: Schumann-Hengsteler, R und Trautner HM: Entwicklung im Jugendalter. Göttingen: Hogrefe, 1996.

Upchurch DM, Levy-Storms L, Sucoff A, Aneshensel CS: Gender and ethnic differences in the timing of first sexual intercourse. Fam Plann Perspect 1998, 30: 121–127.

Warren CW, Santelli JS, Everett SA et al.: Sexual behavior among U.S. high school students, 1990–1995. Fam Plann Perspect 1998; 30: 170–172.

Winnicott D (1965): Ego distorsions interms of true and false self. In: Winnicott D: The Maturational Process and the Facilitating Environment. London, Hogarth Press.

4.2 Varianten und Störungen des Pubertätsverlaufs

Stefan A. Wudy

4.2.1 Vorzeitige Pubertätsentwicklung (Pubertas praecox)

Definition

Wenn erste Pubertätszeichen (Schambehaarung, Hodenvergrößerung ≥ 3 ml) in einem Alter von mehr als 2 Standardabweichungen unter dem durchschnittlichen Pubertätsbeginn auftreten, liegt eine vorzeitige Pubertätsentwicklung (Pubertas praecox) vor. Beim Jungen entspricht dies einem Lebensalter von weniger als 9 Jahren. Die Folgen einer unbehandelten vorzeitigen Pubertätsentwicklung sind zum einen eine verminderte Erwachsenengröße. Initial findet sich zwar ein beschleunigtes Wachstum, aber auch eine Akzeleration der Skelettreifung. Daher sind die Kinder anfangs übergroß, der vorzeitige Schluss der Epiphysenfugen führt aber zu einer verminderten Endgröße. Zum anderen können psychosoziale Probleme der betroffenen Kinder auftreten.

Pubertas praecox centralis (vera)

Im Vergleich zum weiblichen Geschlecht sind Knaben eher selten von einer Pubertas praecox vera betroffen. Grundsätzlich muss ein Tumor des zentralen Nervensystems ausgeschlossen werden. Es kann sich dabei um Tumoren im Hypothalamusbereich handeln, die selbst als ektope GnRH-Pulsgeneratoren wirken können (Hamartome des Tuber cinereum) oder eine hemmende Wirkung auf den hypothalamischen GnRH-Pulsgenerator ausüben (wie z.B. Astrozytome, Gliome oder Ependymome).

Durch die Gabe so genannter GnRH-Super-Agonisten kann der vorzeitige Pubertätsablauf unterbrochen und auch eine – zumindest teilweise – Regression bereits aufgetretener sekundärer Geschlechtsmerkmale erzielt werden.

Pseudopubertas praecox

Bei der Pseudopubertas praecox findet die Sekretion von Sexualsteroiden unabhängig vom hypothalamischen GnRH-Pulsgenerator statt. Die Differenzialdiagnose umfasst:

- die familiäre Testotoxikose (gekennzeichnet durch eine von den Gonadotropinen unabhängige vorzeitige Reifung der Leydig- und Sertoli-Zellen)
- Tumoren, die Gonadotropine oder Sexualsteroide produzieren

– adrenale Enzymdefekte mit vermehrter Produktion an Androgenen.

4.2.2 Verzögerte Pubertätsentwicklung (Pubertas tarda)

Definition

Wenn in einem Alter von mehr als 2 Standardabweichungen über dem durchschnittlichen Pubertätsbeginn keine klinischen Pubertätsmerkmale zu verzeichnen sind, spricht man von verzögerter Pubertätsentwicklung (Pubertas tarda). Bei Jungen entspricht dies einer Altersgrenze von ca. 15 Jahren. Die Differenzialdiagnose der Pubertas tarda ist umfassend. In erster Linie sind daher organische Störungen wie chronisch-entzündliche Darmerkrankungen, Zöliakie, chronische Niereninsuffizienz, chronische Herzerkrankungen, Mukoviszidose, chronische Unter- und Fehlernährung sowie psychosoziale Deprivation auszuschließen. Die wichtigsten endokrinologischen Ursachen seien im Folgenden aufgeführt.

Konstitutionelle Verzögerung von Wachstum und Pubertät

Bei der auch als konstitutionelle Entwicklungsverzögerung bezeichneten Entität ist anamnestisch meist nachweisbar, dass auch die Entwicklung mindestens eines Elternteils oder eines Geschwisterkinds verzögert abgelaufen war. In der frühen Kindheit fallen betroffene Patienten wegen ihres Kleinwuchses auf. Das Knochenalter ist retardiert. Im späteren Alter ist das Fehlen der zeitgerechten Entwicklung erster Pubertätsmerkmale typisch. Bei der konstitutionellen Entwicklungsverzögerung handelt es sich um eine Variante der normalen Entwicklung, der Pubertätseintritt findet lediglich nach einer Verzögerung spontan statt. Bei erhöhtem Leidensdruck kann eine adjuvante Therapie mit Sexualsteroiden erfolgen.

Hypogonadotroper Hypogonadismus

Dieser kann durch den Ausfall der Gonadotropine LH und FSH auf hypophysärer Ebene erfolgen, aber auch auf hypothalamischer Ebene durch fehlende GnRH-Pulsgenerator-Aktivität bedingt sein. Prozesse wie Tumoren, Traumen oder Entzündungen können ursächlich sein. Das Kallmann-Syndrom kann familiär auftreten und beinhaltet die Kombination eines hypothalamischen Hypogonadismus mit Anosmie. In der Pädiatrie ist in der Behandlung des hypogonadotropen Hypogonadismus die Gabe von Testosteron bei betroffenen Jugendlichen männlichen Geschlechts die therapeutische Option der Wahl.

Hypergonadotroper Hypogonadismus (primäre Gonadeninsuffizienz)

Bei der primären Gonadeninsuffizienz ist die Sekretion der Sexualsteroide vermindert. Aufgrund der sich daraus ergebenen fehlenden hemmenden Rückkoppelung auf Hypothalamus und Hypophyse werden die Gonadotropine vermehrt ausgeschüttet. Die Differenzialdiagnose des hypergonadotropen Hypergonadismus ist komplex: Sie umfasst eine ganze Reihe klinischer spezifischer Syndrome (z.B. myotonische Dystrophie Curschmann-Steinert, Smith-Lemli-Opitz-Syndrom, etc.), verschiedene Formen der Gonadendysgenesien, Testosteronbiosynthesedefekte sowie die Leydig-Zellhypoplasie. Mit einer Prävalenz von ca. 1:1000 ist das Klinefelter-Syndrom eine relativ häufige Ursache für den männlichen Hypogonadismus. Der Karyotyp beträgt meistens 47, XXY. Die klinischen Charakteristika umfassen einen männlichen Phänotyp mit eunuchoiden Proportionen und kleinen Hoden. Der Pubertätsbeginn ist meist zeitgerecht, die Ausprägung der Pubertät erfolgt jedoch langsam und nicht zum Vollbild, typisch ist auch eine ausgeprägte Gynäkomastie. Eine Testosteronsubstitution kann therapeutisch angebracht sein.

4.2.3 Hodenhochstand (Kryptorchismus)

Normalerweise findet der testikuläre Descensus während des letzten Trimenons statt. Die normale Position der Hoden entspricht dem Boden des Skrotums. Mit dem Ausmaß der Frühgeburtlichkeit steigt auch die Inzidenz des inkompletten Hoden-Descensus. Bei reifen Neugeborenen beträgt die Inzidenz ca. 3 %. Nach dem ersten Lebensjahr beträgt die Inzidenz nur mehr ca. 0,8 %. In der Majorität aller Fälle von nicht deszendierten Hoden tritt der Descensus also spontan während des 1. Lebensjahres ein. Im anglo-amerikanischen Sprachgebrauch bezeichnet man mit Kryptorchismus jeden unvollständigen Deszensus. Im deutschen Sprachgebrauch versteht man darunter nur im Bauchraum liegende Hoden. Bei einer Ektopie liegt der Hoden an einer normalerweise nicht erreichten Stelle. Ferner werden unterschieden: Bauchhoden, Leistenhoden, Gleithoden (Hoden gleiten nach Luxation stets ins Skrotum zurück und sind nie spontan im Skrotum zu finden) sowie Pendelhoden (befinden sich spontan abwechselnd im Leistenkanal und im oberen Skrotalfach). Bei letzterer Entität handelt es sich um eine Normvariante. Im kryptorchiden Hoden ist die Inzidenz maligner Tumoren erhöht und erfordert auch nach operativer Lagekorrektur eine lebenslange regelmäßige Kontrolle! Wird der Hodenhochstand nicht frühzeitig therapiert, kann die spätere Fertiliät vermindert sein. Zur hormonellen Behandlung gegen Ende des ersten Lebensjahres stehen Präparate auf der Basis von HCG (humanes Choriogonadotropin) oder GnRH zur Verfügung. Nach erfolgloser zweimaliger hormoneller Therapie erfolgt die operative Korrektur (Orchidopexie).

Die Differenzialdiagnostik und spezielle Therapie der verschiedenen Formen der Pubertas praecox und tarda gehören unbedingt in die Hände eines hierin erfahrenen pädiatrischen Endokrinologen.

Weiterführende Literatur

Grumbach MM, Conte FA: Disorders of sex maturation. In: Wilson JD, Foster DW, Eds. Williams Textbook of Endocrinology. Philadelphia: WB Saunders Co. 1992: 853.
Rosenfield RL: Diagnosis and management of delayed puberty. J Clin Endocrinol 1990; 70: 559–564.
Petrykowski W, Ranke MB: Zur Therapie des Hodenhochstandes. Endokrinol Inform 1991; 15: 20–22.

4.3 Störungen der Geschlechtsidentität, Inter- und Transsexualität

Michael Sohn

Störungen im Ablauf der pränatalen somatosexuellen Differenzierung können zu Intersexsyndromen führen. Derartige Störungen sind auf allen drei Ebenen, das chromosomale, gonadale oder das phänotypische Geschlecht betreffend, möglich.
Hiervon strikt abzugrenzen sind Störungen der Geschlechtsidentität, die von leichtgradigen Formen der Unzufriedenheit mit der eigenen Geschlechtszugehörigkeit bis zur schwersten Form, dem Transsexualismus, reichen. Es ist im Gegensatz zu Intersexsyndromen nicht möglich, die Diagnose „Transsexualität" anhand von objektiven Kriterien (z.B. Laborwerte, psychometrische Tests) zu sichern, vielmehr müssen differenzialdiagnostisch andere Erkrankungen, die zu passageren Geschlechtsidentitätsstörungen führen können, so auch vielleicht bisher nicht diagnostizierte Intersex-Formen oder Psychosen ausgeschlossen werden (Bosinski et al. 1994; Becker et al. 1997; Bosinski, 2003).
Seit 1980 ist in Deutschland das Gesetz über die Änderung der Vornamen und die Feststellung der Geschlechtszugehörigkeit in besonderen Fällen (Transsexuellengesetz, TSG; BGBl I: 1654 ff.) gültig, das den Betroffenen ermöglicht, juristisch anerkannt in der Rolle des gewünschten Geschlechts zu leben. Voraussetzung zur Vornamensänderung (§1) sind zwei unabhängige Gutachten von auf diesem Gebiet erfahrenen Sachverständigen. Die weitergehende Änderung des Personenstands (§8 TSG) setzt voraus, dass sich die Betroffenen einem geschlechtsangleichenden Eingriff unterzogen haben, nicht verheiratet und dauernd fortpflanzungsunfähig sind. Die Kriterien zur Geschlechtsfestlegung bei Intersexsyndromen sind zurzeit Gegenstand zahlreicher Debatten und durch die Tatsache erschwert, dass die Betroffenen in der Regel im Säuglings- oder Kindesalter sind, wenn eine Geschlechtsdeterminierung an-

steht. Entscheidungen können nur in einem interdisziplinären Gremium unter Einbezug der Eltern getroffen werden. Häufige spätere Geschlechtswechsel nach der Pubertät zeugen von der bisherigen Unsicherheit in der prospektiven Geschlechtsdeterminierung (Alizai et al. 1999; Westenfelder und Möhning, 1999; DGU, 2000).

4.3.1 Intersexualität

Die Angaben zur Häufigkeit von Intersexsyndromen variieren erheblich je nach Enge oder Weite der Definition zwischen 1:90 bis 1:5000 lebend Geborenen. Hohe Inzidenzraten werden immer dann bestimmt, wenn auch Kinder mit Maldescensus testis oder Hypospadie eingeschlossen werden.

Die sexuelle Differenzierung erfolgt in mehreren Stufen: Bei der Befruchtung wird das chromosomale Geschlecht festgelegt. Das gonadale Geschlecht entwickelt sich männlich, wenn die Zygote ein X- und ein Y-Chromosom enthält und der „sex-determinating factor" (SRY) die Produktion des maskulinisierenden Faktors (TDF) ablöst. Das männliche phänotypische Geschlecht kann nur dann entstehen, wenn in den Hoden Sertoli-Zellen das Anti-Müllerian-Hormon (AMH) produzieren, um die Rückbildung der Strukturen der Müller'schen Gänge zu steuern. Danach beginnen die Leydig-Zellen Testosteron zu produzieren, das für die Differenzierung der Strukturen der Wolff'schen Gänge Voraussetzung ist. Durch das Enzym 5-α-Reductase wird Dehydrotestosteron gebildet, welches für die Differenzierung des Sinus urogenitalis und des äußeren Genitales erforderlich ist. Das weibliche phänotypische Geschlecht entsteht immer dann, wenn die Zellen der Keimanlage zwei X-Chromosomen enthalten und/oder sich die Müller'schen Gänge weiter entwickeln können.

Als Klassifikation des sehr breiten Spektrums möglicher Intersexformen hat sich die Einteilung von T. Allen bewährt:
- **Pseudohermaphroditismus femininus (weibliches Keimgeschlecht)**
- **Pseudohermaphroditismus masculinus (männliches Keimgeschlecht)**
- **echter Hermaphroditismus**
- **gemischte Gonadendysgenesie**
- **reine Gonadendysgenesie**

Für die möglichst frühzeitige Differenzierung der im Einzelfall zugrunde liegenden Intersexformen ist die in Tabelle 4.3-1 dargestellte Diagnostik-Kaskade in Leitlinien der DGU empfohlen (Wiener und Gonzalez, 1996; DGU, 2000).

Die Diagnostik und Behandlung hat interdisziplinär durch pädiatrische Endokrinologen, Humangenetiker, Gynäkologen und Urologen zu erfol-

Tabelle 4.3-1 *Abklärung der sexuellen Differenzierung.*

Anamnese	Schwangerschaftsverlauf Familienanamnese, Intersexfälle in der Familie Virilisierungserscheinungen bei der Mutter durch exogene Hormone oder hormonaktive Tumoren (Arrhenoblastome, Luteome, Nebennierentumoren)
körperliche Untersuchung	beim Neugeborenen lassen sich Gonaden und Hernien besonders gut beurteilen und das Genitale auf suspekte Hinweiszeichen hin untersuchen
Chromosomenanalyse	hierbei ist besonders auf die Auswertung einer repräsentativen Anzahl an Chromosomensätzen zu achten, um auch Mosaike erkennen zu können
biochemische molekulargenetische Untersuchungen in Blut und Urin	
Sonografische, radiologische und ggf. endoskopische Abklärung	

gen. Gerade bei der häufigsten Intersexform, dem mit einem Pseudohermaphroditismus femininus einhergehenden adrenogenitalen Syndrom (AGS) kann es durch Stoffwechselentgleisungen schon kurz nach Geburt zu einem vital bedrohlichen Salzverlustsyndrom kommen. Das Ausmaß der Maskulinisierung des äußeren Genitales wird nach Prader in fünf Schweregrade eingeteilt.

Ausgehend von den Empfehlungen von Money für die Behandlung von Neugeborenen mit intersexuellem Genitalbefund wurden bis vor kurzem eine frühzeitige (vor dem 18. Lebensmonat) Festlegung der Geschlechtszugehörigkeit sowie eine entsprechende operative Genitalkorrektur und hormonelle Therapie angestrebt (Money, 1987). Hierbei wurden bei Virilisierung Klitorisreduktionsplastiken und Vaginalplastiken durchgeführt und bei Mikropenis eine Penisamputation und operative Feminisierung empfohlen.

Nach zum Teil funktionell unbefriedigenden Resultaten und insbesondere nach zahlreichen Anträgen auf spätere Rückumwandlung nach Durchlaufen der Pubertät ist dieses Konzept inzwischen verlassen und abgelöst worden durch ein differenzierteres und individualisiertes Vorgehen (Snaith et al. 1993; Wiener und Gonzalez, 1996; Westenfelder und Möhning, 1999; DGU, 2000; Sohn und Peek, 2001; Minto et al. 2003). Nur noch bei einigen extremen Ausprägungen ist eine Geschlechtsfestlegung gegen das chromosomale Geschlecht sinnvoll, bei Mikropenis gibt es inzwischen operative Möglichkeiten der Penisrekonstruktion aus mikrochirurgisch transplantiertem Eigengewebe. Definitive Eingriffe sollten in ein Alter verschoben werden, in dem die Betroffenen bewusst die vorhandenen Optionen abwägen und mit entscheiden können.

Da aktuell verbindliche Leitlinien für Geschlechtsfestlegung und OP-Strategien fehlen, sollten Entscheidungen nur an wenigen interdisziplinären Zentren erfolgen, an denen entsprechende Erfahrung vorliegt.

4.3.2 Transsexualität

Transsexualismus als schwerste Form einer Geschlechtsidentitätsstörung ist als Erkrankung terminiert und definiert (F 64.0 nach ICD 10). Es besteht der dauerhafte Wunsch, als Angehöriger des anderen anatomischen Geschlechts zu leben und anerkannt zu werden. Dieser geht meist mit dem Gefühl des Unbehagens oder der Nichtzugehörigkeit zum eigenen Geschlecht einher. Es besteht der Wunsch nach hormoneller und chirurgischer Behandlung, um den eigenen Körper dem bevorzugten Geschlecht so weit wie möglich anzugleichen (Bosinski, 2003).

Das Störungsbild verursacht in klinisch bedeutsamer Weise Leiden oder Beeinträchtigung in sozialen, beruflichen oder anderen wichtigen Funktionsbereichen.

Die Ätiologie transsexueller Geschlechtsidentitätsstörungen ist schlussendlich noch ungeklärt, wobei sich zunehmend die Auffassung einer sequenziellen, biopsychosozial bedingten Störungsentwicklung durchsetzt.

Die Prävalenz wurde in Deutschland vor mehr als zehn Jahren aufgrund der bearbeiteten Anträge bei den Amtsgerichten mit 1:42.000 bis 1:48.000 bestimmt. Die Relation betroffener biologischer Männer (MFT) zu biologischen Frauen (FMT) liegt bei 1,5:1 (Osburg und Weitze, 1993). Die Prävalenz scheint in den letzten Jahren deutlich gestiegen zu sein, eventuell ist auch die zunehmende Enttabuisierung des Themas in den Medien und das Wissen um die verbesserten operativen Möglichkeiten mitverursachend beteiligt. Die Diagnostik und Differenzialdiagnostik des Transsexualismus ist nicht einfach und sollte durch geschulte Sexualmediziner unter strikter Beachtung der nationalen und internationalen „standards of care" erfolgen (Bosinski, 2003). Bei Einhaltung dieser Leitlinien sind die gesetzlichen Kassen zur Übernahme der Kosten sowohl der Begutachtung als auch der definitiven hormonellen und operativen Geschlechtsangleichung verpflichtet.

Für eine unzureichend indizierte Transformationsoperation, die später vom Patienten beklagt wird, haftet der Operateur. Dies gilt auch bei den Folgen einer schon nach relativ kurzer Zeit irreversiblen Hormontherapie.

In den gültigen Standards wird ausführlich begründet, dass eine zuverlässige Beurteilung nur im Rahmen einer längerfristigen Betreuung möglich sei, deren wesentlicher Bestandteil der so genannte **Alltagstest** ist. Vor Einleitung körperverändernder Maßnahmen sollte der Patient mindestens ein Jahr lang durchgehend in allen sozialen Bereichen in der Rolle des gewünschten Geschlechts leben und auftreten. Differenzialdiagnostisch müssen partielle oder passagere Störungen der Geschlechtsidentität, z. B. Adoleszenzkrisen, Transvestitismus und psychotische Verkennungen der geschlechtlichen Identität sowie schwere Persönlichkeitsstörungen ausgeschlossen werden. Im Lauf der letzten Jahre scheint eine Häufung atypischer Verläufe mit vermehrtem Auftreten histrionischer oder antisozialer Persönlichkeitsstörungen sowie Borderline-Pathologien bemerkbar zu sein (Bosinski, 2002).

Hormonelle Therapie bei Transsexualität

Vor Beginn einer hormonellen Therapie bei Transsexuellen muss die Diagnose gutachterlich gesichert sein. Eine mündliche und schriftliche Aufklärung über die Wirkungen und Nebenwirkungen der Therapie sowie die Notwendigkeit der lebenslangen Fortführung und von regelmäßigen Kontrolluntersuchungen sollte dokumentiert sein. Die Vorstellung, man könnte durch Hormonbehandlungen die Geschlechtsidentität festigen, ist falsch. Vor Beginn der Therapie sollte eine Labordiagnostik zur Überprüfung der Leberfunktion, des Fettstoffwechsels und des Gerinnungsstatus erfolgen. Die hormonelle Ausgangslage inklusive ACTH-Stimulationstest in der Nebennierenrinde sollte überprüft werden. Die genannten Parameter sind auch regelmäßig unter der Therapie zu kontrollieren, zumindest jährlich nach Abschluss der Einstellungsphase. Durch zwischenzeitlich erfolgte Eingriffe an den Keimdrüsen können Dosisanpassungen erneut erforderlich werden oder auch Änderungen der Medikamentenkombination (Sohn und Peek, 2001).
Bei Mann-zu-Frau-Transsexuellen ist in ca. 50 % der Fälle ein ausreichendes Brustwachstum alleine durch eine korrekt dosierte Hormontherapie zu erreichen. Ebenso tritt eine gewisse Feminisierung der Körpersilhouette durch Änderung des Fettverteilungsmusters ein. Aktuell wird eine Kombinationstherapie aus 0,1 mg Äthinylöstradiol (z.B. Progynon C® Tbl. 2–1–2 täglich) und 50 mg Cyproteronacetat (Androcur®) per os empfohlen. Postoperativ nach Genitaltransformation sollte Cyproteronacetat reduziert oder sogar abgesetzt werden, da die Testosteronproduktion der Testikel entfällt. Die lebenslange Weiterführung der Östrogenmedikation ist jedoch erforderlich, unter anderem um das Osteoporoserisiko zu reduzieren.
Eine Epilationsbehandlung kann auch durch suffiziente Hormontherapie meistens nicht vermieden werden.
Durch die Östrogentherapie kann eine Thromboseneigung verstärkt werden, insbesondere, wenn weitere Risikofaktoren wie Nikotinabusus bestehen, oder auch nach größeren Eingriffen wie Genitaltransformation.
Bei Frau-zu-Mann-Transsexuellen kann zunächst durch die Dreimonatsdepotinjektion von 150 mg Medroxyprogesteronacetat eine für die Patientin sehr wichtige Amenorrhoe herbeigeführt werden, auch wenn der Begutachtungsprozess noch nicht abgeschlossen ist. Für die definitive Vermännlichung ist jedoch danach die Testosterongabe unverzichtbar, die am besten in Form von Depotpräparaten, z.B. Testoviron-Depot 250 mg alle zwei bis drei Wochen erfolgen kann. Akne oder Glatzenbildung können als unerwünschte Nebenwirkungen auftreten. Überdosierungen durch heimliche Selbstmedikation sollte durch regelmäßige Kontrolluntersuchungen im Sinne von Spiegelbestimmungen im Blut und Kontrollen des Leberlabors ausgeschlossen werden.
Sowohl bei Mann-zu-Frau- als auch bei Frau-zu-Mann-Transsexuellen sollte die Hormontherapie in stabiler kontrollierter Form über mindestens sechs Monate, besser noch zwölf Monate, erfolgt sein, bevor operative Genitaltransformationen angestrebt werden.

Operative Angleichung des Geschlechts

Die 1997 von einer Expertenkommission vorgelegten Standards der Behandlung und Begutachtung Transsexueller (Becker et al. 1997) sind Leitlinien für die Indikationsstellung zur operativen Geschlechtsangleichung. Der Operateur muss sich davon überzeugen, dass die schriftlichen Indikationsstellungen den Standards entsprechen:

- Hormontherapie in stabiler Form über mehr als sechs, besser zwölf Monate

- Vorliegen einer schriftlichen Kostenübernahme des zuständigen Kostenträgers
- Ein ausführliches Beratungsgespräch mit eingehender körperlicher Untersuchung muss stattgefunden haben.
- Die Operationseinwilligung sollte in ausführlicher schriftlicher Form vorliegen, die der Irreversibilität des Eingriffs und den lebenslangen Konsequenzen Rechnung trägt.

Operative Techniken bei MFT

Die angestrebten Ziele der Mann-zu-Frau-Transformation sind:

- Genitaltransformation
  - Miktion im Sitzen möglich
  - Entfernung der Hoden
  - Schaffung einer ausreichend weiten und tiefen Neovagina
  - Schaffung einer sensiblen Neoklitoris
  - Schaffung einer ästhetisch zufrieden stellenden Neovulva
- Brustvergrößerung durch Implantate.

Grundsätzlich ist die Brustvergrößerung durch Implantate von der eigentlichen Genitaltransformation zu trennen. Es empfiehlt sich, Brustvergrößerungen – wenn überhaupt erforderlich – in ausreichendem Abstand zur Genitaltransformation durchzuführen, da nach Entfernung der Keimdrüsen häufig noch ein weiteres Wachstum der Brust möglich ist. Des Weiteren kann ein Infektionsrisiko der Prothesen so minimiert werden (Eicher, 1995; Sohn, 1998).

Die eigentliche Genitaltransformation beinhaltet die Resektion der maskulinen Genitalien und die Neuschaffung einer Vulva und Vagina in einer einzeitigen Operation. Inzwischen besteht Einigkeit in der Literatur über die Auskleidung der Neovagina durch die in gleicher Sitzung anfallende vaskularisierte penile Haut im Sinne eines Inselhautlappens (Eicher, 1995; Sohn und Sikora, 2002). Darm oder Spalthaut sollten lediglich bei Korrektureingriffen nach Verlust der primär angelegten Neovagina verwendet werden. Die einzelnen Schritte der Operation sind ebenfalls weitgehend standardisiert, wie in Tabelle 4.3-2 beschrieben (Sohn und Peek, 2001).

Tabelle 4.3-2 *Operative Schritte der einzeitigen Genitaltransformation bei Mann-zu-Frau-Transsexuellen.*

- hohe Ablatio testis beiderseits im Leistenkanal
- vollständige Dissektion des Penis
- Schaffung einer sensiblen Neoklitoris aus der Glans unter Erhaltung des dorsalen neurovaskulären Bündels
- vollständige Resektion der Musculi ischiocavernosi und des Musculus bulbospongiosus sowie beider Corpora cavernosa
- partielle Resektion des Corpus spongiosum, Kürzen der Harnröhre und Schaffung eines weiblichen Meatus urethrae unterhalb der Neoklitoris
- scharfe Präparation einer ausreichend tiefen und weiten Neovagina unter Sicht
- Auskleidung der Neovagina mit umgestülpter peniler Haut
- Formung der Schamlippen aus Skrotum, Resektion überschüssigen Skrotalgewebes
- Formung eines weiblichen Mons pubis durch infrapubische Doppel-Z-Plastik

Ob eine Venushügelplastik durch Doppel-Z-Plastik in gleicher Sitzung oder in Form einer zweiten Sitzung nach Abschluss der Wundheilung durchgeführt werden sollte, kann im Einzelfall, evt. intraoperativ, entschieden werden. Während der Operation wird ein Vaginalplatzhalter mit steuerbarer Luftfüllung in der Vagina eingesetzt und für fünf bis sechs Tage belassen. Danach muss durch die Patientin eine regelmäßige, zunächst mehrfach tägliche Selbstbougierung der Neovagina erfolgen, die kontinuierlich fortgesetzt werden muss. Der stationäre Aufenthalt beträgt in der Regel 12–14 Tage. Ambulante Wiedervorstellungen sind nach sechs Wochen und sechs Monaten sinnvoll. Nach sechs Wochen sollte spätestens auf eine Bougierung mit kommerziell erhältlichen Dildos umgestellt werden, sexueller Verkehr ist in der Regel ab diesem Zeitpunkt möglich. Sechs Monate nach Operation ist die postoperative Schwellung und Narbenbildung so weit abgeschlossen, dass eine Beurteilung und gegebenenfalls Indikationsstellung zu Korrektureingriffen möglich ist.

Im eigenen Patientengut wurden zwischen 1990 und 2003 200 Genitalangleichungen bei MFT durchgeführt. In 8,2 % der Fälle wurde eine Schrumpfung oder nicht ausreichende Weite bzw. Tiefe der Neovagina nach sechs Monaten festgestellt. Korrekturoperationen wie Plastiken zur Rekonstruktion des Venushügels oder Korrekturen der Vulva waren in 20 % der Fälle sinnvoll. Eine rektovaginale Fistel als schwerste Komplikation trat in einem Fall auf.

Umfassende Katamnesestudien zur Zufriedenheit mit dem neu geschaffenen Genitale sind spärlich in der Literatur vertreten (Snaith et al. 1993, Hepp et al. 2002). Übereinstimmend mit den Literaturangaben kann von einer subjektiven Zufriedenheit mit dem OP-Ergebnis in 60–80 % der Fälle gerechnet werden. Bei zu kurzer oder zu enger Vagina ist die operative Neuanlage mittels Spalthautauskleidung oder Darminterponat indiziert (Sohn und Sikora, 2002).

Abbildung 4.3-1 zeigt das Ergebnis einer MFT sechs Monate nach Operation.

Operative Techniken bei FMT

Grundsätzlich ist zu unterscheiden zwischen Operationen, die vom Gesetzgeber als Voraussetzung für die Personenstandsänderung gemäß § 8, TSG gefordert werden, und weitergehenden Eingriffen zur Genitalrekonstruktion.

Operative Brustreduktion und Hysterektomie mit Adnexentfernung sind Voraussetzung für die Personenstandsänderung. Die Reduktion der Brust erfolgt durch subkutane Mastektomie bei kleinen Brüsten oder durch Mastektomie mit Mamillenreplantation bei großen Brüsten. Die Hysterektomie kann vaginal, abdominell oder laparoskopisch assistiert erfolgen, die Vagina sollte in allen Fällen möglichst gekürzt oder reseziert werden.

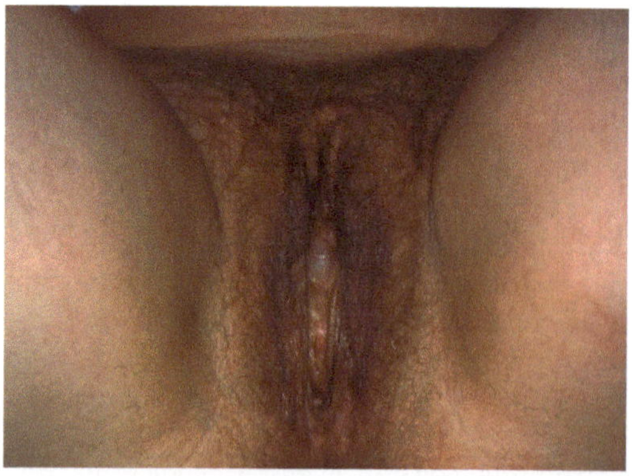

Abb. 4.3-1 Mann-zu-Frau-Transsexuelle sechs Monate nach Genitaltransformation.

In der Regel ist für die eigentliche Genitaltransformation mit Aufbau eines Neopenis ein erneuter Kostenübernahmeantrag bei den Kostenträgern erforderlich. Mehr als 50 % der betroffenen FMT wünschen einen derartigen Genitalaufbau (Sohn und Peek, 2001), mit zunehmender Verbreitung der operativen Möglichkeiten in den Medien und Selbsthilfeorganisationen ist eine deutliche Steigerung der Nachfrage in den letzten Jahren zu verzeichnen. Eine Medline-Research zum Thema penile Rekonstruktion aus den Jahren 1988 bis 2002 zeigte 102 peer-reviewed Originalarbeiten sowie 14 Buchbeiträge auf, die in unterschiedlichen Patientengütern zahlreiche Methoden der Penisrekonstruktion beschrieben (Sohn et al. 2002). Es fehlen größere katamnestische Nachuntersuchungsreihen, insbesondere durch unabhängige Institute.

Trotz aller Einschränkungen lassen sich nach Auswertung der vorhandenen Literatur und aus eigener Erfahrung einige evidenzbasierte Empfehlungen aussprechen:

- **Die kosmetisch und funktionell besten Ergebnisse sind zurzeit bei Verwendung von mikrochirurgisch transplantiertem Unterarmlappen zum Penis- und Harnröhrenaufbau zu erwarten (s. Abb. 4.3-2).**
- **Von entscheidender Bedeutung für die Erfolgsbeurteilung durch den Patienten scheint die Wiederherstellung einer möglichst erotischen Sensitivität des Neopenis zu sein, welche technisch grundsätzlich möglich ist.**
- **Der Einbau hydraulischer funktionsadaptiver Penisprothesen und Hodenprothesen sollte in späteren Sitzungen erfolgen und vom Harnröhrenaufbau getrennt sein.**
- **Der entstehende Donordefekt am Unterarm sollte möglichst sorgfältig mit Vollhauttransplantaten gedeckt werden, die Anwendung von Spalthaut führt zu funktionell und ästhetisch störender Narbenbildung.**

Die besten Ergebnisse sind zu erwarten, wenn die Penisrekonstruktion in Kooperation zwischen Plastischen Chirurgen und Urologen erfolgt.

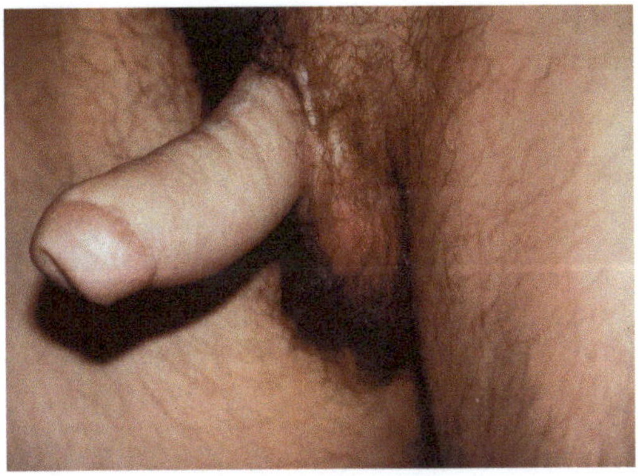

Abb. 4.3-2 Frau-zu-Mann-Transsexueller sechs Monate nach Neopenisanlage aus freiem Unterarmlappen (Radialis-Penoid). Zustand nach Implantation einer hydraulischen Mehrkomponentenprothese.

An Komplikationen bei einzeitigen Penis- und Urethrarekonstruktionen sind Verluste des Unterarmtransplantats in < 5 % der Fälle, Kompartmentsyndrome der unteren Extremität in ebenfalls < 5 % der Fälle und urethrale Komplikationen im Sinne von Harnröhrenfisteln oder Harnröhrenstenosen in ca. 50 % der Fälle zu erwarten. Bei mikrochirurgischem Anschluss der klitoridalen Nerven ist eine Rückkehr erotischer Sensibilität in ca. 80 % der Fälle zu erwarten (Sohn et al. 2002).

Eine prothetische Versorgung des Neopenis sollte möglichst mit hydraulischen Mehrkomponentenprothesen erfolgen. Voraussetzungen zur Implantation sind die Rückkehr der Sensitivität, eine vollständige Heilung der Urethra mit guter Entleerungsfunktion sowie eine spezielle Implantationstechnik der Prothesen unter Schaffung einer Ersatztunika aus Dacron oder Goretex. Bei Protheseniniplantationen in einem rekonstruierten Penis ist eine Infekt- und Komplikationsrate zwischen 10 und 20 % zu erwarten.

Im eigenen Patientengut wurden inzwischen bei 84 Patienten radiale Unterarmlappen zur Penisrekonstruktion verwandt. In 75 Fällen handelte es sich um Frau-zu-Mann-Transsexuelle, in neun Fällen um andere Indikationen. Es kam in drei Fällen zu einem Verlust des mikrochirurgisch transplantierten Neopenis durch komplette venöse Thrombosen. In weiteren drei Fällen war ein Kompartmentsyndrom postoperativ zu diagnostizieren. Inzwischen wurden 51 Patienten mit Mehrkomponentenprothesen postoperativ in jeweils zwei Sitzungen versorgt. Hierbei war eine 10%ige Komplikationsrate (Erosion, Infekt) zu verzeichnen (Sohn et al. 2002).

Eine kostendeckende Durchführung dieser komplexen Eingriffe nach Einführung der DRG-Kodierung ist in Zukunft fraglich, da sämtliche genannten Eingriffe in den bisherigen DRG-Konfigurationen nicht abgebildet werden.

Literatur

Alizai NK, Thomas DFM, Lilford RJ et al.: Feminizing genitoplasty for congenital adrenal hyperplasia: What happens at puberty? J Urol 1999; 161: 1588–1591.

Becker S, Bosinski HAG, Clement U et al.: Standards der Behandlung und Begutachtung von Transsexuellen der Deutschen Gesellschaft für Sexualforschung, der Akademie für Sexualmedizin und der Gesellschaft für Sexualwissenschaft. Sexuologie 1997; 4: 130–138.

Bosinski HAG, Sohn M, Löffler D et al.: Aspekte der Begutachtung und Operation Transsexueller. Dtsch Ärztebl 1994; 91: 726–732.

Bosinski HAG: Diagnostische und arztrechtliche Probleme bei transsexuellen Geschlechtsidentitätsstörungen. Urologe A 2003; 42: 709–721.

DGU: Leitlinien zur Diagnostik und Therapie bei Störungen der sexuellen Differenzierung. Urologe A 2000; 40: 73–77.

Eicher W: Transsexualität-Standards of care. Zbl Gynäkol 1995; 117: 61–66.

Hepp U, Klayhofer R, Burkhard-Kübler R et al.: Behandlungsverläufe transsexueller Patienten. Nervenarzt 2002; 73: 283–288.

Minto CL, Liao LM, Woodhouse RJ et al.: The effect of clitoral surgery on sexual outcome in individuals who have intersex conditions with ambigous genitalia: a cross-sectional study. Lancet 2003; 361: 1252–1257.

Money J: Psychological considerations in patients with ambisexual development. Semin Reprod Endocrinol 1987; 5: 307–313.

Osburg S, Weitze C: Betrachtungen über 10 Jahre Transsexuellen-Gesetz. Recht und Psychiatrie 1993; 11: 2–26.

Snaith P, Tarsh MJ, Reid R: Sex Reassignment Surgery. Br J Psychiatry 1993; 162: 681–685.

Sohn M: OP-Techniken und Ergebnisse bei Geschlechtsumwandlungen. Psycho 1998; 24: 94–99.

Sohn M, Peek A (2001). Geschlechtsidentitätsstörungen. In: Beier KM, Bosinski HAG et al (eds): Sexualmedizin. pp 287–335. Urban & Fischer, München, Jena 2001.
Sohn M, Sikora R: Male to female reassignment in transsexuals: The Frankfurt Experience. Int J Impot Res 2002: 14 (Suppl 4): 69.
Sohn M, Sikora R, Peek A et al.: Neopenis formation from microsurgical radial forearm flaps: The Frankfurt experience. Int J Impot Res 2002; 14 (Suppl 4): 19.
Westenfelder M, Möhning C: Problematik der Geschlechtszuweisungen bei intersexuellem Genitale. Urologe B 1999; 39: 514–520.
Wiener JS, Gonzalez ET: Intersex. Curr Opin Urol 1996; 6: 320–326.

4.4 Homosexualität

Martin Merbach und Vera-Kristin Kögler

Homosexualität wurde lange Zeit pathologisiert, je nach gesellschaftlicher Situation mehr oder minder verfolgt oder diskriminiert. Erst 1973 entschloss sich die American Psychiatric Association (APA), die Homosexualität aus dem Katalog der Erkrankungen des DSM zu streichen. In Deutschland wurde 1994 der Paragraph 175 abgeschafft, der sexuelle Kontakte erst zu Männern über 18 Jahren erlaubte, und damit die Homosexualität weiter entkriminalisiert. Schließlich gibt es seit 2001 das Gesetz zur eingetragenen Lebenspartnerschaft für homosexuelle Paare. Trotzdem sind Vorurteile in der Gesellschaft geblieben: So stellte Bochow (1993) in einer Repräsentativbefragung 1991 bei über 60 % der Deutschen fest, dass sie Kontakte mit Homosexuellen eher meiden möchten, und schätzt ein Drittel der Bevölkerung als stark schwulenfeindlich, ein weiteres Drittel als ambivalent, d.h. nicht frei von ablehnenden klischeehaften Vorstellungen, ein. Selbst in wissenschaftlichen Ausführungen ist die Homosexualität nicht gleichberechtigt dargestellt und wird manchmal als „nicht-abartig" (Dorschs Psychologisches Wörterbuch) bezeichnet oder einfach im selben Kapitel wie Exhibitionismus abgehandelt (Hertofts Klinische Sexologie). Im Folgenden wird, da es in diesem Buch um Männer geht, die männliche Homosexualität im Vordergrund stehen.

4.4.1 Definition

Homosexualität wird als dauernde bevorzugte sexuelle Anziehung durch und sexuelle Betätigung mit Personen des eigenen Geschlechts definiert (Arnold et al. 1997).

Häufig wird auch noch unterschieden zwischen echter Homosexualität, welche die dauerhafte sexuelle Präferenz für einen gleichgeschlechtlichen Partner charakterisiert, und Entwicklungs- oder Gelegenheitshomosexualität, bei der Homosexualität auf bestimmte Lebensabschnitte (Jugendalter) oder Situationen (Armee) beschränkt ist.
Diese Definitionen sehen die Homosexualität als etwas, das der Heterosexualität konträr gegenübersteht. Entweder ist eine Person als homosexuell oder heterosexuell zu klassifizieren. Sinnvoller ist ein Kontinuummodell der sexuellen Orientierung, an dessen Enden Homo- bzw. Heterosexualität liegen. Außerdem manifestiert sich die sexuelle Präferenz auf verschiedenen Ebenen, der physiologischen Reaktion auf homo- bzw. heterosexuelle Reize, der Fantasie (z.B. bei der Masturbation), des Verhaltens (des tatsächlichen Geschlechtsverkehrs) und der Selbstbeschreibung (vgl. Kinsey et al. 1955; auch Schmidt und Strauß, 2001).

4.4.2 Häufigkeit

Zur Häufigkeit der Homosexualität gibt es unterschiedliche Angaben, da die meisten Studien auf Selbstangaben der Befragten beruhen und die Antworten somit von gesellschaftlichen Vorurteilen und sozialer Erwünschtheit mit beeinflusst sind.

In der Literatur schwanken die Prozentangaben für Homosexualität zwischen 5 und 15 %.

Tabelle 4.4-1 *Sexuelle Anziehung durch das gleiche Geschlecht (Angaben in Prozent, Schmidt und Strauß, 2001).*

	Männer			Frauen		
Jahr	**1966**	**1981**	**1996**	**1966**	**1981**	**1996**
nie	88	66	68	82	42	44
selten	9	25	22	12	33	30
manchmal	2	7	7	4	21	23
oft	1	3	4	1	4	3

Die berühmteste Studie in diesem Zusammenhang ist die Kinsey-Studie (dt. 1955). Nach ihr gaben zu Beginn der 50er Jahre in den USA 4 % der weißen Männer an, ausschließlich homosexuelle Kontakte zu haben, 37 % beschreiben mindestens einen zum Orgasmus führenden homosexuellen Kontakt in ihrem Leben. Schmidt (2001) führte regelmäßig Studien zur Sexualität von StudentInnen durch. Die hieraus resultierenden Angaben spiegeln den Einfluss soziokultureller Faktoren auf das Antwort- und Sexualverhalten wider (Tab. 4.4-1).

Während 1966 noch 88 % der Männer sich nie durch einen Mann sexuell angezogen fühlten, sind es 30 Jahre später nur noch 68 %. Der Anteil der häufig vom gleichen Geschlecht angezogenen Männer bleibt konstant – hier ist zu vermuten, dass es sich bei diesen auch um jene handelt, die diese Anziehung ausleben.

4.4.3 Homosexuelle (Identitäts-) Entwicklung

Ob man homosexuell geboren wird oder seine sexuelle Orientierung im Verlauf des Lebens erwirbt, ist wie die Anlage-Umwelt-Kontroverse bei Persönlichkeitseigenschaften eine mühselige Debatte und eine nicht zu beantwortende Frage. Für den therapeutischen Kontext ist eher die Frage bedeutender, wie ein Mensch seiner homosexuellen Orientierung gewahr wird und wie er und seine Umwelt damit umgehen sollen. Es hat sich hier der Begriff Coming-out durchgesetzt, um den Prozess dieser Identitätsentwicklung zu beschreiben. Die dazu postulierten Modelle sehen diesen Prozess als Stufenmodell mit aufeinander folgenden Entwicklungsphasen (Tab. 4.4-2), an dessen Ende eine eindeutige positive sexuelle Identität und das Leben von intimen gleichgeschlechtlichen Beziehungen stehen.

Modelle dieser Art können jedoch nicht allgemein gültig sein, da die einzelnen Stufen nicht zwingend aufeinander folgen müssen und es natürlich bei der Vielzahl homosexueller Menschen auch völlig unterschiedliche Lebensentwürfe und Identitäten gibt.

In den letzten Jahrzehnten ist das Alter, in dem sich junge Männer oder Jungen ihrer Homosexualität bewusst werden, stetig gesunken. So begegnen uns heute 16-jährige Jugendliche mit einer gefestigten positiven schwulen Identität, deren Probleme eher aus erlebter Diskriminierung als aus Unsicherheit mit der eigenen Identitätsentwicklung erwachsen dürften.

Tabelle 4.4-2 *Modell der homosexuellen Identitätsentwicklung (nach Rauchfleisch, 1994).*

Phase	Charakteristik
Prä-Coming-out	Zeit bis zur bewussten Wahrnehmung der eigenen sexuellen Orientierung, Gefühle des „Andersseins"
Coming-out	Gewissheit der sexuellen Orientierung, erste Öffentlichmachung
Exploration	Ausprobieren der sexuellen Orientierung
Eingehen erster Beziehungen	Ressourcen, Probleme, Diskriminierungen einer schwulen Paarbeziehung
Integration	Akzeptieren der eigenen sexuellen Orientierung

4.4.4 Lebenssituation

Nach wie vor ist es kompliziert, die Lebenssituation homosexueller Menschen zu beschreiben, da diese Stichprobe aus Angst vor Anfeindungen schwer zu erreichen ist. Bochow (1994) führte Befragungen zu schwulem Sex durch, in denen er auch die Lebenssituation der Befragten erfasste. Die Mehrheit der Befragten (57 %) wohnte zu diesem Zeitpunkt alleine, ca. 10 %, vor allem unter 25-Jährige, leben bei ihren Eltern, Geschwistern oder Verwandten. Mit festem Freund zusammen wohnen ungefähr 20 %, in der Altersgruppe der 45- bis 54-Jährigen sind es bereits 30 %. Mütter akzeptieren die Homosexualität ihres Sohnes eher als Väter. Aber es gibt immer noch Eltern, welche die Sexualität ihres Sohnes ablehnen (10 % der Mütter und 11 % der Väter). Rund 40 % der schwulen Männer vermeiden es, ihre sexuelle Identität am Arbeitsplatz zu thematisieren. Die meiste Akzeptanz erfährt die Homosexualität im Freundeskreis mit über 60 %.

„Offen schwul" leben können nur Personen, die sozial integriert sind und dadurch Unterstützung erfahren. Die Verheimlichung der Homosexualität kann den Aufbau eines sozialen Netzes behindern und die Entwicklung einer positiven homosexuellen Identität einschränken. Dies kann für die Betroffenen enormen sozialen Druck bedeuten.

Über Homosexualität existieren oft mehr Klischees als fundierte Aussagen. Homosexuelle sind so verschieden wie Heterosexuelle auch, jedoch kann man davon ausgehen, dass es für beide Gruppen unterschiedliche soziostrukturelle Bedingungen gibt. Beispielsweise wird häufig die Kurzlebigkeit homosexueller Männerbeziehungen angemahnt. Hier ist zu hinterfragen, ob in einer Gesellschaft mit weniger Barrieren für die homosexuelle Paarbeziehung (von der Einladung durch Arbeitskollegen bis zum gemeinsamen Mieten einer Wohnung als Paar) diese Beziehungen nicht auch stabiler wären.
Generell nimmt der Anteil der in festen Beziehungen lebenden schwulen Männer zu (Bochow, 1994). Auch hier gibt es sehr verschiedene Partnerschaftsmodelle von monogamen bis zu offenen Beziehungen. Polygames Sexualverhalten dürfte aber mehr eine Folge männlicher Sexualität als männlicher Homosexualität sein.
Schließlich steigt auch der Anteil homosexueller Väter. Kinder, die in gleichgeschlechtlichen Beziehungen groß werden, unterscheiden sich dabei nicht von anderen Kindern (Senatsverwaltung der Stadt Berlin für Schule, Jugend, Sport 1997).

4.4.5 Homosexuelle im Gesundheitswesen

3 bis 15 Millionen Menschen in Deutschland sind homosexuell, d. h. durchschnittlich jeder 10. Patient oder Angestellte im Gesundheitswesen. Für die Gesundheitsversorgung hat das folgende Implikationen: Die erlebte Diskriminierung als Homosexueller oder die nicht ausgelebte Homosexualität kann zu psychischen Belastungen oder psychosomatischen Symptomen führen. Die gesellschaftlich und familiär erlebte Homophobie (Angst vor und Ablehnung von Homosexualität) kann eine internalisierte Homophobie (Selbsthass aufgrund der eigenen Homosexualität) bedingen, die mit entsprechenden Symptomen einhergeht. Hier ist also eine belastende oder kritische Lebenssituation der Ausgangspunkt für beratende oder therapeutische Maßnahmen und nicht die Tatsache, dass ein Patient homosexuell ist.

Homosexualität hat keinerlei Krankheitswert, vielmehr ist auch das Gesundheitssystem gefordert, die gesellschaftlichen Bedingungen so zu gestalten, dass homosexuelle Menschen nicht diskriminiert werden. Homosexuelle sind keine einheitliche Gruppe, sie können Väter, alte Männer, Jugendliche, behinderte Menschen oder Migranten sein. Im therapeutischen Setting sollte die Homosexualität eines Patienten/Klienten dann eine Rolle spielen, wenn dieser Symptome zeigt, die durch Diskriminierung oder sozialen Druck hervorgerufen werden. Hier sollten ÄrztInnen sich über entsprechende Beratungs- und Hilfsangebote in ihrer Region informieren und Vertrauensperson für ihre Patienten sein.

Literatur

Arnold W, Eysenck HJ, Meili R: Lexikon der Psychologie. Zweiter Band. Augsburg: Bechtermütz Verlag, 1997.

Bochow M: Einstellungen und Werthaltungen zu homosexuellen Männern in Ost- und Westdeutschland. In Lange C (Hrsg.), AIDS- eine Forschungsbilanz. Berlin, 1993.

Bochow M: Schwuler Sex und die Bedrohung durch AIDS – Reaktionen homosexueller Männer in Ost- und Westdeutschland. AIDS-Forum DAH, Band XVI, 1994.

Kinsey AC, Pomoroy WD, Martin CE: Das sexuelle Verhalten des Mannes. Berlin: Fischer, 1955.

Rauchfleisch U: Schwule, Lesben, Bisexuelle. Lebensweisen, Vorurteile, Einsichten. Göttingen: Vandenhoeck und Ruprecht, 1994.

Schmidt G, Strauß B (Hrsg.): Sexualität und Spätmoderne. Gießen: Psychosozial-Verlag, 2001.

Senatsverwaltung der Stadt Berlin für Schule, Jugend und Sport (Hrsg.). Lesben und Schwule mit Kindern – Kinder homosexueller Eltern. Berlin, 1997.

4.5 Masturbation

Kurt Seikowski

4.5.1 Definition und Funktionsdeutung

Masturbation (auch Onanie bzw. Selbstbefriedigung) bezeichnet „jede bewusste körperliche Selbststimulierung, die eine sexuelle Reaktion hervorruft" (Haeberle, 1985). Die Einstellungen zur Masturbation haben sich in den letzten Jahrzehnten sehr gewandelt.

Bis in die siebziger Jahre des zwanzigsten Jahrhunderts hat vor allem die Psychiatrie noch behauptet, dass man durch regelmäßige Selbstbefriedigung krank werden könne.

Besonders Rückenmarkserkrankungen und Schwachsinn könnten die Folge sein. Masturbation wurde als sexuelle Devianz bezeichnet (Simon, 1995; Bullough, 2002). Diesbezüglich spielte der Einfluss des Christentums eine nicht unerhebliche Rolle. Und in manchen Religionen wird die Masturbation als „Verschütten des Samens" auch heute noch als „Todsünde" bezeichnet – so etwa bei den orthodoxen Juden und den frommen Katholiken. Im Islam wird jeder Samenerguss – egal ob durch Verkehr oder Pollution – mit dem ehelichen Geschlechtsverkehr gleichgesetzt. Und jeder, der sich in einem solchen „unreinen" Zustand befindet, kann kein rituelles Gebet verrichten (Bellinger, 1999).

Doch zunehmend setzt sich die Erkenntnis durch, dass die Masturbation als eigenständige Form der Sexualität aufzufassen ist (Haeberle, 1985). Es wird mittlerweile so weit gegangen, dass Masturbation mit dem Begriff der „sexuellen Gesundheit" in Zusammenhang gebracht wird (Coleman, 2002).

Dabei wird auch der Bereich der Psychosomatik sowie der gesamten Medizin angesprochen und ein Bezug zu Erkrankungen hergestellt, die durch eine sexuelle Enthaltsamkeit z.B. von Alleinstehenden oder Ehemännern, deren Frauen kein Interesse mehr an sexuellen Aktivitäten haben, entstehen können. Mittlerweile ist z.B. belegt, dass eine geringe Ejakulationsfrequenz Prostatakrebs fördern kann (Giles et al. 2003).

In experimentellen Laborstudien zur Physiologie der sexuellen Aktivität konnte durch die Arbeiten von Masters und Johnson (1970) bei freiwilligen Personen gezeigt werden, dass die sexuellen Reaktionen im Vergleich zum Geschlechtsverkehr und zur manuellen Stimulation durch einen Partner bei der Masturbation am intensivsten waren.

4.5.2 Häufigkeit

Die ersten sexuellen Aktivitäten beim Menschen entstehen durch manipulative Aktivitäten am Genitale und anderen erogenen Zonen bereits im frühen Kindesalter. Sie stellen

eine Form der Entdeckung des eigenen Körpers dar und dienen damit dem Aufbau eines körperlichen Selbstkonzepts.

Selbst präpubertär sind bei Jungen wie bei Mädchen per masturbationem Orgasmen möglich. Frühe Masturbation wird jedoch häufig durch die Eltern negativ sanktioniert, sodass bereits in diesem Alter entsprechende Schuld- und Schamgefühle auftreten können. Doch wie häufig sind masturbatorische Aktivitäten im Kindesalter? Klein (1993) befragte dazu Kindergärtnerinnen, denen sexuelle Aktivitäten der ihnen anvertrauten Kinder direkt beobachtbar waren. 50 % aller Jungen zwischen drei und sechs Jahren manipulierten regelmäßig am Genitale und zeigten anderen auch ganz stolz ihren Penis. 37 % der Jungen taten dies nie, die anderen eher selten. In einer sehr umfangreichen Querschnittsuntersuchung über den Zeitraum von 30 Jahren (Dekker und Schmidt, 2002) stieg die Masturbationserfahrung bei jungen Männern bis zum 15. Lebensjahr folgendermaßen an:

Während 1966 bereits knapp 70 % dieser männlichen Pubertierenden regelmäßig masturbierten, waren es 1996 ca. 80 %. Im Vergleich dazu stieg bei jungen Frauen bis 15 Jahre die Masturbationserfahrung von 18 % 1966 auf über 60 % 1996 an.

In einer länderübergreifenden Generationsstudie für Finnland, Schweden, Estland bzw. St. Petersburg in Russland konnte gezeigt werden, dass masturbatorische Aktivitäten zunehmend zur Selbstverständlichkeit werden (Kontula und Haavio-Mannila, 2002).

4.5.3 Formen der Masturbation

Die häufigste Form der männlichen Masturbation besteht in rhythmischen Bewegungen der eigenen Hand am Penis, durch die die Kopulationsbewegungen eines Penis in der Vagina imitiert werden. Dies geschieht entweder rein mechanisch oder ist zusätzlich mit sexuellen Phantasien gekoppelt. Eine zusätzliche Hand kann dabei den Hodensack oder andere erogene Zonen stimulieren. Einfache Geräte oder Objekte können die Intensität der Masturbation steigern, so etwa Bürsten oder das Einführen von Gegenständen in die Harnröhre bzw. den Anus. Auch hat die Sexindustrie entsprechende Geräte entwickelt – wie etwa eine batteriebetriebene künstliche Vagina, die am Penis saugende Bewegungen durchführt. Weitere sexuelle Stimulationen können visuell erfolgen, indem sich bei der Masturbation Pornofilme angeschaut werden.

Aber auch literarische Medien werden genutzt. Besonders zu empfehlen sind auf diesem Gebiet die Erotica von Anaïs Nin, einer Schriftstellerin, die ursprünglich Auftragswerke zur Entfachung sexueller Phantasien für Männer verfasste und dadurch weltberühmt wurde.

Eine der neuesten technischen Entwicklungen betrifft für die Masturbation die Möglichkeit, in einem „Cyberspace" eine computererzeugte „virtuelle Realität" zu erzeugen, die über einen Helm mit einem Bildschirm vor den Augen erzeugt wird. Beim „Cybersex" (Schmauks, 2001) wird diese Variante noch gesteigert, indem man einen mit Sensoren ausgerüsteten Ganzkörperanzug („data suit") anhat und sich die Möglichkeit bietet, nicht nur die eigenen Bewegungen virtuell zu kontrollieren, sondern auch virtuelle Sexobjekte ergreifen und manipulieren zu können. In Zukunft wird es auch möglich sein, auf diese Art und Weise einen virtuellen sexuellen Kontakt zu einer anderen realen Person an einem anderen Ort mit einem anderen Computer zu haben, die ebenfalls einen solchen mit Sensoren bespickten Ganzkörperanzug trägt. Man spürt somit im eigenen Anzug die sexuellen Manipulationen durch die andere Person – alles per Computertechnologie vermittelt.

Drei Umstände, die zu erheblichen **Problemen für eine zukünftige Sexualität** durch spezielle Masturbationsformen führen können, sollen an dieser Stelle noch erwähnt werden:

- Eine präpuberale Masturbation, bei der ein Orgasmus bei nicht steifem Penis – meist durch einen seitlich rhythmischen Druck auf das Glied – erreicht wird, birgt die Potenz in sich, dass man später mit einer Frau zwar den

Verkehr durchführen kann, dass dann aber der ab der Pubertät mögliche Samenerguss (gekoppelt mit dem Orgasmus) nur bei nicht steifem Glied erfolgt. D. h., dass der Penis erschlafft, aus der Vagina herausgleitet und der Samenerguss erst dann erfolgen kann. Diese Personen werden oft erst dann auffällig, wenn sie einen Kinderwunsch haben.

- Auch können junge Männer bereits sehr frühzeitig die Erfahrung ungewöhnlicher sexueller Phantasien bei der Masturbation entwickeln, die ihnen sehr intensive sexuelle Reaktionen vermitteln und die mit sehr viel Macht und Demütigung gegenüber Frauen zu tun haben. Wie weit dies bei inhaftierten Sexualmördern gehen kann, wird anschaulich und ernüchternd durch Marneros (1997) dargestellt.
- Zu häufiges Masturbieren in einer festen Beziehung kann durchaus auch zu einer sexuellen Vernachlässigung der eigenen Partnerin führen, in deren Folge ernsthafte Partnerprobleme zu erwarten sind (Seikowski, 1994).

4.5.4 Masturbationstraining

Bereits in den siebziger Jahren kamen LoPiccolo und Lobitz (1978) auf die Idee, die Masturbation in abgewandelter Form für therapeutische Zwecke zu nutzen. Später hat dann Kaplan (1981, 2000) diese Methoden – alle in Form von Hausaufgaben vermittelt – verfeinert. Beim kognitiv-behavioristischen Ansatz zur Therapie eines Libidomangels werden dem Patienten Methoden des „Vorglühens" (z.B. sexuelle Phantasien, Filme) vermittelt, durch die er selbst Verantwortung für seine sexuelle Lust übernimmt.

Beim Masturbationstraining zur Behebung einer Erektionsstörung durch Versagensangst masturbiert der Patient viermal bis kurz vor den Samenerguss, lässt dann das Glied für ca. 20 Sekunden erschlaffen, um dann erneut eine Erektion zu erreichen. Das Ziel dieser Intervention besteht darin, mehr Sicherheit für das Erreichen einer Erektion zu erlangen.

Bei Kaplan (1981) finden sich weitere Methoden dieser Art zur Behandlung der Anejakulation sowie des vorzeitigen Samenergusses.

Literatur

Bellinger GJ: Sexualität in den Religionen der Welt. Frechen: Komet 1999.

Bullough VL: Masturbation: A Historical Overview. J Psychol Human Sex 2002; 14: 5–16.

Coleman E: Masturbation as a Means of Achieving Sexual Health. J Psychol Human Sex 2002; 14: 17–34.

Dekker A, Schmidt G: Patterns of Masturbatory Behaviour: Changes Between the Sixties and the Nineties. J Psychol Human Sex 2002; 14: 35–48.

Giles GG, Severi G, English DR et al.: Sexual Factors and Prostate Cancer. BJU Int 2003; 92: 211–216.

Haeberle EJ: Die Sexualität des Menschen. Handbuch und Atlas. 2. erw. Aufl. Berlin, New York, de Gruyter 1985.

Kaplan HS: Hemmungen der Lust. Neue Konzepte der Psychosexualtherapie. Stuttgart, Thieme 1981.

Kaplan HS: Sexualtherapie bei Störungen des sexuellen Verlangens. Stuttgart, New York, Thieme 2000.

Klein M: Masturbation im Kindesalter. In: Bach KR, Stumpe H, Weller K (Hrsg.): Kindheit und Sexualität. S. 46–49. Braunschweig: Gerd J Holtzmeyer 1993.

Kontula O, Haavio-Mannila E: Masturbation in a Generational Perspective. J Psychol Human Sex 2002; 14: 49–84.

LoPiccolo J, Lobitz WC: The Role of Masturbation in the Treatment of Orgasmic Dysfunction. In: LoPiccolo J, LoPiccolo L (Eds.): Handbook of Sex Therapy. New York: Plenum 1978.

Marneros A: Sexualmörder. Eine erklärende Erzählung. Bonn: Psychiatrieverlag 1997.

Masters WH, Johnson VE: Die sexuelle Reaktion. Reinbek: Rowolt 1970.

Schmauks D: Unterwegs zum Cybersex: Die Mediatisierung sexueller Berührung. In: Grunwald M und Beyer L (Hrsg.): Der bewegte Sinn. Grundlagen und Anwendungen zur haptischen Wahrnehmung. S. 251–262. Basel, Boston, Berlin: Birkhäuser 2001.

Seikowski K: Sexualität und Beschäftigungslosigkeit beim Mann – Erfahrungsbericht aus einer andrologisch-psychologischen Sprechstunde. Pro Familia 1994; 3: 12–14.

Simon W: Devianz als Geschichte: Die Zukunft der Perversionen. Z Sexualforsch 1995; 8: 101–121.

4.6 Sexuelle Funktionsstörungen des alternden Mannes – medizinische Aspekte

Wolfgang Weidner

4.6.1 Einleitung

Nach den Schriften der Weltgesundheitsorganisation trägt ein befriedigendes Sexualleben zur Erzeugung eines individuellen Gefühls des Wohlbefindens bei (WHO, 1987). Im Verständnis des Urologen (Weidner et al. 2001) gehört beim alternden Mann eine erhaltene Libido, erektile Funktion und Ejakulation zur intakten sexuellen Gesundheit. Bei älteren Männern sind jedoch allgemeine Veränderungen der Befindlichkeit von Veränderungen der sexuellen Funktion begleitet (Braun et al. 2000, Johannes et al. 2000, Beutel et al. 2002, Blanker et al. 2002). Dabei modulieren chronische Erkrankungen, depressive Verstimmung, mentale und allgemeine Erschöpfung, reduzierte Aktivität und Motivation, kardiovaskuläre, muskuloskeletäre und rheumatische Beschwerden diese Wahrnehmung (Beutel et al. 2002, Blanker et al. 2002). Die Interaktion zwischen sexueller Funktion und Lower Urinary Tract Symptoms (LUTS), die von der Prostata ausgehen, spielen ebenfalls eine entscheidende Rolle. Diese Assoziation ist erst jetzt in das Bewusstsein der Therapeuten, die sich beim alternden Mann mit sexuellen Funktionsstörungen beschäftigten (Rosen et al. 2003), vorgedrungen.

4.6.2 Symptomatik

Erektile Dysfunktion

Es gilt als akzeptiert, dass die Erektion mit dem Alter abnimmt (Feldmann et al. 1994). Die Daten der MMAS (Massachusetts Male Aging Study) zeigen eindeutig, dass unabhängig von vorhandenen Kofaktoren die Inzidenzrate der erektilen Dysfunktion mit dem Alter zunimmt (Tab. 4.6-1) (Johannes et al. 2000).

Für Deutschland liegen von der Gießener Gruppe (Beutel et al. 2002) Erhebungen vor, die zeigen, dass die sexuelle Aktivität relativ unverändert bis zum 60. Lebensjahr vorhanden ist, dann aber gravierend abnimmt. In der Kölner Männerstudie (Braun et al. 2000) an 4489 deutschen Männern im Alter zwischen 30 und 80 Jahren kommt es ebenfalls zu einer altersabhängigen Abnahme des Geschlechtsverkehrs, wobei noch über 70 % der ältesten Männer über eine regelmäßige sexuelle Aktivität berichten. Ein Drittel aller Altersgruppen war mit der sexuellen Situation unzufrieden, was darauf hinweist, dass der Nachweis einer sexuellen Funktionsstörung, insbesondere einer erektilen Dysfunktion, nicht unbedingt im höheren Alter als Belastung angesehen wird. In der MSAM 7-Studie (Rosen et al. 2003) besteht nicht nur eine Assoziation zwischen erektiler Dysfunktion (EP) und LUTS, es liegen ebenso Daten zu der Problematik vor, ob die Männer unter ihren Erektionsproblemen leiden. Dies wird bei 77 % aller betroffenen Männer konstatiert (Rosen, 2003).

Abnehmende Libido

Eine besondere Problematik stellt die Assoziation zwischen Libidoverlust und Alter dar. Dabei ist es unbestritten, dass es mit dem 40. Lebensjahr zu einem zunehmenden Abfall von Testosteron und freiem Testosteron, einer Zunahme von SHBG (sexualhormonbindendes Globulin) und LH (luteinisierendes Hormon) bei alternden Männern kommt, wobei die Änderungen individuell völlig unterschiedlich und durch verschiedenste Kofaktoren (chronische Erkrankungen etc.) moduliert werden (Übersicht bei Kaufmann und T'Sjoen, 2002). Trotz dieser auffälligen Zusammenhänge ist insbesondere bei der Bestimmung des freien Testosterons keine eindeutige Assoziation zwischen nachlassender Lidibo und Testosteronveränderung nachzuweisen (Hajjar et al. 1997; Kaufmann und T'Sjoen, 2002). Trotz dieser Unklarheiten gilt es bis heute als Lehrmeinung, dass bei einem nachgewiesenen Hypogonadismus eine Testosteronsubstitution zu einer Verbesserung der Libido führt (Hajjar et al. 1997).

Tabelle 4.6-1 *Inzidenz der erektilen Dysfunktion bei alternden Männern (x Fälle/1000 Männerjahre) (modifiziert nach Johannes et al. 2000).*

Alter (Jahre)	Jährliche Inzidenz	Kofaktoren
40–49	12,4	niedriger Bildungsstatus, Diabetes mellitus, Hypertonus, koronare Herzkrankheit
50–59	29,8	
60–69	46,4	

Ejakulationsstörungen

Es muss beachtet werden, dass Ejakulationsstörungen bei älteren Männern insbesondere mit Erkrankungen der Prostata einhergehen (Burger et al. 1999). Die Daten der MSAM-7-Studie (Rosen et al. 2003) haben eindeutig gezeigt, dass Störungen der Ejakulation signifikant mit dem Schweregrad der Prostatasymptomatik (LUTS) assoziiert sind. Dieser Zusammenhang ist auch vom Alter abhängig. Die Problematik ist, dass bis heute die vorliegenden Untersuchungen zu Ejakulationsstörungen bei älteren Männern diese Interaktion nicht ausreichend abbilden (Rosen, 2003). Der neue von Rosen entwickelte Fragebogen zur Ejakulation, Erektion und Satisfaktion (EES) wird in der Zukunft zur besseren Evaluation dieser besonderen Problematik einzusetzen sein (Rosen, 2003). Erwähnenswert ist in diesem Zusammenhang auch, dass bei altersbedingter erektiler Dysfunktion die Notwendigkeit einer stärkeren, mechanischen sexuellen Stimulation zu einer vorzeitigen Ejakulation führen kann (Lawrence und Madakasira, 1992), was für die Diagnostik berücksichtigt werden muss.

4.6.3 Diagnostik

Anamnestische Erhebung

Die symptomatische Diagnostik sexueller Störungen beim alternden Mann erfordert u. E. neben der individualisierten Anamnese den Einsatz von standardisierten Fragebogen. Störungen der Libido, der Ejakulation, der erektilen Funktion und der allgemeinen sexuellen Akzeptanz sollten abgebildet sein. Tabelle 4.6-2 fasst einige Fragebögen zusammen, die hier eingesetzt werden können (Rosen, 2003). Dabei ist es unabdingbar, diese Fragebögen durch den IPSS zur Dokumentation der LUTS-Aktivität zu ergänzen. Die zusätzliche Auswertung des IPSS wird dazu führen, dass Prostataerkrankungen frühzeitig erfasst werden, da diese eindeutig den sexuellen Status älterer Männer negativ beeinflussen (Burger et al. 1999; Blanker et al. 2002; Rosen, 2003).

Labordiagnostik

Eine grundsätzliche Frage ist, ob bei Männern mit sexuellen Funktionsstörungen eine endokrinologische Diagnostik als Standarddiagnostik empfohlen werden soll. Geht man von den Vorschlägen der ISSAM aus (Kaufmann und T'Sjoen, 2002; Vermeulen und Kaufmann, 2002), ist die Bestimmung des Serumtestosterons mit der Kalkulation des freien Testosterons nach Bestimmung von SHBG und Albumin einzufordern. Die Normwerte für einen Hypogonadismus für das Gesamttestosteron liegen bei 11 und für das freie Testosteron bei 0,225 nmol/l (Vermeulen und Kaufmann, 2002). Es ist gesichert, dass beim älteren Mann vaskulär-kavernöse Probleme im Vordergrund der Pathogenese einer erektilen Dysfunktion stehen. Nur 2 % aller Männer leiden unter einem echten Testosteronmangel als Ursache ihrer ED (Seftel, 2003). Andererseits führt eine umfassende Labordiagnostik bei 18,7 % dieser Fälle zu der Diagnose eines Hypogonadismus, bei 4,6 % zur Diagnose einer Hyperprolaktinämie und bei etwa 15 % der Fälle zu veränderten LH-Werten. Hieraus folgern wir, dass eine Testosteronanalyse in die Abklärung sexueller Störungen bei alternden Männern dann integriert werden sollte, wenn das Krankheitsbild auch die Aufdeckung von Ursachen einer Libidostörung umfasst (Bodie et al. 2003). Darüber hinaus führt ein Laborscreening zur Aufdeckung wichtiger Begleiterkrankungen. So wird in bis zu 50 % der Hinweis auf einen

Tabelle 4.6-2 *Fragebögen zur symptomatischen Erfassung sexueller Funktionsstörungen alternder Männer (modifiziert nach Rosen, 2003).*

		erfasste sexuelle Störung		
Fragebogen	**Items**	**Erektion**	**Ejakulation**	**Libido**
IIEF	15	+	+	+
BMSFI	11	+	+	+
DAN-PSS	18	+	+	-
IPSS		LUTS		

Diabetes mellitus und eine Hyperlipidämie gefunden (Bodie et al. 2003). In diesem Zusammenhang ist es wichtig, dass eine erektile Dysfunktion als Frühsymptom einer allgemeinen und koronaren Gefäßerkrankung begriffen werden muss (Seftel, 2003).

Diagnostik der erektilen Dysfunktion

Die Diagnostik der erektilen Dysfunktion ist in einem Stufenkonzept durchzuführen (Tab. 4.6-3). Dabei sollten die Konsensusgrundlagen der International Society for Impotence Research und der WHO berücksichtigt werden (WHO 1987). Grundsätzlich unterscheidet sich die Diagnostik des älteren Mannes mit Ausnahme der Endokrinologie und der Abklärung einer LUTS nicht von der Diagnostik des jungen Mannes. Aus der Sicht des Autors ist dabei die anamnestische Exploration vorhandener Komorbiditäten beim älteren Mann entscheidend. Im Vordergrund stehen dabei kardiovaskuläre Erkrankungen (KHK), Fettstoffwechselstörungen, Diabetes mellitus, arterielle Hypertonie, Operationen im kleinen Becken und Miktionsstörungen. Eine Medikamentenanamnese sollte selbstverständlich sein.

4.6.4 Therapie

Die Therapie sexueller Funktionsstörungen unterscheidet sich aus der Sicht des Autors nicht von der Therapie jüngerer Männer (Weidner, 2003). Neben dem Einsatz der Schwellkörperinjektionstherapie hat der breite Einsatz von Phosphodiesterase-(PDE-)5-Inhibitoren die Behandlung der erektilen Dysfunktion auch bei älteren Männern leicht gemacht. PDE-5-Inhibitoren führen zu einer Verbesserung der gesamten Gefäßfunktion, was zu einem nicht zu unterschätzenden Vorteil für die mit kardiovaskulären Risikofaktoren (z.B. Hypertonus) behafteten Patienten beiträgt (Weidner, 2003). Wichtig erscheint, dass zumindest für Sildenafil vermehrt Todesfälle gegenüber einer alterskorrelierten Vergleichsgruppe der Normalbevölkerung nicht nachgewiesen werden können.

Obwohl die Therapie der ED auch beim alternden Mann durch die oral wirksam Medikamente, die die Erektion wieder herstellen, revolutioniert worden ist, dürfen wir dabei nicht vergessen, dass die Partnerakzeptanz auch im Alter von entscheidender Bedeutung ist. Es gilt die Regel: „Ohne Partner keinen Sex" (Weidner et al. 2001). Wenn man sich unter diesem Aspekt die chirurgische Therapie der erektilen Dysfunktion des alternden Mannes anschaut, so ist derzeit nur die penile Prothesenchirurgie fest etabliert (Martinez Portillo und Jünemann, 2003). Diese Therapie überzeugt bei entsprechender Indikation durch gute Langzeitergebnisse auch bei den Partnerinnen mit einer Zufriedenheit, die bei über 85 % liegt. Dabei soll abschließend angemerkt werden, dass bei 15–20 % aller ED-Patienten nur eine prothetische Versorgung schlussendlich zu einer befriedigenden kohabitationsfähigen Erektion führt (Martinez Portillo und Jünemann, 2003).

Zusammenfassend ist die Frage, ob beim älteren Mann eine ED – bis auf die wenigen Fälle eines gesicherten Hypogonadismus – wirklich anders zu therapieren ist als beim jüngeren Mann, unter dem Aspekt des natürlichen Alterns (Rosen, 2003) nicht ausreichend erörtert. Bei Nachweis eines Testosterondefizits ist unbestritten, dass eine

Tabelle 4.6-3 *Empfehlung der WHO 1st International Consultation on Erectile Dysfunction, 1999, Paris, zur Diagnostik der ED (modifiziert nach Weiske, 2003).*

Anamnese	
allgemeine Krankheitsanamnese	relevante Operationen, Traumata, Erkrankungen, Medikamentenanamnese, Sexualanamnese
somatische Untersuchung	Genitalstatus, Gynäkomastie, Haarverteilung, RR, Puls, periphere Ödeme, periphere Pulse, BCR, Vibrationsempfindlichkeit, Muskelkraft und Koordination untere Extremitäten
Diagnostik	
empfohlene Tests	Nüchternglukose oder HbA1-Wert, Lipidstatus, Morgentestosteron
fakultative Tests	Prolaktin, freies und totales Testosteron, LH, TSH, Blutbild, PSA, Urinanalyse
Indikationen für Überweisung zum Spezialisten	
Verlangen des Patienten Therapieversager Induratio penis plastica Primäre ED Becken-, Perinealtrauma Gefäß- oder neurochirurgische Intervention erforderlich komplexe Hormonstörung komplexe psychische Erkrankung komplexe Partnerschaftsproblematik	

Erektionsstörung auch bei bestehendem Hypogonadismus eindeutig auf einen Testosteronersatz anspricht (Jain et al. 2000). Ein entsprechender Effekt ist auch bei der Behandlung einer Libidostörung zu erwarten. Die Therapie der Ejakulationsstörungen erfolgt nach dem Grundleiden (Kamischke und Nieschlag, 2002; Lawrence und Madakasira, 1992; Vermeulen und Kaufmann, 2002).

Literatur

Beutel ME, Wiltink J, Schwarz R et al.: Complaints of the aging male based on a representative community study. Eur Urol 2002; 41: 85–93.

Blanker MH, Driessen LFC, Bosch JLHR et al.: Health status and its correlates among dutch community-dwelling older men with and without lower urogenital tract dysfunction. Eur Urol 2002; 41: 602–607.

Bodie J, Lewis J, Schow D, Monga M: Laboratory evaluations of erectile dysfunction: an evidence based approach. J Urol 2003; 169: 2262–2264.

Braun M, Wassmer G, Klotz T et al.: Epidemiology of erectile dysfunction: results of the „Cologne Male Survey". Int J Impot Res 2000; 12: 305–301.

Burger B, Weidner W, Altwein J: Prostate and sexuality: an overview. Eur Urol 1999; 35: 177–184.

Feldman HA, Goldstein I, Hatzichriston DG et al.: Impotence and its medical and psychosocial correlates: results of the Massachusetts Male Aging Study. J Urol 1994; 151: 54–61.

Hajjar RR, Kaiser FE, Morley JE: Outcomes of long-term testosterone replacement in older hypogonadal males: a retrospective analysis. J Clin Endocrinol Metab 1997; 82: 3793–3796.

Jain P, Rademacher AW, Mc Vary KT: Testosterone supplementation for erectile dysfunction: results of meta-analysis: J Urol 2000; 164: 371–375.

Johannes CB, Araujo AB, Feldman HA et al.: Incidence of erectile dysfunction in men 40 to 69 years old: longitudinal results from the Massachusetts Male Aging Study. J Urol 2000; 163: 450–463.

Kamischke A, Nieschlag E: Update on medical treatment of ejaculatory disorders. Int J Androl 2002; 25: 333–344.

Kaufmann JM, T'Sjoen G: The effects of testosterone deficiency on male sexual dysfunction. Aging Male 2002; 5: 242–247.

Martinez Portillo FJ, Jünemann KP: Operative Therapie der erektilen Dysfunktion. Aktueller Stand. Urologe 2003; A 42: 1337–1344.

Rosen RC: Looking beyond erectile dysfunction: the need for multi-dimensional assessment of sexual dysfunction. Eur Urol 2003; (Suppl 2): 9–12.

Rosen RC, Altwein J, Boyle B et al.: Lower urinary tract symptoms and male sexual dysfunction: The multinational survey of the aging male (MSAM – 7). Eur Urol 2003; 44: 637–649.

Seftel AD: Erectile dysfunction in the elderly: epidemiology, etiology and approaches to the treatment. J Urol 2003; 169: 1999–2007.

St. Lawrence JS, Madakasira S: Evaluation and treatment of premature ejaculation: a critical review. Int J Psychiatry Med 1992; 22: 77–97.

Vermeulen A, Kaufmann JM: Diagnosis of hypogonadism in the aging male. Aging Male 2002; 5: 170–176.

Weidner W: Erektile Dysfunktion – ein Dauerbrenner. Was ist wirklich neu an Diagnostik und Therapie? Urologe 2003; A 42: 1315–1316.

Weidner W, Altwein J, Hauck E et al.: Sexuality of the elderly. Urol Int 2001; 66: 181–184.

Weiske W-H: Diagnostik der erektilen Dysfunktion – Was ist heute noch notwendig? Urologe 2003; A 42: 1317–1321.

WHO Regional Office for Europe (Eds.): Concepts of sexual health. Copenhagen 1987.

4.7 Erektile Dysfunktion

Christoph Sparwasser

Definition: Als erektile Dysfunktion oder Impotentia coeundi wird eine chronische Erektionsstörung von mindestens 6-monatiger Dauer definiert, wobei mindestens 60 % der koitalen Versuche erfolglos waren.

4.7.1 Epidemiologie

Exakte epidemiologische Erhebungen zur Häufigkeit erektiler Störungen fehlen. Nach einer Analyse der Weltdatenbank sind weltweit über 160 Millionen Männer betroffen, werden passagere Erektionsprobleme einbezogen, ist eine noch höhere Prävalenz gegeben.

Die Häufigkeit einer Erektionsstörung nimmt altersabhängig zu: Nach der Massachusetts Male Aging Study steigt die Prävalenz einer kompletten Erektionsstörung von 5 % im Alter von 40 Jahren auf 15 % bei über 65-Jährigen (Feldman et al. 1994).

42 % der 40- bis 70-jährigen Männer gaben leichte bis mäßige Erektionsprobleme an. In der Kölner Studie zur Sexualität in Deutschland wurden von 19,2 % der Befragten schwere Erektionsstörungen beschrieben. Die zunehmende Lebenserwartung in den Industrieländern lässt eine weitere Steigerung dieser Zahlen erwarten (Porst, 2000).

Beim Vorliegen zusätzlicher Risikofaktoren (Hypertonus, Diabetes mellitus, Hyperlipidämie etc.) steigt die Prävalenz gegenüber dem Normalkollektiv sprunghaft an. So leiden etwa 40–50 % der Patienten mit arteriosklerotischen Gefäßveränderungen unter erektiler Dysfunktion.

4.7.2 Ätiologie

Vor allem die Entdeckung der erektionsinduzierenden Wirkung direkt intrakavernös injizierter, vasoaktiver Substanzen durch Virag (1982) und Brindley (1983) haben die klinische Betrachtungsweise chronischer Erektionsstörungen in den letzten zwei Dekaden revolutioniert. Ein weiterer wissenschaftlicher Meilenstein war die Identifizierung des Stickoxyd (NO) als entscheidendem Transmitter der kavernösen Muskelrelaxation (Ignarro et al. 1990). Noch vor 20 Jahren wurden Erektionsstörungen in 80–90 % der Fälle auf eine psychogene Verursachung zurückgeführt. Erst die Einführung und breite Anwendung der

Schwellkörperinjektionstherapie und die Implementierung moderner Untersuchungstechniken in den letzten zwei Jahrzehnten hat eine pathophysiologisch geprägte Sicht der erektilen Dysfunktion angeregt und die Darstellung organischer Veränderungen erstmals ermöglicht. In einem nicht selektionierten Krankengut werden heute in 50–90 % ein oder mehrere organisch ursächliche Faktoren gefunden.

Prinzipiell basiert die normale Erektionsfähigkeit auf einem äußerst komplexen Zusammenspiel peniler, endokriner, neurogener, vaskulärer, kavernöser und primärer oder sekundärer psychogener Faktoren. Isolierte Störungen eines Systems oder oft ein multifaktorielles Geschehen sind für die Entwicklung der Erektionsstörung verantwortlich.

Ein klassisches Beispiel für eine multifaktorielle Genese stellt die erektile Dysfunktion bei Niereninsuffizienz dar. Im Rahmen des oft gleichzeitig bestehenden Hypertonus kommt es zur Arteriosklerose der Penisgefäße, die Polyneuropathie beeinträchtigt die somatische und autonome penile Innervation, auf Grund einer zentralen Regulationsstörung entwickelt sich oft eine Hyperprolaktinämie. Zusätzlich muss bei diesen Patienten eine medikamentöse Induktion der Erektionsstörung beachtet werden.

Lokal-penile Störungen

Eine ausgeprägte Phimose, die kongenitale Penisdeviation, eine Induratio penis plastica wie auch traumatische Veränderungen (Penisfraktur, offene Penisverletzung) können einen normalen Geschlechtsverkehr behindern oder unmöglich machen. Therapeutisch ist meistens eine operative Korrektur in Form z.B. einer Zircumzision oder Penisschaftbegradigung angezeigt. Diese ätiologische Gruppe stellt aber nur einen kleinen Anteil des Gesamtkollektivs dar.

Hormonelle Störungen

Endokrinopathien als Ursache der erektilen Dysfunktion werden in 1,7–7,7 % angegeben (Noldus und Huland, 1994). Ursachen sind Störungen der Hypothalamus-Hypophysen-Gonaden-Achse durch z.B. Hypophysentumoren, eine medikamentös oder endogen (z.B. bei Niereninsuffizienz) induzierte Hyperprolaktinämie, Prolaktinome oder auch ein primärer Hypogonadismus durch Hodenverlust oder chromosomale Aberration, z.B. beim Klinefelter-Syndrom. Therapeutisch steht die Behandlung der Grunderkrankung, soweit möglich, sowie ggf. die Hormonsubstitution im Vordergrund.

Hormonelle Veränderungen im Alter können zu einem Absinken der Testosteronspiegel unter den Normbereich führen. Nachdem Testosteron auf zerebraler wie auf kavernöser Ebene die erektile Funktion modulierend beeinflusst, kann ein Testosteronmangel zur Entwicklung einer Erektionsstörung führen.

Neurogene Läsionen

Generell ist zwischen zentralen – zerebralen oder spinalen – und peripheren Läsionen zu unterscheiden. Zerebral bedingte Erektionsstörungen können nach Schädel-Hirn-Trauma, nach Apoplex, bei Morbus Parkinson oder Epilepsie auftreten. Eine wichtige spinale Ursache ist die multiple Sklerose, die in bis zu 90 % der Fälle mit einer Erektionsstörung einhergeht. Zu den peripheren neurogenen Läsionen zählen das Konus-Kauda-Syndrom, Bandscheibenvorfälle, Polyneuropathien (z.B. bei Niereninsuffizienz) oder traumatisch (Querschnittsläsion, Beckenfraktur) und operativ induzierte Nervenläsionen nach Wirbelsäulenoperationen und Eingriffen im kleinen Becken. Insbesondere die radikale Zystektomie, radikale Prostatektomie, abdominosakrale Rektumamputation und gefäßchirurgische Eingriffe im Retroperitoneum sind mit dem Risiko einer postoperativen Erektionsstörung behaftet. Dieses Risiko kann – sofern onkologisch sinnvoll – mit nervenschonenden Operationsverfahren reduziert werden (Walsh und Donker, 1982).

Vaskuläre Läsionen

Eine Verminderung des penilen arteriellen Einstroms als Ursache einer Erektionsstörung wurde erstmals von Leriche 1923 bei Patienten mit arte-

riellem Verschluss in Höhe der Aortenbifurkation beschrieben. (s. Abb. 2.9-1, Kap. 2.9).
Heute lässt sich doppler- oder duplexsonografisch oder falls indiziert mittels Pharmakoarteriografie in 30–50 % der Fälle eine arterielle Einflussstörung nachweisen. Bei jüngeren Männern mit primärer erektiler Dysfunktion können kongenitale hypo- oder dysplastische Gefäßanomalien vorliegen. Als weiteres morphologisches Substrat sind posttraumatische Gefäßabbrüche sowie makro- oder mikroangiopathische Gefäßveränderungen zu nennen (Bähren et al. 1988).

Klassische Risikofaktoren, die zu einer generalisierten arteriellen Einflussstörung am Penis führen, sind die Hypertonie, Hyperlipidämie, Diabetes mellitus, chronischer Nikotinabusus und auch die Strahlentherapie des Beckens.

In bis zu einem Drittel der impotenten Männer wird kavernosografisch und kavernosometrisch ein so genanntes „venöses Leck“ diagnostiziert (Stief, 1991). Dieses venöse Leck ist aber kein Ausdruck einer penilen Venopathie, sondern lediglich Folge der ungenügenden Relaxationsfähigkeit des kavernösen glatten Muskels. Durch die mangelnde Druckentwicklung im Corpus cavernosum kommt es nicht zur Abscherung der subtunikalen Venen gegen die Tunica albuginea und damit zu einem persistierenden venösen Blutabstrom, der radiologisch als Leakage imponiert.

Somit ist die venöse Insuffizienz lediglich als ein Symptom einer kavernösen Myopathie anzusehen (Wespes und Schulman, 1993) und tritt insbesondere bei Diabetes mellitus, ausgeprägter Induratio penis plastica, aber auch nach Penisfraktur auf.

Medikamentös induzierte Erektionsstörungen

Eine kaum zu überschauende Zahl an Medikamenten kann die Erektionsfähigkeit negativ beeinflussen. Zu den potenziell erektionshemmenden Medikamenten gehören viele Antihypertensiva, insbesondere die häufig rezeptierten β-Blocker, Anticholinergika, Sympathomimetika, trizyklischen Antidepressiva, Neuroleptika, Antihistaminika, Lipidsenker, Antiandrogene und auch Diuretika. Die negative Wirkungsweise auf die erektile Funktion ist nicht immer geklärt, sympathomimetische Effekte, medikamentös induzierte Störungen des Androgenstoffwechsels und induzierte Hyperprolaktinämien wurden nachgewiesen. Im Einzelfall sollte immer die Medikation überprüft werden. Eine Änderung wird naturgemäß oft nicht möglich sein, aber insbesondere in der Therapie der Hypertonie bestehen heute Alternativen (Kalziumantagonisten, Angiotensin-Converting-Enzyme-Inhibitoren, Angiotensin-II-Antagonisten), die die erektile Funktion nicht beeinträchtigen.

Nikotin- und Alkohol-induzierte Erektionsstörung

Nikotin führt zu einer Erhöhung des Sympathikotonus und induziert penile Gefäßspasmen, weiterhin lässt bei chronischem Nikotinabusus die Relaxationsfähigkeit der Schwellkörpermuskulatur nach. Liegen gleichzeitig koronare Risikofaktoren vor, steigt die Prävalenz der erektilen Dysfunktion bei Rauchern auf Werte bis 56 %.
Alkohol in kleinen Mengen hat auf Grund seiner vasodilatatorischen und psychisch enthemmenden Effekte eine erektionsfördernde Wirkung, bei Blutalkoholspiegeln über 0,4 Promille wird die Erektionsfähigkeit allerdings beeinträchtigt. Chronischer Alkoholismus kann zu Hypogonadismus und Polyneuropathie mit penilen Innervationsstörungen führen (Porst, 2000).

Psychogene Störungen

Eine Quantifizierung psychogener Ursachen erektiler Dysfunktion ist nicht möglich, da meist Organogenese und Psychogenese eng miteinander verknüpft und nicht strikt kausal zuzuordnen sind.

Psychische Faktoren können sich destruktiv auf die Potenz auswirken, andererseits vermindern organische Störungen die erektile

Leistungsfähigkeit und erfordern, dies mental zu verarbeiten. Misslingt die psychische Bewältigung des Erektionsproblems, können wiederum destruktive psychische Reaktionen ausgelöst werden.

Nach verschiedenen Studien ist davon auszugehen, dass die erektile Dysfunktion eine der somatischen Manifestationen bei depressiven Störungen darstellt (Langer und Hartmann, 1992). Eine wesentliche Rolle in der Betrachtung der psychogenen Komponenten der erektilen Dysfunktion muss der Partner- bzw. Geschlechterbeziehung zukommen (Masters und Johnson, 1970). Einstellung und Verhalten der Frau können nicht nur als Kausalfaktor wirken, sondern sind in hohem Maße mitentscheidend für den Erfolg der psychisch wie auch der somatisch orientierten Therapie.

Die häufigsten psychischen Ursachen lassen sich grob in Partnerschafts-, Persönlichkeits- und psychosexuelle Probleme im engeren Sinne unterteilen. Durch den Selbstverstärkungsmechanismus der Versagensangst, der auch sekundär bei organischen Störungen auftreten kann, spitzt sich die Erektionsproblematik weiter zu (Kockott, 1989).

4.7.3 Diagnostik

Eine Erektionsstörung kann gelegentlich das Initialsymptom einer Vielzahl von Erkrankungen sein. Eine ausführliche Anamnese und klinische Erstuntersuchung ist daher von besonderer Bedeutung, ggf. sind Querverweisungen zur weiteren Abklärung kardialer, neurogener, psychogener oder endokriner Probleme erforderlich. Der diagnostische Aufwand muss generell dem individuellen Patienten angepasst werden (Lue, 2000).

Folgende Untersuchungsverfahren stehen zur Verfügung:

- Anamnese mit Sexualanamnese
- psychometrische Testung
- körperliche Untersuchung mit neurologischer Basisuntersuchung
- Laboruntersuchung
- Phosphodiesterase-5-Inhibitor-Test
- Schwellkörperinjektionstest
- penile Doppler-, Duplex- oder farbkodierte Duplexsonografie
- penile sympathische Hautantwort
- Corpus-Cavernosum-Elektromyogramm
- Rigiscan
- Pharmakokavernosometrie und -grafie
- penile Pharmakoarteriografie.

Basisdiagnostik

Die Basisuntersuchung beinhaltet die Anamnese mit ausführlicher Sexualanamnese möglichst unter Verwendung standardisierter Fragebögen, weiterhin die körperliche und orientierende neurologische Untersuchung sowie die Labordiagnostik.

Im Rahmen der ersten Anamnese sollten die in Tabelle 4.7-1 und 4.7-2 aufgelisteten Punkte abgefragt werden.

Finden sich im Rahmen der Basisdiagnostik bereits Hinweise auf eine primär psychogene oder deutliche reaktive psychogene Ursache der Erektionsstörung, ist eine weitere psychologische Mitbetreuung anzuraten.

Die **klinische Untersuchung** ist fokussiert auf das äußere Genitale (Induratio penis plastica, Phimose, Balanitis, Hodenlage und -größe) sowie die

Tabelle 4.7-1 *Allgemeinanamnese bei Patienten mit erektiler Dysfunktion.*

- Diabetes mellitus
- Hypertonie
- Hyperlipidämie
- Nikotin-/Alkoholabusus
- Medikamente
- kardiale oder periphere Durchblutungsstörungen
- Operationen oder Trauma im kleinen Becken
- Miktionsstörungen
- degenerative Wirbelsäulenleiden
- neurologische oder psychiatrische Erkrankungen

Tabelle 4.7-2 *Sexualanamnese bei Patienten mit erektiler Dysfunktion.*

- zeitliche Dimension der Störung
- zeitlicher Zusammenhang mit anderen Ereignissen
- maximaler Erektionsgrad (E0–E5)
- Abknickung des Gliedes
- vorzeitige Detumeneszenz
- morgendliche und nächtliche Erektionen
- Frequenz des Geschlechtsverkehrs früher/jetzt
- Geschlechtsverkehr noch möglich
- Libido
- Ursachen aus Sicht des Patienten
- Ejaculatio praecox
- Erektion bei Masturbation
- situationsabhängige Störung (Partnerin, Urlaub)
- Leidensdruck
- typische sexuelle Situation
- Reaktion der Partnerin

Beurteilung der sekundären Geschlechtsmerkmale (Behaarung, Gynäkomastie, Fettverteilung). Eine Puls- und Blutdruckmessung sollte immer erfolgen, ggf. auch ein EKG. Beim älteren Patienten bzw. bei entsprechenden Symptomen ist zusätzlich eine digital rektale Palpation und eine orientierende Untersuchung des neurologischen und vaskulären Status durchzuführen.
Folgende **Laboruntersuchungen** sind initial erforderlich:
Blutbild, Kreatinin, Harnstoff, Blutzucker, Cholesterin, Triglyzeride, Leberenzyme, Testosteron. Optional, insbesondere bei erniedrigtem Testosteronspiegel, ist die Bestimmung von freiem und gebundenem Testosteron, Prolaktin, FSH, LH und den Schilddrüsenhormonen erforderlich (Stief und Jünemann, 2001).
Im Anschluss an die Basisdiagnostik (die oft mit einer Pharmakodoppleruntersuchung der kavernösen Arterien ergänzt wird) kann versuchsweise eine kurzzeitige – quasi diagnostische – **Testbehandlung mit einem der zur Verfügung stehenden Phosphodiesterase-5-Inhibitoren** (Sildenafil, Tadalafil, Vardenafil) erfolgen. Die Genese der Erektionsstörung wird hierdurch zwar nicht geklärt, in Abhängigkeit vom Ansprechen auf die orale Therapie können allerdings weitere eventuell erforderliche diagnostische Schritte und therapeutische Möglichkeiten besprochen und eingeleitet werden.

Semiinvasive Diagnostik

Diese beinhaltet standardmäßig (nach Aufklärung über die Risiken) die Schwellkörperinjektionstestung (SKAT-Test), wobei initial 5–10 µg Prostaglandin (PG) E_1 oder 0,2 ml einer Mischung aus Phentolamin (0,5 mg/ml) und Papaverin (15 mg/ml) intrakavernös injiziert werden. Auf Grund der geringeren Nebenwirkungsraten, insbesondere des deutlich niedrigeren Risikos eines Priapismus, ist PGE_1 vorzuziehen. Gleichzeitig kann mit dieser Testung in der Tumeneszenzphase eine Doppler- bzw. (farbkodierte) Duplexsonografie der kavernösen Arterien erfolgen.

Der Normwert für die maximale systolische Flussgeschwindigkeit nach intrakavernöser Injektion von 5 µg PGE1 wird mit 29 ± 4 cm/s angegeben. Eine verminderte Perfusion der kavernösen Arterien sollte eine weitere kardiologische Untersuchung nach sich ziehen, da in bis zu 40 % dieser Patienten kardiale Probleme bestehen können (Weiske, 2003).

Die SKAT-Dosis kann unter therapeutischen Gesichtspunkten weiter bis zur Erzielung einer ausreichenden Erektion (E4–E5) gesteigert werden, wobei nicht mehr als 1 Injektion/Tag erfolgen sollte. Die Maximaldosis liegt für PGE_1 bei 40 µg, für die Phentolamin-Papaverin-Mischung für Phentolamin bei 1,5 mg und für Papaverin bei 45 mg (Stief und Jünemann, 2001). Bleibt eine ausreichende Erektion aus, kann eine Mischung der 3 Substanzen (TripleMix) injiziert werden (PGE_1 20 µg, Phentolamin 1mg, Papaverin 30 mg).
Ergänzende Untersuchungen im Rahmen spezieller Fragestellungen sind das Corpus-Cavernosum-EMG, die penile sympathische Hautantwort und die Registrierung nächtlicher Tumeneszenzen (Rigiscan), ggf. mit Schlaflabor.

Invasive Diagnostik

Die Durchführung einer Kavernosografie und -metrie zur radiologischen Darstellung und

Quantifizierung des venösen Abstroms wie auch einer penilen Pharmakoarteriografie zur radiologischen Darstellung der penilen Gefäße sind lediglich präoperativ vor einer geplanten venenchirurgischen Operation oder einer penilen Revaskularisation (seltene OP-Indikationen) indiziert.

4.7.4 Therapie

Einen Überblick über die diagnostischen Voraussetzungen und die Indikationen zum Einsatz der im Folgenden beschriebenen Therapieverfahren gibt der Algorithmus in Abbildung 4.7-1.

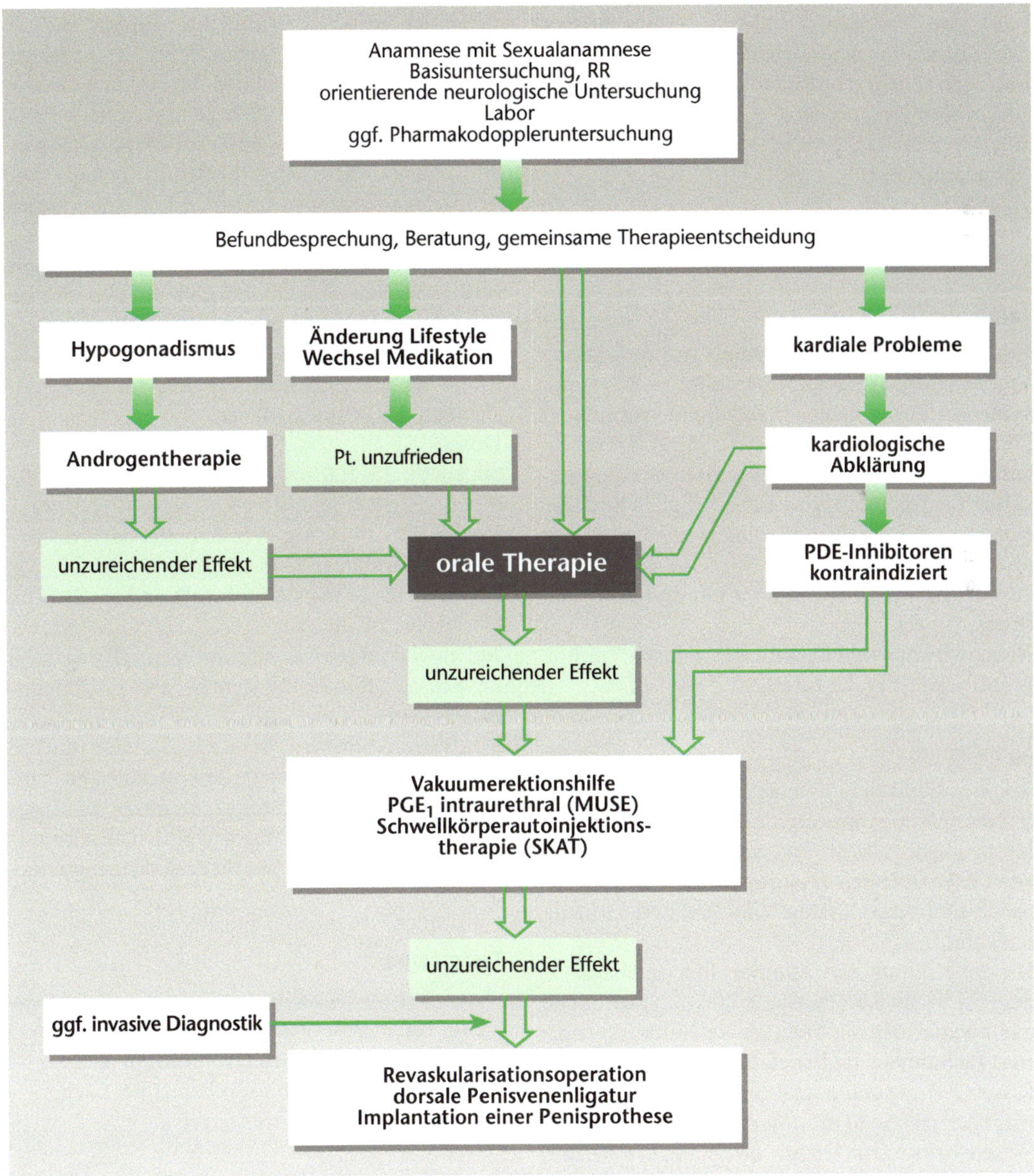

Abb. 4.7-1 Algorithmus zur Abklärung und Therapie der erektilen Dysfunktion (modifiziert nach Lue, 2000).

Sexualtherapie

Eine Vielzahl komplexer psychologischer Ursachen kann an der Entwicklung von Erektionsstörungen beteiligt sein. Psychotherapeutische Ansätze sind in Fällen reiner oder überwiegend psychogener Genese der Erektionsstörung Erfolg versprechend. Auch bei organischer Genese der Erektionsstörung treten sekundär behandlungsbedürftige psychische Probleme ein. Ein integratives Konzept in enger Zusammenarbeit zwischen Urologen und Psychosomatikern kann der multifaktoriellen Organo- und Psychogenese erektiler Störungen besser gerecht werden (Langer und Hartmann, 1992).

Orale Therapie

Yohimbin

Yohimbin – ein schon lange als Aphrodisiakum angesehener α_2-Rezeptorenblocker – wird mit mäßigem Erfolg in der Behandlung chronischer Erektionsstörungen eingesetzt. Die Ansprechraten sind gering bei organischer Genese, eine Indikation für Yohimbin wird daher lediglich noch bei einfachen psychischen Störungen gesehen (Ernst und Pittler, 1998).
Dosierung: 3 x 10 mg/d über mindestens 6 Wochen.
Nebenwirkungen: Palpitationen, leichter Tremor, Blutdruckanstieg, Unruhe.

Apomorphin

Apomorphin ist ein potentes Emetikum, das zentral an den dopaminergen D1- und D2-Rezeptoren agonistisch wirkt und über eine Aktivierung von oxytozinergen Neuronen im hypothalamisch-limbischen System eine Erektion induzieren kann.
Die Anwendung von Apomorphin ist insbesondere bei leichten bis mäßigen Erektionsstörungen mit noch erhaltener erektiler Restfunktion indiziert (Schultheiss und Stief, 2003).
Dosis: 2–3 mg sublingual on demand (Wirkeintritt nach ca. 15–20 min, Wirkdauer 2–3 h).
Nebenwirkungen: leichte bis mäßige Übelkeit, Schwindel, Kopfschmerzen, selten vasovagale Synkopen.

Sildenafil, Vardenafil, Tadalafil

Sildenafil, Vardenafil und Tadalafil wirken als selektive Inhibitoren der im penilen Schwellkörper vorherrschenden Phosphodiesterase Typ 5 und führen über eine Hemmung des Abbaus von zyklischem Guanosinmonophosphat zu einer Relaxation der glatten Schwellkörpermuskulatur und auch zu einer Dilatation der penilen Arterien. Bei fehlender sexueller Stimulation induzieren sie keine Erektion. Die Ansprechrate ist abhängig von der zu Grunde liegenden Erkrankung und variiert zwischen 30 und 40 % (nach radikaler Prostatektomie) bis zu über 80 % bei vorwiegend psychogener Genese der Erektionsstörung. Die Präparate können on demand eingenommen werden (Padma-Nathan, 1997; Porst, 2001, 2002). Eine Dosisreduktion ist bei Niereninsuffizienz und Einnahme von Inhibitoren des hepatischen Cytochrom-P_{450} -Metabolismus (z.B. Erythromycin, Cimetidin, Ketoconazol) erforderlich. Die Präparate unterscheiden sich insbesondere hinsichtlich der Wirkungsdauer.
Dosis:
Sildenafil: 25–100 mg (Wirkeintritt nach ca. 30–60 min, Wirkdauer 8–10 h).
Vardenafil: 10–20 mg (Wirkeintritt nach ca. 20–30 min, Wirkdauer 8–10 h).
Tadalafil: 10–20 mg (Wirkeintritt nach ca. 20 min, Wirkdauer 24–36 h).
Nebenwirkungen: Kopfschmerzen, Hitzegefühl, Dyspepsie, Rhinitis, transiente (Farb-)Sehstörungen, Myalgie.
Kontraindikationen: schwere kardiovaskuläre Vorerkrankungen, Einnahme von Nitraten bzw. NO-Donatoren, Retinitis pigmentosa. In Zweifelsfällen ist vor Einnahme von Sildenafil eine kardiologische bzw. augenärztliche Abklärung erforderlich.

Testosteron

Die Gabe von Testosteronpräparaten zur Therapie der erektilen Dysfunktion ist lediglich (und damit selten) indiziert bei nachgewiesenem Testosteronmangel.

Orale Präparate werden rasch hepatisch metabolisiert (cave: hepatotoxische Nebenwirkungen), sodass ihre Effektivität begrenzt ist. Wirksamer ist die intramuskuläre Gabe von Depotpräparaten alle 2–3 Wochen, wobei die initial hohen Wirkspiegel gegen Ende des Intervalls deutlich absinken können. Mittels transdermaler Testosteronapplikation sind gleichmäßigere Testosteronspiegel im Normalbereich zu erzielen. Als Nebenwirkungen sind insbesondere lokale Hautirritationen festzustellen. Durch neu zur Verfügung stehende Testosterongele können die Nebenwirkungen auf ein Minimum reduziert werden.

Kontraindiziert ist die Testosterontherapie bei Patienten mit Prostata- und Mammakarzinom sowie bei Schlafapnoe. Vor und unter der Behandlung sind regelmäßige Kontrollen (6-monatlich) des rektalen Prostatatastbefundes und des PSA-Wertes erforderlich (Lue, 2000).

Externe Erektionshilfen

Hierzu zählen die so genannten Vakuum-Erektionssysteme und die Erektionsringe. Erstere verfügen in den USA über eine breite initiale Akzeptanz von etwa 70 %. Die Langzeitergebnisse zeigen allerdings nur Zufriedenheitsraten um 30 % mit einer hohen Rate an Therapieabbrüchen. Die generell harmlosen Nebenwirkungen beinhalten petechiale Hautblutungen, penile Schmerzen und Ejakulationsschwierigkeiten Die an der Penisbasis konstriktiven Erektionsringe sollten nach 30 min entfernt werden. Eine relative Kontraindikation für die Vakuumerektionshilfe besteht bei Antikoagulanzientherapie und Blutgerinnungsstörungen (Levine und Dimitriou, 2001).

Invasive Therapie

Intraurethrale Therapie mit PGE_1

Mittels intraurethraler möglichst postmiktioneller Applikation von PGE_1 kann in etwa 40 % der Patienten eine suffiziente Erektion induziert werden. An Nebenwirkungen sind insbesondere lokale penile oder urethrale Schmerzen in über 20 % der Fälle beschrieben, weiterhin muss bei 5 % der Patienten mit einer Mikro- oder Makrohämaturie und in 5 % mit einer Hypotonie gerechnet werden. Eine hohe Rate an Therapieabbrüchen ist bekannt (Padma-Nathan et al. 1997, Leungwattanakij et al. 2001).

Dosierung: 250–1000 µg intraurethral.

Schwellkörperautoinjektionstherapie mit PGE_1

Im Rahmen der Schwellkörperinjektionstestung (s. oben) wird der Patient in die korrekte Injektionstechnik eingewiesen und die erforderliche Dosis zur Autoinjektion ermittelt, wobei unter häuslichen Bedingungen mit einer um ⅓ niedrigeren Dosis begonnen werden kann. Auf Grund der niedrigeren Rate an lokalen Fibrosen und prolongierten Erektionen ist die Injektion von PGE_1 dem Gemisch von Phentolamin und Papaverin vorzuziehen Die Zahl der Injektionen sollte 2–3 pro Woche nicht übersteigen, eine Nachinjektion am gleichen Tag – auch bei fehlendem Erfolg der Erstinjektion – ist zu verbieten, um eine prolongierte Erektion zu vermeiden. Die Rate prolongierter Erektionen bei der SKAT mit PGE_1 wird mit bis zu 4 % angegeben.

Die ständige Erreichbarkeit des Therapeuten ist daher zwingend erforderlich, spätestens nach 6-stündiger prolongierter Erektion muss sich der Patient dort vorstellen.

Die Therapie der prolongierten Erektion besteht in der frühzeitigen – möglichst innerhalb der ersten 6 Stunden durchzuführenden – Injektion einer α-adrenergen Substanz wie Etilefrin oder Phenylephrin in den Schwellkörper. Weitere Nebenwirkungen der SKAT sind die Entwicklung einer Schwellkörperfibrose und penile Schmerzen. Auf Grund der beschriebenen Risiken ist eine vom Patienten unterzeichnete Aufklärung zu dokumentieren. Kontraindikationen für die SKAT bestehen bei Sichelzellanämie, Priapismusanamnese und schweren psychiatrischen Erkrankungen. Trotz initial sehr guter Ansprechraten von 70–90 % wird die SKAT im Langzeitverlauf häufig wieder abgebrochen (Lue, 2000; Stief und Jünemann, 2001; Leungwattanakij et al. 2001).

Penile Venenchirurgie

Nachdem durch die Pharmakokavernosografie und -metrie einem Drittel der Patienten eine kavernöse Insuffizienz mit venösem Leakage nachgewiesen werden konnte, wurden verschiedene chirurgische Techniken zur Drosselung des penilen venösen Abstroms beschrieben. Diese beruhen im Wesentlichen auf der Embolisierung, Ligatur oder Resektion der dorsalen Penisvene und zirkumflexer und ektoper Venen.

> **Die initial günstigen Erfolgsraten bis zu 80 % konnten in Langzeitbeobachtungen allerdings nicht bestätigt werden, sodass die venenchirurgischen Verfahren nur noch in Ausnahmefällen bei einem sorgfältig ausgewählten Patientenkollektiv indiziert und als klinisch experimentelle Verfahren einzustufen sind (Stief und Jünemann, 2001; Martinez Portillo et al. 2003).**

Penisrevaskularisation

Die Ergebnisse einer amerikanischen Multizenterstudie zeigen eine subjektive Erfolgsrate von lediglich 35 % nach peniler Revaskularisation bei gleichzeitig hoher Komplikations- bzw. Reoperationsrate.

> **Auf Grund dieser Daten gilt die penile Revaskularisationschirurgie weiterhin als klinisch experimentelles Verfahren nur für ausgewählte Indikationen unter Studienbedingungen** (Stief und Jünemann, 2001; Rao und Donatucci, 2001).

Penisprothesenimplantation

Die alloplastische Versorgung von Patienten mit erektiler Dysfunktion mit einer Penisprothese – in den 70er Jahren die Methode der Wahl – stellt heute die ultima ratio in der Therapie von schweren Erektionsstörungen dar und sollte nur dann diskutiert werden, wenn alle anderen Verfahren erfolglos bzw. kontraindiziert waren. Etwa 15–20 % aller Patienten mit Erektionsstörungen werden letztlich nur mit einer prothetischen Versorgung eine suffiziente erektile Funktion wiedererlangen können (Martinez Portillo et al. 2003). Die Implantation der Prothese führt zu einer weitgehenden irreversiblen Destruktion der kavernösen Muskulatur. Verschiedene Implantate stehen zur Verfügung, die sich generell in semirigide und dreiteilige hydraulische – kosmetisch günstigere – Prothesen unterteilen lassen.

> **Sehr gute Zufriedenheitsraten um 80 % sind nur bei sorgfältiger Patientenselektion und Aufklärung der Partner zu erzielen.**

Als Komplikationen sind mechanische Defekte, Infektionen und Perforation der Prothese durch die Tunica albuguinea zu nennen, die zu einer Revisionsrate von etwa 20 % führen (Anastasiadis et al. 2001).

Literatur

Anastasiadis AG, Wilson SK, Burchardt M, Shabsigh R: Long-term outcomes of inflatable penile implants: reliability, patient satisfaction and complication management. Curr Opin Urol 2001; 11: 619–623.

Bähren W, Gall H, Scherb W et al.: Arterial anatomy and arteriographic diagnosis of arteriogenic impotence. Cardiovasc Intervent Radiol 1988; 11: 195–210.

Brindley GS: Cavernosal alpha-blockade: a new technique for investigating and treating erectile impotence. Br J Psychiatry 1983; 143: 332–337.

Ernst E, Pittler MH: Yohimbine for erectile dysfunction: a systematic reviewand meta-analysis of randomized clinical trials. J Urol 1998; 159: 433–436.

Feldman HA, Goldstein I, Hatzichristou DG et al.: Impotence and its medical and psychosocial correlates: results of the Massachusetts Male Aging Study. J Urol 1994; 151: 54–61.

Ignarro LJ, Bush PA, Buga GM et al.: Nitric oxide and cyclic GMP formation upon electrical field stimulation cause relaxation of corpus cavernosum smooth muscle. Biochem Biophys Res Commun 1990; 170: 843–850.

Kockott G: Diagnostik und Therapiemöglichkeiten bei seelischen Störungen als Ursache der Impotenz. Urologe A 1989; 28: 248–252.

Langer D, Hartmann U: Psychosomatik der Impotenz. Enke Verlag, Stuttgart, S. 261–304, 1992.

Leriche R: Des obliterations arterielles hautes comme cause insuffisance circulatioires des membres inférieures. Bull Soc Chir 1923; 49: 1404.

Leungwattanakij S, Flynn V, Hellstrom WJG: Intracavernosal injection and intraurethral therapy for erectile dysfunction. Urol Clin North Am 2001; 28: 343–354.

Levine LA, Dimitriou RJ: Vacuum constriction and external erection devices in erectile dysfunction.Urol Clin North Am 2001; 28: 335–341.

Lue TF: Erectile dysfunction. New Engl J Med 2000; 342:1802–1813.

Masters WH, Johnson VE: Human sexual inadequacy. Little, Brown & Co., Boston, 1970.

Martinez Portillo FJ, Jünemann KP, Sohn M: Operative Therapie der erektilen Dysfunktion. Urologe A 2003; 42: 1337–1344.

Noldus J, Huland H: Erektile Dysfunktion und Hypogonadismus. Urologe A 1994; 33: 73–75.

Padma-Nathan H, Hellstrom WJG, Kaiser FE et al.: Treatment of men with erectile dysfunction with transurethral alprostadil. New Engl J Med 1997; 336: 1–7.

Porst H: Manual der Impotenz. UNI-MED Verlag, Bremen, 2000.

Porst H: ICI 351 (Tadalafil-Cialis®): update on clinical experience. Int J Impot Res 2002; 14 (Suppl 1): 57–64.

Porst H, Rosen R, Padma-Nathan H, Goldstein I et al.: The efficacy and tolerability of vardenafil, a new oral, selective phospodiesterase type 5 inhibitor, in patients with erectile dysfunction: the first at-home clinical trial. Int J Impot Res 2001; 13: 192–199.

Rao DS, Donatucci CF: Vasculogenic impotence: arterial and venous surgery. Urol Clin North Am 2001; 28: 309–321.

Schultheiss D, Stief CG: Medikamentöse Therapie der erektilen Dysfunktion – derzeitiger Stand. Urologe A 2003; 42: 1322–1329.

Stief CG: Evaluation of the cavernous occlusive system. In: Jonas U, Thon WF, Stief CG (Hrsg), Erectile Dysfunction, Springer Verlag, Berlin Heidelberg New York, S. 162–170, 1991.

Stief CG, Jünemann KP: Leitlinie zur Diagnostik und Therapie von Libido- und Erektionsstörungen. Urologe A 2001; 40: 331–339.

Virag R: Intracavernous injection of papaverine for erectile failure. Lancet 1982; 2: 938.

Walsh PC, Donker P: Impotence following radical prostatectomy: insight into etiology and prevention. J Urol 1982; 128: 492–497.

Weiske WH: Diagnostik der erektilen Dysfunktion – was ist heute noch notwendig? Urologe A 2003; 42: 1317–1321.

Wespes E, Schulmann CC: Venous impotence: pathophysiology, diagnosis and treatment. J Urol 1993; 149: 1238–1245.

4.8 Sexuelle Funktionsstörungen des alternden Mannes – psychosoziale Aspekte

Manfred E. Beutel, Jörg Wiltink, Elmar Brähler

Nach wie vor wird die Sexualität des alternden Mannes tabuisiert. Menschen, die heute im mittleren bis höheren Lebensalter sind, wuchsen in einer Zeit auf, in der Sexualität und Fortpflanzung noch eng gekoppelt waren und es unüblich war, über sexuelle Bedürfnisse und Schwierigkeiten offen zu sprechen. Verbreitet ist nach wie vor die Vorstellung, dass sich mit dem Alter auch sexuelles Interesse und sexuelle Funktionen zurückbilden. Dass die älteren Menschen nicht gelernt haben, offen über Sexualität zu sprechen, erschwert das Gespräch mit Gleichaltrigen. Dass die ältere Generation mit der jüngeren über ihre Sexualität redet, scheint selten. Innerhalb von Familien ist die Sexualität zwischen den Eltern im Gespräch mit den Kindern tabuisiert, das kindliche Interesse an der elterlichen Sexualität entsprechend schambesetzt. Dies erschwert jüngeren Ärztinnen und Ärzten, bewusst oder unbewusst, selbst nach der Sexualität der älteren Generation zu fragen (Radebold, 1992).

Um sexuelle Störungen beim alternden Mann zu erkennen und angemessen zu behandeln, bedarf es von ärztlicher Seite aufgrund der häufig vorhandenen Gesprächsbarrieren einer aktiven, interessierten und ermutigenden Haltung.

4.8.1 Störungen des sexuellen Verlangens

Der ICD-10 differenziert zwischen Mangel oder Verlust von sexuellem Verlangen (F52.0) und sexueller Aversion bzw. mangelnder sexueller Befriedigung (F52.1). Entgegen verbreiteter Altersstereotypen (vgl. Kap. 4.16; Merbach et al. 2003) bleiben sexuelle Wünsche und sexuelles Verlangen bei der großen Mehrzahl der Männer bis ins hohe Alter erhalten. So gaben in einer großen Erhebung in der deutschsprachigen Schweiz (Bucher et al. 2001) nahezu alle Männer bis zum 69. Lebensjahr sexuelles Verlangen an; der Anteil der Männer mit sexuellem Verlangen verminderte sich erst allmählich (vom 70. bis 74. Lebensjahr) auf 95 % und erst oberhalb des 75. Lebensjahres auf 79 %. Selbst jenseits des 75. Lebensjahres gab die große Mehrzahl der Männer Wünsche nach Zärtlichkeiten, nach Petting, sexuelle Gedanken, Phantasien und Träume an; der Wunsch nach Geschlechtsverkehr verminderte sich am deutlichsten (aber hier immerhin noch 61 %).

Entgegen herkömmlicher Stereotypen ist die Mehrzahl der Männer auch mit höherem Lebensalter sexuell aktiv, wie eine repräsentative Erhebung deutscher Männer zeigte (Klaiberg et al. 2001; Beutel et al. 2002a, b). Immerhin gaben von 1299 befragten Männern 75 % (Abb. 4.8–1) an, intimen Kontakt im letzten Jahr gehabt zu haben (83 % der Männer mit und 59 % der Männer ohne Partnerschaft). Am deutlichsten wird der Unterschied zwischen Männern mit und ohne Partnerschaft im höheren Lebensalter.

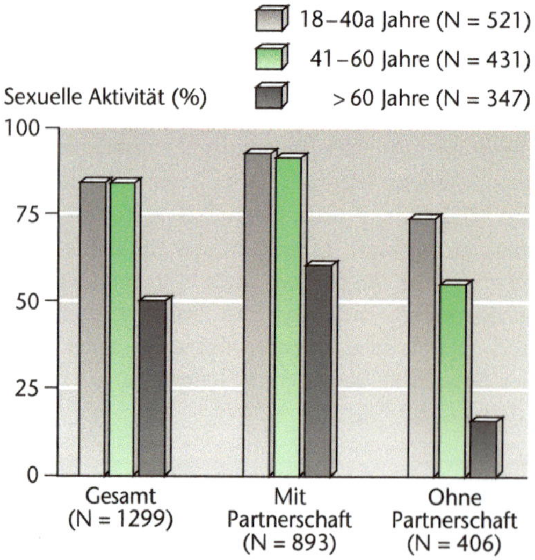

Abb. 4.8-1 Sexuelle Aktivität (%) bei Männern in Abhängigkeit vom Vorhandensein einer Partnerschaft in der Allgemeinbevölkerung nach Altersgruppen (N = 1299, Beutel et al. 2002a).

Sexuelles Verlangen besteht bei der großen Mehrzahl der Männer bis ins höhere Lebensalter; sexuelle Aktivität hängt vor allem davon ab, ob eine Partnerschaft besteht. Daher sind auch Störungen von sexuellem Verlangen und sexueller Funktion diagnostisch zu beachten und ernst zu nehmen.

4.8.2 Störungen der Erektion

Zunächst kaum merklich, erfolgen im höheren Lebensalter Veränderungen im gesamten sexuellen Reaktionszyklus (Masters und Johnson, 1970; Marandola et al. 2002):

- **Erregungsphase:** Alternde Männer brauchen mehr Zeit, um eine Erektion zu erreichen und häufig auch mehr direkte Stimulation. Die Rigidität der Erektion nimmt ab.
- **Plateauphase:** Diese dauert länger, die Ejakulation erfolgt später und der Drang zur Ejakulation ist weniger ausgeprägt.
- **Orgasmus und Ejakulation:** Die Dauer des Orgasmus wird kürzer und weniger klar erkennbar, auch sinkt das Volumen des Ejakulats.
- **Auflösung:** Diese Phase ist verkürzt; die Refraktärphase, bevor eine vollständige Erregung wieder erreichbar ist, nimmt zu.

Aus größeren Gemeindestudien, insbesondere der Massachusetts Male Aging Study (MMAS; Feldman et al. 1994) ist bekannt, dass die Häufigkeit von ausgeprägten Erektionsstörungen von 5 % bei den 40-Jährigen bis zu 15 % in der Altersgruppe der 70-Jähri-

gen deutlich zunimmt. Weniger ausgeprägte, mäßige oder minimale Erektionsstörungen werden weit häufiger berichtet.

4.8.3 Ejakulations- und Orgasmusstörungen

Orgasmusstörungen beim Mann sind seltener. Meist gehen sie einher mit fehlender (Anejakulation) oder verzögerter Ejakulation (Ejaculatio tarda). Anejakulation und Ejaculatio tarda haben meist organische Ursachen wie vorangegangene Operationen im kleinen Becken mit Läsionen des Plexus pelvinus oder neuropathische Grunderkrankungen (Diabetes mellitus, alkoholtoxisch). Der vorzeitige Samenerguss (Ejaculatio praecox) ist abzugrenzen vom schnellen Geschlechtsverkehr. Häufig wird der vorzeitige Samenerguss als Versagen gegenüber der Partnerin angesehen. Ursachen für die Ejaculatio praecox können organisch bedingt sein (multiple Sklerose, Diabetes mellitus) oder auf konflikthafte Einstellungen zur Sexualität, Partnerschaftskonflikte oder Kommunikationsprobleme in der Partnerschaft hindeuten (Kaplan, 1989).

Trotz ihres Vorkommens im höheren Lebensalter finden Ejakulationsstörungen bislang wenig Beachtung.

4.8.4 Sexuelle Zufriedenheit

Mit zunehmendem Lebensalter nimmt die sexuelle Zufriedenheit leicht ab (Abb. 4.8-2). Die Zufriedenheit mit der Partnerschaft nimmt hingegen – zumindest bei den Männern, die eine Partnerin haben – eher zu. Haupteinflussgröße für sexuelle Zufriedenheit ist die sexuelle Aktivität. Beeinträchtigend sind eine Unzufriedenheit mit der eigenen Gesundheit, körperliche Allgemeinbeschwerden und zwischenmenschliche Probleme. Sexuell zufriedene Männer schildern sich als offener, weniger bedrängend und sozial kompetenter in ihren nahen Beziehungen.

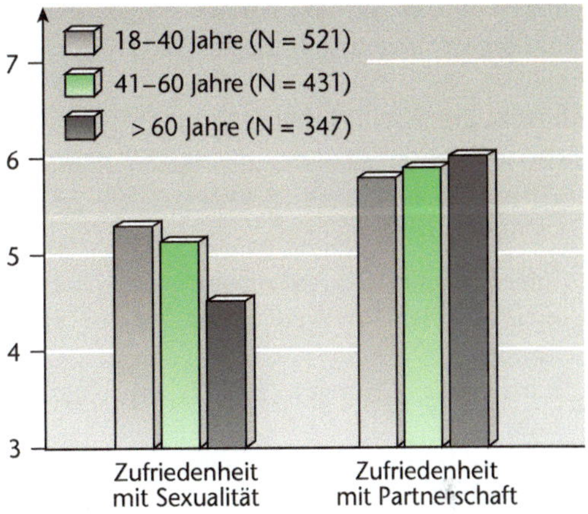

Abb. 4.8-2 Zufriedenheit mit Sexualität und Partnerschaft bei Männern in der Allgemeinbevölkerung nach Altersgruppen (N = 1299, Beutel et al. 2002a).

Sexuelle Zufriedenheit hängt vor allem von dem Maß sexueller Aktivität ab. Ihre sexuelle Befriedigung hängt auch davon ab, wie weit Männer fähig sind, befriedigende zwischenmenschliche Beziehungen einzugehen.

4.8.5 Ursachen für Störungen sexueller Funktionen beim alternden Mann

Die Fortschritte in der medizinischen Diagnostik und Therapie haben sicher wesentlich zur Enttabuisierung sexueller Funktionsstörungen beigetragen und viele Männer ermutigt, sich mit ihren beschämenden, oft jahrelang verheimlichten Erektionsstörungen an ihren Arzt oder ihre Ärztin zu wenden. Andererseits kann die Verfügbarkeit „potenzsteigernder" Medikamente auch suggerieren, dass sexuelle Leistungsfähigkeit unbeschränkt aufrechterhalten werden kann. Daraus kann – gerade im Kontext der zunehmend erwarteten „Jugendlichkeit" bei älteren Menschen – sexueller Leistungsdruck entstehen bzw. die erforderliche Anpassung an altersassoziierte biologische und psychosoziale Veränderungen blockiert werden. Vor diesem Hintergrund ist im Einzelfall oft nicht leicht zu entscheiden, ob sub-

jektive Klagen über beeinträchtigte sexuelle Funktionen wirklich auf krankheitswertige sexuelle Funktionsstörungen (z.B. nach ICD-10) hinweisen.
Mit zunehmendem Lebensalter steigt die Zahl körperlicher Erkrankungen. Zu den körperlichen Ursachen sexueller Funktionsstörungen zählen u.a. (Strauß, 1998):

- internistische Erkrankungen wie Diabetes mellitus, Herz-Kreislauf- oder Nierenerkrankungen
- hormonelle Störungen (z.B. Hyperprolaktinämie)
- genitale Fehlbildungen, Entzündungen, Traumen oder Infektionen
- Rückenmarksverletzungen und neurologische Erkrankungen
- Erkrankungen und Operationen im Abdominalbereich (z.B. Prostataresektion)
- Suchtmittel, vor allem Alkohol
- Medikamente (speziell Psychopharmaka, Hormone, blutdrucksenkende Medikamente).

Folgende psychosoziale Merkmale beeinflussen die erektile Funktion beim alternden Mann (vgl. Beutel et al. 2004):

- Eine wesentliche Rolle spielt das Vorliegen einer Depression mit deutlich erhöhtem Risiko einer erektilen Dysfunktion – auch bei Kontrolle sozialer und somatischer Einflussfaktoren (1,8fach bei Araujo et al. 1998).
- Häufig sind Fehlvorstellungen über sexuelle Leistungsfähigkeit und Anpassungsprobleme an altersassoziierte Veränderungen.
- Auch können Hemmungen, Schuldgefühle, Angst vor Intimität, Schamgefühle oder Anpassungsprobleme an belastende Lebensereignisse (z.B. Verlust einer nahe stehenden Person) die sexuelle Funktion weiter beeinträchtigen.
- Kommt es dann zu vermehrter kritischer Beobachtung und zu Versagensangst und wird die Aufmerksamkeit dysfunktional von der potenziell erregenden Situation auf die sexuelle Funktion gelenkt, kann es zu einer erektilen Dysfunktion kommen.
- Partnerschaftskonflikte können ihrerseits zu Erektionsstörungen beitragen, etwa wenn veränderte sexuelle Bedürfnisse mit der Partnerin nicht besprochen werden können.
- Einstellungen und Akzeptanz beider Partner zu medikamentöser, mechanischer (Vakuumpumpe) oder prothetischer Behandlung der erektilen Dysfunktion tragen maßgeblich dazu bei, ob ein erfülltes Sexualleben ermöglicht wird.

Unter den seelischen Einflussgrößen auf sexuelle Störungen spielt die Selbstzuschreibung eines negativen Altersstereotyps („kein richtiger Mann“ mehr zu sein) eine wesentliche Rolle. Normale Veränderungen sexueller Funktionen können über negative Selbstbewertungen, Fehlanpassung und Versagensgefühle zu Störungen der Erektion, des sexuellen Verlangens und der sexuellen Zufriedenheit beitragen.

Häufig ist davon auszugehen, dass organische und psychosoziale Merkmale bei der Entstehung oder Verschlimmerung von Erektionsstörungen im Alter zusammenwirken. Hieraus ergeben sich wesentliche Ansatzpunkte für die ärztliche Beratung, die stets auch die Partnerschaft berücksichtigen sollte.

4.8.6 Schlussfolgerungen

Sexuelles Erleben und Verhalten beim alternden Mann ist im Zusammenhang mit der Anpassung an komplexe biologische und psychosoziale Veränderungen zu sehen. Ob befriedigende Sexualität im höheren Alter aufrechterhalten wird, hängt wesentlich von dem Vorhandensein einer stabilen Partnerschaft ab und davon, ob im Rahmen dieser Partnerschaft sexuelle Aktivität und Intimität möglich und von beiden Partnern gewünscht und dauerhaft erhalten werden. Auf dieser Grundlage entscheidet sich, ob es gelingt, mit altersassoziierten biologischen Veränderungen konstruktiv und befriedigend umzugehen oder ob das Festhalten an sexuellen Leistungsvorstellungen in eine Krise mündet oder letztlich zu sexueller Vermeidung beiträgt.

Literatur

Araujo AB, Durante R, Feldman HA et al.: The relationship between depressive symptoms and male erectile dysfunction: Cross-sectional results from the Massachusetts male aging study. Psychosom Med 1998; 60: 458–465.

Beutel ME, Schumacher J, Weidner W, Brähler E: Sexual activity, sexual and partnership satisfaction in ageing men – results from a German representative community study. Androgia 2002a, 34: 22–28.

Beutel ME, Weidner W, Schwarz R et al.: Complaints of the ageing male based on a representative community study. Eur Urol 2002b; 41: 85–93.

Beutel ME, Hauck EW, Weidner W: Entwicklung des sexuellen Verhaltens beim alternden Mann. In: Böhm, Jockenhövel, Weidner W (eds.): Männersprechstunde – gezielte Beratung und aktive Prävention. Springer, Heidelberg, 2004.

Bucher T, Hornung R, Gutzwiller F, Buddeberg C: Sexualität in der zweiten Lebenshälfte. Erste Ergebnisse einer Studie aus der deutschsprachigen Schweiz. In: Berberich H und Brähler E (Hrsg.) Sexualität und Partnerschaft in der zweiten Lebenshälfte. Gießen, Psychosozial, S. 31–59, 2001.

Feldman HA, Goldstein I, Hatzichristou DG et al.: Impotence and its medical and psychosocial correlates: Results of the Massachusetts Male Aging Study. J Urol 1994; 151: 54–61.

Kaplan HS: How to overcome premature ejaculation. New York, Brunner und Mazel, 1989.

Klaiberg A, Brähler E, Schumacher J: Determinanten der Zufriedenheit mit Sexualität und Partnerschaft in der zweiten Lebenshälfte. In: Berberich H und Brähler E (Hrsg.): Sexualität und Partnerschaft in der zweiten Lebenshälfte. Gießen, Psychosozial, S. 105–127, 2001.

Marandola P, Musitelli S, Noseda R et al.: Love and sexuality in aging. The Aging Male 2002; 5: 103–113.

Masters W, Johnson V: Human sexual inadequacy. Boston, Little Brown, 1970.

Merbach M, Beutel ME, Brähler E: Sexualität des alternden Mannes. BZgA Forum „Sexualaufklärung und Familienplanung“ Heft 1/2003 „Sexualität und Alter“. BzGA, Köln, 2003.

Radebold H: Psychodynamik und Psychotherapie Älterer. Springer, Heidelberg, 1992.

Strauß B: Psychotherapie der Sexualstörungen. Krankheitsmodelle und Therapiepraxis – störungsspezifisch und schulenübergreifend. Stuttgart, Thieme, 1998.

4.9 Sexuelle Deviationen

Bernhard Strauß

4.9.1 Definitionen und Diagnostik

Der Begriff sexuelle Deviationen subsummiert eine Reihe von sexuellen Verhaltensabweichungen, die sich entweder in einer devianten, d. h. von allgemeinen Erwartungen abweichenden Präferenz für bestimmte Objekte oder für bestimmte Praktiken äußern. In der ICD-10 werden die sexuellen Deviationen dementsprechend als Störungen der Sexualpräferenz bezeichnet und der Gruppe der Persönlichkeits- und Verhaltensstörungen zugeordnet. Im DSM-IV der American Psychiatric Association (APA, 1994) werden dieselben Störungen unter den Oberbegriff der Paraphilien gefasst (Tab. 4.9-1).

Früher waren die Bezeichnungen sexuelle Devianz, sexuelle Deviation oder Perversion gebräuchlicher.

Der Begriff der Perversion wird dem Vorschlag von Berner et al. (2004) entsprechend heute eher für sexuelle Deviationen bei einem neurotischen Persönlichkeitsniveau im psychoanalytischen Sinne gebraucht. Bei der Perversion werde nach dieser Auffassung die Aggression in den Dienst der Libido gestellt, während bei den Paraphilien die Libido in den Dienst der Aggression genommen wird.

Für die klinische Diagnose einer sexuellen Deviation oder Paraphilie entsprechend der Klassifikationen in Tabelle 4.9-1 ist eine wesentliche Voraussetzung, dass das Verhalten als Quelle für sexuelle Erregung eindeutig im Vordergrund steht oder unerlässlich ist.

Nur einige der Störungen sind (sexual-) strafrechtlich relevant (Exhibitionismus, Voyeurismus, Pädophilie). Eine genaue Schätzung der Verbreitung sexueller Deviationen ist auch deshalb kaum möglich.

Störungen der sexuellen Präferenz weisen einige spezifische Merkmale auf, die von Sexualwissen-

Tabelle 4.9-1 *Übersicht über die Störungen der Sexualpräferenz in ICD-10 und DMS-IV.*

ICD-10	Störungen der Sexualpräferenz	DSM-IV	Paraphilien
F65.0	Fetischismus	302.81	Fetischismus
F65.1	fetischistischer Transvestitismus	302.3	fetischistischer Transvestitismus
F65.2	Exhibitionismus	302.4	Exhibitionismus
F65.3	Voyeurismus	302.82	Voyeurismus
F65.4	Pädophilie	302.2	Pädophilie
F65.5	Sadomasochismus	302.83	sexueller Masochismus
		302.84	sexueller Sadismus
F65.6	multiple Störungen der Sexualpräferenz		
F65.8	sonstige Störungen der Sexualpräferenz		
F65.9	nicht näher bezeichnete Störungen der Sexualpräferenz	302.9	nicht näher bezeichnete Paraphilie

schaftlern ausführlich beschrieben wurden, wie beispielsweise deren suchtartiger Verlauf oder häufige Ritualisierung. Ein weiteres Kriterium für die Diagnose einer Präferenzstörung oder Paraphilie ist die Beeinträchtigung sozialer, beruflicher oder anderer wichtiger Funktionen als Folge der Störung.
Gemäß dem DSM-IV richten sich Paraphilien entweder auf

- nichtmenschliche Objekte
- das Leiden oder die Demütigung der eigenen Person oder des Partners oder
- Kinder oder andere nicht einwilligungsfähige Personen.

Aggressive sexuelle Handlungen, wie Vergewaltigungen und Missbrauch, erfüllen nur unter bestimmten Umständen das Kriterium der Paraphilie. Deshalb werden diese Handlungen gesondert in Kapitel 4.10 dargestellt und diskutiert.
In der sexualwissenschaftlichen Literatur finden sich beginnend mit Krafft-Ebings (1886) „Psychopathia sexualis" Beschreibungen einer Vielzahl spezifischer Paraphilien, die in den diagnostischen Manualen aufgrund ihrer Seltenheit nicht gesondert klassifiziert sind (z.B. die Koprophilie als Vorliebe für Fäzes, Nekrophilie als Vorliebe für Leichen, Gerontophilie als Vorliebe für sehr alte Partner; s. Beier et al. 2001).

Es steht fest, dass die Mehrzahl der sexuellen Deviationen fast ausschließlich Männer betrifft, wenngleich in jüngster Zeit auch einige Theorien über Äquivalente von Perversionen bei der Frau entwickelt wurden (z.B. Beier et al. 2001; Becker, 2002).

4.9.2 Ätiologie

Im Hinblick auf die Entstehung der Störungen gibt es vor allem in der psychoanalytischen Theorie zahlreiche ätiologische Konzepte. Freud ging von der Existenz einer Reihe von Partialtrieben beim Kleinkind aus (z.B. die Lust am Schauen, die Lust am Schmerz etc.), die in einer normalen Entwicklung zu einer reifen, erwachsenen Sexualität integriert werden. Bei der Perversion bleiben Partialtriebe dominant und werden – anders als bei Neurosen, die Freud als das Negativ der Perversion bezeichnete – nicht abgewehrt, sondern ausgelebt. In späteren psychoanalytischen Theorien wurde zunächst die Bedeutung der devianten Praktik für die Abwehr von Angst herausgearbeitet (z.B. der Angst vor Kastration, vor Beziehung, vor Ich-Auflösung, Objektverlust, Misserfolg oder Versagen). Weitere psychodynamische Theorien beziehen sich auf die Bedeutung devianter Sexualität für die Kompensation schwer wiegender Defizite in der Ich-Entwicklung oder der Entwicklung einer (männlichen) Geschlechtsidentität. Je nach Autor(in) werden hier unterschiedliche Defizite vermutet, so z.B. die mangelnde Ausbildung eines Ich-Ideals oder des Selbstsystems.

Stoller (1979) bezeichnete Perversionen als „erotische Form von Hass" und versuchte zu belegen, dass für die Entwicklung einer sexuellen Deviation eine massive und frühe Bedrohung der (männlichen) Geschlechtsidentität zu vermuten sei. Die deviante Handlung setze der Erwachsene als „sexualisierte Aggression" ein mit dem Ziel, eine späte Rache auszuüben und zumindest für einen Moment das Gefühl des Triumphs über den Aggressor zu erleben.

In zahlreichen Untersuchungen der Arbeitsgruppe um Schorsch (vgl. Schorsch et al. 1985) wurde der Ausdrucksgehalt sexueller Deviationen klassifiziert und beschrieben.

Der Ausdrucksgehalt des perversen Symptoms kann sich danach auf folgende Bereiche beziehen:

- **Demonstration von Männlichkeit**
- **Ausweichen vor genitaler Sexualität**
- **Ausleben von Wut und Hass**
- **oppositionelle Ausbrüche**
- **Omnipotenzerleben**
- **identifikatorische Wunscherfüllung**
- **Ausfüllen innerer Leere**

Auch in der Sichtweise dieser Autoren kommt dem sexuellen Symptom eine stabilisierende Funktion i. S. einer kreativen Abwehrleistung zu, insbesondere im Zusammenhang mit einer Beeinträchtigung der (männlichen) Identität, einer Aggressionsproblematik, narzisstischen Problemen sowie Störungen der Beziehungsfähigkeit.

In der Verhaltenstheorie wird eine Störung der Sexualpräferenz als Resultat komplexer Lernprozesse aufgefasst. Deviante sexuelle Praktiken können danach eine Form sexueller Stimulation darstellen, die der Vermeidung sexueller Kontakte oder einer Zurückweisung des Partners dient. Gefühle der Dominanz oder Macht, bei bestimmten sexuellen Deviationen häufig, sorgen für die Aufrechterhaltung (im Sinne von Verstärkung) der Praktik. Manche verhaltensorientierte Autoren sehen die Praktik als Resultat einer Konditionierung, wobei das gelernte Verhalten durch dabei entstehende sexuelle Gratifikationen quasi „selbstverstärkt" wird (Hoyndorf, 1995).

Auch biomedizinische Erklärungsansätze finden sich in der Literatur zur sexuellen Deviation (Beier et al. 2001). Vermutet werden beispielsweise spezifische Wirkungen von Androgenen in verschiedenen Arealen des Gehirns (speziell dem limbischen System) bzw. Interaktionen zwischen Sexualhormonen und Neurotransmittern (speziell Serotonin), was die Grundlage für medikamentöse Behandlungsansätze bietet (s.u.). Bis heute liegen allerdings keine eindeutigen Befunde bezüglich neurobiologischer Auffälligkeiten bei sexuell Devianten vor.

4.9.3 Therapie

Ein wesentliches Problem bei der Behandlung von Patienten mit sexuellen Deviationen ist deren Behandlungsmotivation. Insbesondere wenn die Symptomatik als ich-synton erlebt wird, besteht meist keine Eigenmotivation. Die Mehrzahl der in der Literatur beschriebenen Patienten kommt aufgrund äußeren Drucks (beispielsweise im Fall von Straffälligkeit auf gerichtliche Anordnung) zur Behandlung.

Reiche (1996) hat ausführlich die Schwierigkeiten und Schwerpunkte der Psychotherapie sexuell Devianter beschrieben: Oftmals enthüllen die Betroffenen im Erstinterview erstmalig ihre deviante Symptomatik. Im Lauf der Therapie wird oft erst bewusst, wie stark der Betroffene auf seine Symptome angewiesen ist, was häufig den Fortgang der Behandlung gefährdet. Idealisierungen des Therapeuten und eine sexualisierte Übertragung werden als spezifische Probleme in der Therapie genannt.

Inzwischen liegen eine Reihe von empirischen Untersuchungen vor, die zeigen, dass sexuelle Deviationen mit psychotherapeutischen Mitteln durchaus behandelbar sind (Übersicht bei Beier et al. 2001), auch wenn immer eine Rückfallgefahr bestehen bleibt.

In einem umfangreichen Forschungsprojekt wurde von Schorsch et al. (1985) gezeigt, dass mit einem integrierten Vorgehen (Kombination verhaltens-, gesprächstherapeutischer und psychodynamischer Ansätze) eine ambulante Behandlung gute Erfolge zeigte (3/5 der 86 Therapien wurden als erfolgreich bzw. mittelerfolgreich eingeschätzt, die Rückfallrate betrug 27 %). Schwerpunkt der Therapien war primär die Entwicklung alternativer Bewältigungsstrategien zur Regulation der weiter oben genannten Konflikte.

In jüngster Zeit, nachdem die sog. Aversionstherapie bei sexuellen Deviationen als gescheitert angesehen wird (Berner et al. 2004), wurden kognitiv verhaltenstherapeutische Interventionen entwickelt und evaluiert, die vor allem die Verhütung von Rückfällen zum Ziel haben. Dabei wird davon ausgegangen, dass in Situationen, in denen der Impuls zur devianten Praktik auftritt, sich die Emotionalität drastisch ändert, was zu einer verzerrten Bewertung der Situation führt. Das Erkennen dieser Situation und der Einsatz alternativer Verhaltens- und kognitiver Strategien ist das Hauptziel der Behandlung. Weitere Therapieziele sind der Aufbau sozialer Fertigkeiten, Sexualaufklärung und der Erwerb geeigneterer kommunikativer Fertigkeiten sowie die Schulung von Empathie (für potenzielle Opfer). In der psychodynamischen Therapie sexuell Devianter wird darüber hinaus die therapeutische Beziehung explizit zur Bearbeitung der Problematik genutzt.

Gerade bei sexuellen Deviationen werden vermehrt gruppentherapeutische Ansätze genutzt. Hierbei wird davon ausgegangen, dass gruppentherapeutische Settings sich besonders für den Erwerb sozialer Fertigkeiten eignen. Bei der Behandlung von Aspekten, die sich direkt auf die Tat beziehen, ist nach Crighton (1995) die Gruppe geradezu optimal, weil sie eine größere Offenheit und Konfrontation ermöglicht. Die positive Wirkung von Gruppen auf die bei Tätern oft zu beobachtende Verleugnung des Symptoms wird häufig hervorgehoben. Besonders motivierte und strukturierte Patienten scheinen von Gruppen noch mehr zu profitieren.

Bei der medikamentösen Therapie von Paraphilien werden derzeit drei wesentliche Strategien eingesetzt: Die Behandlung mit Antiandrogenen (Cyproteronacetat), die Behandlung mit Antidepressiva (speziell Serotonin-Wiederaufnahme-Hemmer) sowie die Behandlung mit LHRH-Agonisten, die eine Androgenproduktion auf hypothalamischer Ebene hemmen.

Literatur

APA (American Psychiatric Association): Diagnostic and statistical manual of mental disorders (4th Ed.). Washington, APA,1994.

Becker S: Weibliche Perversion. Z Sexualforsch 2002; 15: 281–301.

Beier K, Bosinski H, Hartmann U, Loewit K: Sexualmedizin. München, Urban & Fischer, 2001.

Berner W, Kleber R, Lohse H: Psychotherapie bei sexueller Delinquenz. In Strauß B (Hrsg.): Psychotherapie der Sexualstörungen. 2. Aufl. Stuttgart, Thieme, 2004.

Crighton D: Sex offender group work. Iss Crimin Leg Psych 1995, 23: 15–21.

Hoyndorf S: Behandlung sexueller Störungen. Weinheim, Beltz PVU, 1995.

Krafft-Ebing R: Psychopathia sexualis. München, Matthes & Seitz, 1886.

Reiche R: Psychoanalytische Therapie sexueller Perversionen. In Sigusch V (Hrsg.): Sexuelle Störungen und ihre Behandlung. Stuttgart, Thieme, 1996.

Schorsch E, Galedary G, Haag A et al.: Perversion als Straftat. Heidelberg, Springer, 1985.

Stoller R: Perversion – Die erotische Form von Hass. Frankfurt, Fischer, 1979.

4.10 Sexuelle Gewalt

Bernhard Strauß

In Kapitel 4.9 wurden die sog. sexuellen Deviationen oder Paraphilien als eine Gruppe der Sexualstörungen beschrieben. Einige dieser sexuellen Deviationen sind auch durch eine aggressive Sexualität i. S. einer Verletzung der sexuellen Selbstbestimmung charakterisiert (z.B. Exhibitionismus, Voyeurismus, Pädophilie) und deshalb auch strafbar. Dieses Kapitel fokussiert ausschließlich auf sexuelle Delinquenz, die durch aggressive Handlungen bzw. sexuelle Übergriffe charakterisiert ist. Aggressive sexuelle Handlungen unter Erwachsenen sind phänomenologisch nicht grundsätzlich den Paraphilien oder Perversionen zuzurechnen, da sie sich bezüglich der Partnerwahl oft nicht von der üblichen Erwachsenensexualität unterscheiden. Bezüglich des Motivs für sexuelle Gewalt gibt es aber auch hier Parallelen zur Perversion, da es bei sexueller Gewalt häufig weniger um die sexuelle Triebbefriedigung als um Dominanz bzw. Unterwerfung geht (vgl. Bräutigam und Clement, 1989). Aggressive Sexualhandlungen reichen von verbalen Belästigungen über Frotteurismus (vgl. Kapitel 4.9), Nötigung, versuchte und vollzogene Vergewaltigung bis hin zum Sexualmord.

4.10.1 Definitionen

Sexuelle Gewalt oder aggressive Sexualität wird je nach Perspektive unterschiedlich definiert. Krahé und Scheinberger-Olwig (2002) unterscheiden drei Definitionen, die juristische, die wissenschaftliche und die Alltagsdefinition.

Im juristischen Sinn spricht man von sexueller Gewalt im Zusammenhang mit strafrechtlich verfolgten sexuellen Übergriffen (Straftaten gegen die sexuelle Selbstbestimmung), zu denen die Vergewaltigung, die sexuelle Nötigung und der sexuelle Missbrauch gehören.

Im § 177 StGB wird (seit 1997) definiert: Vergewaltigung bzw. sexuelle Nötigung begeht, wer eine andere Person mit Gewalt, durch Drohung mit gegenwärtiger Gefahr für Leib oder Leben oder unter Ausnutzen einer Lage, in der das Opfer der Einwirkung des Täters schutzlos ausgeliefert ist, nötigt, sexuelle Handlungen 1. des Täters oder 2. einer dritten Person an sich zu dulden oder an 3. dem Täter oder 4. einer dritten Person vorzunehmen.

Das Eindringen in den Körper definiert den Tatbestand der Vergewaltigung als besonders schweren Fall sexueller Nötigung mit erhöhtem Strafmaß (mind. 2 Jahre Haft).

Im § 178 StGB wird Vergewaltigung und sexuelle Nötigung mit Todesfolge (Haftstrafe mind. 10 Jahre) und in § 179 StGB sexueller Missbrauch widerstandsunfähiger Personen geregelt (ein Täter missbraucht hier eine andere Person, die zum Widerstand aus seelischen, geistigen oder körperlichen Gründen unfähig ist, „dadurch, dass er unter Ausnutzung der Widerstandsunfähigkeit sexuelle Handlungen an ihr vornimmt oder an sich von ihr vornehmen lässt“). Durch die Reform des Strafrechts im Jahr 1997 wurde die lange Zeit gültige Beschränkung auf weibliche Opfer und außereheliche Sexualkontakte aufgehoben.

Wissenschaftliche Definitionen sexueller Gewalt sind sehr viel heterogener und definieren ein breiteres Spektrum aggressiver Sexualität, beispielsweise durch die Einbeziehung verbalen Drucks (z. B. die Drohung, eine Beziehung zu beenden). Nach Muehlenhard et al. (1992) unterscheiden sich wissenschaftliche Definitionen in vier verschiedenen Dimensionen: der Art der Handlung (vom Geschlechtsverkehr bis zu jeglichen nicht konsensuellen sexuellen Handlungen), der Operationalisierung von Freiwilligkeit (z. B. gegen den Willen, aktiver Widerstand), der Bezeichnung der Täter- und der Opferrolle (Geschlecht, Mindestalter zur Abgrenzung von sexuellem Missbrauch) und der Wahl der Perspektive zur Bestimmung eines Übergriffs (Opfer, Täter, Forscher).

Die **Alltagsdefinitionen** sexueller Gewalt sind ebenfalls variabel und heterogen. Hier scheinen die Umstände des Gewaltgeschehens von großem Einfluss zu sein. Häufig entspricht die Alltagsdefinition einem Stereotyp von Vergewaltigung durch eine fremde Person, verbunden mit einem nächtlichen Überfall („Real-rape-Stereotyp“). Weicht ein Szenario von diesem Stereotyp ab, wird in der Regel sowohl dem Opfer eine höhere Mitschuld zugeschrieben als auch das Geschehen von den Opfern anders bewertet.

Der **sexuelle Missbrauch von Kindern oder Schutzbefohlenen** nimmt in der Debatte um sexuelle Gewalt sicher eine Sonderstellung ein. Für den sexuellen Missbrauch sind neben sexuellen Handlungen eine Abhängigkeitsbeziehung charakteristisch, die Bedürfnisbefriedigung des Mächtigeren, eine mangelnde Einfühlung in das Opfer sowie in der Regel das Gebot der Geheimhaltung (vgl. Richter-Appelt, 2004). Nachdem Sigmund Freud in seinen frühen Arbeiten zur Ätiologie der Hysterie die Bedeutung traumatisierender sexueller Erfahrungen in der Kindheit für die psychische Entwicklung hervorhob, wurde die Bedeutung dieser Erfahrungen lange Zeit unterschätzt. Erst in den 80er Jahren begann eine lebhafte Diskussion um die tatsächliche Verbreitung des sexuellen Missbrauchs (s. u.). In der Fülle der seither erschienenen Literatur zum Thema werden viele begriffliche Unschärfen deutlich, auf die beispielsweise Richter-Appelt (2000) aufmerksam macht. Sie unterscheidet zwischen sexuellen Traumatisierungen, bei denen es zu einer Konfrontation mit der Erwachsenensexualität kommt oder zu direkten Reizungen am Leib des Kindes, und stellt diese einer Traumatisierung der Sexualität durch nichtsexuelle Reize verbaler oder physischer Art gegenüber (z. B. Hemmung sexueller Erregung durch Strafandrohung oder Bestrafung sexueller Handlungen/Reaktionen). Diagnostik und Therapie des sexuellen Missbrauchs bedürfen besonderer Kenntnisse und besonderer Sensibilität, wobei hier speziell die unterschiedlichen Beziehungsstrukturen zwischen den Opfern und den Tätern zu berücksichtigen sind (beispielsweise eine Differenzierung zwischen Inzest und sexuellem Missbrauch).

4.10.2 Inzidenz und Prävalenz sexueller Gewalt

Im Zusammenhang mit der Frage nach der Häufigkeit und Verbreitung sexueller Gewalterfahrungen ist zwischen dem Hellfeld und dem Dunkelfeld zu unterscheiden. Das Hellfeld besteht aus den amtlichen (Kriminal-)Statistiken, in die nur jene Vorfälle aufgenommen werden, die zur Anzeige gelangen. Gerade im Bereich sexueller Gewalt ist aber von einer hohen Dunkelziffer auszugehen (siehe unten).

Die Kriminalstatistik 2000 der BRD (Bundesministerium des Inneren, 2001) gibt an, dass eine vollzogene Vergewaltigung bzw. sexuelle Nötigung von 7,3 Personen unter 100 000 angezeigt wurde sowie von 1,9/100 000 eine versuchte Vergewaltigung/Nötigung. Das Verhältnis von Frauen zu Männern liegt bei der vollzogenen Vergewaltigung bei 13,6:0,7/100 000, bei der versuchten Vergewaltigung bei 3,7:0,1/100 000. Die Zahlen belegen die hohe Gefährdung von Frauen, außerdem zeigt die Statistik, dass die Altersgruppe zwischen 14 und 21 Jahren besonders gefährdet ist. Bei den Fällen des Jahres 2000 waren sich in nur 21,6 % Täter und Opfer nicht bekannt, bei 38,9 % bestand vor der Tat eine Bekanntschaft, bei 13,6 % eine Vorbeziehung, in 17,3 % der Fälle waren Täter und Opfer verwandt.

In den Jahren nach der Wende in Deutschland waren die Inzidenzraten stabil, infolge der Strafrechtsreform nahmen sie erwartungsgemäß zu. Daten aus den USA spiegeln für 1999 eine Inzidenz von 32,7 Fällen von „forcible rape“ auf 100 000 Personen (67 Fälle, wenn nur Frauen berücksichtigt werden; Uniform Crime Reports). Der in den USA jährlich durchgeführte National Crime Victimization Survey (NCVS) ergab im Jahr 1999 nach einer Erhebung an 77 520 Personen 90 Fälle von Vergewaltigungen mit Geschlechtsverkehr bezogen auf 100 000 Personen (300 Frauen vs. 40 Männer) und weitere 80 Fälle von sexueller Nötigung ohne Geschlechtsverkehr. Lediglich in 30 % der Fälle bestand hier keine Vorbeziehung zum Täter, was die Unsinnigkeit des o. g. „Real-rape-Stereotyps“ belegt.

Erwähnenswert ist schließlich eine Studie von Fisher et al. (2000), in der 4500 Studentinnen eines Studienjahres befragt wurden. Innerhalb eines Zeitraums von 7–12 Monaten hatten 2,8 % vollzogene oder versuchte Vergewaltigungen erlebt, was hochgerechnet 2770 Fällen auf 100 000 Personen entspräche und deutlich über den Angaben aus den Kriminalstatistiken liegt. In 90 % der Fälle waren sich Täter und Opfer bekannt. Nach Fisher et al. (2000) wurden von 86 Vergewaltigun-

Tabelle 4.10-1 *Zusammenfassung von Prävalenzangaben (Prozent) zu sexueller Viktimisierung und Aggression (nach Spitzberg 1999 bzw. Krahé und Scheinberger-Olwig 2002).*

Art der Viktimisierung/ Aggression	Frauen als Opfer	Männer als Täter	Zahl der Studien	Männer als Opfer*	Zahl der Studien	Frauen als Täter*	Zahl der Studien
Vergewaltigung[a]	12,9	4,7	63	3,3	13	3	1
versuchte Vergewaltigung	18,3	10,8	35	5,6	7	-	0
sexueller Angriff[b]	22,0	8,9	40	14,2	11	6,0	6
sexuelle Nötigung[c]	24,0	13,4	28	7,9	7	8,8	4
sexueller Zwang[d]	24,9	24,0	39	23,2	11	29,0	1

[a], vollzogener Verkehr unter Androhung/Einsatz von Gewalt; [b], Eindringen in den Körper unter Androhung/Einsatz von Gewalt; [c], sexuelle Handlungen ohne Eindringen in den Körper unter Androhung/Einsatz von Gewalt; [d], Geschlechtsverkehr nach verbaler Druckausübung oder Missbrauch von Autoritätsposition; * aggregiert über das Geschlecht der Täter und die sexuelle Orientierung der Opfer.

gen 82 nicht angezeigt, was die Vermutung einer hohen Dunkelziffer belegt.
Tabelle 4.10-1 zeigt (in Anlehnung an Krahé und Scheinberger-Olwig 2002) die Zusammenfassung einer „Metaanalyse" von Prävalenzstudien zu sexueller Viktimisierung und Aggression, in der sowohl Angaben zu Opfererfahrungen von Frauen und Männern als auch Angaben zum Täterhandeln von Männern (und Frauen) berücksichtigt wurden.

Diese Analyse weist eine beträchtliche Prävalenz von Gewalterfahrungen bei Frauen für alle Arten sexueller Aggression nach und deutet auch an, dass Männer nicht selten Opfer sexueller Aggression sind. Die Angaben aus der Täterperspektive liegen erwartungsgemäß niedriger als die Werte aus der Opferperspektive, was möglicherweise ein Indiz für die Schwierigkeit und eingeschränkte Reliabilität der Erfassung von sexueller Gewalt darstellt.

In einer Studie von Wetzels und Pfeiffer (1992) gaben in einem Interview 4 % der Frauen Erfahrung mit (vollzogenem oder versuchten) „Zwang zum Beischlaf" an, in einer nachfolgenden (anonymeren) schriftlichen Befragung einer Teilstichprobe waren es 8,6 %.

4.10.3 Theorien zur sexuellen Gewalt

Theorien über die Wurzeln sexueller Gewalt lassen sich in gesellschaftswissenschaftliche und psychologische unterteilen.

Gesellschaftswissenschaftliche Theorien

Erstere gehen von den Befunden aus, dass es durchaus kulturelle Unterschiede in der Ausprägung sexueller Gewalthandlungen gibt. Gesellschaften, in denen beispielsweise Vergewaltigung selten vorkommt, sind gekennzeichnet durch eine generell niedrigere Gewaltbereitschaft und eine höhere Wertschätzung der Rolle der Frau. Vermutet wird auch, dass die Gewaltanwendung durch den Staat Auswirkungen auf die Alltagsbeziehungen hat und damit auch sexuelle Übergriffe determiniert. Weitere soziostrukturelle Variablen sind subkulturelle Normen (Unterschiede zwischen ethnischen Gruppen) oder das Zahlenverhältnis zwischen Männern und Frauen, wobei ein Übergewicht von Männern deren strukturelle Macht zu erhöhen scheint, was wiederum die Zahl von Übergriffen außerhalb der Ehe reduziert (vgl. O'Brien, 1991). Sexuelle Gewalt ist eng verwoben mit patriarchalischen Machtstrukturen und wird begünstigt durch historisch gewachsene sexuelle Skripte, die etwa stereotype Meinungen über Opfer, Täter und Umstände einer Vergewaltigung beinhalten (Jackson, 1978). Einige Studien vermuten, dass die allgemeinen Einstellungen zur

Sexualität in einer Gesellschaft, aber auch die Verbreitung insbesondere gewaltbezogener pornographischer Medieninhalte die Inzidenz sexueller Gewalt beeinflussen.
Eher umstritten sind soziobiologische Theorien sexueller Gewalt, die davon ausgehen, dass Vergewaltigung evolutionär zu einer möglichen Form männlichen Fortpflanzungsverhaltens geworden ist, insbesondere für Personen, die keine anderen Fortpflanzungsmöglichkeiten besitzen. Neben Tierstudien, in denen erzwungene sexuelle Handlungen sichtbar werden können, stützen sich soziobiologische Theorien auf demographische Daten, die sich auf die Merkmale der Opfer (meist im reproduktionsfähigen Alter) und der Täter (oft aus benachteiligten Schichten) beziehen, die aber aufgrund ihrer Reliabilität fragwürdig sind. Integriert werden soziale und soziobiologische Theorien in dem sog. „Confluence-Modell" von Malamuth (1998), das eine evolutionsbedingte männliche Gewalt- und Dominanzneigung annimmt. Auf dieser Basis wird nach dem Modell sexuelle Gewalt durch eine Reihe von Sozialisationsbedingungen begünstigt, wie etwa elterliche Gewaltausübung, Missbrauchserlebnisse, Delinquenz und Gewalt befürwortende Einstellungen. Das Modell hat bereits einige empirische Unterstützung erfahren (vgl. Krahé und Scheinberger-Olwig, 2002).

Psychologische Theorien

Interpersonale Erklärungsansätze sexueller Gewalt versuchen diese auf der Basis wechselseitiger interaktioneller Einflüsse zwischen Täter und Opfer zu erklären. Im Vordergrund stehen hier Annahmen über die Fehlkommunikation sexueller Absichten, also Kommunikationsprobleme beim Aushandeln sexueller Intimität, die von Geschlechtsrollennormen beeinflusst sind, situative Faktoren (allen voran der Einfluss von Alkohol) sowie der Druck durch die Peer Group, i. e. die männliche Bezugsgruppe.
Unter den Erklärungsansätzen, die sich auf individuelle Faktoren beziehen, finden sich Annahmen, die Unterschiede zwischen Gewalttätern und unauffälligen Personen erklären mit:

- spezifischen biographischen Erfahrungen
- physiologischen Erregungsmustern durch sexuell aggressive Reize
- mangelnder Affektkontrolle
- kognitiven Urteilsprozessen (Krahé und Scheinberger-Olwig, 2002).

Unter den biographischen Erfahrungen von Tätern sind eigene Missbrauchserfahrungen untersucht und belegt, auch die Beobachtung und das Erleben von Gewalt innerhalb der Familie und ein hohes Maß an sexueller Aktivität sind als Risikofaktoren für die spätere Anwendung sexueller Gewalt belegt. Einige Studien haben gezeigt, dass sexuell aggressive Männer schlechter in der Lage sind, ihre sexuellen Reaktionen zu kontrollieren und auf aggressive Reize möglicherweise intensiver sexuell reagieren. Weitere psychologische Faktoren, die bei sexuellen Gewalttätern empirisch nachgewiesen sind, sind eine mangelnde Affektkontrolle und erhöhte Feindseligkeit gegenüber Frauen, eine erhöhte Akzeptanz von Gewalt bzw. die kognitive Verbindung von Sexualität und Machtausübung.
Für sexuelle Gewalttäter gelten aus psychotherapeutischer Sicht jene Auffassungen, die in Kapitel 4.9 im Zusammenhang mit sexuellen Deviationen und Paraphilien zusammengefasst wurden. Es ist davon auszugehen, dass bei vielen sexuell aggressiven Männern eine Persönlichkeitsorganisation auf Borderline-Niveau vorliegt (Berner et al. 2004). Allerdings ist es unwahrscheinlich, dass die Täterpersönlichkeit mit homogenen Merkmalen zu charakterisieren ist.

Beier et al. (2001) haben Versuche der Klassifikation aggressiver Sexualdelinquenten zusammengefasst und unterscheiden folgende Gruppen:
- **sadistische Täter**
- **Täter, die Aggression sexualisieren**
- **antisoziale Täter**
- **Täter, die sich normale Bedürfnisse illegal erfüllen**
- **Täter, die mit der Tat eigene Unzulänglichkeiten kompensieren**
- **Täter, bei denen die Tat auf einer psychotischen oder neurotischen Störung basiert**

4.10.4 Folgen sexueller Gewalt

Mittlerweile liegt eine Fülle an Befunden zu den Folgen sexueller Gewalt für die Opfer vor. In der Regel kann man davon ausgehen, dass sexuelle Gewalt die Wirkung eines schweren Traumas hat und zu ausgeprägten körperlichen und psychischen Schäden führen kann. Unterschieden wird in diesem Zusammenhang zwischen einer primären Viktimisierung (i.e. unmittelbare Folge der Gewalterfahrung) und einer sekundären Viktimisierung, womit die negativen Auswirkungen der Reaktionen der sozialen Umwelt des Opfers gemeint sind, wie Misstrauen, Schuldzuweisungen, negative Erfahrungen mit den Institutionen etc.
Unter den körperlichen Folgen spielen häufig Verletzungen eine Rolle, sexuell übertragbare Krankheiten und gelegentliche Schwangerschaften in Folge einer Vergewaltigung.
Neben Ängstlichkeit, Depressivität, psychosomatischen Beschwerden und sexuellen Problemen ist die posttraumatische Belastungsstörung (PTBS) eine sehr häufige Folge sexueller Gewalt. Die PTBS äußert sich in Vermeidungsreaktionen, einem wiederholten Erleben des Ereignisses in Gedanken, dem Gefühl von Hilflosigkeit und Angst, erhöhter Erregung gekoppelt mit Schlaf- und Konzentrationsstörungen.

In einer prospektiven Untersuchung von Rothbaum et al. (1992) zeigten 94 % der Opfer zwei Wochen nach der Tat deutliche Zeichen einer PTBS, einen Monat nach der Tat waren es noch 65 %, 9 Monate später immer noch 47 %.

Einige Studien liegen zu der Frage vor, welche Faktoren das Ausmaß der Reaktion auf sexuelle Gewalterfahrungen determinieren. Die Art der Beziehung zwischen Opfer und Täter ist dabei ohne spezifischen Einfluss auf die Schwere der Störung. Opfer, die bereits früher sexuelle Gewalt erfahren haben, tragen ein höheres Risiko für die Entwicklung schwerer psychischer Störungen, auch wirkt sich der Mangel eines sozial unterstützenden Umfelds negativ aus. Die o. g. sekundäre Viktimisierung ist in ihrem Ausmaß abhängig von der Art, in der Stereotype über den sexuellen Umgang der Geschlechter, vorherrschende Normen über geschlechtstypisches Verhalten und die Akzeptanz von Vergewaltigungsstereotypen (s. o.) gegenüber dem Opfer gezeigt werden. Studien belegen, dass durch diese Faktoren bestehende Belastungsreaktionen verstärkt werden können.
Zur Frage des Risikos, Opfer sexueller Gewalt zu werden, fassen Krahé und Scheinberger-Olwig (2002) zusammen, dass das Erleben sexuellen oder körperlichen Missbrauchs in der Kindheit offensichtlich das Risiko steigert, insbesondere wenn diese Erfahrung mit vermehrter sexueller Aktivität verarbeitet wird. Weiter werden die Neigung zu Alkoholkonsum, insbesondere im Kontext sexueller Interaktionen, und uneindeutige Kommunikation sexueller Absichten als potenzielle Risikofaktoren genannt.

4.10.5 Hilfen für Opfer und Täter

In dem Diskurs über die Wurzeln sexueller Gewalt wird zu Recht auf die gesellschaftlichen Einflussfaktoren, wie in den oben genannten Theorien beschrieben, und die Tatsache verwiesen, dass sich in konkreten gewalttätigen Handlungen, die überwiegend von Männern an Frauen verübt werden, die strukturelle Gewalt zwischen den Geschlechtern widerspiegelt. Daraus lassen sich Forderungen nach gesellschaftspolitischen Maßnahmen zum Abbau sexueller Gewalt ableiten, wie sie beispielsweise Krahé und Scheinberger-Olwig (2002) fordern.
Auf einer psychosozialen Ebene gilt es, präventive Maßnahmen zu fördern. In Tabelle 4.10-2 sind die Inhalte von bislang beschriebenen Präventionsprogrammen für unterschiedliche Zielgruppen aufgeführt.

Wissensvermittlung, die Korrektur von Mythen und Stereotypen, der konkrete Umgang mit eigener (und fremder) Aggressivität und die Einschätzung und Modifikation von Risiken stehen in präventiven Programmen im Mittelpunkt.

Tabelle 4.10-2 *Inhalte von Präventionsprogrammen zur Verhinderung sexueller Gewalt (nach Krahé und Scheinberger-Olwig, 2002).*

Zielgruppe	Inhalte
Männer	Vergewaltigungsmythen-akzeptanz Wissen über Vergewaltigung Empathie mit Opfern Erregungskontrolle Vergewaltigungsbereitschaft
Frauen	Wissen über Vergewaltigung uneindeutige Kommunikation risikoreiche Verhaltensmuster (z. B. Umgang mit Alkohol) Widerstand in Angriffssituationen Inzidenz sexueller Viktimisierung
Frauen und Männer	Vergewaltigungsmythen-akzeptanz Wissen über Vergewaltigung Empathie mit Opfern Inzidenz sexueller Viktimisierung Inzidenz sexueller Aggression

Die in Tabelle 4.10-2 genannten Schwerpunkte sind auch Kernthema von Beratungsangeboten für (potenzielle) Täter, die mittlerweile beispielsweise im Rahmen von Organisationen wie der ProFamilia angeboten werden. Zur psychotherapeutischen Behandlung von Tätern sei auf die Ausführungen in Kapitel 4.9 verwiesen.

Die Beratung und Psychotherapie von Opfern sexueller Gewalt bedarf, wie oben bereits erwähnt, besonderer Sensibilität. Auch Ärzte und Psychotherapeuten sind nicht immer davor gefeit, zu einer sekundären Viktimisierung beizutragen.

Um dem vorzubeugen, empfiehlt Richter-Appelt (2000), den Gegenübertragungsgefühlen besondere Beachtung zu schenken, auch um spezifische Formen sexueller Traumatisierung besser zu verstehen. Es gelte, Gefühle der Ohnmacht, aber auch der Empörung und des Ärgers auszuhalten, ohne sie zu schnell mitzuteilen, um es einer Patientin zu ermöglichen, positive, negative Gefühle und abgespaltene Anteile zu integrieren. Prinzipiell liegen mittlerweile eine ganze Reihe von evaluierten Behandlungsansätzen für die Opfer sexueller Gewalt vor, die wesentliche Elemente von psychotherapeutischen Techniken bei anderen Formen der Traumatisierung enthalten.

Literatur

Beier K, Bosinski H, Hartmann U, Loewit K: Sexualmedizin. München: Urban & Fischer, 2001.

Berner W, Kleber R, Lohse H: Psychotherapie bei sexueller Delinquenz. In: B Strauß (Hrsg.): Psychotherapie der Sexualstörungen. 2. Aufl. Stuttgart: Thieme, 2004.

Bräutigam W, Clement U: Sexualmedizin im Grundriss. Stuttgart: Thieme, 1989.

Bundesministerium des Inneren (Hrsg.): Polizeiliche Kriminalstatistik 2000. Berlin: BMI, 2001.

Fisher BS, Cullen FT, Turner MG: The sexual victimisation of college women. US Department of Justice, 2000.

Jackson S: The social context of rape. Wom Stud Int Quart 1978; 1: 27–38.

Krahé B, Scheinberger-Olwig R: Sexuelle Aggression. Göttingen: Hogrefe, 2002.

Malamuth NM: The confluence model as an organizing framework for research on sexually aggressive men. In: R Green, E Donnerstein (Hrsg.): Human aggression. San Diego: Academic Press, 1998.

Muehlenhard CL, Powch IG, Phelps JL, Giusti LM: Definitions of rape: Scientific and political implications. J Soc Iss 1992; 48: 23–44.

O´Brien RM: Sex ratios and rape rates. Crimonol 1991; 29: 99–114.

Richter-Appelt H: Sexuelle Traumatisierungen. In: B Strauß (Hrsg.): Psychotherapie der Sexualstörungen. 2. Aufl. Stuttgart: Thieme, 2004.

Richter-Appelt H: Psychoanalytische Therapie sexuellen Missbrauchs. In: W Senf, M Broda (Hrsg.): Praxis der Psychotherapie. Stuttgart: Thieme, 2000.

Rothbaum BO, Foa E, Riggs D et al.: A prospective examination of post-traumatic stress disorder in rape victims. J Traumat Stress 1992; 5: 455–475.

Spitzberg H: An analysis of empirical estimates of sexual aggression, victimisation and perpetration. Viol Vict 1999; 14: 241–260.

Wetzels P, Pfeiffer C: Sexuelle Gewalt gegen Frauen im öffentlichen und privaten Raum. Hannover: Kriminologisches Forschungsinstitut Niedersachsen, 1992.

4.11 Infektionsrisiken sexueller Aktivität: Sexuell übertragbare Krankheiten (STD)

Walter Krause

4.11.1 Infektionsrisiken sexueller Aktivität

Hetero- und homosexuelle Aktivität ist mit einem hohen Infektionsrisiko behaftet, falls einer der beiden Partner mit pathogenen Erregern infiziert ist. Beim sexuellen Verkehr, insbesondere bei der Immissio penis in die Vagina oder in das Rektum bei homosexuellem Verkehr sowie bei der Ejakulation, ist in der feucht-warmen Atmosphäre die Übertragung von großen Mengen infektiöser Agenzien von einem auf den anderen Menschen möglich. Obwohl grundsätzlich alle Krankheitserreger dabei übertragen werden können, sind die typischen Erreger „sexuell übertragbarer Krankheiten" solche, die außerhalb dieses Ambientes ihre Infektionsfähigkeit rasch verlieren.

Das zahlenmäßige Risiko der Akquisition einer Infektion bei sexuellem Verkehr ist nicht bekannt. Es dürfte für einen einzelnen Sexualverkehr in der Größenordnung von 1 % liegen. Für Herpes simplex wird angegeben, dass bei monogamen Paaren, die diskordant für HSV-2 waren, 9,7 % der Frauen und 1,9 % der Männer in einer Beobachtungszeit von zwei Jahren erkrankten (Wald et al. 2001). Für die HIV-Übertragung wird das Risiko auf eine Infektion pro 50 sexuellen Kontakten geschätzt.

Risikofaktoren für die Erkrankung an sexuell übertragbaren Krankheiten sind (nach Rietmeijer et al. 2002):

- **Alter unter 20 Jahren**
- **neue Partnerschaft**
- **seltener Kondomgebrauch**
- **Vorerkrankung einer STD**
- **schwarze Hautfarbe**
- **Homosexualität**

14 % der Patienten einer STD-Klinik haben sich innerhalb der letzten 365 Tage bereits einmal vorgestellt (Hughes et al. 2001). Bei jungen Männern ließ sich die sexuelle Aktivität und damit das Risiko einer STD aus den Testosteronwerten im Speichel schätzen. Hohe Werte von Testosteron waren mit frühzeitigem ersten Sexualverkehr und erhöhter sexueller Aktivität inklusive Masturbation assoziiert (Halpern et al.1998).

4.11.2 Sexuell übertragbare Krankheiten

Einen Überblick über diese Erkrankungen gibt Tabelle 4.11-1.

Condylomata acuminata

Kondylome sind die häufigsten STD. Sie werden durch das humane Papillomavirus (HPV) hervorgerufen, von dem inzwischen mehr als 100 Typen bekannt sind. Am häufigsten in Kondylomen werden die Typen 6 und 11 nachgewiesen. Typ 16 und andere wurden in Karzinomen der Zervix gefunden. Damit werden genitale Karzinome und Präkanzerosen (Zervixdysplasie; penile intraepitheliale Dysplasie) zu sexuell übertragbaren Krankheiten. Nicht jede Infektion bedingt eine Erkrankung.

Die typischen Feigwarzen des Genitales sind unterschiedlich große, verrukös-zipflige, schmalbasig aufsitzende Tumoren von livid-rötlicher Farbe mit oberflächlicher Hyperkeratose (Abb. 4.11-1). Mitunter ähneln die Kondylome flachen Warzen,

Tabelle 4.11-1 *Sexuell übertragbare Krankheiten.*

- Syphilis
- Gonorrhö
- Ulcus molle
- Lymphogranuloma venereum
- Infektionen mit Chlamydia trachomatis
- Granuloma inguinale
- Herpes genitalis
- Condylomata acuminata
- Molluscum contagiosum
- Hepatitis B, C
- Cytomegalovirus-Infektionen
- Candidose
- Trichomoniasis

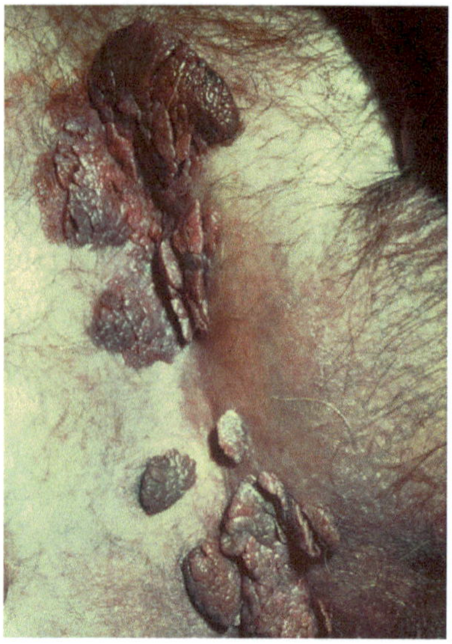

Abb. 4.11-1 Condylomata acuminata: unterschiedlich große, verrukös-zipflige, schmalbasig aufsitzende Tumoren von livid-rötlicher Farbe mit oberflächlicher Hyperkeratose in der Inguinalfalte.

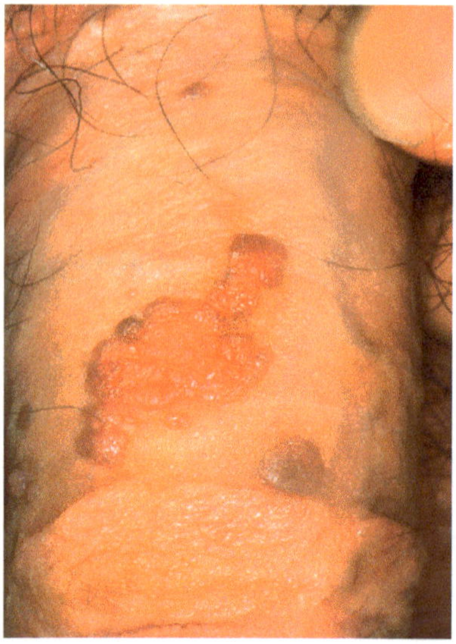

Abb. 4.11-2 Bowenoide Papulose: bräunliche, flach-knotige, weiche Effloreszenzen an der Haut des Penisschafts.

sie kommen dann stets multipel vor und sind eher grau-weiß.

Bei der bowenoiden Papulose handelt es sich um bräunliche, flach-knotige, weiche Effloreszenzen an der Haut des Penisschafts oder an der Vulva (Abb. 4.11-2). Typischerweise sind jüngere, zirkumzidierte Männer befallen.

Weitere Papillomviruskrankheiten sind die penile intraepitheliale Neoplasie (PIN) und die zervikale intraepitheliale Neoplasie (CIN). Klinisch präsentieren sie sich als Erythroplasie oder Zervixdysplasie und sind Vorstufen eines infiltrierenden Karzinoms.

Die Diagnose ist im Allgemeinen einfach. Nach Touchierung der verdächtigen Partien mit 5 %iger Essigsäure färben sich Kondylome auf Grund ihrer dicken Hornschicht weiß. Eine Untersuchung des oder der Sexualpartner ist anzustreben, insbesondere im Falle rezidivierender Erkrankungen, um ständige Reinfektionen zu vermeiden. Anale Kondylome beim Mann weisen häufig auf homosexuelle Kontakte hin.

Die Behandlung der Kondylome erfolgt chirurgisch durch Elektrokoagulation oder durch Koagulation mit dem Neodym-YAG-Laser oder CO_2-Laser. Zur pharmakologischen Behandlung stehen Podophyllotoxin als Creme oder Tinktur zur Verfügung. Eine Neuentwicklung ist Imiquimod, damit lassen sich kleine Kondylome bei lokaler Applikation gut beseitigen. Starke Hautreizungen sind durch verzögerte Applikation zu kontrollieren. Bei allen Behandlungsmaßnahmen ist in hoher Zahl mit Rezidiven zu rechnen, die Rate liegt bei ca. 25 %. Diese Fälle müssen erneut, auch mit wechselnden Verfahren, behandelt werden, bis die Krankheit ausgeheilt ist.

Bei allen ausgedehnten Kondylomerkrankungen ist an die Möglichkeit einer T-Zell-Funktionsstörung zu denken und entsprechende Untersuchungen sind einzuleiten. Gerade bei HIV-Infizierten findet man ausgedehnte und schwer zu beeinflussende Papillomkrankheiten.

Infektionen mit Chlamydia trachomatis

Die zweithäufigste Gruppe von Krankheiten wird durch Chlamydia trachomatis verursacht, ein intrazelluläres Bakterium, das beim Mann Urethritiden und Epididymitiden hervorrufen kann. Bei der Frau kann nach einer Infektion Sterilität eintreten. Die klinischen Symptome sind meist milde und haben eine lange Inkubationszeit.

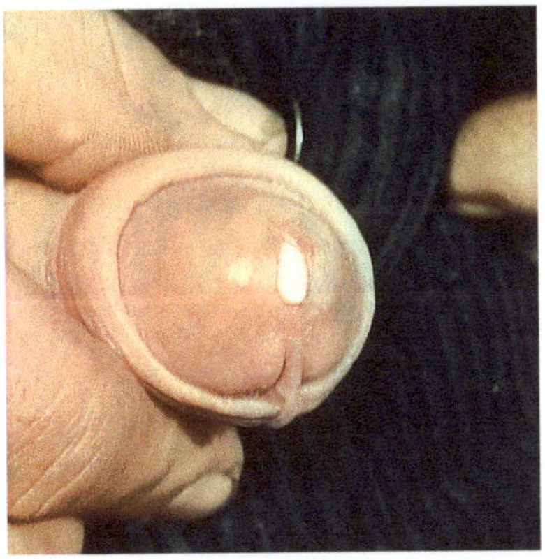

Abb. 4.11-3 Urethritis anterior gonorrhoica: Entleerung von eitrigem Sekret aus dem Orificium externum urethrae beim Mann.

Die Diagnose ist schwierig, da es keine einfache Kultur für den Nachweis der Erreger gibt. Der Nachweis der Bakterienproteine in der Immunfluoreszenz ist, besonders bei geringen klinischen Symptomen, mit einer hohen Fehlerquote behaftet. Der Nachweis der Bakterien-DNA mit der PCR ist zuverlässig, aber aufwendig.
Die empfohlene Therapie (Empfehlungen der Deutschen STD-Gesellschaft, 2001) ist die Gabe von Doxicyclin 2 × 100 mg über sieben Tage oder Azithromycin 1000 mg einmalig. Als alternative Therapie werden Tetracyclin-HCl 4 × 500 mg/d Erythromycin 4 × 500 mg/d oder Ofloxacin 2 × 300 mg/d jeweils über sieben Tage empfohlen.

Infektionen mit Neisseria gonorrhoeae

Erkrankungen durch Neisseria gonorrhoeae gehören zu den häufigsten Infektionskrankheiten des Menschen, sie sind aber in Europa seltener geworden. Infektionsschwerpunkte sind auf Grund der stärkeren Verbreitung Ostasien und Afrika. Neisseria gonorrhoeae ist ein gramnegatives Bakterium, das üblicherweise in Zweierform (Diplococcus) zu sehen ist.
Das typische Krankheitsbild der Gonorrhö (Tripper) beim Mann wird bestimmt durch die Entzündung der vorderen Harnröhrenschleimhaut, die Urethritis anterior (Abb. 4.11–3). Ihre Symptome bestehen in einem Brennen in der Harnröhre, das in die Eichel lokalisiert wird und sich bei der Miktion verstärkt, sowie Schmerzen bei der Miktion und im Verlauf der Harnröhre. Bei der Inspektion sieht man eine Rötung der Harnröhrenöffnung und in ca. 80 % der Fälle den Austritt von mitunter leicht grünlich gefärbtem Eiter (Fluor urethralis). Daneben kommen eine akute Prostatitis und eine Epididymitis vor, die beide mit Allgemeinsymptomen einer Infektionskrankheit und Fieber einhergehen. Außerdem gibt es eine Proktitis, die eine direkte Infektion der Rektumschleimhaut voraussetzt, und eine Pharyngitis, die ebenfalls nur bei direkter Kontaktinfektion entsteht.
Der Nachweis von Neisseria gonorrhoeae ist im Ausstrich und in der Kultur meist zuverlässig möglich.
Von der Deutschen STD-Gesellschaft werden die in Tabelle 4.11-2 genannten Maßnahmen zur Behandlung der unkomplizierten Gonorrhö empfohlen.
Die Penizillinbehandlung ist obsolet, da es viele resistente Keime gibt. Quinolone sind kontraindiziert in der Schwangerschaft. Bei der oralen Therapie besteht eine gewisse Unsicherheit in der Compliance, deshalb wurden die einmaligen Dosierungen getestet.

Tabelle 4.11-2 *Behandlung der Gonorrhö (Empfehlungen der Deutschen STD-Gesellschaft, 2001).*

primäre Empfehlung	Spektinomycin	2000 mg i.m.	einmalig
	Ceftriaxon	250 mg i.v.	einmalig
Alternativen	Cefixim	400 mg p.o.	einmalig
	Ciprofloxacin	500 mg p.o.	einmalig
	Ofloxacin	400 mg p.o.	einmalig
	Azithromycin	1000 mg p.o.	einmalig

Herpes genitalis

Das Herpes-simplex-Virus Typ II kann akute und rezidivierende genitale Krankheiten hervorrufen. Beim Mann findet man an der Glans penis oder am inneren Vorhautblatt ca. 2–3 mm große Bläschen mit klarem Inhalt. Wegen der dünnen Hornschicht in den beschriebenen Bereichen bestehen die Bläschen nur wenige Stunden; bei der Untersuchung sieht man meist nur noch die hinterbliebenen, wie ausgestanzt wirkenden Exkoriationen mit gelblichen Belägen oder eingetrockneten Krusten (Abb. 4.11-4). Die Umgebung ist gerötet und zeigt eine geringe ödematöse Schwellung. Die Patienten geben lokal brennende Schmerzen an.
Die Diagnose, insbesondere bei rezidivierenden Erkrankungen, ist meist klinisch einfach zu stellen. In Zweifelsfällen können aus Bläscheninhalt oder frischen Erosionen Virusantigene immunologisch nachgewiesen werden.
Die Therapie der Wahl bei allen Formen herpetischer Erkrankungen ist Aciclovir in Form von Salbe (5×/d) oder eines seiner neueren Analoga systemisch gegeben (Valaciclovir, 3 × 1000 mg/d oder Famciclovir, 3 × 250 mg/d).

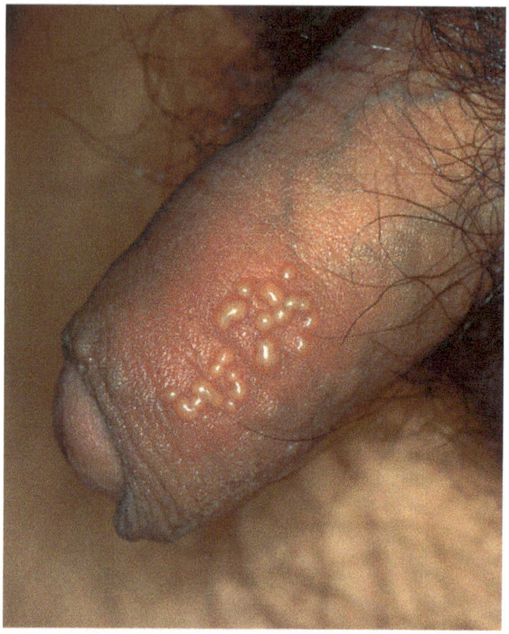

Abb. 4.11-4 Herpes genitalis: herdförmig angeordnete klare Bläschen auf gerötetem Grund am Penisschaft.

Syphilis

Der Erreger, Treponema pallidum, ist ein spiraliges Bakterium mit Eigenbeweglichkeit Das Genom von T. pallidum ist aufgeklärt (Weinstock et al. 1998). Die Übertragung erfolgt nur bei direktem Kontakt und setzt eine Verletzung der äußeren Haut voraus. Die Zahl der Neuerkrankungen ist heute niedrig. Die überwiegende Zahl von Neuinfektionen ist auf Kontakte in Osteuropa oder mit von dort stammenden Personen zurückzuführen.
An der Stelle der Infektion, vorwiegend im Genitalbereich, entsteht nach ca. drei Wochen der sog. Primäraffekt. (Abb. 4.11-5a). Sehr charakteristisch ist die Schmerzlosigkeit und die derbe umgebende Schwellung. Später breitet sich der Erreger über den ganzen Körper aus, die vorher lokalisierte Erkrankung wird zu einer generellen Infektionskrankheit. Die Hauterscheinungen stellen sich als Exanthem ohne subjektive Beschwerden dar, insbesondere besteht kein Juckreiz wie bei anderen Hautausschlägen (Abb. 4.11–5b).
Die Erkrankungen an anderen Organen äußern sich in Schwellung der tastbaren Lymphknoten, Leberschwellung und Nachweis entsprechender Verschiebungen der Laborwerte. Das zentrale Nervensystem (Tabes dorsalis) und das Gefäßsystem (Aortenaneurysma) können beteiligt sein.
Die Diagnose erfolgt entweder durch den Nachweis der Erregers aus einem unbehandelten Primäraffekt im mikroskopischen Präparat – bis heute ist keine sichere Kultur für die Anzüchtung von T. pallidum bekannt – oder durch den Nach-

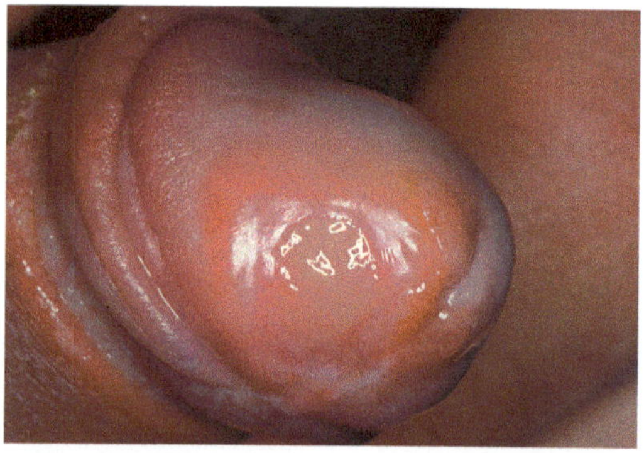

Abb. 4.11-5a Syphilitischer Primäraffekt: schmerzlose Ulzeration mit derber umgebender Schwellung an der Glans penis.

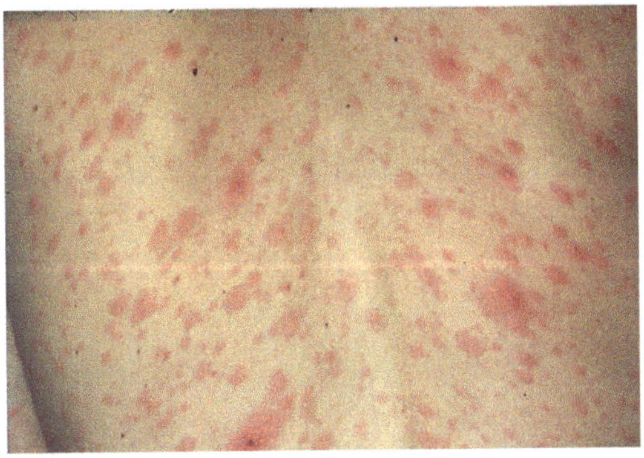

Abb. 4.11-5b Syphilitisches Exanthem: nicht juckende, makulopapulöse Effloreszenzen am Rücken.

weis von Antikörpern gegen die Erreger, die bereits kurz nach der Infektion im Blut vorhanden sind. Als Tests verwendet werden der Treponema-pallidum-Hämagglutinationstest, der Fluoreszenz-Treponema-Antibody-Test (FTA-Test) oder ein ELISA.
Die Therapie ist einfach. T. pallidum ist penizillinsensibel, resistente Stämme gibt es nicht. Wichtig bei der Behandlung mit Penizillin ist die Durchführung der Therapie über 14 Tage. Nach einer korrekt durchgeführten antibiotischen Behandlung ist mit einer fast 100%igen Ausheilung der Syphilis zu rechnen. Insbesondere sind keine neurologischen Spätkomplikationen zu erwarten. Eingetretene Organzerstörungen sind jedoch irreparabel.

Krankheiten durch das humane Immundefizienz-Virus (HIV)

Das HIV wird durch den Kontakt mit Körperflüssigkeiten von Mensch zu Mensch übertragen. Es ist bisher aus peripherem Blut, Knochenmark, Lymphknoten, Thymus, Gehirn, Speichel, Tränenflüssigkeit, Urin, Muttermilch und Sperma isoliert worden. Das Risiko der Übertragung steigt mit der Zahl der Expositionen. Die meisten Erkrankungsfälle werden nach wie vor bei homosexuellen Männern beobachtet. Unter den Heterosexuellen und Frauen stellen die Prostituierten die größte Gruppe. Auch die Übertragung durch Blut und Plasmaprodukte ist bekannt, wenn diese aus therapeutischen Gründen eingesetzt werden. In Deutschland rechnet man heute mit rund 2000

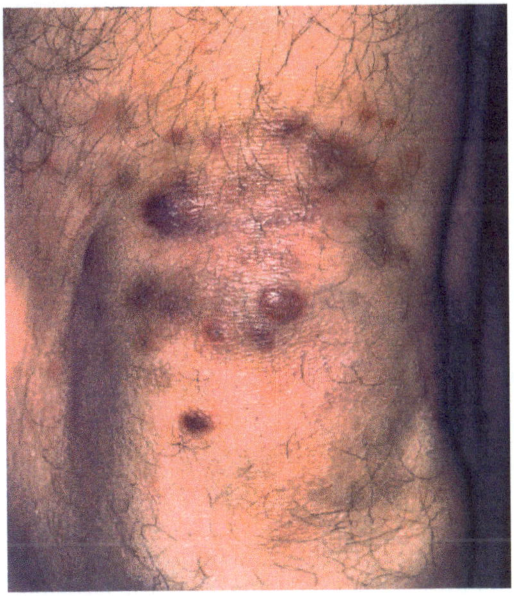

Abb. 4.11-6 Kaposi-Sarkom: bräunlich-rote, flache Tumorherde am Knie eines HIV-Patienten.

Neuinfektionen pro Jahr. Drei Viertel der Infizierten sind (unbehandelt) nach sieben Jahren an Aids erkrankt. Die Gesamtsterblichkeit beträgt nahezu 100 %. Weil die einmal eingetretene Infektion therapeutisch große Probleme aufwirft, ist die Prophylaxe wichtig. Die Vermeidung sexueller Infektionen (Kondome bieten einen relativen Schutz) und die sorgfältige Untersuchung aller Blutbestandteile, die therapeutisch angewendet werden, sind zu fordern.
Die Krankheitszeichen sind auf Störungen der Funktion der T-Lymphozyten zurückzuführen. Aus ihrer kompletten Insuffizienz folgt das Darniederliegen der körpereigenen Abwehr (Aids). Das klinisch wichtigste Symptom ist das Auftreten von Infektionen mit opportunistischen Erregern, die normalerweise harmlose oder wenig aggressive Krankheiten verursachen. Das Kaposi-Sarkom (Abb. 4.11-6) tritt bei 30–50 % der Erkrankten auf, es ist durch das humane Herpesvirus (HHV) 8 verursacht.
Die Diagnose gründet sich auf den Antikörpernachweis: 99 % aller Infizierten haben nach ca. 40 Tagen einen positiven „Aids-Test". Die Viren selbst können im Blut bereits vor Auftreten der Antikörper gefunden werden. Auch für den

Tabelle 4.11-3 *Behandlung der HIV-Infektion (Empfehlungen der Deutschen STD-Gesellschaft, 2001).*

Stadium	Wichtigste Befunde	Nukleosid-analoga	Protease-inhibitoren	Nichtnukleosidale reverse Transskriptase-hemmer
HIV-assoziierte Symptome asymptomatische Patienten	alle oder < 350 CD4-Lymphozyten	Zidovudin	Lamivudin Didanosin	Indinavir, Ritonavir, Nelfinavir, Saquinavir Efavirenz
asymptomatische Patienten	350–500 CD4-Lymphozyten 10.000–20.000 Genomkopien	Zidovudin	Lamivudin Didanosin	Indinavir, Ritonavir Abacavir, Nevirapin
asymptomatische Patienten postexpositionelle Prophylaxe	> 500 CD4-Lymphozyten 10.000–20.000 Genomkopien	Zidovudin	Lamivudin Didanosin	wie oben Delavirdin

Virusnachweis gibt es industriell angebotene DNA-Amplifikationsreaktionen. Die Bestimmung der Zahl der Viruskopien im Blut wird für die Indikation und Überwachung der Therapie empfohlen.

Zur Therapie stehen Medikamente mit verschiedenen Wirkmechanismen zur Verfügung: Nukleosidanaloga, Proteinsynthesehemmer und nicht-nukleosidale reverse Transkriptasehemmer. Alle haben mehr oder weniger schwerwiegende Nebenwirkungen. Tabelle 4.11-3 gibt die Empfehlungen der Deutschen STD-Gesellschaft wieder.

Die Therapie erfolgt stets in Kombinationen der drei Substanzgruppen. Sie ist lebenslang durchzuführen. Während der Therapie sollte die Zahl der Viruskopien (virus load) gemessen werden.

Literatur

Cucurull E, Espinoza LR: Gonococcal arthritis. Rheum Dis Clin North Am 1998; 24: 305–322.

Halpern CT, Udry JR, Suchindran C: Monthly measures of salivary testosterone predict sexual activity in adolescent males. Arch Sex Behav 1998; 27: 445–465.

Hughes G, Brady AR, Catchpole MA et al.: Characteristics of those who repeatedly acquire sexually transmitted infections: a retrospective cohort study of attendees at three urban sexually transmitted disease clinics in England. Sex Transm Dis 2001; 28: 379–386.

Jäger H: Hygienevorschriften für Krankenhaus und Arztpraxis. In Jäger H: AIDS und HIV-Infektionen. Ecomed, Landsberg,1989.

Korting HC, Abeck D, Neubert U et al.: Diagnose und Therapie des Ulcus molle heute. Kasuistik und Literaturübersicht. Hautarzt 1989; 40: 418–422.

Murphy FK, Patamasucon P: Congenital syphilis: In Holmes KK, Mardh PA, Sparling PF, Wiesner PJ: Sexually Transmitted Diseases. McGraw-Hill, New York, 1984.

Petzoldt D, Gross G (Hrsg.): Diagnostik und Therapie sexuell übertragbarer Krankheiten. Leitlinien 2001 der Deutschen STD-Gesellschaft, Springer, 2001.

Rietmeijer CA, Van Bemmelen R, Judson FN, Douglas JM Jr: Incidence and repeat infection rates of Chlamydia trachomatis among male and female patients in an STD clinic: implications for screening and rescreening. Sex Transm Dis 2002; 29: 65–72.

Wald A, Langenberg AG, Link K et al.: Effect of condoms on reducing the transmission of herpes simplex virus type 2 from men to women. JAMA 2001; 285: 3100–3106.

Weinstock GM, Hardham JM, McLeod MP et al.: The genome of Treponema pallidum: new light on the agent of syphilis. FEMS Microbiol Rev 1998; 22: 323–332.

4.12 Sexualität und Tumorerkrankungen

Hermann J. Berberich

4.12.1 Einleitung

Tumorerkrankungen und ihre Behandlung sind mit erheblichen psychischen Belastungen verbunden. Ihre seelische Bewältigung hängt von mehreren Faktoren ab:

1. von der Persönlichkeitsstruktur des Patienten und davon,wie er bisher gelernt hat, mit starken Belastungen in seinem Leben umzugehen;
2. vom Schweregrad der Erkrankung und der mit der Behandlung verbundenen Lebenseinschränkungen und
3. von der Qualität seiner sozialen Beziehungen, an erster Stelle steht hier die Lebenspartnerschaft.

Diese kann sich sowohl positiv als auch negativ auf den Krankheitsbewältigungsprozess auswirken.
Eine Analyse der Beziehungsstrukturen bei Paaren, bei denen der männliche Partner an einem fortgeschrittenen Prostatakarzinom erkrankt war, mittels des so genannten Giessen-Tests konnte aufzeigen, dass die jeweilige Paarbeziehungsstruktur einen maßgeblichen Einfluss auf die Krankheitsbewältigung des Patienten und auf die Lebensqualität sowie den psychosomatischen Beschwerdedruck beider Partner hat (Berberich und Brähler, 2001).
Eine gute Paarbeziehung kann sich in vielfältiger Weise ausdrücken: zum Beispiel im Verfolgen gemeinsamer Aufgaben, Ziele oder Interessen. Eine besondere Form des gemeinsamen Erlebens besteht im körperlichen Kontakt zwischen den Partnern, der von der Umarmung bis zum Koitus reichen kann.

Die Funktion von Sexualität umfasst im Wesentlichen drei Dimensionen:

1. **Die beziehungsorientierte Dimension zur Erfüllung psychosozialer Grundbedürfnisse nach Angenommensein, Nähe, Schutz, Geborgenheit und Sicherheit. Dieses Grundbedürfnis ist kulturübergreifend und bei allen Menschen vorhanden.**
2. **Die reproduktive Dimension als Garant der Fortpflanzung.**
3. **Die Lustdimension. Sie umfasst alle Möglichkeiten des Lustgewinns durch sexuelles Erleben (Beier et al. 2001).**

Urologische Tumorerkrankungen und ihre Behandlung sowie die mit der Krankheitsbewältigung einhergehenden Probleme können sich erheblich auf das sexuelle Erleben der Partner auswirken. Dabei können die Dimensionen jeweils in unterschiedlicher Weise betroffen sein.

4.12.2 Hodentumorerkrankung und Familienplanung

Patienten, die sich wegen eines Hodentumors einer Ablatio testis unterziehen müssen, können allein durch die Veränderung des Körperbildes psychisch belastet sein. Nach einer Untersuchung von Klippel und Weißbach aus dem Jahr 1976 fühlen sich ca. 20 % hierdurch erheblich beeinträchtigt.
Müssen sich die Patienten mit einem nichtseminomatösen Hodentumor zusätzlich einer retroperitonealen Lymphknotenausräumung unterziehen, kann dies aufgrund der intraoperativen Verletzung des Plexus hypogastricus superior zu einem Emissionsverlust führen. Dies kann sich einerseits nachteilig auf den Erregungsablauf selbst auswirken, andererseits bedeutet es eine erhebliche Beeinträchtigung der Familienplanung, da es sich meistens um junge Männer im Alter zwischen 18 und 35 Jahren handelt. Seit der Einführung so genannter ejakulationsprotektiver Operationstechniken, bei denen jeweils das präaortale Gebiet unterhalb der A. mesenterica der nicht befallenen Seite ausgespart bleibt, kann die Ejakulation zwischen 90 und 100 % erhalten werden (Foster et al. 1998).
Ist allerdings eine chemotherapeutische Behandlung erforderlich, sollten die Patienten bis zu zwei Jahre nach der Behandlung kein Kind zeugen.

Deshalb sollte bei bestehendem Vaterschaftswunsch im Rahmen der Primärdiagnostik ein Spermiogramm mit der Option zur Kryokonservierung angefertigt werden. Ähnlich wie bei anderen infertilen Paaren kann sich diese Situation äußerst nachteilig auf die sexuelle Kommunikation der Partner auswirken. Dies ist insbesondere dann der Fall, wenn ein überwertiger Kinderwunsch vorliegt und es dadurch zu einer Dysbalance zwischen der beziehungsorientierten und der reproduktiven Dimension von Sexualität kommt. Ungewollte Kinderlosigkeit begünstigt häufig, dies zeigt der klinische Alltag, ein Rückzugsverhalten aus der Sexualität bis hin zum Auftreten aller bekannten sexuellen Funktionsstörungen (Erektionsstörungen, Orgasmusstörungen etc.).

Therapeutisches Ziel sollte deshalb nicht nur die reproduktionsmedizinische Realisierung des Kinderwunsches sein, vielmehr sollte dem Paar dahingehend geholfen werden, auch ein Leben ohne Kinder als eine lebenswerte Alternative zu betrachten.

Dies ist auch im Hinblick auf eine positive Krankheitsverarbeitung durch den Hodentumorpatienten von erheblicher Bedeutung. Eine der wenigen Untersuchungen zu den psychischen Problemen bei Hodentumorpatienten und ihren Angehörigen wurde von Moynihan 1987 durchgeführt. Trotz einer durchweg sehr guten Verlaufsprognose konnten bis zu 5 Jahre nach der Tumorerkrankung Anzeichen einer hohen psychischen Belastung sowohl bei den Patienten als auch bei ihren Angehörigen festgestellt werden. Arbeitslosigkeit und Scheidungsraten waren höher als bei der „Normalbevölkerung".

4.12.3 Prostatakarzinom und erektile Dysfunktion

Das Prostatakarzinom ist heute mit ca. 30 000 Neuerkrankungen pro Jahr die häufigste Tumorerkrankung des älteren Mannes.
In den letzten Jahren wurden große Anstrengungen unternommen, die mit der Behandlung verbundenen negativen Auswirkungen auf die Sexualität zu minimieren. Galt früher die erektile Dysfunktion als unvermeidliche Folge einer radikalen Prostatektomie oder Zystoprostatektomie, bemühte man sich in den letzten Jahren verstärkt, diese unerwünschte Nebenwirkung durch möglichst nerverhaltende OP-Methoden zu vermeiden. Nach einer Untersuchung von Weldon et al. aus dem Jahre 1996 gaben von 220 Patienten (ø 67 Jahre), die sich einer radikalen Prostatektomie unterziehen mussten und laut Angaben der Autoren nerverhaltend operiert wurden, lediglich 50 (23 %) an, vor der Operation noch sexuell aktiv gewesen zu sein. Bei 70 % stellten sich innerhalb von 24 Monaten wieder normale Erektionen ein. Die Hamburger Arbeitsgruppe berichtete dagegen von einem Potenzerhalt von lediglich 33 % nach nerverhaltender radikaler Prostatektomie (Hammerer et al. 1995).
Entgegen der bislang allgemein vertretenen Position, dass mit einer medikamentösen Behandlung der erektilen Dysfunktion erst 6–12 Monate nach dem operativen Eingriff begonnen werden sollte, wenn die Kontinenz der Patienten abschließend beurteilt werden kann, propagieren Porst und Montorsi eine möglichst frühzeitige intrakavernöse PGE1-Injektion, weil hierdurch dem Schrumpfungsprozess des kavernösen Gewebes vorgebeugt werden könne und höhere Potenzraten zu erreichen seien (Porst, 2002).
Ob die Strahlenbehandlung des Prostatakarzinoms langfristig höhere Potenzraten als die radikale Prostatektomie garantiert, muss noch durch weitere Untersuchungen geklärt werden. Während sich die Erektionsfähigkeit bis zu zwei Jahre nach radikaler Prostatektomie noch deutlich bessern kann, können sich im gleichen Zeitraum noch radiogene vaskuläre Spätschäden einstellen, die einen Potenzverlust zur Folge haben.
Lilleby et al. (1999) führten eine vergleichende Untersuchung bei Patienten durch, die sich zwischen 1987 und 1995 entweder einer radikalen Prostatektomie oder Strahlentherapie des Prostatakarzinoms unterzogen hatten. Während 71 % der Prostatektomiepatienten über Erektionsstörungen klagten, taten dies nur 50 % der Bestrahlungspatienten. Ob die Strahlentherapie längerfristig wirklich zu deutlich besseren Ergebnissen im Hinblick auf den Potenzerhalt führt, bedarf weiterer Untersuchungen.

Man darf jedoch nicht aus dem Auge verlieren, dass bereits zahlreiche Prostatakarzinompatienten zum Zeitpunkt der Krankheitsdiagnose aus unterschiedlichen Gründen an Erektionsstörungen leiden.

Nach den epidemiologischen Daten der Massachusetts Male Aging Study von 1994 sind 9,6 % der Männer im Alter zwischen 40 und 70 Jahren von einer schweren und 25,2 % von einer mäßiggradigen Erektionsstörung betroffen (Feldman et al. 1994).

Eine Befragung der urologischen Universitätsklinik Köln bei 8000 Männern (ø 51,8 Jahre) kommt zu ähnlichen Ergebnissen. Insgesamt gaben 19,2 % der Männer Erektionsstörungen an. Allerdings wünschten nur 6,9 % eine entsprechende Behandlung (Engelmann 1999). Angesichts dieser Zahlen ist es nicht verwunderlich, dass nur einer Minderheit nach radikaler Prostatektomie trotz der operativen Bemühungen die Aufnahme regelmäßiger sexueller Aktivitäten gelingt und eine relativ geringe Anzahl von dem therapeutischen Angebot dauerhaft Gebrauch macht.

Loughlin et al. (1997) befragten 259 Patienten, ob sie eine Behandlung ihrer Erektionsstörungen wünschten. Lediglich 101 Patienten sandten die Antwortbögen zurück. 60 % davon wünschten allerdings keine längerfristige Behandlung.

4.12.4 Kolorektale Tumoren

Mit 57.000 Neuerkrankungen jedes Jahr ist das Kolonkarzinom die zweithäufigste Tumorerkrankung in Deutschland. Männer erkranken häufiger als Frauen. Sind ausgedehnte operative Eingriffe im kleinen Becken wie zum Beispiel bei der Rektumamputation oder bei der kontinenten Rektumresektion erforderlich, kann es ebenfalls zu einer Verletzung der Nervi cavernosi und zu einer postoperativen Impotenz kommen. Wird der Plexus hypogastricus bei der Operation traumatisiert, kann dies eine retrograde Ejakulation zur Folge haben. Auch hat man sich in den letzten Jahren bemüht, möglichst nerverhaltende Operationsverfahren zu entwickeln (Shah und Huddy, 2001).

4.12.5 Veränderungen des Körperbildes

Häufig führt die Behandlung einer urologischen Tumorerkrankung zu einer erheblichen Veränderung des Körperbildes. Beispiele hierfür sind das Ileostoma nach radikaler Zystektomie, große OP-Narben nach Tumornephrektomie, der Verlust der Körperbehaarung infolge einer Chemotherapie oder Gewichtszunahme als Folge einer androgenopriven Behandlung bei einem fortgeschrittenen Prostatakarzinom. Solche Veränderungen belasten das Selbstwertgefühl der Patienten in erheblichem Maß.

Vielen Patienten fällt es schwer, ihren veränderten Körper zu akzeptieren.
Körperliche Kontakte zum Partner werden deshalb vermieden.

Der Partner ist ebenfalls verunsichert und hält sich zurück, weil er befürchtet, seinen erkrankten Partner zu überfordern oder ihm weh zu tun. Dies ist nicht selten bei Stomapatienten der Fall. Der Patient hingegen glaubt, sein Partner würde durch die Körperbildveränderung abgestoßen und gehe deshalb auf Abstand. Hier kann nur ein offenes Gespräch über die sexuellen Bedürfnisse helfen. Hat man vor der Erkrankung nicht gelernt, dies zu tun, fällt es allerdings danach doppelt schwer.

4.12.6 Sexuelle Rehabilitation: Das Paar als Patient

Ob es zu einer Wiederaufnahme von sexuellen Aktivitäten kommt, hängt eben nicht allein von somatischen Faktoren, sondern im Wesentlichen von der Qualität der sexuellen Kommunikation vor der Operation und vom Verlauf der Krankheitsbewältigung selbst ab (Abb. 4.12-1).

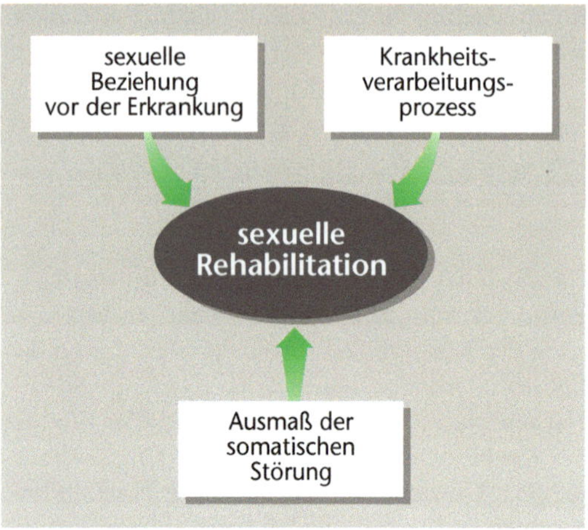

Abb. 4.12-1 Determinanten der sexuellen Rehabilitation bei Tumorerkrankungen.

Sowohl bei dem Patienten als auch bei seinem Partner kann die Erkrankung zu einer depressiven Reaktion führen, die wiederum einen Libidoverlust zur Folge haben kann. Geht man von dem umfassenderen Verständnis von Libido als „Lebensenergie“ aus, wird verständlich, dass eine sehr belastende Tumorbehandlung erheblich an dieser Energie zehren kann.

Das physiologische Korrelat hierzu sind hohe Kortisolspiegel, wie sie sich häufig bei depressiven Patienten finden (Parker et al. 2003). Diese können sich wiederum störend auf die Testosteronsynthese und somit auf die Libido auswirken.

Bei urologischen Tumorerkrankungen kommt hinzu, dass viele von ihnen die Genitalregion selbst betreffen. Eine Folge hiervon ist, dass diese Region häufig angstbesetzt ist und ein Ort erhöhter körperlicher Selbstwahrnehmung für den Rest des Lebens bleibt.

Eine Befragung bei 431 schwedischen Männern im Alter zwischen 50 und 80 Jahren, die an einem Prostatakarzinom erkrankt waren, ergab, dass mehr als ein Fünftel von ihnen mit keinem Menschen über die mit der Erkrankung verbundenen Sorgen sprechen konnte. Lebten sie hingegen in einer Partnerschaft, betrug die Anzahl lediglich 10 %, während 80 % der allein lebenden Prostatakarzinompatienten niemanden hatten, dem sie ihre Sorgen mitteilen konnten. Diese Patienten hatten eine eindeutig schlechtere Lebensqualität (Helgason et al. 2001).

Eine Untersuchung bei Paaren, bei denen der männliche Partner an einem fortgeschrittenen Prostatakarzinom erkrankt war, zeigte, dass insbesondere das Thema Sexualität bei vielen systematisch in der partnerschaftlichen Kommunikation ausgeklammert wurde. Lediglich im Rahmen der Aufklärung über die Nebenwirkungen einer androgenopriven Behandlung wurde darüber kurz gesprochen, um es danach zu vermeiden. Die meisten Paare betrachteten den Verlust der Sexualität als ein notwendiges Opfer für das Weiterleben des an Prostatakarzinom erkrankten Partners (Boehmer und Clark, 2001). Da die meisten Prostatakarzinompatienten älter sind, kommt die gesellschaftliche Tabuisierung von Sexualität im Alter hinzu.

Insbesondere jüngere Ärzte haben Schwierigkeiten, mit einem Patienten, der vom Alter her ihr Vater sein könnte, über Sexualität zu sprechen.

Das ist einer der Gründe, warum man sich häufig auf die Information über mögliche Hilfsmittel, seien sie medikamentös oder apparativ, zur Erlangung einer Erektion beschränkt.

Das Ziel einer sexuellen Rehabilitation ist jedoch nicht in erster Linie die Wiederherstellung einer verloren gegangenen organischen Funktionsfähigkeit, sondern die Verbesserung der sexuellen Beziehungsqualität der Partner, die nicht nur in der Penetration besteht.

Dem Paar soll geholfen werden, sich gegenseitig das psychosoziale Grundbedürfnis nach partnerschaftlicher Nähe und Akzeptanz zu erfüllen. Es kommt darauf an, mit ihnen die Möglichkeiten einer sexuellen Kommunikation unter den neuen Bedingungen zu erarbeiten. Hierbei kann es sinnvoll sein, die körpersprachliche Kommunikation zunächst unter Ausklammerung des genitalen Verkehrs zu gestalten. Dies kann in Form von „Partnermassagen“ in Anlehnung an die Paartherapie nach Masters und Johnson geschehen. Dabei sollte man jedoch keinem starren Schema folgen, sondern die „Zärtlichkeitsübungen" sollten sich an den individuellen Bedürfnissen und Möglichkeiten des Paares orientieren. Später kann man zu gegenseitigen Stimulationstechniken übergehen, die auch ohne erigierten Penis anregend und befriedigend sein können, und zwar nicht als Ersatz für den genitalen Verkehr, sondern als Bereicherung der sexuellen Kommunikation. Die Partner können dann gemeinsam mit dem behandelnden Arzt entscheiden, ob und zu welchem Zeitpunkt sie medikamentöse oder apparative Hilfen benutzen wollen, um auch genital miteinander kommunizieren zu können. Der Koitus wird dann weniger mit der organischen Funktionsfähigkeit, sondern mehr mit partnerschaftlicher Zärtlichkeit in Verbindung gebracht. Durch diese Fokusverschiebung wird der Aufbau eines unnötigen Leistungsdrucks sowohl für den erkrankten Partner als auch für das Paar insgesamt vermieden.

Eine erfolgreiche sexuelle Rehabilitation ist ein wichtiger salutogenetischer Beitrag zur Bewältigung einer Tumorerkrankung.

Literatur

Beier KM, Bosinski HAG, Hartmann U, Loewit K: Sexualmedizin, S. 99, 2001.

Berberich HJ, Brähler E: Prostatakarzinom, Krankheitsverarbeitung und Partnerschaft. In: Brähler E, Kupfer J (Hrsg.): Mann und Medizin. S. 234–247, 2001.

Boehmer U, Clar JU: Communication about prostate cancer between men and their wives. J Fam Pract 2001; 50: 226–231.

Engelmann U: Epidemiologie einer verschwiegenen Männerkrankheit. Vortrag Symposium „Die Zukunft der ED-Behandlung", 16.10.1999 Berlin.

Feldman HA, Goldstein I, Hatzichristou DG et al.: Impotence and its medical and psychosocial correlates: Results of the Massachusetts Male Aging study. J Urol 1994; 151: 54–61.

Foster RS, Ragan DC, Bihrle R et al.: Fertility update on nerve sparing RPLND in clinical stage I nonseminoma. J Urol 1998; 159 (Suppl): 48.

Hammerer P, Hübner D, Gonnermann D, Huland H: Perioperative und postoperative Komplikationen der pelvinen Lymphadenektomie und radikalen Prostatektomie bei 320 konsekutiven Patienten. Urologe A 1995; 34: 334–342.

Helgason AR, Dickmann PW, Adolfson J, Steineck G: Emotional isolation: prevalence and effect on wellbeing among 50–80-year-old prostate cancer patients. Scand J Urol Nephrol 2001; 35: 97–101.

Lilleby W, Fossá SD, Waehre HR, Olsen DR: Long-term morbidity and quality of life in patients with localized prostate cancer undergoing definitive radiotherapy or radical prostatectomy. Int J Radiat Oncol Biol Phys 1999; 43: 735–743.

Loughlin KR, O'Leary MP, Talcott JA et.al.: An examination of the patient's response to impotence following radical prostatectomy: a blinded patients questionnaire. J Urol 1997; 157 (Suppl): 356.

Moynihan C: Testicular cancer: the psychosocial problems of patients and their retalitves. Cancer Surv 1987; 6: 477–510.

Parker KJ,Schatzberg AF, Lyons DM: Neuroendocrine aspects of hypercortisolism in major depression. Horm Behav 2003; 43: 60–66.

Porst H: Manual der Impotenz. S. 154. Uni-Med Verlag, Bremen, 2002.

Shah EF, Huddy SP: A prospective study of genito-urinary dysfunction after **surgery** for colorectal cancer. Colorectal Dis 2001; 3: 122–125.

Weldon VE, Travel RE, Neuwirth H, San Rafael CA: Continence, potency and morbidity rates after radical perineal prostatectomy J Urol 1996; 155 (Suppl): 400A.

4.13 Todesfälle durch Geschlechtsverkehr

Frank-Michael Köhn

4.13.1 Einleitung

Eine Vielzahl von „Notfällen" oder unerwarteten Zwischenfällen sind im Zusammenhang mit sexueller Betätigung beschrieben worden (Banerjee, 1996). Sie umfassen relativ harmlose Probleme wie z.B. Frenulumeinrisse, Verletzungen der Vorhaut mit Infektionen oder lokale allergische Reaktionen sowie ernstere Komplikationen wie Penisrupturen, Priapismus und anaphylaktische

Reaktionen. Auch neurologische Zwischenfälle wie koitaler Kopfschmerz, Hirnblutungen oder andere zerebrovaskuläre Notfälle sind bekannt. Bei älteren Patienten werden aber vor allem der plötzliche Herztod und Herzinfarkte im Zusammenhang mit sexueller Betätigung gefürchtet. Hierbei bestehen zum Teil unberechtigte Ängste und Sorgen, die durch entsprechende Artikel in der Laienpresse noch verstärkt werden. Berichte über Todesfälle, die mit der Einnahme von Sildenafil in Zusammenhang gebracht wurden, haben die Diskussion über eventuelle Gefahren von Geschlechtsverkehr im höheren Alter zwischenzeitlich neu belebt. Hierbei ist aber zu berücksichtigen, dass ein Gefährdungspotenzial für Sildenafil nur dann gegeben ist, wenn die Kontraindikationen nicht berücksichtigt werden (lebensbedrohliche Absenkung des Blutdrucks bei gleichzeitiger Einnahme nitrathaltiger Medikamente). Additive, aber sich nicht potenzierende Effekte auf den Blutdruck fanden sich bei gleichzeitiger Gabe des Kalziumantagonisten Amlodipin und Sildenafil. Auch andere Antihypertensiva zeigten keine sicherheitsrelevanten Nebenwirkungen; Substanzen, die Stickoxid freisetzen, sollten nicht eingesetzt werden, um größere Blutdruckabfälle zu vermeiden (Rosenkranz und Erdmann, 2001). Untersuchungen an Männern mit koronarer Herzkrankheit wiesen einen durchschnittlichen Abfall des systolischen Blutdrucks unter Einnahme von Sildenafil um 7 mmHg nach. Es fanden sich keine signifikanten Unterschiede bezüglich des Ausfalls des Belastungs-EKGs bei mit Plazebo oder Sildenafil behandelten Männern (Arruda-Olson et al. 2002). Bisher haben sich somit keine Hinweise darauf ergeben, dass die Therapie mit Sildenafil mit einem höheren Risiko für kardiovaskuläre Zwischenfälle verbunden ist (Sadovsky et al. 2001; Wysowski et al. 2002).

Eine mögliche klinische Relevanz von Todesfällen während sexueller Betätigung wird auch daraus abgeleitet, dass die Prävalenz der erektilen Dysfunktion mit zunehmendem Alter und damit die Wahrscheinlichkeit gleichzeitig bestehender Allgemeinerkrankungen ansteigen. In multinationalen epidemiologischen Untersuchungen wiesen 18 % der 50- bis 54-Jährigen, 29 % der 55- bis 59-Jährigen, 38 % der 60- bis 64-Jährigen und 54 % der 65- bis 70-Jährigen Erektionsstörungen auf (Nicolosi et al. 2003). Herzerkrankungen waren ein wesentlicher Risikofaktor für das Auftreten einer erektilen Dysfunktion.

4.13.2 Häufigkeit von Todesfällen während sexueller Aktivität

Genaue Angaben zur Häufigkeit von Todesfällen im Zusammenhang mit sexueller Betätigung liegen nicht vor und sind wegen der vermuteten Dunkelziffer auch schwer zu erfassen (Steeno, 1987). Eine erste Untersuchung zu dem Thema ist fast 40 Jahre alt; Ueno (1963) wertete über 5500 plötzliche Todesfälle aus und fand in 0,6 % Assoziationen mit sexueller Betätigung. In 28 der 34 Fälle waren Männer betroffen, die vor allem an kardiovaskulären Komplikationen verstarben. Dabei zeigte sich keine erhöhte Bevorzugung einer bestimmten Altersgruppe. Besondere Beachtung fand damals die Tatsache, dass sich nur 6 der 34 Todesfälle unter häuslichen Bedingungen „in den Armen der Partner(innen)“ ereigneten, während 18 Todesfälle bei sexueller Betätigung in Hotels beobachtet wurden. Später wurde daraus mit moralisierendem Unterton die Gefährlichkeit außerehelicher Sexualkontakte durch das erhöhte Stresspotenzial abgeleitet.

Untersuchungen aus Deutschland (Berlin) berichteten über 30 Todesfälle (1,7 %) bei sexueller Betätigung innerhalb eines Kollektivs von 1722 unerwarteten Todesfällen (Krauland 1976). Wieder waren Männer (n = 28) wesentlich häufiger betroffen als Frauen (n = 2). Als Todesursache wurde überwiegend eine koronare Herzerkrankung diagnostiziert, die in 50 % auch vorher bekannt war. Der Altersgipfel der von einem plötzlichen Tod im Zusammenhang mit sexueller Betätigung betroffenen deutschen Männer lag bei über 50 Jahre. Interessant war auch der Zeitpunkt des Todes, der fünfmal vor, neunmal während und 16-mal nach dem Geschlechtverkehr eintrat. Wie bei den japanischen Untersuchungen fand sich eine Häufung bei außerehelichen Sexualkontakten. Ähnliche Verteilungsmuster wurden auch in einer österreichischen Studie angegeben (Missliwetz und Kmen, 1985).

Insgesamt sind Todesfälle im Zusammenhang mit sexueller Aktivität sehr seltene Ereignisse mit anzunehmender großer Dunkelziffer. Prädispositionsfaktoren sind offensichtlich das männliche Geschlecht, kardiovaskuläre Vorerkrankungen und auch der vorherige Genuss von Alkohol.

4.13.3 Kardiovaskuläre Belastungen während sexueller Betätigung

Die während des Geschlechtsverkehrs auftretende körperliche Belastung wird von Patienten (und Ärzten) häufig überschätzt. Das ist zum Teil auch auf ältere Untersuchungen aus den 50er-Jahren zurückzuführen, als die Messungen von Herz-Kreislauf-Reaktionen während des Koitus noch unter sehr artifiziellen und für die Paare belastenden Laborbedingungen durchgeführt wurden (Stein, 2000). Später fanden sich in Studien unter angenehmeren Rahmenbedingungen während des Orgasmus und des Geschlechtsverkehrs Herzfrequenzen zwischen 90 und 140 Schlägen/min (Stein 2000). Die Auswirkungen sexueller Aktivität auf den Blutdruck hängen maßgeblich von den Ausgangsbedingungen ab. Gesunde Männer zeigen während des Orgasmus einen nur moderaten Anstieg des Blutdrucks auf ca. 160/80 mmHg (Nemec et al. 1976). Bei Messungen an unbehandelten hypertensiven Personen waren systolische und diastolische Blutdruckspitzen bis 300 bzw. 175 mmHg nachweisbar (Mann et al. 1982).
Die bei sexueller Betätigung auftretenden Belastungen können als MET (Metabolic Equivalent of the Task) ausgedrückt werden, wobei 1 MET einem Sauerstoffverbrauch von 3,5 ml O_2/kg pro Minute entspricht. Sie liegen im Rahmen moderater Aktivitäten des alltäglichen Lebens (Tab. 4.13-1, Stein, 2000).

Tabelle 4.13-1 *Energieverbrauch bei täglichen Aktivitäten gemessen in MET (Metabolic Equivalent of the Task). 1 MET = Sauerstoffverbrauch von 3,5 ml O_2/kg pro Minute.*

Tägliche Aktivität	MET
GV mit Lebenspartner	
– wenig Aktivität	2–3
– viel Aktivität	5–6
Heben und Tragen von Gegenständen (9–20 kg)	4–5
Laufen (1 Meile in 20 min auf ebener Strecke)	3–4
Golf	4–5
Gartenarbeiten	3–5
leichte Hausarbeit	2–4
schwere Hausarbeit	3–6

4.13.4 Das Herzinfarktrisiko während sexueller Betätigung

Muller et al. präsentierten 1996 die Auswertung der Krankengeschichten von 858 Patienten, die in dem Jahr vor ihrem Herzinfarkt noch sexuell aktiv waren. Bei 9 % der Patienten ging in den letzten 24 Stunden vor dem Herzinfarkt eine sexuelle Aktivität voraus; 3 % berichteten über sexuelle Betätigungen in den vorausgehenden 2 Stunden. Damit liegt das relative Risiko für einen Herzinfarkt in dem Zeitintervall von 2 Stunden nach sexueller Aktivität bei 2,5 (Muller et al. 1996). Trotz dieses erhöhten relativen Risikos muss aber berücksichtigt werden, dass sexuelle Aktivität nur in 0,9 % der betroffenen Patienten als wahrscheinlicher Auslöser für den Herzinfarkt in Betracht kam und das relative Risiko für Patienten mit vorhergehendem Herzinfarkt oder pektanginösen Beschwerden durch sexuelle Aktivität nicht weiter ansteigt. Außerdem ist der Anstieg des absoluten Risikos sehr gering und beträgt 0,1 % während eines Jahres für Individuen mit hohem kardiovaskulären Risiko und wöchentlicher sexueller Aktivität (Kimmel, 2000). Ähnliche Ergebnisse fanden sich auch in einer schwedischen Studie (Moller et al. 2001). Darüber hinaus besteht auch keine klare Assoziation zwischen Geschlechtsverkehr und dem Auftreten von Schlaganfällen (Ebrahim et al. 2002).
Eine klinisch relevante Beziehung besteht aber zwischen dem Auftreten einer erektilen Dysfunktion und dem Risiko für eine koronare Herz-

Tabelle 4.13-2 *Risikoeinschätzung bei Patienten mit Herzerkrankungen vor Therapie ihrer erektilen Dysfunktion.*

Geringes Risiko	eingestellter Hypertonus asymptomatisch, ≤ 3 Risikofaktoren für KHK (außer Alter und Geschlecht) Erkrankungen der Herzklappen mit geringen Symptomen leichte und stabile Stenokardien Zustand nach Revaskularisierung Z. n. unkompliziertem Herzinfarkt (> 6–8 Wochen) Herzinsuffizienz (NYHA, Klasse I)
Mittleres Risiko	kürzlicher Herzinfarkt (2–6 Wochen) drei Risikofaktoren für KHK (außer Alter und Geschlecht) Herzinsuffizienz (NYHA, Klasse II) Linksherzinsuffizienz mäßige, stabile Stenokardien
Hohes Risiko	instabile Angina pectoris nicht eingestellter Hypertonus Herzinsuffizienz (NYHA, Klasse III,IV) Herzinfarkt oder Schlaganfall vor weniger als 14 Tagen Arrhythmien mit hohem Risiko hypertrophe Kardiomyopathie mäßige bis schwerwiegende Erkrankungen der Herzklappen

krankheit. Männer im Alter von 50–59 Jahren, die gleichzeitig über Erektionsstörungen berichten, haben ein signifikant erhöhtes Risiko für die Entwicklung koronarer Herzkrankheiten (Speel et al. 2003). Insofern kann das Symptom „erektile Dysfunktion" auch einen wichtigen Hinweis auf den kardiovaskulären Zustand des Patienten geben.

4.13.5 Empfehlungen zur sexuellen Aktivität bei koronarer Herzkrankheit und nach Herzinfarkt

Der Einfluss eines Herzinfarktes auf die sexuelle Aktivität der Patienten wurde zunehmend seit Mitte der 70er-Jahre untersucht. Schon früh fiel damals auf, dass die Frequenz des Geschlechtsverkehrs nach dem Herzinfarkt deutlich abnahm, obwohl 90 % der Patienten wieder berufstätig waren und scheinbar im Alltag normale Aktivität entfalteten (Bloch et al. 1975). Häufige Erklärungen für die Einschränkung des Sexuallebens sind Abnahme der Libido, Erektionsstörungen, Depression, Angst (auch vor plötzlichem Herztod während sexueller Aktivität), Müdigkeit, pektanginöse Beschwerden und Sorgen der Frauen vor möglicher körperlicher Überanstrengung des Sexualpartners.

Die große Bedeutung der Aufklärung des betroffenen Mannes und seiner Partnerin sowie die Thematisierung der Sexualität nach dem Herzinfarkt ist bereits frühzeitig erkannt worden (Watts, 1976). Im Vordergrund steht dabei die Information des Patienten über die kardiale Belastung während sexueller Betätigung, die von ihm selbst häufig überschätzt wird. Hierbei ist eine enge Kooperation mit den behandelnden Kardiologen notwendig. In diese Beratungsgespräche müssen auch mögliche relevante Medikamenteninteraktionen (z.B. Nitrate und Sildenafil) einfließen.

Bei Verdacht auf eine koronare Herzkrankheit oder Unklarheit über die körperliche Leistungsfähigkeit eines älteren Mannes empfiehlt sich die Veranlassung eines Belastungs-EKG. Es ist sehr gut geeignet, ischämische Episoden während sexueller Aktivität zu erfassen. Bei 88 Männern mit koronarer Herzkrankheit fanden sich klinisch stumme kardiale Ischämien in 24 % und symptomatische Ischämien bei 7 %. Alle Männer mit

Tabelle 4.13-3 *Risikofaktoren für kardiovaskuläre Erkrankungen.*

- Hypertonie
- Diabetes
- Rauchen
- Hyperlipidämie
- chronische Nierenerkrankungen
- Alter
- ethnischer Hintergrund
- Geschlecht
- Genussmittel
- assoziierte klinische Erkrankungen
- Stenokardien, Arrhythmien, Herzinfarkt etc.

Zeichen der kardialen Ischämie während sexueller Aktivität zeigten auch entsprechende Veränderungen während des Belastungs-EKGs, während alle Männer ohne Ischämie im Belastungs-EKG auch keine entsprechende Ischämie während des Geschlechtsverkehrs aufwiesen (Drory et al. 1995). Aus kardiologischer Sicht wird sogar eine fachbezogene Untersuchung bei allen Patienten mit erektiler Dysfunktion gefordert (Gorge et al. 2003).

Für das Management von Patienten mit erektiler Dysfunktion und kardiovaskulären Erkrankungen gibt es detaillierte Empfehlungen (DeBusk et al. 2000). Hierbei wird eine Klassifizierung nach niedrigem, mittlerem und hohem Risiko (Tab. 4.13-2) vorgeschlagen, das auch die Risiken für kardiovaskuläre Erkrankungen (Tab. 4.13-3) und die Einteilung der Herzinsuffizienz nach der New York Heart Association (NYHA, Tab. 4.13-4) berücksichtigt (Jackson et al. 2002). Bei Patienten mit niedrigem Risiko besteht keine erhöhte Gefahr kardiovaskulärer Komplikationen im Zusammenhang mit sexueller Aktivität. Bei mittlerem Risiko empfiehlt sich zunächst eine abwartende Haltung, bis weitere kardiologische Untersuchungen vorliegen. Männern mit hohem Risiko sollte zunächst von sexueller Betätigung abgeraten werden, bevor die internistisch-kardiologische Therapie nicht zu einer Besserung der kardialen Situation geführt hat. Diese Entscheidungen sollten ohne fachkundige kardiologische Betreuung des Patienten nicht getroffen werden.

Tabelle 4.13-4 *Klassifikation der Herzinsuffizienz durch die New York Heart Association.*

Grad I	Patienten mit Herzerkrankungen, aber keinen Beschwerden während normaler körperlicher Tätigkeit
Grad II	leichte Beschwerden; körperliche Betätigung wie Spaziergänge führen zu Dyspnoe
Grad III	deutliche Einschränkungen; leichte Auslösung der Symptome z. B. durch Gehen auf ebener Strecke
Grad IV	Atemnot in Ruhe

Literatur

Arruda-Olson AM, Mahoney DW, Nehra A et al.: Cardiovascular effects of sildenafil during exercise in men with known or probable coronary artery disease: a randomized crossover trial. JAMA 2002; 287: 719–725.

Banerjee A: Coital emergencies. Postgrad Med J 1996; 72: 653–656.

Bloch A, Maeder JP, Haissly JC: Sexual problems after myocardial infarction. Am Heart J 1975; 90: 536–537.

DeBusk R, Drory Y, Goldstein I et al.: Management of sexual dysfunction in patients with cardiovascular disease: recommendations of the Princeton Consensus Panel. Am J Cardiol 2000; 86 (Suppl.): 62F–68F.

Drory Y, Shapira I, Fisman EZ, Pines A: Myocardial ischemia during sexual activity in patients with coronary artery disease. Am J Cardiol 1995; 75: 835–837.

Ebrahim S, May M, Ben Shlomo Y et al.: Sexual intercourse and risk of ischaemic stroke and coronary heart disease: the Caerphilly study. J Epidemiol Community Health 2002; 56: 99–102.

Gorge G, Fluchter S, Kirstein M, Kunz T: Sexualität, erektile Dysfunktion und das Herz: ein wachsendes Problem. Herz 2003; 28: 284–290.

Jackson G, Betteridge J, Dean J et al.: A systematic approach to erectile dysfunction in the cardiovascular patient: a Consensus Statement-update 2002. Int J Clin Pract 2002; 56: 663–671.

Kimmel SE: Sex and myocardial infarction: an epidemiological perspective. Am J Cardiol 2000; 86 (Suppl.): 10F–3F.

Krauland W: Unerwarteter Tod. Sexualmedizin 1976; 10 (Suppl.): XX-XXIII.

Mann S, Craig MW, Gould BA et al.: Coital blood pressure in hypertensives. Cephalgia, syncope, and the effects of beta-blockade. Br Heart J 1982; 47: 84–89.

Missliwetz J, Kmen A: Der unerwartete natürliche Tod bei sexuellen Handlungen. Beitr Gerichtl Med 1985; 43: 433–435.

Moller J, Ahlbom A, Hulting J et al.: Sexual activity as a trigger of myocardial infarction. A case-crossover analysis in the Stockholm Heart Epidemiology Programme (SHEEP). Heart 2001; 86: 387–390.

Muller JE, Mittleman A, Maclure M et al.: Triggering myocardial infarction by sexual activity. Low absolute risk and prevention by regular physical exertion. Determinants of Myocardial Infarction Onset Study Investigators. JAMA 1996; 275: 1405–1409.

Nemec ED, Mansfield L, Kennedy JW: Heart rate and blood pressure responses during sexual activity in normal males. Am Heart J 1976; 92: 274–277.

Nicolosi A, Moreira ED Jr, Shirai M et al.: Epidemiology of erectile dysfunction in four countries: cross-national study of the prevalence and correlates of erectile dysfunction. Urology 2003; 61: 201–206.

Rosenkranz S, Erdmann E: Wechselwirkungen zwischen Sildenafil und Antihypertensiva – Was ist gesichert? DMW 2001; 126: 1144–1149.

Sadovsky R, Miller T, Moskowitz M, Hackett G: Three-year update of sildenafil citrate (Viagra) efficacy and safety. Int J Clin Pract 2001; 55: 115–128.

Speel TG, van Langen H, Meuleman EJ: The risk of coronary heart disease in men with erectile dysfunction. Eur Urol 2003; 44: 366–370.

Steeno O: Coital death. Andrologia 1987; 19: 229–232.

Stein RA: Cardiovascular response to sexual activity. Am J Cardiol 2000; 86 (Suppl.): 27F–29F.

Ueno M: The so-called coition death. Jap J Legal Med 1963; 17: 337.

Watts RJ: Sexuality and the middle-aged cardiac patient. Nurs Clin North Am 1976; 11: 349–359.

Wysowski DK, Farinas E, Swartz L: Comparison of reported and expected deaths in sildenafil (Viagra) users. Am J Cardiol 2002; 89: 1331–1334.

5

Fertilität und Fertilitätskontrolle

5.1 Prozess der sexuellen Maturation .. 166
5.1.1 Ontogenese der hormonellen hypothalamischen – hypophysären – gonadalen – hormonellen Achse 166
5.1.2 Körperliche Pubertätsmerkmale 167

5.2 Unerfüllter Kinderwunsch 168
5.2.1 Definitionen 168
5.2.2 Prävalenz und Prognose............ 169
5.2.3 Psychosoziale Problematik.......... 170
5.2.4 Motivation zum Kinderwunsch...... 170
5.2.5 Ursachen des unerfüllten Kinderwunsches 171
5.2.6 Unerfüllter Kinderwunsch und Umweltnoxen 171

5.3 Hypogonadismus 172
5.3.1 Definition und Einteilung 172
5.3.2 Fertilitätsstörungen................ 173
5.3.3 Androgenmangelsyndrom 174
5.3.4 Diagnostisches Vorgehen 175
5.3.5 Ursachen des Hypogonadismus...... 175
5.3.6 Therapeutische Möglichkeiten 176
5.3.7 Zusammenfassung 176

5.4 Spermatozoenreifungsstörungen ... 177
5.4.1 Spermatozoenreifung im Nebenhoden 177
5.4.2 Ursachen einer gestörten Nebenhodenfunktion.............. 178
5.4.3 Diagnostik....................... 179
5.4.4 Therapie......................... 180

5.5 Spermakonservierung............. 181
5.5.1 Einleitung 181
5.5.2 Indikationen 182
5.5.3 Biophysikalische Grundlagen........ 182
5.5.4 Kryoprotektiva 182
5.5.5 Lagerung der Kryospermakonserven . 182
5.5.6 Gefrier- und Auftauvorgang 183
5.5.7 Schädigungen der Spermatozoen durch den Gefrier- / Auftauvorgang 183
5.5.8 Erregerübertragung durch Kryosperma...................... 183
5.5.9 Anforderungen an die Spermaqualität vor Kryokonservierung 184
5.5.10 Schwangerschaftsraten mit kryokonservierten Spermatozoen........ 184
5.5.11 Inanspruchnahme von Kryospermadepots durch Tumorpatienten....... 184

5.6 Reproduktive Funktion und genetisches Risiko bei zunehmendem Alter.............. 185
5.6.1 Fertilität......................... 186
5.6.2 Ejakulatqualität................... 186
5.6.3 Spermatozoenfunktion 187
5.6.4 Genetische Risiken 187
5.6.5 Komplexe Ätiologie 189
5.6.6 Empfehlungen.................... 189

5.7 Familienplanung, Empfängnisverhütung 190
5.7.1 Effektivität und Einteilung der Methoden 190
5.7.2 Methoden der Empfängnisverhütung. 192
Hormonale Kontrazeption.......... 192
Intrauterinpessare (IUP) 193
Methoden der natürlichen Familienplanung (NFP)............ 194
Coitus interruptus und reservatus ... 195
Barrieremethoden................. 195

5.8 Männliche Kontrazeption 197
5.8.1 Medikamentöse Ansätze zur männlichen Kontrazeption 197
Einführung 197
Prinzip der hormonellen Kontrazeption beim Mann 197
Hormonelle Kontrazeption mit Testosteron 198
Hormonelle Kontrazeption mit Androgenen und Gestagenen 198
Hormonelle Kontrazeption mit Androgenen und GnRH-Antagonisten...................... 198

Nichthormonelle Methoden zur Kontrazeption beim Mann 199
5.8.2 Operatives Verfahren männlicher Kontrazeption – die Vasektomie 200
Einleitung 200
Aufklärungsgespräch 201
Anforderungen an die Vasektomietechnik 202
Operative Techniken der Vasektomie . 202
Nachsorge 204
Spontane Rekanalisation 205
Komplikationen nach Vasektomie 205
Vermeintliche Langzeiteffekte der Vasektomie 206

5.1 Prozess der sexuellen Maturation

Stefan A. Wudy

Die körperlichen Veränderungen, die mit der Pubertät einhergehen, sind auf die Sekretion gonadaler Steroidhormone von Hoden oder Ovarien zurückzuführen. Die Sekretion dieser Steroidhormone wird gesteuert durch die hypophysären Gonadotropine LH (luteinisierendes Hormon) und FSH (follikelstimulierendes Hormon). Die Sekretion der Gonadotropine wiederum wird durch die Produktion von Gonadotropin-Releasing-Hormon (GnRH) aus dem Hypothalamus kontrolliert.

5.1.1 Ontogenese der hormonellen hypothalamischen – hypophysären – gonadalen – hormonellen Achse

Fetale Entwicklung

GnRH-Neurone entstammen dem Epithel der olfaktorischen Organanlage und migrieren zu Teilen des medialen basalen Hypothalamus und der Region des Nucleus arcuatus. Im humanen fetalen Hirngewebe ist GnRH schon von der 4. bis 5. Woche an nachweisbar. GnRH-Neurone können im fetalen Hypothalamus ab der 9. Gestationswoche (GW) gefunden werden. Ihre Axone kontaktieren die Kapillaren des sich entwickelnden hypothalamisch-hypophysären Portalsystems nach ca. 16 GW. LH und FSH sind um die 10. GW in der Hypophyse nachweisbar und werden ab der 11.–12. GW in den fetalen Kreislauf abgegeben. Von diesem Zeitpunkt an ist die Hypophyse gegenüber GnRH responsiv. Um die Mitte der Schwangerschaft herum entsprechen die Konzentrationen von LH und FSH denjenigen menopausaler Frauen. Zum Geburtszeitpunkt hin sind die Konzentrationen abnehmend. Ebenfalls nimmt nach der Mitte der Schwangerschaft die pulsatile Abgabe von GnRH und konsekutiv die episodische Sekretion von LH und FSH ab. Dies ist evtl. auf einen zunehmenden Hemmmechanismus im Hypothalamus zurückzuführen. Hohe Konzentrationen von Östrogenen und Progesteron in der fetalen Zirkulation wirken hemmend auf die GnRH-Pulse und folglich auf die Sekretion von LH und FSH.

Frühe Kindheit

Nur beim männlichen Geschlecht kommt es kurz nach der Geburt zu einem initialen Anstieg der LH-Sekretion. Mit dem Abfall plazentarer Steroidhormone werden LH und FSH zunehmend pulsatil sezerniert. Beim männlichen Säugling werden pubertäre Testosteronkonzentrationen im Plasma erreicht. Jedoch fallen nach nur wenigen Monaten postnatal die Gonadotropin- und Testosteronkonzentrationen im Plasma auf das niedrige Niveau präpubertärer Jungen ab.

Präpubertät

Folgende endokrine Konstellation ist für die Präpubertät bei Jungen charakteristisch: niedrige GnRH-Pulsfrequenz, hohe Ratio von FSH zu LH, niedrige Amplituden der LH- und FSH-Pulse, erhöhte Sensitivität des GnRH-Pulsgenerators.

Pubertät

Zwischen 9 und 14 Jahren kommt es bei ca. 95 % der Knaben zu einem Einsetzen der körperlichen Pubertätszeichen. Den körperlichen Veränderungen gehen folgende hormonelle Veränderungen voraus: Eine allmähliche Reaktivierung des GnRH-Pulsgenerators; initial nehmen Frequenz und Amplitude der LH-Pulse während des Schlafes zu, im weiteren Pubertätsverlauf steigen die LH- und FSH-Konzentrationen im Plasma an; gleichfalls erhöht sich die Zahl der Gonadotropinpulse sowohl tagsüber als auch während der Nacht; die Pulse treten durchschnittlich alle 90–120 Min. auf.

5.1.2 Körperliche Pubertätsmerkmale

Tannerstadien der Pubertätsentwicklung

Die Beschreibung der körperlichen Pubertätsmerkmale erfolgt am zweckmäßigsten nach dem Vorschlag von Tanner (1975). Hierbei wird jedes Merkmal separat beschrieben: Entwicklung der Schambehaarung (P, Pubes) sowie der Genitalveränderungen bei Knaben (G, Genitale). Da die Entwicklung jedes Merkmals unabhängig von den anderen Merkmalen erfolgen kann, gibt es keine einheitliche Gesamtskala bei der Bewertung der Pubertätsentwicklung (s. Tab. 5.1-1, 5.1-2).

Hodenwachstum

Das erste körperliche Zeichen der Pubertätsentwicklung ist bei Knaben das Hodenwachstum (testikuläres Volumen ≥ 3 ml). Die genitalen Veränderungen bei Knaben umfassen Veränderungen in der Textur der Skrotalhaut sowie die Größenentwicklung des Penis. Das Hodenwachstum beginnt bei Jungen mit ca. 10 Jahren. Bei der Beurteilung des Hodenwachstums sind 2 Komponenten zu berücksichtigen: Die LH-Sekretion stimuliert das Wachstum der Leydig-Zellen und somit die Testosteronproduktion. FSH und Testosteron tragen zur Entwicklung der Tubuli seminiferi und der Spermatogenese bei. Die Menge dieses germinativen Epithels bedingt in erster Linie die Größe der Testes. Die Spermarche tritt mit ca. 13,5 Jahren ein. Die Ermittlung des Hodenvolumens erfolgt mit dem Prader'schen Orchidometer (Rotationselipsoide unterschiedlicher Volumina als Vergleichskörper bei der Palpation) oder sonographisch.

Stimmbruch

Der Stimmbruch beginnt bei Knaben mit ca. 13 Jahren und die Stimmlage des Erwachsenen ist mit ca. 15 Jahren dann erreicht.

Pubertätswachstumsschub

Die gesteigerte Produktion gonadaler Sexualsteroide führt wahrscheinlich zur gesteigerten Sekretion von Wachstumshormon. Während der Pubertät kommt es zu einem Anstieg der Frequenz und Amplitude der Wachstumshormonsekretionspulse. Konsekutiv steigen die Plasmakonzentrationen des Insulin-like-growth-factor I (IgF I) an. Der Wachstumsspurt beginnt beim männlichen Geschlecht mit dem Genitalstadium Tanner 3 und erreicht seinen Gipfel zwischen den Genitalstadien Tanner 4 und 5 (ca. 14–15 Jahre). Der Wachstumszuwachs während der Pubertät beträgt bei Knaben nach beginnender Hodenvergrößerung noch ca. 31 cm und nach beginnender Schambehaarung noch ca. 25 cm.

Tabelle 5.1-1 *Entwicklung der Schambehaarung (P = Pubesbehaarung) nach Tanner.*

Stadium P 1	die Behaarung der Genitalgegend ist gleich wie die des Abdomens, d. h. keine Pubesbehaarung
Stadium P 2	spärliches Wachstum von langen, leicht pigmentierten, geraden oder nur ganz leicht gekräuselten Haaren an der Basis des Penis
Stadium P 3	wesentlich dunklere, dichtere und gekräuselte Haare über der Symphyse
Stadium P 4	Haare wie beim Erwachsenen, Ausdehnung jedoch geringer, noch nicht dreieckförmig und kein Übergang auf Innenseite der Oberschenkel
Stadium P 5	dreieckförmige Verteilung der Haare mit horizontalem Abschluss (klassische feminine Verteilung), Übergang auf Innenseite der Oberschenkel
Stadium P 6	weitere Ausdehnung dreieckförmig auf der Linea alba gegen den Nabel hin zugespitzt. Dieses Stadium wird von ca. 80 % normaler Männer, aber auch von ca. 10 % normaler Frauen erreicht.

Tabelle 5.1-2 *Entwicklung des männlichen Genitales (G) nach Tanner.*

Stadium G 1	Befund wie in früher Kindheit (präpuberale Verhältnisse)
Stadium G 2	*Skrotum:* leicht gerötet mit leicht veränderter Oberfläche. *Testes:* leicht vergrößert *Penis:* geringes oder kein Wachstum
Stadium G 3	*Skrotum und Testes:* sind weiter gewachsen *Penis:* Wachstum hat eindeutig begonnen, vor allem in Länge, ein wenig auch in der Breite.
Stadium G 4	*Skrotum:* größer, Haut etwas dunkler. *Penis:* weiteres Wachstum in Länge und Breite mit Entwicklung der Glans
Stadium G 5	adulte Verhältnisse

Pubertätsgynäkomastie

Auch bei gesunden adoleszenten Jungen kann – um den Zeitpunkt des Genitalstadiums 4 herum – eine Brustentwicklung im Sinne einer Pubertätsgynäkomastie eintreten. In mehr oder minder großem Ausmaß besteht eine solche Pubertätsgynäkomastie bei ca. 60 % aller Knaben um das 14.–15. Lebensjahr herum. Bei ca. 25 % der Knaben besteht die Pubertätsgynäkomastie noch nach 1 Jahr und bei ca. 5 % der Knaben noch nach 2 Jahren. In seltenen Fällen kann eine stärkere Brustdrüsenvergrößerung Anlass zu einer chirurgischen Intervention sein.

Die klinische Beobachtung der Geschlechtsmerkmale ist die Grundlage für die Beurteilung der Pubertätsentwicklung. Die Beschreibung erfolgt nach den Stadien von Tanner. Hormonelle Untersuchungen sind nur bei speziellen Fragestellungen notwendig.

Literatur

Grumbach MM, Styne DM Puberty: Ontogeny, Neuroendocrinology, Physiology, and Disorders. In: Wilson JD, Foster DW (Eds.): Williams Textbook of Endocrinology, p. 1139. W. Saunders Company, Philadelphia, 1992.

Largo RH, Prader A: Pubertal development in Swiss boys. Helv Paediat Acta 38: 1983; 211–228.

Tanner JM: Growth and Endocrinology of the Adolescent. In: Gardener LI: Endocrine and Genetic Diseases of Childhood and Adolescence. 2nd Edition, p 14. W. Saunders Company, Philadelphia, 975.

5.2 Unerfüllter Kinderwunsch

Hans-Jürgen Glander

5.2.1 Definitionen

Unerfüllter Kinderwunsch wird mit den synonym verwendeten Begriffen Sterilität oder Infertilität bezeichnet. Die Begriffe werden für Männer und Frauen angewandt. Heute wird jedoch global der Begriff **Infertilität** bevorzugt, da Sterilität mehrere Bedeutungen einschließt (Nieschlag und Behre, 2000). Infertilität bezeichnet das Gegenteil von **Fertilität**, d.h. Zeugungsfähigkeit. Es wurde aber auch vorgeschlagen, von **Subfertilität** oder **relativer Infertilität** zu sprechen (Jansen, 1995), da eine Infertilität nicht absolut eine spätere Schwangerschaft, evtl. mit einer anderen Partnerin, ausschließt. Weiterhin ist eine **primäre** (bisher keine Schwangerschaft) von einer **sekundären Infertilität** (keine weiteren Schwangerschaften) zu unterscheiden. **Fekundität** beschreibt die Wahrscheinlichkeit einer Lebendgeburt pro Menstruationszyklus.

Ein unerfüllter Kinderwunsch liegt vor, wenn ein Jahr lang regelmäßig ungeschützter Geschlechtsverkehr ausgeübt wurde, ohne dass eine Konzeption eintrat (Rowe et al. 1993).

Das Zeitlimit in der Definition ist mit der Beobachtung begründbar, dass in unselektierten konzipierenden Patientengruppen 90 % der erfolgten Schwangerschaften innerhalb des ersten Jahres bei ungeschütztem Koitus auftraten. Steigendes Lebensalter der Partnerinnen ab 25 Jahre und die Koitusfrequenz beeinflussen jedoch diese Zeitschiene. Bei *intakter* Spermatogenese soll die optimale Koitusfrequenz bei 3- bis 4-mal pro Woche liegen (McLeod et al. 1955).

5.2.2 Prävalenz und Prognose

Die Studien zur Prävalenz des unerfüllten Kinderwunsches basieren entweder auf Zahlen der klinischen Infertilitätssprechstunde oder auf Populationsuntersuchungen. Die Prävalenz des unerfüllten Kinderwunsches ist geographisch sehr unterschiedlich und wird im Durchschnitt mit 14 % eingeschätzt (ESHRE, 1994). Die Zahlen sind jedoch mit Zurückhaltung aufzunehmen, da bei den Erhebungen oft nicht zwischen gewollter oder ungewollter bzw. temporärer oder permanenter Kinderlosigkeit unterschieden wird (Brähler et al. 2001).

Eine signifikante Veränderung der Prävalenz des unerfüllten Kinderwunsches über die Jahrzehnte scheint nicht zu bestehen. Beachtenswert ist, dass weniger als die Hälfte der Paare mit unerfülltem Kinderwunsch eine medizinische Hilfe anstrebt (Olsen et al. 1996). Die Zahl *permanent ungewollt* kinderloser Paare in Deutschland wurde in der Vergangenheit mit 15–20 % angegeben (Bruckert, 1991). Neuere Untersuchungen zeigten, dass der Prozentsatz dieser Paare zu hoch veranschlagt wurde und etwa 3 % beträgt (Brähler und Stöbel-Richter, 2002). Es steigt jedoch die Zahl der gewollt kinderlosen Paare.

Temporäre Kinderlosigkeit ist heute relativ häufig. Etwa 30 % aller späteren Mütter sind mindestens einmal ein Jahr lang davon betroffen. In der gesamten europäischen Stichprobe waren es 24,8 % (Brähler et al. 2001). Diese Kinderlosigkeit ist maßgeblich durch den Aufschub der Realisierung des Kinderwunsches bedingt. Die Erwartung in der Bevölkerung, dass die Reproduktionsmedizin den unerfüllten Kinderwunsch auch in höheren Lebensjahren noch erfolgreich behandeln kann, hat dazu beigetragen, die Realisierung

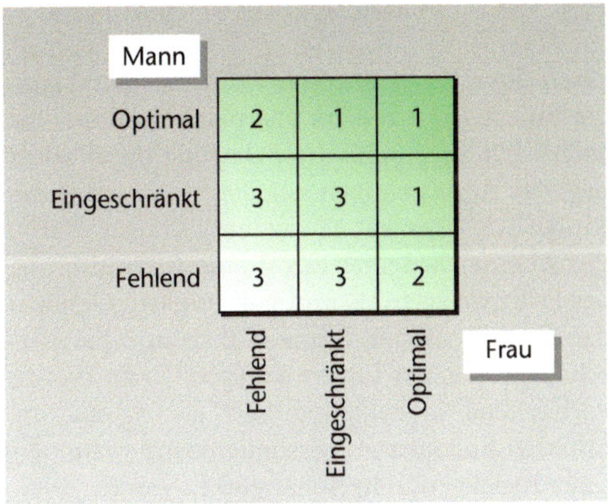

Abb. 5.2-1 Kombinationsvariationen männlicher und weiblicher Infertilitätsgrade (modifiziert nach Nieschlag und Behre, 2000).

des Kinderwunsches noch weiter aufzuschieben und dadurch die Risiken für eine Verminderung der Fekundität zu erhöhen.

> **Nur etwa 3–4 % aller Paare bleiben nach Abschluss ihrer reproduktiven Lebenszeit *ungewollt* kinderlos, während *temporär* bei ca. 25 % der Fälle eine Kinderlosigkeit bestehen kann.**

Unerfüllter Kinderwunsch ist natürlich das Resultat von männlichen *und* weiblichen Infertilitätsfaktoren (McLeod et al. 1955). Ein Partner kann die Fertilitätsstörungen des anderen kompensieren oder verstärken. In Abhängigkeit von einer optimalen, eingeschränkten oder fehlenden Fertilität bei Mann und Frau können grob drei Gruppen von Paaren klassifiziert werden (s. Abb. 5.2-1).

Die Realisierung des Kinderwunsches der Paare der Gruppe 1 wird hochwahrscheinlich spontan eintreten, bei Gruppe 2 benötigt nur der betroffene Partner eine Therapie und in Gruppe 3 beide Partner. Bei unbehandelten Paaren erwiesen sich eine *Dauer* des unerfüllten Kinderwunsches unter 3 Jahren und ein *Alter* der Partnerin unter 30 Jahren als positiver Prognosefaktor für die Erfüllung des Kinderwunsches (Collins et al. 1995).

5.2.3 Psychosoziale Problematik

Unerfüllter Kinderwunsch kann für den Mann die Rolle eines Stressors übernehmen, wobei die Infertilität als psychische Belastung dann selbst negative Auswirkungen auf die Realisierung des Kinderwunsches hat (Pook und Krause, 2001). Für Männer bedeutet es oft eine Erschütterung des Selbstwertgefühls und Hilflosigkeit, Gefühle, die dann zu Trauer, Depressionen und Partnerschaftsproblemen führen können. Ursprünglich vorhandene Vorstellungen zur Lebensgestaltung müssen korrigiert (persönlichkeitspsychologischer Aspekt) und in Abhängigkeit von der Partnerschaftsqualität (beziehungspsychologischer Aspekt) bewältigt werden (Seikowski und Glander, 1989). Nach Bewältigung der Problematik sind Betroffene dann oft in der Lage, die Vorteile eines Lebens ohne Kinder wahrzunehmen.

In ihrer Gesamtheit aber sind Paare mit unerfülltem Kinderwunsch unauffällig und zeigen auch keine größeren partnerschaftlichen Unzufriedenheiten (Strauß et al. 2000).

Mit Zunahme des Alters kann sich jedoch unerfüllter Kinderwunsch negativ auf das subjektive Wohlbefinden auswirken, zu erhöhten Depressionswerten und Unsicherheiten im Sozialkontakt führen (Ningel, 1999). Andererseits muss eine extreme Fixierung des Paares auf die Realisierung des Kinderwunsches vermieden werden, weil damit eine Abnahme von Lebensqualität durch Ignorierung vieler anderer wichtiger Lebensbereiche verbunden ist.

Selbst erfolgreich behandelter unerfüllter Kinderwunsch beim Mann kann psychologische Probleme verursachen. Ungewollt kinderlose Männer, die nach andrologischer Behandlung eine Schwangerschaft erzeugten, zeigten höhere Werte der sozialen Isolierung als Männer in Partnerschaften mit Spontankonzeptionen oder überraschenderweise auch erfolglos therapierte Männer (Küchenhoff et al. 2000).

5.2.4 Motivation zum Kinderwunsch

Die Motivation zum Kinderwunsch ist stark von emotionalen Aspekten geprägt. Bei Männern steht dabei der Wunsch nach emotionaler Stabilisierung und Selbstaufwertung im Vordergrund. Männer haben meist größere Ängste als Frauen vor persönlichen und ökonomischen Einschränkungen nach Realisierung des Kinderwunsches (Stöbel-Richter und Brähler, 2002). Der Kinderwunsch wird aber auch durch soziologische Faktoren beeinflusst. Je höher ein Land entwickelt ist, umso höher sind die Kosten für die Kindsbetreuung, wodurch möglicherweise der Kinderwunsch wieder gebremst wird (Birg, 1998). Es kann daraus sowohl gewollte Kinderlosigkeit, zeitliche Zurückstellung der Kinderwunschrealisierung zu Gunsten anderer Lebensalternativen oder eine Beschränkung der Kinderzahl resultieren.

Der individuelle Kinderwunsch dient der Befriedigung von Bedürfnissen nach familiärer Geborgenheit und ist abhängig von
- **der Persönlichkeitsentwicklung**
- **soziokulturellen Prozessen**
- **lebensgeschichtlichen Erfahrungen**
- **Reifungsprozessen**
- **Partnerbeziehungen**

Das Kind kann aber auch der narzisstischen Selbsterweiterung dienen, wobei das Kind dann Substitution für die eigene nicht vollzogene Selbstverwirklichung sein soll (Frick-Bruder, 1989). Eine Studie von Küchenhoff und Könnecke (2000) unterstützt diese Aussage. Die männliche Kinderwunschmotivation war dabei insbesondere mit Dimensionen der Selbstwertregulation (Narzissmusinventar) verbunden. Je länger der unerfüllte Kinderwunsch bestand und je schlechter die andrologischen Untersuchungsergebnisse ausfielen, umso mehr verstärkte sich der Effekt des unerfüllten Kinderwunsches als Quelle narzisstischer Stabilisierung. Männer mit einer schlechten Fertilitätsprognose ordneten dem Kind eine größere Bedeutung zu und wiesen einen stärker positiv formulierten Kinderwunsch auf als Männer mit guter Fertilitätsprognose (Könnecke et al. 1998).

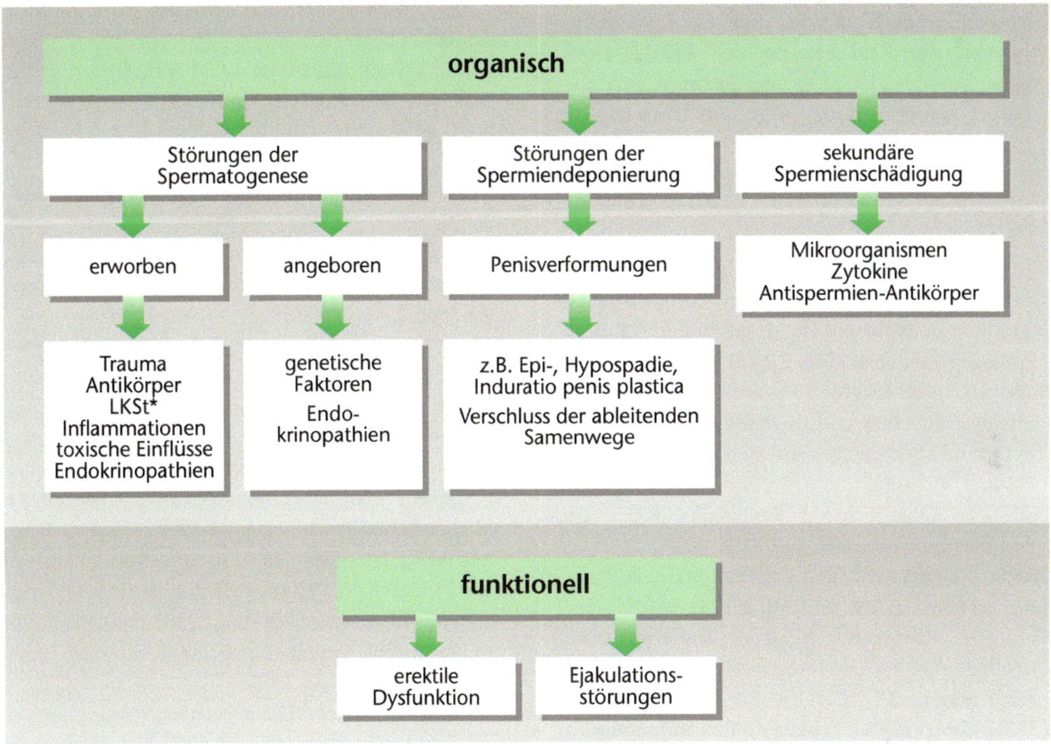

Abb. 5.2-2 Androgene Ursachen eines unerfüllten Kinderwunsches (LKSt* = lokale Kreislaufstörungen).

5.2.5 Ursachen des unerfüllten Kinderwunsches

Eine eingeschränkte Zeugungsfähigkeit ist in der Regel ein Summationseffekt mehrerer ätiopathogenetischer Faktoren und oft der Endzustand einer angeborenen oder erworbenen Schädigung des Germinalepithels.

> **Bei über einem Drittel der ungewollt kinderlosen Paare ist die Sterilität androgen bedingt oder mitbedingt** (Abb. 5.2-2).

Bei etwa einem Viertel der infertilen Patienten bleibt jedoch die ursprüngliche Infertilitätsursache ungeklärt.

5.2.6 Unerfüllter Kinderwunsch und Umweltnoxen

Umwelteinflüssen wird spekulativ eine Rolle beim unerfüllten Kinderwunsch zugewiesen. Der Beweis dafür steht jedoch noch aus. Es ist aber zu bedenken, dass die Situation sehr komplex ist, Umwelteinflüsse Regelmechanismen unterliegen und weitere biologische Faktoren den Effekt modifizieren, z.B. Schadstoffkonzentrationen, Biotransformationen, Blut-Hoden-Schranke, Exposition, Lipidlöslichkeit, Bindung an Makromoleküle usw. Darüber hinaus darf auch nicht ignoriert werden, dass zum Glück erstaunliche Reparaturmechanismen wirksam sind. In der eigenen Sprechstunde konnte bei 9 % der Patienten nach Knochenmarktransplantation eine Reorganisation der Spermatogenese beobachtet werden (Kubel und Glander, 1996).

Verschiedene Noxen können zwar *vorübergehend* die Realisierung des Kinderwunsches verhindern, aber eine *permanente,* absolute Infertilität als Folge von Umwelteinflüssen gehört zu den Raritäten.

Literatur

Birg H: Demographisches Wissen und politische Verantwortung – Überlegungen zur Bevölkerungsentwicklung Deutschlands im 21. Jahrhundert. Z Bevölkerungswissenschaft 1998; 23: 221–251.

Brähler E, Stöbel-Richter Y, Huinink J et al.: Zur Epidemiologie gewollter und ungewollter Kinderlosigkeit in Ost- und Westdeutschland. Reproduktionsmedizin 2001; 17: 157–162.

Brähler E, Stöbel-Richter Y: Familienfeindlicher Zeitgeist? Reproduktionsmedizin 2002; 18: 276–282.

Bruckert E: How frequent is unintentional childlessness in Germany? Andrologia 1991; 23: 245–250.

Collins JA, Burrows EA, Wilan AR: The prognosis for live birth among untreated infertile couples. Fertil Steril 1995; 64: 22–28.

ESHRE Capri Workshop: Male sterility and subfertility: guidelines for management. Hum Reprod 1994; 9: 1260–1264.

Frick-Bruder V: Die Betreuung des infertilen Paares unter Einbeziehung psychosomatischer und psychodynamischer Aspekte. In: Schirren C, Bettendorf G, Leidenberger F, Frick-Bruder V (Hrsg.): Unerfüllter Kinderwunsch. S. 187–205. Deutscher Ärzteverlag, Köln, 1989.

Jansen RPS: Elusive fertility: fecundability and assisted conception in perspective. Fertil Steril 1995; 64: 252–254.

Könnecke R, Küchenhoff J, Riesbeck M et al.: Kinderwunsch-Motivation ungewollt kinderloser Männer. In: Brähler E, Goldschmidt S (Hrsg.): Psychosoziale Aspekte von Fruchtbarkeitsstörungen. S. 163–187, Huber, Bern Göttingen Toronto Seattle, 1998.

Kubel Ch, Glander HJ: Testicular functions after bone marrow transplantation (long-term follow up analysis). Andrologia 1996; 28: 61–62.

Küchenhoff J, Könnecke R: Der (unerfüllte) männliche Kinderwunsch und seine Bedingungen. In: Brähler E, Felder H, Strauß B (Hrsg.): Fruchtbarkeitsstörungen. Jahrbuch der Medizinischen Psychologie, Bd 17, S. 124–145, Hogrefe Verlag, Göttingen, Bern, Toronto, Seattle, 2000.

McLeod J, Gold RZ, McLane CM: Correlation of the male and female factors in human infertility. Fertil Steril 1955; 6: 112–120.

Nieschlag E, Behre H (Hrsg.): Andrology. 2. Aufl., S. 2–5, 379–382, Springer; Berlin, Heidelberg, New York, 2000.

Ningel K: Ein Leben ohne Kinder – Gründe und langfristiger Umgang. Z Familienplanung Sexualpädagogik Sexualberatung 1999; 27: 11–13.

Olsen J, Küppers-Chinnow M, Spinelli A: Seeking medical help for subfecundity: a study based upon surveys in five European countries. Fertil Steril 1996; 66: 95–100.

Pook M, Krause W: Infertilität als Stressor. In: Brähler E, Kupfer J (Hrsg.): Mann und Medizin. Jahrbuch der Medizinischen Psychologie, Bd 19, S. 179–190, Hogrefe Verlag, Göttingen, Bern, Toronto, Seattle, 2001.

Rowe PJ, Comhaire FH, Hargreave TB et al.: WHO manual for the standardized investigation and diagnosis of the infertile couple. Cambridge University Press, Cambridge, 1993.

Seikowski K, Glander, HJ: Partnerschaftssituation bei der Vorbereitung einer therapeutischen donogenen Insemination. Zbl Gynäkol 1989; 111: 43–46.

Stöbel-Richter Y, Brähler E: Männer und Kinderwunsch. In: Seikowski K, Starke K (Hrsg.): Sexualität des Mannes. S. 59–69, Pabst Science Publishers Lengerich, Berlin, Bremen, Riga, Rom, 2002.

Strauß B, Bettge S, Bindt C et al.: Psychosomatik in der Reproduktionsmedizin, Teil I: Diagnostik. Z Med Psych 2000; 9: 101–109.

5.3 Hypogonadismus

Gerhard Schreiber

5.3.1 Definition und Einteilung

Zwischen Spermatogenese und testikulärer Steroidogenese bestehen pathophysiologisch enge Beziehungen, die sowohl diagnostisch als auch therapeutisch von Bedeutung sind.

Die Insuffizienz der Gonadenfunktion bezeichnet man als „Hypogonadismus", der die germinative und/oder die endokrine Störung einschließt. Oft werden diese als Infertilität und (endokriner) Hypogonadismus getrennt dargestellt.

Unter **Hypogenitalismus** wird eine Hypoplasie des äußeren Genitales verstanden, die nicht mit einer Gonadeninsuffizienz einhergehen muss. Vom **Eunuchoidismus** spricht man, wenn klinisch ein Kastraten-ähnlicher Körperbau auffällig wird.

Der Hypogonadismus lässt sich nach verschiedenen Gesichtspunkten unterteilen:

- Art des Funktionsausfalls
  - exokrin (germinativ, tubuläre Insuffizienz)
  - endokrin (hormonal, Leydig-Zellinsuffizienz)
- Verhalten der Gonadotropine
  - hypergonadotrop (primär, testikulär)
  - hypogonadotrop (sekundär, hypothalamisch-hypophysär)
- Zeitpunkt des Eintritts
  - präpuberal (eunuchoider Körperbau)
  - postpuberal (normale Körperproportionen)
  - Altershypogonadismus (Beschwerdekomplex)

Der Verdacht auf einen Hypogonadismus begründet sich im Erwachsenenalter auf Zeichen eines Androgenmangels oder Störungen der Zeugungsfähigkeit. Uncharakteristische Symptome einerseits und nur zurückhaltend berichtete Sexualstörungen andererseits können die Diagnosestellung erschweren. Fertilitätsstörungen werden zumeist erst in einer Partnerschaft offensichtlich, wenn nach 12 Monaten ungeschützten Geschlechtsverkehrs keine Konzeption eintritt.

5.3.2 Fertilitätsstörungen

Der exokrine Hypogonadismus ist weitaus häufiger als der endokrine. Oft fehlt eine klinische Symptomatik, der Sexualverkehr ist meist ungestört, sodass die ärztliche Mitteilung über eine bestehende „Fertilitätsstörung" für den Patienten (und die Partnerin) nicht selten eine Überraschung bedeutet. Hinweise können sich aus der Verringerung des Hodenvolumens < 12 ml (und

Tabelle 5.3-1 *Diagnostik bei Fertilitätsstörungen des Mannes.*

Anamnese	partnerschaftliche Situation, Dauer des Kinderwunsches, Vorerkrankungen (Hodenhochstand, Hodentorsion, Traumen, Infektionen, Diabetes, neurologische Erkrankungen) Vorbehandlungen (Hormone, Operationen) Vorbelastungen (Allgemeinkrankheiten, Stress, Alkohol, Nikotin, Medikamente, Hitze, Strahlung, Umweltfaktoren) Potentia coeundi, Ejakulationsfähigkeit
Klinik	Gesamtstatus Gynäkomastie Genitalfehlbildungen Penis, Hoden (Volumen, Lage), Nebenhoden, Samenstrang (Plexus pampiniformis/Varikozele, Ductus deferens), Prostata, evtl. Bläschendrüse
Spermadiagnostik	*Routine:* Ejakulatvolumen, pH, Spermatozoenzahl, Motilität, Morphologie, Rundzelldiagnostik *Optional:* Infektions- und Entzündungsdiagnostik, Spermatozoenantikörper, Zitrat, Fruktose, α-Glukosidase, Akrosin, Triple-Stain-Färbung
Spezielle Untersuchungen	Sonografie der Genitalorgane Hormondiagnostik (s.Tabelle 5.3-2) Chromosomenanalyse

Zeichen eines endokrinen Hypogonadismus) sowie einem pathologischen Spermabefund ergeben. Bei primär-tubulärer Störung kommt es zu einer kompensatorischen FSH-Erhöhung bzw. einer Inhibin-B-Verminderung.
Anamneseerhebung, eingehende körperliche Untersuchung, wiederholte Spermiogramme unter standardisierten Bedingungen sowie gezielte weitere Untersuchungen gehören zum diagnostischen Programm (Tab. 5.3-1). Zugleich ist der Ausschluss gynäkologischer Ursachen ungewollter Kinderlosigkeit bei der Partnerin erforderlich (AWMF-Leitlinien, 2000).

5.3.3 Androgenmangelsyndrom

Während ein pränataler Testosteronmangel zur Ausbildung eines intersexuellen Genitales führen kann, bleibt ein Androgendefizit in der Kindheit meist stumm. Klinisch eindrucksvoll dagegen ist der **präpuberale Hypogonadismus** (Abb. 5.3-1), gekennzeichnet durch eine blasse, trockene und gefältelte Haut, gerade Stirnhaargrenze, mangelnden Bartwuchs, horizontale Pubeshaargrenze und eine helle Stimme. Die Körperproportionen zeichnen sich durch lange Extremitäten (verspäteter Epiphysenschluss), schmale Schultern, ein breites Becken und schwache Muskulatur aus. Das Genitale ist infantil-hypoplastisch, die Spermatogenese nicht initiiert. Anamnestisch stehen körperliche Schwäche, Rückenschmerzen und eine Frakturneigung im Vordergrund. Fehlende Libido und eine mangelnde Erektionspotenz werden meist nicht beklagt.
Beim **postpuberalen Hypogonadismus** findet sich eine Reduzierung der Sekundärbehaarung, der Hautdurchblutung und -pigmentierung sowie des allgemeinen Antriebs. Sexualstörungen werden gravierend empfunden und sind oft Anlass zur Arztkonsultation. Weitere Untersuchungen können eine Spermatogenesestörung bei Abnahme des Hodenvolumens, Osteoporose, Muskelatrophie und leichte Anämie aufdecken.
Beim sog. **Altershypogonadismus** können Altersbeschwerden und Androgenmangelzustände überlagert sein. Es stehen somatovegetative, psychologische und sexuelle Beschwerden im Vordergrund (Beutel und Wiltink, 2000; Heinemann et al. 1999). Objektive klinische Befunde des alternden Mannes betreffen Abnahme der Knochendichte, Atrophie der Muskulatur, Zunahme des viszeralen Fettes, Anämie, Verlust kognitiver Funktionen und die Zunahme benigner und maligner Prostataerkrankungen.

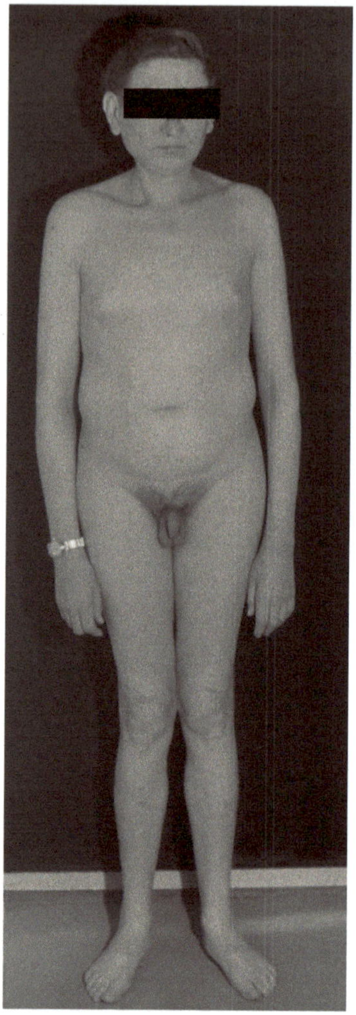

Abb. 5.3-1 39-jähriger Patient mit unbehandeltem präpuberalem Hypogonadismus: eunuchoide Körperproportionen, spärliche Behaarung, Gynäkomastie, Hypogenitalismus und Aspermie. Richtungsweisende Anosmie. Sicherung der Diagnose Kallmann-Syndrom mit basalen Hormonwerten, GnRH-Test und MRT der Hypothalamus-Hypophysen-Region.

Tabelle 5.3-2 *Diagnostik bei Androgenmangelsyndrom des Mannes.*

Anamnese	Pubertätsverlauf, Libido und Erektionspotenz, allgemeiner Antrieb, Leistungsfähigkeit, psychosoziale Situation
Klinik	Körperproportionen, Knochenbau, Fettverteilung, Haut, Haare, Stimme, Geruchssinn, Brustdrüse, Hoden, Prostata
Bildgebende Diagnostik	Sonografie Hoden MRT Hypothalamus-Hypophysen-Region Rö: Knochenalter, quantitative Computertomografie LWS und Tibia Osteoporose
Hormondiagnostik	*basal:* Testosteron, LH, (FSH, Inhibin B, PRL) *Stimulation:* GnRH-Test, HCG-Test
Spezielle Methoden	*Testosteron-Synthese-Störungen:* Δ4-Androstendion und 17-α-OHP im HCG-Test, E_2 *Verfügbarkeit des T:* freies T, SHBG, E_2, T/SHBG *Androgensensitivität:* LH, T, E_2, 17-α-OHP, 5-α-Reduktase, SHBG-Test, *Androgenrezeptor:* DNA-Analyse, Androgenbindung

PRL = Prolaktin, LH = luteinisierendes Hormon, FSH = follikelstimulierendes Hormon, GnRH = Gonadotropin-Releasing-Hormon, SHBG = sexualhormonbindendes Globulin, HCG = humanes Choriongonadotropin, OHP = Hydroxyprogesteron.

Die wichtigsten diagnostischen Schritte bei vermutlichem Androgenmangel (Behre et al. 2000) sind in der Tabelle 5.3-2 zusammengestellt.

5.3.4 Diagnostisches Vorgehen

Entscheidend ist die richtige Bewertung der oft uncharakteristischen Beschwerden des Patienten; die Sexualität wird ungern angesprochen.

> **Ein vertrauensvolles Gespräch, sorgfältige körperliche Untersuchung und gezielte Labordiagnostik sind Voraussetzungen für die Diagnose- und Prognosestellung.**

Ein **endokriner Hypogonadismus** wird zunächst durch die basale Testosteronbestimmung erfasst mit einer Blutabnahme vormittags, möglichst als Poolserum (Normbereich 12–35 nmol/l). Störfaktoren sind Langzeitstress, schwere Erkrankungen, verschiedene Medikamente, erhöhte SHBG-Bindung (sexualhormonbindendes Globulin). Ergänzend erfolgt die LH-Bestimmung zur Differenzierung primär-gonadaler (erhöhtes LH) von sekundär-zentralen Formen (vermindertes LH). Zeitlich protrahierte Blutabnahme oder Serum-Pooling sind zu empfehlen zum Ausgleich der pulsatilen Sekretion (Normbereich 2,5–10 mU/ml). Eine Prolaktinbestimmung ist sinnvoll bei Symptomenkombination: unklare Fertilitäts- und Potenzstörung, Libidoverlust, Gynäkomastie, Galaktorrhö (Normbereich 44–370 ml/l) – erhöhte Werte treten auf bei Stress und unter verschiedenen Medikamenten.

Bei grenzwertigen oder unklaren Befunden kommen Stimulationstests mit Gonadotropin-Releasing-Hormon (GnRH) – hypophysäre Funktion oder menschlichem Choriongonadotropin (HCG) – Leydig-Zellreservekapazität – zum Einsatz. Spezielle endokrinologische Untersuchungen sind auf die Differenzialdiagnose von Testosteronsynthesestörungen, veränderte Testosteronverfügbarkeit sowie die Androgensensitivität gerichtet.

5.3.5 Ursachen des Hypogonadismus

Eine wissenschaftlich begründete Therapie setzt die ätiologische Abklärung voraus. Die Ursache eines endokrinen Hypogonadismus bzw. einer Fertilitätsstörung kann dabei nach der Lokalisation (Hypothalamus, Hypophyse, Testes, ablei-

tende Samenwege, Androgenzielorgane) und nach der Art der Störung (z.B. endokrin, inflammatorisch, genetisch etc.) differenzialdiagnostisch unterschieden werden.
Die häufigste Form des männlichen Hypogonadismus ist das **Klinefelter-Syndrom** (0,2 % der männlichen Bevölkerung) mit einem 47,XXY-Karyotyp und Varianten, einem primären globalen Hodenschaden, unterschiedlichem Grad der Virilisierung und erhöhtem Risiko für Keimzelltumoren sowie Unterschenkelgeschwüren.
Sekundäre Hypogonadismusformen resultieren aus hypothalamischen (GnRH-Mangel) und hypophysären (LH- und FSH-Mangel) Prozessen. Die hierbei auftretende tubulo-interstitielle Hodeninsuffizienz ist bei einer erhaltenen Stimulationsfähigkeit prinzipiell gut therapierbar.
Klinisch sind bei konnatalen Formen eines Hypogonadismus das gehäufte Auftreten eines Maldescensus testis sowie hypothalamische (Adipositas, Diabetes insipidus, Anosmie bei Kallmann-Syndrom) oder hypophysäre Defekte (Minderwuchs, sekundäre Hypothyreose und Nebenniereninsuffizienz, Chiasmasyndrom) auffällig.
Fertilitätsstörungen des Mannes sind in < 10 % der Fälle an hormonelle Ursachen (Nieschlag, 2000) gebunden, häufiger sind (subklinische) Genitaltraktinfektionen, Varikozele oder idiopathische Formen. Daneben sind Lageanomalien der Testes, kohabitative Störungen, Allgemeinkrankheiten, immunologische Faktoren, Hodentumoren, Samenwegsverschlüsse u.a. differenzialdiagnostisch abzutrennen.

5.3.6 Therapeutische Möglichkeiten

Therapieziel ist der Ausgleich eines nachgewiesenen Androgenmangels bzw. die Verbesserung der Spermaqualität mit möglichst kausalem Ansatz.
Fertilitätsstörungen bei sekundärem Hypogonadismus sind rational therapierbar mit einer zyklischen GnRH-Applikation (Minipumpe) oder der Kombination HCG plus hMG (humanes Menopausengonadotropin). Nach Erfüllung des Kinderwunsches kann eine Testosteronsubstitution angeschlossen werden.
Bei idiopathischen Fertilitätsstörungen sind empirische Verfahren (pulsatiles GnRH, hCG/hMG, hochgereinigtes und rekombinantes FSH, Androgene, Antiöstrogene, Aromatasehemmer, Kallikrein, Pentoxyphyllin, Antioxidanzien) mit unterschiedlichem Erfolg eingesetzt worden; abschließende Bewertungen sind noch nicht möglich.
Der seltene hyperprolaktinämische Hypogonadismus wird primär mit dem Dopaminagonisten Bromocriptin behandelt. Darüber hinaus sei auf operative Verfahren und assistierte Reproduktionstechniken verwiesen sowie die Spermakryokonservierung zur Fertilitätsvorsorge.
Basistherapie des Androgenmangels bei Leydig-Zellinsuffizienz ist die Testosteronsubstitution, welche bei präpuberalen Formen schon ab 12.–13. Lebensjahr einsetzen sollte. Standardtherapie ist die Verabreichung von 250 mg Testosteronenanthat alle zwei bis drei Wochen. Alternativ steht eine tägliche transdermale Testosteronapplikation als Pflaster oder Gel zur Verfügung. Kontraindikation ist das Prostatakarzinom; Kontrollen im Rahmen eines Dispensaires werden empfohlen (Snyder, 2001).

5.3.7 Zusammenfassung

Der männliche Hypogonadismus kann unbehandelt zu einer schweren, z.T. irreversiblen Beeinträchtigung der Lebensqualität führen. Aufgrund der Antriebsstörung der Patienten, die sich mit uncharakteristischen Beschwerden oder nur auf Betreiben der Angehörigen vorstellen, ist die diagnostische Sensibilität des erstkonsultierten Arztes gefragt. Die Doppelfunktion des Hodens mit Androgenbildung und deren Bedeutung für Wachstum und Reifung des Organismus auf der einen Seite sowie Samenzellbildung und Fertilität auf der anderen Seite verlangen eine komplexe Sichtweise auf die Pathophysiologie des exokrinen/endokrinen, primären/sekundären sowie präpuberalen/postpuberalen und Altershypogonadismus. Für eine exakte Differenzialdiagnose ist die Zuweisung zum Spezialisten erforderlich. Therapeutisch steht die Substitution des Androgenmangels im Vordergrund. Zur Behandlung von

Fertilitätsstörungen kommen heute pharmakologische und operative Verfahren sowie assistierte Reproduktionstechniken in Frage.

Literatur

AWMF Leitlinienregister 013/019. Diagnostik des infertilen Mannes, Leitsymptom: Unerfüllter Kinderwunsch. 2000. http://www.AWMF-online.de.

Behre HM, Yeung CH, Holstein AF et al.: Diagnostik der Infertilität und des Hypogonadismus. In: Nieschlag E, HM Behre (Hrsg.): Andrologie. Grundlagen und Klinik der reproduktiven Gesundheit des Mannes. S. 97–135. Springer, Berlin Heidelberg, 2000.

Beutel M, Wiltink J: Altersbeschwerden und Testosterondefizit aus psychosomatischer Sicht. Urologe A 2000; 39: 414–417.

Heinemann LAJ, Zimmermann T, Vermeulen A et al.: A new „aging males" symptoms rating scale. Aging male 1999; 2: 105–114.

Nieschlag E: Nosologie andrologischer Krankheitsbilder. In: Nieschlag E, HM Behre (Hrsg.): Andrologie. Grundlagen und Klinik der reproduktiven Gesundheit des Mannes. pp. 91–95. Springer, Berlin Heidelberg, 2000.

Snyder PJ.: Effects of age on testicular function and consequences of testosterone treatment. J Clin Endocrinol Metab 2001; 86: 2369–2372.

5.4 Spermatozoenreifungsstörungen

Gerd Haidl

5.4.1 Spermatozoenreifung im Nebenhoden

Nachdem die Spermatozoen den Hoden verlassen haben, gelangen sie über das Rete testis und die Ductuli efferentes in den Nebenhodengang, wo sie normalerweise zwischen 2 und 11 Tagen verweilen. Während der Nebenhodenpassage durchlaufen die Spermatozoen eine Vielzahl von Reifungsschritten, die mit physiologischen, biochemischen und morphologischen Veränderungen verbunden sind, wodurch sie die Fähigkeit zur Progressivbeweglichkeit erlangen und mit Funktionen ausgestattet werden, die sie für die Befruchtung der Eizelle benötigen.

Unter anderem verändern sich Lipid- und Proteingehalt der Spermatozoen, die Oberflächenladung und der Energiemetabolismus. Es kommt zur Verfestigung der Membranstrukturen und zunehmenden Kernkondensation, Veränderungen der Lektinrezeptoren, Aufnahme androgenkontrollierter Antigene aus dem Nebenhoden sowie Ausbildung von Rezeptoren an der Spermatozoenoberfläche für die Eizellerkennung und Bindung an Zona pellucida und Vitellusmembran. Morphologische Veränderungen als Korrelat einer Nebenhodenausreifung erfolgen bei menschlichen Spermatozoen nicht. Der Nebenhodenschwanz dient als Spermatozoenreservoir: Von dort werden die Spermatozoen durch muskuläre Kontraktionen während der Emissionsphase in die hintere Harnröhre weitertransportiert. Das Nebenhodenepithel hat resorbierende Funktionen (z.B. tote Spermatozoen, testikuläre Flüssigkeit), sezerniert aber auch zahlreiche Substanzen, die für die Reifung der Spermatozoen von Bedeutung sind.

Die Nebenhodenausreifung menschlicher Spermatozoen ist für den natürlichen Befruchtungsvorgang essenziell, durch die modernen Methoden der assistierten Reproduktion konnte allerdings nachgewiesen werden, dass auch testikuläre und epididymale Spermatozoen nach Mikroinjektion zur Schwangerschaft führten (Schill und Köhn, 1998; Cooper, 2000).

Die noch nicht vollständig entfaltete Progressivmotilität im menschlichen Nebenhodenkopf und -körper konnte mit einem atypischen Färbeverhalten der Spermatozoenflagella in der Shorr-Färbung korreliert werden. Normalerweise werden menschliche Spermatozoenflagella mit dieser Färbemethode rot angefärbt; bei den untersuchten Spermatozoen aus dem Nebenhodenkopf und -körper bzw. bei ejakulierten Spermatozoen und gestörter Nebenhodenfunktion stellen sie sich bläulich dar, sind ansonsten jedoch strukturell völlig unauffällig.

Dieses färberische Phänomen konnte auf eine veränderte Lipidkomposition der Spermatozoenmembran, insbesondere auf fehlende Phospholipide zurückgeführt werden, wobei weitere Untersuchungen gezeigt haben, dass derartige Spermatozoen auch durch eine erhöhte Membranrigidität gekennzeichnet sind (Haidl et al. 1993; Haidl und Opper, 1997).

Eine gestörte Nebenhodenfunktion führt in der Regel zu Beeinträchtigungen der im Nebenhoden stattfindenden Reifungsschritte der Spermatozoen, was in der Folge Störungen der Fertilität des betreffenden Individuums bewirkt, sodass der Eintritt einer Schwangerschaft – zumindest auf natürlichem Weg – erschwert, wenn nicht gar verhindert wird.

5.4.2 Ursachen einer gestörten Nebenhodenfunktion

Entzündungen

Entzündungen des männlichen Genitaltrakts spielen als alleinige oder begleitende Ursache von Fertilitätsstörungen eine große Rolle, bei 9–15 % der Männer mit Fertilitätsproblemen sollen urogenitale Infektionen zu Grunde liegen (Nieschlag und Behre, 2000); wahrscheinlich ist dieser Prozentsatz noch höher anzusetzen, da durch die schwierige Diagnostik insbesondere chronisch-entzündliche Erkrankungen des männlichen Genitaltrakts nicht immer erfasst werden. Im Gegensatz zur akuten Entzündung des Nebenhodens, die ein schmerzhaftes Krankheitsbild darstellt, das häufig von Fieber und anderen subjektiven Beschwerden begleitet ist, bereiten chronische, subklinische entzündliche Prozesse in diesem Organ viel größere diagnostische und damit auch therapeutische Probleme, da diese Entzündungen in den meisten Fällen „stumm" sind, d.h. die Patienten sind in ihrem Allgemeinbefinden nicht gestört und haben nur selten geringfügige lokale Beschwerden. Chronisch unspezifische Nebenhodenentzündungen und Folgezustände von akuten, rezidivierenden und chronischen Genitalinfektionen können die Fertilität durch eine gestörte Nebenhodenfunktion mit fehlerhaft ablaufender bzw. ausbleibender Spermatozoenausreifung erheblich beeinträchtigen (Haidl und Weidner, 2002).

Chronische Entzündungen des Nebenhodens dürften die häufigste Ursache einer gestörten Nebenhodenfunktion sein.

Hormonstörungen

Da eine ordnungsgemäße Nebenhodenfunktion die östrogenabhängige Resorption von Wasser in den Ductuli efferentes und die androgenabhängige Sekretion von Komponenten, die die Nebenhodenspermatozoen fertilisierungsfähig machen und die reifen Spermien vor der Ejakulation ruhig halten (Cooper und Yeung, 2000), voraussetzt, ist auch ein Hormonmangel als Ursache von Spermatozoenreifungsstörungen im Hoden zu berücksichtigen.

Young-Syndrom und zystische Fibrose

Chronische Infektionen der Atemwege sind beim Young-Syndrom und bei der zystischen Fibrose (CF) mit einer Infertilität assoziiert. Beim Young-Syndrom und bei der CF besteht eine obstruktive Azoospermie. Sie wird bei der CF durch eine kongenitale Aplasie der Vasa deferentes und ggf. Teilen des Nebenhodens bedingt, beim Young-Syndrom sind die Nebenhoden und die ableitenden Samenwege anatomisch intakt, die Nebenhoden werden jedoch durch verdicktes Sekret verklebt (Cooper und Yeung, 2000).

Medikamente

Der potenzielle Einfluss von Medikamenten auf die männliche Fertilität ist vielfältig. Neben endokrinen Steuerungsmechanismen können Medikamente die Spermatogenese direkt beeinflussen, es kann jedoch auch die Nebenhodenfunktion betroffen sein mit Beeinträchtigung wichtiger Spermatozoenfunktionen.

Die Auswirkungen von Medikamenten auf definierte Spermatozoenfunktionen sind noch nicht eingehender untersucht worden. Es konnte aber gezeigt werden, dass der Kalziumantagonist Nifedipin durch Veränderung der Lipidzusammensetzung der Spermienmembran eine Fertilitätsstörung herbeiführen kann. Weitere diesbezügliche

Medikamente können Verapamil und Antiepileptika sein (Störungen der Spermatozoenmembran), Sulfasalazin (Verringerung von Spermienzahl und -beweglichkeit), Amantadin und Kolchizin (Behinderung der Spermatozoen-Eizell-Interaktion), Tetrazykline (in vitro direkt toxischer Effekt), Makrolide in hoher Konzentration (in vitro Verminderung der Beweglichkeit) sowie Methadon bzw. Heroin und Kokain (Abnahme von Spermienmotilität und Anteil normaler Spermien) (Hinsch, 2000).

Refertilisierungsoperationen

Auch bei erfolgreicher Refertilisierungsoperation (Epididymo- oder Vasovasostomie) ist häufig über lange Zeit ein erniedrigter Anteil an vitalen und damit bewegungsfähigen und funktionstüchtigen Spermatozoen zu verzeichnen. Schwangerschaftsraten bei Vasovasostomie 30–76 %, bei Tubulovasostomie 22–31 %, wenn die Anastomosierung im Nebenhodenkopfbereich erfolgen muss (Weidner, 2003).

Stress

Der Einfluss von Stress als Ursache einer Infertilität wird immer wieder angeführt, ohne dass es allerdings eine klare Definition dieses Begriffs gäbe, der unter experimentellen Bedingungen reproduzierbar ist. Als fertilitätsmindernde Faktoren werden u.a. diskutiert: Berufsstress, gestörte Partnerbeziehung, sexueller Leistungsdruck etc. Aber auch die situativ bedingten Einflüsse auf die Ejakulatqualität (Spermagewinnung im Krankenhaus, „Reproduktionsstress“ vor künstlicher Befruchtung) (Schill 2003) ist als Ursache einer gestörten Nebenhodenfunktion denkbar, nicht zuletzt aufgrund der adrenergen-sympathischen Innervation der Muskulatur von Nebenhodenkopf und -körper und der noch intensiveren adrenergen Versorgung im Bereich des Nebenhodenschwanzes.

Erhöhte skrotale Temperatur

Ein negativer Einfluss einer erhöhten skrotalen Temperatur – z.B. durch Kleidung – auf die Nebenhodenfunktion, insbesondere auf den Nebenhodenschwanz, ist diskutiert worden. Dies soll zu einer beschleunigten Nebenhodenpassage und/oder einer beschleunigten Alterung der Spermatozoen führen mit Beeinträchtigung der Spermatozoenmotilität und der Fähigkeit zur Spermatozoen-Eizell-Interaktion. Die Auswirkungen einer erhöhten skrotalen Temperatur auf die Nebenhodenfunktion sind jedoch bislang nur im Tiermodell untersucht worden (Bedford, 1994).

5.4.3 Diagnostik

Klinische Symptome

Die chronische Epididymitis geht nur selten mit klinischen Symptomen einher. Manchmal wird ein leichtes Ziehen in der Leiste oder im Bereich des Hodens/Nebenhodens angegeben, in anderen Fällen kann bei der klinischen Untersuchung eine Verdickung und Verhärtung des Nebenhodens palpiert werden. Mittels Sonografie können ggf. dilatierte Abschnitte mit inhomogenem Echomuster im Verlauf des Nebenhodens beobachtet werden.
Insgesamt sind die klinischen Befunde bei chronisch schleichenden Entzündungen des Nebenhodens uncharakteristisch und die Ergebnisse der Spermaanalyse eher wegweisend (Haidl und Weidner, 2002).

Spermabefunde

Mögliche Veränderungen des Spermiogramms bei chronischer Epididymitis können aus den physiologischen Funktionen des Nebenhodens abgeleitet werden:

- Entwicklung der Progressivmotilität der Spermatozoen
- weitere Veränderungen der Spermatozoenmembran zur Erhöhung der Fertilisierungskapazität
- Speicherung der Spermien.

Demzufolge können durch eine chronische Entzündung des Nebenhodens Spermatozoenzahl und -beweglichkeit erniedrigt sowie weitere Spermatozoenfunktionen wie Chromatinkondensation und -Zona-Bindung beeinflusst sein.
Die Spermienmorphologie sollte nicht beeinträchtigt sein mit Ausnahme einer schweren Ne-

benhodenfunktionsstörung mit Nekrozoospermie, bei der eine vollständige Desintegration der Spermatozoenstrukturen beschrieben ist. Bei einer Nekrozoospermie sind definitionsgemäß alle Spermatozoen tot, was durch eine vollständige Immobilisation und einen zu 100 % positiven Eosintest gesichert wird (Cooper, 2000; Haidl und Weidner, 2002).
Eine erniedrigte Spermatozoenzahl und -beweglichkeit sind für sich genommen wenig aussagekräftig und relativ uncharakteristische Symptome, die einer zugrundeliegenden Störung zugeordnet werden müssen.

Das atypische Färbeverhalten von Spermatozoenflagella im gefärbten Ausstrich ist ein wichtiges diagnostisches Kriterium bei gestörter Nebenhodenfunktion.

Eine nebenhodenbedingte Motilitätsstörung ist vergesellschaftet mit einer atypischen Anfärbbarkeit der Spermatozoenflagella im Shorr-gefärbten Ausstrichpräparat (s. o.). Daher kann die Beachtung dieses Färbephänomens dazu beitragen, das Symptom einer Asthenozoospermie auf eine gestörte Nebenhodenfunktion zurückzuführen, insbesondere im Fall einer chronischen Epididymitis.
Zur Diagnose chronisch-entzündlicher Prozesse im Nebenhoden gehört auch eine entsprechende Entzündungsdiagnostik mit Nachweis von Leukozyten und insbesondere Makrophagen sowie ggf. weitere Entzündungsparameter wie Granulozytenelastase oder Interleukin 6 oder 8. Darüber hinaus bieten sich auch mikrobiologische Untersuchungen an. Das Nebenhodenmarkerenzym α-Glukosidase sollte ebenfalls bestimmt werden, da bei Nebenhodenfunktionsstörungen subnormale Werte vorliegen können (Haidl und Weidner, 2002).
Ein vergrößerter Zytoplasmarest um das Mittelstück, der bei der normalen Entwicklung der Spermatozoen von der Sertoli-Zelle als Residualkörper aufgenommen wird, kann ebenfalls als Reifungsstörung von Spermatozoen betrachtet werden, was dann nicht als eine gestörte Nebenhodenfunktion, sondern vielmehr als testikuläre Störung aufzufassen ist. Die vergrößerten Zytoplasmareste werden als Quelle von reaktiven Sauerstoffspezies angesehen, die ansonsten weitaus überwiegend von Leukozyten gebildet werden. Treten Spermatozoen mit vergrößertem Zytoplasmarest vermehrt auf, kann dies zu gesteigerter Lipidperoxidation und damit zur Beeinträchtigung wichtiger Spermatozoenfunktionen bei den anderen Spermatozoen führen (Aitken et al. 1992).

5.4.4 Therapie

Es existieren spezifische Empfehlungen zur Behandlung der akuten Epididymitis mit Antibiotika, jedoch herrscht keine Einigkeit zur Behandlung der chronisch-entzündlichen Erkrankungen des Genitaltrakts. Es gibt Berichte über eine Verbesserung der Samenqualität nach kombinierter antiphlogistischer und antibiotischer Therapie einer chronischen Epididymitis. Eine Übersicht über die therapeutischen Möglichkeiten findet sich bei Haidl und Weidner (2002).

Androgene

Gesicherte Hinweise einer Therapie mit Androgenen bei Nebenhodenfunktionsstörungen gibt es nicht. Die positiven Ergebnisse einer Behandlung mit Testosteronundecanoat bei Patienten mit nicht näher definierter Fertilitätsstörung werden auch auf eine Steigerung der funktionellen Aktivität des Nebenhodens zurückgeführt.

Sequenzielle Ejakulate

Veränderungen der Spermatozoenzahl können aufgrund einer Spermatogenesestörung auftreten oder – neben weiteren Ursachen – durch einen gestörten epididymalen „outlet" bedingt sein. Für solche Fälle hat sich die Untersuchung sequenzieller Ejakulate als nützlich erwiesen. Es wurde über Patienten mit Oligozoospermie berichtet, die in einem zweiten Ejakulat – kurz nach Abgabe des ersten – deutlich höhere Spermatozoenzahlen aufwiesen. Darüber hinaus wurden wiederholte Ejakulationen nach initialer Entleerung der extragonadalen Reserven und einer nachfolgenden Karenzzeit von zehn Tagen vorgeschlagen, was ebenfalls zu einem signifikanten Anstieg von Spermatozoenzahl und -beweglichkeit geführt hatte. Ähnliche Beobachtungen konnten auch an Patienten mit dem oben erwähnten atypischen Färbeverhalten gemacht werden, sodass die Untersuchung sequenzieller Ejakulate nicht nur als zusätzliches diagnostisches Kriterium bei Nebenhodenfunktionsstörungen als sinnvoll erscheint, sondern auch zu therapeutischen Zwecken genutzt werden kann.

Neben antientzündlicher Behandlung sind auch gehäufte Ejakulationen bei Nebenhodenfunktionsstörungen sinnvoll.

Literatur

Aitken RJ, Buckingham D, West K et al.: Differential contribution of leukocytes and spermatozoa to the generation of reactive oxygen species in the ejaculates of oligozoospermic patients and fertile donors. J Reprod Fertil 1992; 94: 451–462.

Bedford JM: The status and the state of the human epididymis. Hum Reprod 1994; 9: 2187–2199.

Cooper TG: Die Reifung humaner Spermien im Nebenhoden. Reproduktionsmedizin 2000; 16: 299–309.

Cooper TG, Yeung CH: Physiologie der Spermienreifung und Fertilisation. In: E Nieschlag, HM Behre (Hrsg.): Andrologie. Grundlagen und Klinik der reproduktiven Gesundheit des Mannes. 2. Auflage, S. 69–90. Springer, Berlin Heidelberg New York, 2000.

Haidl G, Opper C: Changes in lipids and membrane anisotropy in human spermatozoa during epididymal maturation. Hum Reprod 1997; 12: 2720–2723.

Haidl G, Weidner W: Epididymitis und Orchitis – klinisch-andrologische Implikationen. Reproduktionsmedizin 2002; 18: 61–65.

Haidl G, Badura B, Hinsch KD et al.: Disturbances of sperm flagella due to failure of epididymal maturation and their possible relationship to phospholipids. Hum Reprod 1993; 8: 1070–1080.

Hinsch KD: Welche in Deutschland im Handel befindlichen Arzneimittel haben erwiesene reproduktionstoxische Nebenwirkungen? Reproduktionsmedizin 2000; 16: 230–232.

Nieschlag E, Behre H: Andrologie. Grundlage und Klinik der reproduktiven Gesundheit des Mannes. 2. Aufl., Springer, Berlin Heidelberg New York Tokio, 2000.

Schill W-B: Männliche Fertilitätsstörung – Ursachen und spermatologische Diagnosen. In: C. Schirren et al. (Hrsg.): Unerfüllter Kinderwunsch. Leitfaden Reproduktionsmedizin für die Praxis. 3. Aufl., S. 293–319. Deutscher Ärzteverlag, Köln, 2003.

Schill W-B, Köhn FM: Andrologie. In: P. Fritsch (Hrsg.): Dermatologie und Venerologie. Lehrbuch und Atlas. S. 757–793. Springer, Berlin Heidelberg New York, 1998.

Weidner W: Männliche Fertilitätsstörung – Therapie. Operative Therapie. In: C. Schirren et al. (Hrsg.): Unerfüllter Kinderwunsch. Leitfaden Reproduktionsmedizin für die Praxis, 3. Aufl., S. 335–353. Deutscher Ärzteverlag, Köln, 2003.

5.5 Spermakonservierung

Frank-Michael Köhn

5.5.1 Einleitung

Die derzeit einzige etablierte Methode zur Konservierung menschlicher Spermatozoen unter (teilweisem) Erhalt ihrer Vitalität ist die Lagerung in flüssigem Stickstoff bei –196 °C (Kryospermakonservierung). Andere Verfahren wie z.B. die Konservierung durch Dehydrierungsvorgänge befinden sich noch im experimentellen Stadium. Die Geschichte der Kryospermakonservierung reicht bis in das 18. Jahrhundert zurück, als eine Langzeitlagerung menschlicher Samenzellen durch Abkühlung von Sperma in Schnee überprüft wurde. Erst nach der Entdeckung des Glyzerins als Zusatz (Kryoprotektivum) zur Verhinderung intrazellulärer Eiskristallbildung durch Polge et al. (1949) begann die breite klinische Anwendung des Verfahrens in der Humanmedizin. Im Jahre 1954 folgte die Geburt des ersten Kindes nach Verwendung von in Trockeneis kryokonserviertem Sperma (Bunge et al. 1954).

In den letzten Jahren sind die Indikationen für die Kryokonservierung männlicher Gameten erweitert worden, da nun auch Spermatozoen aus Hoden und Nebenhoden eingefroren und später für Methoden der assistierten Reproduktion (intrazytoplasmatische Spermatozoeninjektion, ICSI) verwendet werden (Schill und Köhn, 1997; Köhn und Schill, 2003). Zudem hat die Lagerung von Ejakulaten vor heterologen Inseminationen dadurch neue Bedeutung gewonnen, dass Spermatozoen erst nach HIV-Testung des Spenders freigegeben werden.

5.5.2 Indikationen

Die wichtigsten Indikationen für eine Kryokonservierung menschlicher Spermatozoen werden im Folgenden aufgeführt (Köhn 1988):

- Fertilitätserhalt vor Chemotherapie, Radiatio, Orchidektomie, Lymphadenektomie, z.B. bei Hodentumoren, Lymphomen
- heterologe Inseminationen mit Freigabe des Spenderspermas nach Ausschluss einer übertragbaren Infektion
- Verbesserung der Logistik vor Methoden der assistierten Fertilisierung
- große intraindividuelle Qualitätsschwankungen des Ejakulats vor Inseminationen, IVF (In-vitro-Fertilisation), ICSI
- mangelnde Verfügbarkeit des Partners bei Inseminationen, IVF, ICSI
- Kryokonservierung epididymaler und testikulärer Spermatozoen bis zur Stimulationstherapie der Partnerinnen
- Fertilitätsprophylaxe vor Vasektomie
- Qualitätssicherung (Kontrolle verschiedener Labors durch Auswertung derselben Ejakulatproben)
- Forschungszwecke.

Hierbei ist zu beachten, dass eine fehlende Aufklärung des Patienten über die Möglichkeit einer Lagerung seines Spermas vor fertilitätsgefährdenden Eingriffen rechtliche Konsequenzen für die behandelnden Ärzte haben kann.

5.5.3 Biophysikalische Grundlagen

Eine wesentliche Ursache für die Schädigung von Zellen während der Kryokonservierung ist die ungleichmäßige Eiskristallbildung der umgebenden Flüssigkeiten (Köhn, 1998). Selbst bei –30 °C bis –40 °C bestehen neben Regionen mit gefrorenen Flüssigkeiten noch flüssige Kompartimente, in denen sich die Elektrolyte konzentrieren. Durch diesen osmotischen Gradienten strömt Wasser aus der Zelle, die dadurch schrumpft. Spermatozoen sind aufgrund ihrer geringen Zytoplasmamenge vergleichsweise widerstandsfähig gegenüber den Gefrier-/Auftauvorgängen. Um eine intrazelluläre Eiskristallbildung zu verhindern, muss ein Kryoprotektivum zugesetzt und nicht zu schnell eingefroren werden. Die durch den Gefrier- und Auftauvorgang bedingte Schädigung der Zelle kann demnach sowohl durch osmotische Faktoren als auch mechanische Reize bei der Eiskristallbildung bedingt sein.

5.5.4 Kryoprotektiva

Die in der Humanmedizin am häufigsten verwendeten Kryoprotektiva sind Puffer mit Eigelb und/ oder Glyzerin in Konzentrationen zwischen 5 und 10 %. Kryoprotektiva können individuell hergestellt werden oder sind kommerziell erhältlich. Sie werden den Samenzellen vor dem Einfriervorgang zugesetzt und müssen vor der Verwendung der Spermatozoen für Methoden der assistierten Reproduktion wieder herausgewaschen werden. Zusätzlich können vor oder nach der Kryokonservierung auch Substanzen wie z.B. Kallikrein oder Pentoxifyllin zur Stimulation der Motilität zugesetzt werden (Köhn et al. 1993).

5.5.5 Lagerung der Kryospermakonserven

Nach Vermischung mit dem Kryoprotektivum werden die Samenzellen in Gefäße gefüllt, die dann abgekühlt und in flüssigem Stickstoff gelagert werden. Heute finden vor allem mit Kügelchen oder Stopfen verschlossene Plastikröhrchen (Pailletten, Straws) mit einem Volumen von 0,25 ml Verwendung. Sollen kleine Stückchen Hodengewebe eingelagert werden, benutzt man größere Ampullen mit einem Volumen von ca. 2 ml.

5.5.6 Gefrier- und Auftauvorgang

Ejakulate können manuell, semiautomatisch oder vollprogrammiert eingefroren werden. Im Fall des manuellen Vorgehens werden die Kryokonserven zuerst im Kühlschrank auf 4 °C abgekühlt (z.B. 15 Minuten), dann in die Dampfphase über Stickstoff (z.B. 30 Minuten) gehalten und schließlich in den Stickstoff selbst abgesenkt. Bei halbautomatischer Abkühlung wird in einem Gehäuse durch einen Ventilator eine kontinuierliche Strömung von Stickstoffdampf erzeugt, in dem die Proben gefrieren, bevor sie im Stickstoff selbst gelagert werden. Vollautomatische Einfriergeräte arbeiten computergesteuert. Bezüglich der Überlebensraten der Spermatozoen unterscheiden sich diese verschiedenen apparativen Verfahren nicht. Der Auftauvorgang kann entweder wieder computergesteuert oder bei Zimmertemperatur bzw. im Wasserbad bei 37 °C erfolgen.

5.5.7 Schädigungen der Spermatozoen durch den Gefrier-/Auftauvorgang

Verschiedene Zellorganellen und Zellfunktionen können durch den Gefrier-/Auftauvorgang geschädigt werden (Köhn, 1998). Dazu gehören die Plasmamembran, akrosomale Membranen, Chromatinstrukturen, Spermienschwänze und Mitochondrien (O'Connell et al. 2002). Die Schädigungen manifestieren sich zunächst in einer Abnahme der Spermatozoenmotilität. Die Erholungsrate („recovery rate") der Motilität nach dem Gefrier-/Auftauvorgang beträgt in Abhängigkeit von der Ejakulatqualität 40–80 % (Köhn und Schill, 1988). Die Widerstandsfähigkeit menschlicher Spermatozoen gegenüber der Kryokonservierung weist z.T. erhebliche intra- und interindividuelle Schwankungen auf. Es empfiehlt sich deshalb, eine „Gefrierprobe" vorzunehmen, bei der ein kleines Volumen kryokonservierten Ejakulats nach mindestens 1 Stunde wieder aufgetaut und der Anteil motiler bzw. lebender Spermatozoen (z.B. Eosintest) untersucht wird.
Neben der Motilität sind aber auch die Überlebens- und Penetrationsfähigkeit der Spermatozoen in den Zervikalmukus und die Eizelle vermindert (Serafini et al. 1986; Cross und Hanks, 1991; Royere et al. 1991). Ein Teil der Schäden ist darauf zurückzuführen, dass der Gefrier-/Auftauprozess mit einem erhöhten oxidativen Stress für die Zellen einhergeht (Alvarez und Storey, 1992).

5.5.8 Erregerübertragung durch Kryosperma

Nicht alle im Ejakulat enthaltenen Krankheitserreger werden bei Temperaturen von –196 °C eliminiert. Tabelle 5.5-1 gibt eine Übersicht über die Mikroorganismen, die einen Kryovorgang in flüssigem Stickstoff überleben können (Köhn, 1998).

Tabelle 5.5-1 *Krankheitserreger, die den Gefrier-/Auftauvorgang von Ejakulaten überstehen können.*

- Neisseria gonorrhoeae
- Treponema pallidum
- Chlamydia trachomatis
- Ureaplasma urealyticum
- Mycoplasma hominis
- Streptokokken
- Zytomegalievirus
- HIV
- Hepatitisviren
- Herpesviren
- Trichomonas vaginalis
- Candida albicans

1996 wurden von der European Association of Tissue Banks deshalb Standards für Kryospermabanken empfohlen, die folgende serologische, anamnestische und mikrobiologische Kontrollen des Samenspenders vor Anlage eines Kryospermadepots umfassen:

- Urethralabstriche auf Neisseria gonorrhoeae und Chlamydia trachomatis
- mikrobiologische Untersuchungen des Nativejakulats
- anamnestische Hinweise auf Herpes genitalis oder Infektionen mit humanen Papillomviren
- serologische Untersuchungen auf Lues, Hepatitis B und C, Zytomegalie und HIV.

5.5.9 Anforderungen an die Spermaqualität vor Kryokonservierung

Bis zur Etablierung der intrazytoplasmatischen Spermatozoeninjektion (ICSI) mussten Ejakulate Minimalkriterien für ihre Eignung zur Kryokonservierung aufweisen (Köhn und Schill, 1988). Da für die ICSI aber nur noch wenige vitale Spermatozoen notwenig sind, wird heute bei medizinischer Indikation praktisch jedes Ejakulat eingefroren, solange sich darin nach der Gefrierprobe noch lebende Samenzellen finden lassen.

Grundsätzlich gilt aber weiterhin, dass die Gefrierfähigkeit menschlicher Spermatozoen unter anderem von der Ejakulatqualität abhängig ist. Spermatozoen mit schon nativ reduzierter Motilität weisen nach dem Gefrier- / Auftauvorgang eine geringere Erholungsrate auf. Für Hodentumorpatienten, die in über 50 % eine verminderte Ejakulatqualität zeigen, betragen die Erholungsraten für die Gesamt- und Progressivmotilität im Durchschnitt 60 % und 45 % (Köhn und Schill, 1988).

5.5.10 Schwangerschaftsraten mit kryokonservierten Spermatozoen

Nach heterologen Inseminationen mit kryokonserviertem Sperma liegen die kumulativen Schwangerschaftsraten bei über 70 % (Botchan et al. 2001). Pro Zyklus beträgt die Schwangerschaftsrate in Abhängigkeit vom Alter der Partnerin und dem Stimulationsprotokoll zur Auslösung der Ovulation ca. 10 % (Ferrara et al. 2002). Da die bei homologen Inseminationen mit Kryosperma erreichten kumulativen Schwangerschaftsraten deutlich niedriger waren (Glander und Haustein, 1979), werden heute kryokonservierte Spermatozoen überwiegend für Methoden der assistierten Fertilisation wie IVF und ICSI eingesetzt. Vergleichende Untersuchungen mit frischem und gefrorenem Spendersperma ergeben keine Unterschiede der Fertilisierungsraten und Schwangerschaftsraten nach IVF (Mahadevan et al.1983).

Auch bei Kryokonservierung epididymaler Spermatozoen sind bisher keine eindeutig negativen Effekte auf die Fertilisierungs- und Schwangerschaftsraten nach ICSI nachgewiesen worden (Tournaye et al. 1999). Bei testikulären Spermatozoen ist die Datenlage bezüglich Fertilisations- / Schwangerschaftsraten uneinheitlich (Fischer et al. 1996, Wood et al. 2002). Die Mehrheit der Studien zeigt aber keine wesentlichen Unterschiede bei Verwendung frischer oder kryokonservierter Spermatozoen.

Bisher haben sich auch keine Hinweise auf genetische Risiken ergeben, die auf die Kryokonservierung zurückzuführen wären. Von größerer Bedeutung können aber Veränderungen des genetischen Materials sein, die durch eventuelle Vorbehandlungen von onkologischen Patienten (Zytostase, Radiatio) hervorgerufen werden.

5.5.11 Inanspruchnahme von Kryospermadepots durch Tumorpatienten

Obwohl jeder onkologischer Patient über die Möglichkeit einer Kryospermakonservierung aufgeklärt werden sollte und auch viele Männer dieses Angebot wahrnehmen, rufen bisher nur weniger als 10 % dieser Patienten ihre Kryospermakonserven ab (Köhn und Schill, 1988; Holland-Moritz und Krause, 1990; Keck und Nieschlag, 1993).

Literatur

Alvarez JG, Storey BT: Evidence for increased lipid peroxidative damage and loss of superoxide dismutase activity as a mode of sublethal cryodamage to human sperm during cryopreservation. J Androl 1992; 13: 232–241.

Botchan A, Hauser R, Gamzu R et al.: Results of 6139 artificial insemination cycles with donor spermatozoa. Hum Reprod 2001; 16: 2298–2304.

Bunge RG, Keettel WC, Sherman JK: Clinical use of frozen semen: report of 4 cases. Fertil Steril 1954; 5: 520.

Cross NL, Hanks SE: Effects of cryopreservation on human sperm acrosomes. Hum Reprod 1991; 6: 1279–1283.

Ferrara I, Balet R, Grudzinskas JG: Intrauterine insemination with frozen donor sperm. Pregnancy outcome in relation to age and ovarian stimulation regime. Hum Reprod 2002; 17: 2320–2344.

Fischer RV, Baukloh OG, Naether J et al.: Pregnancy after intracytoplasmic sperm injection of spermatozoa extracted from frozen-thawed testicular biopsy. Hum Reprod 1996; 11: 2197–2199.

Glander HJ, Haustein UF: Ergebnisse der artifiziellen Insemination von Kryosperma als Form der Sterilitätstherapie. Dermatol Mschr 165: 741–746.

Holland-Moritz H, Krause W: Inanspruchnahme von Sperma-Kryodepots bei Tumorpatienten. Hautarzt 1990; 41: 204–206.

Keck C, Nieschlag E: Die Bedeutung der Kryokonservierung von Spermien als therapiebegleitende Maßnahme bei onkologischen Erkrankungen. Fertilität 1993; 9: 145–151.

Köhn FM: Kryosperma. In: Krause W, Weidner W (Hrsg.): Andrologie-Krankheiten der männlichen Geschlechtsorgane. 3. Auflage, S. 152–154. Ferdinand Enke Verlag, Stuttgart, 1998.

Köhn FM, Schill WB: Kryospermabank München-Zwischenbilanz 1974–1986. Hautarzt 1988; 39: 91–96.

Köhn FM, Schill WB: Cryopreservation of human spermatozoa. In: The art and science of assisted reproductive technologies, G.N. Allahbadia, R. Basuray (eds.), Jaypee Brothers, New Dehli, S. 435–439, 2003.

Köhn FM, Henkel R, Schill WB: Pentoxifyllin stimuliert die Motilität von Spermatozoen nach Kryokonservierung. Fertilität 1993; 9: 79–84.

Mahadevan MM, Trounson AO, Leeton JF: Successful use of human semen cryobanking for in vitro fertilization. Fertil Steril 40: 340–343.

O'Connell M, McClure N, Lewis SE: The effects of cryopreservation on sperm morphology, motility and mitochondrial function. Hum Reprod 2002; 17: 704–709.

Polge C, Smith AU, Parkes AS: Revival of spermatozoa after vitrification and dehydration at low temperatures. Nature 1949; 164: 666.

Royere D, Hamamah S, Nicolle JC, Lansac J: Chromatin alterations induced by freeze-thawing influence the fertilizing ability of human sperm. Int J Androl 1991; 14: 328–332.

Schill WB, Köhn FM: Cryobanking of human spermatozoa: is there a continuing need for semen cryopreservation? In: Waites GMH, Frick J, Baker GWH (Hrsg.): Current Advances in Andrology. S 371–382. Monduzzi Editore, Bologna, 1997.

Serafini PC, Hauser D, Moyer D, Marrs RP: Cryopreservation of human spermatozoa: correlation of ultrastructural sperm head configuration with sperm motility and ability to penetrate zona-free hamster ova. Fertil Steril 1986; 46: 691–695.

Tournaye H, Merdad T, Silber S et al.: No differences in outcome after intracytoplasmic sperm injection with fresh or with frozen-thawed epididymal spermatozoa. Hum Reprod 1999; 14: 90–95.

Wood S, Thomas K, Schnauffer K et al.: Reproductive potential of fresh and cryopreserved epididymal and testicular spermatozoa in consecutive intracytoplasmic sperm injection cycles in the same patients. Fertil Steril 2002; 77:1162–1166.

5.6 Reproduktive Funktion und genetisches Risiko bei zunehmendem Alter

Andreas Jung, Wolf-Bernhard Schill

Im Unterschied zur Frau, deren reproduktive Funktion anlässlich der Menopause sistiert, finden altersabhängige Veränderungen der Gonadenfunktion beim Mann nur verzögert statt. Die Einschränkung der Leydig-Zellfunktion sowie die Verminderung des Spermatogenesepotenzials mit einer hohen intraindividuellen Variationsbreite erstreckt sich über mehrere Jahrzehnte (Schill, 2001). Von wesentlichem Einfluss auf diese Funktionen ist die sonstige Komorbidität. Bei 50 % aller 80- bis 90-jährigen Männer findet sich allerdings eine erhaltene Spermatogenese, und selbst Männer von über 90 Jahren konnten noch Kinder zeugen (Silber, 1991).

Immer mehr Paare wollen ihren Kinderwunsch erst im Anschluss an den erfolgreichen Karrierestart verwirklichen. Deshalb steigt der Beratungsbedarf in Hinblick auf die mit steigendem Alter verbundene Beeinflussung der reproduktiven Funktionen und etwaige genetische Risiken, die bei einer späten Zeugung durch ältere Männer auftreten könnten.

5.6.1 Fertilität

Die Fertilität des Mannes kann bis ins hohe Lebensalter erhalten bleiben, wie Geburtsstatistiken aus Deutschland und Japan zeigen: Die Väter der Neugeborenen waren zu einem beachtlichen Anteil über 50 Jahre alt (Rolf et al. 1996). Auch wenn es jenseits des 50. Lebensjahrs nicht zu abrupten Veränderungen der Leydig-Zellfunktion oder der Spermatogeneseaktivität kommt, findet sich doch eine altersabhängige Verminderung der täglichen Spermatozoenproduktion, besonders bei Männern nach dem 60. Lebensjahr. Ähnlich wie bei anderen Organsystemen besteht hierbei eine erhebliche intraindividuelle Variationsbreite der Veränderungen (Holstein, 1986).

Ein Drittel der Männer über 60 Jahre und 50 % derjenigen über 80 Jahre sind vollständig infertil. Bei einem Teil der Männer aber bleiben Spermatogenese und Fertilität bis ins hohe Alter erhalten (Silber, 1991).

Verschiedene Untersuchungen über den Zusammenhang zwischen Alter und Fertilität konnten einen signifikanten Abfall der Fertilität nur bei höherem Alter der Frau nachweisen – das Alter des Mannes spielt bei infertilen Paaren keine besondere Rolle. Diese Einschätzung wird durch eine Untersuchung gestützt, bei der die Fertilität von Männern über 50 Jahren mit der von Männern unter 30 Jahren bei entsprechendem Alter der Partnerin verglichen wurde (Rolf et al. 1996): Ein signifikanter Unterschied zwischen jüngeren und älteren Männern ließ sich nicht feststellen. Dagegen kam eine retrospektive Studie in einer großen Population fertiler Paare zu dem Schluss, dass ein erhöhtes Alter des Mannes zu einer verlängerten Zeitspanne bis zur Konzeption führt (Ford et al. 2000). Allerdings wurde der retrospektive Ansatz der Arbeit auch bereits kritisiert, das Ergebnis der Studie angezweifelt (Sallmén/Luukkonen, 2001).

Es besteht derzeit kein Anhalt für eine Fertilitätseinschränkung aufgrund des männlichen Alters zumindest in der Altersspanne von 20–50 Jahren.

Diese Einschätzung wird auch von einer Metaanalyse gestützt (Kidd et al. 2001). Zwar fiel in vier von neun untersuchten Studien die Schwangerschaftsrate mit steigendem Alter des Mannes ab, das Alter der Frau als wesentliche Störvariable war jedoch lediglich in einer einzigen Studie kontrolliert worden! Die Metaanalyse ergab damit keinen klaren Anhalt für einen Abfall der Schwangerschaftsraten mit steigendem Alter des Mannes.

5.6.2 Ejakulatqualität

Bei einer immer noch gültigen Untersuchung der Hodenhistologien von 200 Patienten, die 65 bis 93 Jahre alt waren, konnte in 90 % der Hoden eine qualitativ intakte Spermatogenese mit der Entwicklung von reifen Spermatiden nachgewiesen werden (Holstein, 1986). Es fanden sich aber gleichzeitig eine reduzierte Spermiogenese, gestörte Meiose und Spermatidenmalformationen, die von einer hoch signifikanten Verminderung der täglichen Spermaotozoenproduktion begleitet wurden.

Diese Beeinträchtigungen der Spermatogenese weisen auf einen graduellen Abfall des männlichen reproduktiven Potenzials im höheren Alter hin.

In der Altersgruppe von 50–65 Jahren lässt sich dagegen eine Einschränkung der täglichen Spermatozoenproduktion nicht nachweisen. In dieser Altersgruppe kommt es allerdings zur Verschlechterung der Spermatozoenmotilität und des Anteils normal geformter Spermatozoen (Nieschlag et al. 1982, Schwartz et al. 1983, Jung et al. 2002). In einer eigenen retrospektiven Studie verglichen wir die Samenqualität von älteren (50–65 Jahre, Median: 53 Jahre) und jüngeren (21–25 Jahre, Median: 24 Jahre) Männern, die sich in einer andrologischen Ambulanz vorstellten. Das Alter der

Männer hatte keinen Einfluss auf die Spermatozoengesamtzahl oder die Spermatozoendichte; es fand sich jedoch eine deutliche Verschlechterung von Ejakulatvolumen, Progressivmotilität und Spermatozoenmorphologie. Die altersabhängige Verringerung der Fruktose weist auf eine Funktionseinschränkung der akzessorischen Geschlechtsdrüsen mit signifikant vermindertem Ejakulatvolumen hin. Darüber hinaus war der Testosteronspiegel der älteren Männer signifikant vermindert. Die Einschränkung der Spermatozoenmorphologie erklärte sich durch eine abnorme Anfärbbarkeit der Flagella und einen erhöhten Anteil abgeknickter oder aufgerollter Flagella als Hinweis auf eine Ausreifungsstörung im Nebenhoden. Diese beiden Kategorien der Pathomorphologie sind mit einer Progressivmotilität nicht vereinbar.

Der niedrige Testosteronspiegel in den akzessorischen Geschlechtsdrüsen und dem Nebenhoden führt wohl zu deren Funktionsbeeinträchtigung mit nachfolgend eingeschränkter Spermatozoenausreifung. Im Gegensatz hierzu dürfte der weiterhin hohe intratestikuläre Testosteronspiegel für eine ungestörte Spermatozoenproduktion in der Altersgruppe bis 65 Jahre noch ausreichen.

5.6.3 Spermatozoenfunktion

Angesichts der verminderten täglichen Spermatozoenproduktion sehr alter Männer und der beobachteten Tendenz zu reduzierter Spermatozoenmotilität und beeinträchtigter Spermatozoenmorphologie bei 50- bis 65-jährigen Männern verglich man die Fertilisierungskapazität der Spermatozoen älterer und junger Männer. Man zog dafür die Spermatozoenfunktionsparameter heran, die eine positive Korrelation zur Fertilisationsrate aufweisen (Haidl et al. 1996):

- Progressivmotilität
- Akrosinaktivität
- Induzierbarkeit der Akrosomreaktion
- Chromatinkondensation.

Abgesehen von der niedrigeren Spermatozoenmotilität fanden sich keine altersabhängigen signifikanten Unterschiede.

Eine andere Studie verwendete den Hamster-Ovum-Penetrationstest als Funktionskriterium für das Fusionsverhalten der Spermatozoen mit der Eizelle und fand ebenfalls keine altersabhängigen Unterschiede (Nieschlag et al. 1982).

5.6.4 Genetische Risiken

Das steigende Alter der Mütter führt nachweislich zu einer erhöhten Inzidenz chromosomaler Anomalien beim Kind, sodass ab einem Alter einer Schwangeren von 35 Jahren die Indikation zur Amniozentese besteht. Alterseinflüsse beim Mann sind weniger gut untersucht, wobei zwischen numerischen chromosomalen Anomalien, strukturellen chromosomalen Anomalien und Punktmutationen unterschieden werden sollte.

Numerische chromosomale Aberrationen

Eine Aneuploidie entsteht hauptsächlich durch eine Non-Disjunction während der meiotischen Teilung der Gameten. Eine Aneuploidie ist die am häufigsten nachgewiesene chromosomale Anomalie bei Neugeborenen und bei Spontanaborten. Eine Aneuploidie in Spermatozoen findet sich bereits ab der Pubertät und betrifft bei gesunden Männern ungefähr 5 % der Spermatozoen. Bei infertilen Männern ist diese Aneuploidierate signifikant erhöht (Bernardini et al. 1998).
Das Ergebnis früherer Studien, dass Kinder älterer Väter ein höheres Risiko für eine Trisomie 21 (Down-Syndrom) haben, konnte in neueren Untersuchungen nicht bestätigt werden (Muller et al. 2000). Darüber hinaus findet sich kein Anhalt für eine erhöhte Inzidenz chromosomaler Aberrationen für Trisomie 13, Trisomie 16 und das Turner-Syndrom (45,X0) in Abhängigkeit vom väterlichen Alter (Hatch et al. 1990).
Väterliche Meiosefehler sind nur für 10 % der meisten autosomalen Trisomien (selten für Trisomie 16) verantwortlich (Martin, 1998), wohingegen bei Klinefelter-Patienten die Inzidenz

des väterlichen Fehlers ungefähr 50 % beträgt. Ein väterlicher Alterseffekt liegt hierbei jedoch nicht zugrunde.

Es besteht also kein Anhalt für einen väterlichen Alterseinfluss auf numerische chromosomale Aberrationen bei den Neugeborenen.

Strukturelle chromosomale Anomalien

Die höchste Inzidenz struktureller chromosomaler Anomalien findet sich in Spermatozoen von Männern über 44 Jahre, wobei ungefähr 13 % der Spermatozoen chromosomale Schäden aufweisen (Martin und Rademaker, 1987). Unter Anwendung der Fluoreszenz-in-situ-Hybridisierung konnte ein positiver männlicher Alterseffekt für strukturelle Anomalien auf Chromosom 1 bestätigt werden (McInnes et al. 1998).

Es gibt jedoch bisher keinen Anhalt für einen Alterseinfluss aus Studien an Neugeborenen oder pränatal untersuchten Feten für de novo entstandene strukturelle chromosomale Anomalien unter Einschluss auch von Robertsonschen Translokationen (Hook, 1986).

Punktmutationen

Durch eine Punktmutation kommt es zu einem einzelnen Basenaustausch in der genetischen Information. Bereits vor über 90 Jahren vermutete der deutsche Arzt Weinberg eine erhöhte Mutationsrate für Kinder älterer Väter. Als klassische Beispiele, die ein erhöhtes väterliches Altersrisiko belegen, gelten die Chondrodysplasie und das Apert-Syndrom. Es kommt hierbei zu einem dramatischen Anstieg des Risikos um den Faktor 10 bei Vergleich eines 20-jährigen mit einem 40-jährigen Mann (Crow, 1999). Als weitere Beispiele für einen väterlichen Alterseffekt auf das Risiko für Punktmutationen gelten:

- Myositis ossificans
- Marfan-Syndrom
- Neurofibromatose
- polyzystische Nieren
- Poliposis coli
- Progerie.

Neben diesen autosomal-dominanten Erkrankungen ist ein großväterlicher Alterseinfluss auf die X-chromosomal rezessiven Erkrankungen Hämophilie A/B und Lesch-Nyhan-Syndrom bekannt (Crow, 1999).
Eine Erklärung für die altersbedingt steigende paternale Rate von Punktmutationen könnte die unterschiedliche DNS-Replikation von Spermatogenese und Oogenese darstellen („Copy error"-Modell): Bei Frauen enden die mitotischen Zellteilungen der primordialen Geschlechtszellen bereits in utero bei einer Teilungsanzahl von ungefähr 23. Beim Mann gehen diese Zellteilungen mit Beginn der Pubertät weiter und erreichen beispielsweise bei einem 20-Jährigen eine Zahl von 150, bei einem 50-Jährigen eine Zahl von 840. Jede Mitose beinhaltet das Risiko für eine spontane Punktmutation. Das Risiko steigt hierbei annähernd exponentiell und betrifft sicherlich auch rezessive Gene, ohne dass daraus jedoch klinisch manifeste Erkrankungen entstehen. Dies wird klinisch offenkundig am väterlichen Altersrisiko der oben genannten Erkrankungen. Dem zunehmend höheren väterlichen Alter könnte somit ein wesentliches Mutationspotenzial in Bezug auf die menschliche Population zukommen (Crow, 1999).
Molekularbiologische Methoden ermöglichen zunehmend den Nachweis, ob eine Mutation beim Vater oder bei der Mutter entstanden ist.

Für einige der oben genannten autosomal-dominanten Erkrankungen konnte gezeigt werden, dass sie in fast allen Fällen auf eine Punktmutation in der väterlichen Linie zurückzuführen sind:
- **Chondrodysplasie**
- **Apert-Syndrom**
- **multiple endokrine Neoplasie Typ II**

Die Väter der betroffenen Kinder waren älter als die von Kindern der Normalpopulation. Andere Möglichkeiten für das Entstehen autosomal-dominanter Erkrankungen wie intragenetische Mikrodeletionen oder Mikroduplikationen zeigen keine erhöhte Inzidenz bei höherem väterlichem Alter.

Bei der durch eine Neumutation entstandenen Neurofibromatose Typ I finden sich lediglich in einem Drittel der Fälle Punktmutationen mit einer typischen väterlichen Altersabhängigkeit, wohingegen intragenetische Mikrodeletionen häufiger von der maternalen Seite stammen (Crow, 1999). Der im Vergleich zum Apert-Syndrom nur leichte Risikoanstieg mit dem väterlichen Alter bei Neurofibromatose und bei Duchenne-Muskelatrophie geht auf den Umstand zurück, dass bei diesen Erkrankungen aufgrund der sehr langen Gene intragenetische Mikrodeletionen und Mikroduplikationen relativ häufiger anzutreffen sind, die ihrerseits aber keinen paternalen Alterseffekt besitzen.

Neben dem „Copy error"-Modell existieren andere Hypothesen. Sie fokussieren auf

- die altersabhängig verschlechterten DNS-Reparaturmechanismen
- die altersabhängige Suppression der Apoptose nach oxidativem Stress
- den altersabhängigen Funktionsabfall der antioxidativen Enzyme des Seminalplasmas und der Spermatozoen

5.6.5 Komplexe Ätiologie

Eine vom väterlichen Alter bei Geburt abhängige Zunahme der Inzidenz folgender Erkrankungen wurde diskutiert:

- Morbus Alzheimer (Bertram et al. 1998)
- kardiovaskuläre Fehlbildungen (Olshan et al. 1994)
- Schizophrenie (Malaspina et al. 2001)
- akute lymphoblastische Leukämie (Dockerty et al. 2001)
- Wilms-Tumor (Sharpe et al. 1999)
- Prostatakarzinom (Zhang et al. 1999).

Die Reproduzierbarkeit der Ergebnisse blieb jedoch aus. Ohne Nachweis der möglicherweise betroffenen Gene können diese Untersuchungen nur als Hinweis auf notwendige zukünftige Forschungsanstrengungen verstanden werden.

5.6.6 Empfehlungen

Obwohl ein paternales Altersrisiko für Punktmutation bei der Zeugung besteht, kann es dennoch aufgrund der niedrigen Inzidenz der Erkrankungen als relativ gering eingestuft werden. Klare allgemein akzeptierte Risikoabschätzungen existieren bis heute nicht. Eine Beratung von älteren Männern mit Kinderwunsch wird deshalb nicht vordringlich für nötig erachtet. Eine Pränataldiagnostik aufgrund des erhöhten väterlichen Alters wird nicht gefordert (Bundesärztekammer 1998). Andererseits dürfen Samenspender für Inseminationen aufgrund möglicher genetischer Altersrisiken nicht älter als 40 Jahre sein (British Andrology Society 1999, ASRM 2002).

Alles in allem sollten Männer jenseits ihres 50. Lebensjahrs auf das leichtgradig und derzeit nicht sicher abschätzbare paternale Altersrisiko hingewiesen werden.

Literatur

ASRM (2002): Guidelines for gamete and embryo donation. http://www.asrm.org/Media/Practice/gamete.html.

Bernardini L, Borini A, Preti S et al.: Study of aneuploidy in normal and abnormal germ cells from semen of fertile and infertile men. Hum Reprod 1998; 13: 3406–3413.

Bertram L, Busch R, Spiegl M et al.: Paternal age is a risk factor for Alzheimer disease in the absence of a major gene. Neurogenetics 1998; 1: 277–280.

British Andrology Society: British Andrology Society guidelines for the screening of semen donors for donor insemination (1999). Hum Reprod 1999; 14: 1823–1826.

Bundesärztekammer: Richtlinien zur pränatalen Diagnostik von Krankheiten und Krankheitsdispositionen. Dtsch Ärztebl 1998; 95: 3236–3244.

Crow JF: Spontaneous mutation in man. Mut Res 1999; 437: 5–9.

Dockerty JD, Draper G, Vincent T et al.: Case-control study of paternal age, parity and socio-economic level in relation to childhood cancers. Int J Epidemiol 2001; 30: 1428–1437.

Ford WCL, North K, Taylor H et al.: Increasing paternal age is associated with delayed conception in a large population of fertile couples: evidence for declining fecundity in older men. Hum Reprod 2000; 15: 1703–1708.

Haidl G, Jung A, Schill WB: Ageing and sperm function. Hum Reprod 1996; 11: 558–60.

Hatch M, Kline J, Levin B et al.: Paternal age and trisomy among spontaneous abortions. Hum Genet 1990; 85: 355–361.

Holstein, AF: Spermatogenesis in the aged – a borderland between normal and pathologic anatomy. Urologe A 1986; 25: 130–137.

Hook EB: Paternal age and effects on chromosomal and specific locus mutations and on other genetic outcomes in offspring. In: Mastroianni L, R Paulson (eds.): Aging, Reproduction, and the Climacteric. pp. 117–145. Plenum Press, New York, 1996.

Jung A, Schuppe HC, Schill WB: Comparison of semen quality in older and younger men attending an andrology clinic. Andrologia 2002; 34: 116–122.

Kidd SA, Eskenazi B, Wyrobek AJ: Effects of male age on semen quality and fertility: a review of the literature. Fertil Steril 2001; 75: 237–248.

Malaspina D, Harlap S, Fenning S et al.: Advancing paternal age and the risk of schizophrenia. Arch Gen Psychiatry 2001; 58: 361–367.

Martin RH: Genetics of human sperm. J Ass Reprod Genet 1998; 15: 240–245.

Martin RH, Rademaker AW: The effect of age on the frequency of sperm chromosomal abnormalities in normal men. Amer J Hum Genet 1987; 41: 484–492.

McInnes B, Rademaker AW, Martin RH: Donor age and the frequency of disomy for chromosomes 1, 13, 21 and structural abnormalities in human spermatozoa using multicolour fluorescence in-situ hybridisation. Hum Reprod 1998; 13: 2489–2494.

Muller F, Rebiffé M, Taillandier A et al.: Parental origin of the extra chromosome in prenatally diagnosed fetal trisomy 21. Hum Genet 2000; 106: 340–344.

Naeves WB, Johnson L, Porter JC et al.: Leydig cell numbers, daily sperm production and serum gonadotropin levels in aging men. J Clin Endocrinol 1984; 59: 759–763.

Nieschlag E, Lammers U, Freischem CW et al.: Reproductive functions in young fathers and grandfathers. J Clin Endocrinol Metab 1982; 55: 676–681.

Olshan AF, Schnitzer PG, Baird PA: Paternal age and the risk of congenital heart defects. Teratology 1994; 50: 80–84.

Rolf C, Behre HM, Nieschlag E: Reproductive parameters of older compared to younger men of infertile couples. Int J Androl 1996; 19: 135–142.

Sallmén M, Luukkonen R: Is the observed association between increasing paternal age and delayed conception an artefact? Hum Reprod 2001; 16: 2027–2031.

Schill WB: Fertility and sexual life of men after their forties and in older age. Asian J Androl 2001; 3: 1–7.

Schwartz D, Mayaux MJ, Spira A et al.: Semen characteristics as a function of age in 833 fertile men. Fertil Steril 1983; 39: 530–535.

Sharpe CR, Franco EL, de Camargo B et al.: The influence of paternal age on the risk of Wilms' tumour. Paediat Perinat Epidemiol 1999; 13: 138–143.

Silber SJ: Effects of age on male fertility. Semin Reprod Endocrinol 1991; 9: 241–248.

Tenover JS, Dahl KD, Vale WW et al.: Hormonal responses to a potent gonadotropin hormone–releasing hormone antagonist in normal elderly men. J Clin Endocrinol Metab 1990; 71: 881–888.

Zhang Y, Kreger BE, Dorgan JF et al.: Parental age at child's birth and son's risk of prostate cancer. The Framingham study. Amer J Epidemiol 1999; 150: 1208–1212.

5.7 Familienplanung, Empfängnisverhütung

Günter Freundl

5.7.1 Effektivität und Einteilung der Methoden

Derzeit leben in der Bundesrepublik Deutschland ca. 15 Millionen Frauen im reproduktionsfähigen Alter. Man schätzt, dass davon etwa 90 % irgendeine Methode der Empfängnisverhütung anwenden. Ca. 10 % dieser Frauen können nicht mehr schwanger werden, da sie endgültig sterilisiert sind oder keinen Verkehr haben. Tabelle 5.7-1 zeigt die Verteilung der derzeit angewandten Kontrazeptiva. Vergleicht man die Zeit vor 1990 mit

Tabelle 5.7-1 *Anwendungshäufigkeit (%) der verschiedenen Methoden der Empfängnisverhütung in Deutschland – Mehrfachnennungen sind möglich (Freundl et al. 1991, Oddens et al. 1994).*

Methode der Erhebung	Freundl 1991		Oddens 1994
	1985	1989	1992
Pille	52,2	61,9	53,3
Kondom	10,0	42,8	12,2
periodische Abstinenz	8,8	6,0	7,4
chemische Mittel	2,6	5,2	
Coitus interruptus	5,8	6,6	1,2
Spirale	14,1	10,8	12,2
keine Methoden	7,5	10,6	2,7
Sterilisation	7,4	5,6	10,2

danach, so fällt statistisch signifikant nur auf, dass die Anwendung mechanischer Barrieremethoden seit dem Auftreten von AIDS zugenommen hat, während die Anwendung der anderen Methoden sich nicht wesentlich zu verändern scheint (Freundl et al. 1991, Oddens et al. 1994).

Eine Empfängnisverhütungsmethode ist charakterisiert zum einen durch ihre Effektivität und Sicherheit, zum anderen durch die Akzeptanz der Methode durch die Anwenderin. Wichtig ist weiterhin, dass die Methode den sozioökonomischen Gegebenheiten Rechnung trägt und mit den grundlegenden Wertvorstellungen der anwendenden Gesellschaft übereinstimmt.

Ein Maß für die Sicherheit (Effektivität) einer Empfängnisverhütungsmethode (Methodensicherheit, Gebrauchssicherheit) stellt der **Pearl-Index** dar. Man versteht darunter die Anzahl eingetretener Schwangerschaften, wenn 100 Frauen eine entsprechende Methode für ein Jahr anwenden (Pearl, 1933). Für wissenschaftliche Untersuchungen ist dieser mehr aus der Anwenderpraxis stammende Wert nicht besonders geeignet. In derartigen Fällen sollte man die **Life-Table-Analyse** (Jain und Sivin, 1977) zur Bestimmung der Effektivität einer Methode anwenden.

Nach einem Vorschlag von Döring (Tab. 5.7-2) teilt man die verschiedenen Empfängnisverhütungsmethoden entsprechend ihrer Sicherheit in sehr sichere und weniger sichere Methoden ein. Man kann aus der Tabelle ersehen, dass beispielsweise die Kontrazeption mit oralen Ovulationshemmern eine hohe Sicherheit aufweist, dass aber auch – im Gegensatz zu dem gängigen Medizinerwissen – die modernen Methoden der natürlichen Familienplanung (Temperaturmethode – TM, Sympto-Thermale Methode – STM) dies ebenfalls tun (s. a. Freundl et al. 1993, Frank-Herrmann et al. 1997).

Man kann alle kontrazeptiven Methoden auch in die Kategorien „Aktionen sind direkt beim Geschlechtsverkehr durchzuführen“ oder „die Wirkung der Methode ist unabhängig von einem direkten Eingriff beim Verkehr“ einteilen (Fathalla et al. 1990). Betrachtet man gleichzeitig Methoden- und Gebrauchssicherheit einer bestimmten Methode, so lässt sich im Hinblick auf die letztgenannte Einteilung erwarten, dass sich Methoden- und Gebrauchssicherheit stärker bei den Methoden unterscheiden, die beim Verkehr bestimmte Aktionen erfordern.

Bei der Empfängnisverhütung unterscheidet man grundsätzlich zwischen endgültigen und temporären Methoden.

Bei den endgültigen Methoden sind bei der Frau die Tubensterilisation, die Fimbriektomie und die Hysterektomie zu erwähnen. Die einzige prak-

Tabelle 5.7-2 *Zuverlässigkeit der verschiedenen Methoden der Kontrazeption und Versagerquoten – Pearl-Index (Döring, 1988).*

Gruppe	Definition	Versager-Quote	Methode
Ia	zuverlässig	0,2–0,5	OH, 3-Monats-Spritze
Ib	fast zuverlässig	1–3	TM, STM
II	relativ zuverlässig	2–3	IUP, Minipille, Kondom
III	mittlere Zuverlässigkeit	5–10	Diaphragma, Schaumovula, Spray
IV	unzuverlässig	15–25	Knaus-Ogino, Billings-Methode, Coitus interruptus

OH = Ovulationshemmer, TM = Temperaturmethode, STM = Sympto-Thermale-Methode, IUP = Intrauterinpessar

tisch vollständig sichere Sterilisationsmethode ist die Entfernung der Gebärmutter (Hysterektomie). Alle anderen genannten Methoden haben eine gewisse Fehlerquote. Dies ist insofern wichtig, als der operierende Arzt unbedingt auf die Versagerquote der empfohlenen Methode hinweisen muss (Franzki, 1995). Da Fimbriektomie und Tubenektomie selten durchgeführt werden, ist diese Information besonders wichtig für die Tubensterilisation. Diese wird heute in Deutschland vor allem pelviskopisch mittels Thermokoagulation der Tuben ohne Durchtrennung durchgeführt. Dabei muss auf eine Versagerquote von 3–7 ‰ (3–7 Frauen von 1000 Frauen, die so sterilisiert sind, werden wieder schwanger) hingewiesen werden. Hinsichtlich der Langzeitergebnisse sollte man Berichte im Auge haben, die vor allem aus statistischen Erhebungen aus den USA kamen, die besagen, dass über die Jahre gesehen die Versagerquote der Tubensterilisation wesentlich höher, nämlich bei 5–7 % liegt.

5.7.2 Methoden der Empfängnisverhütung

Hormonale Kontrazeption

Sie wird in Deutschland von etwa 6 Millionen Frauen im reproduktionsfähigen Alter benützt. Nachdem die so genannte „Pille" 1959 erstmals in den Vereinigten Staaten als „Enovit", 1961 als „Anovlar" in Deutschland eingeführt wurde, haben inzwischen weltweit etwa 150 Millionen Frauen mit oralen Kontrazeptiva (OC) Erfahrung sammeln können. Derzeit nehmen ca. 60 Millionen Frauen weltweit orale Kontrazeptiva ein.

In den heute üblichen Pillen sind ein orales Östrogen, fast immer Ethinylestradiol (EE) und ein Gestagen (G) enthalten (Tab. 5.7-3), wobei die Gestagendosis pro Tablette der so genannten Ovulationshemmdosis entspricht. Die EE-Dosis liegt in den heute üblichen Pillen zwischen 20 und 30 μg. Die verwandten Gestagene unterscheiden

Tabelle 5.7-3 *Zusammensetzung der Ovulationshemmer: verwendete Steroide.*

Östrogene	Dosis/Tag	Gestagene	Dosis/Tag
Ethinyl estradiol (EE)	20–30 μg	Ethinodiolacetat	0,5 mg
		Norethindrone	1,0 mg
		Norethinylacetat	0,5 mg
		D,L-Norgestrel	2–3 mg
		Gestoden	2–3 mg
		Desogestrel	1–2 mg

sich darin, dass ihre antiandrogene Wirkung, die zusätzlich zur hormonalen Hemmwirkung zu registrieren ist, unterschiedlich ist. Deswegen kann man mit bestimmten Pillen auch Frauen mit Androgenüberfunktionszeichen behandeln.
Die Pille wird von gesunden Frauen häufig über lange Zeit eingenommen. Deshalb sind die Kontraindikationen besonders wichtig.

Zu den absoluten Kontraindikationen zählen:
- **kardiovaskuläre Erkrankungen (vorausgegangene Thromboembolien, Gerinnungsstörungen wie ABC-Resistenz, koronare Herzerkrankungen, Apoplex, Herzvitien, schwere Hypertriglyzeridämien).**
- **Frauen über 35, die mehr als 10 Zigaretten pro Tag rauchen, sowie Patientinnen mit Mammakarzinom und östrogenabhängigen Tumoren**
- **akute Leberstoffwechselstörungen, akute Pankreatitis, eine gestörte Glukosetoleranz und eine eingetretene Schwangerschaft**

Tabelle 5.7-4 zeigt im Überblick das Risiko für Thrombosen und Embolien bei Pilleneinnehmerinnen. Unterschiede zwischen den verschiedenen Gestagenen wurden bisher nicht beobachtet. Wesentlich ist eine Resistenz gegen aktiviertes Protein C (ABC-Resistenz), die üblicherweise in den betroffenen Gruppen im Gegensatz zu den Kontrollgruppen wesentlich stärker vertreten ist. In Deutschland liegt die ABC-Resistenz in der Normalbevölkerung bei etwa 5 %.
Im Hinblick auf onkologische Folgen von Ovulationshemmereinnahme ist auf die verminderte Inzidenz von Ovar- und Endometriumkarzinomen hinzuweisen. Eine geringgradige Zunahme des Portiokarzinomrisikos lassen manche Studien vermuten. Statistisch noch nicht eindeutig geklärt ist die Frage, ob Frauen, die in sehr jungem Alter mit der Pilleneinnahme beginnen und bei denen die erste Schwangerschaft sehr spät eintritt, durch die oralen Kontrazeptiva ein etwas erhöhtes Mammakarzinomrisiko in Kauf nehmen müssen (s. a. Runnebaum und Rabe, 1994).

Wichtig ist, zur Abschätzung des gesundheitlichen Risikos, vor Verschreibung der Pille eine gute Anamnese durchzuführen, bei der gefragt werden sollte,
- **ob kardiovaskuläre Erkrankungen bei den Eltern vor dem 45. Lebensjahr eingetreten sind**
- **ob Thrombosen und Embolien in der näheren Verwandtschaft gehäuft auftreten**
- **ob eine familiäre Belastung für Brustkrebs besteht**
- **ob eine familiäre Belastung für das Ovarialkarzinom besteht**

Bezüglich der Applikation der hormonalen Kontrazeptiva stehen heute unterschiedliche Möglichkeiten zur Auswahl: als Drei-Monats-Spritze (Depot-Clinovir®), als hormonbeladene Intrauterinspirale (Mirena®), als norgestrelhaltiges Implantat (Implanon®), als kontrazeptives Pflaster und als kontrazeptiver Vaginalring (Nuvaring®).
Die Wirkung der hormonalen Kontrazeptiva ist vom Verkehr unabhängig (nonkoitale Methode).

Intrauterinpessare (IUP)

Es handelt sich um unterschiedlich geformte Einlagen in das Cavum uteri. Bereits im Altertum war

Tabelle 5.7-4 *Thrombose- und Embolierisiken bei Einnahme oraler Kontrazeptiva (OC).*

Behandlung	Häufigkeit	Ereignis
keine OC	3–4/100.000	Thrombosen
mit OC	30/100.000	Thrombosen
mit OC	1/100.000	kardiovaskuläre Erkrankung
mit OC	1–3/1 Mio.	tödliches kardiovaskuläres Ereignis

aus Berichten aus Mesopotamien bekannt, dass Kamele durch Einlage von kleinen geschnitzten Hölzchen in die Gebärmutter nicht mehr schwanger wurden. Daran haben sich Medizinforscher Ende des 19. Jahrhunderts erinnert und den Gräfenberg-Ring geschaffen. Die heute angewendeten modernen Intrauterinspiralen haben mit den früher angewandten Einlagen nicht mehr viel zu tun. Sie bestehen aus inertem Material und einem zusätzlichen Kupferanteil, der bei einer Kupferoberfläche von 350–380 mm^2 die optimale kontrazeptive Sicherheit mit einem Pearl-Index zwischen 1 und 3 bietet. Das Hinzufügen von Kupfer bietet außerdem einen Infektionsschutz (Wagner, 1999). Aus ideologischen Gründen wurde sehr lange über die Wirkungsweise der Intrauterinspirale diskutiert.

Es steht heute fest, dass die Hauptwirkung der Spirale in einer entzündlichen Reaktion im Endometrium besteht, durch die humorale und zelluläre Komponenten in das Cavum uteri sezerniert werden.

Diese Entzündungsreaktion wirkt unterschiedlich bei verschiedenen Spezies: Bei Nagern betrifft sie den Uterus, bei Nutztieren wirkt sie extrauterin durch entzündliche Reaktionen im Eileiterbereich. Beim Menschen führen die Kupferionen zu Entzündungsreaktionen, die toxisch für Spermatozoen und Embryo sind. So reduziert die Spirale die Fertilisationsrate und erniedrigt die Überlebenschance von Embryonen bereits, bevor sie den Uterus erreichen. Insofern ist die weit verbreitete Ansicht, IUD (Intrauterine Device) zerstörten als Hauptwirkung Embryonen in der Gebärmutter („abortiver Effekt"), nicht richtig (Ortiz et al. 1996).

Vor dem Einlegen der Spirale muss die zukünftige Trägerin über folgende Tatsachen informiert werden:
- **Eine Spirale kann die Infektionshäufigkeit unter bestimmten Umständen erhöhen (nicht sterile Einlage, Lebensführung mit häufig wechselnden Geschlechtspartnern).**
- **Im Fall einer Schwangerschaft ist die Extrauteringraviditätsrate erhöht.**
- **Das Abortrisiko für unter IUD eingetretene Schwangerschaften ist fast 50 %; es besteht jedoch kein erhöhtes Fehlbildungsrisiko.**
- **Spiralen können zu verstärkten Blutungen, zu Blutungsstörungen und zu Dysmenorrhön führen.**
- **Das Wiedereintreten der Fertilität nach Entfernen eines Kupfer-IUD ist sehr rasch: Nach Beller, Schweppe und Wagner ist die kumulative Schwangerschaftsrate innerhalb eines Jahres nach Entfernen des IUD mit 91,7 % praktisch im Normbereich.**

Methoden der natürlichen Familienplanung (NFP)

Unter natürlicher Familienplanung versteht man Methoden, die eine Frau in die Lage versetzen, durch Selbstbeobachtung oder durch einfache Hilfsmittel eine fruchtbare und eine unfruchtbare Zeit im Zyklus zu bestimmen. Je nachdem, welches Symptom eine Frau beobachtet und für ihre Auswertung verwendet, unterscheidet man die Temperaturmethode (TM), die Schleimmethode oder Ovulationsmethode nach Billings (OM) und die Sympto-Thermale Methode (STM).
Eine Schwangerschaft lässt sich verhindern, wenn eine Frau in der fertilen Zeit abstinent ist oder nur

Tabelle 5.7-5 *Phänomene, die eine Frau bei Anwendung der natürlichen Familienplanung bestimmen kann.*

Bestimmung ohne Hilfsmittel
Aufwachtemperatur
Schleimbildung
Portioveränderungen
Brustsymptom
Bestimmung mit Hilfsmitteln
Hormone im Urin
CO_2-Gehalt der Atemluft
Kristallisation des Speichels
Zervikalschleim (Menge, Spinnbarkeit, Farnphänomen, Leitfähigkeit)

geschützt verkehrt (s. a. Arbeitsgruppe NFP 1994, Raith-Paula et al. 1999). Im neueren amerikanischen Schrifttum wird die fertile Zeit auch als fertiles Fenster bezeichnet. Tabelle 5.7-5 zeigt die Phänomene, die von einer Frau zur Eingrenzung dieses „fertilen Fensters" bestimmt werden können.
Die Kalendermethode ist nach moderner Auffassung keine NFP-Methode im strengen Sinn, da sie nicht Beobachtungen der Frau zur Beurteilung des Zyklus verwendet, sondern nur eine Rechenmethode darstellt.

Gerade bei den NFP-Methoden muss man besonders auf die Akzeptanz der Methode durch das anwendende Paar hinweisen, da sie entscheidend zur Effektivität dieser Methoden beiträgt.

Am Ende sei noch auf die so genannten **neuen Technologien in der natürlichen Familienplanung** hingewiesen. Dabei wendet eine Frau zur Beobachtung ihrer zyklusabhängigen Körperveränderungen technische Hilfsmittel an. Diese können Temperaturcomputer sein, die Temperaturmessungen nach den Regeln der Temperaturmethode auswerten, es können Hormoncomputer sein, die die Höhe bestimmter Hormonmetaboliten im Urin zur Zyklusbeurteilung verwenden, und es können bestimmte Schleimminimikroskope sein, die das Kristallisationsphänomen von Speichel oder Vaginalschleim verwerten. Letztere sind jedoch in ihrer Effektivität relativ gering (Freundl et al. 2003a).
Zusammenfassend können derzeit praktisch nur Temperatur- und Hormoncomputer für die Anwendung in Deutschland mit entsprechenden Einschränkungen empfohlen werden (s. a. Freundl, 2000 und 2003b).

Coitus interruptus und reservatus

Es handelt sich um die Unterbrechung der Kohabitation vor der Ejakulation. Der Pearl-Index ist nicht sehr gut und liegt zwischen 10–20. Interessant ist, dass in manchen Ländern der Coitus interruptus als „natürliche Methode" gilt.

Barrieremethoden

Das (Männer-)Kondom

Es ist insgesamt ein wirkungsvolles Kontrazeptivum, das bei richtiger Anwendung einen Pearl-Index zwischen 4 und 5 erwarten lässt. Richtig heißt: rechtzeitig vor dem Verkehr anlegen und rechtzeitig nach der Ejakulation wieder abnehmen.

Der große Vorteil ist die Effektivität gegen sexuell übertragbare Krankheiten, die zwar nicht vollständig ist, jedoch einen beachtlichen Schutz insbesondere gegen Chlamydien, Hepatitis B, HPV und HIV bietet.

Das Frauenkondom

Das Frauenkondom ist eine Schutzhülle, die von der Frau vor dem Verkehr in die Scheide eingebracht wird und die gesamte Scheidenwand und Portio bedeckt. Es wird als Femidom heute zumindest in den an Deutschland angrenzenden Ländern verkauft und besteht aus dem körperfreundlichen Kunststoff Polyurethan. Es ist sehr strapazierfähig, knistert allerdings etwas bei der Anwendung, was stören kann. Es ist auch bei Latexallergie verwendbar, da es diesen Stoff nicht enthält.

Der große Vorteil ist, dass eine Frau es ohne Zustimmung des Partners anwenden kann und sich so gegen STD schützt.

Portiokappe, Diaphragma, chemische Mittel

Diese okklusiven Verfahren sind in Deutschland wenig angewandt. Man kann damit eine relativ gute Sicherheit erlangen, wenn man das Einlegen korrekt durchführt. Als neue Modifikation der Portiokappe ist das LEA-Implantat® zu erwähnen. Es ist eine aus Silikon hergestellte breite Kappe, die der Portio vorliegt.
Es ist jedoch erst in relativ wenigen größeren Anwendungsstudien getestet (Bounds und Guillebaud, 1999; Jinniate et al. 1998).

Chemische Mittel spielen als Zusatzmaßnahme bei der Verwendung von Barrieremethoden eine Rolle. Als spermizider Stoff wird üblicherweise, aber nicht ausschließlich Nonoxinol-9 verwandt (s.a. Creatsas et al. 2001).

Zusammenfassend ist über alle nichthormonalen Kontrazeptiva zu sagen, dass sie mehr oder weniger ohne Eingriff in das Körpergeschehen wirken. Allerdings sind meist perikoitale Aktionen notwendig, die ihre Effektivität stärker einschränken können (s. a. Freundl, 1999).

Literatur

Arbeitsgruppe NFP (Hrsg.): Natürlich und sicher. Ehrenwirth Verlag, München, 1994.

Beller F, Wagner H, Schweppe K: Entwicklung, Wirkungsweise, Anwendung, Nebenwirkungen. Verlag Edition Medizin, 1984.

Bounds W, Guillebaud J: Lea's Shield contraceptive device: pilot study of its short-term patient acceptability and aspects of use. Br J Fam Plann 1999; 24: 117–120.

Creatsas G, Guerrero E, Guilbert EE et al.: A multinational evaluation of the efficacy, safety and acceptability of the Protectaid contraceptive sponge. Eur J Contracept Reprod Health Care 2001; 6: 172–182.

Döring G: Empfängnisverhütung. Thieme, Stuttgart, 1988.

Fathalla M, Rosenfield A, Indriso C: Family Planning. In: FIGO in Collaboration with the WHO (ed). The FIGO Manual of Human Reproduction. The Parthenon Publishing Group, Canforth, New York, pp. 111–127, 1990.

Frank-Herrmann P, Freundl G, Gnoth C et al.: Natural family planning with and without barrier method use in the fertile phase: efficacy in relation to sexual behavior: a German prospective long-term study. Adv Contracept 1997;13: 179–189.

Franzki H: Haftung bei misslungener Sterilisation aus juristischer Sicht. Z Ärztl Fortbild Jena 1995; 89: 676–678.

Freundl G: Rhythm methods and devices. In: Capdevilla C, Cortit L, Creatsas G (eds): Contraception today. The Parthenon Publishing Group, New York, London, pp 53–64, 1999.

Freundl G: Natürliche Familienplanung und „nichthormonale Kontrazeption". Gynäkol 2000; 33: 679–688.

Freundl G, Baur S, Bremme M et al.: Hat sich das Familienplanungsverhalten in der BRD seit 1985 verändert? Geburtshilfe Frauenheilkd 1991; 51: 127–134.

Freundl G, Bremme M, Frank-Herrmann P et al.: Methoden und Gebrauchssicherheit der symptothermalen Methode der natürlichen Familienplanung: Prospektive Studie mit inzwischen 10.649 Zyklen. Arch Gynecol Obstet 1993; 254: 281–285.

Freundl G, Frank-Herrmann P, Godehardt E et al.: Die Effektivität von Zyklusmonitoren zur Bestimmung des fertilen Fensters. Geburtshilfe Frauenheilkd 2003a; 63: accepted 3.6.2003.

Freundl G, Godehardt E, Kern PA et al.: Estimated maximum failure rates of cycle monitors using daily conception probabilities in the menstrual cycle. Hum Reprod 2003b; 18: 2628–2633.

Jain AK, Sivin I: Life-table analysis of IUDs: problems and recommendations. Stud Fam Plann 1977;8: 25–47.

Jinniate S, Tatschl S, Salzer H: Erste Ergebnisse mit dem lea contraceptivum. Gynäkol Praxis 1998; 22: 463–468.

Oddens BJ, Visser AP, Vemer HM, Everaerd WT: Contraceptive use and attitudes in reunified Germany. Eur J Obstet Gynecol Reprod Biol 1994; 57: 201–208.

Ortiz ME, Croxatto HB, Bardin CW: Mechanisms of action of intrauterine devices. Obstet Gynecol Surv 1996; 51: S42–S51.

Pearl R: Factors in human fertility and their statistical evaluation. Lancet 1933; II: 607–611.

Raith-Paula E, Frank-Herrmann P, Freundl G (eds): Natürliche Familienplanung heute mit ausführlicher Darstellung der Zykluscomputer. Springer, Berlin, S 1–273, 1999.

Runnebaum B, Rabe T: Gynäkologische Endokrinologie und Fortpflanzungsmedizin. Springer Verlag, Berlin, Heidelberg, New York, 1994.

Wagner H: Intrauterine contraception: past, present, future. In: Rabe T, Runnebaum B (eds): Fertility Control – Update and Trends. pp 153–171. Springer Verlag, Berlin Heidelberg, 1999.

5.8 Männliche Kontrazeption

5.8.1 Medikamentöse Ansätze zur männlichen Kontrazeption

Hermann M. Behre

Einführung

Medikamentöse Methoden zur Kontrazeption sind in Deutschland gegenwärtig nur auf Seiten der Frau verfügbar. Die orale hormonelle Kontrazeption, die so genannte „Pille", ist die am häufigsten angewandte Verhütungsmethode in Deutschland. Entsprechend einer repräsentativen Umfrage der Bundeszentrale für gesundheitliche Aufklärung aus dem Jahr 2003 wenden von den 20- bis 44-Jährigen, die verhüten, 55 % die „Pille" als Kontrazeptivum an. Die ohne erneuten operativen Eingriff praktisch irreversiblen Methoden wie die Sterilisation des Mannes bzw. der Frau werden jeweils nur von 4 % der Befragten zur Schwangerschaftsverhütung gewählt (Bundeszentrale für gesundheitliche Aufklärung, 2003).

Unter den Kriterien, die entscheidend für die Wahl der Verhütungsmethode sind, steht der sichere, zuverlässige Empfängnisschutz an erster Stelle (Bundeszentrale für gesundheitliche Aufklärung, 2003). Für die Entwicklung medikamentöser Methoden zur Kontrazeption ist es von großer Relevanz, dass 95 % aller Befragten noch für die Zukunft den Wunsch auf ein eigenes Kind haben (Bundeszentrale für gesundheitliche Aufklärung, 2003).

Aus diesen repräsentativen Daten folgt, dass der Entwicklung einer medikamentösen Verhütungsmethode für den Mann, die eine zuverlässige Empfängnisverhütung garantiert und gleichzeitig die Möglichkeit offen lässt, nach Absetzen der Methode ohne weitere operative Eingriffe eigene Kinder haben zu können, ein hoher Stellenwert zukommt.

Auch in Zukunft wird es nicht nur eine einzige Methode zur Verhütung geben, sondern durch die Etablierung medikamentöser Methoden zur Kontrazeption beim Mann soll das Spektrum der Möglichkeiten für betroffene Paare erweitert werden. Die Bereitschaft zur Anwendung kontrazeptiver Methoden für den Mann ist in Deutschland vorhanden. So sehen 53 % der Männer die Verantwortung für die Schwangerschaftsverhütung allein beim Mann oder zumindest bei beiden Partnern (Bundeszentrale für gesundheitliche Aufklärung, 2003).

Prinzip der hormonellen Kontrazeption beim Mann

Von den verschiedenen medikamentösen Forschungsansätzen zur männlichen Kontrazeption ist die hormonelle Methode am weitesten fortgeschritten. Das Prinzip einer hormonellen Methode zur Verhütung auf Seiten des Mannes ist im Grundsatz mit den Kombinationspräparaten zur hormonellen Kontrazeption bei der Frau vergleichbar. Eine effektive Schwangerschaftsverhütung zu erreichen, ist dennoch mit einer Methode für den Mann ungleich schwieriger. Beim Mann muss die Produktion von mehreren Millionen Spermien pro Tag komplett unterdrückt werden, wohingegen es bei der Frau letztendlich darauf ankommt, einmal im Monat die Befruchtung einer Eizelle zu verhindern.

Die Steuerung der Spermatogenese erfolgt beim Mann durch das luteinisierende Hormon (LH) und das follikelstimulierende Hormon (FSH), die beide aus der Hirnanhangsdrüse in die Blutbahn sezerniert werden. Durch die vollkommene Hemmung der LH- und FSH-Aktivität kommt es zu einem vollständigen Sistieren der Spermatogenese und einer im Ejakulat nachweisbaren Azoospermie. Der Ausfall nur eines der beiden Gonadotropine führt nur zu einer quantitativen Verminderung der Spermienproduktion, die für eine wirksame Kontrazeption nicht ausreicht. Da mit der Suppression des LH auch eine Suppression der Testosteronproduktion und somit ein Hypogonadismus auftritt, muss zusätzlich zur wirksamen Suppression der Gonadotropine eine ausreichende Androgenwirkung durch exogen applizierte Testosteronpräparate garantiert werden.

Das Prinzip der hormonellen Kontrazeption beim Mann ist die Hemmung der Spermatogenese durch Suppression der beiden Gonadotropine LH und FSH bei gleichzeitiger Erhaltung der Androgenwirkungen durch exogene Gabe von Testosteron.

Hormonelle Kontrazeption mit Testosteron

Da exogen gegebenes Testosteron aufgrund der bekannten negativen Feedbackhemmung der hypothalamischen GnRH- sowie hypophysären LH- und FSH-Sekretion eine Suppression der Spermatogenese bewirkt und gleichzeitig die androgenabhängigen Funktionen hält, ist es grundsätzlich möglich, mit nur einem Wirkstoff eine effektive Kontrazeption beim Mann zu erreichen.

Die ersten entsprechenden Studien mit Testosteron wurden schon vor 40 Jahren durchgeführt (McLeod 1965). Ein wirklicher Durchbruch in der Entwicklung von hormonellen Methoden zur Kontrazeption beim Mann konnte jedoch erst erzielt werden, als 1990 zum ersten Mal durch eine multinationale Studie der WHO nicht nur die Verminderung der Spermienzahl, sondern auch die zuverlässige Schwangerschaftsverhütung bewiesen werden konnte (World Health Organization Task Force on Methods for the Regulation of Male Fertility 1990, 1996). Diese Effektivitätsstudien zeigten jedoch auch, dass es nicht ausreicht, die Spermienkonzentration nur unter den Normalbereich fertiler Männer zu senken, sondern dass eine Azoospermie oder zumindest stark ausgeprägte Oligozoospermie mit einer Spermienkonzentration ≤ 1 Mio./ml Voraussetzung dafür ist, dass die gleiche Zuverlässigkeit wie die der hormonellen Kontrazeption bei der Frau erreicht wird.

In den WHO-Studien wurden wöchentlich intramuskuläre Injektionen von 200 mg Testosteronenanthat verabreicht, was dieses Präparat zur Kontrazeption unpraktikabel macht. Mittlerweile werden neuere lang wirksame Testosteronester wie das vor kurzem zur Therapie des Hypogonadismus zugelassene Testosteronundecanoat (Behre et al. 1999; von Eckardstein und Nieschlag, 2002) auch zur Kontrazeption eingesetzt. Erste groß angelegte Studien in China mit Testosteronundecanoat zeigen, dass bei Injektionen von 500 mg Testosteronundecanoat alle 4 Wochen eine sehr effektive Verhütung auf Seiten des Manns möglich ist (Gu et al. 2003). Es ist zu erwarten, dass Testosteronundecanoat in China als erstes hormonelles Präparat zur Kontrazeption für den Mann in den nächsten Jahren zugelassen wird.

Hormonelle Kontrazeption mit Androgenen und Gestagenen

In den WHO-Studien zeigte sich, dass nur bei ca. ⅔ der Männer aus Europa und den USA die Spermatogenese vollkommen supprimiert wurde. Da selbst bei einer weiteren Erhöhung der Testosterondosis eine komplette Suppression nicht erreicht werden kann und zudem Nebenwirkungen bei zu hohen Testosterondosierungen zu erwarten wären, wird Testosteron mit Substanzen kombiniert, die zusätzlich die Gonadotropinsekretion hemmen.

Die am umfangreichsten untersuchte Kombination mit Testosteron ist die zusätzliche Gabe von Gestagenen. Durch verschiedene vergleichende Studien konnte gezeigt werden, dass bei gleicher Testosterondosis die kombinierte Verabreichung von Gestagenen und Testosteron eine deutlich stärkere Hemmung der Spermatogenese bewirkt als die alleinige Verabreichung von Testosteron (Handelsman et al. 1996). In der ersten echten Effektivitätsstudie mit dem Gestagen Medroxyprogesteronacetat und Testosteronimplantaten kam es bei 55 Paaren (Gesamtanwendung über 35,5 Personenjahre) zu keiner Schwangerschaft (Turner et al. 2003). Sollten die gegenwärtig durchgeführten multizentrischen Studien mit der Kombination des oben erwähnten lang wirksamen Testosteronundecanoats und des Gestagens Etonogestrel bei 350 Probanden erfolgreich verlaufen, ist in den nächsten Jahren mit einer Verfügbarkeit eines entsprechenden hormonellen Kombinationspräparats zur Kontrazeption beim Mann zu rechnen.

Hormonelle Kontrazeption mit Androgenen und GnRH-Antagonisten

Eine sehr effektive und schnelle Hemmung der Gonadotropinsekretion ist durch die Gabe von GnRH-Antagonisten zu erreichen. Die erste mit

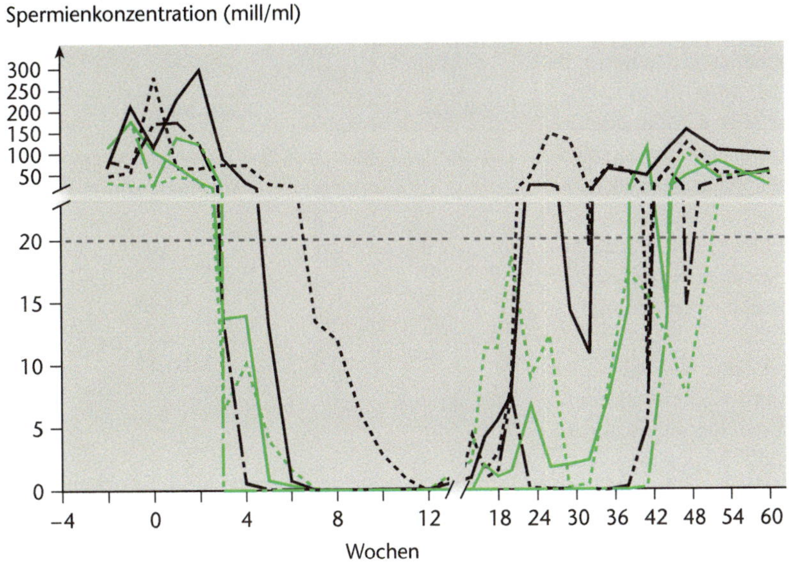

Abb. 5.8-1 Effektive Suppression der Spermienkonzentration im Ejakulat durch Verabreichung eines modernen GnRH-Antagonisten in Kombination mit einem Androgen. Unter der Gabe des GnRH-Antagonisten Cetrorelix über die ersten 12 Wochen wurde bei allen 6 Probanden eine Azoospermie erreicht. Die gestrichelte graue Linie zeigt die untere Grenze der normalen Spermienkonzentration nach WHO (Abbildung modifiziert nach Behre et al. 2001).

einem modernen GnRH-Antagonisten in Kombination mit einem Androgen durchgeführte Studie zeigte eine sehr effektive Hemmung der Spermatogenese (Abb. 5.8-1, Behre et al. 2001). Derzeit in der klinischen Prüfung befindliche GnRH-Antagonisten erlauben mittlerweile Injektionsintervalle von 4 Wochen (Trachtenberg et al. 2002), sodass zukünftig dieser Methode eine größere Bedeutung für Männer zukommen dürfte, die mit Testosteron allein oder einer Testosteron-Gestagen-Kombination keine ausreichende Hemmung der Spermatogenese aufweisen.

Nichthormonelle Methoden zur Kontrazeption beim Mann

Gegenwärtig wird in groß angelegten Forschungsprogrammen weltweit nach einer nicht-hormonellen medikamentösen Methode zur Kontrazeption beim Mann geforscht. Diese könnte den Vorteil aufweisen, relativ schnell zu wirken und nicht mit dem hormonellen Regulationssystem zu interferieren. Gegenwärtige Ansätze sind jedoch noch nicht über das präklinische Stadium hinausgekommen, sodass eine solche Methode wahrscheinlich erst auf längere Sicht verfügbar werden wird.

Literatur

Behre HM, Abshagen K, Oettel M et al.: Intramuscular injection of testosterone undecanoate for the treatment of male hypogonadism: phase I-studies. Eur J Endocrinol 1999; 140:414–419.

Behre HM, Kliesch S, Lemcke B et al.: Suppression of spermatogenesis to azoospermia by combined administration of GnRH antagonist and 19-nortestosterone cannot be maintained by this non-aromatizable androgen alone. Hum Reprod 2001; 16:2570–2577.

Bundeszentrale für gesundheitliche Aufklärung. Verhütungsverhalten Erwachsener. Ergebnisse der Repräsentativen Befragung 2003. Köln, 2003.

Gu YQ, Wang XH, Xu D et al.: A multicenter contraceptive efficacy study of injectable testosterone undecanoate in healthy Chinese men. J Clin Endocrinol Metab 2003; 88:562–568.

Handelsman DJ, Conway AJ, Howe C et al.: Establishing the minimum effective dose and additive effects of depot progestin in suppression of human spermatogenesis by a testosterone depot. J Clin Endocrinol Metab 1996; 81:4113–4121.

McLeod J: Human seminal cytology following the administration of certain antispermatogenic compounds. In: Austin CR, Perry JS (Hrsg.): Agents affecting fertility. Boston: Little, Brown and Company, 1965:93–124.

Trachtenberg J, Gittleman M, Steidle C et al.: A phase 3, multicenter, open label, randomized study of abarelix versus leuprolide plus daily antiandrogen in men with prostate cancer. J Urol 2002; 167:1670–1674.

Turner L, Conway AJ, Jimenez M et al.: Contraceptive efficacy of a depot progestin and androgen combination in men. J Clin Endocrinol Metab 2003; 88:4659–4667.

von Eckardstein S, Nieschlag E: Treatment of male hypogonadism with testosterone undecanoate injected at extended intervals of 12 weeks: a phase II study. J Androl 2002; 23:419–425.

World Health Organization Task Force on Methods for the Regulation of Male Fertility: Contraceptive efficacy of testosterone-induced azoospermia in normal men. Lancet 1990; 336:955–959.

World Health Organization Task Force on Methods for the Regulation of Male Fertility: Contraceptive efficacy of testosterone-induced azoospermia and oligozoospermia in normal men. Fertil Steril 1996; 65:821–829.

Tabelle 5.8-1 *Konventionelle Methoden zur männlichen Kontrazeption (Griffin, 2002; Vogelsang, 2003).*

Methode	Pearl-Index (Schwangerschaften bei 100 Paaren innerhalb eines Jahres)
Temperaturmethode (Knaus Ogino)	25,0
Coitus interruptus	19,0
Kondom	3–18 je nach Qualität und Gebrauch
Vasektomie	0,14–2

5.8.2 Operatives Verfahren männlicher Kontrazeption – die Vasektomie

Wolf-Hartmut Weiske

Einleitung

Die Vasektomie (richtiger wäre der Begriff Vasoresektion) gilt als die derzeit sicherste, effektivste und einfachste Methode zur Fertilitätskontrolle beim Mann. Alle bisherigen Versuche, mittels Hormonen oder anderen spermiogenesehemmenden Medikamenten eine wirksame Kontrolle der männlichen Fertilität zu erreichen (Steroidhormone, LHRH-Analoga, LHRH-Vakzine, Gossypol), sind sowohl aufgrund der beobachteten Nebenwirkungen und ungewisser Sicherheit als auch wegen noch nicht abgeschlossener Forschungen zumindest in den westlichen Industrieländern, wo man von einer Kontrazeption möglichst 100%ige Sicherheit erwartet, nur bedingt akzeptabel. Die Menge der zu verabreichenden Steroide, die für eine Azoospermie erforderlich sind, ist relativ hoch und die möglichen Nebenwirkungen wie Gewichtszunahme, Akne, Libidoverlust, Störungen des Fett- und Knochenstoffwechsels nicht unerheblich. Die Kombination von Testosteron und Progesteron erscheint derzeit als die vielversprechendste Methode zur hormonellen Kontrazeption beim Mann (Anderson, 2002). Ohne Anspruch auf Vollständigkeit geben die Tabellen 5.8-1 und 5.8-2 einen Überblick zu den konventionellen Methoden der männlichen Kontrazeption als auch zu den sich noch im Bereich der Forschung befindlichen Methoden (Handelsmann, 2002, s. auch weiterführende Ausführungen bei Anderson, 2002).

Bisher sind nach Schätzungen (WHO, 1991; Arellano, 1997) etwa 100 Millionen Männer vasektomiert worden. Während weltweit die Vasektomie in 10 % zur Kontrazeption angewandt wird, beträgt der Anteil in Deutschland nur 2 % (WHO, 1991). In den USA sind bei den verheirateten Paaren 7 % der Ehemänner vasektomiert. Grundsätzlich hat sich die Überzeugung durchgesetzt, dass in den ersten Jahren einer Paarbeziehung die Frau die Kontrazeption durchführt und nach Abschluss der Familienplanung der Mann mittels der Vasektomie die Fertilitätskontrolle übernimmt. Die Zahl der vasektomierten Männer in den USA beträgt über 15 Millionen. Jährlich werden in den USA etwa 500 000 (Schwingl und Guess, 2000), in Großbritannien 100 000, in der Bundesrepublik Deutschland 25 400 (Engelmann et al. 1989) Vasektomien durchgeführt. In den letzten 20 Jahren beobachtet man in der Bundesrepublik Deutschland eine Zunahme von vasektomiewilligen Männern.

Tabelle 5.8-2 *Forschungsmethoden zur männlichen Kontrazeption (Griffin, 2002; Vogelsang, 2003). DMPA = Depot-Medroxyprogesteronazetat.*

Methode	Ergebnis	Pearl Index
Hormonelle Kontrazeption		
Androgene 200 mg T-Enanthat /Woche per injectionem	Azoospermie bei 60 % (Kaukasier) 90 % (Asiaten)	0,8–1,4 (Wang und Swerd-loff, 2002)
Androgene und Progestagen Testo-Implant (800 mg) DMPA 1 300 mg T-Enanthat 100 mg/Woche i.m. + Desogestrel 300 µg/d	Azoospermie bei 90 % (Kaukasier) 81 % (Kaukasier)	
GnRH-Agonisten, -Antagonisten, – Vaccine	keine Angaben	keine Angaben
FSH-Agonisten, -Antagonisten	keine Angaben	keine Angaben
Immunokontrazeption		
Antikörper gegen GnRH, FSH und LH, testikuläre Rezeptoren für FSH und LH, epididymale Proteine (verändert Oozytenpenetration der Spermatozoen)	keine Angaben	keine Angaben
Nichthormonelle testikuläre und posttestikuläre Wirkstoffe		
Gossopol (zerstört Keimepithel in den Tubuli seminiferi) Triptolide (mindert Motilität der Spermatozoen) Ornidazole	keine Angaben	keine Angaben
Reversible Samenleiterverschlusstechniken		
Methylcyanoacrylat Polyurethan plug	Azoospermie in 98,6 % in 97,8 %	keine Angaben

Aufklärungsgespräch

Voraussetzung zur Durchführung einer Vasoresektion ist eine ausführliche, dokumentierte Aufklärung des Mannes, im Idealfall gemeinsam mit der Ehefrau/Partnerin. Die Unterschrift der Ehefrau/Partnerin ist wünschenswert, juristisch jedoch nicht zwingend. Entsprechende Vordrucke sind erhältlich (z.B.: Merkblatt zum Aufklärungsgespräch. Sterilisation beim Mann. Bestelladresse: perimed Compliance Verlag, Weinstraße 70, 91058 Erlangen, Tel. 09131-609202 oder DIOmed-Aufklärungssystem 05/03, www.diomed.de). Andere Voraussetzungen wie Heirat, eigene Kinder etc. gibt es nicht.

Folgende Punkte müssen ausführlich besprochen sein:

- **Unwiderruflichkeit des Eingriffs wegen des möglichen Misserfolgs auch bei sehr erfolgreichen Refertilisierungsmöglichkeiten (Weiske, 1996; Weiske et al. 1999; Weiske (2), 2000)**
- **zur Anwendung kommende Operationstechnik**
- **postoperative Komplikationsmöglichkeiten**
- **Ablauf und Bedeutung der postoperativen Spermiogrammkontrollen**
- **spontane späte Rekanalisation, die zwar extrem selten, aber selbst nach Azoospermie in den üblichen Kontrollspermiogrammen auch noch nach 8 Jahren vorkommen kann (Aldermann, 1989) und unabhängig von der Operationstechnik ist (Verhulst und Hoekstra, 1999)**

Entscheidend ist, dass der Arzt im Aufklärungsgespräch den Eindruck gewinnt, dass der Mann fest hinter seiner Entscheidung steht. Zum Zeitpunkt der Vasektomie muss der Entschluss, keine weiteren Kinder zeugen zu wollen, 100%ig sein. Deshalb sollte man Patienten, die eine vorherige Kryospermakonservierung wünschen, eine zusätzliche Bedenkzeit abfordern und im Zweifelsfall nicht vasektomieren.

Anforderungen an die Vasektomietechnik

Folgende Anforderungen sollten an eine Vasektomietechnik gestellt werden:

1. größtmögliche Sicherheit bezüglich der gewünschten Sterilität
2. ambulante Durchführbarkeit in örtlicher Betäubung
3. minimale Häufigkeit an postoperativen Komplikationen
4. minimale Nebenwirkungen
5. Erhaltung der Möglichkeit zur eventuell notwendigen Refertilisierung.

Die einzelnen Techniken unterscheiden sich in der Art des Zugangs zum Samenleiter und dessen Präparation sowie in der Versorgung der Samenleiterstümpfe. Der Technik, bei der am wenigsten Gewebe traumatisiert wird, also minimal invasiv ist, wird vom Patienten der unbedingte Vorzug gegeben.

Die Unterbrechung des Samenleiters sollte immer im gestreckten Anteil des Ductus deferens erfolgen, unabhängig von der angewandten Operationsmethode. Entscheidend für das angestrebte Operationsziel – die Azoospermie – scheint die Interposition von Gewebe zwischen die beiden Samenleiterenden zu sein.

Operative Techniken der Vasektomie

No-scalpel-Vasectomy

Die wohl bekannteste minimal invasive Technik ist die aus China stammende „No-scalpel vasectomy“ (Li et al. 1991). Dabei wird mittels einer spitzen Klemme die Haut über dem Samenleiter durchbohrt und gespreizt und anschließend die Samenleiterhülle eröffnet und der Samenleiter selbst durch eine trickreiche Drehung der Klemme freigelegt. Danach wird der Ductus deferens mit einer speziellen Halteklemme gefasst. Das weitere Vorgehen entspricht dann der unten beschriebenen Fulgurationstechnik. Diese Technik ist sicher die derzeit atraumatischste Methode und findet weltweit immer mehr Anwender (Holt und Higgins, 1996; Skriver et al. 1997; Kumar et al. 1999; Black und Francome, 2003), weil die Komplikationsrate mit 0,4 % deutlich unter der von 3,4 % bei konventioneller Vasektomie liegt. In den USA wurden 1995 etwa 494 000 Vasektomien durchgeführt und davon 29 % mit der No-scalpel-Technik (Haws et al. 1998). Inzwischen wurden in 26 Ländern über 60 Millionen No-scalpel-Vasectomien durchgeführt (Arellano et al. 1997). Eine Variante dieser Technik ist die „perkutane“ Vasektomie, bei der die trickreiche Drehung der Klemme vermieden wird (Jones, 2003).

Fulgurationstechnik (minimal invasive Vasektomie)

Bei der von Schmidt (1995) inaugurierten Fulgurationstechnik wird durch Einbringen einer Diathermienadel in den Samenleiter eine thermische Schädigung der Mukosa hervorgerufen. Die nachfolgende entzündliche Reaktion bedingt einen narbigen Verschluss. Fulguriert werden beide Samenleiterenden auf einer Strecke von etwa 1 cm. Ein U-förmiges Stück des Ductus deferens wird reseziert und der testikuläre Stumpf ligiert, wodurch die beiden Samenleiterenden in verschiedenen Gewebeschichten zu liegen kommen (Weiske, 1994). Eine Hautnaht ist nicht erforderlich.

Der Vorteil dieser Technik besteht in einer hohen Sicherheit (0,4 % Versagerquote) bei minimaler Komplikationsrate (Entzündung und Hämatome unter 1 %) (Weiske, 1994; Schmidt, 1995). Im eigenen Krankengut (> 2500 Fälle) werden die Patienten für einen Tag mit einem Suspensorium versorgt, benötigen keine Schmerzmittel und gehen am nächsten Tag ihrer geregelten Arbeit nach.

Diese Methode dürfte derzeit die weltweit immer noch am häufigsten angewandte Technik sein, wobei sie der „No-scalpel Vasectomy“ in geübten Händen bezüglich minimaler Traumatisierung in nichts nachsteht. Um zum Samenleiter zu gelangen, muss die Haut durchtrennt werden. Dazu sind 5–8 mm Hautöffnung erforderlich. Dabei ist es gleichgültig, ob das durch eine Spreizung der Haut mittels einer außen scharf geschliffenen Klemme, wie bei der No-scalpel-Vasectomy,

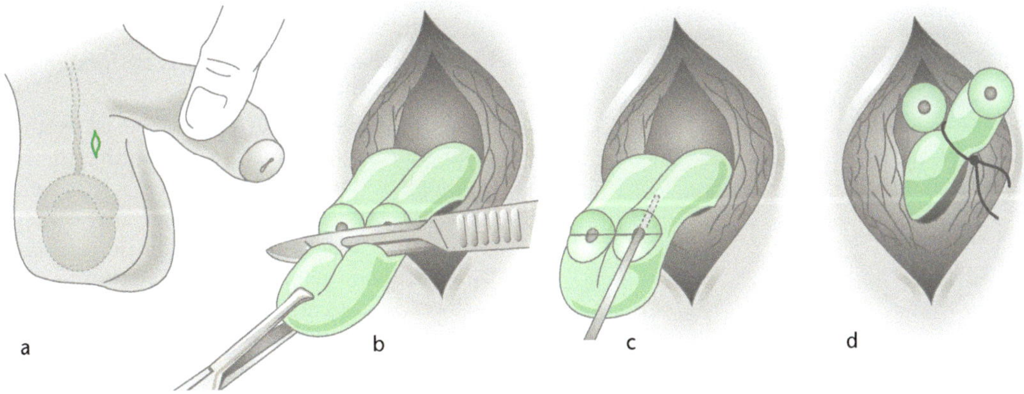

Abb. 5.8-2 Minimal invasive Vasektomie (Fulgurationstechnik): **a)** Hautschnitt (0,5–0,8 cm) in Lokalanästhesie über dem gestreckten Anteil des Samenleiters nach Fixation desselben zwischen Daumen und Zeigefinger. **b)** Nach Fassen einer Schlinge des Samenleiters mit einer Spezialklemme Eröffnung der Samenstranghülle und quere partielle Inzision des Ductus deferens, so dass die Lumina deutlich sichtbar werden. **c)** Fulguration der Mukosa des Samenleiters mittels einer Diathermienadel (sodass die muskuläre Schicht nicht nennenswert geschädigt wird) auf einer Strecke von etwa 1,2 cm nach abdominal und etwa 0,8 cm nach testikulär. **d)** Unterbindung des testikulären Stumpfes mit 4 x 0 Vicryl. Anschließend vollständige Durchtrennung des Samenleiters mit Elektrokoagulation.

durch eine Stichinzision mit dem Skalpell oder elektrochirurgisch mit der Diathermienadel (Black und Francome, 2003) erfolgt.

Ligaturtechnik (konventionelle Vasoresektion)

Bei der wohl am weitesten verbreiteten Technik in Deutschland, der Ligaturtechnik (Abb. 5.8-2), werden die Samenleiter aufgesucht, durchtrennt, ein entsprechendes Stück reseziert (> 2 cm) und die Enden ligiert, ggf. noch umgeschlagen. Bei Refertilisierungsoperationen konnte dieses u-förmige Stück Samenleiter bei hunderten solcher Eingriffe im eigenen Krankengut nie beobachtet werden. Offenbar kommt es druckbedingt zu einer Nekrose des umgeschlagenen Samenleiterabschnittes, sodass schließlich nur ein bindegewebiger Rest verbleibt. Die logische Schlussfolgerung aus dieser Beobachtung ist, dass das u-förmige Umschlagen des Samenleiters unnötig ist (Weiske, 2001). Werden bei dieser Technik weniger als 14–16 mm reseziert – was dem Durchmesser eines großen Spermagranuloms entspricht – steigt die Rekanalisierungsrate signifikant an (Hallan, 1988).

Open-ended-Vasectomy

Eine weniger verbreitete Operationsmethode besteht in dem völligen Offenlassen des testikulären Samenleiterendes (sog. „open-ended vasectomy“), was zur Bildung von Spermagranulomen bei 97 % der Patienten führte. Die Versagerquote lag bei 4 % (Shapiro und Silber, 1979). Die Bildung des Spermagranuloms verhindert postoperative Orchialgien und schafft die günstigsten Voraussetzungen für eine eventuell notwendige Refertilisierungsoperation, da es infolge eines gewissen Druckausgleiches im Granulum nicht zu sog. „blow-outs“ mit anschließender Granulombildung im Nebenhoden kommt. Wegen der hohen Versagerquote hat sich die Methode nicht durchsetzen können.

Cliptechnik

Bei dieser Technik werden die Samenleiterenden mittels Hämoclips verschlossen. Die Schwierigkeit dieser Technik besteht darin, dass die Clips durch das postoperative Ödem des Samenleiters auseinander gedrückt werden können. Andererseits droht bei zu starker Okklusion die Nekrose und damit die spontane Rekanalisation. In einer kanadischen Studie betrug die Versagerquote 8,7 % (Labrecque et al. 2002) gegenüber 0,3 % mit der Fulgurationstechnik.

Eine Alternative zur Vasektomie ist die auf dem Amerikanischen Urologenkongress (AUA) 2003

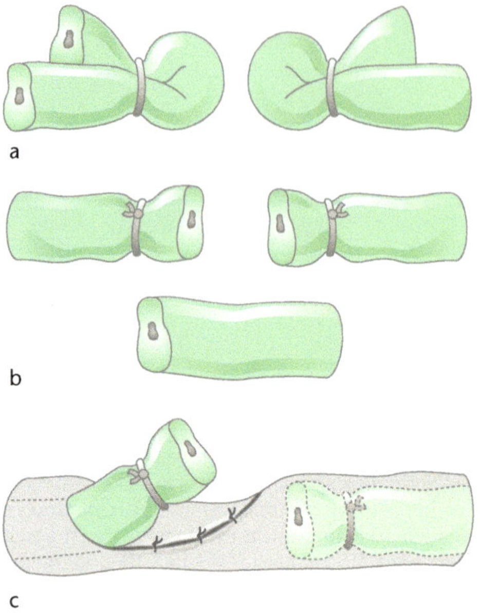

Abb. 5.8-3 Vasektomietechniken mittels Vasoresektion und Ligatur: **a)** Umschlagen der Samenleiterenden. **b)** Ligaturtechnik mit Entfernung eines Segments. **c)** Fascieninterposition, sodass die Samenleiterenden in zwei verschiedenen Gewebsschichten zu liegen kommen.

in Chicago vorgestellte **VASCLIP®-Technik.** Dabei wird der Samenleiter wie bei der „Non-scalpel Vasectomy" oder wie bei der Fulgurationstechnik präpariert, dann aber nicht durchtrennt, sondern mittels eines Hem-o-lok-Clips zusammengepresst, ohne dass es zur Nekrose des Gewebes kommt (www.vasclip.com). Die Grundidee ist bestechend und einfach. Allerdings sollte die Sicherheit der Methode erst an einer größeren Zahl von Patienten erprobt werden. Ein Nachteil wird der Preis der beiden Clips von 350 US-Dollar sein.

Laparoskopische Vasektomie

In Einzelfällen macht es Sinn, anlässlich einer endoskopisch durchgeführten Versorgung einer Leistenhernie gleichzeitig eine Vasektomie mit vorzunehmen (Kakitelashvili et al. 2002). Als Methode zur Vasektomie per se ist der laparoskopische Eingriff weder medizinisch noch ökonomisch vertretbar.

Nachsorge

Histologische Untersuchung des entfernten Samenleiterabschnitts?

Einem Sicherheitsbedürfnis folgend ist es allgemein üblich, das entfernte Samenleitersegment histologisch untersuchen zu lassen. In den Leitlinien der Deutschen Gesellschaft für Urologie (DGU) zur Vasektomie wird die histologische Untersuchung gefordert. Damit möchte man nachweisen, dass die Vasektomie lege artis durchgeführt wurde. Juristisch ist diese Maßnahme jedoch nicht gefordert. Vielmehr entstehen dadurch Kosten, ohne dass sich daraus entscheidende Konsequenzen ergeben. Sollte ein so genannter Identifikationsirrtum vorliegen, so wird das erste Spermiogramm zahlreiche motile Spermatozoen ergeben, die auch in nachfolgenden Kontrollen nicht verschwinden und eine Revasektomie erforderlich machen. In einer Umfrage unter britischen Ärzten, die Vasektomien durchführen, hielten nur 75 % eine histologische Untersuchung für notwendig (Sivardeen und Budhoo, 2001).

Kontrolluntersuchung

Die postoperative Ejakulatuntersuchung zum Nachweis einer Azoospermie ist mindestens genauso bedeutungsvoll wie die Operation selbst. Eine gesetzliche Vorschrift zu Untersuchungszeitpunkt wie auch Anzahl der Samenproben gibt es nicht.

> **Es ist jedoch zum Gewohnheitsrecht geworden, dass zwei Samenproben im Abstand von jeweils vier bis sechs Wochen eine Azoospermie aufweisen müssen, ehe man Infertilität annehmen kann.**

Die erste Samenprobe erfolgt zweckmäßigerweise nach 10–15 Ejakulationen (ein empirischer Wert), da es etwa so lange dauert, bis alle Samenzellen aus den ableitenden Samenwegen heraustransportiert sind (Clearence). Die abgegebene Samenprobe wird immer zentrifugiert (2000 U/min; 10 min.). Finden sich im Zentrifugat keine Spermatozoen, so wird in 6 Wochen die zweite Samenprobe untersucht. Weist auch diese Probe eine Azoospermie auf, so ist die Vasektomie medizinisch und juristisch als erfolgreich zu bewerten. Ein drittes Kontrollspermiogramm nach 6 Monaten ist deshalb sinnvoll, weil damit eine frühe Rekanalisation erkannt werden könnte. Obwohl eine spontane Rekanalisierung auch noch nach Jahren vorkommen kann, ist der 2-malige Nachweis einer Azoospermie ausreichend, um Unfruchtbarkeit anzunehmen. Erst nach dem Nachweis einer Azoospermie dürfen die Verhütungsmaßnahmen ausgesetzt werden (Weiske, 2001). Andere Autoren konnten nachweisen, dass die Compliance für eine zweite Probe auf 70 % sank, und halten eine einzige negative Samenprobe nach 3 Monaten für ausreichend (Belker et al. 1990, Badrakumar et al. 2000, Bradshaw et al. 2001).

Ein besonderes Problem stellt die **persistierende Kryptozoospermie** nach Vasektomie dar. Handelt es sich um motile Spermatozoen, so ist die Revasektomie anzuraten. Schwieriger ist die Entscheidung bei unbeweglichen Spermatozoen. Hierbei sind Schwangerschaften extrem selten und in der Regel kommt es nach einer „verlängerten Clearance" von über 12 Monaten noch zur Azoospermie (Benger et al. 1995). Die Entscheidung zum abwartenden Verhalten oder zur Revasektomie sollte letztlich dem Patienten überlassen bleiben.

Spontane Rekanalisation

Nach Durchsicht der Literatur ergibt sich, dass die Vasektomie – unabhängig davon, welche Technik angewandt wurde – in 97,2 % bis 99,7 % aller Fälle erfolgreich ist. Die Versagerquote liegt in den meisten Statistiken unter 1 % (Smith et al. 1994). Für den Operationserfolg entscheidend ist offenbar die Interposition von Bindegewebe zwischen die beiden Samenleiterenden und weniger die Länge des resezierten Samenleiterstücks (Hallan, 1988; Schmidt, 1995).

Man hat zu unterscheiden zwischen Früh- und Spätrekanalisation (Esho et al. 1974). Mit einer spontanen Rekanalisation ist bei 0–4 % der Patienten zu rechnen (Nielsen et al. 2002). Späte Rekanalisationen nach bis zu 8 Jahren, die in der Literatur als Einzelfälle beschrieben wurden (Aldermann, 1989; Schwab und Sparwasser, 1991; Melchior, 1990), sind auf Spermagranulome zurückzuführen. Aufgrund dieser Einzelfälle muss man dem Patienten sagen, dass durch die Vasektomie eine dauerhafte Sterilität nicht zu 100 % erzielt werden kann.

Führt man in der oben angegebenen Zeitfolge von 6 Wochen, 3 und 6 Monaten Kontrollspermiogramme durch, wird man in jedem Fall eine eventuelle Rekanalisierung frühzeitig entdecken können. Bei über 1000 Vasektomien in 12 Jahren, die alle mit der Fulgurationstechnik durchgeführt wurden, sind späte Rekanalisationen bisher nicht aufgetreten (Weiske, 1994).

Komplikationen nach Vasektomie

Die Angaben in der Literatur schwanken ganz erheblich, was auf die angewandte Operationstechnik und die Operationsfrequenz zurückzuführen sein dürfte. Große Fallzahlen gehen im Allgemeinen immer mit einer geringen Komplikationsrate einher (Gingell et al. 2001).

In einer umfangreichen Literaturübersicht (Leader et al. 1974) zu **Komplikationen nach Vasektomie** ergaben sich folgende Werte:

- Hämatome in 0–18,2 %
- Epididymitis in 0,4–6,1 %
- skrotale Abszesse in bis zu 5,55 %
- Infektionen in 0–6 %
- Spermagranulome in 4,9–15 %
- Abszesse im Bereich der Ligatur und Verwachsungen zwischen Ductus deferens und Haut in 2,8 %
- Versagerquote 0–6 %.

In einer amerikanischen Publikation (Kendrick et al. 1987), die auf einer Befragung von 3842 Ärzten beruhte, die insgesamt 65155 Vasektomien durchgeführt hatten, ergaben sich folgende Komplikationsraten: Hämatome bei 1,95 %, Infektionen bei 3,48 % und Spermagranulome bei 1,6 %. Dabei wurde zusätzlich untersucht, wie sich die Hämatomrate bezüglich der Anzahl der jährlich durchgeführten Vasektomien verhielt. Es war nicht überraschend, dass in der Gruppe 1–10 Vasektomien pro Jahr die Hämatome mit 4,6 % wesentlich häufiger auftraten als in der Gruppe über 50 durchgeführte Vasektomien pro Jahr mit

1,6 %. Dahm et al. (2003) berichten über 15 Hämatome (1,2 %) bei 1275 Vasektomiepatienten.
Untersuchungen aus einer englischen Klinikambulanz ergaben signifikante Komplikationen wie Hämatome oder Wundheilungsstörungen in 0,9 % bei über 16 000 Männern mit Vasektomie bei einer Versagerquote von 0,46 % (Philip et al. 1984).
Schwingl und Guess (2000) berichten basierend auf einem MEDLINE-Review (1964 bis 1998) über eine Versagerquote von < 1 % und frühe Komplikationen wie Hämatom, Infektion, Spermagranulom, Epididymitis und Postvasektomieschmerzsyndrom in 1–6 % der vasektomierten Männer.
Im angloamerikanischen Schrifttum wird in 3–8 % von einem Postvasektomie-Schmerzsyndrom berichtet (Myers et al. 1997), das sich besonders bei sexuellen Aktivitäten verschlechtert. Die therapeutischen Bemühungen reichen von konventionellen Maßnahmen wie Tragen eines Suspensoriums über nichtsteroidale Antiphlogistika bis hin zu operativen Maßnahmen wie Refertilisierung oder Nebenhodenentfernung unter der Annahme, dass der erhöhte Druck im Nebenhoden die Ursache der Beschwerden ist. In der europäischen Literatur wird über dieses Syndrom kaum berichtet. Bei über 2500 vasektomierten Männern im eigenen Krankengut (Weiske, 2000) traten ähnliche Beschwerden nur gelegentlich auf und konnten immer konservativ behandelt werden.

Vermeintliche Langzeiteffekte der Vasektomie

Immunologische Effekte

Bei etwa der Hälfte der Patienten kommt es nach der Vasektomie zur Bildung von agglutinierenden und immobilisierenden Spermatozoenantikörpern mit fallender Tendenz nach zwei Jahren (Fuchs und Alexander, 1983). Ein negativer Effekt dieser Spermatozoenantikörper, insbesondere ein gehäuftes Auftreten von Autoimmunerkrankungen, konnte nicht nachgewiesen werden (Massey, 1984). Das Gleiche gilt für die in Affenversuchen nachgewiesene Häufung von arteriosklerotischen Veränderungen in den Hirnarterien bei vasektomierten Affen. In einer inzwischen historischen Kohortenstudie (Massey, 1984) wurden 10590 vasektomierte Männer nachuntersucht und mit einer gleichgroßen Gruppe nichtvasektomierter Männer verglichen, mit dem Ergebnis, dass in beiden Gruppen sowohl bezüglich Autoimmunerkrankungen als auch arteriosklerotisch bedingter Gefäßerkrankungen keine Unterschiede bestanden.
Der einzig signifikante Unterschied war eine geringfügig höhere Inzidenz von Epididymitis in der Vasektomiegruppe.
Eine gewisse Bedeutung gewinnen die erhöhten Spermatozoenantikörper dann, wenn eine Refertilisierung erwünscht ist (Linnet, 1983). Es hat sich gezeigt, dass bei sehr hohen Antikörpertitern die Erfolgsaussichten auf eine Schwangerschaft eingeschränkt sind.

Endokrinologische Effekte

In Tierversuchen wie auch in Langzeitstudien beim Mann weisen alle verfügbaren Daten darauf hin, dass die Vasektomie keinen Einfluss auf die endokrine Leistung des Hodens und auf die Hypophysen-Gonaden-Achse hat. Die Androgenproduktion bleibt erhalten. Somit sind keine Veränderungen der erektilen Funktion zu erwarten (Richards et al. 1981). Das bestätigt auch die eigene Erfahrung mit Patienten, die eine Refertilisation wünschten. Die Frage nach der erektilen Funktion wird stets mit normal beantwortet und die Blutwerte für FSH, LH und Testosteron sind von wenigen Ausnahmen einmal abgesehen ebenfalls immer im Normbereich.

Neoplasmen (Prostata-, Hodenkarzinom)

In mehreren Studien (Rosenberg, 1990; Giovannucci, 1993) wird darauf hingewiesen, dass vasektomierte Männer ein erhöhtes Risiko haben, an einem Prostatakarzinom zu erkranken (Morbidität). Davon betroffen sollen vor allem Männer mit einem Vasektomieintervall von über 20 Jahren sein (Giovannucci et al. 1992). Hinsichtlich der Mortalität ergaben sich keine signifikanten Unterschiede.
Metaanalytische Studien (Bernal-Delgado et al. 1998, Dennis et al. 2002) kamen zu dem Ergebnis, dass es einen kausalen Zusammenhang zwischen Vasektomie und Prostatakarzinom nicht gibt. Das gering erhöhte Risiko, als vasektomierter Mann

an einem Prostatakarzinom zu erkranken, wurde in allen Studien auf epidemiologische Ursachen (Bias) zurückgeführt (Dennis et al. 2002).
Ein Zusammenhang zwischen Vasektomie und Hodenkrebs ist beschrieben worden (Cale et al. 1990). Auch dabei lassen sich epidemiologische Besonderheiten der untersuchten Gruppe feststellen, die eine höhere Inzidenz des Hodenkrebses bei Vasektomierten in Frage stellen. Hinzu kommt, dass aufgrund der geringen Häufigkeit des Hodenkrebses (2–8 auf 100 000) epidemiologische Aussagen ohnehin schwierig sind. In einer dänischen Kohortenstudie an mehr als 73000 Männern konnte ein häufigeres Auftreten von Hodenkarzinomen bei vasektomierten Männern ausgeschlossen werden (Møller, 1994).

Ejakulatvolumen vor und nach Vasektomie

Nicht wenige Männer haben die Vorstellung, dass nach einer Vasektomie keine Ejakulation mehr besteht, was natürlich unsinnig ist, da die Hauptflüssigkeit des Ejakulats (95 %) aus den Bläschendrüsen, der Prostata und den Cowperschen und Littréschen Drüsen stammt. In einer Untersuchung an 204 Männern wurden die Volumina des Ejakulats vor und nach Vasektomie gemessen. Dabei ergab sich eine Differenz von 0,29 ml bei einem durchschnittlichen postoperativen Volumen von 2,58 ml gegenüber 2,87 ml präoperativ (Weiske, 1994).

Vasektomie und Reproduktionstrakt

Auch nach einer Vasektomie werden Spermatozoen produziert. Bedingt durch den Verschluss des Ductus deferens steht den Spermatozoen nur ein limitierter Raum (Nebenhoden und gewundener Samenleiterabschnitt) zur Verfügung. Eine intraluminale Druckerhöhung besonders im Nebenhoden ist die Folge. Das Schicksal des Nebenhodens hängt ab von der Elastizität des Nebenhodenkanälchens, der Menge produzierter Spermatozoen sowie der resorptiven Kapazität des Nebenhodens. In diesem Zusammenhang ist auf die protektive Wirkung des Spermagranuloms hinzuweisen, welches druckentlastend wirkt und damit den Ductus epididymidis vor so genannten „blow-outs" schützt. Silber (1977) hat aufgrund seiner Beobachtungen bei Refertilisierungsoperationen nach Vasektomie erstmalig auf diesen Umstand hingewiesen.
Der Druckaufbau im Nebenhoden überträgt sich beim Mann nicht auf den Hoden, sodass die Tubuli seminiferi unbeeinflusst bleiben. Aus diesem Grund bleibt die Spermatogenese weitgehend unverändert (Weiske, 1996).
Beim Mann ist der Nebenhoden das vulnerable Organ insofern, als es durch die Druckerhöhung im Nebenhodenkanälchen zu Rupturen (so genannte „blow-outs") mit anschließender Spermagranulombildung kommt (Silber, 1977; Flickinger et al. 1994; McDonald, 1996).

Das geschädigte Organ nach einer Vasektomie ist beim Mann der Nebenhoden und nicht der Hoden.

Vasektomie und Psyche

Die eigene praktische Erfahrung an einer Vielzahl von vasektomierten Männern (> 2500) lehrt, dass die Vasektomie an sich weder Auswirkungen auf die Psyche noch auf das eheliche/partnerschaftliche Zusammenleben insbesondere auf den Sex hat. Im Gegenteil, befragte Männer berichten über ein verbessertes Sexualleben, weil die Angst vor einer ungewollten Schwangerschaft nicht mehr besteht (s. auch Versagerquote für Kondome). In einer neueren Studie (Hofmeyr und Greeff, 2002) an Paaren, welche die Vasektomie als Mittel zur Familienplanung gewählt hatten, konnte dieser Eindruck mittels verschiedener Fragebögen validiert werden. Die Untersuchungen wurden vor und 5 Monate nach der Vasektomie durchgeführt mit dem Ergebnis, dass keine signifikanten Änderungen in den Bereichen sexuelle Befriedigung, Zufriedenheit mit der Ehe, Kommunikation und Häufigkeit des Geschlechtsverkehrs feststellbar waren. Vasektomiewillige Männer sind selbstbewusst, die besseren Problemlöser und stehen sozioökonomisch meistens auf einer gehobenen Stufe (Sandlow et al. 2001). Dafür spricht auch die relativ geringe Quote von 6 % der Vasektomierten, welche eine Refertilisierung erwägen. Angesichts einer Scheidungsquote von bis zu 50 % in Großstädten spricht das für eine überdurchschnittliche Stabilität der Partnerschaft bei Vasektomierten.

Sollte es doch zu Veränderungen im Bereich der Psyche kommen, so handelt es sich in der Regel um solche, die schon vor der Vasektomie bestanden. Bei einem ausführlichen präoperativen Gespräch lassen sich Auffälligkeiten aufdecken und sollten konsequenterweise Anlass dazu geben, die Vasektomie entweder überhaupt nicht oder erst zu einem späteren Zeitpunkt durchzuführen.

Literatur

Aldermann PM: General and anomalous sperm disappearance characteristics found in a large vasectomiy series. Fertil Steril 1989; 51:859–862.

Anderson RA, Baird DT: Male Contraception. Endocrine Rev 2002; 23:735–762.

Arellano LS, Gonzalez BJL, Hernandez OA et al.: Noscalpel vasectomy: review of the first 1,000 cases in a familiy medicine unit. Arch Med Res 1997; 28:517–522.

Badrakumar C, Gogoi NK, Sundram SK: Semen analysis after vasectomy: when and how many? BJU Internat 2000; 86: 479–481.

Belker AM, Sexter MS, Sweitzer SJ, Raff MJ: The high rate of noncompliance for post-vasectomy semen examination: medical and legal condsiderations. J Urol 1990; 144:284–286.

Benger Au, Swami Sk, Gingell JC: Persistent spermatozoa after vasectomy: a survey of British urologists. Brit J Urol 1995; 76:376–379.

Bernal-Delgado E, Latour-Pérez J, Pradas-Arnal F, Gómez-López LI: The association between vasectomy and prostate cancer: a systematic review of the literature. Fertil Steril 1998; 70:191–200.

Black T, Francome C: Comparison of Marie Stopes scalpel and electrocautery no-scalpel vasectomy techniques. J Fam Plann Reprod Health Care 2003; 29: 32–34.

Bradshaw HD, Rosario DJ, James MJ, Boucher NR: Review of current practice to establish success after vasectomy. Brit J Surgery 2001; 88: 290–293.

Cale AR, Farouk M, Prescott RJ, Wallace IW: Does vasectomy accelerate testicular tumour? Importance of testicular examination before and after vasectomy. BMJ 1990; 300:370–375.

Cox B, Sneyd MJ, Paul C et al.: Vasectomy and risk of prostate Cancer, JAMA 2002; 287:3110–3115.

Dahm F, Dahm P, Dahm J: Vasektomie heute. Urologe A 2003; 42:933–940.

Dennis LK, Dawson DV, Resnick MI: Vasectomy and the risk of prostate cancer:a meta-analysis examining vasectomy status, age at vasectomy, and time since vasectomy. Prostate Cancer Prostatic Dis 2002; 5:193–203.

Engelmann U, Deindl F, Hertle D et al.: Die Refertilisierungsituation in der Bundesrepublik Deutschland – Ergebnisse einer Umfrage. Urologe B 1989; 29:29–33.

Esho JO, Ireland GW, Cass AS : Recanalization following vasectomy. Urology 1974; 3:211.

Flickinger CJ, Herr JC, Baran ML, Howards SS: Testicular development and the formation of spermatic granulomas of the epididymis after obstruction of the vas deferens in immature rats. J Urol 1994; 154: 1539–1544.

Fuchs EF, Alexander N: Immunologic considerations before and after vasectomy. Fertil Steril 19883; 40:497–499.

Gingell C, Crosby D, Carroll R: Review of the complications and medicolegal implications of vasectomy. Postgrad Med J 2001; 77:656–659.

Giovannucci E, Tosteson TD, SpeizerFE et al.: A long-term study of mortality in men who have undergone vasectomy. N Engl J Med 1992; 326:1392–1398.

Giovannucci E, Ascherio A, Rimm EB et al.: A prospective cohort study of vasectomy and prostate cancer in U.S.men. JAMA 1993; 269:873–877.

Giovannucci E, Tosteson TD, Speizer FE et al.: A retrospective cohort study of vasectomy and prostate cancer in U.S.men. JAMA 1993; 269:878–882.

Griffin PD: Methods for the regulation of male fertility. Annual technical report 1995;73–87.

Hallan RI, May AR: Vasectomy: how much is enough? Br J Urol 1988; 62: 377–379.

Handelsmann DJ: A hormonal male contraceptive: from wish to reality. Med J Aust 2002; 176:204–205.

Haws JM, Morgan GT, Pollack AE et al.: Clinical aspects of vasectomies performed in the United States in 1995. Urology 1998; 52:685–691.

Hofmeyr DG, Greeff AP: The influence of a vasectomy on the marital relationship and sexual satisfaction of the married man. J Sex Marital Ther 2002; 28:339–351.

Holt BA, Higgins AF: Minimally invasive vasectomy. BJU 1996; 77:585–586.

Jones JS: Percutaneos vasectomy: a simple modification eliminates the steep learning curve of no-scalpel vasectomy. J Urol 2003;169: 1434–1436.

Kakitelashvili V, Thompson J, Balaji KC: Laparoscopic vasectomy: case report and review of the literature. J Endourol 2002; 16:105–106.

Kendrick JS, Ginzales B, Huber DH et al.: Complications of vasectomies in the United States. J Family Prac 1987; 25:245–248.

Kumar V, Kaza EM, Singh I et al.: An evaluation of the no-scalpel vasectomy technique. BJU Int 1999; 83:283–284.

Labrecque M, Nazerali H, Mondor M et al.: Effectiveness and complications associated with 2 vasectomy occlusion techniques. J Urol 2002; 168:2495–2498.

Leader AJ, Axelrad SD, Frankowski R, Mumford ST: Complications of 2,711 vasectomies. J Urol 1974; 111:365–369.

Li S, Goldstein M, Zhu J, Huber D: The no-scalpel vasectomy. J Urol 1991; 145:341–344.

Linnet L: Clinical immunology of vasectomy and vasovasostomy. Urology 1983; 22:101–114.

Massey FR Jr, Bernstein GS, O'Fallon WM et al.: Vasectomy and health. Results from a large cohort study. JAMA 1984; 252: 1022–1029.

McDonald SW: Vasectomy review: sequelae in the human epdidymis and ductus deferens. Clinical anatomy 1996; 99:337–347.

Melchior H: Wie sicher ist die Sterilisationsvasoresektion? Urologe B 1990; 30:48–50.

Møller H, Knudsen LB, Lynge E: Risk of testicular cancer after vasectomy: cohort study of over 73000 men. MBJ 1994; 3009:295–299.

Myers SA, Mershon CE, Fuchs EF: Vasectomy reversal for treatment of the post-vasectomy pain syndrome, J Urol 1997; 157:518–519.

Nielsen MF, Sorensen VT, Sorensen S: Frequency of recanalization after vasectomy. Experiences from 2.563 sterilizations. Ugeskr Laeger. 2002; 164:2394–2397.

Philip T, Guillebaud J, Budd DD: Complications of vasectomy: review of 16000 patients. Br J Urol 1984; 745–748.

Richards JS, Davis JE, Lubell I: Current status of endocrinologic effects of vasectomy . Urology 1981; 28: 1–6.

Rosenberg L, Palmer JR, Zauber AG et al.: Vasectomy and the risk of prostate cancer. Am J Epidemiol 1990; 132:1051–1055.

Sandlow JI, Westefeld JS, Maples MR, Scheel KR: Psychological correlates of vasectomy. Fertil Steril 2001; 75:544–548.

Schmidt SS: Vasectomy by section, luminal fulguration and fascial interposition: results for 6248 cases. Br J Urol 1995; 76:373.

Schwab M, Sparwasser HH: Spätrekanalisation nach Vasoresektion. Urologe B 1991; 31:12–15.

Schwingl PJ, Guess HA: Safety and effectiveness of vasectomy. Fertil Steril 2000; 73:923–936.

Shapiro EI, Silber SJ: Open-ended vasectomy, sperm granuloma, and postvasectomy orchialgia. Fertil Steril 1979: 32:546–550.

Skriver M, Skovasgaard F, Miskowiak J: Conventional or Li vasectomy: a questionnaire study. BJU 1997; 79:596–598.

Silber SJ. Sperm granuloma and reversibility of vasectomy. Lancet 1977; 2:588.

Sivardeen KAZ, Budhoo M: Post vasectomy analysis: call for a uniform evidence-based protocol. Ann R Coll Surg Engl 2001; 83:177–179.

Smith JC, Cranston D, O'Brien T et al.: Fatherhood without apparent spermatozoa after vasectomy. Lancet 1994; 344:30.

Verhulst AP, Hoekstra JW: Paternity after bilateral vasectomy . BJU Int 1999; 83:280–2.

Vogelsang KM: Male contraception research training in human reproduction, WHO, Internet edited by Aldo Campana, June 6 2003.

Wang C, Swerdloff RS: Male contraception. Best Prac Res 2002; 16:193–203.

Weiske WH: Minimal invasive Vasektomie mittels Fulgurationstechnik. Erfahrungen bei 1000 Patienten in 12 Jahren. Urologe B 1994; 34:448–452.

Weiske WH (1): Mikrochirurgische Refertilisierung nach erfolgloser Vasovasostomie. Urologe A 2000; 39, Suppl.1 V9.10.

Weiske WH (2): Mikrochirurgische Refertilisierung nach Vasektomie: Aktueller Stand. J Fertil Reprod 2000; 4:7–14.

Weiske WH: Vasectomy. Andrologia 2001; 33:125–134.

Weiske W-H: Ergebnisse der mikrochirurgischen Refertilisierung bei unerfülltem Kinderwunsch. Urologe B 1996; 36:348–351.

Weiske WH, Schulze W: Spermatogenese nach Vasektomie. Urologe A 1996; Suppl 1: S 63.

Weiske WH, Bürger,R, Engelmann U et al.: Ergebnisse bei 648 Refertilisierungsoperationen nach Vasektomie (Multizenterstudie der deutschen Vasovasostomiegruppe). Urologe A 1999; 38, Suppl. 1 V1.1.

World Health Organization 1991 Noticeboard: Vasectomy and cancer. Lancet 1991; 338:1586.

6

Aging

6.1 Vorsorgeuntersuchungen 212
6.1.1 Einleitung 212
6.1.2 Primäre Prävention 213
Umstellung von Ernährungs- und Lebensweise 213
Chemoprävention 213
6.1.3 Sekundäre Prävention 214

6.2 Altershypogonadismus 216
6.2.1 Einführung und Definitionen 216
6.2.2 Endokrine Veränderungen beim Alternden Mann 216
6.2.3 Hodenveränderungen im Alter 216
6.2.4 Die Funktion der Leydig- Zellen im Alter 217
6.2.5 Experimentelle Grundlagen 217
6.2.6 Das Krankheitsbild des Alternden Mannes 218
6.2.7 Therapie des Altershypogonadismus . 218

6.3 Die alternde männliche Haut 220
6.3.1 Molekulare Mechanismen der Hautalterung 220
6.3.2 Zelluläre Mechanismen und Physiologie der Hautalterung 221
6.3.3 Die hormonelle Hautalterung 221
6.3.4 Klinischer Phänotyp der Hautalterung 222
6.3.5 Aktuelle Therapieverfahren 223
6.3.6 Hormonsubstitution 223

6.4 Knochenstoffwechsel im Alter 225
6.4.1 Entwicklung der Knochenmasse 225
6.4.2 Knochenabbau 226
6.4.3 Osteoporose 226

6.5 Kognitive Veränderungen im Alter . 227
6.5.1 Einleitung 227
6.5.2 Demenzielle Erkrankungen 228
6.5.3 Minimale kognitive Beeinträchtigungen 229
6.5.4 Diagnostik kognitiver Funktionen ... 231
6.5.5 Behandlungsansätze zur Förderung kognitiver Funktionen 233
6.5.6 Therapie bei minimalen kognitiven Einbußen 233

6.6 Psychosoziale Faktoren des Alterns 235
6.6.1 Soziale Situation 235
6.6.2 Selbstwahrnehmung 236
6.6.3 Befindlichkeit 237
6.6.4 Zufriedenheit 237

6.7 Genetik des Alterns 239
6.7.1 Ist der Alterungsprozess genetisch programmiert? 239
6.7.2 Altern als Verlust der genetischen Homöostase 241
6.7.3 Thermoinstabilität und reaktive Sauerstoffspezies als endogene Schädigungsfaktoren 241
6.7.4 Warum sind Alterserkrankungen unvermeidbar? 242
6.7.5 Was können wir von Hundertjährigen über den Alterungsprozess lernen? ... 243
6.7.6 Warum leben Männer kürzer als Frauen? 244

6.8 Die Qualität von Anti-Aging-Programmen – Was sollen sie beinhalten? 246
6.8.1 Einleitung 246
6.8.2 Schwerpunkte von Anti-Aging-Programmen 246
Bewegungsmangel und Fehlernährung 247
Hirnalterung und Stress 247
Beeinflussung der Oxidation und Detoxifikation 247
Demethylierung und Hypermethylierung 248
Hormone 249
Vitamin- und Mineralienmangel 250
Immunologie des Alterns 250
Intestinales Altern 250
Knochenentmineralisierung 250
Nierenfunktion 251
Risikoparameter 251
6.8.3 Messplatzsysteme 251

6.9 Anti-Aging – aber wie? Männerspezifische Krebsprophylaxe 253
6.9.1 Epidemiologische Grundlagen einer diätetischen Krebsprophylaxe 253
Epidemiologische Methoden 253
6.9.2 Ernährungsbestandteile 254
Fette 255
Lycopin........................ 255
Phytoöstrogene 255
Vitamine 256
Selen.......................... 258
6.9.3 Life-Style 258
Rauchen 258
Sexualität 258
6.9.4 Medikamente..................... 258
6.9.5 Probleme der Ernährungsprophylaxe . 259
Wissenschaftliche Evidenz der Daten . 259
Gefahren der komplementären Ernährung 259
Natürliche Ernährung oder chemische Megadosen? 259

6.1 Vorsorgeuntersuchungen

Volker Rohde, Jörg Miller

6.1.1 Einleitung

Die Motivation, die Prävention im deutschen Gesundheitswesen zu stärken, wird aus der These abgeleitet, nach der eine erfolgreiche Krankheitsverhütung die Behandlungskosten einsparen kann. In §§ 20 bis 23 des Sozialgesetzbuches V sind Gruppen- und Individualprophylaxe zur Verhütung von Zahnerkrankungen sowie Leistungen zur Früherkennung verankert. Die Krankenkassen werden verpflichtet, über die Verhütung von Krankheiten sowie über Gesundheitsgefährdungen aufzuklären und zu beraten.
Als Strategie der Prävention kommt das Risikofaktorenmodell zum Einsatz, nach dem Faktoren benannt und bei Individuen identifiziert werden, bei deren Existenz die Wahrscheinlichkeit zunimmt, dass eine konkrete Erkrankung entsteht. Menschen mit nachgewiesenen Risikofaktoren werden dann Maßnahmen aufgezeigt, den Ausbruch einer Krankheit zu verhindern oder zu verzögern.
Bei der primären Prävention werden idealerweise Risikofaktoren noch vor dem Wirksamwerden identifiziert und ausgeschaltet. Hierzu ist u.a. der Europäische Kodex zur Krebsbekämpfung formuliert worden. In diesem werden z.B. Empfehlungen gegeben, und es wird aufgezeigt, welche Verhaltensweisen im täglichen Leben das persönliche Krebsrisiko senken können (Krebsinformation, 2002). Bei der sekundären Prävention ist es Ziel, eine Erkrankung in einem möglichst frühen Stadium zu diagnostizieren und eine kurative Therapie einzuleiten. Bei der tertiären Prävention werden Strategien subsumiert, die eine Progression einer diagnostizierten Krebserkrankung verhindern oder lindern sollen.
Gegenwärtig werden Vorsorgeuntersuchungen als Aufgabe der gesetzlichen Krankenkasse finanziert, wenn zum einen Ursache-Wirkungs-Zusammenhänge identifiziert worden sind und zum anderen die konkrete Vorsorgeuntersuchung in einer Kosten-Nutzen-Analyse positive Ergebnisse für die Solidargemeinschaft bringt.
Für Männer ab dem 45. Lebensjahr werden jährliche Krebsvorsorgeuntersuchungen für den Enddarm, die Prostata, die äußeren Geschlechtsteile sowie für die Hautoberfläche angeboten. Ergänzt wurde dieses Vorsorgepaket ab dem 55. Lebensjahr durch das Angebot einer Vorsorgekoloskopie, die im Abstand von 10 Jahren zweimal in Anspruch genommen werden kann. Dafür steht den Versicherten erst ab dem 50. Lebensjahr (zuvor ab dem 45. Lj.) der Okkultbluttest als Vorsorgeleistung kostenfrei zur Verfügung (AOK, 2004).
Von den Krebsvorsorgeuntersuchungen sind die Gesundheitsvorsorgeprogramme der Krankenkassen abzugrenzen, die zum einen Informationen und Beratungen u.a. zu Ernährung, Sport, Rückenschule, Reisen und alternativen Heilprogrammen beinhalten. Weiterhin werden für Männer und Frauen ab 35 Jahren Check-ups zur Früherkennung von Herz-, Kreislauf- und Nierenerkrankungen in zweijährlichen Abständen angeboten (AOK, 2004). Daten, die eine medizinische und ökonomische Effizienz solcher Programme belegen, fehlen derzeit.

Nach Angaben des Statistischen Bundesamtes entfielen von den gesamten Gesundheitsausgaben des Jahres 2002 von 234 179 Mio. Euro 4,5 % auf die Prävention und 0,67 % auf die Früherkennung von Krankheiten (Statistisches Bundesamt Deutschland, 2004).
Nach einer Schätzung des Zentralinstitutes für die kassenärztliche Versorgung in der Bundesrepublik Deutschland (ZI) sind im Jahre 2000 ca. 17 261 000 Untersuchungen zur Krebsfrüherkennung durchgeführt worden. In der Hauptzielgruppe der bis zu 69 Jahre alten Versicherten ergaben sich Beteiligungsraten von 55,4 % für Frauen und 17,7 % für Männer (ZI, 2001).

6.1.2 Primäre Prävention

Umstellung von Ernährungs- und Lebensweise

Große Hoffnungen werden von vielen Menschen an Forschungsergebnisse geknüpft, die sich mit der Beschreibung von Ernährung und der Krebsentstehung beschäftigen. Die gezielte Umstellung der Ernährungs- und Lebensweise (Rauchen, Alkohol, Bewegungsmangel u.a.) stellt eine der wenigen Möglichkeiten dar, mit der der Mensch durch eine Verhaltensänderung die Entstehung einer Krebserkrankung beeinflussen könnte. Genährt werden diese Hoffnungen durch epidemiologische Arbeiten u.a. zum Prostatakarzinom (PCA), nach denen bei Asiaten, die in die USA ausgewandert sind, in der 2. Generation in der gleichen Häufigkeit ein PCA nachgewiesen wird wie bei weißen amerikanischen Männern. Da die Inzidenz des Prostatakarzinoms in Asien (0,5/100 000) deutlich geringer ist als in Mittel- und Nordeuropa und Nordamerika (40/100 000), gleichzeitig aber keine Hinweise auf genetische oder hormonelle Unterschiede bestehen, wird dieses Phänomen derzeit am ehesten den Ernährungsgewohnheiten zugeordnet (Whittemore et al. 1995).
Welche Nahrungsbestandteile potenziell protektiv sind, ist gegenwärtig Gegenstand vieler Untersuchungen. Sojaextrakte, grüner Tee, Carotinoide, Phytoöstrogene, Selen, Vitamin E, Lycopin aus verarbeiteten Tomaten sowie die Omega-3-Fettsäuren (in hoher Konzentration in Lachs, Hering oder Makrele vorliegend) werden u.a. als Kandidaten in klinischen bzw. experimentellen Studien benannt (Schmitz-Dräger et al. 2001, Terry et al. 2001).

Da diese vorläufigen Ergebnisse den Charakter von Indizien haben, gibt es keine offiziellen Empfehlungen, bestimmte Nahrungsbestandteile alleine oder in Kombination in definierter Dosis gezielt aufzunehmen, um sicher ein individuelles Krebsrisiko senken zu können. Somit können die Ernährungsempfehlungen sowohl krankheitsübergreifend als auch krankheitsspezifisch nur allgemein gehalten werden.

Rauchen, Übergewicht, fettreiche Lebensmittel sollten vermieden werden, Alkohol- und Kaffeekonsum sowie der Genuss in Salz konservierter Lebensmittel sollten zumindest eingeschränkt werden. Stattdessen werden täglich frisches Gemüse, Kräuter, Obst und Vollkornprodukte aller Art empfohlen. (Deutsche Krebshilfe, 2000).

Chemoprävention

Viel Beachtung wird gegenwärtig Ansätzen geschenkt, in denen bei definierten Risikogruppen, aber auch bei gesunden Männern, „prophylaktisch“ unterschiedliche Medikamente verabreicht werden. Das Ziel in diesen Studien ist es, das Auftreten eines Prostatakarzinoms zu verhindern oder zumindest zu verzögern. Das National Cancer Institute (NIH) hat im Rahmen eines Programms Risikogruppen definiert. Hierzu gehören

- Patienten mit histologisch höhergradigen prostatischen intraepithelialen Neoplasien (HG-PIN)
- Patienten mit einer positiven Familienanamnese und
- Patienten mit einem erhöhten PSA-Wert, aber einer negativen Stanzbiopsie.

In insgesamt drei Phase-II-Studien und zwei Phase-III-Studien werden Selen, Vitamin E sowie Flutamide eingesetzt (Parnes et al. 2004).

Prävention durch Finasterid

Im Rahmen des Prostate-Cancer-Prevention-Trial (PCPT) wurden 18 882 gesunde Männer (55 Jahre und älter) mit einem PSA von < 3 ng/ml und einem unauffälligen rektalen Tastbefund randomisiert entweder mit einem Plazebo oder mit Finasterid (5 mg/d) über 7 Jahre behandelt (Thompson, 2003). Als Hauptfragestellung wurde formuliert, ob Finasterid, ein 5-α-Reduktase-Hemmer, der die Umwandlung von Testosteron in Dihydrotestosteron inhibiert, bei initial gesunden Männern die Prävalenz des Prostatakarzinoms reduzieren kann. Insgesamt wurden bei 18,4 % der mit Finasterid behandelten Männer ein PCA stanzbioptisch nachgewiesen, während es in der Placebogruppe 24,4 % waren. Dies entspricht einer Reduktion der Prävalenz von 24,8 % in einem Zeitraum von 7 Jahren. Viel interpretativen Zündstoff bieten die Ergebnisse des Tumor-Gradings. 37 % der nachgewiesenen Tumoren in der mit Finasterid behandelten Gruppe zeigten ein Gleason von > 7, während dies in der Plazebogruppe nur in 22,2 % der Fälle beschrieben worden ist. Unbeantwortet bleibt gegenwärtig die Frage, ob die hohe Anzahl aggressiverer Tumoren in der Finasterid-Gruppe durch die Finasterid-Gabe biologisch getriggert wurde oder ob es sich lediglich um artefizielle histologische Veränderungen durch einen direkten Medikamenteneffekt handelt (Higgins et al. 2004).

Unerwartet ist, dass bei fast der Hälfte der Studienteilnehmer am Studienende stanzbioptisch ein Prostatakarzinom nachgewiesen worden ist. Eine mögliche Ursache könnte der bisher gültige Cut-off von 4 ng/ml sein. Durch eine Korrektur nach unten ließ sich die Detektionsrate womöglich erhöhen, zugleich dürfte sich der Anteil negativer Stanzbiopsieergebnisse erhöhen. Da im gewählten Studiendesign alle Teilnehmer biopsiert worden sind, ist aber andererseits gerade bei Männern mit PSA-Werten von < 4 ng und einem unauffälligem Tastbefund eine hohe Detektionsrate biologisch insignifikanter Prostatakarzinome zu diskutieren.

6.1.3 Sekundäre Prävention

Mit einer Inzidenz von 31 000 Neuerkrankungen stellt das Prostatakarzinom mittlerweile das zweithäufigste Malignom bei Männern dar. International akzeptiert ist, dass der Anstieg der Inzidenz parallel mit dem verstärkten Einsatz des PSA-Tests einhergeht. Die 10-Jahres-Überlebenswahrscheinlichkeiten unter einem diagnostizierten PCA liegen unter Berücksichtigung der histologischen Differenzierung (Gleason) für gut differenzierte Tumoren bei 93 % und für schlecht differenzierte Tumoren bei 34 %.

Im Rahmen der Früherkennung wird routinemäßig die **digitale rektale Untersuchung** durchgeführt, und die Kosten hierfür werden von den gesetzlichen Krankenkassen übernommen. Führt man diese Untersuchung als einzige Früherkennungsmaßnahme durch, ist zu berücksichtigen, dass nur 2–5 % der Prostatakarzinome mit dieser Untersuchung erfasst werden. Bei Tumoren, die ausgehend von einem suspekten Tastbefund detektiert worden sind, sind bis zu 50 % dieser Karzinome nicht mehr kurativ behandelbar (Ito et al. 2001).

Die PSA-Serumkonzentration stellt für die Früherkennung den sensitiveren Marker dar. Gegenwärtig werden ca. 75 % aller asymptomatischen Prostatakarzinome mit Hilfe des PSA-Wertes entdeckt (Ito et al. 2001).

Als Grenzwert gilt für die meisten Testsysteme ein Wert von 4 ng/ml, unter dem ca. 80–85 % aller Männer liegen. Bei 10–15 % der Männer werden 4–10 ng/ml und bei 2–5 % ein Wert von > 10 ng/ml erreicht. Die Wahrscheinlichkeit, ein PCA bei einem Wert unter 4 ng/ml zu haben, liegt zwischen 4 und 15 %, bei einem PSA-Wert zwischen 4 und 10 ng/ml liegt die Wahrscheinlichkeit bei 25 % und bei PSA-Werten > 10 ng/ml zwischen 33 und 50 %. Ein organbegrenztes Tumorstadium findet sich in 90 % bei Patienten mit einem initialen PSA-Wert < 4 und nur noch zu 50 % bei Patienten mit einem PSA-Wert > 10 ng/ml (Leitlinie der Deutschen Urologen, 2002).

Der transrektale Ultraschall (TRUS) wird bei der Durchführung der Prostatabiopsien eingesetzt. Als Primärdiagnostikum ist er bei der aktuellen Bildauflösung nicht geeignet (Leitlinie, 2002).

Heftig umstritten ist die Frage, ob der PSA-Test als Screeningverfahren eingesetzt werden soll. Die Effektivität der PSA-gesteuerten Krebsvorsorge gilt übereinstimmend nur dann als bewiesen, wenn ein kausaler Zusammenhang zwischen der Früherkennung und der Verminderung der Sterblichkeit mit akzeptabler Lebensqualität und Kosteneffektivität belegt werden kann. In Deutschland sind zu diesem Thema zwei systematische Berichte zur Technologieabschätzung (HTA: Health Technology Assessment) im Auftrag des Deutschen Institutes für Medizinische Dokumentation und Information (DIMDI) verfasst worden.

Beide HTA-Berichte kommen zu dem Schluss, dass die Datenlage es weder medizinisch noch gesundheitsökonomisch rechtfertigt, die PSA-Bestimmung als Screeningverfahren durchzuführen und von der gesetzlichen Krankenversicherung (GKV) finanzieren zu lassen (Siebert et al. 1999; Pientka, 1998).

IGEL-Leistung

Unter individuellen Gesundheitsleistungen werden ärztliche Leistungen verstanden, die nicht Bestandteil der Erstattungspflicht der GKV sind, die aber im Einzelfall sinnvoll und nützlich sein können. Zu den IGEL-Leistungen gehören auch die PSA-Wert-Bestimmung und der transrektale Ultraschall im Rahmen einer Vorsorgeuntersuchung des Prostatakarzinoms. Die Kosten für eine Analyse des PSA werden nur übernommen, wenn ein konkreter Tumorverdacht besteht bzw. die Verlaufskontrolle einer bereits diagnostizierten Prostatakarzinomerkrankung PSA-gesteuert durchgeführt wird.

Literatur

Deutsche Krebshilfe e.V.: Ernährung bei Krebs. Die Blauen Ratgeber, 33, 2000.

Higgins B, Thompson IM: The Prostate Cancer Prevention Trial: current status. J Urol 2004, Feb; 171 (2 Pt 2): S. 15–7.

Ito K, Kubota Y, Yamamoto T et al.: Long term follow-up of mass screening for prostate carcinoma in men with initial prostate specific antigen levels of 4.0 ng/ml or less. Cancer 2001, Feb 15; 917: 44–51.

Parnes HL, House MG, Kagan J et al.: Prostate cancer chemoprevention agent development: the National Cancer Institute, Division of Cancer Prevention portfolio. J Urol. 2004, Feb;171 (2 Pt 2): S. 68–74.

Pientka L: PSA-Screening beim Prostatakarzinom. Köln: DAHTA@DIMDI, 1998.

Schmitz-Dräger BJ, Eichholzer M, Beiche B, Ebert T: Nutrition and prostate cancer. Urol Int 2001; 67(1): 1–11.

Siebert U, Mühlberger N, Behrend C, Wasem J: PSA-Screening beim Prostatakarzinom: Systematischer gesundheitsökonomischer Review. Köln: DAHTA@DIMDI, 1999.

Terry P, Lichtenstein P, Feychting M et al.: Fatty fish consumption and risk of prostate cancer. Lancet. 2001, Jun 2; 357 (9270): 1764–6.

Thompson IM, Goodman PJ, Tangen CM et al.: The influence of finasteride on the development of prostate cancer. N Engl J Med 2003 Jul 17; 349 (3): 215–24.

Whittemore AS, Wu AH, Kolonel LN et al.: Family history and prostate cancer risk in black, white, and Asian men in the United States and Canada. Am J Epidemiol 1995 Apr 15; 141 (8): 732–40. www. aok-bv.de

www.destatis.de/bais7d/gesu/gesut5.htm: Statistisches Bundesamt Deutschland.

www.uni-duesseldorf.de/WWW/AWMF/: 2002, S3 Leitline der Deutschen Urologen: PSA-Bestimmung in der Prostatakarzinomdiagnostik.

www.krebsinformation.de/body_krebsvorbeugung_schutzvorkrebs.html. Krebsvorbeugung und Früherkennung, 2002.

www.zi-koeln.de Zentralinstitut für die kassenärztliche Versorgung in der Bundesrepublik Deutschland (ZI).

6.2 Altershypogonadismus

Thorsten Diemer, Ekkehard W. Hauck

6.2.1 Einführung und Definitionen

Generell akzeptierte Studien an alternden Männern haben die Verminderung des Serumtestosterons in Abhängigkeit vom Alter zeigen können (Kaufmann, 1999). Bei gesunden jüngeren Männern liegt der normale Testosteronspiegel (Gesamttestosteron) zwischen 11 und 40 nmol/l; dieser normale Testosteronspiegel scheint altersabhängig um zirka 30 % im Alter zwischen 25 und 75 Jahren abzunehmen (Veldhuis, 2000). Diese Situation beim alternden Mann ist mit verschiedenen Begriffen (hier durchaus auch im Sinn von Krankheitsbegriffen) versehen worden. Am populärsten wurden dabei ADAM (Androgen Decline in the Aging Male), PADAM (Partial Androgen Decline in the Aging Male), Climacterium virile, Altershypogonadismus, der Alternde Mann und das Aging Male Syndrome. Verwendet werden sollten im deutschsprachigen Raum nach allgemeinem Konsens derzeit der Alternde Mann sowie der eher endokrinologische Begriff des Altershypogonadismus.

Der größte Teil des zirkulierenden Testosterons im männlichen Organismus findet sich im Serum an Albumin und SHBG (Sexual Hormone Binding Globuline) gebunden. Dabei sind nur das freie Testosteron und zu einem geringen Teil der albumingebundene Anteil bioverfügbar. Gerade dieser Anteil des Gesamttestosterons scheint aber beim Alternden Mann besonders abzunehmen, wobei eine gleichzeitige Zunahme des SHGB zu beobachten ist und diesen Umstand begünstigt (Vermeulen und Kaufmann, 1992).

6.2.2 Endokrine Veränderungen beim Alternden Mann

Die messbare Abnahme des Testosterons beim Alternden Mann ist primär Folge von testikulären Veränderungen, veränderter Regulation der Testosteron-produzierenden Leydig-Zellen sowie eine Erhöhung des SHGB-Spiegels. Die testikulären Veränderungen beinhalten eine verminderte Sekretionsantwort der Leydig-Zellen auf die Stimulation durch HCG (humanes Choriongonadotropin), bedingt durch Veränderungen im Steroidmetabolismus (Testosteronbiosynthese) in den Leydig-Zellen sowie vermutlich auch durch eine Abnahme der Leydig-Zellzahlen im Hoden insgesamt (Kaufmann, 1999). Die verminderte Aktivität der Leydig-Zellen beim Alternden Mann geht einher mit dem reaktiven Anstieg des luteinisierenden Hormons (LH) des Hypophysenvorderlappens, was aber nicht zu einer nennenswerten Steigerung des Testosteronspiegels führt. Auf der anderen Seite findet sich bei alternden Männern ebenso eine Veränderung des zirkadianen Rhythmus der LH-Sekretion, welche wiederum Folge einer veränderten pulsatilen Sekretion von GnRH (Gonadotropin-Releasing-Hormon) des Hypothalamus ist (Bremner et al. 1983; Vermeulen und Kaufmann, 1995). Im Ergebnis resultiert in der peripheren Hormonsituation nicht nur eine Verminderung des Testosterons, sondern auch eine signifikante Abflachung der zirkadianen Konzentrationskurve des Testosterons. Die endokrinen Veränderungen der Leydig-Zellen können auch Ausdruck einer insgesamt reduzierten Hodenfunktion sein, welche durch die ebenfalls erniedrigte Konzentration des Sertoli-Zell-Markers Inhibin B sowie die graduelle Abnahme der Inhibin-B/FSH-Relation belegt wird (Comhaire, 2000).

Der Altershypogonadismus ist endokrinologisch gekennzeichnet durch Verminderung des Gesamttestosterons, Verminderung des freien Testosterons, durch Erhöhung des SHGB-Spiegels sowie Erhöhung des LH.

6.2.3 Hodenveränderungen im Alter

Beim Alternden Mann sind grundsätzlich einige morphologische Veränderungen des Hodengewebes zu beobachten. Dabei muss grundsätzlich betont werden, dass die Spermatogenese in den Tubuli seminiferi des Hodens lebenslang erhalten bleibt, die Produktionskapazität der Spermatogenese nimmt aber signifikant ab (Johnson et al. 2000). Morphologisches Korrelat dieser Reduktion sind die Degenerationen von Germinalzellen in allen Stadien der Spermatogenese, welche von phagozytotisch aktiven Sertoli-Zellen ausgesondert werden (Barnes et al. 1998). Infolge dessen zeigen Sertoli-Zellen jenseits des 50. Lebensjahres typische Lipidablagerungen und Granula in ihrem Zytoplasma (Bordson et al. 1991). Weitere typische morphologische Auffälligkeiten der alternden Spermatogenese sind Megalospermatozyten und gigantische Spermatiden mit multiplen Kernen. Der apoptotische Zelltod von Germinalzellen scheint in diesem Prozess nur eine marginale Rolle zu spielen, kommt aber parallel vor (Brinkworth et al. 1997). Als Ausdruck der verminderten Spermatogenese findet man in den Hoden alternder Männer Tubuli mit reduziertem Diameter bis hin zur totalen Atrophie mit bindegewebiger Durchsetzung des Hodens (Holstein et al. 1988). Bei der Darstellung all dieser morphologischen Veränderungen muss aber die erhebliche interindividuelle Variabilität betont werden (Holstein et al. 1988).

6.2.4 Die Funktion der Leydig-Zellen im Alter

Das bestuntersuchte und interessanteste endokrinologische Phänomen bei alternden Männern ist der langsame Abfall des Serumtestosteronspiegels im Alter zwischen 40 und 70 Jahren (Hermann et al. 2000; Kaufmann, 1999; Veldhius, 2000). Die Begrifflichkeiten ADAM/PADAM reflektieren genau diesen Umstand. Der Begriff der Andropause beschreibt dieses Phänomen hingegen nur unzureichend, da von einer abrupten Änderung der Androgensituation im Organismus nicht die Rede sein kann. 10–15 % scheinen bereits einen signifikanten Abfall des Serumtestosterons im Alter von > 40 Jahren zu zeigen und präsentieren sich mit Symptomen, die typisch für einen manifesten Hypogonadismus sind (Gray et al. 1991). Auch wenn eine Reihe von endokrinen Veränderungen beim Alternden Mann beschrieben und entdeckt werden konnten, so ist die exakte Pathophysiologie dieser Veränderungen nur zum Teil bekannt. Heute geht man davon aus, dass ursächlich beim Alternden Mann eine erworbene Insuffizienz der Leydig-Zellen des Interstitiums des Hodens die Entwicklung eines Hypogonadismus bedingen (Hermann et al. 2000; Kaufmann, 1999; Vermeulen, 1991). Experimentell hat man dies mit einer Reihe von Experimenten an einem eindrucksvollen Tiermodell bestätigen können (Chen et al. 1994, Chen et al. 1996).

Morphologisches und pathophysiologisches Korrelat des Testosterondefizits des Alternden Mannes ist die numerische und funktionelle Reduktion der Leydig-Zellen und der steroidogenen Kapazität derselben.

6.2.5 Experimentelle Grundlagen

Brown Norway Rats (Braune Norwegische Ratten) haben die typischen Eigenschaften, ein relativ hohes Alter für Nagetiere zu erreichen, selten zu erkranken und weniger Gewicht mit dem Alter aufzubauen als andere Ratten (Chen et al. 1994, Chen et al. 1996). Dabei zeigen zwei bis drei Jahre alte Ratten einen deutlich erniedrigten Serumtestosteronspiegel im Vergleich mit jüngeren Tieren, wobei sich keine Veränderung des LH-Spiegels zeigt. *In vitro* und *in vivo* konnte an Leydig-Zellen dieser Tiere gezeigt werden, dass alternde Leydig-Zellen weder durch LH noch durch den „second messenger" cAMP zu einem höheren Steroidoutput zu stimulieren sind. Folglich scheint das endokrine Defizit auf der Ebene der Leydig-Zellen zu liegen (Chen et al. 1994, Chen et al. 1996, Grywacz et al. 1998). Zwei weitere *In-vivo*-Experimente konnten diese Tatsache bestätigen: Wenn man alternden Tieren das Leydig-Zell-Gift EDS verabreichte, welches zu einem kompletten Untergang der gesamten Leydig-Zell-Population des Hodens führt, bildeten auch diese Ratten eine komplett neue Leydig-Zell-Generation aus mesenchymalen Stammzellen im Interstitium des Hodens. Diese neue Leydig-Zell-Generation in alternden Tieren zeigte eine Steroidproduktionskapazität wie die Leydig-Zellen junger Tiere, endokrinologisch gesehen waren die alternden Tiere also „verjüngt“ worden (Chen et al. 1996). Des Weiteren konnte gezeigt werden, dass die Suppression der Testosteronbiosynthese in Leydig-Zellen selbst durch Zufuhr exogenen Testosterons über Jahre dazu führt, dass die Fähigkeit der Leydig-Zellen, Steroide in gleichem Maße wie jugendliche Zellen zu produzieren, erhalten bleibt. Somit scheint eine jahrelange Hormonproduktion selbst für die alternde Leydig-Zelle eine Determinate ihres senilen Defizits zu sein (Chen und Zirkin, 1999). Zusammenfassend konnten diese Experimente also belegen, dass die Abnahme des Serumtestosteronspiegels im Alter offensichlich wesentlich durch eine Leydig-Zell-Veränderung im Hoden bedingt ist. Molekularbiologisch konnten hier die signifikante Abnahme der Enzymaktivitäten der Steroidbiosyntheseenzyme sowie eine Abnahme des StAR-Proteins (Steroidogenic Acute Regulatory Protein) im Alter als molekulare Ursachen gezeigt werden (Luo et al. 1996, Zirkin und Chen 2000).

6.2.6 Das Krankheitsbild des Alternden Mannes

Die molekularen Veränderungen der Leydig-Zellen bilden sicherlich auch beim Menschen die entscheidende pathophysiologische Basis für das beschriebene Testosterondefizit des Alternden Mannes. Es gibt im Vergleich mit dem Tiermodell aber wesentliche Unterschiede. LH und FSH steigen als Folge der reduzierten testikulären Kapazität graduell an, wobei vor allem die Abflachung der zirkadianen Kurve des LH, bedingt durch eine veränderte pulsatile Freisetzung von GnRH, belegt ist (Vermeulen und Kaufmann, 1992). Die molekularen Ursachen dieser Veränderungen sind unbekannt. Beim Alternden Mann verstärkt sich die hypogonadale Situation durch den ebenfalls beschriebenen Anstieg von SHBG, wodurch vor allem das freie und das bioverfügbare Testosteron weiter abfallen (Veldhuis, 2000). Die Spiegel für Dihydrotestosteron im Serum zeigen keine entsprechenden Veränderungen mit dem Alter, auch Östradiol zeigt beim Alternden Mann keine wesentliche Veränderung. Die primären Androgene der Nebennierenrinde DHEA und DHEAS zeigen sich ebenfalls im Serum vermindert, die klinische und physiologische Relevanz dieser Veränderungen der schwach wirksamen Androgene ist aber noch nicht ausreichend bekannt.

Generell muss betont werden, dass eine klinische Symptomatik beim Altershypogonadismus durchaus bestehen kann. Sie bildet auch die entscheidende Voraussetzung für die Durchführung einer Substitutionstherapie mit Androgenen. Die Symptomatik des Altershypogonadismus ist der des Hypogonadismus allgemein, wie man ihn auch bei jungen Männern findet, ähnlich. Im Vordergrund stehen Leistungsabfall und Schwäche, Verminderung der Muskelmasse und Kraftverlust. Wichtig sind sexuelle Funktionsstörungen wie die erektile Dysfunktion (Schill et al. 1993, Weidner et al. 2001). Weitere Veränderungen betreffen die Haut sowie das Auftreten einer Osteoporose. Dazu gesellen sich zentralnervöse Beschwerden wie Konzentrationsschwierigkeiten und Gedächtnisverlust. Symptome des Altershypogonadismus werden beim älteren Patienten entscheidend durch allgemeine Begleiterkrankungen und chronische Krankheiten mit beeinflusst (Turner und Wass, 1997). Symptome wie Leistungsabfall können demnach ebenso Ausdruck kardialer Minderleistung, Antriebsarmut Zeichen einer latenten Depression sein und sind damit weitestgehend autonome Symptome und unabhängig von der endokrinen Situation.

Der Begriff des Altershypogonadismus als Krankheitsbegriff beinhaltet das parallele Auftreten eines objektivierbaren Hypogonadismus (Serumgesamttestosteron < 12 nmol/l/350 ng/dl) und der typischen Symptomatik des Hypogonadismus. Nur wenn Symptomatik und objektiver Befund vorzufinden sind, ist eine Hormonersatztherapie zu diskutieren.

6.2.7 Therapie des Altershypogonadismus

Gegenwärtig ist aus den vorliegenden Daten zum Altershypogonadismus schwer zu beurteilen, wie viele alternde Männer von dieser Symptomatik aktuell betroffen sein könnten und in welchem Prozentsatz ein Therapiebedarf besteht (Veldhuis, 2000). Allgemein akzeptierte Praxis ist mittlerweile jedoch die Substitutionstherapie mit Testosteron in den Fällen, bei welchen bei alternden Männern sowohl ein manifester Hypogonadismus mit Serumtestosteronspiegeln (Gesamttestosteron) unter 12 nmol/l (350 ng/dl) als auch die zugehörige Symptomatik festgestellt werden können (Morales, 2002; Feldmann et al. 2002).

Die Therapie des Altershypogonadismus besteht typischerweise in der Hormonsubstitution mit Testosteron. Verschiedene Testosteronderivate stehen hier für die Substitutionstherapie mit unterschiedlichen Applikationsformen zur Verfügung. Die Zielsetzung der Therapie beim Alternden Mann ist dabei die gleiche wie beim jungen hypogonaden Patienten: Die Serumtestosteronspiegel sollen in den physiologischen Normalbereich zurückgeführt werden, exzessive und sehr niedrige Serumtestosteronspiegel sind möglichst zu vermeiden. Zur Behandlung stehen gegenwärtig intramuskulär verabreichte Depotpräparate, oral verabreichte Präparate sowie die transkutane Applikationsform mittels Pflaster und Gel zur Verfügung. Keine Form der Testosteronsubstitution kann neben einem physiologischen Tagesspiegel ebenso die zirkadiane Rhythmik des Testosteronspiegels korrekt simulieren.

Aufgrund der sich ausweitenden Praxis der Hormonsubstitution beim Alternden Mann haben von je her nicht unerhebliche Bedenken gegen diese Therapie in Bezug auf die Sicherheit der Substitutionstherapie bestanden. Mehrere Studien haben mittlerweile gezeigt, dass die Testosteronsubstitution in Bezug auf physiologische Veränderungen wie hämatologische Werte, Lebertoxizität, kardiovaskuläre Komplikationen, Schlafapnoe und andere keinen wesentlichen Risikofaktor darstellt. Der bei weitem wichtigste und nicht abschließend bewertete Risikofaktor bei der Hormonsubstitutionstherapie mit Testosteron bleibt aber die potenzielle Entwicklung eines klinisch manifesten Prostatakarzinoms (Morales, 2002).

Die Testosteronsubstitutionstherapie beim Alternden Mann folgt den generellen Prinzipien der Therapie des Hypogonadismus. Entscheidend ist die regelmäßige Kontrolle und Überwachung der Patienten unter Substitution, welche heute die Untersuchung der Prostata mit Bestimmung des PSA-Wertes mit einschließen sollte.

Literatur

Barnes CJ, Covington BW, Cameron IL, Lee M: Effect of aging on spontaneous and induced mouse testicular germ cell apoptosis. Aging 1998; 10: 497–501.

Bordson BL, Leonardo VS: The appropriate uper age limit for several semen donors: a review of the genetic effects of paternal age. Fertil Steril 1991; 56: 397–401.

Bremner WJ, Vitiello MV, Prinz PN: Loss of circadian rhythmicity in blood testosterone levels with aging in normal men. J Clin Endocrinol Metab 1983; 56: 1278–1281.

Brinkworth MH, Weinbauer GF, Bergmann M, Nieschlag E: Apoptosis as a mechanism of germ cell loss in elderly men. Int J Androl 1997; 20: 222–228.

Chen H, Hardy MP, Huhtaniemi I, Zirkin BR: Age-related decreased Leydig cell testosterone production in the brown Norway rat. J Androl 1994; 15: 551–557.

Chen H, Huhtaniemi I, Zirkin BR: Depletion and repopulation of Leydig cells in the testes of aging brown Norway rats. Endocrinology 1996; 137: 3447–3452.

Chen H, Zirkin BR: Long-term suppression of Leydig cell steroidogenesis prevents Leydig cell aging. Proc Natl Acad Sci U S A 1999; 96: 14877–14881.

Comhaire FH: Andropause: Hormone replacement therapy in the aging male. Eur Urol 2000; 38: 655–662.

Feldman HA, Longcope C Derby CA et al.: Age trends in the level of serum testosterone and other hormones in middle-aged men: longitudinal results from the Massachusetts male aging study. J Clin Endocrinol Metab 2002; 87: 589–598.

Gray A, Feldman HA, McKinlay HB, Longcope C: Age, disease and changing sex hormone levels in middle-aged men: Results of the Massachusetts Male Aging Study. J Clin Endocrinol Metab 1991; 73: 1016–1025.

Grzywacz FW, Chen H, Allegretti J, Zirkin BR: Does age-associated reduced Leydig cell testosterone production in Brown Norway rats result from under-stimulation by luteinizing hormone? J Androl 1998; 19: 625–630.

Hermann M, Untergasser G, Rumpold H, Berger P: Aging of the male reproductive system. Exp Gerontol 2000; 35: 1267–1279.

Holstein AF, Roosen-Runge EC, Schirren C: Illustrated pathology of human spermatogenesis. Grosse Verlag Berlin, 1988.

Johnson L, Varner DD, Roberts ME, Smith TL, Keilor GE, Scutchfield WL: Efficiency of spermatogenesis: a comparative approach. Anim Reprod Sci 2000; 60–61: 471–480.

Kaufmann JM: Hypothalamo-pituitary-gonadal function in aging men. Aging Male 1999; 2: 157–165.

Luo L, Chen H, Zirkin BR: Are Leydig cell steroidogenic enzymes differentially regulated with aging? J Androl 1996; 17: 509–515.

Morales A: Androgen replacement therapy and prostate safety. Ur Urol 2002; 41: 113–120.

Schill W-B, Köhn FM, Haidl G: The aging male. In: The Modern Management of the Menopause. Berg G, Hammar M, (Edts.), pp. 545–565; Parthenon New York, 1993.

Turner HE, Wass J AH: Gonadal function in men with chronic illness: Clin Endocrinol 1997; 47: 379–403.

Veldhuis JD: Recent neuroendocrine facts of male reproductive aging. Exp Gerontol 2000; 35: 1281–1308.

Vermeulen A: Androgens in the aging male – Clinical review 24. J Clin Endocrinol Metab 1991; 73: 220–224.

Vermeulen A, Kaufman JM: Aging of the hypothalamic – pituitary – testicular axis in men. Horm Res 1995; 13: 25–28.

Vermeulen A, Kaufmann JM: Role of the hypothalamo-pituitary function in the hypoandrogenism of healthy aging. J Clin Endocrinol Metab 1992; 74: 704–706.

Weidner W, Altwein J, Hauck E, Beutel M, Brähler E: Sexuality of the Elderly. Urol Int 2001; 66: 181–184.

Zirkin BR, Chen H: Regulation of Leydig cell steroidogenic function during aging. Biol Reprod 2000; 63: 977–981.

6.3 Die alternde männliche Haut

Christos C. Zouboulis

Die Hautalterung wird einerseits durch externe Faktoren, wie Lichtexposition und Rauchen (Leung und Harvey, 2002; Kennedy et al. 2003), andererseits durch intrinsische, konstitutionelle Faktoren, nämlich eine genetische Prädisposition, die so genannte „biologische Uhr“ (Yaar und Gilchrest, 2001) und den Hormonstatus des Menschen (Phillips et al. 2001) beeinflusst.

6.3.1 Molekulare Mechanismen der Hautalterung

Defekte DNS-Reparatur (Yaar und Gilchrest, 2001) mit Aberrationen bei den Helicase-Proteindomainen (Nakura et al. 2000) und Kürzung der Telomerlänge durch Zunahme der Telomeraseaktivität (Ahmed und Tollefsbol, 2001) werden für die Hautalterung verantwortlich gemacht. Gealterte Zellen widerstehen apoptotischen Signalen, es kommt zur Sammlung nichtproliferierender gealterter Zellen mit verändertem Genexpressionsmuster im Gewebe. Durch den Einsatz der DNS-Array-Technologie konnte nachgewiesen werden, dass aus 6300 getesteten Genen humaner Fibroblasten die Expression von lediglich 61 Genen eine alterungsassoziierte Regulation aufwies (Ly et al. 2000). Gene, die bei Aufbau und Strukturierung des Kollagens und anderer Proteine der extrazellulären Matrix beteiligt sind, entzündungsassoziierte Gene und mitoseverantwortliche Gene gehören zu dieser Gruppe. Insbesondere ist die Kollagensynthese reduziert und die Expression von Matrixmetalloproteinasen erhöht (Chung et al. 2001), eine reduzierte Proliferationsaktivität der Hautzellen und Zunahme von oxidativen Stressfaktoren, einschließlich der freien Radikalen und der Glutathionreduktase wurden nachgewiesen (Rhie Ge et al. 2001; Jenkins, 2002). Auch bei der Alterung der Keratinozyten und der Talgdrüsenzellen spielt eine Dysregulation von proliferations-, differenzierungs-

und entzündungsassoziierten Genen eine wichtige Rolle (Zouboulis und Boschnakow, 2001).

Defekte DNS-Reparatur, Kürzung der Länge der Telomere, reduzierte Proliferationsaktivität der Hautzellen, reduzierte Synthese und Abbauzunahme von Kollagen und Zunahme von oxidativen Stressfaktoren sind die wichtigsten Molekularmechanismen der Hautalterung.

6.3.2 Zelluläre Mechanismen und Physiologie der Hautalterung

Die Hautalterung führt zu Veränderungen in der Epidermis, der Dermis und den Anhangsgebilden:

- **Veränderungen in der Epidermis**
  - reduziertes Zellwachstum in der Basalzellschicht
  - abnormale Keratinozytendifferenzierung
  - reduzierte Melanozytenzahl
  - reduzierte Zahl von Langerhans-Zellen
  - Abflachung der dermatoepidermalen Zone
- **Veränderungen in der Dermis**
  - reduzierte Fibroblastenzahl
  - Abnahme der Kollagensynthese
  - Abnahme des Wassergehalts
  - Ausdünnung und Horizontalisierung der Kollagenfasern
  - Reduktion und falsche Vernetzung der elastischen Fasern
  - Abnahme der Hyaluronsäure-Synthese → verminderte Wasserbindung
  - zunehmende Ablagerung von Glykosaminoglykanen
  - reduzierte Zahl von Mastzellen
  - Reduktion der Gefäße
  - Vasodilation an der dermalen Papillae
- **Veränderung der Anhangsgebilde**
  - Abnahme der Haarfollikeldichte
  - Abnahme der Haarwachstumsgeschwindigkeit
  - Haardepigmentierung
  - Abnahme der Schweißdrüsendichte
  - Reduktion der Talgsynthese und Zunahme des Talgdrüsenvolumens
  - Entwicklung von Komedonen und Zysten.

Ebenso nehmen eine Reihe von **Hautfunktionen** mit dem Alter ab:

- epidermale Zellerneuerung
- Funktion der Hautbarriere
- Talgsynthese
- Schweißsynthese
- Vitamin-D-Synthese
- dermoepidermale Adhäsion
- Elastizität
- Wundheilung
- kapillare Blutströmungsgeschwindigkeit
- Immunfunktionen
- Thermoregulation
- sensorische Funktion
- Eliminationsgeschwindigkeit chemischer Stoffe.

6.3.3 Die hormonelle Hautalterung

Männer in der westlichen Welt leben mindestens 20 Jahre unter den Bedingungen eines Androgenmangels (partielles Androgendefizit des alternden Mannes, PADAM). Dieser intrinsische Alterungsprozess geht mit einer verminderten Sekretion hypophysärer, adrenaler und gonadaler Hormone einher (Zouboulis, 2003) (Abb. 6.3-1). Auch wenn jeder Mensch ein individuelles Hormonsystem hat, dass von den Standardwerten abweichen kann, nimmt in der Regel vom 5. bis zum 20. Lebensjahr zunächst Melatonin ab, um dann bis zum 75. Lebensjahr auf einem niedrigen Plateau zu bleiben. Wachstumshormon (GH) und Dehydroepiandrosteron (DHEA) werden beim Mann kontinuierlich ab dem 20. Lebensjahr und bis zum späten Alter reduziert. Gleichzeitig erfolgt eine Abnahme von Testosteron und insulinähnlichem Wachstumsfaktor-I (IGF-I), die etwas weniger steil als die Abnahme von GH und DHEA verläuft.

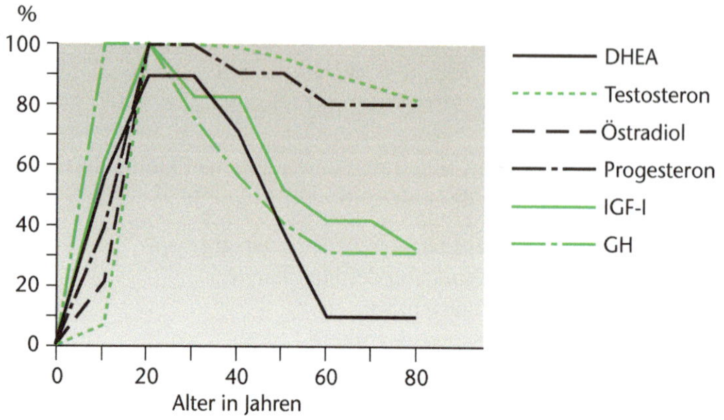

Abb. 6.3-1 Prozentuale Abnahme der Serumkonzentration der wichtigsten Hormone mit zunehmendem Alter bei Männern. DHEA = Dehydroepiandrosteron, IGF-I = insulinähnlicher Wachstumsfaktor-I, GH = Wachstumshormon (aus Zouboulis, 2003).

Melatonin-, GH-, DHEA-, Testosteron- und IGF-I-Serumkonzentrationen nehmen mit zunehmendem Alter bei Männern ab.

6.3.4 Klinischer Phänotyp der Hautalterung

Die extrinsische Hautalterung, die auch unvollständig als „Dermato-Heliose" bezeichnet wird, wird durch Elastose im Gesicht und am Hals und Atrophie an den Akren, Entwicklung von gruppierten offenen Komedonen und Zysten (Morbus Favre-Rachouchot), gelbliches Hautkolorit, Pigmentverschiebung, Teleangiektasien und tiefe Hautfalten charakterisiert (Abb. 6.3-2a). Die intrinsisch gealterte Haut ist trocken, fein lamellär schuppig, blass, empfindlich und zeigt eine abnehmende Elastizität und teilweise prominente Gefäßzeichnung (Abb. 6.3-2b).

In histologischen Studien zeigt sich mit zunehmendem Alter eine Abnahme des dermalen Kollagens I und III, eine Desorganisierung der Architektur der Kollagenfasern, insbesondere der Gesichtshaut und eine Änderung des Elastingehalts, wobei die epidermale Dicke wenig beeinflusst wird (El-Domyati et al. 2002). Diese Änderungen deuten auf eine Abnahme der Biosynthese in den Fibroblasten hin. Während es bei der lichtexponierten Haut schon seit der Jugend zu einer kontinuierlichen Abnahme des Kollagengehalts kommt, lässt sich die Abnahme des Kollagens in der lichtgeschützten Haut erst ab dem 8. Lebensjahrzehnt nachweisen. Ebenfalls unterschiedlich ist das Verhalten von Elastin: Während es in licht-

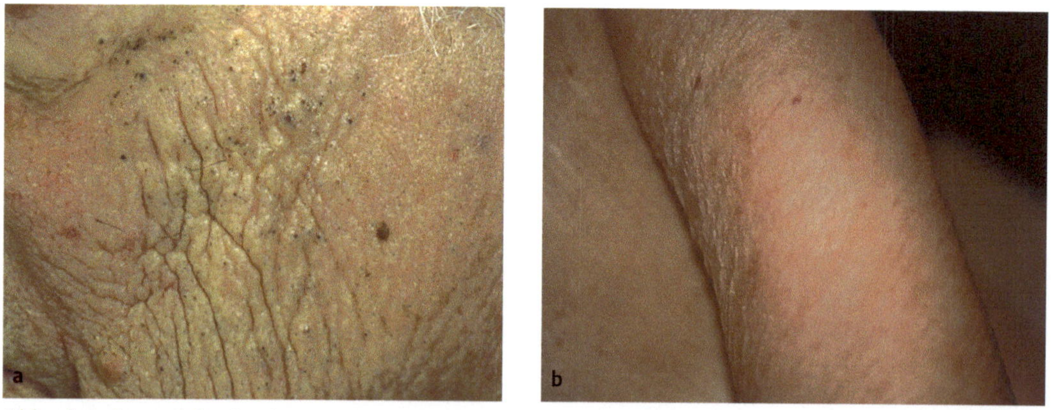

Abb. 6.3-2a und b Charakteristischer klinischer Phänotyp der extrinsischen (a) und der intrinsischen (b) Hautalterung.

exponierter Haut zunimmt, morphologisch abnormal ist und das fehlende Kollagen ersetzt, nimmt Elastin in der lichtgeschützten Haut mit zunehmendem Alter ab (El-Domyati et al. 2002, Bosset et al. 2002). Anstelle von Elastin ersetzen Kollagenfragmente das abgebaute Kollagen. Die Struktur und Dicke der Epidermis zeigt sich mit zunehmendem Alter insgesamt konstant, allerdings ist die Epidermis der lichtgeschützten Haut dünner als die Epidermis an den lichtexponierten Arealen.

Elastose, Teleangiektasien, Pigmentverschiebung, gelbliches Hautkolorit und tiefe Hautfalten sind Merkmale einer extrinisischen Hautalterung, während eine trockene, blasse, dünne, empfindliche, wenig elastische Haut auf eine intrinsische Alterung hinweist.

Neben der normalen Hautalterung treten bei älteren Menschen verschiedene Hauterkrankungen besonders häufig auf (Kanj und Phillips, 2001):

- Hautxerose
- seborrhoische Keratosen
- aktinische Keratosen
- epitheliale Tumoren
- aktinische Lentigines
- Lentigo (solaris und maligna)
- Ulcera crurum
  Lichen sclerosus et atrophicus
- bullöses Pemphigoid
- Zoster.

6.3.5 Aktuelle Therapieverfahren

Die aktuellen Therapieverfahren konzentrieren sich auf die lokale Applikation von Retinoiden, von Antioxidanzien und rückfettenden Maßnahmen, die systemische Anwendung von Vitamin-D3, Antioxidanzien und Retinoiden, die Durchführung von chemischem Peeling und Filling und die operative Behandlung (Kockaert und Neumann, 2003).

Das meistangewandte lokale Retinoid, Tretinoin, normalisiert den Phänotyp der epidermalen Keratinozyten, befestigt die dermoepidermale Zone, stimuliert die Kollagensynthese und die Angiogenese (Kligman et al. 1993). α-Tocopherol, Ascorbinsäure, Ubiquinol-10, Lycopen lokal und systemisch sind die wichtigsten Antioxidanzien (Nusgens et al. 2001; Yamamoto, 2001). Die reduzierte Vitamin-D3-Synthese der Altershaut macht wegen des daraus resultierenden Knochenabbaus eine systemische Dauersubstitution erforderlich (Lips, 2001). Es gibt Hinweise darauf, dass das chemische Peeling (Glycolsäure, Fruchtsäure, Trichloressigsäure, Phenol) die Kollagensynthese und die Hyaluronsäure-Konzentration in der Dermis erhöht (Moy et al. 1999, Bernstein et al. 2001). Botulinumtoxin-, Kollagen-, Hyaluronsäure-Injektionen und Dermabrasion, Laserabrasion (CO_2, Nd:Yag) und Face-Lifting sind Verfahren zur eher vorübergehenden Verbesserung des Hautreliefs.

Die aktuellen Therapieverfahren der Altershaut sind vielfältig, teilweise aufwendig und führen lediglich zu einer vorübergehenden Besserung der Hautqualität.

6.3.6 Hormonsubstitution

Ein noch nicht durchgehend erforschtes therapeutisches Konzept stellt die Prävention oder die Unterbrechung des intrinsischen Alterungsprozesses durch Hormonsubstitution dar.

Testosteron

Mit zunehmendem Alter zeigen Männer eine Abnahme des Testosteronspiegels bis zu 1,6 % pro Jahr (Juul und Skakkebaek, 2002). 20 % der 60-jährigen Männer und 35 % der über 80-Jährigen haben einen Testosteronspiegel unterhalb der unteren Referenzgrenze von 12 mmol/l. Allerdings sind keine Effekte des Testosteronmangels auf die Haut bekannt. Da die Haut in der Lage ist, Androgene selbstständig zu produzieren (Zouboulis, 2000), ist es möglich, dass es zu keinem lokalen Androgenmangel trotz der Abnahme des Testosteronspiegels kommt. Neuerdings wurde sogar ein negativer Einfluss der topischen Testosteronapplikation auf die epidermale Barriere beschrieben (Kao et al. 2001).

Östrogene

17β-Östradiol weist eine multipotente Wirkung auf verschiedene Zellen der Haut auf (Zouboulis, 2000). Es gibt Hinweise auf eine wichtige Rolle eines Östrogenmangels für die Osteoporose des Mannes, auf erhöhte Östrogenspiegel bei Männern mit pathologischem Glukosestoffwechsel und erhöhter Körpermasse bzw. auf eine positive Korrelation der Östradiolwerte mit den Werten von Gesamttestosteron und freiem Testosteron im Serum von Männern im Alter von 45–85 Jahren. Es bleibt allerdings unbekannt, ob Östrogene die Hautqualität und Alterserkrankungen beeinflussen (Zouboulis, 2003).

GH

Es ist wahrscheinlich, dass GH und IGF-I beim alternden Mann die eigentlich vom Testosteron erwartete Rolle übernehmen. In einer Studie mit 21 gesunden Männern (Alter 61–81 Jahre) mit einem IGF-I-Plasmaspiegel kleiner als 350 E/l wurden 12 Patienten mit humanem GH 0,03 mg dreimal wöchentlich über 6 Monate behandelt (Rudman et al. 1990). In dieser randomisierten Studie wurde bei den substituierten Patienten neben anderen Effekten auch eine 7,1%ige Zunahme der Hautdicke nachgewiesen. Bis heute ist die Indikation für eine GH-Substitution bei alten Männern noch nicht eindeutig belegt. Trotz der Abnahme der Konzentration von GH und IGF-I im Serum mit zunehmendem Alter bleibt die Antwort peripherer Organe auf GH/IGF-I unverändert (Lissett und Shalet, 2003).

DHEA

Es ist noch unklar, ob die Abnahme von DHEA eine Rolle bei der Hautalterung spielt, da die ersten großen doppelblinden plazebokontrollierten Substitutionsstudien mit oralem DHEA die Hautqualität nicht untersucht haben (Zouboulis, 2003).

Melatonin

Melatonin beeinflusst den saisonalen Biorhythmus, den Schlaf-Wach-Rhythmus und moduliert immunbiologische Abwehrfunktionen (Fischer et al. 1999). Zusätzlich kann Melatonin als Fänger freier Radikale wirken. Bei oraler Aufnahme wird Melatonin wegen eines hohen First-Pass-Metabolismus von über 90 % kaum im Organismus angereichert. Die topische Applikation eines 0,5%igen Melatonin-Nanokolloid-Gels scheint eine protektive Wirkung auf die Bildung eines Ultraviolett-B-Erythems zu haben. Diese Eigenschaft könnte zur Prävention der lichtinduzierten Hautalterung nützlich sein.

Bei der männlichen Seneszenz sind weitere umfangreiche Untersuchungen, nicht nur in Bezug auf die Haut, notwendig, bevor der klinische Einsatz einer hormonellen Substitution empfohlen werden kann.

Literatur

Ahmed A, Tollefsbol T: Telomeres and telomerase: basic science implications for aging. J Am Geriatr Soc 2001; 49: 1105–1109.

Bernstein EF, J Lee, DB Brown, R Yu, E van Scott: Glycolic acid treatment increases type I collagen mRNA and hyaluronic acid content of human skin. Dermatol Surg 2001; 27: 429–433.

Bosset S, P Barre, A Chalon et al.: Skin ageing: clinical and histopathologic study of permanent and reducible wrinkles. Eur J Dermatol 2002; 12: 247–252.

Chung JH, JY Seo, HR Choi et al.: Modulation of skin collagen metabolism in aged and photoaged human skin in vivo. J Invest Dermatol 2001; 117: 1218–1224.

El-Domyati M, S Attia, F Saleh et al.: Intrinsic aging vs. photoaging: a comparative histopathological, immunohistochemical, and ultrastructural study of skin. Exp Dermatol 2002; 11: 398–405.

Fischer T, W Wigger-Alberti, P Elsner: Melatonin in der Dermatologie. Experimentelle und klinische Aspekte. Hautarzt 1999; 50: 5–11.

Jenkins G: Molecular mechanisms of skin ageing. Mech Ageing Dev 2002; 123: 801–810.

Juul A, NE Skakkebaek: Androgens and the ageing male. Hum Reprod Update 2002; 8: 423–433.

Kanj LF, TJ Phillips: Skin problems in the elderly. Wounds 2001; 13: 93–97.

Kao JS, A Garg, M Mao-Qiang, D Crumrine, R Ghadially, KR Feingold, PM Elias: Testosterone perturbs epidermal permeability barrier homeostasis. J Invest Dermatol 2001; 116: 443–451.

Kennedy C, MT Bastiaens, CD Bajdik, R Willemze, RG Westendorp, JN Bouwes Bavinck: Leiden Skin Cancer Study: Effect of smoking and sun on the aging skin. J Invest Dermatol 2003; 120: 548–554.

Kligman AM, D Dogadkina, RM Lavker: Effects of topical tretinoin on non-sun-exposed protected skin of the elderly. J Am Acad Dermatol 1993; 29: 25–33.

Kockaert M, M Neumann: Systemic and topical drugs for aging skin. J Drugs Dermatol 2003; 2: 435–441.

Leung WC, I Harvey: Is skin ageing in the elderly caused by sun exposure or smoking? Br J Dermatol 2002; 147: 1187–1191.

Lips P: Vitamin D deficiency and secondary hyperparathyroidism in the elderly: consequences for bone loss and fractures and therapeutic implications. Endocr Rev 2001; 22: 477–501.

Lissett CA, SM Shalet: The insulin-like growth factor-I generation test: peripheral responsiveness to growth hormone is not decreased with ageing. Clin Endocrinol (Oxf.) 2003; 58: 238–245.

Ly DH, DJ Lockhart, RA Lerner, PG Schultz: Mitotic misregulation and human aging. Science 2000; 287: 2486–2492.

Moy LS, R Kotler, T Lesser: The histologic evaluation of pulsed carbon dioxide laser resurfacing versus phenol chemical peels in vivo. Dermatol Surg 1999; 25: 597–600.

Nakura J, L Ye, A Morishima, K Kohara, T Miki: Helicases and aging. Cell Mol Life Sci 2000; 57: 716–730.

Nusgens BV, P Humbert, A Rougier et al.: Topically applied vitamin C enhances the mRNA level of collagens I and III, their processing enzymes and tissue inhibitor of matrix metalloproteinase 1 in the human dermis. J Invest Dermatol 2001; 116: 853–859.

Phillips TJ, Z Demircay, M Sahu: Hormonal effects on skin aging. Clin Geriatr Med 2001; 17: 661–672.

Rhie GE, MH Shin, JY Seo et al.: Aging- and photoaging-dependent changes of enzymic and nonenzymic antioxidants in the epidermis and dermis of human skin in vivo. J Invest Dermatol 2001; 117: 1212–1217.

Rudman D, AG Feller, HS Nagraj et al.: Effects of human growth hormone in men over 60 years old. N Engl J Med 1990; 323: 1–6.

Yaar M, BA Gilchrest: Skin aging: postulated mechanisms and consequent changes in structure and function. Clin Geriatr Med 2001; 17: 617–630.

Yamamoto Y: Role of active oxygen species and antioxidants in photoaging. J Dermatol Sci 2001; 27 (suppl. 1): S1–4.

Zouboulis ChC: Human skin: An independent peripheral endocrine organ. Horm Res 2000; 54: 230–242.

Zouboulis ChC: Intrinsische Hautalterung: Eine kritische Bewertung der Rolle der Hormone. Hautarzt 2003; 54: 825–832.

Zouboulis ChC, A Boschnakow: Chrono- and photoageing of the human sebaceous gland. Clin Exp Dermatol 2001; 26: 600–607.

6.4 Knochenstoffwechsel im Alter

Hilmar Stracke

6.4.1 Entwicklung der Knochenmasse

In der Adoleszenz kommt es zu einem steilen Anstieg der Knochenmasse, auf den eine Plateauphase folgt. Die darauf folgende Periode ist gekennzeichnet von einem Knochenverlust. Die Knochenmasse im späteren Leben steht unter dem Einfluss

- der im frühen Erwachsenenalter erreichten maximalen Knochenmasse
- des Alters, in dem der Knochenverlust beginnt
- der anschließenden Knochenabbaurate.

Im Alter von 18 Jahren sind bis zu 99 % des definierten Höchstwertes der Knochenmasse erreicht. Die maximale Knochenmasse wird durch folgende Faktoren beeinflusst:

- Rasse, wobei Schwarze eine höhere Knochenmasse haben als Asiaten oder Weiße
- Vererbung, die schätzungsweise für 80 % der Abweichungen verantwortlich ist
- hormonelle Faktoren
- Kalziumaufnahme und körperliche Aktivität in der Kindheit und Jugend.

Der Zeitpunkt hormoneller Einflüsse auf das Skelett, vor allem die Wirkung von Testosteron, kann von Bedeutung sein. Bei jungen Männern mit konstitutionell verzögerter Pubertät, an denen im Alter von etwa 25 Jahren Knochendichtemessungen durchgeführt wurden, zeigte sich im Vergleich zu normalen Männern, die nach der Pubertät etwa gleichen Testosteronspiegeln ausgesetzt waren, eine herabgesetzte Knochendichte im Unterarm und in der Lendenwirbelsäule. Bei normalen Männern bestand eine Korrelation zwischen Messungen der Knochenmineralisation am Radius und an der Wirbelsäule, nicht hingegen bei den Männern mit verzögerter Pubertät. Dies lässt auf unterschiedliche Wirkungen auf die Kortikalis und die Spongiosa schließen (Semler, 1998; Chesnut, 2001).

Die Entwicklung der Knochenmasse ist gekennzeichnet von einer Aufbauphase bis zum maximal 30. Lebensjahr, einer darauf folgenden Plateauphase und einer Phase des Knochenverlustes ab etwa dem 50. Lebensjahr.

6.4.2 Knochenabbau

Bei beiden Geschlechtern setzt der Abbau an der Spongiosa mit 35 Jahren ein, während der Verlust an Kortikalis etwa zehn Jahre später folgt. Männer verlieren 15–45 % der Spongiosa verglichen mit 35–50 % bei den Frauen und 5–15 % der Kortikalis verglichen mit 25–30 % bei den Frauen.

Der altersabhängige Verlust an Knochenmasse ist von verschiedenen Faktoren abhängig, wobei nicht bekannt ist, ob diese sich bei beiden Geschlechtern gleichermaßen auswirken. So bleibt die Trabekelarchitektur beim Mann während des Knochenabbaus besser erhalten im Vergleich zur Frau.

Die Faktoren, die beim Mann bei der Pathogenese eines altersbedingten Knochenabbaus eine Rolle spielen sind (Martin et al. 2002):

- hormonelle Faktoren
- Vererbung
- Alkohol- und Tabakkonsum
- fehlende körperliche Aktivität
- verminderte Kalziumaufnahme
- Ernährungsfaktoren.

Bei Berücksichtigung der Familienanamnese als Risikofaktor für eine verringerte Knochendichte sollten die Linien beider Elternteile betrachtet werden.

Im Bereich der Menopause kommt es bei der Frau zu einem Rückgang an Östrogen und Progesteron, der in den folgenden Jahren zu einem verstärkten Knochenverlust führt. Auch wenn beim Mann in mittleren Jahren ein endokrines Gegenstück zur Menopause fehlt, kommt es bei manchen Männern über 70 zu einem Absinken des Testosteronspiegels. Neue Forschungsergebnisse konnten ebenso zeigen, dass ein niedriger Östradiolspiegel beim Mann für die Beschleunigung des Knochenabbaus verantwortlich ist. Zwischen Parathormon und der Knochenmasse besteht bei älteren gesunden Männern eine negative Beziehung. Ein Zusammenhang mit dem 25-Hydroxy-Vitamin-D-Spiegel fand sich jedoch nicht. Bei Rauchern beiderlei Geschlechts ist die Knochenmineralisierungsdichte der LWS verglichen mit Personen, die nie geraucht haben, signifikant reduziert. Alkohol wirkt unmittelbar toxisch auf die Osteoblasten; darüber hinaus geht Alkoholkonsum oft mit Unter- und Fehlernährung einher. Die fehlende Aufnahme von Nahrungskalzium ist ein bedeutender Prädiktor der Knochendichte beim Mann.

Der Knochenabbau ist insbesondere von hormonellen Faktoren, körperlicher Aktivität, der herabgesetzten Kalziumaufnahme, dem Genussmittelkonsum und der Vererbung abhängig.

6.4.3 Osteoporose

Die Osteoporose ist definiert als eine verminderte Knochenmasse, die zweieinhalb Standardabweichungen unter der eines jungen Erwachsenen gleichen Geschlechts liegt. Mit dem Knochenverlust steigt die Gefahr von Frakturen. Die Ab-

nahme der Knochendichte um eine Standardabweichung geht mit einer Erhöhung des Frakturrisikos um etwa 50 % einher.
Je nachdem, ob eine zu Knochenverlust führende Krankheit vorliegt oder nicht, kann eine Osteoporose als primär oder sekundär eingestuft werden. Bei etwa 50 % der Männer mit symptomatischen Wirbelfrakturen lässt sich aus diesem Grund eine sekundäre Osteoporose diagnostizieren.
Die wichtigsten sekundären Osteoporosen beim Mann haben folgende Ursachen:

- Hypogonadismus
- Therapie mit Glukokortikoiden
- erhöhter Alkoholkonsum
- multiples Myelom
- Knochenmetastasen
- Therapie mit Antikonvulsiva.

Häufig liegen auch mehrere dieser Faktoren zusammen vor.
Als wichtige Ursache einer Osteoporose hat sich beim Mann der Hypogonadismus erwiesen, der bei Männern durch das Klinefelter-Syndrom, einen idiopathischen hypogonadotropen Hypogonadismus, die Hyperprolaktinämie und eine primäre Hodeninsuffizienz bedingt sein kann. Die Pathogenese des Knochenverlustes bei hypogonadalen Männern ist wahrscheinlich multifaktoriellen Ursprungs, so z. B. der Androgen- oder Östrogenmangel, die niedrigen Plasmakonzentrationen an 1,25-Dihydroxy-Vitamin-D sowie eine mangelnde Kalziumabsorption und erniedrigte Werte für Calcitonin.

Die Ursachen einer sekundären Osteoporose bei Männern sind der Hypogonadismus, der Hyperkortizismus, Alkohol- und Nikotinabusus, multiples Myelom sowie Skelettmetastasen.

Literatur

Chesnut CH: Osteoporosis, an underdiagnosed disease. J Am Med Assoc 2001; 286 (22): 2865–2866.

Felsenberg D, Wieland E, Hammermeister C et al.: Prävalenz der vertebralen Wirbelkörperdeformationen bei Frauen und Männern in Deutschland. Medizinische Klinik 1998; 93: II: 31–4.

Felsenberg D, Silman A, Lunt M et al.: Incidence of vertebral fracture in Europe: Results from the European Prospective Osteoporosis Study (EPOS). J of Bone and Mineral Res 2002; 17: 716–724.

Gehlbach SH, Bigelow C et al.: Recognition of vertebral fracture in a clinical setting. Osteoporosis International 2000; 11: 577–582.

Martin AR, Sornay-Rendu E, Chandler JM et al.: The impact of osteoporosis on quality-of-life: The OFELY Cohort. Bone 2002; 31: 32–36.

Ringe JD, Dorst A, Kipshoven C et al.: Avoidance of vertebral fractures in men with idiopathic osteoporosis by a three year therapy with calcium and low-dose intermittent monofluorophosphate. Osteoporosis Int 1998; 8: 47–52.

Semler J: Die Osteoporose des Mannes. Osteologie 1998; 7 (Supp.1): 103–134.

Siris ES, Miller PD, Barrett-Connor E et al.: Identification and fracture outcomes of undiagnosed low bone mineral density in postmenopausal women; Results from the National Osteoporosis Risk Assessment. J Am Med Assoc 2001; 286 (22): 2815–2822.

6.5 Kognitive Veränderungen im Alter

Manfred E. Beutel, Stefanie Wagner, Elmar Brähler

6.5.1 Einleitung

Mit zunehmendem Lebensalter kann es zu allmählichen Veränderungen kognitiver Funktionen kommen. Von diesen Veränderungen sind neben der Intelligenz auch die Aufmerksamkeit und das Gedächtnis betroffen. Man unterscheidet zwei Komponenten der menschlichen Intelligenz (Sowarka, 1992). Die **kristalline Intelligenz** beinhaltet durch Bildung und Kultur erworbenes Wissen sowie sprachliches Wissen und Verstehen. Die **fluide Intelligenz** bezeichnet die Fähigkeit zur Lösung neuartiger Probleme, Prozesse der Informationsverarbeitung und des abstrakten Denkens.
Die kristalline Intelligenz kann bis ins hohe Alter durch geistige Aktivität gesteigert werden. Die fluide Intelligenz hingegen nimmt mit zunehmen-

dem Lebensalter ab. Die kognitive Arbeitsgeschwindigkeit sinkt, ebenso die Leistungsfähigkeit des Arbeitsgedächtnisses und des so genannten Quellengedächtnisses, das den Kontext von Erinnerung speichert. Auch fällt es schwerer, Vorhaben oder Vorsätze zu behalten (prospektives Gedächtnis). Störbarkeit und Ablenkbarkeit („Zerstreutheit") nehmen zu, schwerer fallen zudem komplexe Aufgaben, die mehrere kognitive Funktionen gleichzeitig erfordern (z.B. Telefonieren und Mitschreiben; Lehr, 1996).

Im Folgenden sollen demenzielle Erkrankungen und sog. minimale kognitive Beeinträchtigungen im höheren Lebensalter dargestellt werden. Diskutiert werden Möglichkeiten der Erfassung kognitiver Einbußen sowie der Förderung kognitiver Funktionen im höheren Lebensalter.

Es kommt mit zunehmendem Lebensalter nicht zu linearem generellem kognitiven Abbau. Teilfunktionen von Gedächtnis, Aufmerksamkeit und Arbeitsgeschwindigkeit nehmen allmählich ab; andere (Wissen, sprachliches Verstehen) können bei fortgesetzter geistiger Aktivität zunehmen und für die Kompensation eingeschränkter Funktionen hilfreich sein.

6.5.2 Demenzielle Erkrankungen

Die Demenz wird zunehmend als vordringliches Gesundheitsproblem des höheren Lebensalters erkannt. Diese nimmt von 3 % bei den 65–69-Jährigen bis 25 % bei den über 85-Jährigen zu (Kurz, 2000). Eine Demenz ist durch multiple kognitive Defizite, die eine Beeinträchtigung des Gedächtnisses einschließen, gekennzeichnet. Eine Übersicht über Erkennungsmerkmale des Demenzsyndroms, orientiert an den Merkmalen des diagnostischen und statistischen Manuals psychischer Erkrankungen (DSM-IV) gibt Tabelle 6.5-1. Kognitive Störungen betreffen die Abnahme der Gedächtnisleistungen, insbesondere können neue Informationen nur begrenzt gespeichert werden. Zugleich kommt es zu einer Verminderung von Urteilsfähigkeit und Denkvermögen. Weitere Kriterien (von denen mindestens eines erfüllt sein muss) sind Störungen des Sprachvermögens (Aphasie), der Handhabung von Objekten (Apraxie), der Erkennung von Objekten (Agnosie) und des räumlichen Erkennens oder der Orientierung. Auch affektiv und sozial kommt es zu teils erheblichen Behinderungen aufgrund von Beeinträchtigungen der Affektkontrolle, des Antriebs und des Sozialverhaltens. Zusätzlich findet man oft Veränderungen in der Persönlichkeit der Betroffenen. Primäre Wesenszüge können sich zuspitzen, es kann aber auch zu Veränderungen der Persönlichkeit kommen. Die Betroffenen können apathisch-antriebsarm, distanzlos-geschwätzig, aber auch reizbar und unbeherrscht sein. Des Weiteren sind soziale und berufliche Funktionen und die Alltagsbewältigung beeinträchtigt. Das Bewusstsein ist hingegen nicht gestört. Von einer Demenz spricht man nur dann, wenn die Dauer der Symptomatik mindestens 6 Monate beträgt.

Die Symptome einer Demenz entwickeln sich in der Regel langsam und allmählich. Auch wenn

Tabelle 6.5-1 *Erkennungsmerkmale des Demenzsyndroms nach DSM-IV (Dauer mindestens 6 Monate).*

Kognitive Störungen	Gedächtnisleistung, bes. Lernen neuer Informationen Urteilsfähigkeit, Denkvermögen *zusätzlich mind. ein Symptom:* Aphasie (Sprache), Apraxie (Handhabung von Objekten), Agnosie (Erkennen von Objekten), räumliches Erkennen
Affektiv/sozial	Affektkontrolle, Antrieb, Sozialverhalten
Persönlichkeit	Zuspitzung primärpersönlicher Wesenszüge qualitative Veränderungen der Persönlichkeit
Alltag	soziale, berufliche Funktionen, Alltagsbewältigung
Bewusstsein	keine Störung

frühe Anzeichen für eine Demenzerkrankung wie nachlassende Aufmerksamkeit, zunehmende Abneigung gegen Neuerungen oder aber Verarmung der geistigen Fähigkeiten und Leistungen schon spürbar sind, kann der Patient anfangs auf genaue Fragen meistens noch richtig antworten. Im weiteren Verlauf schleichen sich dann immer häufiger Fehler ein. Gedächtnis-, Konzentrations-, Aufmerksamkeits- und Denkstörungen nehmen zu. Der Patient findet sich zunehmend weniger zurecht, auch in einer bekannten Umgebung. Er ist besonders zu Beginn der Erkrankung meistens sehr niedergeschlagen. Die Betroffenen vermeiden mehr und mehr den Kontakt zu anderen Menschen, ihre Persönlichkeit kann verändert erscheinen. Im Verlauf der Demenzerkrankung entwickeln sich Sprachstörungen sowie Störungen bei einfachen Handgriffen (z.B. Schließen von Knöpfen), die die Selbstständigkeit der Patienten im Alltag sehr stark einschränken. Zudem sind Demenzkranke nicht in der Lage, Kraftfahrzeuge zu führen. Besonders die späteren Stadien der Erkrankung können durch Ruhelosigkeit und Erregungszustände gekennzeichnet sein. Manchmal treten auch körperliche Beschwerden hinzu.

Ursachen für demenzielle Erkrankungen sind am häufigsten die Alzheimer-Demenz (ca. 60 %), gefolgt von zerebrovaskulären Formen der Demenz (10–20 %), Mischformen zwischen einer Alzheimer- und einer zerebrovaskulären Demenz sind bei weiteren 25 % festzustellen. Zu den primären Demenzen zählen verschiedene Formen der Hirnatrophie, M. Huntington, M. Parkinson und M. Lewy. Toxische Ursachen sind exzessiver Alkohol- oder Drogenkonsum. Weitere Ursachen sind Schädigungen des Gehirns in Folge von Hirntumoren oder Hydrozephalus, Schädel-Hirn-Trauma, metabolische oder endokrinologische Erkrankungen (z.B. Hypothyreose, Vitamin-B_{12}-Mangel, Dialyse-Enzephalopathie) sowie infektiöse Erkrankungen (Creutzfeldt-Jakob-Erkrankung, Aids, Lues).

Die Demenz ist eines der gravierendsten Gesundheitsprobleme und Hauptursache für eine Heimeinweisung des alten Mannes. Infolge der kognitiven, affektiven und sozialen Einbußen ist auch das soziale Umfeld, insbesondere Pflegepersonen in der Familie, erheblich belastet. Demenzerkrankungen sind mit einer hohen Rate (mindestens 20–30 %) von Depressionen verbunden (Devanand et al. 1996).

6.5.3 Minimale kognitive Beeinträchtigungen

Die Hauptmerkmale einer leichten kognitiven Störung sind Klagen über Gedächtnisstörungen, Vergesslichkeit, Lern- oder Konzentrationsschwierigkeiten, also eine zunehmende Beeinträchtigung kognitiver Funktionen. Objektive Testuntersuchungen zeigen gewöhnlich normwidrige Werte. Keines dieser Symptome ist so schwerwiegend, dass die Diagnose Demenz, organisches amnestisches Syndrom oder Delir gestellt werden kann (ICD-10, 1991).

Minimale kognitive Beeinträchtigungen (Minimal Cognitive Impairment, MCI; Zaudig, 2002) sind altersassoziierte, erworbene kognitive Leistungseinschränkungen leichteren Ausmaßes. Diese können ein Frühstadium einer Demenz anzeigen. Im Unterschied zur Demenz sind leichte kognitive Einbußen ätiologisch noch wenig geklärt und differenzialdiagnostisch nicht hinlänglich beschrieben. In der Studie von Petersen et al. (1999) wurde (allerdings bei einem Durchschnittsalter von ca. 70 Jahren) bei ca. 16 % der Untersuchten eine leichte kognitive Beeinträchtigung diagnostiziert. Allerdings bezog sich diese Arbeit ausschließlich auf Gedächtnisstörungen und vernachlässigte andere kognitive Funktionen, die auch dem MCI zugerechnet werden (exekutive Funktionen etc.), sodass sie die Prävalenz der Störung unterschätzen dürfte. Zumindest in der Selbstwahrnehmung eines großen Teils der alternden Männer sind kognitive Einbußen häufig. In einer aktuellen Befragung in der psychosomatischen Klinik Bad Neustadt/Saale berichteten 50- bis 59-jährige Patienten (n = 1240) in der psychosomatischen Rehabilitation immerhin zu 52 % neben anderen psychischen und körperlichen

Beschwerden auch über Konzentrationsschwierigkeiten; immerhin 38 % beklagten Gedächtnisschwierigkeiten oder ein Nachlassen des Gedächtnisses (30 %).

Relevant für den alternden Mann ist auch die Frage nach dem Zusammenhang zwischen Testosteron und kognitiven Funktionen. In Querschnittstudien fanden Barrett-Connor et al. (1999) eine bessere visuelle Reproduktionsleistung bei hohen Spiegeln von freiem Testosteron. Nach Testosteronsubstitution sprachen die Befunde nicht eindeutig für die Besserung der kognitiven Leistungsfähigkeit (Morley, 2002). In der Studie von Wolf et al. (2000) kam es zu einer Verminderung verbaler Flüssigkeit nach Testosteronsubstitution, hier handelte es sich aber nicht um eindeutig hypogonadale Männer.

Neben hormonellen Veränderungen können auch affektive Störungen zu kognitiven Leistungseinbußen führen. Bei depressiven Störungen etwa lassen sich häufig kognitive Leistungseinbußen nachweisen, die sich vor allem auf frontalhirnassoziierte Funktionen des Gedächtnisses, exekutive Funktionen (Planen, Problemlösen) und die kognitive Verarbeitungsgeschwindigkeit beziehen. Während die Hypothese der „depressiven Pseudodemenz" impliziert, dass es sich gar nicht um „echte" kognitive Einbußen handelt, sondern lediglich um Begleiterscheinungen der Depression, zeigen neuere Studien, dass manche dieser Einbußen auch nach klinischer Besserung fortbestehen bzw. einen ungünstigeren Verlauf der depressiven Erkrankung vorhersagen können (z.B. Austin et al. 2001). In der Allgemeinbevölkerung sagen depressive Symptome einen längerfristigen kognitiven Abbau vorher (Bassuk et al. 1998). Kognitive Einbußen gehen häufig mit depressiven Störungen einher; die ätiopathogenetischen Zusammenhänge sind aber noch unklar (s. Kaschel, 2001). Eine Reihe von Befunden spricht dafür, dass der Zusammenhang zwischen Depression und neuropsychologischen Defiziten vom Lebensalter der Patienten moderiert wird. Möglicherweise werden depressive Störungen primär bei älteren Patienten von kognitiven Defiziten begleitet. Cole und Mitarbeiter (in Beblo, 2002) erklären das parallele Auftreten von Depression und kognitiven Defiziten bei älteren Menschen mit einer sich parallel zur Depression entwickelnden Demenz, die mit größerer Wahrscheinlichkeit bei älteren Menschen auftritt. Allerdings ist es auch möglich, dass Depression im Alter den beginnenden Alterungsprozess vorwegnimmt. Das Auftreten einer depressiven Erkrankung mit neuropsychologischen Defiziten mag möglicherweise eine erste Manifestation einer sich entwickelnden Demenz sein. Die Depression könnte aber auch als Reaktion auf die mit der Demenz verknüpften kognitiven Defizite verstanden werden. Die Abbildung 6.5-1 beschreibt einen Teufelskreis aus kognitiven Altersveränderungen, unangemessener Belastungsverarbeitung und Depressionen.

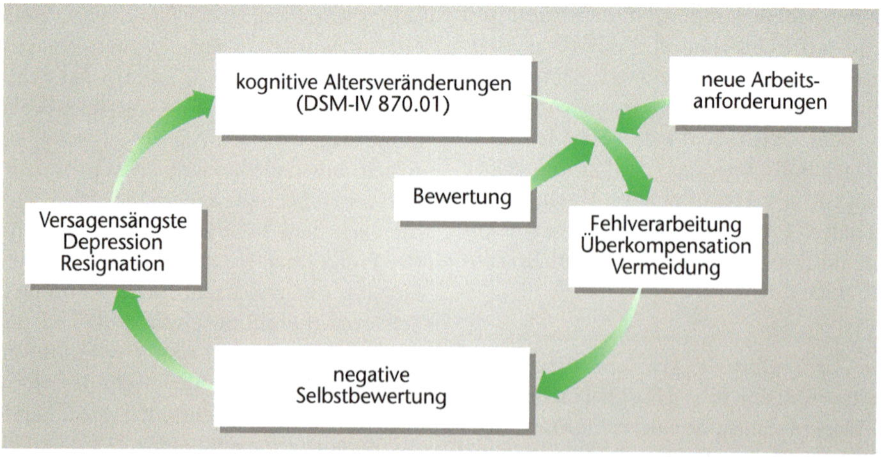

Abb. 6.5-1 Circulus vitiosus aus kognitiven Altersveränderungen, unangemessener Belastungsverarbeitung und Depression.

Minimale kognitive Einbußen werden vor allem dann für die berufliche Anpassung relevant, wenn neue Arbeitsanforderungen gestellt werden. Dies ist häufig beim gegenwärtigen rapiden gesellschaftlichen und beruflichen Umbau im Sinne von Rationalisierung, Flexibilisierung und forcierter Einführung von Informations- und Kommunikationstechnologien festzustellen. Gerade für ältere Arbeitnehmer mit leichten kognitiven Einbußen können derartige Entwicklungen (s. Beutel et al. 2002) zu Leistungsversagen und Einbußen der Lebensqualität führen. Werden Personen mit kognitiven Altersveränderungen im täglichen Leben, besonders im Beruf, mit neuen Anforderungen (z.B. Einführung von EDV) konfrontiert, die eine größere kognitive Flexibilität erfordern, kann dies leicht zu Fehlverarbeitungen führen. Kommt es zu einer Fehlverarbeitung kognitiver Beeinträchtigung (z.B. Überschätzung von Einbußen, Katastrophisieren), entstehen negative Selbstbewertung, Versagensgefühle, Leistungsvermeidung bis hin zu Erschöpfung oder Depression. Alterassoziierte minimale kognitive Einbußen können so angesichts neuerer, komplexerer beruflicher Anforderungen in einen Teufelskreis aus Versagensängsten, Resignation und Depression führen.

Ob kognitive Einbußen für die Leistungsfähigkeit in Beruf und Alltag bedeutsam werden, hängt wesentlich von den gestellten Anforderungen ab. Geringgradige kognitive Einbußen können die berufliche Leistungsfähigkeit deutlich beeinträchtigen, beispielsweise wenn neu eingeführte Computer am Arbeitsplatz die genannten alterssensitiven Funktionen erfordern (z.B. Doppelaufgaben). Fehlverarbeitung von Belastungen und Depressionen verschlimmern kognitive Beeinträchtigungen. Daraus ergeben sich vielfältige therapeutische Ansatzpunkte.

6.5.4 Diagnostik kognitiver Funktionen

Eine beginnende Demenz wird oft übersehen oder irrtümlich als Depression angesehen. Erkennbare Frühsymptome sind erhöhte Ermüdbarkeit, leichte Merkschwäche, Konzentrationsschwierigkeiten, Verlangsamung, Umständlichkeit und mangelhafte Fähigkeit, den eigenen Zustand realitätsgerecht einzuschätzen. Die richtige Diagnose zu stellen, ist insbesondere im Hinblick auf eine mögliche Behandlung immens wichtig.

Diese erfordert, dass der Hausarzt Befürchtungen über und Beobachtungen hinsichtlich geistiger Leistungseinschränkungen, insbesondere Gedächtnisstörungen, Wesens- und Verhaltensänderungen unter dem Verdacht des Vorliegens einer Demenz nachgeht. Ziel einer Frühdiagnose ist der Nachweis oder Ausschluss einer organischen Erkrankung. Hierbei kommt der Fremdanamnese besondere Bedeutung zu. Bei einem hausärztlichen Verdacht auf das Vorliegen einer Demenz sollte unbedingt zum Facharzt (Neurologe) überwiesen werden.
Maßgeblich für die Diagnose von Demenzerkrankungen ist neben der Fremdanamnese die testpsychologische Untersuchung. Inzwischen gibt es einfache klinische Verfahren zur Diagnostik von Demenzerkrankungen, die leicht in der klinischen Praxis einzusetzen sind. Hierzu zählen vor allem der MMST (Mini Mental State Test) sowie der Demtect. Der MMST ist ein Screeningverfahren in Form eines strukturierten Interviews zur Erfassung kognitiver Störungen bei älteren Menschen mit Demenzverdacht. Die Durchführungszeit beträgt etwa 5–10 Minuten. Der Dem Tect ist ebenfalls ein Screeningfragebogen zur Erkennung kognitiver geistiger Beeinträchtigungen. Die Durchführungszeit beträgt 8 Minuten (Calabrese et al. 2000). Der MMST und der Dem Tect sind zwar sensible Verfahren zur Erkennung von Alzheimer-Demenzen, doch können mit diesen Verfahren nur Patienten mit bereits fortgeschrittenden Stadien der Demenz identifiziert werden. Hier schafft die Testzentrale Basel (CERAD) Abhilfe, die ein Testpaket aus va-

lidierten und reliablen Teiltests erarbeitet hat. Die CERAD-Testbatterie, die anhand von 7 kurzen Subtests Orientierungsfähigkeit, Gedächtnis, Sprache und Visomotorik prüft, hat sich für die neuropsychologische Leistungsdiagnostik mittlerweile als Standardinstrument durchgesetzt. Die eben genannten Verfahren sind zuverlässig und valide bei der Erkennung schwerwiegender kognitiver Einbußen. Weit schwieriger ist die Diagnostik leichter Einbußen, für die einfache Demenzverfahren untauglich sind. Diese erweisen sich im Vorfeld deutlicher demenzieller Abbauerscheinungen als zu wenig sensitiv (Pausch und Wolfram, 1997). Einfache Demenzverfahren wie der MMST enthalten für nur leicht kognitiv beeinträchtigte Ältere eine Reihe von entwürdigenden Fragen (z.B. nach persönlichen trivialen Daten).

Es liegen andererseits sehr umfassende und zeitaufwändige Testbatterien zur Diagnostik von Teilfunktionen vor, die aber nur begrenzte Rückschlüsse auf Auswirkungen im beruflichen Bereich und im Bereich von Alltagsfunktionen (Aktivitäten des täglichen Lebens) zulassen. Um Aufschluss über das Aktivitätsniveau im Alltag und die funktionelle Autonomie der Patienten zu bekommen, sind spezielle Skalen (ADL-Skalen) nötig. Tabelle 6.5-2 gibt eine Übersicht über eine mögliche Testbatterie zur Erfassung minimaler kognitiver Einbußen, zusammen mit einer Kurzcharakterisierung (angelehnt an Kaschel, 2001; Beutel et al. im Druck). Die Testbatterien zur Diagnostik von leichten kognitiven Einbußen umfassen unterschiedliche Teilbereiche kognitiver Leistungsfähigkeit.

Neben Alltagsgedächtnistests (z.B. Terminetest) enthalten sie Tests zur Erfassung von Problemlösestrategien (z.B. Turm von Hanoi) oder des räumlichen Vorstellungsvermögens. Zusätzlich wird die Aufmerksamkeit der Probanden untersucht. Mittels eines Intelligenztests (z.B. LPS 50+) wird ein differenziertes Leistungsprofil erhoben (Zaudig et al. 1995).

Bei der Erfassung kognitiver Altersveränderungen ist zu berücksichtigen, dass die Testergebnisse außer durch die Testgüte des verwendeten Verfahrens stark beeinflusst sind durch kulturelle Faktoren, durch Bildung, Sprache, Erfahrung sowie den emotionalen und physischen Zustand des Untersuchten. Zu beachten ist, dass Ältere für leistungshemmende Faktoren wie etwa Ablenkungen von außen sehr anfällig sind, so dass ungestörte und förderliche Testbedingungen hergestellt werden müssen. Zu berücksichtigen ist, dass die kognitiven Einbußen, auch wenn sie subjektiv als störend empfunden werden, meist klein sind im Verhältnis zur beobachtbaren Spanne kognitiver Funktionen. Daher sind diagnostische Längsschnittbeobachtungen maßgeblich; hierbei ist aber auch ein möglicher Lerneffekt bei Wiederholung eines Tests zu berücksichtigen.

Zwar sind bei früher gut ausgeprägten kognitiven Funktionen (die sich beispielsweise in einer höheren Schulbildung, beruflicher Karriere ausdrücken) geringere Einbußen oft kompensierbar, sie täuschen jedoch insbesondere bei hoher Leistungsmotivation einige Zeit über bereits vorhandene Defizite hinweg („try harder“ als Strategie zur Überkompensation bzw. Nichtwahrhabenwollen bemerkter Einbußen).

Tabelle 6.5-2 *Testbatterie zur Erfassung minimaler kognitiver Einbußen.*

Gedächtnis	*FEAG/MAC:* Gedächtnisfragebogen zur Erfassung von Kurz- und Altgedächtnis, Handlungsintentionen *Terminetest/Tagesplan:* Alltagssimulationstests
Problemlösen	*Turm von Hanoi:* Test zur Erfassung von planenden Verhaltensstrategien und der Fähigkeit, aus Fehlern zu lernen
Intelligenz	*LPS 50+:* Intelligenztest zur Erfassung eines differenzierten Leistungsprofils bei älteren Menschen
Aufmerksamkeit	*D2:* Durchstreichverfahren *TAP:* computergestütztes Verfahren zur Erfassung der selektiven und geteilten Aufmerksamkeit

6.5.5 Behandlungsansätze zur Förderung kognitiver Funktionen

Nach einer anfangs recht zögerlichen Entwicklung steht heute ein relativ breites Spektrum therapeutischer Interventionsmaßnahmen zur Verfügung. Diese umfassen medikamentöse Interventionen sowie kognitive Therapieansätze, die die verhaltenstherapeutische Aktivierung von Ressourcen und die Therapie von Begleit- und Folgekrankheiten beinhalten. Die psychologischen Interventionen zielen vor allem darauf ab, den Leidensdruck und die problematischen Verhaltensweisen, die die Erkrankung mit sich bringt, zu erleichtern. Ziel ist es, die Lebensqualität der Patienten und ihrer Angehörigen zu steigern. Besonders in frühen Stadien der Demenz ist es wichtig, die begleitenden depressiven Gefühle abzubauen.

In der Demenztherapie werden folgende **Zielsetzungen** verfolgt:

- Zur Prävention der Demenz dienen internistische (z.B. Einstellung von Hypertonie und Diabetes zur Prävention zerebrovaskulärer Demenzen) und psychiatrisch-psychotherapeutische Behandlungen (z.B. Suchttherapie).
- Eine Behandlung der Ursache ist nur in seltenen Fällen möglich (z.B. Thyroxinsubstitution bei Hypothyreose).
- Neuerdings richten sich Bemühungen auf die Beeinflussung pathogenetischer Mechanismen (z.B. cholinerge Substitution bei M. Alzheimer).
- Große Bedeutung hat die Behandlung von Begleitsymptomen, die die Symptomatik verschlimmern (z.B. Behandlung von Depressionen).
- Auch Sekundärfaktoren (z.B. Hör- oder Sehminderung) bedürfen der Abklärung und ggf. der Behandlung.
- Wesentlich ist die Hilfe bei der Krankheitsbewältigung, hierzu zählt etwa die kognitive Aktivierung oder der aktive Umgang mit Erinnerungen.
- Weitere, wesentliche Eckpunkte sind die Unterstützung der häufig psychisch und physisch massiv geforderten Familienangehörigen, die Vermittlung in Selbsthilfe sowie die Milieugestaltung, z.B. durch Wohnungsanpassung.
- Erinnerungstherapie fördert an Hand von Erinnerungshilfen (wie Fotos, Musikstücke oder Gegenstände) einen positiven Rückblick auf das eigene Leben. Im Sinne eines stützenden, akzeptierenden und ggf. auch strukturierenden Umgangs stützt die Selbsterhaltungstherapie darüber hinaus Selbstwertgefühl und Eigenständigkeit (Kurz, 2000).

Im Rahmen der **medikamentösen Interventionen** unterscheidet man zwischen einer medikamentösen Beeinflussung der Neurotransmitter, vor allem durch Acetylcholinesterase-Hemmer und Glutamatmodulatoren, sowie antientzündlichen Medikamenten und Nootropika.

Im Bereich der Acetylcholinesterase-Hemmer liegen mit Donepezil und Rivastigmin zwei recht gut verträgliche Medikamente vor. Sie wirken sich besonders in frühen Stadien einer Demenz positiv auf das kognitive Leistungsniveau aus.

Memantin bindet an Glutamatrezeptoren und verhindert so eine glutamaterge Überstimulation der Neuronen. Auch scheint es positive Effekte im Bereich der Langzeitpotenzierung aufzuweisen und sich dadurch auf die unterschiedlichsten kognitiven Leistungen auszuwirken.

Mehrere neuropathologische Studien weisen auf eine Beteiligung entzündlicher Prozesse an der Pathogenese einer Demenz hin. Daher kann das Risiko, an einer Demenz zu erkranken, durch frühere Einnahme von antientzündlichen Substanzen möglicherweise gesenkt werden.

Nootropika wie Nicergolin, Piracetam und Ginkgo-Präparate sind Medikamente ohne spezifische Angriffspunkte. Die positiven Effekte von Nootropika bei Demenzkranken sind nur zum Teil belegt.

6.5.6 Therapie bei minimalen kognitiven Einbußen

Während die Möglichkeiten der Trainierbarkeit bei demenziellen Erkrankungen sehr begrenzt sind, scheint im Stadium beginnender Einschränkung oder bei leichten kognitiven Einbußen eine

Förderung kognitiver Funktionen dringend angezeigt und Erfolg versprechend. Das menschliche Gehirn bewahrt bis ins Alter eine gewisse Plastizität, die es möglich macht, dass funktionale Defizite teilweise kompensiert werden können. Die Trainierbarkeit älterer Erwachsener ist gut belegt, was Gedächtnis, kognitive Aktivierung und Realitätsorientierung betrifft (Kurz, 2000). Ziele eines solchen Trainings bei leichten kognitiven Einbußen sind die gezielte Förderung alltagsrelevanter kognitiver Funktionen, die Bewältigung der beruflichen Anforderungen sowie der Transfer des Gelernten auf Alltagssituationen. Der Patient soll während des Trainings zu selbstgesteuertem Lernen motiviert werden. Entscheidend für den Erfolg sind folgende Komponenten:

- sorgfältige Indikation unter neuropsychologischen oder funktionellen Gesichtspunkten (für Einzel- oder Gruppentherapie)
- gestuftes Vorgehen (Vorbereitung – Training – Selbsthilfe)
- Alltagsorientierung (ökologische Validität des Trainings), z.B. Namenlernen, Notizenmachen, Berichte, Telefonate führen, Termine behalten, Gespräche führen
- Lernen von Strategien (z.B. sinnstiftende bildhafte Assoziationen, äußere Hilfen).

Besonders Erfolg versprechend sind Trainingsprogramme mit einer Kombination aus kognitiven Aufgaben mit motorischen Aktivationen (Feinmotorik) und gymnastischen Übungselementen. Entscheidend für ein erfolgreiches Training ist die sorgfältige Analyse der Bedingungen kognitiver Leistungseinbußen (kognitiv, affektiv, verhaltensbezogen). Zu berücksichtigen ist, dass nicht automatisch von einer Generalisierung von Trainingsinhalten auf nicht trainierte Funktionen auszugehen ist. Ein zentrales Problem vieler kognitiver Trainingsansätze ist die häufig fehlende Umsetzung für den Alltag. Ein entscheidender Grund hierfür scheint in der engen Gebundenheit von kognitiven Leistungen, besonders des Gedächtnisses, an kontextuelle und situative Zusammenhänge zu liegen. Zu beachten ist außerdem die enge Verbindung kognitiver, emotionaler und sozialer Veränderungen. So beeinflussen Leistungseinbußen die Selbstwahrnehmung (Depression!) und soziale Beziehungen (Rückzug!). Maßgeblich für den Erfolg ist die sorgfältige Sondierung individueller Entwicklungsmöglichkeiten, Schwächen und Ressourcen. Höhere Bildung und Training schützen nicht vor Demenz, helfen aber bei der Kompensation.

Ein geeignetes Mittel, kognitive Problemsituationen im Alltag aufzuklären und zu verändern, ist die Verhaltensanalyse. Abbildung 6.5–2 zeigt ein Schema des verhaltensanalytischen Vorgehens (nach Kaschel, 1999).

Zu Beginn jeder Analyse wählt der Betroffene ein persönliches Problem aus, welches er im Training bearbeiten möchte. Ausgehend von diesem Problem werden anhand eines konkreten Beispiels aus dem Alltag des Betroffenen die äußeren (Umwelt) und inneren (Person) Bedingungen analysiert, unter denen das Problem im Alltag auftritt. Anschließend werden Problemlösestrategien und Änderungsvorschläge erarbeitet und im Training (z.B. durch Rollenspiele) eingeübt, um sie später im Alltag auszuprobieren. Im weiteren Verlauf werden Schwierigkeiten bei der Umsetzung im Alltag besprochen und ggf. neue Lösungsvorschläge erarbeitet.

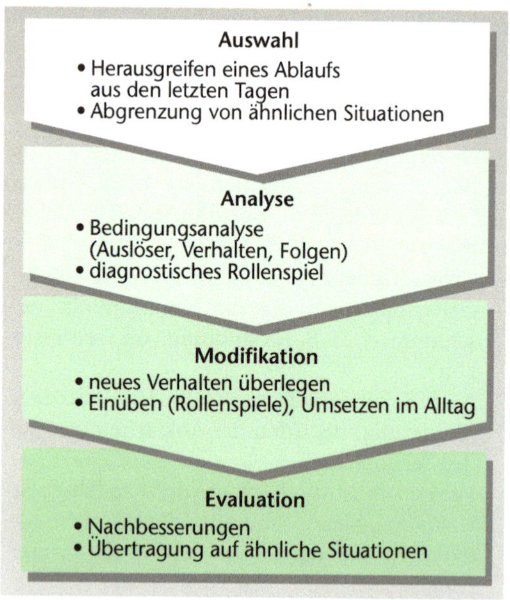

Abb. 6.5-2 Verhaltensanalyse zur Bearbeitung einer Problemsituation im kognitiven Training (nach Kaschel, 1999).

Kognitives Training ist bei minimalen kognitiven Einbußen und bei beginnender Demenz aussichtsreich und sinnvoll. Es bedarf aber eines generellen, an den speziellen Alltagsanforderungen ausgerichteten Trainings. Ungezieltes „Gehirnjoggen", reines Wiederholen, Gruppen- und PC-Spiele sind daher unwirksam. Entscheidend ist auch die Einbeziehung von affektiven Störungen, Ängsten und unangepassten Bewältigungsstrategien.

Literatur

Austin M-P, Mitchell P, Goodwin GM: Cognitive deficits in depression. Possible implications for functional neuropathology. Brit J Psychiatry 2001; 178: 200–206.

Barrett-Connor E, Von Muhlen DG, Kritz-Silverstein D: Bioavailable testosteron and depressed mood in older men: the Ramcho Bernado Study. J Clin Endocrinol Metab 1999; 84: 573–577.

Bassuk S, Berkman LF, Wypij D: Depressive symptomatology and incidence of cognitive decline in elderly community sample. Arch Gen Psychiatry 1998; 55: 1073–1081.

Beblo T: Die Relevanz neuropsychologischer Untersuchungen bei Depression im Alter. Zeitschrift für Gerontologie und Geriatrie 2002; 35: 111–117.

Beutel, ME, Gerhard C, Kayser E et al.: Berufsbezogene Therapiegruppen für ältere Patienten im Rahmen der tiefenpsychologisch orientierten psychosomatischen Rehabilitation. Gruppenpsychother Gruppendyn 2002; 38: 313–334.

Beutel ME, Wagner S, Kaschel R, Paulsen S: Geistige Veränderungen. In: G. Jacobi et al. (Hrsg.): Kursbuch Anti-Aging. Stuttgart, Thieme Verlag, im Druck.

Calabrese P, Kessler J: Dem Tect zur Unterstützung der Demenz-Diagnostik. Eisai GmbH, Frankfurt, 2000.

Devanand DP, Sano M, Tang M-X et al.: Depressed mood and the incidence of Alzheimer's disease in the elderly living in the community. Arch Gen Psychiatry 1996; 53: 175–182.

Kaschel R: Gedächtnistraining. Ein verhaltenstherapeutisches Gruppenprogramm. Weinheim: Psychologie-VerlagsUnion, 1999.

Kaschel R: Neuropsychologische Untersuchung bei Altern, Depression und Demenz. In: U. Hegerl, M. Zaudig und H.-J. Möller (Hrsg.): Depression und Demenz im Alter. Springer Verlag, Wien, S. 39–58, 2001.

Kurz A: Psychologische und soziale Behandlung von Demenzkranken. In: H.-J. Möller (Hrsg.): Therapie psychiatrischer Erkrankungen. 2. überarbeitete Auflage. Thieme Verlag, Stuttgart, 2000.

Lehr U: Psychologie des Alterns. 8. Aufl. Quelle und Meyer, Wiesbaden, 1996.

Morley J: Testosterone, depression and cognitive function. In: Lunenfeld, Bruno, Gooren, Louis (Hrsg.): Textbook of Men's Health. pp. 401–407, Parthenon Publishing, New York, 2002.

Pausch J, Wolfram H: Vergleich psychodiagnostischer Verfahren zur Demenz- und Abbaudiagnostik. Nervenarzt 1997; 68: 638–646.

Petersen RC, Smith GE, Waring SC: Mild cognitive impairment. Clinical characterization and outcome. Arch Neurol 1999; 56: 303–308.

Saß H, Wittichen U, Zaudig M: Diagnostisches und Statistisches Manual psychischer Störungen: DSM-IV. Hogrefe Verlag für Psychologie, Göttingen, 2001.

Sowarka D: Kognitive Interventionsforschung mit alten Menschen im Bereich der fluiden Intelligenz: Grundlagen und Ergebnisse. Verhaltenstherapie 1992; 2: 204–216.

Wolf O, Preut R, Hellhammer DH et al.: Testosterone and cognition in elderly men: a single testosterone injection blocks the practice effect in verbal fluency, but has no effect on spacial or verbal memory. Biol Psychiatry 2000; 47: 650–654.

Zaudig M: Demenz und leichte kognitive Beeinträchtigung im Alter. Verlag Hans Huber, Bern, 1995.

Zaudig M: Mild cognitive impairment in the elderly. Curr Opin Psychiatry 2002; 15: 387–393.

6.6 Psychosoziale Faktoren des Alterns

Martin Merbach, Elmar Brähler

6.6.1 Soziale Situation

Die Mehrheit der über 60-jährigen Männer (79,5 %) in Deutschland war zum 1.1. 2000 verheiratet, lebte also in Partnerschaft. 11,1 % der Männer in dieser Altersgruppe sind verwitwet und jeweils 4,7 % geschieden bzw. ledig (Statistisches Bundesamt, 2001). Männer profitieren von ihrer Partnerschaft stärker als Frauen wie das so genannte Rentenwegfallalter zeigt. Der Tod der Partnerin führt zu einer Verkürzung der Lebenserwartung um ungefähr 3 Jahre. Erklärt wird dies mit der relativen Unselbstständigkeit der sich in diesen Altersgruppen befindlichen Männer (Brähler et al. 2001).

Leben im Alter bedeutet für die meisten Männer „Leben zu zweit". Dabei wird der Tod der Partnerin wenig antizipiert und stellt somit eine non-normative Entwicklungsaufgabe dar. Das hohe Mortalitätsrisiko von Witwern lässt sich durch weniger Kompetenzen in der Haushaltsführung erklären (Kruse et al. 2001).

In finanzieller Hinsicht geht es alten Männern besser als alten Frauen, da sie erstens auf eine längere Erwerbsbiographie zurückblicken und zweitens überwiegend in 2-Personen-Haushalten leben (vgl. Die Zeit, 28.08.2003).

6.6.2 Selbstwahrnehmung

Das Bild vom alternden Mann ist häufig negativ belegt als das eines in seinen Kontakten verarmenden, starrköpfig werdenden Mannes. Die Forschung widerspricht aber etwas diesen Altersstereotypen. Alternde Männer beschreiben sich zwar kontrollierter und eine geringere Offenheit sowie ein niedrigeres Selbstbewusstsein besitzend und schätzen ihre Außenwirkung etwas schlechter ein, sie glauben aber weniger als jüngere Männer Situationen und andere Menschen zu dominieren. Die ausgeprägtere depressive Grundstimmung der älteren Männer ist wiederum nicht signifikant verschieden von der der jüngeren (Gunzelmann et al. 2002). Außerdem beschreiben sich ältere Männer im Vergleich zu älteren Frauen als weniger depressiv.

Auch sind Veränderungen bei der Selbstwahrnehmung des Körpers zu beobachten. In einer Studie von Brähler (2000), deren Ergebnisse in Tabelle 6.6-1 abgebildet sind, nimmt die erlebte Attraktivität und die Akzentuierung des äußeren Erscheinungsbildes mit zunehmendem Alter ab, die körperbezogene Unsicherheit und Besorgnis sowie das körperlich-sexuelle Missempfinden dagegen zu. Diese Veränderungen verlaufen kontinuierlich über die gesamte Lebensspanne und werden besonders in der Gruppe der über 70-jährigen Männer sichtbar.

Im Vergleich zu den alternden Frauen beschreiben die Männer eine geringere Unsicherheit mit dem eigenen Körper sowie eine geringere Akzentuierung desselben, finden sich aber genauso attraktiv und zeigen ein ähnliches körperlich-sexuelles Missempfinden.

Alternde Männer verändern ihre Selbstwahrnehmung und passen sich Altersstereotypien an. Die zunehmende Dominanz bei

Tabelle 6.6-1 *Mittelwerte der Skalen des Fragebogens zur Beurteilung des eigenen Körpers (Repräsentativbefragung 1996, n = 852, Brähler et al. 2000) und Korrelationen zwischen den Skalen und dem Alter.*

	Altersgruppen (Jahre)							
	18–30 (A)	31–40 (B)	41–50 (C)	51–60 (D)	61–70 (E)	älter 70 (F)	Korrelationskoeffizient nach Pearson	p
Attraktivität	11,6	12,2	11,7	11,4	11,5	10,5	– 0,12	< 0,001
Akzentuierung	6,0	5,6	5,3	5,5	5,1	5,0	– 0,13	< 0,001
Unsicherheit	3,0	3,1	3,4	4,0	4,3	5,6	0,26	< 0,001
Missempfinden	1,7	1,6	1,8	1,9	2,0	2,1	0,11	< 0,01

gleichzeitiger Zurückgezogenheit in sozialen Beziehungen sowie die nachlassende erlebte eigene Wirkung haben dabei sicherlich für den Behandlungskontext die größte Bedeutung.

6.6.3 Befindlichkeit

In den letzten Jahren hat vor dem Hintergrund der steigenden Lebenserwartung die Diskussion um die Qualität der gewonnenen Lebensjahre zugenommen. Auch der Bundesgesundheitssurvey wurde dem gerecht und erfragte Parameter zur Befindlichkeit der Normalbevölkerung, woraus in Tabelle 6.6-2 die Daten für die Männer extrahiert wurden (Ellert und Bellach, 1999; eigene Berechnungen).

Interessant ist, dass ältere Männer – obwohl sie signifikant mehr Schmerzen und einen schlechteren Gesundheitszustand beschreiben – ähnliches psychisches Wohlbefinden und vergleichbare Vitalität äußern wie jüngere Männer. Es lässt sich somit vermuten, dass das körperliche Befinden stärker den Gesundheitszustand beeinflusst als das psychische Befinden. Die körperliche Funktionsfähigkeit sinkt signifikant über die gesamte Lebensspanne, was auch mit dem Alter immer einschränkender empfunden wird. Seelischer und sozialer Funktionsverlust verlaufen jedoch diskontinuierlich mit starken negativen Veränderungen bei den 51- bis 60-Jährigen und anschließend wieder steigenden Werten.

Im Vergleich zu den alternden Frauen äußern die Männer bessere Befindlichkeiten. Lediglich ihre allgemeine Gesundheitswahrnehmung ist schlechter.

6.6.4 Zufriedenheit

Ein weiteres Indiz für die Lebensqualität ist die Lebenszufriedenheit. Moderne Konzepte fragen

Tabelle 6.6-2 *Mittelwerte der Skalen des Fragebogens SF-36 (Bundesgesundheitssurvey 1998, n = 3199) und Korrelationen zwischen den Skalen und dem Alter.*

	Altersgruppen (Jahre)							
	18–30 (A)	31–40 (B)	41–50 (C)	51–60 (D)	61–70 (E)	älter 70 (F)	Korrelationskoeffizient nach Pearson	p
Allg. Gesundheitswahrnehmung	73,9	70	67,9	61,5	58,7	59,8	– 0,30	< 0,001
Körperliche Schmerzen	77,3	76,2	71,4	65,2	66,1	64,8	– 0,19	< 0,001
Psychisches Wohlbefinden	75,6	75,7	75,4	74,6	76,3	75,5	0,00	n.s.
Körperliche Funktionsfähigkeit	95,8	93,9	90,9	83,6	78,0	71,6	– 0,39	< 0,001
Körperliche Rollenfunktion	92,3	92,3	87,7	80,3	74,9	70,3	– 0,23	< 0,001
Emotionale Rollenfunktion	94,3	94,4	92,4	88,0	90,2	89,8	– 0,08	< 0,001
Soziale Funktionsfähigkeit	90,6	90,1	89,5	86,7	88,5	86,5	– 0,06	< 0,001
Vitalität	62,5	62,7	64,0	62,4	62,6	60,1	– 0,01	n.s.
Gesundheitsveränderung	2,92	3,01	3,01	3,06	3,08	3,15	0,09	< 0,001

Tabelle 6.6-3 *Mittelwerte der Skalen des Fragebogens zur Lebenszufriedenheit (Repräsentativerhebung 1994, Fahrenberg et al. 2000, n = 1219) und Korrelationen zwischen den Skalen und dem Alter.*

	Altersgruppen (Jahre)							
	18–30 (A)	31–40 (B)	41–50 (C)	51–60 (D)	61–70 (E)	älter 70 (F)	Korrelationskoeffizient nach Pearson	p
Gesundheit	41,6	40,4	38,6	37,3	35,0	35,2	– 0,34	< 0,001
Arbeit und Beruf	36,7	36,6	36,4	35,0	29,0	37,1	– 0,13	< 0,001
Finanzielle Lage	32,4	34,5	33,5	33,4	35,6	36,9	0,11	< 0,001
Freizeit	35,8	34,9	34,8	36,6	37,0	37,6	0,08	< 0,01
Ehe- und Partnerschaft	38,7	40,3	39,2	41,2	40,8	40,9	0,09	< 0,01
Beziehung zu Kindern	37,8	39,4	36,6	39,4	39,1	38,7	0,04	n.s.
Eigene Person	39,6	39,1	38,0	39,0	38,4	39,3	– 0,04	n.s.
Sexualität	37,1	37,6	36,6	35,6	32,8	29,6	– 0,28	< 0,001
Freunde/Bekannte	36,7	37,0	35,9	37,3	37,0	37,3	0,01	n.s.
Wohnung	35,8	37,5	36,9	38,6	38,8	39,5	0,15	< 0,001

nicht einfach nach einer generellen Zufriedenheit, sondern unterteilen diese in bedeutsame Bereiche. In Tabelle 6.6-3 sind dazu die Mittelwerte ausgewählter Skalen des Fragebogens zur Lebenszufriedenheit (FLZ), eines gebräuchlichen Instruments zur Erfassung dieses Konzepts, dargestellt.

Für die Skala „Gesundheit" ist dabei ein kontinuierliches Absinken zu beobachten, das heißt, ältere Männer beschreiben sich signifikant als mit ihrer Gesundheit unzufriedener als jüngere. Ähnliche Veränderungen gibt es im Bereich der Zufriedenheit mit der Sexualität. Über die Lebensspanne betrachtet weisen hier die 31- bis 40-jährigen Männer die größte Zufriedenheit auf, die jünger als 30-Jährigen und die 51- bis 60-Jährigen zeigen gleich hohe Zufriedenheitswerte und erst mit dem 61. Lebensjahr kommt es zum spürbaren Verlust an Zufriedenheit mit der Sexualität, der sich im weiteren Verlauf fortsetzt. Mit der Beziehung zu den Kindern scheinen die Altersgruppen zufriedener, in denen die Kinder geboren werden (31- bis 40-Jährige) oder bereits das Haus verlassen haben. Die Zufriedenheit mit der Arbeit nimmt bis zum Alter von 60 Jahren nur minimal ab, sinkt dann aber mit dem Eintritt ins Rentenalter rapide; sie ist hingegen bei den über 70-Jährigen am höchsten.

Bei der Zufriedenheit mit Ehe und Partnerschaft können dagegen keine bedeutsamen Altersunterschiede festgestellt werden. Im gesamten Lebensprozess schwanken die Werte um maximal drei Punkte bei einer allgemein sehr hohen Zufriedenheit. Eine ähnlich konstante Zufriedenheit ist in den FLZ-Skalen „Freizeit" und „Freunde/Bekannte" erkennbar. Interessant ist auch die Zunahme der Zufriedenheit mit der finanziellen Lage in Abhängigkeit vom Alter, wobei die über 70-Jährigen deutlich am zufriedensten sind.

Im Vergleich zu den Frauen derselben Altersgruppe beschreiben sich Männer als zufriedener. Generell ist aus den Veränderungen der Zufriedenheit mit bestimmten Lebensbereichen die Bewältigung von Entwicklungsaufgaben gut abzulesen.

Das Befinden des Mannes sinkt nicht automatisch mit dem Altern, sondern ist bereichsabhängig. So nimmt die Zufriedenheit mit Gesundheit und Sexualität im Alter ab, mit den Finanzen steigt sie jedoch. In einigen

Bereichen wie Arbeit, soziale Kontakte sind phasenspezifische Schwankungen, die im Zusammenhang mit Lebensereignissen in diesen Phasen stehen, zu beobachten. An dieser Stelle kann die Bedeutung einer differenzierten Betrachtung des Alterns des Mannes und der stärkeren Berücksichtigung von Ressourcen nur betont werden.

Literatur

Brähler E, Goldschmidt S, Kupfer J: Männer und Gesundheit. In: Brähler E und Kupfer J (Hrsg.): Mann und Medizin. Jahrbuch der Medizinischen Psychologie 19. S. 11–33. Hogrefe, Göttingen, 2001.

Brähler E, Strauß B, Hessel A, Schumacher J: Normierung des Fragebogens zur Beurteilung des eigenen Körpers (FBeK) an einer repräsentativen Bevölkerungsstichprobe. Diagnostica 2000; 46: 156–164.

Ellert U, Bellach B-M: Der SF-36 im Bundesgesundheitssurvey – Beschreibung einer aktuellen Normstichprobe. Das Gesundheitswesen 1999; 61 (Sonderheft 2): 184–190.

Fahrenberg J, Myrtek M, Schumacher J, Brähler E: Fragebogen zur Lebenszufriedenheit (FLZ) – Handanweisung. Hogrefe, Göttingen, 2000.

Gunzelmann T, Schumacher J, Brähler E: Normierung des Gießen-Tests für über 60-Jährige. Z für Geront und Geriatrie 2002; 35: 13–20.

Kruse A, Schmitt E, Maier G et al.: Der alte Mann – körperliche, psychische und soziale Aspekte geschlechtsspezifischer Entwicklung. In: Brähler E und Kupfer J (Hrsg.): Mann und Medizin. Jahrbuch der Medizinischen Psychologie 19. S 85–103. Hogrefe, Göttingen, 2001.

Statistisches Bundesamt: Statistisches Jahrbuch 2001 für die Bundesrepublik Deutschland. Metzler/Poeschel, Stuttgart, 2001.

6.7 Genetik des Alterns

Holger Hoehn

Altern ist ein komplexer Prozess, der beim Menschen durch folgende Befunde gekennzeichnet ist: Zunahme der Mortalität, Veränderungen der Genexpression und biochemischen Zusammensetzung von Geweben, Abnahme der physiologischen Fähigkeiten, Abnahme der metabolischen, immunologischen und endokrinen Homöostasefähigkeit, verminderte Adaptationsfähigkeit gegenüber Umweltveränderungen sowie erhöhte Krankheitsanfälligkeit (Troen, 2003). Allein aus der Vielzahl dieser Befunde ist ersichtlich, dass Altern vermutlich nicht das Produkt der Funktion oder Fehlfunktion eines einzigen Gens oder Genproduktes sein kann. Vielmehr weist der gegenwärtige Stand der Forschung darauf hin, dass Altern das Ergebnis eines komplexen Zusammenspiels von genetischen und Umweltfaktoren („nature and nurture“) ist (Martin, 2002).

Sehr viel einfacher zu analysieren als der komplexe Alterungsprozess ist die Lebensspanne eines Individuums oder einer Spezies. Die maximale Lebensspanne ist eindeutig genetisch determiniert, denn sie unterscheidet sich um Größenordnungen zwischen den Spezies. Die maximale Lebensspanne des Menschen liegt bei 110–120 Jahren. Die durchschnittliche Lebenserwartung hängt primär von den jeweiligen Umweltbedingungen ab (Hoehn und Renner, 2003). In kleinen und reichen Ländern hat sich die durchschnittliche Lebenserwartung für Frauen seit 1840 von unter 40 auf heute 85 Jahre verlängert. Extrapolationen sagen eine weitere Zunahme bis auf 95 Jahre im Jahre 2050 voraus (Oeppen und Vaupel, 2002).

Die maximale Lebensspanne des Menschen liegt bei 110–120 Jahren. Sie ist überwiegend genetisch determiniert und daher nur minimal veränderlich. Die durchschnittliche Lebenserwartung wird hauptsächlich von Umweltfaktoren bestimmt und ist daher modifizierbar.

6.7.1 Ist der Alterungsprozess genetisch programmiert?

Wie kann sich im Lauf der Evolution ein Prozess entwickeln, der so offensichtliche Nachteile hat wie das Altern? Unter dem Einfluss von Darwin postulierte der deutsche Zellforscher Weismann im Jahre 1882, dass der Alterungsprozess ein evolutionär adaptiver Prozess sein muss, der einer Spezies gewisse Vorteile bringt und in Analogie zur vor- und nachgeburtlichen Entwicklung des Menschen einem genetischen Programm folgt (Goldsmith, 2004). 100 Jahre später gab die Entdeckung des altersabhängigen Telomerverlustes in unseren Somazellen den Programm- oder „Clock"-Theorien neuen Auftrieb (Bodnar et al. 1998). Die Länge des Telomer-Repeats in Lymphozyten-DNA hat hinsichtlich des individuellen Erkrankungsrisikos und der Lebenserwartung möglicherweise sogar eine prädiktive Funktion (Wong und Collins, 2003; Cawthon et al. 2003). In jüngster Zeit wird die Idee eines genetisch gesteuerten „Alterungsprogramms" durch die Beobachtung gestützt, dass Alterungsprozesse bei so unterschiedlichen Organismen wie Hefe, Fadenwurm, Fruchtfliege und Maus überraschend viele Gemeinsamkeiten zeigen (Partridge und Gems, 2002). Als zentraler, evolutionär hoch-konservierter Mechanismus wurde die molekulare Wirkung von Wachstumshormon, Insulin und Insulin-ähnlichen Wachstumsfaktoren (z.B. IGF-1) identifiziert, welche an Zelloberflächenrezeptoren andocken und eine Aktivitätskette in Gang setzen, die letztlich im Zellkern in der An- oder Abschaltung von Genen resultiert (Tartar et al. 2003). Die bei vielen Tierarten und möglicherweise auch beim Menschen erfolgreiche Lebensverlängerung durch Reduktion der Kalorienzufuhr setzt wahrscheinlich an dem konservierten Wachstumshormon/Insulin-Signalübertragungsweg an (Roth et al. 2002; Longo und Finch, 2003).

Bei Hefe, Wurm, Fruchtfliege und Maus führt die Unterbrechung der Insulin/IGF-1-Signaltransduktionskette zu einer signifikanten Lebensverlängerung. Beim Menschen bedingen Insulinrezeptor-Defekte statt Langlebigkeit Diabetes; ebenso verursachen Störungen in Wachstumshormon- oder IGF-1-Genen bzw. Rezeptoren beim Menschen Zwergwuchs und Adipositas. Trotz hoher evolutionärer Konservierung der hormongesteuerten Stoffwechselprozesse lassen sich die Befunde von niederen Organismen nicht 1:1 auf den sehr viel komplexeren menschlichen Organismus übertragen.

Gegen ein universelles, genetisch gesteuertes „Alterungsprogramm" spricht vor allem, dass bisher weder bei niederen Organismen noch beim Menschen echte „Alterungsgene" („Gerontogene") gefunden wurden (Kirkwood und Austad, 2000). Vielmehr weisen alle zellbiologischen und zellgenetischen Untersuchungen darauf hin, dass es im Lauf des Lebens zur (zufallsmäßigen) Anhäufung von DNA-Schäden kommt, deren ständige und perfekte Reparatur aus energetischen Gründen unmöglich ist. Sogar putativ immortale Stammzellen bleiben von dieser Schädigung nicht verschont (Geiger und Van Zant, 2002). Eine Leberzelle kann entweder Albumin herstellen oder ihre DNA reparieren, aber nicht beides. Genauso kann eine Nervenzelle Neurotransmitter wie z.B. Serotonin synthetisieren, aber nicht gleichzeitig DNA-Schäden beheben. Hierzu reichen die energetischen Möglichkeiten der hochdifferenzierten Säugerzelle nicht aus. Im Sinne der „Disposable-Soma"-Theorie von Kirkwood ist es daher viel effektiver, wenn eine komplexe Spezies ihre begrenzten energetischen Ressourcen für die Reproduktion als für die Intakthaltung ihrer Körperzellen einsetzt. Postreproduktives Altern wäre in dieser Sicht entstanden, weil es für die Evolution letztlich gleichgültig ist, was mit einem Organismus nach Beendigung der Reproduktion geschieht (Wick et al. 2003). Für diese Theorie spricht auch die Beobachtung, dass eine späte Geschlechtsreife bzw. das Hinauszögern der Reproduktion mit einer höheren Lebenserwartung korreliert ist (Westendorp und Kirkwood, 1998).

Aus der Sicht der Evolutionsbiologie konnte sich Altern entwickeln, weil alles, was nach Abschluss der Reproduktion geschieht, für die biologische (im Gegensatz zur kulturellen) Evolution ohne Bedeutung ist. In Verbindung mit den (stochastischen) Schädigungs-/Abnutzungstheorien haben sich die evolutionsbiologischen Theorien des Alterns gegenüber den (deterministischen) Programm- und Entwicklungstheorien durchgesetzt.

6.7.2 Altern als Verlust der genetischen Homöostase

Wir leben offenbar deshalb länger als andere Säugetiere, weil wir z.B. im Vergleich zur Maus über ein sehr viel stabileres Genom verfügen und weil wir die Stabilität unseres Genoms durch sehr viel effektivere DNA-Reparaturmechanismen auch länger aufrechterhalten können (Bürkle et al. 2002). Die im Laufe des Lebens zunehmende Schädigung unserer DNA hat nicht nur den somatischen Zelltod und damit letztendlich unsere Sterblichkeit zur Folge, sondern erhöht auch das Risiko für Krebs- und andere Alterserkrankungen.

Aus genetischer Sicht spielt der Verlust der genetischen Homöostase, also der Verlust der Stabilität unseres Genoms, bei Alterungsprozessen eine ganz zentrale Rolle (Hasty et al. 2003, Lieber und Karanjawala, 2004). Dies belegen zahlreiche Mausmodelle und vor allem die „progeroiden" Syndrome des Menschen, die durch den Ausfall von sog. „Caretaker"-Genen verursacht werden (Hoehn und Renner, 2003). Aufgabe dieser Caretaker-Gene ist es, Schäden in unserem Genom zu erkennen und zu reparieren.

Das Werner-Syndrom (adulte Progerie) wird durch den Ausfall eines als „Werner-Helikase" bezeichneten Caretaker-Gens hervorgerufen, das eine wichtige Rolle in der replikationsabhängigen DNA-Reparatur spielt. Auf chromosomaler Ebene manifestiert sich dieser DNA-Reparaturdefekt als Instabilität, d.h. man findet multiple und variable Chromosomentranslokationen, die klonal expandieren (Melcher et al. 2000). Menschen mit Werner-Syndrom erkranken bereits im jungen Erwachsenenalter an Katarakten, Arteriosklerose und Krebs. Ihre Lebenserwartung liegt bei 50 Jahren.

Beim Hutchinson-Gilford-Syndrom (juvenile Progerie) beginnt der körperliche Verfall bereits in der Kindheit und führt vor dem 20. Lebensjahr zum Tod, zumeist als Folge einer massiven Arteriosklerose. Die juvenile Progerie gehört zu den Laminopathien und wird durch Mutationen in einem als Lamin A/C bezeichneten Gen ausgelöst, dessen normale Funktion es ist, die innere Hülle unserer Zellkerne stabil zu halten (De Sandre-Giovannoli et al. 2003). An diese innere Hülle (die „Lamina") heftet sich das Chromatin, welches alle Gene eines Zellkerns enthält. Instabilität der Lamina bedingt daher sekundär Instabilität des Chromatins, was globale Störungen der Genexpression zur Folge hat (Lammerding et al. 2004) und die überstürzte Alterung des gesamten Körpers dieser Patienten erklären kann.

Neben dem klassischen Verlust der genetischen Homöostase spielt bei Alterungsprozessen des Menschen mit Sicherheit auch der Verlust der epigenetischen Homöostase (durch Änderung von Methylierungs- und Azetylierungsmustern) sowie die posttranslationelle Veränderung von Proteinen eine wichtige Rolle (Bandyopadhyay und Medrano, 2003; Stadtman, 2001).

Der Verlust der genetischen Stabilität durch Mutationen in Caretaker-Genen führt bei Mensch und Maus zu Krebserkrankungen und vorzeitiger Alterung (Progerie). Es gibt kaum bessere Beispiele als diese „Experimente der Natur" für die kausale Verknüpfung zwischen dem Verlust der genetischen Homöostase und dem Alterungsprozess. Die Rolle von epigenetischen Veränderungen ist hingegen noch unzureichend untersucht.

6.7.3 Thermoinstabilität und reaktive Sauerstoffspezies als endogene Schädigungsfaktoren

Wodurch wird unsere DNA im Lauf des Lebens geschädigt?

Zu den **exogenen** Klastogenen gehören vor allem ionisierende Strahlen (z.B. Röntgenstrahlen, Radioaktivität). Aber auch bestimmte Viren (z.B. Papillomaviren) und eine Vielzahl von Chemikalien (z.B. polyzyklische Kohlenwasserstoffe, Benzpyrene etc.) führen zu DNA-Schäden. Vor diesen exogenen Schädigungsursachen können wir uns z.T. durch entsprechende Vorsichtsmaßnahmen, gute Ernährung und vernünftige Lebensweise schützen.

Wogegen wir uns nicht schützen können, sind die **endogenen** Schädigungsfaktoren, die in unserem Körper selbst entstehen.

Hierzu gehört an erster Stelle die Körpertemperatur. Bei 37 °C ist unsere DNA aus physikalisch-chemischen Gründen nicht völlig stabil, sondern erleidet ständig den Verlust und/oder die Veränderung von Grundbausteinen (Purin- bzw. Pyrimidinbasen). Wie Tabelle 6.7-1 zeigt, ist das Ausmaß dieser endogenen, und damit unvermeidbaren Schädigung enorm (Kulozik et al. 2000).

Tabelle 6.7-1 *Ausmaß endogener Schädigung der DNA durch die Körpertemperatur von 37 °C.*

Art der Schädigung	Zahl der Schädigungen pro Zelle pro Tag
Verlust von Purinbasen	12000
Verlust von Pyrimidinbasen	600
Desaminierung von Zytosin	200
Einzelstrangbrüche	55000
Doppelstrangbrüche	9
Quervernetzungen („crosslinks")	8
Pyrimidindimere	nb
andere (z. B. DNA-Addukte)	nb

nb = nicht bekannt

Wenn wir bei einer Körpertemperatur von 34 Grad leben könnten, wäre die Schädigungsrate in unseren Zellkernen entsprechend viel geringer. Nach Computerberechnungen könnten wir dann durchschnittlich 200 und maximal 280 Jahre alt werden (Rosenberg et al. 1973). Im Verlauf der Evolution haben sich unsere Enzym- und Stoffwechselsysteme jedoch auf 37 Grad optimiert. Bei niedrigerer Temperatur funktionieren sie nicht oder nicht optimal, was den Verlust der Lebensfähigkeit zur Folge hätte.

Bei dem zweiten endogenen, und damit unvermeidbaren Schädigungsfaktor handelt es sich um die sog. „reaktiven" Sauerstoffspezies (ROS; Martin et al. 1996). Als ROS bezeichnet man instabile, sehr reaktionsbereite Sauerstoffverbindungen („freie Radikale"), die als Nebenprodukte der Energiegewinnung bei der Zellatmung („oxidative Phosphorylierung") in den Mitochondrien unserer Körperzellen entstehen. ROS können Proteine und Lipide oxidieren, dadurch Zellmembranen schädigen, aber auch Schäden an der DNA verursachen. Es gibt eine Reihe von Hinweisen dafür, dass viele Erkrankungen des höheren Lebensalters (z. B. Morbus Alzheimer, Morbus Parkinson, senile Makuladegeneration, verschiedene Krebsarten) durch die lebenslange schädliche Wirkung der ROS zumindest mitbedingt werden (Forsberg et al. 2001). Besonders zellschädigend ist das Zusammenwirken von ROS und sog. AGEs („advanced glycosylated end products"), welche als Ergebnis der Maillard-Reaktion zur Veränderung von Eiweiß- und Zuckermolekülen führen (Kristal und Yu, 1992). Um überhaupt in einer sauerstoffdominierten äußeren und inneren Welt leben zu können, hat uns die Evolution mit einer Reihe von antioxidativen Schutzmechanismen ausgestattet (z. B. Katalase, Superoxiddismutase, Glutathionsystem). Aus den bereits erwähnten energetischen Gründen ist dieser Schutz jedoch nicht 100 %ig. Es gibt auch keinen überzeugenden Hinweis dafür, dass exogen zugeführte Antioxidanzien effektiv vor Alterungsprozessen schützen können (Olshansky et al. 2002).

Dem allmählichen Verlust der genetischen Stabilität in unseren Körperzellen liegen zwei endogene Schädigungsfaktoren zugrunde: Thermoinstabilität der DNA bei 37 °C Körpertemperatur sowie Bildung von reaktiven Sauerstoffspezies bei der Zellatmung. Ohne eine fundamentale Veränderung unserer biologischen Grundstruktur sind diese endogenen Faktoren unvermeidbar. Sie sind eine Hauptursache des Verlusts der genetischen Stabilität mit nachfolgenden Krankheits- und Alterungserscheinungen.

6.7.4 Warum sind Alterserkrankungen unvermeidbar?

Die meisten Menschen sterben nicht an Altersschwäche, sondern an alterskorrelierten Krankheiten. Häufige Alterskrankheiten (wie Krebs, neurodegenerative Erkrankungen, Herz-Kreislauf-Erkrankungen) haben alle eine genetische Komponente, obwohl nur ca. 10 % rein monogenen Ursprungs sind. Warum sind diese Krankheiten so häufig?

Dies ist aus evolutionsbiologischer Sicht erklärbar, denn gegen Gene, welche erst im höheren Alter zur Krankheit führen, gibt es keine Selektion

(Rose, 1991). Neben dem Fehlen von Selektion haben diese Gene noch eine zweite Eigenschaft: Sie folgen dem Prinzip der **antagonistischen Pleiotropie**. Dies bedeutet, dass ein und dasselbe Gen in der Jugend positive, im Alter jedoch negative Auswirkungen hat (Rose 1991). Z.B. sind hohe Cholesterinspiegel auf Grund eines LDL-Rezeptordefekts bei jungen Menschen nicht schädlich. Im Gegenteil: Cholesterin wird als Ausgangsbaustein für viele Zellstrukturen (Lipid-Bilayer der Zellmembranen, Axone der Nervenzellen) in unserem Körper benötigt. Ein hoher Cholesterinspiegel in der Jugend erhöht daher die körperliche Fitness. Gleichzeitig ist Cholesterin Ausgangsbaustein für die Steroidhormone, zu denen auch Testosteron und Östrogen gehören. Ein hoher Cholesterinspiegel erhöht daher auch die reproduktive Fitness. Besteht eine Hypercholesterinämie jedoch über viele Jahre, so kommt es zum verfrühten Auftreten von kardiovaskulären Erkrankungen bis hin zum Myokardinfarkt. Zu den Alterserkrankungen, die vermutlich dem Prinzip der antagonistischen Pleiotropie folgen, gehören u.a. Hypertonie, Diabetes, M. Alzheimer, Hämochromatose, Osteoporose sowie Krankheiten des Immun- und des endokrinen Systems (Hoehn und Renner, 2003; Wick et al. 2003).

Fehlende Selektion gegen Genvarianten, die spät auftretende Erkrankungen auslösen, erklärt die Häufigkeit von Alterserkrankungen. Die gleichen Gene, die uns in der Jugend gesund und fit halten, machen uns im Alter krank. Der evolutionsbiologische Sinn der antagonistisch-pleiotropen Wirkung vieler Gene liegt in der raschen Elimination der Elterngeneration als Nahrungskonkurrenten für die zahlreich gezeugten Nachkommen.

6.7.5 Was können wir von Hundertjährigen über den Alterungsprozess lernen?

Um 100 Jahre alt zu werden, braucht man zumindest drei Voraussetzungen: gute Umweltbedingungen, moderate Lebensweise und gute Gene, wobei letztere eine relativ geringe Rolle spielen. Zwillingsstudien haben gezeigt, dass sich die sog. „Heritabilität" (d.h. der genetische im Verhältnis zum Umweltanteil) von Langlebigkeit lediglich auf 25 % beläuft (Vaupel et al. 1998). Was sind gute oder lebensverlängernde Gene? Durch die Untersuchung von 100-Jährigen erhoffte man sich eine Antwort auf diese Frage.

Beim Menschen sind hunderte von Genvarianten bekannt, welche die Anfälligkeit für bestimmte Krankheiten mitbestimmen. Ein besonders gut untersuchtes Beispiel sind die Varianten des Apolipoprotein-E-(ApoE-)Gens. Besitzt man die Variante ApoE4, so hat man ein höheres Erkrankungsrisiko für eine Vielzahl von Alterskrankheiten, u.a. M. Alzheimer, Schlaganfall, Osteoporose, Gallensteine und Retinitis pigmentosa. Als krankheitsprädisponierenden Faktor findet man das Allel ApoE4 unter Hundertjährigen weniger häufig als unter jüngeren Kontrollpersonen (Schachter et al. 1994). Das Umgekehrte gilt für das Allel ApoE2, welches als protektives Allel unter Hundertjährigen vermehrt vorhanden ist. Unter langlebigen Menschen findet man auch eine höhere Prävalenz von Homozygotie für die I405V-Variante des Cholesteryl-Ester-Transfer-Protein-Gens (CETP). Diese Variante bedingt offenbar die Existenz von größeren HDL- und LDL-Partikeln im Blut, was mit einem niedrigeren Risiko für Hypertonie, koronare Herzkrankheit und metabolisches Syndrom und damit höherer Lebenserwartung korreliert ist (Barzilai et al. 2003). Ein weiteres Kandidatengen für Langlebigkeit liegt vermutlich auf dem menschlichen Chromosom 4 und wird derzeit charakterisiert (Perls et al. 2002, Geesaman et al. 2003)

Im Gegensatz zu über 1000 bekannten Genen, deren Mutationen Krankheiten auslösen und die Mortalität erhöhen, kennen wir bisher nur sehr wenige Genvarianten, die Langlebigkeit begünstigen. Mit wenigen Ausnahmen treten krankheitsdisponierende Allele unter Hundertjährigen genauso häufig auf wie unter jüngeren Kontrollpersonen. Dieses bisher unverstandene „Centenarian Paradox" zeigt eindrücklich, wie komplex das Zusammenspiel von Genen und Umwelt bei Alterung und Langlebigkeit ist.

6.7.6 Warum leben Männer kürzer als Frauen?

In den Industrienationen ist die durchschnittliche Lebenserwartung von Männern 4–8 Jahre geringer als die von Frauen (Guralnik et al. 2000). Für eine biologisch-genetische Ursache dieses Unterschieds spricht die Tatsache, dass Frauen im Gegensatz zu Männern über 2 X-Chromosomen verfügen. Das menschliche X-Chromosom enthält ausgesprochen viele Gene, die für Sinnesleistungen und Funktionen des Zentralnervensystems kodieren. Die Aufrechterhaltung der Homöostase des neuroendokrinen Systems und kognitiver Fähigkeiten sind für ein langes Leben offenbar besonders wichtig (Lindenberger et al. 1993). Wird ein X-chromosomales Gen geschädigt, so führt dies bei Männern (die nur über 1 X verfügen) unweigerlich zu einem Funktionsausfall, während Frauen den Defekt durch die Existenz ihres zweiten X-Chromosoms in zumindest 50 % ihrer Körperzellen kompensieren können. Dies ist die Erklärung dafür, warum sich weltweit in Institutionen für geistig behinderte Menschen mehr Männer als Frauen finden (Zechner et al. 2001). Aus genetischer Sicht sind Männer wegen ihres singulären X-Chromosoms also erheblich stärker gefährdet als Frauen.

Als weitere biologische Vorteile für Frauen gelten stabilere Telomere (Nawrot et al. 2004), die protektive Wirkung von Östrogenen, z.B. hinsichtlich des Gefäßsystems und der Mitochondrien (Vina et al. 2003) sowie der relativ niedrige Testosteronspiegel und die damit verbundene risikoärmere, vernünftigere Lebensweise. Seit den 70er Jahren scheinen sich die Unterschiede in der Lebenserwartung beider Geschlechter allerdings zu verringern. Dies wird vor allem mit einer Reduktion der Mortalität erwachsener Männer durch Vermeidung von Risikofaktoren (Rauchen, Alkohol, Aggressivität) und Verbesserung der medizinischen Versorgung erklärt (Trovato et al. 1996). Ein kleiner Trost für das männliche Geschlecht ergibt sich aus der Tatsache, dass Frauen zwar länger leben, aber dafür auch länger von chronischen Krankheiten (vor allem Skelett- und Autoimmunerkrankungen) betroffen sind (Leville et al. 2000).

Unter guten Umweltbedingungen haben Frauen offenbar genetisch begründete Vorteile (2 gegenüber nur 1 X-Chromosom bei Männern; hormonelle und damit verbundene Lifestyle-Unterschiede). Dafür sind Frauen häufiger und länger von chronischen Erkrankungen betroffen.

Literatur

Bandyopadhyay D, Medrano EE: The emerging role of epigenetics in cellular and organismal aging. Exp Gerontol 2003; 38: 1299–307.

Barzilai N, Atzmon G, Schechter C et al.: Unique lipoprotein phenotype and genotype associated with exceptional longevity. JAMA 2003; 290: 2030–40.

Bodnar AG, Ouellette M, Frolkis M et al.: Extension of life span be introduction of telomerase into normal human cells. Science 1998; 279: 349–52.

Bürkle A, Beneke S, Brabeck C et al.: Poly(ADP-ribose) polymerase-1, DNA repair and mammalian longevity. Exp Gerontol 2002; 37: 1203–5.

Cawthon RM, Smith KR, O'Brien E, Sivatchenko A, Kerber RA: Association between telomere length in blood and mortality in people aged 60 years or older. Lancet 2003; 361: 293–95.

De Sandre-Giovannoli A, Bernard R, Cau P et al.: Lamin A truncation in Hutchinson-Gilford progeria. Science 2003; 300: 2055–7.

Forsberg L, de Faire U, Morgenstern R: Oxidative stress, humangenetic variation, and disease. Arch Biochem Biophys 2001; 389: 84–93.

Geesaman BJ, Benson E, Brewster SJ et al.: Haplotype-based identification of a microsomal transfer protein marker associated with the human lifespan. Proc Natl Acad Sci USA 2003; 100: 14115–20.

Geiger H, Van Zant G: The aging of lympho-hematopoietic stem cells. Nat Immunol 2002; 3: 329–33.

Goldsmith TC: Aging as an evolved characteristic – Weismann's theory revisited. Med Hypotheses 2004; 62: 304–8.

Guralnik JM, Balfour JL, Volpato S: The ratio of older women to men: historical perspectives and cross-national comparisons. Aging (Milano) 2000; 12: 321–2.

Hasty P, Campisi J, Hoeijmakers J, van Steeg H, Viig J: Aging and genome maintenance: lessons from the mouse? Science 2003; 299: 1355–1359.

Hoehn H, Renner A: Human aging and longevity: genetic aspects. In: HD Osiewacz (ed): Aging of Organisms. pp 247–69. Kluwer Academic Publishers, 2003.

Kirkwood TB, Austad SN: Why do we age? Nature 2000; 408: 233–8.

Kristal BS, Yu BP: An emerging hypothesis: synergistic inductions of aging of free radicals and Maillard reaction. J Geront Biol Sci 1992; 47: B107–14.

Kulozik AE, Henthe MW, Hagemeier C, Bartram CR (eds.): Molecular Medicine. P 129. De Gruyter, Berlin New York, 2000.

Lammerding J, Schulze PC, Takahashi T et al.: Lamin A/C deficiency causes defective nuclear mechanics and mechanotransduction. J Clin Invest 2004; 113: 370–8.

Leville SG, Resnick HE, Balfour J: Gender differences in disability: evidence and underlying reasons. Aging (Milano) 2000; 12: 106–12.

Lieber MR, Karanjawala ZE: Ageing, repetitive genomes and DNA damage. Nat Rev Mol Cell Biol 2004; 5: 69–75.

Lindenberger U, Mayr U, Kliegl R: Speed and intelligence in old age. Psychol Aging 1993; 8: 207–20.

Longo VD, Finch CE: Evolutionary medicine: from dwarf model systems to healthy centenarians. Science 2003; 299: 1342–1346.

Martin GM: Keynote:mechanisms of senescence. Complificationists versus simplificationists. Mech Ageing Dev 2002; 123: 65–73.

Martin GM, Austad SN, Johnson TE: Genetic analysis of ageing: role of oxidative damage and environmental stresses. Nat Genet 1996; 13: 25–34.

Melcher R, von Golitschek R, Steinlein C, Schmid M, Schindler D, Hoehn H: Spectral karyotyping of Werner syndrome fibroblast cultures. Cytogenet Cell Genet 2000; 91: 180–5.

Nawrot TS, Staessen JA, Gardner JP, Aviv A: Telomere length and possible link to X chromosome. Lancet 2004; 363: 507–510.

Oeppen J, Vaupel JW: Demography. Broken limits to life expectancy. Science 2002; 296: 1029–31.

Olshansky SJ, Hayflick L, Carnes BA: Position statement on human aging. Sci Aging Knowledge Environ 2002 Jun 19; 24: 9.

Partridge L, Gems D: Mechanisms of ageing: public or private? Nat Rev Genet 2002; 3: 165–75.

Perls T, Kunkel L, Puca A: The genetics of aging. Curr Opin Genet Dev 2002; 12: 362–69.

Roth GS, Lane MA, Ingram DK et al.: Biomarkers of caloric restriction may predict longevity in humans. Science 2002; 297: 811.

Rose MR: Evolutionary Biology of Aging. Oxford University Press, Oxford, New York, 1991.

Rosenberg B, Kemeny G, Smith LG: The kinetics and thermodynamics of death in multicellular organisms. Mech Ageing Dev 1973; 2: 175–93.

Schachter F, Faure-Delanef L, Guenot F et al.: Genetic associations with human longerity at the APOE and ACE loci. Nat Genet 1994; 6: 29–32.

Stadtman ER: Protein oxidation in aging and age-related diseases. Ann NY Acad Sci 2001; 928: 22–38.

Tartar M, Bartke A, Antebi A: The endocrine regulation of aging by insulin-like signals. Science 2003; 299: 1346–50.

Troen BR: The biology of aging. Mount Sinai J Med 2003; 70: 3–22.

Trovato F, Lalu NM: Narrowing sex differentials in life expectancy in the industrialized world: early 1970's to early 1990's. Soc Biol 1996; 43: 20–37.

Vaupel JW, Carey JR, Christensen K: Biodemographic trajectories of longevity. Science 1998; 280: 855–60.

Vina J, Sastre J, Pallardo F, Borras C: Mitochondrial theory of aging: importance to explain why females live longer than males. Antioxid Redox Signal 2003; 5: 549–56.

Westendorp RG, Kirkwood TB: Human longevity at the cost of reproductive success. Nature 1998; 396: 743–6.

Wick G, Berger P, Jansen-Dürr P, Grubeck-Loebenstein BA: Darwinian-evolutionary concept of age-related diseases. Exp Geront 2003; 38: 13–25.

Wong JMY, Collins K: Telomere maintance and disease. Lancet 2003; 362: 983–88.

Zechner U, Wilda M, Kehrer-Sawatzki H et al.: A high density of X-linked genes for general cognitive ability: a run-away process shaping evolution? Trends Genet 2001; 17: 697–701.

6.8 Die Qualität von Anti-Aging-Programmen – Was sollen sie beinhalten?

Michael Klentze

6.8.1 Einleitung

Zum ersten Mal in der Menschheitsgeschichte haben wir eine durchschnittliche Lebenserwartung von 72,5 Jahren für Männer und 81,2 Jahren für Frauen erreicht. In den USA hat die Lebenserwartung in einer Rate von 3 Jahren/Dekade zugenommen (Tobin, 1984). Diese enorme Veränderung in entwicklungsgeschichtlich gesehen extrem kurzer Zeit stellt uns vor neue gesundheitspolitische Probleme, die in ihrem Ausmaß bis heute nicht begriffen worden sind (Klentze (1), 2001; Pearl, 1928).

Damit werden die Gesundheitssysteme mit einer Vielzahl, in den so genannten zivilisatorischen Ländern schon bekannter, medizinischer Probleme konfrontiert, deren Ursache in erster Linie im Altern und in der damit verbundenen Verlängerung der individuellen und kollektiven Lebensspanne zu suchen ist (Gwatkin und Brandel, 1982).

Ursachen von Alterungsprozessen:
- **Vererbung**
- **Lifestyle (Ernährung, Bewegung, Stress)**
- **sozioökonomischer Status**
- **Persönlichkeit**
- **Umweltbelastung**
- **fehlende Hygiene und medizinische Unterstützung**
- **Geschlecht**

Die Anti-Aging-Medizin hat es sich zur Aufgabe gemacht, durch einen ganzheitlichen, Körper, Seele und Umweltbedingungen des Menschen erfassenden Ansatz die Prozesse des Alterns und die damit einhergehenden Funktionseinschränkungen frühzeitig zu erfassen und gezielt zu beeinflussen (Hayflick, 1961; Rose et al. 1984; Hayflick, 1985; Hayflick et al. 1994; Moltz, 2001).

Damit sollen folgende Ziele erreicht werden: Verlangsamung des Alterungsprozesses, Erfassung, Regulierung, Vermeidung und Verschiebung von altersbedingten Erkrankungen an das Lebensende (Compression of Morbidity).

Der Begriff „Compression of Morbidity" wurde erstmals von J.F. Fries 1980 publiziert. Anlass dazu war die Beobachtung, dass durch die Verlängerung von Vitalität, Verringerung von Krankheiten, Eliminierung vorzeitiger Todesfälle die biologische Phase der Seneszenz und damit verbunden die altersbedingten Erkrankungen an das Lebensende komprimiert werden können.

Für die Erreichung des Ziels einer Morbiditätskompression bedient sich die Anti-Aging-Medizin moderner präventivmedizinischer Verfahren in Diagnostik und therapeutischer Intervention. Hochrechnungen haben gezeigt, dass alleine mit Mitteln der bisher geläufigen Prävention ein Plus an Lebensjahren erreicht werden kann, welches insbesondere bei Männern zu einem Gewinn von 1,9 bis 4,4 gesunder Lebensjahre führen kann.

6.8.2 Schwerpunkte von Anti-Aging-Programmen

Die im Folgenden beschriebenen Problembereiche des Alterns sind die Hauptansatzpunkte von Anti-Aging-Programmen.

Beeinflussbare Ursachen des Alterns:
- **oxidative Prozesse und Bildung freier Radikale, Detoxifikationsenzyme**
- **Demethylisierung, Hypermethylisierung**
- **Hormonmangel**
- **Vitamin- und Spurenelementverarmung**
- **Mangel an Bewegung, Veränderung der Körperzusammensetzung, Body-Mass-Index-Zunahme, Glykolisation**
- **mangelhaftes Stressmanagement, Hirnalterung**
- **Störung der Immunabwehr**
- **intestinale Alterung**
- **Knochenmasseverlust**
- **Nierenfunktion**
- **Risikoparameter**

Bewegungsmangel und Fehlernährung

Diese beiden Faktoren stehen an erster Stelle in der Anti-Aging-Prävention. Hier eine entsprechende Motivation zu erreichen, ist sicher die schwerste Aufgabe des Arztes. Sowohl der Body-Mass-Index (BMI) als auch der Taillenumfang bei Männern ergibt ein altersabhängiges Bild mit Zunahme an Insulinresistenz, Diabetes Typ II, Lipidstoffwechselstörungen, Herz-Kreislauf-Erkrankungen und Krebs. Ein Verlust der Muskelmasse zugunsten eines Gewinns an Fettmasse, bei Männern vorwiegend viszeral, erhöht ebenfalls das Risiko. Die Prävention dieser Erkrankungen durch Bewegung ist hinreichend belegt (Walford et al. 1987).

Sowohl Blutdruck als auch Ruhepuls zeigen einen kontinuierlichen Anstieg über die unterschiedlichen Altersdekaden. Ursachen sind neben einer BMI-Zunahme die Verminderung der Herzauswurfleistung in Ruhe durch Anstieg des Rechtsherzdrucks, Erhöhung des Flusswiderstands und Anstieg der Katecholaminsekretion, Vermehrung der Angiotensinogensekretion in Adipozyten und PAI-1-Zunahme (Hollmann et al. 1992). Der PAI-1-Faktor wird als Ursache erhöhter thrombotischer Komplikationen im arteriellen System, insbesondere in Koronararterien, und damit mit dem Herzinfarkt in Zusammenhang gebracht. Zur Messung werden Blutdruck, EKG (Ruhe und Belastung), maximale Sauerstoffbelastung (VO_2max) in gestuftem Setting angewendet.

Die ebenfalls zu vermerkenden Verminderungen der pulmonalen Parameter sind bedingt durch: Verminderung der Muskelkraft, Abnahme der Lungenelastizität (Alveolardruck) und Verminderung des Inspirationsvolumens. Die Messparameter hierfür sind: Forced Exspiratory Capacity (FEC-1) in einer Sekunde und die Forced Vital Capacity (FVC).

Die Verminderung der Expression von Muskelprotein ist hormon- und bewegungsabhängig, geht im Gleichschritt mit der Abnahme der Mitochondrienzahl und führt zu einer Verminderung von Muskelkraft und -masse. Zusätzlich kommt es an der motorischen Endplatte zu einer verminderten Ansprechbarkeit auf Acetylcholin. Messparameter sind Handkraft, Bizepskraft, Stepping, Situps, Muskelgeschwindigkeitsmessungen und Messungen der Muskelkoordination (Fingertapping).

Metabolische Parameter runden das Bild ab (HbA1c, HDL/LDL-Cholesterin, Triglyzeride).

Hirnalterung und Stress

Chronischer Stress hat nicht nur Einfluss auf die Entwicklung von Herz-Kreislauf-Erkrankungen im Alter, sondern vor allem auf Immunsystem, Blutzuckerstoffwechsel, Knochenmasse und Gehirnalterung (Brody, 1978). Hohe Kortisolspiegel beeinflussen die CA1-Region des Hippocampus und zerstören dort die Gedächtnis und Kognition regulierenden Neuronen durch Sensibilitätsveränderung am Glutamatrezeptor. Die Folgen sind biochemische Exzitoxizität mit Zerstörung der Neuronen durch übermäßigen unkontrollierten Kalziumeinstrom mit intrazellulärer Peroxynitritbildung, Oxidation und Membranzerstörung und klinisch sich manifestierenden Gedächtnis- und Kognitionsbeeinträchtigungen. Hinzu kommen eine altersbedingt verminderte Expression von Neurosteroiden, Neurotransmittern und degenerative Zerstörung von Axonen (Demyelinisierungen) sowie der Untergang vor allem der dendritischen Kontakte.

Mittlerweile existieren gute validierte ZNS-Parametertestungen der Sensorik (höchster hörbarer Ton, Akkomodationsfähigkeit, Vibrationssensitivität), der Vigilanz (Reaktionsmessungen auf akustische und visuelle Reize; White und Davis, 1990), von Gedächtnisfunktionen (Memory Tests mit Zahlen, Bildern, Reihenfolge von Lampen – Demtect; Kessler et al. 2000) sowie kognitive assoziative Tests (Farb-Wort-Test, Landolt-Test), Messungen der Stimmung (Depressionsskalen nach Beck und Hamilton), Stressanalysen und Schlafdiagnostiktests (Iwatsubo et al. 1995; Kessler et al. 2000).

Beeinflussung der Oxidation und Detoxifikation

Der Körper verliert die Fähigkeit, innere und äußere Schadstoffe abzuwehren und zu entgiften. Freie Radikale greifen die Zellstruktur und Stoffwechselmetaboliten an und schädigen sie, sodass sie als Hauptursache der Zellalterung und altersbedingter Erkrankungen (Alzheimer, Lipidoxidation, Arteriosklerose, Glykoxidation, Diabetes mellitus, oxidative Schädigung von Band- und Gelenkapparat, Parkinson) gelten (Dormandy, 1989; Harman, 1956 u. 1981; Shock et al. 1985; Klentze (2), 2001).

Freie Radikale können über Verhinderung der Initiation, der Propagation der Oxidationskette und Unterstützung der Terminierung abgefangen werden. Die Messung der Oxidationsprodukte im Blut (Lipidperoxidation: Malondialdehyd als Marker für freie Cholesterinradikale, 4-Hydroxynonenal als Marker für Membranoxidationsprodukte) und im Urin (8-OH-di-Guanosin als Marker für DNS-Oxidation, Unterscheidung zwischen mitochondrialer und nuklearer DNS hiermit nicht möglich) gibt erheblichen Aufschluss über das zu erwartende Ausmaß der Zellzerstörung.

Entsprechende Interventionen im Lebensstil normalisieren die oxidative Aktivität:

- Vermeidung von Rauchen
- Veränderungen der Umweltbedingungen in häuslicher Umgebung oder am Arbeitsplatz
- Ernährungsänderungen
- Bewegung und Zufuhr ausreichender Antioxidanzien (in den ersten Wochen im Rahmen einer orthomolekularen Therapie hoch dosiert, später in primärpräventiven Dosierungen).

Hierbei ist die antioxidative Gesamtkapazität des Organismus zu beachten, die im Alter weniger exprimiert wird (Enzyme: Superoxiddismutase, Glutathion, Glutathionperoxidase, Katalase, aber auch Urate, Bilirubin, Coeruloplasmin, Transferrin und Albumin).

Eine der wesentlichen Probleme des Organismus besteht in der zunehmenden Belastung mit für ihn schädlichen Xenobiotika. Aber auch körpereigene Stoffe müssen abgebaut und ausgeschieden werden. Es bestehen direkte Zusammenhänge zwischen mangelnden Enzymaktivitäten der Phase-I-Enzyme (P450-Familie), der Phase-II-Enzyme und Krebsentstehung. Insbesondere bei Mammakarzinom, Prostatakarzinom, Dickdarm- und Lungenkrebs ist dies nachgewiesen worden.

Gleichzeitig bestehen aber auch direkte Beziehungen zwischen der Art der Nahrung und der Aktivität dieser Enzyme, wobei besonders pflanzlichen Stoffen wie Lignanen, Indol-Karbinolen und Isoflavonen ein bedeutende Rolle zukommt. Über die genetische Bestimmung der Enzymaktivität einerseits und die Messung der Intermediärprodukte aus der Phase I andererseits lassen sich Schlüsse auf das Risiko, an den oben genannten Karzinomen zu erkranken, ziehen. Gezielte Intervention mit Ernährungsumstellung und zusätzliche Zufuhr von Antioxidantien und entsprechenden phytoeffektiven Substanzen zur Nahrung mindern das Risiko dramatisch.

Untersucht werden aus der Phase I die CYP-2-, CYP-1A1-, CYP-1B1-P450-Enzyme auf Mutation hetero- oder homozygot und in Phase II die COMT-, NAT-, Glutathion-S-Transferasenfamilie (Alpha, P1i, M1, T1), evtl. Arylasen und Sulfatasenaktivitäten. Bezüglich der genetischen Veränderungen im Steroidhormonstoffwechsel, die das Risiko für Prostatakrebs bzw. Mammakarzinom erhöhen, kommen noch CYP 17 (DHEA-Androstendion), CYP 19 (Aromatase), CYP 21 (Androgenisierung) und die beiden Polymorphismen der 5-α-Reduktase zur Untersuchung. Auch eine Demethylierungsmessung des Androgenrezeptors, die mit einer erhöhten Suszeptabilität für Prostatakrebs in Bezug auf verstärkte Stimulation des Promotors durch die DHT-Bindungsstelle einhergeht, ist unter Umständen sinnvoll, insbesondere, wenn familiär das Risiko für diese Erkrankung erhöht ist.

Demethylierung und Hypermethylierung

Bei Demethylierung und seltener Hypermethylierung ist eine gehäufte Krebsentstehung bewiesen. Entscheidend ist dabei die Beeinflussung der Epigenetik, d.h. des Methylierungscodes, der für das „Silencing" der DNS verantwortlich ist bzw. ein Ablesen der DNS erst möglich macht (Driscoll, 1994; Finch, 1999). Dieser ist individuell unterschiedlich und wird als „Missing link" zwischen Primaten und Homo sapiens angesehen. Die Messung des epigenetischen Codes ist in guten genetischen Labors heute möglich und besonders bei der Primärprävention des Prostatakarzinoms bei Risikopatienten sinnvoll. Ein bekanntes, hinsichtlich des Risikos oft unterschätztes Intermediärprodukt des Aminosäurestoffwechsels, das Homocystein, ist eine hypermethylierte Aminosäure, allerdings durch einen Mangel an dem Enzym Methyltetrahydrofolatreduktase (MTHFR) bedingt. MTHFR kann durch einen Polymorphismus schwach exprimiert sein oder seine volle Wirksamkeit wegen Vitamin-B_6-, B_{12}- und Folsäuremangel nicht entfalten. Entsprechend sind die therapeutischen Interventionen.

Hormone

Als Garanten des epigenetischen Codes und als Informationsüberträger zwischen den Zellen sind Hormone mit Alterungsprozessen klar assoziiert. Entsprechend gehört zu einer Anti-Aging-Intervention die Messung der Hormone und ihrer Intermediär- bzw. Umwandlungsprodukte sowie die gezielte, maßgeschneiderte und individuelle Substitution oder Stimulation fehlender Hormone. Gemessen werden: Östradiol, Östron, FSH, LH, Gesamttestosteron, freies Testosteron, freier Androgenindex, SHBG, IGF-1, IGF-BP3, DHEA-S, Kortisol, Leptin, Insulin, TSH, T3 und T4.

Hormonmessungen

Hormone sinken im Lauf des Alterungsprozesses (Adelman, 1980), insbesondere bei Frauen Östrogene, Androgene und Progesteron durch die menopausale Ovarialinsuffizienz, wobei die Androgene aus der Nebennierenrindenproduktion (insbesondere DHEA) nicht ausreichen, um das Defizit zu beheben. Mit Ausnahme von Frauen mit vermehrter Körperfettmasse, die durch verstärkte Expression von Aromatase noch ovariell oder adrenale sezernierte Androgene zu Östrogenen umwandeln können (Androstendion zu Östron, Testosteron zu Östradiol), benötigen die meisten Frauen vorübergehend eine Hormonersatztherapie. Umstritten ist, in wie weit die Verabreichung von Östrogenen alleine oder in Kombination mit Progestinen einen präventiven Charakter in Bezug auf die Entstehung von Herz-Kreislauf-Erkrankungen haben. Sie scheinen aber doch das Risiko für die Entstehung eines Mammakarzinoms in einigen Fällen zu begünstigen. Dabei scheinen hier Polymorphismen der Um- und Abbaugene im Steroidstoffwechsel eine erhebliche Rolle zu spielen. Bei Frauen wird aus diesem Grund in der Anti-Aging-Medizin die Polymorphismusdiagnostik zur Abklärung eventueller Risiken der Hormonersatztherapie empfohlen (Kunnas et al. 2000). Dies hat insbesondere eine Bedeutung, da die Anti-Aging-Medizin patientenorientiert, individuell und ganzheitlich diagnostiziert und therapiert. Damit unterscheidet sie sich von dem üblichen therapeutischen Vorgehen. Der entscheidende Unterschied liegt in der Dosierung. Die von M. Clemons und P. Goss 2001 im New England Journal of Medicine publizierte Arbeit bewies in Studien, dass nicht das Hormon für sich, sondern die zu hohe Belastung des Organismus mit Östrogenen (sei sie endogen oder exogen) zu einem erheblichen Proliferationsdruck auf die Brustdrüsen führte, welches sich wiederum in der Mammografie durch erhöhte Dichte der Brustdrüse und in einer erhöhten Entartungsrate zeigte.

Durch Polymorphismendiagnostik sind wir heute in der Lage,

- den Hormonstoffwechsel von Östrogenen und androgenen Vorstufen zu bestimmen und damit bei Frauen das Brustkrebsrisiko, bei Männern das Prostatakrebsrisiko und das Herz-Kreislauf-Risiko (Kunnas et al. 2000) abzuschätzen und letztendlich genau zu dosieren oder eben zu entscheiden, auf eine Hormonersatztherapie zu verzichten. Dies gilt für Männer und Frauen (CYP 17(17-Hydroxylase), CYP 19 (Aromatase), CYP 1A1 (P450), CYP 1B1, COMT (Catechol-ortho-methyl-transferase), Sulfotransferase, 5-α-Reduktase, Östrogenrezeptor Alpha)
- das Thromboserisiko unter HRT abzuschätzen (Faktor-V-Leiden, Faktor II (Prothrombin), MTHFR-Polymorphismus (Methyltetrafolatdehydrogenase = Homocysteinrisiko), PAI-1n (Plasminogen-Aktivator-Inhibitor 1))
- das kardiovaskuläre Risiko von Frauen und Männern abzuschätzen (ACE, AGT, Hochdruckpolymorphismus, endotheliale Nitritoxidsynthase (e-NOS), Lipidstoffwechsel: CETP-, ApoE-, ApoB-, ApoA-Polymorphismen.

Damit steht der Anti-Aging-Medizin ein diagnostisches Werkzeug für die individuelle Behandlung der Patienten zur Verfügung, insbesondere im Hinblick auf die Langzeitprävention.

Die hormonelle Therapie zur Prävention besteht aus der DHEA-Substitution, der Substitution mit Androgenen und Östrogenen, der Substitution von Wachstumshormon und Melatonin. Vorstufen, insbesondere Aminosäuren und Stimuli der Hormonsekretion werden dabei bevorzugt.

Vitamin- und Mineralienmangel

Mit zunehmendem Alter kommt es zu einer Vitamin-, Antioxidanzien- und Mineralverarmung. Ursächlich dafür sind Resorptionsstörungen des alternden Menschen, chronische Erkrankungen (Krebs, Herz-Kreislauf-Erkrankungen, Kolitis, Glutenallergien, Sprue und Nieren- bzw. Leberfunktionsstörungen). Im Unterschied zum Ziel der Vermeidung von Vitaminmangelkrankheiten (BeriBeri, Skorbut etc.) zielt die Anti-Aging-Medizin auf eine orthomolekulare Beeinflussung des Zellstoffwechsels durch Stimulation der Enzymaktivitäten. Für die Vermeidung von Mangelerscheinungen reichen ernährungsgerichtete Maßnahmen, um das Ziel der Altersprävention aber zu erreichen, bedarf es einer Substitution.

Eine gezielte, individuell nach den klinischen Bildern und Zellstoffwechsel (Oxidation, Detoxifikation) gerichtete Ersatztherapie ist hier angezeigt. Das Problem besteht leider aber auch heute noch in der mangelnden Verfügbarkeit einer guten differenzierten Labortechnik, die über den Gehalt an Vitalstoffen Auskunft geben kann.

Immunologie des Alterns

Immuntests können die altersbedingte Verschiebung der Immunität von zellulärer Abwehr zu humoraler Abwehr messen (TH1-TH2) (Takata et al. 1987). Die Veränderung der Regulation geht einher mit einer Veränderung von endokrinologischen Parametern (Östrogene, Testosteron, DHEA, Kortisol). Insbesondere die Kortisol/DHEA-Ratio spielt hier eine enorme Rolle. Regelmäßig findet man eine Verminderung der zellulären Immunität bei gestressten jüngeren und älteren Menschen und bei chronischen Infekten (EB-Virus, HIV, Herpes, Toxoplasmose, Zytomegalie, HPV) (Miller, 1990).

Zur Statuserhebung werden getestet: T-Lymphozyten, Immunglobuline, DHEAS und Kortisol, TH1/TH2-Ratio, NK-Zellzahl und -Aktivität, CD4/CD8-Ratio.

Intestinales Altern

Der Darm stellt eines der größten endokrinologischen, immunologischen und neurologischen Organe dar. Über die Hälfte aller Nervenfasern gehen vom Darm zum Gehirn, im Gastrointestinalbereich vorhandene endokrine Drüsen regulieren hypothalamisch-hypophysäre Hormonsekretionen und haben direkte hormonale Einflüsse. Das Darmimmunsystem kontrolliert Fremdstoffe, Bakterien und Viren, damit diese nicht die Darm-Blut-Schranke durchbrechen. Resorptionsstörungen sind im Alter häufig zu beobachten. Nicht selten beruhen sie auf einer Unverträglichkeitsreaktion (Gluten) oder auf allergischen Situationen gegenüber Nahrungsmitteln.

Folgende Messungen geben Aufschluss: Im Stuhl werden ähnlich wie zur Untersuchung der Nierenfunktion durch Urinuntersuchung aerobe und anaerobe Bakterien, Verdauungsreste (Fette, Eiweiß, Zucker), Antikörper gegen Endomysium, Transglutaminase, Gliadine, das Schleimhautimmunglobulin A (SigA), Calprotektin (Entzündungen, Karzinome) und MPK 2 (Karzinome) untersucht. Bei entsprechend positiv ausgefallenen Tests werden weitere Maßnahmen (Koloskopie, virtuelle Methoden) veranlasst.

Knochenentmineralisierung

Die Knochenentmineralisierung bis hin zum Knochenstrukturumbau (Osteoporose) ist eine altersbedingte Erkrankung (Ausnahme: endokrinologische oder maligne Erkrankungen mit Metastasen). Die DEXA-Messung zur Knochendichtebestimmung (T-Wert, Z-Wert) und zur Fett-Muskelmasse-Bestimmung sollte Standard sein. Ultraschallmethoden sind als Screening auf Bone-Mass-Density-(BMD-)Veränderungen ausreichend. Weiter führende Diagnostik ist auch im Anti-Aging-Institut standardisiert (Röntgen, Pyrrolidine, PTH, Vitamin D, Ca-Ausscheidung im 24-Stunden-Urin, Phosphatmessung im 24-Stunden-Urin).

Nierenfunktion

Eine Sklerose der Glomerula und die meist durch altersbedingten Glukoseanstieg und Glykolisation bedingte Verdickung der Basalmembran führen zu einer Verminderung der endogenen 24-Stunden-Clearance sowie zu einem Anstieg der Kreatininwerte.

Risikoparameter

Altersbedingte Risikoparameter zur Abschätzung des Herz-Kreislauf-Risikos sind:
BMI, Insulin, Fibrinogen, supersensitives CRP, IL-6, DHEAS, IGF-1, Homocystein, PAI-1, Faktor VII.
Ferner: Gesamt-Cholesterin, HDL, LDL, Triglyzeride, Glukose, HbA1c, Harnsäure, Albumin, Gesamteiweiß, Leberwerte, Amylase und Harnstoff zur Erfassung des gesamten klinischen Bildes (Harm, 1997).

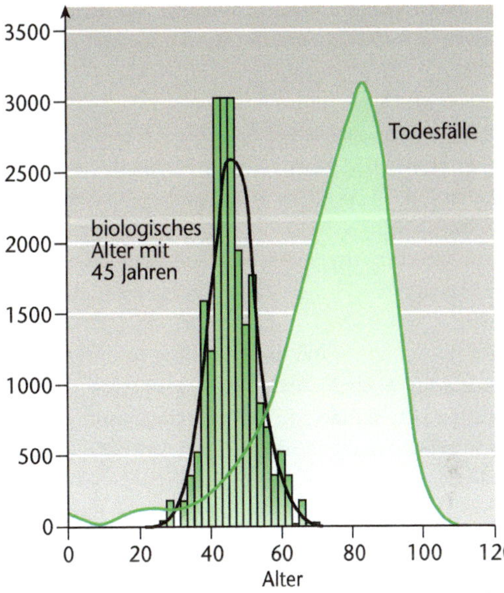

Abb. 6.8-1 Verteilung des biologischen Alters (BA) nach der Hochschildt-Studie, Frauen 45 ± 1 Jahr nach Durchführung des Hochschildt-Scans. Kurve im Hintergrund: Altersverteilung der Todesfallstatistik in den USA.

6.8.3 Messplatzsysteme

Moderne Messplatzsysteme integrieren heute einen großen Teil der zu bestimmenden Parameter und geben entsprechende Empfehlungen aus. Andere berechnen das biologische Alter zur Quantifizierung der postulierten intrinsischen Altersuhr und der durch extrinsische Faktoren verursachten Differenz (Ruiz-Torres et al. 1989). Dabei wird die offenkundige Tatsache berücksichtigt, dass Menschen gleichen chronologischen Alters zum Teil erhebliche Unterschiede ihrer biologischen Altersphänomene im ästhetischen, organischen und biochemischen Bereich aufweisen.
Die in der Anti-Aging-Medizin heute empfohlenen Systeme sind sich insgesamt im Aufbau sehr ähnlich, unterscheiden sich jedoch deutlich in der Aussagekraft.
Am weitesten ausgearbeitet und für die Anwendung in der Anti-Aging-Praxis empfohlen ist das Messsystem nach Professor A. Wolf (Bio-Aging; Wolf, 2001). Hierbei handelt es sich um ein EDV-gestütztes Gesundheitsdiagnosesystem, welches insbesondere die Frühprävention mit einbezieht (Framingham-Studie). Vorgänger sind getrennte Systeme (H-Scan nach Richard Hochschildt (1990) mit 12 Parametern und Berechnung des biologischen Alters) bzw. das diesem System verblüffend ähnlich arbeitende Age-Scan-System von Wolf Bieger und das Health-Management-System von Bioanalogics aus den USA. (Abb. 6.8-1)
Älter, aber trotzdem erfolgreich im Gebrauch, ist der Vitalitätsmessplatz nach Meissner-Pöthig. Hier findet sich eine interdisziplinäre Funktionsdiagnostik, sehr ausführlich mit Gehirnchecks und 47 anderen Befundtests (Meissner et al. 1995).

Literatur

Adelman RC: Hormone interaction during aging. In: RT Schimke (ed.): Biological Mechanisms in Aging. p. 686. US Department of Health and Human Services, Washington DC, 1980.

Brody H: Cell counts in cerebral cortex and brainstem. In: Robert Katzman et al. (eds.) Alzheimer's Disease: Senile Dementia and Related Disorders. pp 345–351, Raven Press New York, 1978.

Clemons M, Goss P: Estrogen and the risk of breast cancer. N Engl J Med 2001; 344: 276–285.

Dormandy TL: Free radical pathology and medicine. A review. J R Coll Physicians (London), 1989; 23: 221–227.

Driscoll M: Genes controlling programmed cell death: relation to mechanism of cell senscense and aging? In: K Esser and GM Martin (eds.): Molecular aspects of Aging. pp 54–58. John Wiley and sons, New York, 1994.

Finch Cl: Longerity, senescence and the genome. The University of Chicago Press, Chicago and London, 1999.

Fries JF: Aging, natural death and the compression of morbidity. N Engl J Med 1980; 303: 130–135.

Gwatkin DR, Brandel SK: Life expectancy and population growth in the third world. Sci Am 1982; 246 (5): 33–41.

Harm K: Referenzbereiche in der Geriatrie: Eine Übersicht zur Altersabhängigkeit ausgewählter Blutkomponenten. Z Gerontol Geriat 1997; 30: 185–192.

Harman D: The Aging Process. Proceed Nat Acad Sci 1981; 78: 7124.

Harman D: Aging: a theory based on free radical and radiation biology. J Gerontol 1956; 11: 298–300.

Hayflick L, Moorhead PS: The serial cultivation of human diploid cell strains. Exper Cell Research 1961; 25: 585–621.

Hayflick L: Theories of biological aging. Exper Gerontology 1985; 20: 145–159.

Hochschild R: Can an Index of Aging be constructed for evaluating treatments to retard aging rates? A 2462 – person study. J Gerontol 1990; 45; 187–214.

Hollmann W, Rost R, Mader A, Liesen H: Altern, Leistungsfähigkeit und Training. Dt Ärzteblatt 1992; 38: 3041–3054.

Iwatsubo T et al.: Amyloid β-Protein deposition: Aβ42 precendes Aβ-40 in Down syndrome. Ann Neurol 1995; 37: 294–299.

Kessler J, Calabrese P et al.: Demtect: ein neues Screeningverfahren zur Unterstützung der Demenzdiagnostik. Psycho 2000; 6: 343–347.

Klentze M (1): Warum wir altern: Lifetsyle und Anti-Aging-Medizin. Thomas Rabe und Thomas Strowitzki (Hrsg.), S. 19–38. Rendezvous-Verlag Baden-Baden, 2001.

Klentze M (2): Biochemische Grundlagen des Alterungsprozesses. Kongressband 2001 der GSAAM, S. 18–28. Berlin, 2001.

Kunnas TA et al.: Association of polymorphism of human estrogen receptor gene with coronary artery disease in men: a necropsystudy. BMJ 2000; 321: 273–274.

Meissner , Pöthig D, Michalak U, Beier W, Schulz J: Interdisziplinäre Vitalitätsdiagnostik und Functionalage-index in der gerontologischen Prävention und Rehabilitation. Ärztezeit Naturheilverf 1995; 8: 578–587.

Miller R: Aging and the immune response. In: Handbook of the biology of aging. P. 157–180. Academic Press, 1990.

Moltz L: Prävention und Alterungsprozesse – eine Aufgabe der Anti-Aging-Medizin. In: Moltz L, Römmler A, Wolf A, Klentze M (Hrsg.): Kongressband 2001 der GSAAM. S. 18–28. Berlin 2001.

Pearl R: The rate of living. Alfred A. Knopf, New York, 1928.

Rose MR et al.: Labaratory evolution of postponed senescense in Drosophila melanogaster. Evolution. Int J Org Evol 1984; 38: 1004–1010.

Ruiz-Torres A, Agudo A, Holzenberger M, Beier W: Zur Objektivierung des biologischen Alters des Menschen: Ergebnisse. Z Gerontol 1989; 22: 85–89.

Schneider EL, Mitsui Y: The relationship between in vitro cellular aging and in vivo human age. Proc Nat Acad Sci USA 1976; 73: 3584–3588.

Shock NW et al.: Longitudinal studies of aging. In: Finch CL, Schneider EL (eds.): Handbook of the Biology of Aging. P. 721–743, 2nd ed. Van Nostrand Reinhold, New York, 1985.

Sun AY, Chen YM: Oxidative stress and neurodegenerative disorders. J Biomed Sci 1998; 5: 401–414.

Takata H et al.: Influence of Major Histocampatibility Complex region genes on human longevity among Okinawan-Japanese centenarians and nonagenarians. Lancet 1987; 2 (8563): 824–826.

Tobin JD: The Baltimore Study on Aging: Physiological indices of aging. US department of Health and Human Services, pp 387–395, NIH publication No 84–2450, 1984.

Treton JA, Coutois Y: Biomarkers of aging. Am Biol Plin 1990; 48: 319–322.

Walford RL, Harris SB, Weindruch R: Dietary Restriction and Aging. J of Nutrition 1987; 117: 1650–1654.

White H, Davis PB: Cognitive screening tests: an aide in the care of elderly outpatients. J General Internal Med 1990; 5: 438–445.

Wolf AS: Biologische Altersparameter: Was können Sie leisten? In: 1. Konferenz Anti-Aging-Medizin 2001 der GSAAM; (Hrsg. Lothar Moltz, Alexander Römmler, Alfred Wolf, Michael Klentze), S. 29–39. Congress compact Verlag, Berlin, 2001.

6.9 Anti-Aging – aber wie? Männerspezifische Krebsprophylaxe

Claus Fischer

In Deutschland erkranken jährlich etwa 31 000 Männer an einem Prostatakarzinom, etwa 11 000 Männer an einem Blasenkarzinom und etwa 8000 Männer an einem Nierenzellkarzinom. Auf der Datengrundlage des World Cancer Research Fund (WCRF) kann man abschätzen, dass 10–20 % aller Erkrankungen an Prostata-, Blasen- und Nierenkarzinom nur durch eine Ernährungsumstellung vermeidbar wären. Der Krebsprophylaxe kommt daher eine wichtige Bedeutung zu. Vor allem in Deutschland besteht in dieser Hinsicht ein großer Nachholbedarf, sowohl in der Forschung wie auch in der Umsetzung der Erkenntnisse zur Anleitung gesundheitsbewusster Menschen.

6.9.1 Epidemiologische Grundlagen einer diätetischen Krebsprophylaxe

Es gibt ausgeprägte Unterschiede in der Häufigkeit bestimmter Krebsarten zwischen einzelnen Ländern oder Regionen. Diese Beobachtung trifft insbesondere für das Prostatakarzinom zu, das als Modell für die Bedeutung von Umwelteinflüssen und Ernährungsfaktoren gelten kann. Männer in Asien erkranken nur selten an einem Prostatakarzinom, Nordamerikaner und Zentraleuropäer jedoch häufig. Aus Migrationsstudien hat man schon früh erkannt, dass Japaner und Chinesen öfter an einem Prostatakarzinom erkranken, wenn sie nach Nordamerika auswandern, dies gilt insbesondere für die nachfolgenden Generationen, die schließlich die gleiche Inzidenz aufweisen wie Nordamerikaner. Amerikanische Männer afrikanischer Herkunft haben ein doppelt so hohes Risiko wie weiße Amerikaner; das Risiko eines Mannes aus Osaka für ein Prostatakarzinom ist im Vergleich dazu aber 30-mal, das eines Mannes in Shanghai sogar 120-mal geringer.

Asiatische Männer haben ein geringes Risiko, an einem Prostatakarzinom zu erkranken. Wandern diese Männer nach Nordamerika aus, so steigt die Erkrankungswahrscheinlichkeit auf Grund von Umwelteinflüssen an, bis die Nachkommen genauso oft am Prostatakarzinom erkranken wie amerikanische Männer.

Es wurde daher vermutet, dass es im Heimatland eher schützende Umwelteinflüsse geben muss, im Auswanderungsland eher schädigende Faktoren. Nun unterscheidet sich die Ernährung in Asien grundlegend von der in den Staaten („westliche Ernährung"), die sich im Gegensatz zu der in Asien durch einen hohen Fettgehalt, einen hohen Anteil an tierischen Fetten und einen niedrigen Anteil an Ballaststoffen auszeichnet. Es gibt verschiedene Möglichkeiten, den Einfluss von Umweltfaktoren auf die Kanzerogenese zu prüfen. Problematisch ist dabei die lange Zeit vom Beginn der Kanzerogenese bis hin zur klinischen Manifestation der Erkrankung; diese Zeitspanne kann bei soliden Tumoren Jahre und Jahrzehnte betragen.

Epidemiologische Methoden

In der epidemiologischen Forschung existieren verschiedene Methoden, um die Wirkung eines bestimmten Faktors auf die Ausprägung einer Erkrankung zu untersuchen.

Bei **Fall-Kontroll-Studien** wird eine Gruppe erkrankter Personen mit einer vergleichbaren Gruppe nicht Erkrankter bezüglich eines oder mehrerer Risikofaktoren verglichen. Diese Art der Studie ist relativ rasch und kostengünstig durchzuführen (mehrere Dutzend bis mehrere hundert Patienten bzw. Probanden sind üblich). Da bereits Erkrankte untersucht bzw. befragt werden, kann der Ursprung der Erkrankung weit in der Vergangenheit liegen, d.h. der zu untersuchende Faktor kann eine lange Latenzzeit haben. Fall-Kontroll-

Studien haben allerdings Limitierungen, die bei der Interpretation der Ergebnisse zu beachten sind. Die Erfassung zurückliegender Risiken kann unzuverlässig sein („information bias"), Patienten können die Risiken in der Erinnerung ganz verschieden bewerten („recall bias") und das Kausalitätsproblem kann unlösbar werden: Wenn zum Beispiel Patienten mit einem Magenkarzinom nach ihren früheren Ernährungsgewohnheiten befragt werden, so geben sie wahrscheinlich andere Gewohnheiten an als die Probanden einer vergleichbaren Gruppe ohne Magenkarzinom. Diese anderen Gewohnheiten können aber genauso gut Folge der Erkrankung sein, nicht die Ursache („reverse causality").

Bei **Kohortenstudien** werden die Teilnehmer auf Grund eines postulierten Risikofaktors ausgewählt und mit einer Kontrollgruppe verglichen (retrospektiv oder prospektiv). Der Risikofaktor steht also zu Studienbeginn fest, ebenso die Zugehörigkeit eines Probanden zu seiner Gruppe (Risikofaktor vorhanden oder nicht). Diese Studien haben immer viele Teilnehmer und sind bei prospektivem Design natürlich sehr viel länger und kostspieliger. So wurden beispielsweise 1951 alle 42 500 Mitglieder des British Medical Registers nach ihren Rauchgewohnheiten gefragt; eine erneute Auswertung 43 Jahre später zeigte, dass im Gegensatz zu früher statt 62 Prozent nur noch 18 Prozent der Mediziner rauchten; die Rate an Bronchialkarzinomen war entsprechend zurückgegangen. Die langen Laufzeiten solcher Studien sind auch deshalb problematisch, da sich in dieser Zeit Risikofaktoren unbemerkt ändern können und neue diagnostische Methoden das Studiendesign nicht mehr sinnvoll erscheinen lassen. Natürlich fallen in solchen großen Studien immer auch Probanden aus der Beobachtung heraus („selection bias").

Um den Einfluss von Nahrungsbestandteilen auf die Krebsentstehung zu untersuchen, sind häufig große epidemiologische Untersuchungen mit Tausenden von Probanden nötig. Diese aufwändigen Studien können jahrelang dauern; trotzdem bieten sie keine Garantie für ein sicheres Ergebnis.

Bei **interventionellen Studien** werden Risikofaktoren bewusst geändert, und es wird der Einfluss auf die zu untersuchende Merkmalsausprägung (Erkrankung ja oder nein, schwere der Erkrankung) gemessen.

Das relative Risiko, durch das Vorhandensein eines bestimmten Faktors eher zu erkranken, wird als Odds Ratio (OR) bezeichnet. Eine OR von 2,0 beinhaltet also eine Verdopplung des relativen Risikos, eine OR von 0,5 würde einer Halbierung der Erkrankungswahrscheinlichkeit entsprechen.

Nach Möglichkeit werden epidemiologisch identifizierte Faktoren auch experimentell überprüft. Dazu bieten sich vor allem Zellkulturversuche und tierexperimentelle Untersuchungen an.

6.9.2 Ernährungsbestandteile

Eine Vielzahl von Ernährungsbestandteilen ist bei den häufigsten Krebsarten im Hinblick auf ihren schädigenden oder protektiven Effekt untersucht worden. Es ist ein Charakteristikum dieser epidemiologischen Studien, dass die Ergebnisse häufig unklar oder widersprüchlich sind. Ursache dafür sind die genannten methodischen Grenzen dieser Studien, aber auch die Tatsache, dass häufig das Zusammenspiel der Faktoren für die Kanzerogenese nicht klar ist bzw. nicht voneinander getrennt werden kann. So ist es unbestritten, dass Rauchen das Entstehen eines Blasenkarzinoms begünstigen kann. Wenn nun die Rolle eines anderen Faktors, z. B. Alkohol, evaluiert werden soll, muss sichergestellt sein, dass Personen mit einem größeren Alkoholverzehr nicht auch überproportional mehr rauchen – die Bedeutung des Alkohols könnte sonst durch die des Rauchens kaschiert werden. Deshalb ist es auch schwer, aus solchen Studien unmittelbare Ernährungsempfehlungen abzuleiten. Die Datenlage zu manchen Ernährungsbestandteilen und zu bestimmten Tumoren ist zwar heute sehr umfassend, bei kritischer Betrachtungsweise lassen sich aber häufig keine zwingenden Schlüsse für eine Prävention ableiten.

Fette

Der relative Fettgehalt in der Ernährung beträgt in den USA etwa 43 %, in Japan jedoch nur etwa 25 % und wird daher als einer der Faktoren angesehen, die für ein Prostatakarzinom verantwortlich sein können. Da die Kanzerogenese des Prostatakarzinoms möglicherweise ein jahrzehntelanger Prozess ist, muss eine sehr frühe Exposition vorhanden sein. Tatsächlich führt ein hoher Fettkonsum der Mutter zu einem Anstieg des Testosterons im Serum des männlichen Fötus und damit zu einem Anstieg der 5-α-Reduktase, die den Androgeneffekt an der Prostatazelle vermittelt. Androgene sind aber eine notwendige (nicht hinreichende) Voraussetzung für das Entstehen eines Prostatakarzinoms. Setzt sich dann ein hoher Fettverbrauch in der Kindheit fort, so kommt es zu einem relativ frühen Beginn der Pubertät und damit zu einer Verlängerung der Expositionszeit für Testosteron. Dies wirkt sich umso stärker aus, je mehr Fett der erwachsene Mann zu sich nimmt. Tatsächlich haben 2 Kohorten- und 7 Fall-Kontroll-Studien ein relatives Risiko von 1,9–3,4 für das Entstehen eines Prostatakarzinoms errechnet, wenn als Fettlieferant hauptsächlich rotes Fleisch verzehrt wurde. Diese Schlussfolgerung ist zwar eingängig, blieb aber nicht unwidersprochen. So konnte Hanash et al. zeigen, dass in Saudi-Arabien trotz eines hohen Fettverzehrs von 120 g pro Tag die Inzidenz des Prostatakarzinoms mit 3,1 von 100 000 sehr niedrig ist und sich die Ernährungsgewohnheiten von Männern mit oder ohne Prostatakarzinom nicht voneinander unterscheiden.

Gesättigte Fettsäuren, insbesondere aus Fleischprodukten sollten nicht im Übermaß verzehrt werden. Einen protektiven Effekt haben mehrfach ungesättigte Fettsäuren, wie sie im Fischöl vorkommen.

Wahrscheinlich kommt es auf die Art der Fette an, die konsumiert werden. Gesättigte Fettsäuren gelten eher als schädlich als ungesättigte, einfach ungesättigte Fettsäuren sind wohl weniger nützlich als mehrfach ungesättigte Fettsäuren, die sogar einen protektiven Effekt gegen das Prostatakarzinom haben sollen. Dies konnte an über 6 200 Männern mit einer dreißigjährigen Beobachtungszeit demonstriert werden (OR 0,3–0,5). Mehrfach ungesättigte Fettsäuren finden sich vor allem in fischreicher Kost, wie sie in Asien üblich ist. Der Nutzen mehrfach ungesättigter Fettsäuren ist auch in der Zellkultur und im Tierexperiment nachgewiesen worden. Als Wirkprinzip wird eine Veränderung des Arachidonsäurestoffwechsels mit vermehrter Bildung protektiver Eicosanoide durch hohen Fischkonsum diskutiert.

Lycopin

Lycopine stellen den Hauptbestandteil der Karotinoide dar, die vor allem in Tomaten und deren Verarbeitungsprodukten zu finden sind, und haben wahrscheinlich einen protektiven Effekt gegen das Prostatakarzinom, wofür es sowohl experimentelle als auch klinische Hinweise gibt (Kucuk 2002).

Das Lycopin der Tomate hat möglicherweise einen ausgeprägten präventiven Effekt gegen ein Prostatakarzinom. Für eine wissenschaftlich abgesicherte Ernährungsempfehlung ist es noch zu früh; alles deutet aber darauf hin, dass ein hoher Anteil von Lycopin in der Ernährung erreicht werden sollte.

Lycopin wirkt antioxidativ, es kann Zellregulationsproteine beeinflussen, bzw. über die Beeinflussung des IGF-1-Rezeptors Enzyme fördern, die Karzinogene metabolisieren. Lycopin scheint dabei einen größeren Effekt als andere Karotinoide (α- und β-Karotin, α-Tocopherol) zu haben (Gann et al. 1999). Bekanntermaßen ist der Lycopinverzehr in den Mittelmeerländern relativ hoch, das Prostatakarzinom aber seltener. Umgekehrt ist der Tomatenverzehr unter Schwarzafrikanern praktisch Null, ihr Erkrankungsrisiko aber sehr hoch. Den höchsten Gehalt an Lycopin haben Tomatenmark und Ketchup.

Phytoöstrogene

Die asiatische Ernährung zeichnet sich auch durch einen hohen Gehalt an pflanzlichen Östrogenen aus, zu denen die Flavone, Lignane und Isoflavone gehören. Die beiden Letzten scheinen eine Rolle in der Kanzerogenese des Prostatakarzinoms zu spielen.

Lignane kommen vor allem in Getreide, Leinsamen und Gemüse vor. So konnte gezeigt werden, dass in einer bestimmten Region im Nordosten von Finnland relativ wenige Prostatakarzinome auftreten – dort ernähren sich die Menschen vorwiegend von Roggen. Die biologisch aktiven Vertreter der Lignane sind Enterodiol und Enterolacton, beides 17-β-Östradiol-Analoga.

Isoflavone sind ebenfalls 17-β-Östradiol-Analoga und kommen als Genistein, Daidzein und Equol hauptsächlich in Sojabohnen und verwandten Produkten vor. Die Substanzen besetzen kompetitiv zu Östradiol die Östrogenrezeptoren; eine Isoform des Östrogenrezeptors-β ist in der Prostatazelle nachweisbar.

Die Phytoöstrogene inhibieren die 5-α-Reduktase und damit die Bildung des aktiven Dihydroxytestosterons in der Prostatazelle. Darüber hinaus verringern sie die Wirkung der Aromatase durch kompetitive Besetzung des Androgensubstrats und inhibieren Tyrosinkinasen, die für die Funktion von Wachstumsfaktoren, z. B. IGF-I, notwendig sind. Weitere Wirkmechanismen sind die Inhibition von DNA-Topoisomerasen, die Hemmung der Angiogenese und der Endothelzellproliferation sowie ihre Funktion als Antioxidanzien.

Japanische Männer haben auf Grund ihrer Ernährungsgewohnheiten einen zehn- bis zwanzigfach höheren Serumspiegel von Daidzein und Genistein im Vergleich zu britischen Männern, ohne dass Feminisierungserscheinungen oder Fertilitätsprobleme durch den Östrogeneffekt auftreten würden.

Phytoöstrogene haben einen schützenden Effekt gegen ein Prostatakarzinom. Insbesondere Sojaprodukte sollten bei einem gesundheitsbewussten Mann zur Ernährung gehören.

Offensichtlich kommt den Phytoöstrogenen eine protektive Funktion für die Prostatazelle zu. Unklar ist, ob tatsächlich die Bildung eines Prostatakarzinoms verhindert oder ob die biologische Potenz einer Prostatakarzinomzelle verringert wird. Tatsächlich finden sich in Autopsieserien chinesischer Männer weniger Prostatakarzinome als dies in Amerika der Fall ist. Aktuell konnte erstmals in einer gegen Plazebo randomisierten Studie gezeigt werden, dass es bei Patienten mit Prostatakarzinom durch die dreimonatige Supplementierung mit 60 mg Isoflavonen pro Tag zu einem Abfall des PSA-Wertes (Prostata Spezifisches Antigen, s. Kapitel 9.10.3) und des Testosterons im Serum kommen kann (Kumar et al. 2004). Experimentelle Hinweise für den antiproliferativen Effekt der Isoflavone sind überzeugend und legen nahe, dass der in Asien übliche Isoflavongehalt in der Nahrung diesen Effekt tatsächlich vermitteln kann. Es darf aber nicht übersehen werden, dass inzwischen die Mortalität des Prostatakarzinoms zumindest in den Metropolen Japans und Chinas steil ansteigt, was möglicherweise mit den veränderten Ernährungsgewohnheiten nach westlichem Vorbild zusammenhängt (Sata et al. 2001).

Vitamine

Vitamin A

In der normalen Ernährung sind Karotinoide aus gelb-grünem Gemüse und Retinol aus tierischer Herkunft etwa im gleichen Verhältnis Lieferanten für das Vitamin A. Schon seit langem ist bekannt, dass ein Vitamin-A-Defizit zu einer Dedifferenzierung des Harnblasenurothels führt. Zusätzlich kommt es zu einer Erhöhung des Keratingehalts, zur vermehrten Bildung von squamösen Zellnestern und zu einer gesteigerten Mitoserate. Im Tierexperiment kann ein durch Nitrosamine künstlich erzeugtes Blasentumorwachstum mit Vitamin A oder 13-cis-Retinsäure unterbunden werden. Mit dem Vitamin-A-Derivat 4-HP-Retinamid konnte im Zellkulturexperiment eine G1-Phase-Blockade sowie eine Apoptose-Induktion erreicht werden (Zou et al. 2001). Es ist daher gerechtfertigt, von einer gewissen Schutzfunktion des Vitamin A für die Blasenschleimhaut zu sprechen; klinische Studien zum oberflächlichen Blasenkarzinom haben dies schon belegt.

Vitamin C

Die Rolle des Vitamin C in der Krebsentstehung ist weiterhin nicht zufrieden stellend geklärt, obwohl es Hinweise auf einen protektiven Effekt gibt. Vitamin C ist eines der wichtigsten Antioxidanzien, es kann in vitro eine maligne Transformation unterbinden, Chromosomenschäden nach Chemotherapie reparieren und die Nitrosaminbildung verhindern. Epidemiologische Studien gaben allerdings bis zum Jahr 2000 sowohl für den Vitamin-C-Gehalt in der Ernährung als auch für die supplementäre Gabe keine eindeutige Antwort. Erste Hinweise für einen protektiven Effekt erbrachte nun eine Auswertung der EPIC-Norfolk-Studie an knapp 20 000 Probanden. In ihr konnte gezeigt werden, dass eine Portion frisches Obst und Gemüse pro Tag (50 g) den Ascorbinsäurespiegel im Serum um 20 µmol/l erhöht, dass aber gleichzeitig die krankheitsbedingte Mortalität bei Männern in diesem Fall hochsignifikant um 20 Prozent abnimmt. Diese Ergebnisse waren unabhängig von Alter und Rauchgewohnheiten und hatten auch nichts mit einer ergänzenden Vitamin-C-Aufnahme zu tun (Khaw et al. 2001).

Vitamin D

Der aktive Metabolit des Vitamin D ensteht unter UV-Einfluss aus 7-Dehydrocholesterol und ist das 1,25-Dihydroxycholecalciferol; ein Hormon, das Wachstum und Differenzierung bei einer Vielzahl von Zellvorgängen reguliert. Epidemiologische Studien haben gezeigt, dass Männer mit einem Prostatakarzinom einen niedrigeren Serumspiegel des aktiven Vitamin-D-Metaboliten haben als Männer ohne diesen Tumor. Es wird daher angenommen, dass die Prostatazelle ein gewisses Vitamin-D-Angebot benötigt, um ihre Wachstums- und Differenzierungsprozesse kontrollieren zu können (Peehl, 1999). Dies ist auch für die Schleimhaut des Dickdarms nachgewiesen. Nun ist bekannt, dass ältere Männer regelmäßig ein relatives Vitamin-D-Defizit haben, bedingt durch eine geringere UV-Exposition, aber auch durch eine Abnahme der Syntheseleistung. Auf der anderen Seite ist das Alter einer der stärksten Risikofaktoren für ein Prostatakarzinom, ebenso wie die Rassenzugehörigkeit. Das doppelt so hohe Risiko der Schwarzamerikaner kann auch durch den hohen Melaningehalt ihrer dunkel pigmentierten Haut erklärt werden, der die Umwandlung des Provitamin D in den aktiven Metaboliten verhindert. Umgekehrt ist die Inzidenz des Prostatakarzinoms in den skandinavischen Ländern relativ hoch, die Sonneneinstrahlung aber relativ gering. Vitamin D kann daher eine Schutzfunktion gegen das Prostatakarzinom haben und möglicherweise nicht nur präventiv, sondern auch therapeutisch eingesetzt werden. In der Situation des fortgeschrittenen, hormonrefraktären Prostatakarzinoms kann Vitamin D den PSA-Wert senken; erste klinische Studien zur Evaluierung dieses Ansatzes wurden durchgeführt (Johnson et al. 2002).

Vitamin E

Die biologisch aktive Form des Vitamin E ist das α-Tocopherol, das eine hohe antioxidative Kapazität besitzt. Es kann die Proteinkinase-C-Aktivität hemmen, den Androgenrezeptor der Prostatazelle besetzen und einen antiproliferativen Effekt auf verschiedene Tumorzelllinien haben. Trotzdem sind die Ergebnisse epidemiologischer Kohorten- und Fall-Kontroll-Studien im Hinblick auf eine präventive Funktion des Vitamin E widersprüchlich gewesen, sowohl beim Kolonkarzinom als auch beim Prostatakarzinom. Erst die finnische Raucherstudie (ATBC-Studie), eine kontrollierte Interventionsstudie, konnte den schützenden Effekt des Vitamin E gegen ein Prostatakarzinom untermauern. An dieser Studie waren über 29 000 männliche Raucher beteiligt; Raucher haben regelmäßig einen verminderten β-Karotin-Spiegel im Serum. Es sollte nun gezeigt werden, dass die β-Karotin-Substitution zu einer Abnahme der durch das Rauchen verursachten Bronchialkarzinome führt. Dieser Nachweis gelang nicht; die β-Karotin-Substitution führte sogar zu einem Anstieg der Erkrankungen und der Mortalität.

Raucher sollten keine Nahrungsergänzung mit Vitamin E betreiben; Nichtraucher können eventuell von einer Vitamin-E-Schutzfunktion profitieren.

Überraschenderweise fiel aber bei den Probanden mit einer Vitamin-E-Substitution die Inzidenz für ein Prostatakarzinom um 32–40 Prozent ab; ähnlich stark wurde die Mortalität an diesem Tumor reduziert (Heinonen et al. 1998). In einer aktuellen Auswertung aus dem Jahr 2003 verlor sich aber dieser Unterschied, und es blieb nur noch ein Trend, nach dem Vitamin E eine gewisse Schutzfunktion gegen ein Prostatakarzinom hat (OR 0,88). Auch der negative Effekt des β-Karotins auf das Entstehen eines Bronchialkarzinoms war rückläufig (OR 1,06). Es wird empfohlen, dass Raucher keine zusätzliche β-Karotin-Supplementierung betreiben sollen (The ATBC Study Group, 2003).

Selen

Selen ist ein nichtmetallisches Übergangselement, das für verschiedene Stoffwechselprozesse von essenzieller Bedeutung ist. In der Mehrzahl der experimentellen Studien ließ sich eine Hemmung der Tumorgenese durch Selen nachweisen, wofür eine Reihe von Mechanismen verantwortlich gemacht werden. Der Seleneffekt ist nicht der Effekt des Elements, sondern ergibt sich aus der Wirkung verschiedener Selenverbindungen. Chemisch hoch reaktiv und nur schwer quantifizierbar ist das Methyselenol; deshalb werden in der Regel die Vorstufen untersucht. Erste epidemiologische Hinweise ergaben sich aus einer Interventionsstudie an 1312 Probanden, bei denen durch die tägliche Gabe von 200 μg Selen eine Reduktion von Hautmalignomen erreicht werden sollte (Clark et al. 1996). Dies gelang nicht, dafür beobachtete man in der Selen-Gruppe einen deutlichen Abfall der Erkrankungswahrscheinlichkeiten für das Bronchial-, Kolon- und Prostatakarzinom. Die Aussage dieser Studie war jedoch durch die relativ kleine Zahl der Probanden bzw. Ereignisse eingeschränkt. Im Gegensatz dazu lag der Untersuchung von Yoshizawa et al. ein Datenpool von fast 34 000 Probanden zugrunde. Der Zusammenhang einer regelmäßig hohen Selenaufnahme und einer niedrigen Wahrscheinlichkeit für ein Prostatakarzinom war deutlich; der protektive Seleneffekt lag bei einer OR von 0,35.
Die präventive Bedeutung des Selen und des Vitamin E wird seit dem Jahr 2001 an über 32 000 gesunden Männern im Rahmen der SELECT-Studie untersucht, deren Ergebnisse allerdings erst im Jahr 2013 vorliegen werden (Klein et al. 2001).

6.9.3 Life-Style

Rauchen

Die Bedeutung des Rauchens für die Kanzerogenese des Bronchial- und Blasenkarzinoms ist bekannt; mehr als die Hälfte aller Blasenkarzinome wird durch Rauchen verursacht (s. auch Kapitel 7.3.1). Relativ neu ist die Erkenntnis, dass Zigarettenrauchen bei Männern bis zum 55. Lebensjahr die Wahrscheinlichkeit für ein lokal fortgeschrittenes Prostatakarzinom erhöhen kann (Roberts et al. 2003). Es wird vermutet, dass Rauchen direkt ein biologisch aggressiveres Tumorwachstum fördert.

Sexualität

Die Genese des Prostatakarzinoms ist bis heute nicht geklärt; ein multifaktorielles Geschehen ist jedoch wahrscheinlich, wie für andere Krebsarten auch. Dazu gehört auch die Möglichkeit einer infektiösen Ursache. In einer Fall-Kontroll-Studie konnte gezeigt werden, dass eine durchgemachte Gonorrhö einen Risikofaktor für das Prostatakarzinom darstellt (OR 1,5). Auch die Anzahl der weiblichen Sexualpartner gilt als Risikofaktor, nicht jedoch die Häufigkeit des Geschlechtsverkehrs insgesamt (Rosenblatt et al. 2000). Für die Entstehung eines Penis- oder Analkarzinoms ist dieser Zusammenhang bereits seit längerem bekannt.

6.9.4 Medikamente

Inzwischen liegen Ergebnisse zur Prävention des Prostatakarzinoms mit chemisch definierten Einzelsubstanzen vor. Solche Medikamente müssen einerseits einen nachvollziehbaren Wirkmechanismus haben, andererseits darf ihre Nebenwirkungsrate nur gering sein, da die Prävention des Prostatakarzinoms immer ein jahrelanger Prozess sein wird. Mit Finasterid glaubte man, eine solche Substanz gefunden zu haben. Sie hemmt die 5-α-Reduktase und senkt damit die aktive Form des Testosterons in der Prostatazelle und wird seit längerem zur Behandlung der benignen Prostatahyperplasie eingesetzt. In der PCPT-Studie wurde nun der protektive Effekt des Finasterid auf ein Prostatakarzinom untersucht. Die Hälfte erhielt 7 Jahre lang Finasterid (5 mg pro Tag oral), die andere Hälfte ein Plazebo. Alle Männer wurden jährlich mittels PSA-Messung und digitorektaler Tastung untersucht. Bei pathologischen Befunden erfolgte eine stanzbioptische Probenentnahme aus der Prostata; ansonsten wurde diese zum Ende der Studie durchgeführt. Die für über 18 000 Männer angelegte Studie wurde vorzeitig beendet, da die Datenlage schneller als erwartet stabil und valide war (Thompson et al. 2003).

Für eine Prävention des Prostatakarzinoms mit 5 mg/d Finasterid fehlt zur Zeit trotz der frühzeitigen Beendigung der PCPT-Studie die wissenschaftliche Absicherung. Es existiert also weiterhin keine Präventionsmöglichkeit mit einem chemisch definierten Medikament.

An 9060 untersuchten Männern zeigte sich, dass in der Finasterid-Gruppe die Wahrscheinlichkeit für ein Prostatakarzinom bei 18,4 % lag, in der Plazebo-Gruppe jedoch bei 24,4 %. Trotzdem kann zur Zeit noch keine Empfehlung für eine Chemoprävention des Prostatakarzinoms mit Finasterid abgegeben werden. Es stellte sich nämlich heraus, dass in der Verum-Gruppe etwas häufiger biologisch aggressive Tumoren auftraten als in der Plazebo-Gruppe (OR 1,27). Letzten Endes wirft die PCPT-Studie mehr Fragen auf, als sie beantwortet, und bedarf weiterer Analysen.

6.9.5 Probleme der Ernährungsprophylaxe

So interessant und überschaubar die Datenlage zur Ernährungsprophylaxe bzw. Supplementierung insbesondere bei der häufigsten Krebserkrankung des Mannes, dem Prostatakarzinom ist, so sehr sollte man vom wissenschaftlichen Standpunkt aus mit konkreten Empfehlungen zurückhaltend sein. Dafür gibt es mehrere Gründe.

Wissenschaftliche Evidenz der Daten

In der Metaanalyse hält ein Großteil der publizierten Daten einer kritischen Betrachtungsweise nur schwer stand. So konnte die U.S. Preventive Services Task Force (USPSTF) weder für die Vitamine A, C und E noch für Multivitaminkombinationen eine positive Empfehlung abgeben. Die USPSTF spricht sich auch gegen die routinemäßige Einnahme von β-Karotin aus, insbesondere durch Raucher. Die Widersprüche, die in epidemiologischen, klinischen und Interventionsstudien regelmäßig auftauchen, sind teilweise methodisch bedingt. Auf der anderen Seite krankt ein Großteil der Präventivmedizin mit Ernährungsprodukten an wechselnden und nicht standardisierten Normwerten, die sich beispielsweise bei Vitaminen von Land zu Land und von Jahr zu Jahr immer wieder verändern.

Gefahren der komplementären Ernährung

So lange die Inhaltsstoffe kommerzieller Komplementärprodukte nicht qualitativ und quantitativ verlässlich standardisiert sind, ist weder eine wissenschaftliche Fragestellung zu beantworten noch individuell eine rationale Prävention zu betreiben. Frei erhältliche Nahrungsergänzungsstoffe, die etwa über das Internet aus den USA bezogen werden, unterliegen möglicherweise großen Schwankungen ihrer Inhaltsstoffe (Feifer et al. 2002). Es ist auch noch nicht ausreichend geklärt, inwieweit solche Komplementärprodukte immer harmlos sein müssen. Aus amerikanischen Vergiftungszentralen ist bekannt, dass ein Drittel der Notrufe zu Nahrungsergänzungsprodukten wegen schwerer, teilweise lebensbedrohlicher Nebenwirkungen erfolgte (Palmer et al. 2003).

Natürliche Ernährung oder chemische Megadosen?

Für die Prävention von Krebs mag es eine entscheidende Rolle spielen, ob die Ernährung von fettreicher, ballaststoffarmer Kost auf eine fischreiche Kost mit viel Obst und Gemüse umgestellt wird (Trichopoulou et al. 2003) oder ob künstlich hergestellte Ergänzungsprodukte komplementär gegeben werden. Im Extremfall bleibt die Ernährung westlich ungesund, und tägliche Megadosen von Vitaminen sollen helfen. Dieser Weg scheint wohl nicht zielführend zu sein.

Man muss davon ausgehen, dass es hauptsächlich die natürlichen Ernährungsbestandteile sind, die in einem bisher noch nicht bekannten Verhältnis zueinander stehen müssen, um eine protektive Wirkung zu erzielen.

Der beliebte wissenschaftliche Determinismus verliert bei diesem ganzheitlichen Ansatz seine Bedeutung; vielleicht handelt es sich bei gesunder Ernährung um ein selbstorganisierendes System, das eher den Regeln der Chaostheorie unterliegt als den Interessen des Vitaminkartells.

Literatur

Clark LC, Combs GF, Turnbull BW et al.: Effects of selenium supplementation for cancer prevention in patients with carcinoma of the skin. A randomized controlled trial. Nutritional Prevention of Cancer Study Group. JAMA 1996; 276: 1957–1963.

Feifer AH, Fleshner NE, Klotz L: Analytical accuracy and reliability of commonly used nutritional supplements in prostate disease. J Urol 2002; 168: 150–154.

Gann PH, Ma J, Giovannucci E et al.: Lower prostate cancer risk in men with elevated plasma lycopene levels: result of a prospective analysis. Cancer Res 1999; 59: 1225–1230.

Hanash KA, Al-Othaimeen A, Kattan S et al.: Prostatic Carcinoma: a nutritional disease? conflicting data from the kingdom of Saudi Arabia. J Urol 2000; 164: 1570–1572.

Heinonen OP, Albanes D, Virtano J et al.: Prostate cancer and supplementation with alpha-tocopherol and beta-carotene: incidence and mortality in a controlled trial. J Natl Cancer Inst 1998; 90: 440–446.

Johnson CS, Hershberger PA, Trump DL: Vitamin D-related therapies in prostate cancer. Cancer Met Rev 2002; 21: 147–158.

Khaw KT, Bingham S, Welch A et al.: Relation between plasma ascorbic acid and mortality in men and women in EPIC-Norfolk prospective study: a prospective population study. Lancet 2001; 357: 657–663.

Klein EA, Thompson IM, Lippmann SM et al.: SELECT: the next prostate cancer prevention trial. J Urol 2001; 166: 1311–1315.

Kucuk O: Chemoprevention of prostate cancer. Cancer Met Rev 2002; 21: 111–124.

Kumar NB, Cantor A, Allen K et al.: The specific role of isoflavones in reducing prostate cancer risk. Prostate 2004; in press.

Palmer ME, Haller C, McKinney PE, et al.: Adverse events associated with dietary supplements: an observational study. Lancet 2003; 361: 101–106.

Peehl DM: Vitamin D and prostate cancer risk. Eur Urol 1999; 35: 392–394.

Roberts WW, Platz EA, Walsh P: Association of cigarette smoking with extraprostatic prostate cancer in young men. J Urol 2003; 169: 512–516.

Rosenblatt KA, Wicklund KG, Stanford JL: Sexual factors and the risk of prostate cancer. Am J Epidemiol 2000; 152: 1152–1158.

Sata F, Umemura T, Kishi R: The epidemiology of prostate cancer: recent trends in prostate cancer incidence and mortality. Gan To Kagaku Ryoho 2001; 28 (2): 184–188.

The ATBC Study Group: Incidence of cancer and mortality following α-tocopherol and β-carotene supplementation. A postinterventionell follow-up. JAMA 2003; 290: 476–485.

Thompson IM, Goodman PhJ, Tangen CM et al.: The influence of finasteride on the development of prostate cancer. N Engl J Med 2003; 349: 215–24.

Trichopoulou A, Costacou T, Bamia Ch et al.: Adherence to a mediterranean diet and survival in a greek population. N Engl J Med 2003; 348: 2599–2608.

U.S. Preventive Services Task Force: Routine vitamin supplementation to prevent cancer and cardiovascular disease: recommendations and rationale. Ann Intern Med 2003; 139: 51–55.

Yoshizawa K, Willett WC, Morris SJ: Study of prediagnostic selenium level in toenails and the risk of advanced prostate cancer. J Natl Cancer Inst 1998; 90: 1219–1224.

Zou Ch, Liebert M, Zou Ch et al.: Identification of effective retinoids for inhibiting growth and inducing apoptosis in bladder cancer cells. J Urol 2001; 165: 986–992.

7

Androtopie

7.1 Umgang mit Ernährung 262
7.1.1 Ernährung und Ernährungsbewusstsein 262
Vorbemerkungen 262
Lebensmittelverzehr 263
Nährstoffzufuhr 263
Verhaltensmuster beim Essen und Trinken 264
Ernährungsabhängige Krankheiten . . . 265
Ernährungsberatung 266
Wie Mann gesund isst und trinkt 268
Genuss und Freude beim Essen 269
Schlussbemerkungen 269
7.1.2 Ernährung unter dem Aspekt der Prävention 270
Allgemeines 270
Morbidität und Mortalität 272
Ausgewählte ernährungsbedingte Krankheiten 273
Präventive Überlegungen 275
Schlussbemerkungen 282
7.1.3 Fettstoffwechsel – Adipositas – Fettverteilung 284
Fettstoffwechselstörungen 284
Adipositas 286
Bedeutung des Fettverteilungsmusters 286

7.2 Umgang mit Krankheit 289
7.2.1 Risikoverhalten 289
7.2.2 Umgang mit Krankheitszeichen 290
7.2.3 Compliance 291

7.3 Süchtiges Verhalten 295
7.3.1 Rauchen 295
Geschlechtsspezifische Unterschiede in Bezug auf Genussmittel-, Drogenkonsum und Verhalten 295
Nikotin- und Alkoholmissbrauch als Männlichkeitsbeweis 296
Rauchen und männliche Fertilität 296
7.3.2 Sucht und Männlichkeit 299
Einleitung 299
Sucht 299
Suchtentwicklung 301
Entstehungsbedingungen 301
Behandlungsziele 303
Sucht und Gesellschaft 304
Sucht und Männlichkeit 304
7.3.3 Anabolika-Abusus 308
Anabole Steroide 308
Anwendung und Missbrauch anaboler Steroide 309
Anabolika-Abusus: Präparate und Dosierungen 309
Nebenwirkungen anaboler Steroide . . 311
Hinweise für die Praxis 311

7.4 Körper und Sport 312
7.4.1 Körperproportionen 312
Körperbau und Anthropometrie 312
Anthropometrische Untersuchung – Basisgrößen für die ärztliche Praxis . . 315
7.4.2 Muskelkraft und -masse 316
Muskelkraft 317
Muskelmasse 321
7.4.3 Sport – Doping 323
Historische und aktuelle Aspekte 323
Was ist Doping? 326
Doping – Wirksamkeit und Nebenwirkungen 328
Doping-Kontroll-System (DKS) 329
7.4.4 Fitness 331
7.4.5 Wellness 334

7.5 Männerspezifisches Schmerzempfinden 338
7.5.1 Reaktion auf experimentelle Schmerzreize 338
7.5.2 Modulation der Schmerzempfindung 339
7.5.3 Modulation des nozizeptiven Systems 339
7.5.4 Reaktion auf Nichtopioide 340

7.6 Kognition – männliches und weibliches Gehirn 341
7.6.1 Einleitung 341

7.6.2 Mann und Frau im Sport 342
7.6.3 Affekte und Emotionen aus der Sicht des Gehirns. 343
7.6.4 Männliches und weibliches Gehirn . . . 344
7.6.5 Gehirnlateralisierung bei den Geschlechtern 346
7.6.6 Rhetorische und kognitive Leistungsfähigkeit 347
7.6.7 Nebenwirkungen von Psychopharmaka 350
7.6.8 Gehirn und Altern aus der Sicht beider Geschlechter 351

7.7 Affektregulation 356
7.7.1 Handlungs- versus Lageorientierung . 356
7.7.2 Handlungsorientierung: Selbstmotivierung und Selbstberuhigung. . . 358
7.7.3 Interaktionen zwischen Persönlichkeitssystemen (PSI-Theorie) 359
7.7.4 Entwicklung und Therapie. 360

7.8 Infektionsrisiko und Prophylaxe . . . 364
7.8.1 Erreger und Übertragung. 364
7.8.2 Erkrankungen 364
7.8.3 Diagnose und Therapie 366
7.8.4 Prophylaxemaßnahmen 366

7.9 Kosmetik für den Mann 367
7.9.1 Einleitung. 367
7.9.2 Männerhaut – Frauenhaut 368
7.9.3 Hauttypen und ihre Pflege 369
7.9.4 Schweißsekretion. 370
7.9.5 Düfte für den Mann 371
7.9.6 Bartpflege. 371
7.9.7 Hautalterung 372
Alterungsprozess 372
Anti-Aging-Präparate – „Cosmeceuticals“ 373
7.9.8 Schlussbemerkung 374

7.1 Umgang mit Ernährung

7.1.1 Ernährung und Ernährungsbewusstsein

Claus Leitzmann

Bei den Mannsleuten ist alle Mühe verloren,
sie sind doch nicht zu bessern.
J.W. v. Goethe

Vorbemerkungen

Männer sterben durchschnittlich fast sieben Jahre früher als Frauen, oft schon im jungen Alter. Sie sterben durch gesundheitsschädigendes Verhalten an Krankheiten des Herzkreislaufs, an Lungenkrebs und durch Unfälle. Beim Lungenkrebs und bei Unfällen sind die Ursachen bekannt, bei Herz-Kreislauf-Erkrankungen sind neben Genetik auch Bewegungsmangel, falsche Ernährung und damit verbundenes Übergewicht beteiligt.

Die Gesellschaft akzeptiert oder erwartet gar, dass Männer bis zu einem gewissen Grad rücksichtslos mit dem eigenen Körper umgehen. Bei der Ernährung zeigt sich dieses durch den demonstrativen Verzehr großer Mengen und von Speisen, die andere ablehnen wie Muscheln, Tartar oder Kutteln. Trotz zunehmender Berufstätigkeit der Frauen halten sich Männer weiterhin bei Einkauf und Zubereitung der Nahrung zurück. Da sie weder schwanger werden noch stillen sowie sich traditionell nicht für die Ernährung der Kinder zuständig fühlen, machen Männer sich weniger Gedanken um das Essen und Trinken. Die Erfahrung, die durch viele Studien bestätigt wird, zeigt, dass Männer in Sachen Ernährung weniger bewusst und informiert sind und verantwortungsloser handeln.

Mannsein ist weltweit eines der bedeutendsten Risikofaktoren für Gesundheit und Lebenserwartung, auch bezüglich Essen und Trinken.

Damit wird deutlich, dass Männer anders essen und trinken als Frauen, d.h. ungünstiger. Die

Konsequenzen dieser ungünstigen Ernährungsweise sind vielfältig und werden im Rahmen dieses Buches dargestellt. Im Folgenden werden der Lebensmittelverzehr, die Nährstoffzufuhr, das Essverhalten und Aspekte der Ernährungsberatung thematisiert.
Es soll ausdrücklich betont werden, dass Männer keine homogene Gruppe darstellen, so dass stereotype Aussagen nicht für alle Männer zutreffen. „Den Mann“ gibt es nicht, denn Studienergebnisse unterliegen den Regeln der Statistik und werden als Durchschnittswerte dargestellt. In der Praxis bilden Männer allerdings ein breites Feld von gelebter Männlichkeit.

Lebensmittelverzehr

Der Verzehr von Lebensmitteln wurde in Deutschland u.a. in zwei großen Studien erfasst (DGE 2000b, Mensink 2002). Die Ergebnisse der jüngeren Studie zeigen, dass Männer grundsätzlich mehr essen (etwa 2500 kcal/d) als Frauen (etwa 1800 kcal/d). Auf die einzelnen Lebensmittelgruppen verteilt, bestätigt sich dieser Befund. Interessant ist allerdings, dass nur bestimmte Lebensmittel deutlich mehr, andere dagegen in gleichem Maße und einige sogar weniger verzehrt werden. So essen Männer deutlich mehr (20–40 %) Brot, Teigwaren, Kartoffeln, Milchprodukte sowie Eier und trinken mehr Wein und Kaffee. Bei Fleisch liegt der Verzehr 50 %, bei Wurstwaren 100 % und bei Bier um 800 % höher. Gleiche Mengen werden von Männern und Frauen bei Fisch, allen Gemüsegruppen sowie alkoholfreien Getränken konsumiert. Der Verzehr von Obst liegt bei Männern 15 % niedriger.
Werden die verzehrten Lebensmittelmengen (inklusive der oben nicht angegebenen Lebensmittelgruppen) für die Gesamtaufnahme (in g oder kcal) für Männer und Frauen berechnet, verstärken sich die Unterschiede, da Männer etwa 40 % mehr Kalorien aufnehmen. Ohne die Zahlen im Einzelnen aufzuführen wird deutlich, dass die Ernährung der Männer durch Fleischprodukte, alkoholische Getränke und ballaststoffärmere Lebensmittel gekennzeichnet ist.

Männer essen deutlich mehr als Frauen, die Nährstoffzufuhr ist jedoch vergleichbar, da Männer ernährungsmedizinisch ungünstigere Lebensmittel verzehren.

Im Ernährungsbericht 2000 (DGE 2000b) wird der Verzehr von Lebensmitteln nach Alter, Geschlecht und sowohl nach einzelnen als auch alten und neuen Bundesländern dargestellt. Das umfangreiche Datenmaterial beantwortet viele Detailfragen. Zusammenfassend und ergänzend kann festgestellt werden, dass sich der Verzehr einzelner Lebensmittel bei Männern in den letzten Jahren nur wenig geändert hat. Bei den alkoholischen Getränken liegt die Altersgruppe der 50- bis 65-Jährigen vorn (bei den Frauen ist es die Altersgruppe der 25- bis 50-Jährigen). In den alten Bundesländern werden mehr Fleisch, Milchprodukte, Süßwaren und alkoholfreie Getränke konsumiert, in den neuen Bundesländern mehr Wurst, Butter, Südfrüchte, Obst, Brot und Marmelade. Die Daten schließen den Außer-Haus-Verzehr ein, der bei Männern durchschnittlich 20 % beträgt.
Die in Deutschland ermittelten Daten, finden sich auch in vergleichbaren Ländern in ähnlicher Weise (Fraser et al. 2000, Roos et al. 2001, Wirfalt et al. 2001, Sanchez-Villegas et al. 2003). Bei der Erhebung des Lebensmittelverzehrs mittels Fragebögen, Interviews oder Beobachtungen gibt es teilweise erhebliche Abweichungen vom tatsächlichen Verzehr. Diese können auf Vergesslichkeit, Schreibfehlern, Underreporting (z.B. Alkohol) und Overreporting (z.B. Obst) beruhen. Abweichungen können durch Validierungen erkannt und durch große Teilnehmerzahlen verringert werden. Aus praktischen Gründen ist es jedoch geboten, alle Stellen nach dem Komma bei der Datendarstellung entfallen zu lassen.

Nährstoffzufuhr

Aus dem Verzehr von Lebensmitteln lässt sich anhand von Nährwerttabellen die Zufuhr an einzelnen Nährstoffen berechnen. Dabei muss bedacht werden, dass die Tabellenwerte großen Schwankungen unterliegen, da die Nährstoffmenge in pflanzlichen Lebensmitteln von Sorte, Anbau,

Witterung, Erntezeitpunkt, Lagerung, Verarbeitung, Zubereitung u.a.m. abhängt. Außerdem sind die Werte von der jeweiligen Analytik und dem Alter der Daten abhängig, da die Bestimmungsmethoden in den letzten Jahren große Fortschritte gemacht haben.

Aus den vorliegenden Daten (Mensink 2002) ist erkennbar, dass die Kost der Männer deutlich weniger Kohlenhydrate, Ballaststoffe, Vitamine, Mineralstoffe und mehrfach ungesättigte Fettsäuren, aber auch gesättigte Fettsäuren und Cholesterin enthält. Ein Mehr gibt es nur bei Niacin, einfach ungesättigten Fettsäuren und Alkohol.

Diese Daten besagen zunächst, dass die Kost der Männer überwiegend ärmer an Nährstoffen ist. Durch die höhere Nahrungsaufnahme muss diese Aussage relativiert werden. Die zusätzlichen 40 % Kalorien führen dazu, dass Männer in vielen Fällen besser mit Nährstoffen versorgt sind, wie sich anhand der Referenzwerte für die Nährstoffzufuhr (DGE 2000a) zeigt. Im Ernährungsbericht 2000 (DGE 2000b) wurde die Nährstoffzufuhr nach Altersklassen und Geschlecht erfasst. Die Trends sind ähnlich wie oben dargestellt. Männer unterscheiden sich primär von Frauen durch eine ausreichende Eisenversorgung, die sich aus dem höheren Verzehr von Fleisch und Wurst sowie der niedrigeren Zufuhrempfehlung für Männer ergibt.

Männer könnten ihre Nährstoffversorgung deutlich verbessern, wenn sie wie Frauen essen würden.

Obgleich Männer durch den höheren Gesamtverzehr nicht schlechter als Frauen mit Nährstoffen versorgt sind, bestünde für Männer eine besonders günstige Chance, eine unzureichende Zufuhr von Nährstoffen (Folsäure, Kalzium, Ballaststoffe) auszugleichen, wenn sie so essen würden wie Frauen. Das Gleiche gilt für Nahrungsinhaltsstoffe, die in zu großer Menge aufgenommen werden (Protein, Cholesterin, Alkohol). Der wissenschaftlich ermittelte Bedarf an Nährstoffen lässt nicht erkennen, warum Männer anders essen sollten als Frauen. Zwar liegen die offiziellen Empfehlungen für die absolute Nährstoffzufuhr für Männer höher als für Frauen – mit Ausnahme von Eisen für Frauen im gebärfähigen Alter sowie einer Reihe von Nährstoffen für Schwangere und Stillende. Der Nährstoffbedarf pro kg fettfreier Körpermasse ist für beide Geschlechter gleich. Die Unterschiede ergeben sich aus dem durchschnittlich höheren Körpergewicht und dem niedrigeren Körperfettanteil bei Männern.

Bei aller Diskussion um die Vor- bzw. Nachteile einer hohen bzw. niedrigeren Zufuhr an bestimmten Nähr- und Inhaltsstoffen mit der Nahrung darf nicht übersehen werden, dass Einzelwirkungen oft überschätzt werden und zu problematischen Empfehlungen führen können. Dieses ergibt sich besonders durch die vielen Interaktionen der Nährstoffe und Nicht-Nährstoffe untereinander (siehe Kap. 11.4.1 und 11.4.2), aber auch bei Einzelkomponenten. So stellt sich die Frage, ob die Empfehlungen zur Folsäurezufuhr nicht zu hoch sind. Des Weiteren wird Alkohol von verschiedenen Gruppierungen entweder als kardioprotektiv, lebertoxisch oder gehirnschädigend eingestuft. Welche Konsequenz für den „richtigen" Alkoholkonsum zieht ein Verbraucher aus diesen mit gleichwertigen wissenschaftlichen Daten belegten Informationen? Mäßig, aber regelmäßig? Mäßig, aber nicht täglich? Völliger Verzicht? Angesichts dieser Verwirrung ziehen Verbraucher meist ihre eigenen (falschen) Schlüsse. Sie folgen meist ihren Neigungen, gelegentlich auch Wissenschaftlern ihres Vertrauens.

Männer trinken zu viel Alkohol.

Verhaltensmuster beim Essen und Trinken

Männer haben traditionell andere Vorstellungen vom Essen und Trinken als Frauen. Auffallend ist ihre Vorliebe für Fleischgerichte, die nach ihrem Verständnis die körperliche Leistungsfähigkeit, einschließlich der sexuellen Potenz, günstig beeinflussen soll. Die wissenschaftliche Forschung konnte bisher keine Beweise für einen solchen Zusammenhang erbringen. Im Gegenteil, Berufssportler, die früher mit Steak und Salat ihre Leistung zu verbessern suchten, essen heute Nudeln und Gemüse. Besonders Ausdauersportler wie Langläufer, Triathleten und Ballspieler bringen dadurch bessere Leistungen.

Ein Blick ins Tierreich hätte die Sportmediziner schon früh auf die günstige Wirkung einer vegetarisch betonten Ernährungsweise aufmerksam machen können. Gerade die starken Tiere wie Elefanten, Nashörner, Stiere und Pferde ernähren sich ausschließlich von Pflanzen und haben eine längere Lebenserwartung als die typischen Fleischfresser wie Löwen und Tiger, die zwar schnell und gefährlich, aber weder ausdauernd noch langlebig sind.

Es soll an dieser Stelle nicht unterschlagen werden, dass der Verzehr von tierischen Geschlechtsteilen und Potenzmerkmalen wie Stier- und Hammelhoden oder Hahnenkämmen zwar keine nachweisbare physiologische, aber durchaus eine psychologische Wirkung hat, es stärkt das sexuelle Selbstbewusstsein der Männer.

Die Wirkung angeblich „potenzsteigernder“ Lebensmittel ist weniger physiologisch als psychologisch zu erklären.

Tatsache ist, dass Schnitzel, Steak und Bratwurst bei Männern hoch im Kurs stehen. Eine Befragung ergab, dass von 20 Lieblingsspeisen der Männer 19 eine wesentliche Fleischkomponente enthielten. Frauen nannten in der gleichen Studie fast nur vegetarische Gerichte als ihre Lieblingsspeisen (Gniech 2002). Auch hier zeigt sich, dass die Männer von den Frauen lernen können, denn in einer körperlich inaktiven Wohlstandsgesellschaft sind pflanzliche Lebensmittel günstiger, da sie im Durchschnitt deutlich energieärmer und nährstoffreicher sind.

Der Hormonhaushalt ist ein weiterer Grund, warum sich Männer anders ernähren als Frauen. So unterscheiden sich die Konzentrationen der Geschlechtshormone und anderer für den Stoffwechsel bedeutsamer Hormone wie Kortison, Insulin, Wachstumshormon und Katecholaminen (Adrenalin, Noradrenalin, Dopamin). Höhere Konzentrationen dieser Hormone beim Mann führen zu gesteigerten Stoffwechselaktivitäten, die bei starken körperlichen Belastungen wie im Hochleistungssport von Vorteil sind. Die höheren Stoffwechselaktivitäten erfordern eine größere Nahrungsaufnahme, um entsprechend Energie und Nährstoffe zur Verfügung zu stellen.

Die Darstellung der männlichen Identität dürfte ein weiterer Grund für das männliche Ess- und Trinkverhalten sein. So beruht der Fleischverzehr bei Männern auch auf der Vorstellung, auf diese Weise Macht zu demonstrieren. Die bei Männern bekannte Abneigung gegen den Verzehr von Obst, Salat und Quark findet so eine Erklärung.

Ess- und Trinkverhalten spiegeln eine geschlechtsspezifische Identität wider, die durch Mode, Werbung und Vorbilder beeinflusst wird.

Diese sozialen Aspekte bilden sich bereits während der Pubertät heraus. In dieser Lebensphase versuchen Menschen, sich ihrem Geschlecht entsprechend zu verhalten, auch beeinflusst von Modetrends, Werbung und Vorbildern. Junge Männer trinken Alkohol, junge Mädchen achten auf eine schlanke Linie. Trotz aller Erfolge in der Emanzipation gibt es in unserer Gesellschaft weiterhin die klassische Rollenverteilung. Frauen sind für das alltägliche Kochen und Backen zuständig. Männer dagegen engagieren sich eher außer Haus beim zeremoniellen Grillen, um auch auf diese Weise ihre Macht über Natur und Familie zu demonstrieren.

Ernährungsabhängige Krankheiten

Ernährungsabhängige Krankheiten liegen vor, wenn ein bestimmtes Ernährungsverhalten eine Ursache bzw. einen Risikofaktor darstellt oder wenn Ernährungsmaßnahmen in der Therapie den Verlauf einer Krankheit positiv beeinflussen. Diese Krankheiten sind bei Männer und Frauen unterschiedlich ausgeprägt (Tab. 7.1-1). Nach mehreren Studien nimmt die Prävalenz dieser Erkrankungen weiter zu: So hat eine Reihen-Ultraschalluntersuchung der Schilddrüse bei nahezu 100000 Berufstätigen in Deutschland (Papillom-Studie I) ergeben, dass jeder 3. Bundesbürger eine Struma oder einen/mehrere Schilddrüsenknoten aufweist.

Über diese Krankheiten hinaus werden Leberzirrhose, Pankreatitis und Divertikulose als ernährungsabhängig angesehen. Auch bei mehreren

Tab. 7.1-1 *Häufigkeit ernährungsabhängiger Krankheiten in Deutschland (%) (nach v. Koerber et al. 2004).*

Krankheit	Männer (%)	Frauen (%)
Karies	99	99
Übergewicht (BMI > 25)	67	52
erhöhtes Serumcholesterin (> 250 mg/dl)	32	35
Bluthochdruck	30	27
chronische Obstipation	8	12
Struma	5	12
Gallensteine	6	6
Gicht	11	6
Diabetes mellitus	5	5

Krebsformen, besonders der Verdauungsorgane, werden Zusammenhänge mit der Ernährung diskutiert.

Die Ursachen für ernährungsabhängige Krankheiten liegen bei uns zumeist an einer übermäßigen, unausgewogenen oder bezüglich der essenziellen Nährstoffe unzureichenden Ernährung. Die optimale Struktur- und Funktionserhaltung des Körpers wird durch die übliche Mischkost nicht erreicht. Beim Vorliegen bestimmter ernährungsabhängiger Krankheiten (z.B. Obstipation, Übergewicht) führt eine Ernährungsumstellung zur Reduzierung oder Normalisierung der Beschwerden. Bei anderen Krankheiten werden zusätzliche, auch medikamentöse Therapiemaßnahmen erforderlich. Durch eine richtige Ernährung kann der Entstehung dieser Krankheiten in vielen Fällen vorgebeugt werden.

Die Fehlernährung, die bei uns trotz reichlicher Angebote von Nahrungsmitteln weit verbreitet ist, beruht auf Überernährung primär bezüglich Nahrungsenergie (Fett, isolierte Zucker, Alkohol), Protein aber auch Salz. Eine unausgewogene Ernährung findet sich bei den Hauptnährstoffen Kohlenhydrate, Fette und Proteine, und eine Mangelernährung bezüglich bestimmter Vitamine, Mineralstoffe sowie Ballaststoffe und sekundärer Pflanzenstoffe.

Fehlernährung beruht auf Informationsmangel, Unsicherheit und widersprüchlichen Aussagen der Experten und Medien sowie Traditionen und Bequemlichkeit.

Trotz weit verbreiteter ernährungsabhängiger Krankheiten und deren Kosten, die ein Drittel der Ausgaben im Gesundheitswesen ausmachen, und trotz zunehmender Aufklärungsbemühungen herrscht in weiten Kreisen der Bevölkerung immer noch Informationsmangel und Unsicherheit bezüglich einer gesunderhaltenden Ernährung. Die Verunsicherung wird durch interessengebundene Werbung und gezielte Medienpolitik verstärkt. Die Flut gesundheitsbezogener und teilweise widersprüchlicher Aussagen kann von Laien nicht mehr auf ihren Wahrheitsgehalt geprüft und bewertet werden. Von wissenschaftlicher Seite besteht jedoch im Wesentlichen Einigkeit darüber, wie eine Ernährung zusammengestellt sein sollte, damit ernährungsabhängigen Krankheiten vorgebeugt wird. Diese besteht bei Männern wie bei Frauen unter den vorherrschenden Arbeitsbedingungen und praktizierten Lebensstilen überwiegend aus pflanzlichen, ballaststoffreichen Lebensmitteln mit hoher Nährstoffdichte. Tierische Produkte sollten in geringen Mengen und Alkohol, wenn überhaupt, gelegentlich in mäßiger Menge konsumiert werden.

Ernährungsberatung

Männer sind eine schwierige Zielgruppe, wenn es um Änderungen, d.h. Verbesserungen ihrer Ernährung geht. Ihr Selbstverständnis lässt eine Einflussnahme nur sehr begrenzt und allenfalls unter Leidensdruck zu. Erst wenn eine – auch durch Übergewicht mitverursachte – Krankheit vorliegt, die mit Einschränkungen und Schmerzen einhergeht, steigt die Bereitschaft zu einer gesünderen Ernährung. Lebensbedrohliche Zustände wie dramatisch erhöhter Blutdruck oder Cholesterinwerte im gefährlichen Bereich bereiten keine Schmerzen oder Behinderungen. Männer sind auch in diesen Fällen nicht immer bereit, kritische gesundheitliche Situationen mit Lebensstiländerungen zu entschärfen.

Die Bereitschaft zur Ernährungsumstellung kann auch durch Vorbilder verstärkt werden. Erfahrungsgemäß sind Familienangehörige dazu nur in Ausnahmefällen geeignet, aber fast immer lässt sich ein dem Betroffenen sympathischer Sportler, Künstler, Politiker oder eine Persönlichkeit aus Wirtschaft, Bildung oder Kirche finden, die als Vorbild akzeptiert wird. Auch ein günstiger Modetrend kann helfen, wenn es – wie derzeit – nicht mehr der Bierbauch, sondern der Waschbrettbauch ist. Dieses Körperideal ist begrüßenswert, weil es zu vernünftiger Ernährung und mehr körperlicher Bewegung motiviert. Moden sind allerdings vergänglich und werden überwiegend von jungen Männern befolgt. Bei älteren Männern ist der Erfolg nur sehr mühsam zu erreichen (und es besteht kaum die Gelegenheit, das Ergebnis zur Schau zu stellen). Dogmatische Vorschriften, besonders von der Partnerin, sollten vermieden werden. Allerdings können Männer viel von Frauen bezüglich Vorbildfunktion im Ernährungsverhalten für die Kinder lernen. Auf diese Weise lässt sich von Anfang an gemeinsam eine gesunde, krankheitsvorbeugende Ernährung einüben. Gerade der Vater ist hier gefordert; er sollte sich dieser Verantwortung nicht entziehen, denn erfahrungsgemäß praktizieren die Kinder später, wenn sie eine eigene Familie gegründet haben, das Ernährungsverhalten, wie es in ihrem Elternhaus üblich war.

Kinder sind wie Löschblätter, sie kopieren auch die Essgewohnheiten ihrer Umgebung und sind lebenslang geprägt.

Obwohl das Selbstbewusstsein bei Männern ausgeprägter, aber auch labiler ist als bei Frauen, haben gerade sie es nötig, ihr Ernährungsverhalten zu ändern. Problematisch dabei kann sein, zugeben zu müssen, bisher nicht alles richtig gemacht zu haben. Fingerspitzengefühl anstatt Zeigefinger und unterstützende statt drohende Worte sind gerade bei Männern besonders angesagt.

Männer, die sich entschließen, ihre Ernährung umzustellen, sollten nicht verunsichert, sondern darin bestätigt werden, dass sie bisher nicht alles falsch gemacht haben, aber weitere Verbesserungen vornehmen sollten. Die Erfahrung lehrt, dass eine behutsame Vorgehensweise bei vielen Männern mittelfristig zum Erfolg führen kann. Es gibt allerdings auch Männer, die sich nur bei harter Führung einer Umstellung ihrer lieb gewonnenen Gewohnheiten beugen. Männer sind eben nicht alle gleich.

Ernährungsberatung von Männern ist schwierig, da männliche Merkmale eine Hilfe von anderen kaum zulassen.

Ernährungsberater machen die Erfahrung, dass es oft schwierig ist, Männern den Weg zu zeigen, um ihr Bewusstsein und Verhalten bezüglich Ernährung zu modifizieren, denn sie sind aus unterschiedlichen Gründen weniger geneigt, Veränderungen vorzunehmen. Die Gründe lassen sich anhand einiger typischer männlicher Merkmale erkennen und erklären, denn Männer

- sehen gesundheitliche Probleme als Schwäche und vermeiden professionelle Hilfe
- demonstrieren gerne Stärke, Härte und Coolness
- betrachten Kochen und Körpergewicht als Frauenthemen
- übersehen Körpersignale wie Hunger, Durst und Sättigung
- beteiligen sich an Essorgien
- besitzen eine geringe Frustrationstoleranz
- „sterben lieber ein paar Jahre früher" (Christen-Hess 2003).

Männer besitzen aber auch eine Reihe von Eigenschaften, die in einer Ernährungsberatung konstruktiv genutzt werden können, wie ein Interesse an körperlicher Leistungsfähigkeit, ein hohes Selbstwertgefühl und die Kompetenz für die Bewältigung von Problemen. Die meisten Männer finden es ausgesprochen unangenehm, wenn sie Hilfe benötigen. Wenn sie sich aber überwinden und das Gespräch suchen, sollte auf die eher technische als gefühlsbetonte Orientierung der Männer eingegangen werden. So eignen sich Fragebögen, Diagramme und Listen zur Einbindung der Männer. Die Ziele der Beratung müssen genau definiert werden, und Hausaufgaben strukturieren die beraterische Beziehung. Auf diese Weise hat der Mann eine gewisse Kontrolle über den Verlauf der Beratung, fühlt sich einbezogen und wird kooperativer. Trotzdem müssen Widerwille und Ängste erkannt und angesprochen werden.

Eine technisch orientierte Ernährungsberatung, gepaart mit Fingerspitzengefühl statt Zeigefinger, kann bei Männern erfolgreich sein.

In der Ernährungsberatung für Männer lohnt es sich auf weitere Aspekte zu achten, denn Männer

- finden es unmännlich, Probleme zu haben
- versuchen bestimmte Themen zu vermeiden, indem sie das Gespräch zum Allgemeinen oder auf Nebenschauplätze lenken
- verhindern durch Forderung nach rationalen Erklärungen oft die ganzheitliche Wahrnehmung ihres Problems
- verbauen sich wirkliche Veränderungen aus Angst vor Gefühlsentscheidungen
- können durch ihre Verschlossenheit und gehemmte Emotionalität nicht ihre eigene Befindlichkeit ausdrücken
- erwarten, dass ihr Körper als Problemlösungsmaschine zu funktionieren hat
- nehmen psychische Probleme oft nicht ernst
- befürchten sich lächerlich zu machen, wenn sie ihr Ziel nicht erreichen (Christen-Hess 2003).

Ernährungsberatung für Männer bleibt eine Herausforderung, auch für erfahrene Experten.

Wie Mann gesund isst und trinkt

Der bei Männern übliche Lebensmittelverzehr und damit verbunden die zu hohe Nahrungsenergiezufuhr sowie die nicht immer befriedigende Nährstoffzufuhr sollten überzeugende Gründe für Männer sein, ihr Ernährungsverhalten zu überdenken. Da wir in unseren Breitengraden in einer körperlich sedentären Industriegesellschaft leben, lässt sich eine bedarfsgerechte, gesunderhaltende Ernährung nach heutigen Erkenntnissen relativ leicht ableiten.
Nach der Konzeption der Vollwerternährung stehen frisches Gemüse, Obst und daraus hergestellte Salate sowie Vollkornprodukte, Hülsenfrüchte und Nüsse im Mittelpunkt. Fleisch, Fisch, Eier, Milch und Milchprodukte können zusätzlich in Maßen verzehrt werden. Bei Wurstwaren, mit oft nicht erkennbarem Inhalt, sollten sich Männer mehr als bisher zurückhalten.

Das zeitgemäße Konzept der Vollwerternährung bietet eine schmackhafte und präventive Kost.

Gerade bei alkoholischen Getränken haben Männer andere Präferenzen als Frauen, besonders von der Menge her. Männer ernähren sich energetisch im Durchschnitt fast zwei Monate im Jahr nur von Alkohol. Dabei gelten 20 g Alkohol pro Tag für Männer noch als gesundheitsverträglich. Das entspricht etwa einem halben Liter Bier oder einem viertel Liter Wein. Trotzdem sollte Alkohol nicht täglich konsumiert werden.
Der Verzehr von ökologisch erzeugten Lebensmitteln ist für Männer durchaus überlegenswert. Studien zeigten, dass die Spermienkonzentrationen sowie die Anzahl der lebensfähigen Spermien bei dieser Ernährungsweise deutlich höher lagen als mit konventionell erzeugten Lebensmitteln (Abell et al. 1994).
Da die offiziellen Referenzwerte für die Nährstoffzufuhr für den Verbraucher praktisch nicht umsetzbar sind, sollten Empfehlungen für die Auswahl und Zubereitung von Lebensmitteln gegeben werden. Diese Empfehlungen sind auch für Männer leichter nachzuvollziehen und direkt anwendbar. Die Umsetzung der Empfehlungen ist so angelegt, dass die Referenzwerte erfüllt werden. Zur Therapie ernährungsabhängiger Krankheiten muss spezielle Literatur zu dem Thema konsultiert werden (Biesalski et al. 1999, Leitzmann et al. 2003, Kasper 2004).
Für die Lebensmittelauswahl – auch für Männer – wird im Einzelnen Folgendes empfohlen:

- Gemüse und Obst reichlich und vielseitig zu verzehren, teilweise als unerhitzte Frischkost
- Getreide und Getreideerzeugnisse aus Vollkorn gegenüber Nicht-Vollkornprodukten zu bevorzugen
- Kartoffeln und Hülsenfrüchte in gering verarbeiteter Form in den Speiseplan einzubeziehen

- Nüsse, Ölsamen und Ölfrüchte roh oder geröstet in mäßigen Mengen zu verwenden
- die Gesamtfettzufuhr zu begrenzen und qualitativ hochwertige Öle und Fette zu verwenden, z. B. native, kaltgepresste Speiseöle, Butter oder ungehärtete Pflanzenmargarinen
- Vorzugsmilch, pasteurisierte Vollmilch oder Milcherzeugnisse ohne Zutaten und Käsesorten ohne Zusatzstoffe zu bevorzugen
- Fleisch, Fisch und Eier in mäßigen Mengen zu verzehren
- als Getränke ungechlortes Trinkwasser oder Quellwasser (sofern hygienisch und toxikologisch unbedenklich), natürliches Mineralwasser oder ungesüßte Kräuter- und Früchtetees zu bevorzugen
- Gewürze und Kräuter vielseitig zur Geschmacksverfeinerung zu verwenden, Salz dagegen in mäßiger Menge einzusetzen (als jodiertes Salz)
- als Süßungsmittel frisches, süßes Obst, nicht wärmegeschädigten Honig oder ungeschwefeltes, eingeweichtes Trockenobst (jeweils in mäßigen Mengen und nicht konzentriert) zu bevorzugen gegenüber isolierten Zuckern und Süßstoffen (Koerber et al. 2004).

Genuss und Freude beim Essen

Bei allen Bemühungen, Männern eine gesünderes Essverhalten zu vermitteln, müssen der Genuss und die Freude am Essen und Trinken sicher gestellt werden, denn die gesündeste Kost wird nicht gegessen, wenn sie nicht gut schmeckt (Leitzmann und Million 2003). Im Übrigen ist es eine alte Erfahrung, dass gesund ist, was Spaß macht. Auf die Ernährung bezogen bedeutet dieses, dass genussvolles Essen gesund ist. Ein Beispiel ist die Mittelmeerkost, die vielfältig, ausgewogen und ansprechend zubereitet wird. Der Verzehr von sonnengereiften Zutaten wie Tomaten, Kräutern, Olivenöl, Wein und dazu Fisch und magerem Fleisch führt zu höchsten Genüssen. Erstklassige Zutaten, optimale Zubereitung, harmonisches Ambiente und herzliche Geselligkeit genießen auch die Männer. So arbeiten übrigens auch die Gourmetköche, die oft mit regionalen, verblüffend einfachen, aber qualitativ hochwertigen Gerichten ihre Sterne verdienen, ohne Fertigprodukte, Geschmacksverstärker und Farbstoffe.

Der Genuss einer Speise überzeugt auch Männer, gesunde Kost zu essen.

Neben dem Gesundheitswert ist es der Genuss der Speisen, der die Sinne und damit den Körper direkt anspricht. So kann Essen zur schönsten Sache der Welt werden (Schassberger 2004, S. 33). Abschließend soll erwähnt werden, dass der Begriff „Genuss“ auf das Wort „Genosse“ zurückgeht und Pate stand für die modernen Bezeichnungen Zeitgenossen und Genossenschaften. Der Genuss schließt, wie oben erwähnt, schmackhafte, gesunde und anregende Speisen, fröhliche und friedliche Gespräche, ein ansprechendes Ambiente und selbstgewisse Vertrautheit unter den Essenden ein. Erst dieser Mitgenuss macht uns zu „Genossen“ (Schassberger 2004, S. 55).

Schlussbemerkungen

Die Realisierung einer gesunderhaltenden Ernährung scheitert nicht an den naturwissenschaftlichen Erkenntnissen oder wegen des zur Verfügung stehenden Informationsangebots, sondern vor allem bei Männern durch fehlende Motivation und entsprechende Umsetzung des vorhandenen Wissens. Gerade bei Männern muss das Bewusstsein gefördert werden, dass jeder Einzelne für seine Gesundheit mit verantwortlich ist und entsprechende Schritte zu seiner Gesunderhaltung unternehmen kann, besonders im Bereich der Ernährung. Eine rationale Wissensvermittlung wirkt im Bereich Ernährung weniger erfolgreich als praktische Erfahrungen, die mit Genuss gekoppelt sind.

Die Auffassungen unabhängiger Ernährungsexperten ergeben relativ einheitliche Empfehlungen zur Auswahl und Zubereitung von Lebensmitteln.

Nationale und internationale Organisationen sowie verschiedene Spezialgebiete der Medizin (wie Gastroenterologie, Kardiologie, Diabetologie,

Tab. 7.1-2 *Zusammenfassende Empfehlungen für die Lebensmittelauswahl (nach v. Koerber et al. 2004).*

Reichlich verzehren	Mäßig verzehren	Selten verzehren
Gemüse, teilweise als Frischkost	Nüsse	konservierte Lebensmittel
Obst, überwiegend als Frischkost	Ölsamen und Ölfrüchte	Nicht-Vollkornprodukte
Vollkornprodukte	native, kaltgepresste Öle	Raffinierte Fette
Kartoffeln	Butter	Fleischerzeugnisse
Hülsenfrüchte	Milch(-Erzeugnisse)	Alkohol, Kaffee, schwarzer Tee
Wasser	Fleisch, Fisch und Eier	**Möglichst meiden:**
Kräuter- und Früchtetees	jodiertes Salz	isolierte Zucker, Süßwaren
Gewürze und Kräuter	Honig	isolierte Substanzen

Onkologie) sprechen inzwischen relativ einheitliche Empfehlungen zum Verzehr von Lebensmitteln aus, um einer Vielzahl von Krankheiten vorzubeugen. Dabei wird auf besonders günstige Lebensmittel aufmerksam gemacht. Die Anleitung zum mäßigen Verzehr an sich wertvoller Lebensmittel ist für eine sedentäre Bevölkerung erforderlich, um die Nahrungsenergieaufnahme zu begrenzen. Der seltene Konsum oder die Meidung ungünstiger Produkte wird angeraten. Diese Empfehlungen werden abschließend zusammengefasst (Tab. 7.1-2).

Literatur

Abell A, Ernst E, Bonde JP: High sperm density among numbers of organic farmer association. The Lancet 1994; 343:1498.

Biesalski K, Fürst P, Kasper H et al.: Ernährungsmedizin. Thieme, Stuttgart, 1999.

Christen-Hess B: Ernährungsberatung von übergewichtigen Männern. S. 9–12. Tagungsbericht, Verband für Unabhängige Gesundheitsberatung, Winterthur, 2003.

DGE (Deutsche Gesellschaft für Ernährung) et al.: Referenzwerte für die Nährstoffzufuhr. Umschau Braus, Frankfurt a.M., 2000a.

DGE (Deutsche Gesellschaft für Ernährung): Ernährungsbericht 2000. DGE, Frankfurt a.M., 2000b.

Fraser GE, Welch A, Luben R et al.: The effect of age, sex, and education on food consumption of a middle-aged cohort EPIC in East Anglia. Prev Med 2000; 30:26–34.

Gniech G: Über Hunger und Sattheit, Genuss und Kultur. Springer, Berlin, 2. Aufl., 2002.

Kasper H: Ernährungsmedizin und Diätetik. Urban und Fischer, München, 10. Aufl., 2004.

Koerber KV, Männle T, Leitzmann C: Vollwert-Ernährung: Konzeption einer zeitgemäßen und nachhaltigen Ernährungsweise. Haug, Stuttgart, 10. Aufl.,2004.

Leitzmann C, Million H: Vollwertküche für Genießer. Bassermann, München, 7. Aufl., 2003.

Leitzmann C, Müller C, Michel P et al.: Ernährung in Prävention und Therapie. Hippokrates, Stuttgart, 2. Aufl., 2003.

Mensink G: Was essen wir heute – Ernährungsverhalten in Deutschland. Robert Koch-Institut, Berlin, 2002.

Roos G, Pratalla R, Koski K: Men, masculinity and food. Appetite 2001; 37:47–56.

Sanchez-Villegas A, Delgado RM, Martinez-G MA, De Irala-E J: Gender, age, socio-demographic and lifestyle factors associated with major dietary patterns in the Spanish project SUN. Eur J Clin Nutr 2003;57:285–292.

Schassberger E-U: Zurück zum Geschmack. Hirzel, Stuttgart, 2004.

Wirfalt E, Hedblad B, Gullberg B et al.: Food patterns and components of the metabolic syndrome in men and women: a cross-sectional study within the Malmo Diet and Cancer cohort. Am J Epidemiol 2001; 154:1150–1159.

7.1.2 Ernährung unter dem Aspekt der Prävention

Clemens Kunz und Sabine Schulz

Allgemeines

Die allgemeinen Empfehlungen für eine bedarfsgerechte Ernährung des Mannes konzentrieren sich in aller Regel auf seinen im Vergleich zur Frau etwas höheren Bedarf an Energie und einigen

Nährstoffen (Tab. 7.1-3, D-A-CH-Referenzwerte). Eine höhere Energiezufuhr begünstigt die Bedarfsdeckung an essenziellen Inhaltsstoffen, auch wenn die Nahrungsmittelauswahl nicht sehr sorgfältig erfolgt und Lebensmittel mit geringer Nährstoffdichte eingesetzt werden. Zu wenig Aufmerksamkeit finden jedoch bisher präventive Aspekte einer gesunden Ernährung. Dies wird dadurch erschwert, dass sich Männer im Allgemeinen weniger mit Ernährungsfragen auseinander setzen als Frauen, die sich, bedingt durch Schwangerschaft, Stillzeit, Kindererziehung oder Körpergewichtskontrolle eher für derartige Fragestellungen interessieren.

Tab. 7.1-3 *Referenzwerte für die tägliche Nährstoff- und Mineralstoffzufuhr für erwachsene Männer und Frauen (D-A-CH-Referenzwerte für die Nährstoffzufuhr, 2000).*

	Energie[1]		**Nährstoffe**			**Wasser**[4]	**Mineralstoffe**				
	kcal m/w[2]	MJ m/w[2]	Protein g pro kg KG[3]	Ess. % der n-6	FS Energie n-3	ml	Calcium mg	Magnesium mg m/w[2]	Eisen mg m/w[2]	Jod µg	Zink mg m/w[2]
19 bis unter 25 J.	2500/ 1900	10,6/ 8,1	59/48	2,5	0,5	2700	1000	400/310	10/15	200	10/7
25 bis unter 51 J.	2400/ 1900	10,2/ 7,8	59/47	2,5	0,5	2600	1000	350/300	10/15	200	10/7
51 bis unter 65 J.	2200/ 1800	9,2/ 7,4	58/46	2,5	0,5	2250	1000	350/300	10/10	180	10/7
über 65 J.	2000/ 1600	8,3/ 6,9	54/44	2,5	0,5	2250	1000	350/300	10/10	180	10/7

	Vitamine										
	A (Ret.-Ä.) mg m/w[2]	D µg	E (Toc.-Ä.) mg m/w[2]	K µg m/w[2]	B_1 (Thiamin) mg m/w[2]	B_2 (Riboflavin) mg m/w[2]	Niacin mg m/w[2]	B_6 (Pyridoxin) mg m/w[2]	Folsäure (FÄ) µg	B_{12} µg	C (Ascorbinsäure)[5] mg
19 bis unter 25 J.	1,0/ 0,8	5	15/ 12	70/ 60	1,3/ 1,0	1,5/ 1,2	17/ 13	1,5/ 1,2	400	3,0	100
25 bis unter 51 J.	1,0/ 0,8	5	14/ 12	70/ 60	1,2/ 1,0	1,4/ 1,2	16/ 13	1,5/ 1,2	400	3,0	100
51 bis unter 65 J.	1,0/ 0,8	5	13/ 12	80/ 65	1,1/ 1,0	1,3/ 1,2	15/ 13	1,5/ 1,2	400	3,0	100
über 65 J.	1,0/ 0,8	10	12/ 11	80/ 65	1,0/ 1,0	1,2/ 1,2	13/ 13	1,4/ 1,2	400	3,0	100

1 = Unter Berücksichtigung der Referenzmaße von Körpergröße und Körpergewicht.
Die für Erwachsene angegebenen Werte gelten für Personen mit ausschließlich sitzender Tätigkeit (Leichtarbeiter).
2 = m = männlich; w = weiblich
3 = KG = Körpergewicht
4 = Wasserzufuhr durch Getränke und Nahrung
5 = Raucher: 150 mg Vitamin C

Morbidität und Mortalität

Geschlechtsspezifische Unterschiede

Untersuchungen zur Mortalität zeigen, dass Frauen eine längere Lebenserwartung als Männer haben. Abbildung 7.1-1 zeigt als Beispiel die mittlere Lebenserwartung in Deutschland. Dabei ist auffallend, dass sich mit dem allgemeinen Rückgang der Sterblichkeit im Laufe der letzten Jahrzehnte die geschlechtsspezifischen Mortalitätsunterschiede zunächst auf bis zu 7 Jahre erhöhten. Seit Beginn der 80er Jahre scheint sich diese Differenz wieder etwas zu verringern (Luy 2002).

Die Analyse der Gründe für die männliche Übersterblichkeit zeigt, dass man diese entweder biologischen oder verhaltens- bzw. umweltorientierten Erklärungsmodellen zuordnen kann (Luy 2002). Biologisch orientierte Erklärungen gehen davon aus, dass Frauen aufgrund biologischer bzw. genetischer Faktoren resistenter sind als Männer.

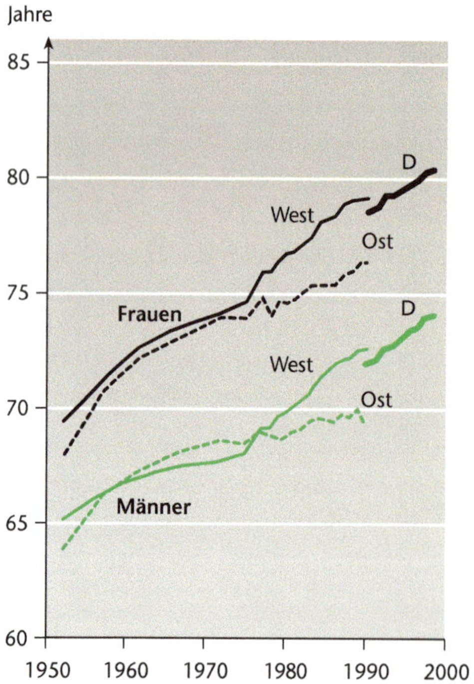

Abb. 7.1-1 Mittlere Lebenserwartung in Deutschland (D), im ehemaligen Bundesgebiet (West) und in der ehemaligen DDR (Ost). Deutsche Gesellschaft für Ernährung e. V. Ernährungsbericht 2000.

Ergebnisse aus Studien in Klöstern sowie multikausale Analysen deuten darauf hin, dass Frauen einen programmierten biologischen Überlebensvorteil von etwa 1–2 Jahren haben. Die verbleibenden 5–6 Jahre sind im Wesentlichen auf verhaltens- und umweltbedingte Unterschiede zwischen Männern und Frauen zurückzuführen. Es wird davon ausgegangen, dass sich Männer weniger gesundheitsbewusst verhalten (ungesunde Ernährungsgewohnheiten, Rauchen, überhöhter Alkoholkonsum) und mehr umweltspezifischen Risiken ausgesetzt sind (risikoreicheres Freizeitverhalten, berufliche Tätigkeiten welche die Gesundheit gefährden) (Wienken 2003).

Laut Statistik stehen Herz-Kreislauf-Erkrankungen und Krebserkrankungen als Todesursachen an erster und zweiter Stelle. Bezogen auf alle Todesursachen tragen Herz-Kreislauf-Erkrankungen am meisten zu den geschlechtsspezifischen Differenzen bei. Hier ist der Einfluss verschiedener Lebensstile und ungünstiger Verhaltensweisen, wozu auch eine ungesunde Ernährung zählt, am deutlichsten zu erkennen (Wienken 2003).

Hinzu kommt, dass Männer weniger ärztliche Vorsorge- und Versorgungsleistungen in Anspruch nehmen als Frauen. In der KORA-Studie beispielsweise wiesen Männer häufiger als Frauen einen nicht-diagnostizierten Diabetes auf, insbesondere in der Gruppe der 55- bis 60-Jährigen (Rathmann et al. 2003). Personen mit unentdecktem Diabetes hatten ähnlich häufig Bluthochdruck und Fettstoffwechselstörungen wie Personen mit bekanntem Diabetes und damit ein vergleichbar hohes Risiko für Herzinfarkt und Schlaganfall.

Länderspezifische Unterschiede

Ein Vergleich der Sterbeziffern aufgrund von Krankheiten des Kreislaufsystems zeigt große Unterschiede zwischen den Ländern der Europäischen Union (Tab. 7.1-4). Auffallend ist die niedrige kardiovaskuläre Mortalität der Franzosen – als französisches Paradoxon in der Wissenschaft

Tab. 7.1-4 *Sterbeziffern in den Ländern der Europäischen Union nach Krankheiten des Kreislaufsystems je 1000 Einwohner (Eurostat, modifiziert aus: Statistisches Taschenbuch Gesundheit 2002).*

Staat	Jahr	Männer	Frauen
EU 15	1997	358,2	226,7
Deutschland	1997	416,9	264,8
Finnland	1997	428,2	236,7
Frankreich	1997	245,8	140,8
Griechenland	1997	371,4	289,1
Irland	1996	464,5	278,9
Italien	1996	323,6	214,2
Portugal	1997	396,2	289,5
Schweden	1996	379,6	218,9
Spanien	1997	279,9	191,5
Großbritannien u. Nordirland	1997	378,8	227,6

schon seit Jahren analysiert und kontrovers diskutiert.

Unter dem **französischen Paradoxon (french paradox)** wird das Phänomen verstanden, dass in Ländern mit einem regelmäßigen Weinkonsum wie z.B. Frankreich trotz eines hohen Verzehrs von gesättigten Fettsäuren und eines hohen Tabakkonsums eine vergleichsweise geringe Infarkthäufigkeit zu beobachten ist. Dies wird unter anderem mit dem Polyphenolgehalt des Rotweins, aber auch mit Lebensstilfaktoren in Verbindung gebracht. Die Existenz bzw. Erklärung des französischen Paradoxons ist aus wissenschaftlicher Sicht nicht unumstritten.

Als Ursache für die länderspezifischen Sterbeziffern (s. Tab. 7.1-4) kommen Unterschiede in den Gesundheitssystemen, aber auch im Ernährungsverhalten und bei den Lebensstilfaktoren in Betracht.

Die Analyse des Ernährungsverhaltens in den einzelnen Ländern macht deutlich, dass jeglicher Reduktionismus unangebracht ist. Die These, dass eine hohe Zufuhr an gesättigten Fetten und Cholesterin für ein hohes Risiko für koronare Herzerkrankungen (KHK) verantwortlich ist, wird durch die französischen Daten widerlegt. Auf der anderen Seite wäre es zu stark vereinfachend, den Rotweinkonsum und die damit verbundene Zufuhr an Polyphenolen für die niedrigen kardiovaskulären Mortalitätsraten der Franzosen verantwortlich zu machen. Die Zusammenhänge sind nach neueren wissenschaftlichen Erkenntnissen wesentlich komplexer.

Ausgewählte ernährungsbedingte Krankheiten

Übergewicht und Adipositas

Die Zahl der übergewichtigen bzw. adipösen Menschen hat in den letzten Jahrzehnten in den westlichen Industrienationen fast epidemieartig zugenommen. Eine hochkalorische Nahrung, Nahrungsmittelüberschuss und wenig Bewegung sind entscheidende Faktoren, die zu dieser Entwicklung beitragen.

Zuverlässige Daten belegen, dass nur etwa ein Drittel der Männer und etwas mehr als die Hälfte der Frauen als normalgewichtig zu klassifizieren ist (Benecke und Vogel 2003).

Bei den Männern ist der Anteil Übergewichtiger (BMI 25 bis 30) in allen Altersgruppen höher als bei den Frauen. Dagegen ist der Anteil Adipöser (BMI > 30) bei beiden zwischen 30 und 60 Jahren gleich, danach steigt die Zahl bei den über 60-jährigen Frauen an (Benecke und Vogel 2003). Die Fettverteilung, die entscheidend für das Auftreten von Folgekrankheiten ist, spielt besonders bei mäßigem Übergewicht, d.h. bei einem BMI zwischen 25 und 30, eine entscheidende Rolle, wie am Beispiel Diabetes illustriert (Abb. 7.1-2). Dabei wirkt sich ein androides Fettverteilungsmuster gegenüber einem gynoiden Muster negativ auf die Entwicklung eines metabolischen Syndroms aus.

Verschiedene Interventionsstudien haben gezeigt, dass die strikte Einhaltung eines gesunden Lebensstils mit entsprechender Ernährung, regelmäßiger körperlicher Aktivität und Verzicht auf Rauchen zu einem wesentlich niedrigeren Risiko für koronare Herzerkrankungen führt.

Im Zusammenhang mit männlichem Übergewicht und Adipositas ist interessant, dass Ärzte offensichtlich die Notwendigkeit einer Gewichts-

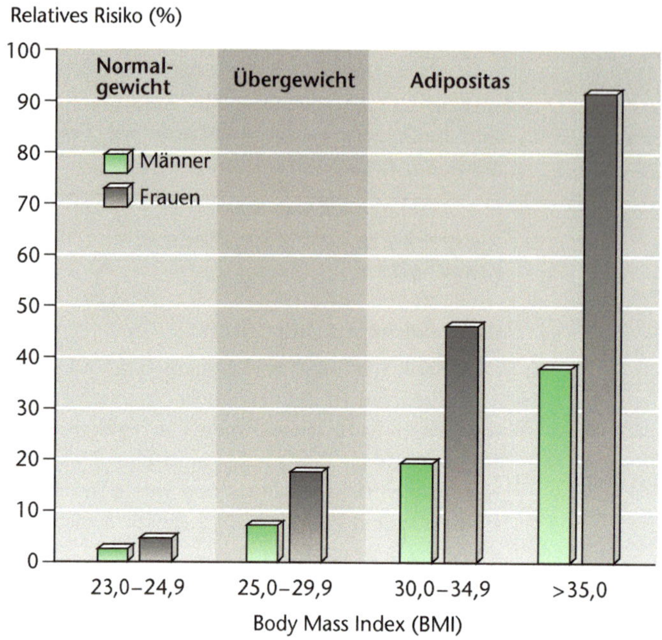

Abb. 7.1-2 Übergewicht und Adipositas als Risikofaktoren für Typ-2-Diabetes-mellitus bei Männern und Frauen (nach Chan JM et al. 1994 und Colditz DA et al. 1995).

abnahme von männlichen bzw. von weiblichen Patienten bei gleichem BMI unterschiedlich beurteilen: Bei einem BMI von 25 rieten sie mehr Frauen zu einer Gewichtsabnahme, bei einem BMI von 32 legten sie eine solche dagegen eher Männern nahe (Anderson et al. 2001).

Koronare Herzerkrankungen

Herz- und Gefäßkrankheiten gehören zu den Haupttodesursachen in Ländern mit einer so genannten westlichen Ernährung. Einige der wichtigsten Risikofaktoren, die in Tabelle 7.1-5 aufgeführt sind, können über die Ernährung und Änderung von Lebensstilfaktoren beeinflusst werden (Tribble und Krauss 2001).
Die allgemeinen Empfehlungen zur Reduzierung des Risikos der KHK sind nicht geschlechtsspezifisch und beinhalten u.a. das Vermeiden von Übergewicht, eine Reduzierung der Fett- und Alkoholzufuhr, die vermehrte Zufuhr von Obst, Gemüse und Getreideprodukten, eine regelmäßige körperliche Betätigung und die Aufgabe des Rauchens.
Beim Obst und Gemüse ist vermutlich in erster Linie der Gehalt an Vitaminen, Mineralstoffen und sekundären Pflanzenstoffen für die kardioprotektive Wirkung verantwortlich. Einige dieser Maßnahmen sind auch wirksam, ohne dass die zugrunde liegenden Mechanismen vollständig geklärt sind. So geht eine erhöhte Zufuhr von Vollkornprodukten mit einer Verringerung des KHK-Risikos (Liu et al. 1999) und auch der Diabeteshäufigkeit (Montonen et al. 2003) einher: ob dieser Effekt durch eine Beeinflussung des Lipidstoffwechsels oder einen langsameren postprandialen Blutglukoseanstieg und damit eine geringere Belastung der β-Zellen des Pankreas bedingt ist, oder auf andere Ursachen zurückgeführt werden kann, ist zur Zeit unklar.

Tumorerkrankungen

Bei der Tumorentstehung spielen Ernährungsfaktoren ebenfalls häufig eine entscheidende Rolle. Als risikoerhöhend werden je nach Krebslokalisation beispielsweise eine hohe Fettzufuhr, rotes Fleisch, Milchprodukte, Zucker oder Alkohol diskutiert. Zunehmend wird jedoch auch das Fehlen von protektiven Substanzen in der Nahrung, wie sie beispielsweise in Obst, Gemüse und Vollkornprodukten vorkommen, unmittelbar mit dem Prozess der Kanzerogenese in Verbindung gebracht.

Tab. 7.1-5 *Risikofaktoren für kardiovaskuläre Erkrankungen (nach: Tribble und Krauss, 2001).*

Modifizierbare Hauptrisikofaktoren
- Zigarettenrauchen
- Hypercholesterinämie
- Hypertonie
- Adipositas und Übergewicht, speziell abdominelle Adipositas
- Diabetes mellitus

Andere anerkannte Risikofaktoren
- fortgeschrittenes Alter
- männliches Geschlecht
- positive Familiengeschichte
- physische Inaktivität und sitzender Lebensstil
- Hypertriglyzeridämie
- Hypoalphalipoproteinämie

Risikofaktoren mit zunehmender Bedeutung
- erhöhte Konzentrationen an Lipoprotein (a)
- Lipoproteinprofil relativ angereichert mit kleinen, dichten LDL-Partikeln
- Entzündungen (z. B. angezeigt durch erhöhte Konzentrationen am C-reaktiven Protein)
- erhöhte Konzentrationen der Gerinnungsfaktoren einschließlich Fibrinogen
- chronische Infektionen
- Hyperhomocysteinämie
- oxidativer Stress

Übergewicht und Adipositas haben nicht nur einen Einfluss auf die Manifestation von koronaren Herzkrankheiten, sondern sie erhöhen auch das Risiko für die meisten Tumore (Calle et al. 2003). Bei adipösen Männern ist insbesondere das Risiko für Kolon- und Prostatakarzinome erhöht. Auch hier wirkt sich eine androide Fettverteilung besonders nachteilig aus. Unklar ist jedoch noch, ob das Übergewicht selbst oder eine meist gleichzeitig vorliegende ungünstige Ernährung die Ursache für die Karzinomentstehung ist. In den meisten westlichen Ländern ist das Prostata-Ca neben Lungentumoren das häufigste Karzinom beim Mann. Auffallend ist, dass in asiatischen Ländern (Japan, China u.a.) die Inzidenz und die Mortalität um ein Vielfaches geringer sind. Die Ursachen für diese großen Unterschiede sind bisher noch nicht eindeutig geklärt. An einer genetischen Prädisposition gibt es zwar keine Zweifel, wie Studien bei eineiigen und zweieiigen Zwillingen belegen (Heber 2002), jedoch weist die Zunahme der Inzidenz bei Migranten, die von Japan nach Hawai oder in die Vereinigten Staaten einwandern, auf die Beteiligung von Umweltfaktoren wie z.B. das Ernährungsverhalten hin. So ist der Konsum tierischer Fette bei der westlichen Ernährung beträchtlich höher als bei einer für Asiaten typischen Ernährungsweise, für die der Verzehr größerer Mengen an Soja, Gemüse, Obst und Fisch charakteristisch ist.

Als Risikofaktoren für die Entwicklung eines Prostata-Ca werden eine erhöhte Energiezufuhr, Menge und Art der Fettzufuhr und eine hohe Aufnahme von (rotem) Fleisch diskutiert. Eine protektive Rolle wird dagegen für bestimmte Carotinoide, Retinoide, Vitamin C und E, Selen, Polyphenole, Vitamin D und Kalzium angenommen (Willis und Wians 2003).

Präventive Überlegungen

Funktionelle Lebensmittel und Nahrungsergänzungsmittel

Im Rahmen von Präventionsstrategien spielen seit einigen Jahren – zumindest wirtschaftlich gesehen – funktionelle Lebensmittel bzw. Nahrungsinhaltsstoffe mit funktionellen Eigenschaften eine wichtige Rolle (Schulz und Kunz 2002).

Funktionelle Lebensmittel (Functional Food) sind Lebensmittel oder Bestandteile davon, denen über die Aufnahme von Nährstoffen hinaus ein weiterer Nutzen zugesprochen wird, der in der Steigerung des Wohlbefindens und dem Erhalt der Gesundheit liegt.

Im Gegensatz zu funktionellen Lebensmitteln (FLM), die äußerlich von herkömmlichen Lebensmitteln kaum zu unterscheiden sind, werden Nahrungsergänzungsmittel (NEM) eher in arzneimitteltypischer Form angeboten. Sowohl FLM als auch NEM werden rechtlich zu den Lebensmitteln gezählt.

Nahrungsergänzungen sind Lebensmittel, die dazu bestimmt sind, zusätzlich zur üblichen Ernährung verzehrt zu werden. Sie ent-

halten Nährstoffe und/oder andere ernährungsphysiologisch wirksame Stoffe und werden insbesondere als Tabletten, Dragees, Kapseln, Pulver, Kautabletten, Tropfen oder Sirupe angeboten.

Zielfunktionen, die man mit diesen Lebensmitteln beeinflussen möchte, konzentrieren sich überwiegend auf die Prävention von Herz-Kreislauf-Erkrankungen, Diabetes mellitus, Übergewicht, Krebs, Osteoporose und Karies.

Beispiele für Lebensmittelinhaltsstoffe mit präventivem Potenzial

Die Rolle von sekundären Pflanzenstoffen als Mediatoren des gesundheitlichen Nutzens eines erhöhten Verzehrs pflanzlicher Lebensmittel hat in den letzten Jahren sowohl substanzielle Forschung als auch Spekulationen gefördert. Bei Überlegungen zur Verbesserung der Gesundheit spielen insbesondere Pflanzenstoffe wie Carotinoide in Tomaten, Phytosterole in Ölen oder Flavonoide in Kakao, Schokolade, Tee und Rotwein eine zunehmend wichtige Rolle.

Tomaten und Lycopin

Carotinoide sind u a. wegen ihrer möglichen antikanzerogenen Wirkung eine interessante Substanzklasse (Gann und Khachik 2003). Von besonderer Bedeutung ist Lycopin, das aufgrund seiner Struktur keine Provitamin-A-Aktivität besitzt. Die antioxidativen Eigenschaften dagegen sind gegenüber anderen Carotinoiden teilweise stärker ausgeprägt. Lycopin ist für die rote Farbe von reifen Tomaten oder anderen Früchten wie z.B. Wassermelonen verantwortlich. Obwohl der genaue Mechanismus der Absorption noch nicht vollständig bekannt ist, sind der Erhitzungsprozess und die gleichzeitige Aufnahme von Fett wesentliche Faktoren für eine maximale Bioverfügbarkeit. Eine Besonderheit ist, dass die Bioverfügbarkeit von Lycopin durch die technologische Behandlung (Wärmebehandlung, Zerkleinerung) der Tomaten um ein Vielfaches erhöht wird.

Verschiedene epidemiologische Studien deuten darauf hin, dass eine hohe Zufuhr von Lycopin mit einer geringeren Inzidenz für Prostatakrebs verbunden ist. Diese Annahme ist jedoch keineswegs wissenschaftlich gesichert. Die grundlegende Frage ist, ob die beobachteten Wirkungen nicht auch auf andere Inhaltsstoffe der Tomate zurückzuführen sind und ob die isolierte Aufnahme einzelner Komponenten zur Tumorprävention, z.B. Lycopin als Supplement, genauso wirksam ist wie der Verzehr von intakten Lebensmitteln (siehe unten).

Personen, die relativ viel Obst und Gemüse und damit auch mehr Carotinoide aufnehmen, haben meist auch eine gesündere Ernährungsweise und andere Lebensgewohnheiten als Personen, die sich eher einseitig ernähren.

Hinzu kommt, dass bei Studien, in denen Serumkonzentrationen als Indikator für die Abschätzung eines Risikos herangezogen werden, die Aufnahme von Lycopin nur als ein Marker für den Verzehr entsprechender Lebensmittel dienen kann. Ob die beobachteten Effekte tatsächlich auf Lycopin und nicht auf andere Inhaltsstoffe des Nahrungsmittels zurückzuführen sind, lässt sich nur schwer abschätzen (Gann und Khachik 2003).

Hierfür spricht auch eine aktuelle Studie, bei der in einem Tiermodell der Einfluss von Tomatenprodukten bzw. von synthetisch hergestelltem Lycopin auf die Prostatakarzinogenese untersucht wurde (Boileau et al. 2003). Dabei führte die Verfütterung von Tomatenpulver, nicht aber von Lycopin allein, zur Hemmung der Prostatakarzinogenese. Dies deutet darauf hin, dass Tomatenprodukte neben dem Lycopin noch andere Komponenten enthalten, welche die Karzinogenese modifizieren. In demselben Versuch führte auch eine Nahrungsrestriktion zu einer Risikoverminderung, wobei die sekundären Pflanzenstoffe der Tomate und die Energierestriktion vermutlich über unabhängige Mechanismen agieren (Boileau et al. 2003). Dieser Befund zeigt, dass auch populäre, gut schmeckende Produkte – Amerikaner konsumieren im Durchschnitt etwa 42 kg Tomaten pro Kopf und Jahr – mit einer positiven Aussage hinsichtlich ihrer Rolle bei der Krebsprävention belegt werden können.

Soja und Isoflavone

Ähnlich wie bei Brustkrebs variieren auch beim Prostata-Ca die Mortalitätsraten deutlich zwischen einzelnen Ländern. Auffallend ist in diesem Zusammenhang, dass die Rate des klinisch manifesten Prostata-Ca wesentlich stärker als die des latenten Stadiums variiert.

Die Inzidenz von klinisch manifestem Prostata-Ca in den USA ist 10- bis 15-mal höher als die japanische Rate, während die Inzidenz von latentem Prostata-Ca nur um etwa 50 % höher ist. Dies deutet darauf hin, dass in einigen Populationen wie z.B. in Japan das Wachstum des Prostata-Ca langsamer verläuft, der Tumor später im Leben auftritt oder beide Annahmen zutreffen (Messina, 1999).

Sojabohnen sind eine einzigartige Quelle für Isoflavone, die sowohl hormonelle als auch nichthormonelle Effekte in Hinblick auf die Tumorprävention haben. Die zugrunde liegenden Mechanismen sind vielfältig und tragen mit zur Erklärung bei, dass bei Frauen eine hohe Sojazufuhr in der Adoleszenz wahrscheinlich das Risiko für Brustkrebs im späteren Leben mindert (Shu et al. 2001), während bei Männern eher akute Effekte einer Zufuhr in Richtung einer Progressionsverzögerung des Prostata-Ca beobachtet werden. In vitro inhibiert das Hauptisoflavon der Sojabohne, das Genistein, das Zellwachstum von Prostata-Ca. Auch in Tierversuchen konnte in vielen Studien, jedoch nicht allen, gezeigt werden, dass isoflavonreiches Sojaprotein und isolierte Isoflavone die Entwicklung von Prostata-Ca hemmen. Allerdings deutet nur eine begrenzte Anzahl epidemiologischer Studien auf eine Risikoreduktion des Prostata-Ca in Abhängigkeit von der Isoflavonzufuhr hin. Demgegenüber wird in einer Pilot-Interventionsstudie über günstige Auswirkungen einer Isoflavonaufnahme bei bereits bestehendem Prostata-Ca berichtet (Messina 2003).

Während die Bedeutung von Soja zur Prävention von Prostatakrebs noch nicht abschließend beurteilt werden kann, sprechen die vorliegenden Daten für eine positive Wirkung bezüglich der Vermeidung von KHK. In den USA können seit 1999 sojahaltige Lebensmittel unter bestimmten Voraussetzungen mit einem so genannten Health-Claim versehen werden, der sich auf ein verringertes KHK-Risiko beim Verzehr von Sojaprotein bezieht. Aufgrund verschiedener Studien kam die FDA zu dem Schluss, dass der Verzehr von täglich mindestens 25 g Sojaprotein, verglichen mit dem von Fleisch oder Milch, den LDL-Spiegel signifikant senken kann. Nicht geklärt ist jedoch, ob das Sojaprotein selbst (Aminosäuremuster, Sojapeptide), die Sojaisoflavanoide oder möglicherweise noch nicht identifizierte Inhaltsstoffe der Sojabohne für die beobachteten Effekte verantwortlich sind. Auch aufgrund anderer Inhaltsstoffe wie Phytosterine und Ballaststoffe oder aufgrund eines günstigen Fettsäuremusters scheint die Sojabohne ein interessantes gesundheitsförderndes Lebensmittel zu sein.

Bewertung von Interventionsstudien mit Supplementen

Bei präventiven Überlegungen konzentrierte man sich lange vorwiegend auf einzelne Nährstoffe, von denen z.B. antioxidative oder antikarzinogene Wirkungen zu erwarten sind. In zahlreichen Interventionsstudien konnten diese Annahmen jedoch nicht belegt werden. Gelegentlich erhöht man dadurch sogar das Risiko für bestimmte Erkrankungen, wie beispielsweise zwei große Lungentumor-Präventionsstudien gezeigt haben (The Alpha-Tocopherol and Beta Carotene Cancer Prevention Study Group. 1994, Omenn et al. 1996).

Solche und ähnliche Beobachtungen spiegeln sich auch in einem „Positionspapier zur Primärprävention kardiovaskulärer Erkrankungen“ der Deutschen Gesellschaft für Kardiologie wider, dem zufolge für Vitamine (Vitamin C, Vitamin E, β-Carotin) und Antioxidanzien kein präventiver Effekt hinsichtlich der KHK nachgewiesen ist (Gohlke et al. 2003).

Dem Statement ist jedoch entgegen zu halten, dass die Versorgungslage der Probanden zu Beginn einer Studie zweifellos einen wesentlichen Einfluss auf den Erfolg einer Supplementationsmaßnahme hat. Als Beispiel sei eine fallkontrollierte Beobachtungsstudie in einer Population mit einem relativ niedrigen Obst- und Gemüseverzehr und ohne Folsäureanreicherung von Lebensmitteln in Schweden angeführt (Holmquist et al.

2003). Diese zeigt, dass die regelmäßige Einnahme eines niedrig dosierten Multivitaminpräparates eine inverse Beziehung zum Risiko eines nicht fatalen Myokardinfarkts aufwies. Nicht ganz ausschließen können die Autoren allerdings, dass die Einnahme von Supplementen mit anderen unbekannten Lebensstilfaktoren verbunden ist, die zu der beobachteten Risikominderung für einen Infarkt beigetragen haben. So ist aus anderen Studien bekannt, dass sich Personen, die Supplemente einnehmen, meist wesentlich gesünder ernähren und körperlich aktiver sind als Personen, die keine Nahrungsergänzung betreiben (Klipstein-Grobusch et al. 1998). Dennoch könnte ein positiver Effekt einer Supplementation auch auf die Verbesserung einer marginalen Vitaminversorgung zurückzuführen sein, wie in der oben erwähnten Studie für die Vitamine der B-Gruppe, und hier insbesondere für Folsäure angenommen wurde (Holmquist et al. 2003).

Für die Interpretation von Interventionsstudien werden häufig Serumkonzentrationen als Parameter zur Beurteilung eines Risikos verwendet. Eine Neuauswertung der Carotin-Retinol-Studie (CARET-Studie) zeigt, dass die Serumkonzentrationen von Lutein, Zeaxanthin, β-Cryptoxanthin, α-Carotin und α-Tocopherol in der Gruppe mit den Lungentumoren im Vergleich zur Kontrollgruppe unter Berücksichtigung von Alter und Rauchen signifikant niedriger waren (Goodman et al. 2003).

Statistisch signifikante inverse Trends wurden für Lutein, Zeaxanthin, und α-Tocopherol gesehen. Interessant ist, dass jedoch keine Beziehung zwischen der Lungentumorrate, dem Lungentumorrisiko und der Konzentration an Lycopin bzw. β-Carotin im Serum gefunden wurde.

Es gibt zunehmend Belege dafür, dass eine niedrige Aufnahme von Nahrungsmitteln, die insgesamt wenig Carotinoide enthalten, als ein Risikofaktor für Lungenkrebs anzusehen ist. Ein interessanter Aspekt fällt hierbei auf: Insbesondere bei Frauen wurde eine sehr starke Assoziation zwischen der Serum-Carotin-Konzentration und dem Lungentumorrisiko beobachtet. Die Unterschiede gegenüber den Männern waren um eine Größenordnung höher. Diese Differenzen können nicht durch eine unterschiedliche Zusammensetzung der Nahrung, durch die Aufnahme von Supplementen, durch Hochrisikopopulationen oder durch das Rauchverhalten erklärt werden. Bestätigt werden diese Daten durch frühere Studien, bei denen Frauen wesentlich höhere Serum-β-Carotin-Konzentrationen als vergleichbare männliche Raucher, Ex-Raucher oder Nichtraucher hatten. Die Ursache für diesen Unterschied zwischen Mann und Frau ist nicht bekannt. Es mag sein, dass bei beiden Geschlechtern Mikronährstoffe auf unterschiedliche Weise die tabakassoziierte Karzinogenese beeinflussen. Die Autoren stellen daher die Hypothese auf, dass Nahrungsinterventionen möglicherweise bei Frauen wesentlich effektiver als bei Männern sein könnten (Goodman et al. 2003).

Die CARET-Studie belegt, dass niedrige Serumkonzentrationen an α-Tocopherol ein Risikofaktor sowohl für Lungen- als auch für Prostatatumore sind. Daher müsste geklärt werden, ob eine α-Tocopherol-Supplementierung zur Prävention von Tumoren bei solchen Personen sinnvoll ist, die ein hohes Risiko sowohl für Lungen- als auch für Prostata-Krebs haben.

Der vorteilhafte Effekt einer Vitamin-E-Supplementierung auf die Prostatakrebsinzidenz (Reduktion um 32 %) und die Prostata-Ca-Sterblichkeit (Reduktion um 41 %) wurde bereits bei einer α-Tocopherol-Dosis von 50 mg beobachtet. Dies entspricht nur etwa der 1,7fachen Menge der täglichen Zufuhrempfehlungen. Bereits durch diese geringen Mengen wurden Serum-α-Tocopherolwerte erreicht, die dem oberen Bereich einer Normalpopulation entsprechen. Demgegenüber waren die Auswirkungen auf Lungentumore nicht signifikant unterschiedlich.

Unklar ist der zugrunde liegende Mechanismus der Wirkung von Vitamin E. In Zellkulturstudien wurde die Expression sowohl des prostataspezifischen Antigens (PSA) als auch des Androgenrezeptors beobachtet. Diese neuen Erkenntnisse über die Unterdrückung des Androgen-abhängi-

Tab. 7.1-6 *Vor- und Nachteile bei der Verwendung von Nahrungsergänzungsmitteln.*

Vorteile	Nachteile
– gezielte Substitution einzelner Nährstoffe möglich – gezielte Substitution bei einzelnen Personen(-gruppen) möglich	– Gefahr der Imbalancen, Interaktionen mit anderen Nährstoffen oder Arzneimitteln – Intoxikationen (bei einzelnen Nährstoffen möglich)

gen Prostatakrebszellwachstums und der PSA-Expression durch Vitamin E lassen neue Konzepte für die Prävention und Therapie von Prostatakrebs erwarten (Zhang et al. 2002)
Abschließend lässt sich ganz allgemein festhalten, dass die Supplementierung einer üblichen Ernährung mit funktionellen Substanzen Vor- und Nachteile hat (Tab. 7.1-6).

Funktionelle Ernährungsweise zur Prävention

Anhand von epidemiologischen, metabolischen und klinischen Studien zum Zusammenhang zwischen bestimmten Ernährungsweisen und der Prävention von koronaren Herzerkrankungen oder Tumoren muss man zu dem Schluss kommen, dass es nicht sinnvoll ist, einzelne Lebensmittel als gesundheitsfördernd herauszustellen; wesentlich effektiver ist es, seine Ernährungsweise so zu gestalten, dass mit hoher Wahrscheinlichkeit eine kardio- und tumorprotektive Wirkung erzielt werden kann.
Zwei Ernährungsweisen, die sich als besonders günstig sowohl zur Prävention von Krebs- als auch von Herzkreislauferkrankungen erwiesen haben, sind die mediterrane und die asiatische Ernährungsweise.
Die traditionelle **mediterrane Ernährung** stellt eine einfache, ursprüngliche Ernährungsform dar. Kennzeichen sind (Abb. 7.1-3):

- täglicher Verzehr von Brot, Teigwaren, Reis, Mais-, Hirsegerichten, Getreideprodukten, Kartoffeln, Käse, Joghurt, Olivenöl, frischem Obst und Gemüse, Hülsenfrüchten, Nüssen, Kräutern und Knoblauch
- einige Male pro Woche Eier, Fisch, Geflügel, Süßigkeiten
- einige Male pro Monat rotes Fleisch
- außerdem ab und zu ein Glas Rotwein zum Essen und viel Zeit zum Genuss
- regelmäßige körperliche Aktivität.

Die ernährungsphysiologischen Merkmale, die sich aus dieser Ernährungsweise ergeben, sind nahezu alle als kardioprotektiv einzustufen:

- geringer Gehalt an gesättigten Fettsäuren und Cholesterin
- relativ hoher Gehalt an einfach und mehrfach ungesättigten Fettsäuren
- relativ hoher Gehalt an Kohlenhydraten (insbes. Stärke) und Ballaststoffen
- hoher Gehalt an Antioxidanzien (Vitamin E, β-Carotin, Vitamin C, sekundären Pflanzenstoffen)
- hoher Folsäuregehalt
- relativ hoher Gehalt an Kalium, Magnesium, Jod

Die **asiatische Ernährungsweise** wird ebenfalls mit einer geringeren Rate an Krebserkrankungen, Adipositas, koronaren Herzerkrankungen und zum Teil auch degenerativen Erkrankungen in Verbindung gebracht. Auch hierbei handelt es sich um die traditionelle, überwiegend pflanzliche Ernährung der ländlichen Bevölkerung. Die Basis der asiatischen Ernährungspyramide bilden Reis, Reisprodukte, Nudeln, Brot und (Vollkorn-) Getreide und minimal verarbeitete Produkte (Abb. 7.1-4). Es folgen eine große Zahl von Früchten, Gemüse, Hülsenfrüchte, Nüsse und Samen. Täglich empfohlen werden kleine Mengen pflanzlichen Öls und ein moderater Konsum von Tee (schwarzem und grünem), Sake, Bier und Wein. Täglich verzehrt werden sollten auch entweder Fisch und Meerestiere oder Milchprodukte. Dagegen sind Eier, Geflügel und Süßigkeiten nur wöchentlich, rotes Fleisch einmal im Monat vorgesehen.

Bei den Empfehlungen von Fachgesellschaften besteht Einigkeit darüber, dass Obst, Gemüse und Vollkornprodukte stets reichlich und rotes Fleisch eher mäßig verzehrt werden sollte.

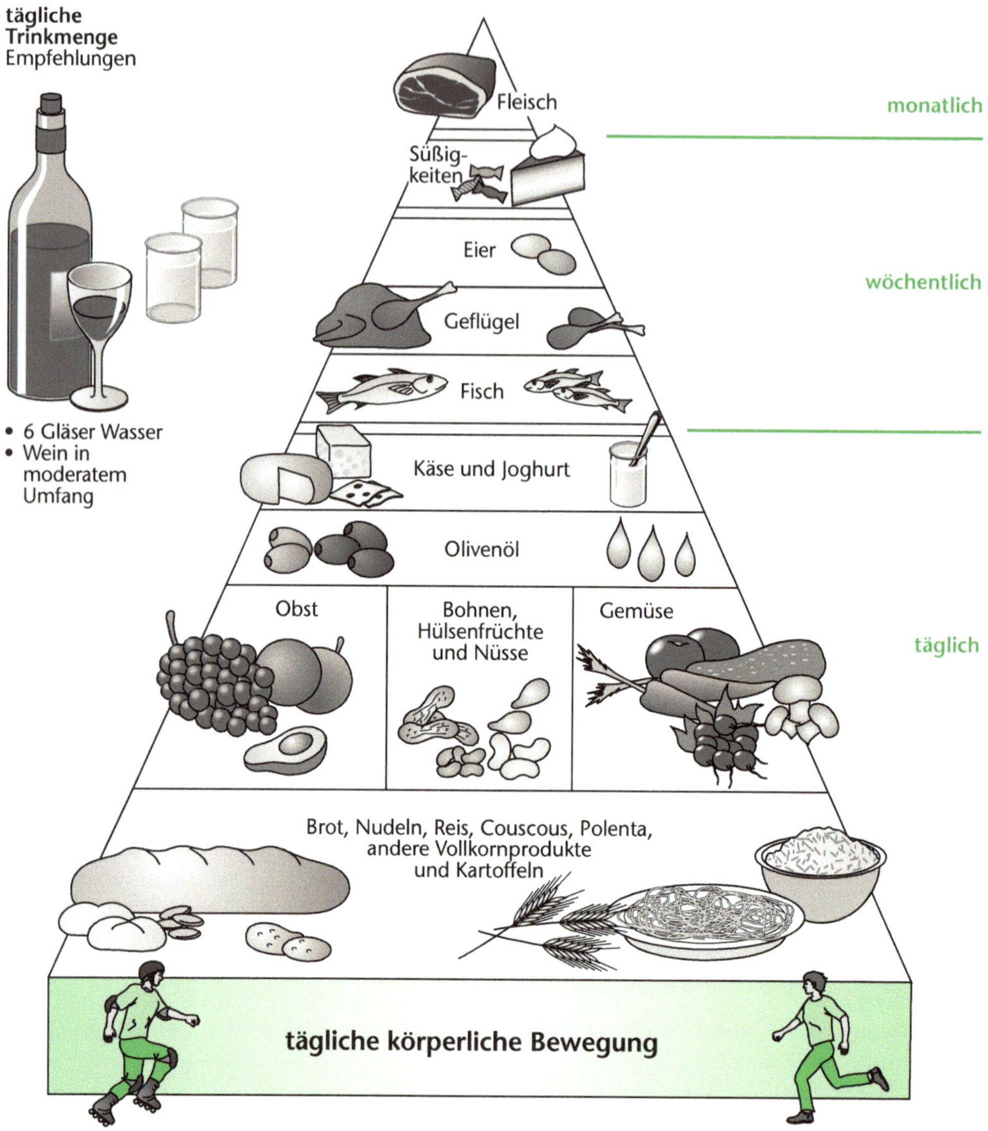

Abb. 7.1-3 Mediterrane Ernährung – Empfehlungen zur täglichen, wöchentlichen und monatlichen Aufnahme bestimmter Lebensmittel und zur körperlichen Aktivität.

Ein erhöhter Verzehr von Fleisch und Fleischprodukten wird im Zusammenhang mit einer erhöhten Inzidenz von kolorektalen Karzinomen und Prostatakrebs diskutiert. Eine genaue Analyse epidemiologischer Daten scheint diese Hypothese jedoch nicht zu stützen. Es fällt auf, dass die Daten aus Europa mit denen aus den USA nicht übereinstimmen. Dies könnte beispielsweise auf Unterschiede bei der sonstigen Lebensmittelauswahl zurückzuführen sein. Die europäischen Studien lassen keinen Zusammenhang zwischen Fleischaufnahme und kolorektalem Karzinom, Prostata- und Mammakarzinom erkennen (Tab. 7.1-7). Amerikanische Untersuchungen deuten erst bei einem Fleischkonsum in der obersten Quintile auf ein erhöhtes Risiko hin.

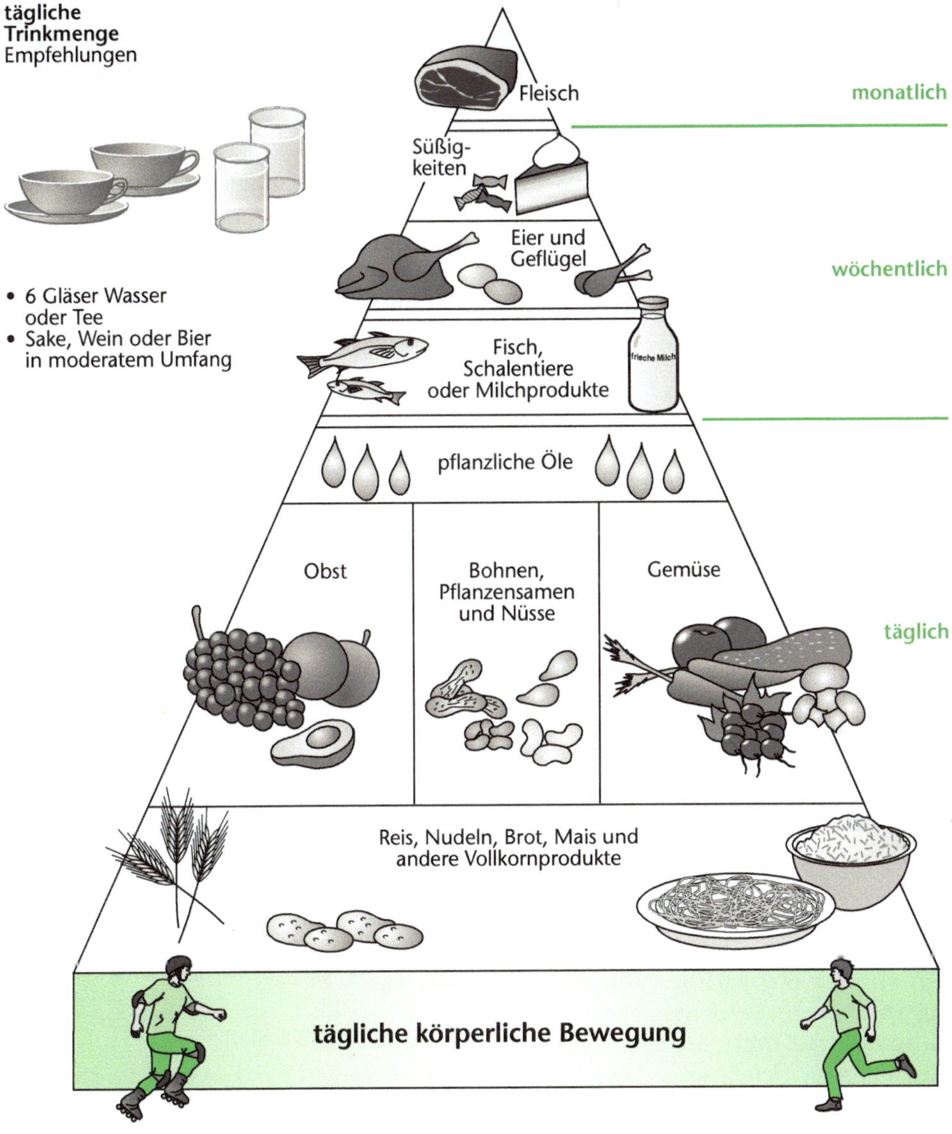

Abb. 7.1-4 Traditionelle asiatische Ernährung einschließlich der besonderen Bedeutung der körperlichen Aktivität.

Demgegenüber sind die epidemiologischen Daten bezüglich der protektiven Rolle von Obst, Gemüse und Vollkorngetreide wesentlich konsistenter. Eine Erklärung hierfür lässt sich z.B. aus einer japanischen Studie ableiten, die belegt, dass die Zufuhr von „farbigem" Gemüse (Mischung „grün-gelb") das kolorektale Karzinomrisiko bei Fleischverzehr erheblich modulieren kann (Tab 7.1-8). Unterschiede in der Obst- und Gemüsezufuhr würden auch erklären, warum Engländer mit einer unter dem europäischen Durchschnitt liegenden Fleischzufuhr ein relativ hohes Karzinomrisiko und Spanien mit einer relativ hohen Fleischzufuhr ein deutlich geringeres Risiko aufweisen (s. Tab 7.1-7).

Tab. 7.1-7 *Zusammenhang zwischen „Fleischaufnahme und Tumorsterblichkeit" (nach Hill 2002).*

	Fleischaufnahme[1]	Mortalität[2]		
Land	**gesamt**	**Dickdarm**	**Prostata**	**Brust**
Österreich	90,6	23,5	17,3	21,8
Deutschland	73,1	22,6	16,6	22,1
Griechenland	55,9	9,5	8,8	15,5
Italien	62,4	19,4	11,4	20,4
Schweden	51,3	15,2	21,1	17,4
England	47,9	21,1	17,2	27,1

[1] kg/Person/Jahr
[2] pro 100000/Jahr

Bei ausreichender Zufuhr von Obst, Gemüse und Vollkornprodukten besteht keine Veranlassung, auf Fleisch im Rahmen einer abwechslungsreichen Ernährung zu verzichten.

Im Zusammenhang mit dem Konsum von Fleisch werden häufig hohe Körpereisenspeicher als Risikofaktoren für verschiedene chronische Erkrankungen diskutiert. In der Framingham-Heart-Study wurden bei ca. 13 % der älteren Personen (68–93 Jahre, Männer und Frauen) erhöhte Serum-Ferritin-(SF-)Konzentrationen festgestellt (definiert als SF > 300 µg/l bei Männern und > 200 µg/l bei Frauen). Es konnte gezeigt werden, dass gut verfügbare Formen des Eisens wie Supplemente und rotes Fleisch sowie Obst, das die Nicht-Hämeisen-Absorption fördert, hohe Eisenspeicher begünstigen, während eine phytatreiche Ernährung (z.B. Vollkorngetreideprodukte) zu niedrigen Eisenspeichern führt (Fleming et al. 2002).

Bisher konnte jedoch nur in einer einzigen finnischen Studie ein Zusammenhang zwischen der Größe der Eisenspeicher und dem Risiko einer KHK aufgezeigt werden (Yip 2001). In dieser Untersuchung wurde festgestellt, dass finnische Männer, deren Serum-Ferritin-Konzentrationen zu Beginn der Studie sehr hoch waren (> 200 µg/l), eine 2,2fach erhöhte Inzidenz eines akuten Myokardinfarkts während des 3-Jahre-Follow-ups hatten. Die Autoren vermuten, dass freie Radikale, die durch nichtgebundenes Eisen gebildet werden, eine vermehrte Peroxidation von LDL verursachen und so zur Atherogenese beitragen. Die erhöhte Oxidationsempfindlichkeit konnte jedoch in anderen Studien nicht bestätigt werden (Derstine et al. 2003). Eine alternative Erklärung ist die zunehmende Evidenz für eine inflammatorische Komponente bei der KHK, verursacht dadurch, dass Serum-Ferritin als ein akutes Reaktanz funktioniert und beim inflammatorischen Prozess erhöht ist.

Abschließend lässt sich festhalten, dass Lebensmittel, die im oberen Bereich der Pyramide stehen, nur mäßig verzehrt werden sollten. Dies bedeutet aber nicht, dass z.B. rotes Fleisch als wichtiger Eisenlieferant generell gesundheitsschädigend ist und man somit ganz auf dessen Verzehr verzichten sollte.

Schlussbemerkungen

Der präventive Charakter einer Ernährungsweise ist nicht auf den Verzehr eines einzelnen Lebens-

Tab. 7.1-8 *Prospektive Studie über 25 Jahre zum Einfluss von Gemüse auf kolorektale Karzinome in Japan (nach Hirayama 1990, zitiert in Hill 2002).*

Gruppe	Beobachtung
Gesamtpopulation n = 265 000	geringe Korrelation zwischen Fleischkonsum und Risiko von Kolon- und Rektalkarzinom; inverse Korrelation zum Magenkarzinomrisiko
Probanden mit täglichem Gemüseverzehr	inverse Korrelation zwischen Fleischkonsum und Kolon- und Rektalkarzinom
Probanden ohne täglichen Gemüseverzehr	Fleischkonsum korreliert mit Kolonkarzinomrisiko

mittels oder gar eines einzelnen Inhaltsstoffes zurückzuführen. Außerdem scheint das Risiko für bestimmte Erkrankungen eher anzusteigen, wenn protektive Faktoren in der Ernährung fehlen, als wenn ungünstig zu bewertende Lebensmittel im Übermaß zugeführt werden.

Die Rolle der körperlichen Aktivität kann im Rahmen von Präventionsmaßnahmen nicht hoch genug eingeschätzt werden (vgl. auch Abb. 7.1-2 und 7.1-3). Auch andere Lebensstilfaktoren, wie z.B. die Aufgabe des Rauchens oder der Abbau von Stress sollten mit berücksichtigt werden.

Bei allen allgemein gehaltenen Empfehlungen zur Reduktion des Risikos für bestimmte Erkrankungen sollte jedoch berücksichtigt werden, dass die Einhaltung von Ernährungsempfehlungen individuell sehr unterschiedliche Auswirkungen haben kann. Dies hängt auch mit genetischen Einflussfaktoren zusammen, die aber im Einzelnen häufig noch nicht genau bekannt sind.

Literatur

Anderson C, Peterson CB, Fletcher L et al.: Weight loss and gender: an examination of physician attitudes. Obes Res 2001; 9:257–263.

Benecke A, Vogel H: Übergewicht und Adipositas. Gesundheitsberichterstattung des Bundes. Heft 16. Berlin: Robert Koch-Institut, 2003.

Boileau TWM, Liao Z, Kim S et al.: Prostate carcinogenesis in *N*-methyl-*N*-nitrosourea (NMU)-testosterone-treated rats fed tomato powder, lycopene, or energy-restricted diets. J Natl Cancer Inst 2003; 95:1578–1586.

Calle EE, Rodriguez C, Walker-Thurmond K et al.: Overweight, obesity, and mortality from cancer in a prospectively studied cohort of U.S. adults. N Engl J Med 2003; 348:1625–38.

Chan JM, Rimm EB, Colditz GA, Stampfer MJ, Willett WC: Obesity, fat distribution, and weight gain as risk factors for clinical diabetes in men. Diabetes Care 1994; 17:961–969.

Colditz GA, Willett WC, Rotnitzky A, Manson JE: Weight gain as a risk factor for clinical diabetes mellitus in women. Ann Intern Med 1995; 122:481–486.

Derstine JL, Murray-Kolb LE, Yu-Poth S et al.: Iron status in association with cardiovascular disease risk in 3 controlled feeding studies. Am J Clin Nutr 2003; 77:56–62.

Deutsche Gesellschaft für Ernährung e. V. (Hrsg.): Ernährungsbericht 2000. Frankfurt am Main, 2000.

Deutsche Gesellschaft für Ernährung (DGE), Österreichische Gesellschaft für Ernährung (ÖGE), Schweizerische Gesellschaft für Ernährungsforschung (SGE), Schweizerische Vereinigung für Ernährung (SVE). Referenzwerte für die Nährstoffzufuhr. Frankfurt Umschau/Braus 2000.

Fleming DJ, Tucker KL, Jacques PF et al.: Dietary factors associated with the risk of high iron stores in the elderly Framingham Heart Study cohort. Am J Clin Nutr 2002; 76:1375–84.

Gann PH, Khachik F: Tomatoes or lycopene versus prostate cancer: is evolution anti-reductionist? J Natl Cancer Inst 2003; 95:1563–1565.

Gohlke, H., W. Kübler, P Mathes et al.: Positionspapier zur Primärprävention kardiovaskulärer Erkrankungen. Z Kardiol 2003; 92:522–524.

Goodman GE, Schaffer S, Omenn GS et al.: The association between lung and prostate cancer risk, and serum micronutrients: results and lessons learned from beta-carotene and retinol efficacy trial. Cancer Epidemiol Biomark Prev 2003; 12:518–26.

Heber D: Prostate enlargement: the canary in the coal mine? Am J Clin Nutr 2002; 75:605–606.

Hill M: Meat, cancer and dietary advice to the public. Eur J Clin Nutr 2002; 56(Suppl1):S36–S41.

Holmquist C, Larsson S, Wolk A et al.: Multivitamin supplements are inversely associated with risk of myocardial infarction in men and women – Stockholm Epidemiology Program (SHEEP). J Nutr 2003; 133:2650–2654.

Klipstein-Grobusch K, Kroke A, Voß S et al.: Einfluß von Lebensstilfaktoren auf die Verwendung von Supplementen in der Brandenburger Ernährungs- und Krebsstudie. Z Ernährungswiss 1998; 37:38–46.

Liu S, Stampfer MJ, Hu FB et al.: Whole-grain consumption and risk of coronary heart disease: results from the Nurses' Health Study. Am J Clin Nutr 1999; 70:412–419.

Luy M: Die geschlechtsspezifischen Sterblichkeitsunterschiede – Zeit für eine Zwischenbilanz. Z Gerontol Geriat 2002;35:412–429.

Messina MJ: Legumes and soybeans: overview of their nutritional profiles and health effects. Am J Clin Nutr 1999; 70(suppl.):439S–450S.

Messina MJ: Emerging evidence on the role of soy in reducing prostate cancer risk. Nutr Rev 2003; 61:117–131.

Montonen J, Knekt P, Järvinen R et al.: Whole-grain and fiber intake and the incidence of type 2 diabetes. Am J Clin Nutr 2003; 77:622–629.

Omenn GS, Goodman GE, Thornquist MD et al.: Effects of a combination of beta carotene and vitamin A on lung cancer and cardiovascular disease. N Engl J Med 1996; 334:1150–1155.

Rathmann W, Haastert B, Icks A et al.: High prevalence of undiagnosed diabetes mellitus in Southern Germany: Target populations for efficient screening. The KORA survey 2000. Diabetologia 2003; 46:182–189.

Schulz S, Kunz C: Probiotika, Präbiotika, Colonic Food: Definitionen und mögliche Einsatzgebiete. Monatsschr Kinderheilkd 2002; 150:808–816.

Shu XO, Jin F, Dai Q et al.: Soyfood intake during adolescence and subsequent risk of breast cancer among chinese women. Cancer Epidemiol Biomark Prev 2001; 10:483–488.

The Alpha-Tocopherol Beta Carotene Cancer Prevention Study Group: The effect of vitamin E and beta carotene on the incidence of lung cancer and other cancers in male smokers. N Engl J Med 1994; 330:1029–1035.

Tribble DL, Krauss RM: Atherosclerotic cardiovascular disease. In: Bowman BA, Russell RM (Eds.): Present Knowledge in Nutrition. pp. 543–551, Eigth Edition, ILSI Press, Washington DC, 2001.

Wienken C: Soziodemographische, soziologische und psychologische Aspekte des Alterns. Ernährungs-Umschau 2003; 50:402–404.

Willis MS, Wians FH: The role of nutrition in preventing prostate cancer: a review of the proposed mechanism of action of various dietary substances. Clin Chim Acta 2003; 330:57–83.

Yip R: Iron. In: Bowman BA, Russell RM (Eds.) Present Knowledge in Nutrition. pp.311–328, Eigth Edition, ILSI Press, Washington DC, 2001.

Zhang Y, Ni J, Messing EM et al. : Vitamin E succinate inhibits the function of androgen receptor and the expression of prostate-specific antigen in prostate cancer cells. Proc Natl Acad Sci 2002; 99:7408–7413.

7.1.3 Fettstoffwechsel – Adipositas – Fettverteilung

Hans Hauner

Die klinische Relevanz von Fettstoffwechselstörungen, Fettverteilungsmuster und Adipositas beruht in erster Linie auf ihrer Bedeutung als kardiovaskuläre Risikofaktoren. Das Risiko für kardiovaskuläre Erkrankungen wie Myokardinfarkt und Apoplex ist bei Männern im mittleren Erwachsenenalter deutlich höher als bei gleichaltrigen Frauen. Im höheren Lebensalter, insbesondere nach Erreichen der Menopause, gleicht sich das Risiko für Gefäßkomplikationen bei Frauen dem der Männer an. Dieser vorübergehende Schutz der Frauen wird durch das Vorliegen eines Diabetes mellitus teilweise aufgehoben. In der MONICA-Studie in der Region Augsburg war die Herzinfarktinzidenz bei Männern mit Diabetes um das 3,7fache, bei Frauen mit Diabetes um das 5,9fache höher als bei Nichtdiabetikern. Trotz des relativ stärkeren Anstiegs bei den Frauen im Vergleich zu den Männern verblieb für Letztere ein um 57 % höheres Risiko für die Entwicklung eines Myokardinfarkts (Löwel et al. 1999).

Fettstoffwechselstörungen

Die Plasmakonzentrationen der zirkulierenden Lipoproteine unterscheiden sich zwischen den Geschlechtern in charakteristischer Weise, wobei das Lipidprofil der Männer in der Regel ungünstiger ist als das der Frauen. Dieser Geschlechtsunterschied wird mit Beginn der Pubertät manifest und bleibt im weiteren Verlauf des Lebens erhalten. Mit Beginn der Pubertät steigt die HDL-Cholesterin-Konzentration bei Mädchen an, während bei männlichen Jugendlichen die Konzentration des HDL-Cholesterins leicht abfällt.

Deutsche Querschnittsuntersuchungen ergaben, dass der Anteil der erwachsenen Männer mit einem Gesamtcholesterinspiegel > 200 mg/dl signifikant größer ist als der bei den erwachsenen Frauen. Typisch ist ferner, dass Männer niedrigere HDL-Cholesterin-Spiegel aufweisen als Frauen. Der Geschlechtsunterschied für HDL-Cholesterin ist mit 15–20 % deutlich ausgeprägter als für Gesamtcholesterin. Dementsprechend werden für

Männer niedrigere Normwerte angegeben als für Frauen. In einer vergleichenden Studie lag der mittlere HDL-Cholesterin-Spiegel bei erwachsenen Männern bei 47 mg/dl im Vergleich zu 60 mg/dl bei erwachsenen Frauen. Damit ist auch der LDL-/HDL-Cholesterin-Quotient bei Männern in der Regel höher und ungünstiger als bei Frauen. Die Serumtriglyzeride liegen bei Männern geringgradig, aber signifikant höher als bei Frauen (Luley und Wieland 1995).

Aus diesen Ergebnissen lassen sich auch die Häufigkeiten in den klassischen Hyperlipoproteinämien zwischen beiden Geschlechtern ermitteln. Wird die Erhöhung des LDL-Cholesterins über 180 mg/dl als Typ IIa nach Fredrickson bezeichnet, der beim Überschreiten der VLDL-Konzentration zum Typ IIb wird, und wird das Überschreiten des VLDL-Grenzwerts ohne LDL-Erhöhung als Typ IV definiert, ergeben sich folgende Raten: Bei 40- bis 60-Jährigen sind diese Hyperlipoproteinämien bei den Männern mit einer Prävalenz von 33 % deutlich höher als bei Frauen mit 18 %. Bei den Männern handelt es sich zur Hälfte um den Typ IV, bei den Frauen dominiert mit ca. 70 % der Typ IIa (Luley und Wieland 1995).

Männer haben höhere Triglyzeride und Gesamtcholesterinkonzentrationen und vor allem niedrigere HDL-Cholesterin-Werte. Das stärker atherogene Lipidprofil der Männer ist ein wichtiger Grund für das höhere Arterioskleroserisiko der Männer im mittleren Erwachsenenalter.

Die genauen Mechanismen, die diesem Geschlechtsunterschied zugrunde liegen, sind bislang nur teilweise bekannt. Die entscheidende Rolle scheinen in diesem Kontext die Geschlechtshormone zu spielen. Es ist lange bekannt, dass eine Gabe von Androgenen bei Männern markante Auswirkungen auf die Plasmalipoproteine besitzt. So führt die Gabe von Testosteron bei Männern mit Hypogonadismus zum Anstieg der LDL-Cholesterin-Spiegel, gleichzeitig sinken die HDL-Cholesterin-Konzentrationen. Bei Bodybuildern, die missbräuchlich Androgene einsetzen, wurde beobachtet, dass die HDL-Cholesterin-Konzentrationen dramatisch abfallen können. Parallel dazu fand sich ein Abfall von Apo A-1 und Apo A-II. Ferner wurde eine Senkung von Lipoprotein (a) durch Testosteron um bis zu 65 % beschrieben. Eine Einnahme von anabolen Steroiden hat einen Anstieg des LDL-Cholesterins um bis zu 30 % zur Folge (Wechsler 1995). Für einen engen Zusammenhang zwischen Geschlechtshormonen und Lipoproteinstoffwechsel sprechen auch Studien an Männern mit Hypogonadismus. Diese zeichnen sich durch niedrige LDL- und hohe HDL-Cholesterin-Spiegel aus. Im Gegensatz dazu konnte bei Männern mit Prostatakarzinom unter einer antiandrogenen Therapie allerdings keine Veränderung des Lipoproteinstoffwechsels nachgewiesen werden (Moorjani et al. 1988).

Östrogene haben eher entgegengesetzte Wirkungen. Sie scheinen bei der Frau das HDL-Cholesterin zu steigern und das LDL-Cholesterin geringgradig zu senken. Dieser Vorteil für die Frauen ändert sich mit der Menopause. Mit Sistieren der ovariellen Östrogenproduktion steigen die LDL-Cholesterin-Spiegel um 5–10 %, während die HDL-Cholesterin-Spiegel, insbesondere der HDL2-Anteil, leicht abfallen (Matthews et al. 1989). Gleichzeitig kommt es zu einer Änderung in der Zusammensetzung der LDL-Partikel mit vermehrtem Auftreten der atherogenen kleinen, dichten Partikel (Campos et al. 1988).

Messungen der Apolipoproteine zeigten bei Männern höhere Serumkonzentrationen für Apolipoprotein B und niedrigere Konzentrationen des Apolipoproteins A-1 als beim weiblichen Geschlecht. Die Gabe von Östrogenen bei Frauen verstärkt diesen Geschlechtsunterschied. Dieser Effekt der Östrogene beruht wahrscheinlich auf einer Aktivitätssteigerung des hepatischen Apo-B-/-E-Rezeptors. Dagegen scheinen die Aktivität der Lipoproteinlipase, der VLDL-Katabolismus und die Aktivität der LCAT durch Östrogene nicht beeinflusst zu sein (Tikkanen et al. 1982). Möglicherweise vermindern Östrogene aber auch die hepatische Triglyzeridlipase (Applebaum-Bowden et al. 1989).

Androgene und anabole Steroide führen beim Mann zum Anstieg der LDL- und zum Abfall der HDL-Cholesterin-Konzentration,

senken aber die Serumtriglyzeride, während Östrogene gegenteilige Wirkungen haben. Glukokortikoide haben ungünstige Wirkungen auf den Lipoproteinstoffwechsel.

Adipositas

Übergewicht, definiert als BMI ≥ 25 kg/m², und Adipositas, definiert als BMI ≥ 30 kg/m², sind heute weit verbreitet. Fast 60 % der erwachsenen deutschen Männer überschreiten einen BMI von 25, 20 % sind adipös (Bergmann und Mensink 1999). Mit dem Älterwerden nimmt die Körperfettmasse kontinuierlich zu und die magere Muskelmasse parallel dazu ab. Der stärkste Anstieg der Körperfettmasse findet sich bei Männern zwischen dem 35. und 45. Lebensjahr, bei Frauen erst 10 Jahre später (Bergmann und Mensink 1999). Im Alter zwischen 55 und 65 Jahren liegt die Prävalenz der Adipositas bei Frauen aber höher als bei Männern. Adipositas gilt heute als etablierter Risikofaktor für Stoffwechsel- und Herz-Kreislauf-Erkrankungen. Daneben werden viele andere chronische Erkrankungen durch Übergewicht und Adipositas gefördert oder verschlimmert (WHO 2000).

Männer und Frauen unterscheiden sich deutlich bezüglich des Körperfettanteils. Dieser beträgt bei schlanken Männern 10–20 % der Körpermasse, bei schlanken Frauen aber 15–25 %. Dabei fällt auf, dass die subkutane Fettschicht bei Frauen doppelt bis dreifach dicker ist als bei Männern. Dieser Geschlechtsunterschied entwickelt sich mit Beginn der Pubertät unter dem Einfluss der Geschlechtshormone. Männer lagern überschüssige Fettdepots bevorzugt am Körperstamm, Frauen eher in der Oberschenkel- und Gesäßregion an.

Krotkiewski et al. haben erstmals gezeigt, dass Männer im Vergleich zu Frauen bei gleichem BMI ein ungünstigeres kardiovaskuläres Risikofaktorenprofil aufweisen. Sie haben höhere Nüchternblutglukose- und Insulinspiegel, höhere Serumtriglyzeride und LDL-Cholesterin-Spiegel, niedrigeres HDL-Cholesterin sowie leicht höhere systolische und diastolische Blutdruckwerte. Frauen erreichen das männliche Risiko erst, wenn sie 20 kg zusätzlich an Körperfett besitzen (Krotkiewski et al. 1983).

Bezüglich des Morbiditäts- und Mortalitätsrisikos von Übergewicht in beiden Geschlechtern zeigte sich in der Framingham-Heart-Studie bei Männern im Alter unter 50 Jahren und ohne etablierte Risikofaktoren zu Studienbeginn eine höhere Inzidenz von Herz-Kreislauf-Erkrankungen als bei Frauen. Im Alter über 50 Jahren war allerdings ein Geschlechtsunterschied nicht mehr gesichert (Hubert et al. 1983). Ein ähnlicher Geschlechtsunterschied wurde auch aus anderen großen prospektiven Studien berichtet (Lew 1985, Troiano et al. 1997).

Ein gravierender geschlechtsspezifischer Unterschied ergibt sich auch bezüglich des Leidensdrucks und der Therapiebereitschaft. Männer fühlen sich durch Übergewicht deutlich weniger in ihrer Lebensqualität beeinträchtigt als Frauen. Obwohl sie durch ihr Übergewicht stärker in ihrer Gesundheit gefährdet sind, nehmen sie deutlich seltener Therapieangebote wahr. Unabhängig von der Art der Therapieprogramme liegt der Anteil der Männer meist unter 20 %. Bezüglich der Therapie-Compliance findet sich kein spezifischer Geschlechtsunterschied. Männer nehmen aufgrund ihrer größeren Muskelmasse und des damit verbundenen höheren Grundumsatzes meist mehr an Gewicht ab und haben aufgrund des höheren Risikos auch einen größeren Nutzen durch die Gewichtssenkung.

Bedeutung des Fettverteilungsmusters

Die Bedeutung des Fettverteilungsmusters für die Entwicklung metabolischer und kardiovaskulärer Erkrankungen war 1947 erstmals von Jean Vague beschrieben worden (Vague 1947), blieb aber in der Folgezeit bis etwa 1980 weitgehend unbeachtet. Danach erschienen in rascher Folge klinische Studien, die einen engen Zusammenhang zwischen Fettverteilung bei Männern und Frauen und dem Risiko für Diabetes und Herz-Kreislauf-Erkrankungen berichteten (Kissebah et al. 1982, Krotkiewski et al. 1983, Kissebah und Krakower 1994). Als Maß der Körperfettverteilung wurde damals der Taille-Hüft-Quotient oder „waist-hip-ratio" (WHR) eingeführt. Mit Hilfe dieses einfachen anthropometrischen Maßes konnte in einer Vielzahl von Studien für beide Geschlechter die Rolle des Fettverteilungsmusters als eines eigenständigen Risikofaktors für metabolische und kardiovaskuläre Krankheiten auch unabhängig vom Ausmaß des BMI etabliert werden (s.a. Kissebah et al. 1994).

In diesen Studien stellte sich deutlich heraus, dass Männer unabhängig vom BMI in der Regel ein stammbetontes oder abdominales Verteilungsmuster haben und damit ein höheres Risiko für metabolische und kardiovaskuläre Komplikationen tragen.

Bei Frauen mit stammbetontem Fettverteilungsmuster scheint das Gesundheitsrisiko dem der Männer sehr ähnlich zu sein. Dies trifft besonders für Frauen mit erhöhten Androgenen, seien diese ovarieller oder adrenaler Ursache, zu. Diese Frauen weisen in der Regel ein stammbetontes Fettverteilungsmuster auf (Hauner et al. 1988).

Das Fettverteilungsmuster wird heute für klinische Belange über die Messung des Taillenumfangs am stehenden Patienten mit Hilfe eines einfachen Maßbands erfasst. Das Maßband wird dabei horizontal in der Mitte zwischen Unterrand des Rippenbogens und Beckenrand angelegt. Der wünschenswerte Taillenumfang sollte beim Mann unter 94 cm liegen.

Bei einem Taillenumfang > 94 cm ist das Risiko des Mannes für metabolische und kardiovaskuläre Komplikationen um mindestens das Doppelte erhöht, bei einem Taillenumfang > 102 cm sogar um das 3- bis 4fache (WHO 2000).

Die entsprechenden Grenzwerte für Frauen sind Tabelle 7.1-9 zu entnehmen. Der Taillenumfang als Parameter der abdominalen Adipositas wurde kürzlich von einem Expertengremium des National Cholesterol Education Program als eines der fünf Kriterien zur Definition des metabolischen Syndroms vorgeschlagen. Dies ist beim Mann bei einem Taillenumfang > 102 cm erfüllt.

Zu beachten ist aber, dass der Taillenumfang nur ein indirektes Maß der intraabdominalen oder viszeralen Fettdepots darstellt. Da in diesen Messwert auch die in der Regel wesentlich größeren subkutan-abdominalen Fettdepots eingehen, kann der Taillenumfang nur mit Vorsicht als Maß der viszeralen Fettdepots verwendet werden. Eine genaue Erfassung der viszeralen Fettdepots ist heute mit Hilfe der Computertomographie (Scan in Höhe L4) und der Kernspintomographie möglich. Mit beiden Methoden konnte wiederholt gezeigt werden, dass es bei gleichem BMI eine große Streubreite bezüglich der Ausdehnung der viszeralen Fettdepots in beiden Geschlechtern gibt. Vor allem computertomographische Studien ergaben, dass Männer in aller Regel größere viszerale Fettdepots aufweisen als Frauen, aber auch, dass eine nicht unbedeutende Überlappungszone existiert. So haben ca. 20 % der Männer ein eher „weibliches“ Fettverteilungsmuster mit kleinen viszeralen Fettdepots und, umgekehrt, ca. 20 % der Frauen ein eher „männliches“ Fettverteilungsmuster (Enzi et al. 1987).

Tab. 7.1-9 *Taillenumfang bei Männern und Frauen und assoziiertes Risiko.*

Geschlecht	Taillenumfang (cm)	
	mäßig erhöhtes Risiko	deutlich erhöhtes Risiko
Männer	> 94	> 102
Frauen	> 80	> 88

Männer haben in der Regel ein stammbetontes Fettverteilungsmuster. Dieses ist mit einem erhöhten Risiko für metabolische und kardiovaskuläre Krankheiten verbunden.

Das erhöhte Komplikationsrisiko von Personen mit abdominaler Fettverteilung, wie es für Männer typisch ist, erklärt sich vor allem über ein ungünstiges Risikofaktorenprofil (Krotkiewski et al. 1983, Kissebah und Krakower 1994). Heute ist gut belegt, dass viszerale Fettzellen wesentlich stoffwechselaktiver sind als subkutane Adipozyten und dass vor allem die hohe Lipolyseaktivität im viszeralen Fettgewebe über verschiedene Mechanismen metabolische Störungen auslöst, wie in Abbildung 7.1-1 dargestellt (Arner 2001). Viszerale Fettzellen scheinen mehr Zytokine und andere Produkte freizusetzen, für die heute eine pathogenetische Rolle bei der Entstehung des me-

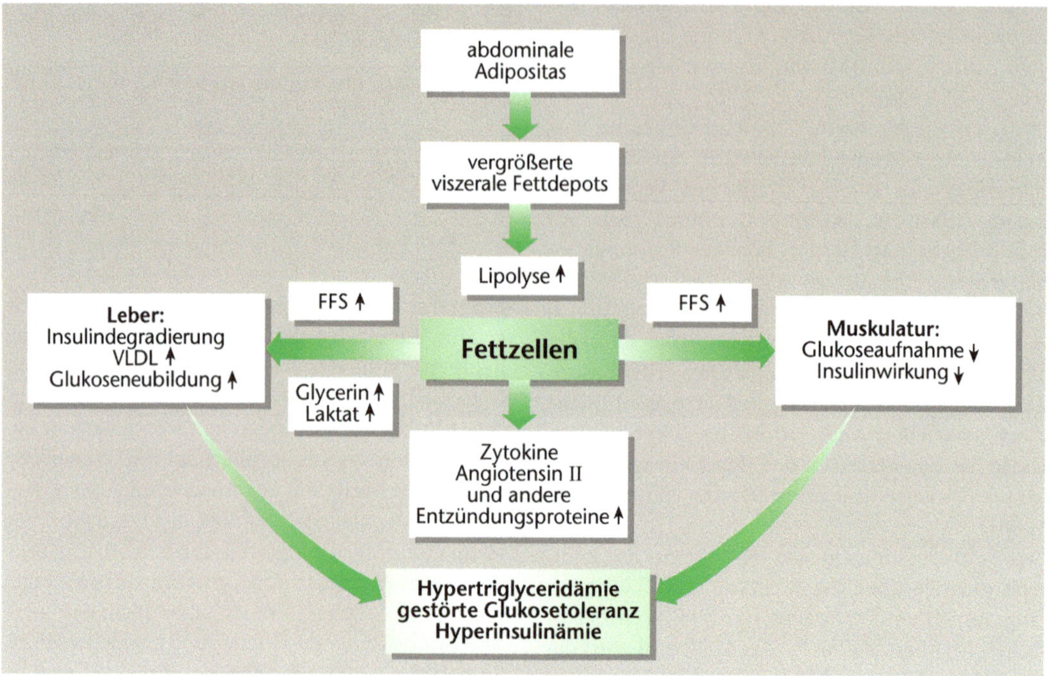

Abb. 7.1-5 Abdominale Adipositas und Stoffwechselstörungen (vereinfachtes pathomechanistisches Modell).

tabolischen Syndroms postuliert wird (Wajchenberg et al. 2001). Das unterschiedliche Fettverteilungsmuster zwischen Männern und Frauen ist einerseits genetisch bedingt, andererseits beeinflussen Geschlechtshormone die Fettgewebsentwicklung und den Stoffwechsel.

Liegt ein stammbetontes Fettverteilungsmuster vor, ist bereits bei mäßigem Übergewicht (BMI 25–29,9 kg/m^2) die Indikation für eine gewichtssenkende Therapie gegeben. Dies trifft in erster Linie für Männer zu, während Frauen in dieser Gewichtskategorie zumeist kein erhöhtes Gesundheitsrisiko haben und dementsprechend keine Indikation für eine Gewichtsreduktion besteht (DAG 2003). Klinische Studien zeigten interessanterweise, dass Personen mit stammbetonter Fettverteilung besser an Gewicht abnehmen als Personen mit hüftbetonter Adipositas und damit auch eine besondere Verbesserung des Risikofaktorenprofils verbunden ist (Wabitsch et al. 1994). Durch Steigerung der körperlichen Aktivität lassen sich die viszeralen Fettdepots besonders gut mobilisieren und damit verkleinern.

Bei stammbetonter Fettverteilung besteht auch bei mäßigem Übergewicht (BMI 25–29,9 kg/m^2) bereits eine Indikation für eine Gewichtsreduktion. Männer mit stammbetonter Adipositas nehmen besonders gut an Gewicht ab und profitieren mit einer Verbesserung des Risikofaktorenprofils.

Literatur

Applebaum-Bowden D, McLean P, Steinmetz A et al.: Lipoprotein, apolipoprotein, and lipolytic enzyme changes following estrogen administration in postmenopausal women. J Lipid Res 1989; 30:1895–1906.

Arner P: Regional differences in protein production by human adipose tissue. Biochem Soc Trans 2001; 29:72–75.

Bergmann KE, Mensink GB: Körpermaße und Übergewicht. Gesundheitswesen. 1999; 61 Suppl. 1:S115–S120.

Campos H, McNamara JR, Wilson PW et al.: Differences in low density lipoprotein subfractions and apolipoproteins in premenopausal and postmenopausal women. J Clin Endocrinol Metab 1988; 67:30–35.

Deutsche Adipositas-Gesellschaft, Deutsche Diabetes-Gesellschaft, Deutsche Gesellschaft für Ernährung. Evidenzbasierte Leitlinie: Prävention und Therapie der Adipositas. Diab Stoffw 2003; 12 Suppl. 2:35–46.

Enzi G, Gasparo M, Biondetti PR et al.: Subcutaneous and visceral fat distribution according to sex, age, and overweight, evaluated by computed tomography. Am J Clin Nutr 1986; 44:739–746.

Hauner H, Ditschuneit HH, Pal SB et al.: Fat distribution, endocrine and metabolic profile in obese women with and without hirsutism. Metabolism 1988; 37:281–286.

Hubert HB, Feinleib M, McNamara PM et al.: Obesity as an independent risk factor for cardiovascular disease: a 26-year follow-up of participants in the Framingham Heart Study. Circulation 1983; 67:968–97.

Kissebah AH, Vydelingum N, Murray R et al.: Relation of body fat distribution to metabolic complications of obesity. J Clin Endocrinol Metab 1982; 54:254–260.

Kissebah AH, Krakower GR. Regional adiposity and morbidity. Physiol Rev 1994; 74:761–811.

Krotkiewski M, Björntorp P, Sjöström L et al.: Impact of obesity on metabolism in men and women. J Clin Invest 1983; 72:1150–1162.

Lew EA. Mortality and weight: insured lives and the American Cancer Society Studies. Ann Intern Med 1985; 103: 1024–1029.

Löwel H, Stieber J, Koenig W et al.: Das Diabetes-bedingte Herzinfarktrisiko in einer süddeutschen Bevölkerung: Ergebnisse der MONICA-Augsburg-Studie 1985–1994. Diab Stoffw 1999; 8:11–21.

Luley C, Wieland H: Epidemiologie der Dyslipoproteinämien. In „Handbuch der Fettstoffwechselstörungen", P Schwandt, W Richter (Hrsg.), S 84–103. Schattauer Verlag Stuttgart-New York, 1995.

Matthews KA, Meilahn E, Kuller LH et al.: Menopause and risk factors for coronary heart disease. N Engl J Med 1989; 321:641–646.

Moorjani S, Dupont A, Labrie F et al.: Changes in plasma lipoproteins during various androgen suppression therapies in men with prostetic carcinoma: effects of orchiectomy, estrogen, and combination treatment with luteinizing hormone-releasing agonist and flutamide. J Clin Endocrinol Metab 1988; 66:314–322.

Tikkanen MJ, Nikkilä EA, Kuusi T, Sipinen S: Effect of oestradiol and levonorgestrel on lipoprotein lipids and postheparin plasma lipase activities in normolipoproteinaemic women. Acta Endocrinol 1989; 99:630–635.

Troiano RP, Frongillo EA, Sobal J Levitsky DA: The relationship between body weight and mortality: a quantitative analysis of combined information from existing studies. Int J Obes Relat Metab Disord 1996; 20:63–75.

Vague J: La differenciation sexuelle, facteur determinant des formes de l'obesite. Presse Med 1947; 30 :339–340.

Wabitsch M, Hauner H, Heinze E et al.: Body-fat distribution and changes in the ahterogenic risk-factor profile in obese adolescent girls during weight reduction. Am J Clin Nutr 1994; 60:54–60.

Wajchenberg BL: Subcutaneous and visceral adipose tissue: their relation to the metabolic syndrome. Endocrine Rev 2000; 21:697–738.

Wechsler JG: Endokrinologische Erkrankungen und Dyslipoproteinämien. In „Handbuch der Fettstoffwechselstörungen", P. Schandt, W. Richter (Hrsg.). Schattauer Verlag Stuttgart-New York 1995, S 273–285.

WHO: Obesity – preventing and managing the global epidemic. Report of a WHO consultation on obesity. World Health Organisation, Technical Report Series 894, Geneva 2000.

7.2 Umgang mit Krankheit

Jörg Kupfer, Volker Niemeier

7.2.1 Risikoverhalten

Gesundheitsbezogenes Risikoverhalten ist ein Verhalten, das kurz-, mittel- oder langfristig die Gesundheit von Personen gefährden kann (Perrez und Gebert 1994).

Die epidemiologisch häufigsten Risikoverhaltensweisen sind Rauchen, Alkoholkonsum, dysfunktionale Belastungsverarbeitung, übermäßiges, ungesundes Essen, unangemessenes Verhalten im Straßenverkehr, sexuelles Risikoverhalten bezüglich HIV-Infektionen, Bewegungsarmut und unangemessenes Sonnenbaden (Schwarzer 1992).

Bei den meisten Risikoverhaltensweisen ist durch epidemiologische Studien bekannt, dass Männer eher zu diesen Verhaltensweisen neigen als Frauen.

Da einige dieser Punkte in gesonderten Kapiteln behandelt werden, soll im Folgenden kurz auf Risikoverhalten, das zu vermehrten Unfällen führt, eingegangen werden.

Wie die Daten des Gesundheitswesens (BMGS 2002) ausweisen, sterben Jungen ca. 1,7-mal häufiger als Mädchen aufgrund von Unfällen. Männer sterben ungefähr 3,7-mal so häufig aufgrund von Unfällen wie Frauen (Tab. 7.2-1). Dies zeigt, dass sich bereits Jungen erhöhten Risiken aussetzen bzw. Risikoverhalten bei Jungen als Teil des männlichen Stereotyps von den Eltern eher geduldet wird.

Risikoverhaltenweisen werden nach der Darstellung von Perrez und Gebert (1994) unter anderem durch folgende Faktoren charakterisiert:

- Die Wahrscheinlichkeit des Schadens gibt an, mit welcher Sicherheit bei entsprechendem Risikoverhalten ein Schaden zu erwarten ist.
- Der Zeitpunkt des zu erwartenden Schadens bezieht sich darauf, ob Schäden kurz-, mittel- oder langfristig eintreten können.
- Unter der Topographie des Verhaltens wird verstanden, auf welcher Ebene das Risikoverhalten auftritt (konsumatorisches Verhalten, Bewegungsverhalten, kognitives Verhalten).
- Quantitative Aspekte des Risikoverhaltens beziehen sich auf die Häufigkeit und/oder die Intensität des problematischen Verhaltens.

Am Beispiel des Sonnenschutzverhaltens soll diese Charakterisierung des Risikoverhaltens für das männliche Verhalten erläutert werden. Mangelndes Sonnenschutzverhalten betrifft zunächst die eigene Person. Männer sind sich aber der Gefahr des Risikoverhaltens weniger bewusst als Frauen und schätzen die Gefährdung durch Hautkrebs als weniger hoch ein (Eiser et al. 1993, Rothman et al. 1993). Diese Unterschiede im Risikobewusstsein scheinen relevant für die Erklärung des Risikoverhaltens. Männer benutzen insgesamt seltener Sonnenschutzpräparate, und wenn sie diese verwenden, dann mit geringeren Lichtschutzfaktoren als Frauen (McGee und Williams 1992, Leary und Jones 1993). Ähnliche Zusammenhänge ließen sich auch für andere Risikoverhaltensweisen aufzeigen. Geschlechtsspezifische Effekte beziehen sich meist auf die Einschätzung des Risikos (Zeitpunkt des erwarteten Schadens, Wahrscheinlichkeit eines Schadens) und auf die Quantität und Intensität des Risikoverhaltens.

7.2.2 Umgang mit Krankheitszeichen

Riskantes Verhalten von Männern zeigt sich aber nicht nur im Vorfeld von Erkrankungen im Sinne von Risikoverhalten. Männer gehen auch wesentlich seltener als Frauen zu Vorsorgeuntersuchungen.

Tab. 7.2-1 *Sterbefälle durch Unfälle nach Unfallkategorien, Deutschland 2000 (BMGS 2002).*

	Männlich 0–15 Jahre	Weiblich 0–15 Jahre	Männlich 15–65 Jahre	Weiblich 15–65 Jahre
Verkehr	145	108	4525	1358
Schule/Arbeit	4	1	537	20
Häuslicher Unfall	80	44	968	350
Sport/Spiel	40	12	100	27
Sonstige	85	39	1514	474
Gesamt	354	204	7644	2230

> **Nur ca. 15 % aller Männer gehen zu den empfohlenen Vorsorgeuntersuchungen, während ca. 63 % aller Frauen dieses Angebot annehmen (BMGS 2002).**

Außerdem ist die Wahrscheinlichkeit, dass Männer schon schwer erkrankt sind, wenn sie den Arzt aufsuchen, höher als bei Frauen (Griffiths 2002). Wie könnte das mangelnde Präventionsverhalten und der sehr späte Besuch eines Arztes zu erklären sein?
Ein Ansatzpunkt könnte in der mangelnden Wahrnehmung von Körperbeschwerden bei Männern zu suchen sein. Verschiedenste Studien haben immer wieder gezeigt, dass Männer in Fragebögen zu Körperbeschwerden weniger Beschwerden angeben als Frauen (Brähler et al. 2000, Brähler et al. 2001). Die Angabe zu den Körperbeschwerden scheint dabei entwicklungspsychologisch nachvollziehbar. Erst zum Zeitpunkt der Pubertät, mit den geschlechtstypischen Körperveränderungen und einer verstärkten Geschlechtsrollenübernahme, zeigen sich diese Differenzen deutlich, während bei Kindern noch kaum Unterschiede nachzuweisen sind (Kupfer et al. 1999). Abbildung 7.2-1 zeigt die Veränderung der subjektiven Beschwerden in Abhängigkeit vom Alter.
Die Erklärungen für die unterschiedlichen Angaben zu Beschwerdehäufigkeiten fassen Barsky et al. (2001) zusammen: Geschlechtsunterschiede in der Wahrnehmung; Unterschiede bei Beschreibung von Symptomen; Sozialisierungsprozesse, die zu Unterschieden in der Bereitschaft führen Symptome anzugeben; Unterschiede in der Inzidenz von erfahrenem sexuellem und/oder körperlichem Missbrauch; Unterschiede in der Prävalenz von Ängsten und Depressionen. Für alle Erklärungsansätze wird von ihnen empirische Evidenz angeführt, so dass man davon ausgehen muss, dass sich die Unterschiede in der Angabe von Körperbeschwerden multifaktoriell erklären.

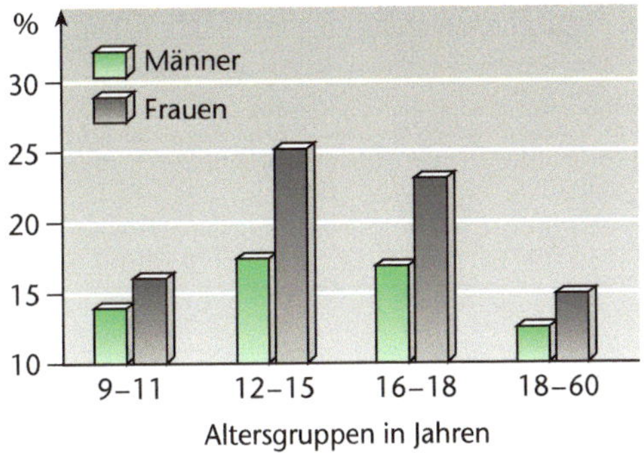

Abb. 7.2-1 Veränderung in den subjektiven Beschwerden anhand des Summenwertes des Gießener Beschwerdebogens-24.

Im Gegensatz zu den subjektiven Beschwerden sind die Angaben zum subjektiven Gesundheitszustand bei Männern und Frauen (15–65 Jahre) sehr ähnlich. 8,1 % der Männer und 8,2 % der Frauen geben an, krank zu sein (ohne Unfallverletzte, BMGS 2002).
Diese letztgenannten Zahlen bedeuten allerdings nicht, dass Männer, wenn sie sich für krank halten, Krankheitszeichen adäquat wahrnehmen oder gar einen Arzt aufsuchen (Verbrugge 1985, Tudiver und Talbot 1999).

> **Gerade Arbeiten, die sich mit dem Inanspruchnahmeverhalten medizinischer Versorgung befassen, finden als ein konsistentes Ergebnis, dass Männer seltener als Frauen ein Behandlungsangebot in Anspruch nehmen, auch dann, wenn sie die selben subjektiven Beschwerden und Symptome angeben wie Frauen (Hulka und Wheat 1985).**

7.2.3 Compliance

Im Folgenden soll nun beschrieben werden, wie sich Männer bezüglich der ärztlichen Anordnungen verhalten, wenn sie das Gesundheitssystem in Anspruch nehmen. Hier interessiert insbesondere, ob die Zusammenarbeit mit dem Arzt und das Befolgen der ärztlichen Anordnungen erfolgt. Letzteres wird unter dem Begriff der Compliance diskutiert.

> **Compliance beschreibt den Grad, in dem das Verhalten einer Person in Bezug auf die Einnahme eines Medikamentes, das Befolgen ei-**

ner Diät, die Durchführung von Verhaltensänderungen der ärztlichen Vorschrift entspricht.

Die Noncompliance kann zu den unterschiedlichsten Zeitpunkten einer Behandlung auftreten und sich auf einen oder mehrere Aspekte obiger Definition beziehen. Im Vordergrund der weiteren Ausführungen wird hier aber die Medikamenten-Noncompliance stehen. Bei dieser werden zwei Formen unterschieden.
Die **primäre Noncompliance** bezieht sich auf das Nichteinlösen eines Rezeptes. Das Ausmaß der primären Noncompliance ist nur schwer zu bestimmen. In einer Umfrage bezüglich einer Verhaltensänderung aufgrund von höheren Medikamentenzuzahlungen gaben nur 51 % der Befragten an, alle Rezepte einzulösen (IMU 1998).
Die **sekundäre Noncompliance** bezieht sich auf sämtliche Anwendungsfehler bezüglich der Medikation (Tab. 7.2-2).
Will man nun die Höhe der Compliance bestimmen, so gibt es hierfür zahlreiche Methoden. Allerdings treten hierbei einige Probleme auf. Methoden mit hoher Güte (Beobachtung, Bestimmung des Arzneimittels oder eines Metaboliten, Messung eines biologischen Markers) sind selten praxistauglich. Indirekte Methoden (Einschätzung durch Arzt oder Patient, Arzneimittelverbrauch, Tagebücher, therapeutische Wirkparameter) weisen nur eine geringe Trefferquote der noncomplianten Patienten auf, die kaum über einer zufälligen Trefferquote liegt und die Compliance meist überschätzt.

Tab. 7.2-2 *Sekundäre Noncompliance und mögliche Ursachen (Heuer und Heuer 1999).*

Fehler	mögliche Ursachen
Unterlassung	Vergesslichkeit, Differenzen zwischen Laientheorie der Erkrankung und medizinischer Theorie, schwieriges Therapieschema
Unterdosierung	Angst vor unerwünschten Nebenwirkungen
Überdosierung	„viel hilft viel" bei nicht ausreichender Wirkung
Frequenzfehler	Vergesslichkeit, komplexes Therapieschema
längere Pausen	zwischenzeitliche Besserung
Anwendungsfehler	Informationsdefizite

Konsequenzen für die Praxis zur Erfassung der Compliance:
- **nach Möglichkeit mehr als eine Methode einsetzen**
- **bei Patientenbefragungen offene Fragen stellen („Welche Probleme haben Sie bei der Befolgung des Therapieschemas?", „Ist es Ihnen gelungen, alle Ihre Tabletten wie vorgeschrieben einzunehmen?")**
- **Patientenangaben, sie seien immer compliant, sind eher fragwürdig.**

Wie hoch sind aber nun Compliancerate, wie sie in unterschiedlichen Studien gefunden wurden? Man kann davon ausgehen, dass ca. 50 % aller Patienten eine ausreichende Compliance aufweisen. Unter ausreichender Compliance wird dabei verstanden, wenn die Patienten mindestens 80 % der verordneten Medikation korrekt anwenden. Ca. 40 % der Patienten weisen eine partielle Compliance auf (Anwendung von 20–80 % der verordneten Medikation), bei der nicht von einer gesicherten Wirkung auszugehen ist, während bis zu 10 % Therapieverweigerer sind (< 20 % der verordneten Medikation).
Bei den in der Literatur angegebenen Raten zur Noncompliance werden die beiden letztgenannten Gruppen zusammengefasst (Tab. 7.2-3).

Tab. 7.2-3 *Compliancerate einiger ausgewählter Erkrankungen (modifiziert nach Heuer und Heuer 1999).*

Erkrankung	Noncompliance
Asthma bronchiale	20 %
Diabetes mellitus	40–50 %
Bluthochdruck	40 %
Arthritis	55–71 %
Hauterkrankungen (Akne, Neurodermitis, Psoriasis)	25–66 %

Tab. 7.2-4 *Die Compliance beeinflussende Faktoren (– = Verschlechterung der C.; + = Verbesserung der C.; Δ = widersprüchliche Ergebnisse).*

Einflussfaktoren	Richtung der Beeinflussung
Patientenmerkmale:	
Patient ist überzeugt von:	
allgemeiner Krankheitsanfälligkeit	+
spezieller Anfälligkeit für seine Erkrankung	+
Ernsthaftigkeit seiner Erkrankung	+
Therapiewirksamkeit	+
Laienhypothese ≠ Schulmedizin	–
soziodemographische Variablen (Alter, Geschlecht, Bildung, sozioökonomischer Status)	Δ
soziale Unterstützung des Patienten	+
Krankheitsmerkmale:	
psychische, psychiatrische Erkrankungen	–
klinische Besserung	Δ
Dauer der Erkrankung	Δ
Grad der Leistungseinschränkungen	+
Multimorbidität	–
Schweregrad	Δ
Therapiemerkmale:	
Therapiedauer	–
Anzahl der Medikamente	–
unerwünschte Arzneimittelwirkung	–
einfaches Therapieregime	+
umfangreiche Verhaltensänderung notwendig	–
Zufriedenheit mit medizinischer Betreuung	+

Das Risiko, aufgrund mangelnder Compliance bei der Hypertoniebehandlung eine koronare Herzerkrankung zu erleiden, soll im folgenden Beispiel dargestellt werden. Setzt man das relative Risiko bei einer 100%igen Compliance gleich 1, so verdoppelt sich das Risiko bereits bei einer Compliancerate von 80–99 % und beträgt das 4,5fache bei einer Compliance unter 80 % (Psaty et al. 1990).

Anhand dieses Beispiels lässt sich auch gut verdeutlichen, dass Noncompliance nicht nur zu medizinischen Komplikationen führen, sondern auch erhebliche ökonomische Auswirkungen haben kann. So wurden für das Jahr 1996 die direkten Kosten (vermeidbare Krankenhauseinweisungen, Pflegeleistungen und Notfalleinweisungen, zusätzliche Arztbesuche, Kosten der nicht eingenommenen Medikamente) der Noncompliance auf 5,1 Mrd. Euro geschätzt. Hinzu kommen noch die indirekten Kosten, die sich z.B. aufgrund einer frühzeitigen Berentung oder von Arbeitsfehltagen ergeben (Volmer und Kielhorn 1998).

Von was ist aber nun die Höhe der Compliance abhängig?

Im Folgenden werden drei Ebenen beschrieben, die in unterschiedlicher Weise die Compliance mitbestimmen (Tab. 7.2-4).

Wie aus Tabelle 7.2-4 zu sehen ist, wird die Compliance mehr durch die subjektive Sichtweise des Patienten von seiner Erkrankung, durch die Verfügbarkeit von sozialer Unterstützung und durch eine einfach durchzuführende Therapie bestimmt als durch objektive Erkrankungsmerkmale. Soziodemographische Variablen wie Alter, Geschlecht oder Bildung spielen eine untergeordnete Rolle. Sicher sind ältere Menschen häufiger weniger compliant. Dies liegt aber nicht am Alter per se, sondern daran, dass sie häufiger multimorbide sind, mehrere Medikamente einnehmen müssen und ein schwierigeres Therapieregime einzuhalten haben. Ähnlich ist der Einfluss von Bildung auf die Compliance. Auch hier ist es nicht so sehr die Intelligenz des Patienten, die relevant wäre, sondern eher die Fähigkeit des Arztes, pathologische Zusammenhänge mit einfachen, an die Fähigkeiten des Patienten angepassten Worten zu erklären.

Gerade die Verständlichkeit, die sich sowohl auf die Erläuterung des Erkrankungsbildes, aber auch auf die Erklärung der therapeutisch notwendigen Maßnahmen bezieht, stellt neben einer Motivierung des Patienten ein zentrales Kriterium zur Verbesserung der Compliance dar (Petermann und Mühlig 1998).

Abbildung 7.2-2 veranschaulicht die Zusammenhänge von Verständlichkeit und Compliance.

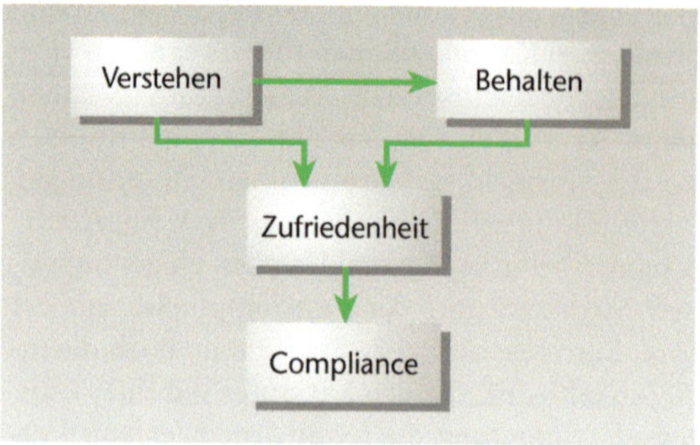

Abb. 7.2-2 Methoden zur Verbesserung der Compliance.

Literatur

Barsky AJ, Peekna MHM, Borus JF: Somatic symptom reporting in Women and Men. J Gen Intern Med 2001; 16:266–275.

Brähler E, Schumacher J, Brähler C: Erste gesamtdeutsche Normierung der Kurzform des Gießener Beschwerdebogens GBB-24. Psychother Psychosom Med Psychol 2000; 50:14–21.

Brähler E, Goldschmidt S, Kupfer J: Männer und Gesundheit. In: Brähler E, Kupfer J (Hrsg.): Mann und Medizin. S 11–33. Hogrefe, Göttingen, 2001.

BMGS (2002) Statistisches Taschenbuch (Gesundheit) 2002. http://www.bmgs.bund.de/download/statistiken/stattb2002/inhalt.htm

Eiser JR, Eiser C, Paulwels P: Skin cancer: Assessing perceived risk and behavioural attituds. Psychol Health 1993; 8;292–404.

Griffiths S: Männliches Risikoverhalten. In: Kirby RS, Kirby MG, Farah RN (eds.): Männerheilkunde. S 279–286. Hans Huber, Bern, 2002.

Heuer HO, Heuer S: Definition von Compliance und Formen der Non Compliance. In: Heuer HO, Heuer S, Lennecke K (Hrsg.): Compliance in der Arzneitherapie. S 5–20. Wissenschaftliche Verlagsgesellschaft, Stuttgart, 1999.

Heuer HO, Heuer S: Methoden zur Bestimmung der Compliance. In: Heuer HO, Heuer S, Lennecke K (Hrsg.): Compliance in der Arzneitherapie. S. 21–40. Wissenschaftliche Verlagsgesellschaft, Stuttgart, 1999.

Heuer HO, Heuer S: Ausmaß und Folgen der Non-Compliance. In: Heuer HO, Heuer S, Lennecke K (Hrsg.): Compliance in der Arzneitherapie. S 41–52. Wissenschaftliche Verlagsgesellschaft, Stuttgart, 1999.

Hulka BS, Wheat JR: Patterns of utilization. Med Care 1985; 23:438–460.

IMU: Höhere Medikamentenzuzahlung. So reagieren die Verbraucher. Hausarzt 1998; 35:4.

Leary MR, Jones JL: The social psychology of tanning and sunscreen use: Selfpresentational motives as a predictor of health risk. J Appl Soc Psychol 1993; 23:1390–1406.

Mc Gee R, Williams S: Adolescence and sun protection. New Zeal Med J 1992;105:401–403.

Kupfer J, Felder H, Brähler E: Zur Genese geschlechtsspezifischer Somatisierung. In: Brähler E, Felder H (Hrsg.): Weiblichkeit, Männlichkeit und Gesundheit. S 171–185. Westdeutscher Verlag, Opladen, 1999.

Perrez M, Gebert S: Veränderungen gesundheitsbezogenen Risikoverhaltens: Primäre und Sekundäre Prävention. In: Schwenkmezger P, Schmidt LR (Hrsg.): Lehrbuch der Gesundheitspsychologie. S 169–187. Enke, Stuttgart, 1994.

Petermann F, Mühlig S: Grundlagen und Möglichkeiten der Complianceverbesserung. In: Petermann F (Hrsg.): Compliance und Selbstmanagement. S 73–102. Hogrefe, Göttingen, 1998.

Psaty BM, Koepdell TD, Wagner EH et al.: The relative risk of incident coronary heart desease associated with recently stopping the use of beta-blockers. JAMA 1990; 263:1653–1657.

Rothman AJ, Salovey P, Antone C et al.: The influence of message framing on intentions to perform health behaviors. J Exp Soc Psychol 1993;29:408–433.

Schwarzer R: Psychologie des Gesundheitsverhaltens. Göttingen, Hogrefe, 1992.

Tudiver F, Talbot Y: Why don´t men seek help? Family physicians´ perspectives on help-seeking behavior in men. J Fam Practice 1999; 18:17–52.

Verbrugge L: Gender and health: an update on hypothesis and evidence. J Health Soc Behav 1985; 26:152–182.

Volmer T, Kielhorn A: Compliance und Gesundheitsökonomie. In: Petermann F (Hrsg.): Compliance und Selbstmanagement. S 45–72. Hogrefe, Göttingen, 1998.

7.3 Süchtiges Verhalten

7.3.1 Rauchen

Gerd Haidl

In Deutschland gibt es 19,1 Millionen Raucher, 11,7 Millionen Männer und 8 Millionen Frauen, davon sind mindestens 6,8 Millionen nikotinabhängig, an den Folgen sterben jährlich zwischen 110000 und 140000 Menschen (BZfGA 1998).

Geschlechtsspezifische Unterschiede in Bezug auf Genussmittel-, Drogenkonsum und Verhalten

Es gibt Unterschiede zwischen den Geschlechtern bei der Wahl der Genussmittel/ Drogen, der Konsummenge und der Häufigkeit im Gebrauch.
Dies kann man beim Nikotinkonsum, beim Alkoholkonsum und bei den illegalen Drogen beobachten. Hier überwiegen die Männer. Trotzdem es einen Trend zur Angleichung der Konsummuster unter den Geschlechtern gibt, bleiben noch deutliche Unterschiede.

Doch selbst bei ähnlichem Konsummuster sind die dahinter liegenden Motive unterschiedlich. Sie stehen in Zusammenhang mit der jugendlichen Entwicklung und der geschlechtsspezifischen Sozialisation und sind als aktive Bewältigungsversuche zu verstehen.
Tabakkonsum wird mit Männlichkeit verbunden. In den letzten Jahren verringern die Mädchen den Vorsprung der Jungen, was den Konsum von Zigaretten und alkoholischen Getränken angeht. Allerdings bevorzugen Jungen stärkere Zigarettensorten. Dies entspricht der größeren Risikobereitschaft von Jungen (Landesinstitut für Erziehung und Unterricht 2002).
Genussmittel- und Drogenkonsum hat somit auch die Funktion, den gesellschaftlichen Rollenbildern zu entsprechen.

Männliche Sozialisation ist häufig mit Orientierungslosigkeit verknüpft. Die allermeisten Jungen haben nur wenig Beziehung zu Männern, denn der Vater ist für die materielle Existenzsicherung der Familie zuständig. In der Zeit, in der der Mann seinem Beruf nachgeht, wird ein Junge überwiegend von Frauen (Mutter, Kindergärtnerin, Lehrerin) versorgt bzw. beschäftigt. Dem Jungen fehlen reale Vorbilder von Männern, die ihm Orientierung geben. Ein Junge muss „Männlichkeit“ zu großen Teilen in seiner Phantasie bilden (Winter 1991).

Die männliche Sozialisation ist belastet durch die hohen Ansprüche und Erwartungen, die mit Männlichkeit verknüpft sind.

In den typischen Männlichkeitsmustern sind Jungen als „Problemträger“ nicht vorgesehen. Ein „richtiger“ Junge hat keine Probleme. Und wenn er welche hat, zeigt er sie nicht. Ein Junge soll keinen Schmerz zeigen, keine Angst haben, sich nicht von Gefühlen leiten lassen, sondern mutig, risikobereit, aktiv sein, etwas leisten und anderen überlegen sein. Die Anforderungen, die aus dem traditionellen Rollenbild eines Jungen erwachsen, sind ein einziger Dauerstress. Vielfach sind Jungen durch diese Rollenerwartungen überfordert. Das Scheitern an diesen Anforderungen kann sich u.a. in Leistungsverweigerung, Konzentrationsstörung, (auto-)aggressivem Verhalten, aber auch Flucht in Nikotin- und Alkoholkonsum äußern. Die Rollenerwartungen mit dem obersten Gebot „Du darfst nicht schwach sein“ sind mitverantwortlich für die gesundheitlichen Gefährdungen der Jungen (Landesinstitut für Erziehung und Unterricht 2002, Vogel 1998). Körperliche Labilität und Schwäche wird als Versagen angesehen. Was zählt, sind Leistung und Härte, der Raubbau am eigenen Körper und der kraftvolle Zugriff auf die Welt. Der kränkelnde, schwache Junge verstößt gegen den Mythos vom „starken Geschlecht“. Ein „richtiger“ Junge ist gesund, aktiv und wild (Schnack und Neutzling 1990). Die Unsicherheit, die aus diesem Konflikt entsteht, muss von den Jungen bewältigt werden. „Mannsbilder“ in den Medien wissen, wie mit Unsicherheit umzugehen ist. Den Jungen werden dort zuhauf Inszenierungen maßloser männlicher Überlegenheit dargeboten. Sie sehen in Filmen Männer, die allein gegen die Welt kämpfen, allen Gefahren gewachsen sind, niemals Hilfe brauchen und keine Angst kennen. Werden die Jungen älter, nehmen die Sozialisationseinflüsse der Eltern oder Lehrer ab, die der „Peer-group" dagegen nehmen zu. Auch hier wird versucht, sich gegenseitig davon zu überzeugen, der beschriebenen „Männlichkeits-Norm" zu entsprechen. Je größer die Unsicherheit und die Angst, je weniger Orientierung jeder einzelne für sich hat, umso deutlicher müssen sie dieses Versagen vor sich und den anderen verbergen (Oelemann und Lempert 1997). Dies führt einerseits zur Potenzierung der gesundheitlichen Anfälligkeit (besonders im psychosomatischen Bereich) und zu den damit verbundenen Gefährdungen im Alltag, wie andererseits zu Verhaltensweisen, die zwar problematisch und gefährlich sind, jedoch als „Männlichkeitsbeweise" taugen (u.a. Nikotin- und Alkoholmissbrauch).

Nikotin- und Alkoholmissbrauch als Männlichkeitsbeweis

Wenn man die wichtigsten Probleme von Kindern und Jugendlichen erfragt, taucht Gesundheit weit unten in der Problemliste auf. Gesundheit ist für Kinder und Jugendliche zwar wichtig, hat aber kaum eine „Gegenwartsbedeutung", da sie für die meisten ein selbstverständlicher Zustand ist.

Bei Jungen kommt hinzu, dass die Sorge um die Gesundheit nicht mit der männlichen Geschlechtsrolle zu vereinbaren ist, da „richtige" Jungen robust und unverletzlich sind. Gesundheitsschädigendes Verhalten dient Jungen und Männern oft geradezu als Beweis für die eigene Männlichkeit (Landesinstitut für Erziehung und Unterricht 2002).

Allerdings ist inzwischen hinsichtlich des Nikotinkonsums das Gesundheitsverhalten von Mädchen ebenfalls problematischer geworden

Es wird geschätzt, dass 50 % des Geschlechtsunterschieds in der Lebenserwartung auf dem unterschiedlichen Rauchverhalten beruhen und dass die seit einigen Jahren zu beobachtende Verringerung des Mortalitätsunterschieds damit zusammenhängt, dass der Nikotinkonsum bei Männern sinkt und bei Frauen steigt (Waldron 1995). In vielen westeuropäischen Ländern überwiegen inzwischen die Raucherinnen, während in den osteuropäischen Ländern noch die männlichen Raucher dominieren (Tudor-Smith et al. 1999). Weiblichen Jugendlichen dient das Rauchen als Ausdruck ihrer Emanzipation und als Mittel zur Gewichtskontrolle; männliche Jugendliche hingegen geben das Rauchen auf, weil in den letzten Jahren sportliche Fitness wichtiger wurde.

Unter den starken Rauchern findet man aber immer noch mehr Jungen und Männer als Mädchen und Frauen.

Männliche Raucher haben häufiger als weibliche die Angewohnheit, mehr als 25 Zigaretten am Tag zu verbrauchen, tiefer zu inhalieren und Zigaretten mit hohem Teergehalt oder ohne Filter zu wählen. Mit einer Zigarette in der Hand können Jungen „cool" wirken und den Mann „raushängen" lassen (Kilmartin 2000). Besonders erfolgreich wird Männlichkeit von der Zigarettenwerbung suggeriert und versprochen, die Rauchen mit einer spezifisch männlichen Welt von Abenteuer, Freiheit, Kraft, Natur und Lagerfeuerromatik verbindet. Als Gründe für den Nikotinkonsum nennen Jungen in erster Linie die Geselligkeit. Dies wiederum korrespondiert mit dem für Jungen typischen externalisierten Verhalten, sich in Cliquen in der Öffentlichkeit zu bewegen und der Bedeutung eines möglichst großen Freundeskreises. Weitere Konsummotive von Jungen sind: Misserfolg, Leistungsprobleme, Verunsicherung (Selbstwert), mangelnde Akzeptanz (Peer-group), (Geschmacks-)Befriedigung.

Im Nikotinkonsum (und dem anderer Drogen) spiegelt sich das typische Rollenverhalten von Jungen wieder: Risiko, Außenorientierung, die Clique und das Gut-drauf-sein (Vogel 1998).

Rauchen und männliche Fertilität

Unter den zahlreichen schädlichen Auswirkungen des Rauchens auf die Gesundheit ist auch eine Be-

einträchtigung der männlichen Fertilität zu berücksichtigen, wozu hier noch einige Fakten dargestellt werden sollen.
Bei häufig mangelnder Therapieoption der gestörten männlichen Fertilität ist prophylaktischen Maßnahmen eine große Wichtigkeit beizumessen. Schon seit vielen Jahren wird diesbezüglich möglichen schädlichen Einflüssen wie Nikotin und Alkoholkonsum sowie dem Gebrauch von Drogen und Medikamenten besondere Aufmerksamkeit gewidmet (s. Übersicht bei Hagemann und Haidl 2000).

Die Verknüpfung zwischen dem Rauchen von Zigaretten und reduzierter Samenqualität wird immer noch kontrovers diskutiert, überwiegend jedoch mit negativen Folgen für die Fertilität beurteilt.

Während in einigen Studien die Schlussfolgerung gezogen wurde, dass keine wesentlichen schädlichen Einflüsse des Zigarettenrauchens auf die männliche Fertilität erkennbar seien, fanden andere einen Rückgang der Spermatozoenkonzentration sowie der Zahl motiler Spermatozoen (Vine 1996). In mehreren Studien wurde auch ein verminderter Anteil normal geformter Spermatozoen beobachtet (Wong et al. 2000).
Darüber hinaus haben neuere Untersuchungen auf eine Beeinträchtigung wichtiger Spermatozoenfunktionen, z. B. der Akrosinaktivität oder der induzierbaren Akrosomreaktion bei Rauchern hingewiesen (El Mulla et al. 1995). Erst kürzlich wurde über eine signifikant niedrigere Erfolgsrate bei Methoden der künstlichen Befruchtung (IVF und ICSI) durch Nikotinkonsum des männlichen Partners berichtet (Zitzmann et al. 2003)
Zusätzlich wurden Schäden der axonemalen Substrukturen des Spermatozoenflagellums bei Rauchern entdeckt (Zavos et al. 1998). Insbesondere gibt es auch Berichte über die Assoziation von oxidativen DNS-Schädigungen in menschlichen Spermatozoen mit dem Rauchen von Zigaretten durch erhöhte Konzentrationen von Leukozyten und reaktiven Sauerstoffspezies im Seminalplasma, ohne dass Veränderungen der konventionellen Spermaparameter vorlägen (Saleh et al. 2002, Shen et al. 1997).

Ein schädlicher Effekt des Zigarettenkonsums könnte somit eher durch die Beeinflussung wichtiger Spermatozoenfunktionen erklärt werden als durch die Erniedrigung von Spermatozoenzahl und -beweglichkeit.

Daneben wurde auch über mögliche Assoziationen des Rauchens mit Veränderungen des endokrinen Systems mit erhöhten Konzentrationen von LH und Testosteron im Serum berichtet (Trummer et al. 2002).
Die insgesamt niedrige Korrelation zwischen Rauchen und Spermaqualität kann u.a. höchstwahrscheinlich darauf zurückgeführt werden, dass die Berücksichtigung nur der Anzahl der täglich gerauchten Zigaretten von begrenztem Wert ist. Wenn darüber hinaus noch die Anzahl der Jahre, in denen geraucht wurde mit einbezogen wird, wird ein schädlicher Einfluss des Rauchens auf die männliche Fertilität deutlicher. Dies gilt auch für die Korrelation zwischen der Spermaqualität und der Konzentration des Nikotinmetaboliten Kotinin. Die Bestimmung dieses Parameters im Serum, Urin oder Seminalplasma hat die Nikotinbelastung wesentlich exakter widergespiegelt als nur die anamnestische Angabe zur Zahl der täglich gerauchten Zigaretten (Vine 1996). Trotzdem hat auch diese Studie wie viele andere einen nur geringgradig schädlichen Effekt des Rauchens auf die Fertilität gezeigt, wobei zu berücksichtigen ist, dass diese Daten an gesunden Probanden und nicht an Patienten mit gestörter Fertilität erhoben wurden (Goverde et al. 1995). Bei Patienten mit bereits bestehenden Einschränkungen der Fertilität könnte das Rauchen zusätzliche schädliche Einflüsse ausüben, wobei solche Effekte möglicherweise durch die zugrunde liegende Störung „maskiert“ sind. Immerhin sind mehr als 4000 Noxen im Zigarettenrauch bekannt.

Es ist also zu bedenken, dass Studien mit nur geringfügigem negativen Effekt des Rauchens auf die männliche Fertilität meist an gesunden Probanden durchgeführt wurden, ein schädlicher Einfluss bei Patienten mit bestehender Fertilitätsstörung aber möglicherweise ausgeprägter ist.

In einer weiteren Studie wurden zusätzlich zu reduzierter Spermatozoenzahl und -beweglichkeit bei jungen Rauchern gehäuft Aneuploidien (Y-Disomie, X-Y-Aggregate und Disomien von Chromosom 8 gefunden (Rubes et al. 1998).

Kürzlich wurde die Substanz Benzo[a]pyren, ein potentes Karzinogen im Zigarettenrauch, in Präimplantationsembryonen von rauchenden Eltern nachgewiesen, wobei es Hinweise auf eine überwiegend väterliche Herkunft dieses Stoffes gab. Der reaktive Metabolit dieser Substanz induziert DNS-Addukte, welche Mutationen auslösen können. Wenn solche präzygotären DNS-Läsionen nicht repariert werden, können sie zu Störungen wie verzögerter Konzeption und zu einer gesteigerten Abortrate führen (Zenzes et al. 1999).

Daneben gibt es Berichte über einen erhöhten Anteil von Spermatozoen mit DNS-Fragmentierung, was ebenfalls dazu führen kann, dass bei künstlicher Befruchtung eine genetische Schädigung auf einen Embryo übertragen werden kann (Sun et al. 1997).

Raucher setzen ihren Nachwuchs der Gefahr von genetischer Schädigung und malignen Tumoren aus.

Andere haben die Assoziation zwischen väterlichem Rauchen mit einem erhöhten Risiko der Entstehung maligner Tumoren wie Lymphomen, Hirntumoren oder akuter lymphatischer Leukämie bei der Nachkommenschaft heraus gestellt (Bt 1997).

Subfertile Patienten sollten möglichst dahingehend beraten werden, das Rauchen einzuschränken, am besten ganz aufzugeben, um zusätzliche schädlichen Auswirkungen auf die Gesundheit im Allgemeinen und nicht zuletzt mögliche ernsthafte Konsequenzen für die Nachkommenschaft zu vermeiden.

Literatur

Bt J, Xo S, Linet MS, Zheng W, Wacholder S, Gao YT, Ying DM, Jin F: Paternal cigarette smoking and the risk of childhood cancer among offspring of nonsmoking mothers. J Natl Cancer Inst 1997; 89:238–244.

Bundeszentrale für gesundheitliche Aufklärung (Hrsg): Geschlechtsbezogene Suchtprävention. Praxisansätze, Theorieentwicklung, Definitionen. Köln, 1998.

El Mulla KF, Köhn FM, El Beheiry AH, Schill W-B: The effect of smoking on human sperm acrosin activity and acrosome reaction. Hum Reprod 1995; 10:3190–3194.

Goverde HJ, Dekker HS, Janssen HJ, Bastiaans BA, Rolland R, Zielhuis GA: Semen quality and frequency of smoking and alcohol consumption – an explorative study. Int J Fertil Menopausal Stud 1995; 40:135–138.

Hagemann T, Haidl G: Der Einfluss von Nikotin, Alkohol und Medikamenten/Drogen auf die männliche Fertilität. Reproduktionsmedizin 2002; 18:3–6.

Kilmartin C: The masculine self (Second edition). McGraw-Hill, New York, 2000.

Landesinstitut für Erziehung und Unterricht Stuttgart (Hrsg.): Suchtvorbeugung mit Jungen. Informationsdienst zur Suchtprävention. Ausgabe 13, 2002.

Oelemann B, Lempert J: Gewaltberatung/Gewaltpädagogik mit Jungen, heranwachsenden Männern und Männern. Der Arbeitsansatz Deutschlands erster Gewaltberatungsstelle Männer gegen Männer-Gewalt, Hamburg. In: Nur Macher und Macho? K Möller (Hrsg.). Weinheim, München, 1997.

Rubes J, Lowe X, Moore D 2nd, Perreault S, Slott V, Evenson D et al.: Smoking cigarettes is associated with increased sperm disomy in teenage men. Fertil Steril 1998; 70:715–723.

Saleh RA, Agarwal A, Sharma RK, Nelson DR, Thomas AJ: Effect of cigarette smoking on levels of seminal oxidative stress in infertile men: a prospective study. Fertil Steril 2002; 78:491–499.

Schnack D, Neutzling R: Kleine Helden in Not. Rowohlt, Reinbek, 1990.

Shen HM, Chia SE, Ni ZY, New AL, Lee BL, Ong CN: Detection of oxidative DNA damage in human sperm and the association with cigarette smoking. Reprod Toxicol 1997; 11:675–680.

Sun JG, Jurisicova A, Casper RF: Detection of deoxyribonucleic acid fragmentation in human sperm: correlation with fertilization in vitro. Biol Reprod 1997; 56:602–607.

Trummer H, Habermann H, Haas J, Pummer K: The impact of cigarette smoking on human semen parameters and hormones. Hum Reprod 2002; 17:1554–1559.

Tudor-Smith C, Roberts C, Kingdon A: Die Prävalenz von Alkohol und Tabakkonsum im Jugendalter: Internationale Perspektiven. In: Programme gegen Sucht. Internationale Ansätze zur Suchtprävention im Jugendalter. P Kolip (Hrsg.), S 137–152. Juventa, Weinheim, 1999.

Vine MF: Smoking and male reproduction: a review. Int J Androl 1996; 19: 323–337.

Vogel G: „ … immer gut drauf?“ Ideenbuch zur jungenspezifischen Suchtprävention. G. Vogel, Aktion Jugendschutz Bayern (Hrsg.), München, 1997

Vogel G: Männliche Sozialisation und Sucht. Schlußfolgerungen für die jungenspezifische Suchtprävention. In: Materialmappe Suchtprävention. .ajs (Hrsg.), München, 1998.

Waldron I: Contributions of changing gender differences in behaviour and social roles to changing gender differences in motality. In: Men's health and illness. Gender, power and the body. D Sabo, DF Gordon (Eds.), Sage Publications, Thousand Oaks, USA (Ca.), S 22– 45, 1995.

Winter R: Identitätskrücken oder Jungenarbeit? Zur Begründung eigenständiger Ansätze kritischer Jungenarbeit. In: Was fehlt, sind Männer! Ansätze praktischer Jungen- und Männerarbeit. Männermaterial Band 2. R Winter, H Willems (Hrsg.), Neuling, Schwäbisch Gmünd, S 173–186, 1991.

Wong WY, Thomas CMG, Merkus HMWM, Zielhuis GA, Doesburg WH, Steegers-Theunissen RPM: Cigarette smoking and the risk of male factor subfertility: minor association between cotinine in seminal plasma and sperm morphology. Fertil Steril 2000; 74:930–935.

Zavos PM, Correa JR, Karagounis CS, Ahparaki A, Phoroglou C, Hicks CL, Zarmakoupis-Zavos PN: An electron microscope study of the axonemal ultrastructure in human spermatozoa from male smokers and nonsmokers. Fertil Steril 1998; 69:430–434.

Zenzes MT, Puy LA, Bielecki R, Reed TE: Detection of benzo[*a*]pyrene diol epoxide-DNA-adducts in embryos from smoking couples: evidence for transmission by spermatozoa. Mol Hum Reprod 1999; 5: 125–131.

Zitzmann M, Rolf C, Nordhoff V, Schräder G, Rickert-Föhring M, Gassner P, Behre HM, Greb RR, Kiesel L, Nieschlag E: Male smokers have a decreased success rate for in vitro fertilization and intracytoplasmic sperm injection. Fertil Steril 2003; 79 (Suppl 3):1550–1555.

7.3.2 Sucht und Männlichkeit

Jörg Fischer-Pleil und Helmut Woelk

Einleitung

Schätzungen zufolge sind mindestens 2,5 Millionen Menschen in Deutschland alkoholabhängig, ca. 10 Millionen betreiben einen sog. „schädlichen Gebrauch“. 1,4 Millionen sind medikamentenabhängig, 150 000 Menschen drogenabhängig, 36 % der Männer und 21 % der Frauen sind Raucher, 5 % der Erwachsenen gelten als arbeitssüchtig und 28 % konsumieren täglich mehr als 2 Stunden Fernsehen (Deutsche Hauptstelle gegen die Suchtgefahren, 2000).

Die gesamte Symptomatik, Diagnostik und Behandlung aller Suchterkrankungen im Einzelnen zu schildern, würde den Rahmen diese Artikels bei weitem sprengen, dazu sind die Variationen der Substanzabhängigkeit und des süchtigen Verhaltens zu vielfältig. Verwiesen sei hierzu auf einschlägige Suchtliteratur beispielsweise von Uchtenhagen et al. (2000), Tretter (2000), Gastpar et al. (1999), Singer (1999) und Kisker (1987). Im Kontext dieses Buches erscheint es wesentlicher, ein grundsätzliches Verständnis für die Systematik süchtiger Verhaltensweisen, eine bestimmte Haltung in der Begegnung mit Süchtigen sowie konstruktive Zugangsweisen zum speziellen Zusammenspiel mit männlichen Rollenkonzepten aufzuzeigen.

Sucht

Unter Sucht versteht man ein unwiderstehliches Verlangen nach einem bestimmten Erlebniszustand. Dieser Erlebniszustand kann durch verschiedene Drogen, z.B. Alkohol, Medikamente, Heroin oder durch bestimmte Verhaltensweisen wie Spielen, Arbeiten, Fernsehen usw. hervorgerufen werden. Das süchtige Verhalten entzieht sich dabei zunehmend der willentlichen Steuerung und der Kontrolle des Betroffenen. Es kommt zu immer häufigerem Konsum, zu Toleranzbildung, Dosissteigerung, schwerwiegenden Folgeschäden im körperlichen, psychischen und sozialen Bereich und zu typischen suchtbedingten Verhaltens- und Persönlichkeitsveränderungen.

Prinzipiell ist jede menschliche Strebung und jedes Verhalten, welches einen berauschenden, betäubenden oder euphorisierenden Erlebniszustand hervorrufen kann, geeignet, süchtig zu entarten.

Die am häufigsten benutzten **psychoaktiven Stoffe** lassen sich vereinfachend in drei Hauptgruppen unterteilen:

- „beschleunigende" Psychostimulanzien wie Amphetamin, Kokain, MDMA, Coffein und Nikotin
- „verlangsamende" bzw. „Intensität mindernde" Psychosedativa wie Alkohol, Benzodiazepine, Barbiturate und Opiate
- „qualitativ verändernde" Halluzinogene wie LSD, Meskalin, Psilocybin und Cannabis.

Beispiel Alkohol

Die am ausführlichsten erforschte und in unserem Kulturkreis häufigste Sucht ist die Alkoholabhängigkeit. An ihrem Beispiel sollen einige grundsätzliche Merkmale erläutert werden:

Alkohol hat wie viele andere Suchtmittel **mehrere Funktionen**, er ist gleichzeitig Nahrungsmittel, Genussmittel, psychoaktive Substanz, ritualisiertes soziales Kontaktmittel und Pharmakon. Seine psychoaktiven Wirkungen sind vielfältig, reichen je nach Dosis von Anregung, Enthemmung und Euphorisierung über Aggressionsförderung und Sexualisierung bis zu Beruhigung, narkotischer Wirkung und Bewusstlosigkeit, je nach Konsument mit unterschiedlichem Schwerpunkt.

Alkohol hat starke **Nebenwirkungen**, kann bei Überdosierung rasch zum Tod führen und schon bei dauerhaftem Konsum relativ geringer Mengen fast sämtliche Organe schädigen. Die noch unbedenkliche Grenze liegt dabei für Männer bei 40 g, für Frauen bei 20 g reinem Alkohol pro Tag, 20 g entspricht etwa 0,5 Liter Bier.

Als **körperliche Folgeschäden** treten beispielsweise auf: Fettleber, Leberzirrhose, Kardiomyopathie, Bluthochdruck, Schäden des zentralen Nervensystems, organische Psychosyndrome mit Gedächtnisschädigung oder Demenz, Kleinhirnschäden und Störungen des peripheren Nervensystems. Alkohol hat ein hohes körperliches Abhängigkeitspotenzial, welches eine Toleranzsteigerung hervorruft und bald entsprechend höhere Dosierungen zum Erreichen der gewohnten Wirkung erfordert. Beim Absetzen produziert er Entzugssymptome wie Zittern, Übelkeit und kaltes Schwitzen, Angst, Schlafstörungen, epileptische Anfälle und Delirien, ein Teil dieser Symptome klingt nach erneuter Alkoholeinnahme rasch ab.

Als **soziale Folgeschäden** sind häufig: Partnerschaftliche Spannungen, aggressive Auseinandersetzungen und Trennungen, gestörte sexuelle Beziehungen, Entwicklung von Misstrauen und wahnhafter Eifersucht, Passivität und Verantwortungsabgabe, Entwicklungsstörungen der Kinder, Minderleistungen am Arbeitsplatz, Arbeitsplatzverlust, Verschuldung, delinquentes Verhalten wie Körperverletzung, Sachbeschädigung und Verkehrsdelikte.

Als **psychische Folgeschäden** ergeben sich: Isolation und Selbstmitleid, Stimmungsschwankungen und grundlose Aggressivität, Schuldgefühle und Selbstvorwürfe, Depression und Suizidalität, Verlust des Realitätsbezugs, Einschränkung von sozialen Kontakten und Verlust von persönlichen Wertmaßstäben.

Etliche dieser Symptome können auch bereits bei einem „schädlichen Gebrauch" bzw. Missbrauch auftreten, sind also für sich genommen lediglich Anzeichen einer Suchtgefährdung.

Diagnostisch wird die Sucht definiert durch die krankhafte Beziehung eines Menschen zu seinem Suchtmittel bzw. Suchtverhalten: Diese ist gekennzeichnet durch typische Verhaltensänderungen, ein gieriges Verlangen nach der durch die Wirkung ausgelösten Selbstverwandlung, einen der freien Willensentscheidung enthobenen Zwang zur Wiederholung, den Verlust der Konsumkontrolle und das Vorrangigwerden des Stoffes bzw. Verhaltens im Leben des Betroffenen.

Eine vergleichende Bewertung des Phasenverlaufs und der bekannten Typologie von Jellinek (a Konflikttrinker – b Gelegenheitstrinker – c Kontrollverlust-Trinker – d Gewohnheitstrinker – e Quartalstrinker) sowie der psychiatrisch heute verwendeten diagnostischen Systeme ICD 10, DSM III R und DSM IV findet sich bei Schmidt (1997) und Tretter (1998).

Naturgemäß unterscheiden sich bei anderen Substanzen die Schwerpunkte der körperlichen Schädigung oder fehlen bei den stoffungebundenen Süchten ganz. Ebenso gibt es Substanzen, die keine körperliche Abhängigkeit verursachen, sehr wohl aber eine ausgeprägte psychische, z.B. Kokain. Ein Großteil der aufgeführten Symptomatik im sozialen und psychischen Bereich findet sich jedoch auch dort und ist in hohem Maße charakteristisch für alle Suchterkrankungen.

Suchtentwicklung

In der Regel durchläuft die Entwicklung einer Sucht verschiedene Phasen wie Gebrauch, ausweichendes Verhalten, Missbrauch, Gewöhnung und Abhängigkeit, wobei diese fließend ineinander übergehen und dabei dem Betroffenen nicht sogleich bewusst werden. Kardinalsymptom der ausgeprägten Abhängigkeit ist stets die Unfähigkeit zur Kontrolle über die Menge und Dauer bzw. die Unfähigkeit zur freien Entscheidung über Art und Zeitpunkt der Suchtmitteleinnahme. Ergebnis ist die Entwicklung einer Eigendynamik, die sich von den ursprünglichen Konsum- oder Missbrauchsanlässen gelöst hat. Häufig werden diese im Sinne eines süchtigen Erklärungssystems vom Betroffenen weiterhin als Erklärungsversuch benutzt, haben jedoch für die Entscheidung der aktuellen Suchtmittelzufuhr keine Relevanz mehr, da diese inzwischen dem suchtimmanenten Zwang zur Einnahme folgt, gegen den der Abhängige machtlos ist.
Bemerkenswert ist dabei, dass dieser typische Verlauf nicht nur bei so verschiedenen Stoffgruppen wie z.B. Alkohol, Opiaten, Kokain, Tranquilizern oder Nikotin in sehr ähnlicher Weise abläuft, sondern auch bei den sog. **stoffungebundenen Süchten** wie etwa pathologischem Glücksspiel, Arbeitssucht, Sexsucht oder süchtigem Gebrauch von Internetangeboten diesem Muster folgt. In allen Fällen folgt der Betroffene weiter seinem süchtigen Zwang, obwohl er diesen schließlich als quälend und selbstschädigend erlebt, erhebliche Folgeschäden bemerkt, hierüber in Schuldgefühle und Depressionen versinkt und diesen Zustand nur durch erneutes Suchtverhalten ertragen kann. Durch diesen süchtigen Teufelskreis wird die Sucht damit auf Dauer zum zentralen Daseinswert, dem sich alle anderen Lebensbereiche unterordnen.
Ein süchtiger Mensch strebt nicht die Einnahme seines Suchtmittels oder das Praktizieren seines süchtigen Verhaltens um seiner selbst willen an, sondern den hierdurch erzeugten psychischen Zustand.

Dies bedeutet, dass die vorrangige Dimension der Abhängigkeit die psychische ist, eine körperliche Abhängigkeit kommt bei manchen Substanzen erschwerend hinzu, definiert wird die Sucht jedoch durch die nicht mehr kontrollierbare Bindung an ein Verhalten, welches in der Lage ist, unmittelbare Lustgefühle oder einen erregenden Zustand zu erzeugen bzw. Missempfindungen sofort zu vertreiben oder zu betäuben.

Entstehungsbedingungen

Die Entstehungsbedingungen süchtigen Verhaltens sind vielfältig und umfassen ein komplexes Ursachenbündel, in dem individuelle körperliche, psychische und soziale, wie auch gesellschaftliche, suchtmittelspezifische und persönliche situative Faktoren zusammenwirken.
Die Forschung der **Persönlichkeitspsychologie** nach Persönlichkeitsfaktoren, die eine Entwicklung zur Sucht determinieren, steht generell vor dem Problem, nicht zwischen der prämorbiden Persönlichkeit und den durch die Sucht erworbenen Defiziten unterscheiden zu können. Aber auch darüber hinaus erwies sich die Variationsbreite der bei Süchtigen gefundenen Persönlichkeitsfaktoren als so uneinheitlich, dass sich die Existenz eines monokausal verantwortlichen Persönlichkeitsprofils „Suchtpersönlichkeit" nicht nachweisen ließ. Vulnerabilitätsuntersuchungen konnten zwar die genetische Determinierung von Persönlichkeitseigenschaften wie „stark ausgeprägtes Sensation-Seeking" oder „niedrig ausgeprägte Harm-Avoidance" nachweisen, die zur Entwicklung eines bestimmten Alkoholikertypus prädisponieren. Gleichzeitig ergab sich jedoch für die nicht-genetischen Umgebungsfaktoren eine ähnlich hohe Relevanz, so dass die Erkrankung auch ohne Vorliegen genetischer Bedingungsfak-

toren auftreten kann (vgl. Maier 1997). In zahlreichen Untersuchungen konnte ein erhöhtes Risiko für die Entwicklung einer Alkoholabhängigkeit nachgewiesen werden, wenn bereits die Eltern Alkoholprobleme hatten. In gleichem Maße hatten bei diesen Probanden jedoch auch Angststörungen, depressive Episoden und Essstörungen eine erhöhte Auftretenswahrscheinlichkeit (vgl. Lachner, 1997).

Eine wachsende Bedeutung haben in den letzten Jahren **neurobiologische Erklärungsmodelle** erhalten. Die Wirkung von Drogen, aber auch von körpereigenen Belohnungssystemen durch Endorphine beruht auf einer Aktivitätsveränderung verschiedener Transmittersubstanzen an den Synapsen der Nervenzellen. Hier scheinen insbesondere die Erhöhung der Dopaminaktivität, die Minderung der Glutamataktivität sowie deren Auswirkungen auf ein kompliziertes Gleichgewicht zahlreicher weiterer Substanzen eine Rolle zu spielen, was bei Missbrauch und Sucht zu einem dauerhaft gestörten Gleichgewicht und einem „Rezeptorhunger" führen kann. Damit ergeben sich neue Möglichkeiten, diesem „Craving" auch medikamentös zu begegnen und damit psychotherapeutische Ansätze zu unterstützen (vgl. Tretter 1998).

Die **Psychoanalyse** verstand Sucht zunächst als Durchbruch verdrängter Triebimpulse und Ausdruck einer „oralen Fixierung", später als Resultat von Entwicklungsdefiziten, welche zu einer „Ich-Schwäche" gegenüber den Triebansprüchen des „Es" und den Normen des „Über-Ich" führen. Im weiteren Verlauf bekamen „frühe" Störungen des „Selbst" und der „Objektbeziehungen" ein größeres Erklärungsgewicht. Die brüchige innere Objektrepräsentanz stabilisierender Beziehungen, ungenügende Ich-Funktionen wie mangelnde Abgrenzungsfähigkeit nach außen und schwach ausgebildete Affekt- und Frustrationstoleranz nach innen führen zu einem zunächst sinnvollen Einsatz des Suchtmittels als kompensatorischer und stärkender Faktor. Im weiteren Entwicklungsverlauf der Sucht gehen dann auch die ohnehin gestörten eigenständigen Funktionen mehr und mehr verloren.

Dieser Ansatz impliziert damit das Vorliegen prämorbider Persönlichkeitsstrukturen mit bereits vorgeformten Defiziten und betrachtet Sucht als deren Symptom, eigentliches Behandlungsziel ist die Heilung der strukturellen Störung der Persönlichkeit. Die Süchtigen mit einem äußerlich wenig exzessiven Gebrauchsmuster, z. B. „Spiegeltrinker" nach Jellinek, entziehen sich allerdings diesen Erklärungen, weshalb sich das Interesse der Psychoanalyse im Wesentlichen auf die besonders autodestruktiven Formen der Sucht beschränkt (vgl. Rost 1987). Damit ist diese Sichtweise gut geeignet, um die süchtigen Anteile der schweren, komorbiden Störungen wie Anorexia nervosa oder Borderline-Persönlichkeitsstörung zu beleuchten, bleibt insgesamt jedoch zu stark auf die Ebene der individuellen Vorschädigung beschränkt und erfasst damit zu wenig die für einen Großteil der Süchtigen entscheidenden Einflüsse der gesellschaftlichen Umgebungsfaktoren, des sozialen Lernens und der situativen Anlässe.

Die **moderne Verhaltenstherapie** sieht Sucht als das Ergebnis eines Lernvorgangs, welcher nicht nur die erlernte unmittelbare Abfolge von Reiz-Reaktionsmustern, sondern auch die Einwirkung von kognitiven, emotionalen und physiologischen Prozessen einbezieht. Grundannahme ist, dass sich in hierfür geeigneten Situationen für jedes Individuum die Steuerung der eigenen Befindlichkeit mit Hilfe von Suchtmitteln als Möglichkeit anbietet, bei entsprechendem Erfolg „verstärkt" wird und den Wunsch nach Wiederholung auslöst. Suchtverhalten ist also ein unter bestimmten persönlichen und sozialen Umgebungsbedingungen prinzipiell für jedermann erlernbares Verhalten, welches wegen des sehr effektiven Belohnungscharakters zu einem besonders stabilen Reaktionsmuster werden kann. Wichtigstes Diagnose-, aber auch besonders Behandlungsinstrument ist die Verhaltensanalyse, welche die Entstehung und den Ablauf des zu ändernden Verhaltens samt aller möglichen Einflussfaktoren detailliert und individuell erfasst und eine Selbstaufmerksamkeit erzeugen will, die letztlich die Selbststeuerungsfähigkeit des Betroffenen wiederherstellt. Auf diesem Wege ist es möglich, gefährdende Situationen frühzeitig zu erkennen, ausweichendes Verhalten abzustellen und Verhaltensalternativen einzuüben (vgl. Schwarzer 1992 sowie Beck et. al.1997).

Der lerntheoretische Anspruch, auch das erworbene Kardinalsymptom Kontrollverlust schließlich wieder „verlernen" bzw. „löschen" zu können und die Fähigkeit zum kontrollierten Konsum zurückzuerwerben, wurde jedoch auch von der Verhaltenstherapie weitgehend aufgegeben, da es sich für die meisten Süchtigen als unrealisierbar herausstellte und allenfalls Relevanz bei Suchtgefährdeten mit schädlichem Gebrauch hat.

Auch wenn das Behandlungsziel Abstinenz häufig als starres und eindimensionales Dogma kritisiert wurde, so stellt es doch für die überwältigende Mehrheit der Suchtkranken durch seine Klarheit die einzige praktikabel einzuhaltende Grenze dar, die gegen den typisch süchtigen Selbstbetrug und die stets noch wirksame Tendenz zur Maßlosigkeit schützt.

Insgesamt lässt sich Sucht als Resultat eines Wechselspiels zwischen Merkmalen der Person (genetische Bedingungen, Persönlichkeitsmerkmale, Selbstkontrolle), der Droge (Verfügbarkeit, Legalität, Abhängigkeitspotenzial) und der Umwelt (Konsumnormen, Drogenideologie, subkulturelle Bedeutung) beschreiben (Tretter 1998 sowie Tretter und Müller 2001). Darüber hinaus kann man Sucht als das Ergebnis eines Selbstregulationsversuches verstehen, der anfänglich erfolgreich war, durch Gewohnheitsbildung und Wirkungsverringerung jedoch schließlich gescheitert ist. Suchtmittel dienen also einer Selbstmedikation, welche zunächst das Erlebensspektrum intensiviert oder erweitert, bald jedoch die hinzugewonnenen Freiheitsgrade mit der massiven Unfreiheit der Abhängigkeit bezahlt und schließlich selbst zu einer erheblichen Störung mit Krankheitswert wird.

Behandlungsziele

Therapeutisch besteht das erste Ziel einer Suchtbehandlung prinzipiell im Absetzen des Suchtmittels und dem Anstreben dauerhafter Abstinenz, da die zugrunde liegenden Störungen, Konflikte, Defizite und Bedingungsfaktoren nur dann erreichbar werden.

Die Selbsthilfegruppen der „trockenen" bzw. „cleanen" Süchtigen haben die Abstinenz als absoluten, aber eben auch praktikablen Weg zu ihrer Leitlinie gemacht und das Kämpfen mit ihrem Suchtmittel um die Wiedererlangung der Kontrolle aufgegeben. Stattdessen fügen sich beispielsweise die Anonymen Alkoholiker durch eine „Kapitulation" in die Machtlosigkeit dem Alkohol gegenüber und fühlen sich gerade durch das Aufgeben des Anspruchs auf selbstbestimmten, kontrollierten Gebrauch befreit.

Für eine Reihe von Abhängigen, z.B. viele Drogenabhängige, ist allerdings Abstinenz als Ziel gar nicht vorstellbar, da es für sie nach einem frühen Einstieg ein erwachsenes Leben ohne Drogen noch nie gab und sie mit Recht neben dem Verlust der Droge auch einen Verlust der persönlichen Identität und sämtlicher sozialer Bezüge fürchten. Hier muss die Zielbestimmung also niedrigschwelliger sein, um nicht völlig zu entmutigen und damit die süchtige Haltung zu verfestigen, als Behandlungsziel ist hier die Sicherung des Überlebens und die „Harm-Reduktion" vorrangig. Sinnvoller Behandlungsweg kann also zunächst die Substitution mit Methadon sein, wobei der weitere Konsum einer Droge in Kauf genommen, jedoch risikoärmer gestaltet, entkriminalisiert und auf eine gesellschaftlich integrierbare Basis gestellt wird. Eine hiermit verbundene psychosoziale Anbindung kann dann auf die Dauer Ansätze zu einer weiteren Veränderung fördern.

Es hat sich in der Suchtbehandlung somit die Überzeugung durchgesetzt, dass es verschiedene, abgestufte Zielsetzungen geben muss, die individuell auf Fähigkeiten und Entwicklungsstand des Einzelnen eingehen. Das Ziel seiner Behandlung bzw. den Weg einer möglichen Gesundung muss jeder Betroffene für sich persönlich definieren und wird dies, je nach aktuellem Stand in seiner Suchtkarriere, auch unterschiedlich tun. Suchtbehandlung ist ein langwieriger Prozess, der notwendigerweise auch von Rückfällen geprägt ist und diese zur erneuten Zielbestimmung nutzt; die Selbstbestimmung seines persönlichen therapeutischen Zieles wird sich kein Süchtiger durch therapeutische, pädagogische, moralische oder strafrechtliche Vorgaben nehmen lassen.

Es ist eine unrealistische Größenphantasie von Behandelnden, durch ihr Angebot ernsthaft mit der Attraktivität eines Suchtmittels konkurrieren zu können, solange es für den Betroffenen noch Reste seiner Wirksamkeit bewahrt hat.
Ebenso ist es eine Illusion, durch Verantwortungsübernahme für ein selbstbestimmtes Individuum Gesundung erzeugen oder dieses durch Vernunft, Abschreckung, Sanktion oder Liebe zu einer Verhaltensänderung bewegen zu können, ehe dieser Wunsch auf eigener Erfahrung gewachsen ist.

Diese Erkenntnis ist für alle notwendig, die im Gesundheitswesen mit Süchtigen zu tun haben, um ihren persönlichen Einfluss als „Retter" bescheiden und realistisch zu betrachten, sich selbst damit vor Burnout zu schützen und noch helfendes Engagement übrig zu haben, wenn der Süchtige in seinem Krankheitsprozess nach vielen Fehlschlägen an einen Punkt gekommen ist, an dem er wirklich Hilfe annehmen kann und den Helfer nicht nur zur Aufrechterhaltung seiner Sucht instrumentalisiert.
In noch stärkerem Maße müssen aber auch Angehörige von Süchtigen diese Erkenntnis auf schmerzhaftem Wege erlernen. Sucht ist eine Erkrankung, die in ihrer Entstehung häufig als Konfliktlösungsstrategie im sozialen Umfeld verstanden werden kann, die in ihrem immer dramatischer werdenden Verlauf aber auch das soziale Umfeld einspannt, mit Rollen und Funktionen versieht und schließlich massiv beeinträchtigt. Das Konzept des Ko-Alkoholismus betrachtet diesen Vorgang als Miterkrankung, die ihrerseits beratungs- und behandlungswürdig ist.

Sucht und Gesellschaft

Der Wunsch, Erleben zu beeinflussen, zu manipulieren bzw. zu intensivieren, gehört offenbar zum Wesen des Menschen und ist allen Kulturen und Gesellschaftsschichten eigen. Die Bewertung süchtigen Verhaltens hängt allerdings stark von gesellschaftlichen Wertsystemen ab. Hier ist ein völlig unterschiedliches Problembewusstsein die Regel, je nachdem, ob es sich um süchtige Entwicklungen von gesellschaftskonformen Verhaltensweisen wie etwa Arbeiten, Kaufen oder Fernsehen handelt, oder um als gesellschaftsschädlich betrachtete Formen wie Alkoholismus oder Drogenabhängigkeit. Aber auch in diesem Bereich wird der Gebrauch kulturell integrierter Suchtmittel anders bewertet und führt zu einer vom Fachlichen her nicht begründbaren Unterteilung in legale und illegale Suchtmittel.
Darüber hinaus gibt das gesellschaftliche Normenverständnis vor, dass ein Konsum und situativer Missbrauch der jeweils tolerierten Kulturdroge nicht nur akzeptiert ist, sondern fast verpflichtend zum „normalen" Verhaltensrepertoire gehört. Dies geht insofern mit einer Doppelmoral einher, als sich der Suchtkranke, der die Fähigkeit zum kontrollierten Konsum verloren hat, nach langer Zeit der Tolerierung und Duldung sehr plötzlich einer Ausgrenzung und Sanktionierung ausgesetzt sieht.

Sucht und Männlichkeit

Die spezielle Betrachtung von Geschlechtsunterschieden zum Thema Gesundheit und Krankheit begann erst durch die Frauenbewegung der 70er Jahre, häufig allerdings im Sinne einer politischen Debatte. Wertneutrale Erkenntnisse über die Reaktionsformen von Männern und die sich daraus ergebenden Krankheitsgefährdungen sind noch immer unterrepräsentiert, Aussagen über quantitativ und qualitativ unterschiedliche Krankheitsmuster bei Männern ergeben sich häufig nur als Komplementär von frauenspezifischen Untersuchungen. Die oft verwendeten Begriffe Männlichkeit und Weiblichkeit gehen dabei über die reine Geschlechtszuordnung hinaus und beinhalten Rollenzuweisungen und Stereotypenbildungen.
Für Suchterkrankungen, die ja vom Betroffenen in hohem Maße aktiv „mitgestaltet" werden, sind diese Aussagen dennoch von Belang, da die verschiedenen Formen süchtigen Verhaltens durch die empfundenen und gelebten **Rollenerwartungen** erheblich mitgeprägt werden. So gelten für Ärzte Frauen als Patientinnen generell als eher expressiv fordernd, mit psychosomatischen und emotionalen Problemen behaftet, ihre Beschwerden werden eher als psychosomatisch interpre-

tiert, es kommt häufiger zur Verschreibung von Psychopharmaka. Männer suchen dagegen seltener einen Arzt auf, das Reden über Beschwerden wird eher vermieden, die Wahrnehmungsfähigkeit gegenüber körperlichen Beschwerden und Warnzeichen ist weniger ausgeprägt (vgl. Brähler und Felder 1992). Die Sozialisierung mit Sätzen wie „Jungen weinen nicht", „Ein Indianer kennt keinen Schmerz" oder „Was uns nicht umbringt, macht uns härter" ist vielleicht inzwischen kein offizielles Erziehungsleitbild mehr, wirkt aber in der von Richter so bezeichneten „Unfähigkeit zu leiden" immer noch nach. Eine gegenüber Frauen deutlich herabgesetzte Körperwahrnehmung bedingt die bei Männern weitaus häufigeren chronischen Überlastungsschäden und höheren Mortalitätsraten, steht aber mit den männlichen Rollenerwartungen durchaus in Einklang. Ehrgeiz, Konkurrenzdenken und Leistungsorientierung benötigen zum Funktionieren ein Ausblenden von Beschwerden und Befindlichkeiten, qualifizieren diese als weichlich und weibisch ab und kompensieren den entstehenden inneren Druck mit betonter Maskulinität, häufig auf destruktive Weise.

Dies zeigt sich in zahlreichen Verhaltensweisen, die ein höheres Risiko beinhalten, etwa Rauchen, riskantes Fahren, aggressives Verhalten etc., die sich letztlich selbstschädigend auswirken. Krämer (1992) fand in einem Geschlechtervergleich zum abweichenden Verhalten eine deutlich höhere Belastung von Männern mit Delinquenz, Alkohol- und Drogengebrauch, bei Frauen dagegen eine höhere Präferenz von Medikamentenumgang, psychosomatischen Störungen und Depressivität. Hiermit korrespondiert jeweils eine größere Bereitschaft der Frauen, „life events" auch als problematische Ereignisse wahrzunehmen und sich aktiver um eine Problemlösung zu bemühen, als dies die Männer mit einem eher vermeidenden, ausweichenden und keine Unterstützung einfordernden „Coping"-Stil tun. Dies bestätigen die Ergebnisse von Böhm (1987), der bei einer Untersuchung der Morbiditätsraten für Frauen eine größere Prävalenz für psychische Krankheiten, speziell Depressionen, für Kopfschmerz, Schlafstörungen und Essstörungen fand, für Männer dagegen häufiger Persönlichkeitsstörungen, Delinquenz und Gewaltverhalten, sexuelle Abweichungen, vollendete Suizide, Alkoholismus und Drogensucht. Das Bild vom starken Geschlecht gerät damit deutlich ins Wanken, denn war man früher gern geneigt, die höhere Klagsamkeit und häufigere Behandlungsfrequenz der Frauen als Zeichen ihrer Schwäche zu interpretieren, so zeigt sich jetzt, dass die hierfür nötige Selbstaufmerksamkeit und Bereitschaft zur Problematisierung ein Zeichen von Stärke und Gesundheitsbewusstsein ist, und sich letztlich in der geringeren Morbidität und Mortalität bzgl. schwerer chronifizierter Erkrankungen auszahlt. Der Mann dagegen kränkelt – freilich ohne zu klagen.

Die beschriebene Neigung von Männern, sich körperliche oder psychische Dekompensationen zu versagen und viel Energie in die Verdrängung ihrer Schwierigkeiten zu stecken, hat natürlich auf Art und Ausmaß von Suchtgefährdung ganz erhebliche Auswirkungen. Wenn es zum männlichen Selbstverständnis gehört, Gefahren und Belastung nicht nur zu überstehen, sondern auch die hiermit verbundenen Ängste und Leiden nicht zuzugeben („Es gibt keine Probleme, es gibt nur Lösungen"), dann bietet sich allenfalls die Hilfe einer Selbstmedikation an, die frei vom Verdacht der Wehleidigkeit möglichst rollenkonform praktizierbar ist. Von daher verwundert es nicht, dass in Deutschland – trotz größerer Alkoholverträglichkeit – doppelt so viele Männer an Leberzirrhose sterben und der Anteil an Suchterkrankungen bei Männern drei- bis fünfmal höher ist als der der Frauen (vgl. Hollstein 1992). Insgesamt konsumieren die Männer legale und illegale Drogen sämtlicher Stoffgruppen exzessiver als Frauen, mit Ausnahme der Antidepressiva, Tranquilizer und Barbiturate, die besser ins weibliche Rollenverständnis und in die beschriebene Dynamik der Arzt-Patientin-Beziehung passen.

Hollstein (1988) zitiert hierzu nach Goldberg folgende **maskuline Imperative**:

1. Je weniger Schlaf ich benötige,
2. je mehr Schmerzen ich ertragen kann,
3. je mehr Alkohol ich vertrage,
4. je weniger ich mich darum kümmere, was ich esse,
5. je weniger ich jemanden um Hilfe bitte und von jemandem abhängig bin,

6. je mehr ich meine Gefühle kontrolliere und unterdrücke,
7. je weniger ich auf meinen Körper achte

– desto männlicher bin ich.

Weiter verweist er auf die Zusammenfassung zahlreicher medizinsoziologischer Untersuchungen in den USA durch Joseph H. Pleck. Hiernach kristallisiert sich die **„Gefährlichkeit der männlichen Rolle"** unter anderem in folgenden Punkten:

1. Aggressivität und Wettbewerbsstreben verursachen, dass sich der Mann in gefährliche Situationen begibt und größere Risiken eingeht.
2. Die Unfähigkeit, sich emotional auszudrücken, bedingt psychosomatische und andere Gesundheitsprobleme.
3. Männlichkeit erzwingt bestimmte Verhaltensweisen, wie z.B. Rauchen und Alkoholkonsum, die die Gesundheit des Mannes beeinträchtigen.
4. Männlichkeit sozialisiert Männer zu Persönlichkeitsmerkmalen, die mit höherer Sterblichkeit korreliert sind.
5. Männlichkeit entmutigt Männer, sich rechtzeitig und angemessen um ihre Gesundheit zu kümmern und ärztliche Hilfe in Anspruch zu nehmen.

„Der Mann ist der Mensch ohne Sprache, der, der schweigt" (Wiek 1988). „Sein Autonomiewahn verbietet ihm, sich Hilfe zu holen, denn von anderen abhängig zu sein hieße, als Mann nichts wert zu sein. Männer begreifen körperliche wie psychische Befindlichkeitsstörungen nicht als Anlass zur Reflektion, Aussprache oder Veränderung, sondern rein funktional als krankhaftes Symptom, welches möglichst schnell verschwinden soll."
Ein grundsätzliches **Problem der männlichen Geschlechtsrollenidentifizierung** liegt in der primären Beziehung zur andersgeschlechtlichen Mutter, im Gegensatz zum Mädchen muss sich der Junge hier als etwas Getrenntes definieren, verfügt jedoch nur über mangelnde Vorbilderfahrungen durch den meist abwesenden Vater. Insofern entsteht die Vorstellung von Männlichkeit zunächst in der negativen Abgrenzung von Weiblichkeit. Die hier angesprochene eingeschränkte Emotionalität und liebende Aufmerksamkeit für die eigene psychische und körperliche Verfassung gründet sich für Hollstein (1988) auf eine diesem Konfliktfeld entspringende Furcht vor der Feminität und steht durch Ausgrenzung und Abwertung alles Weiblichen in sich selbst dann häufig auch einer erfüllten, durch Hingabe bestimmten Sexualität im Wege. Die traditionell von allerlei Macht-, Konkurrenz- und Leistungsgedanken überlagerte männliche Sexualität dürfte hier ihren Ursprung haben, ebenso die ausgeprägte Homophobie, die es Männern so schwer macht, so wie die Frauen offene, unverfänglich zärtliche oder emotional enge Beziehungen zu anderen Menschen des gleichen Geschlechts zu haben, ohne sofort im Verdacht der Homosexualität zu stehen.
Damit ist für Männer ein weiter Bereich emotionaler Nähe und Geborgenheit verschlossen, ritualisierte Auswege aus dem Dilemma der emotionalen Vereinsamung finden sich beim Sport, in Vereinen und an Stammtischen, meist findet der Mann auch hier seine Männlichkeit vornehmlich durch Ausgrenzung der Frauen, in der Regel spielt der Alkohol dabei eine entscheidende Rolle, erzeugt ein rudimentäres Gefühl der Zusammengehörigkeit und des wortlosen Verständnisses und täuscht darüber hinweg, dass auch in diesen Situationen Leistungsorientierung und Konkurrenz unterschwellig allgegenwärtig bleiben.

Insgesamt gehört es zu den männlichen Rollenzuschreibungen, tendenziell härtere Drogen unkontrollierter konsumieren zu dürfen; das exzessive, auch mit einem rebellischen Akzent versehene Konsumieren steht im Einklang mit der männlichen Identität, bleibt aber auch den Männern vorbehalten und wird bei Frauen sanktioniert (Vogt 2000).

Steht bei den Männern eher Befreiung von innerem Druck im Zentrum des Konsums, so ist es bei Frauen häufiger die Wiederherstellung der Funktionsfähigkeit, von daher ist die Präferenz der Frauen zum Medikamentenmissbrauch erklärbar. Vogt (2000) fasst Untersuchungen der letzten Jahre aus dem deutschen Raum folgendermaßen zusammen: In nahezu allen Altersgruppen finden sich doppelt so viele Männer wie Frauen mit problematischem Alkoholkonsum. Die Bereitschaft zu Alkoholexzessen ist bei Männern deutlich ausgeprägter, ebenso die Bereitschaft zu riskantem Verhalten wie alkoholisiertes Autofahren. Jungen und Männer unterliegen hierbei einem wesentlich stärkeren Gruppendruck. Auch beim Konsum von Cannabis sowie Ecstasy zeigt sich eine höhere und länger anhaltende Bereitschaft zur Einnahme höherer Dosen und erheblich ausgeprägter ist die Bereitschaft von Männern zur Einnahme von Opiaten. Lediglich beim Rauchen haben sich die Geschlechter ziemlich angeglichen, nicht allerdings in der Altersgruppe über 45 Jahren, wo der Anteil der Raucherinnen wesentlich schneller absinkt und mit 60 Jahren nur noch die Hälfte des Anteils der Männer beträgt.

Hieraus ergibt sich, dass Suchtbehandlung, aber auch bereits die Suchtprävention auf die geschlechtsspezifischen Unterschiede in den Konsum- und Missbrauchsformen eingehen und diese im Kontext der zugrunde liegenden Rollenkonzepte von Männern und Frauen betrachten muss.

Die in der Jugendarbeit immer wieder beschworene Stärkung des Selbstwertgefühls als Schutz gegen Alkohol- und Drogenmissbrauch muss nicht nur allgemeine Konfliktlösungsstrategien vermitteln, sondern vor allem auch eine geschlechtliche Dimension haben, die auf die Sebstfindungsprobleme als Mann bzw. Frau eingeht. Die gesellschaftlich bedingten strukturellen Entwicklungsdefizite von jungen Männern liegen in der sozialen und emotionalen Kompetenz, verstanden als Fähigkeit, Gefühle wahrzunehmen und auszudrücken, sich in Erwartungen des Gegenüber einzufühlen, die eigenen Bedürfnisse und Interessen angemessen darzustellen, einmal angenommene soziale Rollen kritisch zu hinterfragen, sich selbst angemessen zu versorgen, Kommunikation und Beziehung zu intensivieren und produktiv mit Verlust- und Versagensängsten umzugehen (Franzkowiak 1998).

Eine Annäherung des männlichen an das weibliche Rollenkonzept wäre also aus gesundheitspsychologischer und suchtprophylaktischer Sicht zu wünschen – der aktuelle gesellschaftliche Trend zeigt leider eher das Gegenteil – die Rollenannäherung der modernen Frau an die traditionell männlichen Werte bedeutet auch eine Annäherung an seine Art von Gesundheits(un)bewusstsein und Krankheit. Es ist eine Herausforderung an uns, dass bestimmte Anteile der Frauen- und Männerrolle gleichzeitig Dimensionen kranker bzw. gesunder Persönlichkeit sind (vgl. Franke 1990). Gerade im Hinblick auf das Suchtverhalten als Ausdruck eines gescheiterten Bemühens zur Wiederherstellung inneren Gleichgewichts muss Gesundheit verstanden werden als Gleichgewichtszustand, der durch geglückte multidimensionale Regelkreise auf und zwischen den verschiedenen Ebenen – Körper, Psyche, Individuum und Gesellschaft – zustande kommt und für den wir selbst die Verantwortung übernehmen müssen.

Literatur

Beck A, Wright F, Newman C, Liese B: Cognitive Therapie of Substance Abuse. 1993. Deutsche Ausgabe: Lindenmeyer J (Hrsg.): Kognitive Therapie der Sucht. Beltz, Weinheim, 1997.

Böhm N: Frauen – das kranke Geschlecht? Zur Epidemiologie psychischer Erkrankungen bei Frauen. In: Rommelspacher B (Hrsg.): Weibliche Beziehungsmuster, Psychologie und Therapie von Frauen, S.71–101. Campus Verlag: Frankfurt, New York, 1987.

Deutsche Hauptstelle gegen die Suchtgefahren: Jahrbuch Sucht, Hamburg, 2000.

Felder H, Brähler E: Weiblichkeit, Männlichkeit und Gesundheit, S.9–32. Westdeutscher Verlag, Opladen, 1992.

Franke A : Geschlechtsspezifische Aspekte der Gesundheit. In: Deutsche Hauptstelle gegen die Suchtgefahren (Hrsg.): Abhängigkeiten bei Frauen und Männern. Schriftenreihe zum Problem der Suchtgefahren, Band 32, S.14–22. Lambertus, Freiburg im Breisgau, 1990.

Franzkowiak P Helfferich C, Weise E: Geschlechtsbezogene Suchtprävention – Praxisansätze, Theorieentwicklung, Definitionen. S. 24–35. BzgA: Köln, 1998.

Gastpar M, Mann K, Rommelspacher H (Hrsg.): Lehrbuch der Suchterkrankungen. Thieme Verlag, Stuttgart, New York, 1999.

Hollstein W: Nicht Herrscher, aber kräftig – Die Zukunft der Männer, S.123–134, S.137–151. Hoffmann & Campe Verlag, Hamburg, 1988.
Hollstein W: Männlichkeit und Gesundheit. In: Brähler E. und Felder H (Hrsg.): Weiblichkeit, Männlichkeit und Gesundheit, S.9–32. Westdeutscher Verlag: Opladen, 1992.
Kisker KP (Hrsg.): Psychiatrie der Gegenwart, Band 3 – Abhängigkeit und Sucht. Springer Verlag, Berlin, Heidelberg, New York, 1987.
Krämer K: Delinquenz, Suchtmittelumgang und andere Formen abweichenden Verhaltens – Ein Geschlechtervergleich, S.152–156. Lambertus, Freiburg im Breisgau, 1992.
Lachner G: Familiär übertragene Vulnerabilitätsmerkmale für Alkoholmißbrauch und -abhängigkeit. In: Watzl H und Rockstroh B (Hrsg.): Abhängigkeit und Mißbrauch von Alkohol und Drogen, S.43–89. Hogrefe Verlag, Göttingen, Bern, Toronto, 1997.
Maier W: Mechanismen der familiären Übertragung von Alkoholabhängigkeit und Alkoholabusus. In: Watzl H und Rockstroh B (Hrsg.): Abhängigkeit und Mißbrauch von Alkohol und Drogen, S.91–109. Hogrefe Verlag, Göttingen, Bern, Toronto, 1997.
Rost WD: Psychoanalyse des Alkoholismus – Theorie, Diagnostik, Behandlung. S.19–27. Klett-Cotta, Stuttgart, 1987.
Schmidt LG: Diagnostische Aufgaben bei Alkoholmißbrauch und -abhängigkeit. In: Watzl H und Rockstroh B (Hrsg.): Abhängigkeit und Mißbrauch von Alkohol und Drogen, S.11–23. Hogrefe Verlag, Göttingen, Bern, Toronto, 1997.
Schwarzer R: Psychologie des Gesundheitsverhaltens – Reihe Gesundheitspsychologie Band 1. Hogrefe Verlag, Göttingen, Zürich, Toronto, 1992.
Singer MV, Teyssen S (Hrsg.): Alkohol und Alkoholfolgekrankheiten – Grundlagen, Diagnostik, Therapie. Springer Verlag, Berlin, Heidelberg, New York, 1999.
Tretter F: Ökologie der Sucht – Das Beziehungsgefüge Mensch-Umwelt-Droge, S.125–189. Hogrefe Verlag, Göttingen, Bern, Toronto, 1998.
Tretter F: Suchtmedizin – Der suchtkranke Patient in Klinik und Praxis. Schattauer Verlag, Stuttgart, New York, 2000.
Tretter F, Müller A: Psychologische Therapie der Sucht – Grundlagen, Diagnostik, Therapie, S. 17–72. Hogrefe Verlag, Göttingen, Bern, Toronto, 2001.
Uchtenhagen A, Zieglgänsberger W (Hrsg.): Suchtmedizin – Konzepte, Strategien und therapeutisches Management. Urban & Fischer, München, Jena, 2000.
Wiek W: Männer lassen lieben. Zur Psychoanalyse de Mannes und der Liebe. In: Fuchs G (Hrsg.): Männer – Auf der Suche nach einer neuen Identität, S.53–79. Patmos Verlag, Düsseldorf, 1988.
Vogt I: Präventive Drogenpolitik unter geschlechtsbezogener Perspektive. In: Schmidt B und Hurrelmann K (Hrsg.): Präventive Sucht- und Drogenpolitik, S.244–263. Leske & Budrich Verlag, Opladen, 2000.
Vogt I: Geschlechtsspezifische Aspekte der Sucht. In: Stimmer F (Hrsg.): Suchtlexikon, S. 295–300. Oldenbourg Verlag: München, Wien, 2000.

7.3.3 Anabolika-Abusus

Hans-Christian Schuppe, Anja Recker, Andreas Jung, Wolf-Bernhard Schill

Anabole Steroide

Testosteron wird für die sexuelle Differenzierung sowie die Ausbildung des männlichen Phänotyps benötigt und beeinflusst Sexualverhalten und -aktivität beim Mann (s. Kap. 2.2; 11.1.1). Neben diesen androgenen Effekten hat Testosteron eine starke proteinaufbauende (anabole) Wirkung. Bei Patienten mit einer Hodenunterfunktion und entsprechendem Androgenmangel bewirkt die Testosteronsubstitution eine Zunahme des Körpergewichts zugunsten der fettfreien Körpermasse (Bagatell und Bremner 1996). Die gesteigerte Muskelmasse ist auf ein Wachstum der Muskelfibrillen zurückzuführen und mit einer verbesserten Muskelkraft verbunden. Zusammen mit körperlichem Training erlauben supraphysiologische Testosterongaben auch bei gesunden Männern eine Steigerung der Muskelmasse und -kraft (Bhasin et al. 1996).
In den vergangenen 50 Jahren wurden zahlreiche Modifikationen des Testosteronmoleküls (Bagatell und Bremner 1996, Mottram und George 2000; Abb. 7.3-1) synthetisiert, um die rasche Metabolisierung von Testosteron in der Leber zu umgehen und geeignete Darreichungsformen für eine Substitutionsbehandlung zu erhalten. Ande-

rerseits zielten die Bemühungen darauf ab, Steroide mit überwiegend anaboler Wirkung und möglichst geringer androgener Komponente für geeignete medizinische Indikationen zu entwickeln, eine vollständige Trennung der beiden Wirkungen ist jedoch bisher nicht gelungen.

Anwendung und Missbrauch anaboler Steroide

Zu den diskutierten klinischen Anwendungsgebieten anaboler Steroide gehören konsumierende Erkrankungen, Störungen des Knochenstoffwechsels sowie aplastische und renale Anämie (Bagatell und Bremner 1996, Basaria et al. 2001). Allerdings ist nicht belegt, ob Steroide mit vergleichsweise stärkerer anaboler Wirkung eine höhere Effektivität als Testosteronpräparate aufweisen.

Ohne medizinische Indikation wurden anabole Steroide bereits sehr früh im Spitzensport eingesetzt, um auf unphysiologische Weise die Leistungsfähigkeit zu steigern („Doping"; vgl. Kap. 7.4.3). Erste Berichte über eine Anwendung von Testosteronderivaten durch Gewichtheber stammen aus den 50er Jahren (Wade 1972). In den folgenden Jahrzehnten hat der Missbrauch von Anabolika im Leistungssport erheblich zugenommen, wobei die Prävalenz im Bodybuilding und bei Gewichthebern am höchsten ist (Schänzer 1998). Bemerkenswert ist in diesem Zusammenhang die ethisch nicht akzeptable Behandlung von Athleten in staatlich geförderten Dopingprogrammen wie z.B. in der ehemaligen DDR (Franke u. Berendonk 1997). Trotz frühzeitiger ärztlicher Warnungen, Berücksichtigung der anabolen Steroide in Verboten des Internationalen Olympischen Komitees (IOC) unmittelbar nach Etablierung geeigneter Nachweismethoden und Einführung von Dopingkontrollen ist das Problem des Anabolika-Abusus im internationalen Wettkampfsport bis heute aktuell (Wade 1972, Wilson 1988, Schänzer 1998, Mottram und George 2000). In den vom IOC akkreditierten Referenzlaboratorien sind ca. 1–2 % der jährlich untersuchten Proben positiv. Für den Nachweis anaboler Steroide bzw. ihrer Metaboliten werden Urinproben mittels Gaschromatographie und Massenspektrometrie analysiert (Schänzer 1998).

Längst hat der Medikamentenmissbrauch auch den Breiten- und Freizeitsport erreicht. Unter Jugendlichen in den USA erhobene Daten zeigen für den Konsum anaboler Steroide eine Prävalenz von 3–12 % bei Jungen und 1–2 % bei Mädchen (Bahrke et al. 2000). Am häufigsten ist der Anabolika-Abusus wiederum im Bodybuilding, einige Studien gehen von einer Prävalenz von bis zu 80 % bei Männern aus (Johnson 1990). Für Deutschland und den hier betriebenen Freizeitsport insgesamt liegen keine ausführlichen epidemiologischen Daten vor. Es ist davon auszugehen, dass bis zu 25 % der Sportler in Fitnessstudios Anabolika und andere leistungssteigernde Mittel anwenden (Boos et al. 1998). Als vorrangiges Trainingsziel wird seltener eine verbesserte Wettkampfleistung als der Aufbau von Muskelmasse und -kraft angegeben. Dieser Wunsch von Männern nach Veränderung ihrer Körperproportionen ist vor dem Hintergrund zu verstehen, dass sie sich in ihrer Selbstwahrnehmung eher als untergewichtig empfinden (Drenowski und Yee 1987; vgl. Kap. 7.4). Das gesteigerte Interesse am körperlichen Erscheinungsbild bei Bodybuildern ist mit demjenigen bei Essstörungen vergleichbar (Blouin und Goldfield 1995). Die pathologische Beschäftigung mit einem eingebildeten Mangel an Muskelmasse wird als körperdysmorphe Störung („Muskel-Dysmorphie"; Choi et al. 2002), d.h. somatoforme Störung nach DSM-IV (Diagnostisches und Statistisches Manual Psychischer Störungen; Sass et al. 2001) aufgefasst. Schließlich können Anabolika als „Lifestyle"-Medikamente eingestuft werden, nicht selten ist der Abusus mit der Einnahme anderer Drogen bzw. Genussgifte assoziiert (Durant et al. 1993; Boos et al. 1998).

Anabolika-Abusus: Präparate und Dosierungen

Im Rahmen des Missbrauchs kommt neben den in Deutschland zugelassenen und im Handel befindlichen Androgenen, insbesondere den intramuskulär zu applizierenden Depotpräparaten Testosteron-Enanthat und -Propionat sowie dem oral wirksamen Testosteron-Undecanoat, ein breites Spektrum anaboler Steroide zur Anwendung (Schänzer 1998; Tab. 7.3-1). Unter den am häufigsten eingesetzten Präparaten finden sich

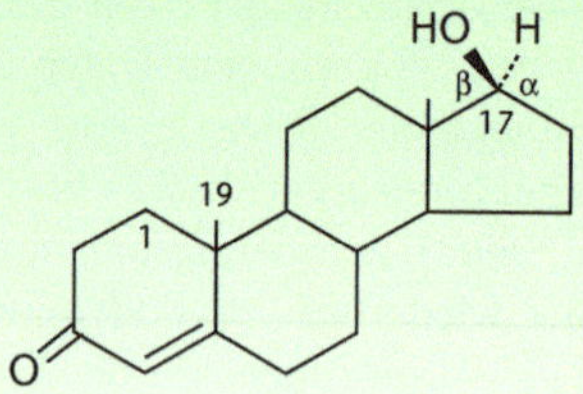

Abb. 7.3-1 Strukturformel von Testosteron. Gebräuchliche Modifikationen des Moleküls sind 17β-Hydroxyl-Ester (z. B. Testosteron-Enanthat, Testosteron-Undecanoat), 17α-alkylierte Derivate (z. B. Methyltestosteron, Stanozolol), 1α-alkylierte Derivate (z. B. Methenolon, Mesterolon) sowie 19-Nortestosteron (Entfernung von C19; Nandrolon) und seine Derivate.

auch zahlreiche 17α-alkylierte anabole Steroide (s. Abb. 7.3-1, Tab. 7.3-2), die aufgrund ihrer Nebenwirkungen für medizinische Indikationen seit langem obsolet sind. Der Bezug erfolgt vor allem über einen umfangreichen Schwarzmarkt sowie das Internet, in einer Studie wurde jedoch auch eine ärztliche Verordnung bzw. Abgabe durch Apotheker in 14–16 % der Fälle berichtet (Boos et al. 1998). Zu berücksichtigen sind auch veterinärmedizinische Arzneimittel sowie insbesondere im Schwarzmarkthandel in ihrer Qualität und Reinheit nicht gesicherte, z. T. nicht näher identifizierbare Präparate.

Tab. 7.3-1 *Anabole Steroide, geordnet nach ihrer Häufigkeit in Dopingkontrollen (nach Schänzer 1998)*.*

Nandrolon (19-Nortestosteron)
Metandienon[1]
Stanozolol[1]
Methenolon
Mesterolon
Methyltestosteron[1]
Boldenon
Drostanolon
Clostebol
Oxandrolon[1]
Oxymetholon[1]
Fluoxymesteron[1]
Dehydrochloromethyl-Testosteron[1]
Formebolon[1]
Trenbolon

* Testosteronpräparate und Dihydrotestosteron hier nicht berücksichtigt
[1] 17α-alkylierte Androgene; cave: Hepatotoxizität (s. Abb. 7.3-1; Tab. 7.3-2)

Tab. 7.3-2 *Nebenwirkungen anaboler Steroide.*

Hypothalamus-Hypophysen-Funktion*	Suppression der Gonadotropinsekretion vermindertes Hodenvolumen Oligo- bis Azoospermie, Infertilität Testosteronmangel Libidoverlust
Brustdrüsenkörper	Gynäkomastie
Hämatopoese	Polyglobulie thrombembolische Komplikationen
Kardiovaskuläres System	Kardiomyopathie plötzlicher Herztod
Leber[1]	intrahepatische Cholestase Peliosis hepatis (hämorrhagische Leberzysten) hepatozelluläre Adenome/Karzinome
Stoffwechselfunktionen	Verminderung HDL-, Anstieg LDL-Cholesterin Hyperinsulinismus
Skelettsystem	vorzeitiger Epiphysenfugenschluss (bei Adoleszenten)
Haut	Akne Alopezie
Psyche	Stimmungsschwankungen Depression, Psychosen (nach Absetzen) gesteigerte Aggressivität (?)

* bei Frauen: Oligo- bis Amenorrhö → Infertilität; Virilisierung mit männlicher Sekundärbehaarung, Absenkung der Stimmlage, Klitorishypertrophie
[1] insbesondere durch Einnahme 17α-alkylierter Anabolika

Die Einnahme- und Dosierungsschemata entsprechen nicht denjenigen bei klinischer Anwendung, sondern es erfolgt zumeist ein exzessiver Missbrauch (Wilson 1988, Knuth et al. 1989, Boos et al. 1998, Bahrke et al. 2000, Mottram und George 2000). Nach einschlägigen „Anleitungen“ (z.B. „Underground Steroid Handbook“, Duchaine 1989) werden Kombinationen verschiedener Präparate oral und intramuskulär in Schemata mit auf- und absteigenden Dosierungen („stacking“) über 4–18 Wochen („Kuren“)

und sehr variablen behandlungsfreien Intervallen angewendet. Hierbei überschreiten die Dosierungen den therapeutischen, für eine Substitutionstherapie bei Hypogonadismus erforderlichen Bereich um das 10- bis 100fache (vgl. Kap. 11.1.1). Zur Verstärkung der Effekte oder Vermeidung von Nebenwirkungen (s. Tab. 7.3-2) werden oft noch zusätzliche Medikamente wie z.B. Wachstumshormon, Schilddrüsenhormone, Antiöstrogene oder Diuretika eingenommen (Mottram und George 2000).

Nebenwirkungen anaboler Steroide

Die wesentlichen Nebenwirkungen anaboler Steroide sind in Tabelle 7.3-2 aufgeführt. Für Männer im reproduktionsfähigen Alter ist die Suppression der Hypothalamus-Hypophysen-Funktion hervorzuheben, die zu einer Hemmung der Spermatogenese und Abnahme des Hodenvolumens führt (s. Kap. 2.2 u. 5.3). Die Infertilität infolge einer hochgradigen Oligo- oder Azoospermie gilt nach Absetzen der Anabolika als reversibel, die Erholung der Spermatogenese kann jedoch über 6 Monate und länger dauern (Wilson 1988, Gazvani et al. 1997). Auch eine irreversible Beeinträchtigung der Fertilität bzw. dauerhafter Hypogonadismus ist möglich und kann bei Kinderwunsch eine Stimulationsbehandlung mit Gonadotropinen sowie Maßnahmen der assistierten Fertilisation erforderlich machen (Jung et al. 2003). Möglicherweise sind in solchen Fällen auch vorbestehende Störungen der Reproduktionsorgane von Bedeutung. Neben der Infertilität sind im Rahmen des Anabolika-bedingten Hypogonadismus Libidoverlust und Erektionsstörungen zu berücksichtigen, insbesondere die aromatisierbaren, d.h. zu Östrogenen umwandelbaren Präparate induzieren häufig eine Gynäkomastie. An der Haut kann die Einnahme anaboler Steroide zu schweren Verlaufsformen der Akne bis hin zur Acne fulminans und daraus resultierenden entstellenden Narben führen (Assmann et al. 1999).

Eine erhebliche Hepatotoxizität einschließlich neoplastischer Prozesse ist mit der Anwendung 17α-alkylierter Präparate verbunden (Bagatell und Bremner 1996). Darüber hinaus sind Veränderungen im Lipidstoffwechsel sowie die Gefahr kardiovaskulärer und thrombembolischer Komplikationen erwähnenswert. Neuere Untersuchungen belegen eine dosisabhängige Myokardhypertrophie bei Kraftsport-treibenden Männern mit Anabolika-Abusus, wobei der Effekt durch zusätzliche Gabe von Wachstumshormon verstärkt wird (Karila et al. 2003). Neben physischer und psychischer Abhängigkeit von Anabolika sind insbesondere nach Absetzen Depressionen, Psychosen und erhöhte Suizidalität beschrieben worden (Pope und Katz 1994, Brower 2002). Es ist jedoch unklar, inwieweit psychopathologische Reaktionen Folge des Anabolika-Abusus oder als zugrunde liegende Störungen mit diesem assoziiert sind.

Hinweise für die Praxis

Eine Anwendung von anabolen Steroiden ohne medizinische Indikation ist aus ärztlich-ethischer Sicht strikt abzulehnen. Angesichts der Nebenwirkungen und schwerwiegenden Spätfolgen muss die Verabreichung von Anabolika zur Leistungssteigerung an Gesunde berufs- und strafrechtliche Konsequenzen nach sich ziehen. Die frühzeitige Erkennung des Anabolika-Abusus anhand klinischer Verdachtsmomente sowie die Primärprävention durch intensive Aufklärung sind angesichts der Verbreitung des Missbrauchs als dringende ärztliche Aufgaben anzusehen. Zusätzliche Hilfe könnte nach schwedischem Vorbild ein Telefonberatungsdienst bieten („Anti-Doping-Hotline"; Eklof et al. 2003).

Literatur

Assmann T, Arens A, Becker-Wegerich P, Schuppe H-C, Lehmann P: Acne fulminans mit sternoklavikulären Knochenläsionen und Azoospermie nach Abusus anaboler Steroide. Z Hautkr 1999; 74:570–572.

Bagatell CJ, Bremner WJ: Androgens in men – uses and abuses. N Engl J Med 1996; 334:707–714.

Bahrke M, Yesalis CE, Kopstein AN, Stephens JA: Risk factors for anabolic-androgenic steroid use among adolescents. Sports Medicine 2000; 29:1–9.

Basaria S, Wahlstrom JT, Dobs AS: Clinical review 138: Anabolic-androgenic steroid therapy in the treatment of chronic diseases. J Clin Endocrinol Metab 2001; 86:5108–5117.

Bhasin S, Storer TW, Berman N, Callegari C, Clevenger B, Phillips J et al.: The effects of supraphysiologic doses of testosterone on muscle size and strength in normal men. N Engl J Med 1996; 335:1–7.

Blouin AG, Goldfield GS: Body image and steroid use in male bodybuilders. Int J Eat Disord 1995; 18:159–165.

Boos C, Wulff P, Kujath P, Bruch H-P: Medikamentenmißbrauch beim Freizeitsportler im Fitneßbereich. Dt Ärztebl 1998; 95:A-953–957.

Brower KJ: Anabolic steroid abuse and dependence. Curr Psychiatry Rep 2002; 4:377–387.

Choi PY, Pope HG Jr, Olivardia R: Muscle dysmorphia: a new syndrome in weightlifters. Br J Sports Med 2002; 36:375–376.

Duchaine D: Underground steroid handbook II. HLR technical books, Venice, USA, 1989.

Drenowski A, Yee DK: Men and body image: Are malls satisfied with their body weight? Psychosom Med 1987; 49: 626–643.

Durant RH, Rickert VI, Ashworth CS, Newman C, Slavens G: Use of multiple drugs among adolescents who use anabolic steroids. N Engl J Med 1993; 328:922–926.

Eklof AC, Thurelius AM, Garle M, Rane A, Sjoqvist F: The anti-doping hot-line, a means to capture the abuse of doping agents in the Swedish society and a new service function in clinical pharmacology. Eur J Clin Pharmacol 2003; 59:571–7.

Franke WW, Berendonk B: Hormonal doping and androgenization of athletes: a secret program of the German Democratic Republic government. Clinical Chemistry 1997; 43:1262–1279.

Gazvani MR, Buckett W, Luckas MJM, Aird IA, Hipkin LJ, Lewis-Jones DI: Conservative management of azoospermia following steroid abuse. Hum Reprod 1997; 12:1706–1708.

Johnsen MD: Anabolic steroid use in adolescent athletes. Pediatr Clin North Am 1990; 37:1111–1123.

Jung A, Schill W-B, Schuppe H-C: Persistierender hypogonadotroper Hypogonadismus nach Anabolikaabusus. JDDG 2003; 1 (Suppl.1):S43.

Karila TA, Karjalainen JE, Mantysaari MJ, Viitasalo MT, Seppala TA: Dose-dependant increase in left ventricular mass in power athletes and this effect is potentiated by concomitant use of growth hormone. Int J Sports Med 2003; 4:337–343.

Knuth UA, Maniera H, Nieschlag E: Anabolic steroids and semen parameters in bodybuilders. Fertil Steril 1989; 52:1041–1047.

Mottram DR, George AJ: Anabolic steroids. Baillieres Best Pract Res Clin Endocrinol Metab 2000; 14:55–69.

Pope HG, Katz DL: Psychiatric and medical effects of anabolic-androgenic steroid abuse. Arch Gen Psychiatry 1994; 51:375–382.

Sass H, Wittchen H-U, Zaudig M: Diagnostisches und Statistisches Manual Psychischer Störungen DSM-IV. Hogrefe, Berlin, 2001.

Schänzer W: Abuse of androgens and detection of illegal use. In: Nieschlag E, Behre HM (Eds.): Testosterone – action, deficiency, substitution. 2nd ed., pp 545–565. Springer, Heidelberg, 1998.

Wade N: Anabolic steroids: doctors denounce them but athletes aren't listening. Science 1972; 176:1399–1403.

Wilson JD: Androgen abuse by athletes. Endocr Rev 1988; 9:181–199.

7.4 Körper und Sport

Paul E. Nowacki

7.4.1 Körperproportionen

Körperbau und Anthropometrie

Untersuchungen über den Körperbau des Menschen, seine individuellen Körperproportionen oder ganz allgemein seiner Konstitution reichen bis in das Altertum zurück. Schon Hippokrates (460–377 v. Chr.) versuchte, die Menschen aufgrund ihrer äußeren Erscheinungsform, ihrer Morphologie, nach einem biologischen Klassifizierungssystem zu erfassen (Tittel und Wutscherk 1972).

Auf diesen historischen Wurzeln basiert die **anthropometrische Forschung** des 20. Jahrhunderts, die nach Zusammenhängen zwischen dem anatomisch-morphologischen Körperbautyp – allgemein auch mit dem Begriff „Konstitutionstyp" definiert –, den funktionell-energetischen, den physiologisch-regulativen, aber auch den psychisch-nervalen Komponenten suchte (Ross et al. 1988).

Ziel einer Begutachtung der integrierten Gesamtleistungsfähigkeit – körperlich und geistig – eines Menschen auf der Grundlage seiner allgemeinen Konstitution, d.h. seines gesamten Erscheinungs-, Funktions- und Leistungsgefüges, ist es, seine Eignung (körperlich-funktionell) und Bereitschaft (psychisch-mental) für die Bewältigung physischer sowie psychischer Beanspruchungen voraussehbar einzuschätzen (Nowacki, Alefeld 1985).

Das primäre Anliegen der Bestimmung von Körperbautypen, der Anthropometrie, war es, die gemeinsame Ausprägung von Merkmalen einzelner Gruppen zu bestimmen. Die dabei gewonnenen Ergebnisse oder Gesetzmäßigkeiten wurden mit Hilfe moderner biostatischer Methoden zu „Kennziffern"- und „Normen"-Tabellen zusammengefasst, die für Schul-, Kinder- und Jugendärzte, für Arbeitsmediziner, aber vor allem auch für Sportmediziner und Sportwissenschaftler bedeutsam sind (Tittel 1978; Hebbelinck, Borms 1978).

In den letzten Jahren wurden die anthropometrischen Messgeräte technisch, vor allem auch computergestützt, weiterentwickelt. In speziellen Messformularen werden durch die **„Kinanthropometrie"** – weltweit haben die meisten Autoren diesen Begriff für ihr Wissenschaftsgebiet gewählt – nahezu alle Körpermaße nach exakten Markierungen und standardisierten Festlegungen (Carter et al. 1984) registriert und ausgewertet. Beispielhaft sind zu nennen: **Geometrische Eigenschaften** wie Körperhöhe, Körpermasse, Körperfläche; **Maße von Teilkörpern** wie Gliedmaßen mit Hebelarmen, Freiheitsgraden der Gelenke; **Zugrichtungen** von Muskeln, Sehnen und Bändern in Abhängigkeit von Gelenkwinkelstellungen; **Vermessungen von Einzelstrukturen** wie Muskeln, Knochen und Fettbestimmungen mit Hautfaltenkaliper, was allerdings ein gewisses technisches Geschick und Erfahrung beim Untersucher voraussetzt, um brauchbare Ergebnisse zu erhalten. Die neuen, einfach zu bedienenden „Fettmessgeräte" auf der Basis der bioelektrischen Impedanzanalyse können dagegen zum größten Teil für die ärztliche Praxis empfohlen werden, da die mit ihnen ermittelten prozentualen Fettwerte mit den exakten Messungen über die Hautfaltenstärke nach eigenen Vergleichsuntersuchungen sehr gut übereinstimmen.

Auch die **statischen und dynamischen Untersuchungen des Brustkorbs** sind für die Definition der Körperbautypen wichtig.

Weitere Fortschritte sind durch die Verwendung bildgebender Verfahren, z.B. der Computertomographie, durch die Kinanthropometrie zu erwarten.

Auf jeden Fall sind ihre Methoden zur Erfassung des Entwicklungsverlaufs von leistungsbestimmenden körperlichen Merkmalen unter dem modifizierenden Einfluss eines sportlichen Trainings, besonders im Kinder- und Jugendbereich, vor allem bei der Talentsuche für bestimmte Sportarten nicht mehr wegzudenken (Frey 2003).

Für den deutschsprachigen Raum war über lange Jahre **Kretschmer** (1921, 1967) durch sein Werk „Körperbau und Charakter" auf dem Gebiet der Typologie (Konstitutionsforschung) maßgebend (Abb. 7.4-1 a–c).

Dennoch hat nach Auffassung der heutigen Sportwissenschaft das dreipolige Schema der Kretschmer'schen Psychopathologie nur noch eine eingeschränkte Bedeutung. So lassen sich nach Untersuchungen von Sheldon 1940 an 4000 amerikanischen Studenten nur 28 % den Extremtypen nach Kretschmer zuteilen. Leptosome 9 %, Pykniker 7 %, Athletiker 12 %. Die Mehrheit (72 %) musste den Mischtypen zugerechnet werden.

Auf weitere Modifizierungen und Verbesserungen zur Bestimmung der Körperbautypen durch **Conrad** 1963 sowie durch die Japaner **Hirata** und **Kaku** 1964 kann nur exemplarisch hingewiesen werden.

Das Conrad'sche Verfahren ist objektiver und ermöglicht die Vergleichbarkeit und Wiederholbarkeit, besonders für Sportler mit ihren morphologischen und funktionellen Adaptationen im Trainingsprozess.

Mittelstreckenläufer (1500 m), Drei- und Hochspringer sind am stärksten leptomorph geprägt; Hammerwerfer, Kugelstoßer, wie zu erwarten, tendieren mehr zum pyknomorphen Körperbau. Letzteres wird aktuell noch durch das Krafttraining, die Eiweißmast und die zeitweilige Ein-

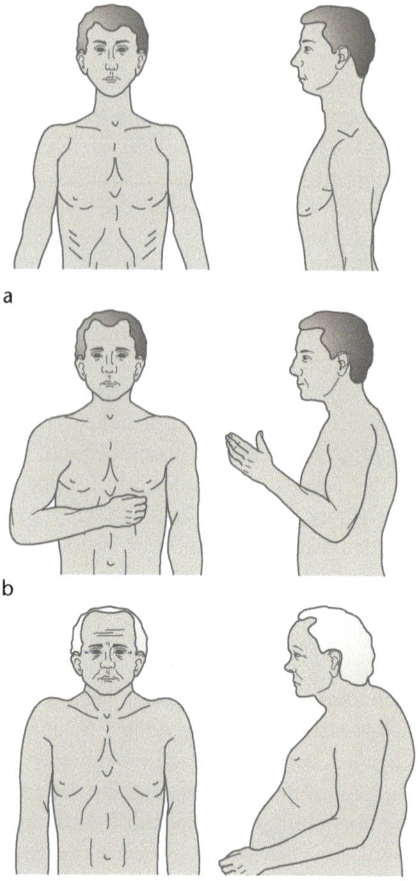

Abb. 7.4-1 a, b, c Konstitutionsformen nach Kretschmer 1921 mit ergänzender Typ-Klassifizierung von „Somatotypen" – Keimblatttheorie (nach Sheldon et al. 1940): **a)** leptosomer, ektomorpher Typ, **b)** athletisch, mesomorpher Typ, **c)** pyknisch, endomorpher Typ.

nahme anaboler Hormone bei diesen leichtathletischen Wurf- und Stoßdisziplinen (Kugel, Hammer, Diskus) verstärkt. Lediglich die erfolgreichen Speerwerfer sind mehr beim athletisch-hyperplastischen Körperbautyp zu finden. Die leistungsstärksten Ruderer sind dagegen ausnahmslos sehr große (> 190 cm bis 210 cm) und kräftige Athleten (in der Adam-Ära 100 ± 5 kg, heute mehr Tendenz zu 90 kg bei verbesserter Kraft-Ausdauerleistung). Auffallend bei den Körperproportionen der Weltklasseruderer ist die relative Kürze der unteren Extremitäten, die große Sitzhöhe und die Fähigkeit, aus einer extremen Armstreckhaltung zur maximalen Kraftaufnahme am Ruderblatt beim Wasserfassen (Adam und Nowacki 1977).

Körperliche Inaktivität, die auch beim athletischen Typ zu einer eingeschränkten kardiozirkulatorischen, kardiorespiratorischen und metabolischen Leistungsfähigkeit/Belastbarkeit führt, fällt über lange Jahre kaum auf.

Auch mit 15 bis 30 kg zusätzlichem Fett, die sich relativ gleichmäßig, proportional verteilen, wirkt ein solcher Mann als „stattlich", „kraftvoll" und „gesund". Dies wird auch durch einen aktiv-dominanten Lebensstil, meistens verbunden mit Nikotin- und Alkohol-Abusus, dem gesellschaftlichen Umkreis demonstriert. Hypertonie, koronare Herzerkrankung, Diabetes mellitus, Gicht und andere Erkrankungen werden erst relativ spät diagnostiziert. Ein Herzinfarkt oder ein plötzlicher Herztod bei akuten körperlichen oder mit über 40 Jahren wieder aufgenommenen sportlichen Aktivitäten – ohne vorherigen Gesundheitscheck mit einem Belastungs-EKG! – sind dann das „schicksalshafte – unerwartete" Ereignis.

Jungen vom athletischen Typ kommen früh zur Geschlechtsreife und sind schon in jungen Jahren im Sport sehr erfolgreich. Regelmäßiges Training und eine gesunde Lebensführung prädestinieren dagegen den Typus athleticus zum erfolgreichen Sportler, auch noch bis ins 6. und 7. Lebensjahrzehnt. Vor allem in den Sportarten, die eine hohe Maximal- und Schnellkraft erfordern, sind sie im Vorteil. Dies sind zahlreiche Disziplinen der Leichtathletik, das Gewichtheben, Spielsportarten, Zweikampfsportarten, hier vor allem in den höheren Gewichtsklassen ab dem Mittelgewicht (für Boxen, Ringen, Judo ab 75 kg). Auch in den technischen Sportarten, z.B. Geräteturnen, Eiskunstlauf, Rollschuhsport, Wasserspringen, Schlittensport, Bobsport, Segeln, Sporttauchen und Autorennsport sind die athletischen Typen meist dominant.

Findet dagegen ein **Jugendlicher**, der von seiner genetisch geprägten Veranlagung schon die **pyknischen Körperproportionen** zeigt, noch den Weg zum intensiven regelmäßigen sportlichen

Training, kann er in vielen Sportarten als dann pyknomorph-hyperplastisch fast athletisch „umgestalteter“ Mann erfolgreich sein (z.B. Rudern, Eishockey, Handball, Ringen, Boxen, Schießen).

Es ist unbestritten, dass die hier mit ihren Bestimmungsmethoden dargestellten Körperbautypen und ihren stark differierenden Körperproportionen Einfluss nicht nur auf die Erfolgsaussichten im Sport haben, sondern auch die Berufsauswahl und die jahrzehntelange Belastbarkeit in diesem mit bestimmen können.

Anthropometrische Untersuchung – Basisgrößen für die ärztliche Praxis

Für die Diagnostik von Körperbaumerkmalen sind Längen-, Breiten- und Umfangsmaße zu registrieren. Die Bestimmungen des Körpergewichts und des prozentualen Fettanteils sind wesentlich.
Neben den Messgeräten (geeichte Körperwaage, Messlatte, Messband, Anthropometer, Gleit- oder Tasterzirkel, Winkelmesser, Hautfalten- und Knochenkaliper sowie speziellen Fettbestimmungsgeräten) erleichtern anthropometrische Messformulare und der Vergleich der selbst erhobenen Messwerte mit Normtabellen der Normalpopulation die Bewertung des körperbaulichen Status.
Anthropometrische Teilmaße:

- Armlänge: Abstand zwischen Acromion und Mittelfingerspitze
- Spannweite: Distanz zwischen den Mittelfingerspitzen bei abgespreizten Armen
- Schulterbreite: Entfernung zwischen dem rechten und linken Acromion
- Unterarmumfang: größter Umfang bei entspannter Muskulatur in der Nähe der Ellenbeuge (oberes Drittel)
- Sitzhöhe: Distanz zwischen der Scheitelhöhe und der Sitzfläche
- Beckenbreite: geradliniger Abstand zwischen den vorderen Darmbeinstacheln
- Beinlänge: im Liegen von der Spina iliaca anterior superior bis zum distalen Ende des Innenknöchels
- Oberschenkelumfang: 20 cm über dem oberen Patellarand

Weitere Messungen, einschließlich der Beweglichkeitsprüfung des Haltungs- und Bewegungsapparates, sind nach den Richtlinien der Neutral-0-Methode durchzuführen (Richtlinien des Bundesausschuss Leistungssport zur Standardisierung des sportmedizinischen Untersuchungssystems, Böhmer und Nowacki et al. 1975).
Darüber hinaus haben sich folgende Quotienten aus der Körpermasse und Körperhöhe, die Bezug zur Körperbauentwicklung und einer orientierenden Einschätzung der körperlichen Leistungsfähigkeit / Belastbarkeit haben, bewährt:

$$\textbf{Body-Mass-Index} = \frac{\text{Körpermasse (kg)}}{\text{Körperhöhe (m)}^2}$$

Der BMI wird als Indikator für das Ausmaß einer Adipositas benutzt, da er mit zunehmender Körperfettmasse ansteigt. Bei sehr muskelkräftigen, aber fettarmen Athleten (Bodybuilder, Gewichtheber) kann er fälschlicherweise eine Adipositas anzeigen.
Die für Männer von der Deutschen Gesellschaft für Ernährung 1994 gültigen Referenzwerte sind in Tabelle 7.4-1 angeführt (Bereiche vom Autor gering modifiziert).

$$\textbf{Quetelet-Index} = \frac{\text{Körpermasse (g)}}{\text{Körperhöhe (cm)}}$$

Tab. 7.4-1 *Referenzwerte des Body-Mass-Index nach den modifizierten Richtlinien der Deutschen Gesellschaft für Ernährung (1994).*

BMI (kg/m²)	Beurteilung
< 20	Untergewicht*
20–24,9	Normalgewicht
25–29,9	Übergewicht
30–40	Adipositas
> 40	extreme Adipositas

* Die Grenze zur Anorexia athletica ist unscharf, kritisch aber ab einem BMI < 18.

Der Quetelet-Index entspricht der relativen Körpermasse (g/cm).

$$\textbf{Rohrer-Index} = \frac{\text{Körpermasse (g)}}{\text{Körperhöhe (cm)}^3}$$

Der Rohrer-Index wird als Körperfülle-Index definiert.

$$\textbf{Kaup-Index} = \frac{\text{Körpermasse (g)}}{\text{Körperhöhe (cm)}^2}$$

Der Kaup-Index wird auch ganz allgemein als Körperbauindex bezeichnet.

$$\textbf{Broca-Index} = \frac{\text{Körpermasse (kg)}}{\text{Körperhöhe in cm} - 100}$$

Der Broca-Index orientiert über das sog. Normalgewicht eines Menschen (Normtabelle).

$$\textbf{Waist-Hip-Ratio} = \frac{\text{Taillenumfang (cm)}}{\text{Hüftumfang (cm)}}$$

Mit diesem Quotienten wird die Fettverteilung am Körperstamm beurteilt.

Die hier dargestellten einfachen und komplizierten Methoden der Kinanthropometrie, zusammen mit einer kritischen Bewertung der einzelnen Körperbauquotienten und der Erfahrung des Arztes (klinischer Blick), ermöglichen eine relativ sichere Bestimmung der Körperproportionen, des Konstitutionstyps sowie orientierende Aussagen zur Eignung für bestimmte Sportarten.

7.4.2 Muskelkraft und -masse

Die Muskelkraft ist für jeden Menschen, unabhängig von seinem Geschlecht, Alter, Trainings- und Gesundheitszustand, eine Grundvoraussetzung für die Kontrolle seiner Körperhaltung im Schwerfeld der Erde und für die Durchführung aller aktiven Bewegungen (Israel in Komi 1994).
Die quergestreifte Skelettmuskulatur als individuell variable Basis der Kraftentwicklung ist mit einem Anteil von 35–40 % (untrainiert) und 45–50 % (trainiert) das weitaus am stärksten ausgebildete Organsystem des Menschen. Schon aufgrund dieser großen Masse kommt der von Nerven des animalischen (willkürlichen) Nervensystems versorgten Muskulatur des aktiven Bewegungsapparates eine wichtige Bedeutung für den physiologischen und biochemischen Gesamtzustand (z.B. Wärmebildner, Energieproduktion, Säure-Basen-Haushalt) des Organismus zu.
Die körperliche Aktivität und die damit verbundene Quantität und Qualität ihrer funktionellen Belastung beeinflusst ganz wesentlich die Ausprägung der Muskulatur. Hierbei wird der Einfluss zielgerichteter adaptiver Stimuli durch die verschiedenen Trainingsformen im Sport, die zu unterschiedlichen Ausprägungen der Muskelhypertrophie führen, deutlich, ebenso der Einfluss von Bewegungsmangel und chronischen Erkrankungen mit einer Atrophie der Skelettmuskulatur und Abschwächung der Muskelkraft, im Extremfall bis zur Immobilität und Bettlägerigkeit.
Entscheidenden Einfluss auf das Kraftpotenzial der Muskulatur haben nicht nur konstitutionelle Faktoren, die Dauer und Intensität ihrer Belastung, sondern auch der dominant prägende Muskelfasertyp sowie hormonelle Faktoren (z.B. Testosteronspiegel).
Im Altersgang ist beim körperlich-sportlich nicht aktiven Mann schon mit Beginn des 4. Lebensjahrzehnts ein Rückgang der Muskelkraft zu registrieren. Dies ist nicht nur biologisch begründet, sondern auch Folge der zunehmend geringeren muskulären Anforderungen, die in der technisierten Gesellschaft im Beruf und in der Freizeit gerade an Männer im mittleren und höheren Lebensalter gestellt werden.

Der Sportmedizin gelang in den letzten Jahren der Nachweis, dass durch ein geeignetes Training die Muskelkraft auch im mittleren und höheren Alter deutlich vergrößert werden kann (Hollmann und Hettinger 2000). Schon 2 Stunden sportliche Aktivitäten pro Woche reichen aus, um die Muskelkraft deutlich zu steigern, bzw. auf dem Niveau eines 30- bis 40-jährigen Mannes bis in das 7. Lebensjahrzehnt zu erhalten.

Muskelkraft

Mit den folgenden Ausführungen sollen einige wesentliche Grundlagen der muskulären Aktivität und des Trainings der Muskelkraft kurz dargestellt werden. Zur weiteren Vertiefung ist die Spezialliteratur über die funktionelle Anatomie des Sportlers (Tittel 2000), Physiologie (Hollmann und Hettinger 2000) und Biochemie (Weicker und Strobel 1994; Komi 1994; McArdle et al. 1996) der Muskulatur sowie über ihre Veränderungen und Reaktionen unter dem Einfluss eines sportlichen Trainings oder der körperlichen Inaktivität heranzuziehen.

Muskelkontraktion

Beim quergestreiften Skelettmuskel des Menschen können mit licht- und elektronenmikroskopischen, histochemischen sowie elektrophysiologischen Untersuchungen 2 Fasertypen unterschieden werden: langsam kontrahierende (slow twitch-ST) und schnell kontrahierende (fast twitch-FT) Muskeln.

Schnelle Muskelfasern des Menschen (Typ II = fast twitch fibres, FT-Fasern): Diese großflächigen, dicken, kapillar- und mitochondrienarmen Fasern haben durch ihre hohe Myosin-ATPase-Aktivität sehr schnelle Kontraktionszeiten von 20–40 ms („weiße" Muskulatur). Hohe Spannung, schnelle Ermüdbarkeit, eine große glykolytische Kapazität (Fähigkeit zur Laktatbildung mit großer Azidosetoleranz = anaerobe Kapazität ↑) und ein niedriger Gehalt an Lipoprotein-Lipase, so dass sie nur geringfügig freie Fettsäuren zur Energiegewinnung verbrennen können, charakterisieren die Typ-II- = FT-Fasern. Die FT-Fasern werden nach der Kontraktionsstärke, der Ermüdbarkeit und der überwiegenden Nutzung des aeroben oder des anaeroben Stoffwechsels noch einmal unterteilt.

Langsame Muskelfasern (Typ I = slow twitch fibres, ST-Fasern): Da sie über sehr viele Kapillaren, sehr viele Mitochondrien und sehr viel Myoglobin („rote" Muskulatur) verfügen, ermöglicht dies einen schnellen intrazellulären O_2-Transport, der mit den histochemisch dominierenden Enzymen des aeroben Kohlenhydrat- und Fettstoffwechsels die hohe oxydative Stoffwechselkapazität für ausdauernde Leistungen sichert. Langsam verkürzende Kontraktionszeiten mit über 60 ms, eine niedrige Spannung und eine große Ermüdungsresistenz – relativ schnell durch ein Ausdauertraining zu steigern – sind für die ST-Fasern charakteristisch. Ihre hohe Lipoprotein-Lipase-Aktivität ermöglicht die Aufnahme und Oxydation von freien Fettsäuren, die vor allem bei Langzeitausdauerbelastungen (LZA) einen wesentlichen Anteil an der Energiegewinnung haben. Dies gilt besonders für sportliche Aktivitäten (Laufen, Radfahren, Schwimmen, Bergsteigen u.a.) schon mit einer Dauer von > 10–35 min (LZA I), > 35–90 min (LZA II), > 90–360 min (LZA III) und für die LZA IV > 360 min (Neumann, Schüler 1994).

Die Zusammenhänger der Faserverteilung zu den Sportarten und dominierenden Fähigkeiten zeigen die Abbildungen 7.4-2 a und b (nach Badtke et al. 1995).

Die Bewegungsabläufe und ihre Aufrechterhaltung für die täglichen Belastungen, besonders jedoch für die bei der Arbeit und beim Sport, erfordern das Zusammenspiel verschiedener struktureller und funktioneller Komponenten. Dabei kommt dem Zentralnervensystem und den von vielfältigen Rezeptoren der Skelettmuskeln, Gelenke, Augen, Ohren u.a. ausgehende Informationen für die Aktivierung und Koordination der Finalhandlung – der peripheren Muskelkontraktion – eine vorrangige Bedeutung zu (Komi 1994).

Die Wechselbeziehungen des neuromuskulären Systems entscheiden über die Art, Schnelligkeit und Stärke der über abstufbare Muskelkräfte koordinierten Bewegungsabläufe.

Bei der Arbeitsweise der Muskulatur sind folgende **Kontraktionsformen** – die in vivo aber nie völlig isoliert auftreten – zu unterscheiden:

- Statische oder isometrische Kontraktion = muskuläre Spannungsentwicklung ohne Veränderung des Abstands zwischen Muskelursprung und -ansatz (Haltearbeit, die Muskellänge bleibt konstant).
- Dynamisch-positive oder konzentrische Kontraktion = jede Muskelkontraktion, bei der sich Muskelursprung und -ansatz einander nähern (Bewegungsarbeit, die Muskellänge verkürzt sich).

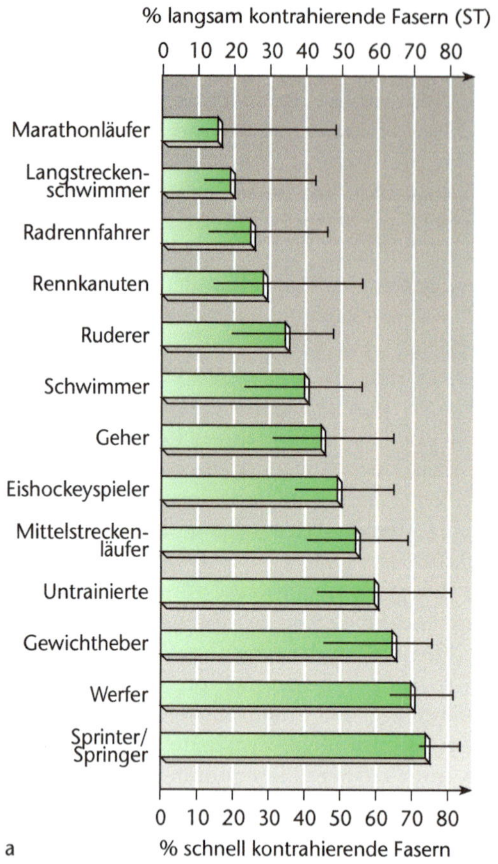

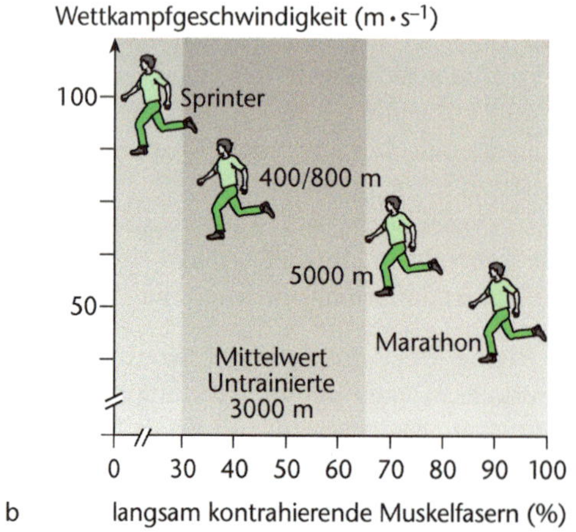

Abb. 7.4-2 a, b Zusammenhang zwischen der Muskelfaserverteilung und Sportart **(a)** sowie der dominierenden Fähigkeiten der Fasertypen am Beispiel der Wettkampfgeschwindigkeit **(b)** für unterschiedliche Laufstrecken (nach Badtke et al. 1995).

- Dynamisch-negative oder exzentrische Kontraktion = jede Muskelkontraktion bei gleichzeitiger Zunahme der Muskellänge durch eine von außen einwirkende Kraft, die Muskelursprung und -ansatz voneinander entfernt (Bremskraft im Zuge einer Muskelverlängerung, z. B. beim Bergabgehen).
- Anschlagskontraktion = Mischform aus isometrischer und konzentrischer Kontraktion, der Muskel ändert gleichzeitig seine Länge und Spannung (z. B. Heranziehen eines Gewichtes in einer Krafttrainingsmaschine bis zu einer Sperre/bis zum Anschlag, jetzt weitere isometrische Anspannung). Viele sportliche Bewegungsabläufe entsprechen diesem Kontraktionstyp.
- Auxotonische Kontraktion = eine Sonderform des Muskeltrainings mit Expandern und Gummibändern (Deuser-Band). Durch das Auseinanderziehen des Expanders mit dosierter bis maximaler Beanspruchung des kontraktilen und elastischen Elementes wirkt jetzt der Expander oder der Gummibandzug als zusätzlicher Trainingsreiz über eine Vergrößerung der Spannung. Es ist somit eine sehr gut geeignete und dosierbare Trainingsform bei der Rehabilitation nach Muskelverletzungen oder dem Muskelaufbau nach Frakturen, Operationen, etc.

Muskelkraft

Die Muskelkraft, die der Muskel bei seiner willkürlichen maximalen statischen Kontraktion produziert – teilweise auch bei seiner willkürlichen maximalen dynamischen Muskelanspannung – wird in Newton (N) angegeben.
1 N ist gleich der Kraft, die einen Körper mit der Masse 1 kg die Beschleunigung von 1 ms^{-2} erteilt:

$$1\ N = 1\ kg \times m \times s^{-2}$$

Beim Menschen kann die Muskelkraft nicht direkt bestimmt werden. Von der Biomechanik wird sie über Modelle der entsprechenden Körpersegmente berechnet. Mit Momentgleichungen, welche die äußeren Kräfte, Momente der Gewichtskraft, Trägheitsdrehmomente und die jeweiligen Gelenkwinkel mit berücksichtigen, lassen sich die

Muskelkraftmomente und so die Muskelkraft in N (Newton) bestimmen:

$$\text{Muskelkraft F} = \frac{\text{Moment der Muskelkraft } (M_M)}{\text{Hebelarm der Muskelkraft (r)}}$$

$$F = \frac{M_M \times (kg \times m \times s^{-2})}{r}$$

Die **statische Kraft** wird definiert als diejenige Spannung (N), die ein Muskel/eine Muskelgruppe in einer bestimmten Position willkürlich gegen einen fixierten Widerstand ausüben kann. Sie ist abhängig vom Muskelfaserquerschnitt, der Muskelfaserzahl, -struktur, -länge, dem Zugwinkel, der Koordination und der Motivation. Die maximale statische Kraft spielt in den Sportarten Gewichtheben, Ringen, Geräteturnen u.a. eine wichtige Rolle.

Die **dynamische Kraft** und Schnellkraft mit ihren weiteren Unterformen charakterisiert die Fähigkeit, eine Masse (Gesamtkörper; Sportgeräte wie Kugel, Hammer, Diskus, Speer, Bälle ohne und mit Schlägern u.a.) möglichst explosiv bewegen zu können. Schnellkraft ist dynamische Kraft pro Zeit. Die dynamische Kraft ist abhängig von der statischen Kraft, der zu bewegenden Masse (Form, Gewicht), der Kontraktionsgeschwindigkeit, der Koordination, von anthropometrischen Merkmalen (Größe, Gewicht, Hebelverhältnisse) und der Muskelvordehnung. Letzteres wird durch besondere Warmmachprogramme der Sprinter, Springer, Werfer, Boxer, Ringer, Judoka, Fechter, Ballspieler u.a. erreicht.

Die **Maximalkraft des Mannes** ist zwischen 20 und 30 Jahren, also im körperlich leistungsfähigsten Alter, mit 100 % am größten. Jenseits des 30. Lebensjahres verringert sich ohne Training die Muskulatur pro Lebensdekade um etwa 6 %. Betroffen sind vor allem die schnellen Muskelfasern, während die langsamen ST-Fasern länger erhalten bleiben. Die Ursachen sind nach Hollmann und Hettinger 2000 nicht bekannt. Die fehlende hormonelle Stimulierung durch Testosteron (Testosteronmangelsyndrom, Snyder et al. 1999), aber auch ein Rückgang der Muskelproteinsynthese mit einem Übergewicht des Muskelproteinzerfalls kann nach Balagopal et al. 1997 ursächlich für den Rückgang der Muskelmasse und Kontraktionskraft im Alter sein.

Gesunde Männer weisen im 7. und 8. Lebensjahrzehnt eine im Durchschnitt um 30–40 % geringere statische und konzentrische Muskelkraft auf. Für dieses Absterben der Muskelfasern, die häufig durch Fett ersetzt werden – das Körpergewicht dieser alten Männer ist konstant oder höher, der Muskelabbau fällt durch die dünnen Extremitäten auf („Storchenbeine" am Strand) – ist auch der Verlust an Alpha-Motoneuronen des Zentralnervensystems und im lumbosakralen Spinalganglion verantwortlich.

Eine adäquate Testosterontherapie lässt die Muskelkraft, die Muskel- und Knochenmasse und mit diesen die physische Leistungsfähigkeit, verbunden mit einer gesteigerten Libido – dagegen ohne Einfluss auf die Potenz – wieder ansteigen (Bhasin et al. 1997).

Muskeltraining

Durch eine Vielzahl sportmedizinischer Untersuchungen konnte die Trainierbarkeit der Muskulatur des älteren Menschen (Hollmann, Hettinger 2000) mit den daraus folgenden positiven Effekten für das körperliche, kardiovaskuläre und metabolische Leistungsvermögen durch den eigenen Arbeitskreis in Gießen bei Kreislaufgesunden (Meyer-Köhler 2000) und Männern mit einer KHK nach überstandenem Herzinfarkt oder einer Bypass-Operation nachgewiesen werden (Nowacki, Wu 2002). Deshalb sind solche Befunde aus gesundheitspolitischer Sicht angesichts des ständig wachsenden Prozentsatzes alter Menschen unserer Gesellschaft bedeutsam.

Das Training der Muskelkraft, der Koordination, der Beweglichkeit, wovon gleichzeitig Atmung, Herz-Kreislauf und der Stoffwechsel profitieren, ist als Aktivtherapie in Senioren-, Alterssport- und Rehabilitationssportgruppen billiger und effektiver als eine kostenintensive physikalisch-medikamentöse Passivtherapie.

Zur Verbesserung der Muskelkraft wurden von der Trainingswissenschaft und Sportmedizin allgemeine und spezielle Krafttrainingsformen entwickelt. Viele in der Praxis bewährte Trainingsmethoden, die von Trainern und Athleten spontan eingesetzt wurden, sind erst später wissenschaftlich begründet worden.

Nach dem Ende des Zweiten Weltkrieges 1945 war es der Ratzeburger Gymnasiallehrer für Physik, Mathematik und Sport, Karl Adam, der das Training der Ruderer durch die Einführung des Krafttrainings im Winter revolutionierte und so im Sommer mit Rudermannschaften seiner Schule zu erstaunlichen nationalen und internationalen Erfolgen kam (Adam und Nowacki 1977).

Auch in vielen anderen Sportarten wurde daraufhin das allgemeine Krafttraining eingeführt – oft am Beginn des sportlichen Trainings und in den Vorbereitungs- und Übergangsperioden vor/nach der Wettkampfsaison – und ein spezielles Krafttraining für die sportartspezifischen Kraftfähigkeiten entwickelt.

Folgende Hauptformen werden im Sport und in den Fitnessstudios praktiziert:

Das **Maximalkrafttraining** strebt an, durch hohe Reizintensitäten möglichst viele motorische Einheiten in der beanspruchten Muskulatur zum Einsatz zu bringen. Hierfür sind hohe und höchste Muskelzugspannungen erforderlich. Zwei Wege führen zu einer Steigerung der Maximalkraft: 1. Vergrößerung der Muskelmasse, 2. Verbesserung des muskulären Zusammenspiels. Eine entsprechende Gewichthebetechnik vorausgesetzt – diese sollte unbedingt im Schulsport erlernt werden, damit durch lebenslanges richtiges Heben von Alltagslasten (z.B. Mineralwasserkasten) Rücken- und Bandscheibenverletzungen vermieden werden! – werden in Übungsserien bis zu 3 Wiederholungen zwischen 85 und 100 % der aktuellen Maximalkraft trainiert. Niedrigere Gewichte mit 20, 40, 60 % der maximal zu erbringenden Leistung erlauben größere Wiederholungszahlen (5er-, 10er-, 20er-Serien) im Sinne eines Kraftausdauertrainings.

Sonderformen sind supramaximal exzentrische Krafteinsätze (> 100 % bis zu 150 % der individuellen Maximallast).

Das **Schnellkrafttraining** zur Verbesserung der Schnellkraft = dynamische Kraftentwicklung pro Zeiteinheit wird über die Erhöhung des energetischen Niveaus (z.B. ATP ↑, ADP ↑, KP ↑, Glykolyse ↑, insulinartige Wachstumsfaktoren IGF-1 ↑, anaerobe Kapazität ↑ u.a., intrazelluläre Muskel-, Sehnen- und Bänderadaptationen) der am Bewegungsablauf beteiligten Muskelgruppen oder durch ein günstigeres muskuläres Zusammenspiel (Koordination) erreicht. Dabei wird dem Training der Startkraft = Fähigkeit des neuromuskulären Systems, einen großen Kraftanstieg zum Beginn der Kontraktion zu entwickeln, und der Explosivkraft = Fähigkeit, die Startkraft maximal pro Zeiteinheit weiter zu entwickeln, besondere Aufmerksamkeit, z.B. von Sprintern, Eisschnellläufern, Bahnradfahrern, gewidmet. Bezüglich weiterer Trainingsvarianten sowie muskelphysiologischer und biochemischer Details wird auf die Monographien von Komi 1994 und Hollmann und Hettinger 2000 verwiesen.

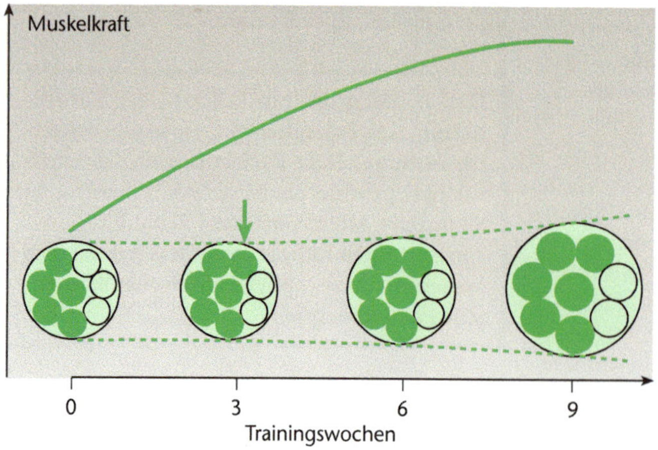

Abb. 7.4-3 Verhalten von statischer Kraft und Muskelquerschnitt während eines mehrwöchigen Krafttrainings (Fukanaga 1976); • Kontrahierte, ○ nicht kontrahierte Muskelfasern.

Der untrainierte Mann mit einer primär geringen Muskelkraft kann durch ein fachkompetent ausgebildetes und dosiertes Training (Sportverein, Lizenziertes Gesundheitsstudio) schon nach einigen Wochen (2–3 Mal eine Stunde / Woche) zu einem signifikanten Kraftzuwachs kommen, ohne dass bereits eine Muskelquerschnittsvergrößerung messbar wird. Für diesen initialen Kraftzuwachs ist die verbesserte Koordination, der Wegfall hemmender Anpassungen der antagonistischen Muskulatur einschließlich des Sehnen- und Bandapparates sowie eine stärkere Aktivierung motorischer Einheiten verantwortlich. Nach einigen Wochen/Monaten tritt dann die erwünschte Vergrößerung des Muskelquerschnitts ein (Abb. 7.4-3, schematisch nach Fukunaga 1976). Mit zunehmender Dauer der Trainingsperiode verringert sich der wöchentliche Kraftzuwachs, die elektrische Aktivität im Muskel nimmt ab, die Koordination und der muskulär-energetische Ökonomisierungseffekt nehmen zu.

Muskelmasse

Definition und Berechnung

Unter Muskelmasse versteht man das Gesamtvolumen der Muskulatur des menschlichen Körpers. Sie ist die eigentliche morphologische Grundlage der Muskelkraft. Mit Einschränkungen kann auch die Gesamtkörpermasse (GKM) als Maß der Muskelmasse (MM) verwendet werden, wenn zusätzlich auch die fettfreie Körpermasse (FFM) und die Knochenmasse (KM) bestimmt werden.

Anthropometrische Bestimmungsmethoden der MM werden nach Matiegka 1921 durchgeführt. Weitere Messungen/Berechnungen erfolgten röntgenologisch, durch Ultraschall und sind durch die Magnetresonanztomographie noch exakter zu erwarten.

In Abhängigkeit vom Alter (7–18 J.) und der Körperlänge (120–190 cm) haben Wutscherk et al. 1988 die verschiedenen Körpermassen bei Jungen und Mädchen bestimmt. Die Muskelmasse (g) der Jungen wird aus der Körperlänge in cm (×) nach folgender Gleichung berechnet:

$$\textbf{Muskelmasse g} = 54{,}16 - 0{,}87\times + 0{,}004\times^2$$

Beim 18-jährigen Mann mit einer Länge von 180 cm beträgt die MM ca. 27 kg bei einem GKM von 68 kg. Bei 190 cm sind ca. 33 kg Muskelmasse bei einem Gewicht (GKM) von 82 kg bestimmt worden. Diese Werte entsprechen einer Muskelmasse von 39,7 % und 40,2 % des Körpergewichts und sind auch für den untrainierten Mann bis zum 40. Lebensjahr mit ca. 40 ± 2 % Muskelmasse/kg KG zutreffend.

Auch der Muskelquerschnitt nimmt beim Mann zwischen dem 12. und 20. Lebensjahr im Mittel um 8 cm^2 zu, von 12,1 cm^2 auf 20,1 cm^2. Damit steigt auch automatisch die absolute Muskelkraft, die beim Mann im Mittel 6,7 ± 1,0 kp/cm^2 beträgt.

Ein in der ärztlichen Praxis einfach zu bestimmendes Maß zur Beurteilung der Muskulatur ist mit dem von Tittel, Wutscherk 1972 beschriebenen „Muskel"-Index möglich. Seine Berechnung erfolgt nach Messung des Umfangs bei gebeugtem, angespanntem rechten Oberarm (Bizeps-Umfang z. B. 33 cm), beim gestreckten, entspannten rechten Oberarm (z. B. 28,5 cm). Die Differenz zwischen beiden Werten (hier 4,5 cm) wird zur Berechnung des

$$\textbf{„Muskel"}\text{-Index} = \frac{4{,}5 \times 100}{28{,}5} = 15{,}8$$

eingesetzt.

$$\textbf{„Muskel"}\text{-Index} = \frac{(\text{re. OAU cm angespannt} - \text{re. OAU entspannt}) \times 100}{\text{rechter Oberarmumfang cm entspannt}}$$

Werte < 5 charakterisieren eine schwach entwickelte Muskulatur, Werte von 5–12 untrainierter Normalbereich, Werte > 12 kräftige, trainierte Muskulatur.

Die besondere Stellung der Muskelmasse als „Organ" innerhalb des Herz-Kreislauf-Systems wird bei der Umstellung der Parallelkreisläufe aus der Körperruhe bis zur maximalen sportlichen Belastung deutlich. Beim Anstieg des Herzzeitvolumens (HZV) von 5 l/min in Ruhe auf 25 l/min bei erschöpfender Muskelarbeit, zu der nur ein sehr gut trainierter Sportler in der Lage ist, steigt

Tab. 7.4-2 *Parallelkreisläufe – prozentuale und absolute Durchblutung bei der Umstellung von der Körperruhe auf erschöpfende Muskelarbeit eines sehr gut trainierten Athleten (P. E. Nowacki).*

Organ	Körperruhe HZV = 5 l/min		Schwerste Muskelarbeit – sehr gut trainiert – HZV = 25 l/min	
	Blutverteilung % HZV	Durchfluss-volumen l/min	Blutverteilung % HZV	Durchfluss-volumen l/min
Rechtes Herz	100 %	5 l	100 %	25 l
Lunge	100 %	5 l	100 %	25 l
Linkes Herz	100 %	5 l	100 %	25 l
Koronararterien	4–5 %	0,2–0,25 l	4–5 %	1,0–1,25 l
Gehirn	15 %	0,75 l	4–6 %	1,0–1,5 l
Niere	20–25 %	1,0–1,25 l	2–3 %	0,5–0,75 l
Bauchorgane	25–30 %	1,25–1,5 l	3–5 %	0,75–1,25 l
Knochen	3–5 %	0,15–0,25 l	0,5–1 %	0,125–0,25 l
Haut	5 %	0,25 l	} 80–85 % (Haut und Muskeln)	20,0–21,25 l
Muskeln	15–20 %	0,75–1,0 l		

die Muskeldurchblutung von 15–20 % des HZV in Ruhe, das sind absolut 0,75–1,0 l/min bis auf 80–85 %, entsprechend 20,0–21,25 l/min Blut, an (Tab. 7.4-2).

Muskelaufbau

Der Aufbau einer großen Muskelmasse mit der parallelen Entwicklung entsprechend angepasster Funktionssysteme (Atmung, Herz-Kreislauf, Stoffwechsel) im Laufe eines jahrelangen Trainingsprozesses ist in sehr vielen Sportarten von Vorteil. Besonders in den Kontaktsportarten bietet die Muskulatur einen Schutz gegen die Angriffe des Gegners und verleiht umgekehrt dem eigenen „Angriff" mehr Wucht.

Beim **Bodybuilding** – der Modellierung des Körpers – durch ein spezielles Muskelaufbautraining zur Entwicklung der Muskelsymmetrie und der Expression bzw. Abgrenzung der einzelnen Muskeln voneinander sowie durch besondere diätetische Maßnahmen werden die größten Muskelmassen herangebildet („gezüchtet"!).

Nach Schmidtbleicher 1987 werden 2 Hauptmethoden zur Ausbildung der „gewaltigen" Muskelmassen, wie sie in der Abbildung 7.4-4 a,b bei international sehr erfolgreichen Bodybuildern zu sehen sind, eingesetzt:

- das **„klassische Bodybuildingtraining I"** mit der exzessiven Ausschöpfung der Muskulatur. Die Belastungshöhe beträgt 60–70 % der statischen Maximalkraft. Drei bis fünf Serien mit 15–20 Wiederholungen und kurzen Pausen zwischen den Serien (nur 2–3 min) führen zur gewünschten additiven muskulären Ausbelastung.
- die **„Bodybuildingmethode II"** mit einer intensiven Ausschöpfung der Muskulatur durch 3 bis 5 Serien mit 85–95 % der Maximalkraft, aber nur 5–8 Wiederholungen nach kurzen Pausen (2–3 min).

Durch weitere zusätzliche Strategien erzwingen die Bodybuilder eine totale Ausbelastung und Erschöpfung der Muskulatur.

Die Basisernährung mit > 2 g Eiweiß/kg KG, der Missbrauch anaboler Hormone und verwandter Substanzen, die rechtzeitig vor den Wettkämpfen abgesetzt werden, sowie die fettfreie und wasser-

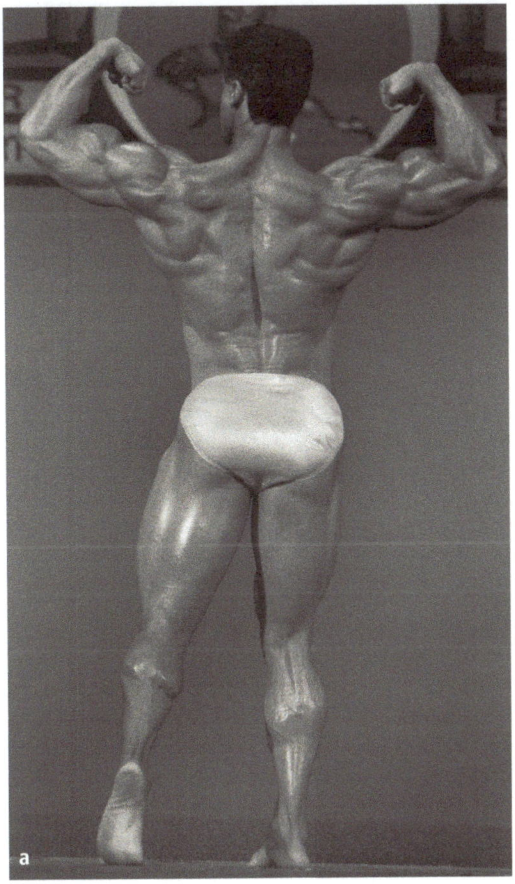

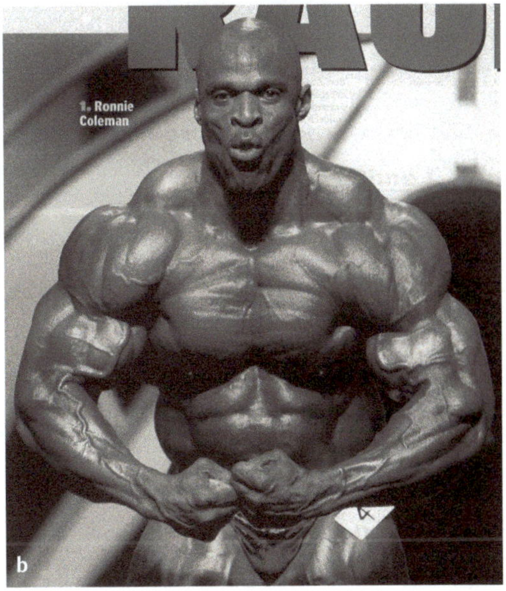

Abb. 7.4-4 a,b Bodybuilder der nationalen und internationalen Spitzenklasse: **a)** Frank Hillebrand (25 J, 180 cm, 102 kg), Deutscher Meister 1987, **b)** Ronnie Coleman, USA – Mr. Olympia 2003 (Weltspitze).

arme Diät vor den Wettkämpfen sollen dann dem Bodybuilder durch seine imponierenden Posen den Erfolg bringen.
Traumziel und Idol aller Bodybuilder ist der Österreicher Arnold Schwarzenegger, dessen „Spezialsport" ihn zum Millionär, berühmten Schauspieler und Ende 2003 zum Gouverneur von Kalifornien/USA gemacht hat.
Leider mussten wir bei der leistungsmedizinischen Untersuchung vieler national und international erfolgreicher Gießener Bodybuilder feststellen, dass sie trotz ihrer erstaunlichen Muskelkraft nur als untrainiert, bestenfalls gerade befriedigend trainiert zu beurteilen waren. In einem hohen Prozentsatz wurden schwere hypertone Kreislaufregulationsstörungen, verbunden mit einer schlechten kardiozirkulatorischen Erholungsfähigkeit, diagnostiziert.

Eine große Muskelmasse ist somit nicht unbedingt Ausdruck eines sehr guten Trainingszustandes!

7.4.3 Sport – Doping

Historische und aktuelle Aspekte

Ursprung des „Dopings"

Der Wunsch, die geistige und körperliche Leistungsfähigkeit durch „Drogen" – hier als Sammelbegriff für Extrakte aus Pflanzen, Organen von Tier und Mensch, Hormonen, chemisch manipulierten verwandten Substanzen, Medikamenten u.a. verwendet – ist keine Entdeckung der Neuzeit oder des Sports, sondern praktisch so alt wie die Menschheitsgeschichte selbst (Nowacki 1975).

Deshalb sind Dopingmaßnahmen Jahrtausende alt. In skandinavischen Mythen wird überliefert, dass die Berserker durch die Einnahme eines besonderen Pilzes ihre Kampfkraft enorm steigerten. Bei den Olympischen Spielen der Antike (Siegerlisten seit 776 v. Chr.) benutzten die Athleten zur Leistungssteigerung Stierhoden (Testosteron!), Kräuter, Pilze und auch schon „technische" Manipulationen an ihren Kampfgeräten.

Aus Süd- und Mittelamerika stammen Überlieferungen, nach denen die Meldeläufer der Inkas durch das Kauen von Cocablättern unter Verdrängung von Hunger und Durst hunderte von Kilometern in wenigen Tagen liefen. Ureinwohner und Indianer in Mexiko sollen mit einem Stimulanz aus der Peyotewurzel in Dauerläufen bis zu 260 km zurückgelegt haben (Hollmann 2000).

Das Wort „doping" wurde erstmals in einem englischen Lexikon 1869 als eine Mischung von Opium und Narkotika bei Pferderennen erwähnt. Es basiert auf dem Begriff „dop" aus dem Kafferndialekt Südafrikas, wo man sich mit einer „Mischung" aus hochprozentigem Alkohol bei Kulturtänzen stimulierte.

Während anfänglich noch durch das „Dopen" in England einzelne Pferde für die Wettrennen „langsamer" gemacht wurden, ging es gegen Ende des 19. Jahrhunderts doch schon um die gezielte Einnahme von Substanzen zur Leistungssteigerung bei Mensch und Tier (Pferde, Hunde).

Schon bei dem ersten 6-Tage-Radrennen 1879 in Paris setzten die Sportler „schnelle Pullen" aus unterschiedlichen „Wundermitteln" ein. Bei dem Klassiker-Straßenrennen Paris-Roubaix 1886 war mit dem englischen Radfahrer Linton der erste Dopingtote zu beklagen.

Mit dem Beginn der Olympischen Spiele der Neuzeit 1896 in Athen hatte sein Begründer Pierre de Coubertin (1863–1937) mit dem Motto *Citius - Altius - Fortius = Schneller - Höher - Stärker* ein gigantisches biologisches Experiment initiiert, welches heute den Hochleistungssport in vielen Sportdisziplinen in den Grenzbereich der biologischen Adaptationen einschließlich deren Überschreitung durch Doping geführt hat.

„Sport – Doping – Zusammenbrüche – Tod?"

Diese Frage begleitet den modernen Spitzensport, der durch den „Profi-Schausport" viele Athleten zu Großverdienern macht, mit seinem betreuenden Umfeld von Trainern, Physiotherapeuten, Ärzten, Psychologen und Managern, bis in die Gegenwart.

Daran haben abschreckende Todesfälle, wie z.B. der Tod des dänischen Radfahrers Knut Jensen nach dem 100-km-Mannschaftszeitfahren bei den XVII. Olympischen Spielen in Rom als Folge des Dopings mit **Amphetaminen** und Ronicol sowie der Tod des britischen Radrennfahrers Tom Simpson durch Doping (Amphetamine + alkoholhaltige Aufputschmittel) am 13. Juli 1967 beim Aufstieg zum 1 900 m hohen Mont Ventoux bei der Tour de France, nichts geändert.

Nach der Isolierung und Produktion des Testosterons (Butenandt und Hanisch 1935) wurden bald erste Beobachtungen über ein verstärktes Muskelwachstum, verbunden mit einer körperlichen Leistungssteigerung, nach Applikation desselben mitgeteilt.

Der „anabole Effekt" des Methandrostenolon und der weiterentwickelten Nachfolgesubstanzen – **Anabolika, anabole Wirkstoffe** – war für den Sport entdeckt und fand unzählige Nachfolger.

Bei dem Wettstreit zwischen Ost und West im „Kalten Krieg" bis 1989/90 wurde zunehmend der Sport involviert. Die Erfolge der jeweiligen Athleten bei internationalen Wettkämpfen (OS, WM, EM) – eskalierend besonders zwischen der UdSSR und USA sowie DDR und Bundesrepublik Deutschland – sollte die „Überlegenheit" des jeweiligen politischen Systems unterstreichen. Die überwiegend unkontrollierte Einnahme von anabolen Hormonen durch die Sportler auf allen Leistungsebenen ließ Anfang der 70er Jahre mehr und mehr die gefährlichen Nebenwirkungen, besonders auch bei Athletinnen, erkennen. Die medizinische Kommission des Internationalen Olympischen Komitees (IOC) erklärte die anabolen Hormone deshalb zu Dopingsubstanzen und nahm sie in die Verbotsliste für die XXI. Olympischen Spiele 1976 in Montreal auf. Danach herrschte zwischen West- und Ostdeutschland auf dem Sektor des Dopings bis zur Wiedervereinigung praktisch ein „Neutralitäts-" und „Waffenstillstandspakt".

Der Tod der Siebenkämpferin Birgit Dressel am 9. April 1987 in der Mainzer Universitätsklinik als Folge des bis dahin unvorstellbaren ärztlich verordneten Medikamentenmissbrauchs, teilweise durch Selbstinjektionen verabreicht, darunter auch anabole Steroide, infolge einer Idiosynkrasie kombiniert mit dem zusammengebrochenen Immunsystem durch das langjährige Doping, erschütterte den Sport und das sportmedizinische System der Bundesrepublik Deutschland (Hobermann 1992).

Den „Betrug" schlechthin bei Olympischen Spielen, der ein „Erdbeben" in der Welt des Sports auslöste, lieferte der in Jamaika geborene Kanadier Ben Johnson mit seinem 100-m-Weltrekord von 9,79 s im olympischen Endlauf 1988 in Seoul/Südkorea ab. 36 Stunden später gab das IOC das Untersuchungsergebnis bekannt, der Athlet war des Dopings mit dem Anabolikum Stanozolol überführt, die Goldmedaille wurde ihm abgenommen.

Auf dem von Medau, Nowacki noch vor der Wiedervereinigung vom 29. Juni bis 1. Juli 1990 in Coburg veranstalteten *Ersten gesamtdeutschen Sportmedizinischen Symposium* haben die führenden Sportmediziner der damaligen DDR erstmals offen über das flächendeckende systematische Dopingsystem im Spitzensport ihres Landes – auch schon bei Kinder- und Jugendsportlern eingesetzt –, welches vom Staatssicherheitsdienst (Stasi) unter strengster Geheimhaltung kontrolliert wurde, berichtet (Frau und Sport IV 1992).

Das ungeheuere Ausmaß des Dopingsumpfes im Profiradsport wurde weltweit noch einmal bei der Tour de France 1998 deutlich, nachdem beim Team Festina ein ausgeklügeltes Dopingsystem aufgedeckt wurde. Der anschließende Streik des gesamten Fahrerfeldes und die drohende Aufgabe des Rennens unterstreichen die „Verbundenheit" des Radsports zum Doping! Diese Aussage wird durch die Verhaftung von zwei polnischen Straßenradrennfahrern wegen des illegalen Handels mit unerlaubten Mitteln für eine Vielzahl von Radprofis im Januar 2004 und die Aufdeckung eines Dopingnetzwerkes in Osteuropa durch die französische Drogenpolizei bestätigt. Beschlagnahmt wurden **Amphetamine, Erythropoetin, Wachstumshormone, Testosteron, Anabolika und Asthmasprays mit dem Wirkstoff Theophyllin.**

Der schon lange in den Verdacht des Dopings gekommene internationale nordische Skisport, was sich durch das nachgewiesene **„Blutdoping" mit Erythropoetin-Präparaten** der finnischen Langläufer bestätigte, stellte den Verfasser als Anti-Doping-Beauftragten des Deutschen Skiverbandes (DSV) vor den Olympischen Winterspielen 2002 in Salt Lake City/USA vor eine weitere wichtige Aufgabe. Der jahrelangen präventiven Aufklärung der Athleten, Trainer und ihres Umfeldes war es zu verdanken, dass alle kontrollierten Athleten negativ getestet wurden.

Dagegen war es der für Spanien startende deutsche Skilangläufer Johann Mühlegg, der nach seinen 2 Olympiasiegen über 30 km Freistil und im Jagdrennen vor seinem 3. Olympiasieg in Salt Lake City über 50 km mit der A-Probe der verbotenen Einnahme des Blutdopingmittels Darbepoetin alfa (Aranesp) überführt wurde. Auch die B-Probe war positiv. Aus dem „Goldjungen" wurde der „Buhmann". Auch die beiden vor der positiven Dopingprobe verliehenen Goldmedaillen muss der Skilangläufer nach einem Beschluss des IOC (Dezember 2003) zurückgeben.

Das im Oktober 2003 bekannt gewordene Massendoping von Top-Leichtathleten aus den USA mit dem Steroid **Tetrahydrogestrinone** – weltweit jetzt als „Designer-Anabolikum" THG bekannt – erschüttert den internationalen Spitzensport vor den XXVIII. Olympischen Spielen in Athen 2004. Die internationale Presse bezeichnet den Dopingfall in den USA, in welchem nach Aussage des USADA-Direktors Therry Madden (Anti-Doping-Agentur der Vereinigten Staaten von Amerika) die bisher größte Zahl von Athleten seines Landes involviert ist, schon als den „größten Dopingskandal der Sportgeschichte", der nur noch mit dem systematischen Staatsdoping der ehemaligen DDR vergleichbar ist.

THG steht ab 1. Januar 2004 auf der WADA Prohibited Substance List als verwandte Substanz der anabolen Steroide.

Der „Männerarzt" wird bei der Untersuchung von Sportlern besonders aus dem Bereich des Bodybuildings, auch auf das Doping mit dem **Wachstumshormon (STH, Somatotropes Hormon)** achten müssen. Nachdem es nicht mehr nur aus

den Hypophysenvorderlappen von Leichen, sondern auch gentechnologisch produziert werden kann, wird das STH trotz einer im Vergleich zu den anabolen Hormonen geringeren Steigerung der körperlichen Leistungsfähigkeit, zunehmend von Athleten, speziell auch im Schwimmsport, gespritzt. Neben der Entwicklung einer Akromegalie ist auch eine Kardiomegalie/Kardiomyopathie – die häufigste Todesursache beim Hormondoping! – zu beobachten.
Nicht auszuschließen ist, dass zukünftig auch **lokale Gentherapien** von Sportlern sowie ihren Trainern und Ärzten als Doping eingesetzt werden. Für den Nachweis werden dann Urin- oder Blutproben nicht mehr ausreichen. Man würde dann das genmanipulierte Muskelgewebe zur Analyse benötigen – Muskelbiopsien für Dopingkontrollen vorstellbar? – oder müsste die entsprechenden Transportvehikel des lokalen Gendopings über so genannte Genfähren – wo sind sie zu suchen? – nachweisen können.

Was ist Doping?

„Doping ist die Verabreichung einer, auf welchem Wege auch immer, eingeführten körperfremden Substanz oder einer physiologischen Substanz in abnormaler Dosierung oder auf abnormalem Wege an ein gesundes Individuum zum Zwecke einer künstlichen und unfairen Leistungssteigerung während der Wettkampfteilnahme“ (Nowacki 1975).
Die Definition des Deutschen Sportbundes (DSB 1977) grenzte schon stärker ein und ließ ethisch-moralische Prinzipien des Sports wie „fair“, „unfair“ weg:

- „Doping ist der Versuch einer unphysiologischen Steigerung der Leistungsfähigkeit des Sportlers durch Anwendung (Einnahme, Injektion oder Verabreichung) einer Doping-Substanz durch den Sportler oder eine Hilfsperson (z.B. Mannschaftsleiter, Trainer, Betreuer, Arzt, Pfleger oder Masseur) vor einem Wettkampf oder während eines Wettkampfes und für die anabolen Hormone auch im Training.“
- „Doping-Substanzen im Sinne dieser Richtlinien sind insbesondere Phenylethylaminderivate (Weckamine, Ephedrine, Adrenalinderivate), Narkotika, Analeptika (Kampfer und Strychninderivate) und anabole Hormone.“
- „Sportartspezifisch können weitere Substanzen, z.B. Alkohol, Sedativa, Psychopharmaka unter den Doping-Substanzen aufgeführt werden.“

Allgemeine moralische Appelle, wie Doping verstößt gegen zentrale Prinzipien im Sport, wie Chancengleichheit und Fairplay, handelt gegen die Ethik im Sport (Würde des Sportlers, Betrug), widerspricht dem fundamentalen medizinischen Ethos, der Unverletzlichkeit der Person (schädliche Nebenwirkungen), sind in den folgenden Jahren immer weiter in den Hintergrund getreten.
Deshalb definierte das IOC, die internationalen Sportverbände (WADA) und auch die Anti-Doping-Kommission (ADK) des Deutschen Sports (DSB, NOK), welche ihre Aufgaben mit Beginn des Jahres 2003 an die am 15. Juli 2002 in Bonn gegründete Anti-Doping-Agentur Deutschland (NADA) übergeben hat, Doping pragmatisch wie folgt:

- „Doping ist die beabsichtigte oder unbeabsichtigte Verwendung von Substanzen aus verbotenen Wirkstoffgruppen und die Anwendung verbotener Methoden entsprechend der aktuellen Dopingliste.“

Aktuell in Deutschland (Stand 24. Mai 2004) ist die folgende Liste des DSB, der NADA und WADA (hier aufgeführt ohne die zusätzlichen ausführlichen Anmerkungen/Hinweise!), die in Tabelle 7.4-3 einen Überblick gibt über verbotene Wirkstoffe, Methoden und Trainingskontrollen.
Ergänzende Listen enthalten eine Auswahl erlaubter Mittel, deren Gebrauch mit den Dopingbestimmungen der WADA vereinbar ist. Der Sportler muss sicherstellen, dass jedes von ihnen genutzte Arzneimittel, Nahrungsergänzungsmittel, nicht rezeptpflichtige Präparat oder jeder andere von ihnen genutzte Wirkstoff keinen verbotenen Wirkstoff enthält.
Aktuelle Neuigkeiten sind über die Internet-Adresse der NADA zu erfahren:
www.nada-bonn.de sowie www.dopinginfo.de, WADA-Liste auf der Homepage NADA, Rubrik „info“-“WADA“ als pdf-Datei hinterlegt. Homepage der WADA: www.wada-ama.org

Tab. 7.4-3 *Doping: Liste verbotener Wirkstoffe und Methoden sowie durchzuführender Kontrollen nach DSB, WADA und NADA.*

I. Gruppen verbotener Wirkstoffe:	
A. Stimulanzien	Adrafinil, Amfepramon, Amiphenazol, Amphetamin, Amphetaminil, Benzphetamin, Bromantan, Carphedon, Cathin, Clobenzorex, Cocain, Dimethylamphetamin, Ephedrin, Etilamphetamin, Etilefrin, Fencamfamin, Fenetyllin, Fenfluramin, Fenproporex, Furfenorex, Mefenorex, Mephentermin, Mesocarb, Metamphetamin, Metyhlamphetamin, Methylenedioxyamphetamin, Methylenedioxymethamphetamin, Methylephedrin, Methylphenidat, Modafinil, Nikethamid, Norfenfluramin, Parahydroxyamphetamin, Pemolin, Phendimetrazin, Phentermin, Prolintan, Selegiline, Strychnin und andere Wirkstoffe mit ähnlicher chemischer Struktur oder ähnlichen pharmakologischen Wirkungen
B. Narkotika	Buprenorphin, Dextromoramid, Diamorphin (Heroin), Hydromorphon, Methadon, Morphin, Oxycodon, Oxymorphon, Pentazocin, Pethidin Cannabinoide (THC), Haschisch, Marihuana
C. Anabolika	1. anabole androgene Steroide (AAS) a. exogene AAS: Androstadienon, Bolasteron, Boldenon, Clostebol, Danazol, Dehydrochloromethyltestosteron, Delta1-Androsten-3, 17-Dion, Drostanediol, Fluoxymesteron, Formebolon, Gestrinon, 4-Hydroxytestosteron, 4-Hydroxy-19-nortestosteron, Mestenolon, Mesterolon, Methandienone, Metenolon, Methandriol, Methyltestosteron, Miboleron, Nandrolon, 19-Norandrostenediol, 19-Norandrostenedion, Norbolethon, Norethandrolon, Oxabolon, Oxandrolon, Oxymesteron, Oxymetholon, Quinbolon, Stanozolol, Stenbolon, 1-Testosteron (Delta1-Dihydro-Testosteron), Trenbolon und ihre Analoge und andere Wirkstoffe mit ähnlicher chemischer Struktur oder ähnlichen pharmakologischen Wirkungen. Neu seit 2004 auch die Designerdroge Tetrahydrogestrinone (THG). Verhältnis der Konzentration von Testosteron zu Epitestosteron > 6 ist der Grenzwert, bei dessen Überschreitung ein Dopingverstoß vorliegt b. endogene AAS: Androstenediol, Androstenedion, Dehydroepiandrosteron (DHEA), Dihydrotestosteron, Testosteron und ihre Analoga und andere Wirkstoffe mit ähnlicher chemischer Struktur oder ähnlichen pharmakologischen Wirkungen 2. andere anabole Wirkstoffe: Clenbuterol, Zeranol
D. Diuretika	Acetazolamid, Amilorid, Bumetanid, Cancrenon, Chlortalidon, Etacrynsäure, Furosemid, Indapamid, Mannitol, Mersalyl, Spironolacton, Thiazide (z. B. Bendroflumethiazid, Chlorothiazid, Hydrochlorothiazide), Triamteren und andere Wirkstoffe mit ähnlicher chemischer Struktur oder ähnlichen pharmakologischen Wirkungen
E. Peptidhormone	Choriongonadotropin, Hypophysäre und synthetische Gonadotropine (nur bei männlichen Sportlern), Corticotropine (ACTH), Wachstumshormon (hGH), Somatomedin C (IGF-I), Erythropoietin (EPO), Insulin (erlaubt nur mit attestiertem insulinabhängigen Diabetes)
F. Wirkstoffe mit antiöstrogener Wirkung	Aromatasehemmer, Clomiphen, Cyclofenil, Tamoxifen sind nur bei männlichen Sportlern verboten
G. Maskierungsmittel	Diuretika, Epitestosteron, Probenecid, Plasmaexpander und verwandte Wirkstoffe
II. Verbotene Methoden	
A. Erhöhung des Sauerstofftransfers (Blutdoping, Rinderhämoglobin u. a.)	

Tab. 7.4-3 *Doping: Liste verbotener Wirkstoffe und Methoden sowie durchzuführender Kontrollen nach DSB, WADA und NADA. (Forts.)*

B. Pharmakologische, chemische und physikalische Manipulation; Austausch, Verdünnen, Katheterisierung, pharmakologische Beeinflussung von Urinproben	
C. Gendoping	
III. Gruppen verbotener Wirkstoffe in bestimmten Sportarten	
A. Alkohol	Alkohol ist während des Wettkampfes bei den nachfolgenden Sportarten untersagt; wird kein Grenzwert angegeben, darf kein Blut-/Atemalkohol nachgewiesen werden: Fliegen (FAI) (0,2 ‰), Bogenschießen (FITA) (0,1 ‰), Motorsport (FIA), Billiard (WCBS). Boules (CMSB) (0,5 ‰), Fußball (FIFA), Gymnastik (FIG) (0,1 ‰), Karate (WKF) (0,4 ‰), Moderner Fünfkampf (UIPM) (0,1 ‰), Motorradsport (FIM), Rollerskating (FIRS) (0,02 ‰), Ski (FIS), Triathlon (ITU) (0,4 ‰), Rudern (FILA)
B. Lokalanästhetika	
C. Glukokortikosteroide	Für therapeutische Zwecke sind Ausnahmen aus den Gruppen C und D erlaubt. Eine Meldung wird von den Sportverbänden verlangt.
D. Beta-Blocker	Acebutolol, Alprenolol, Atenolol, Betaxolol, Bisoprolol, Bunolol, Carteolol, Carvedilol, Celiprolol, Esmolol, Labetalol, Levobunolol, Metipranolol, Metoproindolol, Propranolol, Sotalol, Timolol und andere Wirkstoffe mit ähnlicher chemischer Struktur oder ähnlichen pharmakologischen Wirkungen
	Bei folgenden Sportarten dürfen Beta-Blocker bei Wettkampfkontrollen nicht nachgewiesen werden: Billiard (WCBS), Bob/Schlitten (FIBT), Bogenschießen (FITA), Boules (CMSB), Bridge (FMB), Curling (WCF), Fliegen (FAI), Fußball (FIFA), Gymnastik (FIG), Kegeln (FIQ), Moderner Fünfkampf (IUPM), Motorrad (FIM), Motorsport (FIA), Rudern (FISA), Schach (FIDE), Segeln Match Race (ISAF), Schießen (SSSF) auch außerhalb der Wettkämpfe, Skispringen und Freistil Snowboard (FIS), Schwimmen (Springen, Synchronschwimmen) (FINA), Ringen (FILA)
E. Diuretika	Wirkstoffe wie vorn
	Diuretika dürfen bei Wettkampfkontrollen in gewichtbezogenen Sportarten nicht nachgewiesen werden: Body-Building (IRBB), Boxen (AIBA), Judo (IJF), Gewichtheben (IWF), Karate (WKF), Kraftdreikampf (IPF), Leichtgewichtsrudern (FISA), Ringen (FILA), Skispringen (FIS), Taekwondo (WTF), Wushu (IWUF)
IV. Trainingskontrollen	
Besonders überprüft werden	Anabolika, Diuretika, Peptidhormone, Mimetika, Wirkstoffe mit antiöstrogener Wirkung, Maskierungsmittel, verbotene Methoden
Aufklärung/Hinweise	Die Anti-Doping-Beauftragten der Verbände klären über die Gefahren des Dopings auf und geben an die AthletenInnen und ihre Trainer/Betreuer ständig Hinweise, dass die Listen keine erschöpfende Aufzählung der verbotenen und verwandten Wirkstoffe enthalten

Doping – Wirksamkeit und Nebenwirkungen

Wirksame Dopingmittel haben Nebenwirkungen, die zu gesundheitlichen Schäden führen können. Akut sind es die Zusammenbrüche im Sport – auch mit Todesfolge – aus der Kombination der körperlich-psychischen Erschöpfung im Wettkampf und der vorherigen Einnahme von Stimulanzien. Das „klassische Wettkampfdoping“, z.B. mit Amphetaminen, wirkt zusammenfassend wie folgt (Donike, Rauth 1996):

1. Verbesserung der körperlich-sportlichen Leistungsfähigkeit, besonders im ermüdeten Zustand (Einnahme während des Wettkampfes,

z. B. Straßenradrennen, oder in der Halbzeitpause bei Spielsportarten)
2. Verbesserung der Koordination, speziell bei einem monotonen, vielfach zu reproduzierenden Bewegungsablauf (Radfahren, Laufen, Extrembergsteigen wie z. B. Hermann Buhl mit hohen Dosen Pervitin bei der Erstbesteigung des 8.125 m hohen Nanga Parbat 1953 [pers. Mittlg.])
3. Temperaturerhöhung, gesteigerter leistungsfördernder Metabolismus
4. Erhöhte Aggressivität und Kampfbereitschaft – Athlet, Mannschaft haben bis zum „Umfallen gekämpft" (z. B. massiver Pervitinkonsum der deutschen Jagdflieger im II. Weltkrieg)
5. Verringerung der Nahrungsaufnahme, anorektischer Effekt (Appetitzügler, Gewichtsreduzierung für bestimmte Sportarten und Gewichtsklassen, z. B. Skispringer, Boxer, Ringer u. a.)

Durch „Trainingsdoping" wird die höchstmögliche Leistungsfähigkeit (100 %) immer weiter nach oben verschoben (Abb. 7.4-5).
Nachgewiesene **Nebenwirkungen des Anabolikakonsums** sind:

- Leberschäden, Leberkrebs, Peliosis hepatis
- Hypertonie, hypertrophe Kardiomyopathie, Arteriosklerose (HDL ↓), Erhöhung des Blutvolumens
- Veränderungen von Libido und Potenz (↓), Hodenatrophie, Spermienproduktion (↓), Prostatahypertrophie
- psychische Störungen (Aggressivität ↑, depressive Verstimmungen), Appetitzunahme
- Gynäkomastie, schwere Akne mit Narbenbildung, Muskelkrämpfe
- bei Kindern: Schluss der Wachstumsfugen, irreversibler Wachstumsstillstand
- bei Frauen: Menstruationsstörung, Unfruchtbarkeit, Eierstockzysten, Klitorisvergrößerung, Stimmveränderung („Männerbass"), verstärkte Körperbehaarung (Gesicht, Schenkel, Bauch)

Doping-Kontroll-System (DKS)

Das nationale, vor allem aber das internationale, Doping-Kontroll-System hat sich nur sehr langsam entwickelt und hinkte teilweise 10–30 Jahre (!) hinter der Dopingpraxis des Spitzensports zurück. Schon bei den Olympischen Spielen in Rom 1960 und Tokio 1964 gab es „Hinweise", dass viele Athleten massiv gedopt an den Start gingen. Kontrolliert wurde nicht. Erste Kontrollen bei den OS 1968 in der Höhenlage von Mexico City (2 240 m) waren wegen der unzuverlässigen Analytik unbefriedigend.
Nach Einführung moderner analytischer Verfahren (Gas-Chromatographie, Massenspektrometrie) wurde die Dopinganalytik bei den XX. Olympischen Spielen in München 1972 verlässlicher.
Das DKS erfolgt nach einer bis in alle Einzelheiten **festgelegten Prozedur**, die auch juristischen Anfechtungen Stand halten muss (Clasing und Müller 2001):
Der Versuch des Athleten, die Kontrolleure zu hintergehen, z. B. durch Abgabe von Fremdurin, mitgeführten Kunstblasen mit medikamentenfreiem Urin und Katheter etc., hat zur Folge, dass auch der Vorgang des natürlichen Wasserlassens von akkreditierten Dopingfahndern kontrolliert werden muss. Kontrollierte und Kontrollbeauftragte müssen gleichen Geschlechts sein.
Die Verteilung der Urinprobe erfolgt in 2 nummernkodierten Flaschen, die der Athlet aus einem mehrfach in Plastikfolie verschweißten Angebot mit seinem Urinbecher ausgewählt hat. Für die A-Probe etwa ⅔ und für die B-Probe ca. ⅓ der Urinmenge. Der Sportler und seine Vertrauensperson (Trainer / Mannschaftsarzt) überwachen die Versiegelung der Flaschen und das Einbringen in die Transportcontainer (grün = A-Probe, gelb = B-Probe), die durch einen patentierten Druckverschluss ebenfalls versiegelt werden.
Ein kleiner Rest des Urins verbleibt im Becher und dient der Bestimmung des pH-Wertes (vorgeschriebener Bereich 5,0 bis 8,0) und der spezifischen Dichte (mindestens 1,010). Bei Abweichungen muss der Sportler nach frühestens einer Stunde eine weitere Urinprobe nach dem identischen Muster – ohne Verlassen des Kontrollraumes – abgeben.
Mehrere Protokollformulare werden ausgefüllt und von den Kontrolleuren / Athleten unterschrieben. Das Dopinglabor erhält mit den A- und B-Proben einen Durchschlag ohne Namen, Ort der Abnahme und der Sportdisziplin.

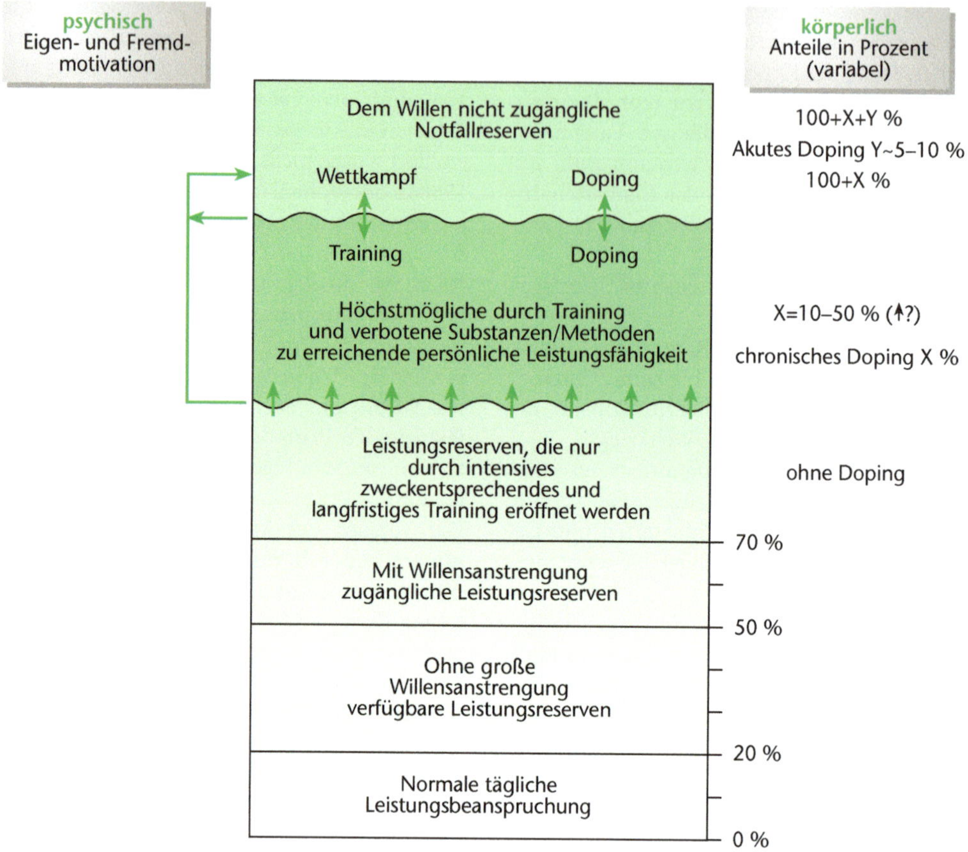

Abb. 7.4-5 Leistungsreserven des Sportlers, ihre Erhöhung durch Training und Anwendung verbotener Substanzen/Methoden sowie der „Aufbruch" der Notfallreserven durch das „klassische" Doping im Wettkampf (Nowacki 1975, modifiziert nach Nöcker).

In den vom IOC akkreditierten Laboratorien werden die Proben mit den modernsten instrumentell-analytischen Methoden – auch diese müssen vom IOC anerkannt sein! – analysiert. Zur Anwendung kommen die Gas-Chromatographie, die Hochdruckflüssigchromatographie, verschiedene Techniken der Massenspektrometrie sowie Immunoanalysemethoden.

Mit der Entwicklung neuer Designerdrogen kann die Analytik nur folgen, wenn die Dopingforschung entsprechend national/international gefördert wird.

In Deutschland wurden vom IOC 2 Laboratorien akkreditiert:

- Institut für Biochemie, Deutsche Sporthochschule Köln, Carl-Diem-Weg 6, 50933 Köln, Telefon: +221/498–2492, Fax: +221/497–3236, Email: schaenzer@biochem.dshs-koeln.de.
- Institut für Dopinganalytik und Sportchemie, Dresdener Str. 12, 01731 Kreischa (früher auch „Dopingkontrolllabor" der ehemaligen DDR), Telefon: +35206/2060, Fax: +35206/20620, Email: info@idas-kreischa.de.

Die Analysenergebnisse werden von diesen Labors jetzt der NADA (bis 6/2003 der ADK) zugestellt und sind absolut vertraulich zu behandeln.

Bei einem positiven A-Befund wird umgehend der zuständige Fachverband benachrichtigt, der den betroffenen Athleten informiert. Dieser kann mit einem Vertrauten bei der Analyse der B-Probe anwesend sein. Schon bei Anerkennung des positiven Ergebnisses der A-Probe (Verzicht auf Analyse der B-Probe) oder bei gleichzeitig positivem Befund der B-Probe hat sich der Athlet eines Verstoßes gegen die Dopingbestimmungen schuldig gemacht. Sanktionen, z.B. Verwarnung, Sperre bis zu 2 Jahren und im Wiederholungsfall auch lebenslang, erfolgen nach dem Regelwerk des Fachverbandes. Dieser muss die NADA über das eingeleitete Verfahren und das Strafmaß unterrichten, ebenso den internationalen Verband und die WADA.

7.4.4 Fitness

Mit dem Begriff Fitness (vom englischen Wort „fit") wird die globale Leistungsfähigkeit eines Individuums, ein glückliches und ausgewogenes Leben zu führen, verbunden. Ganz allgemein, die Lebenstauglichkeit des Menschen und seine aktuelle Eignung/Fähigkeit, bestimmte körperliche, intellektuelle, emotionale und soziale Handlungen für das alltägliche Dasein/Überleben im Beruf, in der Freizeit und beim Sport u.a., erfolgreich zu bewältigen.

Abweichungen von der Norm und Einschränkungen im Bereich einzelner Handlungskompetenzen beeinträchtigen die Gesamtfitness. Die Gesamtleistungsfähigkeit als integraler Wert der körperlichen und geistigen Leistungsfähigkeit einschließlich der sozialen Kompetenz, somit die persönliche Fitness, sind das charakteristische Merkmal eines jeden Individuums, mit welcher es sein Leben, Schicksal und Glück in der täglichen Auseinandersetzung mit der vorgegebenen sozialen und technisch-ökologischen Umwelt finden und meistern muss (Nowacki und Alefeld 1985).

Fitness ist somit der Zustand einer guten pysisch-psychischen Leistungsbereitschaft für eine spezifische Aufgabe (Hollmann und Hettinger 2000). Durch Hinzufügung von Adjektiven, z.B. „körperliche Fitness", und weitere Ergänzungen, wie „körperliche Fitness für Kraft- oder Ausdauerleistungen", für das „Fußballspiel" etc., sogar passiv für das „Ertragen von Hitze, Kälte, Wasser, Höhe", wird der Begriff Fitness präziser und allgemein verständlicher.

Der Arzt wird nach dem allgemeinen Gesundheitscheck mit den Fragen des Gesunden/Kranken, „Wie fit bin ich?", „Wie soll ich trainieren, um meine Leistung zu verbessern?", „Wie belastbar bin ich noch, welcher Rehabilitationssport ist für mich geeignet?", konfrontiert werden.

Somit muss er die körperliche, kardiozirkulatorische, kardiorespiratorische und metabolische Leistungsfähigkeit/Belastbarkeit, aber auch die Voraussetzungen des Haltungs- und Bewegungsapparates (Muskulatur, Bänder, Sehnen, Koordination, Flexibilität) für berufliche und sportliche Aktivitäten beurteilen können. Der Begriff „Belastbarkeit" sollte dem Leistungsschwachen, Kranken vorbehalten bleiben. Von „Leistungsfähigkeit" sollte man nur bei Gesunden, Untrainierten und Sportlern sprechen.

Zur Bestimmung der körperlichen und kardiozirkulatorischen Leistungsfähigkeit (Fitness) hat sich die individuell erschöpfende Fahrradergometrie im Sitzen in Verbindung mit der Registrierung des Belastungs-EKGs (Ergo-EKG) und die Messung des Blutdrucks vor, während und nach der Ergometrie in der ärztlichen Praxis als standardisierte Methode am besten bewährt (Mellerowicz 1979, Nowacki 1983). Dies darf nicht dem Fitnessstudio, wo ohne Arzt eine qualifizierte Beurteilung des Ergo-EKGs nicht möglich ist, überlassen werden!

Die Beurteilung des Gesundheitszustandes, der Fitness, der Sporttauglichkeit und des Trainingszustandes erfolgt nach dem klinischen Befund (Konstitutionstyp, Körperbauproportionen, Muskulatur, Fettanteil, Haltungs- und Bewegungsapparat), dem Ergebnis des ergometrischen Leistungstests – maximale absolute und relative Wattstufe mit den Beurteilungskriterien nach dem Gießener Modell – und unter besonderer Berücksichtigung der kardiozirkulatorischen Reaktionen – Herzfrequenz, Blutdruck – in der Vorstart-, Leistungs- und Erholungsphase (Tab. 7.4-4).

Die Beurteilungskriterien orientieren sich für Männer ab dem 40. Lebensjahr nach erschöpfender ergometrischer Ausbelastung mit der 0,5-W/

Tab. 7.4-4 Beurteilungskriterien für die Einschätzung der körperlichen Leistungsfähigkeit bei der Anwendung der körpergewichtsbezogenen 1-Watt/kg KG-Methode - erschöpfende Fahrradergometrie im Sitzen für Sportler und untrainierte Männer (Nowacki 1977, 1992).

Belastungszeit in Minuten nach der:	1-Watt/kg KG-Methode	Beurteilung
1. min	1	sicherer Hinweis auf pathologische Veränderungen
2. min	1	Verdacht auf pathologische Veränderungen
3. min	2	Leistungsschwach
4. min	2	reduzierte Leistung eines Untrainierten
5. min	3	ausreichende Leistung eines Untrainierten
6. min	3	normale Leistung eines Untrainierten
7. min	4	befriedigend trainiertes körperliches Leistungsvermögen
8. min	4	gut trainiertes körperliches Leistungsvermögen
9.–10. min	5	sehr gut trainiertes körperliches Leistungsvermögen
11.–12. min	6	Hochleistungstrainingszustand

kg KG-Methode und für Kranke mit der 0,25-W/kg KG-Methode.

Bei der Bestimmung der individuellen „körperlichen und kardiozirkulatorischen Fitness“ ist vor allem die Beurteilung des Herzschlagfrequenzverhaltens bedeutsam. Die bradykarde Anpassung der Ruheherzschlagfrequenz an ein langfristiges Ausdauertraining ist bekannt. Relativ schnell stellt sich schon eine Abnahme der submaximalen Herzfrequenz bei gleichen Leistungen (Wattstufe, Laufgeschwindigkeit etc.) nach Aufnahme eines Sportprogramms ein. Die Herzfrequenz bei 2 Watt/kg KG entspricht ungefähr derjenigen eines Laufes im ruhigen Steady State (Geschwindigkeit 8 ± 1 km/h).

Die maximale Herzfrequenz des gesunden Mannes (keine frequenzsenkenden Medikamente!) wird nach der Formel 220 minus Alter ermittelt. Der „Sicherheitsbereich“ bei Ergometrien im Stehen/Sitzen – nicht liegend, hierbei Herzfrequenz niedriger! – orientiert sich an der Berechnung 200 minus Alter.

Bei Trainingsempfehlungen sind Arzt und Sporteinsteiger auf der sicheren Seite bei einer Herzfrequenz von: 180 minus Alter.

Die Abb. 7.4-6 zeigt beispielhaft das Verhalten der Herzschlagfrequenzkurven eines gesunden Mannes im Vergleich zu der eines Hochleistungssportlers.

Ebenso spielt die kardiozirkulatorische Erholungsfähigkeit, d.h. das Herzfrequenz- und Blutdruckverhalten 5 Minuten nach einer erschöpfenden körperlichen (Ergometrie) oder sportlichen Leistung mit dem Erreichen der maximalen Herzfrequenz zur Einschätzung der Fitness eine wichtige Rolle (Tab. 7.4-5).

Die **metabolische Belastbarkeit** und entsprechende Verbesserung während eines sportlichen Trainings werden über die Bestimmung der Laktatkurve definiert. Mit der Einführung dieser technisch einfachen (Blutentnahme aus dem hyperämisierten Ohrläppchen) und apparativ nicht aufwändigen Methode (preisgünstige Laktatmessgeräte für die Praxis/gleichzeitig für Felduntersuchungen) erhöht der Arzt seine Kompetenz für sportmedizinische Gesundheits- und Trainingsuntersuchungen (Neumann und Schüler 1994).

Als wichtigster und aussagefähigster Fitness-Wert ist die **maximale relative Sauerstoffaufnahme**

$\dot{V}O_2max$ ml × min^{-1} × kg^{-1} STPD
(Standardbedingungen = O° C, 760 mm Hg, Trockenheit 0 % H_2O)
einzustufen (Nowacki 1971, 1977, 1992).

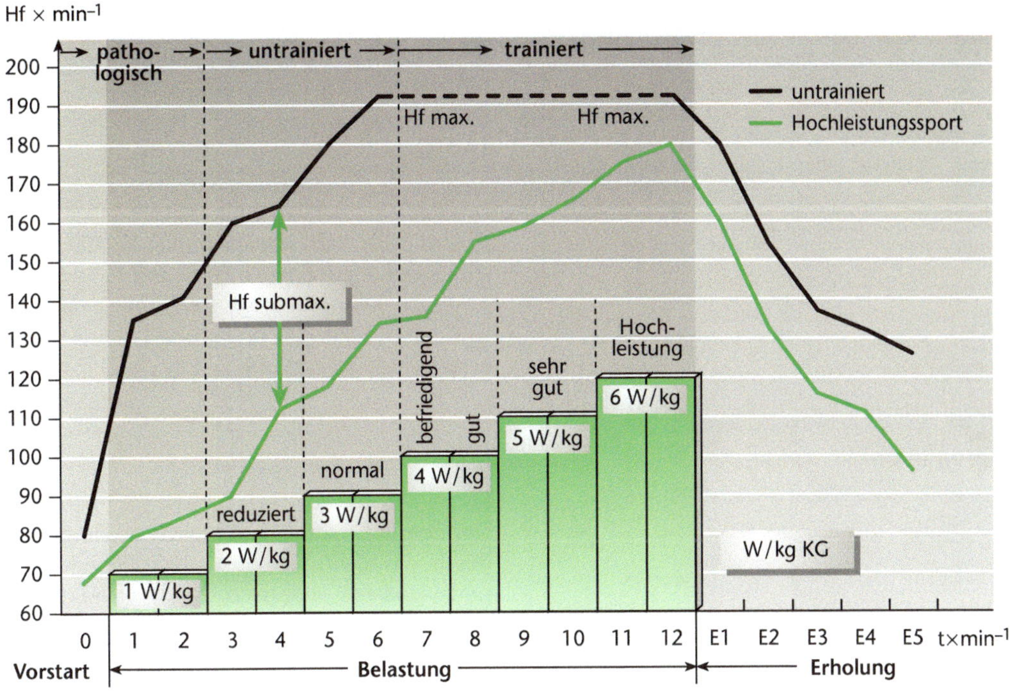

Abb. 7.4-6 Verhalten der Herzschlagfrequenzkurven (Hf × min-1) vor, während und nach einer erschöpfenden Fahrradergometrie im Sitzen (1-W/kg KG-Methode) eines untrainierten Mannes im Vergleich zu einem Hochleistungssportler.

Dies setzt die Messung der maximalen absoluten Sauerstoffaufnahme ($\dot{V}O_2max$ l STPD) durch eine Spiroergometrie mit der beschriebenen stufenweise erschöpfenden ergometrischen Belastung voraus. Setzt man die gemessene $\dot{V}O_2max$ bei der Fahrradergometrie im Sitzen mit 100 % an, so beträgt sie im Liegen nur 70 bis 80 % und bei einer Laufbandspiroergometrie ist die O_2-Aufnahme 5 bis 10 % höher als im Sitzen (Mellerowicz, Nowacki 1961). Der Normalwert für einen untrainierten, 20- bis 40-jährigen Mann liegt bei 2,5 bis 3,0 l $\dot{V}O_2max$. Darüber fängt der trai-

Tab. 7.4-5 *Beurteilungskriterien der kardiozirkulatorischen Erholungsfähigkeit 5 Minuten nach maximaler Ausbelastung von Untrainierten vs. Trainierten (Nowacki 1975, 1977, 1992).*

Herzfrequenzbereich nach 5 min. Erholungszeit (Hf × min-1)		
Untrainierte Männer, Jugendliche, Kinder	**Sportler > 3 J im Training**	**Beurteilung**
> 140	> 130	schlecht, Verdacht auf pathologische Veränderungen
139–130	129–120	ausreichend
129–120	119–110	befriedigend
119–110	109–105	gut
109–100	104–100	sehr gut
	< 100	Hochleistungstrainingszustand

Tab. 7.4-6 *Beurteilungskriterien für die maximale relative Sauerstoffaufnahme ($\dot{V}O_2$ ml STPD × min^{-1} × kg^{-1}) von Männern als Kriterium des Trainingszustandes, der Fitness und der integrierten maximalen aeroben/anaeroben Kapazität (P.E. Nowacki, N.S. Nowacki).*

Männer	$\dot{V}O_2$ ml STPD × min^{-1} × kg^{-1}
Weltklasse	81–92
Übergangsbereich ?	76–80
hochtrainiert	71–75
sehr gut trainiert (+)	66–70
sehr gut trainiert (-)	61–65
gut trainiert (+)	56–60
gut trainiert (-)	51–55
befriedigend trainiert (+)	46–50
befriedigend trainiert (-)	41–45
untrainiert (+)	36–40
untrainiert (-)	31–35
leistungsschwach (+)	26–30
leistungsschwach (-)	21–25
pathologisch	11–20
kombinierte schwere körperliche, kardiorespiratorische und metabolische Insuffizienz	5–10
normale O_2-Aufnahme bei Körperruhe	3–4

nierte Bereich an, wobei Weltklasseathleten aus den Kraft-Ausdauer-Sportarten 6,0 bis 7,1 l Sauerstoff maximal aufnehmen können.
Bedeutsamer für die Leistungsbeurteilung ist aber die maximale relative Sauerstoffaufnahme, die als „integraler Wert der aeroben **und** anaeroben Kapazität" die wichtigste Kenngröße im modernen Hochleistungssport ist, wenn die zusammenfassende konditionelle Beurteilung (Fitnessgrad) eines Athleten nachgefragt wird (P.E. Nowacki 1992, N.S. Nowacki 1998).
Sie darf nicht als „Bruttokriterium der kardio-pulmonalen Leistungsfähigkeit" (Hollmann und Hettinger 2000) mit der Sauerstoff-Dauerleistungsgrenze (aerobe Kapazität) gleichgesetzt werden.

Die Werte und Beurteilungskriterien der maximalen relativen Sauerstoffaufnahme ($\dot{V}O_2$ ml × min^{-1} × kg^{-1} STPD) von der kombinierten schweren körperlichen, kardiorespiratorischen und metabolischen Insuffizienz (5–10 ml) bis zu den Weltklasseathleten aus den Ausdauer-Kraft-Sportarten (Skilanglauf, Radfahren, Mittel-Langstreckenlauf mit 80–92 ml) zeigt die Tabelle 7.4-6. In den USA wird die maximale relative Sauerstoffaufnahme zielgerichtet als bedeutende diagnostische Kenngröße für die Fitnessbeurteilung sowie für die Talentsichtung und Talentförderung erfasst (N.S. Nowacki 1998, Frey 2002).

7.4.5 Wellness

Mit dem amerikanischen Begriff „Wellness", der durch das deutsche Wort „Wohlbefinden" am umfassendsten übersetzt und charakterisiert wird, verbindet man einen aktuellen, meist nur kurzzeitigen, mit positiven Gefühlen verbundenen Stimmungszustand. Unter Wellness wird auch ein hohes Maß an Gesundheit verstanden, welches die Erkrankungswahrscheinlichkeit reduziert. Über den Tag und die aktuellen Stimmungsschwankungen hinaus integriert Wellness – Wohlbefinden die Zufriedenheit eines Menschen mit sich selbst aus einer Kombination seiner physischen, psychischen und sozialen Gegebenheiten. Schon 1654 tauchte der Begriff Wellness in einem englischen Lexikon auf und erklärte ihn sinngemäß mit „guter Gesundheit und Wohlbefinden". In den 50er Jahren machte der amerikanische Arzt Halbert L. Dunn „Wellness" zum Schlagwort einer neuen Gesundheitsbewegung des 20. Jahrhunderts. Ein eigenverantwortlicher Lebensstil soll die Gesundheit optimal im Sinne eines „High Level Wellness" fördern. Mit dem Beginn der 90er Jahre wurde die Wellness-Bewegung auch in Deutschland zunehmend populär.
Wellness steht für ganzheitliches Wohlbefinden, für Genussfähigkeit und für einen pfleglichen Umgang mit sich selbst. Entspannung, Harmonie, Erholung und die stressfreie Bewältigung des Alltags verbessern den Zustand des Wohlbefindens, das Verhältnis zu sich selbst und zu anderen, zu seiner sozialen Umwelt. Mit dem subjektiven

Gefühl der „Wellness" kommt man der individuellen Sehnsucht einer Balance von Körper, Geist und Seele entgegen.

„Gesund-Aktiv-Vital", „Im Einklang mit Mensch und Natur", „Reine Natur, Wellness pur", „Ständige Überforderung verlangt nach einem Ausgleich", „Verwöhnen Sie sich, lassen Sie die Seele baumeln", mit solchen und anderen Reklamesprüchen versuchen heute Urlaubsorte, „Vital-" und „Fitness-Hotels" sowie die Kosmetikindustrie nicht nur Frauen, sondern auch die neue Zielgruppe „Männer" zu locken und für ihre Angebote zu begeistern.

Diesen „Wellnessboom" kann der Arzt durchaus aus naturwissenschaftlicher Sicht sowie den vielfach nicht nach wissenschaftlichen Standards gesicherten „Therapieerfolgen" kritisch betrachten. Dennoch sollte er nicht verkennen, dass hinter den hohen Umsatz- und Buchungszahlen der Wunsch vieler Menschen nach Wohlbefinden, Zufriedenheit, Lebensfreude, Selbstverwirklichung, mehr Erholung und einem besseren Umgang mit Belastungen steht (Tenzer 2003). In Umfragen verbinden nach Tenzer 95 % von 1 060 befragten Frauen – für Männer stehen solche Erhebungen noch aus – mit Wellness vor allem „Verwöhnen" und „sich etwas gönnen".

Ob die Anbieter ihre Versprechungen, wonach Wellness aus Lebenskrisen helfen, länger jung halten und für den Arbeitsalltag fit machen soll, halten können, muss im Sinne einer Langzeitwirkung bezweifelt werden. Werden Wellness-Programme vom Einzelnen dagegen als Einstieg und Motivation für die Aufnahme eines anschließenden Fitnesstrainings genutzt, dann wäre ein Anstoß in die richtige Richtung erfolgt.

Die Wurzeln der passiven „Wellness-Anwendungen" reichen bis in das Altertum zurück und finden sich bei vielen fernöstlichen Kulturen. Dampfbäder und Massagen der Römer, die Inder mit dem Ayurveda als Beispiel einer typischen „Wellness-Kur", die „Wellness-Oasen" der Skandinavier durch ihre spezielle Saunakultur u.a. sind beispielgebend für die „modernen" Anwendungen.

Der Durchschnittsbürger in der industrialisierten mechanisierten Umwelt (z.B. Fahrstuhl statt Treppensteigen) spürt am eigenen Leib die Folgen des Bewegungsmangels. Die zunehmend eingeschränkte körperliche Beweglichkeit infolge des Verlustes an Koordination und Flexibilität, Fehlhaltungen und Muskelverspannungen, wachsende Fettpolster und ein „gestresstes Nervensystem" bedingen gleichzeitig den Verlust an Körpergefühl und Sinnlichkeit. Hier kann auch ein Wellnessprogramm – selbst für Männer! – die Weichen der individuellen Lebensgestaltung umstellen.

Die Komponenten des körperlichen Wohlbefindens haben zum größten Teil einen direkten Bezug zu körperlich-sportlichen Aktivitäten und können zum Sporttreiben motivieren. Die „Wellness-Anwendungen" vermitteln individuell in unterschiedlichen Ausprägungsgraden Gefühle der Zufriedenheit mit dem eigenen Körper, der Ruhe und Muße, der Vitalität, Lebens- und Genussfreude sowie ein gesteigertes Lustempfinden. Die davor verspürte Anspannung weicht im Wellness-Bad mit seinen ätherischen Ölen, z.B. Lavendel, Rosmarin, Citrus, Edeltannen, Kastanien, Wildrosen, und wird von einer angenehmen Müdigkeit abgelöst. Eine anschließende Massage vertieft das Gefühl der Gepflegtheit. Mit dem angenehmen Körperempfinden steigen Konzentration und Reaktionsbereitschaft.

Dieses Wohlbefinden tritt aber auch bei und nach richtig, d.h. der individuellen Leistungsfähigkeit angepasst, dosierten sportlichen Aktivitäten auf. Dieser Transfer der Gefühle sollte von der „passiven Wellnesskur" zum „aktiven Sporttreiben" genutzt werden.

Unsere Untersuchungen (Schnorr, Bretzel, Medau, Nowacki, Teschemacher 1996) über das Verhalten der β-Endorphine bei unterschiedlichen sportlichen Aktivitäten (Reiten, Tauchen, Gymnastik, Skilanglauf, Handball, Leichtathletik) haben die zentralnervöse Hormonwirkung auf das Belastungsempfinden bestätigt. Der Begriff des „Runner's High" ist untrennbar mit dem Anstieg der endogenen Opiate verbunden. Entsprechende Ergebnisse von Untersuchungen über die hormonellen Reaktionen für die unterschiedlichsten Praktiken bei den „Wellness-Anwendungen" liegen noch nicht vor.

Passive Wellnessprogramme und sportliche Aktivitäten fördern das individuelle Wohlbefinden und erhöhen die Gesundheitsstabilität. Mehr körperliche Aktivitäten, mehr Sport sind die entscheidenden Hebel, um den so genannten Wohlstands- und Bewegungsmangelkrankheiten kostengünstig entgegen treten zu können. Dies ist keine Aufgabe der kurativen Medizin, sondern Chance und Herausforderung für die präventive Medizin, besonders für die Sportmedizin als wesentliche Säule der Prävention und Rehabilitation. Die neue ärztliche Approbationsordnung (ÄAppO 2003) hat hier mit der Einführung des Wahlfaches Sportmedizin in das Medizinstudium einen Schritt in die richtige Richtung gemacht.

Der im Sport zunehmend kompetente „Männer-Arzt“ – entsprechend für die Frauen – wird dringend gebraucht!

Auf der gemeinsamen Tagung der WHO, der FIMS und des Club of Cologne 1994 in Köln haben wir alle Industrienationen der Welt – unabhängig von der jeweiligen Gesellschaftsordnung – aufgerufen, ihrer Bevölkerung vielfältige Möglichkeiten für eine sinnvolle Freizeitgestaltung, aktive Erholung und zielgerichtete Gesundheit durch Sport, Spiel und Wandern zu erschließen. Oder wie es der erste Kanzler der Bundesrepublik Deutschland, Dr. Konrad Adenauer, prägnant und auffordernd formulierte: „Der Sport als Arzt am Krankenbett des deutschen Volkes“.

Literatur

Adam K, Lenk H, Nowacki P, Rulffs M, Schröder W: Rudertraining. Limpert Verlag, Bad Homburg v. d. H. 1997.

Badtke G (Hrsg.): Lehrbuch der Sportmedizin, 3. Auflg. Johann Ambrosius Barth, Heidelberg Leipzig, 1995.

Balagopal P, Rooyackers O, Adey D et al.: Effects of aging on in vivo synthesis of skeletal muscle myosin heavy-chain and sarcoplasmic protein in humans. Am J Physiol 1997; 273:E790–E800.

Bhasin S, Storer T, Berman N et al.: Testosterone replacement increases fat-free mass and muscle size in hypogonadal men. J Clin Endocrinol Metab 1997; 82:407–413.

Böhmer D, Baron D, Nowacki P E et al.: Das sportmedizinische Untersuchungssystem. Leistungssport 1975; 5:Beiheft 4,1–117.

Butenandt A: Molekularbiologie als Fundament der modernen Medizin. Verlag Lehmann, München 1967.

Carter JEL: Physical structure of olympic athletes. Pt. 2, Kinanthropometry of olympic athletes. Karger, Basel 1984.

Clasing D, Müller RK: Dopingkontrolle. Bundesinstitut für Sportwissenschaft, Köln 2001.

Conrad K: Der Konstitutionstypus. Springer Verlag, Berlin·Göttingen·Heidelberg 1963.

Donike M, Rauth S: Dopingkontrollen. 2. Aufl. Sport u Buch Strauß, Köln 1996.

Donike M, Kaiser Ch: Dopingkontrollen. Bundesinstitut für Sportwissenschaft (Hrsg.). Osang-Verlag, Bonn 1980

Frey D: Sportmedizinisches Leistungsprofil motorisch positiver Giessener Schulkinder des dritten und vierten Schuljahres vor und nach einer zweijährigen außerschulischen Sportförderung in Talentaufbaugruppen. Inaug. Diss. (Dr. med.), JLU Gießen 2003;1–175.

Fukunaga T: Die absolute Muskelkraft und das Muskelkrafttraining. Sportarzt u Sportmed 1976; 27:255–266.

Hebbelinck M, Borms J: Körperliches Wachstum und Leistungsfähigkeit bei Schulkindern. Sportmedizinische Schriftenreihe, Bd 15. Johann Ambrosius Barth, Leipzig, 1978.

Hirata K, Kaku K: The evaluating method of physique and physical fitness and its practical application. Taiyosha Printing CO.LTD, Gifu City, Japan, 1964.

Hobermann J M: Mortal engines – the science of performance and the dehumanisation of sport. The Free Press, A Division of Macmillan, Inc., New York, USA, 1992.

Hollmann W, Hettinger T: Sportmedizin. Grundlagen für Arbeit, Training und Präventivmedizin. 4. Auflg. Schattauer, Stuttgart, New York 2000.

Komi P V (Hrsg.): Kraft und Schnellkraft im Sport. Dt Ärzte-Verl Köln 1994 (Enzyklopädie der Sportmedizin, Band 3).

Kretschmer E: Körperbau und Charakter. Springer Verlag, Berlin 1921, 1. Aufl.; Springer Verlag, Berlin·Göttingen·Heidelberg 1967, 25. Aufl.

Matiegka J: The testing of physical efficiency. American Journal of Physical Anthropology 1921;4:223–230.

McArdle W, Katch F, Katch V: Exercise Physiology: energy, nutrition and human performance. Williams & Wilkins, Baltimore·Philadelphia·London 1996, 4th ed.

Medau HJ, Nowacki PE: Frau und Sport IV. Die olympischen Disziplinen der Frau im Sport. Erstes gesamtdeutsches Sportmedizinisches Symposium in Coburg 1990. perimed-spitta, Erlangen 1992.

Mellerowicz H, Nowacki P E: Vergleichende Untersuchungen von Atem- und Kreislauffunktionen bei physikalisch gleicher ergometrischer Arbeit im Stehen, Sitzen und Liegen. Zschr Kreisl Forsch 1961;50:1002–1014.

Mellerowicz H: Ergometrie. Grundriss der medizinischen Leistungsmessung. Urban & Schwarzenberg Verlag, München - Wien - Berlin 1962, 1. Aufl.; 1979, 3. Aufl.

Meyer-Köhler F: Präventive und rehabilitative Sporttherapie bei chronischen Rückenschmerzen – Experimentelle Untersuchungen bei Männern mit computergesteuerten Trainigssystemen. Inaug. Diss. (Dr. phil.) JLU Gießen 2001: 1–180.

Neumann G, Schüler K P: Sportmedizinische Funktionsdiagnostik. Sportmedizinische Schriftenreihe, Bd 29. 2. Aufl. Johann Ambrosius Barth, Leipzig·Berlin·Heidelberg, 1994.

Nowacki NS: Entwicklung des sportmedizinischen Leistungsprofils beim Skilanglauf in Abhängigkeit vom Alter und Geschlecht. Inaug. Diss. (Dr. med.), CAU zu Kiel 1998;1–92.

Nowacki PE: Die Spiroergometrie im neuen Untersuchungssystem für den Spitzensport. Leistungssport 1971;1:37–51.

Nowacki P E: Doping. Physiotherapie 1975; 66:561–563, 625–627.

Nowacki P E: Sportmedizinische und leistungsphysiologische Aspekte des Ruderns. In: Adam K, Leuk H, Nowacki P, Rulffs M, Schröder W: Rudertraining. S 251–646. Limpert Verlag, Bad Homburg v.d.H. 1977.

Nowacki PE: Zur Standardisierung der Laufband-Ergometrie. In: Mellerowicz H, Franz IW (Hrsg.): Standardisierung, Kalibrierung und Methodik in der Ergometrie. perimed Fachbuch-Verlagsgesellschaft, Erlangen 1983; 259–278.

Nowacki P E, Alefeld G: Training und Sport als Mittel der präventiven Medizin in der technisierten Umwelt. medwelt 1985;36:886–894.

Nowacki P E: Sportmedizinische Leistungsdiagnostik. Trainingssteuerung. In: Eberspächer (Hrsg.): Handlexikon Sportwissenschaft. Rowohlt Taschenbuch Verlag, Reinbek 1987;237–246, 504–507, Reinbek, 2. Auflg. 1992; 237–246, 504–507.

Nowacki P E, Wu N: New aspects of cardiac rehabilitation in Germany – long-term results in Giessen. In: Martos E (Ed.): XXVII FIMS World Congress of Sports Medicine, Budapest, Hungary, June 5–9, 2002. S175–181. Monduzzi Editore, Bologna, Italy, 2002.

Ross W D, DeRose E H, Ward R: Anthropometry applied to sports medicine. In: Dirix A, Knuttgen H G, Tittel K (Eds.): The olympic book of sports medicine, Vol I. S 233–265. Blackwell scientific publications, Oxford London Edinburgh Boston Palo Alto Melbourne, Australia, 1988.

Sheldon W H: The varieties of human physique. Harper & Brothers, New York 1940.

Schmidtbleicher D: Motorische Beanspruchungsform Kraft – Definition und Trainierbarkeit. In: v. Ow D (Hrsg.): Muskuläre Rehabilitation. Beurteilung motorischer Funktionen. Patientengerechte Übungs- und Trainingskonzepte. perimed Fachbuch-Verlagsgesellschaft, Erlangen 1987; 62–85.

Schnorr R P, Bretzel R G, Medau H J, Nowacki P E: Neuroendokrine und sympathico-adrenerge Hormonregulation bei verschiedenen Sportarten. In: Medau H J, Röthig P, Nowacki P E (Hrsg.): Ganzheitlichkeit. Beiträge in Sport und Gymnastik. Sportwissenschaftliche und sportmedizinische Aspekte. S 168–191. Verlag Karl Hofmann, Schorndorf 1996.

Snyder P, Peachey H, Hannoush P et al.: Effect of testosterone treatment of bone mineral density in men over 65 years of age. J Clin Endocrinol Metab 1999;84:1966–1972.

Tenzer E: Wellness: Das Widerstandsprogramm gegen den Alltagsstress. Psychologie heute 2003;30:20–24.

Tittel K: Tasks and tendencies of sport anthropometry's development. In: Landry F, Orban A R (Eds.): Biomechanics of sport and kinanthropometry. S 283–296. Symposia Specialists, Miami, USA 1978.

Tittel K: Beschreibende und funktionelle Anatomie des Menschen. Urban & Fischer, München·Jena 2000;13. Auflg.

Tittel K, Wutscherk H: Sportanthropometrie. Sportmedizinische Schriftenreihe Bd 6. Johann Ambrosius Barth Leipzig, 1972.

Tittel K, Wutscherk H: Vorzüge und Grenzen der Conradschen Methode in der Sportanthropometrie. Med u Sport 1978;18:11–18.

Weicker H, Strobel G: Sportmedizin. Biochemisch-physiologische Grundlagen und ihre sportartspezifische Bedeutung. Gustav Fischer Verlag, Stuttgart·Jena·New York, 1994.

Wutscherk H, Schulze S: Vorschläge zur Erhöhung der diagnostischen Empfindlichkeit der Körpermassen-Beurteilung. Med u Sport 1988; 28:209–215.

7.5 Männerspezifisches Schmerzempfinden

Winfried Hoerster

Männer sind angeblich schmerzempfindlicher als Frauen, nur wollen sie das nicht zugeben. Entgegen dieser landläufigen Meinung wurde in zahlreichen Studien übereinstimmend festgestellt, dass es deutliche Unterschiede in der Schmerzempfindung zwischen Männern und Frauen gibt.

Männer leiden seltener, kürzer anhaltend und deutlich weniger intensiv unter Schmerzen als Frauen (Unruh und Ritchie 1996).

Viele epidemiologische Studien haben ergeben, dass Frauen stärker unter zahlreichen schmerzhaften Störungen leiden als Männer. Migräne und andere Kopfschmerzen, Gesichtsschmerzen, Rückenschmerzen, muskuloskelettale Schmerzen sind ebenso bei Frauen überrepräsentiert wie die somatoformen Schmerzstörungen oder die psychosomatisch gefärbten Störungen wie das Fibromyalgie-Syndrom (Unruh und Ritchie 1996).
Nozizeption, physiologische Reaktionen auf Schmerzen und der Metabolismus zahlreicher Analgetika sind bei Männern und Frauen unterschiedlich ausgeprägt (Fillingim und Maizner 1995, Gear et al. 1996, Riley et al. 1998, Sun et al. 1998).

7.5.1 Reaktion auf experimentelle Schmerzreize

In einer Metaanalyse über 34 Studien aus den Jahren 1950 bis 1993 über unterschiedliche geschlechtsspezifische Reaktionen auf experimentelle Schmerzreize konnten deutliche Unterschiede zwischen Männern und Frauen in der Reaktion auf verschiedene Schmerzen nachgewiesen werden (Fillingim und Maizner 1995). Die deutlichsten Unterschiede wurden bei mechanischen und anderen Stimulationen gefunden, die einen tiefen und tonischen Schmerz auslösen. Männer zeigten sich bei diesen experimentellen schmerzhaften Reizen wesentlich widerstandsfähiger als Frauen. Bei der Reaktion auf thermische Reize wurden weniger deutliche Unterschiede gefunden. In einer weitergehenden Interpretation der Metaanalyse dieser 34 Studien konnte ebenfalls nachgewiesen werden, dass Frauen nicht nur auf mechanische, sondern auch auf elektrische Stimulation empfindlicher reagieren als Männer (Riley et al. 1998).
Im Einklang zu diesen Erkenntnissen stehen die Ergebnisse einer anderen Untersuchung über die Reaktion von Frauen auf elektrische Stimulation (Meh und Denislic 1994), die ebenfalls eine deutlich niedrigere Schmerzschwelle bei Frauen festgestellt haben.
Bei der Untersuchung von Kopfschmerzpatienten zeigten Frauen eine signifikant stärkere Reaktion auf experimentelle Schmerzreize als Männer (Panconesi et al. 1994).
Auch aktuelle Studienergebnisse unterstützen die bisherigen Erkenntnisse.

Männer haben eine deutlich höhere Toleranz gegenüber experimentellen schmerzhaften Stimulationen wie Druckschmerz, elektrische und thermische Stimuli und eine geringere Berührungsempfindlichkeit als Frauen (Fredriksson et al. 2000, Stohler et al. 2001).

Männer haben geringere und weniger intensive Schmerzerlebnisse, benötigen weniger Analgetika und werden in ihrer physischen Aktivität deutlich weniger gehemmt als Frauen (Sheffield 2000, Zeichner 2000).
Insgesamt gesehen haben Männer eine deutlich höhere Toleranz gegenüber experimentellen Schmerzen (Filligim 2002) und Frauen leiden stärker und länger anhaltend unter Schmerzen, haben eine niedrigere Schmerzschwelle und eine geringere Toleranz und bewerten die Intensität von Schmerzen stets höher als Männer (Mercer und Holdes 1997, Sun et al. 1998).

7.5.2 Modulation der Schmerzempfindung

Einer der Ursachen dieser geschlechtsspezifischen Schmerzwahrnehmung wird in emotionalen Begleitreaktionen, insbesondere der Angst gesehen, unter der Frauen deutlich stärker leiden als Männer. In einer Metaanalyse von 1966 bis 2001 über alle Studien zu Geschlechtsunterschieden bei der Schmerzempfindung war dieser Unterschied statistisch signifikant (Jones und Zacharias 2002).

Bedeutsame schmerzbegleitende Reaktionen wie Angst, Ärger, Frustration, Erschöpfung, Hilflosigkeit und Hoffnungslosigkeit sind bei Männern deutlich weniger ausgeprägt als bei Frauen (Sela 2002).

Bereits einige Jahre vorher wurde die Angst als somatosensorische Verstärkung bei der Verarbeitung schmerzhafter Stimuli als Erklärung für unterschiedliche Reaktionen auf experimentelle und klinische Schmerzreize erkannt (Rollmann 1997). Nicht weiter verwunderlich ist die Tatsache, dass Frauen mit Fibromyalgie-Syndrom bis zum 10fachen häufiger positive Tender-points aufweisen als Männer und ingesamt gesehen neben der deutlich niedrigeren Druckschmerzschwelle auch vermehrt über sonstige Begleitsymptome wie chronische Müdigkeit, Schlafstörung, Reizblase klagen als Männer (Wolfe et al. 1995).

Männer leiden deutlich weniger unter affektiven und emotionalen Begleitreaktionen bei schmerzhaften Erkrankungen als Frauen, was in zahlreichen psychologischen Testreihen übereinstimmend herausgefunden wurde (Grossi et al. 2000).

Männer neigen deutlich weniger zu Katastrophisierungen, leiden deutlich weniger unter körperlichen Behinderungen, haben eine spürbar größere Selbstachtung und sind deutlich belastbarer durch körperliche Arbeit und schätzen Coping-Strategien nicht allzu sehr. Zudem haben sie generell einen niedrigeren Analgetika-Bedarf als Frauen.

Während Frauen emotional gerichtetes Coping bevorzugen, neigen die meisten Männer zu sensorisch fokussiertem Coping zur Bewältigung schmerzhafter Gesundheitsstörungen (Keogh et al. 2002).

7.5.3 Modulation des nozizeptiven Systems

Geschlechtsspezifische Unterschiede können in allen Bereichen des nozizeptiven Systems festgestellt werden.

Beim nozizeptiven Input, der Reizaufnahme und Reizweiterleitung über afferente Nervenfasern zur synaptischen Modulation, sind die Unterschiede noch am geringsten.

Allein gonadale Hormone scheinen in der Transmission nozizeptiver Reize eine, wenn auch geringe Rolle zu spielen (Fillingim und Ness 2000). Erheblich wichtiger sind die geschlechtsspezifischen Unterschiede in der Schmerzmodulation im Rückenmark, sowohl bei der Sensibilisierung der Synapsen durch nozizeptive Afferenzen, als auch bei der Schmerzhemmung durch Aktivitätssteigerung deszendierender Bahnen im Rückenmark.

NMDA-Rezeptoren (N-Methyl-D-Aspartat-Rezeptoren, Glutamat-Rezeptor) und Opioid-Rezeptoren zeigen unterschiedliche Aktivitäten. Die Schmerzmodulation und Hemmung der Sensibilisierung durch Stress-Reaktionen sind bei Männern deutlich stärker ausgeprägt als bei Frauen (Kepler et al. 1991, Kavaliers und Galez 1995). Dabei reagieren Männer auf experimentelle und klinische Schmerzstimulation mit kardiovaskulären Aktivitätssteigerungen deutlich stärker als Frauen (Maxiner und Humpyhrey 1993).

Die größten Unterschiede im nozizeptiven System finden wir jedoch in der Verteilung und Reaktion der Opioid-Rezeptoren. So besteht bei Männern eine durch viele Studien belegte erhöhte zentralnervöse Sensitivität auf Morphin als bei Frauen. Die größere Ansprechbarkeit der μ-Rezeptoren erklärt die bessere analgetische Wirksamkeit von Morphin und anderen spezifischen μ-Agonisten bei Männern (Cicero et al. 1996).

Bei zahlreichen Studien zu diesem Phänomen blieben Plasmaspiegel und Eliminationsrate bei beiden Geschlechtern gleich, so dass Resorptionsverhältnisse und Biotransformation bei dieser unterschiedlichen Wirkungsweise von Opioiden keine Rolle spielen (Cicero et al. 1996).

Männer haben eine deutlich niedrigere Ansprechbarkeit der κ-Rezeptoren auf Opioide, so dass κ-Agonisten wie Pentazocin, Nalbuphin und Butorphanol bei Männern eine deutlich geringere analgetische Wirkung entfalten als bei Frauen (Gear et al. 1996).

Klinische Studien, z.B. über Schmerzen nach Zahnextraktionen, belegen die These, dass Frauen besser auf κ-Agonisten ansprechen als Männer. Bei der Therapie dieser Wundschmerzen nach Zahnextraktion konnte mit Pentazocin bei Frauen eine sehr gute, bei Männern kaum eine Schmerzreduktion erreicht werden (Gear et al. 1996). Gleiche Erfahrungen wurden auch mit anderen κ-Agonisten wie Nalbuphin und Butorphanol gesammelt (Gordon et al. 1995).

Über PET-Untersuchungen wurde versucht, dieses Phänomen zu entschlüsseln. So konnte nachgewiesen werden, dass Frauen in der Postmenopause weniger μ-Rezeptoren aufweisen als Männer (Zubieta et al. 1999).

Kurz gesagt, Frauen reagieren besser auf Pentazocin, Männer auf Morphin.

7.5.4 Reaktion auf Nichtopioide

Experimentelle Untersuchungen über die unterschiedliche Wirksamkeit von NSAID (nonsteroidal-anti-inflammatory drugs) haben lediglich bei Ibuprofen eine geschlechtsspezifische Differenz der analgetischen Wirkung ergeben (Walker und Carmody 1998).

Männer reagierten nach Einnahme von Ibuprofen kaum auf schmerzhafte Stimuli, während bei Frauen keine Schmerzhemmung erzielt werden konnte. Bei der antiphlogistischen Wirkung von Ibuprofen konnte jedoch kein Unterschied festgestellt werden.

Untersuchungen über Geschlechtsunterschiede in der Schmerzreduktion von selektiven COX-II-Hemmern, den sog. Coxiben, liegen z. Zt. noch nicht vor. Allein die erhöhte Rate von Sulfonamid-Allergien bei Frauen rät zur Vorsicht bei dem Sulfonamid-Abkömmling Celecoxib beim Einsatz dieser Substanz zur Schmerzbehandlung (Schwartz 1999).

Literatur

Cicero TJ, Nock B, Meyer ER: Gender differences in the antinociceptive properties of morphine. J Pharmacol Exp Ther 1996; 279:767–773.

Fillingim R, Maizner W: Gender differences in the responses to noxious stimuli. Pain Forum 1995; 4:209–221.

Fillingim RB: Sex differences in analgesic responses: Evidence from experimental pain models. Europ J Anaesth 2002; 19(16):16–24.

Fillingim RB, Ness TJ: Sex-related hormonal influences on pain and analgesic responses. Neuroscience and Biobehav Reviews 2000; 24(4):485–501.

Fredriksson L, Alstergren P, Kopp S: Absolute and relative facial pressure-pain thresholds in healthy individuals. J Orofac Pain 2000; 14(2):98–104.

Gear TW, Miaskowski C, Gordon NC, Paul SM, Heller PH, Livine JD: Kappa-opioids produce significantly greater analgesia in women than in men. Nature Med 2 1996; 11:1248–1250.

Gordon NC, Gear RW, Heller PH et al.: Enhancement of morphine analgesia by the GABA agonist baclofen. Neuroscience 1995; 69:345–349.

Grossi G, Soares JJF, Lundberg U: Gender differences in coping with musculoskeletal pain. Int J Behav Med 2000; 7/4:305–321.

Jones A, Zacharias R: Gender, anxiety, and experimental pain sensitivity: an overview. J Am Med Wom Ass 2002; 57(2):91–94.

Kavaliers M, Galea LA: Sex differences in the expression and antagonism of swim stress-induced analgesia in deer mice vary with the breeding season. Pain 1995; 63:327–334.

Keogh E, Herdenfeldt M et al.: Gender, coping and the perception of pain. Pain 2002; 97(3):195–201.

Kepler KL, Standifer KM, Paul D et al.: Gender effects and central opioid analgesia. Pain 1991; 45:87–94.

Maxiner W, Humphrey C: Gender differences in pain and cardiovascular responses to forearm ischemia. Clin J Pain 1993; 2:16–25.

Meh D, Denislic M: Quantitative assessment of thermal and pain sensitivity. J Neurol Sc 1994; 127(2):164–169.

Mercer ME, Holder MD: Antinociceptive effects of palatable ingesta on human responsivity to pressure pain. Physiology & behavior 1997; 61(2):311–318.

Panconesi A, Curradi C, Anselmi B, Franchi G: Sex differences in headache sufferers' responsiveness to painful overdistension of the hand-foream veins. Functional Neurology 1994; 9(3):133–139.

Riley JL, Robinson ME, Wise EA et al.: Sex differences in the perception of noxious experimental stimuli: A metaanalysis. Pain 1998; 74:181–187.

Rollmann GB: Sex differences in pain do exist: The role of biological and psychosocial factors. Behavioral and Brain Sciences 1997; 20 (3):464–465.

Schwartz JB: Gender Differences in Response to Drugs: Pain Medications. J Gend Specif Med 1999; 2(5):28–30.

Sela RA, Bruera E, Couner-spady B, Cumming C, Walker C: Sensory and affective dimensions of advanced cancer pain. Psycho-oncol 2002; 11(1):23–34.

Sheffield D, Biles PL, Orom H, Maixner-W, Sheps DS: Race and sex differences in cutaneous pain perception. Psychosom med 2000; 62(4):517–523.

Stohler CS, Kowalksi CJ, Lund JP: Muscle pain inhibits cutaneous touch perception. Pain 2001; 92(3):327–333.

Sun LS et al.: Gender differences in pain sensitivity and responses to analgesia. J Gend Specif Med 1998; 1(1):28–30.

Unruh AM, Ritchie: Gender variations in clinical pain experience. Pain 1996; 65:123–167.

Walker J, Carmody J : Experimental pain in healthy human subjects: Gender differences in nociception and in response to ibuprofen. Anesth Analg 1998; 86(6):1257–1262.

Wolfe F, Ross K, Anderson J, Russell IJ: Aspects of fibromyalgia in the general population: sex, pain threshold, and fibromyalgia symptoms. J of rheumatol 1995; 22 (1):151–156.

Zeichner A, Loftin M, Panapoulos G, Widner S, Allen J: Sex differences in pain indices, exercise, and use of analgesics. Psychological report 2000; 86(1):129–133.

Zubieta J, Dannals R, Frost J: Gender and age influences on human brain μ-opioid receptor binding measured by PET. Am J Psychiatry 1999;156(6):842–848.

7.6 Kognition – männliches und weibliches Gehirn 1) 2) 3) 4)

Wildor Hollmann, Heiko K. Strüder, Christos V.M. Tagarakis

1) Mit Unterstützung des Bundesinstitut für Sportwissenschaft, Bonn
2) Mit Unterstützung des Club of Cologne, Köln
3) Mit Unterstützung der Krupp von Bohlen und Halbach-Stiftung, Essen
4) Mit Unterstützung der Oertel-Stiftung, Eichenau

7.6.1 Einleitung

Die in den vergangenen zwei Jahrzehnten entwickelten bildgebenden Verfahren haben erstmals eindeutige Aufschlüsse ergeben über geschlechtsbedingte Unterschiede in der Gehirnstruktur und -funktion männlicher und weiblicher Personen. Nach einer kurzen Darstellung der motorischen Hauptbeanspruchungsformen aus der Sicht beider Geschlechter werden morphologische und hormonelle Unterschiede im Gehirn von Mann und Frau dargestellt. Es folgt die schon seit längerem untersuchte unterschiedliche Lateralisierung im Gehirn der beiden Geschlechter. Das heutige Wissen über rhetorische und kognitive Leistungsfähigkeit lässt eine starke Abhängigkeit nicht nur von Hirnstrukturen, sondern auch von den geschlechtsbezogenen Hormonen erkennen, insbesondere vom Östrogen. Die Kombination beider Effekte ist verantwortlich für unterschiedliche kognitive Leistungen bei Mann und Frau. Alterungsbedingte kortikale Veränderungen mit Auswirkungen auf kognitive Funktionen können zumindest teilweise vornehmlich durch körperliche Trainingsmaßnahmen (Beanspruchung auf allgemeine aerobe dynamische Ausdauer im Sinne von Gehen und langsamem Laufen, Schwimmen und Radfahren u.a.) gestoppt oder sogar rückgängig gemacht werden.

7.6.2 Mann und Frau im Sport

Die einstmals gravierenden Unterschiede zwischen den Geschlechtern im Hinblick auf gesellschaftliche Aktivitäten, Funktionen und Ansehen haben sich in den hoch technisierten Ländern der Erde weitgehend angenähert. In Politik, Wissenschaft, Kultur und Sport stehen Frauen heute ebenso die Tore offen wie Männern. Das wird besonders deutlich im Sport. Unter ca. 27 Millionen Mitgliedern des Deutschen Sportbundes befinden sich etwa 10 Millionen Frauen. Nahezu alle sportlichen Betätigungsmöglichkeiten sind ihnen möglich. Aufgrund der biologischen Unterschiede aber gibt es natürliche Leistungsvoraussetzungen im Hinblick auf die körperliche Leistungsfähigkeit. So ist der Mann charakterisiert durch ein größeres Körpergewicht und eine größere Körperlänge. Das beinhaltet je nach betriebener Tätigkeit Nachteile oder Vorteile für die Leistungsfähigkeit. Die Skelettmuskulatur des Mannes macht etwa 35–40 % des Körpergewichts aus, die der Frau ca. 25 %. Das Knochengerüst der Frau ist meistens schwächer entwickelt. Andererseits verfügt die Frau über ein größeres Unterhautfettgewebe, welches z. B. bei Langzeit-Schwimmwettbewerben von Vorteil ist (Hollmann und Hettinger 2000).
Sämtliche körperlichen Betätigungsarten können nach fünf Hauptformen unterteilt werden (Hollmann und Hettinger 2000):

- Koordination
- Flexibilität
- Kraft
- Schnelligkeit
- Ausdauer

Unter der **Koordination** verstehen wir das Zusammenwirken von Zentralnervensystem und Skelettmuskulatur innerhalb eines gezielten Bewegungsablaufes. Die Frau besitzt darin eine im Durchschnitt um 5–8 % größere Leistungsfähigkeit, falls die dabei notwendige muskuläre Beanspruchungsintensität nicht zu hoch liegt.
Flexibilität beinhaltet das maximal mögliche Bewegungsausmaß in einem oder in mehreren Gelenken. Auch hierin besitzt die Frau eine geringe Überlegenheit.

Unter vielen Formen von **Kraft** existiert eine Grundform, die statische (isometrische) Kraft. Unserer Definition nach handelt es sich um diejenige Muskelspannung, welche willkürlich in einer gegebenen Position gegen einen fixierten Widerstand entfaltet werden kann. Die diesbezügliche Leistungsfähigkeit liegt beim Mann im Durchschnitt um 30–40 % über der von Frauen.
Schnelligkeit stellt die maximale Bewegungsgeschwindigkeit in einem oder in mehreren Gelenken bzw. die Fortbewegungsgeschwindigkeit dar. Auch hierin ist der Mann überlegen.
Unter den vielen Formen von **Ausdauerbeanspruchungen** stellt die allgemeine aerobe dynamische Ausdauer die Grundform dar. Es handelt sich um Bewegungen, durchgeführt mit mehr als ein Sechstel der gesamten Skelettmuskulatur über einen längeren Zeitraum als drei Minuten bei einer Belastungsintensität, die noch aerob getätigt werden kann. In Absolutwerten ausgedrückt besteht auch hier eine Überlegenheit des Mannes in einer Größenordnung von ca. 30 %, in Relativwerten, d. h. pro Kilogramm Körpergewicht, existieren nur geringfügige Unterschiede. Bei supralangen Wettbewerben (100-Meilenlauf, Kanalschwimmen u. a.) kann die Frau sogar dem Mann überlegen sein.
Ab Mitte der 1980er Jahre wurde es erstmals möglich, für eine Vielzahl von Fragestellungen hinsichtlich des Gehirns, der geistigen Leistungsfähigkeit, des geistigen Verhaltens und der Psyche Kombinationen von bildgebenden Verfahren mit biochemischen Untersuchungsmethoden einzusetzen. So erlaubte die Einführung von Positronen-Emissions-tomographischen Untersuchungen (PET) ebenso wie die funktionelle Magnet-Resonanz-Tomographie Einblicke in hämodynamische und metabolische regionale Gehirnreaktionen auf physische und psychische Reize, die vor dieser Zeit undenkbar erschienen. Sie ergaben ein völlig neues Bild und vor allem Verständnis von Gehirnfunktionen unter Bezugnahme auf biochemische Zusammenhänge (Abb. 7.6-1).

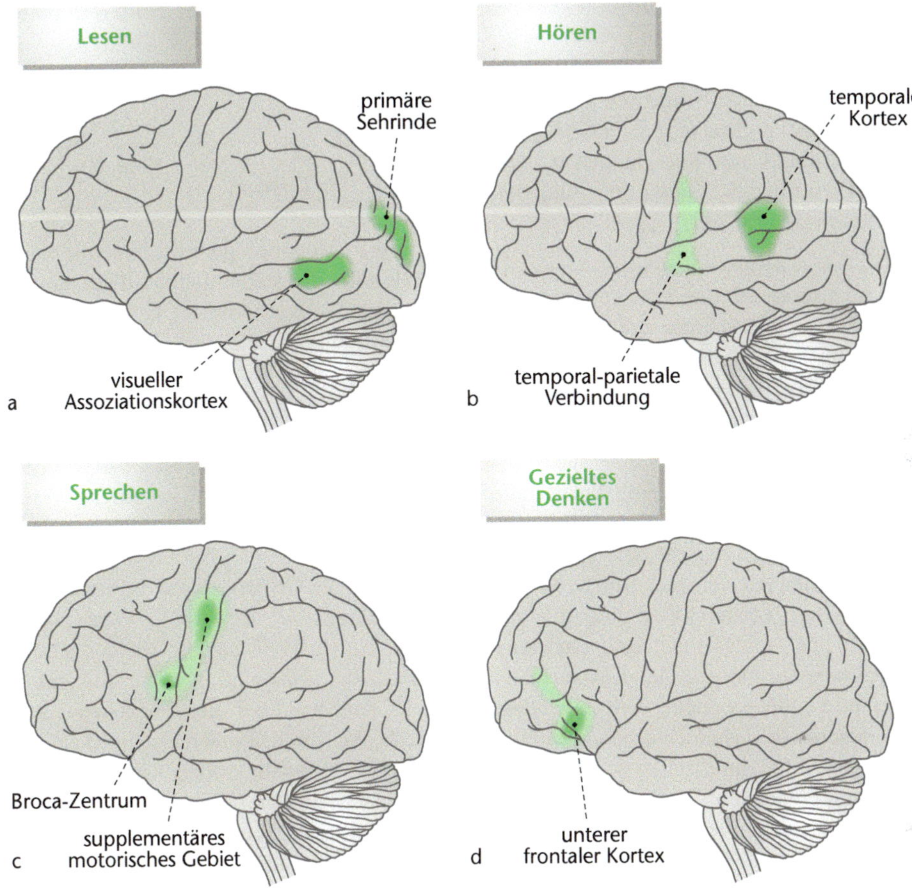

Abb. 7.6-1a–d Positronen-Emissions-Tomographische Abbildung der Aktivierung gezielter Neuronenverbände beim Lesen, Hören, Sprechen und gezielten Denken (Kandel et al. 1991).

7.6.3 Affekte und Emotionen aus der Sicht des Gehirns

Ratio (Vernunft, Verstand) und Emotio (Gefühlsleben) bestimmen in ihrer Kombination die menschliche Verhaltensweise.

Ratio beruht auf Wissen. Hierfür gibt es keine einheitliche Definition. Wissen beruht aber auf Gedächtnis. Wissensspeicherung findet in Abhängigkeit von Inhalt und umgebenden Bedingungen in verschiedenen Rindenarealen statt. Der Hippocampus gilt als der Organisator des bewusstseinsfähigen Gedächtnisses.

Emotionen werden hingegen von der Amygdala (Mandelkern) organisiert und gesteuert. Die Amygdala ist mit allen wichtigen Teilen des Gehirns verbunden. Direkt oder aber über den Hypothalamus wirkt die Amygdala auf das gesamte hormonale und vegetative System durch Aktivierung sowohl des sympathischen als auch des parasympathischen Systems, ferner Aktivierung des dopaminergen, noradrenergen und cholinergen Systems. Dabei wird dem basolateralen Amygdala eine Rolle bei der Steuerung von Willkürhandlungen aufgrund emotionaler Kriterien zugeschrieben. Sitz der Gefühlswelt ist das limbische System. Hierzu zählen Hippocampus, Amygdala, Septum und limbische Thalamuskerne. Hierüber greift das limbische System in das motorische System ein, was sich z.B. im Zusammenhang mit emotionalen Gebärden und Lauten äußert (Eccles 1994, Roth 2000).

Diese Grundlagen sind zum Verständnis des Nachfolgenden notwendig. Schon seit der Antike wird dem Mann im Vergleich zur Frau eine Überlegenheit im Hinblick auf Ratio zugesprochen, während die Frau über eine tiefer gehende, vielseitigere Emotio verfügen soll.

Tatsächlich konnten mit den heutigen bildgebenden Verfahren wesentliche Lokalisationsdifferenzen bei ein und denselben rationalen und emotionalen Aufgaben zwischen den beiden Geschlechtern festgestellt werden.

Die wichtigste **subkortikale Vermittlungsstelle** zwischen Kognition, Ratio, Emotio und Verhalten stellen die **Basalganglien** dar. Sie hängen auf das engste mit kortikalen Arealen zusammen, die mit Handlungsplanung, -vorbereitung und -ausführung zu tun haben (präfrontaler und parietaler Kortex, supplementär motorischer Kortex sowie motorischer und prämotorischer Kortex). Diese „motorische Schleife" (Nieschlag und Behre 1996) ist eng mit einer „limbischen Schleife" verbunden. Die enge Verknüpfung beider Schleifen ist eine Voraussetzung für Gedächtnisbildung, Handlungsplanung und Handlungskontrolle. Damit stehen bewusste Wahrnehmung und Handlungsplanung stets unter der Kontrolle unbewusster Vorerfahrung und Empfindungen über das limbische System. Die Kombination beider Schleifen beginnt bereits im Mutterleib und setzt sich verstärkt in den ersten Lebensmonaten und -jahren fort. Bereits mit der Pubertät mögen sich die unterschiedlichen kognitiven Fähigkeiten zwischen Mann und Frau ausprägen. Aus der Sicht von Evolution und Selektion dürfte dabei der einstmaligen Aufgabenverteilung eine entscheidende Rolle zukommen. Der Mann hatte für die Ernährung und den Schutz von Frau und Kindern zu sorgen, die Frau für die Nahrungszubereitung und die Kindeserziehung. Als Jäger war der Mann gezwungen, sich notfalls weit von seinem Lager und damit von seiner Familie entfernen zu müssen, während das aufgabenbezogene Umfeld der Frau einen weitaus geringeren Radius aufwies. Auf dieser Basis sind die unterschiedlichen kognitiven Fähigkeiten zwischen beiden Geschlechtern verständlich.

7.6.4 Männliches und weibliches Gehirn

Sowohl in Morphologie und Struktur als auch in der Funktion bestehen beträchtliche geschlechtsbezogene Unterschiede im Gehirn. Gene lassen über Sexualhormone den Feinbau des Gehirns bereits bald nach der Geburt beeinflussen. Schon in einer frühen Embryonalphase leiten Östrogene und Androgene eine geschlechtliche Differenzierung ein. Sie ist später für das Auftreten entsprechender männlicher bzw. weiblicher Verhaltensweisen wichtig (DeVries et al. 1984).

Schon in einer frühen Lebensphase wird die Organisation des Gehirns durch die **Sexualhormone** auf größtenteils irreversible Weise beeinflusst (Haskell et al. 1997, Spitzer 2000). In tierexperimentellen Untersuchungen konnte ein Entzug von Testosteron bei neugeborenen Männchen bzw. das Verabreichen von Östrogen an neugeborene Weibchen eine völlige Umkehrung des geschlechtsspezifischen Verhaltens der erwachsenen Tiere auslösen. Weibliche Heranwachsende mit übermäßiger Androgenexposition können wild und aggressiv agieren (Adler 1999).

Sogar beim erwachsenen Menschen ist die Organisation der Hirnrinde ständigen Veränderungen im makroskopischen bis zum mikroskopischen Bereich unterzogen, welche von der Körperperipherie ausgelöst und zum Teil auch gesteuert werden. Vermehrte **bewegungstypische Beanspruchung eines Körperteils** löst eine Expansion der zugehörigen Repräsentation in der Hirnrinde aus (Candia et al. 1999, Elbert et al. 1995). Langzeitpotenzierung kann Spines innerhalb von Minuten bis Stunden morphologisch verändern und ein einzelnes Spine in mehrere weitere aufspalten. Ihre Neubildung wie auch die von Synapsen und das Wachstum von Dendriten und Axonen wird durch vermehrte körperliche Aktivität gefördert. Selbst im Gehirn des Erwachsenen ist eine Neubildung von Neuronen aus Stammzellen möglich, die durch dynamische muskuläre Beanspruchung gefördert wird (Eriksson et al. 1998).

Östrogene besitzen schützende Wirkung auf das Gehirn (Shughrue und Merchenthaler 2000). Körperliche Arbeit lässt den Östrogenspiegel bei beiden Geschlechtern ansteigen. Vor allem bei Frauen wird hierdurch eine vermehrte Produktion von Nervenwachstumsfaktoren (Brain Derived Neurotrophic Factors = BDNF) ausgelöst (Hollmann, Strüder und Tagarakis; Neeper et al. 1995).

Der wohl am längsten bekannte geschlechtsbezogene Unterschied hinsichtlich des Gehirns betrifft das **Gehirngewicht.** Es beträgt bei der Frau 1245 g, beim Mann 1375 g. Dieser Unterschied verschwindet praktisch völlig beim Bezug des Gehirngewichts auf das Körpergewicht. Die **Hirn-Körpermasse-Relation** beläuft sich bei der Frau auf durchschnittlich 1:46 (22 g Hirnmasse/kg Körpermasse), beim Mann auf 1:50 (20 g/kg).

Beide Geschlechter werden mit durchschnittlich 160–180 Milliarden Neuronen geboren, während im Erwachsenenalter nur durchschnittlich 100 Milliarden nachweisbar sind. 60–80 Milliarden sind gewissermaßen ein Überschuss- oder Sicherheitsfaktor der Natur. Nur Neurone, die Synapsen bilden, überleben. Die stärksten **Anreize zur Synapsenbildung** sind körperliche Aktivität und Umgebungsveränderungen. Es klingt verständlich, dass die Existenz einer größeren Zahl von vernetzten Nervenzellen im Gehirn größere Chancen bietet für Umfang und Inhalt der rationalen und emotionalen Gedankenwelt.

In der morphologischen Betrachtung besitzt das weibliche Gehirn ein dickeres Corpus callosum als das männliche. Der Grund ist, dass beim weiblichen Gehirn bis zu 30 % mehr Verbindungen zwischen den beiden Hirnhemisphären bestehen (Kimura 1992/1 u. 2).

Im Gehirn von Männern, die sich psychisch dem weiblichen Geschlecht zugehörig fühlen, ist eine bestimmte Struktur im Hypothalamus auffallend klein. Die so genannte Stria terminalis, ein im Hypothalamus vorhandenes Faserbündel, ist bei Frauen kleiner ausgeprägt als bei Männern (Zhou et al. 1995). Dieser Abschnitt ist auch im Gehirn von **transsexuellen Männern** klein und entspricht größenmäßig demjenigen von Frauen. Man darf aus diesem Befund schließen, dass die Weichen für die geschlechtliche Identität schon bei Ungeborenen gestellt werden (Jannini et al. 1999).

Eine der Gehirnregionen, die normalerweise bei Männern größer ist als bei Frauen – ein interstitieller Kern des vorderen Hypothalamus – fällt bei **homosexuellen Männern** deutlich kleiner aus als bei heterosexuellen (Kimura 1992/2). Auch diese Beobachtung stützt die Vermutung, dass sexuelle Vorlieben auf einem biologischen Substrat beruhen.

Das weibliche **X-Chromosom** fällt unter anderem dadurch auf, dass ungewöhnlich viele Gene, welche die geistige Leistungsfähigkeit bestimmen, hier konzentriert sind. Etwa 16 % aller bekannten Gene, die unsere geistige Leistungsfähigkeit beeinflussen, sind offenbar auf dem X-Chromosom aufgereiht (Hameister 2001). Bedenkt man, dass diese Chromosomen nur 5 % des gesamten Erbgutes ausmachen, ist der genannte Betrag außerordentlich groß. Die Rate der Intelligenzgene auf dem X-Chromosom ist rund dreimal so hoch wie jene auf dem nicht-geschlechtsgebundenen Chromosom.

Im Gegensatz hierzu wurden auf dem männlichen **Y-Chromosom** bisher noch keine Gene für Intelligenz entdeckt. Das männliche Geschlechtschromosom ist stattdessen dicht mit Erbfaktoren für Fruchtbarkeit bepackt. Auf der Grundlage dieser Befunde vermutet Hameister (2001), dass der stammesgeschichtliche Siegeszug der menschlichen Intelligenz damit begann, dass Frauen eine besondere Vorliebe für intelligente Männer entwickelten. Dieser Zusammenhang dürfte sich auch im Daseinskampf als segensreich ausgewirkt haben.

Ein wissenschaftlich noch schlecht erklärbarer Befund ist der Zusammenhang zwischen der **Qualität von Spermien** und dem Eindruck, den Männer auf Frauen machen. Männer, die auf Frauen attraktiv wirken, besitzen durchweg eine besonders gute Samenqualität. Experimentell untersuchte man die Spermien von 66 Männern. Fotos von deren Gesichtern wurden 230 Frauen gezeigt, die die Männer hinsichtlich Attraktivität als mögliche Lebenspartner einordnen sollten. Das Ergebnis: Besonders attraktive Kandidaten hatten in statistisch hoch signifikanter Weise eine überdurchschnittliche Samenqualität (Soler 2003).

Im Hinblick auf **Intelligenz** konnten zwischen männlichen und weiblichen Personen keine signifikanten Unterschiede nachgewiesen werden, ging man von vergleichbaren sozialen Schichten aus. Gemäß unserer Definition ist Intelligenz die Summe von Analysiervermögen, Synthetisiervermögen, Erinnerungsvermögen und Originalität. Jeder einzelne dieser Teilfaktoren kann stark oder schwach ausgeprägt sein in Relation zu Durchschnittswerten. Daraus resultiert dann – in Verbindung mit dem Lernprozess (Lebenserfahrung) – die Begabung für eine spezifische Aufgabe.
Stresshormone wirken sich bei verlängerter Einwirkung ungünstig auf geistige Fähigkeiten aus. Das morphologische Substrat sind Dendritenatrophie und Spinereduktion, wobei besonders der Hippocampus betroffen ist und eine Verkleinerung erfährt. Nach länger dauernder Einstellung der Disstresswirkung normalisiert sich der Befund (Kandel et al. 1991, Kimura 1992/1).

Die Betrachtung geschlechtsspezifischer Unterschiede lässt den Schluss zu, dass das Hormon die Ursache, das Verhalten das Resultat ist (Henkel 2003, Hollmann et al. 1994). Verhalten wird hormonell gesteuert.

Es ist falsch, von einer Korrelation bei sexuell aktiven Männern mit höheren Testosteronkonzentrationen im Blut auf einen ursächlichen Zusammenhang mit dem Grad der Sexualität zu schließen. Das belegten u.a. Jannini et al. (1999). Bei 80 Patienten mit seit langem bestehender Impotenz erfolgte eine Therapiephase durch eine mechanische Hilfe oder mit dem Präparat Sildenafil (Viagra®). Es fand keine Hormonbehandlung statt. Bei den Männern mit beseitigter Impotenz fand sich ein deutlicher Anstieg der Testosteronkonzentration im Blut. Männer, die auf die Therapie nicht ansprachen, ließen unveränderte Testosteronkonzentrationen erkennen. Demnach war der Anstieg der Testosteronkonzentration auf die vermehrte sexuelle Aktivität zurückzuführen. Die zuvor verringerten Werte hatten die Impotenz nicht verursacht. Die Art der Behandlung spielte weder für das Verhalten noch für die Hormonkonzentration eine Rolle.

7.6.5 Gehirnlateralisierung bei den Geschlechtern

Vergleichende Untersuchungen über Unterschiede in der rechten und linken Gehirnhälfte zwischen den Geschlechtern haben verschiedene Differenzen erkennen lassen. So ergab sich bei 200 ausgeprägt rechtshändigen Kindern im Alter von 6–13 Jahren ein signifikanter Zusammenhang zwischen den rechtshändigen Fähigkeiten bei den Jungen, der aber bei den Mädchen nicht nachweisbar war. Auch ein dichotischer Zahlentest ergab keinen Geschlechtsunterschied (Springer und Deutsch 1990).
Weitere Untersuchungen dieser Art ließen darauf schließen, dass **Frauen schwächer lateralisiert** zu sein scheinen als Männer (Levy 1978). Korrelierte man den Grad der „Alpha-Asymmetrie" des Elektroenzephalogramms (EEG, Anteil der Alphawellen links minus Alpha-Anteil rechts) mit der Reaktionsgeschwindigkeit bei verschiedenen Tests, fand man bei Männern für die rechtshemisphärischen Aufgaben eine signifikante Korrelation zwischen der Größe der Asymmetrie und der Leistung. Für linkshemisphärische „Wortschatztests" erreichte man keine Signifikanz. Die Ergebnisse lassen vermuten, dass geschlechtsspezifische Unterschiede in der Lateralität existieren, diese jedoch funktionell schwierig nachweisbar sind (McGlone 1978).
In anderen Untersuchungen zeigte sich, dass Frauen asymmetrische Muster der Alpha-Verteilung besser aufrechterhalten konnten als Männer. In der Fähigkeit, eine symmetrische Verteilung in beiden Hemisphären beizubehalten, ergaben sich aber keine Geschlechtsunterschiede. In Untersuchungen über die regionale zerebrale Durchblutung wurden signifikante geschlechtsabhängige Unterschiede in der hemisphärischen Asymmetrie beobachtet. Bei weiblichen wie bei männlichen rechtshändigen Probanden stieg während eines verbalen Tests der Blutfluss in der linken Hemisphäre beträchtlich an. Während eines räumlichen Tests erhöhte sich jedoch bei Frauen die Durchblutung der rechten Hemisphäre stärker als bei Männern. Es zeigte sich eine stärkere Lateralisierung des Blutflusses bei rechtshändigen Frauen im Vergleich zu Männern (Gur et al. 1982).

Die unterschiedliche Lateralisierung von Mann und Frau beeinflusst nicht die Summe der Intelligenzquotienten.

Das ergaben geschlechtsneutrale Bewertungen mit nonverbalen und verbalen Untertests. Bei Männern aber beeinträchtigt z.B. eine Schädigung der linken Hirnhälfte den sprachlichen Intelligenzquotienten mehr als den nicht-sprachlichen (Tucker 1976).

7.6.6 Rhetorische und kognitive Leistungsfähigkeit

Einer der wesentlichen geschlechtsbezogenen Gehirnunterschiede besteht darin, dass Frauen nicht nur ein, sondern mehrere **Sprachzentren** besitzen. Insgesamt ist die für Rhetorik mobilisierbare Gehirnfläche bei der Frau im Schnitt um 33 % größer als beim Mann. Hierdurch werden die oft hervorragenden rhetorischen Fähigkeiten einer Frau verständlich (Coltheart et al. 1975, Kimura 1992/2, Shaywitz et al. 1995).

Bei Männern ist für die Sprache vor allem die linke Hirnhemisphäre zuständig, bei den Frauen beide.

Eine bekannte Erfahrung ist, dass Mädchen früher und besser als Jungen sprechen und lesen lernen. Hauptgrund dürfte sein, dass sich die linke Gehirnhälfte eines Mädchens schneller entwickelt als die eines Jungen. Bezüglich des Wachstums der rechten Gehirnhälfte haben die Jungen Vorteile. Hierdurch können sie räumlich-visuelle und logische Wahrnehmungen besser entfalten. Mathematisches Denken oder das Lösen von Puzzles liegen Jungen besser als Mädchen (Pease und Pease 1998).

Stottern ist eine beinahe ausschließliche männliche Sprachstörung. Auf ein Mädchen mit diesen Beschwerden kommen 3–4 Jungen.

Das Gehirn eines Mannes ist auf eine strikte **Reihenfolge in der Erledigung verschiedener Aufgaben** programmiert, unter anderem eine Folge der geringeren Zahl von Verbindungen zwischen den Hirnhemisphären. Im Gegensatz hierzu ist das weibliche Gehirn auf eine simultane multifaktorielle Tätigkeit eingestellt. Die Frau kann gleichzeitig mehrere Tätigkeiten qualitativ gleichwertig erledigen, während sich der Mann ohne spezifische Übung auf eine herausgefilterte Hauptaufgabe konzentriert (Piazza 1980; Abb. 7.6-2).

Differenzen im **räumlichen Sehen** sind dadurch charakterisiert, dass der Grundriss eines Hauses vom weiblichen Gehirn üblicherweise zweidimensional gesehen wird, vom männlichen Gehirn dreidimensional. Damit ist das Tiefensehen beim Mann besser. Eine englische Studie ergab, dass im Durchschnitt 82 % der Männer exakt am Randstein parken und 71 % ihr Auto beim ersten Versuch in eine Parklücke manövrieren. Bei Frauen lag die Zielgenauigkeit bei 22 %, und nur 23 % schafften das Einparken auf Anhieb. Besonders im normalen Straßenverkehr erfordert jede Situation durch den ständigen Wechsel eine neue Einschätzung der Lage, und hierfür ist das räumliche Vorstellungsvermögen des Mannes besser geeignet. Darum ziehen es Frauen vor, ihr Auto in eine größere Parklücke einzuparken und dann zu ihrem Ziel zurückzulaufen, statt sich rückwärts in eine enge Lücke zu zwängen (Motluk 2000).

Andererseits sind Frauen besser bei **optischen Wahrnehmungen**, bei denen es auf die Geschwindigkeit, das detailgetreue Erinnerungsvermögen und die Entscheidungsschnelligkeit ankommt. Gleichzeitig verfügen sie über eine überlegene koordinative Leistungsfähigkeit der Hand (Hollmann et al. 2000).

Männer sind hingegen überlegen beim **zielgerichteten Werfen und Auffangen**. Hier hilft ihnen das bessere räumliche Vorstellungsvermögen. Männer zeigen auch bessere optische Leistungen bei Suchbildern, d.h. beim Auffinden versteckter geometrischer Figuren.

Es ließen sich **Abhängigkeiten der genannten Tätigkeiten vom Testosteronspiegel** nachweisen. Frauen mit hohem Testosteronspiegel lösen Fragen zum räumlichen Vorstellungsvermögen besser als Frauen mit niedriger Testosteronkonzentration. Bei Männern ist es umgekehrt: Ein niedriger Testosteronspiegel korreliert mit besseren Leistungen. Bei einem Test zur Wahrnehmungsgeschwindigkeit, einer weiblichen Domäne, gibt es dagegen keine Korrelation zwischen Hormon-

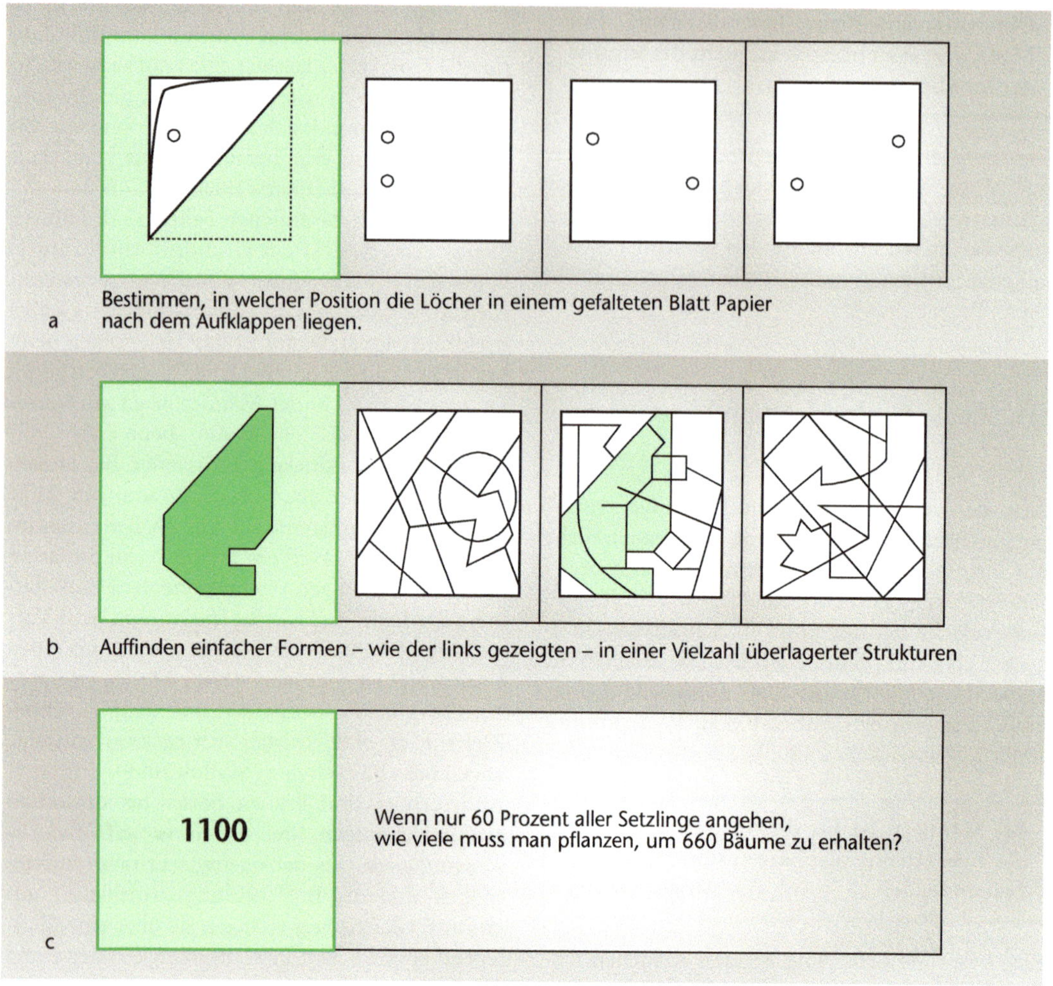

Abb. 7.6-2a–c Probleme, bei deren Lösung Männer im Vorteil sind (Kimura 1992/2).

gehalt und kognitiver Leistung (Hollmann et al. 2000; Abb. 7.6-3).

Führt man vergleichende Untersuchungen über **mathematische Schlussfolgerungen** durch, schneiden Männer besser ab als Frauen. Die höchsten Leistungen erreichen dabei männliche Personen mit niedrigem Testosteronspiegel. Daraus ergibt sich, dass die optimale Testosteronkonzentration für die untersuchten kognitiven Aspekte ein Prozentsatz ist, der höher liegt als der normale weibliche und niedriger als der normale männliche Spiegel.

In Laborsituationen untersuchte man, auf welche Weise Erwachsene **Wege lernen**. Studenten mussten auf einer Landkarte mit großem Maßstab einer Route folgen. Die männlichen Probanden lernten den Weg in weniger Durchgängen und machten weniger Fehler. Nach Abschluss des Lernvorgangs erinnerten sich aber die weiblichen an mehr auffällige Einzelheiten entlang des Weges. Auch im Alltag neigen Frauen dazu, sich an markanten Punkten zu orientieren. Die diesbezügliche männliche Strategie ist noch nicht eindeutig geklärt (Kimura 1992/1 u. 2).

Sollten sich Versuchspersonen Gegenstände und deren Lage innerhalb eines Raumes analog einem Zimmer oder auf einem Tisch merken, konnten Frauen später besser angeben, ob einer der Ge-

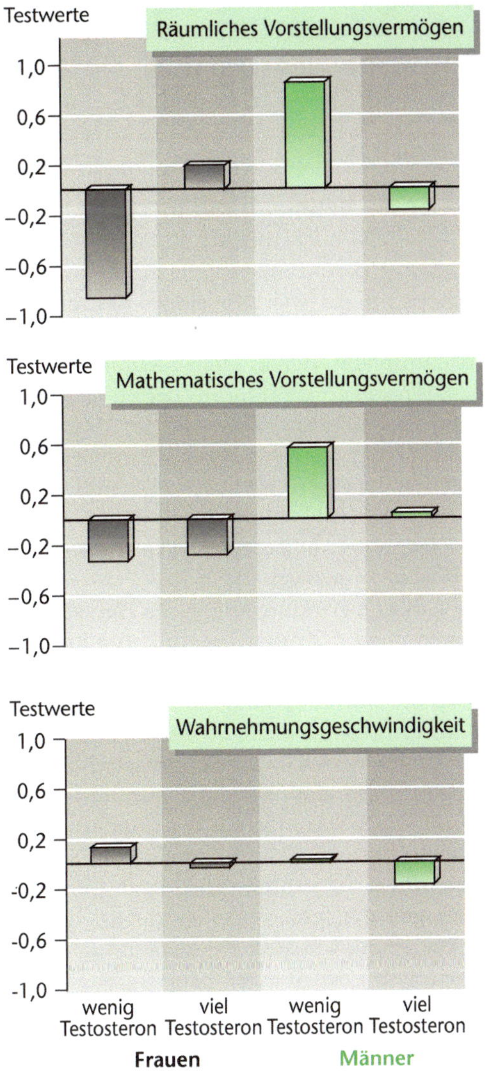

Abb. 7.6-3 Frauen mit hohen Testosteronspiegeln lösen Aufgaben zum räumlichen Vorstellungsvermögen besser als solche mit niedrigen Werten. Bei Männern ist es umgekehrt **(oben)**. – Bei einem Test zum mathematischen Schlussfolgern korrespondierte bei Männern ein niedriger Testosteronspiegel mit besserer Leistung, während ein solcher Zusammenhang bei Frauen nicht nachweisbar ist **(Mitte)**. – Bei einer vergleichenden Untersuchung zur Wahrnehmungsgeschwindigkeit, bei der Frauen normalerweise besser abschneiden **(unten)**, besteht für beide Geschlechter keine Korrelation zwischen Testosteronspiegel und Leistung (Kimura 1992/2).

genstände versetzt worden war. Frauen konnten auch eine einmal gezeigte Anordnung von Gegenständen genauer nachbauen als Männer.

Bei **Wortschatztests** konnte Kimura (1992/2) keine signifikanten Unterschiede zwischen Geschlechtern feststellen. Gleiches galt für nichtverbale und verbale Schlussfolgerungen. Müssen aber z. B. als Ausdruck gedanklicher Beweglichkeit (Ideenflüssigkeit) weiße oder rote Gegenstände aufgezählt werden, sind Frauen eher überlegen.

Hinsichtlich der **Akustik** lassen Männer gegenüber Tönen mit hohen Frequenzen („helle" Töne) eine größere Empfindlichkeit erkennen als Frauen.

Die kognitiven Unterschiede zwischen Mann und Frau lassen sich am ehesten auf der Basis von **Evolution und Selektion** erklären. Der Mann musste einstmals sowohl als Jäger und als Führer bei Wanderungen wie auch gegebenenfalls auf der Suche nach geeigneten weiblichen Partnern größere Reviere durchwandern als Frauen. Sie hatten daher einen Selektionsvorteil hinsichtlich visuell-räumlicher Fertigkeiten. Bei Frauen hingegen bestand der Selektionsdruck aus Fähigkeiten im Zusammenhang mit der Kinderbetreuung, wie der Sprache als Mittel der Kommunikation, der Entwicklung sozialer Empfindsamkeit und einer Gewandtheit in der nichtverbalen Kommunikation (Levy 1978).

Beim **Zuhören** nutzen Männer im Allgemeinen nur eine Hirnhälfte, Frauen aber beide. In experimentellen Untersuchungen sprach die Mehrheit der Männer nur mit dem Schläfenlappen in der linken Hirnhälfte auf eine Erzählung an. In dieser Region liegen Hör- und Sprechzentren des menschlichen Gehirns. Frauen dagegen aktivierten auch die Schläfenlappen in der rechten Hirnhälfte, die nach traditioneller Auslegung für musikalische Darbietungen und das Verständnis räumlicher Bezüge zuständig ist (Cahill 2001).

Bei der Identifizierung von Buchstaben bei **Ton-(phonologischen) Untersuchungen** zeigt sich, dass bei Männern die Vorderhirnwindung linksseitig, bei Frauen hingegen auf beiden Seiten aktiviert wird. Befunde dieser Art machen es verständlich, dass Frauen nach einem linksseitigen Schlaganfall in Spracharealen seltener schwere Störungen haben als Männer. Auch wird die frühere Annahme erklärlich, Mädchen seien seltener

legasthenisch als Jungen – sie kompensieren das Defizit offenbar nur leichter.
Männer und Frauen nutzen auch unterschiedliche Gehirnhälften, um **emotionale Gedächtnisinhalte** zu speichern. Werden Eindrücke wie Angst oder Abscheu ausgelöst, aktivieren Männer den Mandelkern (Amygdala) der rechten, Frauen den der linken Gehirnhälfte (Cahill 2001). Drei Wochen später wurden die Testpersonen gefragt, an wie viele von dargestellten Videosequenzen sie sich noch erinnern könnten. Beide Geschlechter konnten sich besser an die emotional erregenden als an neutrale Vorgänge erinnern. Auch dabei wurde bei den Frauen eine erhöhte Aktivität in der linken, bei Männern in der rechten Amygdala festgestellt. Diese Beobachtungen konzentrieren sich ausschließlich auf die Amygdala. Sie bedeuten nicht, dass Frauen generell eher die linke Hemisphäre und Männer eher die rechte Hemisphäre des Gehirns benutzen.
In anderen experimentellen Untersuchungen mussten sich jeweils 12 Männer und 12 Frauen in einem virtuellen Irrgarten zurechtfinden und den Ausgang entdecken. Die Männer fanden im Mittel nach 142 Sekunden den Ausgang, die Frauen erst nach 196 Sekunden, ein hoch signifikanter Unterschied. Er dokumentiert die Überlegenheit der Männer gegenüber Frauen hinsichtlich **visuospatialer Aufgaben**.
In der Gesamtgruppe fand man eine Aktivierung des rechten Hippocampus, des linken parahippocampalen Gyrus sowie des superioren Parietallappens beidseitig. Wurden jedoch funktionelle Bilder aus dem Magnetresonanztomographen gruppenstatistisch aufgearbeitet, ergab sich, dass die Lösung der gleichen Aufgabe bei Männern und Frauen zum Teil zur Aktivierung völlig unterschiedlicher Gehirnbereiche führte. Während es bei den Männern zu Aktivierungen des linken Hippocampus kam, benutzten Frauen das rechte Frontalhirn.
Die Unterschiede können durch differierende Strategien bei der Aufgabenlösung entstanden sein. Frauen verlassen sich beim Navigieren vor allem auf Landmarken, während Männer eine geometrische Repräsentation des Raumes bevorzugen. Für das Online-Line-Halten von Landmarken benötigen Frauen dementsprechend den rechten frontalen Cortex, wohingegen die linkshippocampale Aktivierung seitens der Männer möglicherweise auf die Konstruktion geometrischer Repräsentanzen zurückgeht (Grön et al. 2000, Spitzer 1997).

7.6.7 Nebenwirkungen von Psychopharmaka

Psychopharmaka wie z.B. einige **Neuroleptika** und **trizyklische Antidepressiva** erhöhen den Prolaktinspiegel durch Dopaminantagonismus. Hieraus resultiert eine Störung der pulsatilen Gonadotropin-Releasing-Hormone (GnRH), was zu einem Mangel der Hypophysenhormone luteinisierendes Hormon (LH) und follikelstimulierendes Hormon (FSH) führt. Somit unterbleibt die Stimulation der Hodenfunktion, und es resultiert ein Testosteronmangel.
Eine ähnliche Wirkung zeigen das **Herzglykosid** Digitoxin und das **Antisympathikotonikum** Reserpin. Ebenso drosseln Prednison und Dexamethason die Hormonproduktion an übergeordneter Stelle, indem sie die LH-Synthese und -Sekretion hemmen. Auch Kalziumantagonisten wie z.B. Verapamil und Nifedipin vermindern die LH- und FSH-Sekretion aus der Hypophyse und führen so zu einem Testosteronmangel.
Ferner gibt es Substanzen, die als **Androgenrezeptorantagonisten** fungieren und somit das Testosteron kompetitiv von seinem Rezeptor verdrängen. Hierzu zählen der Aldosteronantagonist Spironolacton, das kaliumsparende Diuretikum Amilorid, der H2-Rezeptorantagonist Cimetidin und Lipidsenker wie Clofibrat (Nieschlag und Behre 1996).
Die Häufigkeit der Verordnung solcher Arzneimittel unterstreicht die Bedeutung für einen Androgenmangel: Etwa jeder 10. Mann über 40 Jahre erhält Kardiaka und jeder 50. ein Antihypertensivum.

Insgesamt tragen rund 2 Millionen Männer in Deutschland, die jenseits des 40. Lebensjahres stehen, das potenzielle Risiko, durch ihre Arzneimitteleinnahme von einem Androgenmangel betroffen zu sein (Fiegel und Kulhanek 1990).

Zwischen Männern und Frauen gibt es nur geringe Unterschiede auf dem Gebiet **neurodegenerativer Erkrankungen**. Dennoch müssen Besonderheiten bedacht werden. Bei der Alzheimerschen Erkrankung gibt es Hinweise auf eine relativ stärkere kognitive Beeinträchtigung von Frauen, die dennoch eine höhere Lebenserwartung haben. Einige wenige genetische und degenerative Leiden treten bevorzugt oder ausschließlich beim weiblichen Geschlecht auf, so das Goltz-Gorlin-Syndrom, das Rett-Syndrom, die Inkontinentia pigmenti, das Meigh-Syndrom, das Triplo-X- und das Turner-Syndrom (Lang 2000).

Ein weiterer geschlechtsspezifischer Unterschied in der Hirnorganisation in sprachlichen und damit verknüpft motorischen Funktionen führt dazu, dass Frauen eher als Männer unter **Aphasie** leiden, wenn der vordere Bereich des Gehirns verletzt worden ist. Örtlich begrenzte Schädigungen innerhalb einer Hemisphäre bei beiden Geschlechtern liegen zumeist im hinteren Gehirnbereich. Sprachfunktionen sind bei Frauen nicht deshalb mit geringerer Wahrscheinlichkeit betroffen, weil die sprachlichen Fähigkeiten bei ihnen gleichmäßiger in beiden Hirnhemisphären repräsentiert sind, sondern weil die dafür kritische Region seltener verletzt wird (Kimura 1992/2).

Auch **Apraxie**, die Störung, gewisse erlernte oder zweckgerichtete Bewegungen der Hände auszuführen, tritt vor allem nach Verletzungen der linken Hemisphäre auf. Sie ist auch eng mit Sprachproblemen verbunden. Bei Patienten mit Verletzungen der linken Gehirnhälfte zeigte sich, dass diese Bewegungswahl bei Frauen eher mit vorderen Arealen zu tun hat als bei Männern (Damasio und Damasio 1992).

Motorik-Wahlsystem und motorische Rinde sind unmittelbar benachbart. Das begünstigt **feinmotorische Fertigkeiten** bei Frauen. Die zuständigen Rindenregionen sind eng mit visuellen Arealen vernetzt im hinteren Teil des Gehirns. Hier liegen die Wurzeln für die besseren motorischen Fertigkeiten für Zielbewegungen in Ferne bei Männern. Die stärkere Abhängigkeit der Frauen von den vorderen Hirnarealen ist selbst dann erkennbar, wenn z. B. Probanden ein zu betrachtendes Modell mit Bauklötzen nachbauen sollen. Erneut sind Frauen im Falle von Verletzungen vorderer Regionen der rechten Hemisphäre stärker beeinträchtigt als durch solche der hinteren, während es bei Männern durchweg umgekehrt ist (Kimura 1992/2).

Experimentell konnte nachgewiesen werden, dass Frauen beim Nachdenken über **Wortbedeutungen** die Gehirnhemisphären gleichmäßiger nutzen als Männer. Hingegen ist die Nicht-Rechtshändigkeit, die mit einer geringeren Dominanz der linken Gehirnhälfte zutun hat, bei Männern häufiger (Damasio und Damasio 1992).

7.6.8 Gehirn und Altern aus der Sicht beider Geschlechter

Neben genetischen Faktoren dürften freie Sauerstoffradikale maßgeblich sein für die Alterungsvorgänge. Der von ihnen ausgehende **oxidative Stress** betrifft vor allem die Mitochondrien. Mit zunehmendem Alter nehmen die Antioxidanzien ab, insbesondere Superoxid-Dismutase, Katalase und Glutathion-Peroxidase. Dadurch werden Substanzen wie Malondialdehyd, Thiubarbitursäure-aktives Material sowie Lipidperoxide und Wasserstoffperoxide angehäuft. Eine typischerweise im Alter auftretende Erkrankung wie die Parkinson-Krankheit zeichnet sich durch den Untergang von dopaminergen Nervenzellen in der Substantia nigra des Gehirns aus. In der gleichen Region wird ein stark erniedrigter Glutathiontiter gefunden, womit der Oxidationsschutz fehlt.

Ein Leitsymptom altersbedingter Gehirnveränderungen ist die **Abnahme des Gehirngewichts**. Dabei handelt es sich kaum um einen Neuronenschwund, sondern vielmehr um eine Abnahme der weißen Substanz (Nervenfasern). Große Neurone können jedoch schrumpfen, die Zahl der Dendriten und Spines sowie die der Synapsen kann abnehmen. In verschiedenen Hirngebieten gehen auch die Dopamin- und Noradrenalinproduktion zurück, ferner die Aktivität des spezifischen präsynaptischen Enzyms Cholinacetyl-Transferase, der Tyrosin-Hydroxylase und der Dopamin-Decarboxylase. Dagegen erhöht sich die Aktivität der Monoamin-Oxydase B, ein Glied im Katecholaminkatabolismus.

Als Folge der Vorgänge ist speziell das **Kurzzeitgedächtnis** geschwächt. Sein Hauptsitz sind die Spines. Ihre altersbedingte Abnahme lässt damit morphologische Grundlagen für das Kurzzeitgedächtnis reduzieren. Im Gegensatz hierzu kann das Langzeitgedächtnis bis in ein hohes Alter unverändert bleiben.

Altersspezifische Veränderungen in der **Gehirngröße** finden sich vor allem beim Mann in der parietookzipitalen Region. Geschlechtsspezifische asymmetrische Veränderungen sind jedoch nicht zu beobachten (Coffey et al. 1998).

Ein Marker für kortikale Atrophie ist die Größenordnung der kortikalen Rindenschicht. Sie beläuft sich im 20. Lebensjahr auf durchschnittlich 4,0 mm, im 80. Lebensjahr auf 3,2 mm. Die Differenzen fallen beim Mann größer aus als bei der Frau.

Weiterhin sind altersbedingte Gehirnveränderungen durch eine **Zunahme der zerebrospinalen Flüssigkeit** im Gehirn charakterisiert. Dieser Wert fällt für Männer signifikant größer aus als für Frauen. So beschrieben Coffey et al. (1998) für männliche Personen im Alter von 65–95 Jahren eine Zunahme der zerebrospinalen Flüssigkeit um annähernd 32 %, bei den Frauen aber nur um 1 %. Hingegen ergaben sich im peripheren Volumen der zerebrospinalen Flüssigkeit keine geschlechtsbezogenen Unterschiede. Dieselben Autoren fanden auch keine Differenzen zwischen Mann und Frau im altersbezogenen Volumen der Gehirnhemisphären. Bei Männern trat jedoch eine signifikant größere Zunahme der altersbedingten Vermehrung im Volumen der zerebrospinalen Flüssigkeit der lateralen Fissur auf, einem Marker der frontotemporalen und auch parietalen Atrophie. So ergab sich im Alter von 65–95 Jahren eine Vergrößerung dieses Faktors um annähernd 80 % bei Männern, jedoch nur um 37 % bei Frauen.

Einige Autoren beobachteten größere altersbezogene Verluste im frontalen Gehirnvolumen bei Männern als bei Frauen (Cowell et al. 1994, Murphy et al. 1996).

Inwieweit die beschriebenen Veränderungen im Alter die Gehirnleistung, die Psyche oder die Verhaltensweise beeinflussen, ist bis heute unbekannt.

In einer 5-jährigen Langzeitstudie an 4615 erwachsenen männlichen und weiblichen Personen jenseits des 65. Lebensjahres konnte nachgewiesen werden, dass **körperliche Aktivität** im hohen Maße die Psyche positiv beeinflusst und Depressionen entgegenwirkt. Lag eine klinische Depression vor, konnte in Verbindung mit körperlichem Training die Medikamentendosis hoch signifikant reduziert werden. Diese Effekte traten bei Frauen signifikant deutlicher zutage als bei Männern (Laurin et al. 2001).

5925 Frauen jenseits des 65. Lebensjahres, die in Alten- oder Pflegeheimen lebten und zunächst dement waren, wurden über 6–8 Jahre untersucht (Yaffe et al. 2001). Mit einem Standardtest wurden regelmäßig die kognitiven Fähigkeiten gemessen. Gleichzeitig führte man Buch darüber, wie viel pro Woche man ging, Treppen stieg, im Garten arbeitete oder Sport wie Tanzen oder Tennis betrieb. Das Ergebnis: Es bestand eine hoch signifikante Korrelation zwischen dem Grad der körperlichen Bewegung und der geistigen Fitness. Bei den körperlich aktiven Frauen war das Risiko zu geistigem Abbau um 26 % vermindert Jede Meile, die Frauen am Tag gegangen hatten, hatte sich ihr geistiges Abbaurisiko um 13 % vermindert. Dabei spielte offenbar die Gehgeschwindigkeit keine Rolle. Andere mögliche Einflussfaktoren wie Rauchen, Östrogenmedikation oder funktionelle Störungen fanden in statistischen Berechnungen entsprechende Berücksichtigung. Der Effekt wird von den Autoren allein auf die Bewegung zurückgeführt.

Neuerdings wurde auch ein hoher Zusammenhang zwischen **Kognitionsleistung und Knochendichte** beschrieben (Wenderlein und Hengstler 2002). Bei 362 Seniorinnen aus Altenheimen wurde die Knochendichte sonographisch ermittelt und die Kognitionsleistung mit einem standardisierten Kurztest erfasst. Danach folgte eine Einstufung nach mäßiger, mittlerer und guter Kognitionsleistung. Ein Fünftel der Frauen, welches eine hohe Knochendichte aufwies (> 40 dB/MHz), hatte eine mehr als dreimal so gute Kognitionsleistung im Vergleich zu jenem Fünftel der Frauen, bei dem eine schlechte Knochendichte beobachtet worden war (–20 dB/MHz). Umgekehrt kam bei schlechter Knochendichte

Tab. 7.6-1 *Vergleich der Aktivierungen im Gehirn bei alten und jungen Probanden beim Lernen und dem Abfragen von Erlerntem.*

	Lernen		**Abfrage**	
	Alt	**Jung**	**Alt**	**Jung**
Frontopolarer Kortex	Li	Li	Li	Li/Re
Inferior frontaler Kortex	Li/Re	Li/Re	Li/Re	Re
Präzentraler Kortex			Li/Re	
Postzentraler Kortex	Li		Li	
Anteriores Cingulum		Re	Re	
Posteriores Cingulum	Li		Re	
Präcuneus			Li	Li
Parietaler Kortex	Li		Li/Re	

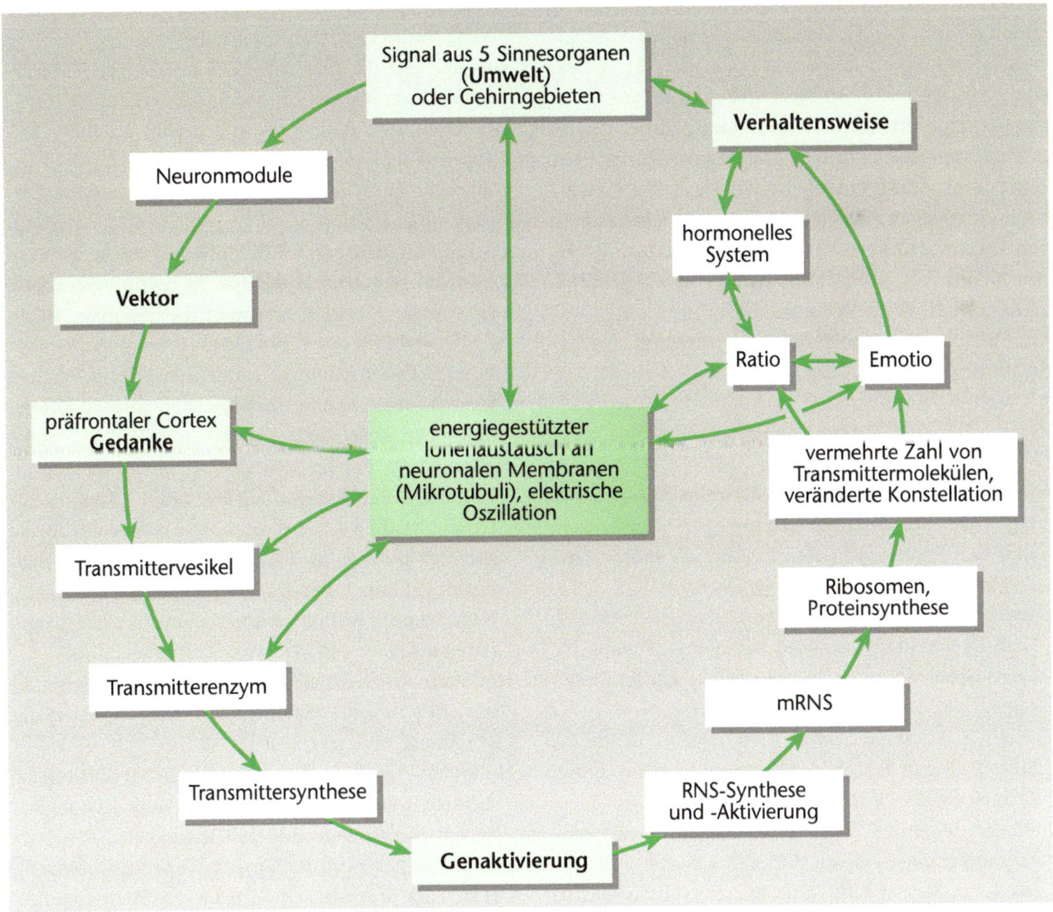

Abb. 7.6-4 Hypothetisches Modell zum Zusammenwirken von Gehirnneuronen und Hormonen zur Bestimmung der Verhaltensweise (Hollmann und Hettinger 2000).

eine mäßige Kognition doppelt so oft vor wie bei guter Knochendichte: 41 % zu 20 %.
Dieser signifikante Bezug zeigte sich für alle Altersgruppen, auch bei den über 85-Jährigen, welche mehr als ein Drittel des Gesamtkollektivs ausmachten. Dort hatten jene mit hoher Knochendichte sogar viermal häufiger gute kognitive Leistungen als jene mit schlechter (74 % zu 11 %). Aus den Befunden kann gefolgert werden, dass ein langes Östrogendefizit postmenopausal nicht nur für das Knochensystem ungünstig ist, sondern auch zu Minderungen der Gehirnleistungsfähigkeit beitragen kann.
In unseren Untersuchungen machten wir die Beobachtung, dass gegebene geistige Lernaufgaben und das Abfragen des Erlernten mit zunehmendem Alter den Einsatz einer größeren Gehirnmasse erforderlich machen, um ein identisches Resultat zu erzielen (Tab. 7.6-1). Durch langjähriges Ausdauertraining zeigten Personen im hohen Alter bessere geistige und motorische Funktionen als gleichaltrige untrainierte Personen. Dabei gelang es Personen des 7. und 8. Lebensjahrzehnts, eine gegebene kognitive Aufgabe wieder unter Einsatz einer geringeren Aktivierung von Gehirnmasse zu bewältigen (Kramer et al. 1999, Larkin 1999, Schmidt et al. 1999/1, Schmidt et al. 1999/2, Strüder et al. 1999, Wouters 1999).
Ein Modell der kombinierten Einwirkung von Ratio und Emotio stellt die Abbildung 7.6-4 dar.

Literatur

Adler R: In the mood. Does having sex make men more aggressive? New Scientist 1999; 164:18–22 .

Cahill CG: Frauen speichern Emotionen andern Orts als Männer. Ärzte Zeitung 31.08.2001.

Candia V, Elbert T, Altenmüller E, Rau H, Schäfer T, Taub E: Constraint-induced movement therapy for focal hand dystonia in musicians. Lancet 1999; 353:42.

Coffey CE, Lucke JF, Saxton JA, Ratcliff G, Unitas LJ, Billig B, Bryan RN: Sex differences in brain aging. Arch Neurol 1998; 55:169–179.

Coltheart M, Hull E, Slater D: Sex differences in imagery and reading. Nature 1975; 253:438–440.

Cowell PE, Turetsky BL, Gur RC: Sex differences in aging of the human frontal and temporal lobes. J Neurosci 1994; 14:4748–4756.

Damasio R, Damasio H: Sprache und Gehirn. Spektrum der Wissenschaft 1992; 11:80–92.

DeVries GJ, DeBruin JPC, Uylings HBM, Corner MA (eds.): Sex differences in the brain: Progress in brain research. Band 61, Elsevier 1984.

Elbert T, Pantev C, Wienbruch C, Rockstroh B, Taub E: Increased cortical representation of the fingers of the left hand in string players. Science 1995; 270:305–307.

Eccles JC: Wie das Selbst sein Gehirn steuert. Piper, München 1994.

Eriksson PS, Perfilieva E, Björk-Eriksson Th, Alborn AM, Nordborg C, Peterson DA, Gage FH: Neurogenesis in the adult human hippocampus. Nat Med 1998;4:1313–1317.

Fiegel G, Kulhanek F: Welche Pharmaka verursachen beim Menschen sexuelle Störungen? Therapiewoche 1990;40:1321–1327.

Grön G, Wunderlich AP, Spitzer M, Tomczak R, Riepe MW: Nature. Neurosci 2000;3:404–408.

Gur RC, Gur RE, Obrist WD, Hungerbuhler JP, Younkin D et al.: Sex and handedness differences in cerebral blood flow during rest and cognitive activity. Science 1982; 217:659–661.

Hameister H: Mütter vererben Intelligenz. Ärzte Zeitung 16.11.2001.

Haskell SG, Richardson ED, Horwitz RL: The effect of estrogen replacement therapy on cognitive function in women: A critical review of the literature. J Clin Epidemiol 1997; 50:1249–1264.

Henkel B: Untersuchungen zum Einfluss der weiblichen Sexualhormone auf schizophrene Störungen. Dissertation Uni, Köln 2003.

Hollmann W, Fischer HG, De Meirleir K, Herzog H, Herholz K, Feinendegen LE: The brain – regional cerebral blood flow, metabolism, and psyche during ergometer exercise. In: Bouchard C, Shephard RJ, Stephens TH (eds.): Physical activity, fitness and health. Internat pros and consensus statement. Champaign, Human Kinetics, 1994.

Hollmann W, Hettinger Th: Sportmedizin – Grundlagen für Arbeit, Training und Präventivmedizin. Schattauer, Stuttgart, 2000 (4. Aufl.).

Hollmann W, Strüder HK, Tagarakis CVM: Körperliche Aktivität fördert Gehirngesundheit und -leistungsfähigkeit. Nervenheilkunde (im Druck).

Jannini EA, Screponi E, Carosa E, Pepe M, Guidice FL et al.: Lack of sexual activity from erectile dysfunction is associated with a reversible reduction in serum testosterone. Int J Androl 1999; 22:385–392.

Kandel ER, Schwartz JH, Jessell TM (eds.): Principles of neural science. Appleton u. Lange, East Norwalk/Conn. (USA), 1991.

Kimura D (1): Geschlechtsunterschiede beim menschlichen Gehirn. In: Klivington KA (ed.): Gehirn und Geist. Spektrum Akademischer Verlag, Heidelberg-Berlin-New York, 1992.

Kimura D (2): Weibliches und männliches Gehirn. Spektrum der Wissenschaft 1992; 11:104–113.

Kramer AF, Hahn S, Cohen NJ, Banich MT, McAuley E et al.: Ageing, fitness and neurocognitive function. Nature 1999; 400:418–419.

Lang CHJG: Neurodegenerative Erkrankungen bei Frauen. Nervenheilkunde 2000;4:55–62.

Larkin M: Walking sharpens some cognitive skills in elderly. Lancet 1999;354:401.

Laurin D, Verreault R, Lindsay J, MacPherson K, Rockwood K: Physical activity and risk of cognitive impairment and dementia in elderly persons. Arch Neurol 2001; 58:498–504.

Levy J: Lateral differences in the human brain in cognition and behavioural control. In: Buser P, Rougeul-Buser A (eds.): Cerebral correlates of conscious experience. North Holland, New York, 1978.

McGlone J: Sex difference in functional brain asymmetry. Cortex 1978; 14:122–128.

Motluk A: Why men and women argue over which route to take. New Scientist 2000; 165(2231):13.

Murphy DGM, DeCarli C, McIntosh AR, Daly E, Mentis MJ et al.: Sex differences in human brain morphometry and metabolism: An in vivo quantitative magnetic resonance imaging and positron emission tomography study on the effect of aging. Arch Gen Psychiatry 1996; 53:585–594.

Neeper SA, Gomez-Pinilla F, Choi J, Cotman C: Exercise and brain neurotrophins. Nature 1995;373:109.

Nieschlag E, Behre HM: Andrologie. Springer, Heidelberg-Berlin-New York, 1996.

Pease A, Pease B: Why men don't listen and women can't read maps. RM-Buch u. Medienvertrieb, Mona Vale/Australien, 1998.

Piazza DM: The influence of sex and handedness in the hemispheric specialization of verbal and nonverbal tasks. Neuropsychol 1980; 18:163–176.

Roth G: Affekte, Emotionen und Gehirn. In: Opolka U (Hrsg.): Determinanten menschlichen Verhaltens: Seele und Gehirn. Hanse-Wissenschaftskolleg, Delmenhorst, 2000.

Shughrue PJ, Merchenthaler I: Estrogen is more than just a „sex hormone": Novel sites for estrogen action in the hippocampus and cerebral cortex. Front Neuroendocrinol 2000; 21:95–101.

Schmidt D (1), Krause BJ, Herzog H, Strüder HK, Hautzel H et al.: Influence of memory load on the change of regional cerebral blood flow during verbal working memory in elderly subjects. Neuroimage 1999;9:S907.

Schmidt D (2), Krause BJ, Herzog H, Strüder HK, Klose C et al.: Age-dependent changes in activation patterns during encoding and retrieval of visually presented word-pair associates. Neuroimage 1999; 9:S908.

Shaywitz BA, Shaywitz SE, Pugh KR, Constable RT, Skudlarski P et al.: Sex differences in the functional organisation of the brain for language. Nature 1995; 373:607–609.

Soler C: Gute Spermien machen attraktiv. Ärzte Zeitung 30.05.2003.

Spitzer M: Frauen reden, Männer wissen, wo es lang geht. Nervenheilkunde 1997; 5:97–98.

Spitzer M: Sex und Testosteron. Nervenheilkunde 2000; 2:95–96.

Springer SP, Deutsch G: Linkes – rechtes Gehirn. Funktionelle Asymmetrien. Spektrum der Wissenschaft Verlag, Heidelberg, 1990.

Strüder HK, Hollmann W, Platen P, Rost R, Weicker H, Kirchhof O, Weber K: Neuroendocrine system and mental function in sedentary and endurance-trained elderly males. Int J Sports Med 1999; 20:159–166.

Tucker DM: Sex differences in hemispheric specialization for synthetic visuospatial functions. Neuropsychol 1976; 14:447–454.

Wenderlein JM, Hengstler S: Knochendichte mit Bezug zur kognitiven Leistung im Alter. Z Geburtshilfe u. Frauenheilkunde 2002; 62:30–36.

Wouters E: Über den Einfluss eines extremen bzw. eines moderaten körperlichen Trainings auf hämodynamische, metabolische, psychische und kognitive Parameter bei über 65-jährigen Männern. Dissertation Deutsche Sporthochschule, Köln, 1999.

Yaffe K, Barnes D, Nevitt M, Lui LY, Covinsky K: A prospective study of physical activity and cognitive decline in elderly women: women who walk. Arch Intern Med 2001; 161:1703–1708.

Zhou JN, Hofman MA, Gooren LJ, Swaab DF: A sex difference in the human brain and its relation to transsexuality. Nature 1995; 378:68–70.

7.7 Affektregulation

Julius Kuhl, Maarten Kuhl

Affektregulation begegnet uns ständig im Alltag: Man ärgert sich über die Unfreundlichkeit eines Kollegen oder über ein eigenes Missgeschick und die Verstimmung hält länger an, als es einem lieb ist. Die Niedergeschlagenheit über einen Verlust kann auf Stunden oder Tage die eigene Leistungskraft und die Fähigkeit beeinträchtigen, mit anderen so nett und offen umzugehen, wie man es eigentlich möchte. Bei manchen Menschen dauern lähmende Gefühle so lange an, dass sie nur noch über ihre missliche Lage nachdenken müssen und in ihr stecken bleiben, weil der Schwung fehlt, sich auf die anstehenden Aufgaben zu konzentrieren. Die ungewollte Fixierung auf die eigene Lage wird Lageorientierung genannt (Kuhl 1981, 2001). Wer sich von den Gedanken und Gefühlen, die in einer misslichen Lage auftreten, auch gut wieder ablösen kann, vielleicht sogar mit mehr Schwung als zuvor, wird die eingetretene Lage durch eigenes Handeln meistern können: Ein Handlungsorientierter grübelt demnach nicht übermäßig lange darüber nach, wie es zu dem Missgeschick gekommen ist, wer die Schuld daran hat u.Ä., sondern ihm fallen bald verschiedene Handlungsmöglichkeiten ein: Der eigene Fehler wird identifiziert und korrigiert, sodass sich ein erneuter Versuch lohnt; der Kollege, der sich so unfreundlich verhalten hat, wird ganz offen und direkt angesprochen, ohne die eigene Enttäuschung herunterzuspielen, aber auch ohne sich auf die Lage zu fixieren.

7.7.1 Handlungs- versus Lageorientierung

Wie kommt es zu solchen Unterschieden zwischen lage- und handlungsorientierten Personen und wie wirken sie sich aus?

Heute geht man davon aus, dass eine übermäßige Lageorientierung auf einer Störung des Gleichgewichts verschiedener Prozesse beruht, die an einer erfolgreichen Selbststeuerung beteiligt sind, also an dem, was wir im Alltag mit Begriffen wie Willensstärke, Durchsetzungskraft, Kreativität und Flexibilität verbinden. Die Forschung hat jedoch gezeigt, dass Lageorientierung auch positive Seiten hat: Zögern und Nachdenken kann gegenüber einem allzu schnellen Handeln durchaus Vorteile haben, besonders in komplexen Situationen, die zahlreiche, oft gar nicht sofort erkennbare Risiken bergen. Lageorientierung bringt erst dann mehr Nachteile als Vorteile, wenn der Wechsel zur Handlungsorientierung auch dann nicht mehr gelingt, wenn es wirklich an der Zeit ist zu handeln.

Praktisch jeder Beruf hat Aufgaben, in denen sogar starke Ausprägungen von „Lageorientierung“, d.h. Beachtung von Risiken bzw. Misslichkeiten einer vergangenen, gegenwärtigen oder zukünftigen Lage wichtiger sind als vorschnelle „Handlungsorientierung“.

Wenn der Kopilot eines Jumbos lageorientierter als der Pilot arbeitet, sind zwei wichtige Funktionen der Selbststeuerung gut im Team vertreten: Einerseits muss auf Gefahrenmomente geachtet werden (dafür hat der Kopilot mehr Kapazitäten frei als der Pilot), andererseits darf man sich nicht von jedem möglichen Risiko so ablenken lassen, dass man den Überblick über all das verliert, was für ein reibungsloses Handeln wichtig ist (das gilt besonders für den Piloten). Optimal ist es natürlich, wenn man zwischen Handlungs- und Lageorientierung so umschalten kann, wie es die Situation erfordert. Die Natur hat aber auch hier offensichtlich ein altbewährtes Prinzip eingesetzt: Die Überlebenschancen einer Gruppe wachsen, wenn sich verschiedene Gruppenmitglieder unterschiedlich spezialisieren, vorausgesetzt die verschiedenen Experten vertragen sich und hören aufeinander (der Absturz der BirgenAir vor der Küste der Dominikanischen Republik wird u.a. darauf zurückgeführt, dass der Pilot die Warnungen des Kopiloten nicht ernst genommen hatte). Handlungsorientierte haben gerade unter Stress einen guten Überblick über die Gesamtsituation, während Lageorientierte unter Stress diesen Überblick verlieren.

Wie konstruiert das Gehirn den für effizientes Handeln wichtigen Überblick über eine Situation und wie kommt es dazu, dass er unter Stress verloren geht?

Systeme des Gehirns, die den Überblick über eine Vielzahl für das Handeln relevanter Informationen vermitteln wie z. B. der Hippocampus (HC) und die rechte Seite der vorderen Hirnrinde (rPFC), werden durch Stress und negative Emotionen gehemmt oder in ihrer Funktion beeinträchtigt (Rotenberg, im Druck; Sapolsky 1992).

Damit geht bei übermäßigem Stress die kognitive Funktion des Hippocampus verloren: Er integriert normalerweise Sinneseindrücke und Gedächtnisinhalte aus unterschiedlichen Systemen, wie es z. B. für die räumliche Orientierung, für das episodische Gedächtnis und für alle Leistungen nötig ist, die erfordern, dass man gleichzeitig viele Informationen berücksichtigt (Spitzer 1996). Darüber hinaus vermittelt der Hippocampus die Modulation des autonomen Nervensystems durch neokortikale Systeme. Diese Top-down-Modulation ist die Voraussetzung für Affektregulation: Wenn der Löwe im Zoo keine Angstreaktion auslösen soll, muss die (neokortikale) Repräsentation des Kontexts (z. B. des Käfigs, in dem er sich befindet) in der Lage sein, die auf sein Erscheinungsbild konditionierte Furchtreaktion zu inhibieren (und damit die subkortikalen Systeme zu hemmen, die solche konditionierten Furchtreaktionen vermitteln). Bei Hippocampusläsion fällt diese Modulationsmöglichkeit auch im Tiermodell aus (Schmajuk und Buhusi 1997), so dass es zu einer „Regression" auf primitive Reaktionsformen kommt. Die Affektregulation wird bei übermäßigem Stress zusätzlich durch die Hemmung der stressregulierenden Funktion des Hippocampus reduziert: Durch die Hemmung des Hippocampus fällt auch seine dämpfende Wirkung auf die weitere Kortisolproduktion weg: Die Stressreaktion eskaliert und es kann zu unverhältnismäßigen affektiven Reaktionen kommen. Die Hemmung neokortikaler („rationaler") Funktionen kann sich besonders bei Männern z. B. in unkontrollierter Aggressivität bis hin zur Delinquenz äußern (Ramirez und Martin 2001). Das klassische Stereotyp einer höheren Aggressivität bzw. Delinquenz bei Männern wird allerdings durch umfassende Meta-Analysen differenziert: Die Aggressivität von Männern liegt nur leicht über der der Frauen. Männer zeigen mehr körperliche Aggression (die augenfälliger ist und eher mit dem Gesetz in Konflikt gerät), während Frauen subtilere Formen von Aggression zeigen, besonders im psychosozialen Bereich (Eagly und Purdue 1986).

Man kann die mangelnde volitionale Steuerbarkeit aggressiver Impulse als Spezialfall einer Blockierung kortikaler Differenzierungsfunktionen betrachten, die sich allgemein in einer Entfremdung von den eigenen Bedürfnissen und Gefühlen bis hin zur Bildung psychosomatischer Symptome äußert (Kuhl und Kaschel, im Druck). Wie Abbildung 7.7-1 zeigt, tritt diese Entfremdung, die z. B. dadurch messbar ist, dass man fremde Erwartungen von den eigenen Wünschen und Zielen nicht zu unterscheiden vermag („Selbstinfiltration"), in negativen Stimmungslagen bei Frauen häufiger auf als bei Männern. Eine mögliche Erklärung für diesen Befund bietet eine Studie, die bei Frauen während des Erinnerns von schmerzhaften Lebensereignissen eine gegenüber Männern gesteigerte Aktivierung rechtshemisphärischer Bereiche des orbitofrontalen Kortex aufzeigen (Andreason et al. 1994), was auf die

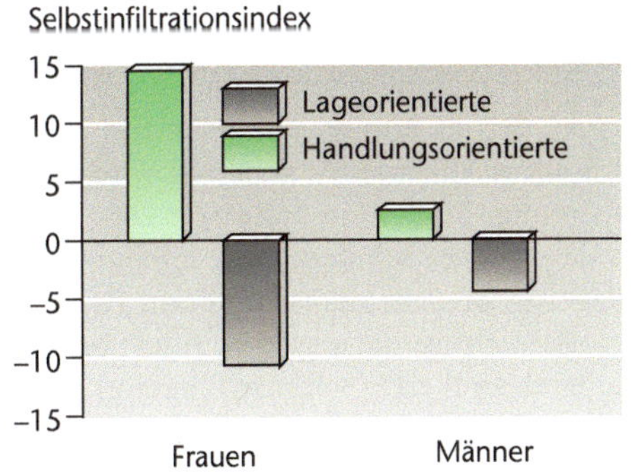

Abb. 7.7-1 Das Ausmaß der Selbstinfiltration (Häufigkeit, mit der aufgetragene für selbstgewählte Ziele gehalten werden) ist in traurigen Stimmungslagen bei lageorientierten Frauen (d. h. bei geringer Selbstberuhigungskompetenz) deutlich erhöht; bei Männern haben negative Affekte hier einen geringeren Einfluss auf den Selbstinfiltrationsindex.

höhere Neigung von Frauen schließen lässt, die Bewältigung schmerzhafter Erlebnisse durch Aktivierung des (rechtsfrontalen) Selbstsystems (Keenan et al. 2001) zu versuchen.
Das daraus resultierende einseitige Verfolgen fremder Ziele, die nicht mit den eigenen Bedürfnissen abgeglichen sind, ist eine latente Stressquelle, die sich pathophysiologisch in Hyperkortisolismus äußern kann, dessen Auswirkungen auf die Entstehung zahlreicher Symptome gut erforscht ist (Sapolsky 1992). Diese Forschung unterstreicht die Bedeutung individueller Kompetenzen in der Affektregulation (z.B. Handlungs- vs. Lageorientierung).

Die Entstehung stressbedingter Symptome kann z.T. auf physiologische Auswirkungen von Hyperkortisolismus zurückgeführt werden (z.B. Ermüdung, Appetitverlust, sexuelle Antriebshemmung, Immunsuppression).

7.7.2 Handlungsorientierung: Selbstmotivierung und Selbstberuhigung

Je nachdem, ob es sich um eine schwierige oder um eine riskante Situation handelt, sind zwei verschiedene Formen der Handlungs- bzw. Lageorientierung zu unterscheiden. Wenn einem eine schwierige Aufgabe bevorsteht, braucht man eine Form der Handlungsorientierung, die motiviert, d.h. dass der für erfolgreiches Handeln notwendige positive Affekt selbst generiert wird (Selbstmotivierung: Koole und Jostmann 2003). Wenn man dagegen ein schmerzliches Erlebnis zu verkraften hat, braucht man eine Form der Handlungsorientierung, die negativen Affekt bewältigt, d.h. „herabreguliert" (Selbstberuhigung).
In schwierigen Situationen kommt es darauf an, die positive Stimmung, die durch auftretende Schwierigkeiten oder Frustrationen zunächst einmal einen Dämpfer bekommt, wieder herzustellen. Es gibt Hinweise aus der neuropsychologischen Forschung, dass dieser Vorgang der Selbstmotivierung von einer Steuerzentrale des Gehirns vermittelt wird, die in der Region des erwähnten überblicksstiftenden Systems liegt, das ganzheitliche Selbstwahrnehmung ermöglicht (rPFC: Barkley 1997, Keenan et al. 2001). Andererseits kommt es in riskanten oder schmerzhaften Situationen mehr darauf an, aufkommende negative Gefühle in Grenzen zu halten. Bei Handlungsorientierten vom Selbstberuhigungstypus scheint die erwähnte Steuerzentrale auch diese Funktion der Herabregulierung von Stress und negativen Gefühlen zu erfüllen. Sogar Säuglinge zeigen schon in Situationen, in denen sie den Kummer darüber ausdrücken, dass die Mutter den Raum verlässt, eine von der Kopfhaut ableitbare verstärkte Aktivierung über der rechten Seite der vorderen Hirnrinde (Fox und Davidson 1987), die neueren Erkenntnissen zufolge mit einer Beeinträchtigung der Funktionalität der rechten Hemisphäre durch Überaktivierung einhergehen kann (Rotenberg, im Druck). Diese Beeinträchtigung scheint die Grundlage für die erwähnte Entfremdung von eigenen Gefühlen, Bedürfnissen und anderen impliziten Selbstrepräsentationen zu sein (Kuhl und Kaschel, im Druck).

Bei Männern steht oft die Wiederherstellung des positiven handlungsbahnenden Affekts, der in schwierigen Situationen gedämpft wird (Entmutigung), im Vordergrund (Selbstmotivierung), während für Frauen der sensible Umgang mit negativen Gefühlen (z.B. Selbstberuhigung bei Angst und schmerzvollen Erfahrungen) oft noch wichtiger ist als die Selbstmotivierung.

Es gibt Hinweise darauf, dass Frauen im Durchschnitt etwas anfälliger sind gegenüber negativem Affekt und seinen Folgen (s. Abb. 7.7-1; MacDonald 1992) und andererseits bei der Vermittlung des Umgangs mit negativem Affekt (z.B. Angst) in den ersten Lebensmonaten meist die wichtigere Rolle übernehmen: Schutz und Geborgenheit hängt in den ersten Lebensmonaten maßgeblich von der Sensibilität mütterlicher Verhaltensmuster ab, deren Störung in den ersten Lebensmonaten emotionale Anpassungsprobleme und psychosomatische Symptome in der späteren Entwicklung vorhersagt (Keller und Gauda 1987). Andererseits ist für den rollentypischen männlichen „Aktionismus" die Aufrechterhaltung bzw. Wiederherstellung positiven Affekts von zentraler Bedeutung. Solche Geschlechtsunterschiede legen natürlich nicht fest, wie stark empirisch dokumentierte Unterschiede zwischen Männern und Frauen von sozialen Rollenerwartungen und wie stark sie von genetischen, neurobiologisch fundierten Geschlechtsunterschieden bestimmt sind, d.h. wie sich das Verhältnis von erworbenen zu hereditären Ursachen darstellt. Frauen zeigen eine im Durchschnitt etwas stärker erhöhte Lageorientierung bei Konfrontation mit schmerzhaften oder angstinduzierenden Ereignissen und der mit dieser retrospektiven Lageorientierung einhergehenden Hemmung der Selbstwahrnehmung als Männer. Die Hemmung des Selbstzugangs kann unter Stress zu der erwähnten Verwechslung fremder Erwartungen mit den eigenen Wünschen und Bedürfnissen (s. Abb. 7.7-1) führen (Selbstinfiltration: Baumann und Kuhl 2003).

Die Erforschung des Prozesses der Selbstberuhigung hat in den letzten Jahren neue Einsichten in die Funktionsweise der Affektregulation gegeben. Selbstberuhigung führt zu einer Aktivierung der mentalen Funktionen, die einen umfassenden Überblick über eine Situation liefern. Hier liegen die Ursachen für die positive Form von Stress: Solange jemand in der Lage ist, die durch eine riskante oder stressinduzierende Situation ausgelösten negativen Gefühle in Grenzen zu halten, wird automatisch das System aktiviert, das so etwas wie kognitiv-emotionale Landkarten vermittelt (HC bzw. rPFC): Man bekommt mehr Einzelheiten mit, die in einer Situation passieren, es fallen einem mehr kreative Handlungsmöglichkeiten ein und man hat auch einen besseren Überblick über das eigene Innenleben (d.h. man spürt besser, was man will, wozu man momentan in der Lage ist und wozu nicht). Diese verstärkte Arbeit der Steuerzentrale zeigt sich bei Handlungsorientierten im EEG in einer deutlichen Aktivierung der Areale der vorderen Hirnrinde, sobald man Wörter zeigt, die an schmerzhafte Lebensereignisse erinnern (Rosahl et al. 1993). Dagegen kann es Lageorientierten unter Stress oft passieren, dass sie den Überblick verlieren: Sie zeigen im EEG Hemmungspotenziale über präfrontalen Regionen. Experimentelle Untersuchungen haben gezeigt, dass Lageorientierte dann größere Schwierigkeiten haben zu spüren, was sie wollen und was nicht (Kuhl 2004). Sie führen eine unattraktive Tätigkeit fort, obwohl man ihnen längst eine attraktivere angeboten hat (Alienation). Sie verwechseln dann oft die Erwartungen und Wünsche anderer mit den eigenen Bedürfnissen und Zielen (Selbstinfiltration). Die stressbedingte Hemmung der Steuerzentrale erklärt auch das nicht abstellbare Grübeln: Wenn der Steuerzentrale der Überblick über das, was sie will, verloren geht, dann kann sie auch nicht mehr ungewollte Gedanken und Gefühle identifizieren, um sie in ihrem Entstehen so früh abzufangen, dass das Bewusstsein von ihnen unbehelligt bleibt (wer nicht weiß, was er will, kann nicht bemerken, ob ein Gedanke oder ein Gefühl gegen das verstößt, was er will). Damit sind die Folgen einer übermäßigen Lageorientierung nicht erschöpft: Im nächsten Abschnitt wird gezeigt, dass Lageorientierung auch das Zusammenspiel zwischen verschiedenen mentalen Systemen stören kann.

Wenn akuter oder chronischer Stress, wenn Ängste und Erinnerungen an schmerzhafte Erlebnisse nicht ohne fremde Hilfe (d.h. nicht selbstgesteuert) bewältigt werden können, kommt es zu einem Kommunikationsstau zwischen verschiedenen Systemen, der zu intrapsychischen Konflikten führen kann (PSI-Theorie).

7.7.3 Interaktionen zwischen Persönlichkeitssystemen (PSI-Theorie)

Auf der Grundlage der zitierten Forschungsergebnisse wurde eine neue Persönlichkeitstheorie entwickelt, die die Kommunikation und Interaktion psychischer Systeme beschreibt (PSI-Theorie, d.h. Theorie der Persönlichkeits-System-Interaktionen). Wenn ein Teilsystem gehemmt ist, in dem erwähnten Fall das (rechtshemisphärische) ganzheitlich-intuitive Erfühlen der Innen- und Außenwelt, dann kann dieses System seine Informationen nicht mehr gut mit anderen Systemen austauschen: Systeme, die das Verhalten steuern, wissen nicht mehr, was auf der Ebene des ganzheitlichen Überblicks über alle Bedürfnisse, Werte und Überzeugungen die für das Gesamtsystem beste Verhaltensweise ist. Man tut dann z.B. Dinge, die man später bereut. Andererseits kann das ganzheitliche Fühlen auch nicht mehr Informationen aus anderen Systemen integrieren (z.B. aus dem Denken oder aus dem verhaltenssteuernden System). Dies hat zur Folge, dass das Denken und Handeln nicht mehr vom Fühlen unterstützt wird: Die Person identifiziert sich oft gar nicht mehr mit ihren Gedanken, Plänen und Verhaltensweisen (Kuhl 2001).

Das Denken steht unter diesen Umständen nicht mehr in Kontakt mit dem Fühlen und damit nicht mit den tieferen eigenen Bedürfnissen und Werten („Entfremdung"). Die Person verfolgt dann auf der Ebene des bewussten Denkens Ziele, die nicht zu ihren Bedürfnissen passen, sie wird mehr und mehr steuerbar durch die Wünsche und Erwartungen anderer. Diskrepanzen zwischen bewussten Zielen und unbewussten Motiven sagen die Entstehung von psychosomatischen Symptomen voraus (Baumann, Kaschel und Kuhl 2003). Solche Diskrepanzen entstehen allerdings nur unter Stress: Solange sich Lageorientierte entspannt und wohl fühlen, haben sie einen exzellenten, ja sogar besseren Zugriff auf ihre Selbstwahrnehmung und andere überblicksstiftende Funktionen als Handlungsorientierte. Es reicht aus, den Versuchspersonen für kurze Zeit Wörter zu zeigen, die sie an positive Erlebnisse erinnern, um bei Lageorientierten eine Aktivierung der Steuerzentrale zu erreichen (Kuhl und Beckmann 1994). Handlungsorientierte zeigen unter allzu freundlichen Bedingungen sogar Hemmungspotenziale über der Steuerzentrale des Stirnhirns und ihre Leistung bei komplexen Aufgaben fällt ab: Sie scheinen ein Minimum an Herausforderung zu brauchen, damit ihre selbstregulatorische Kompetenz überhaupt zum Einsatz kommt.

Die wesentliche theoretische Erkenntnis besagt demnach: Wenn negative Gefühle nicht bewältigt werden können (d.h. durch Selbstberuhigung) oder wenn der Verlust positiver Motivation nicht wieder wettgemacht werden kann (durch Selbstmotivierung), geht der Zugriff auf das ganzheitliche Einfühlen in eine Situation verloren. Deshalb muss jede emotionale Fixierung zu einer Störung der Interaktion aller psychischen Systeme mit dem System führen, das einen Überblick über das Selbst und den Kontext liefert, in dem es sich bewegt.

Jeder Mensch ist durch ein für ihn charakteristisches Geflecht von Gefühlen, Bedürfnissen, kognitiven Systemen (z.B. analytisches Denken und ganzheitliches Fühlen) und den vielen Komponenten der Selbststeuerung beschreibbar. Diese Beschreibung wird durch ein neues Testsystem geleistet, welches das Wechselspiel zwischen an die hundert verschiedenen psychischen Funktionen abbildet und Hinweise auf die Bereiche liefert, in denen die Therapie psychischer Ursachen psychosomatischer Symptome optimiert werden kann (www.impart-gmbh.de, Kaschel und Kuhl, 2004).

7.7.4 Entwicklung und Therapie

Wie entsteht eine übermäßige Fixierung auf die Lageorientierung und wie kann man sie rückgängig machen, um der symptomverursachenden Entfremdung entgegenzuwirken?

Befunde aus der entwicklungspsychologischen Forschung zeigen, dass die Grundmechanismen der Selbstberuhigung bereits in den ersten Lebenswochen gelernt werden. Entscheidend ist, dass die Mutter ab und zu mit dem Baby in einem so sensitiven Kontakt ist, dass sie auf Selbstäußerungen des Kindes prompt und inhaltlich angemessen reagieren kann (Keller et al., im Druck). „Prompt" heißt, dass die Mutter zuweilen (z.B. während des entspannten Austauschs von Zärtlichkeiten nach der Fütterung und dem Trockenlegen) ihre Reaktionen auf die Selbstäußerungen des Kindes innerhalb eines Zeitfensters von wenigen hundert Millisekunden zeigen muss. „Inhaltlich angemessen" heißt, dass sie wirklich das tun muss, was das Kind im Moment braucht, damit es beruhigt wird. Das kann die prompte Erwiderung eines Blickkontaktes sein oder ein Streicheln, das sogar bei Ratten eine angeborene Beruhigung auslöst (Meaney et al. 1988).

Ratten, die in den ersten Lebenstagen nicht gestreichelt werden, zeigen einen fortschreitenden Abbau des Hippocampus, also eines der Systeme, welche an der Konstruktion von kognitiven „Landkarten" beteiligt sind, die den Überblick über die Innen- und Außenwelt vermitteln (Meaney et al. 1988).

Das System lernt also Selbstberuhigung, wenn es in den kritischen Phasen der Entwicklung hinreichend viele Episoden gegeben hat, in denen die Beruhigung von außen ausgelöst wurde. Die Beruhigung allein reicht aber nicht. Ein Kind, von dem alles Übel ferngehalten wird, lernt nicht, sich später ohne äußere Hilfe selbst zu beruhigen und damit in stressreichen Situationen die Systeme zur Verfügung zu haben, die Umsicht, Selbstwahrnehmung und Kreativität vermitteln. Entscheidend ist, dass die Beruhigung durch die Mutter (oder später durch andere Interaktionspartner) „selbstäußerungskontingent" erfolgt, d.h. dass die Mutter nur dann beruhigt, wenn das Kind seine Gefühle aktiv äußert: So zeigten Kinder, deren Mütter den Blickkontakt ihres 1–3 Monate alten Kindes nicht innerhalb des kritischen Zeitfensters von einigen hundert Millisekunden beantworteten, im Kindergartenalter emotionale Anpassungsschwierigkeiten und eine Häufung psychosomatischer Symptome (Keller und Gauda 1987). Verhaltensauffälligkeiten, häufigere Erkrankung und schlechtere Integration in die Gruppe der Gleichaltrigen waren die Folgen.

Dass solche Effekte bis ins Erwachsenenalter nachwirken, wird durch weitere Befunde wahrscheinlich: Handlungsorientierte, die sich von einer eingetretenen emotionalen Lage gut lösen können, zeigten in gerade dem Zeitfenster, in dem Mütter von Kindern mit einer guten Entwicklung der Selbststeuerung reagieren, eine charakteristische Komponente im EEG, d.h. eine Positivierung der ereigniskorrelierten Potenziale (ERP) nach Darbietung eines Stichwortes, das an ein schmerzliches Erlebnis erinnerte. Lageorientierte zeigten diese Komponente nicht. Die Vermutung, dass die Positivierung der ERPs (P600) durch die selbstgesteuerte Herabregulierung der durch das Wort ausgelösten Gefühle und Gedanken ausgelöst war (d.h. durch Selbstberuhigung), bestätigte sich in einem weiteren Experiment: Wenn Handlungsorientierte aufgefordert wurden, die durch die Wörter ausgelösten Gefühle und Gedanken nicht abzustellen, sondern festzuhalten, verschwand die positive Komponente in den ERPs (Haschke und Kuhl 1994).

Für die Selbstmotivierung, d.h. für die Fähigkeit, sich selbst Mut zu machen, wenn Schwierigkeiten auftauchen, gilt ein analoger Mechanismus: Nur wenn in einer kritischen Entwicklungsphase jemand hinreichend oft da war, der dann, wenn Schwierigkeiten auftauchten, Mut machte, kann diese Motivierung von außen allmählich nach innen verlegt werden. Hier scheint neueren entwicklungspsychologischen Befunden zu Folge die Rolle des Vaters besonders wichtig zu sein, der als Mentor und Motivator beim gemeinsamen Spielen fungiert (Grossmann et al. 2002). Wenn diese Erfahrung fehlt, fällt es dem Kind später schwer, schwierige Ziele anzustreben und die damit verbundenen Frustrationen auszuhalten und durch Selbstmotivierung zu kompensieren. Auch hier gilt: Positive Stimmung und eine noch so liebevolle Atmosphäre reichen nicht. Wenn die positive Stimmung einfach so da ist, d.h. zu selten zeitlich und inhaltlich auf die Selbstäußerungen des Kindes abgestimmt ist, dann entwickelt sich nicht die Fähigkeit zur Selbstmotivierung: Das Kind wird vielleicht recht sensibel für positive Stimmungen, d.h. es lernt, extravertiert auf alles zuzugehen, was Spaß machen könnte, aber die gute Stimmung und die Tatkraft eines solchen extravertierten Erwachsenen bricht rasch zusammen, wenn sich einmal Schwierigkeiten oder schmerzhafte Erlebnisse einstellen, denen er nicht mit dem üblichen Ausweichen in die positive Stimmung und in die Spaßangebote des Alltags entkommen kann.

Analog führt eine allgemeine, heutzutage sogar gesellschaftlich verordnete Gelassenheit (immer „cool" bleiben) nicht dazu, dass Menschen lernen, schmerzvolle Erfahrungen selbstständig zu bewältigen: Nur wenn das beruhigende Verhalten eines Interaktionspartners zeitlich und inhaltlich auf die Selbstäußerungen eines Menschen, der Kummer hat, abgestimmt ist, kann sich die Fähigkeit herausbilden, sich selbstständig zu beruhigen, d.h. ohne Hilfe von außen und ohne den Zwang, dem Kummer durch Ablenkung, Drogen o.a. zu entfliehen, statt ihn wirklich zu bewältigen. Die Devise „stay cool“ bewirkt eine Pseudostabilität, die zwar die allgemeine Sensibilität für schmerzhafte Erfahrungen senken mag, aber immer dann in die psychische (und psychosomatische) Katastrophe umkippt, wenn schmerzhafte Erfahrungen so massiv einwirken, dass sie nicht mehr ignoriert werden können (Kuhl 2001). Der Unterschied zwischen Stabilität (d.h. niedriger Ängstlichkeit oder Neurotizismus) und Handlungsorientierung lässt sich veranschaulichen mit einem Begriff aus der Seglersprache:

Pauschale Gelassenheit (d.h. niedrige Ängstlichkeit) entspricht der Stabilität einer Jolle, während handlungsorientierte Gelassenheit der Stabilität eines Kielbootes entspricht: Das Kielboot neigt sich schon bei geringer Windstärke (es hat eine geringere „Anfangsstabilität“ als die breitere Jolle), aber es zeigt seine Stabilität bei starkem Sturm (hohe „Endstabilität“), dem die Jolle ohne „fremde Hilfe“ (Hinauslehnen der Besatzung) nicht mehr standhalten kann.

Was sind die neurobiologischen Mechanismen, die dem Erlernen von Selbstberuhigung und Selbstmotivierung zugrunde liegen?

Eine Beantwortung dieser Frage könnte wertvolle Hinweise für ein Training liefern, das übermäßige Lageorientierung reduziert. Die PSI-Theorie erklärt das Entstehen von Selbstberuhigung und Selbstmotivierung durch einen Mechanismus, den man in der Lernpsychologie bislang in ganz anderem Zusammenhang untersucht hat, nämlich dem von dem russischen Physiologen Iwan Pawlow entdeckten klassischen Konditionieren: Pawlow hatte festgestellt, dass sich die durch das Zeigen des Futters ausgelöste Speichelreaktion bei seinen Versuchstieren (Hunden) auch durch ein Glockenzeichen auslösen ließ, wenn das Glockenzeichen einige Male vor dem Erscheinen des Futters ertönt war. Die konditionierte Reaktion (d.h. die neue Kopplung zwischen der Glocke und der Speichelabsonderung) wird besonders gut ausgebildet, wenn der Zeitraum zwischen der Glocke und dem Futter nur wenige hundert Millisekunden beträgt. Das Modell der Systemkonditionierung beruht nun auf der Hypothese, dass nach diesem Muster nicht nur Kopplungen zwischen neuen Reizen (Glocke) und Reaktionen (Speichelabsonderung) gelernt werden, sondern auch Kopplungen zwischen Systemen des Gehirns, die an der Selbstregulation von Gefühlen beteiligt sind: Ein „Reiz“, den die Mutter aussendet (z.B. durch das Streicheln), aktiviert ein System, das an der Herstellung bzw. – im Falle der Beruhigung – an der Hemmung von Emotionen beteiligt ist. Wenn ein anderes System (in diesem Falle das Selbstsystem des Kindes, das den Ausdruck der eigenen Befindlichkeit steuert) wenige hundert Millisekunden vorher aktiviert ist, kann sich eine konditionierte Kopplung zwischen dem Selbstsystem in der Hirnrinde (rPFC) und emotionsregulierenden Systemen in älteren („subkortikalen“) Strukturen des Gehirns bilden und so zu einer permanenten Verknüpfung führen, die eigenständige Affektregulation ermöglicht (Kuhl 2001).

Bei Handlungsorientierten ist die Verbindung zwischen dem Selbstsystem und den emotionsregulierenden Systemen stärker ausgebildet als bei Lageorientierten, weil Handlungsorientierte öfter die Erfahrung gemacht haben, dass dann, wenn sie „ihr Selbstsystem aktivieren“, also z.B. wenn sie ihre Gefühle, ihre Bedürfnisse oder persönliche Gefühle äußern, jemand da war, der prompt und inhaltlich angemessen antwortete (d.h. bedürfnisbefriedigend, verständnisvoll, akzeptierend, beruhigend oder ermutigend).

Kann die Systemkonditionierung später nachgeholt werden?

Vieles spricht dafür, dass es im Leben immer wieder sensible Phasen gibt, wo die prompte und inhaltlich angemessene Beantwortung von Selbstäußerungen die beschriebenen Auswirkungen hat. Im Alltag beschreiben wir solche Erfahrungen mit Begriffen wie „sich von jemandem verstanden fühlen“ bzw. „auf jemanden eingehen“. In der Psychologie wird der Begriff Widerspiegelung gebraucht (z.B. wenn der Vater das „Guck mal, was ich schon kann“ seines Kindes mit einem liebevollen Lächeln beantwortet oder wenn später der Chef auf Selbstäußerungen seiner Mitarbeiter – die natürlich nur in einem offenen Betriebsklima möglich sind – mit einer freundlichen Geste antwortet, so dass sich die Mitarbeiter „wahrgenommen“ und „ernst genommen“ fühlen). Die hier beschriebene Funktionsanalyse solcher Widerspiegelungsprozesse bestätigen die für den Erfolg der Psychotherapie fundamentalen Bedingungen der Empathie, Wertschätzung und der Klärung persönlicher Sinnbezüge (Sachse 2003). Lageorientierte sind emotional abhängig, d.h. sie sind in Partnerschaft und Beruf immer wieder auf die tröstenden bzw. ermutigenden Reaktionen der anderen angewiesen. Dagegen führt die wachsende Fähigkeit zur emotionalen Autonomie in einem Klima, in dem Menschen sich wahrgenommen fühlen, dazu, dass sie immer mehr lernen, gerade in schwierigen oder beunruhigenden Lebenslagen, auf die psychischen Systeme zugreifen zu können, die einen ganzheitlichen Überblick über die Innen- und Außenwelt liefern und Konflikthaftes oder Widersprüchliches zu integrieren vermögen.

Literatur

Andreason PJ, Zametkin AJ, Guo AC, Baldwin P, Cohen RM: Gender-related differences in regional cerebral glucose metabolism in normal volunteers. Psychiatry Res 1994; 175–183.

Barkley RA: Behavioral inhibition, sustained attention, and executive functions: Constructing a unifying theory of ADHD. Psychol. Bull. 1997; 121:65–94.

Baumann N, Kuhl J: Self-Infiltration: Confusing assigned tasks as self-selected in memory. Pers. Soc. Psychol. Bull. 2003; 29:487–497.

Baumann N, Kaschel R, Kuhl J: Affect regulation and motive-incongruent achievement goals: Antecedents of subjective well-being and symptom formation. Submitted manuscript. University of Osnabrück, 2003.

Eagly AH, Purdue U: Gender and aggressive behavior: A meta-analytic review of the social psychological literature. Psychol Bull. 1986; 100:309–330.

Fox N, Davidson RA: Electroencephalogram asymmetry in response to the approach of a stranger and maternal separation in 10-month-old infants. Devel. Psychol. 1987; 23:233–240.

Grossmann K, Grossmann KE, Fremmer-Bombik E, Kindler H, Scheuer-Englisch H, Zimmermann P: The uniqueness of the child-father attachment relationship: Fathers' sensitive and challenging play as the pivotal variable in a 16-year longitudinal study. Social Devel. 2002; 11:307–331.

Haschke R, Kuhl J: Action control and slow potential shifts. Proceedings of the 41st International Congress of Aviation and Space Medicine 1994; Bologna: Monduzzi.

Kaschel R, Kuhl J: Motivational counseling in an extended functional context: Personality systems interaction theory and assessment. In: WM Cox und E Klinger (Eds.): Motivational counseling: Motivating People for Change. Sussex, Wiley, 2004.

Keenan JP, Nelson A, O'Connor M, Pascual-Leone A: Self-recognition and the right hemisphere. Nature 2001; 409:305.

Keller H, Lohaus A, Voelker S, Elben C, Ball J: Warmth and contingency and their relation to maternal attitudes towards parenting. J Genetic Psychol, im Druck.

Keller H, Gauda G: Eye contact in the first months of life and its developmental consequences. In: H Rauh et al. (Eds.): Psychobiology and early development. Advances in psychology 1987; 46:129–143. Amsterdam: North-Holland.

Koole SL, Jostmann N: Getting a grip on your feelings: Effects of action orientation and social demand on intuitive affect regulation. Submitted manuscript. Free University of Amsterdam, 2003.

Kuhl J: Motivational and functional helplessness: The moderating effect of state vs. action orientation. J Pers Soc Psychol 1981; 40: 155–170.

Kuhl J: Motivation und Persönlichkeit: Interaktionen psychischer Systeme. Göttingen: Hogrefe, 2001.

Kuhl J, Beckmann J: Volition and personality: Action versus state orientation. Seattle: Hogrefe, 1994.

Kuhl J, Kaschel R: Entfremdung als Krankheitsursache: Selbstregulation von Affekten und integrative Kompetenz. Psychol Rundschau, 2004.

MacDonald K: Warmth as a developmental construct. Developm Psychol 1992; 63:753–773.

Meaney M, Aitken D, van Berkel C, Bhatnagar S, Sapolsky R: Effect of neonatal handling on age-related impairments associated with the hippocampus. Science 1988; 239:766–768.

Ramirez J, Martin U: Cultural and sex differences in aggression: A comparison between Japanese and Spa-

nish students using two different inventories. Aggr Beh; 27:313–322.
Rosahl SK, Tennigkeit M, Kuhl J, Haschke R: Handlungskontrolle und langsame Hirnpotentiale: Untersuchungen zum Einfluß subjektiv kritischer Wörter (Erste Ergebnisse). Z Med Psychol 1993; 2:1–8.
Rotenberg V: The peculiarity of the right hemisphere function in depression: Solving the paradoxes. Progr Neuro-Psychopharm Biol Psychiatry: in press.
Sachse R: Klärungsorientierte Psychotherapie. Göttingen: Hogrefe, 2003.
Sapolsky R: Stress, the aging brain, and the mechanism of neuron death. Cambridge, MA: MIT Press, 1992.
Schmajuk NA, Buhusi CV: Stimulus configuration, occasion setting, and the hippocampus. Beh Neurosci 1997; 111:235–257.
Spitzer M: Stress und Kognition. Med Monatsschrift Pharm 1996; 19:295–308.

7.8 Infektionsrisiko und Prophylaxe

Roswitha Füssle

7.8.1 Erreger und Übertragung

Infektionen der männlichen Geschlechtsorgane werden durch Bakterien, Viren, Protozoen oder Pilze verursacht (Tab. 7.8-1). Die Erreger werden durch Geschlechtsverkehr (Sexuell Transmitted Diseases = STD) oder engen körperlichen Kontakt übertragen, einige wenige auch über Blut (HIV, Hepatitis B, Hepatitis C, Lues) oder andere Körpersekrete. Auch im Rahmen von Harnwegsinfektionen können sich Erreger auf die Geschlechtsorgane ausbreiten (Füssle und Sziegoleit 2001, Petersen 1997, Schneede et al. 2003).

Nicht alle Infektionen der Geschlechtsorgane werden ausschließlich venerisch übertragen und nicht alle sexuell übertragbaren Erreger verursachen Infektionen der Geschlechtsorgane.

Während in den Industrieländern die klassischen Geschlechtskrankheiten wie Gonorrhö (Tripper) und Lues (Syphilis) eingedämmt wurden, nehmen Infektionen durch Chlamydien, Herpes-, Papillomaviren oder HIV zu (RKI 2003). Die größte Bedeutung kommt weltweit HIV mit ca. 42 Millionen Erkrankungen zu.
Das Infektionsrisiko für STD steigt mit der Zahl der Sexualpartner und der Anwendung risikoreicher, verletzungsgefährdender Sexualpraktiken (Pinkerton et al. 2003, Schneede et al. 2003, Stoner et al. 2003).

Infektionsrisiken für STD:
- **ungeschützter Geschlechtsverkehr**
- **Zahl der Sexualpartner**
- **risikoreiche Sexualpraktiken**
- **Homosexualität/Bisexualität**
- **Kontakt zu Risikogruppen**
- **Drogenabusus**
- **Analverkehr**
- **Immunschwäche**

7.8.2 Erkrankungen

Je nach Erreger entstehen an den Geschlechtsorganen lokalisierte Infektionen (Tab. 7.8-2) oder systemische Infektionen, bei denen die Erreger hämatogen in andere Organe gestreut werden (z. B. Lues, HIV, Hepatitisviren B und C).
Bei den lokalisierten Infektionen können je nach Erreger das äußere Genitale, die Perianalregion, Eichel, Vorhaut oder/und die Harnröhre betroffen sein (Füssle und Sziegoleit 2001, Kyriakis et al. 2003, Petersen 1997). Bei aufsteigenden Infektionen werden auch die Prostata, die Nebenhoden oder Hoden erfasst. Prostatitis, Nebenhoden- oder Hodenentzündungen entstehen jedoch häufiger im Rahmen von endogenen Harnwegsinfektionen als durch sexuell übertragbare Erreger. Bei Läsionen am äußeren Genitale lassen die Symptome Rückschlüsse auf die Erreger zu (s. Tab. 7.8-2).

Tab. 7.8-1 *Sexuell übertragbare Erreger, Manifestation und Therapie.*

Erreger	Erkrankung bei Männern	Therapie
Bakterien:		
Chlamydia trachomatis Serogruppen D-K	Urethritis, Prostatitis, Epididymitis	Doxycyclin, Makrolid
Mycoplasma genitalium	Urethritis, Prostatitis	Doxycyclin, Makrolid
Neisseria gonorrhoeae (Gonokokken)	Gonorrhö (Urethritis, Prostatitis)	Ciprofloxacin, Ceftriaxon, Cefuroxim, Spectinomycin evtl. Folgetherapie mit Doxycyclin (wegen Doppelinfektionen mit Chlamydien)
Treponema pallidum[2)]	Lues	Penicillin
Gardnerella vaginalis	Aminkolpitis bei Frauen[1)]	Metronidazol
Chlamydia trachomatis Serogruppen L1-L3	Lymphogranuloma venerum (in Tropen)	Doxycyclin, Makrolid
Haemophilus ducreyi	Ulcus molle (Chancroid, in Tropen)	Makrolid oder Ciprofloxacin
Calymmatobacterium granulomatis	Granuloma inguinale (Entwicklungsländer)	Doxycylin, Makrolid
Viren:		
Herpes-simplex-Virus-2 (seltener HSV-1)	genitaler Herpes	Aciclovir, Famciclovir, Valaciclovir
Humanes-Immundefizienz-Virus (HIV)[2)]	AIDS	antiretrovirale Therapie
Humanes-Papilloma-Virus (HPV)	Genitalwarzen, Analkarzinom (bei Frauen Zervixkarzinom)	chirurgische Entfernung der Warzen, lokal Cidofovir in schweren Fällen evtl. lokal Interferon
Cytomegalie-Virus[2)]	Zytomegalie	Ganciclovir
Hepatitis-B-Virus[2)]	Hepatitis	Prophylaxe: Impfung
Hepatitis-C-Virus (selten sexuell übertragen) [2)]	Hepatitis	keine spezifische Therapie
Molluscum-contagiosum-Virus	Papeln im Genitalbereich, Dellwarzen, benigne epidermale Tumore	keine spezifische Therapie
Human-T-Zell-Leukämie-Virus (HTLV1) [2)]	T-Zell-Leukämie (in Japan, USA)	keine spezifische Therapie
Protozoen:		
Trichomonas vaginalis	Urethritis, Balanitis, Balanoposthitis[1)]	Metronidazol
Pilze:		
Candida, insbesondere Candida albicans	Soor[1)]	lokal Nystatin oder Imidazole

[1)] bei Männern meist symptomlos, Übertragung nur gelegentlich sexuell; [2)] systemische Infektion

Tab. 7.8-2 *Infektionen der männlichen Geschlechtsorgane.*

Organinfektion	Symptome	Erreger
Lokale Läsionen im Genitalbereich	schmerzhafte Bläschen	Herpes simplex Virus-2 (-1)
	schmerzlose harte Ulzera	Treponema pallidum (Lues Stadium I)
	schmerzhafte weiche Läsion	Haemophilus ducreyi (Ulcus molle)
	ulzerierende Läsion	Chlamydia trachomatis Serotypen L1-L3 (Lymphogranuloma venerum)
Warzen	Warzen im Genital-/Analbereich	Papillomaviren
Balanitis oder Balanoposthitis	gerötete Papeln oder Pusteln an Eichel oder Vorhaut	Candida (begünstigend: Phimose, mangelhafte persönliche Hygiene)
Hauterscheinungen	Juckreiz, Hautrötung: Krätze	Krätzemilbe (Sarcoptes scabiei)
	Filzläuse	Filzlaus (Phthirus pubis)
Urethritis (Harnröhrenentzündung)	gelber, eitriger Ausfluss	Gonokokken (gonorrhoische Urethritis)
	glasiges Sekret, Brennen beim Wasserlassen, häufiger Harndrang	Chlamydia trachomatis, Mycoplasmen, (nicht-gonorrhoische Urethritis), seltener E.coli oder Enterobakterien im Rahmen einer Harnwegsinfektion
Akute Prostatitis (Prostataentzündung)	Dysurie, Harndrang, Miktionsbeschwerden, evtl. Fieber	meist E.coli u.a. Enterobakterien, Streptokokken (im Rahmen einer Harnwegsinfektion) *bei STD:* Chlamydia trachomatis, Mykoplasmen, seltener Gonokokken
Epididymitis (Nebenhodenentzündung)	schmerzhafte Schwellung und Induration der Nebenhoden, evtl. Dysurie, Fieber	Bei urinogener Infektion: E.coli u.a. Enterobakterien, Enterokokken, Pseudomonaden. *bei STD mit Urethritis:* Chlamydia trachomatis, Gonokokken
Orchitis (Hodenentzündung)	Hodenschwellung, starke Schmerzen, evtl. Fieber	Mumpsviren; bei eitriger Orchitis: urinogene Infektion mit E.coli u.a. Enterobakterien, Enterokokken

7.8.3 Diagnose und Therapie

Bei jeder STD sollte umgehend der Haus- oder Facharzt aufgesucht werden. Die jeweiligen Erreger können im Labor in entsprechenden Untersuchungsmaterialien durch geeignete Methoden nachgewiesen werden (Mikroskopie, kulturelle Anzüchtung, Nukleinsäure-, Antigen- oder Antikörper-Nachweis). Zur Therapie stehen diverse antimikrobielle Wirkstoffe zur Verfügung, die in Tabelle 7.8-1 aufgeführt sind (Füssle und Sziegoleit 2001, Petersen 1997).

7.8.4 Prophylaxemaßnahmen

Den wirkungsvollsten Schutz bieten die Beschränkung der Zahl von Sexualpartnern, Vermeidung von Risikopartnern und Risikoverhalten sowie die Verwendung von Kondomen (auch Pariser oder Verhüterli genannt). Wegen ihrer einfachen und nebenwirkungsfreien Anwendung (außer bei Latex-Allergie) sind sie die am häufigsten angewendete Schutzmaßnahme beim Geschlechtsverkehr (Pinkerton et al. 2003, Rein 2000, Schneede et al. 2003, Stoner et al. 2003).

Kondome dienen nicht nur der Empfängnisverhütung, sondern beugen auch der Übertragung von Krankheitserregern vor.

Während ihre historischen Vorgängermodelle aus Schafsdärmen hergestellt wurden, bestehen die heutigen Kondome aus Latex. Ihre Wandstärke beträgt 0,04 bis 0,08 Millimeter. Etwa 2 % der Bevölkerung leidet an einer Allergie gegen Latexprodukte. Bei ihnen entsteht eine allergische Reaktion, die sich meist als Hautausschlag (Kontaktekzem) äußert. In schlimmeren Fällen kommt es kurze Zeit nach dem Allergenkontakt zur Ausbildung von Quaddeln, die sich auf andere Hautareale ausdehnen können. Eine weitere Progredienz kann zu Reizung von Konjunktiven und der Nasenschleimhaut, eventuell auch zu Bronchialasthma oder einem lebensgefährlichen Schock führen. Personen mit Latex-Allergie sollten in Apotheken erhältliche Produkte aus anderen Kunststoffpolymeren (Polyurethan) verwenden.
Eine weitere Vorbeugungsmaßnahme gegenüber Infektionen ist die **Impfung**.

Derzeit ist jedoch eine Immunisierung, die vor sexuell übertragbaren Erkrankungen schützt, nur gegen Hepatitis-B-Viren möglich.

Literatur

Füssle R, Sziegoleit A: Urogenitale Infektionen und sexuell übertragbare Erkrankungen. In: Füssle R, Sziegoleit A (eds.): Praxis der Infektiologie. S 161–181. Springer Verlag Berlin, Heidelberg, 2001.

Kyriakis KP, Hadjivassiliou M, Papadogeorgaki H et al.: Epidemiologic determinants of herpes genitalis case detection rates among STD clinic attendees. Eur J Dermatol 2003; 13:280–282.

Petersen E: Zur Bedeutung sexuell übertragbarer Infektionen. In: Hofmann F (eds.): Infektiologie – Diagnostik, Therapie, Prophylaxe. Handbuch und Atlas für Klinik und Praxis. S. 1–10. Ecomed, Landsberg, 22. Erg.Lfg, 1997.

Pinkerton SD, Layde PM, DiFranceisco W et al.: All STDs are not created equal: an analysis of the differential effects of sexual behaviour changes on different STDs. Int J STD AIDS 2003; 14:320–328.

Rein FM: Genital Skin and Mucous Membrane Lesions. In: Mandell GL, Benett JE, Dolin R (eds): Principles and Practice of Infectious diseases. 5th edition. Pp. 1055–1074. Churchill Livingstone New York, Edinburgh, London, Melbourne, Tokyo 2000.

Robert Koch-Institut: Infektionsepidemiologisches Jahrbuch meldepflichtiger Krankheiten für 2002. Berlin, 2003.

Schneede P, Tenke P, Hofstetter AG: Sexually transmitted diseases (STDs) – a synoptic overview for Urologists. Eur Urol 2003; 44:1–7.

Stoner BP, Whittinton WL, Aral SO et al.: Avoiding risky sex partners: perception of partners riks vs partners self reported risks. Sex Transm Infect 2003; 79:197–201.

7.9 Kosmetik für den Mann

Christina Müller

7.9.1 Einleitung

Kosmetik ist – wie Frauen schon lange wissen – eine Waffe im alltäglichen Kampf um Beachtung, Wertschätzung und Erfolg. Dass aber auch gepflegt wirkende Männer bessere Chancen im Beruf und bei den Frauen haben, konnte statistisch belegt werden. Die Zeiten, in denen die Anwendung von Duftwässern und Cremes als unmännlich galt, sind längst passé.
Die Hemmschwelle zum Einkauf spezieller Männerpflegeprodukte und dem Besuch von Kosmetikinstituten ist in jüngster Zeit niedriger geworden. Was vor einigen Jahren noch verschämt erkundet wurde, ist längst Ausdruck männlicher Emanzipation.
Der „neue Mann", das ergab eine eigens in Auftrag gegebene Studie der Gesellschaft für Rationelle Psychologie in München, ist gesundheitsbewusst, achtet auf Fitness, sucht ein partnerschaftliches Verhältnis zur Frau und gibt regelmäßig Geld nicht nur für Düfte, sondern auch für Pflegeprodukte aus. Da Männerhaut eine andere Beschaffenheit hat und Männer herbere Duftnoten bevorzugen, sind spezielle Pflegeserien zu empfehlen. Darüber hinaus unterscheiden sich Männer

hinsichtlich des Verständnisses von Körperpflege deutlich von Frauen. Männer verstehen darunter in erster Linie alles, was aus praktischen Gründen mit Körperreinigung und Rasur zu tun hat. Die Hautpflege mit Cremes und Lotionen erfolgt eher nach Bedarf, und meist wenden Männer erst bei konkreten Hautproblemen regelmäßig Externa an. Allmählich scheint sich dieses zweckorientierte Verhalten der Männer jedoch zu ändern und der Markt hat die Zeichen der Zeit längst erkannt.

Männer und Körperpflege – Fakten:

- Hautpflege definiert sich in erster Linie über die Hautreinigung
- zur bewussten Hautpflege veranlassen häufig erst konkrete Hautprobleme (Bartfollikulitis, Akne)
- Männer (vor allem jüngere) kaufen selbstständig spezielle Produkte zur Hautreinigung, Gesichtspflege/Rasur sowie Düfte
- der Besuch von Kosmetikstudios nicht nur zur Aknebehandlung, sondern auch zur „Anti-Stress-Behandlung" nimmt zu

Umfragen zufolge benutzen 90 % der Männer Shampoos, 80 % Duschgels, 65 % After Shaves und 60 % Deos. In der Pubertät kommt es mit der Virilisierung unter anderem zum Bartwuchs, und der Bart wird häufig zum zentralen Punkt männlicher Pflegegewohnheiten.

7.9.2 Männerhaut – Frauenhaut

Der Unterschied zwischen männlicher und weiblicher Haut wird besonders augenscheinlich mit dem Beginn der Pubertät (Black et al. 1970, Shuster et al. 1970, Burton et al. 1972). Die Zunahme der Androgenproduktion ist für eine Vielzahl von Unterschieden verantwortlich.

Testosteron, das zentrale Hormon des Mannes, wird zu 95 % in den testikulären Leydigzellen und in geringem Maße in der Nebennierenrinde produziert. In die biologisch aktive Form wird es durch das Enzym 5α-Reduktase überführt. In der Haut, dem Haarfollikel, der Prostata, der Leber und im Fettgewebe der Mammazellen wird es zu 17β-Östradiol aromatisiert. Weitere entstehende Metabolite sind Dihydrotestosteron und zu einem geringeren Anteil Östradiol (Fritz 2003).

In der Haut vermag das Testosteron die epidermale Barrierefunktion herabzusetzen. Schon intrauterin zeigen männliche im Vergleich zu weiblichen Feten eine langsamere Entwicklung der Hautbarriere. Eine erhöhte epidermale Barriere mit besserer Barriereerholung konnte auch unter Testosteronmangel nachgewiesen werden (Kao et al. 2001). Bei Männern ist die Oberfläche der Keratinozyten statistisch signifikant niedriger als bei prämenopausalen Frauen und entspricht in etwa der postmenopausaler Frauen ohne hormonelle Substitution (Fluhr et al. 2001). Allerdings besteht kein Zusammenhang zwischen der Keratinozytenoberfläche und den verschiedenen Funktionsparametern der Haut wie zum Beispiel dem transepidermalen Wasserverlust. Lediglich die Widerstandskraft der Haut wird von der Oberfläche beeinflusst.

Männliche Haut ist ca. 25 % dicker als Frauenhaut und weist ein höheres Wasserbindungsvermögen auf. Auch rein optisch unterscheidet sich Männer- und Frauenhaut. Die Beschaffenheit ist rauer, hervorgerufen durch ein dickeres Stratum corneum. Die Epidermis ist um 15–24 % stärker ausgebildet als bei Frauen und besser im Corium verankert. Neben dem Geschlecht ist die Dicke der Epidermis vom Alter abhängig. Basierend auf radiographischen Messungen konnte gezeigt werden, dass die Epidermis bei unter 65-jährigen Männern eine Dicke von 1–1,7 mm und bei Frauen 0,9–1,4 mm aufweist. Dieser Unterschied gleicht sich mit zunehmendem Alter aus. Bei Männern über 65 beträgt sie noch 0,7–1,2 mm und bei Frauen 0,6–1,2 mm. Das Corium männlicher Haut enthält eine größere Anzahl an glatten Muskelfasern, welche der Haut eine stärkere Festigkeit verleiht. Ebenso liegt ein Unterschied in der Zusammensetzung des Sebums vor. Während des gesamten Lebens des Mannes ist die Talgproduktion (hauptsächlich durch Androgene stimuliert) signifikant höher als bei Frauen (Kavallunas et al. 1985). Der verstärkte Lipidfilm der Hautoberfläche von Männern verzögert die Desquamation der Hautzellen. Im Gegensatz dazu neigen Frauen mit zunehmenden Alter eher zu trockener Haut, da die Androgenproduktion der Ovarien und Nebennierenrinde kontinuierlich nach der Menopause abnimmt.

Tab. 7.9-1 *Merkmale männlicher Haut im Vergleich zu weiblicher Haut (Black et al. 1970, Shuster et al. 1975).*

- insgesamt dickere Haut
- im Stratum corneum größere Anzahl an Zelllagen
- um 15–24 % stärkere Epidermis und bessere Verankerung im Corium
- im Corium mehr glatte Muskelfasern, resultierend in einer höheren Festigkeit
- größere Anzahl an Haarfollikeln
- verstärkte Talgdrüsenfunktion mit höherer Sebumproduktion (androgenabhängig)
- stabiler Hydrolipidmantel mit höherem Wasserbindungsvermögen, eher feuchte Haut
- stärkere Durchblutung
- Haut-pH ~ 5,4
- höherer initialer Kollagengehalt und konsekutiv spätere Hautalterung mit jedoch tieferer Faltenausbildung
- geringer ausgebildetes subkutanes Fettgewebe
- geringere Empfindlichkeit auf äußere Reize wie Berührung oder Temperaturveränderungen

Männer transpirieren schneller und stärker als Frauen. Die Haut verliert dadurch mehr Feuchtigkeit. Demzufolge benötigt die männliche Haut eine verstärkte Hydratisierung. Der Mangel an Protektion gegen Wettereinflüsse durch Cremes und Make-up verstärkt diese physiologischen Unterschiede, wobei sie durch Rasur und Mikrotraumen noch verschlimmert werden.
Aufgrund dieser geschlechtsspezifischen Variationen, die in Tabelle 7.9-1 zusammengefasst sind, ergibt sich konsequenterweise die Notwendigkeit einer speziellen Pflege für Männerhaut.

7.9.3 Hauttypen und ihre Pflege

Die Kosmetikbranche wirbt aufgrund der o.g. Eigenheiten männlicher Haut bei Männern für spezielle Pflegeserien. Und diese werden immer häufiger genutzt: Für den Mann von heute sind solche Produkte zum Thema geworden, und die Preise sind vergleichbar mit denen von Pflegeserien für Frauen. Sinnvoll sind die Cremes, Lotionen und Seifen vor allem dann, wenn sie auch den Hauttyp berücksichtigen.
Allgemein unterscheidet man bei Männern und Frauen zwischen normaler, fettiger (seborrhoischer), trocken-fettarmer (sebostatischer) und empfindlicher Haut. Der Hauttyp kann jahreszeitlichen Schwankungen unterliegen und vom Hormonspiegel, Alter und momentanen Gesundheitszustand abhängen.
Die stärkere Talgproduktion prägt den vornehmlichen Hauttyp des Mannes. Männer neigen zu seborrhoischer Haut mit erweiterten Poren und Komedonen sowie früher einsetzender, länger anhaltender und schwerer verlaufender Akne.

Fettig-feuchte (seborrhoische) Haut mit Übergang zu unreiner Haut (Akne)

Bei der Seborrhö kommt es durch vermehrte Talgabsonderung zu einer übermäßigen Entwicklung des lipophilen Anteils des Hydrolipidfilms. Daneben ist für die Entstehung der Akne als weitere pathophysiologische Usache die androgenabhängige Hyperkeratose des Haarfollikels und der Talgdrüsenausführungsgänge sowie die Besiedelung mit Propionibakterien zu sehen. Das Stratum corneum fettiger Haut ist relativ dick. Dadurch wirkt die Haut oft schlecht durchblutet, blass und fahl. Sie glänzt und neigt zu großen Poren, Komedonen sowie Papeln und Pusteln. Dafür bleibt fettige Haut länger glatt, Fältchen zeigen sich später als bei trockener Haut und meist reagiert sie weniger gereizt auf Umwelteinflüsse.
Eine entsprechende Pflege sollte die morgendliche und abendliche Reinigung mit Syndets oder Waschlotionen beinhalten, die das erhöhte Sebumangebot möglichst reizfrei entfernen und die Nachbildung verhindern oder verzögern. Auch fettfreie und reizlindernde Pflegeprodukte können unterstützend eingesetzt werden. Bei der Akne finden keratolytische (z.B. Vitamin-A-Säure-Derivate, Glykolsäure), antiseborrhoische (Benzoylperoxid) und/oder antibakterielle Zusatzstoffe Anwendung. Unterstützend können in regelmäßigem Turnus Glykolsäurepeelings mit adstringierenden Masken durchgeführt werden. Des Weiteren lässt sich das Hautbild unterstützend durch eine regelmäßige manuelle Akneausreinigung bei der Kosmetikerin verbessern.
Da es sich bei der seborrhoischen Haut um den vorwiegenden männlichen Hauttyp handelt, sind die meisten Pflegeprodukte für Männer auf dem Markt für die leicht fettende Haut konzipiert.

Fettarm-trockene (sebostatische) Haut

Trockene Haut weist ein Lipiddefizit auf. Der Verlust von epidermalen und Sebumlipiden führt zu einer veränderten Zusammensetzung des Hydrolipidfilms und der Barrierelipide. Es besteht ein Mangel an natürlichen Feuchthaltefaktoren – insbesondere Harnstoff bzw. essenziellen Fettsäuren. Die Barrierefunktion ist geschwächt und der transepidermale Wasserverlust nimmt zu. Die Haut wirkt matt bis stumpf und spannt leicht, vor allem nach dem Waschen. Sie wird trocken, rau und schuppig und neigt eher zur vorzeitigen Fältchenbildung.

Die Pflege sollte mit Externa erfolgen, die Feuchtigkeit zuführen und die fehlenden Hautlipide (z.B. Ceramide) ersetzen oder deren Produktion stimulieren. Es sollten nur milde Reinigungsmittel verwendet und keine alkoholhaltigen Gesichtswasser benutzt werden.

Empfindliche Haut

Bei einer Umfrage in England 2003 gaben 30 % aller Männer an, eine empfindliche Haut zu haben, bei den Frauen waren es sogar über 50 %. Der Begriff „empfindliche Haut" ist nicht eindeutig definiert. Man versteht darunter einen Hautzustand, der eine verminderte Reizschwelle für irritative Noxen aufweist, die durch individuelle wie auch umweltbedingte Faktoren beeinflusst werden. Der Zustand des Säureschutzmantels und Hydrolipidfilms sowie der Barrierefunktion sind für die Empfindlichkeit der Haut von großer Bedeutung. Ein erhöhter transepidermaler Wasserverlust kennzeichnet eine gestörte Barrierefunktion. Typische Merkmale empfindlicher Haut sind Rötung, Schwellung, Schuppung, Kribbeln, Brennen, Juckreiz und Spannungsgefühl.

Die Pflege der empfindlichen Haut soll auf die Rehydratation und Wiederherstellung einer gesunden Hautbarriere abzielen. Entscheidend ist das Vermeiden von exogenen Hautschädigungen. Verwendet werden sollten milde Reinigungssyndets und keine Seifen. Zur Pflege eignen sich besonders gut hautverträgliche Rohstoffe in Formulierungen einer Basisgrundlage. Darüber hinaus sollte ein regelmäßiges Eincremen mit Hautpflegemitteln erfolgen, die natürliche Feuchthaltefaktoren („natural moisturizer") wie Harnstoff, Milchsäure, Ammoniumlaktat und Alphahydroxysäuren in niedriger Konzentration und keine Duft- und Konservierungsstoffe enthalten. Eine geringe Anzahl unterschiedlicher Produkte sollte verwendet werden, da ansonsten mit Zunahme unterschiedlicher Inhaltsstoffe – mit denen die Haut konfrontiert ist – sich das Risiko für Irritationen vergrößert und somit die Gefahr der Entwicklung allergischer Reaktionen (Typ-IV-Sensibilisierungen) erhöht.

7.9.4 Schweißsekretion

Neben Unterschieden in der Hautbeschaffenheit gibt es ebenso Unterschiede in der Schweißsekretion zwischen den Geschlechtern. Männer haben mehr ekkrine und apokrine Schweißdrüsen als Frauen. Der pH-Wert des männlichen ekkrinen Schweißes ist um ca. 0,5 saurer als der von Frauen. Darüber hinaus ist die durch cholinerge Substanzen stimulierte ekkrine Sekretion bei Männern größer, wobei dieser Unterschied mit dem Alter abnimmt. Der individuelle Körpergeruch entsteht vor allem durch die bakterielle Zersetzung des Schweißes. Männer schwitzen durchschnittlich mehr und an anderen Stellen als Frauen. Zum typisch männlichen Körpergeruch führt die Verstoffwechselung von Testosteron, an dessen Abbau v.a. Corynebakterien beteiligt sind, die auf der Hautoberfläche und den Haarfollikeln vorkommen. Der Abbau erfolgt zu einem unangenehm riechenden Steroid.

Tägliches Duschen ist heute praktisch selbstverständlich. Allerdings kann häufiges oder zu heißes Duschen, insbesondere durch die stärkere Aktivität der Talgdrüsen, die eher fettigere Haut des Mannes strapazieren und austrocknen. Somit sollten milde Reinigungsprodukte bei hautfreundlicher Wassertemperatur angewendet werden.

Zur Vermeidung der Schweißbildung sollte bei stärkerem Körpergeruch zur Reduktion der Bakterien ein Antiperspirat (z.B. aluminiumchloridhaltige Präparate) verwendet werden, welches zur Okklusion der Schweißdrüsen führt und somit die Schweißbildung bremst. Ein Deodorant sorgt darüber hinaus für den guten Geruch. Diese Produkte ohne Duftstoffe können bei Allergikern angewendet werden und interferieren nicht mit dem individuell ausgesuchten After-Shave oder Eau de Toilette. Für resistente Fälle hat sich die Leitungswasser-Iontophorese v.a. für die palmare und plantare Hyperhidrose bewährt. Mit Hilfe von Botulinumtoxin kann besonders komplikationslos für eine Dauer von 6–12 Monaten die axilläre Hyperhidrose bis zu über 90 % reduziert werden. Hierbei erfolgen ca. 15–20 intrakutane Injektionen pro Achsel.

7.9.5 Düfte für den Mann

Aus dem normalen Leben sind Gerüche und Duftstoffe nicht wegzudenken. Sie werden in Kosmetika wie Parfüm, Eau de Toilette, Seife, Rasierprodukte sowie Salben, Cremes und Lotionen eingearbeitet. Auch bei Männern ist deren Anwendung sehr beliebt und gehört bei vielen zum täglichen Gebrauch.
Die Wirkung eines guten Parfüms basiert auf drei Komponenten:

- Kopfnote
- Herznote
- Fond

Die Kopfnote (Zitrusöle, Fettaldehyde) ist der oberflächliche Duft, der erste Eindruck, das Initialaroma, das am schnellsten verfliegt. Die Herznote (Blütenextrakte, Gewürzöle) bildet die eigentliche Parfümwirkung über mehrere Stunden, also das Zentrum des Parfüms. Der Fond (Hölzer, Moose, animalische Komponenten) ist der Basisduft mit großer Kraft und Dauerhaftigkeit, der noch lange in den Kleidern haftet. Die natürlichen Duftstoffe (ätherische Öle) wirken vor allem perkutan und nasal.
Der Riechsinn ist direkt mit dem limbischen System verbunden, dem Sitz unserer Gefühle und Erinnerungen. Dies macht die starke psychische und leicht erotisierende Wirkung von Düften auf uns aus. Es gibt Versuche, unterschiedliche Düfte verschiedenen Charaktertypen zuzuordnen. So kann die Auswahl des entsprechenden Duftes die jeweilige Stimmungslage unterstreichen und die eigene Persönlichkeit besonders hervorheben. Die Anwendung von Düften soll nicht nur eine Wirkung auf andere haben, sondern zum eigenen Wohlfühlen beitragen. Jede Duftnote riecht auf jeder Haut anders. Die Düfte sollten auf behaarte und gut durchblutete Körperpartien wie Brust, Nacken, Handgelenke, Ellenbogeninnenseiten und Hals gesprüht werden. Was außerhalb eines halben Meters Umkreises noch deutlich wahrnehmbar ist, ist zu viel. Parfüms können Schweißgeruch nicht unterbinden.

7.9.6 Bartpflege

Die Männerhaut ist deutlich behaarter als die von Frauen. Zwischen 5000 und 25 000 Haare befinden sich allein im unteren Gesichtsdrittel, der Bartzone. Aufgrund des Androgeneinflusses werden Barthaare bei Männern wesentlich dicker. Sie wachsen täglich um 0,3–0,4 mm, das entspricht fast 14 cm im Jahr. Ein Mann verbringt circa 3000 Stunden bzw. 140 Tage seines Lebens damit, sich zu rasieren.
Dies bedeutet Stress für die Haut. Die tägliche Rasur führt zu einem Intensiv-Peeling, denn außer den Barthaaren werden auch die äußeren Hautpartikel mit dem schützenden Hydrolipidfilm entfernt. Dadurch ist die Haut dieser Gesichtsregion oft leicht reizbar und besonders empfindlich, so dass sich für den modernen Mann eine gründliche Gesichtspflege anschließt. Vor allem bei trockener Haut wird die elektrische Rasur insbesondere nach Vorbereitung mit Rasurpflegeprodukten meist besser vertragen. Bei Neigung zu Erythemen und Reizungen sollte nach der Rasur eine beruhigende After-Shave-Lotion auf alkoholfreier Basis appliziert werden, da Alkohol die Haut weiter austrocknen und die Reizung verstärken würde. Bei sehr fettiger Haut ist ein alkoholisches After-Shave meistens gut verträglich.
Viele Männer neigen zu einer Rasierfollikulitis mit Entzündungen und Pusteln im Bereich der Barthaare. Verursacht wird die Rasierfollikulitis durch eine Verschleppung von Bakterien während der Rasur.
Die Trockenrasur ist bei Akne und Hautinfektionen der Nassrasur vorzuziehen. Ein Pre-Shave-Wasser richtet vor Beginn der Rasur die Barthaare zur einfacheren Rasur auf.

Die Nassrasur ist im Allgemeinen schonender und gründlicher. Sie wirkt auf die Haut wie ein Peeling und entfernt abgestorbene, ausgetrocknete Hautpartikel. Zuerst empfiehlt es sich, das Gesicht mit warmem Wasser und Reinigungscreme zu waschen. Anschließend Rasiercreme oder -schaum in die Gesichtshaut einmassieren und einige Minuten einwirken lassen. Dadurch richten sich die Stoppeln auf und werden weich, lassen sich also besser schneiden. Rasierschaumreste mit warmem, dann kaltem Wasser entfernen. Rasierwasser nur auftragen, wenn die Haut die enthaltenen Parfümstoffe gut verträgt. Sonst besser After-Shave-Lotionen, -Gel oder -Balsam anwenden, welche weniger reizen und der Haut Feuchtigkeit geben.

7.9.7 Hautalterung

Alterungsprozess

Altern ist ein komplexer Vorgang. Das Organ, an dem der Prozess der Alterung besonders augenfällig wird, ist die Haut. Bei genauerer Betrachtung fällt auf, dass menschliche Haut an den Stellen, die besonders äußeren Umwelteinflüssen ausgesetzt sind, wie Gesicht und Hände, vorzeitig altert. Von den verschiedenen aktuellen Alterungstheorien spricht vieles dafür, dass eine Kumulation von Zellschäden zu dem führt, was als Altern wahrgenommen wird. Bei der normalen Zellatmung gehen kontinuierlich Elektronen verloren und führen zur Produktion hochreaktiver Moleküle, den reaktiven Sauerstoffspezies (Reactive Oxygen Species, ROS). Die Hautalterung ist eine Kombination aus intrinsischer (genetisch programmierter, chronologischer) und extrinsischer, durch exogene Noxen bedingter Hautalterung. Steigende Belastung mit UV-Strahlen, dem Photoaging, Nikotinkonsum, Stress und ungesunde Lebensgewohnheiten führen zu vorzeitiger Hautalterung. Der Hauptmechanismus der extrinsischen Hautalterung ist die Bildung von ROS. ROS bewirken die Oxidation von DNA, Proteinen und Membranlipiden (Beckmann und Arnes 1997). Zum Schutz sind die Zellen mit einem Netzwerk unterschiedlicher Reparatursysteme und antioxidativer Mechanismen ausgestattet. Es kann jedoch zur Überbeanspruchung dieser Schutzsysteme kommen und damit zu dauerhaften Schäden an Zellen und DNA. Darüber hinaus führt UV-Strahlung zur Expression von Metalloproteinasen und damit zum Abbau von kollagenen und elastischen Fasern. Dies bewirkt den Verlust der Elastizität und konsekutiv die Ausbildung von Fältchen und Falten.

Im Vergleich zu Frauenhaut altert männliche Haut anders. Die sichtbare Hautalterung setzt bei Frauen früher ein, vollzieht sich aber langsamer. Beim Mann machen sich die ersten Zeichen der Hautalterung um das 40. Lebensjahr herum bemerkbar, dann aber vehementer als bei Frauen. Auftretende Fältchen formen sich bald zu tiefen Furchen. Durch die zunehmende Elastose im Rahmen des intrinsischen und extrinsischen Alterungsprozesses erschlafft die Haut allmählich. Diese klinischen Merkmale des Alterungsprozesses stehen in engem Zusammenhang mit dem Gesamt-Kollagengehalt der Haut.

Der höhere initiale Haut-Kollagengehalt ist deswegen die Ursache dafür, dass Männer später als Frauen zu altern scheinen (Black et al. 1970, Shuster et al. 1970, Burton et al. 1972). Bei Männern ist das Haut-Kollagen dichter gepackt als bei Frauen, wobei dies auf den Androgeneinfluss zurückzuführen ist. Ebenso wird die Anordnung der Fibrillen in der Dermis von Alter und Geschlecht beeinflusst. Die Androgenproduktion ist somit in erster Linie für den geschlechtsspezifisch unterschiedlichen Kollagengehalt der Haut verantwortlich (Shuster et al. 1975).

Mit der Entwicklung innovativer Wirkstoffe und entsprechender gut verträglicher Galenik hat die ästhetische Dermatologie erweiterte Therapieoptionen zur Prophylaxe wie auch zur Therapiebegleitung im Rahmen des Alterungsprozesses. Bei Männern mit Hauterkrankungen oder empfindlicher Haut, aber auch rein prophylaktisch besteht ein immer größer werdender Bedarf an medizinischer sowie fundierter kosmetischer Beratung, die auf die medizinischen und ästhetischen Belange des Patienten eingeht. Die kompetente Beratung gibt dem Patienten eine Richtungsweisung, um sich auf dem unüberschaubaren Markt der verschiedenen Kosmetikprodukte zurechtzufinden und sinnvolle Präparate anzuwenden. Dies führt sowohl zu einer besseren Compliance als auch zu

gesteigertem Durchhaltevermögen. Die Beratung sollte die Empfehlung von speziellen hautverträglichen, dem jeweiligen Hauttyp angepassten Kosmetika im Bereich der pflegenden und dekorativen Kosmetik beinhalten. Dies führt zu einer Optimierung und dauerhafteren Erhaltung des Behandlungsergebnisses, insbesondere hinsichtlich der Anwendung präventiv wirkender Produkte gegen die Hautalterung.
Neben der einfachen Prävention schädigender Umwelteinflüsse auf die Haut können zur unterstützenden Prophylaxe der vorzeitigen Hautalterung sog. Wirkkosmetika eingesetzt werden, welche die Schutzmechanismen der Haut unterstützen und zu einer Aktivierung regenerativer Mechanismen führen. Somit stellt die Therapie oder besser Prävention der Hautalterung ein innovatives Konzept in der ästhetischen Dermatologie dar. Gerade nach den minimal invasiven Methoden wie Chemical-Peeling oder Laser-Peeling ist die Empfehlung eines anschließenden genauen Verhaltens- und Behandlungsplans von großer Bedeutung. Die richtig abgestimmten Pflegeempfehlungen zur Nachbehandlung sollen zu einem optimalen und lange anhaltenden Ergebnis beitragen. Als absolutes Muss sollte sowohl im Rahmen der Anti-Aging-Verfahren als auch der Altersprävention auf konsequenten Lichtschutz mit den entsprechenden hauttypspezifischen Präparaten verwiesen werden.

Anti-Aging-Präparate – „Cosmeceuticals"

Für die Langzeitbehandlung im Rahmen der Hautalterung eignen sich diverse Pflegepräparate im Sinne sog. Anti-Aging-Produkte. Diese grenzen sich aufgrund ihrer hohen Verträglichkeit und der Spezialisierung auf entsprechende dermatologische Anforderungen von den sog. Parfümerie- und Drogeriekosmetika ab. Bei den Cosmeceuticals handelt es sich um einen relativ neuen Begriff aus den USA (Gerny 2004). Diese Produkte enthalten Substanzen, die zwischen klassischer Kosmetik und Medikament liegen. Die Cosmeceuticals sollten entsprechend der Diagnose auf einer dem Hauttyp angepassten Grundlage angewendet werden. Wirkstoffe, die auch für den Mann in sog. Anti-Aging-Externas enthalten sein sollten, sind:

- Vitamin A und Derivate
- Alpha-Hydroxysäuren (AHA)
- Antioxidantien
- stabilisiertes Vitamin C (Ascorbinsäure)
- Vitamin E (alpha-Tocopherol)
- Coenzym Q 10
- Polyphenole
- DNS-Reparaturenzyme
- Lichtschutzfilter (UV-A- und UV-B-Spektrum)

Vitamin A und Derivate

Neben Vitamin A (Retinol) wirken auch Vitamin-A-Säure (Tretinoin) und das Aldehyd Retinal (Retinaldehyd) am nukleären Rezeptor und damit auf die Genexpression. Es konnten sowohl dermale als auch epidermale Effekte nachgewiesen werden. Die Aktivität von Kollagen- (Typ I und III) und Elastin-abbauenden Kollagenasen wird gehemmt. Zusätzlich kommt es zu einer Neosynthese von Kollagen und Reorganisation von geschädigten Kollagen- und Elastinfasern (Vahlquist und Lee 1982, Griffith et al. 1993, Fisher et al. 1996).

Alpha-Hydroxysäuren (AHA)

Einige der AHAs sind Naturstoffe, wobei die Glykolsäure die einfachste ist. Ihr Wirkungsspektrum erstreckt sich von der Keratolyse über Exfoliation und Hydratation bis zur Bleichung. Darüber hinaus dienen sie als Vehikel für weitere eingeschleuste Wirkstoffe. AHAs fördern die Zellproliferation und führen somit zu einer Verdickung der Epidermis. Durch vermehrte Zellteilung wird das Stratum granulosum prominenter. Dies bewirkt eine Reduktion des transepidermalen Wasserverlusts und die Hautfeuchtigkeit nimmt zu. Durch vermehrte GAG-Bildung wird die Kollagenproduktion gesteigert (Klein 2000).

Antioxidanzien

Antioxidanzien sind Substanzen, die die schädliche Wirkung von reaktiven Sauerstoffverbindungen (ROS) inhibieren und somit die Haut vor sog. oxidativen Stress und den daraus resultierenden Zell- und Gewebeschäden schützen. Ein Ungleichgewicht an antioxidativen und prooxidativen Systemen führt zu einer Schädigung von Lipiden, Proteinen und Nukleinsäuren. Zu den Antioxidanzien zählen Vitamine wie Vitamin C und E sowie β-Karotin und die sog. Polyphenole (botanische Antioxidanzien, „phytochemicals“) wie Flavonoide, Grünteephenole, Quercetin, Resveratrol und Silymarin (Elmets et al. 2001, Afaq und Mukthar 2002).

Stabilisiertes Vitamin C (Ascorbinsäure)

Das hydrophile Vitamin C wirkt auf die Differenzierung der Haut, stimuliert den Bindegewebsstoffwechsel durch Kollagen-synthetisierende Enzyme und Inhibierung der Kollagenasen (Nusgens et al. 2001). Darüber hinaus kommt es zur Zunahme der Differenzierung epidermaler Ceramide (Galinski et al. 1985).

Vitamin E (Alpha-Tocopherol)

Als lipophiles Antioxidanz vermag das Vitamin E vor allem an Zellmembranen freie Radikale abzufangen. Es inhibiert auch die Kollagen- und Elastin-abbauenden Kollagenasen. Es schützt die Kollagenbiosynthese und verhindert die durch ROS stimulierte Glykosaminoglykansynthese (Ricciarelli et al., 1999; Tanaka et al., 1993). Darüber hinaus hat Vitamin E Einfluss auf die zelluläre Signaltransduktion, indem es die Proteinkinase-C-Aktivität hemmt und die Proliferation glatter Muskelfasern.

Coenzym Q, Flavonoide

Auch weitere antioxidativ wirksame Substanzen wie Coenzym Q 10 und Flavonoide führen zur Reduzierung des oxidativen Stresses und Hemmung der Kollagenase-Aktivität und zeigen darüber hinaus auch photoprotektive Wirkung (Hoppe et al. 1999, Elmets et al. 2001, Krutmann und Hansen 2001).

DNS-Reparaturenzyme

Durch UVB werden typische Hautschäden induziert. Es kommt zu UV-B-bedingten DNS-Schäden mit der Entstehung unerwünschter Photoprodukte wie Zyklobutanpyrimidindimeren. Mit der Entwicklung von photolyasehaltigen Liposomen kann die Dimerisierung aufgehoben werden und die DNS-Schäden werden schneller repariert. Dieser Prozess wird als Photoreaktivierung bezeichnet. Darüber hinaus wird die Expression von Matrixmetalloproteinasen inhibiert und eine Immunsuppression verhindert (Krutmann et al. 2001).

Vitamin-A-Säure- und Vitamin-C-Präparate sollten vornehmlich abends angewendet werden. Die weiteren Radikalfänger können täglich auch morgens mit einer Feuchtigkeitspflege mit UV-Schutz gegen die lichtbedingte Hautalterung eingesetzt werden.

7.9.8 Schlussbemerkung

Fitness, Frische, Natürlichkeit – und zu einem gewissen Maß Pflege – sind die heutigen Schlüsselbegriffe, um die Produkt-Message „Pflege für den Mann“ zu vermitteln. Kosmetika für Männer und Frauen sind traditionell unterschiedlich sowohl in ihren Grundlagen als auch in der Marketing-Strategie. Das Ansprechen auf die Produkte ist somit unterschiedlich: Männer streben danach, sich wohl zu fühlen und Gesundheit auszustrahlen. Für Frauen steht neben der Gesundheit Schönheit und jugendliche Ausstrahlung im Vordergrund. Die Mehrzahl der Männer behandelt ihre Haut entsprechend der Notwendigkeit zur Rasur oder Körperreinigung. Doch der „moderne Mann“ ist immer stärker daran interessiert, seiner Umwelt ein attraktives Image zu präsentieren, das zu Beruf und Lebensstil passt. Dies resultiert zum einen in einer Zunahme an chirurgisch- und nicht-chirurgisch-ästhetischen Eingriffen, zum anderen in der täglichen Anwendung von Gesicht- und Körperpflegeprodukten für das eigene Wohlbefinden und um den Alterungsprozess hinauszuzögern.

Die angewendeten Produkte sollten farblos, nicht fettend, gut aufzutragen und zu verteilen sein, schnell einziehen, nur dezent parfümiert sein und eher einen frischen Duft aufweisen. Populär sind bei Männern somit die sog. „easy to use“-Produkte, welche mehr und mehr den Markt erobern.

Voran allen Empfehlungen zur Anwendung dermatologischer Pflegeprodukte im Rahmen des „Anti-Aging“ gilt über ein adäquates Sonnenverhalten mit entsprechenden Hinweisen für UV-Exposition mit sicherem Lichtschutz (UVA u. UVB-Spektrum) aufzuklären.

Literatur

Afaq F, Mukthar H: Photochemoprevention by botanical antioxidants. Skin Pharmacol Appl Skin Physiol 2002; 15:297–306.

Beckmann KVB, Ames BN: Oxidative delay of DNA. J Biol Chem 1997; 272:19633–19636.

Black MM, Shuster S, Bottoms E: Osteoporosis, skin collagen and androgen. Br Med J 1970; 4:773–77

Burton JL, Johnson C, Libman I: Skin virilism in women with hirsutism. J Endocrinol 1972; 53:349.

Elmets CA, Singh D, Tubesing K et al.: Cutaneous photoprotection from ultraviolet injury by green tea polyphenols. J Am Acad Dermatol 2001; 44:425–432.

Fisher GJ, Datta SC, Talwar HS: Molecular basis of sun-induced premature skin ageing and retinoid antagonism. Nature 1996; 379:335–339.

Fluhr JW, Pelosi A, Lazzerini S, et al.: Differences in corneocyte surface area in pre- and post-menopausal women. Skin Pharmacol Appl Skin Physiol 2001; 14 (Suppl): 10–16.

Fritz K: Endokrinologische Aspekte der Hautalterung. In: Krutmann J und Diepgen T: Hautalterung. Springer Verlag S. 86, 2003.

Galinski FA, Pfeiffer HP, Trüper HG: 1,4,5,6-Tetrahydro-2-methyl-4-pyrimidincarboxylic acid, a novel cyclic amino acid from halophilic bacteria of the genus Ectothiorhodospira. Eur J Biochem 1985; 149:135–139.

Gerny H: In: Worret WI und Gehring W: Kosmetische Dermatologie. Springer Verlag S. 87–94, 2004.

Griffith CEM, Russman AN, Majmudar G et al.: Restauration of collagen formation in photodamaged human skin by tretinoin (retinoic acid). N Eng J Med 1993; 329:530–535.

Harris B: The Aromatherapy Database, Research into the physiological properties of essential oils and their components, essential oil resource consultants. Inc St Helier, Jersey, 1997.

Hoppe U, Bergemann J, Diembeck W et al. (1999) Coenzyme QIO, a cutaneous antioxidant and energizer. Biofactors. 9(2–4): 371–378.

Kao J, Garg A, Mao-Qiang M et al.: Testosterone perturbs epidermal permeability barrier homeostasis. J Invest Dermatol 2001; 116:443–451.

Kavallunas DR, Nacht S, Bogardus RE: Mens skin care needs. Cosmetics & Toileteries 1985; 100:29–32.

Klein M: AHA's provide novel approach to topical rejuvenation. Dermatology Times, 2000.

Krutmann J, Hansen PM: New developments in photoprotection of human skin. Skin Pharmacol Appl Skin Phsiol 2001; 14:401–407.

Nusgens BV, Humbert P, Rougier A et al.: Topically applied vitamin C enhances the mRNA level of collagen I and III, their processing enzymes and tissue inhibitors of matrix metalloproteinase 1 in the human dermis. J Invest Dermatol 2001; 116:853–859.

Shuster S, Black MM, Bottoms E: Skin collagen and thickness in women with hirsutism. Br Med J 1970; 4: 772.

Shuster S, Black MM, McVitie E: The influence of age and sex on skin thickness, skin collagen and density. Br J Dermatol 1975; 93:639–643.

Vahlquist A, Lee JB: Vitamin A in human skin: II Concentrations of carotene, retinol and dehydroretinol in various components of normal skin. J Invest Dermatol 1982; 79:94–97.

8

Methoden der Untersuchung und Diagnostik

8.1 Klinisch-urologische Untersuchung des Mannes 378
8.1.1 Anamnese 378
8.1.2 Klinische Untersuchung 378
Körperliche Proportionen 379
Brustdrüse 379
Hoden 379
Prostata 380
Penis 380

8.2 Spezielle andrologische Aspekte der klinischen Untersuchung des Mannes 380
8.2.1 Androgenmangelzeichen 381
8.2.2 Gynäkomastie 381
8.2.3 Genitalstatus 381

8.3 Bildgebende Diagnostik männlicher Genitalorgane 382
8.3.1 Prostata, Bläschendrüsen 383
8.3.2 Hoden 384
8.3.3 Penis 386

8.4 Prostataexprimat und Urin 386
8.4.1 Definitionen 386
8.4.2 Methodik und diagnostische Aussagefähigkeit 386
Ersturin, Fluor urethralis 386
Exprimaturin 387
„4-Gläser-Probe", „2-Gläser-Probe" .. 387

8.5 Mikrobiologische Untersuchungen . 389
8.5.1 Standortflora des männlichen Urogenitaltrakts 389
8.5.2 Nachweis pathogener Erreger im männlichen Urogenitaltrakt 389
Untersuchungsmaterialien 389
Untersuchungsmethoden 390
8.5.3 Mikrobiologische Untersuchungen bei urogenitalen Infektionskrankheiten .. 393

8.6 Endokrinologische Labordiagnostik 397
8.6.1 Hypophysäre Hormone (nach Behre, 1998) 397
FSH – follikelstimulierendes Hormon 397
LH – luteinisierendes Hormon 397
PRL – Prolaktin 397
Serumspiegel der hypophysären Hormone 398
Funktionstests 398
8.6.2 Testikuläre Hormone 399
Inhibin B 399
Testosteron (nach Rommerts 1998) .. 399
8.6.3 Nebennierenrindenhormone 400
8.6.4 Qualitätskontrolle 400

8.7 Tumormarkerbestimmung 400
8.7.1 Einleitung 400
8.7.2 Tumormarker beim Prostatakarzinom 401
Prostataspezifisches Antigen (PSA) ... 401
8.7.3 Tumormarker beim Hodentumor 402
α-Fetoprotein (AFP) 402
Humanes Choriongonadotropin (HCG) 403
Laktatdehydrogenase (LDH) 403

8.8 Immunologische Labordiagnostik .. 404
8.8.1 Klinische Bedeutung von Spermatozoen-Antikörpern 404
8.8.2 Nachweismethoden von Spermatozoen-Antikörpern 405
8.8.3 Immunologische Infertilitätsforschung 406

8.9 Untersuchung des Ejakulats 407
8.9.1 Probengewinnung 407
8.9.2 Makroskopische Untersuchung des Ejakulats 408
8.9.3 Mikroskopische Untersuchung des Ejakulats 409
8.9.4 Weiterführende Untersuchungen 410
8.9.5 Diagnostischer und prognostischer Stellenwert des Spermiogramms 410
8.9.6 Qualitätskontrolle 411

8.10 Spermatozoenfunktionstests 411
8.10.1 Motilität 412

8.10.2 Membranintegrität und reaktive Sauerstoffspezies . . . 413
8.10.3 Morphologie . . . 414
8.10.4 Zona-pellucida-Bindung . . . 414
8.10.5 Akrosomreaktion . . . 414
8.10.6 Akrosinaktivität . . . 415
8.10.7 Oolemma-Bindung . . . 415
8.10.8 Chromatinkondensation . . . 416
8.10.9 DNA-Integrität . . . 416

8.11 Hodenbiopsie . . . 419
8.11.1 Indikationen . . . 419
8.11.2 Technische Aspekte . . . 420
8.11.3 Histologische Beurteilung . . . 421

8.12 Zyto- und molekulargenetische Diagnostik . . . 423
8.12.1 Indikationen . . . 423
8.12.2 Chromosomendiagnostik in Lymphozyten . . . 424
8.12.3 Chromosomendiagnostik in Keimzellen . . . 425
8.12.4 Molekulargenetische Untersuchung des AZF-Locus in Yq11 . . . 425
8.12.5 Molekulargenetische Untersuchung des CFTR-Gens . . . 426

8.13 Diagnostik bei Osteoporose . . . 428
8.13.1 Knochendichtemessung . . . 428
8.13.2 Knochenstoffwechselparameter . . . 429

8.14 Die Männersprechstunde . . . 430
8.14.1 Der Mann aus der Sicht des Endokrinologen – Kollektiv der Ratsuchenden . . . 430
8.14.2 Erstgespräch – Männerspezifischer Fragebogen . . . 431
8.14.3 Untersuchung – Diagnostik . . . 431
8.14.4 Konzeptionelle Beratung – Therapievorschläge . . . 434
8.14.5 Kontrollmechanismen – Compliance-Förderung . . . 434

8.1 Klinisch-urologische Untersuchung des Mannes

Volker Rohde, Jörg Miller

8.1.1 Anamnese

Die Anamnese zur möglichst umfassenden Erhebung eines Status zur Männergesundheit sollte je nach aktuellen Beschwerden folgende Aspekte umfassen:

- Familien- und Sozialanamnese
- Abnahme der Leistungsfähigkeit
- Verminderung des Bartwuchses
- Verminderung des Seh- und Riechvermögens
- Abnahme der Erektionshäufigkeit
- Art und Häufigkeit sexueller Kontakte
- Verminderung des Sexualtriebs
- systemische Vorerkrankungen (z.B. Diabetes mellitus, Hepato- und Nephropathien)
- andrologisch-urologische Vorerkrankungen (z.B. Epididymitis, Blasenentleerungsstörungen, Tumorerkrankung)
- Voroperationen (z.B. Orchidopexie, Herniotomie) und Verletzungen
- Medikamentenanamnese (Antihypertensiva, Anabolika, Zytostatika u.a.)
- berufliche Exposition von Chemikalien
- Lebensgewohnheiten (Nikotin- und Alkoholgewohnheiten, Stress)
- Paaranamnese

8.1.2 Klinische Untersuchung

Im Erstkontakt zwischen Patient und Arzt bzw. Ärztin sollte eine gründliche körperliche Untersuchung stehen. Diese kann Hinweise auf allgemeine Erkrankungen geben, die zum Hypogonadismus, zur Infertilität oder zur erektilen Dysfunktion führen können (Krause und Weidner 1998). Die nachfolgende Darstellung beschränkt sich auf spezielle Untersuchungsmethoden, mit denen die o.g. Krankheitsbilder diagnostiziert werden können.

Körperliche Proportionen

Besteht schon in der kindlichen Entwicklung ein Androgenmangel, führt dies zu einer verzögert oder gar nicht einsetzenden Pubertät. In der Folge eines verzögerten Schlusses der Epiphysenfugen entwickelt sich häufig ein eunuchoider Hochwuchs, bei dem die Beine länger als der Rumpf sind sowie die Spannweite der Arme die gesamte Körperlänge überragt. Bei fehlendem Kehlkopfwachstum bleibt die Stimmlage hoch, der Bartwuchs ist gering oder fehlt ganz. Eine zu geringe Stimulation der Talgdrüsen führt zu einer typischen perioralen und periorbitalen Hautfältelung.
Tritt ein Androgenmangel im Erwachsenenalter auf, bleiben die Körperproportionen und die Stimme unbeeinträchtigt, je nach Ausmaß und Dauer kann es jedoch zur Muskelatrophie und zur Umverteilung des subkutanen Fettgewebes (Feminisierung) sowie zur Reduzierung der Geschlechts- und Körperbehaarung kommen (Marin 1995).

Brustdrüse

Fällt bei der Untersuchung der Brustdrüse des Mannes eine Vergrößerung auf, die klinisch und palpatorisch mit einem Spannungsgefühl und einer erhöhten Berührungsempfindlichkeit der Mamillen einhergeht, liegt eine Gynäkomastie vor. Sie liegt meist beidseitig vor, seltener auch einseitig. Auch wenn das Mammakarzinom mit weniger als 1 % aller Krebserkrankungen beim Mann eine vergleichsweise seltene Tumorerkrankung ist, sollte bei einer einseitigen Vergrößerung und einem verdächtigen Tastbefund eine Mammographie veranlasst werden. Als Risikofaktoren sind u.a. testikuläre Abnormalitäten, Infertilität, das Klinefelter-Syndrom sowie eine positive Familienanamnese und ein höheres Lebensalter identifiziert (Giordano et al. 2002).
Gynäkomastien sind bei Jungen im Alter zwischen 13 und 17 Jahren häufiger zu sehen. Ohne weiter vorliegende Befunde haben sie keine pathognomonische Bedeutung. Treten diese Brustdrüsenvergrößerungen mit palpatorisch kleinen Hoden auf, sollten differenzialdiagnostisch ein Klinefelter-Syndrom sowie Formen des Hypogonadismus abgeklärt werden (Daniels und Layer 2003). Findet sich im Rahmen der körperlichen Untersuchung des Mannes eine Trias aus Gynäkomastie, Libidoverlust und einer Hodenschwellung, muss ein hormonell aktiver Hodentumor nachfolgend abgeklärt werden.
Systemische Erkrankungen, die mit dem Hormonhaushalt des Mannes interagieren, wie u.a. die Leberzirrhose oder die Niereninsuffizienz bei Hämodialyse, können zur Ausbildung einer Gynäkomastie führen. Dies gilt in ähnlicher Weise auch für eine Vielzahl von Medikamenten.

Hoden

Bei der Palpation des Hodens werden Befunde zur Hodenlage sowie zur Größe und Konsistenz erhoben, ebenso werden die Lage, Größe und Form des Nebenhodens bestimmt.
Bei Lageanomalien im Sinne eines Kryptorchismus werden häufig die Hoden oberhalb des Leistenkanals am inneren oder äußeren Leistenring palpiert. Ist ein Hoden nicht tastbar, muss durch bildgebende Verfahren eine intraabdominelle oder retroperitoneale Lage bzw. eine fehlende Anlage (Anorchie) abgeklärt werden. Eine Hodenektopie liegt vor, wenn der Hoden außerhalb des anatomisch-physiologischen Descensus liegt. Die Palpation erfolgt im Stehen und Liegen. Durch das Auslösen des Cremasterreflexes (Bestreichen der Innenseite des Oberschenkels) zieht sich der Hoden an den äußeren Leistenring hoch (s. Kap. 9.6).
Die Konsistenz des normalen Hodens tastet sich fest. Eine sehr harte Konsistenz mit einer unregelmäßigen Oberfläche, die zudem seitendifferent ist, ist verdächtig auf das Vorliegen eines Hodentumors. Bei einer prall-elastischen Schwellung des gesamten Hodens ist durch den Einsatz der Diaphanoskopie und der Sonographie die Differenzialdiagnose zwischen einer Hydrozele und einer Skrotalhernie möglich.
Neben der sonographischen Größenbestimmung ist durch einen palpierenden Vergleich mit einem hodenförmigen Modell mit definierten Größen (Orchidometer nach Prader) eine Größenangabe möglich. Das Hodenvolumen eines erwachsenen Europäers liegt im Durchschnitt bei 18 ml, der Normbereich wird zwischen 12 und 30 ml angegeben. Von einem Megalotestis spricht man,

wenn ein Volumen von > 30 ml nachgewiesen wird (Meschede et al. 1995).

Der nicht erkrankte Nebenhoden tastet sich als weicher Gang kraniodorsal am Hoden. Typisch sind zystische oder prall-elastische Veränderungen. Liegt der Skrotalschwellung ein Infekt zugrunde, sind der Nebenhoden und/oder der Hoden schmerzhaft und tasten sich verhärtet.

Vom Nebenhoden abgrenzbar ist der Samenleiter, der als verschieblicher Gang zwischen den Gefäßen des Samenstrangs tastbar ist. Ein ein- oder beidseitiges Fehlen des Samenleiters oder Nebenhodens führt zu einer obstruktiven Azoospermie.

Eine Erweiterung des Plexus pampiniformis, meist linksseitig, wird am stehenden Patienten palpiert. Durch eine bestehende Schwäche der Venenklappen füllen sich die Venen bei dem Krankheitsbild einer Varikozele. Durch die Erhöhung des intraabdominellen Drucks (Valsalva-Versuch) wird diese Venenfüllung gezielt ausgelöst.

Prostata

Durch die rektale digitale Untersuchung der Prostata werden die Größe, Konsistenz, Abgrenzbarkeit, Verschieblichkeit gegen das Rektum, Oberflächenbeschaffenheit und die Druckschmerzhaftigkeit erfasst. Die Samenblasen sind nur über den transrektalen Ultraschall (TRUS) beurteilbar. Eine unauffällige Prostata hat eine glatte Oberfläche, bei einer höckrigen Oberfläche mit einer harten Konsistenz besteht der Verdacht auf ein Prostatakarzinom. Liegt eine teigige, weiche Konsistenz vor und gibt der Patient Schmerzen bei der Untersuchung an, weist dies auf einen entzündlichen Prozess hin. Während es mit zunehmendem Alter zu einer Größenzunahme der Prostata kommt, ist und bleibt diese bei einem vorliegenden Hypogonadismus klein.

Penis

Im Rahmen der Untersuchung des Penis werden durch eine Palpation Veränderungen des Schwellkörpers entdeckt. Der Grad einer Verkrümmung des Penisschafts kann meist nur im erigierten Zustand beurteilt werden, sodass sie durch eine Selbstphotographie vom Patienten dokumentiert werden sollte (s. Kap. 9.3). Diagnostisch ist durch eine Injektion vasoaktiver Substanzen in den Schwellkörper (SKAT) eine Erektion induzierbar. Tastet sich im Bereich der Schwellkörper der Tunica albuginea eine knotig-narbige, derbe Platte oder ein einzelner Knoten, kann dies hinweisgebend für eine Induratio penis plastica (IPP) sein (s. Kap. 9.3).

Durch das Zurückziehen der Vorhaut lassen sich Phimosen diagnostizieren und die Glans penis beurteilen. Hierbei ist auf Rötungen, Auflagerungen, Ulzerationen, Papeln, tumoröse Veränderungen und auf Sekretionen aus der Harnröhre zu achten. Die Harnröhrenmündung ist genau zu lokalisieren, da die verschiedenen Hypospadieformen zu Störungen der Miktion und Fertilität führen können. Die Penislänge wird durch ein alterabhängiges Normogramm bestimmt, wobei bei der Untersuchung der Penis flaccide sein sollte (s.a. Kap. 9.3).

Literatur

Daniels IR, Layer GT: How should gynaecomastia be managed? ANZ J Surg 2003; 73(4):213–6.

Giordano SH, Buzdar AU, Hortobagyi GN: Breast cancer in men. Ann Intern Med 2002; 137(8):678–87. Review.

Krause W, Weidner W: Anamnese und klinische Untersuchung. In: Walter Krause und Wolfgang Weidner (Hrsg): Andrologie. S. 50–53. Enke Verlag, Stuttgart, 1998.

Marin P: Testosterone and regional fat distribution. Obes Res 1995; Suppl. 4:609–612.

Meschede D, Behre HM, Nieschlag E: Endocrine and spermatological characteristics of 135 patients with bilateral megalotestis. Andrologia 1995; 27(4):207–12.

8.2 Spezielle andrologische Aspekte der klinischen Untersuchung des Mannes

Andreas Jung, Hans-Christian Schuppe

Die andrologisch orientierte körperliche Untersuchung konzentriert sich auf Zeichen eines Hypogonadismus oder einer Infertilität. Ein zusätzliches Augenmerk muss auf Hodentumoren, das Prostatakarzinom oder auch das Symptom der Gynäkomastie gelegt werden.

8.2.1 Androgenmangelzeichen

Findet sich bei Inspektion der Körperproportionen eine Armspannweite, die die Körperlänge übersteigt und sind die Beine länger als der Rumpf (Sitzzwerge und Stehriesen), so spricht dies für einen bereits **präpubertär aufgetretenen Androgenmangel**.

Bei fehlendem Stimmbruch, einer frontal geradlinig verlaufenden Stirnhaargrenze, spärlichem Bartwuchs, geringer Körperbehaarung, blasser Skrotalpigmentierung, trockener Gesichtshaut (fehlender zentrofazialer Talgdrüsenstimulation) und horizontaler Schamhaargrenze kann von einem **persistierenden Androgenmangel** ausgegangen werden.
Kommt es erst **postpubertär** zum Androgenmangel, so findet sich eine leichtgradig reduzierte Körpermuskulatur mit Vermehrung des abdominellen Körperfetts. Bei langjährigem Androgenmangel kommt es zu einer ausgeprägten Osteoporose mit Knochenfrakturen (Behre et al. 2000).

Zur Erfassung auch eher diskreter Androgenmangelzeichen sollte der Patient für die andrologische Untersuchung entkleidet sein.

8.2.2 Gynäkomastie

Kann bei Palpation der Brust ein Drüsenkörper getastet werden, liegt eine Gynäkomastie vor. Bei einer Lipomastie, die besonders bei adipösen Männern auftritt, kann bei der Inspektion der Eindruck einer Brustvergrößerung entstehen, diese geht jedoch auf vermehrtes Fettgewebe zurück, tastbares Drüsengewebe ist nicht nachweisbar. Da endokrin aktive Hodentumoren zu einer symptomatischen Gynäkomastie führen können, ist die Abklärung eines Hodentumors unerlässlich. In der Pubertät kommt es häufig zu einer vorübergehenden Gynäkomastie, die für die teilweise zusätzlich adipösen Patienten psychisch sehr belastend sein kann. An eine symptomatische Gynäkomastie als Arzneimittelnebenwirkung muss bei Einnahme diverser Medikamente gedacht werden. (Ochsendorf und Beschmann 1996).

Das Symptom der Gynäkomastie kann durch einen endokrin aktiven Hodentumor bedingt sein.

8.2.3 Genitalstatus

Die Untersuchung der Skrotalorgane erfolgt in der Regel im Stehen. Der Hoden liegt als Rotationsellipsoid mit prall-elastischer Konsistenz und einer Größe von mindestens 12 ml intraskrotal. Lässt sich ein Hoden bei der Palpation problemlos in den Leistenkanal nach kranial verschieben und gibt der Patient ein Hochrutschen des Hodens in den Leistenkanal beispielsweise bei Kältereizen an, so liegt ein **Pendelhoden** vor.
Liegt der Hoden im Ausgang des Inguinalkanals und kann bei der Untersuchung ins Skrotum verschoben werden, tritt aber anschließend wieder in die Ausgangsposition zurück, liegt ein **Gleithoden** vor. Der Leistenhoden lässt sich nicht nach skrotal verschieben.
Beim **Kryptorchismus** liegt der Hoden intraabdominell, ist nicht tastbar und muss sonographisch oder computertomographisch in Abgrenzung zur Anorchie gesucht werden.
Auch bei orthotoper Hodenlage intraskrotal ist eine verminderte Hodengröße, -form (abgeflacht) oder -konsistenz ein erster Hinweis auf ein eingeschränktes Spermatogenesepotenzial.
Eine harte oder höckrige Hodenoberfläche erfordert den umgehenden Ausschluss eines **Hodentumors** mittels Sonographie.
Kleine Testes um 5 ml müssen bei gynäkoidem Habitus als Hinweis auf ein **Klinefelter-Syndrom** erkannt werden und bedürfen einer Bestimmung des Chromosomensatzes.
Ausgeprägte Androgenmangelsymptome weisen auf einen **hypogonadotropen Hypogonadismus** hin.

Bei fehlenden Androgenmangelzeichen und kleiner Hodengröße liegt meist ein **primärer Hodenparenchymschaden** vor.
Dem Hoden liegt nach kranial der Nebenhodenkopf und nach kaudal der Nebenhodenschwanz an. Eine **Spermatozele** imponiert meist als prallelastisch tastbares Knötchen von 0,5–1 cm Größe im Bereich des Nebenhodenkopfes. Druckempfindlichkeit des Nebenhodens legt den Verdacht auf eine **Epididymitis** nahe. Bei Kombination aus beidseitigem prominentem Nebenhodenkopf und Fehlen von Nebenhodenschwanz sowie des Ductus deferens muss an eine **kongenitale bilaterale Aplasie der Vasa deferentia (CBAVD)** als Minimalvariante einer Mukoviszidose gedacht werden. Bei zusätzlich nachgewiesener Azoospermie (meist nur Prostatasekret) ist eine humangenetische Abklärung des Verdachts erforderlich. Eine kurzstreckige beidseitige Unterbrechung des Ductus deferens, der sich normalerweise als derber Strang ertasten lässt, kann ebenfalls zur obstruktiven Azoospermie führen.
Die Erweiterung des Plexus pampiniformis zur tastbaren **Varikozele** (meist links) wird am stehenden Patienten in Grad I bis III eingeteilt. Bei lediglich im Valsalva-Manöver tastbarer Varikozele liegt Grad I vor. Beim Grad II besteht auch ohne Abdominalpresse eine tastbare Erweiterung des Plexus pampiniformis. Bei der Varikozele Grad III ist die Dilatation des Plexus pampiniformis bereits sichtbar. Der venöse Reflux kann mittels Doppler-Sonde im Valsalva-Manöver verifiziert werden. Die Duplexsonographie kann die Diagnose ebenfalls bestätigen. Eine subklinische Varikozele liegt vor, wenn die Palpation unauffällig verläuft, dopplersonographisch jedoch ein deutlich nachweisbarer venöser Reflux im Plexus pampiniformis zu finden ist.
Bei der Inspektion des Penis sollte das Präputium vollständig reponiert werden, um eine **Phimose** sowie eine **Balanitis** auszuschließen. Darüber hinaus ist die Urethralmündung zur Abklärung auf **Hypospadie oder Epispadie** mit evtl. Störung der Samendeposition und erleichtert aufsteigenden Infektionen zu lokalisieren. Verhärtungen des Penisschafts als **Induratio penis plastica** sind zu ertasten. Der Befund im Sinne eines möglichen Kohabitationshindernisses sollte durch Selbstphotographie im eregierten Zustand objektiviert werden.
Die Prostata lässt sich leicht tasten. Die Größe entspricht etwa einer Rosskastanie, die Konsistenz etwa der des gespannten Daumenballens. Ein kleines Volumen dient als Hinweis auf einen Hypogonadismus. Eine Organvergrößerung weist auf eine **benigne Prostatahyperplasie (BPH)** hin. Bei höckriger Oberfläche oder harter Konsistenz muss an ein **Karzinom** gedacht werden (Rowe et al. 2000).

Die Untersuchung der Genitalorgane sollte am vor einer Liege stehenden Patienten erfolgen, um bei unerwünschten psychovegetativen Reaktionen eine rasche Lagerung in einer liegenden Position mit Hochlagerung der Beine gewährleisten zu können.

Literatur

Behre HM, Yeung CH, Holstein AF et al.: Diagnostik der Infertilität und des Hypogonadismus. S. 97–135. In: Nieschlag E, Behre HM (Hrsg.): Andrologie. Grundlagen und Klinik der reproduktiven Gesundheit des Mannes. Springer, Berlin, Heidelberg, New York, 2000.

Ochsendorf F, Beschmann HA: Männliche Infertilität. Klinik – Diagnostik – Therapie. Springer, Berlin, Heidelberg, New York, 1996.

Rowe PJ, Comhaire FH, Hargreave TB, Mahmoud AMA: WHO manual for the standardized investigation, diagnosis and management of the infertile male. Cambridge University Press, Cambridge, United Kingdom, 2000.

8.3 Bildgebende Diagnostik männlicher Genitalorgane

Bora Altinkilic

Die Diagnosestellung wird durch bildgebende Verfahren, allen voran durch die Sonographie, entscheidend unterstützt. Die Ultraschalldiagnostik hat sich wegen der fehlenden Strahlenbelastung, jederzeit vorhandener Verfügbarkeit und beliebiger Wiederholbarkeit u.a. auch zur Verlaufskontrolle durchgesetzt und in der Praxis manche radiologischen Untersuchungstechniken verdrängt oder ersetzt. Für intraabdominale oder retroperitoneale Sonographie werden Schallköpfe mit 3,5–5,0 MHz eingesetzt, für die Endosonographie (TransRektaler UltraSchall, TRUS) benötigt man hochauflösende Schallköpfe (7,5–10,0 MHz) mit geringerer Eindringtiefe.

Der TRUS zeigt eine gute Abbildung der Prostata und der Bläschendrüsen. Die tranversale und longitudinale Bildeinstellung ermöglicht die Beurteilung des Parenchyms und der Organgrenzen sowie die Volumenbestimmung. Bei Bedarf sind eine exakte Biopsie sonographisch auffälliger Bezirke sowie eine sonographiegestützte randomisierte Probeentnahme aus der Prostata möglich.

Die **Farbduplexsonographie** hat in den letzten Jahren immer mehr an Bedeutung gewonnen. Die Darstellung der testikulären und penilen Durchblutung geschieht nichtinvasiv und hilft bei Fragestellungen wie bei Hodentorsion oder erektiler Dysfunktion vaskulärer Genese.

Die **Magnetresonanztomographie (MRT)** spielt als ergänzendes bildgebendes Verfahren bei der Beurteilung der penilen Struktur und der Prostata unter Verwendung von speziellen transrektalen MRT-Spulen eine nachgeordnete Rolle.

8.3.1 Prostata, Bläschendrüsen

Im Alter nimmt die Größe der **Prostata** zu; meist liegt eine benigne Prostatahyperplasie (BPH) vor. Aufgrund des verdrängenden Wachstums vom Drüsenepithel und Stroma vorwiegend in der Transitionalzone bilden sich größere knotige Veränderungen, die im TRUS die etwas echodichter erscheinende periphere Zone verdrängen. Sekretansammlungen oder Kalzifikationen der Corpora amylacea vorwiegend in der periurethralen sowie transitionalen Zone (Abb. 8.3-1) lassen das Prostatagewebe inhomogen erscheinen. Gelegentlich werden kleine Zysten festgestellt. Selten kommt eine Utriculuszyste vor, die stets zwischen basaler Prostata und Bläschendrüsen dargestellt werden kann. Der transrektale Ultraschall erlaubt, das Gesamtvolumen der Prostata zu bestimmen, welches aus der größten Breite, Höhe und Länge nach der Ellipsoidformel berechnet wird (0,52 × B × H × L). Fehler bei der Volumetrie tre-

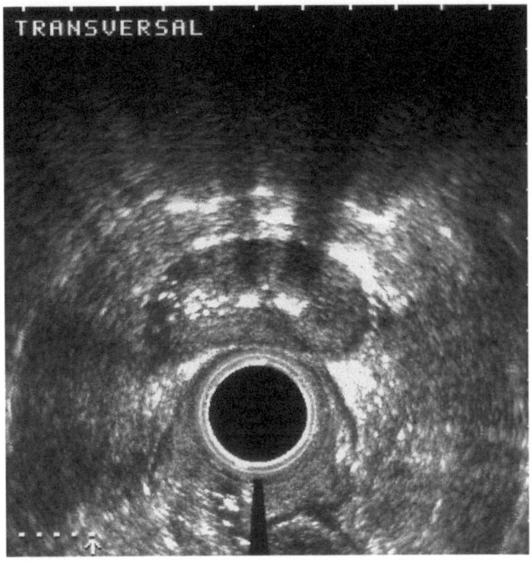

Abb. 8.3-1 TRUS, Transversalschnittbild: Prostata mit multiplen Verkalkungen.

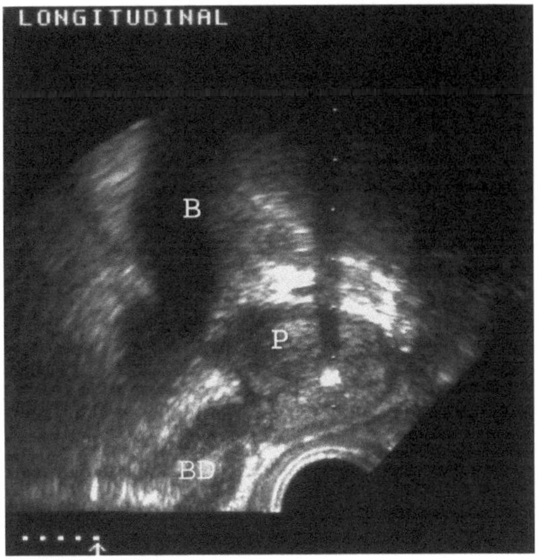

Abb. 8.3-2 TRUS, Longitudinalschnittbild: Prostata (P) mit zentraler Verkalkung, mäßig gefüllte Blase (B) sowie Bläschendrüse (BD).

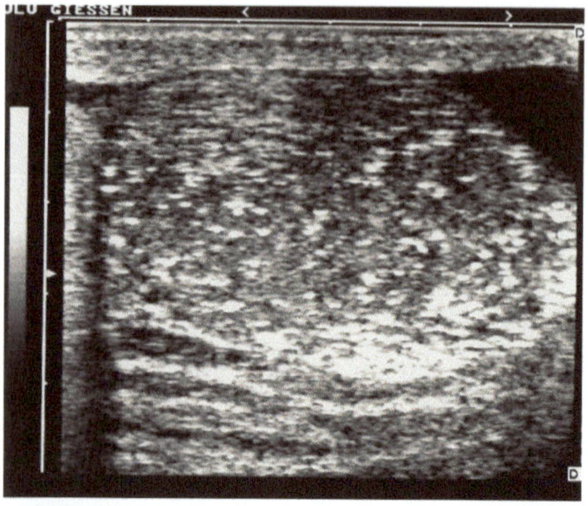

Abb. 8.3-3 Sonographie des Hodens: Testikuläre Mikrolithiasis.

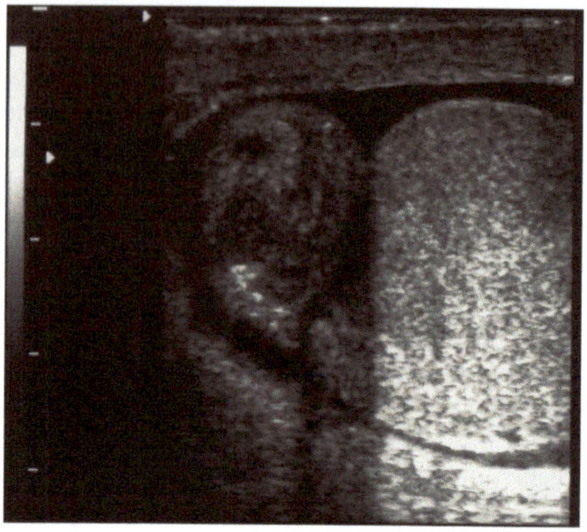

Abb. 8.3-4 Sonographie des Hodens: Entzündlich vergrößerter Nebenhoden (links im Bild) mit Begleithydrozele bei akuter Epididymitis, Hodenparenchym unauffällig (rechts).

ten auf, wenn z.B. große Mittellappenadenome nicht ausreichend berücksichtigt werden. Im Longitudinalschnittbild sind die Prostata, eine Bläschendrüse und die angrenzende Harnblase gut zu erkennen (Abb. 8.3-2).
Ein Prostatakarzinom kann sonografisch nicht sicher erkannt werden, da ähnliche Veränderungen des Ultraschallbildes bei Prostatitis oder Abszedierung ebenfalls vorkommen können.

In Untersuchungsserien wurde gezeigt, dass im TRUS weniger als die Hälfte der malignen Läsionen erkannt werden (Kuligowska et al. 2001). Die randomisierte Mehrfach-Stanzbiopsie, ggf. kombiniert mit TRUS-gesteuerter Biopsieentnahme aus den auffälligen Bezirken, ist z. Z. die beste Methode zum Nachweis eines Prostatakarzinoms.

Ein organüberschreitendes Wachstum eines Prostatakarzinoms sowie eine Bläschendrüseninfiltration können, wenn diese mikroskopisch klein oder kleiner als 5 mm sind, sonografisch nicht sicher dargestellt werden. Der Apexbereich lässt sich im Longitudinalbild besser beurteilen.
Die MRT-Untersuchung mit endorektaler Sonde stellt kein Standardverfahren beim Staging des Prostatakarzinoms dar; eine Metaanalyse der Studien ergab ein heterogenes Bild bei der Beurteilung der Karzinomausdehnung (Engelbrecht et al. 2002).

Die **Bläschendrüsen** sind auf beiden Seiten kranio-lateral der Prostata gelegen. Bei der Beurteilung ist auf die Symmetrie sowie das Vorhandensein zystischer Dilatationen zu achten. Die häufigste Indikation ist der Nachweis einer Bläschendrüsenzyste, eine weitere Indikation stellt die Hämatospermie dar. Bläschendrüsenkarzinome spielen praktisch keine Rolle. Die vergleichende TRUS-Diagnostik der Bläschendrüsen muss im gleichen sexuellen Status durchgeführt werden, d.h. vor oder nach Ejakulation, da dann die Füllungszustände unterschiedlich sind.

8.3.2 Hoden

Der Skrotalinhalt kann mit hoch auflösenden Schallköpfen (7,5–10,0 MHz) gut beurteilt werden. Der normale Hoden erscheint homogen und mit relativ geringerem Echomuster.

Inhomogene, meist echoarme, vom übrigen Parenchym hervorhebende und meist gut vaskularisierte Areale sind tumorsuspekt. Ebenfalls kann das Vorliegen einer parenchymatösen Mikrolithiasis (Abb. 8.3-3) ein Hinweis auf maligne Entartung sein (Ariadne et al. 2001).

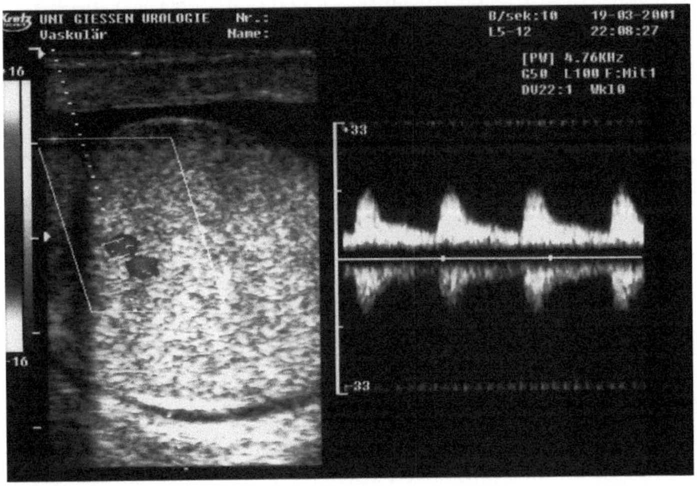

Abb. 8.3-5
Farbduplexsonographie des Hodens: Nachweis intratestikulärer Durchblutung.

Eine starke Auftreibung des Nebenhodens mit Auflockerung der Gewebestrukturen, manchmal mit entzündlicher Begleithydrozele, weist auf eine akute **Epididymitis** hin (Abb. 8.3-4). Auch bei chronischer Epididymitis ist der Nebenhoden vergrößert und vom Hoden gut abgrenzbar. Ein Zeichen für eine Abszedierung sind unscharf begrenzte, hypodense Areale.

Zystische Veränderungen wie **Hydrozele, Spermatozele oder Funikulozele** können als echofreie rundliche, manchmal septierte Strukturen mit dünner Wand identifiziert werden.

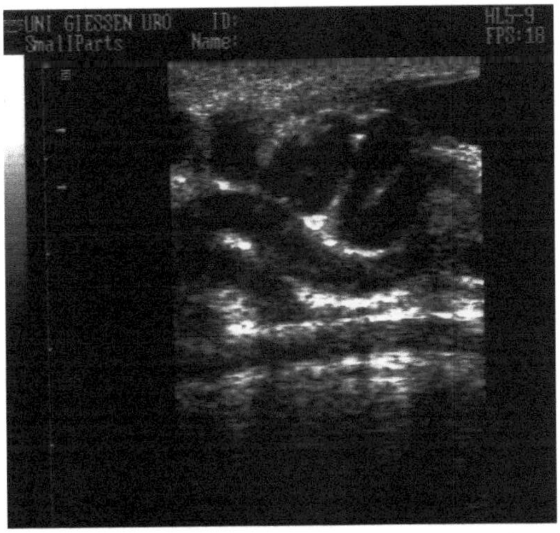

Abb. 8.3-6 Sonographie des Samenstrangs: Aufweitung und geschlängelter Verlauf des Plexus pampiniformis bei der Varikozele.

Die **Parenchymbeurteilung** sowie die **Volumetrie** (Ellipsoidformel, 0,52 × Länge × Breite × Tiefe) sind sonographisch ebenfalls problemlos. Ektop vorliegende Hoden z.B. mit inguinaler Lokalisation weisen bei der Beurteilung mehr Schwierigkeiten auf. Hier kann die MRT-Untersuchung insbesondere bei abdominaler Hodensuche wertvolle Informationen liefern. Beim Bauchhoden gilt derzeit die Laparaskopie evtl. unter Einleitung einer laparaskopisch initiierten Orchidopexie als Diagnostikum der Wahl.

Die Farbduplexsonographie stellt die **testikuläre Durchblutung** mit guter Empfindlichkeit dar (Abb. 8.3-5). Sie ist notwendig zur differenzialdiagnostischen Abgrenzung einer Samenstrangtorsion (Kravchick et al. 2001). Bei Kindern ist die Untersuchung durch Unruhe und kleine Hodenvolumina in ihrer Aussagekraft eingeschränkt. Bei entzündlichen Erkrankungen (Epididymoorchitis) ist die Durchblutung in der Regel stark erhöht.

Der Nachweis der unterschiedlich starken Aufweitung des Plexus pampiniformis unter Valsalva-Bedingungen bei der **Varikozele** wird durch die B-Bild-Sonographie schnell und zuverlässig erbracht (Abb. 8.3-6). Der pathologische Rückstrom aus der V. testicularis wird duplex-(doppler-)sonographisch verifiziert.

8.3.3 Penis

Die **Penissonographie** kann narbige oder verkalkende Veränderungen der Schwellkörper (z.B. Induratio penis plastica) zeigen. Die Farbduplexsonographie, kombiniert mit intrakavernöser Applikation vasoaktiver Substanzen (Prostaglandin E_1), ermöglicht Blutflussmessung peniler Arterien und somit Nachweis funktionell relevanter Störungen im Sinne einer vaskulären Genese der erektilen Dysfunktion.
Die **MRT-Untersuchung** als ergänzendes, nichtinvasives Verfahren hat bis heute im Gegensatz zum Ultraschall keine klinische Relevanz zur Beurteilung der Schwellkörper (bei Tumorverdacht oder Induratio penis plastica).
Die **pharmakodynamische Kavernosographie und -metrie (DICC)** spielt derzeit auch bei der Diagnostik der erektilen Dysfunktion eine untergeordnete Rolle. Dabei werden nach Injektion von vasoaktiven Substanzen Fluss- und Erhaltungsraten zur Erektion und der Abfluss aus den Schwellkörpern mit Kontrastmittel dargestellt. Da eine kavernöse Insuffizienz praktisch nur in Ausnahmefällen aus einem so genannten venösen Leck beruht, ist eine derartige Untersuchung derzeit nur vor Implantation von Penisprothesen bei Fibroseverdacht oder bei Induratio-penis-plastica-Operationen indiziert.
Die **Penisangiographie** (selektive Phalloarteriographie) wird in Einzelfällen bei Verdacht auf traumatische erektile Dysfunktion und arteriovenöse Fisteln bei High-Flow-Priapismus eingesetzt. Bei letzterer Indikation wird die Phalloarteriographie auch therapeutisch zur Okklusion der entsprechenden Fisteln verwendet.

Literatur

Ariadne BM, Hann LE, Hadar O et al.: Testicular microlithiasis: what is its association with testicular cancer? Radiology 2001; 220:70–75.

Engelbrecht MR, Jager GJ, Laheij RJ et al.: Local staging of prostate cancer using magnetic resonance imaging: a meta-analysis. Eur Radiol 2002; 12:2294–2302.

Kravchick S, Cytron S, Leibovici O et al.: Color Doppler sonography: its real role in the evaluation of children with highly suspected testicular torsion. Eur Radiol 2001; 11:1000–1005.

Kuligowska E, Barish MA, Fenlon HM et al.: Predictors of prostate carcinoma: accuracy of gray-scale and color doppler US and serum markers. Radiology 2001; 220:757–764.

8.4 Prostataexprimat und Urin

Martin Ludwig

Die Urinanalyse gilt als eines der wichtigsten Standardverfahren in der Urologie und als diagnostisch richtungsweisend bei infektiösen Erkrankungen des männlichen Urogenitalsystems.

8.4.1 Definitionen

Die Methode der Uringewinnung ist hinsichtlich ihrer Bedeutung für die infektiologische Diagnostik und ihren Grenzwerten unterschiedlich zu interpretieren. Zu unterscheiden sind hier Ersturin („voided bladder urine“, VB 1), Mittelstrahlurin (VB 2), Exprimaturin (VB 3), Katheterurin (K-Urin) sowie Blasenpunktionsurin (BP-Urin).

8.4.2 Methodik und diagnostische Aussagefähigkeit

Indikationen und Technik zur Untersuchung der einzelnen Urinfraktionen speziell beim Mann sind in Tabelle 8.4-1 wiedergegeben.

Ersturin, Fluor urethralis

Die Untersuchung von Fluor urethralis und Ersturin wird in dieser Reihenfolge zur Diagnostik der Urethritis eingesetzt. Zur Definition einer Urethritis hat die Gießener Arbeitsgruppe als Grenzwert ≥ 4 Granulozyten/Gesichtsfeld (Gf) bei 1000facher Vergrößerung im Sekrettropfen des Urethralfluors sowie ≥ 15 Granulozyten/Gf bei 400facher Vergrößerung im Sediment von 3 ml des Ersturins erarbeitet (Schiefer et al. 1994).

Tabelle 8.4-1 *Urinprobe: Indikation, Entnahmetechnik.*

Art der Urinentnahme	Indikation	Technik	Anmerkung
Ersturin (VB 1)	Urethritis	ca. 10 ml	vorherige Abstriche des Harnröhrenfluors
Mittelstrahlurin (VB 2)	Harnwegsinfektion	ca. 10 ml nach Verwerfen des Ersturins	Orificium urethrae desinfizieren
Exprimaturin (VB 3)	Prostatitis Prostata-TBC	ca. 10 ml des Urins nach Prostatamassage	im Rahmen der 2- oder 4-Gläser-Probe
Blasenpunktionsurin (BP-Urin)	Zustand nach plastischen Eingriffen an Harnröhre und Penis	5–10 ml durch suprapubische Punktion	nur bei gefüllter Harnblase erlaubt
Katheterurin (K-Urin)	Harnwegsinfektion (Katheterträger)	sterile Punktion des Katheters	

Die mikrobiologische Untersuchung erfordert den Einsatz kalibrierter Ösen und Abstrichtupfer. Der kulturelle Nachweis von Neisseria gonorrhoeae und Chlamydia trachomatis mittels Spezialmedien ist heute zugunsten von molekularbiologischen Nachweismethoden weitgehend verlassen worden. Diese werden heute üblicherweise als Genomnachweis aus VB 1 durchgeführt. Weiterhin eingesetzt werden Erregerkulturen zum quantitativen Nachweis von Harnwegsinfekterregern, Mykoplasmen und Pilzen sowie die mikroskopische Untersuchung des Ersturins auf Trichomonas vaginalis.

Die Abklärung einer Urethritis erfolgt mittels der Untersuchung von Fluor urethralis und Ersturin.

Exprimaturin

Üblicherweise wird bei der Diagnostik des Prostatitissyndroms die Untersuchung des Exprimaturins (Urins nach Prostatamassage) mit der „4-Gläser-Probe" oder „2-Gläser-Probe" verknüpft. Ziel ist die vergleichende Bestimmung von Leukozytenzahlen und quantifizierbaren Erregern. Leukozytenfreier VB 1 und VB 2 vorausgesetzt, gelten die in Tabelle 8.4-2 genannten Grenzwerte als hinweisend für ein entzündliches chronisches Beckenschmerzsyndrom (s. auch Kap. 9.10.1) (Ludwig et al. 2000).

Tabelle 8.4-2 *Zytologische Prostatitisdiagnose im Prostatasekret.*

Material	Vergrößerung	pathologisch
Sekrettropfen (EPS)	1000fach	≥ 10 Leukozyten
Exprimaturin (VB 3)	400fach	≥ 10 Granulozyten

Die Untersuchung des Exprimaturins erfolgt in der Regel im Rahmen der „2-" oder „4-Gläser-Probe".

„4-Gläser-Probe", „2-Gläser-Probe"

Die „4-Gläser-Probe" (Meares und Stamey 1968) vereinigt die Untersuchung von VB 1, VB 2, Prostatasekret („expressed prostatic secretions", EPS) und VB 3 auf quantifizierbare Erreger (Abb. 8.4-1). Ziel ist eine Infektlokalisierung, Vorbedingung ein steriler VB 2. Durch quantitative Aufarbeitung der Erreger ergeben sich beim Vergleich der unterschiedlichen Fraktionen typische Keimzahlmuster, die auf den Ort der Infektion hinweisen. Bei chronischer bakterieller Prostatitis (NIH II, s. Kap. 9.10.1) liegen die Keimzahlen in EPS und VB 3 um eine Zehnerpotenz höher als in VB 1 und VB 2 (s. Abb. 8.4-1), wohingegen beim Harnwegsinfekt die Keimzahlen in allen Fraktionen ungefähr gleich liegen.
Entscheidend für die Diagnose einer entzündlichen Form des Prostatitissyndroms (NIH II, IIIA;

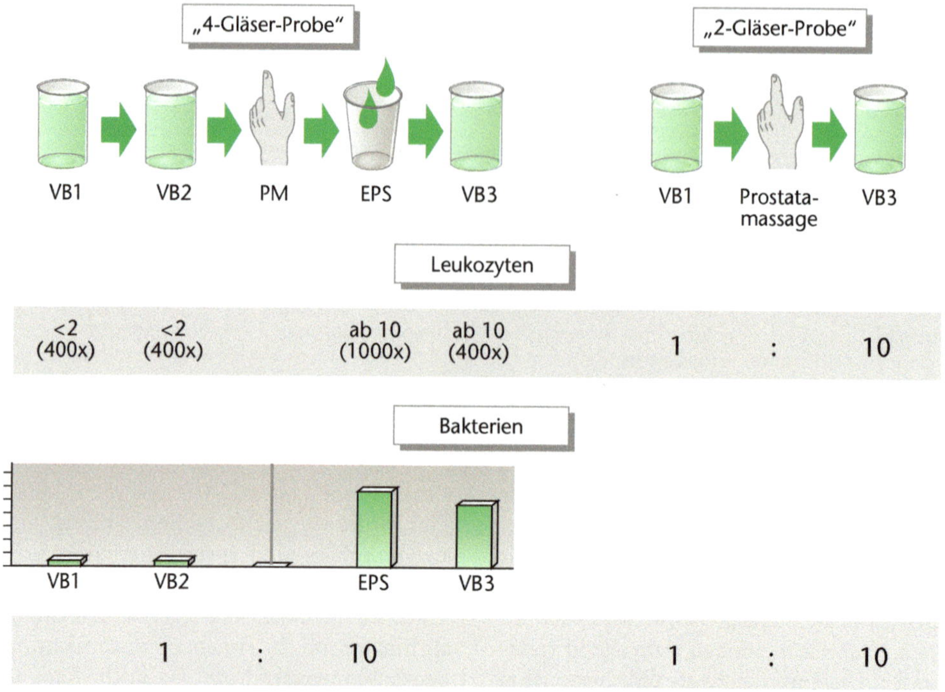

Abb. 8.4-1 „4-Gläser-Probe“, „2-Gläser-Probe“: Technik, Grenzwerte für entzündliche Prostatitissyndrome (Leukozytenanalyse) und bakterielle Prostatitis.

s. Kap. 9.10.1) ist der zytologische Nachweis einer entzündlichen Reaktion im Prostatasekret (Exprimattropfen, Urin nach Prostatamassage, EPS). Die Untersuchungsmethode und ihre Grenzwerte finden sich in Tabelle 8.4-2; eine Zählung der Leukozyten unter Benutzung einer Zählkammer hat sich im deutschsprachigen Raum nicht durchgesetzt.
Abbildung 8.4-1 demonstriert, dass die klassische „4-Gläser-Probe“ inklusive Leukozytenanalyse umfangreich, kompliziert und zeitaufwendig sowie mit erheblichen Kosten verbunden ist. Epidemiologische Studien aus den USA belegen, dass aus diesen Gründen diese an sich als „Goldstandard“ akzeptierte Technik wenig gebräuchlich ist (McNaughton-Collins et al. 2000). Daher wurde die vereinfachte „2-Gläser-Probe“ entwickelt, die lediglich den Urin vor und nach Prostatamassage analysiert (Nickel 1997). Auch die Daten der Gießener Arbeitsgruppe belegen, dass EPS und VB 3 zur Diagnose eines entzündlichen Prostatitissyndroms gleichwertig sind (Ludwig et al. 2000). Eine vergleichende Übersicht dieser Techniken zusammen mit ihren Grenzwerten gibt Abbildung 8.4-1.

Unter Praxisbedingungen ist es ausreichend, sinnvoll und kosteneffektiv, die ausführliche „4-Gläser-Probe“ durch eine verkürzte „2-Gläser-Probe“ zu ersetzen.

Literatur

Ludwig M, Schroeder-Printzen I, Lüdecke G, Weidner W: Comparison of expressed prostatic secretions with urine after prostatic massage – a means to diagnose chronic prostatitis/inflammatory chronic pelvic pain syndrome. Urology 2000; 55:175–177.

McNaughton Collins, Fowler FJ, et al.: Diagnosing and treating chronic prostatitis: Do urologists use the four-glass test? Urology 2000; 55:403–407.

Meares EM, Stamey TA: Bacteriologic localization patterns in bacterial prostatitis and urethritis. Invest Urol 1968; 5:492–518.

Nickel JC: The pre and post massage test (PPMT): A simple screen for prostatitis. Tech Urol 1997; 3:38–43.

Schiefer HG, Jantos C, Weidner W: Urethroadnexitis des Mannes und akutes Urethralsyndrom der Frau. Urologe 1994; A 33:188–195.

8.5 Mikrobiologische Untersuchungen

Hans Gerd Schiefer

Andrologisch bedeutsam sind

- Infektionen des männlichen Urogenitaltrakts, oft durch sexuell übertragbare Erreger, mit gelegentlich deletären Folgen für die Fertilität des Mannes, z.B. Verschlussazoospermie nach Epididymitis; (Paavonen et al. 1999);
- die bei systemischen Infektionskrankheiten mit dem Ejakulat ausgeschiedenen, meist viralen Erreger, z.B. Humanes Immunschwäche-Virus (HIV), Hepatitis B-Virus (HBV), Zytomegalievirus (CMV).

8.5.1 Standortflora des männlichen Urogenitaltrakts

Mit Ausnahme der äußeren Genitalien und des vorderen Drittels der Urethra ist der Urogenitaltrakt des gesunden Mannes keimfrei. Die Standortflora des Präputiums und der vorderen Urethra ist komplex und inkonstant. Keimarten und -zahlen sind abhängig u.a. von Alter, persönlicher Hygiene, Anamnese (venerische Erkrankungen; Harnwegsinfektionen; instrumentelle Manipulationen), sexueller Aktivität (enthaltsam oder monogam oder promiskuitiv lebend) und sexuellen Prädilektionen (genital-genitaler, genital-analer oder genital-oraler Verkehr) des Mannes. Neben nicht oder wenig virulenten Keimen findet man in meist geringer Zahl auch fakultativ pathogene Erreger.

Typische Keime der urogenitalen Standortflora des Mannes (Bowie et al. 1977, Schiefer 1998) sind Koagulase-positive und -negative *Staphylococcus* spp, *Streptococcus* spp, *Enterobacteriaceae* spp, *Acinetobacter* spp, *Corynebacterium* spp, *Neisseria* spp, *Mycobacterium* spp, *Peptococcus* spp, *Peptostreptococcus* spp, *Bacteroides* spp, *Fusobacterium* spp, *Mycoplasma* spp und *Candida* spp.

Über die Besiedelung des Urogenitaltraktes gesunder Männer mit Viren und Protozoen gibt es keine Untersuchungen.

Als obligat pathogene Erreger im männlichen Urogenitaltrakt sind *Mycobacterium* (*M.*) *tuberculosis*, *Neisseria* (*N.*) *gonorrhoeae*, *Chlamydia* (*C.*) *trachomatis*, *Treponema* (*T.*) *pallidum*, *Haemophilus* (*H.*) *ducreyi*, *Calymmatobacterium* (*C.*) *(Klebsiella) granulomatis*, Herpes simplex-Virus Typ 2 (HSV2), Papillomviren (HPV) und *Trichomonas* (*T.*) *vaginalis* anzusehen. Bei generalisierten Infektionskrankheiten können Humane Immunschwäche-Viren (HIV), Hepatitis-Viren B, C, D (HBV, HCV, HDV) und Zytomegalievirus (CMV) in z.T. hohen Konzentrationen mit dem Ejakulat ausgeschieden werden.

Die Beurteilung mikrobiologischer Befunde und ihre Korrelation zu klinischen Symptomen können, vor allem wenn quantitative Angaben fehlen, im Einzelfall sehr schwierig sein. Der Nachweis obligat pathogener Keime oder der Befund einer deutlichen Vermehrung fakultativ pathogener Erreger muss als pathognomonisch gewertet werden, obwohl es auch klinisch asymptomatische Träger, z.B. von *N. gonorrhoeae*, *C. trachomatis*, *T. vaginalis* und HSV 2, gibt.

8.5.2 Nachweis pathogener Erreger im männlichen Urogenitaltrakt

Die Vielfalt möglicher Erreger und die Schwierigkeiten ihres Nachweises gestatten es nicht, routinemäßig nach allen ätiologisch möglichen Erregern zu fahnden. Vor allem bei unklaren Ergebnissen gängiger Verfahren und unter wissenschaftlichem Aspekt sollten die diagnostischen Anstrengungen allerdings den Rahmen der üblichen Untersuchungen gezielt übersteigen.

Untersuchungsmaterialien

Je nach klinischem Befund, vorläufiger Diagnose und Fragestellung sind unterschiedliche Untersuchungsmaterialien geeignet:

- Abstriche, z.B. vom Präputium und aus der Urethra. Empfohlen werden Wattetupfer auf feinen Drahtstiftchen oder feine Plastikösen. Bei Urethralabstrichen sollten Tupfer oder Ösen unter vorsichtiger Rotation etwa 2–4 cm

tief in die Harnröhre eingeführt werden, um auch Mukosazellen zu gewinnen.
- Abklatschpräparate, z.B. vom Präputium bei Balanitis, mit direkter Beimpfung der Nährböden.
- Urogenitale Sekrete, z.B. Urethralfluor und Prostatasekret, werden zur semiquantitativen Keimzahlbestimmung mit kalibrierten Ösen (z.B. 10 μl) entnommen und in Transportmedien überführt.
- Vor Gewinnung des Ejakulats sollte der Patient urinieren, um die Standortflora der Urethra zumindest teilweise auszuspülen. Nach Reinigung des Präputiums und der Hände mit Seife und Wasser wird das Ejakulat durch Masturbation in sterilen Gefäßen gewonnen.
- Urin, der z.B. bei der Urethritis- und Prostatitisdiagnostik fraktioniert (Brunner et al. 1983, Schiefer et al. 1993, Weidner et al. 1982, Weidner et al. 1994) gewonnen werden sollte, ist vor allem für den Nachweis extrazellulärer Erreger geeignet. Für einige nicht kulturelle Verfahren, z.B. der *C. trachomatis*-Diagnostik (ELISA, Polymerase- und Ligase-Kettenreaktion [PCR, LCR]), kann auch eine Urinportion (10–30 ml) verwandt werden, die etwa 2 Stunden nach der letzten Blasenentleerung gewonnen und deren Sediment nach Zentrifugation weiterverarbeitet wird.
- Für immunologische Untersuchungen zum Nachweis einer systemischen Immunantwort wird Blutserum verwandt. Urogenitale Sekrete sind zur Untersuchung der lokalen Immunantwort geeignet (Mestecky, Fultz 1999).
- Intra- und extrazellulär wachsende Erreger können in bioptisch oder durch Punktion oder durch vorsichtiges Abschaben gewonnenem Zellmaterial licht- oder elektronenmikroskopisch, kulturell oder mittels Nukleinsäurehybridisation oder -Amplifikationsverfahren nachgewiesen werden (Krieger et al. 1996, Murray et al. 2003, Tanner et al. 1999).

Um den kulturellen Nachweis auch anspruchsvoller Keime zu gewährleisten, die nach Austrocknen oder Abkühlung oft nicht mehr vermehrungsfähig sind, muss das Untersuchungsmaterial, insbesondere wenn nur geringe Volumina zur Verfügung stehen, möglichst frisch und körperwarm entweder direkt auf die Nährböden oder sofort in die je nach gewünschter Untersuchung speziellen Transportmedien verimpft werden.
Ejakulat, das antibakteriell wirkende Faktoren (u.a. zinkhaltige Proteine) und Proteasen enthält, sollte vor der Verarbeitung mit gleichem oder doppeltem Volumen phosphatgepufferter 0,145 M NaCl oder Transportmedium verdünnt und durch Schütteln auf dem Wirbelmischer homogenisiert werden (Howell et al. 1986). Vor der Verimpfung auf Zellkulturen sollte das Homogenat zentrifugiert, der Überstand verworfen und das Sediment für die Kultur verimpft werden (Howell et al. 1986).

Um eine semiquantitative Keimzahlbestimmung zu ermöglichen, werden definierte Volumina, z.B. 10 μl, der unverdünnten oder verdünnten Sekrete kulturell untersucht. Aus der Zahl der gewachsenen Kolonien wird unter Berücksichtigung der Verdünnung die Keimzahl im Untersuchungsmaterial errechnet.

Untersuchungsmethoden

Der Nachweis fakultativ und obligat pathogener Erreger ist mit unterschiedlichen Methoden möglich. Je nach Schwierigkeitsgrad, Anforderungen an erfahrenes Personal, notwendigen Geräten und Reagenzien werden in der folgenden gedrängten Darstellung der Diagnostik auch seltener Erreger drei Stufen der Diagnostik unterschieden, wobei bewusst auf eine umfassende kritische Bewertung der einzelnen Methoden verzichtet wird.

Stufe I: Diagnostik mit Hilfe des Lichtmikroskops, einfacher Färbeverfahren, käuflicher Medien und einfach zu handhabender Techniken.

Stufe II: Anzüchtung und Identifikation der Erreger auf und in verschiedenen Nährböden und Medien. Einsatz Fluoreszein- und Peroxidasemarkierter Antikörper. ELISA-Methoden.

Stufe III: Spezialverfahren mit Forschungsreagenzien. Elektronenmikroskopie. Molekularbiologische Techniken für Erregernachweis und -identifikation: Hybridisierung oder Nukleinsäure-Amplifikationsverfahren (PCR, LCR); Amplifikation des 16 S rRNS-Gens (rDNS) unter Verwendung bakterienspezifischer und universeller Primer; Sequenzierung (Krieger et al. 1996, Murray 2003, Tanner et al. 1999).

Zur Standarddiagnostik (II) urogenitaler Infektionen mit herkömmlichen Bakterien und Pilzen werden definierte Volumina der Sekrete oder Transportmedien oder Urin auf den üblichen Optimal-, Selektiv-, Indikator- und Pilznährböden (z.B. Hammelblut-, Endo-, Bromthymolblau-Laktose-Cystin-Agar [nach Sandys-] und Sabouraud-Platten) ausgestrichen und für 24 bis 48 Stunden bei 37 °C inkubiert. Aus der Zahl der Kolonien wird die Keimzahl im Untersuchungsmaterial errechnet. Bei signifikanter Vermehrung pathogener Erreger im Urogenitaltrakt sollte die Erregerempfindlichkeit gegenüber antimikrobiellen Stoffen vor Beginn oder zur Korrektur der Therapie bestimmt werden (Murray et al. 2003).

Erregerspezifische Diagnostik

Neisseria gonorrhoeae: Gängige Untersuchungsverfahren sind der mikroskopische Direktnachweis im Gram- oder Methylenblau-gefärbten Präparat (I) oder nach Färbung mit Fluoreszein-markierten Antikörpern (II), die kulturelle Anzüchtung aus frisch entnommenem und möglichst körperwarmem Untersuchungsmaterial auf modifizierten Thayer-Martin-Selektivnährböden (I) mit anschließender Identifikation (II) durch Zuckervergärung oder Koagglutination mit Anti-Gonokokken-Antikörper-beladenen Staphylokokken. Neuerdings verfügbar sind Hybridisations- und Genom-Amplifikationsverfahren. Wegen der Möglichkeit, dass der isolierte Gonokokken-Stamm β-Laktamase bildet, ist eine Bestimmung der β-Laktamase-Bildung, z.B. mit dem Nitrocefin-Test, empfehlenswert (II). Diese Bestimmung ist für die Therapie wichtig, da der übliche Agarplättchen-Diffusionstest bei Gonokokken versagt. Gonokokken-Antigen kann mit Hilfe eines ELISA (II) nachgewiesen werden. Wegen der unzureichenden Sensitivität und Spezifität des Tests müssen die Ergebnisse zurückhaltend beurteilt und dürfen allenfalls als Hinweise betrachtet werden. Serologische Verfahren liefern nur bei septikämischer Streuung verwertbare Resultate (Murray et al. 2003).

Treponema pallidum: Gängiges Untersuchungsverfahren beim luetischen Primäraffekt ist der mikroskopische Erregernachweis mit Hilfe der Dunkelfeldmikroskopie (I) oder nach Färbung mit Fluoreszein-markierten Antikörpern (II). Bei allen späteren Stadien beruht die Diagnostik auf serologischen Verfahren (II) mit Nachweis Treponemen-spezifischer (*T. pallidum*-Hämagglutinations-Test [TPHA]; Fluoreszenz-Treponemen-Antikörper-Absorptions-Test [FTA-ABS-Test]; *T. pallidum*-Immobilisations-Test [TPI]) und -unspezifischer (Cardiolipin-Mikroflockungstest) Antikörper. Zu beachten ist die langsame Antikörperbildung: Antikörper sind frühestens 2–3 Wochen nach der Infektion nachweisbar; erst etwa 12 Wochen nach der Infektion, häufig erst im Stadium II der Syphilis, reagieren praktisch alle Infizierten „positiv" (Murray et al. 2003).

Mycobacterium tuberculosis: Wegen des häufigen Vorkommens saprophytärer Mykobakterien im Präputium ist der mikroskopische Direktnachweis (II) säurefester Stäbchen in Urin, Prostatasekret oder Ejakulat nur mit Vorsicht zu interpretieren. Die mikrobiologische Diagnostik beruht auf der kulturellen Anzüchtung (II) oder Nukleinsäure-Hybridisierungs- oder -Amplifikationsverfahren (III). Der färberische Nachweis von Mykobakterien ist auch in bioptisch gewonnenem Material möglich (Murray et al. 2003).

Chlamydia trachomatis: Gängige Untersuchungsverfahren sind der mikroskopische Direktnachweis der Elementarkörperchen mit Hilfe Fluoreszein-markierter Antikörper (II), die kulturelle Anzüchtung in Cycloheximid-behandelten McCoy- oder BGM-Zellen (II), der Chlamydien-Antigennachweis mittels ELISA (II) sowie Nukleinsäure-Hybridisierungs- und -Amplifikationsverfahren (III). Bei urogenitalen Infektionen ist der serologische Mikroimmunfluoreszenz-Test (III) wertvoll, aber teuer und aufwendig, während die Komplementbindungsreaktion (II) nur bei Lymphogranuloma venereum verwertbare Ergebnisse liefert. Welchen Wert der Nachweis Chlamydien-spezifischer Antikörper (IgM, IgG und IgA) mit Hilfe indirekter Immunfluoreszenz- und Immunperoxidase-Methoden (II) bei urogenitalen Infektionen besitzt, ist umstritten, da Genus-spezifische Antikörper erfasst werden und die weitverbreiteten Atemwegsinfektionen mit *C. pneumoniae* lang anhaltende, hohe, humorale Antikörperspiegel induzieren, deren Nachweis oft zu Fehlinterpretationen führt. Die Bestimmung von IgA-Antikörpern in urogenitalen Sekreten wird in Zukunft voraussichtlich nicht nur von wissenschaftlichem Interesse sein (Mestecky, Fultz 1999; Murray et al. 2003).

Mykoplasmen: Mindestens vier *Mycoplasma* spp. besiedeln den Urogenitaltrakt: *Mycoplasma (M.) hominis, M. fermentans, M. genitalium* und *Ureaplasma (U.) urealyticum* (Taylor-Robinson D 1996). Pathogenetische Bedeutung im Urogenitaltrakt des Menschen haben *M. hominis, U. urealyticum* und *M. genitalium.* Der mikroskopische Direktnachweis in urogenitalen Sekreten und Abstrichen ist nicht mit hinreichender Sicherheit möglich. Gängiges Untersuchungsverfahren (II) ist die Verimpfung auf feste Selektivnährböden und in flüssige Anreicherungs- und Indikatormedien. *M. genitalium* kann mittels PCR oder Primärkultur auf Vero-Zellen mit anschließender Weiterzüchtung in flüssigen und auf festen Medien nachgewiesen werden (Jensen et al. 1993, Jensen et al. 1996). Die Identifikation erfolgt aufgrund der biochemischen Leistungen oder mit Hilfe Fluoreszein-markierter Antikörper. Nur eine semiquantitative Keimzahlbestimmung führt zu diagnostisch verwertbaren Resultaten. Serologische Verfahren spielen bei urogenitalen Mykoplasmeninfektionen keine Rolle (Murray et al. 2003).

Haemophilus ducreyi: Gängige Untersuchungsverfahren sind der mikroskopische Direktnachweis (I) in Gram- oder Giemsa-gefärbten Ausstrichen und die Anzüchtung (II) auf Selektiv- und Anreicherungsnährböden. Der Nachweis ist auch mittels PCR zu führen (III) (Murray et al. 2003).

Calymmatobacterium (Klebsiella) granulomatis: Wichtigstes Untersuchungsverfahren ist der mikroskopische Direktnachweis (I) in Giemsa- oder Wrightgefärbten Ausstrichen. Die kulturelle Vermehrung (III) ist möglich durch Kokultivierung mit Monozyten und Hep-2-Zellen (Kharsany et al. 1996, Murray et al. 2003).

***Streptococcus* spp.:** Streptokokken werden auf Blutplatten oder in Selektivmedien angezüchtet (II) und immunologisch klassifiziert (Murray et al. 2003).

***Corynebacterium* spp.:** Corynebakterien werden auf Blutplatten angezüchtet und aufgrund ihrer biochemischen Leistungen differenziert (II) (Funke et al. 1995, Murray et al. 2003, Riegel et al. 1995).

Gardnerella vaginalis: Gängiges Untersuchungsverfahren (I) ist der mikroskopische Direktnachweis in Gram-gefärbten Ausstrichen und die kulturelle Anzüchtung auf Selektivnährböden (II). Der Nachweis kann auch mit Hilfe spezifischer DNS-Sonden erfolgen (Murray et al. 2003).

Anaerobier: Der kulturelle Nachweis anaerober Keime erfolgt nach den üblichen Techniken der Anaerobierdiagnostik (II). Die genaue Identifizierung und Quantifizierung der zahlreichen Anaerobier im männlichen Urogenitaltrakt sind aufwendig und werden wegen der unklaren ätiologischen Bedeutung dieser Erreger selten ausgeführt (Eggert-Kruse et al. 1995, Murray et al. 2003).

Herpes simplex-Virus Typ 2 (HSV 2): In Abstrichen von mukokutanen Läsionen kann HSV-Antigen mittels ELISA (II) nachgewiesen werden. Die Vermehrung in Zellkulturen erlaubt eine genaue Identifikation mit Fluoreszein-markierten Antikörpern (III). HSV-Genom-Sequenzen können mittels PCR typspezifisch amplifiziert und z.B. durch Hybridisierung nachgewiesen werden (III). Serologische Verfahren sind nur bei Primärinfektionen und bei alten Patienten hilfreich (Murray et al. 2003).

Papillomviren (HPV): Die Diagnose wird klinisch gestellt und histopathologisch (III) bestätigt. Der Virusnachweis erfolgt entweder durch Nukleinsäure-Hybridisierung oder -Amplifikation mittels PCR der aus bioptisch gewonnenem Material extrahierten DNS (III) (Murray et al. 2003).

Zytomegalie-Virus (CMV): CMV lässt sich in Zellkulturen vermehren und mittels Immunfluoreszenz-Färbung nachweisen. Methoden der Wahl sind der Virus-Genom-Nachweis mittels PCR (III) und der Nachweis spezifischer Antikörper (Murray et al. 2003).

Hepatitis-Viren: Andrologisch bedeutsam, da sexuell übertragbar, sind vor allem HBV, seltener HCV und HDV. Die Infektion mit Hepatitis-Viren wird durch Stadien-spezifische Diagnostik

(Antigen-und Antikörpernachweis, Genom-Amplifikation mittels PCR) nachgewiesen (III) (Murray et al. 2003).

Humane Immunschwäche-Viren (HIV-1, HIV-2): Gängiges Untersuchungsverfahren ist der Nachweis von Anti-HIV mittels ELISA und Immunoblot (III). Antikörper gegen HIV werden meist innerhalb von sechs bis zwölf Wochen, bei > 95 % der Patienten innerhalb von sechs Monaten nachweisbar. Möglich sind auch die Virusanzüchtung aus Lymphozyten und Körpersekreten und der Nachweis des HIV-Genoms mittels PCR (III) (Murray et al. 2003).

Sprosspilze: Der mikroskopische Direktnachweis und die kulturelle Anzüchtung auf Selektivnährböden sind Standardverfahren (II) (Murray et al. 2003).

Trichomonas vaginalis: Gängiges Untersuchungsverfahren ist der mikroskopische Direktnachweis, am besten im Dunkelfeld, nach Suspension des Abstrichmaterials in 0,145 M NaCl-Lösung. Die kulturelle Vermehrung mit anschließendem mikroskopischem Nachweis der beweglichen Trophozoiten gilt als empfindlichster Nachweis (II) (Murray et al. 2003).

8.5.3 Mikrobiologische Untersuchungen bei urogenitalen Infektionskrankheiten

Balanitis

Die mikrobiologische Diagnostik erfolgt durch Abstrich- oder Abklatschpräparate. Häufigste Erreger sind *Enterobacteriaceae* spp, *Streptococcus* spp (Serovare A, B).

***Enterococcus* spp.:** Koagulase-positive und -negative *Staphylococcus* spp, *Gardnerella vaginalis*, HSV 2, *Candida* spp und *T. vaginalis* (Schiefer 1998).

Urethritis

Der Nachweis von ≥ 4 Granulozyten bei 1000facher Vergrößerung im Sekrettropfen des Urethralfluors oder von ≥ 15 Granulozyten/Gesichtsfeld bei 400facher Vergrößerung des Sediments von 3 ml erstem Urin ist pathognomonisch (Schiefer 1998).

Harnröhrenabstrich und 1. Urinportion werden getrennt auf gewöhnliche Bakterien, Gonokokken, Mykoplasmen, *C. trachomatis, T. vaginalis und* Pilze untersucht. Die Untersuchung auf Bakterien, Pilze und Mykoplasmen wird semiquantitativ durchgeführt. Für die ätiologische Klassifikation der Urethritis werden ein (qualitativ) positiver Nachweis von Gonokokken, Chlamydien, Trichomonaden (gonorrhoische Urethritis, Chlamydien-Urethritis, Trichomonas-Urethritis) und für Bakterien, Pilze und Mykoplasmen $\geq 10^4$ Keime/ml Urethralsekret und $\geq 10^3$ Keime/ml 1. Urinportion (bakterielle Urethritis, Pilz-Urethritis, Mykoplasmen-/Ureaplasmen-Urethritis) gefordert (Schiefer 1998, Weidner et al. 1982).

M. genitalium ist schwer anzüchtbar; der Nachweis erfolgt durch Amplifikation der DNS mittels PCR (Jensen et al. 1993, Jensen et al. 1996, Taylor-Robinson 1996).

Patienten mit chronischer Urethritis ohne sichtbaren Ausfluss stellen den Arzt vor diagnostische Probleme. Bei diesen Patienten sollte auf evtl. vorhandenen morgendlichen Urethralfluor vor der 1. Miktion untersucht werden. Zusätzlich sollte immer die 1. Urinportion auf Leukozyten durchmustert werden.

Häufigste Erreger einer Urethritis des Mannes sind *N. gonorrhoeae* sowie *C. trachomatis* und *U. urealyticum*. Mischinfektionen sind häufig. Andere Erreger (*Enterobacteriaceae* spp, *Streptococcus* spp, *Staphylococcus* spp, *Corynebacterium* spp [*C. seminale = C. glucuronolyticum*], *Bacteroides* spp [*Bacteroides ureolyticus*], *M. hominis*, *Candida* spp, HSV 2, *T. vaginalis*) sind selten (Brunner et al. 1983, Funke et al. 1995, Hawkins et al. 1988, Jensen et al. 1993, Kashube et al. 1999, Riegel et al. 1995, Schiefer 1998, Weidner et al. 1982).

Prostatitis

Das nosologisch uneinheitliche Krankheitsbild „Prostatitis" wird nach der von Drach et al. 1978 vorgeschlagenen Klassifikation in eine akute bakterielle, chronische bakterielle und „abakterielle" Prostatitis differenziert, die von der Prostatodynie

abgegrenzt werden müssen, bei der im Prostatasekret weder Entzündungszeichen noch Erreger gefunden werden (Taylor-Robinson 1996).
Wegen der Schwierigkeiten bei der Abgrenzung infektiöser, entzündlicher und nicht-entzündlicher Formen wurde eine neue, symptomorientierte Klassifikation der Prostatitis eingeführt (Krieger et al. 1996). Danach unterscheidet man folgende Kategorien:

- I akute bakterielle Prostatitis (akute Infektion der Prostata)
- II chronische bakterielle Prostatitis (rezidivierende Infektion der Prostata)
- III chronische „abakterielle" Prostatitis/chronisches Schmerzsyndrom des Beckens (konventionelle uropathogene Erreger nicht nachweisbar, aber Symptomatik)
- III a entzündliches chronisches Schmerzsyndrom des Beckens (erhöhte Leukozytenzahlen in Ejakulat, Prostatasekret oder Urin nach Prostatamassage)
- III b nicht-entzündliches chronisches Schmerzsyndrom des Beckens (keine erhöhten Leukozytenzahlen in Ejakulat, Prostatasekret oder Urin nach Prostatamassage)
- IV asymptomatische entzündliche Prostatitis (keine subjektiven Symptome; Nachweis von Leukozyten im Prostatabiopsat; Nachweis erhöhter Leukozytenzahlen in Ejakulat, Prostatasekret oder Urin nach Prostatamassage bei „anderer" Diagnostik, z.B. wegen PSA-Erhöhung).

Die Diagnose „Prostatitis" beruht auf dem Nachweis eitrigen Prostatasekrets. Nach Ausschluss einer Urethritis und Harnwegsinfektion ist der Nachweis von ≥ 10 Leukozyten/Gesichtsfeld im Prostatasekrettropfen bei 1000facher Vergrößerung als hinweisend, der Nachweis von ≥ 20 Leukozyten als beweisend für eine Prostatitis anzusehen. Bei der Analyse des Zytozentrifugats von 3 ml Exprimatharn ist der Nachweis von ≥ 10 Granulozyten/Gesichtsfeld bei 400facher Vergrößerung pathognomonisch für eine Prostatitis (Schiefer et al. 1993, Schiefer 1998, Weidner et al. 1994).

Bei der seltenen, hochfieberhaften, akuten bakteriellen Prostatitis (Kategorie I) genügt die mikrobiologische Untersuchung des Urins.
Bei den übrigen Formen werden die Fraktionen der „Viergläserprobe" mikrobiologisch untersucht (Schiefer et al. 1993, Schiefer 1998, Weidner et al. 1994).
Dabei werden zunächst eine 1. Urinportion (VB1) und dann Blasenurin (VB2) aufgefangen. Nach Prostatamassage wird als 3. Fraktion Prostatasekret (EPS) oder ein Harnröhrenabstrich an der äußeren Urethralöffnung abgenommen. Dann uriniert der Patient noch einmal: als 4. Fraktion wird Exprimaturin (VB3) gewonnen. Außerdem wird in der Regel das Ejakulat untersucht.
Ein vereinfachter Kurztest, der semiquantitativ Urinkulturen vor und nach Prostatamassage miteinander vergleicht, erleichtert die Diagnose (Nickel 1998).
Die mikrobiologische Diagnostik umfasst den semiquantitativen Nachweis von Gram-positiven und -negativen Bakterien, Mykoplasmen und Pilzen in allen Fraktionen, den kulturellen Nachweis von *C. trachomatis* und *N. gonorrhoeae* im Harnröhrenabstrich nach Prostatamassage und den mikroskopischen Nachweis von *T. vaginalis.* Bei klinischem Verdacht ist die Untersuchung des Morgenurins und des Ejakulats auf *M. tuberculosis* indiziert.
Bei der Suche nach möglichen ätiologischen Erregern der chronischen „abakteriellen" Prostatitis (Kategorie III) werden Verfahren zur Amplifikation des 16 S rRNS-Gens (rDNS) unter Verwendung bakterienspezifischer und universeller Primer eingesetzt (Krieger et al. 1996, Tanner et al. 1999).
Für die ätiologische Klassifikation der Prostatitis werden ein qualitativ positiver Nachweis von Gonokokken, Chlamydien, Trichomonaden und für konventionelle Bakterien, Pilze und Mykoplasmen $\geq 10^4$ Keime/ml Prostatasekret und $\geq 10^3$ Keime/ml Exprimaturin bei gleichzeitig $\leq 10^3$ Keimen/ml 1. Urinportion und Blasenurin gefordert („Prostatitiskonstellation").
Wichtigste Erreger der akuten und chronischen bakteriellen Prostatitis sind Gram-negative Bakterien (in 80 % *Escherichia coli*; außerdem *Klebsiella* spp, *Enterobacter* spp, *Proteus* spp, *Pseudomo-*

nas spp), *Enterococcus* spp.; selten: *Staphylococcus* spp, *N. gonorrhoeae*, *Candida* spp, *T. vaginalis* (meist bei Urethroprostatitis) sowie *M. tuberculosis* (bei chronischer Prostatitis).
Eine Pilzinfektion der Prostata, z.B. mit *Cryptococcus neoformans*, *Candida* spp, wird bei immungeschwächten Patienten gefunden. Infektionen mit langsam wachsenden und schwer anzüchtbaren Erregern wurden beschrieben. Die tuberkulöse Prostatitis und die Prostatitis durch *T. vaginalis* werden als „spezifisch" bezeichnet und sind selten. Bei den meisten Patienten mit „abakterieller" Prostatitis (Kategorie III), d.h. mit eitriger Prostatasekretion ohne Nachweis uropathogener Erreger, kann keine infektiöse Ursache gefunden werden. Die ätiologische Bedeutung von *Chlamydia trachomatis*, *Ureaplasma urealyticum* und Viren ist noch nicht endgültig geklärt (Krieger et al. 1996, Schiefer 1998, Tanner et al. 1999, Taylor-Robinson 1996).
Inkonstante mikrobiologische Befunde sind häufig und wahrscheinlich durch die fokale Lokalisation der Prostatitis bedingt (Weidner et al. 1994).

Epididymitis

Die Diagnostik sollte aus infektiologischer Sicht das Alter und die Anamnese (Blasenentleerungsstörung) des Patienten berücksichtigen (Becker et al. 1984, Weidner et al. 1982). Bei jüngeren Patienten mit Urethralfluor und ohne Blasenentleerungsstörung erfolgt die Diagnostik im Sinne einer Urethritisabklärung mit Untersuchung auf *C. trachomatis* und *N. gonorrhoeae*; bei fehlendem Urethralfluor führen wir eine „Viergläserprobe" (Becker et al. 1984, Weidner et al. 1987) durch. In allen anderen Fällen, insbesondere bei Patienten, die älter als 35 Jahre sind oder an einer Blasenentleerungsstörung leiden, wird nach einer Harnwegsinfektion gefahndet. Bei klinischem Verdacht sind Untersuchungen des Morgenurins und des Ejakulats auf *M. tuberculosis* indiziert (Becker et al. 1984, Schiefer 1998, Weidner et al. 1987).
Die Epididymitis wird bei jüngeren, sexuell aktiven Männern ohne Blasenentleerungsstörung überwiegend durch *N. gonorrhoeae* und *C. trachomatis* hervorgerufen. Bei älteren Patienten und bei Patienten mit Blasenentleerungsstörung besteht meist eine Harnwegsinfektion, deren Erreger mit dem ätiologischen Agens der Epididymitis identisch ist (*Escherichia coli*, *Pseudomonas aeruginosa*, *Enterococcus* spp.; außerdem: *M. tuberculosis*) (Schiefer 1998).

Orchitis

Eine Orchitis tritt bei vielen bakteriellen Allgemeininfektionen, z.B. mit *Salmonella typhi*, *Brucella* spp, *M. tuberculosis*, *M. leprae* und *Coxiella burnetii*, bei Infektionen mit Mumps-Virus, Echo- und Arboviren und dem Virus der lymphozytären Choriomeningitis (LCM) sowie bei Malaria auf. Die klinischen Symptome sind für die Diagnostik wegweisend (Schiefer 1998).

Ejakulat als Träger pathogener Erreger

Das normale Ejakulat enthält neben den Spermatozoen und Zellen der Spermatogenese regelmäßig Zellen und Sekrete aus Epididymis, Prostata, Samenbläschen und den Ausführungsgängen. Normales Ejakulat ist nach Passage durch die vordere Urethra meist mit Keimen der dortigen Standortflora kontaminiert. Bei lokalen oder generalisierten infektiösen Prozessen im männlichen Genitaltrakt kann das Sperma hochinfektiös sein. Obligat pathogene Erreger, wie *N. gonorrhoeae*, *C. trachomatis*, *T. vaginalis*, und fakultativ pathogene Erreger, wie *M. hominis*, *U. urealyticum*, Streptokokken der Gruppe B und *Enterobacteriaceae* spp, wurden im Ejakulat nachgewiesen. Sie heften sich an Spermatozoen als Vehikel (Friberg et al. 1985) und können so rasch den Genitaltrakt der Frau, insbesondere Endometrium und Salpingen, infizieren. Mit dem Ejakulat können zahlreiche Viren, insbesondere HIV-1, HIV-2, CMV, HBV und HPV übertragen werden (Craig et al. 1997, Kashube et al. 1999, Mascola und Guinan ME 1986). Bakterien und Viren werden durch Kryopräservation nicht abgetötet.

Besondere Vorsichtsmaßnahmen sind deshalb bei Samenspendern für künstliche Inseminationen notwendig. Samenspender sind häufig junge, sexuell aktive, unverheiratete Männer, bei denen das Risiko einer sexuell übertragbaren Infektion hoch ist. Männer mit anamnestischen Angaben über

homosexuelle Beziehungen, Verkehr mit Prostituierten und häufig wechselnden Sexualpartnern, über sexuell übertragbare Erkrankungen, über Drogenabhängigkeit und Bluttransfusionen bei sich oder der Partnerin sollten nicht Samenspender sein.

Klinisch, kulturell oder immunologisch nachgewiesene Infektionen mit HIV-1, HIV-2, CMV, HBV, HCV, HSV 2, HPV, *T. pallidum*, *C. trachomatis*, *N. gonorrhoeae*, *M. hominis*, *U. urealyticum*, Streptokokken der Gruppe B und *T. vaginalis* sind absolute oder relative Ausschlusskriterien. Da die notwendigen Untersuchungen nicht am Tag der Samenspende durchgeführt werden können, muss das Sperma kryopräserviert und darf erst dann zur Insemination verwandt werden, wenn die Kontrolluntersuchung des Spenders nach 180 Tagen unverändert negative Befunde ergibt (British Andrology Society 1999, Craig et al. 1997, Liesnard 1998, Mascola und Guinan 1986).

Literatur

Becker HC, Weidner W, Schiefer HG, Brunner H, Krause W: Epididymitis. Dtsch. med. Wschr. 1984; 109:569–575.

Bowie WR, Pollock HM, Forsyth PS, Floyd JF, Alexander ER, Wang SP, Holmes KK: Bacteriology of the urethra in normal men and men with nongonococcal urethritis. J clin Microbiol 1977; 6:482–488.

British Andrology Society: British Andrology Society guidelines for the screening of semen donors for donor insemination (1999). Human Reproduction 1999; 14:1823–1826.

Brunner H, Weidner W, Schiefer HG: Studies on the role of *Ureaplasma urealyticum* and *Mycoplasma hominis* in prostatitis. J infect Dis 1983; 147:807–813.

Craig JM, Barratt CLR, Kinghorn GR: Semen donors and STD screening. Genitourinary Medicine 1997; 73:280–283.

Drach GW, Fair WR, Meares EM, Stamey TA: Classification of benign diseases associated with prostatic pain: prostatitis or prostatodynia. J Urol 1978; 120:266.

Eggert-Kruse W, Rohr G, Ströck W, Pohl S, Schwalbach B, Runnebaum B: Anaerobes in ejaculates of subfertile men. Human Reproduction Update 1995; 1: 462–478.

Friberg J, Gleicher N, Suarez M, Confino E: Chlamydia attached to spermatozoa. J infect Dis 1985; 152: 854

Funke G, Bernard KA, Bucher C, Pfyffer GE, Collins MD: *Corynebacterium glucuronolyticum* sp. nov. isolated from male patients with genitourinary infections. Med Microbiol Letters 1995; 4:204–215.

Hawkins DA, Fontaine EAR, Thomas BJ, Boustouller YL, Taylor-Robinson D: The enigma of non-gonococcal urethritis: role for *Bacteroides ureolyticus*. Genitourin Med 1988; 64:11–13.

Howell CL, Miller MJ, Bruckner DA: Elimination of toxicity and enhanced cytomegalovirus detection in cell cultures inoculated with semen from patients with acquired immunodeficiency syndrome. J clin Microbiol 1986; 24:657–660.

Jensen JS, Orsum R, Dohn B, Uldum S, Worm AW, Lind K: *Mycoplasma genitalium:* a cause of male urethritis? Genitourin Med. 1993; 69:265–269.

Jensen JS, Hansen HT, Lind K: Isolation of *Mycoplasma genitalium* strains from the male urethra. J clin Microbiol. 1996; 34: 286–291.

Kashube ADM, Dyer JR, Kramer LM, Raasch RH, Eron JJ, Cohen MS: Antiretroviral-drug concentrations in semen: Implications for sexual transmission of Human Immunodeficiency Virus Type 1.Antimicrobial Agents and Chemotherapy 1999; 43:1817–1826.

Kharsany ABM, Hoosen AA, Kiepiela P, Naicker T, Sturm AW: Culture of *Calymmatobacterium granulomatis*. Clin Infect Dis 1996; 22:391.

Krieger JN, Egan KJ, Ross SO, Jacobs R, Berger RE: Chronic pelvic pains represent the most prominent urogenital symptoms of chronic prostatitis. Urology 1996; 48:715–722.

Krieger JN, Riley DE, Roberts MC, Berger RE: Prokaryotic DNA sequences in patients with chronic idiopathic prostatitis. J clin Microbiol 1996; 34:3120–3128.

Liesnard CA: Screening of semen donors for infectious diseases. Human Reproduction 1998; 13, Suppl 2:12–24.

Mascola L, Guinan ME: Screening to reduce transmission of sexually transmitted diseases in semen used for artificial insemination. New Engl J Med 1986; 314:1354–1359.

Mestecky J, Fultz PN: Mucosal immune system of the human genital tract. J infect Dis 1999; 179, Suppl 3: S 470–S 474.

Murray PR, Baron EJ, Jorgensen JH, Pfaller MA, Yolken RH (ed.): Manual of Clinical Microbiology. 8th ed. ASM Press. Washington, D.C. 2003.

Nickel JC: Effective office management of chronic prostatitis. Urologic Clinics of North America 1998; 25:677–684.

Paavonen J, Eggert-Kruse W: *Chlamydia trachomatis:* Impact on human reproduction. Human Reproduction Update 1999; 5:433–447.

Riegel P, Ruimy R, de Briel D, Prévost G, Jehl F, Bimet F, Christen R, Monteil H: *Corynebacterium seminale* sp. nov., a new species associated with genital infections in male patients. J clin Microbiol 1995; 33:2244–2249.

Schiefer HG, Jantos C, Weidner W: Prostatitis syndrome. Cytological and microbiological procedures for diagnosis and classification. Med Microbiol Letters 1993; 2:403–410.

Schiefer HG: Microbiology of male urethroadnexitis: Diagnostic procedures and criteria für aetiologic classification. Andrologia 1998; 30, Suppl 1:7–13.

Tanner MA, Shoskes D, Shahed A, Pace NR: Prevalence of corynebacterial 16 S rRNA sequences in patients with bacterial and „nonbacterial" prostatitis. J clin Microbiol 1999; 37:1863–1870.

Taylor-Robinson D: Infections due to species of Mycoplasma and Ureaplasma: An update. Clin Infect Dis 1996; 23:671–684.

Weidner W, Schiefer HG, Krauss H, Engstfeld J: Untersuchungen zur Ätiologie der nicht-gonorrhoischen Urethritis. Dtsch med Wschr 1982; 107:1227–1231.

Weidner W, Schiefer HG, Garbe C: Acute nongonococcal epididymitis. Aetiological and therapeutic aspects. Drugs 1987; 34, Suppl. 1:111–117.

Weidner W, Schiefer HG, Krauss H, Jantos C, Friedrich HJ, Altmannsberger M: Chronic prostatitis: a thorough search for etiologically involved microorganisms in 1461 patients. Infection 1991; 19:S119–S125.

Weidner W, Madsen PO, Schiefer HG (eds.): Prostatitis. Etiopathology, diagnosis and therapy. Springer-Verlag, Berlin, Heidelberg, New York. 1994.

8.6 Endokrinologische Labordiagnostik

Walter Krause

8.6.1 Hypophysäre Hormone *(nach Behre, 1998)*

FSH – follikelstimulierendes Hormon

Die gonadotropinproduzierenden Zellen der Hypophyse sezernieren FSH unter der Wirkung von Gonadotropin-Releasing-Hormon (GnRH) des Hypothalamus. Der GnRH-Rezeptor gehört zur Klasse der G-Protein-gekoppelten Rezeptoren, er wird auch an Zellen außerhalb der Hypophyse exprimiert. Als Second-Messenger sind in den Hypophysenzellen u.a. Proteinkinasen nachgewiesen worden. FSH besteht aus zwei Peptidketten, von denen die a-Kette humanspezifisch und identisch mit der von LH ist, während die b-Kette hormonspezifisch ist. FSH hat im Blutserum eine Halbwertszeit von ca. fünf Stunden, seine Serumspiegel zeigen nur geringe Schwankungen. Es wird an FSH-Rezeptoren der Sertoli-Zellen gebunden. Auch diese sind G-Protein-gekoppelte Rezeptoren, Second-Messenger ist vor allem cAMP.

LH – luteinisierendes Hormon

Es wird wie FSH von den gonadotropinproduzierenden Zellen der Hypophyse sezerniert. Die Stimulation erfolgt ebenfalls durch GnRH. Auch LH besteht wie FSH aus zwei Peptidketten. Es hat im Serum eine Halbwertszeit von wenigen Minuten, daher sind bei aufeinander folgenden Messungen synchron zur GnRH-Stimulation pro Tag 8–20 charakteristische Pulswellen zu erkennen. Die Leydig-Zellen haben spezifische Rezeptoren für LH, über die die Testosteronsynthese reguliert wird.

PRL – Prolaktin

PRL ist ein Peptidhormon mit nur einer Kette, das eng mit dem Wachstumshormon verwandt ist. Es wird von den sog. laktotrophen Zellen der Hypo-

Tabelle 8.6-1 *Referenzbereiche der Hormone aus Hypophyse, Hoden und Nebennierenrinde.*

	Serumspiegel	Funktionstests	Veränderung
FSH	2–8 mU/ml	GnRH-Test	Anstieg < 2fach
LH	1,5–8 mU/ml	GnRH-Test	Anstieg 5- bis 8fach
Prolaktin	4–15 ng/ml		
Inhibin B	> 112 pg/ml		
Testosteron (Gesamt)	3–10 ng/ml	HCG-Test	Anstieg > 2fach

FSH = follikelstimulierendes Hormon, LH = luteinisierendes Hormon

physe sezerniert. Aber auch zahlreiche andere Körperzellen sezernieren Prolaktin, vor allem Immunzellen und Gehirnzellen. Prolaktin wird als Prohormon sezerniert, nach der Spaltung der Kette besitzt es 194–199 Aminosäuren. Die Sekundärstruktur wird durch drei Disulfidbrücken stabilisiert. Prolaktin ist ein multifunktionelles Hormon, sein Hauptzielorgan ist die Brustdrüse. Es ist jedoch schwierig, ein Organ zu finden, in dem es keine Prolaktinrezeptoren gibt. Mehr als 700 verschiedene Wirkungen sind in verschiedenen Tierarten beschrieben worden. Einflüsse auf die Gonaden und die sexuellen Funktionen sind v.a. bei erhöhten Serumkonzentrationen zu finden. Die Prolaktinsekretion zeigt eine ausgeprägte Tagesrhythmik.

Serumspiegel der hypophysären Hormone

Hierfür stehen zahlreiche Immunoassays zur Verfügung. Je nach Marker unterscheidet man Radio-Immunoassays (RIA), Enzym-Immunoassays (EIA), Lumineszenz-Immunoassays (LIA) und andere Formen. Viele Immunoassays werden zur Verwendung an Laborautomaten angeboten. Die Kosten für eine Einzelbestimmung liegen bei fünf Euro. Die Referenzbereiche der Serumspiegel sind in der Tabelle 8.6-1 angegeben.

Funktionstests

GnRH-Test: Die gonadotrope Reservekapazität der Hypophyse kann durch die Reaktion von FSH und LH auf die Injektion von GnRH getestet werden (GnRH-Test). Die vor der i.v.-Injektion und 30 oder 45 min danach gemessenen Serumspiegel werden verglichen; als normal ist ein Anstieg um den Faktor 2 (FSH) und 5–8 (LH) zu bewerten. Der GnRH-Test ist vor allem bei niedrigen Serumkonzentrationen von FSH und LH indiziert.

Messung der LH-Pulse: Zahl und Höhe der LH-Pulsationen können durch wiederholte Messungen der LH-Konzentrationen im Abstand von 20 min über einen Zeitraum von acht Stunden erfasst werden. Die Blutproben werden über eine liegende Dauerkanüle gewonnen.

Interpretation und klinische Bedeutung (Referenzbereiche in Tab. 8.6-1):

- **Niedrige FSH- und LH-Spiegel zeigen eine hypophysäre Insuffizienz an.**
- **Bei fehlenden Pubertätszeichen sollten zusätzlich GnRH-Test und die Messung der LH-Pulse durchgeführt werden. Bei negativen Ergebnissen ist ein idiopathischer hypogonadotroper Hypogonadismus (IHH) anzunehmen.**
- **Organspezifische Prozesse der Hypophyse sind auszuschließen; sie sind jedoch selten.**
- **Hohe FSH- und LH-Spiegel bei fehlenden Pubertätszeichen beweisen eine Leydig-Zellinsuffizienz (primärer Hypogonadismus).**
- **Tumoren, die FSH oder LH produzieren, sind extrem selten.**
- **Hohe Werte von Prolaktin sind entweder Folge von Psychopharmaka oder Ausdruck eines Prolaktinoms. Die bildgebende Diagnostik der Hypophyse mit MRT zeigt, ob eine Raumforderung besteht oder nicht.**

8.6.2 Testikuläre Hormone

Inhibin B

Inhibin B ist das Hormon der Sertoli-Zellen und das Feedback-Signal für FSH. Mehrere Inhibine bilden eine Familie von Proteinen, die aus einer α- und einer β-Untereinheit bestehen und mit Kohlenhydratanteilen Glykoproteine bilden. Im Hoden werden die betreffenden Gene in erster Linie in den Sertoli-Zellen exprimiert, c-AMP führt zu vermehrter Bildung der mRNA für Inhibin (Mather et al. 1997). Im Blutserum sind neben dem kompletten Molekül des Inhibin-B auch dessen isolierte Untereinheiten zu finden. Die FSH-Applikation führt innerhalb weniger Stunden zum Anstieg der Inhibin-B-Spiegel (Anderson et al. 1997). Die einzigen bisher bekannten Zielzellen für Inhibin B sind die gonadotropen Zellen des Hypophysenvorderlappens. Entsprechende Rezeptoren sind jedoch noch nicht identifiziert worden.

Serumspiegel: Einige Immunoassays stehen zur Verfügung. Der Ultrasensitive-Dimer-ELISA-Kit (Serotec Ltd., Oxford, UK) bietet eine Intra-Assay-Variation von 5,7 %. Die Serumspiegel von Inhibin B haben eine ausgeprägte Tagesrhythmik, die Maxima liegen in den frühen Morgenstunden, die Minima am Nachmittag. Der Abfall von 9–17 Uhr beträgt rund 3 % pro Stunde (Illingworth et al.1996).

Funktionstest: Obwohl FSH sehr prompt zu verstärkter Sekretion von Inhibin B führt, hat sich bisher daraus kein Funktionstest entwickeln lassen.

Interpretation und klinische Bedeutung (Referenzbereiche s. Tab. 8.6-1):
- **Die Serumspiegel von Inhibin B korrelieren positiv mit den Spermatozoenzahlen und negativ mit den FSH-Spiegeln.**
- **Individuelle Serumspiegel ermöglichen keine Unterscheidung zwischen normaler und mäßig gestörter Spermatogenese, wohl aber die Abgrenzung eines Sertoli-only-Zell-Syndroms.**
- **Bei Azoospermie hat die kombinierte Messung von FSH und Inhibin B eine mäßige diagnostische Sensitivität (75 %) und Spezifität (73 %) hinsichtlich der Identifikation von Patienten, bei denen eine TESE (testikuläre Spermienextraktion) erfolgreich sein wird (Krause und Bohring 2002).**

Testosteron *(nach Rommerts 1998)*

Ca. 95 % der täglich produzierten Testosteron-Menge von 6–7 mg stammen aus den ca. 500 Millionen Leydig-Zellen der Hoden. Die Testosteron-Biosynthese in den Leydig-Zellen geht von Cholesterin aus. Die Produktion wird über membranständige Rezeptoren durch LH stimuliert. Die Leydigzellen geben das produzierte Testosteron rasch an das Blut ab. 98 % sind im Blut an Proteine gebunden, davon rund 48 % an Albumin und 50 % an das sexualhormonbindende Globulin (SHBG), 2 % sind freies, gelösten Testosteron. An den Zellen der sog. Zielorgane entfaltet Testosteron seine Wirkungen mit Hilfe eines Rezeptors. Das Rezeptorprotein wird durch die Bindung von Testosteron (oder auch Dihydrotestosteron) neu konformiert und bindet an das hormonresponsible Element eines Gens, wodurch die Rate der Transskription dieses Gens erhöht wird.

Serumspiegel: Zahlreiche Immunoassays, auch für Laborautomaten, stehen für die Bestimmung zur Verfügung. Am einfachsten ist die Bestimmung der Spiegel des Gesamttestosterons, d.h. der Summe aus freiem (nicht-proteingebundenem) und proteingebundenem Testosteron. Für die Bestimmung der beiden Anteile gibt es keine für die Routine geeigneten Verfahren. Die Konzentration des freien Testosterons kann nach der Formel von Kaufman und Vermeulen (1997) berechnet werden. Als „bioaktives" Testosteron ist die Summe des albumingebundenen und des freien Testosterons definiert. Seine direkte Messung ist nicht möglich.

Funktionstest: Die Sekretion der Leydig-Zellen kann durch humanes Choriongonadotropin (HCG) stimuliert werden. Man bestimmt die Testosteronspiegel vor und 48 h nach der i.m.-Injektion von 5000 IE HCG.

Interpretation und klinische Bedeutung (Referenzbereiche s. Tab. 8.6-1):
- **Niedrige Spiegel von Testosteron weisen auf einen Hypogonadismus hin.**
- **Bei begleitenden klinischen Symptomen sollte die Substitution erfolgen.**
- **Die verminderte Stimulierbarkeit im HCG-Test zeigt eine primäre Leydig-Zell-insuffizienz an.**
- **Erhöhte Spiegel gibt es beim Mann nicht.**

8.6.3 Nebennierenrindenhormone

Eine unmittelbare Beziehung zur Hodenfunktion besteht – in den Grenzen normaler Werte – nicht. Bei erektiler Dysfunktion wird gelegentlich die Bestimmung der Kortisolspiegel empfohlen, beim Alternden Mann die Bestimmung der Spiegel von DHEA-Sulfat. Die Abnahme dieser Spiegel mit dem Alter ist jedoch ein Epiphänomen, nicht Ursache von Symptomen und Veränderungen.

8.6.4 Qualitätskontrolle

Richtigkeit und Präzision der Hormonbestimmungen müssen durch interne und externe Vergleiche abgesichert werden. Interne Kontrollen sind einfach mit industriell gefertigten Proben, die die Analyte in bekannten Konzentrationen enthalten, vorzunehmen. Für externe Kontrollen stehen verschiedene Ringversuche (INSTAND, Deutsche Gesellschaft für Klinische Chemie) zur Verfügung.

Literatur

Anderson RA, Wallace EM, Groome NP et al.: Physiological relationships between inhibin B, follicle stimulating hormone secretion and spermatogenesis in normal men and response to gonadotrophin suppression by exogenous testosterone. Hum Reprod 1997; 12(4):746–51.

Behre HM, Nieschlag E: Endokrine Regulation der Hodenfunktion und endokrinologische Labordiagnostik. In: W Krause, W Weidner (Hrsg.): Andrologie. Ferdinand Enke, Stuttgart, 1998.

Illingworth PJ, Groome NP, Byrd W et al.: Inhibin-B – A likely candidate for the physiologically important form of inhibin in men. J Clin Endocrinol Metab 1996; 81:1321–1325.

JM Kaufman, A Vermeulen: Declining gonadal function in elderly men. Baillieres Clinical Endocrinology and Metabolism 1997; 11: 289–309.

Krause W, Bohring C: Inhibin B als Marker der Spermatogenese – eine neue Dimension in der Andrologie. Hautarzt 2002; 53 (1): 5–10.

Mather JP, Moore A, Li RH: Activins, inhibins and follistatins: further thoughts on a growing family of regulators. Proc Soc Exp Biol Med 1997; 215(3):209–22.

Rommerts FFG: Testosterone: an overwiew of biosynthesis, transport, metabolism and nongenomic actions. In: Nieschlag E, Behre HM (Eds.): Testosterone, action, deficiency, substitution. Springer, 1998.

8.7 Tumormarkerbestimmung

Gerd Lümmen

8.7.1 Einleitung

Tumormarker sind Substanzen, die bei Patienten mit malignen Tumoren im Blut oder in anderen Körperflüssigkeiten in erhöhten Konzentrationen nachweisbar sind. Dabei handelt es sich um sezernierte Proteine oder Glykoproteine, die eine hormonelle oder enzymatische Aktivität aufweisen. Die Konzentration von Tumormarkern wird in der Regel mittels immunchemischer Methoden bestimmt. Hierbei ist zu beachten, dass im Serum eines Patienten mit Testkits verschiedener Hersteller unterschiedliche Werte gemessen werden können. Bei einem Wechsel der Nachweismethode können Konzentrationsveränderungen vorgetäuscht und in der Folge fehlerhafte diagnostische und/oder therapeutische Konsequenzen gezogen werden (Wagener und Mann 1999).

Indikationen zur Bestimmung von Tumormarkern:
- **Früherkennung/Screening bei symptomfreien Patienten**
- **Diagnose nach Auftreten von Symptomen**
- **Stadieneinteilung und Prognose**
- **Therapieüberwachung und Beurteilung des Therapieerfolgs**
- **frühzeitige Erfassung eines Tumorrezidivs bzw. einer Tumorprogression**

Beim Mann nimmt das prostataspezifische Antigen (PSA) als Tumormarker für das Prostatakarzinom für alle oben aufgeführten Indikationen eine herausragende Position ein. Darüber hinaus sind die beiden Tumormarker α-Fetoprotein (AFP) und das humane Choriongonadotropin (HCG) im Rahmen der Diagnose, Stadieneinteilung, Therapieüberwachung und Nachsorge von Hodentumorpatienten von entscheidender Bedeutung.

Weitere Tumormarker, die in der onkologischen Diagnostik und Therapie eingesetzt werden, sind von geringerem diagnostischem und therapeutischem Nutzen. Hierzu zählen das carcino-embryonale Antigen (CEA), das in erhöhten Konzentrationen u.a. bei kolorektalen, Pankreas-, Bronchial- und Mammakarzinomen gefunden wird, und Mucinantigene des Mammakarzinoms wie der Tumormarker CA 15–3 (Wagener und Hossfeld 1996).

8.7.2 Tumormarker beim Prostatakarzinom

Prostataspezifisches Antigen (PSA)

Das prostataspezifische Antigen ist eine Kallikrein-ähnliche Serinproteinase, die ausschließlich im Prostatagewebe vorkommt. Im Serum gesunder Männer ist PSA in geringen Konzentrationen nachweisbar (< 4 ng/ml), im Serum von Frauen ist keine PSA-Aktivität vorhanden (Catalona et al. 1994).

Das PSA hat, wie kein anderer Tumormarker, Diagnose, Behandlung und Verlaufskontrolle des Prostatakarzinoms revolutioniert. Gegenwärtig werden etwa 75 % aller asymptomatischen Prostatakarzinome PSA-basiert diagnostiziert (Ito et al. 2000; Carter et al. 1999). 80 bis 85 % der männlichen Bevölkerung hat einen PSA-Wert unter 4 ng/ml, 10–15 % zwischen 4 und 10 ng/ml und 2–5 % > 10 ng/ml (Luboldt et al. 2001).

Beim Prostatakarzinom korreliert die PSA-Serumkonzentration mit der Tumorgröße. Entsprechend steigt der positive prädiktive Wert (Vorhersagewert für das Vorhandensein eines Karzinoms) mit der Serumkonzentration an. Bei Männern mit auffälligem digital-rektalem Tastbefund liegen die positiven prädiktiven Werte höher (s. Tab. 8.7-1).

Bei jüngeren Männern im Alter von 55–66 Jahren beträgt die Prostatakarzinomdetektionsrate im PSA-Intervall zwischen 3–4 ng/ml 13,2 %. Die Mehrheit dieser entdeckten Karzinome wird als klinisch signifikant eingestuft (Lodding et al. 1998).

Die weite Verbreitung der PSA-Bestimmung zur Frühentdeckung von Prostatakarzinomen hat zur Einführung eines neuen klinischen Tumorstadiums, dem T1c-Stadium geführt. T1c-Prostatakarzinome sind wegen eines erhöhten PSA-Wertes bei negativer digital-rektaler Untersuchung diagnostiziert worden. Trotz des fehlenden digital rektalen Tastbefundes sind T1c-Karzinome in 18–49 % der Fälle in der endgültigen histologischen

Tabelle 8.7-1 *Positiver Vorhersagewert von digital-rektaler Untersuchung (DRU) und/oder PSA für das Prostatakarzinom (Catalona et al. 1994).*

Patientengruppe	Prozentwert
DRU positiv	21–51 %
PSA = 4 ng/ml	31,5 %
4,1–9,9 ng/ml	26,1 %
= 10 ng/ml	52,9 %
DRU positiv und PSA 4,1–9,9 ng/ml	40,8 %
DRU positiv und PSA = 10 ng/ml	69,1 %

Aufarbeitung lokal fortgeschrittene Tumoren (Elgamal et al. 1997).

> **Zu berücksichtigen bleibt, dass PSA ein organspezifischer, aber nicht karzinomspezifischer Marker ist und andere Gründe ebenfalls zu einem PSA-Anstieg führen können. Hierzu zählt die benigne Prostatahyperplasie, die Prostatitis, ein Harnverhalt und das Tragen eines Dauerkatheters.**

Zur Erhöhung der Spezifität des PSA in der Prostatakarzinomdiagnostik dient die Bestimmung der Ratio freies/Gesamt-PSA, da Prostatakarzinompatienten eine niedrigere Ratio haben. PSA kommt in der Blutbahn in zwei Fraktionen vor, einem nichtgebundenen (10–30 %) sowie einem komplexierten Anteil (70–90 %), hauptsächlich mit dem Protein α-1-Antichymotrypsin.
Die Ratio des freien PSA zum Gesamt-PSA wird wie folgt berechnet (Landis et al. 1999; Tanaka et al. 1999):

$$\frac{\text{freies PSA (ng/ml)}}{\text{Gesamt-PSA (ng/ml)}} \times 100\ \%$$

Im Konzentrationsbereich zwischen 4 und 10 ng/ml PSA liegt bei einer Ratio von 22 % freies/Gesamt-PSA die Sensitivität bei 90 % und die Spezifität bei 29 % (Catalona et al. 1998).

> **Bei Wunsch zur jährlichen Früherkennung des Prostatakarzinoms liegt das Eintrittsalter zur Untersuchung bei 50 Jahren, bei einer familiären Belastung bei 45 Jahren. Eine letzte Früherkennung erfolgt mit 75 Jahren, bei steigender Lebenserwartung auch später. Die digital-rektale Palpation allein ist keine Früherkennungsuntersuchung, sie wird durch die Bestimmung des PSA-Wertes ergänzt. Ein erhöhter PSA-Wert muss vor einer weiteren Diagnostik kontrolliert werden. Der Schwellenwert von 4,0 ng/ml wird z. Zt. als Indikation zu einer weiteren Abklärung mit einer Biopsie unter sonographischer Kontrolle gesehen.**

Neben dem Einsatz der PSA-Bestimmung zur Früherkennung eines Prostatakarzinoms wird die PSA-Bestimmung auch zur **Beurteilung des Erfolgs einer radikalen Prostatektomie bzw. einer definitiven Strahlentherapie** herangezogen. Nach erfolgreicher operativer Therapie sollte der PSA-Wert unter die Nachweisgrenze von 0,2 ng/ml abfallen, nach Strahlentherapie wird ein Abfall unter 0,5 ng/ml gefordert. Der Wiederanstieg des PSA nach kurativer Primärtherapie zeigt das Auftreten eines Rezidivs an. Der Erfolg weiterer therapeutischer Optionen (z.B. antiandrogene Therapie) kann neben der klinischen Symptomatik anhand des PSA-Verlaufs beurteilt werden (Partin und Oesterling 1994).

8.7.3 Tumormarker beim Hodentumor

Die Tumormarker AFP, β-HCG und Lactatdehydrogenase (LDH) beim Hodentumor sind sowohl Prognosefaktoren als auch wichtig für Diagnose und Stadieneinteilung des Tumors.

α-Fetoprotein (AFP)

Das AFP ist ein Glykoprotein, das im Embryonalstadium im Gastrointestinaltrakt und im Dottersack gebildet wird. Erhöhte AFP-Serumkonzentrationen finden sich beim Embryonalzellkarzinom, bei Tumoren mit Dottersackanteilen und Mischtumoren, nicht jedoch beim reinen Seminom oder reifem Teratom (Klein 1993, Lamerz 1992). AFP ist bei 50–70 % aller nichtseminomatösen Hodentumoren erhöht. Die Halbwertszeit des AFPs liegt bei fünf bis sieben Tagen und nach kompletter Tumorexzision erreichen die AFP-Werte normale Serumwerte innerhalb von 25–35 Tagen (Gatti und Stephenson 1998).
Konstante oder vorübergehende AFP-Erhöhungen werden differenzialdiagnostisch bei benignen Lebererkrankungen, alkoholbedingten Leberschäden, chronisch aggressiven und persistierenden Hepatitiden sowie bei der Leberzirrhose und dem hepatozellulären Karzinom beobachtet (Lamerz 1980).

Tabelle 8.7-2 *Einteilung der Risikogruppe nichtseminomatöser Hodentumoren (nach Interdisziplinärer Konsensus zur Diagnostik und Therapie von Hodentumoren; IGCCCG-Klassifikation, 1997).*

Gute Prognose Überlebensrate > 90 %	Testis / primärer retroperitonealer Tumor und niedrige Marker und keine nichtpulmonalen viszeralen Metastasen	*niedrige Marker:* AFP < 1.000 ng/ml β-HCG < 1.000 ng/ml (< 5.000 IU/l) LDH < 1,5 x Normalwert
Intermediäre Prognose Überlebensrate > 75 %	Testis / primärer retroperitonealer Tumor und niedrige Marker und keine nichtpulmonalen viszeralen Metastasen	*intermediäre Marker:* AFP 1.000–10.000ng/ml oder β-HCG 1.000–10.000 ng/ml (5.000–50.000 IU/l) oder LDH 1,5–10 x Normalwert
Schlechte Prognose Überlebensrate < 50 %	Primärer mediastinaler Keimzelltumor oder Testis / primärer retroperitonealer Tumor mit nichtpulmonalen viszeralen Metastasen (Leber, Zentralnervensystem, Skelett, Instestinum) oder hohe Marker	*hohe Marker:* AFP > 10.000 ng/ml β-HCG > 10.000 ng/ml (> 50.000 IU/l) LDH > 10 x Normalwert

Humanes Choriongonadotropin (HCG)

Das HCG ist ein Glykoproteinhormon mit einer α- und einer β-Untereinheit. Es wird sowohl von nichtseminomatösen als auch in bis zu 30 % von seminomatösen Hodentumoren gebildet (Weißbach und Bussar-Maatz 1993). Die Normalwerte für β-HCG liegen bei Männern unter 5 IU/l und die Halbwertszeit beträgt 24–36 h, sodass nach kompletter Tumorexzision normale Serumwerte nach 5–7,5 Tagen zu erwarten sind (Gatti und Stephenson 1998).

Laktatdehydrogenase (LDH)

Die LDH ist ein Enzym, das für die Oxidation von Laktat zuständig ist, und dessen Konzentration proportional zum Tumorvolumen ansteigt. Es ist bei 80 % aller Patienten mit fortgeschrittenem Hodentumor erhöht (Peyret 1993).

An Hand der Tumorausbreitung und der Tumormarkererhöhung von AFP, β-HCG und LDH werden nichtseminomatöse Hodentumoren in drei Prognosegruppen eingeteilt: Patienten mit guter, intermediärer und schlechter Prognose (s. Tab. 8.7-2).

Neben der Diagnose- und Risikoabschätzung dient die Bestimmung von Tumormarkern bei Hodentumoren auch der Verlaufskontrolle unter Chemo- bzw. Strahlentherapie. Nach Normalisierung der Tumormarker sind weitere Bestimmungen dann ein fester Bestandteil des Tumornachsorgeprogramms.

Zu bedenken ist, dass ein gewisser Anteil von Hodentumoren keine Tumormarker produziert, sodass das Nichtvorhandensein von Tumormarkern die Diagnose eines Hodentumors nicht ausschließt und auch die Normalisierung von Tumormarkern nicht zwingend mit dem kompletten Verschwinden des Tumors assoziiert sein muss.

Literatur

Carter HB, Landis PK, Metter EJ et al.: Prostate-specific antigen testing of older men. J Natl Cancer Inst 1999; 91:1733–1737.

Catalona WJ, Richie JP, Ahmann FR et al.: Comparison of digital rectal examination and serum prostate specific antigen (PSA) in the early detection of prostate cancer: results of a multicenter clinical trial of 6630 men. J Urol 1994; 151:1283–1290.

Catalona WJ, Partin AW, Slawin KM et al.: Use of the percentage of free prostate-specific antigen to enhance differentiation of prostate cancer from benign prostatic disease: a prospective multicenter clinical trial. JAMA 1998; 279:1542–1547.

Elgamal AA, van Poppel HP, van de Voorde JA et al.: Impalpable, invisible stage T1c prostate cancer: characteristics and clinical relevance in 100 radical prostatectomy specimens – a different view. J Urol 1997; 157:244–250.

Gatti JM, Stephenson RA: Staging of testis cancer – Combining Serum Markers, Histologic Parameters, and Radiographic Imaging. Urol Clin North Am 1998; 25:397–403.

International Germ Cell Cancer Collaborative Group (IGCCCG): The International Germ Cell Consensus Classification: a prognostic factor based staging system for metastatic germ cell cancer. J Clin Oncol 1997; 15:594–603.

Ito K, Kubota Y, Suzuki K et al.: Correlation of prostate-specific antigen before prostate cancer detection and clinicopathologic features: Evaluation of mass screening populations. Urology 2000; 55:705–709.

Klein EA: Tumor markers in testis cancer. Urol Clin North Am 1993; 20:67–73.

Landis SH, Murray T, Bolden S et al.: Cancer statistics, 1999. Ca-Cancer J Clin 1999; 49:8–31.

Lamerz R: Die klinische Bedeutung von alpha-Fetoprotein bei Lebererkrankungen. Bayrischer Internist 1980; 2:19–23.

Lamerz R: Alpha-Fetoprotein. In: Thomas L (ed.): Labor und Diagnose. pp 1153–1162, Med Verlagsges, Marburg, 1992.

Lodding P, Aus G, Bergdahl S et al.: Characteristics of screening detected prostate cancer in men 50 to 66 years old with 3 to 4 ng/ml prostate specific antigen. J Urol 1998; 159:899–903.

Luboldt HJ, Swoboda A, Börgermann C et al.: Clinical usefullness of free PSA in early detection of prostate cancer. Onkologie 2001; 24:33–37.

Mann K, Siddle K: Evidence for free beta-subunit secretion in so-called human chorionic gonadotropin-positive seminoma. Cancer 1988; 62:2378–2382.

Partin AW, Oesterling JE: The clinical usefullness of prostate specific antigen: update 1994. J Urol 1994; 152:1358–1368.

Peyret C : Tumeurs du testicle. Synthése et recommandations en onco-urologie. Prog Urol 1993; 2:60–64.

Tanaka M, Suzuki Y, Takaoka K et al. : Immunhistochemical finding of alpha-1-antichymotrypsin in tissues of benign prostatic hyperplasia and prostate cancer. Int J Urol 1999; 6:600–606.

Wagener C, Hossfeld DK: Analytische und diagnostische Validität von Tumormarkern. Onkologie 1996; 2:278–286.

Wagener C, Mann K: Tumormarker. In: Schmoll HJ, Höffken K, Possinger K (eds.): Kompendium internistische Onkologie. pp 459–480. Springer, Berlin, Heidelberg, New York, 1999.

Weißbach L, Bussar-Maatz R: HCG positive Seminoma. In: Jones WG, Harnden P, Appleyard I (eds.): Germ Cell Tumours III. pp 449–450. Pergamon Leeds, 1993.

8.8 Immunologische Labordiagnostik

Claudia Bohring

8.8.1 Klinische Bedeutung von Spermatozoen-Antikörpern

Immunologische Fertilitätsstörungen beim Mann beruhen vorwiegend auf krankhaften Veränderungen in der Immunreaktion. Die Hauptursache für solche Störungen liegt in der Bildung von Spermatozoen-Antikörpern (Antisperm Antibodies = ASA), welche die Befruchtungsfähigkeit der Spermatozoen beeinträchtigen oder eine immunologisch bedingte Infertilität erzeugen. Bei dem Vorhandensein von ASA im männlichen Organismus spricht man von Autoantikörpern; es handelt sich hierbei um eine Autoimmunerkrankung.

ASA können im Ejakulat des Mannes auftreten, wobei sie in gelöster Form im Seminalplasma vorkommen (Clarke et al. 1985) oder an die Spermatozoenoberfläche gebunden sind (Anderson und Hill 1988). Aufgrund der Dichotomie ihrer Bildung können ASA auch im Blutzirkulationssystem vom Mann vorliegen, wobei deren Bedeutung im Zusammenhang mit immunologischen Fertilitätsstörungen als nicht relevant angesehen werden kann, da hier kein direkter Antigenkontakt stattfindet. ASA können den Immunglobulinklassen IgA, IgG und IgM angehören (Mazumdar und Levine 1998).

ASA üben heterogene Effekte auf die Fertilisationskapazität von Spermatozoen aus.
Der hemmende Einfluss von ASA auf die Spermatozoenmotilität durch Bindung an die Oberfläche sowie durch Agglutinationsprozesse zwischen den Spermatozoen ist bereits bekannt. Die Penetration der Spermatozoen in den Zervixmucus wird durch das Vorhandensein von ASA seitens des Mannes und der Frau beeinträchtigt. Die Kapazitation und Akrosomreaktion von Spermatozoen, welche notwendig ist, um mit der Eizelle in Interaktion zu treten, wird durch ASA gestört. Die Wechselwirkung des Spermatozoons mit der Eizelle und die Bindung von Spermatozoen an die Zona pellucida sowie deren Penetration können durch ASA gehemmt werden. Auch die darauf folgende Fusion der Oozyte mit einem Spermatozoon kann durch vorhandene ASA beeinflusst werden.

Die Inzidenz von ASA im Ejakulat bei infertilen Männern liegt bei 10 %, (Lenzi et al. 1997). Schwangerschaftsraten bei Paaren mit ASA, seitens des Mannes oder der Frau, lagen um 38 % niedriger (Crosignani und Rubin 1998).

8.8.2 Nachweismethoden von Spermatozoen-Antikörpern

Der Zusammenhang und die Relevanz von ASA und immunologischen Fertilitätsstörungen gewinnen an Bedeutung, weshalb der Nachweis von ASA einer der wichtigsten Schritte ist, um eine immunologisch bedingte Infertilität zu erfassen. Es existiert ein breites Spektrum an Methoden, ASA-Konzentrationen zu bestimmen, jedoch besteht eine große Diskrepanz zwischen den Ergebnissen der verschiedenen Nachweismethoden (Dondero et al. 1997). Generell kann nur das Vorhandensein von ASA nachgewiesen werden, nicht aber ihr Einfluss auf die Fertilisationskapazität der Spermatozoen. Man geht heute davon aus, dass nicht alle Oberflächenproteine auch fertilitätsrelevante Antigene sind und deshalb auch nicht alle ASA nach ihrer Bindung an Spermatozoen einen Einfluss auf die Fertilität ausüben.
Im Folgenden werden die wichtigsten klinisch relevanten Testverfahren kurz beschrieben. Man unterscheidet grundsätzlich zwischen dem Nachweis von gebundenen oder gelösten ASA und biologischen Tests.
Von der WHO werden prinzipiell zwei Methoden empfohlen, um ASA nachzuweisen: der **MAR-Test (Mixed Antiglobulin Reaction)** und der **IBT (Immunobead-Test)**.
Beide Testverfahren basieren auf dem Prinzip, dass Immunglobulin-dotierte Partikel (Latex oder Polystyrol) an die ASA, welche auf der Spermatozoenoberfläche fixiert sind, gebunden werden. Voraussetzung für die Durchführung sind eine gute Beweglichkeit der Spermatozoen und eine Spermatozoenkonzentration über 5 Mio./ml. Es werden jeweils 100 motile Spermatozoen ausgezählt. Als positiv werden solche gewertet, an die mindestens ein Partikel fixiert ist. Neben dieser direkten Nachweismethode der an Spermatozoen gebundenen ASA können beide Testverfahren auch in indirekter Weise durchgeführt werden. Hierbei werden ASA in gelöster Form aus Seminalplasma, Mukus, Follikelflüssigkeit oder Blutserumproben durch Fixierung an Spenderspermatozoen nach dem gleichen Prinzip bestimmt. Eine Unterscheidung der verschiedenen Immunglobuline ist durch die Wahl der Partikeldotierung möglich. Auch kann man mit diesem Verfahren Unterschiede im Bindungsort der ASA an das Spermatozoon feststellen.

Männer, bei denen mehr als 50 % der Spermatozoen im Ejakulat mit ASA behaftet sind, haben eine deutlich reduzierte Fertilität (Abshagen et al. 1998).

Andere Nachweismethoden, welche mit fluoreszenzmarkierten Sekundärantikörpern arbeiten, sind in ihrer Handhabung etwas komplexer, ermöglichen aber unter Verwendung eines Flowcytometers (FCM-Test) eine schnelle Auswertung mit großen Zellzahlen und eine Differenzierung der ASA in verschiedene Immunglobulinklassen. Eine Lokalisation der ASA am Spermatozoon ist jedoch nicht durchführbar.

Die Anwendung von ELISA (Enzym-linked-immunoadsorbant-assay) scheiterte bisher häufig an der relativ unspezifischen Antigenauswahl.
Unter den biologisch relevanten Testverfahren für ASA gibt es Makro- und Mikro-Agglutinationtests. Der GAT (Gelatine-Agglutinations-Test), welcher auf einer ASA- und Spermatozoen-Agglutination in einem gelatinehaltigen Medium beruht, zeigt im Lichtstrahl durch makroskopisch sichtbare Ausflockung eine positive Reaktion an. Im TAT (Tray-Agglutination-Test) werden die Proben durch einen öligen Paraffinfilm unter dem Mikroskop auf Spermatozoenagglutination untersucht.
Die Vielzahl an Testmethoden für einen ASA-Nachweis deutet schon darauf hin, dass noch kein geeignetes System für alle Fragestellungen gefunden wurde (Helmerhorst et al. 1999).
Ringversuche, die sich mit dem Vergleich von verschiedenen Methoden anhand derselben Proben beschäftigten, brachten keine Klarheit über die richtige Strategie der ASA-Bestimmung (Matson 1995).
Eine Standardisierung der verschiedenen Testmethoden untereinander sowie ein genereller Ausschluss von Intra- und Inter-Assay-Variationen ist bisher noch nicht möglich, so dass eine Qualitätskontrolle nicht durchführbar ist.

Eine Erkennung und Selektion der fertilitätsrelevanten Antigene sowie eine Bewertung der funktionellen Beeinflussung durch die mannigfaltigen Spermatozoen-Antikörper ist bei den verschiedenen ASA-Detektionsmethoden bisher nicht möglich. Deshalb sollten solche Testergebnisse nur als Richtlinien, nicht aber als Absolutwerte gesehen werden (Bohring und Krause 2002).

8.8.3 Immunologische Infertilitätsforschung

Spermatozoen-Autoantikörper sind die Hauptursache für immunologische Fertilitätsstörungen beim Mann. ASA üben heterogene Effekte auf die Fertilisationskapazität von Spermatozoen aus, dies ist in Abhängigkeit von der antigenen Bindungsstelle und deren Bedeutung für Fertilisations- und Interaktionsprozesse zu betrachten (Ohl und Naz 1995).
Für diagnostische und therapeutische Zwecke ist jedoch die Erkennung derjenigen ASA wichtig, die mit dem Fertilisierungsprozess interferieren.
Die Entschlüsselung des antigenen Systems von Spermatozoen lässt die Möglichkeiten erahnen, immunologische Fertilitätsstörungen sicherer zu diagnostizieren und gegebenenfalls zu behandeln.
Inzwischen ist es allgemein akzeptiert, dass nur solche ASA von fertilitäsrelevanter Bedeutung sind, welche direkt mit der Spermatozoenoberfläche interagieren können. Das antigene System von Spermatozoen, speziell im Zusammenhang mit immunologischer Infertilität, konnte bisher teilweise identifiziert werden (Bohring und Krause 2002).
Diese Charakterisierung der zu den ASA korrespondierenden Antigenen sind von besonderem Interesse, um ein besseres Verständnis für die durch ASA ausgelösten immunologischen Fertilitätsstörungen zu bekommen und um den komplizierten Mechanismus der Interaktion von ASA mit dem Oberflächenantigen zu klären.
Detaillierte Kenntnisse über die Unterschiede zwischen fertilitätsrelevanten Antigenen und Oberflächenantigenen, welche auch von ASA erkannt werden, deren Bindung aber die Fertilisationskapazität und die Funktionalität der Spermatozoen nicht beeinflusst, könnten zur Entwicklung einer sinnvollen Testmethode für die ASA-Detektion beitragen (Bohring und Krause 2003). Ein Ausschluss der Inter- und Intra-Assay-Variationen wäre dadurch möglich und eine Qualitätskontrolle durchführbar. Der Einfluss und die Relevanz der verschiedenen ASA auf die Fertilität könnte mit solchen Testmethoden sicher geklärt und weiterführende reproduktive Maßnahmen und Behandlungen darauf abgestimmt werden.

Die Charakterisierung von Spermatozoen-Antigenen auf biochemischer Ebene wird ein breites Spektrum an Möglichkeiten in der biologischen Forschung und der medizinischen Anwendung eröffnen und auf dem Gebiet der Reproduktion einen wichtigen Beitrag leisten.

Literatur

Abshagen K, Behre HM, Cooper TG et al.: Influence of sperm surface antibodies on spontaneous pregnancy rates. Fertil Steril 1998; 70:355–6.

Anderson DJ, Hill JA: Cell-mediated immunity in infertility. Am J Reprod Immunol Microbiol 1988; 17:22–30.

Bohring C, Krause W: Interlaboratory variability of the indirect mixed antiglobulin reaction in the assessment of antisperm antibodies. Fertil Steril 2002; 78:1336–8.

Bohring C, Krause W: Immune infertility: towards a better understanding of sperm (auto)-immunity: The value of proteomic analysis. Hum Reprod 2003; 18:915–24.

Clarke GN, Elliott PJ, Smaila C: Detection of sperm antibodies in semen using the immunobead test: a survey of 813 consecutive patients. Am J Reprod Immunol Microbiol 1985; 7:118–23.

Crosignani PG, Rubin BL: Male infertility update. The ESHRE Capri Workshop Group. Human Reprod 1998; 13:2025–32.

Dondero F, Gandini L, Lombardo F et al.: Antisperm antibody detection: 1. Methods and standard protocol. Am J Reprod Immunol 1997; 38:218–23.

Helmerhorst FM, Finken MJ, Erwich JJ: Antisperm antibodies: detection assays for antisperm antibodies: what do they test? Hum Reprod 1999; 14:1669–71.

Lenzi A, Gandini L, Lombardo F et al.: Antisperm antibody detection: 2. Clinical, biological, and statistical correlation between methods. Am J Reprod Immunol 1997; 38:224–30.

Matson PL: External quality assessment for semen analysis and sperm antibody detection: results of a pilot scheme. Human Reprod 1995; 10:620–625.

Mazumdar S, Levine AS: Antisperm antibodies: etiology, pathogenesis, diagnosis and treatment. Fertil Steril 1998; 70:799–810.

Ohl DA, Naz RK: Infertility due to antisperm antibodies. Urology 1995; 46:591–602.

8.9 Untersuchung des Ejakulats

Hans-Christian Schuppe, Andreas Jung

Die Untersuchung des Ejakulats ist neben einer eingehenden Anamnese sowie der körperlichen Untersuchung zentraler Bestandteil der andrologischen Diagnostik. Eine systematische Analyse von Spermaproben wird vor allem zur Beurteilung der männlichen Fertilität herangezogen, kann jedoch auch wichtige Informationen bei Patienten mit Störungen der endokrinen Hodenfunktion liefern. Die Ejakulatdiagnostik, auch Spermiogramm genannt, umfasst makroskopische, mikroskopische, biochemische, immunologische und mikrobiologische Parameter, die ggf. durch weiterführende Spermatozoenfunktionstests ergänzt werden. Die zu einer Basisuntersuchung gehörenden Ejakulatparameter sind in Tabelle 8.9-1 dargestellt.

Für die Erhebung verwertbarer Befunde ist eine Standardisierung der Analysen und korrekte Beschreibung der Ergebnisse unerlässlich. Grundlage hierfür sind die in einem Laborhandbuch ausführlich dargestellten Empfehlungen der Weltgesundheitsorganisation (WHO 1999).

8.9.1 Probengewinnung

Schon im Vorfeld der Ejakulatuntersuchung sind verschiedene Aspekte zu beachten. Zur Vergleichbarkeit der Ergebnisse muss der Patient eine Karenzzeit von mindestens 2 bis maximal 7 Tagen einhalten. Die Ejakulatgewinnung durch Masturbation sollte diskret in geeigneten Räumlichkeiten am Untersuchungsort erfolgen können, bei häuslicher Gewinnung ist das Ejakulat innerhalb einer Stunde in einem geeigneten Transportgefäß körperwarm zu überbringen. Ist die Ejakulatgewinnung durch Masturbation nicht möglich, stehen nichtspermizide Spezialkondome zur Verfügung.

Bereits bei gesunden, fertilen Männern können erhebliche intraindividuelle Schwankungen der Ejakulatqualität auftreten.

Dementsprechend sollen nach WHO (1999) mindestens zwei Ejakulate im Abstand von 7–21 Tagen untersucht werden. Unter Berücksichtigung der Kinetik der Spermatogenese und möglicher Störungen der Hodenfunktion, z.B. durch fieberhafte Infekte, hat sich andererseits ein Intervall von 4–6 Wochen bewährt (Köhn et al. 2002).

8.9.2 Makroskopische Untersuchung des Ejakulats

Die korrekte Erstellung eines Spermiogramms erfordert eine genaue Beobachtung der Beschaffenheit des Ejakulats. Unmittelbar nach der Ejakulation koaguliert das Sperma und hat eine zähflüssige, fadenziehende Konsistenz. Die anschließende Verflüssigungszeit sollte 60 Minuten nicht überschreiten, die Fädenlänge des aus einer Pipette abtropfenden, verflüssigten Ejakulats beträgt weniger als 2 cm. Bei unvollständiger oder fehlender Verflüssigung (Viskosipathie) kann vor weiteren Untersuchungsschritten α-Chymotrypsin zugesetzt werden (Köhn et al. 2002).

Das normale Ejakulat ist grau-gelblich und homogen trüb. Blutbeimengungen (Hämatospermie) erzeugen einen bräunlichen Farbton, Proben mit geringen Spermatozoenkonzentrationen erscheinen wässrig-durchsichtig. Die Bestimmung des Ejakulatvolumens kann mit Hilfe graduierter Zylinder erfolgen. Bei erniedrigtem Volumen (s. Tab. 8.9-1) sollten zunächst Fehler bei der Gewinnung und Karenzzeit ausgeschlossen werden. Darüber hinaus sind Samentransportstörungen, z.B. eine partiell retrograde Ejakulation, zentrale Verschlüsse der Samenwege sowie anlagebedingte oder erworbene Störungen der Adnexe zu berück-

Tabelle 8.9-1 *Wesentliche Ejakulatparameter und ihre Referenzwerte (WHO 1999)*.*

Ejakulatparameter	Referenzwerte
Volumen	≥ 2 ml
pH	≥ 7,2
Verflüssigungszeit	< 60 min
Spermatozoenkonzentration	≥ 20 x 10^6/ml
Gesamtspermatozoenzahl	≥ 40 x 10^6
Motilität	≥ 50 % der Spermatozoen mit Vorwärtsbeweglichkeit (Kategorien „a" + „b") oder ≥ 25 % mit schneller progressiver Motilität (Kategorie „a")
Morphologie	(≥ 15 % Spermatozoen mit normaler Morphologie)**
Vitalität	≥ 50 % lebende Spermatozoen
Leukozyten (Peroxidase-positive Zellen)	< 1 x 10^6 /ml
membrangebundene Spermatozoen-Antikörper	< 50 % Spermatozoen mit adhärenten Partikeln
Fruktose	≥ 13 µmol/Ejakulat
α-Glukosidase	≥ 20 mU/Ejakulat

* Zur Nomenklatur: Hypospermie – < 2 ml Ejakulat; Aspermie – kein Ejakulat; Oligozoospermie – Einschränkung der Spermatozoenkonzentration; Azoospermie – keine Spermatozoen im Ejakulat (Zentrifugat!) nachweisbar; Asthenozoospermie – Einschränkung der Motilität; Teratozoospermie – Einschränkung des Anteils normal geformter Spermatozoen; Angabe kombinierter Störungen, z.B. Oligoasthenoteratozoospermie.

** Empfehlenswert ist die Anwendung sog. strenger Kriterien zur Definition und Erfassung normal geformter Spermatozoen; der provisorische Referenzwert stützt sich auf Daten über das Fertilisierungspotenzial von Spermatozoen in IVF-Programmen.

sichtigen. Bei den genannten Störungen kann auch ein erniedrigter pH-Wert vorliegen und auf die vorherrschende Gewinnung von Prostatasekret hinweisen. Zur Bestimmung wird Indikatorpapier verwendet.

8.9.3 Mikroskopische Untersuchung des Ejakulats

Bei der Entnahme von Probenanteilen (Aliquots) für einzelne Bestimmungen muss das Ejakulat jeweils gut durchmischt werden, aufgrund der viskösen Beschaffenheit der Proben sollten Pipetten mit positiver Verdrängungstechnik verwendet werden. Die orientierende Untersuchung eines Nativpräparates (10 µl Ejakulat auf Objektträger mit Deckglas; Phasenkontrastmikroskop, 400fache Vergrößerung) erlaubt neben der Beurteilung der Spermatozoenmotilität eine Abschätzung der Spermatozoenkonzentration und kann bereits Hinweise auf morphologische Störungen der Spermatozoen, das Vorhandensein anderer zellulärer Elemente sowie unspezifische Agglomerationen oder Agglutinationen (Aneinanderhaften motiler Spermatozoen) geben. Letztere weisen auf die Anwesenheit von Autoantikörpern gegen Spermatozoen hin (s. Abschnitt 8.9.4).
Zur Bestimmung der **Spermatozoenkonzentration** wird ein Aliquot des Ejakulats mit einer Spermien-immobilisierenden Lösung verdünnt und in einem Hämocytometer ausgewertet (WHO 1999). Isolierte Spermatozoenköpfe bzw. „Pinheads" (fehlendes Kopfsegment) werden nicht mitgezählt und gesondert registriert. Falls im Nativpräparat keine Spermatozoen sichtbar sind, muss das Ejakulat zentrifugiert (> 3000 x g, 15 Minuten) und das Sediment erneut ausgewertet werden, bevor eine Azoospermie festgestellt werden darf (s. Tab. 8.9-1).

Die **Motilität** wird im Nativpräparat (siehe oben) bei 2 × 200 Spermatozoen bestimmt und den WHO-Richtlinien entsprechend in vier Kategorien eingeteilt:

a: schnelle und lineare progressive Beweglichkeit (≥ 25 µm/s bei 37 °C)
b: langsame oder träge progressive Beweglichkeit
c: nichtprogressive Beweglichkeit (< 5 µm/s)
d: Immotilität.

Die Spermatozoenmotilität sollte zunächst innerhalb von 60 Minuten nach Ejakulation bestimmt werden und über 4 Stunden nicht mehr als 15 % abnehmen. Bei Einschränkungen der Motilität sind die Bedingungen der Ejakulatgewinnung, die Konsistenz des Ejakulats, die Spermatozoenvitalität und die Morphologie der Spermatozoenschwänze kritisch zu prüfen. Eine Differenzierung zwischen lebenden und toten, d.h. membrangeschädigten Spermatozoen, erlauben spezielle Färbungen (z.B. Eosin Y; WHO 1999). Vitalfärbungen sind insbesondere dann hilfreich, wenn mehr als 50 % der Spermatozoen immotil sind.
Für eine exakte **morphologische Ejakulatanalyse** werden fixierte, gefärbte Ausstrichpräparate benötigt, sog. Wet-Preparations sind dagegen unzureichend. Neben einer modifizierten Papanicolaou-Färbung sowie der Färbung nach Shorr kommt die Verwendung vorgefertigter Schnellfärbungen (z.B. Hemacolor®) in Betracht (WHO 1999, Köhn et al. 2002). Beurteilung und Differenzierung der Spermatozoenmorphologie bei 1000facher Vergrößerung unter Ölimmersion werden nicht nur durch die gewählte Färbemethode beeinflusst, sondern auch durch nicht einheitliche Klassifizierungssysteme erschwert (Hofmann et al. 1995, Köhn et al. 2002). In diesem Zusammenhang ist erwähnenswert, dass der von der WHO vorgeschlagene Referenzwert für den Anteil normal geformter Spermatozoen im Ejakulat in den vergangenen 20 Jahren mehrfach herabgesetzt wurde. Die beste Orientierung erlauben derzeit Studien, in denen normal geformte Spermatozoen auf der Basis sog. strenger Kriterien erfasst wurden und eine Korrelation der Ergebnisse mit dem Fertilisierungspotenzial gezeigt werden konnte (s. Tab. 8.9-1; Kruger et al. 1986, Menkveld et al. 1990, Hofmann et al. 1995, WHO 1999).

Die Beurteilung gefärbter Ausstrichpräparate sollte sich nicht nur auf die Quantifizierung des Anteils normal geformter Spermatozoen beschränken. Ausprägung und Häufigkeit bestimmter Formstörungen der Sper-

matozoen spiegeln Spermatogeneseschäden, aber auch Störungen der Nebenhodenfunktion wider (Hofmann u. Haider 1985, Haidl 1992, Hofmann et al. 1995).

Darüber hinaus können unreife Keimzellen sowie Leukozyten differenziert werden, auch Bakterien sowie Agglomerationen und Agglutinationen sind zu registrieren.

Für die Bestimmung von Spermatozoenkonzentration, -motilität und -morphologie stehen heute auch computerassistierte Systeme (CASA) zur Verfügung, in der täglichen Praxis ist jedoch die standardisierte Durchführung der manuellen Methoden zu bevorzugen.

8.9.4 Weiterführende Untersuchungen

Besondere Aufmerksamkeit gilt der Erfassung von Infektionen und Entzündungsreaktionen im männlichen Genitaltrakt.

Zur Basisuntersuchung des Ejakulats gehört die **Bestimmung der Leukozytenkonzentration** im Nativejakulat (WHO 1999; s. Tab. 8.9-1). In der Praxis wird hierfür die Peroxidasemethode eingesetzt, wenngleich immunzytochemische Verfahren eine höhere Sensitivität aufweisen und die Quantifizierung von Leukozytensubpopulationen ermöglichen. Eine orientierende Beurteilung erlauben auch die gefärbten Ausstrichpräparate (s. oben), wobei der Nachweis von Makrophagen auf chronisch-entzündliche Prozesse im Nebenhoden hinweist (Haidl 1990). Als **weitere Entzündungsindikatoren** werden die Granulozytenelastase, proinflammatorische Zytokine wie Interleukin 6 oder 8 sowie die Freisetzung reaktiver Sauerstoffspezies herangezogen (Reinhardt et al. 1997, Ochsendorf 1999).

Mikrobiologische Untersuchungen des unter möglichst sterilen Bedingungen gewonnenen Ejakulats dienen zur Erfassung behandlungsbedürftiger Infektionen und sind fester Bestandteil der Routinediagnostik (Rowe et al. 2000; vgl. Kap. 8.5). Darüber hinaus sollte insbesondere bei Vorhandensein von Agglutinationen nach Autoantikörpern gegen Spermatozoen gefahndet werden (Mixed-Antiglobulin-Reaction-Test, Immunobead-Test; WHO 1999, s. Tab. 8.9-1).

Biochemische Marker im Seminalplasma erlauben eine Beurteilung der sekretorischen Funktion der akzessorischen Drüsen (vgl. Kap. 9.10). Im Hinblick auf Samentransportstörungen bzw. Verschlüsse der Samenwege dient die Fruktose als Funktionsparameter der Bläschendrüsen; Zitrat, saure Phosphatase und Zink sind im Prostatasekret enthalten; α-Glukosidase und Carnitin stammen aus dem Nebenhoden.

Über die Motilitätsbestimmung hinaus wurden Testsysteme entwickelt, um wichtige **Spermatozoeneigenschaften und -funktionen** wie z.B. Chromatinkondensation, Akrosinaktivität und akrosomale Reaktion zu charakterisieren (Henkel und Schill 2000; s. Kap. 8.10). Weiterhin kann das Penetrationsverhalten von Spermatozoen im Zervixmukus, ihre Bindung an die Zona pellucida (Hemizona-Assay) sowie die Penetration von Hamsteroozyten in vitro untersucht werden. Wichtige prognostische Hinweise im Hinblick auf Maßnahmen der assistierten Reproduktion liefert auch eine diagnostische Spermatozoenaufbereitung, z.B. mittels Swim-up oder Glaswollfiltration.

8.9.5 Diagnostischer und prognostischer Stellenwert des Spermiogramms

Eine umfassende Ejakulatanalyse allein erlaubt keine Diagnosestellung, Begriffe wie Asthenozoospermie, Oligozoospermie oder Oligoasthenoteratozoospermie haben lediglich deskriptiven Charakter.

Sowohl bei der diagnostischen Zuordnung von Ejakulatbefunden als auch bei der Frage nach Therapiemöglichkeiten ist zu berücksichtigen, dass männlichen Fertilitätsstörungen häufig eine multifaktorielle Genese zugrunde liegt (Rowe et al. 2000). Im Hinblick auf die Fertilitätsprognose ist die Aussagekraft des Basis-Spermiogramms begrenzt, kann jedoch durch die oben dargestellten ergänzenden Untersuchungen erhöht werden (Tab. 8.9-1; s. oben). Bei der Betrachtung einzelner Parameter kommt der Differenzierung der Spermatozoenmorphologie nach den sog. strengen Kriterien der größte prognostische Stellenwert zu (Guzick et al. 2001).

8.9.6 Qualitätskontrolle

Die Untersuchung des Ejakulats erfordert eine adäquate interne und externe Qualitätskontrolle (WHO 1999, Cooper et al. 2002).

Grundsätzlich werden Doppelbestimmungen der Spermatozoenkonzentration und -motilität gefordert, die Abweichungen zwischen Doppelbestimmungen sollten im 95-%-Vertrauensbereich liegen. Für die Morphologie wird die Differenzierung von 200 Spermatozoen empfohlen. Darüber hinaus gehören zur internen Qualitätskontrolle standardisierte Arbeitsvorschriften, Kontrolle und Korrelation der Einzelergebnisse einer Probe, Wiederholung von Bestimmungen durch verschiedene Personen und Kontrollen der monatlichen Mittelwerte eines Parameters zur Erfassung systematischer Fehler. Für die externe Qualitätskontrolle der Basisparameter Spermatozoenkonzentration, -motilität und -morphologie wurde von der Deutschen Gesellschaft für Andrologie erfolgreich ein Programm gestartet („QuaDeGA").

Literatur

Cooper TG, Bjorndahl L, Vreeburg J, Nieschlag E: Semen analysis and external quality control schemes of semen analysis need global standardization. Int J Androl 2002; 25:306–311.

Guzick DS, Overstreet JW, Factor-Litvak P et al.: Sperm morphology, motility and concentration in fertile and infertile men. N Engl J Med 2001; 345:1388–1393.

Haidl G: Macrophages in semen are indicative of chronic epididymal infection. Arch Androl 1990; 25:5–11.

Haidl G: Untersuchungen der Spermatozoenflagella bei Männern mit Fertilitätsstörungen – Versuch einer Systematik. Verlag Shaker, Aachen, 1992.

Henkel R, Schill W-B: Die Bedeutung funktioneller Spermatozoenparameter für den Fertilisationsprozess. Reproduktionsmedizin 2000; 16:81–89.

Hofmann N, Haider SG: Neue Ergebnisse morphologischer Diagnostik der Spermatogenesestörungen. Gynäkologe 1985; 18:70–80.

Hofmann N, Hilscher B, Möhrchen B, Schuppe HC, Bielfeld P: Comparative studies on various modes of classification of morphology of sperm heads and results in in vitro fertilization – a preliminary report. Andrologia 1995; 27: 19–23.

Köhn F-M, Schuppe H-C, Jung A et al.: Das Spermiogramm – Praktische Anleitungen. 2. Auflage, CD-ROM, Justus-Liebig-Universität, Gießen, 2002. [www.agma.med.uni-giessen.de/spermiogramm]

Kruger TF, Menkveld R, Stander FSH et al.: Sperm morphological features as a prognostic factor in in vitro fertilization. Fertil Steril 1986; 46: 1118–1123.

Menkveld R, Stander F, Kotze T, Kruger TF, van Zyl JA: The evaluation of morphological characteristics of human spermatozoa according to stricter criteria. Hum Reprod 1990; 5:586–592.

Ochsendorf FR: Infections in the male genital tract and reactive oxygen species. Hum Reprod Update 1999; 5:399–420.

Reinhardt A, Haidl G, Schill WB: Granulocyte elastase indicates silent male genital tract inflammation and appropriate anti-inflammatory treatment. Andrologia 1997; 29:187–192.

Rowe PJ, Comhaire FH, Hargreave TB, Mahmoud AMA: WHO manual for the standardized investigation, diagnosis and management of the infertile male, Cambridge University Press, Cambridge, 2000.

World Health Organization: WHO-Laborhandbuch zur Untersuchung des menschlichen Ejakulates und der Spermien-Zervikalschleim-Interaktion. 4. Auflage, Springer, Berlin, Heidelberg, New York, 1999.

8.10 Spermatozoenfunktionstests

Ralf Henkel

Männliche Sub- bzw. Infertilität ist bei etwa 50 % der kinderlosen Ehen der Grund für unerfüllten Kinderwunsch. Allein in Deutschland beläuft sich die Anzahl der Paare mit andrologisch bedingter

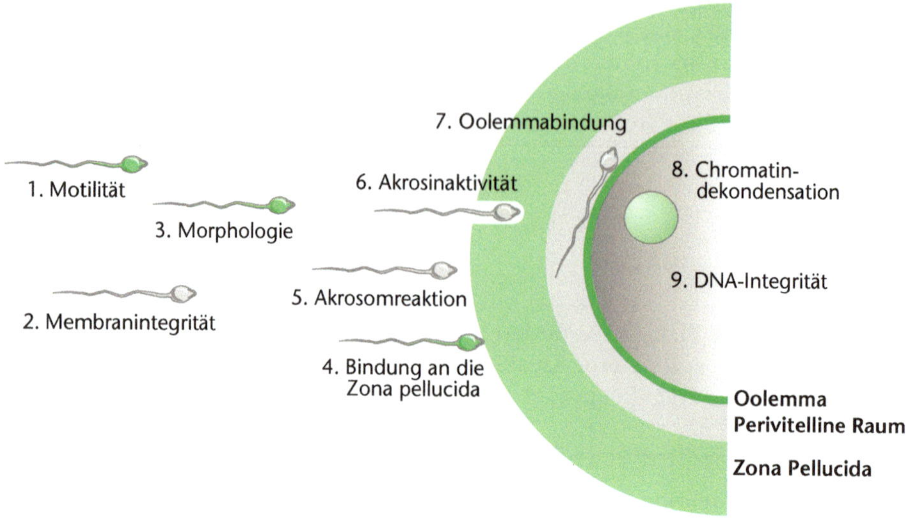

Abb. 8.10-1 Funktionelle Parameter von Spermatozoen.

Kinderlosigkeit auf über 1 Million. Diese hohe Inzidenz männlicher Infertilität erfordert eine vollständige andrologische Untersuchung aller männlichen Partner in der Kinderwunschsprechstunde. Ärzte und Wissenschaftler sind darüber hinaus mit der Frage konfrontiert, ob einzelne selektive Laboruntersuchungen oder eine Reihe verschiedener Tests das Ergebnis einer Behandlung im Rahmen der assistierten Reproduktion vorhersagen können. Da der Fertilisationsprozess ein multifaktoriell bestimmter Vorgang ist, ist eine pauschale Beantwortung dieser Frage jedoch nicht einfach bzw. nicht möglich. Neben der Erstellung des Spermiogramms, das eine Bestimmung der Motilität sowie der Morphologie beinhaltet, hat sich in den letzten Jahren gezeigt, dass die Untersuchung funktioneller Parameter von Spermatozoen die Vorhersage des Erfolgs einer In-vitro-Fertilisation verbessern kann. Bei diesen Parametern handelt es sich um biologische Funktionen der männlichen Keimzellen wie die Akrosomreaktion, die Akrosinaktivität, die Bindungsfähigkeit der Spermien an die Zona pellucida und die Eizellmembran (Oolemma), die Chromatinkondensation und die DNA-Integrität (Abb. 8.10-1). Für jeden dieser Spermatozoenfunktionsparameter konnte der Zusammenhang mit der Fertilisation in vitro bzw. dem Eintritt einer Schwangerschaft nachgewiesen werden. Es ist allerdings zu bemerken, dass diese Parameter in Wechselbeziehung stehen und zum Teil voneinander abhängig sind, was letztlich eine definitive Aussage hinsichtlich einer Fertilitätsprognose erschwert. Darüber hinaus weisen die einzelnen Spermatozoenparameter erhebliche inter- und intraindividuelle Schwankungen auf, was zusätzlich die Vorhersagekraft der Diagnostik beeinträchtigt (Henkel et al. 2002).

8.10.1 Motilität

Die offensichtlichste Funktion der männlichen Keimzellen ist deren Beweglichkeit und stellt eine wichtige Voraussetzung für alle Techniken der assistierten Reproduktion, einschließlich der intrazytoplasmatischen Spermieninjektion (ICSI), dar. Trotzdem steht sie in ihrer Bedeutung bei der Vorhersage des Ergebnisses eines Behandlungserfolges nicht an erster Stelle, was deutlich für eine multifaktorielle Beeinflussung des Fertilisationsprozesses spricht (Duran et al. 1998). Ein weiterer Grund für die offensichtlich geringere Bedeutung der Motilität mag in der Tatsache liegen, dass bei jeder Aufbereitung von Spermatozoen aus dem Ejakulat durch Swim-up, Glaswollfiltration, Migrationsedimentation oder Dichtegradientenzentrifugation motile Spermatozoen angereichert werden. Somit ist die Motilität an sich im Inseminationsmedium eher nicht der limitierende Faktor, sondern die Konzentration progressiv motiler Spermatozoen. Allerdings wird bei Patienten mit Oligozoospermie bzw. Asthenozoospermie die Motilität zum limitierenden Faktor, da in diesen Fällen die Ausgangskonzentration motiler Spermien niedrig ist, was sich in der Konzentration motiler Spermatozoen nach der Aufbereitung der männlichen Samenzellen niederschlägt. Von der WHO werden Grenzwerte von 50 % Gesamtmotilität und 25 % Progressivmotilität (WHO A+B) im Ejakulat empfohlen. Was die ICSI betrifft, so ist allgemein bekannt, dass die Erfolgsaussichten bei der Injektion motiler und somit lebender Spermien deutlich größer sind.

8.10.2 Membranintegrität und reaktive Sauerstoffspezies

Spermatozoen sind nicht nur die kleinsten Zellen im Körper, sondern auch die am stärksten polarisierten Zellen: Kopf mit anschließendem Schwanz. Zur Aufrechterhaltung dieser extremen Polarität sowie der im Folgenden diskutierten Spermatozoenfunktionen, die im Wesentlichen Membranfunktionen sind, ist eine intakte Integrität der Plasmamembran erforderlich.

Verglichen mit somatischen Zellen enthält die Plasmamembran von Spermatozoen einen ungewöhnlich hohen Anteil mehrfach ungesättigter Fettsäuren, insbesondere Docosahexansäure, welche sechs Doppelbindungen pro Molekül hat. Dies ist einerseits eine essenzielle Voraussetzung für normale Spermienfunktionen, andererseits sind Spermien hierdurch aber auch besonders anfällig für oxidativen Stress durch reaktive Sauerstoffspezies (ROS), welche die Membranfluidität durch Lipidperoxidation herabsetzen und somit die Membranfunktionen schädigen.

ROS sind hochreaktive Moleküle wie Wasserstoffperoxid (H_2O_2), das Hyperoxid-Anion (O_2^-), das Hydroxyl-Radikal (•OH) oder Stickoxid (NO), die im Millisekunden- bis Nanosekundenbereich reagieren können.

Oxidativer Stress ist damit ein bedeutender Faktor für männliche Infertilität (Aitken et al. 1989), was sich in reduzierter Motilität, Penetration von Zona pellucida und Oolemma, Membranintegrität und sogar in DNA-Schädigungen niederschlagen kann.

Neben diesen schädigenden Einflüssen der ROS sind jedoch auch physiologische Funktionen beschrieben worden. So können ROS, wenn sie in geringem Maß von den männlichen Keimzellen selbst produziert werden, als intrazelluläre Signalmoleküle fungieren (Suzuki et al. 1997) und es konnte gezeigt werden, dass sie bei der Kapazitation, Hyperaktivierung sowie der Akrosomreaktion eine unabdingbare Rolle spielen (Bize et al. 1991, Griveau et al. 1994, Aitken et al. 1995). Werden ROS jedoch im Übermaß von den Spermatozoen produziert, wie es zum Beispiel bei Spermatozoen mit überschüssigem Zytoplasmatropfen (schlechte Morphologie) der Fall ist und häufig bei Patienten mit Oligozoospermie auftritt oder wenn Leukozyten die Quelle der ROS sind, ist von massiven Schädigungen der Spermien und einer Einschränkung der männlichen Fertilität auszugehen.

In jedem normalen Ejakulat treten Leukozyten auf, die im Rahmen ihrer natürlichen Funktion große Mengen ROS (mehr als 100-mal mehr als Spermatozoen) produzieren. Dies ist vornehmlich bei Entzündungen oder entzündlichen Prozessen im Genitaltrakt der Fall, und es konnte gezeigt werden, dass etwa 30–40 % der Ejakulate infertiler Männer eine zu hohe Produktion von ROS aufweisen (Iwasaki und Gagnon 1992). Aus klinischer Sicht ist es daher zum einen wichtig, zwischen Ejakulaten mit hoher und solchen mit geringer ROS-Produktion zu unterscheiden. Zum anderen ist es erforderlich, solche Spermatozoen mit geringer eigener ROS-Produktion durch geeignete Spermaaufbereitungsmethoden für Techniken der assistierten Reproduktion zu isolieren und anzureichern. Neben diesen „*In-vitro*-Therapien" sind aber auch Versuche unternommen worden, ROS mittels Antioxidanzien wie Vitamin C und E, Glutathion oder Carnitin (Lenzi et al. 1993, Kessopoulou et al. 1995, Lenzi et al. 2003) zu reduzieren und die Ejakulatqualität zu verbessern.

Da es sich bei der Bestimmung der ROS um relativ neue und teure lumineszente oder fluoreszente Methoden handelt, liegen hier leider bisher noch keine verlässlichen Normalwerte vor. Für die Bestimmung von Leukozyten wird zwar von der WHO ein Normalwert von 1 Mio./ml angegeben, jedoch hat es sich in vielerlei Hinsicht gezeigt, dass dieser Wert sicherlich zu hoch angesetzt ist.

8.10.3 Morphologie

Die Bestimmung der Morphologie ist einer der Eckpfeiler der Ejakulatuntersuchung. Im Lauf der Jahre wurden die Kriterien, nach denen die männlichen Keimzellen beurteilt wurden, immer weiter verfeinert mit dem Ergebnis, dass heute in den meisten Laboren eine Beurteilung nach den „strikten Kriterien" (Menkveld et al. 1990) durchgeführt wird. In wiederholten Untersuchungen konnte der hohe Vorhersagewert dieser Methodik mit Grenzwerten für eine normale Spermienmorphologie von 14 %, bzw. von 5 % für eine gute Prognose für die In-vitro-Fertilisation (IVF) bestätigt werden. Ebenso wie die ROS hat auch die Morphologie erheblichen Einfluss auf verschiedene andere Spermienfunktionen.

Motilität, Akrosomreaktion, Zonabindung und Chromatinkondensation sind positiv mit dem Anteil normal geformter Spermatozoen korreliert, die ROS-Produktion und DNA-Integrität dagegen negativ.

8.10.4 Zona-pellucida-Bindung

Die direkte Interaktion zwischen den Spermatozoen und der Eizelle ist ein essenzieller Schritt bei der Fertilisation, der an zwei verschiedenen physiologischen Barrieren, der Zona pellucida und dem Oolemma, stattfindet. Die Zona pellucida stellt eine azelluläre, beim Menschen etwa 22 µm dicke Hüllschicht der Eizelle, dar, die neben der Vermittlung der Spermienbindung an die Eizelle (Flormann und Wassarman 1985), der Speziesspezifischen Erkennung von Spermatozoen (Swenson und Dunbar 1982), der Verhinderung von Polyspermie (Sathananthan und Trounson 1982) und dem Schutz des frühen Embryos die Akrosomreaktion induziert (Cross et al. 1988). Strukturelle Studien haben gezeigt, dass sie schwammartig aus untereinander vernetzten Filamenten aufgebaut ist, die ihrerseits aus drei Glykoproteinen (ZP_A/ZP2, ZP_B/ZP1, ZP_C/ZP3) bestehen. Während ZP_B ein verbindendes Element darstellt, fungieren ZP_C und ZP_A als primärer bzw. sekundärer Rezeptor, wobei ZP_C ein physiologischer Induktor der Akrosomreaktion ist.

Aufgrund der zentralen Rolle der Zona pellucida für den Fertilisationsprozess ist die Bindungsfähigkeit der Spermien an die Zona ein wichtiger Parameter, um deren Fertilisationspotenzial zu testen. Zu diesem Zweck wurden in der Vergangenheit verschiedene Zonabindungstests entwickelt, von denen jedoch nur der Hemizona-Assay (Burkman et al. 1988) praktische Bedeutung in der andrologischen Diagnostik erlangt hat. Bei diesem Testsystem werden zwei bis vier devitalisierte menschliche Eizellen mittels Mikromanipulation in zwei Hälften geschnitten und jeweils mit Patienten- bzw. Spenderspermien inkubiert. Schließlich wird die Zahl Zona-gebundener Spermatozoen in beiden Inkubationsgruppen miteinander verglichen und der so genannte Hemizona-Index berechnet. Ein Grenzwert von mindestens 30 % Bindung für Patientenspermien (Franken et al. 1993) wurde wiederholt bestätigt.

Wegen der sehr geringen Verfügbarkeit menschlichen Zona-pellucida-Materials und dem relativ großen Aufwand kann der Hemizona-Assay nur bei einer selektierten Gruppe von Patienten durchgeführt werden.

8.10.5 Akrosomreaktion

Das Akrosom bedeckt etwa 40–70 % des rostralen Teils des Spermatozoenkopfes und entsteht während der Spermatogenese aus dem Golgi-Apparat. Diese ausschließlich in Spermatozoen zu findende Struktur enthält eine Vielzahl von Enzymen, deren Freisetzung im Rahmen der so genannten Akrosomreaktion erfolgt. Dieser Prozess ist eine weitere essenzielle Voraussetzung für eine erfolgreiche Befruchtung (Yanagimachi 1988) und erfolgt im Anschluss an eine Reihe bisher nicht vollständig verstandener zellulärer und molekularer Veränderungen der Spermatozoen, die als Kapazitation bezeichnet werden.

Prinzipiell ist die Akrosomreaktion eine modifizierte Exozytose, bei der die äußere akrosomale Membran mit der Plasmamembran fusioniert und das Akrosom schließlich als Ganzes abgegeben wird. Dabei wird die innere akrosomale Membran exponiert. Mit diesen morphologischen Veränderungen gehen physiologische und funktionelle Veränderungen der Spermien einher. So sind die Spermatozoen vor der Ausführung der Akrosomreaktion in der Lage, an die Zona pellucida zu binden. Danach verlieren sie diese Fähigkeit und können stattdessen an das Oolemma binden.

Als Induktoren für die Akrosomreaktion wurden neben den physiologischen Induktoren ZP3 und Progesteron auch chemische (Calcium-Ionophor) und physikalische (Niedrigtemperatur) Induktoren beschrieben. Von diesen Induktoren haben die beiden Letzteren wegen ihrer praktischen Verfügbarkeit Bedeutung in der andrologischen Diagnostik (Cummins et al. 1991, Henkel et al. 1993) erlangt. Ein kürzlich beschriebener Mikrotest mit menschlicher Zona pellucida zeigt zwar erheblich bessere Korrelationen zur Fertilisation in vitro (Esterhuizen et al. 2001), dürfte aber wegen der geringen Verfügbarkeit menschlichen Zonamaterials nur eine geringe Verbreitung finden.

Da für den eigentlichen Nachweis der akrosomalen Reaktion verschiedene histochemische (Triple-Stain-Methode), immunologische (Antikörper gegen Proteine der inneren akrosomalen Membran) und Fluoreszenzmethoden (FITC-gekoppelte Lektine) zur Verfügung stehen, differieren die Normalwerte je nach verwendeter Methode und liegen bei 10–15 % lebend akrosomreagierter Spermien für den maximal reagierenden Anteil männlicher Keimzellen nach Induktion der Akrosomreaktion bzw. bei 5–8 % für deren Induzierbarkeit (Fähigkeit der Spermien, die Akrosomreaktion zu durchlaufen).

8.10.6 Akrosinaktivität

Akrosin ist eine Trypsin-ähnliche Serinproteinase, die ausschließlich im Akrosom von Säugerspermatozoen vorkommt und im Verlauf der Akrosomreaktion freigesetzt wird. Es liegt zunächst in einer inaktiven Form, dem Proakrosin, vor, aus dem es durch eine Autoaktivierung in die aktive Form konvertiert wird. Obwohl es von einigen Arbeitsgruppen kontrovers diskutiert wird, wird Akrosin im Allgemeinen eine bedeutende Rolle bei der Zonapenetration der männlichen Keimzellen zugeschrieben. Darüber hinaus scheint es bei der Kapazitation und Akrosomreaktion beteiligt zu sein.

Wegen der maßgeblichen Bedeutung dieses Enzyms für den Fertilisationsprozess sind verschiedene diagnostische Methoden entwickelt worden. Eine sehr einfache und kostengünstige Methode ist die Gelatinolyse, bei der das Akrosin eine dünne Gelatineschicht auf einem Objektträger punktuell auflöst. Die „Löcher" (Halos) können dann im Phasenkontrastmikroskop ausgezählt und ausgemessen werden. Ihr Durchmesser entspricht der lytischen Aktivität des Enzyms und ist positiv mit der Fertilisationsrate korreliert (Henkel et al. 1995).

Verglichen mit Patienten mit Normozoospermie weisen Männer mit Teratozoospermie und Polyzoospermie erniedrigte Akrosinwerte auf (Schill et al. 1988). Patienten mit Globozoospermie zeigen dagegen wegen des fehlenden Akrosoms keine Akrosinaktivität und sind daher infertil (Wolff et al. 1976, Schill 1991).

8.10.7 Oolemma-Bindung

Als zweite physiologische Barriere für das Eindringen von Spermien in Eizellen ist das Oolemma anzusehen. Wie schon auf Ebene der Zona pellucida, muss auch hier eine Interaktion zwischen beiden Gameten stattfinden. Im Anschluss an ihre Bindung an die Zona führen die Spermatozoen die Akrosomreaktion aus, penetrieren

diese und gewinnen ihre Fähigkeit, an die Eizellmembran zu binden. Die Akrosomreaktion ist somit auch eine essenzielle Voraussetzung für die Bindung der Spermien an das Oolemma. Diese Bindung basiert im Gegensatz zur Spermatozoen-Zona-Bindung, die über die Glykoproteine der Zona erfolgt, auf dem Prinzip der Zelladhäsion und wird durch Integrine und Matrixproteine vermittelt (Glander et al. 1987, Fusi et al. 1992).
Ein Maß für die Bindungsfähigkeit von Spermatozoen an das Oolemma ist der heterologe Hamstereizell-Penetrations-Test, bei dem Zona-freie Hamstereizellen mit menschlichen Spermien koinkubiert und anschließend die penetrierten und dekondensierten Spermienköpfe ausgezählt werden.

Da der Hamstereizell-Penetrations-Test sehr aufwendig und seine Aussagekraft wegen der fehlenden Standardisierung nicht allgemein anerkannt ist, wird er nur bei wenigen selektierten Patienten durchgeführt. Die angegebenen Normalwerte schwanken zwischen 10 und 20 % penetrierten Eizellen.

8.10.8 Chromatinkondensation

Während der Spermatogenese werden die Lysin-reichen Histone als Kernproteine sukzessive durch die Cystein-reichen Protamine, welche eine wesentlich höhere Kondensierung des Chromatins ermöglichen, ersetzt. Dieser Austauschvorgang der Histone gegen Protamine erfolgt in mehreren Schritten, wobei die somatischen Histone durch testikuläre Histone, Transitionsproteine und schließlich durch die Protamine ersetzt werden (Oko et al. 1996). Dieser Prozess ist eine essenzielle Voraussetzung für die in der Eizelle auftretende Dekondensierung des Spermienkerns und der Bildung des männlichen Pronukleus während des Fertilisationsprozesses, für welche die Eizelle ein Glutathion-basierendes Redox-System bereitstellt.
Ist die Chromatinkondensation gestört, verbleiben Histone im Spermatozoenkern, was letztlich zu Dekondensationsproblemen des männlichen Chromatins führt. Daher ist das Verhältnis von chromatinkondensationsgestörten zu nicht-chromatinkondensationsgestörten Spermatozoen ein wichtiger Parameter bei der Beurteilung des männlichen Fertilitätspotenzials. Eine besonders wichtige Rolle scheint dabei das Protamin-1 zu spielen, da eine reduzierte Menge dieses Proteins mit männlicher Infertilität assoziiert ist (Steger et al. 2003). Zur Untersuchung dieser Spermienfunktion stehen zwei praktisch verwertbare Methoden zur Verfügung, die Anilinblaufärbung und die Färbung mit Chromomycin A3. Die Anilinblaufärbung ist am weitesten verbreitet und beruht auf dem Prinzip der Markierung der Histone mit saurem Anilinblau. Bei der Chromomycin A3-Färbung werden umgekehrt die Protamine mit dem fluoreszierenden Farbstoff markiert. Klinisch-diagnostische Untersuchungen mit der Anilinblaufärbung konnten zeigen, dass der Anteil chromatinkondensationsgestörter Spermatozoen im Ejakulat unter 25 % liegen sollte (Dadoune et al. 1988) und dieser Test einen hohen prädiktiven Wert hat.
Die Untersuchung der Chromatinkondensation als diagnostischer Parameter von Spermatozoen im Rahmen einer In-vitro-Fertilisationsbehandlung hat einen weiteren wichtigen Gesichtspunkt. Es konnte nämlich gezeigt werden, dass der Austausch der Histone gegen die Protamine im Gegensatz zu Motilität, Akrosomreaktion und Akrosinaktivität eine sehr deutliche saisonale Rhythmik, mit einem höheren Anteil chromatinkondensationsgestörter Spermatozoen im Ejakulat im Sommer, zeigt (Henkel et al. 2001). Die klinische Konsequenz dieser Besonderheit ist, dass Patienten, die im Winter als gut für eine IVF-Therapie diagnostiziert worden sind, ein Problem bei der IVF-Behandlung haben können, wenn die In-vitro-Fertilisation im Sommer durchgeführt wird.

8.10.9 DNA-Integrität

Seit geraumer Zeit fokussiert das wissenschaftliche Interesse neben den „klassischen" Funktionsparametern von Spermatozoen auch auf die Relevanz von DNA-Schädigungen und ihrem Einfluss auf die männliche Fertilität. Solche DNA-Schädigungen können sowohl durch Apoptose als auch durch reaktive Sauerstoffspezies (ROS) verursacht werden (Lopes et al. 1998). Was die Apoptose betrifft, so scheint eine frühe, massive Welle programmierten Zelltods von Spermatogenesezellen für die Entwicklung einer normalen Spermatogenese sowie deren Kontrolle notwendig zu sein (Rodriguez et al. 1997, Hayashi et al. 2002). Andererseits spiegelt eine hohe testikuläre Apoptoserate einen geringen Erfolg im Rahmen der assistierten Reproduktion wider (Tesarik et al. 1998).

Für ejakulierte Spermatozoen konnte wiederholt gezeigt werden, dass Störungen der DNA-Integrität in Form von DNA-Fragmentationen signifikant negativ mit der Fertilisation und Schwangerschaft in IUI (intrauterine Insemination), IVF und ICSI korreliert sind. Solche DNA-Schädigungen können dann entweder schon den Fertilisationsprozess beeinflussen oder die Entwicklung der frühen Embryonen stören. Im letzteren Fall würden DNA-geschädigte Spermien noch Eizellen befruchten können. Zum Zeitpunkt, wenn das paternale Genom angeschaltet wird, also im 4- bis 8-Zellstadium, würde jedoch die weitere Entwicklung abbrechen und in ausbleibender Schwangerschaft resultieren. Für beide Annahmen gibt es Hinweise, welche eine reduzierte Fertilisation bzw. ausbleibende Schwangerschaft belegen (Sun et al. 1997, Henkel et al. 2003, 2004). So war die Schwangerschaftsrate bei IVF mit Spermien aus einem Ejakulat mit erhöhtem Anteil Spermatozoen mit DNA-Fragmentationen nur etwa halb so hoch wie in der Vergleichsgruppe.

Eine Spermien-DNA-Fragmentierung kann nicht nur einen frühen embryonalen Tod verursachen, sondern auch zu einem erhöhten Risiko von Krebserkrankungen bei der Nachkommenschaft führen (Aitken und Krausz 2001).

Dieses Risiko ist auf die erhöhte Vulnerabilität der menschlichen Spermien-DNA während der späten Stadien der Spermatogenese und der Nebenhodenreifung zurückzuführen. Zu diesem Zeitpunkt sind die DNA-Reparaturmechanismen abgeschaltet, was in einer genetischen Instabilität der männlichen Keimzellen, insbesondere des Y-Chromosoms, resultiert und damit in der Folge zu geschlechtsspezifischen männlichen Krebserkrankungen führen kann.

Hinsichtlich der Bedeutung der Apoptose zeigte sich, dass sie als Ursache für die DNA-Fragmentation der männlichen Keimzellen eher eine untergeordnete Bedeutung spielt, da frühe Apoptosemarker wie die Bindung von Annexin V an die Spermien oder deren Expression von Fas keinen Zusammenhang zu Fertilisation und Schwangerschaft aufwiesen (Henkel et al. 2004). Lediglich die DNA-Fragmentation als später Apoptosemarker, die auch durch ROS induziert werden kann (Lopes et al. 1998), zeigte einen signifikanten Einfluss auf das Auftreten einer Schwangerschaft (Henkel et al. 2004).

Da ROS nicht nur extern durch Leukozyten, sondern auch intern durch die Spermatozoen selbst produziert werden können, ist es einerseits Ziel der Forschung zwischen beiden ROS-Quellen zu differenzieren. Andererseits muss die Rolle der Apoptose überprüft und die Bedeutung von Leukozyten und Genitaltraktinfektionen neu evaluiert werden.

Literatur

Aitken RJ, Clarkson JS, Fishel S: Generation of reactive oxygen species, lipid peroxidation, and human sperm function. Biol Reprod 1989; 41: 183–197.

Aitken RJ, Krausz C: Oxidative stress, DNA damage and the Y chromosome. Reproduction 2001; 122:497–506.

Aitken RJ, Paterson M, Fisher H, et al.: Redox regulation of tyrosine phosphorylation in human spermatozoa and its role in the control of human sperm function. J Cell Sci 1995; 108:2017–2025.

Bize I, Santander G, Cabello P, et al.: Hydrogen peroxide is involved in hamster sperm capacitation in vitro. Biol Reprod 1991; 44:398–403.

Burkman LJ, Coddington CC, Franken DR, et al.: The hemizona assay (HZA): development of a diagnostic test for the binding of human spermatozoa to the human hemizona pellucida to predict fertilization potential. Fertil Steril 1988; 49:688–697.

Cross N, Morales P, Overstreet J, Hanson F: Induction of acrosome reaction by human zona pellucida. Biol Reprod 1988; 38:235–244.

Cummins JM, Pember SM, Jequier AM, Yovich JL, Hartmann PE: A test of the human sperm acrosome reaction following ionophore challenge. Relationship to fertility and other seminal parameters. J Androl 1991; 12: 98–103.

Dadoune JP, Mayaux MJ, Guilhard-Moscato ML: Correlation between defects in chromatin condensation of human spermatozoa stained by aniline blue and semen characteristics. Andrologia 1988; 20:211–217.

Duran EH, Gurgan T, Gunalp S, et al.: A logistic regression model including DNA status and morphology of spermatozoa for prediction of fertilization in vitro. Hum Reprod 1998; 13:1235–1239.

Esterhuizen AD, Franken DR, Luorens JGH, van Rooyen LH: Clinical importance of zona pellucida-induced acrosome reaction and its predictive value for IVF. Hum Reprod 2001; 16:138–144.

Florman HM, Wassarman PM: O-linked oligosaccharides of mouse egg ZP3 account for its sperm receptor activity. Cell 1985; 41:313–324.

Franken DR, Acosta AA, Kruger TF et al.: The hemizona assay: Its role in identifying male factor infertility in assisted reproduction. Fertil Steril 1993;59: 1075–1080.

Fusi FM, Vignali M, Busacca M, Bronson RA: Evidence for the presence of an integrin cell adhesion receptor on the oolemma of unfertilized human oocytes. Molec Reprod Develop 1992; 31:215–222.

Glander HJ, Herrmann K, Haustein UF: The equatorial fibronectin band (EBF) on human spermatozoa – a diagnostic help for male infertility? Andrologia 1987; 19:456–459.

Griveau JF, Renard P, Le Lannou D: An in vitro promoting role for hydrogen peroxide in human sperm capacitation. Int J Androl 1994; 17:300–307.

Hayashi T, Kageyama Y, Ishizaka K, Kihara K, Oshima H: Involvement of apoptosis in the control of Sertoli and pre-meiotic germ cell numbers in the developing rabbit testis. Andrologia 2002; 34:34–40.

Henkel R, Müller C, Miska W, Gips H, Schill W-B: Determination of the acrosome reaction of human spermatozoa is predictive of fertilization in vitro. Hum Reprod 1993; 8:2128–2213.

Henkel R, Müller C, Miska W, Schill W-B, Kleinstein J, Gips H: Determination of the acrosin activity of human spermatozoa by means of a gelatinolytic technique. A simple, predictive method useful for IVF. J Androl 1995;16: 272–277.

Henkel R, Menkveld R, Kleinhappl M, Schill W-B: Seasonal changes of human sperm chromatin condensation. J Assisted Reprod Genet 2001; 18:371–377.

Henkel R, Maaß G, Bödeker R-H et al.: Impact of different sperm functions on fertilization and pregnancy. Asian J Androl 2002; 4 (Suppl. 3):35–37.

Henkel R, Kierspel E, Hajimohammad M, et al.: DNA fragmentation of spermatozoa and ART. RBM Online 2003; 7:477-484.

Henkel R, Hajimohammad M, Stalf T, et al.: Influence of DNA damage on fertilization and pregnancy. Fertil Steril 2004; 81:965-972.

Iwasaki A, Gagnon C: Formation of reactive oxygen species in spermatozoa of infertile patients. Fertil Steril 1992; 31:531–537.

Kessopoulou E, Powers HJ, Sharma KK et al.: A double-blind randomized placebo cross-over controlled trial using the antioxidant vitamin E to treat reactive oxygen species associated male infertility. Fertil Steril 1995; 64:825–831.

Lenzi A, Culasso F, Gandini L, Lombardo F, Dondero F: Placebo-controlled, double-blind, cross-over trial of glutathione therapy in male infertility. Hum Reprod 1993; 8:1657–1662.

Lenzi A, Lombardo F, Sgrò P, et al.: Use of carnitine therapy in selected cases of male factor infertility: a double-blind crossover trial. Fertil Steril 2003; 79:292–300.

Lopes S, Jurisicova A, Sun JG, Casper RF: Reactive oxygen species: potential cause for DNA fragmentation in human spermatozoa. Hum Reprod 1998; 13:896–900.

Menkveld R, Stander FSH, Kotze TJ, Kruger TF, van Zyl JA: The evaluation of morphological characteristics of human spermatozoa according to stricter criteria. Hum Reprod 1990; 5:586–592.

Rodriguez I, Ody C, Araki K, Garcia I, Vassali P: An early and massive wave of germinal cell apoptosis is required for the development of functional spermatogenesis. EMBO J 1997; 16:2262–2270.

Sathananthan AH, Trounson AO: Ultrastructure of cortical granule release and zona interaction in monospermic and polyspermic human ova fertilized in vitro. Gamete Res 1982; 6:225–234.

Schill W-B: Some disturbances of acrosomal development and function in human spermatozoa. Hum Reprod 1991; 6:969–978.

Schill W-B, Töpfer-Petersen E, Heissler E: The sperm acrosome: Functional and clinical aspects. Hum Reprod 1988; 3:139–145.
Oko RJ, Jando V, Wagner CL, Kistler WS, Hermo LS: Chromatin reorganization in rat spermatids during the disappearance of testis-specific histone, H1t, and the appearance of transition proteins TP1 and TP2. Biol Reprod 1996; 54: 1141–1157.
Steger K, Fink L, Failing K et al.: Decreased protamine-1 transcript levels in testes from infertile men. Mol Hum Reprod 2003;9: 331–336.
Sun JG, Jurisicova A, Casper RF: Detection of deoxyribonucleic acid fragmentation in human sperm: Correlation with fertilization in vitro. Biol Reprod 1997; 56:602–607.
Suzuki YJ, Forman HJ, Sevanian A: Oxidants as stimulators of signal transuction. Free Rad Biol Med 1997; 22: 269–285.
Swenson CE, Dunbar BS: Specificity of sperm-zona interaction. J Exp Zool 1982; 219:97–104.
Tesarik J, Greco E, Cohen-Bacrie P, Mendoza C: Germ cell apoptosis in men with complete and incomplete spermiogenesis failure. Mol Hum Reprod 1998; 4: 757–762.
Wolff HH, Schill W-B, Moritz P: Rundköpfige Spermatozoen: Ein seltener andrologischer Befund („Kugelkopfspermatozoen", „Globozoospermie"). Hautarzt 1976; 27:111–116.
Yanagimachi R: Mammalian fertilization. In: Knobil E, Neill JD, Ewing LL, Markert CL, Greenwald GS, Pfaff DW (Eds.): The Physiology of Reproduction. Vol. 1, pp. 135–185. New York: Raven Press, 1988.

8.11 Hodenbiopsie

Hans-Christian Schuppe, Andreas Jung

8.11.1 Indikationen

Die Hodenbiopsie wurde von Charny (1940) als diagnostische Maßnahme bei männlichen Fertilitätsstörungen eingeführt. Diese invasive Untersuchungsmethode liefert detaillierte Informationen über den Zustand des Hodengewebes, die bis heute nicht durch andere Elemente der andrologischen Diagnostik einschließlich moderner bildgebender Verfahren zu erhalten sind (de Kretser und Holstein 1976, Sigg 1979, Holstein et al. 1988, Hedinger 1991, Rowe et al. 2000). Das Spektrum der Indikationen hat sich allerdings mit Einführung der intrazytoplasmatischen Spermieninjektion (ICSI; van Steirteghem et al. 1993) erheblich gewandelt (Tab. 8.11-1).

Während Hodenbiopsien in früheren Jahren vor allem bei einer Diskrepanz zwischen klinischen, endokrinologischen und spermatologischen Befunden zur Diagnosesicherung sowie Klärung möglicher Therapieoptionen bei Fertilitätsstörungen durchgeführt wurden, steht heute die Gewinnung von Gewebsproben für die sog. testikuläre Spermienextraktion (TESE) im Vordergrund.

Bei 40–60 % der Patienten mit nichtobstruktiver Azoospermie, d.h. einem primär testikulären Schaden und zumeist erhöhtem Serum-FSH, lassen sich fokal Samenkanälchen mit erhaltener Spermatogeneseaktivität und damit reife elongierte Spermatiden bzw. Spermien für eine ICSI-Behandlung finden (Schulze et al. 1999, Schwarzer et al. 2003).
Eine primär diagnostische Hodenbiopsie sollte bei auffälligen sonographischen Hodenbefunden wie z.B. einem inhomogenen Binnenreflexmuster

Tabelle 8.11-1 *Indikationen zur Hodenbiopsie.*

- Azoospermie (Differenzierung zwischen Testesschäden und Verschlüssen der ableitenden Samenwege)
- Kryptozoospermie (Anzahl ejakulierter Spermien nicht ausreichend für ICSI)
- therapierefraktäre Nekrozoospermie
- nicht durchführbare / nicht ausreichende mikrochirurgische epididymale Spermienaspiration (MESA)
- kontralateraler Hodentumor (Ausschluss CIS)
- Kryptorchismus im Erwachsenenalter (Ausschluss CIS)
- nicht sicher zuzuordnende sonographische Hodenbefunde (Ausschluss CIS)
- in ausgewählten Fällen: progrediente Verschlechterung der Ejakulatqualität unklarer Genese (Ausschluss CIS; Differenzialdiagnose: z.B. testikuläre Entzündungsreaktion)

mit multiplen echoreichen Arealen („Schneegestöber“) zum Ausschluss eines Carcinoma-in-situ (CIS; syn.: testikuläre intraepitheliale Neoplasie, TIN) durchgeführt werden. Die Prävalenz des CIS erreicht bei infertilen Männern ca. 1 %, besonders erhöht ist das Risiko bei Patienten mit Maldescensus testis (2–4 %) oder kontralateralem Hodentumor (5–6 %) (Rørth et al. 2000). Vor diesem Hintergrund ist eine Hodenbiopsie ggf. auch bei einer progredienten Verschlechterung der Ejakulatbefunde und fehlenden klinischen und spermatologischen Hinweisen auf zugrunde liegende Ursachen gerechtfertigt. Differenzialdiagnostisch sind hier neben einem CIS asymptomatische testikuläre Entzündungsreaktionen zu berücksichtigen (Schuppe 2002).

8.11.2 Technische Aspekte

Hodenbiopsien können in Lokal-, Regional- oder Allgemeinanästhesie über eine begrenzte Inzision von Skrotalhaut und äußeren Hodenhüllen („Knopflochbiopsie“) oder als explorativer Eingriff mit vollständiger Freilegung von Hoden und Nebenhoden durchgeführt werden. Für die histologische Beurteilung benötigt man eine etwa reiskorngroße Gewebsprobe (3–4 mm; ca. 30 Tubulusanschnitte), die als repräsentativ für den gesamten Hoden gilt (Holstein et al. 1988).

Unter Vermeidung von Quetschartefakten muss die Biopsie unmittelbar nach der Entnahme in ein geeignetes Fixiermedium gebracht werden (z.B. Bouin'sche Lösung, nicht übliche Formalinlösung!).

Zur Erfassung seitendifferenter Befunde sollten grundsätzlich beide Hoden biopsiert werden, für eine erfolgreiche TESE ist jeweils die Entnahme mehrerer Gewebsproben an verschiedenen Stellen unter Berücksichtigung des Gefäßverlaufs zu empfehlen (Schroeder-Printzen et al. 1996). Sowohl im Hinblick auf die Histopathologie als auch auf die Ergebnisse der Spermienisolierung sind offene Biopsien der perkutanen Aspiration durch blinde Punktion des Hodens überlegen (Ezeh et al. 1998, Rosenlund et al. 1998). Darüber hinaus empfehlen einige Autoren für die Spermiengewinnung bei schweren Testesschäden eine mikrochirurgische Dissektion geeigneter Samenkanälchen (Schlegel 1999, Silber 2000, Okada et al. 2002).

Seltene, aber schwerste **Komplikation des Eingriffs** ist eine partielle oder vollständige Hodenatrophie infolge einer Verletzung der unter der Tunica albuginea verlaufenden Endarterien. Häufig zu beobachtende sonographische Veränderungen im Hodenparenchym, die auf Hämatome und postoperative Entzündungsreaktionen schließen lassen, bilden sich dagegen innerhalb von 6 Monaten zurück (Schlegel und Su 1997). Dies gilt ebenso für eine mögliche Beeinträchtigung der Spermatogenese, sodass eine Re-TESE nicht vor Ablauf eines halben Jahres erfolgen sollte. Die Gefahr eines postoperativen Androgenmangels wird kontrovers diskutiert (Manning et al. 1998, Komori et al. 2004).

Für die **histologische Bearbeitung** eignet sich eine Paraffineinbettung der Gewebsproben, die den Einsatz weiterführender diagnostischer Verfahren wie Immunhistologie oder In-situ-Hybridisierung erlaubt (Bergmann und Kliesch 1998, Steger 2003). In der Routine dient die Immunhistologie vor allem zum Nachweis der plazentaren alkalischen Phosphatase und anderer Marker für CIS-Zellen, kann aber auch zur Darstellung immunpathologischer Prozesse im Hodengewebe herangezogen werden (Giwercman et al. 1991, Meinhardt und Schuppe 2003). Andererseits wurde für die exakte Beurteilung zytologischer Details der Keimzellen die Semidünnschnitt-Technik favorisiert, bei der auch elektronenmikroskopische Untersuchungen angeschlossen werden können (Holstein et al. 1988).

Die Durchführung von Hodenbiopsien sollte heute grundsätzlich mit der Möglichkeit einer **Kryokonservierung von Hodengewebe** oder extrahierter Spermien für spätere Maßnahmen der assistierten Fertilisation verbunden sein. Insbesondere bei Patienten mit nichtobstruktiver Azoospermie kann intraoperativ oder unter Verwendung kryokonservierter Gewebsanteile eine Probenaufbereitung zum Nachweis von Spermien erfolgen, bevor ein Behandlungszyklus zur ICSI bei der Partnerin eingeleitet wird. Bezüglich der

Erfolgsraten hat die Verwendung kryokonservierter-aufgetauter Proben keine Nachteile gegenüber frisch isolierten Spermien (Baukloh 2002, Schwarzer et al. 2003, Tournaye et al. 1999).

8.11.3 Histologische Beurteilung

Die histologische Beurteilung von Hodenbiopsien infertiler Männer konzentriert sich naturgemäß auf das tubuläre Kompartiment und die Spermatogenese (Tab. 8.11-2; vgl. Kap. 2.1). Neben der Entfaltung der Tubuli seminiferi und möglichen Veränderungen der Lamina propria wird der Zustand des Keimepithels analysiert. Tubuli mit regelrechter Spermatogenese werden von solchen mit quantitativ eingeschränkter Spermatogenese bis hin zur Desorganisation des Keimepithels mit Abschilferung zahlreicher unreifer Keimzellen, Arrest der Spermatogenese auf verschiedenen Stufen, vollständigem Verlust der Keimzellen (Sertoli-cell-only-Tubuli) oder vollständiger Sklerosierung unterschieden (de Kretser und Holstein 1976, Sigg 1979). Häufig kommen in einer Biopsie Tubuli mit unterschiedlichen Störungen nebeneinander vor („bunte Atrophie"; Sigg 1979). Für eine semiquantitative Beurteilung der Spermatogenese wurden verschiedene Scores entwickelt, die mit klinischen und endokrinologischen Parametern der Hodenfunktion korrelieren und denen im Zusammenhang mit der TESE eine neue Aktualität zukommt (Johnsen 1970, de

Tabelle 8.11-2 *Histopathologische Beurteilung von Hodenbiopsien.*

Kompartiment	Elemente der Beurteilung	Pathologische Befunde (Beispiele)
Tubuli seminiferi	Tubulusdurchmesser (170–300 µm)	Ausmaß der Einschränkung
	basales Kompartiment des Keimepithels: Spermatogonien (A-pale, A-dark, B)	Verminderung/Fehlen der A-dark-Spermatogonien; Mehrkernigkeit, Riesenkerne; CIS-Zellen?
	adluminales Kompartiment des Keimepithels: Spermatozyten, runde Spermatiden, reife elongierte Spermatiden; Lumen	Megalospermatozyten; Defekte der Spermatidenreifung wie Akrosomdefekte, Überstreckungen der Kopfsegmente, Mehrkernigkeit
	Sertoli-Zellen	Auflockerung, Vakuolisierung des Sertoli-Zellzytoplasmas; Sertoli-cell-only-Tubuli
	Lamina propria (ca. 8 µm)	Verbreiterung, Grad des Umbaus der Lamina propria
Interstitium		Auflockerung, Fibrininsudation, Fibrosierung
	Leydig-Zellen: Einzelzellen, Ausdehnung der Komplexe, Reifegrad	Hyperplasie, Hypoplasie
	Gefäße: Verteilung von Kapillaren, Arteriolen/Arterien und Venolen/Venen	Wandveränderungen der Arteriolen; Weitstellung venöser Gefäße
	Immunzellen	Vermehrung von Makrophagen, Mastzellen; Entzündungsinfiltrate (Lokalisation?)
Gesamtaufbau des Keimepithels	quantitativ und qualitativ intakte Spermatogenese (≥ 20 reife elongierte Spermatiden/Tubulusquerschnitt)	Hypospermatogenese/Desorganisation durch Abschilferung unreifer Keimzellen (ohne/mit degenerativen Veränderungen); Arrest der Spermatogenese (Stufe des Stillstandes?); Sertoli-cell-only-Tubuli; vollständige Sklerosierung (Tubulusnarben)

Kretser und Holstein 1976, Bergmann und Kliesch 1998, Schulze et al. 1999, von Eckardstein et al. 1999, Schuppe et al. 2002). Die genauere Differenzierung von Tubulusschäden erfordert darüber hinaus eine zytologische Bewertung von Veränderungen der Spermatogonien, Störungen der Meiose sowie Spermatidenreifungsdefekten. Von großer Bedeutung ist hier die Erkennung atypischer Keimzellen, die zur Diagnose eines Carcinoma-in-situ führen (Giwercman et al. 1991; Rørth et al. 2000; s. Abschnitt 8.11.2). Weiterhin sollten wichtige, das Interstitium betreffende Parameter deskriptiv erfasst werden (s. Tab. 8.11-2). Bei der Zusammenfassung der Befunde sind Homogenität bzw. Heterogenität der pathologischen Veränderungen und mögliche Seitendifferenzen zwischen beiden Hoden zu berücksichtigen.

Die Hodenhistologie erlaubt eine Differenzierung zwischen Verschluss-Azoospermie mit erhaltener Spermatogenese und testikulär bedingter, nicht-obstruktiver Azoospermie.

Letztere kann auf Testesschäden infolge genetischer Defekte (z.B. Mikrodeletionen des Y-Chromosoms), kongenitaler Störungen (z.B. Maldescensus testis), vaskulärer Störungen (Varikozele, Torsion), Entzündungsreaktionen (Orchitis) oder toxischer Einflüsse zurückzuführen sein (Rowe et al. 2000; s. Kap. 9). Auch Kombinationsmöglichkeiten unterschiedlicher Störungen sind zu beachten. Auf der Basis der anamnestischen Angaben sowie klinischen und spermatologischen Befunde sollte eine nosologische Zuordnung angestrebt werden, häufig bleibt die Ätiologie eines Testesschadens jedoch ungeklärt.

Literatur

Bergmann M, Kliesch S: Hodenbiopsie. In: Krause W, Weidner W (Hrsg): Andrologie – Krankheiten der männlichen Geschlechtsorgane. 3. Auflage, pp 66–71. Enke, Stuttgart, 1998.

Baukloh V; German Society for Human Reproductive Biology: Retrospective multicentre study on mechanical and enzymatic preparation of fresh and cryopreserved testicular biopsies. Hum Reprod 2002; 17:1788–1794.

Charny CW: Testicular biopsy. Its value in male infertility. JAMA 1940; 115:1429–1432.

De Kretser DM, Holstein AF: Testicular biopsy and abnormal germ cells. In: Hafez ES (ed.): Human semen and fertility regulation in men. Pp 332–343. Mosby, St. Louis, 1976.

Ezeh UI, Moore HD, Cooke ID: A prospective study of multiple needle biopsies versus a single open biopsy for testicular sperm extraction in men with non-obstructive azoospermia. Hum Reprod 1998; 13:3075–3080.

Giwercman A, Cantell L, Marks A : Placental-like alkaline phosphatase as a marker of carcinoma in situ of the testis. Comparison with monoclonal antibodies M2A and 43–9F. APMIS 1991; 99:586–594.

Hedinger CE: Pathologie des Hodens. In: Hedinger CE, Dhom G (eds.): Pathologie des männlichen Genitale – Hoden, Prostata, Samenblasen. Pp 1–452. Springer, Berlin, 1991.

Holstein AF, Roosen-Runge EC, Schirren C: Illustrated pathology of human spermatogenesis, Grosse Verlag, Berlin, 1988.

Johnsen SG: Testicular biopsy score count – a method for registration of spermatogenesis in human testes: normal values and results in 335 hypogonadal males. Hormones 1970; 1:2–25.

Komori K, Tsujimura A, Miura H, Shin M, Takada T et al.: Serial follow-up study of serum testosterone and antisperm antibodies in patients with non-obstructive azoospermia after conventional or microdissection testicular sperm extraction. Int J Androl 2004; 27:32–36.

Manning M, Jünemann KP, Alken P: Decrease in testosterone blood concentrations after testicular sperm extraction for intracytoplasmic sperm injection in azoospermic males. Lancet 1998; 352:37.

Meinhardt A, Schuppe H-C: Immunologie des Hodens – Balance zwischen Immunprivileg und Entzündung. Reproduktionsmedizin 2003; 19:257–266.

Okada H, Dobashi M, Yamazaki T, Hara I, Fujisawa M et al.: Conventional versus microdissection testicular sperm extraction for nonobstructive azoospermia. J Urol 2002; 168:1063–1067.

Rørth M, Rajpert-De Meyts E, Andersson L, Dieckmann K-P, Fossa SD et al.: Carcinoma in situ in the testis. Scand J Urol Nephrol 2000; 205 (Suppl.):166–186.

Rosenlund B, Kvist U, Ploen L, Rozell BL, Sjöblom P, Hillensjö T: A comparison between open and percutaneous needle biopsies in men with azoospermia. Hum Reprod 1998; 13:1266–1271.

Rowe PJ, Comhaire FH, Hargreave TB, Mahmoud AMA: WHO manual for the standardized investigation, diagnosis and management of the infertile male. Cambridge University Press, Cambridge, 2000.

Schlegel PN, Su LM: Physiological consequences of testicular sperm extraction. Hum Reprod 1997; 12:1688–1692.

Schlegel PN: Testicular sperm extraction: microdissection improves sperm yield with minimal tissue excision. Hum Reprod 1999; 14:131–135.

Schulze W, Thoms F, Knuth UA: Testicular sperm extraction: comprehensive analysis with simultaneously performed histology in 1418 biopsies from 766 subfertile men. Hum Reprod 1999; 14 (Suppl. 1):82–96.

Schuppe H-C: Testikuläre Entzündungsreaktionen bei Fertilitätsstörungen des Mannes. Habilitationsschrift, Fachbereich Humanmedizin, Justus-Liebig-Universität Gießen, 2002.

Schuppe H-C, Scheffzyk A, Schock-Skasa G, Jung A, Neumann N: Scoring the testis – a clinical perspective revisited. Andrologia 2002; 34:151–152.

Schroeder-Printzen I, Köhn FM, Ludwig M, Weidner W: Operative Techniken: Mikrochirurgische epididymale Spermatozoen-Aspiration (MESA) und testikuläre Spermatozoen-Extraktion (TESE). Akt Urol 1996; 27:I-IV.

Schwarzer JU, Fiedler K, v Hertwig I, Krüsmann G, Würfel W et al.: Male factors determining the outcome of intracytoplasmic sperm injection with epididymal and testicular spermatozoa. Andrologia 2003; 35:220–226.

Sigg C: Klassifizierung tubulärer Hodenatrophien bei Sterilitätsabklärungen. Bedeutung der sogenannten bunten Atrophie. Schweiz Med Wochenschr 1979; 109:1284–1293.

Silber S.: Microsurgical TESE and the distribution of spermatogenesis in non-obstructive azoospermia. Hum Reprod 2000; 15:2278-2284.

Steger K: Possible predictive factors for ICSI? Molecular biology techniques in combination with therapeutic testicular biopsies. Andrologia 2003; 35:200–208.

Tournaye H, Merdad T, Silber S, Joris H, Verheyen G et al.: No differences in outcome after intracytoplasmic sperm injection with freshor with frozenthawed epididymal spermatozoa. Hum Reprod 1999; 14:90-95.

van Steirteghem AC, Nagy Z, Joris H, Liu J, Staessen C et al.: High fertilization and implantation rates after intracytoplasmic sperm injection. Hum Reprod 1993; 8:1061–1066.

von Eckardstein S, Simoni M, Bergmann M, Weinbauer GF, Gassner P et al.: Serum inhibin B in combination with serum follicle-stimulating hormone (FSH) is a more sensitive marker than serum FSH alone for impaired spermatogenesis in men, but cannot predict the presence of sperm in testicular tissue samples. J Clin Endocrinol Metab 1999; 84:2496–2501.

8.12 Zyto- und molekulargenetische Diagnostik

Peter H. Vogt

8.12.1 Indikationen

Zyto- und molekulargenetische Untersuchungen in der Männerheilkunde empfehlen sich bei allen Störungen der Spermatogenese, die sich durch eine deutlich verminderte Anzahl von Spermatozoen (Oligozoospermie < 5 Millionen Spermien pro ml Ejakulat) darstellen. Die Frequenz von numerischen oder strukturellen Chromosomenaberrationen in den Lymphozyten dieser Patientengruppe liegt zwischen 5–14 %, wobei meist die Geschlechtschromosomen betroffen sind (Van Assche 1996). Zwischen 10 und 30 % aller Azoospermie-Patienten haben das Chromosomenbild 47,XXY mit der klinischen Ausprägung des Klinefelter-Syndroms, sodass diese in der andrologischen Sprechstunde leicht auffallen. Die meisten anderen Chromosomenanomalien lassen sich jedoch phänotypisch nicht erkennen.

Die zweite Indikation für eine Chromosomenanalyse beim Mann ist das Auftreten wiederholter Spontanaborte im ersten Schwangerschaftsdrittel der Frau. Etwa 50–60 % aller Spontanaborte zeigen chromosomale Anomalien. Unbalancierte Strukturanomalien können dabei ihren Ursprung in einer balancierten Chromosomentranslokation in den Lymphozyten des Vaters haben, der selber phänotypisch unauffällig ist.

Infertile Männer mit normalem Chromosomenbild in den Lymphozyten, aber deutlich verminderter Keimzellenzahl, gepaart mit morphologischen Veränderungen (OAT-Syndrom = Oligo-Astheno-Terato-zoospermie) haben meist eine deutlich erhöhte Frequenz von Chromosomenstörungen in ihren Keimzellen (Pang et al. 1999). Für diese Patientengruppe steht somit die Chromosomendiagnostik in Keimzellen im Vordergrund. Chromosomenanomalien in Keimzellen sind auch bei Männern mit normaler Fertilität in niedrigen Frequenzen seit langem bekannt, bei infertilen Männern aber sind diese Frequenzen deutlich erhöht. Aus praktischen Gründen wird bei Patienten mit geringer Spermienzahl die Chromosomendiagnostik in Keimzellen bisher nur wenig durchgeführt. Es ist aber offensichtlich, dass für insbesondere diese häufig für eine intrazytoplasmatische Spermieninjektion (ICSI) vorgesehenen Patienten die Analyse des Chromosomenbildes in den Keimzellen u. U. wichtiger ist als in den Lymphozyten (Martin et al. 2003).

Kleine interstitielle Chromosomendeletionen (Mikrodeletionen) und Insertionen, aber auch Translokationen und Inversionen von weniger als einer chromosomalen G-Bande lassen sich im Lichtmikroskop nicht mehr entdecken. Bei Patienten mit idiopathischer/nichtobstruktiver Azoospermie oder hochgradiger Oligozoospermie sind deshalb auch molekulargenetische Untersuchungsmethoden gefragt, wenn der Karyotyp zuvor als normal erkannt wurde. Dazu gehört die Diagnostik von Mikrodeletionen auf dem langen Arm vom Y-Chromosom (Yq11) im Bereich der für die Codierung des Azoospermiefaktors (AZF) zuständigen 3 AZF-Loci (AZFa, AZFb, AZFc) (Vogt 1998).

Bei Patienten mit obstruktiver Azoospermie empfiehlt sich eine Diagnostik auf Mutationen im CFTR-Gen (Cystic Fibrosis Transmembrane Regulator Gene) auf Chromosom 7 (Oates und Amos 1994). AZF-Deletionen werden in den verschiedensten Populationen mit einer Frequenz zwischen 10–20 % gefunden. Die Sequenz des Y-Chromosoms ist heute vollständig bekannt und in den Genomdatenbanken frei zugänglich (Skaletsky et al. 2003). Man kann deshalb feststellen, dass die AZFa-Deletion den Verlust von 2 Genen und eine 1Mb-DNA, die AZFb-Deletion, den Verlust von 23 Genen und 6.5 Mb-DNA, die AZFc-Deletion, den Verlust von 8 Genen und 4.5 Mb-DNA in Yq11 darstellt (Vogt 2004). AZFc-Deletionen sind heute bekannt, einerseits als die häufigste genetisch bedingte Ursache männlicher Infertilität, andererseits aber auch als eine Y-DNA-Region mit polymorphen Strukturveränderungen, die sich auch bei Männern mit normaler Fertilität finden und damit die klinische Kausaldiagnostik erschweren (Vogt und Fernandes 2003). Erste Richtlinien für eine klinisch möglichst aussagekräftige AZF-Diagnostik (Simoni et al. 1999) werden deshalb bald korrigiert werden müssen.

Genmutationen im CFTR-Gen führen zu einer obstruktiven Azoospermie aufgrund einer kongenitalen bilateralen Aplasie der Vasa derentia (CBAVD) des Patienten (Oates und Amos 1994). Bevor eine CFTR-Gendiagnostik bei dieser Patientengruppe durchgeführt wird, muss also der Urologe diese Aplasie eindeutig erkannt haben. In der Praxis ist dies nur über eine entsprechende Hodenbiopsie beim Patienten möglich.

8.12.2 Chromosomendiagnostik in Lymphozyten

Numerische Chromosomenanomalien können ein einzelnes Chromosom (Aneuploidie) oder einen ganzen Chromosomensatz (Polyploidie) betreffen. Aufgrund ihrer unterschiedlichen Größe und unterschiedlichen Lage des Zentromers lassen sich menschliche Metaphase-Chromosomen in 7 Gruppen (A, B, C, D, E, F, G) aufteilen (Abb.

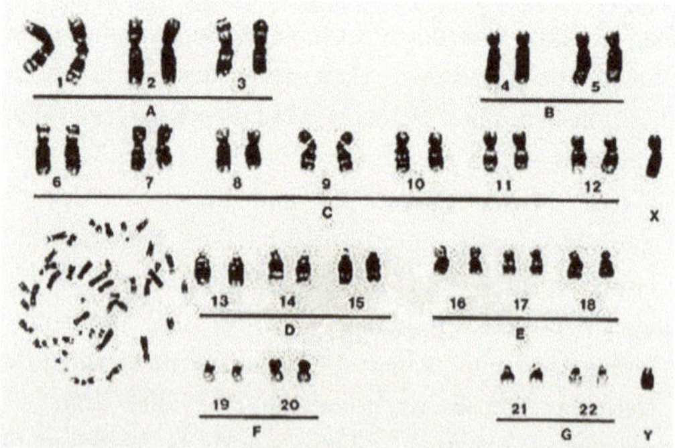

Abb. 8.12-1 Chromosomensatz in der Metaphase dargestellt durch Giemsa-(GURR)-Färbung. Aufgrund ihrer Größe und unterschiedlichen Lage des Zentromers lassen sie sich paarweise in 7 Gruppen (A-G) ordnen. Das Y-Chromosom ist männlich spezifisch und gehört zur G-Gruppe. Das X-Chromosom zur C-Gruppe.

Menschliches Y-Chromosom

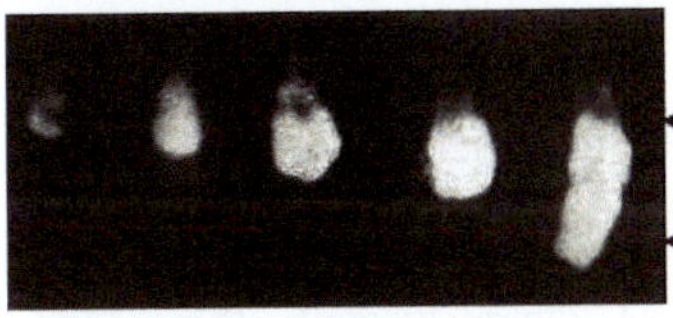

Abb. 8.12-2 Heteromorphe Struktur des Y-Chromosoms im Heterochromatin des langen Arms (Yq12) nach Färben verschieden langer Y-Chromosomen mit Quinacrin. Die Struktur erscheint familiär stabil und wird vererbt. Er wird deshalb heute auch gerne als familienspezifischer Chromosomenmarker verwendet.

8.12-1). Dies bezeichnet man als Karyogramm. Das Y-Chromosom gehört als kleinstes Humanchromosom in die G-Gruppe, das X-Chromosom in die C-Gruppe.
Heute wird in der Routinediagnostik vorwiegend die sogenannte G-Bänderung und C-Bänderung angewendet. Dabei wird durch Behandlung der Chromosomenpräparate mit verschiedenen chemischen Agenzien und Temperaturen für jedes Chromosom ein spezifisches Bandenmuster erzeugt, wodurch strukturelle Heteromorphismen auch im Chromosom leicht erkennbar werden. Heteromorphismus heißt, dass eine bestimmte Chromatindomäne (Bande) vergrößert, verkleinert oder auch ganz deletiert sein kann. Heteromorphismen finden sich hauptsächlich in den Satellitenregionen akrozentrischer Chromosomen (Chromosomen 13–15, 21, 22), aber auch in den centromernahen heterochromatischen Bereichen bei allen anderen Chromosomen. Bekannte Heteromorphismen sind die Sekundärkonstriktionen der Chromosomen 1 und 9 sowie die heteromorphen Längen des Heterochromatins im langen Arm des Y-Chromosoms, die auch gerne als Familien-Marker genutzt werden (Abb. 8.12-2). Die Wahrscheinlichkeit, dass zwei nicht verwandte Personen den gleichen Heteromorphismus besitzen, liegt etwa bei 1:10 000.

8.12.3 Chromosomendiagnostik in Keimzellen

Für die Analyse numerischer Chromosomenaberrationen in Spermatozoen (Aneuploidien) bietet sich heute prinzipiell die Fluoreszenz-In-Situ-Hybridisierung-(FISH-)Methode mit Chromosomen-spezifischen DNA-Sonden an (Pang et al. 1999). Die Karyotypisierung von Metaphasechromosomen des männlichen Pronukleus (Rudak et al. 1978) wird heute kaum noch angewendet.
Nachdem nun bekannt ist, dass infertile Männer mit einer reduzierten Zahl reifer Spermatozoen ganz generell höhere Aneuploidieraten in den Keimzellen haben (Martin et al. 2003), gewinnt die FISH-Methode bei Spermatozoen zunehmend an Bedeutung. Strukturelle Chromosomenaberrationen, wie partielle Deletionen und Duplikationen, lassen sich auch in den Keimzellen analysieren, wenn man die betreffende Chromosomenaberration zuvor im Karyogramm der Lymphozyten des betreffenden Patienten bereits erkannt hat.
Als chromosomenspezifische DNA-Sonden in der FISH-Keimzelldiagnostik werden vorwiegend solche genommen, die die locus-spezifische repetitive DNA-Struktur in den Centromer-Regionen der betreffenden Chromosomen markieren (z.B. alphoide DNA-Sequenzen). Solche DNA-Sonden sind heute für jedes Chromosom bekannt und kommerziell erhältlich. Um diploide somatische Zellen oder unreife Keimzellen von möglichen Disomien eines Chromosoms im haploiden Spermatozoonkern zu unterscheiden, hat es sich als sinnvoll erwiesen, die „Zwei-Farben-FISH" anzuwenden. Für jedes FISH-Experiment werden dafür zwei DNA-Sonden verschieden markiert (Biotin und Digoxigenin, DIG), parallel mit dem Keimzellpräparat inkubiert und durch verschiedenfarbige Fluoreszenzfarbstoffe parallel darstellbar (Biotin-Sonde: gelb nach Kopplung zu Avidin-FITC; DIG-Sonde: rot nach Kopplung an Anti-Digoxigenin-Rhodmamin).

8.12.4 Molekulargenetische Untersuchung des AZF-Locus in Yq11

In Yq11 wird die Diagnostik der drei Spermatogenese-Loci (AZFa, AZFb, AZFc) über die Analyse der molekularen Länge vorhandener Mikrodeletionen in den betreffenden Chromatinbereichen durchgeführt (Vogt 1998). In jedem AZF-Locus sind mehrere Gene vorhanden, für die aufgrund ihres Expressionsprofils im Hodengewebe eine genetische Funktion in der Humanspermatogenese wahrscheinlich ist (Abb. 8.12-3). Um aus der AZF-Diagnostik dann auch eine klinisch eindeutige Prognose über den Zustand des Keimzellepithels ziehen zu können, ist somit die Bestimmung der molekularen Deletionsgrenzen in den verschiedenen AZF-Loci von entscheidender Bedeutung (Vogt 2004).

Für eine klinisch aussagekräftige AZF-Diagnostik wird deshalb eine **2-Stufen-Diagnostik** vorgeschlagen (Simoni et al. 1999): In der ersten Stufe wird mit einem robusten STS-Marker-Set (sY84, SY86 für AZFa; sY127, sY134 für AZFb, sY254, sY255 für AZFc) festgestellt, ob überhaupt eine AZFa-, AZFb- oder AZFc-Deletion im Y-Chromosom des Patienten zu erwarten ist. In der zweiten Stufe werden die Grenzen der gefundenen AZF-Deletion dann über entsprechend robuste STS-Grenzmarker nach den Protokollen von Kamp et al. (2001) für AZFa, Repping et al. (2002) für AZFb und Kuorda-Kawaguchi et al. (2001) für AZFc diagnostiziert. Nur wenn die molekulare Länge der gefundenen AZF-Deletion die Deletion aller AZF-Gene beinhaltet, d.h. komplett ist, kann die damit verbundene Keimzellpathologie mit hoher Wahrscheinlichkeit prognostiziert werden (Vogt 1998, Vogt 2004, Simoni et al. 1999).

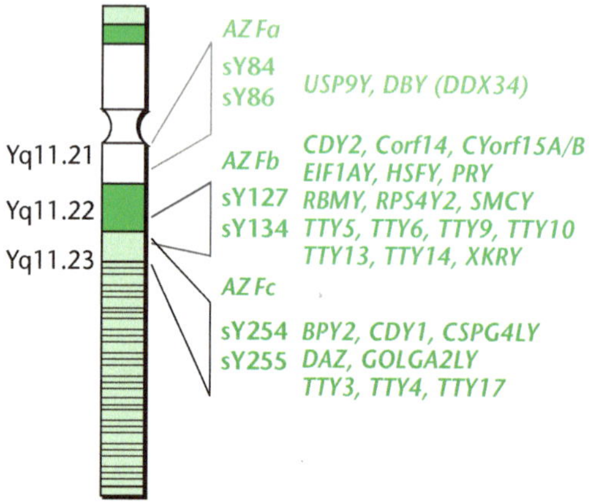

Abb. 8.12-3 Schematische Darstellung der 3 AZF-Loci in Yq11 mit Angabe des zugehörigen Geninhalts (zur Nomenklatur s. Vogt 1998, Skaletsky 2003, Vogt 2003). Jede AZF-Diagnostik muss heute sicherstellen, dass die gefundene Yq11-Deletion, den Verlust des kompletten Geninhalts im betreffenden AZF- Locus bedeutet (Vogt 1998, Simoni et al. 1999).

8.12.5 Molekulargenetische Untersuchung des CFTR-Gens

Mutationen im CFTR-Gen werden hauptsächlich bei Männern mit einer kongenitalen bilateralen Aplasie der Vasa deferentia gefunden (Oates und Amos 1994, Zielenski et al. 1995). Mehr als 1000 verschiedene Mutationen für das CFTR-Gen sind bisher in der Literatur beschrieben und in einer Datenbank zusammengefasst (http://www.genet. sickkids.on.ca/cftr). Die meisten von ihnen sind bisher allerdings nur als familiäre Einzelfälle beschrieben. In mitteleuropäischen Populationen sind heterozygote CFTR-Mutationen mit einer hohen Frequenz (1:25) vorhanden. Da CFTR-Mutationen mit dem CBAVD-Phänotyp homozygot (gleiche Mutation in jeder Genkopie) oder „compound heterozygot" (verschiedene Mutationen in jeder Genkopie) sein können, empfiehlt sich bei allen Patienten mit einer andrologisch sicher festgestellten CBAVD zumindest eine Gendiagnostik auf die 20 häufigsten CFTR-Mutationen und im Bedarfsfall eine komplette Sequenzanalyse. Zwei Mutationen (R117H-Mutation in Exon 4 und das 5T-Allel in Intron 8 des CFTR-Gens), die nur wenig bei CF-Patienten zu finden sind, treten mit hoher Frequenz bei CBAVD-Patienten (ohne CF-Symptomatik) auf (Zielenski et al. 1995). Die Reduktion der T-Nukleotide in Intron 8 auf die Zahl 5 hat quantitativen Einfluss auf das Splicing von Exon 9 (Abb. 8.12-4). Männer mit „compound heterozygoten" CFTR-Mutationen und CBAVD haben in 84 % der Fälle das 5T-Allel. Es empfiehlt sich deshalb, Männer mit CBAVD nicht nur auf die häufigsten CF-Mutationen zu überprüfen, sondern auch auf das Vorhandensein der R117H-Mutation und des 5T-Allels. Für die Qualitäts- und Vergleichskontrolle der CFTR-Diagnostik in verschiedenen Laboratorien wurde, wie bei der AZF-Diagnostik, ein europäisches Netzwerk (http://www.mwd.kuleuven.ac.be/cme/cf/genetic_diagnostic_labs.htm) etabliert.

In der Praxis werden CFTR-Mutationen nach dem sog. ARMS-(Amplification Refractory Mutation System-)Prinzip (Ferrie et al. 1992, Newton et al. 1989) diagnostiziert. Ein typisches ARMS-Experiment besteht aus zwei komplementären PCR-Reaktionen. Die erste PCR-Reaktion enthält

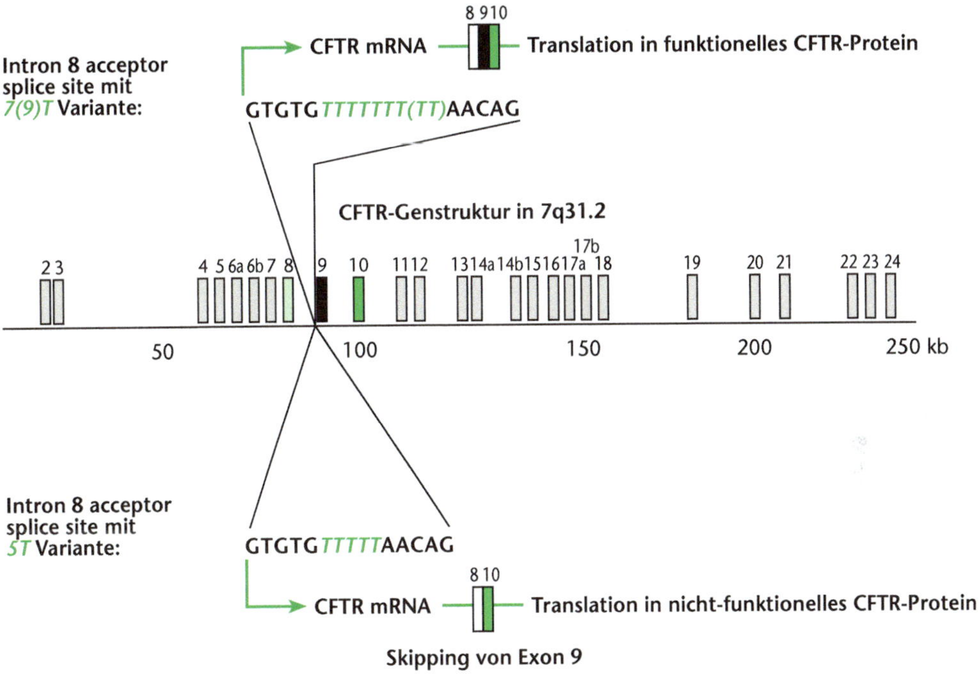

Abb. 8.12-4 Schematische Darstellung der alternativen Splicing-Produkte von CFTR-mRNA bei einem T-Nukleotid-Polymorphismus in der Intron-8-Sequenz. Sind in der Splicing-Site nur eine Reihe von 5 Ts vorhanden wird Exon 9 nicht mehr als solches erkannt und ist nach dem Splicen von der mRNA eliminiert. Die Translation dieser CFTR-Transkripte führt zu einem nichtfunktionellen CFTR-Protein.

ein Primer-Paar, was spezifisch für die normale (d.h. nicht mutierte) CFTR-Gen-Sequenz ist. Das letzte Nukleotid des *Sense*-Primers markiert die Position der zu analysierenden Mutation. Ist diese Mutation vorhanden, wird kein PCR-Produkt erzeugt. In der zweiten PCR-Reaktion wird als *Sense*-Primer eine Sequenz gewählt, die die zu analysierende Mutation enthält. Ein PCR-Produkt wird jetzt nur dann produziert, wenn die Mutation vorhanden ist. Heterozygote Träger der Mutation zeigen in beiden Reaktionen ein PCR-Produkt. Die Primer-Sequenzen, die für jede CFTR-Mutation eingesetzt werden, sind entsprechend kodiert (Newton et al. 1989).

Es ist in der Praxis sinnvoll, weitere CFTR-Mutationen zu überprüfen, wenn trotz deutlicher CF-Symptomatik beim Patienten oder in der Familie im ersten Ansatz keine CFTR-Mutation gefunden wurde. Die molekulargenetische Diagnostik des CFTR-Gens bei CBAVD-Patienten hat das Ziel, das Risiko für das Auftreten einer Mukoviszidose (CF) in seiner Nachkommenschaft auf den Risikowert der Normalbevölkerung zu reduzieren.

Literatur

Ferrie RM, Schwarz MJ, Robertson NH et al.: Development, multiplexing, and application of ARMS tests for common mutations in the CFTR gene. Am J Hum Genet 1992; 51: 251–262.

Kamp C, Huellen K, Fernandes S et al.: High deletion frequency of the complete AZFa sequence in men with Sertoli-cell-only syndrome. Mol Hum Reprod 2001; 7: 987–994.

Kuroda-Kawaguchi T, Skaletzsky H, Brown LG et al.: The AZFc region of the Y-Chromosome features massive palindromes and uniform recurrent deletions in infertile men. Nat Genet 2001; 29: 279–286.

Martin R, Rademaker AW, Greene C et al.: A comparison of the frequency of sperm chromosome abnormalities in men with mild, moderate, and severe oligozoospermia. Biol Reprod 2003; 69: 535–539A.

Newton CR, Graham A, Hepinstall LE et al.: Analysis of any point mutation in DNA: the amplification refractory mutation system (ARMS). Nucleic Acids Res 1989; 17: 2503–2516.

Oates RD, Amos JA: The genetic basis of congenital bilateral absence of the vas deferens and cystic fibrosis. J of Androl 1994; 15:1–8.

Pang MG, Hoegerman SF, Cuticchia AJ et al.: Detection of aneuploidy for chromosomes 4, 6, 7, 8, 9, 10, 11, 12, 13, 17, 18, 21, X and Y by fluorescence in-situ hybridization in spermatozoa from nine patients with oligoasthenoteratozoospermia undergoing intracytoplasmatic sperm injection. Hum Reprod 1999; 14: 1266–1273.

Repping S, Skaletsky H, Lange J et al.: Recombination between palindromes P5 and P1 on the human Y-Chromosome causes massive deletions and spermatogenic failure. Am J Hum Genet 2002; 71: 906–922.

Rudak E, Jacobs PA, Yanagimachi R: Direct analysis of the chromosome constitution of human spermatozoa. Nature 1978; 274: 911–913.

Simoni M, Bakker E, Eurlings MC et al.: Laboratory guidelines for molecular diagnosis of Y-chromosomal microdeletions. Int J Androl 1999; 22: 292–299.

Skaletsky H, Kuroda-Kawaguchi T, Minx PJ et al.: The male-specific region of the human Y-Chromosome is a mosaic of discrete sequence classes. Nature 2003; 423: 825–837.

Van Assche E, Bonduelle M, Tournaye H et al.: Cytogenetics of infertile men. Hum Reprod 1996; 11: 1–24.

Vogt PH: Human chromosome deletions in Yq11, AZF candidate genes and male infertility: history and update. Mol Hum Reprod 1998; 4: 739–744.

Vogt PH, Fernandes S: Polymorphic DAZ gene familiy in polymorphic structure of AZF locus: Artwork or functional for human spermatogenesis? APMIS 2003; 111: 115–127.

Vogt PH: Molecular genetics of human male infertility: from genes to new therapeutic perspectives. Current Pharmaceutical Design 2004; vol. 10:471-500.

Zielenski J, Patrizio P, Corey M et al.: CFTR gene variant for patients with congenital absence of vas deferens. Am. J. Hum. Genet. 1995; 57: 958–960.

8.13 Diagnostik bei Osteoporose

Hilmar Stracke

8.13.1 Knochendichtemessung

In der klinischen Routine werden Knochendichtemessverfahren seit ca. 15–20 Jahren eingesetzt. Inzwischen gibt es eine Vielzahl unterschiedlicher Methoden. Jede dieser Methoden hat Vor- und Nachteile, keine kann gleichzeitig alle klinischen Anforderungen optimal befriedigen.

Beim Osteoporosescreening können wohl alle Messorte gewählt und alle Messverfahren eingesetzt werden. Die Verbreitung bzw. Verfügbarkeit der Messmethode ist hier von vorrangiger Wichtigkeit. Im Screeningbereich sollte man die Unterschiede zwischen den einzelnen Messverfahren nicht „mit der Goldwaage“ aufwiegen. Eine ausgeprägte Osteopenie oder gar therapiebedürftige Osteoporose wird selten mit einer der Methoden völlig unauffällige Messwerte liefern und gänzlich übersehen werden.

An peripheren Skelettarealen gewonnene Messergebnisse sollten vor einer Therapieentscheidung durch Messungen an LWS und/oder proximalem Femur mit der DXA (Dual-X-Ray-Absorptiometrie) überprüft werden.

Bei der genaueren Diagnose von Osteopenie und Osteoporose hängen Sensitivität und Spezifität der Messung von der dem Patientenalter adäquaten Auswahl des Messortes ab. Im mittleren Alter ist die Messung an der Wirbelsäule, d.h. mit DXA und QCT (quantitative Computertomographie), am günstigsten. Im Senium sollte wegen degenerativer Veränderungen im Bereich der LWS vorzugsweise am proximalen Femur, d.h. mit DXA gemessen werden. Die Femurhalsmessung ist im höheren Lebensalter auch wegen der Häufigkeit und klinischen Relevanz von Hüftfrakturen zu bevorzugen.

Zur Bestimmung des Frakturrisikos ist eine direkte Messung des interessierenden Knochens anzustreben, nämlich des proximalen Femur mit DXA, der LWS mit QCT oder DXA. Wenn zentrale Messungen aus verschiedenen Gründen

nicht möglich sind, müssen ersatzweise Verfahren für Messungen in der Peripherie der Extremitäten auch zur Bestimmung des Frakturrisikos von Wirbelkörpern und Femur herangezogen, jedoch besonders kritisch interpretiert werden.
In der Verlaufskontrolle sind Wirbelsäulenmessungen vorzuziehen, und zwar mit DXA in der herkömmlichen p.-a.-Messung, denn die laterale Messung besitzt eine deutlich geringere Präzision.
Bei ausgedehnten degenerativen Veränderungen der LWS muss auf andere Messorte ausgewichen werden, wegen seiner besonderen klinischen Bedeutung am ehesten auf den proximalen Femur.

Bei den bildgebenden Verfahren ist das DXA-Verfahren als Goldstandard der Knochendichteanalyse anzusehen.

8.13.2 Knochenstoffwechselparameter

Die üblichen Osteoporosen führen nicht zu charakteristischen Laborveränderungen. Laboruntersuchungen dienen ausschließlich der differenzialdiagnostischen Abklärung und zum Ausschluss sekundärer Osteoporosen wie z.B. der Osteoporose des Mannes.
Bewährt hat sich ein Grundlabor, bestehend aus BSG, Blutbild, Differenzialblutbild, Kalzium, Kreatinin, alkalischer Phosphatase sowie ggf. des basalen TSH und einer Immunelektrophorese.
Allerdings muss man sich darüber im Klaren sein, dass eine Reihe der Patienten mit sekundären Osteoporosen bei Einsatz nur dieser Analytik möglicherweise der Erfassung entgeht. Weiterführende endokrinologische Untersuchungen werden bei begründetem Verdacht auf das Vorliegen einer Endokrinopathie empfohlen, der Einsatz weiterer diagnostischer Verfahren folgt den Regeln bei der Diagnostik zur Erkennung von Krankheiten, die die Entstehung einer sekundären Osteoporose nach sich ziehen können.
Zur Verfügung stehen inzwischen eine Reihe von Messmethoden zur Bestimmung des Knochenumsatzes, einsetzbar mit dem Ziel, Phasen des beschleunigten Knochenmasseverlustes durch Nachweis einer Umsatzsteigerung zu erfassen. Während diese Analysen bei Einsatz im Rahmen von Therapiestudien vorzüglich geeignet sein können, Unterschiede und Veränderungen des Knochenumsatzes bei großen Patientengruppen zu dokumentieren, ist ihre Anwendung bei Einzelpersonen zumeist nicht lohnend. Auch hier gilt, dass die entsprechenden Analysen nur im Ausnahmefall indiziert sind. Laborparameter, die den Knochenanbau anzeigen können, sind die knochenspezifische alkalische Phosphatase wie auch das Osteocalcin. Ein Laborparameter, der den Knochenabbau charakterisiert, ist das Desoxypyridinolin, auch Crosslinks genannt. Weitere biochemische Knochenumsatzparameter dienen dazu, Veränderungen des Knochenumsatzes bei großen Therapiestudien zu charakterisieren.

Bei den Knochenstoffwechselparametern hat sich ein Grundlabor bewährt, bestehend aus BSG, Blutbild, Differenzialblutbild, Kalzium, Kreatinin, alkalischer Phosphatase, TSH und ggf. Immunelektrophorese. Die Laboruntersuchungen dienen ausschließlich der differenzialdiagnostischen Abklärung und zum Ausschluss sekundärer Osteoporosen.

Weiterführende Literatur

Mittermayer V, Müller V E, Albert J et al.: DVO-Leitlinie Glukokortikoidinduzierte Osteoporose. Osteologie 2003; 12:119–137.

Pientka L, Baum E, Götte S et al.: DVO-Leitlinie Osteoporose des älteren Menschen. Osteologie 2003; 12:93–117.

Scheidt-Nave, Baum E, Dören M et al.: DVO-Leitlinie Osteoporose bei postmenopausalen Frauen. Osteologie 2003; 12:63–91.

8.14 Die Männersprechstunde

Heinrich M. Schulte

Männer gehen seltener und später als Frauen zum Arzt. Männer nehmen deutlich seltener als Frauen an Vorsorgeuntersuchungen teil. Sie achten insgesamt weniger auf ihre Gesundheit und sterben rund 7 Jahre früher als Frauen. Die Sterblichkeit der Männer bis zum 25. Lebensjahr ist weitaus höher als die der Frauen. In Kindheit, Jugend und im frühen Erwachsenenalter gewinnen Unfälle als Todesursache bei Männern vorrangige Bedeutung.

Im 70. Lebensjahr ist die Differenz der durchschnittlichen Lebenserwartung zwischen Mann und Frau auf nur 2,5 Jahre geschrumpft. Die Grundlagen für die großen Unterschiede in der männlichen und weiblichen Lebenserwartung werden bereits im frühen Lebensalter gesetzt. Dies bedeutet, dass durch frühzeitige Prophylaxe, welche bereits im jungen Erwachsenenalter beginnt, auch die Lebenserwartung des Mannes deutlich erhöht werden kann.

Männer neigen dazu, Krankheiten zu negieren, verschieben häufiger Arztbesuche und suchen nur bei bereits aufgetretenen Erkrankungen den Arzt auf. Das Erkennen von Krankheiten macht vielen Männern Angst. Zeichen von Schwäche, vor allem in Bezug auf Gesundheit, sind nicht mit dem Rollenbild des starken Mannes und seinem Status in der Gesellschaft vereinbar.

8.14.1 Der Mann aus der Sicht des Endokrinologen – Kollektiv der Ratsuchenden

Aus der Sicht des Hormonspezialisten steht bei der Betreuung des älteren Mannes und bei der Aufklärung jüngerer Ratsuchender die Kenntnis der einzelnen hormonellen Systeme im Vordergrund.

Jeder kennt die Symptome der Wechseljahre der Frau, doch was mit den Männern passiert, ist häufig nicht bekannt. Dabei unterscheiden sich die hormonellen Veränderungen grundsätzlich von denen der Frau. Während es hier zu einem plötzlichen Abfall der Sexualsteroide in der Menopause kommt, gibt es beim Mann keinen definitiven Zeitpunkt des Hormonabfalls. Eine Verminderung des wichtigsten männlichen Sexualhormons, des Testosterons, aber auch eine verminderte Produktion des in der Nebenniere produzierten Dehydroepiandrosterons (DHEA) und nicht zuletzt des Wachstumshormons sowie der Schilddrüsenhormone ist heute gut dokumentiert. Viele der von älteren Männern häufig angegebenen Beschwerden können durch solche hormonellen Veränderungen bedingt sein. Dazu gehören ein deutlicher Antriebsverlust, vermehrtes, besonders nachts auftretendes Schwitzen, Hitzewallungen, Müdigkeit und Schlafstörungen, aber auch Depressionen. Testosteronmangel geht einher mit einer Verminderung der Muskelmasse, Kraftverlust, veränderter Fettverteilung, verminderter Knochendichte und Blutarmut.

Der Männerarzt ist der Vertrauensarzt für den Mann und kümmert sich interdisziplinär um:

- hormonabhängige männliche Identifikation von Körper, Geist und Emotion
- Sexualität und Erektion
- Vorsorge: Herz, Kreislauf, Halteapparat, Muskeln
- Prostatagesundheit
- Gehirn- und Stressbewältigung
- ggf. hormonelle Substitution in den „Wohlfühlbereich“ auf dem Boden einer individuellen Evidenz-basierten Medizin

Das Kollektiv der Ratsuchenden in der Männersprechstunde ist vielfältig. Die meisten kommen mit ernsthaften, relevanten Fragestellungen. Nur in wenigen Fällen werden überwiegend durch die Boulevardpresse gesteuerte Problematiken auf niedrigstem, pornographischem Niveau vorgetragen, da die Hemmschwelle relativ hoch ist.

Die erste Gruppe sind jüngere Männer zwischen 16 und 35 Jahren, die zum einen Fragen nach dem Status ihrer Pubertätssituation, ihrer äußerlichen Erscheinung oder ihrem Sexualverhalten stellen. Hierbei kommt es überwiegend zu einer Angleichung des eigenen Ich-Zustands mit dem durch Presse und Werbung geformten Idealbild des jungen Menschen.

Die zweite Gruppe sind die 35- bis 55-jährigen Männer, die mit körperlichen Beschwerden unklarer Natur schon verschiedene Ärzte aufgesucht haben, bevor sie sich dem Endokrinologen und Männerarzt zuwenden.

Hier reicht das Diagnosespektrum vom tatsächlich unerkannten Hormonmangel verschiedenster hormoneller Systeme bis hin zum Burn-out-Syndrom des gestressten Arbeiters oder Akademikers.

Die dritte Gruppe der Männer sind die älteren Ratsuchenden über 55 Jahre, welche einen fraglichen Hormonmangel bei sich vermuten oder körperliche Veränderungen auf Hormonstörungen zurückführen.

Die Gruppe der Tumorpatienten oder der Ratsuchenden mit behandelten Tumorerkrankungen und einer durch die Wirkungen oder unerwünschten Wirkungen der Therapie ausgelösten Veränderung ihrer hormonellen Systeme wird unabhängig von den oben genannten Patientenkollektiven gesehen.

Dabei ist auffällig, dass gerade die zweite Gruppe der Ratsuchenden häufig von ihren Partnerinnen und Ehefrauen in die Sprechstunde geschickt wird.

8.14.2 Erstgespräch – Männerspezifischer Fragebogen

Der Männerarzt muss das Befinden seines Patienten grundsätzlich anders erfragen als der klassische Hausarzt. Männer neigen, bedingt durch ihre Erziehung und aufgrund der gesellschaftlichen Zwänge dazu, keine Schwäche zu zeigen und Fehler nicht zuzugeben.

Die sorgfältige Erhebung der Anamnese kann mit der Frage nach den aktuellen Problemen oder nach dem Grund des Besuches beginnen. Hier sollte relativ rasch klargemacht werden, dass der Patient sich in der Männersprechstunde zur Abklärung seiner spezifischen Probleme und nicht beim Hausarzt zur Abklärung seiner üblichen Krankheitssymptome befindet. Dabei sollten insbesondere frühzeitig im Gespräch auch Fragen nach der sexuellen Gesundheit und nach besonderen Lebenseinflüssen gestellt werden. Die Bereiche Beruf, Stressbelastung, Partnerschaft und Familie müssen ebenso einbezogen werden (s. unten Männer-Gesundheitsfragebogen).

Herauszuheben sind ferner bereits erfolgte Vorsorgeuntersuchungen und eine ausführliche Medikamentenanamnese unter besonderer Berücksichtigung von Medikamenten mit hormonellen Substanzen und solchen, die eine erektile Dysfunktion verursachen können. Hier seien die Kardinalfragen nach der letzten augenärztlichen, der letzten internistischen, der letzten zahnärztlichen und der letzten urologischen Untersuchung zu stellen.

Die Erfragung familiärer Risikofaktoren mit frühen Todesfällen in der Familie einschließlich der Frage nach Depressionen auch im Umfeld des Ratsuchenden sind ebenso wichtig, wie die Erfassung der Dosen einzelner gesellschaftlich üblicher Genussgifte (Tabak- und Alkoholkonsum).

Diese Daten sollten in einem Standard abgefragt, erfasst und protokolliert werden.

Mit dem **Männer-Gesundheitsfragebogen** werden Probleme in den Bereichen Beruf, Partnerschaft, Familie und Sexualität systematisch abgefragt. Dieser Fragebogen wird vor Beginn des Erstgespräches dem Ratsuchenden unabhängig vom Alter zur Bearbeitung übergeben und gibt rasch Einblick, wieweit der Ratsuchende bereit ist, sich zu öffnen. Auch nicht beantwortete Fragen sind aufschlussreich. Der Fragebogen bietet die Grundlage für die weitere Anamneseerhebung und kann durch Nachfragen detailliert ergänzt werden (Abb. 8.14-1).

8.14.3 Untersuchung – Diagnostik

Im Anschluss an das Erstgespräch erfolgt die **allgemeine körperliche Untersuchung** mit besonderer Berücksichtigung der Inspektion von Haut, Körperproportionen, Sexualorganen und einer orientierenden neurologischen Untersuchung.

ENDOKRINOLOGIKUM
HAMBURG

Männer-Gesundheitsfragebogen

Name: ....
Vorname: .... Geburtsdatum: ....
Gewicht: ....
Größe: ....
Patienten Nr.:

1. Kraft:
( ) ich habe viel Kraft
( ) meine Kraft lässt gelegentlich nach
( ) ich bin kraftlos

2. Alltagsgedächtnis
( ) ich vergesse oft Daten und Namen
( ) ich vergesse nichts und kann über alles nachdenken
( ) ich suche öfter nach Worten und Gegenständen

3. Lust und Liebe
( ) ich habe fast täglich Lust
( ) meine Lust lässt doch nach, aber es stört nicht
( ) ich habe keine Lust mehr und ich beginne zu leiden

4. Potenz
( ) ich kann immer, wenn ich will
( ) ich möchte wohl noch, aber es geht nicht mehr so gut
( ) ich habe nur noch selten Sexualität, sie fehlt mir

5. Angst
( ) ich habe keine Angst
( ) bisweilen mache ich mir Sorgen
( ) ich brauche viel Kraft, um meine Alltagsängste zu überwinden

6. Schlaf
( ) ich schlafe wie ein Bär
( ) mein Schlaf reicht mir oft nicht
( ) ich schlafe schlecht ein
( ) ich wache oft auf

7. Stress
( ) ich bin eigentlich dauernd überfordert
( ) ich fühle mich beruflichem und privatem Stress immer weniger gewachsen, packe es aber noch
( ) mein Stress im Beruf und privat macht mir Spaß

8. Arbeit
( ) meine Arbeit macht mir eigentlich keinen Spaß mehr
( ) ich arbeite gerne und packe meine Alltagsaufgaben ohne Mühe
( ) ich muss mich zunehmend bei der Arbeit anstrengen

Abb. 8.14-1 Der Männer-Gesundheitsfragebogen (Endokrinologikum Hamburg).

ENDOKRINOLOGIKUM
HAMBURG

9. Stimmung
( ) meine Stimmung ist überwiegend ausgezeichnet, ich freue mich meistens am Leben
( ) ich bin gelegentlich niedergeschlagen, überwinde dies aber meistens wieder in den Erholungsphasen
( ) ich fühle mich überwiegend deprimiert und "ausgebrannt"

10. Zigaretten
( ) mehr als 20
( ) 10 - 20
( ) keine

11. Alkohol
( ) mehr als 50 g regelmäßig
( ) 20 - 50 g regelmäßig
( ) 20 - 50 g gelegentlich
( ) weniger als 20 g gelegentlich

12. Sport
( ) hin und wieder (Urlaub)
( ) manchmal zu Hause (welche Sportart?)
( ) 2-3mal pro Woche (welche Sportart?)
( ) täglich (welche Sportart?)

13. Mein Penis
( ) ich habe häufig Erektionen, egal wie es mir geht
( ) ich habe keine Erektionen
( ) ich habe Erektionen, wenn es mir gut geht, sonst aber nur selten (weniger als 2mal pro Woche)

14. Mein Beruf
( ) selbständig
( ) Beamter, Angestellter, Arbeiter
( ) Ruhestand

15. Mein Körper
( ) Größe: cm
( ) Gewicht: kg
( ) Bauchumfang (Nabelhöhe): cm
( ) Bizeps rechts: cm
( ) Brustumfang (Brustwarzenhöhe): cm

16. Mein Lebenspartner/Ehepartner
( ) Liebe und Sexualität passen noch gut
( ) wir lieben uns, haben aber selten Sex
( ) Liebe und Sexualität sind unwichtig geworden

17. Mein Alter
( ) ich bin Jahre alt
( ) ich fühle mich körperlich wie -jährig
( ) ich fühle mich mental wie -jährig

Abb. 8.14-1 *Fortsetzung* Der Männer-Gesundheitsfragebogen (Endokrinologikum Hamburg).

Die **Basisdiagnostik** besteht in unserem Zentrum in der ersten Stufe in einer Routinelabordiagnostik aus den Parametern für Nieren- und Leberfunktion, Entzündungsparametern (einschließlich Immunglobulin), Zuckerstoffwechsel, Schilddrüsenstoffwechsel, Parameter zur Überprüfung der Nebennieren- und Hodenfunktion, der adrenalen Androgene und des Knochenstoffwechsels.

Ergeben sich aus der Anamnese Hinweise für spezifische Erkrankungen (z.B. Hypoparathyreoidismus nach Entfernung der Schilddrüse und Nebenschilddrüsen), wird eine entsprechende Stufendiagnostik empfohlen.

Die Einzelheiten der Untersuchungen werden mit dem Ratsuchenden abgesprochen, die Kostensituation wird erklärt ebenso wie die definierten Leistungen bei bestimmten Symptomen durch die gesetzliche und private Krankenversicherung. Diese Einzelheiten werden in einem entsprechenden Vertragsverhältnis festgehalten bzw. dokumentiert.

Bei anamnestischen Hinweisen auf Gefäßerkrankungen wird eine Doppleruntersuchung der Halsgefäße mit Messung der Breite von Intima und Media empfohlen, bei entsprechenden Symptomen eine Schilddrüsensonographie oder bei familiärer Disposition oder Medikamentenanamnese auch eine Knochendichtemessung nach dem „Goldstandard (DEXA)“ angeraten.

8.14.4 Konzeptionelle Beratung – Therapievorschläge

Nach angemessenem Zeitraum wird der Ratsuchende zu einem zweiten Gespräch einbestellt, wobei die Ergebnisse der erfolgten Basisdiagnostik erklärt und besprochen werden. Ergibt sich aus den durchgeführten Laborparametern die Notwendigkeit einer weiteren Stufendiagnostik oder auch von dynamischen endokrinen Tests, so werden diese erläutert und zur Durchführung terminiert sowie ggf. weitere Konsultationen veranlasst.

In unserem Zentrum wurden in einem Zeitraum von 18 Monaten bei 350 untersuchten Patienten, die speziell zur Abklärung von hormonellen Störungen überwiesen wurden, folgende Symptome, geordnet nach der Häufigkeit, angegeben:

- Nachtschweiß
- Abgeschlagenheit
- Libidoverlust
- Adipositas
- Knochenschmerzen

Die häufigsten Diagnosen entsprachen mit 23 % einem Androgenmangel und mit 35 % einem Mangel des Hormons Dehydroepiandrosteron (DHEA). Dabei wurden bei 14 Patienten eine Osteoporose, bei 4 Patienten ein bisher nicht beschriebenes Prostatakarzinom, bei 3 Patienten eine schwere endogene Depression nachgewiesen. Bei 5 Patienten führte die Anamnese zur Verdachtsdiagnose einer koronaren Herzkrankheit, die mittels anschließendem Herzkatheter bestätigt und per Kardiodilatation oder Bypass-Operation behandelt wurde.

Die häufigsten Konsultationen betrafen in absteigender Reihenfolge die Fachgebiete:

- Urologie
- Kardiologie
- Ophthalmologie
- HNO
- Gastroenterologie
- Proktologie

Die therapeutischen Optionen wurden mit den Ratsuchenden eingehend besprochen. Etablierte Therapien mit Hormonen wurden, falls notwendig, empfohlen; sie erfolgen nach sorgfältiger Abwägung von Nutzen und Risiko unter Beachtung der Kontraindikationen. Der Endokrinologe wird hier als Spezialarzt für den Umgang mit Hormonen beratend tätig. Nach interdisziplinärer Abklärung aller Beschwerden durch die Fachkollegen erfolgt die Zusammenführung der Befunde, um wichtige Diagnosen nicht zu übersehen.

8.14.5 Kontrollmechanismen – Compliance-Förderung

Jede therapeutische Maßnahme muss überwacht werden. Die Compliance im Umgang mit medizinischen Ratschlägen, Kontrolluntersuchungen und Einnahme von Hormonen und Medikamenten muss vom Männerarzt vermittelt und vom Ratsuchenden als Leistung erbracht werden. Nur die Definition der Ziele und deren Überwachung gestaltet den Erfolg der Therapie und bildet die Grundlage für das vertrauensvolle Patienten-Arzt-Verhältnis.

Dabei steht für den Männerarzt die Notwendigkeit der Kenntnis von Wirkung, Risiken und unerwünschten Wirkungen der eingesetzten diagnostischen und therapeutischen Maßnahmen im Vordergrund und sollte jederzeit beachtet werden. Der Patient wird in den meisten Fällen zwischen 1 und 3 Monaten nach Beginn einer Hormontherapie erneut einbestellt zur Kontrolle der Plasmaspiegel und zur Überprüfung der Richtigkeit der applizierten Hormonformen sowie der Überprüfung von Serumspiegeln. Auch die Einhaltung der empfohlenen diagnostischen und therapeutischen Maßnahmen sowie die Absprache über die Weitergabe der Untersuchungsergebnisse an mitbehandelnde oder überweisende Kollegen im Sinne eines interdisziplinären Betreuungskonzeptes werden hier thematisiert.

Die Entwicklung einer Compliance zur regelmäßigen Vorsorge ist gerade bei Männern wichtig, die bisher keinen Arzt ihres Vertrauens hatten, wie es der Frauenarzt für das andere Geschlecht seit Jahrzehnten ist.

Dabei ist Männermedizin weit mehr als Hormontherapie oder Lifestyle-Medizin. Vorsorgeprogramme sind die wichtigsten Instrumente der Altersprävention. Dabei ist das erklärte Ziel die Kompression der Morbidität im fortgeschrittenen Alter.

Weiterführende Literatur

Allolio B, Schulte HM: Praktische Endokrinologie. München, Wien, Baltimore: Verlag Urban & Schwarzenberg, 1996.

Baltimore Longitudinal Study of Ageing: Report 1993. National Institute an Ageing, National Institutes of Health, Baltimore, 1993.

Fries JF, Green LW, Levine S: Health promotion and compression of morbidity. Lancet 1989; 1,481.

Kunze M, Rieder A: Der alternde Mann aus sozialmedizinischer Sicht. In: Plas E, Riedl CR, Pflüger H (eds.): Andropause. Mythos oder Realität. S. 4–6. Stuttgart-New York, Georg Thieme Verlag, 2000.

Wang C, Swerdloff RS: Androgen replacement therapy. Ann Med 1997; 29:365–70.

9

Erkrankungen der männlichen Geschlechtsorgane

9.1 Störungen des endokrinen Systems unter besonderer Berücksichtigung des primären Hypogonadismus 438
9.1.1 Idiopathischer hypogonadotroper Hypogonadismus (IHH) 438
9.1.2 Pubertas tarda 439
9.1.3 Primärer Hypogonadismus 439
9.1.4 Androgenresistenz 440
9.1.5 Testosteronsekretion im Alter 440

9.2 Andrologisch relevante chromosomale Erkrankungen und Intersexualität 444
9.2.1 Klinefelter-Syndrom 444
9.2.2 XYY-Mann 446
9.2.3 45,X/46,XY-Mosaike 446
9.2.4 Chromosomale Strukturaberrationen . . 446
9.2.5 Intersexualität 447

9.3 Penile Erkrankungen 448
9.3.1 Einleitung 448
9.3.2 Erkrankungen des Penis 448
Mikropenis 448
Phimose (Vorhautverengung) 449
Penile Hauterkrankungen 449
Tumoren des Penis 449
9.3.3 Erkrankungen der Schwellkörper 450
Kongenitale Penisdeviation (idiopathische juvenile Penisdeviation) ... 450
Induratio penis plastica (IPP) 451
Priapismus 451

9.4 Hodentumoren 453
9.4.1 Definition und Epidemiologie 453
9.4.2 Histogenese und Klassifikation 453
9.4.3 Ätiologie 454
9.4.4 Metastasierung 454
9.4.5 Klinische Klassifikation 454
9.4.6 Symptomatik 455
9.4.7 Fertilität von Hodentumorpatienten . 456
9.4.8 Diagnostik 456
Primärtumor 456
Staging 457
9.4.9 Therapie 458
Therapie des Primärtumors 459
Therapie nichtseminomatöser Keimzelltumoren im CS I 459
Therapie nicht-seminomatöser Keimzelltumoren im CS IIA/B 460
Therapie seminomatöser Keimzelltumoren im CS I 461
Therapie seminomatöser Keimzelltumoren im CS IIA/IIB 461
Therapie von fortgeschrittenen NSGCT 461
Therapie von fortgeschrittenen Seminomen 462
9.4.10 Nachsorge 462

9.5 Varikozele testis 464
9.5.1 Definition und Ätiologie 464
9.5.2 Inzidenz 465
9.5.3 Symptome und Einteilung 465
9.5.4 Diagnostik 465
9.5.5 Therapie 466
9.5.6 Fertilität und Varikozele 467
9.5.7 Empfehlungen 467

9.6 Maldescensus testis 468
9.6.1 Definition 468
9.6.2 Epidemiologie 468
9.6.3 Klassifikation 469
9.6.4 Folgen des Maldescensus testis 469
9.6.5 Therapie 470
Hormontherapie 470
Chirurgische Therapie 471
Der nicht tastbare Hoden 471

9.7 Krankheiten des Nebenhodens und Samenstrangs 472
9.7.1 Epididymitis 472
Ätiopathogenese 472
Klinik 472
Diagnose und Differenzialdiagnose .. 472

Therapie 473
Prognose 474
9.7.2 Fehlbildungen und Tumoren 474
Fehlbildungen 474
Tumoren 475

9.8 Krankheiten der Urethra – Urethritis 475
9.8.1 Symptomatik und Befund 476
9.8.2 Ätiologie 476
9.8.3 Diagnostik 476
9.8.4 Therapie 478

9.9 HIV und AIDS 479
9.9.1 Pathophysiologische Grundlagen 479
9.9.2 Übertragungswege und Epidemiologie 480
9.9.3 Klinischer Verlauf, Stadieneinteilung . 481
9.9.4 Diagnostik 482
9.9.5 Antiretrovirale Therapie (ART) 483

9.10 Erkrankungen der Prostata 487
9.10.1 Prostatitis 487
Klassifikation 487
Epidemiologie und Symptomatologie. 488
Ätiopathogenese 489
Diagnostik 489
Therapie 490
9.10.2 Benigne Prostatahyperplasie (BPH) . . 493
Epidemiologie 493
Ätiologie 494
Symptomatik 494
Diagnostik 496
Therapie 498
Zusammenfassung 501
9.10.3 Prostatakarzinom 502
Einleitung 502
Epidemiologie, Pathologie und Genetik 503
Diagnostik 504
Krankheitsstadien und Prognose 506
Prinzipien der Therapie 507
Operative Therapie 507
Strahlentherapie 509
Hormontherapie 511
Chemotherapie 513
Supportive Therapie 514

9.1 Störungen des endokrinen Systems unter besonderer Berücksichtigung des primären Hypogonadismus

Walter Krause

9.1.1 Idiopathischer hypogonadotroper Hypogonadismus (IHH)

Ursache

Verminderte Sekretion von Gonadotropin-Releasing-Hormon (GnRH) von den basalen Neuronen des Hypothalamus führt zu verminderter Produktion von FSH und LH in der Hypophyse. In etwa ⅓ der Fälle lässt sich eine genetische Grundlage wahrscheinlich machen. Es gibt autosomal-dominante und X-chromosomal-rezessiv vererbliche Gene. Wegen der entwicklungsgeschichtlichen Nähe zum Riechepithel kommt der IHH mit Riechstörungen kombiniert vor. Diese Form bezeichnet man als Kallmann-Syndrom.

Klinik

Meist wird der IHH erst durch die ausbleibende Pubertätsentwicklung klinisch manifest (Abb. 9.1-1). Es entwickeln sich keine Pubertätszeichen, keine Spermatogenese und keine Sexualität. Die Patienten sind infertil und meist auch nicht kohabitationsfähig. Die klinische Symptomatik ist jedoch sehr variabel. Eine begleitende totale Anosmie führt zur Diagnose des Kallmann-Syndroms.

Diagnostik

Die Serumspiegel von FSH, LH und Testosteron sind niedrig. Der GnRH-Test ist negativ, er wird jedoch im Verlauf der Behandlung positiv. Spontane LH-Pulse fehlen. Der HCG-Test zeigt eine normale Reaktionsfähigkeit der Leydig-Zellen an. Bildgebende Untersuchungen der Hypophyse und des Hypothalamus sind zum Ausschluss von Tumoren sinnvoll. Auch genetische Untersuchungen sind anzuraten.

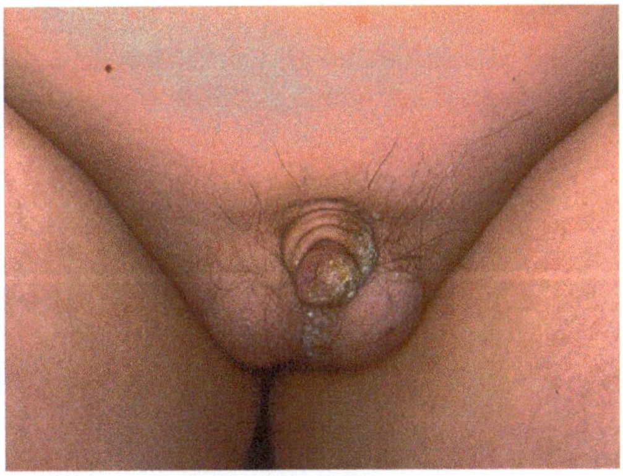

Abb. 9.1-1 Klinisches Bild des idiopathischen hypogonadotropen Hypogonadismus (IHH): fehlende klinische Pubertätszeichen.

Therapie

Zuerst wird der Patient mit einer der zur Verfügung stehenden Applikationsformen von Testosteron substituiert (s. u.). Damit kann die Entwicklung der klinischen Pubertätszeichen und der Sexualität erreicht werden, jedoch nicht die Fertilität. Wenn Kinderwunsch besteht, kann als eine Möglichkeit eine pulsatile Gabe von GnRH erfolgen. Dazu wird mit Hilfe einer kleinen, tragbaren Pumpe alle 2 Stunden eine Menge von 5–20 mg GnRH durch eine subkutan liegende Kanüle injiziert. Als Folge wird pulsatil LH von der Hypophyse sezerniert und damit wird die Leydig-Zellfunktion stimuliert. Eine andere Möglichkeit ist die Injektion von LH und FSH (HCG + HMG), die ebenfalls die Leydig-Zellfunktion stimuliert. Beide Behandlungsformen führen innerhalb von 3–18 Monaten zur Entwicklung der Spermatogenese, die allerdings wieder regrediert, wenn die Behandlung beendet wird.

Prognose

Sie wird durch das Alter der Ersttherapie wenig beeinflusst. Wenn die Substitution erst nach dem Alter der normalen Pubertät beginnt, entwickelt sich die Knochenmasse nicht ausreichend und eine frühzeitige Osteoporose ist die Folge.

9.1.2 Pubertas tarda

Von dem IHH sind differenzialdiagnostisch die (viel häufigeren) Fälle von konstitutioneller Entwicklungsverzögerung abzugrenzen. Definitionsgemäß spricht man von Pubertas tarda, wenn bis zum Ende des 14. Lebensjahrs noch keine Pubertätszeichen sichtbar sind, ohne damit aber einen pathologischen Befund zu fixieren. Die Knaben haben normale Gonadotropinspiegel, die Entwicklung tritt ohne zusätzliche Behandlung ein.

9.1.3 Primärer Hypogonadismus

Störungen der Testosteron-Biosynthese

Für die Synthese von Testosteron aus Cholesterin sind 5 Enzyme erforderlich. Von allen diesen Enzymen sind genetische Defekte bekannt. In allen Fällen entsteht ein Hypogonadismus, wenn der Defekt hochgradig ist, haben die Patienten einen femininen äußeren Habitus. Einige der Defekte gehen mit einer Nebennierenrindeninsuffizienz einher, die das klinische Bild prägt.

Klinefelter-Syndrom

Ursache ist eine Disomie des X-Chromosoms, in seltenen Fällen kommen auch höhere Polysomien vor. Das Klinefelter-Syndrom ist die häufigste numerische Chromosomenanomalie. Die meisten Patienten entwickeln zeitlich normale Pubertätszeichen, 30 % haben eine Gynäkomastie. Sie werden erst bei Kinderwunsch wegen der regelmäßig vorhandenen Infertilität auffallend. Dann findet man ein kleines Hodenvolumen, histologisch fehlen Zellen der Spermatogenese. Die Patienten haben, auch wenn sie klinisch unauffällig sind, niedrige Testosteronspiegel, sie entwickeln eine frühzeitige Osteoporose. Die Diagnose wird durch Chromosomenanalyse gestellt. Bei subnormalen Testosteronspiegeln empfiehlt sich eine frühzeitige Substitution.

Anorchie

Die **angeborene Anorchie** ist keine Anlagestörung, sondern eine durch intrauterine Noxen bedingte Regression der Hoden. Wenn sie doppel-

seitig auftritt, entsteht das Bild eines Hypogonadismus. Die Symptome sind die gleichen wie beim IHH. Der komplette Ausfall der Testosteron-Sekretion muss dann bereits präpubertär substituiert werden.
Eine **sekundäre Anorchie** ist die Folge von Traumen oder der beidseitigen Orchidektomie wegen Hodentumor. Präpubertär entsteht ein klinisches Bild wie beim IHH. Wenn sie nach der Pubertät auftritt, ist ein Rückgang der sexuellen Aktivität die Folge, die maskuline Differenzierung verändert sich nur wenig. In beiden Fällen muss Testosteron substituiert werden. Beim Erwachsenen wird damit die männliche Sexualität erhalten und der Osteoporose vorgebeugt.

9.1.4 Androgenresistenz

Ursache

Mutationen oder Deletionen des Androgenrezeptors und/oder der an der Androgenwirkung beteiligten Kofaktoren führen zur Androgenresistenz.

Klinik

Bei völliger Funktionslosigkeit des Androgenrezeptors entsteht das Syndrom der testikulären Feminisierung. Die Patienten haben ein weibliches Genitale und entwickeln Brüste, aber keine Terminalbehaarung („hairless women"). Atrophe Hoden sind in den großen Labien nachzuweisen. Inkomplette Formen des Syndroms gehen mit intersexuellem Genitale einher. Patienten mit Reifenstein-Syndrom zeigen normale maskuline Differenzierung, aber gestörte Spermatogenese.

Diagnose

Hormonbestimmungen zeigen erhöhte Spiegel von LH und Testosteron. An Fibroblasten in der Gewebekultur kann die mangelnde Bindung von Testosteron an den Rezeptor nachgewiesen werden. Die DNA-Analyse des Androgenrezeptor-Gens mit Hilfe der PCR zeigt unterschiedliche Defekte.

Therapie

Eine kausale Behandlung ist nicht möglich. Bei groben klinischen Anomalien stehen chirurgische Verfahren im Vordergrund.

9.1.5 Testosteronsekretion im Alter

Pathophysiologie

Die Menge des von den Leydig-Zellen gebildeten Testosterons nimmt mit dem Alter ab, während die Gonadotropinspiegel ansteigen. Es handelt sich aber nicht um eine ähnlich dramatische Abnahme wie bei der Östrogenproduktion, so dass es kein männliches Klimakterium gibt. Alle vorliegenden Studien sprechen dafür, dass das Absinken der Testosteron-Produktion der mit dem Altern verbundenen Funktionseinschränkungen anderer Organe parallel läuft (Abb. 9.1-2). Viele neuere Studien, die die Zusammenhänge zwischen Alter und Testosteronproduktion bzw. -serumspiegeln untersuchen, weisen darauf hin, dass das kalendarische Alter weniger bedeutsam für das Auftreten erniedrigter Spiegel ist als Krankheiten oder andere chronische Organschäden. Dabei scheint die Art der Krankheit eine geringere Rolle zu spielen als ihre Dauer und ihre Schwere (Vermeulen 1991).
In der Massachusetts Male Aging Study (MMAS) wurden diese Veränderungen in einer Quer-

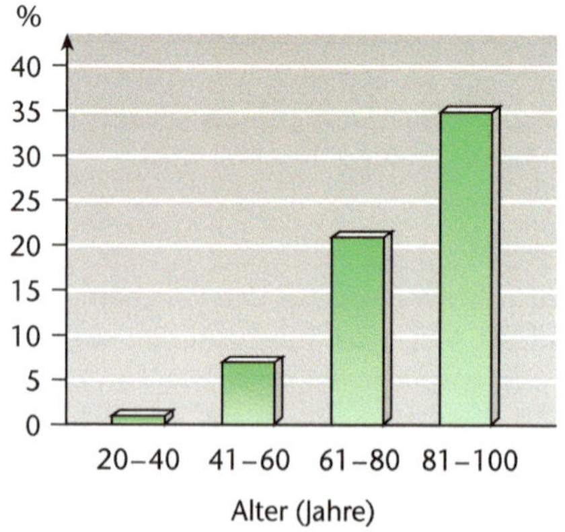

Abb. 9.1-2 Zunahme der Zahl der Männer mit niedrigem Testosteronspiegel, in Abhängigkeit vom Alter (nach Vermeulen 1991).

schnittsstudie an über 1700 Gesunden untersucht (vgl. Kap. 2.12, Tab. 2.12-2). Sie zeigten eine große Variation der individuellen Werte (McKinlay et al. 1989). In einer Longitudinalstudie (New Mexico Aging Process Study) wurde auch intraindividuell das Absinken der Testosteronspiegel, aber ein Ansteigen der LH- und FSH-Spiegel mit dem Alter gefunden (Morley et al. 1997).

Männer mit einer chronischen Krankheit oder Adipositas hatten parallele Veränderungen, jedoch um 14 % (Gesamttestosteron), 10 % (freies Testosteron), 10% (SHBG) und 7% (albumingebundenes Testosteron) niedriger; die gleichzeitig gemessenen Parameter der Nebennierenrindenfunktion veränderten sich mit dem Alter nicht. Lediglich die mittleren Spiegel von DHEA sanken altersabhängig, aber dies war vor allem bei Männern mit koronarer Herzkrankheit zu beobachten.

Ursache des Absinkens der Testosteronspiegel ist wahrscheinlich die primäre Ursache eine Leydigzellinsuffizienz. Bei einer Testosteron-Substitution von jüngeren und älteren Männern mit Hilfe des skrotalen Pflasters resultierten in beiden Gruppen ähnliche Blutspiegel von Testosteron und Östradiol, die Spiegel von LH wurden jedoch nur bei den älteren, nicht aber bei den jüngeren Männern supprimiert. Beim alternden Mann stiegen also die LH-Spiegel reaktiv nicht in dem Maß wie bei Jüngeren an, wenn die Testosteronspiegel absinken (Winters et al. 1997).

Ein Teil des Gens für den Androgenrezeptor, die polymorphe CAG-repeat, ist verantwortlich für die Transkriptionsaktivität dieses Gens. Bei 882 Männern der MMAS wurde eine Assoziation der Länge des CAG-repeats mit Testosteronspiegeln beobachtet (Krithivas et al. 1999). Die Befunde sprechen dafür, dass die zirkulierenden Androgenspiegel von der Aktivität des Rezeptors abhängig sind.

Störungen der sexuellen Funktion

Die Häufigkeit von Erektionsstörungen steigt mit dem Alter an (Feldman et al. 1994, Abb. 9.1-3). Die „erektile Dysfunktion" des alternden Mannes hat aber gewöhnlich multiple Ursachen. Sie ist aber von dem Nachlassen der endokrinen Funktion der Testes eher unabhängig. Männer mit Störungen der sexuellen Funktion haben nicht immer auch verminderte Testosteronspiegel im Serum. Wenn man bei Patienten, die über Störungen der sexuellen Funktionen klagen, die Testosteronspiegel bestimmt, so findet man keine Unterschiede zwischen Männern mit Erektionsstörungen und denen mit erhaltener Erektion (Krause und Müller 1999). Auch bei dem Vergleich der Testosteronspiegel alternder Männer mit dem Grad des sexuellen Interesses fanden sich keine signifikanten Unterschiede.

Osteoporose

Die Inzidenz von Oberschenkelhalsbrüchen steigt bei Männern ebenso wie bei Frauen mit dem Alter an, die Männer sind bei gleicher Inzidenz im

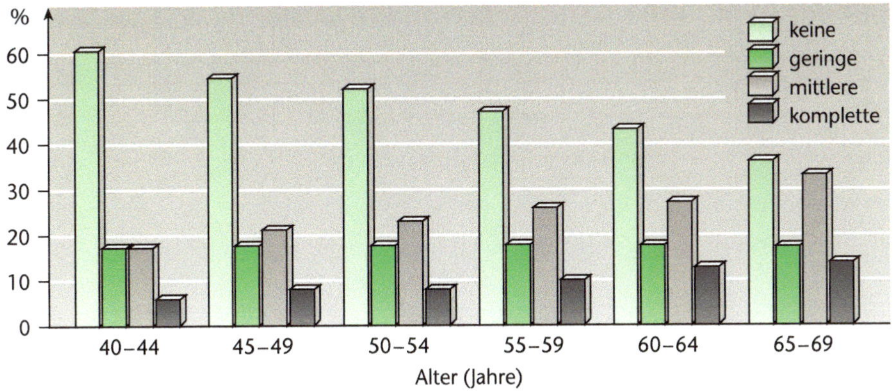

Abb. 9.1-3 Zunahme der Zahl der Männer, die Störungen der sexuellen Funktion angeben, in Abhängigkeit vom Alter (nach Feldman et al. 1994).

Mittel 20 Jahre älter. (Abb. 9.1-4). Als eine der Ursachen ist die eindeutig mit dem Alter abnehmende Knochenmineraldichte anzusehen.
Erst wenn ein Testosteronmangel nachgewiesen wurde, ist eine Testosteron-Substitution indiziert. Allerdings ließ sich in einer der ersten kontrollierten Studien an über 65-jährigen Männern keine signifikante Anhebung der Knochenmineraldichte durch die Testosteronsubstitution nachweisen (Snyder et al. 1999a). Auf jeden Fall ist bei einer Testosteronsubstitution nicht zu vergessen, dass auch Vitamin D und Kalzium in ausreichender Menge vorhanden sein müssen (Seeman 1997). Alle anderen therapeutischen Maßnahmen werden bisher in Analogie zu denen, die für Frauen in der Menopause erarbeitet wurden, angewendet.

Körperfett und Muskulatur

Hypogonadale Männer haben eine geringere Muskelmasse als normogonadale Männer. Muskelmasse und Kraft nehmen mit dem Alter ab (Baumgartner et al. 1999). Eine Testosteron-Substitution führt in solchen Fällen zu einer Vergrößerung der einzelnen Muskelfasern und damit zum Anstieg der Muskelmasse insgesamt. Auch das Fettgewebe ist zum Testosteron-Stoffwechsel in der Lage. Adipöse Männer haben niedrigere Testosteronspiegel als normalgewichtige, auch sind die Leptinspiegel invers mit Testosteronspiegeln korreliert (Baumgartner et al. 1999). Die Gesamtmenge an Fettgewebe ist mit dem Gesamttestosteron und dem freien Testosteron signifikant invers korreliert.

Sichere Hinweise auf Einflüsse des absinkenden Testosteronspiegels beim alternden Mann auf Muskelmasse und Fettverteilung liegen jedoch noch nicht vor. So behandelten Snyder et al. (1999b) 108 über 65-jährige Männer 36 Monate lang mit einem Testosteronpflaster versus Plazebo. In der Testosteron-Gruppe nahm das Körperfett ab und die fettfreie Körpermasse zu. Die Muskelstärke, gemessen an der Kniebeugung und -streckung, war jedoch zwischen beiden Gruppen nicht unterschiedlich.

Erythropoese

Die Stimulation der Erythropoese durch Testosteron etwa beim niereninsuffizienten Patienten ist gut bekannt. Auch die während einer lang dauernden Testosteron-Substitution zu beobachtende Polyglobulie und Erhöhung des Hämoglobinwertes ist die Folge dieser Wirkung. Belege dafür, dass die Anämie beim alternden Mann eine Folge des Absinkens der Testosteronspiegel im Alter ist, gibt es jedoch nicht.

Lipidstoffwechsel und kardiovaskuläres System

Die Angaben aus der Literatur hinsichtlich einer Assoziation der Spiegel von Testosteron einerseits und denen von Lipiden und Lipoproteinen andererseits sind widersprüchlich. Auch wenn Männer im Allgemeinen höhere Werte der Lipidfraktionen haben als Frauen, besteht offenbar keine Korrelation zwischen den individuellen Testosteronspiegeln und Lipidwerten (Haffner 1996). Obwohl eine hohe Dosierung exogen zugeführter

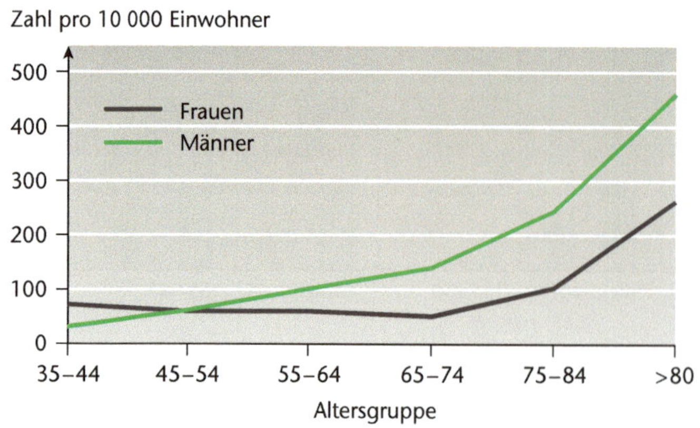

Abb. 9.1-4 Zunahme der Zahl der Männer, die auf Grund einer Osteoporose einen Schenkelhalsbruch erleiden, in Abhängigkeit vom Alter (nach Orwoll, 1995).

Sexualhormone das Risiko kardiovaskulärer Krankheiten erhöht, scheinen die physiologischen Spiegel der endogenen Sexualhormone keine Rolle für die Entwicklung von arteriellen Verschlüssen zu spielen (Price et al. 1997).
Auch die gefürchtete Folge der Hyperlipidämie, die bei Männern eindeutig häufigere KHK, scheint nicht mit dem physiologischen Testosteronspiegel assoziiert. Bei den meisten Querschnittsstudien ergaben sich keine signifikanten Korrelationen von Testosteronspiegeln und KHK (Haffner 1996). Auch eine Vorhersage von ischämischen Herzkrankheiten durch die aktuellen Testosteronspiegel war nicht möglich.
Im Gegenteil scheinen neuere Studien zu zeigen, dass Testosteron einen direkten koronarrelaxierenden Effekt hat. Nach einer i.v.-Injektion von Testosteron (im Vergleich zu Plazebo) erschienen jedenfalls die belastungsinduzierten Zeichen im EKG abgeschwächt (Rosano et al. 1999).

Kognitive Funktionen, Aggressivität und Depressivität

Die allgemeine und sexuelle Aggressivität korreliert mit den Testosteronspiegeln. Sowohl bei Straftätern wurde ein solcher Zusammenhang gefunden als auch bei Heranwachsenden, wenn Mütter und Erzieher zur Beurteilung aufgefordert wurden (Christiansen 1998). Entsprechende Untersuchungen für den alternden Mann werden nicht zitiert.
Depressionen sind bei Frauen häufiger als bei Männern. Das lässt an einen Zusammenhang mit Sexualhormonen denken. Depressive Männer haben signifikant niedrigere Testosteronspiegel, wahrscheinlich auf Grund niedrigerer Pulse von LH. Das spricht für eine zentrale Störung der gonadalen Funktion während einer depressiven Periode (Schweiger et al. 1999). In einer Studie an 856 Männern im Alter zwischen 50 und 89 Jahren, die eine Klinik aus den verschiedensten Gründen besuchten, hatten diejenigen Männer mit eindeutigen depressiven Symptomen signifikant niedrigere Werte des freien Testosterons (Barrett-Connor et al. 1999). Bei Kastraten und hypogonadalen Männern bessern sich depressive Symptome während einer Testosteron-Substitution. Bei gesunden Männern wurde jedoch nicht immer eine (inverse) Korrelation von Testosteron-Spiegeln und depressiven Symptomen gefunden (Tab. 9.1-1). Überraschenderweise weisen die meisten Befunde bei jüngeren Männern sogar auf eine positive Korrelation hin, d.h. bei höheren endogenen Testosteronspiegeln fanden sich stärkere depressive Symptome (Christiansen 1998).

Tab. 9.1-1 *Assoziation von Depression und Testosteronspiegeln (nach Christiansen, 1998).*

Autoren	Assoziation T-Spiegel und Stimmungslage
Doering et al. 1974	positiv bei Depression
Houser 1979	positiv bei Depression
Daitzman und Zuckerman 1980	negativ bei Depression
Hubert 1990	negativ bei Depression
Paikoff	negativ bei Depression
Christiansen und Knussman 1998	positiv bei Depression

Literatur

Barrett-Connor E, Von Muhlen DG, Kritz-Silverstein D: Bioavailable testosterone and depressed mood in older men: the Rancho Bernardo Study. AJ Clin Endocrinol Metab 1999; 84(2):573–7.

Baumgartner RN, Waters DL, Gallagher D, Morley JE, Garry PJ: Predictors of skeletal muscle mass in elderly men and women. Mech Ageing Dev 1999; 107(2):123–36.

Christiansen K: Behavioral correlates of testosterone. In: Testosterone, Action Deficiency, Substitution. E Nieschlag, HM Behre (Eds.), Springer, 1998.

Feldman HA, Goldstein I, Hatzichristou DG, Krane RJ, McKinlay JB: Impotence and its medical and psychosocial correlates: results of the Massachusetts Male Aging Study. J Urol 1994; 151(1):54–61.

Haffner SM: Androgens in relation to cardiovascular disease and insulin resistance in aging men. In: Androgens and the aging male (Eds.) B Oddens and A Vermeulen, Parthenon Publishing, New York etc., 1996.

Krause W, Müller HH: The relation of sexual dysfunction to hormone levels, diseases and drugs used in andrological patients. Urologia internationalis 2000; 64(3): 143–148.

Krithivas K, Yurgalevitch SM, Mohr BA, Wilcox CJ, Batter SJ, Brown M, Longcope C, McKinlay JB, Kantoff PW: Evidence that the CAG repeat in the androgen receptor gene is associated with the age-related decline in serum androgen levels in men. J Endocrinol 1999; 162(1):137–42.

Laue-L, Chan-WY, Hsueh-AJ, Kudo-M et al.: Genetic heterogeneity of constitutively activating mutations of the human luteinizing hormone receptor in familial male-limited precocious puberty. Proc Natl Acad Sci USA 1995; 92(6):1906–10.

Masters WH, Johnson VE: Human sexual response. Little, Brown and Cie Publ, Boston, Mass., 1966.

McKinlay-JB, Longcope-C, Gray-A: The questionable physiologic and epidemiologic basis for a male climacteric syndrome: preliminary results from the Massachusetts Male Aging Study. Maturitas. 1989; 11(2): 103–15.

Morley JE, Kaiser FE, Perry HM 3rd, Patrick P, Morley PM et al.: Longitudinal changes in testosterone, luteinizing hormone, and follicle-stimulating hormone in healthy older men. Metabolism 1997; 46(4):410–3.

Orwoll ES: Osteoporosis – epidemiology and diagnosis. in: Androgens and the aging male. B Oddens and A Vermeulen (Eds.), Parthenon Publishing, New York etc., 1996.

Price JF, Lee AJ, Fowkes FG: Steroid sex hormones and peripheral arterial disease in the Edinburgh Artery Study. Steroids 1997; 62(12):789–94.

Rosano GM, Leonardo F, Pagnotta P, Pelliccia F, Panina G et al.: Acute anti-ischemic effect of testosterone in men with coronary artery disease. Circulation 1999; 99(13):1666–70.

Schweiger U, Deuschle M, Weber B, Korner A, Lammers CH et al.: Testosterone, gonadotropin, and cortisol secretion in male patients with major depression. Psychosom Med 1999; 61(3):292–6.

Seeman E: Osteoporosis in men. Baillieres Clin Rheumatol 1997;11(3):613–29.

Snyder PJ, Peachey H, Hannoush P, Berlin JA, Loh L, Holmes JH, Dlewati A, Staley J, Santanna J, Kapoor SC, Attie MF, Haddad JG Jr, Strom BL: Effect of testosterone treatment on bone mineral density in men over 65 years of age. J Clin Endocrinol Metab 1999a; 84(6):1966–72.

Snyder PJ, Peachey H, Hannoush P, Berlin JA, Loh L, Lenrow DA, Holmes JH, Dlewati A, Santanna J, Rosen CJ, Strom BL: Effect of testosterone treatment on body composition and muscle strength in men over 65 years of age. J Clin Endocrinol Metab 1999b; 84(8):2647–53.

Vermeulen A, Goemaere S, Kaufman JM: Testosterone, body composition and aging. J Endocrinol Invest 1999; 22(5 Suppl):110–6.

Vermeulen A: Clinical Review 24: Androgens in the aging male. J Clin Endocrinol Metab 1991; 73: 221–224.

Winters SJ, Atkinson L: Serum LH concentrations in hypogonadal men during transdermal testosterone replacement through scrotal skin: further evidence that ageing enhances testosterone negative feedback. The Testoderm Study Group. Clin Endocrinol (Oxf) 1997; 47(3):317–22.

9.2 Andrologisch relevante chromosomale Erkrankungen und Intersexualität

Dieter Meschede

9.2.1 Klinefelter-Syndrom

Das Klinefelter-Syndrom wird verursacht durch ein überzähliges X-Chromosom. Die typische Karyotypformel lautet 47,XXY. Zwischen 0,1 und 0,2 Prozent der männlichen Bevölkerung sind Träger dieser Chromosomenstörung. Populationsstudien haben gezeigt, dass ca. 50 % der Männer mit Klinefelter-Syndrom zeitlebens undiagnostiziert bleiben.

Bei einigen selteneren Varianten des Klinefelter-Syndroms findet sich mehr als ein Geschlechtschromosom zusätzlich: 48,XXXY, 48,XXYY und 49,XXXXY. Hierzu wird auf die Spezialliteratur verwiesen (Linden et al. 1995). Manche Männer tragen ein überzähliges X-Chromsom nur in einem Teil der Körperzellen. Je höher der Anteil der pathologischen Zelllinie, umso mehr nähern sich die klinischen Folgen dieses Mosaikzustandes dem nachfolgend beschriebenen klinischen Vollbild des Klinefelter-Syndroms an.

Dessen Diagnosestellung erfolgt in der Regel im Adoleszenten- oder jungen Erwachsenenalter. Das Kind mit Klinefelter-Syndrom ist meist klinisch unauffällig. Das bei der körperlichen Untersuchung eindrucksvollste Zeichen des Klinefelter-Syndroms beim postpubertären Patienten ist das subnormale Hodenvolumen von etwa 1 bis 4 ml. Dieses beruht auf der Unterentwicklung des Keimzellkompartiments der Gonade. Funktionell resultiert dies in der Regel in einer nichtobstruktiven Azoospermie. Der immer erhöhte FSH-Serumspiegel zeigt die primär testikuläre Natur der Störung an.

Die Azoospermie ist beim Klinefelter-Syndrom typisch, aber nicht obligat. Bei einer kleinen Minderzahl der Patienten findet sich eine Oligozoospermie.

Wahrscheinlich existiert bei ihnen im Hoden eine chromosomal normale Zelllinie, die bei der üblichen Karyotypierung peripherer Lymphozyten nicht offenbar werden muss. Auch bei Azoospermie werden manchmal im Hodengewebe reife Spermien gefunden. Man kann deshalb versuchen, per TESE (testikuläre Spermienextraktion) Samenzellen für eine ICSI (intrazytoplasmatische Spermieninjektion) zu gewinnen. Einige Kasuistiken belegen, dass auf diesem Weg Schwangerschaften entstehen und gesunde Kinder geboren werden können. Eine differenzierte (Risiko-)Bewertung des experimentellen Therapieverfahrens ist noch nicht möglich.

Früher oder später entwickelt praktisch jeder Patient mit Klinefelter-Syndrom einen Androgenmangel.

Der Manifestationszeitpunkt der endokrinen testikulären Insuffizienz variiert. Einige Individuen mit Klinefelter-Syndrom werden schon durch eine unvollständige pubertäre Reifung auf der Grundlage eines Androgendefizits auffällig. Bei anderen dekompensieren die Leydig-Zellen erst gegen Ende der dritten Lebensdekade. Die Folgen des Androgenmangels sind unspezifisch, entsprechen also denen des endokrinen Hypogonadismus anderer Ursache (s. Kap. 9.1): verminderte männertypische Körperbehaarung, gynäkoides Fettverteilungsmuster, Unterentwicklung der Muskelmasse, leichte Anämie, zu geringe Knochenmineralisation, gestörte Libido und sexuelle Funktionen, vermindertes allgemeines Energieniveau. Die bei vielen Männern mit Klinefelter-Syndrom zu beobachtende, aber meist nur moderat ausgeprägte Gynäkomastie ist ebenso Folge des Androgenmangels wie des leicht erhöhten Östrogen-Blutspiegels.

Die Therapie des Androgendefizits folgt den allgemeinen Prinzipien der Testosteronsubstitution bei endokrinem Hypogonadismus (s. Kap. 11). Die Behandlung ist lebenslänglich notwendig.

Obwohl sich im medizinischen Schrifttum zahlreiche gegenteilige Behauptungen finden, sind Männer mit Klinefelter-Syndrom nicht öfter geistig behindert als andere. Allerdings weisen sie häufiger als im Bevölkerungsdurchschnitt Teilleistungsschwächen auf. Typisch sind leichte Einschränkungen im verbal-expressiven Bereich. Der mittlere Global-IQ liegt bei 92 Punkten. Er ist damit etwas unter dem durchschnittlichen IQ chromosomal gesunder Männer (103 Punkte) angesiedelt, befindet sich aber im Normbereich (70 bis 130 Punkte).

Zwei sehr seltene Krebsformen, nämlich das Mammakarzinom des Mannes und mediastinale Keimzelltumoren, kommen bei Männern mit Klinefelter-Syndrom häufiger vor als in der männlichen Allgemeinbevölkerung. Zu betonen ist aber, dass nur ein ganz geringer Prozentsatz der Patienten betroffen ist. Deren Gesamtkrebsrisiko hebt sich nur unwesentlich vom Bevölkerungsdurchschnitt ab (relatives Risiko 1,1; Hasle et al. 1995).

Hinsichtlich allgemein-gesundheitlicher Probleme ist die erhöhte Frequenz von Beinvenenvarizen und hypostatischen Ulzera zu erwähnen. Zumindest bei Gabe einer suffizienten Hormonersatztherapie dürfte die Lebenserwartung von Männern mit Klinefelter-Syndrom nicht eingeschränkt sein. Systematische Untersuchungen hierzu liegen nicht vor.

9.2.2 XYY-Mann

Ein Mann mit den Chromosomensatz 47,XYY ist in der Regel gesund und klinisch unauffällig. Die Besonderheit im Chromosomensatz wird meist akzidentell entdeckt.

Etwa jeder tausendste Mann trägt ein zweites Y-Chromosom. Ein klar umrissenes klinisches Korrelat existiert nicht. Als Gruppe betrachtet sind Männer mit dem Chromsomensatz 47,XYY etwa 7 Zentimeter größer als der Bevölkerungsdurchschnitt.

Anders als beim Klinefelter-Syndrom ist der Karyotyp 47,XYY nicht regelhaft mit einer Fertilitätsstörung assoziiert. Allerdings sind Träger eines zweiten Y-Chromosoms in der infertilen männlichen Population leicht überrepräsentiert. Demnach prädisponiert dieser abnorme Chromosomensatz leicht zu einer suboptimalen Spermatogenese.

Der Global-IQ liegt ca. 10 Punkte unter dem Bevölkerungsdurchschnitt, damit aber immer noch klar im Normbereich. Jungen mit XYY-Karyotyp neigen zu Impulsivität und zeigen häufiger als andere diverse Verhaltensauffälligkeiten, z.B. eine geringe Frustrationstoleranz. Die Phantasie der Medien wurde durch Berichte beflügelt, dass XYY-Männer unter Gefängnisinsassen gehäuft anzutreffen sind. Dies ist aber nicht auf eine besondere Neigung zur Gewaltkriminalität zurückzuführen (Witkin et al. 1976).

9.2.3 45,X/46,XY-Mosaike

Der Verlust des Y-Chromosoms in einem Teil der Körperzellen führt zu einem 45,X/46,XY-Mosaikzustand. Ob und welche körperlichen Auswirkungen resultieren, hängt vom Anteil der pathologischen Zelllinie ab. Daher ist das mit dieser chromosomalen Besonderheit verbundene klinische Spektrum äußerst heterogen. Die beiden Extrempole sind dargestellt von Individuen mit weiblichem Körperbild und Zeichen des Ullrich-Turner-Syndroms bzw. von normal virilisierten Männern mit voller Fertilität. Vom klinischen Bild intermediär sind Patienten mit gemischter Gonadendysgenesie und Intersexualität des äußeren Genitale und Männer mit normaler Genitalmorphologie, aber gestörter Spermatogenese.

9.2.4 Chromosomale Strukturaberrationen

Bei Strukturanomalien der Chromosomen wird zwischen balancierten und unbalancierten unterschieden. Die Letzteren sind durch den Verlust oder den Hinzugewinn von Chromosomenmaterial gekennzeichnet. Einfachstes Beispiel sind Deletionen (Stückverluste). Unbalancierte Chromosomenstörungen ziehen fast immer eine schwerwiegende körperliche und geistige Behinderung nach sich.

Daher sind im Bereich der Männerheilkunde allein Deletionen des langen Arms des Y-Chromosoms von praktischer Bedeutung. Dieser Teil des Genoms ist für das individuelle Überleben nicht erforderlich. Der distale Teil des langen Arms des Y-Chromosoms (Yq12) besteht nur aus Heterochromatin, d.h. genetisch nicht aktivem Material. Sein Verlust hat daher überhaupt keine klinischen Folgen. Erstreckt sich der Verlust des langen Armes in die weiter proximalen Regionen (Yq11), kommt es zu einer schwerwiegenden Spermatogenesestörung. Meist besteht eine Azoo-, manchmal nur eine ausgeprägte Oligozoospermie. Grund ist der Verlust sog. Azoospermiefaktoren (AZF), die in Yq11 lokalisiert sind. Die Integrität dieser Chromosomenabschnitte ist essenziell für den regulären Ablauf der Spermatogenese. Deletionen im Bereich Yq11 können im Mikroskop sichtbar oder submikroskopisch dimensioniert sein. Letzteres ist häufiger und nur mit molekulargenetischen Methoden nachweisbar. Solche „Y-Mikrodeletionen“ finden sich bei 2 bis 10 % aller Patienten mit ausgeprägten Spermatogenesestörungen. In der Regel ist die Leydig-Zellfunktion unbeeinträchtigt.

Auch balancierte Strukturanomalien der Nicht-Geschlechtschromosomen (Paare 1–22, „Autosomen“) können zu empfindlichen Störungen der Spermatogenese führen. Zu nennen sind vor allem Robertson'sche und reziproke Translokationen, in zweiter Linie Inversionen und Markerchromosomen. Eine Darstellung dieser speziellen Materie findet sich bei Meschede und Horst (2002).

9.2.5 Intersexualität

Normalerweise sind die Geschlechtschromosomen, die Gonadendifferenzierung und die sonstigen primären und sekundären Geschlechtsmerkmale eines Menschen konkordant. Jede Abweichung von dieser Konkordanz wird als Intersexualität bezeichnet.

Dieser Terminus hat vor allem von Betroffenen heftige Kritik erfahren, da als diskriminierend empfunden. Auch nach Auffassung des Autors sollte man besser von Störungen der sexuellen Differenzierung sprechen.

Man unterscheidet grob zwischen Störungen der Geschlechtsdeterminierung und der Geschlechtsdifferenzierung. Ersteres bezieht sich auf die Abläufe von der Befruchtung bis zur Entwicklung der Gonade zu Ovar oder Testis, Letzteres auf alle nachfolgenden Prozesse. Die Einteilung rührt daher, dass die Geschlechtsdifferenzierung unter der Kontrolle endokriner Regelkreise abläuft, während bei der Geschlechtsdeterminierung Hormone keine Rolle spielen.

Die Thematik Intersexualität ist eine außerordentlich komplexe. In der Medizin des erwachsenen Mannes spielt sie kaum eine Rolle. Es sind vorwiegend Pädiater bzw. pädiatrisch arbeitende Gynäkologen und Urologen, die sich mit Diagnostik und Therapie der Intersexualität auseinander zu setzen haben. Für Details wird auf die einschlägigen Lehrwerke vor allem der pädiatrischen Endokrinologie verwiesen werden. Eine knapper zusammenfassende Darstellung findet sich bei Meschede et al. 2001.

Nachfolgend seien die häufigsten Störungen der sexuellen Differenzierung skizziert:

Adrenogenitales Syndrom: meist Folge einer Defizienz des Enzyms Steroid-21-Hydroxylase. Der resultierende Mangel an Kortisol ± Aldosteron führt über gegenregulatorische Mechanismen zu einer adrenalen Überproduktion von Androgenen. Betroffene Mädchen werden mit einem virilisierten äußeren Genitale (Klitorishypertrophie, Labiensynechie) geboren. Weitere Probleme sind ein u.U. lebensbedrohlicher Salzverlust, später Pseudopubertas praecox, Kleinwuchs, Fertilitätsstörung.

Hermaphroditismus verus: Vorkommen von Hoden- und Ovargewebe bei einem Individuum. Klinik und Ätiologie sind heterogen.

Swyer-Syndrom (auch XY-Frau genannt): bei einem Teil der Patientinnen Folge einer Mutation im geschlechtsdeterminierenden SRY-Gen, bei anderen unklare Ätiologie. Weiblicher Habitus und inneres Genitale, Gonaden aber degeneriert (Stranggonade), Chromosomen 46,XY.

Testikuläre Feminisierung: Folge einer Mutation im Androgenrezeptor-Gen. Das von der testikulär differenzierten Gonade produzierte Testosteron vermag an den Zielzellen keine biologische Wirkung zu entfalten. Äußeres Erscheinungsbild weiblich, aber Amenorrhö und Infertilität. Die meist abdominal gelegenen Gonaden neigen zur malignen Entartung und müssen entfernt werden.

XX-Mann: Chromosomen 46,XX, klinisches Erscheinungsbild kaum vom Klinefelter-Syndrom unterscheidbar (s. Kap. 9.2.1). Männliche Geschlechtsdeterminierung und -differenzierung durch das auf eines der beiden X-Chromosomen translozierte SRY-Gen.

Literatur

Hasle H, Mellemgard A, Nielsen J, et al.: Cancer incidence in men with Klinefelter syndrome. Br J Cancer 1995; 71:416–20.

Linden MG, Bender BG, Robinson A: Sex chromosome tetrasomy and pentasomy. Paediatrics 1995; 96:672–82.

Meschede D, Horst J, Nieschlag E: Störungen der sexuellen Differenzierung. In: Klinik der Frauenheilkunde und Geburtshilfe. Band I, pp 139–55, 4. Auflage. Urban & Fischer Verlag, 2001.

Meschede D, Horst J: Structural chromosome abnormalities. In: Wass JAH, Shalet SM (Eds.): Oxford Textbook of Endocrinology and Diabetes. pp 1299–302. Oxford University Press, 2002.

Witkin HA, Mednick SA, Schulsinger F et al.: Criminality in XYY and XXY men. Science 1976; 193: 547–55.

9.3 Penile Erkrankungen

Wolfgang Weidner, Ekkehard W. Hauck

9.3.1 Einleitung

Der Penis ist durch seinen anatomischen Aufbau mit den zweipaarigen Corpora cavernosa und einem unpaarigen Schwellkörper der Urethra, dem Corpus spongiosum, in seiner Funktion vorbestimmt. Für die Erektion sind die Corpora cavernosa unabdingbar, der unpaare Schwellkörper der Urethra umgibt die Harnröhre, die ab dem Samenhügel als Samenharnröhre verläuft und bei der Ejakulation den Samenerguss nach außen leitet. Für das Verständnis von Penisgröße und Funktion ist es wichtig zu wissen, dass das Corpus spongiosum die Eichel anatomisch ausbildet. Dieser Teil ist durch die Vorhaut (Präputium) abgedeckt.

Der andrologischen Untersuchung ist der Penis leicht zugänglich. Bei der Inspektion soll das Präputium vollständig reponiert werden, um eine Phimose, eine Balanitis und im Alter ein Peniskarzinom auszuschließen. Darüber hinaus ist die Urethralmündung zur Abklärung einer Hypospadie oder Epispadie zu lokalisieren. Knotige Veränderungen des Penisschaftes (z.B. Induratio penis plastica) lassen sich auch im nicht erigierten Zustand tasten.

9.3.2 Erkrankungen des Penis

Mikropenis

In der Pubertät entwickelt sich der Penis, wobei es sich nicht nur um ein anatomisches Wachstum, sondern auch um eine funktionelle Reifung handelt. Hierbei unterscheidet sich die Wachstumskurve des Penis deutlich von der des restlichen Körpers, da während der Pubertät ein deutlicher Wachstumsschub des Penis einsetzt (Lee und Reiter 2002). Die Penislänge wird immer altersabhängig unter Benutzung von Normogrammen (Abb. 9.3-1) beurteilt. Im Erwachsenenalter sollte grundsätzlich die Länge und der Umfang des flacciden Penis bestimmt werden, wobei die Länge des manuell gestreckten Penis als Richtwert für die Erektionslänge akzeptiert erscheint (Wessels et al. 1996). Die Definition eines funktionellen Normalbereichs für die Penislänge ist schwierig, da viele Männer ihre Penislänge subjektiv als zu gering einstufen. Das Krankheitsbild eines „Mikrophallus" (Mikropenis) ist definiert durch eine kritische Länge unter 2,5 cm (Ludwig 1999). Unterschiedliche zentrale endokrine Ursachen und Androgen-Rezeptorstörungen werden ursächlich angeschuldigt. Die Therapie umfasst die frühzeitige endokrine Behandlung, geschlechtskorrigierende Operationen und penile Aufbauplastiken. Von diesem Krankheitsbild müssen die übrigen Formen eines „Pseudo-Mikropenis" wie der „bu-

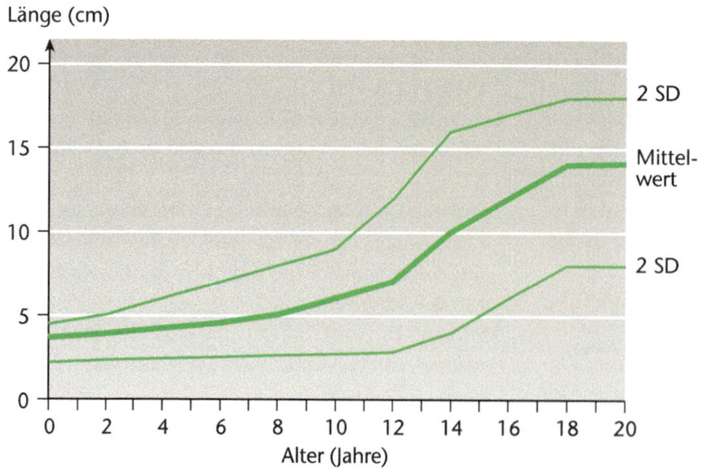

Abb. 9.3-1 Altersabhängiges Normogramm der Penislänge.

Tab. 9.3-1 *Indikationen zur Beschneidung bei Phimose.*

- Zustand nach Paraphimose
- Miktionshindernis
- Kohabitationshindernis
- Rezidivierende Balanitis
- Kosmetische Indikation
- Rituelle Indikation

ried“ oder „webbed“ Penis abgegrenzt werden (s. spezielle Lehrbücher, auch Kap. 12.1).

Phimose (Vorhautverengung)

Beim Neugeborenen ist die Phimose physiologisch, sie ist nur in 3 % kontrahierbar. Üblicherweise trennt sich die Vorhaut von der Eichel bis zum Eintritt in das 3. Lebensjahr in 90 % aller Fälle (Ashfield et al. 2003). Die chirurgische Therapie einer Phimose umfasst die Zirkumzision (Beschneidung) und Frenulumverlängerung (Frenulumplastik) (s. Kap. 12.1). Denkbare operative Indikationen sind in Tabelle 9.3-1 zusammengefasst.

Ob eine konservative Therapie in Form einer topischen Steroidauftragung beim Jugendlichen zu gleichen Erfolgen führt, ist bisher nicht ausreichend abgeklärt.

Ein Zustand nach Paraphimose (Abb. 9.3-2), d.h. ein irreversibles Zurückgleiten der Vorhaut hinter den Eichelkranz, ist eine absolute Indikation zur Beschneidung.

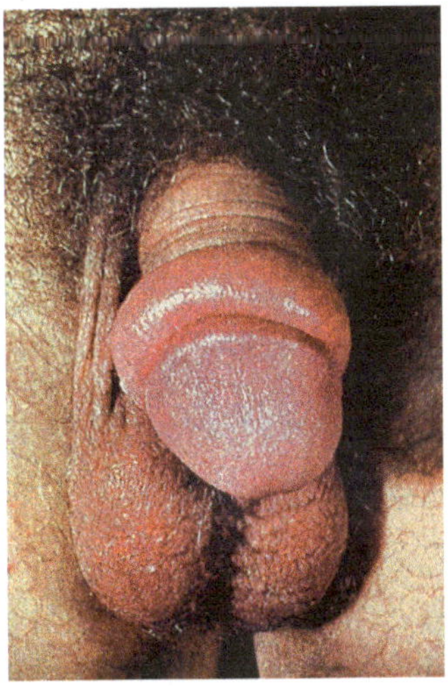

Abb. 9.3-2 Paraphimose.

Tab. 9.3-2 *Differenzialdiagnose der Balanoposthitis.*

- Infektionen (auch STD)
- unspezifische Intertrigo
- traumatisch
- allergisch (Kontaktdermatitis)
- Psoriasis vulgaris
- Balanitis circinata
- Balanitis plasmacellularis (Zoon)
- Lichen ruber
- Lichen sclerosus
- Pemphigus
- DD Malignome

Penile Hauterkrankungen

Dermale Manifestationen von Hauterkrankungen sind häufig. Die wichtigste Manifestation ist eine Balanitis und Entzündung der Eichelhaut, so dass richtigerweise von einer Balanoposthitis gesprochen werden muss. Tabelle 9.3-2 fasst die Differenzialdiagnose dieser unterschiedlichen Hauterkrankungen zusammen. Neben einer antimikrobiellen Therapie muss auch bei rezidivierender therapierefraktärer Entzündung an eine radikale Zirkumzision gedacht werden (Köhn et al. 1999).

Tumoren des Penis

Das Plattenepithelkarzinom des Penis ist in Zentraleuropa mit einer Inzidenz von ca. 0,9 pro 100000 Männer pro Jahr eine seltene Erkrankung. In Ländern mit hoher ritueller Zirkumzisionsrate liegt die Inzidenz deutlich tiefer. Bei 80 % aller Männer mit einem Peniskarzinom besteht eine Phimose, die Bedeutung von Smegma und viralen Faktoren (HPV-Virus) als ätiopathogenetische Faktoren steht weiter in der Diskussion (Schoeneich et al. 1999). Die Primärlokalisation des Peniskarzinoms ist in ca. der Hälfte aller Fälle die Eichel. Wichtige Differenzialdiagnosen sind der Buschke-Löwenstein-Tumor (ausgeprägte Condylomata, die als prämaligne anzusehen sind), der Morbus Bowen (Carcinoma-in-situ) und die Erythroplasie (Carcinoma-in-situ). Bei rezidivierender therapierefraktärer Balanoposthi-

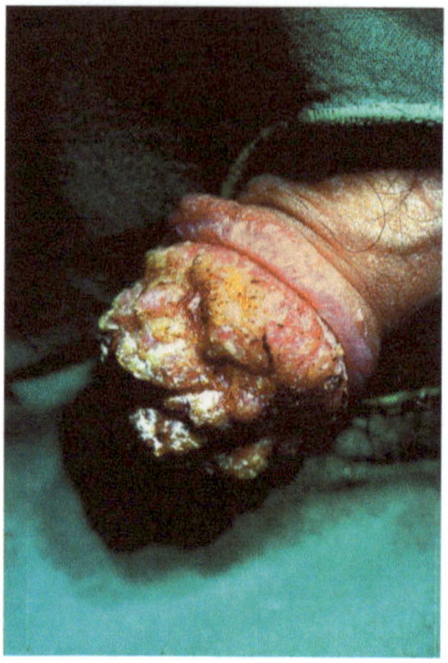

Abb. 9.3-3 Peniskarzinom.

tis muss immer an die Entwicklung eines malignen Penistumors gedacht werden, wobei ein verhornendes Plattenepithelkarzinom in über 95 % der Fälle nachzuweisen ist (Abb. 9.3-3).
Die Diagnostik umfasst den klinischen Aspekt, die Palpation, fakultativ den penilen Ultraschall, das MRT und die Abklärung der inguinalen Lymphknoten (1. Lymphknotenstation).
Die Therapie ist streng stadienabhängig (s. Lehrbücher der Urologie). Für die Stadien TIS, TA oder T1 wird eine organerhaltende Therapie mit Zirkumzision, lokaler Exzision mit und ohne Laserkoagulation propagiert. Eine Organerhaltung kann auch mit primärer Strahlenbehandlung erreicht werden (Übersicht bei Schoeneich et al. 1999). T2-Karzinome sollten grundsätzlich durch partielle Penektomie mit einem Exzisionsabstand von 2 cm zum Gesunden behandelt werden. Karzinome des proximalen Schafts und Tumoren über T2 sind zu penektomieren. In bis zu 64 % aller Fälle sind bei der Erstvorstellung inguinale Lymphknoten zu tasten. Dabei ist der Lymphknotenbefall in Abhängigkeit vom Tumorstadium zu sehen. Patienten mit T2-G3-Tumoren, T3- und auch operablen T4-Tumoren sollten grundsätzlich einer Lymphknotendissektion unter Einschluss der inguinalen Lymphknoten unterzogen werden. Unterschiedlichste Operationsstrategien stehen hier zur Verfügung (s. urologische OP-Lehrbücher).

Bis heute ist der Wert einer Chemotherapie nicht ausreichend validiert.

9.3.3 Erkrankungen der Schwellkörper

Die wichtigste Erkrankung der Schwellkörper alternder Männer ist die erektile Dysfunktion, die in vielen Fällen auf einer cavernösen Insuffizienz (Stief et al. 1997) beruht (s. ausführliche Darstellung des Krankheitsbildes in Kap. 4.7). Die Krankheiten der Schwellkörper (Tab. 9.3-3) umfassen angeborene und erworbene Entitäten, bei denen die kongenitale Penisdeviation, die Induratio penis plastica und der Priapismus gesondert angesprochen werden.

Kongenitale Penisdeviation (idiopathische juvenile Penisdeviation)

Juvenile Penisdeviationen beruhen auf dem unterschiedlichen Längenwachstum der ventralen und dorsalen Tunica albuginea der Corpora cavernosa. Es entsteht eine fast immer ventrale Deviation, die mit dem Auftreten von Erektionen für den Mann manifest wird. Diese kann eine Immissio penis unmöglich machen. Die Diagnostik umfasst u.a. die Autofotografie der Schwellkörper unter Stimulation. Die Therapie der Wahl ist die operative Begradigung (Corporoplastik), unterschiedliche Techniken stehen hier zur Verfügung (s. nachfolgender Abschnitt, IPP). Die meist jugendlichen Patienten berichten dabei über gute Operationserfolge in Abhängigkeit von der sexuellen Erwartung. Typische postoperative Kompli-

Tab. 9.3-3 *Schwellkörpererkrankungen.*

genuin	kongenitale Penisdeviation Chorda ohne Hypospadie Schwellkörperseparation Schwellkörpertorsion
erworben	Schwellkörperfibrosen Schwellkörpermetastase Penisfraktur urethrales Manipulationssyndrom Induratio penis plastica Priapismus

kationen sind Sensibilitätsstörungen der Eichel und am Dorsum penis, Überkorrekturen sowie der Verlust an Penislänge (ca. 0,2 cm für 10° Deviationskorrektur).

Induratio penis plastica (IPP)

Die Induratio penis plastica stellt ein ätiologisch noch weitgehend ungeklärtes Krankheitsbild der Tunica albuginea der Corpora cavernosa dar (Hauck und Weidner 2001). Sie gehört in den Formenkreis der Fibromatosen und ist eng assoziiert mit der Dupuytren-Kontraktur, der plantaren Fibromatose und den Fingerknöchelpolstern. Es handelt sich um ein primär entzündliches, dann narbiges Krankheitsbild der Tunica albuginea, was mit einer terminalen Kalzifizierung einhergeht.
Leitsymptom der Induratio penis plastica ist eine penile Knotenbildung, die ca. 1 % aller Männer in der 5. und 6. Lebensdekade betrifft. Der penile Knoten lässt sich in den meisten Fällen als derbe Platte oder als fester Knoten im Schwellkörper vom Patienten selbst tasten und kommt überwiegend dorsal vor (Weidner et al. 1997). Weitere Symptome sind Schmerzen bei der Erektion und eine meist dorsal gerichtete Deviation (Abb. 9.3-4).
Die Diagnostik der Induratio penis plastica umfasst die Palpation der Plaques, die Messung von Zahl und Größe, die penile Sonografie zum Ausschluss einer Verkalkung, eine Autofotografie und ein Erektions-Test zur Objektivierung des Deviationsgrades und bei erektiler Dysfunktion die übliche Potenzdiagnostik (Schwellkörper-Autoinjektionstherapie/SKAT, Erektionswinkelmessung, Duplex-Sonografie).

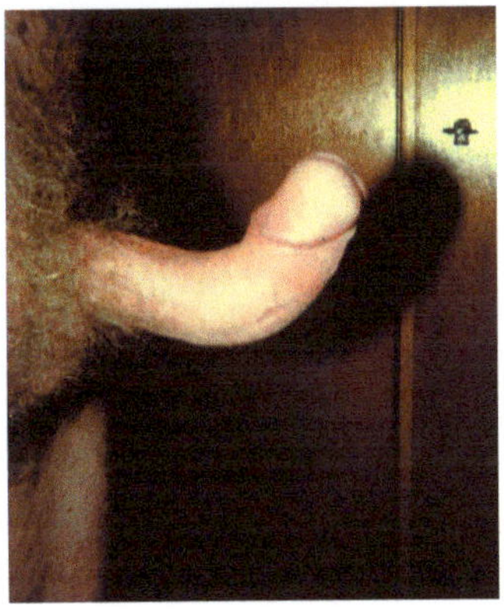

Abb. 9.3-4 Dorsale penile Deviation bei Induratio penis plastica (IPP).

Die Therapie der Induratio penis plastica orientiert sich am natürlichen Verlauf der Erkrankung, wobei davon ausgegangen werden muss, dass bei etwa 30 % der Patienten die Erkrankung stationär bleibt. Die Folgen einer medikamentösen oder intraläsionalen Therapie sind umstritten, auch semiinvasive Therapieformen wie die Auflockerung der Plaques z.B. mit der extrakorporalen Stoßwellentherapie (ESWT) sind in der Wirkung unklar (Hauck et al. 2004). Am Endpunkt der Therapie steht die operative Therapie der IPP mit und ohne Implantation einer Penisprothese. Dabei muss grundsätzlich zwischen einer Plaque-tangierenden Inzision und Exzision mit entsprechender Deckung (Grafting) des Defekts der Schwellkörper bzw. einer kontralateralen begradigenden Therapie (Nesbit, Plikatur der Tunica albuginea unterschieden werden (Abb. 9.3-5, s. entsprechende operative Lehrbücher). Bei vorhandener erektiler Dysfunktion sollte grundsätzlich eine hydraulische Penisprothese entweder im gleichen operativen Eingriff oder sekundär implantiert werden. Das derzeitige therapeutische Konzept der Gießener Arbeitsgruppe ist in Abb. 9.3-6 zusammengefasst.

Priapismus

Unter Priapismus versteht man eine krankhafte schmerzhafte Dauererektion des männlichen Gliedes ohne sexuelle Erregung, Ejakulation und fehlenden Orgasmus, die spontan nicht zu unterbrechen ist und mehr als drei Stunden besteht. Definitionsgemäß sind nur die Corpora caver-

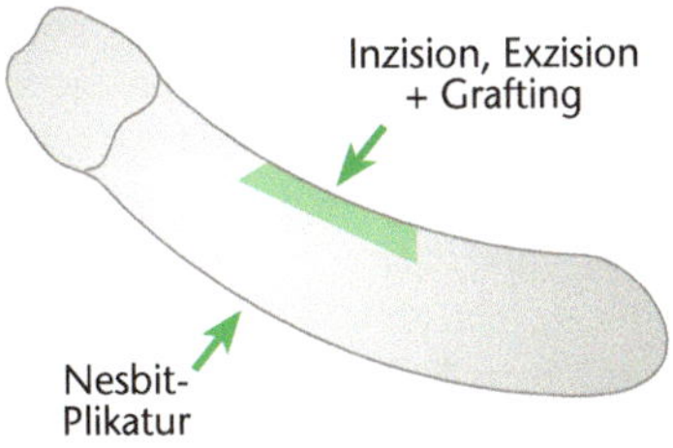

Abb. 9.3-5 Operative Therapie der penilen Deviation.

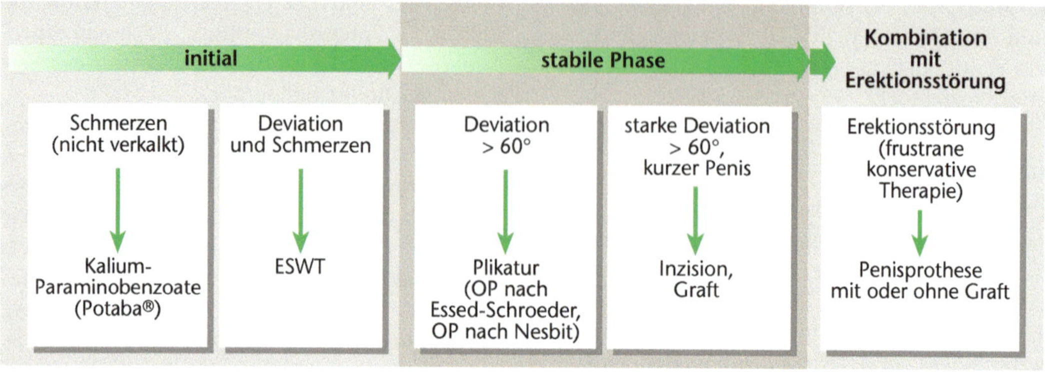

Abb. 9.3-6 Gießener Schema der IPP-Therapie (Induratio penis plastica).

nosa betroffen. Prinzipiell können zwei Priapismen unterschieden werden:

- der Stase-Priapismus
- der High-flow-Priapismus (Hauri et al. 1983).

Der Stase-Priapismus, bei dem es zu einer kompletten Abflussblockade aus den Corpora cavernosa kommt, führt nach 12 Stunden zu einer Schwellkörperfibrose. In der Blutgasanalyse finden sich venöse oder subvenöse Werte. Der High-flow-Priapismus zeichnet sich durch eine Schmerzlosigkeit und pulsatile Erektion aus. Dabei kommt es nicht zu den oben genannten metabolischen Veränderungen in den Corpora cavernosa. Die prolongierte Erektion z.B. nach Injektion von vasoaktiven Substanzen (Prostaglandine) ist eine Sonderform dieses Priapismus.
Die Diagnostik und Therapie des Priapismus ist eine typische urologische Notfallsituation und sollte die Ätiologie des Priapismus intergrieren (Tab. 9.3-4).
In den Händen der Gießener Arbeitsgruppe umfasst das diagnostische und therapeutische Vorgehen beim Priapismus zunächst das Legen eines intravenösen Zugangs sowie die Punktion und Aspiration von ca. 300 ml Blut mit Astrup-Bestimmung. Bei fehlender Detumeszenz nach Ausschluss eines Stase-Priapismus erfolgt dann die intrakavernöse Injektion von 2 mg Etilefrin und in Abhängigkeit vom Ansprechen auf diese Maßnahmen ggf. ein chirurgisches Shunt-Verfahren (z.B. Al-Ghorab, s. Lehrbücher der Urologie).

Liegen andere ätiologische Ursachen zugrunde wie z.B. die Embolisation der A. pudenda interna beim traumatischen High-flow-Priapismus oder onkologische Grunderkrankungen wie Leukämie und Sichelzellanämie müssen dementsprechend ausgerichtete Therapiemaßnahmen ergriffen werden.

Tab. 9.3-4 *Ätiologie des Priapismus.*

idiopathisch (35–70 %)	
sekundär bei anderen Erkrankungen	Genitalentzündungen Penis- und Prostatakarzinom Leukosen, Sichelzellanämie, Hämodialyse neurologische Erkrankungen (ZNS-Tumoren) Gefäßerkrankungen des kleinen Beckens z.B. Beckenvenenthrombose posttraumatisch, z.B. akuter Querschnitt, Penis- und Perinealtraumen
medikamentös induziert	Psychopharmaka Antiepileptika Drogen (Alkohol) *Sonderform:* prolongierte Erektion nach Schwellkörperinjektion vasoaktiver Substanzen (Papaverin, Prostaglandin E1, SKAT-Gemisch)

Literatur

Lee PA, Reiter EO: Genital size: a common adolescent male concern. Adolescent Medicine 2002; 13:171–180.

Wessels H, Lue TF, McAnich JW: Penile length in the flaccid and erect states: guidelines for penile augmentation. J Urol 1996; 156:995–997.

Ludwig G: Micropenis and apparent micropenis - a diagnostic and therapeutic challenge. Andrologia 1999; 31 (Suppl 1):27–30.

Ashfield JE, Nickel KR, Siemens DR, MacNeily AE, Nickel JC: Treatment of phimosis with topical steroids in 194 children. J Urol 2003; 169:1106–1108.

Köhn F-M, Pflieger-Bruss S, Schill W-B: Penile skin diseases. Andrologia 1999; 31(Suppl 1):3–11.

Schoeneich G, Perabo FGE, Müller SC: Squamous cell carcinoma of the penis. Andrologia 1999; 31(Suppl 1):17–20.

Stief Ch, Hartmann U, Höfner K, Jonas U (Hrsg.): Erektile Dysfunktion. Springer, Berlin Heidelberg New York 1997.

Weidner W, Schroeder-Printzen I, Weiske WH, Vosshenrich R: Peyronie's diesease: an analysis of 222 patients with previous local plaque therapy. J Urol 1997; 157:325–328.

Hauck EW, Mueller UO, Bschleipfer T, Schmelz HU, Diemer T, Weidner W: Extracorporeal shock wave therapy (ESWT) in Peyronie's disease - Exploratory „meta-analysis" of the clinical trials. J Urol 2004; 171:740–745.

Hauck EW, Weidner W: Francois de la Peyronie and the diseases named after him. Lancet 2001; 357:2049–2051.

Hauri D, Spycker M, Brühlmann W: Erection and priapism: a new physiopathological concept. Urol Int 1983; 38:138–145.

9.4 Hodentumoren

Hans U. Schmelz

9.4.1 Definition und Epidemiologie

Unter dem Begriff Hodentumoren werden sowohl maligne Keimzelltumoren als auch sog. nicht germinative Tumoren wie Leydig-Zelltumoren, Granulosa-Zelltumoren oder Sertoli-Zelltumoren zusammengefasst. Nicht germinative Tumoren machen weniger als 10 % aller Hodentumoren aus. Mit Ausnahme der Leydig-Zelltumoren, die ein geringes malignes Potenzial besitzen, sind die übrigen nicht germinativen Hodentumoren benigne. Landläufig wird unter dem Begriff Hodentumor ein maligner Keimzelltumor verstanden.

Keimzelltumoren sind insgesamt eher selten. Auf der Rangliste der Häufigkeiten maligner Neoplasien nehmen Hodentumoren nur Rang 23 ein. Sie stellen jedoch die häufigste maligne Erkrankung in der Gruppe der Männer zwischen 25 und 35 Jahren dar.

Es existieren deutliche geographische Unterschiede in der Inzidenz. Die höchste Inzidenz besteht in Skandinavien, Deutschland und Neuseeland, eine mittlere Inzidenz in den USA; bei Schwarzafrikanern und Asiaten ist die Erkrankung sehr selten. Betrachtet man allerdings die absoluten Erkrankungszahlen, nimmt Deutschland weltweit eine Spitzenposition ein. 2001 erkrankten in Deutschland 3938 Patienten an einem Hodentumor (zum Vergleich: USA: 5923, Russland 5015, Dänemark: 288). Weltweit ist die Inzidenz steigend.

9.4.2 Histogenese und Klassifikation

Alle malignen Hodentumoren mit Ausnahme des spermatozytären Seminoms stammen von einer gemeinsamen präkanzerösen Vorstufe, der testikulären intraepithelialen Neoplasie (TIN) ab. TIN-Zellen werden bereits während des fetalen Lebens angelegt und sind atypische, neoplastische Spermatogonien. Patienten mit einer TIN haben eine kumulative Wahrscheinlichkeit von 70 %, innerhalb von 7 Jahren einen Hodentumor zu entwickeln.

Nach der derzeit gültigen Klassifikation maligner Hodentumore der WHO von 1998 werden folgende **histologische Entitäten** unterschieden:

- Seminom
- spermatozytäres Seminom
- embryonales Karzinom
- Dottersacktumor
- Polyembryom

- Chorionkarzinom
- Teratom
- reifes Teratom
- unreifes Teratom
- Teratom mit maligner Transformation.

Die histologischen Entitäten treten entweder allein als monophasisch differenzierte Tumoren (66 %) oder als Mischtumoren (44 %) auf. Die häufigsten monophasisch differenzierten Tumoren sind das Seminom (40 % aller Hodentumoren) und das Embryonale Karzinom (11 %).

Unter klinischen-therapeutischen Gesichtspunkten wird nur zwischen reinen Seminomen und nicht seminomatösen Tumoren (NSGCT = non-seminomatous germ cell tumors) unterschieden, zu denen alle anderen Tumoren, auch Mischtumore mit Seminomanteilen, zählen.

9.4.3 Ätiologie

Bisher ist keine gesicherte Ursache der Hodentumoren bekannt. Allerdings konnten mehrere **Risikofaktoren** identifiziert werden:

- vorangegangener Hodentumor: gegenüber Normalbevölkerung 30fach erhöhtes Risiko für (kontralateralen) Hodentumor
- Maldescensus testis: 4- bis 8fach erhöhtes relatives Risiko gegenüber der Normalbevölkerung an einem ipsilateralen Hodentumor zu erkranken. Die operative Korrektur eines Leistenhodens reduziert das Entartungsrisiko nicht.
- positive Familienanamnese: für Brüder eines Hodentumorpatienten besteht ein 11faches, für Söhne eines Hodentumorpatienten ein 2faches Erkrankungsrisiko
- Hodenatrophie
- Infertilität (Inzidenz für Hodentumor: 1:200)
- intersexuelle Fehlbildungen: Risiko für TIN bei testikulärer Feminisierung: 25 %, bei Klinefelter-Syndrom: 25–40 %.

9.4.4 Metastasierung

Klassischer Metastasierungsweg der Hodentumoren ist die lymphogene Metastasierung in die ipsilateralen retroperitonealen Lymphknoten in Höhe des Nierenstiels, im weiteren Verlauf auch auf die kontralaterale Seite nach retroperitoneal und nach supradiaphragmal. I. d. R. kommt es erst nach dem Lymphknotenbefall zu einer hämatogenen Metastasierung, meistens in die Lunge. Hirn- und Knochenfiliae sind selten, aber prognostisch sehr ungünstig.

9.4.5 Klinische Klassifikation

Derzeit sind drei verschiedene Klassifikationssysteme zur Klassifizierung primärer Hodentumoren gebräuchlich.

TNM-Klassifikation (UICC 2002)

Alle Patienten mit Hodentumor sollten nach der TNM-Klassifikation der UICC in der Fassung von 2002 klassifiziert werden. Durch Voranstellen eines „c“ (clinical) anstelle des „p“ (pathological) wird darauf hingewiesen, dass die Befunde nicht histologisch abgesichert sind (Tab. 9.4-1).

Klassifikation nach Lugano

Die Klassifikation nach Lugano (Tab. 9.4-2) ist eine häufig gebrauchte Klassifikation in Deutschland, insbesondere wenn es um die Festlegung von Therapiestrategien oder um eine Prognoseeinschätzung des Patienten geht. Sinnvoll ist diese Klassifikation nur bis zum Stadium IIB. Ähnlich der TNM-Klassifikation wird durch Voranstellen eines „c“ (clinical) anstelle des „p“ (pathological) darauf hingewiesen, dass die Befunde nicht histologisch abgesichert sind (Clinical Stage = CS, Pathological Stage = PS).

IGCCCG-Klassifikation

Alle **metastasierten** Hodentumoren werden gemäß dem Prognosesystem der International-Germ-Cell-Cancer-Collaborative-Group (IGCCCG) eingestuft (Tab. 9.4-3).

Tab. 9.4-1 *TNM-Klassifikation der Hodentumoren (UICC 2002).*

pT	**Primärtumor**				
pTx	Primärtumor kann nicht untersucht werden				
pT0	kein Hinweis auf Primärtumor (z. B. histologisch nur Narbe im Hoden bei „burned out"-Tumor)				
pTis	intratubuläre Keimzellneoplasie (CIS)				
pT1	Tumor auf Hoden / Nebenhoden beschränkt ohne Lymph- oder Blutgefäßinvasion; Tumor kann Tunica albuginea infiltrieren, aber nicht Tunica vaginalis				
pT2	Tumor auf Hoden / Nebenhoden beschränkt mit Lymph- oder Blutgefäßinvasion oder Tumor infiltriert Tunica albuginea mit Einbeziehung der Tunica vaginalis				
pT3	Tumor infiltriert Samenstrang mit oder ohne Lymph- oder Blutgefäßinvasion				
pT4	Tumor infiltriert Skrotum mit oder ohne Lymph- oder Blutgefäßinvasion				
pN	**Regionale Lymphknoten**				
pNx	regionale Lymphknoten können nicht beurteilt werden				
pN0	keine Metastasierung in regionale Lymphknoten				
pN1	max. 5 Lymphknotenmetastasen, alle mit einem Durchmesser < 2 cm				
pN2	Lymphknotenmetastase mit einem Durchmesser > 2 cm aber < 5 cm oder mehr als 5 LK-Metastasen mit Durchmesser < 2 cm oder Nachweis einer extranodalen Tumorausbreitung				
pN3	Lymphknotenmetastasen mit einem Durchmesser > 5 cm				
M	**Fernmetastasen**				
MX	Fernmetastasen nicht beurteilbar				
M0	kein Nachweis von Fernmetastasen				
M1	Nachweis von Fernmetastasen				
S	**Serum-Tumormarker**				
Sx	Serum-Tumormarker nicht verfügbar oder nicht durchgeführt				
S0	Serum-Tumormarker im Normbereich				
	LDH (U/l)		**ßHCG (mlU/ml)**		**AFP (ng/ml)**
S1	< 1,5fach der Norm	und	< 5000	und	< 1000
S2	1,5- bis 10fach der Norm	oder	5000–50.000	oder	1000–10.000
S3	> 10fach der Norm	oder	> 50.000	oder	> 10.000

9.4.6 Symptomatik

90–95 % der Patienten präsentieren sich mit primärem Hodentumor, nur 5–10 % mit einem primär extragonadalen Tumor, bzw. mit einem Primärtumor unbekannten Ursprungs.

Klassische Leitsymptome sind:

- schmerzlose Größenzunahme des Hodens (70 %)
- tastbare Induration innerhalb des Hodens oder an seiner Oberfläche
- uncharakteristische Schmerzen im Hoden (10–20 %) durch intratumorale Hämorrhagien. Cave: Fehldiagnose Epididymitis!
- Gynäkomastie (2–5 %) durch βHCG-Produktion oder Östrogenproduktion des Tumors.

Tab. 9.4-2 *Klassifikation der Hodentumoren nach Lugano.*

Stadium	Klinisch	Pathologisch
I	kein klinischer oder bildgebender Metastasennachweis	negative retroperitoneale Lymphknoten nach retroperitonealer Lymphadenektomie
IIA	retroperitoneale Lymphknoten mit einem Durchmesser < 2 cm im transversalen Durchmesser	nicht mehr als 5 Lymphknotenmetastasen, keine > 2 cm
IIB	retroperitoneale Lymphknoten mit einem Durchmesser von 2–5 cm im transversalen Durchmesser	mehr als 5 Lymphknotenmetastasen oder Metastasen von 2–5 cm oder mikroskopische Infiltration des extranodulären Gewebes
IIC	retroperitoneale Lymphknoten mit einem Durchmesser von > 5 cm im transversalen Durchmesser	Lymphknotenmetastasen > 5 cm im größten Durchmesser oder retroperitonealer Tumor in benachbarte Strukturen eingebrochen
III	supradiaphragmatische Lymphknotenmetastasen oder/und hämatogene Aussaat	supradiaphragmatische Lymphknotenmetastasen oder/und hämatogene Aussaat

Weitere Symptome treten in ca. 10 % der Fälle auf und werden meistens durch Metastasen verursacht.

Dazu zählen Rückenschmerzen (retroperitoneale Metastasen), eine Hämoptoe (Lungenfiliae) oder supraklavikluär tastbare Metastasen.

Wegen des geringen Informationsstandes bei jungen Männern zum Thema Hodentumor werden 50 % aller Hodentumoren erst innerhalb von 2 Monaten nach dem Beginn der Symptome diagnostiziert.

9.4.7 Fertilität von Hodentumorpatienten

Aufgrund des jungen Prädilektionsalters und der exzellenten Heilungsrate spielt die Fertilität bei Hodentumorpatienten eine große Rolle.

70 % aller Hodentumorpatienten haben bereits zum Zeitpunkt der Diagnose Defekte in der Spermiogenese, 12 % sind azoosperm. Durch die Therapie kann es zu einer weiteren Beeinträchtigung der Fertilität kommen. Nach Chemotherapie bleiben 25 % aller Patienten azoosperm, nur 50 % der vorher fertilen Patienten erreichen 2 Jahre nach der Therapie wieder normale Spermiogrammwerte. Obwohl bisher kein erhöhtes Missbildungsrisiko für Kinder von Patienten nach Chemotherapie beschrieben wurde, wird eine Kontrazeption für mindestens 6 Monate empfohlen.

Allen Hodentumorpatienten muss daher die Kryokonservierung von Spermien vor Beginn der Therapie angeboten werden.

Die Kryokonservierung sollte nach Möglichkeit vor der Semicastratio erfolgen. Eine testikuläre Spermienextraktion (TESE) bei Hodentumorpatienten ist möglich und sollte bei Bedarf auch angeboten werden.

9.4.8 Diagnostik

Primärtumor

Standarddiagnostik zur Diagnosestellung eines Hodentumors sind die Palpation des Hodens (im Rahmen einer kompletten körperlichen Untersuchung) und die Sonographie des Hodens mit einem hochauflösenden Schallkopf (mind. 7,5 Mhz).

Dabei zeigt sich meist eine intratestikulär gelegene inhomogene Läsion (Abb. 9.4-1). Die Sen-

Tab. 9.4-3 *IGCCCG-Klassifikation (International Germ Cell Cancer Collaborative Group).*

Nicht-Seminome	Seminome
Good prognosis group	
56 % aller Fälle 5-Jahres progressfreies-Überleben 89 % 5-Jahres-Überleben > 90 %	90 % aller Fälle 5-Jahres progressfreies-Überleben 82 % 5-Jahres-Überleben 86 %
Primärtumor in Hoden/Retroperitoneum keine Fernmetastasen außer pulmonalen Filiae Tumormarker (S1)	alle Primärlokalisationen keine Fernmetastasen außer pulmonalen Filiae Tumormarker
AFP < 1000 ng/ml und βHCG < 5000 mIU/l <u>und</u> LDH < 1,5fach des Normwertes	normales AFP alle βHCG alle LDH
Intermediate prognosis group	
28 % aller Fälle 5-Jahres progressfreies-Überleben 75 % 5-Jahres-Überleben 80 %	10 % aller Fälle 5-Jahres progressfreies-Überleben 68 % 5-Jahres-Überleben 73 %
Primärtumor in Hoden/Retroperitoneum keine Fernmetastasen außer pulmonalen Filiae Tumormarker (S2)	alle Primärlokalisationen nicht-pumonale Fernmetastasen Tumormarker
AFP ≥ 1000 ng/ml und < 10 000 ng/ml <u>oder</u> βHCG ≥ 5000 und < 50 000 mIU/l <u>oder</u> LDH ≥ 1,5fach und < 10fach des Normwertes	normales AFP alle βHCG alle LDH
Poor prognosis group	
16 % aller Fälle 5-Jahres progressfreies-Überleben 41 % 5-Jahres-Überleben 50 %	gibt es beim Seminom nicht
mediastinaler Primärtumor nicht-pulmonale Fernmetastasen Tumormarker (S3)	
AFP > 10 000 ng/ml <u>oder</u> βHCG > 50 000 mIU/l <u>oder</u> LDH > 10fach des Normwertes	

sitivität der Sonographie beträgt praktisch 100 %.
Bei unklarem Sonographiebefunde ist eine explorative Freilegung des Hodens mit intraoperativer Schnellschnittdiagnostik obligat, ggf. wird der Hoden inkl. Samenstrang in gleicher Sitzung entfernt.

Staging

Bei Präsentation befinden sich 90 % der Hodentumorpatienten in frühen Tumorstadien (CS I, CS IIA, CSIIB).

Obligate Staging-Untersuchungen zur Festlegung des exakten Tumorstadiums sind die Bestimmung der Tumormarker und eine Computertomographie des Körperstammes. Weiterführende Untersuchungen sind speziellen Fragestellungen, meist in fortgeschrittenen Stadien vorbehalten.

Tumormarker

Tumormarker werden von Hodentumorzellen gebildet und sind bei 90 % aller Patienten mit

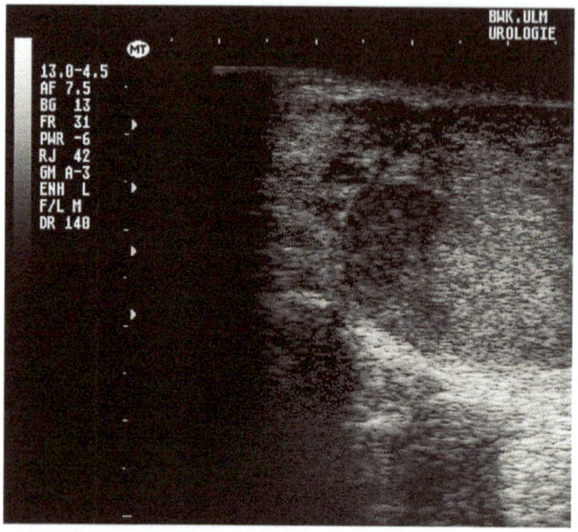

Abb. 9.4-1 Sonographisches Bild eines Hodentumors. Die Läsion kann Hypo- oder hyperechogen im Vergleich zum umgebenden Hodengewebe imponieren.

NSGCT und bei 30 % aller Patienten mit Seminom erhöht.

Alpha-Fetoprotein (AFP), Humanes Chorion-Gonadotropin (βHCG) und die Lactatdehydrogenase (LDH) sind obligat zu bestimmende Tumormarker.

AFP (Norm: 7–10 U/l) hat eine Halbwertszeit von 5–7 Tagen. Es kommt bei Seminomen nicht vor. Falsch positive Werte können bei Leberschäden (Zirrhose, hepatozelluläres Karzinom), bei Pankreas-, Kolon-, oder Magentumoren auftreten.

βHCG (Norm: < 5 U/l) hat mit 24 Stunden eine deutlich kürzere Halbwertszeit. βHCG ist bei 40–60 % der Patienten mit NSGCT und bei 30 % der Patienten mit Seminom erhöht.

Die ***LDH*** ist ein unspezifischer Marker, dessen Konzentration proportional zur Tumormasse ist. Sie ist bei 80 % aller Patienten mit fortgeschrittenen Tumoren erhöht.

Die Tumormarker sollten vor Semicastratio als Basiswert, 5–7 Tage nach Semicastratio zur Verlaufskontrolle, vor und nach (> 8 Tage) jeder weiterführenden Therapie sowie im Rahmen der Nachsorge bestimmt werden.

Kommt es nach der Entfernung des Primärtumors nicht zu einem zeitgerechten Abfall der Tumormarker, muss von einer Metastasierung ausgegangen werden, selbst wenn in den bildgebenden Verfahren keine Metastasen nachgewiesen werden können. Entscheidend ist die Berechnung der individuellen Halbwertszeit des Tumormarkerabfalls.

Bildgebende Verfahren

Wichtigstes bildgebendes Verfahren zur Festlegung des Tumorstadiums ist die Computertomographie (CT) des Körperstamms (Thorax, Abdomen, Becken).

Die CT des Thorax hat dabei weitgehend die konventionelle Röntgenuntersuchung des Thorax abgelöst. Bei 10 % der Patienten finden sich kleine subpleural gelegene Metastasen, die im konventionellen Röntgen der Lunge nicht darstellbar sind. Die CT von Abdomen und Becken ist das Standardverfahren zur Detektion von retroperitonealen Metastasen. Sensitivität und Spezifität hängen dabei wesentlich von dem Cut-off-Wert, ab dem Lymphknoten als pathologisch betrachtet werden, sowie von der Schichtdicke im Bereich des Nierenhilus ab. Die Sensitivität beträgt bei einem üblichem Cut-off von 0,5 cm 70–80 %. Damit kann mit der CT des Körperstamms eine **okkulte Metastasierung** in den retroperitonealen Lymphknoten nicht sicher ausgeschlossen werden.

Ob mit Hilfe der Positronen-Emissions-Tomographie (PET) Sensitivität und Spezifität der bildgebenden Verfahren zur Detektion tumorbefallener retroperitonealer Lymphknoten gesteigert werden kann, ist gegenwärtig Gegenstand mehrerer Studien.

9.4.9 Therapie

Hodentumoren wurden während der letzten beiden Dekaden zu einem Modell einer heilbaren Tumorerkrankung. Möglich wurde dies zum einen durch die Einführung der Cisplatin-basierten Chemotherapie, aber auch durch eine Vielzahl gut geplanter und gut durchgeführter Studien und durch ein konsequentes, interdisziplinäres Therapiekonzept. Die moderne, stadienadaptierte Hodentumortherapie stützt sich daher auf eine breite Basis Evidenz-basierter Therapieempfehlungen.

Für alle Stadien sind mehrere unterschiedliche therapeutische Optionen möglich. Entscheidend ist daher ein fundiertes Gespräch zwischen Arzt und Patient, in dem Vor- und Nachteile der verschiedenen Optionen ausführlich besprochen werden.

Therapie des Primärtumors

Standardtherapie des Primärtumors ist die Semicastratio von einem inguinalen Zugang.

Im Fall der Diagnose „maligner Hodentumor" in der Schnellschnittuntersuchung wird der Hoden inkl. Samenstrang auf Höhe des inneren Leistenrings in gleicher Sitzung entfernt.
Nur im Fall einer ausgedehnten, vital bedrohlichen Metastasierung bei Präsentation muss initial eine Chemotherapie durchgeführt werden, die Semicastratio erfolgt in diesem Fall erst nach deren Abschluss.
In den seltenen Fällen eines synchron oder metachron auftretenden bilateralen Tumors ist ein organerhaltendes Vorgehen erlaubt, um die Hormonproduktion potenziell zu erhalten. Voraussetzung ist ein präoperatives normales Testosteron. Postoperativ ist zur Eradikation der immer vorhandenen peritumoralen TIN eine Radiatio des Resthodens erforderlich.
In 5 % aller Fälle liegt bei Patienten mit Hodentumor im kontralateralen Hoden eine TIN vor, die mit einer offenen Biopsie in 99 % der Fälle diagnostiziert werden kann. Das Risiko für eine TIN steigt auf 34 %, wenn das Volumen des kontralateralen Hodens < 12 ml beträgt und der Patienten jünger ist als 30 Jahre. Zumindest in diesen Fällen sollte im Rahmen der Ablatio testis eine kontralaterale Probeexzision über einen skrotalen Zugang durchgeführt werden.
Eine kontralaterale TIN ist mit einer Bestrahlung mit 20 Gy heilbar, allerdings auf Kosten der Fertilität des Patienten. Da die Zeitspanne zwischen TIN-Diagnose und Entstehung eines Hodentumors in der Regel lang ist, ist bei Patienten mit Kinderwunsch u. U. auch ein engmaschiges Follow-up gerechtfertigt. Sonographische Kontrollen des Hodens sollten in diesem Fall spätestens alle drei Monate erfolgen.

Therapie nichtseminomatöser Keimzelltumoren im CS I

Mit bildgebenden Verfahren kann eine okkulte retroperitoneale Metastasierung nicht sicher ausgeschlossen werden. D.h. Patienten im klinischen Stadium (CS) I haben ein potenzielles Risiko, im Anschluss an die Therapie des Primärtumors ein retroperitoneales Rezidiv zu erleiden.

Da die Heilungsrate der Patienten mit NSGCT im CS I 99 % beträgt und diese Patienten oftmals mit einem Minimum an Interventionen geheilt werden können, sind sie heute hauptsächlich dem Risiko der Überbehandlung ausgesetzt. Im Anschluss an die Semicastratio ist daher eine risikoadaptierte Therapie sinnvoll, die sich an der Wahrscheinlichkeit einer retroperitonealen Metastasierung orientiert.

Bester Prognoseparameter für eine okkulte retroperitoneale Metastasierung ist die Tumorinvasion in Blut- oder Lymphgefäße (vascular invasion = VI) im Primärtumor:

- CS I ohne VI im Primärtumor (Low Risk): Risiko für okkulte Metastasen 14–22 %
- CS I mit VI im Primärtumor (High Risk): Risiko für okkulte Metastasen 48 %.

Weiterführende Therapie von Low-Risk-NSGCT-Patienten im CS I

Aufgrund des geringen Metastasierungsrisikos wird für Low-Risk-Patienten mit nichtseminomatösen Keimzelltumoren im klinischen Stadium I eine engmaschige Überwachung (Surveillance) empfohlen.

Im Fall eines Rezidivs haben diese Patienten trotzdem eine Langzeitheilungschance von über

99 %. Eine Übertherapie wird so in 78–86 % aller Patienten vermieden. Voraussetzung ist jedoch ein hohes Maß an Compliance von Patient und Arzt.

Bei Low-Risk-Patienten, die eine definitive Therapie wünschen oder die aus anderen Gründen nicht für eine Surveillance in Frage kommen (z. B. mangelnde Compliance), kann alternativ eine Cisplatin-basierte adjuvante Polychemotherapie mit zwei Zyklen PEB (Cisplatin, Etoposid, Bleomycin) durchgeführt werden. Das Rezidivrisiko liegt so nur bei 3 %, allerdings stellt die Chemotherapie mit ihren möglichen Akuttoxizitäten, einer vorübergehenden Beeinträchtigung der Fertilität und bisher unbekannten Spättoxizitäten für 78–82 % der Patienten eine deutliche Übertherapie dar.

Weiterführende Therapie von High-Risk-NSGCT-Patienten im CS I

Fast jeder zweite Patient der High-Risk-Gruppe mit NSGCT im klinischen Stadium I entwickelt ohne adjuvante Therapie in der Folge retroperitoneale oder pulmonale Metastasen.

Bei High-Risk-Patienten wird daher bereits initial eine Cisplatin-basierte adjuvante Polychemotherapie mit zwei Zyklen PEB (s. o.) empfohlen. 97 % der High-Risk-Patienten bleiben so rezidivfrei.

Die Surveillance birgt für die High-Risk-Patienten im Wesentlichen die Gefahr einer zu späten Diagnosestellung des Rezidivs mit konsekutiv erhöhtem Mortalitätsrisiko. Darüber hinaus ist auch die erhöhte psychische Belastung aufgrund des 48%igen Rezidiv Risikos nicht zu vernachlässigen. Sowohl bei Low- als auch bei High-Risk-Patienten kann **alternativ eine nervenschonende, retroperitoneale Lymphadenektomie** (RLA) durchgeführt werden, wenn sie sich weder einer Surveillance-Strategie noch einer adjuvanten Chemotherapie unterziehen möchten. Gefahr dieser Operation ist der Verlust der antegraden Ejakulation durch eine Schädigung des sympathischen Grenzstrangs, dessen Fasern durch das Dissektionsgebiet laufen. Standard ist heute die nervenerhaltende Operation. Allerdings kommt es auch in erfahrenen Zentren noch in 2 % zu einem Ejakulationsverlust. Die akute operative Morbidität beträgt 9 %.

Kommt es nach Ablatio testis nicht zu einem zeitgerechten Markerabfall, bzw. gar zu einem Markeranstieg, so ist dies im CS I beweisend für eine okkulte Metastasierung. Diese Patienten werden initial mit drei Zyklen einer Cisplatin-haltigen Polychemotherapie (3 Zyklen PEB) behandelt.

Therapie nicht-seminomatöser Keimzelltumoren im CS IIA/B

Die Heilungsrate für Patienten mit nicht-seminomatösen Hodentumoren im CS IIA und CS IIB beträgt 98 %. Zu unterscheiden sind:

- Marker-positive Nicht-Seminome CS IIA bzw. Nicht-Seminome CS IIB
- Marker-negative Nicht-Seminome CS IIA.

Von einem Marker-positiven Tumor wird bei erhöhten Spiegeln von AFP, βHCG und/oder LDH gesprochen.

Marker-positive Nicht-Seminome CS IIA und Nicht-Seminome CS IIB

Marker-positive nicht-seminomatöse Hodentumoren werden nach den Kriterien der IGCCCG für metastasierte Tumore klassifiziert und therapiert (s. u.).

Marker-negative Patienten im CS IIA

Sie stellen ein besonderes Problem dar, da unklar ist, ob es sich bei der retroperitonealen Raumforderung um vitales Tumorgewebe oder um eine unspezifische Lymphknotenvergrößerung handelt.

Als Therapieoptionen kommen in Frage:
- **primär nervschonende, retroperitoneale Lymphadenektomie (NS-RLA)**
- **engmaschige Surveillance (alle 6 Wochen).**

Primär nervschonende, retroperitoneale Lymphadenektomie (NS-RLA)

Nach NS-RLA werden bei immerhin 12–13 % der Patienten mit Marker-negativem NSGCT im

CS IIA in der histologischen Aufarbeitung trotz Metastasennachweis in der Bildgebung keine Metastasen gefunden, so dass bei diesen Patienten ein routinemäßiges Follow-up ausreichend ist.
Werden in der histologischen Aufarbeitung Metastasen gefunden, so kommt es ohne adjuvante Therapie in 30 % der Patienten mit pathologischem Stadium IIA (PS IIA) bzw. in 50 % im PS IIB zu einem erneuten, meist pulmonalen Rezidiv. Eine adjuvante Polychemotherapie (2 Zyklen PEB) führt bei diesen Patienten zu einer 93–100%igen Rezidivfreiheit. Die engmaschige Surveillance dieser Patienten vermeidet zwar eine Übertherapie in 50–70 % der Fälle, führt jedoch u. U. zu einer großen psychischen Belastung wegen des relativ hohen Rezidivrisikos.

Surveillance

Alternativ zur nervschonenden RLA kommt bei Marker-negativen Patienten im CS IIA auch ein initiales engmaschiges Follow-up in Frage. Die 6-wöchige Überwachung der Tumormarker und eine engmaschige CT-Kontrolle sind bei dieser Strategie obligat.
In Abhängigkeit vom Nachsorgeergebnis gestaltet sich das weitere Procedere unterschiedlich. Bei Tumorregression ist außer einem engmaschigen Follow-up keine weitere Therapie erforderlich. Bei konstantem, unveränderten Befund kann sowohl eine nervschonende RLA durchgeführt, als auch das engmaschige Follow-up fortgeführt werden (entspricht den prinzipiellen therapeutischen Möglichkeiten beim markernegativen NSGCT im CS IIA). Nur bei einem Tumorprogress sollten 3 Zyklen einer Cisplatin-haltigen Polychemotherapie analog den Richtlinien bei metastasierten Tumoren durchgeführt werden (entspricht dem Vorgehen bei markerpositiven NSGCT im CS IIA/B).

Therapie seminomatöser Keimzelltumoren im CS I

Das Risiko für okkulte Metastasierung bei seminomatösen Hodentumoren im CS I beträgt 20 %. Prognosefaktoren, wie sie beim NSGCT bekannt sind, gibt es bei Seminomen derzeit noch nicht.

> **Standardtherapie der seminomatösen Hodentumoren in CS I ist die Bestrahlung der infradiaphragmalen paraaortalen/parakavalen Lymphknotenstationen mit 20 Gy, in Einzeldosen à 2 Gy 5-mal pro Woche. Unter dieser Therapie beträgt das Rezidivrisiko nur 3–4 %.**

Allerdings bedeutet die Radiatio für 80 % aller Patienten in diesem Stadium eine Übertherapie. Das Risiko für strahleniduzierte Zweittumore ist wahrscheinlich gering, kann jedoch nicht ausgeschlossen werden.
Daher kommt als alternative Therapie auch eine Surveillance in Frage. Da Rezidive 10 Jahre oder später nach Primärtherapie auftreten können, ist hier ein verlängertes sorgfältiges Follow-up notwendig. Dies erfordert von Patient und Arzt eine maximale Compliance.

Therapie seminomatöser Keimzelltumoren im CS IIA/IIB

15–20 % aller Seminompatienten präsentieren sich mit einer Erkrankung im klinischen Stadium II. Auch in diesem Stadium beträgt die Gesamtüberlebensrate für Seminompatienten annähernd 100 %. Prinzipiell sind zwei Therapieoptionen möglich.

> **Auch im CS IIA/IIB ist die Radiotherapie, allerdings mit einer etwas höheren Strahlendosis als im CS I (30 Gy CA IIA, 36 Gy CS IIB), die Standardtherapie. Das Rezidivrisiko beträgt darunter 5 % im CA IIA und 11 % im CS IIB.**

Alternativ ist bei Patienten, die sich keiner Radiotherapie unterziehen wollen, eine **Chemotherapie** mit 3 Zyklen PEB möglich. Im Vergleich zur Radiatio besteht hier jedoch eine deutlich höhere Rate an Akutnebenwirkungen.

Therapie von fortgeschrittenen NSGCT

Das therapeutische Vorgehen bei fortgeschrittenen Hodentumorpatienten orientiert sich immer an der IGCCCG-Klassifikation (s. Tab. 9.4-3).

Patienten der **Good-prognosis-group** benötigen eine induktive Cisplatin-haltige Polychemotherapie mit 3 Zyklen PEB. Bei Kontraindikationen gegen Bleomycin (z.B. Lungenerkrankungen) ist die Behandlung mit 4 Zyklen Cisplatin/Etoposid gleichwertig.

Bei Patienten der **Intermediate-prognosis-** und **Poor-prognosis-group** muss die Anzahl der Zyklen auf vier erhöht werden. Vier Zyklen PEI (Cisplatin, Etoposid, Ifosfamid) sind gleich effizient wie 4 Zyklen PEB, verursachen aber häufiger eine Myelotoxizität.

Wegen der schlechten Prognose sollten diese Patienten nur in erfahrenen Zentren und in prospektiven Studien behandelt werden.

Während der Therapie fortgeschrittener Tumore ist ein standardisiertes Restaging mit Computertomographie und regelmäßigen Tumormarkerkontrollen erforderlich, um eine therapierefraktäre Erkrankung oder ein Rezidiv rechtzeitig zu erkennen.

Kommt es unter laufender Chemotherapie zu einem Markeranstieg, muss der Patient sofort an ein Hodentumorzentrum überwiesen werden. In diesen Fällen ist auch bei fehlendem radiologischem Progress eine Salvage-Chemotherapie (z.B. 4 Zyklen PEI [Cisplatin, Etoposid, Ifosfamid] oder 4 Zyklen VIP [Vinblastin, Ifosfamid, Cisplatin]) indiziert.

Findet sich nach Abschluss der Chemotherapie in der CT des Abdomens ein Residualtumor > 1 cm im Retroperitoneum, so muss dieser operativ entfernt werden. In 90 % der Fälle handelt es sich dabei um Narbengewebe, so dass keine weitere Therapie mehr erforderlich ist. Nur im Fall von vitalem Tumorgewebe sollte eine Konsolidierungschemotherapie mit zwei weiteren Zyklen PEB durchgeführt werden.

Residualtumorresektionen sollten wegen ihrer hohen operativen Morbidität nur an erfahrenen Zentren durchgeführt werden.

Therapie von fortgeschrittenen Seminomen

Nur 5% aller Seminompatienten präsentieren sich mit einer fortgeschrittenen Erkrankung. Die Therapie erfolgt analog den fortgeschrittenen NSGCT entsprechend der IGCCCG-Klassifikation.

Einziger Unterschied zwischen beiden Histologien ist das Vorgehen bei retroperitonealen Residualtumoren nach Chemotherapie. Bei Seminomen ist unabhängig von der Größe keine Residualtumorresektion notwendig. Nur bei Größenzunahme in der Kontrollcomputertomographie ist eine histologische oder zytologische Sicherung und ggf. eine Salvage-Chemotherapie (s.o.) indiziert.

9.4.10 Nachsorge

Große randomisierte Studien zur Nachsorge bei Hodentumoren fehlen. Die GermanTesticular CancerStudyGroup gibt folgende Empfehlungen für die Tumornachsorge:

Im ersten und zweiten Jahr sollten die Patienten alle 3 Monate, im dritten Jahr alle 4 Monate, im vierten und fünften Jahr alle 6 Monate und ab dem 6. Jahr jährlich untersucht werden.

Die Nachsorgeuntersuchungen sollten immer eine klinische Untersuchung eine Sonographie des kontralateralen Hodens und eine Untersuchung der Tumormarker umfassen. Die Durchführung der radiologischen Untersuchungen richtet sich nach der Histologie, dem Tumorstadium und der durchgeführten Therapie. Eine Zusammenfassung der Nachsorge findet sich in Tabelle 9.4-4.

Literatur

Albers P, Siener R, Kliesch S et al.: Risk factors for relapse in clinical stage I nonseminomatous testicular germ cell tumors: results of the German Testicular Cancer Study Group trial. J Clin Oncol 2003; 21:1505–1512.

Albers P, Weinknecht S, Krege S et al.: Prediction of necrosis after chemotherapy of advanced germ cell tumors – results of a prospective multicenter trial of the GTCSG. J Urol 2002; 167(Suppl.):172. abstract #690.

Classen J, Schmidberger H, Meisner C et al.: Radiotherapy for stages IIA/B testicular seminoma: final report of a prospective multicenter clinical trial. J Clin Oncol 2003; 21:1101–1106.

Tab. 9.4-4 *Tumornachsorge bei Hodentumoren.*

Stadium/Therapie	Klin. Untersuchung/Sono	Thorax		Abdomen	
		Rö	CT	Sono	CT
Seminom CS I					
adjuvante Radiotherapie	+	+	∅	+	1-mal/Jahr
Surveillance	+	+	1-mal/Jahr	erst ab 3. Jahr	1.+ 2. Jahr alle 3 Monate ab 3. Jahr 1-mal/Jahr
Seminom CS IIA/B					
Radiotherapie	+	+	∅	+	1-mal/Jahr
adjuvante Chemotherapie	+	+	∅	wechselnd	
Nichtseminom CS I					
Surveillance (low risk)	+	+	1-mal/Jahr	erst ab 3. Jahr	1.+ 2. Jahr alle 3 Monate ab 3. Jahr 1-mal/Jahr
adjuvante Chemotherapie	+	+	∅	wechselnd	
diagnostische RLA	+	+	∅	+	1-mal/Jahr
Nichtseminom CS II					
RLA + adjuvante CTX	+	+	∅	+	1-mal/Jahr
RLA	+	+	∅	+	1-mal/Jahr
prim. CTX +/- sek. RLA	+	+	∅	wechselnd	
Surveillance 6-wöchig	+	+	1-mal/Jahr	erst ab 3. Jahr	1.+ 2. Jahr alle 3 Monate ab 3. Jahr 1-mal/Jahr
Fortgeschrittene Stadien					
good prognosis	+	+	∅	wechselnd	
intermediate/poor prognosis	+	+	bei Mediastinalbefall	erst ab 3. Jahr	1.+ 2. Jahr alle 3 Monate ab 3. Jahr 1-mal/Jahr

Collette L, Sylvester RJ, Stenning Sp et al.: Impact of the treating institution on survival of patients with „poor-prognosis" metastatic nonseminoma. European Organization for Research and Treatment of Cancer Genito-Urinary Tract Cancer Collaborative Group and the Medical Research Council Testicular Cancer Working Party. J Natl Cancer Inst 1999; 91: 839–846.

de Wit R, Stoter G, Sleijfer DT et al.: Four cycles of BEP vs four cycles of VIP in patients with intermediate-prognosis metastatic testicular non-seminoma: a randomized study of the EORTC Genitourinary Tract Cancer Cooperative Group. European Organization for Research and Treatment of Cancer. Br J Cancer 1998; 78:828–832.

Dieckmann KP, Loy V: Prevalence of contralateral testicular intraepithelial neoplasia in patients with testicular germ cell neoplasms. J Clin Oncol 1996; 14:3126–3132. EBM IIA+IIB.

Fossa SD, Bokemeyer C, Gerl A et al.: Treatment outcome of patients with brain metastases from malignant germ cell tumors. Cancer 1999; 85:988–997.

Fossa SD, Horwich A, Russel JM et al.: Optimal planning target volume for stage I testicular seminoma: a Medical Research Council randomized trial. J Clin Oncol 1999; 17:1146–1154.

Fossa SD, Stenning SP, Gerl A et al.: Prognostic factors in patients progressing after cisplatin-based chemotherapy for malignant non-seminomatous germ cell tumours. Br J Cancer 1999;80:1392–1399.

Heidenreich A, Weissbach L, Holtl W et al.: German Testicular Cancer Study Group. Organ sparing surgery for malignant germ cell tumor of the testis. J Urol 2001; 166:2161–2165.

International Germ Cell Cancer Collaborative Group (IGCCCG). The International Germ Cell Consensus Classification: a prognostic factor based staging system for metastatic germ cell cancer. J Clin Oncol 1997; 15:594–603.

Klepp O, Dahl O, Flodgren P et al.: Risk-adapted treatment of clinical stage I non-seminoma testis cancer. Eur J Cancer 1997;33:1038–1044.

Krege S, Schmoll H-J, Souchon R: Interdisciplinary Consensus on diagnosis and treatment of testicular germ cell tumors: result of an update conference on evidence-based medicine (EBM). Eur Urol 2001; 40:372–391.

Miller KD, Loehrer PJ, Gonin R et al.: Salvage chemotherapy with vinblastine, ifosfamide, and cisplatin in recurrent seminoma. J Clin Oncol 1997; 15:1427–1431.

Petersen PM, Giwercman A, Daugaard G et al.: Effect of graded testicular doses of radiotherapy in patients treated for carcinoma-in-situ in the testis. J Clin Oncol 2002; 20:1537–1543.

Read G, Stenning SP, Cullen MH et al.: Medical Research Council prospective study of surveillance for stage I testicular teratoma. Medical Research Council Testicular Tumors Working Party. J Clin Oncol 1992; 10:1762–1768.

Skakkebaek NE, Berthelsen JG, Müller J: Carcinoma in situ of the undescended testis. Urol Clin North Am 1982; 9:377–385.

Spermon JR, Roeleveld TA, van der Poel H et al.: Comparison of surveillance and retroperitoneal lymph node dissection in Stage I nonseminomatous germ cell tumors. Urology 2002; 59:923–929.

Steyerberg EW, Keizer HJ, Fossa SD et al.: Prediction of residual retroperitoneal mass histology after chemotherapy for metastatic nonseminomatous germ cell tumor: multivariate analysis of individual patient data from six study groups. J Clin Oncol 1995; 13:1177–1187.

Warde P, Specht L, Horwich A et al.: Prognostic factors for relapse in stage I seminoma managed by surveillance. J Clin Oncol 2002; 20:4448–4452.

Weissbach L, Bussar-Maatz R, Flechtner H et al.: RPLND or primary chemotherapy in clinical stage IIA/B nonseminomatous germ cell tumors? – Results of a prospective multicenter trial including quality of life assessment. Eur Urol 2000; 37:582–594.

Williams SD, Stablein DM, Einhorn LH et al.: Immediate adjuvant chemotherapy versus observation with treatment at relapse in pathological stage II testicular cancer. New Engl J Med 1987; 317:1433–1438.

9.5 Varikozele testis

Herbert Sperling, Herbert Rübben

9.5.1 Definition und Ätiologie

Als Varikozele testis wird eine pathologische Erweiterung und Verlängerung der Venen des Plexus pampiniformis und der V. testicularis bezeichnet. Die idiopathische Form tritt in 90 % linksseitig auf und ist abzugrenzen von der symptomatischen Varikozele, die durch eine venöse Kompression bzw. Stase, z.B. durch retroperitoneale Raumforderung oder Nierenvenenthrombose, bedingt ist.

Die Ätiologie der Varikozele ist nicht eindeutig geklärt. Als wichtigste Ursachen sind die hämodynamisch ungünstige fast rechtwinklige Einmündung der V. testicularis in die V. renalis im Gegensatz zum Abfluss der rechtseitigen V. testicularis in die V. cava sowie eine Insuffizienz der Venenklappen angeführt; weiter diskutiert werden ein erhöhter hydrostatischer Druck der im Seitenvergleich längeren linksseitigen V. testicularis und Kompressionen der V. testicularis in ihrem anatomischen Verlauf, z.B. zwischen Aorta und A. mesenterica inferior. Schädigende Faktoren für den Hoden sind Hyperthermie, Hypoxie und erhöhte Katecholaminkonzentration, die durch die venöse Stase induziert werden (Kühn et al. 1993, Holschneider et al. 1978). Warum hiervon auch der gegenseitige Hoden betroffen ist, bleibt unklar.

90 % der Varikozelen sind linksseitig. Es muss zwischen idiopathischer und symptomatischer Varikozele unterschieden werden, um weiterreichende Erkrankungen wie einen retroperitonealen Tumor auszuschließen.

9.5.2 Inzidenz

Zur Häufigkeit der Varikozele gibt es verschiedene Angaben, die von 8–20 % reichen, wobei es während der Pubertät zu einem starken Anstieg des Vorhandenseins einer linksseitigen Varikozele kommt (Steeno et al. 1976, Thon et al. 1989). Steeno et al. wiesen bei 4067 Schülern und Studenten (12–25 Jahre) eine Varikozele in 14,7 % nach.

Bei Erwachsenen kann bei 10–20 % aller Männer eine Varikozele nachgewiesen werden, wobei die Inzidenz bei Patienten von Fertilitätssprechstunden bis zu 40 % beträgt (Hienz et al. 1980).

9.5.3 Symptome und Einteilung

Der Großteil der Varikozelen ist bis auf eine unklare Schwellung des Skrotalinhalts symptomlos. Ein Teil vor allem der erwachsenen Patienten klagt über ziehende Schmerzen in der Leiste oder ein Schweregefühl im Skrotum.

Die Einteilung der Varikozelenausprägung erfolgt nach der Weltgesundheitsorganisation (WHO) in 4 Grade, wie in Tabelle 9.5-1 dargestellt.

Wichtig ist im Hinblick auf die prophylaktische Fertilitätsprävention die Unterscheidung zwischen einer Varikozele beim Kind und beim Erwachsenen. Es gibt Hinweise, dass die negativen Veränderungen der Samenparameter und der Hodenhistologie umso stärker sind, je länger die Varikozele besteht. Jugendliche Varikozelenträger haben ein ca. 5-mal höheres Risiko einer Fertilitätseinschränkung als Gleichaltrige ohne Varikozele (Comhaire 1998).

Tab. 9.5-1 *Einteilung der Varikozele (WHO 2000).*

subklinisch	nicht tastbar und nicht sichtbar, dopplersonographisch nachweisbar
Grad I	beim Valsalva-Manöver tastbar
Grad II	tastbar, aber nicht sichtbar
Grad III	tastbar und sichtbar im Skrotalfach

9.5.4 Diagnostik

Bei der körperlichen Untersuchung des Patienten ist, abhängig von der Größe der Varikozele, im Stehen ein gestautes Venenkonvolut tastbar oder sichtbar; eine ausgeprägte Varikozele ist häufig mit einem Hodentiefstand und/oder einem reduzierten Hodenvolumen verbunden. Das Volumen des Hodens ist mit dem Orchidometer zu bestimmen: Eine Abnahme des Hodenvolumens und der Konsistenz des ipsilateralen Hodens sind bei 34 % der Kinder mit einer Varikozele II. Grades und bei 81 % der Kinder mit einer Varikozele III. Grades zu evaluieren (Steeno et al. 1975).

Bei der idiopathischen Varikozele entleert sich, im Gegensatz zur symptomatischen Varikozele, der Inhalt des Plexus pampiniformis im Liegen. Beim Valsalva-Manöver, d.h. bei intraabdomineller Druckerhöhung, erhöht sich das Füllungsvolumen des Venenkonvoluts.

Durch die Dopplersonographie, im Idealfall farbkodierte Duplexsonographie, kann der venöse Rückstrom beim Valsalva-Manöver akustisch und optisch in Korrelation zum Ausmaß des Rückflusses dargestellt werden. Die Hoden-Sonographie ergänzt die nichtinvasive Diagnostik zur Differenzierung bei unklarer Größenzunahme des Skrotalinhalts. Hierbei stellt sich die Varikozele als eine Ansammlung echoarmer Strukturen mit echoreicher Begrenzung dar (Abb. 9.5-1). Die oben genannten Untersuchungsverfahren sind bei der idiopathischen Varikozele ausreichend.

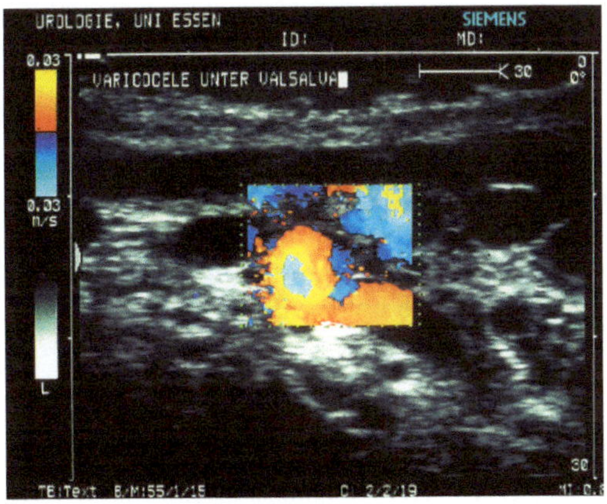

Abb. 9.5-1 Sonographische Darstellung des erweiterten Plexus pampiniformis.

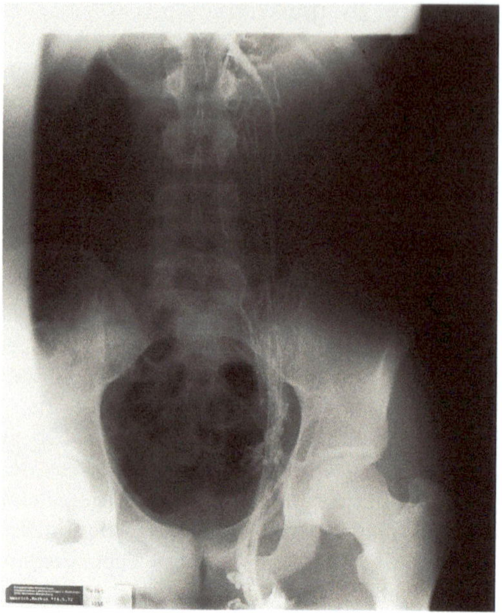

Abb. 9.5-2 Phlebographie bei antegrader Varikozelensklerosierung mit Kollateralen.

Bei der symptomatischen Varikozele sind die Sonographie des Retroperitoneums zum Ausschluss ursächlicher Raumforderungen sowie gegebenenfalls weiterführend Computertomographie oder auch Kernspinuntersuchung zur Abklärung der Ätiologie indiziert.
Die Phlebographie, im Rahmen der antegraden oder retrograden Sklerosierungstherapie (Abb. 9.5-2) durchgeführt, bestätigt die Diagnose, wird jedoch nicht als Einzeluntersuchung empfohlen (EAU 2002).

9.5.5 Therapie

Bei der Indikation müssen die kindliche und adulte Varikozele unterschieden werden. Die Indikation zur Therapie der kindlichen Varikozele ergibt sich aus der anzustrebenden Protektion der Hodenfunktion, bei Schmerzen oder kosmetischen Gründen (Comhaire 1998, Peterson et al. 1998, Hösli 1989, Okuyama et al. 1988).
Beim erwachsenen Patienten sind Schmerzen eine eindeutige Indikation. Die Therapie der Varikozele bei Infertilität hingegen ist umstritten (EAU 2002). Eindeutige Studienergebnisse liegen bisher nicht vor. Bei 95 Patienten zeigte sich kein Unterschied bzgl. der kumulativen Schwangerschaftsrate bei operierten (n = 47) und nichtoperierten (n = 48) Männern (Nieschlag et al. 1995). Im Gegensatz hierzu stehen die Erkenntnisse aus der WHO-Studie, bei der sich ein positiver Effekt der Varikozelentherapie nachweisen ließ (Madgar et al. 1995, Hargreave 1997).

Dies führt in den aktuellen EAU-Guidelines zum Statement: „Die Behandlung der Varikozele zur Schwangerschaftsinduktion bei infertilen Paaren bleibt kontrovers und alle bisherigen Untersuchungen sind Gegenstand der Kritik“ (EAU 2002).
Beim Heranwachsenden ist die Indikation zur Varikozelentherapie gegeben, wenn in konsekutiven Untersuchungen eine Reduktion der Hodengröße nachzuweisen ist.

Zur Therapie stehen verschiedene operative Verfahren zur Verfügung: die „klassischen“ Schnittoperationen nach Ivanissevich, Palomo und Bernadi. Weiterhin die mit der Phlebographie einhergehenden Verfahren der antegraden und retrograden Varikozelensklerosierung, die mikrochirurgische Varikozelendissektion und die laparoskopische Varikozelektomie. Die laparoskopische Varikozelenoperation ist der Therapie von persistierenden Varikozelen vorbehalten und sollte nicht am Anfang der Therapie stehen.
Die Rezidivraten bzw. die Varikozelenpersistenzraten betragen bis zu 15 %.
Die antegrade Sklerosierung nach Phlebographie der V. testikularis (s. Abb. 9.5-2) ist heute aufgrund der hohen Effizienz und exzellenten Durchführbarkeit als „first-line“-Therapie anzusehen. Die Persistenzraten liegen hierbei zwischen 3,5 und 6,2 % (Holschneider et al. 1978, Tauber und Johnsen 1994).
Komplikationen wie Wundheilungsstörungen, Nachblutungen oder bei der Sklerosierung Efflux des Sklerosierungsmittels oder Kontrastmittelallergien sind selten. Die Ausbildung einer konsekutiven Hydrozele durch Unterbrechung des lymphatischen Abflusssystems wird mit 2–7 % je

Tab. 9.5-2 *Übersicht der operativen Verfahren bei Varikozele (EAU 2002).*

Verfahren	Persistenzrate	Komplikationen
antegrade Sklerosierung	3,5–9 %	Hodenatrophie Epididymitis Skrotalschmerz
mikrochirurgisch	0,8–4 %	Hydrozele Hodenatrophie Hämatom
Palomo, Bernardi, Ivanissevich	13–29 %	Hydrozele Identifikationsirrtum bei anatomischer Variante Hodenatrophie
laparoskopisch	3–7 %	Risiko der Laparoskopie (Verletzung von Darm, Gefäßen; Lungenembolie; Peritonitis)

nach operativem Verfahren angegeben (Tab. 9.5-2) (EAU 2002, Kühn et al. 1993)

9.5.6 Fertilität und Varikozele

Der Einfluss der Varikozele auf eine Verschlechterung der Spermienparameter ist nicht eindeutig geklärt, wobei die durch die venöse Stase bedingte intraskrotale Temperaturerhöhung, die Hypoxie und die mögliche Druckatrophie durch das Venenkonvolut sowie der Katecholamineinfluss als fertilitätsbeeinträchtigende Faktoren angesehen werden. Bei der Untersuchung von Hodenbiopsien kindlicher Varikozelenträger II. und III. Grades konnten die gleichen testikulären Veränderungen wie bei Erwachsenen mit Varikozele nachgewiesen werden. Es zeigen sich tubuläre Veränderungen, die bis zum kompletten Spermiogeneseverlust reichen. Die Leydig-Zellen weisen atrophische und hyperplastische Veränderungen auf, an den intratestikulären, kapillären Gefäßen kann eine Zunahme des Endothels bis zur Sklerose nachgewiesen werden. Primär treten die Endothelveränderungen auf, danach tubulo-testikuläre Schäden, hierbei zeigt sich ein signifikanter Anstieg der Endotheldicke in Korrelation zur testikulären Schädigung (Hadziselimovic et al. 1989; Hienz et al. 1980, Okuyama et al. 1988).

Die Auswirkung der Varikozelenoperation im Sinne einer Verbesserung der Spermienparameter ist in bis zu 70 % der Fälle zu erwarten. Berücksichtigt werden muss jedoch die weiterhin kontroverse Diskussion zum Einfluss auf die Konzeptionsrate (Okuyama et al. 1988, Comhaire 1998, Nieschlag et al. 1995).

9.5.7 Empfehlungen

Das Vorliegen einer kindlichen Varikozele ist aufgrund der häufig fehlenden Symptomatik ein oft übersehener Befund, der in seiner Auswirkung erst im Erwachsenenalter zum Tragen kommt.

Knaben mit einer Varikozele II. oder III. Grades sollten bei abnehmenden Hodenvolumina in konsekutiven Untersuchungen eine Therapie erhalten.

Bei Erwachsenen ist der günstige Effekt der Therapie auf die Fertilitätschance nicht bewiesen, deshalb sollte eine Therapie nur nach ausführlicher Darstellung der Daten erfolgen.

Das Therapieverfahren der Wahl ist, v.a. vor dem Hintergrund des Aufwandes und der Effizienz, die antegrade Sklerosierung.

Literatur

Comhaire F: Die Varikozele in: Andrologie: Krankheiten der männlichen Geschlechtsorgane. Hrsg.: Krause W, Weidner W. 3. Aufl., Enke-Verlag, Stuttgart, 1998.

EAU-Guidelines: Guidelines on Infertility: Varicocele, 2002. Literaturstelle Europ. Urol.

Hadziselimovic F, Herzog B, Liebundgut B, Jenny P, Buser M: Testicular and vascular changes in children and adults with varicocele. J Urol 1989; 142: 583–585.

Hienz HA, Voggenthaler J, Weissbach L: Histological findings in testes with varicocele during childhood and their therapeutic consequences. Eur J Pediatr 1980; 133:139–146.

Hösli PO: Zur Frühbehandlung der Varikozele bei Kindern und Jugendlichen. Helv chir Acta 1989; 56:229–233.

Holschneider AM, Butenandt O, Schuster L, Schaupp D, Tewes G, Mengel W, Hamberger J: Operative Therapie der Varikozele im Kindesalter. Z Kinderchir 1978; 24:252–265.

Kühn R, Sigel A: Varikozele. In: Kinderurologie. (Hrsg.) Sigel A. 2. Auflage, Springer-Verlag, Berlin, 1993.

Nieschlag E, Hertle L, Fischedick A, Behre H: Treatment of varicocele: counselling as effective as occlusion of the vena spermatica. Hum Reprod 1995; 10: 347–353.

Okuyama E, Nakamura M, Namiki M, Takeyama M, Utsunomiya M et al.: Surgical repair of varicocele at puberty: preventive treatment for fertility improvement. J Urol 1988; 139:562–564.

Peterson A, Lance R, Ruiz H: Outcomes of varicocele ligation done for pain. J Urol 1998; 159: 1565–1567.

Steeno O, Knops J, Declerck L, Adimoelja A, Van De Voorde H: Prevention of fertility disorders by detection and treatment of varicocele at school and college age. Andrologia 1976; 8 (1):47–53.

Tauber R, Johnsen N: Antegrade scrotal sclerotherapy for the treatment of varicocele: technique and late results. J Urol 1994; 151: 386–390.

Thon WF, Gall H, Danz B, Bähren W, Sigmund G: Percutaneous sclerotherapy of idiopathic varicocele in childhood: a preliminary report. J Urol 1989; 141:913–915.

World Health Organization: WHO manual for the standardized investigation, diagnosis and management of the infertile male. Cambridge University Press, 2000.

9.6 Maldescensus testis

Jörg Miller, Volker Rohde

9.6.1 Definition

Der Begriff „Maldescensus testis" beschreibt alle Formen der anomalen Lage des Hodens. Der Hoden kann dabei überall entlang seines normalen Descensus-Weges oder auch ektop, also außerhalb dieses normalen Weges liegen. Der Begriff Kryptorchismus sollte dem nicht tastbaren Hoden vorbehalten bleiben. Die Ursachen des Maldescensus sind multifaktoriell und das klinische Bild ist vielfältig. Unterschiede in der anatomischen Lage, ein- oder beidseitiges Auftreten, strukturelle testikuläre und paratestikuläre Anomalien sowie die Assoziation mit anderen kongenitalen Anomalien (z.B. Hypospadien) stellen gängige Erscheinungsformen dar.

9.6.2 Epidemiologie

Der isolierte einseitige Maldescensus testis zum Zeitpunkt der Geburt ist eine der häufigsten kongenitalen Anomalien mit einer Inzidenz von etwa 3 % aller reifen Neugeborenen (Thong et al. 1998); das beidseitige Auftreten ist mit 1,6–1,9 % deutlich seltener. Normalerweise ist der Descensus am Ende des 2. Trimenons abgeschlossen. Bei Frühgeborenen, Zwillingen und bei niedrigem Geburtsgewicht ist die Rate des Maldescensus weit höher als bei reifen Neugeborenen; dies legt den Schluss nahe, dass der Descensus bei diesen Kindern zum Zeitpunkt der Geburt noch nicht abgeschlossen ist. Normalerweise descendieren etwa 70–77 % aller nicht descendierten Hoden bis zum Ende des 3. Lebensmonats; im Alter von 1 Jahr beträgt die Inzidenz des Hodenhochstandes noch ca. 1 % und bleibt bis zum Erwachsenenalter konstant (Schneck und Bellinger 2002).

Die Beschreibung typischer epidemiologischer Risikofaktoren wird durch das komplexe Zusammenwirken von Anatomie, Vererbung, hormonellen sowie sozioökonomischen Bedingungen erschwert. Der wichtigste Faktor für einen Maldescensus zum Zeitpunkt der Geburt sowie im Alter von 1 Jahr ist ein niedriges Geburtsgewicht (Mayr et al. 1999). Dies wird unterstrichen durch die Tatsache, dass es bei Frühgeborenen mit einem Hodenhochstand eher zum Spontandescensus kommt als bei termingerecht geborenen Jungen mit einem niedrigen Geburtsgewicht aus anderer Ursache (Thong et al. 1998). Die Tatsache, dass ein Maldescensus gehäuft familiär auftritt, legt eine multifaktorielle Vererbung nahe. Die genauen Ursachen des Maldescensus sind aber noch immer unklar.

9.6.3 Klassifikation

Der Maldescensus testis ist eine Entwicklungsstörung, die zu einem fehlenden Descensus des Hodens ins Skrotum führt. Obwohl dies eine korrekte allgemeine Definition ist, gibt es doch erhebliche anatomische und physiologische Unterschiede.

Es kann manchmal sehr schwierig sein, einen maldescendierten Hoden überhaupt zu tasten, bzw. seine Lage genau zu klassifizieren. Dies wird beeinflusst vom Habitus, von der tatsächlichen Lage des Hodens und von der Kooperation des Patienten. Am einfachsten wird die Lage eines hochstehenden Hodens als intraabdominal, intrakanalikulär, extrakanalikulär (supra- oder infrapubisch) oder ektop beschrieben. Dabei liegt der intraabdominale Hoden meist direkt oberhalb des inneren Leistenrings, obwohl alle Positionen zwischen dem unteren Nierenpol und dem inneren Leistenring möglich sind. Der ektope Hoden descendiert normal durch den Leistenkanal, verlässt dann aber den normalen Weg des Descensus unterhalb des äußeren Leistenrings. Die häufigste ektope Lage ist die zwischen Externusaponeurose und Scarpa'scher Faszie. Während beim ektopen Hoden der Processus vaginalis peritonei fast immer verschlossen ist, ist ein offener Processus vaginalis peritonei typisch für die anderen Formen des Maldescensus.

Zwei Begriffe die näher definiert werden müssen, sind der „nicht tastbare Hoden" und der „Pendelhoden". „Nicht tastbarer Hoden" bedeutet, dass der Hoden bei der körperlichen Untersuchung nicht auffindbar ist, was verursacht sein kann durch eine intraabdominale Lage, ein Fehlen des Hodens („vanishing testis"), eine Hodenatrophie oder eine lediglich fehlende Tastbarkeit unter den gegebenen Untersuchungsbedingungen. Ein „vanishing testis" wird typischerweise bei der operativen Exploration wegen eines nicht tastbaren Hodens festgestellt; typisch sind dabei blind endende Samenstranggefäße, meist in Höhe des inneren Leistenrings.

Der „Pendelhoden" wird durch einen ausgeprägten Cremasterreflex aus dem Hodensack gezogen, kann aber leicht wieder in eine orthotope Lage gebracht werden und verbleibt auch dort. Am häufigsten finden sich Pendelhoden zwischen dem 3. und 7. Lebensjahr (Schneck und Bellinger 2002).

9.6.4 Folgen des Maldescensus testis

Infertilität

Die Beeinträchtigung der Keimzellreifung ist eine bekannte Folge des Maldescensus testis. Ein Therapiegrundsatz in der Behandlung des Maldescensus ist, dass eine frühzeitige chirurgische Verlagerung des Hodens ins Skrotum, das heißt vor dem Auftreten potenzieller histopathologischer Veränderungen, das Risiko einer Subfertilität vermindert. Es gibt allerdings zunehmend mehr Hinweise darauf, dass eine alleinige frühzeitige Orchidopexie dieses Risiko nicht signifikant vermindert.

Heute gilt, dass die alleinige, auch sehr frühzeitige Operation weder die Physiologie der Entwicklung des Keimepithels noch das spätere Malignomrisiko beeinflusst, sondern nur die Optik (Backhaus und Müller 2003).

Malignomrisiko

Eine ebenfalls bekannte Tatsache ist, dass bei Jungen, die mit einem Hodenhochstand geboren werden, im weiteren Verlauf des Lebens ein erhöhtes Risiko für Keimzelltumoren besteht. Ungefähr 10 % aller Hodentumoren entstehen in maldescendierten Hoden. Während die Inzidenz von Hodentumoren in der Allgemeinbevölkerung 1:100 000 beträgt, ist diese Inzidenz bei Männern mit einem Maldeszensus im Kindesalter auf 1:2 250 erhöht, das heißt, das Risiko ist etwa 40-fach höher. Es ist umstritten, ob eine frühzeitige Orchidopexie die mögliche Entwicklung eines Hodentumors beeinflusst, aber es gibt Hinweise darauf, dass eine frühzeitige Orchidopexie das Risiko vermindern könnte. Eine Indikation zur Orchidopexie ist aber in jedem Fall, den maldescendierten Hoden besser untersuchbar zu machen und damit einen potenziellen Tumor möglichst frühzeitig feststellen zu können.

9.6.5 Therapie

Die wichtigsten Grundsätze bei der Therapie eines Kindes mit Maldescensus testis sind:

- genaue Feststellung von Anatomie und Lage des maldescendierten Hodens
- Feststellung gleichzeitig vorliegender Missbildungen im Rahmen von Syndromen
- zeitgerechte Positionierung des Hodens im Skrotum, um einer weiteren Schädigung des Hodens vorzubeugen
- permanente Fixierung des Hodens in einer normalen skrotalen Lage, die eine einfache Palpation ermöglicht
- keine weitere Schädigung des Hodens durch die Therapie.

Die definitive Behandlung des Maldescensus testis sollte vor Abschluss des 1. Lebensjahres beginnen (Schneck und Bellinger 2002). Da ein Spontandescensus meist in den ersten 3 Lebensmonaten eintritt, sollte die Therapie möglichst frühzeitig einsetzen, um Schädigungen zu vermeiden, die sich bereits im ersten Lebensjahr manifestieren können.

Hormontherapie

Mit menschlichem Choriongonadotropin (HCG) und Gonadotropin-Releasing-Hormonen (GnRH) bzw. Luteinisierendes-Hormon-Releasing-Hormon (LHRH) stehen zwei medikamentöse Therapieformen zur Verfügung. Die Therapie basiert auf experimentellen Beobachtungen, wonach der Descensus androgenvermittelt ist.
Während HCG die Leydig-Zellen direkt zur Androgenproduktion stimuliert, führt GnRH über eine Stimulation der hypophysären LH-Produktion zu einer vermehrten testikulären Androgenproduktion. Die Selektion der Patienten, bei denen mit einer medikamentösen Therapie alleine gute Resultate zu erzielen sind, ist schwierig. Generell kann man sagen, dass die Ergebnisse umso besser sind, je tiefer der Hoden bereits vor der Therapie lag (Fedder und Boesen 1998). Bei Kindern, die ausschließlich hormonell therapiert wurden, sind regelmäßige Nachuntersuchungen erforderlich, da es in bis zu 25 % der Fälle zu einem Rezidiv kommen kann. Eine Hormontherapie ist nicht indiziert bei Kindern mit Voroperationen am Hoden, bei gleichzeitigen Hernien oder bei Vorliegen einer Hodenektopie.
Die Behandlungsschemata variieren stark; als am effektivsten hat sich eine Gesamtdosis von 10 000 IE HCG erwiesen, um eine maximale Stimulation der Leydig-Zellen zu erreichen und gleichzeitig die Komplikationen von Dosierungen über 15 000 IE zu vermeiden. Ein typisches Behandlungs-Schema ist die 2-mal wöchentliche i.m.-Injektion von 1500 IE/m^2 über 4 Wochen.
GnRH-Präparate haben den großen Vorteil, dass sie nicht parenteral verabreicht werden müssen; die effektive Dosis, um eine LH-Stimulierung zu erreichen liegt bei 1,2 mg/d über 4 Wochen.
Insgesamt muss aber konstatiert werden, dass die Erfolgsrate der alleinigen Hormontherapie insgesamt unter 20 % beträgt und in hohem Maß von der Lage des Hodens vor Therapiebeginn abhängt. Deshalb bleibt die chirurgische Therapie der Goldstandard in der Therapie des Hodenhochstands.
Aber auch die alleinige Orchidopexie kann, wie bereits oben ausgeführt, nicht alle Anforderungen erfüllen. Vielmehr muss heute eine multimodale Therapie gefordert werden, da die Operation allein eher nur die Optik beeinflusst. Zur Wahrung optimaler Fertilitätschancen sollte jeder nicht zeitgerecht descendierte Hoden primär hormonell therapiert werden (Backhaus und Müller 2003).

Als ideal muss heute die Kombination aus einer vorgeschalteten hormonellen (Kombinations-)Therapie und gegebenenfalls einer Operation als zweitem Schritt angesehen werden.

Da die Priming-Phase, d.h. die Umwandlung der Gonozyten in Spermatogonien, im 4.–6. Lebensmonat für die spätere Fertilität von entscheidender Bedeutung ist, muss die Behandlung – vor allem bei den hohen Formen – um diesen Zeitpunkt einsetzen. Bei allen Patienten mit maldescendierten Hoden sollte bis zum 10. Monat eine Therapie mit GnRH allein oder in Kombination mit HCG begonnen werden (Backhaus und Müller 2003). Die kombinierte Hormontherapie maximiert die spätere Fertilitätschance durch Einfluss auf die frühkindliche Endokrinopathie, die Keimzell- und Nebenhodenentwicklung sowie den weiteren Descensus.

Zur Verhinderung einer zusätzlichen Schädigung am peritubulären Gewebe müssen nicht descendierte Hoden spätestens nach dem 2. Lebensjahr ihre physiologische Lage im Skrotum erreicht haben, so dass bis zu diesem Zeitpunkt erfolglos hormonell therapierte Jungen operiert werden sollten. Die zu diesem Zeitpunkt durchgeführte Operation hat aber keinen Einfluss mehr auf die Endokrinopathie oder das Entartungsrisiko und nur wenig auf die Keimzell- und Nebenhodenreifung sowie die spätere Fertilität. In erster Linie bewirkt sie die Möglichkeit einer besseren Untersuchung, begünstigt aber auch die spätere Leydig-Zell-Funktion, die Optik und die psychische Entwicklung (Backhaus/Müller 2003).

Chirurgische Therapie

Die entscheidenden Schritte bei der Standard-Orchidopexie sind:

- komplette Mobilisierung von Hoden und Samenstrang
- Präparation und Verschluss eines offenen Processus vaginalis peritonei
- Skelettierung des Samenstrangs ohne Verletzung von Gefäßen und Ductus deferens, um eine spannungsfreie Lage des Hodens im Skrotum zu erreichen.

Wenn mit diesen Maßnahmen keine ausreichende Strecke für eine spannungsfreie Verlagerung des Hodens ins Skrotum zu erreichen ist, kann eine zweizeitige Operation durchgeführt werden. Der Hoden wird nach maximaler Mobilisierung im Bereich des äußeren Leistenrings bzw. des Skrotalhalses fixiert; die Reoperation erfolgt nach 6–12 Monaten.

Der nicht tastbare Hoden

Die Zuverlässigkeit der Laparoskopie zur Lokalisation des nicht palpablen Hodens erreicht 100 % und sie erlaubt gleichzeitig, das weitere therapeutische Procedere festzulegen. Sinn der diagnostischen Laparoskopie ist es, das chirurgische Vorgehen festzulegen bzw. eine offen-chirurgische Exploration zu vermeiden.

Mögliche Befunde bei einer diagnostischen Laparoskopie wegen eines nicht palpablen Hodens sind blind endende Gefäße oberhalb des inneren Leistenrings, in den inneren Leistenring eintretende Strukturen des Samenstrangs oder ein intraabdominaler Hoden.

Bei blind endenden Gefäßen sind keine weiteren Maßnahmen erforderlich; man spricht vom „vanishing testis", meist als Folge pränataler Gefäßläsionen.

Wenn Samenstranggefäße in den inneren Leistenring eintreten, ist eine Leistenrevision zwingend erforderlich, insbesondere, wenn gleichzeitig ein offener Processus vaginalis vorliegt.

Der echte intraabdominale Hoden kann mittels Orchidopexie (offen-chirurgisch oder laparoskopisch) oder Orchiektomie behandelt werden. Die Orchidopexie kann ein- oder zweizeitig erfolgen. Die Wahl der Operationstechnik hängt vom Zustand des Hodens, der Anatomie der paratestikulären Strukturen, von der zu überbrückenden Strecke, dem Zustand des kontralateralen Hodens und in erster Linie von der Erfahrung des Operateurs ab. Die mikrochirurgische Autotransplantation des Hodens ist eine extreme Maßnahme mit nur wenigen Indikationen.

Literatur

Backhaus BO, SC Müller: Therapie des Hodenhochstandes – Gesichtspunkte zur Optimierung der Fertilität. Urologe 2003; A 42:1265–1271.

Fedder J, M Boesen: Effect of a combined GnRh/hCG therapy in boys with undescended testicles: evaluated in relation to testicular localization within the first week after birth. Arch Androl 1998; 40:181–186.

Mayr JM, K Lawrenz, A Berghold: Undescended testicles: an epidemiological review. Acta Paediatr 1999; 88:1089–1093.

Schneck FX, MF Bellinger: Abnormalities of the testes and scrotum and their surgical management. In:

Walsh, Retik, Vaughan, Wein (Hrsg.): Campbell's Urology. 8th edition, p 2356–2376, 2002.
Thong M, C Lin, H Fatimah: Undescended testis: incidence in 1002 consecutive male infants and outcome at 1 year of age (see comments). Pediatr Surg Int 1998; 13:37–41.

9.7 Krankheiten des Nebenhodens und Samenstrangs

Martin Ludwig

9.7.1 Epididymitis

Ätiopathogenese

Ältere Studien aus den USA berichten von ca. 600 000 jährlichen Neuerkrankungen an Entzündungen von Nebenhoden und Samenstrang (Krieger 1984). Diese entstehen zumeist bakteriell-aszendierend nach vorangegangener Urethritis, bzw. bei bestehender Harnwegsinfektion (Weidner et al. 1990a). Aber auch nicht-infektiöse Ursachen, obwohl von untergeordneter Bedeutung, sind zu bedenken (Übersicht in Chan und Schlegel, 2002). Tabelle 9.7-1 fasst die wichtigsten Aspekte zusammen.

Ätiopathogenese der Epididymitis = Harnwegsinfekt oder Urethritis oder nichtinfektiös oder idiopathisch.

Klinik

Es gilt, zwischen einer akuten und einer chronischen Epididymitis zu unterscheiden. Bei der **akuten Epididymitis** steht als Leitsymptom die akute schmerzhafte Schwellung des Nebenhodens im Vordergrund. Bei Übergreifen der Entzündung auf den Hoden (Epididymoorchitis) können Nebenhoden und Hoden nicht mehr voneinander abgegrenzt werden. Die Schmerzen können in die Leiste ausstrahlen, eine Begleithydrozele kann auftreten. Systemische Entzündungszeichen (Fieber, Leukozytose) zeigen die Schwere der Entzündung an. Ätiopathogenetisch richtungsweisend sind Urethritis oder Harnwegsinfekt in der Anamnese.

Im Gegensatz dazu steht bei der **chronischen Epididymitis** als Leitsymptom die anhaltende, teils schmerzhafte Nebenhodenschwellung im Vordergrund. Insbesondere die Abgrenzung zur tuberkulösen Epididymitis ist hier schwierig. Die Abheilung einer akuten Epididymitis dauert im Schnitt 6 Wochen, in ca. 15 % aller urinogen bedingten bakteriellen Epididymitiden tritt eine chronische Epididymitis auf (Weidner et al. 1990b), wobei knotige druckschmerzhafte Veränderungen des Nebenhodens persistieren oder Spermatozelen auftreten.

Diagnose und Differenzialdiagnose

Zur Bedeutung von Anamnese und klinischer Diagnostik wurde bereits Stellung genommen. Tabelle 9.7-2 fasst die obligatorische initiale diagnostische Abklärung stichwortartig zusammen. Abbildung 9.7-1 zeigt den entsprechenden sonographischen Befund.

Nach 6 Wochen bis 3 Monaten sollte eine Ejakulatanalyse nach WHO-Kriterien durchgeführt werden, die aufgrund der Schmerzhaftigkeit im akuten Stadium kontraindiziert ist. Sinnvoll ist eine Bestimmung der üblichen Entzündungsparameter Peroxidase-positive Leukozyten und Elastase (WHO 1993). Eine Ejakulatkultur ist bei persistierenden Entzündungsparametern angezeigt (WHO 1999). Spezielle Ejakulatuntersuchungen (Sekretionsparameter, Spermienmorphologie) sind besonderen Fragestellungen vorbehalten (Cooper et al. 1990, Haidl 1990).

Differenzialdiagnostisch sind in erster Linie die Hodentorsion, die Orchitis z. B. im Rahmen einer Mumps-Orchitis oder die Begleitepididymitis bei Hodentumoren zu nennen. Bei der chronischen Epididymitis muss auch immer eine tuberkulöse Genese bedacht werden.

Wichtigste Differenzialdiagnosen: Hodentorsion, Orchitis, Begleitepididymitis bei Hodentumoren.

Tab. 9.7-1 *Ätiopathogenese der Epididymitis.*

Klassifikation	Ätiologie	Pathomechanismus	Prädisponierende Erkrankung	Prädisponierendes Alter
Infektiöse Ursachen	STD-Erreger: – Neisseria gonorrhoeae – Chlamydia trachomatis	aszendierend-kanalikulär	Urethritis	Männer < 35–40 J.
	HWI-Erreger: – Enterobacteriaceae – Pseudomonaden – Enterokokken	urinogen-kanalikulär	Blasenentleerungsstörung bakterielle Prostatitis	Männer > 35–40 J.
	tuberkulöse Epididymitis – Mykobacterien	hämatogen (Postprimärstadium)	Tuberkulose (Primärstadium)	Jahre nach Primärstadium
	Septikämieerreger – z.B. Staphylokokken, Pneumokokken, Brucellen	hämatogen	Septikämie	?
Nichtinfektiöse Ursachen	urinogen-chemisch – Verletzungen des Sphinkters	z.B. nach TUR-Prostata	z.B. BPH	Männer > 35–40 J.
	– neurogen	funktionelle subvesikale Obstruktion	z.B. neurogene Blase	?
	bei Allgemeinerkrankungen	oft unbekannt	M. Behçet (bis zu 19 %)	?
	nach Vasektomie	„blow-out" Verletzung des Nebenhodengangs	Vasektomie	?
	medikamenteninduziert z.B. Amiodaron	unbekannt	Herzrhythmusstörungen	?

Tab. 9.7-2 *Obligatorische initiale Abklärung der Epididymitis.*

Untersuchung	Wichtige Befunde	Bemerkungen
skrotale Sonographie	Hoden-/Nebenhodenabszess	Farbduplexsonographie zur Beurteilung der Hodendurchblutung
Restharnbestimmung	Blasenentleerungsstörung	ggf. auch Uroflowmetrie; bei Restharn suprapubischer Katheter
Infektionsdiagnostik		
– bei Harnwegsinfekt: Mittelstrahlurin	HWI-Erreger	
– bei Ausfluss: Urethritisdiagnostik	STD-Erreger	
– unklar: 4- oder 2-Gläser-Probe	bakterielle Prostatitis	
Labordiagnostik	systemische Entzündung	Leukozyten, BSG, ggf. CRP

Therapie

Die Therapie der akuten Epididymitis ist in erster Linie antimikrobiell und richtet sich nach der vermuteten Ätiologie (Tab. 9.7-3) (Horner 2001). Problematisch bleibt die optimierte Therapie bei unbekannter Erregerlage, wie sie in der klinischen Routine häufig vorkommt. Hier stehen Fluorochinolone der 2. oder 3. Generation zur Verfügung, die eine gute Wirksamkeit gegenüber den

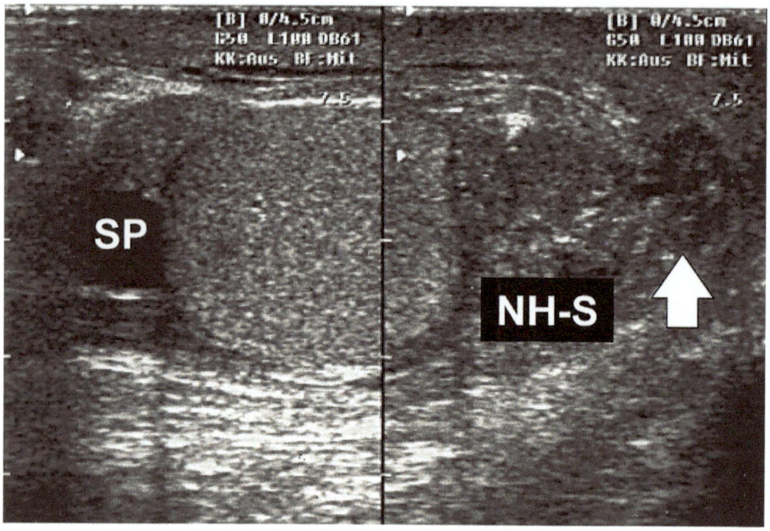

Abb. 9.7-1
Sonographischer Befund bei Epididymitis: Der Pfeil deutet auf die beginnende Einschmelzung.
(SP = Spermatozele, NH-S = Nebenhodenschwanz).

meisten relevanten Erregern sowie eine hervorragende Gewebe- und Seminalplasmapenetration aufweisen. Bei erhöhten Restharnmengen sollte ein suprapubischer Katheter platziert werden. Zahlreiche antiphlogistische (z.B. nichtsteroidale Antiphlogistika) und physikalische (z.B. Hochlagerung und Kühlung) Maßnahmen sind weit verbreitet, jedoch in ihrer Wirksamkeit nicht prospektiv evaluiert.
Die Indikationen zu operativer Sanierung sind bei chronischen Verlaufsformen (Epididymektomie) oder bei Abszessbildung (Semicastratio) zu diskutieren, wobei chronische Beschwerden auch nach Epididymektomie persistieren können (Padmore et al. 1996).

Wichtigste Therapie: geeignete Antibiose + ggf. suprapubischer Katheter + ggf. chirurgische Intervention.

Prognose

Man schätzt, dass in 10–20 % (Melekos und Asbach 1987) der Patienten interventionsbedürftige Komplikationen auftreten.
Als andrologische Komplikationen stehen das Auftreten einer Verschlussazoospermie bei bilateraler Epididymitis und eine persistierende Oligo-Astheno-Teratozoospermie als Zeichen einer Begleitorchitis im Vordergrund (Weidner et al. 1990 a, b).

9.7.2 Fehlbildungen und Tumoren

Fehlbildungen

Fehlbildungen von Samenleiter und/oder Nebenhoden bestehen zumeist aus teilweisen oder kompletten Agenesien bis hin zur kongenitalen bilateralen Aplasie der Vasa deferentia (CBAVD), Zystenbildungen oder der Hoden-Nebenhoden-

Tab. 9.7-3 *Therapiestrategien bei akuter Epididymitis (modifiziert nach Horner, 2001).*

Klinik	vermutliche Ätiologie	Substanzgruppe	Beispiel
Fluor urethralis	N. gonorrhoeae C. trachomatis (U. urealyticum?)	Fluorochinolone Tetracycline	Ciprofloxacin, Ofloxacin Doxycyclin
Harnwegsinfekt bakterielle Prostatitis	Enterobacteriaceae	Fluorochinolone Trimethoprim	Ciprofloxacin, Ofloxacin TMS (Sulfonamidanteil)

Dissoziation. Fehlbildungen können mit weiteren Anomalien des Urogenitaltrakts assoziiert sein. Oft wird die Diagnose im Rahmen einer Fertilitätsabklärung gestellt. Man schätzt, dass ca. 6 % aller obstruktiven Azoospermien im Rahmen einer CBAVD auftreten. Die CBAVD wiederum wird bei der cystischen Fibrose – beim Vollbild oder bei Mutationen im CFTR-Gen („cystic fibrosis transmembrane gene") – beobachtet (Oates und Amos 1993).

Die Verdachtsdiagnose wird durch die Palpation gestellt, während die operative Exploration die Diagnose sichert. Die Therapie der durch Fehlbildungen bedingten „peripheren" Verschlussazoospermie besteht in der Regel aus der operativen Spermiengewinnung (MESA = mikrochirurgische epididymale Spermienaspiration oder TESE = testikuläre Spermienextraktion) in Kombination mit ICSI (intrazytoplasmatische Spermieninjektion).

Fehlbildungen von Nebenhoden und Samenleiter sind andrologisch relevant, da sie zu einer Verschlussazoospermie führen können.

Tumoren

Primäre Nebenhoden- und Samenstrangtumoren sind selten und zumeist benigne. Ausnahmen bilden maligne Sarkome und maligne Histiozytome. Während bildgebende Verfahren, in erster Linie die Sonographie, wichtige Hinweise auf solide Prozesse geben, erfolgt die definitive Diagnosestellung durch die operative Freilegung. Je nach histologischem Befund schließen sich weitere onkologische Therapiestrategien wie Radiatio oder Chemotherapie an.

Literatur

Chan PTK, Schlegel PN: Inflammatory conditions of the male excurrent ductal system. Part I. J Androl 2002; 23: 453–460.

Cooper TG, Weidner W, Nieschlag E: The influence of inflammation of the human male genital tract on secretion of the seminal markers α-glucosidase, glycerophosphocholine, carnitine, fructose and citric acid. Int J Androl 1990; 13: 329–336.

Haidl G: Macrophages in semen are indicative of chronic epididymal infection. Archiv Androl 1990; 25:5–11.

Horner PJ: European guidelines for the management of epididymo-orchitis and syndromic management of acute scrotal swelling. Int J STD AIDS 2001; 12 (Suppl. 3): 88–93.

Krieger JN: Epididymitis, orchitis, and related conditions. Sex Transm Dis 1984; 11: 173–181.

Melekos MD, Asbach HW: Epididymitis: Aspects concerning etiology and treatment. J Urol 1987: 138: 83–86.

Oates RD, Amos JA: Congenital bilateral absence of the vas deferens and cystic fibrosis. A genetic commonality. World J Urol 1993; 11: 82–88.

Padmore DE, Norman RW, Millard OH: Analyses of indications for and outcomes of epididymectomy. J Urol 1996;156: 95–6.

Weidner W, Garbe C, Weissbach L et al.: Initiale Therapie der akuten einseitigen Epididymitis mit Ofloxacin: I. Klinische und mikrobiologische Befunde. Urologe A 1990a; 29: 272–276.

Weidner W, Garbe C, Weißbach L et al.: Initiale Therapie der akuten einseitigen Epididymitis mit Ofloxacin: Andrologische Befunde. Urologe A 1990b; 29: 277–280.

World Health Organization: WHO manual for the standardized investigation and diagnosis of the infertile couple. New York, Cambridge University Press, 1993.

World Health Organization: WHO laboratory manual for the examination of human semen and semen-cervical mucus interaction. New York, Cambridge University Press, 1999.

9.8 Krankheiten der Urethra – Urethritis

Falk Ochsendorf

Die etwa 24 cm lange Urethra beginnt an der Harnblase und mündet an der Spitze der Glans penis. Angeborene Fehlbildungen können im membranösen (klappenartig wirkende Faltenbildungen mit Harnabflussstörungen) oder im distalen Teil vorkommen (Hypo-, Epispadie). Erworbene Erkrankungen bedingen eine Entzündung der Harnröhrenschleimhaut.

Bei allen übrigen Erkrankungen wie Harnröhrenstrikturen, Divertikel und Urethralkarzinom muss auf die urologischen Lehrbücher verwiesen werden.

9.8.1 Symptomatik und Befund

Die **Beschwerden** sind variabel. So können bei einer akuten Urethritis ein ausgeprägter urethraler Ausfluss sowie Dysurie vorliegen, andere Patienten sind tagsüber symptomfrei und bemerken nur morgens vor der ersten Miktion einen Eitertropfen, andere klagen über eine Dysurie, manche sind sogar beschwerdefrei.

Der **Befund** variiert von einer leichten Verklebung der Harnröhrenmündung, Schwellung und Rötung des Orificum urethrae und einer Balanoposthitis, als Begleitentzündung oder als ursächlicher Faktor, bis zum Fehlen klinischer Veränderungen. Infektionen bleiben in der Regel in der Urethra lokalisiert, können aber aszendieren und eine Epididymitis verursachen (Gonorrhö ca. 1 %).

9.8.2 Ätiologie

Nichtinfektiöse Ursachen

Primär denkt man bei einer Entzündung der Urethra an Infektionserkrankungen. Eine Urethritis kann aber auch Folge von Verletzungen durch Traumen, auch Manipulation des Patienten, Masturbation und Einführung von Gegenständen, Instillation von Medikamenten/Desinfizienzien bzw. Katheterbehandlung sein. Auch Entzündungen von Glans penis oder der inneren Vorhaut können zur Reizung der Urethra, ggf. auch zu einer Keimeinschleppung mit sekundärer Urethritis führen.

Infektiöse Ursachen

Die häufigsten bei einer Urethritis nachgewiesenen Erreger und deren Nachweismethoden finden sich in Tabelle 9.8-1.

Gardnerella vaginalis, welche bei Frauen eine Vulvovaginitis („Aminkolpitis“) verursacht, kann die Urethra des Mannes asymptomatisch besiedeln und verursacht in der Regel keine Symptome.

Mycoplasmen werden in 14–75 % auf der Schleimhaut asymptomatischer Männer nachgewiesen. Es handelt sich daher um faktultativ pathogene Erreger, die insbesondere beim Nachweis hoher Keimzahlen als Ursache einer Urethritis wahrscheinlich werden. In den letzten Jahren zeigte sich die zunehmende Relevanz von Mycoplasma genitalium als Urethritis-Erreger (Taylor-Robinson 2002, Deguchi und Maeda 2002, Uuskula und Kohl 2002).

Chlamydia-trachomatis-Infektionen der Urethra bleiben in bis zu 50 % der Fälle asymptomatisch (Clinical Effectiveness Group 1999b).

9.8.3 Diagnostik

Beschwerden und klinischer Befund erlauben keine Differenzierung der Ätiologie (Näher et al. 1991). Entscheidend ist der Nachweis von Leukozyten in einem gefärbten Urethralabstrich (Methylenblau oder Gramfärbung). Bei 1000facher Vergrößerung zeigen ≥ 5 Leukozyten das Vorliegen einer Urethritis an. Alternativ kann der Erststrahlurin (mindestens 4 Stunden seit der letzten Miktion, am besten der erste Morgenurin) untersucht werden: positiver Leukozyten-Esterase-Test (Urin-Teststreifen) oder ≥ 10 Leukozyten pro Gesichtsfeld (1000fache Vergrößerung) im Urinsediment.

Findet man weniger Leukozyten, wird man dennoch eine Gonokokkenkultur und eine Chlamydiendiagnostik durchführen, da bei uncharakteristischer Symptomatik die Sensitivität der Direktfärbung gering ist. Der molekularbiologische Nachweis von C. trachomatis aus dem Erststrahlurin (mindestens >1 Stunde Intervall zur letzten Miktion!) hat sich in den letzten Jahren gegenüber einem Urethralabstrich (Einführen des Abstrichtupfers 1–4 cm intraurethral, Drehen) wegen der geringeren Belastung des Patienten durchgesetzt.

Nur bei Nichtansprechen einer Behandlung der häufigsten Erreger ist eine Diagnostik der selteneren Ursachen (Trichomonaden, Candida, HSV) indiziert.

Tab. 9.8-1 *Übersicht über die häufigsten Erreger einer Urethritis, deren Nachweismethoden und Behandlung. Angegeben sind die in der Literatur angegebenen Prozentangaben, bei starker Varianz die Extremangaben in eckigen Klammern (nach Gall et al. 1999; Elsner et al. 1987, Heise 2001, Kohl 2001).*

Erreger und Inkubationszeit	Häufigkeit	Nachweismethode	Therapie
Neisseria gonorrhoea 1–6 (-14) Tage	[0] 0,4–9 [-18] %	Kultur (Thayer-Martin-Selektiv-Medium; rascher Transport!!) DNS-Hybridisierung, PCR (auch Erststrahlurin)	*Einmalig:* Spectinomycin 2 g *oder* Ceftriaxon 0,25 g i.m. *Alternativ (p.o.):* Cefixim 400 mg *oder* Ciprofloxacin 500 mg *oder* Ofloxacin 400 mg *oder* Azithromycin 1 g
C. trachomatis 7–21 Tage	[6] 15–26 %	Ag-Nachweis (direkte Immunfluoreszenz, EIA) DNS-Amplifikation (PCR; LCR; auch Erststrahlurin)	*Einmalig:* Azithromycin 1 x 1000 mg *oder* 7Tage lang Doxycyclin 2 x 100 mg *Alternativ (7 Tage p.o.):* Tetrazykline 4 x 500 mg *oder* Erythromycin 4 x 500 mg *oder* Ofloxacin 2 x 300 mg
Mycoplasmen Ureaplasma urealyticum Mycoplasma hominis	10–21 % 15–17 % 4–6 %	Kultur (spezielle Medien)	wie Chlamydien
Mycoplasma genitalium (Deguchi and Maeda 2002)	18–45 %	spezielle Kultur (derzeit keine Routinemethode verfügbar)	7 Tage Doxycyclin 2 x 100 mg/d *Alternative:* Makrolide, neuere Chinolone
Pathogene Bakterien (Enterococcus, Beta-hämolytisierende Streptokokken, E. coli, Staph. aureus)	[4-] 20–31 %	Kultur	nach Antibiogramm
Trichomonas vaginalis 4 Tage - 3 Wochen	0,4–1 %	Urinsediment frischer Erststrahlurin	*Einmalig:* Metronidazol 2 g p.o. *oder* Tinidazol 2 g p.o.
Herpes simplex	Einzelfälle	*nur bei fehlendem therapeutischem Ansprechen:* Kultur, Ag-Nachweis oder PCR	Aciclovir 5 x 200 mg p.o. über 5-7 Tage
Candida	Einzelfälle – 3 %	*nur bei fehlendem therapeutischem Ansprechen:* Kultur	topisch Imidazol-Derivate; alternativ p.o.: Fluconazol 1 x 150 mg p.o. *oder* Ketoconazol 2 x 200 mg 5 Tage
Kein Erregernachweis	– 26 %		
Mögliche Ursachen: falsch negativer Erregernachweis funktionelle Irritation traumatische Urethritis (Quetschurethritis) Tumore der Urethra HPV-Virusinfektion der Urethra Allgemeinerkrankungen		wiederholte mikrobiologische Diagnostik (s.o.) Anamnese urologische Diagnostik (Urethroskopie) Anamnese	

9.8.4 Therapie

Erstbehandlung

Eine empirische Behandlung ohne direkten Nachweis einer Entzündung sollte nur bei Patienten mit hohem Risiko für das Vorliegen einer sexuell übertragbaren Erkrankung bzw. schlechter Compliance erfolgen. Die Behandlung muss dann sowohl gegen Gonokokken als auch C. trachomatis wirksam sein (z.B. Azithromycin 1 g einmalig, Chinolone über 7 Tage).

Penicillinase-produzierende Gonokokken sind in weniger als 5 %, Chinolon-resistente Gonokokken in weniger als 2 % zu erwarten. Die Prävalenz in tropischen Überseeländern ist dagegen weit höher (Clinical Effectiveness Group 1999c). Zur Behandlung von Chlamydien sind Doxycyclin (2 × 100 mg/d über 7 Tage) oder Azithromycin (einmalig 1 g) gleich effektiv (Lau und Qureshi 2002). Trovafloxacin (200 mg/d, 5 Tage) war weniger effektiv als Doxycyclin. Bis zur Kontrolluntersuchung muss geschützter Geschlechtsverkehr durchgeführt werden.

Kontrolluntersuchung

Etwa 2–3 Tage nach der Beendigung der Behandlung sollte sich der Patient zu einer Kontrolluntersuchung vorstellen. Aufgrund der identischen Infektionswege können auch mehrere Erreger mit unterschiedlichen Inkubationszeiten übertragen worden sein. So kann die initiale Besserung einer gonorrhoischen Urethritis ohne vollständige Abheilung auf eine zusätzliche Chlamydien-/Mycoplasmen-Infektion zurückzuführen sein. In bis zu 20 % ist bei einer gonorrhoischen Urethritis mit einer C. trachomatis-Begleitinfektion zu rechnen. Bei der Kontrolle sucht man dann nach diesen bzw. den übrigen in Tabelle 9.8-1 aufgeführten Erregern.

Weiterhin muss der Patient informiert werden, nach 6 (ggf. auch 12) Wochen eine serologische Untersuchung auf Syphilis und HIV, ggf. auch Hepatitis B durchführen zu lassen. Bei Gonorrhö wird ein Kontrollabstrich zur Feststellung der Heilung empfohlen, bei C. trachomatis nach Doxycyclin- oder Azithromycin-Therapie nur bei Persistenz von Symptomen oder dem Verdacht einer Re-Infektion (Clinical Effectiveness Group 1999a).

Ein Fortbestehen der subjektiven Beschwerden sollte zuerst an eine Re-Infektion bei unbehandelt gebliebenem Partner denken lassen. Ohne Entzündungsnachweis (s.o.) ist dies aber keine Indikation zur weiteren antibiotischen Therapie. Hier sollte insbesondere an andere nicht-infektiöse Ursachen gedacht werden sowie nach Trichomonaden gesucht werden, ggf. auch eine Prostatitisdiagnostik (3-Gläser-Probe) erfolgen. Bei korrekter initialer Behandlung und ausgeschlossener Re-Infektion wird eine Therapie mit Metronidazol (einmalig 2 g) zusammen mit Erythromycin (Erythromycinäthinylsuccinat 4 x 500 mg über 7 Tage) empfohlen (Kohl 2001, Clinical Effectiveness Group 1999b).

Partneruntersuchung

Alle Sexualpartner der letzten 60 Tage (Kohl 2001) sollten bei einer infektiösen Ursache untersucht und ggf. behandelt werden. Bei symptomatischer Gonorrhö wird empfohlen, die Sexualpartner der letzten 14 Tage bzw. bei asymptomatischer Infektion der letzten 3 Monate, bei asymptomatischer Chlamydieninfektion sogar der letzten 6 Monate zu untersuchen (Clinical Effectiveness Group 1999a, b, c).

Literatur

Clinical Effectiveness Group: National guideline for the management of Chlamydia trachomatis genital tract infection. Sex Transm Inf 1999a; 75 (Suppl. 1): S4–S8.

Clinical Effectiveness Group: National guideline for the management of non-gonococcal urethritis. Sex Transm Inf 1999b; 75 (Suppl. 1): S9–S12.

Clinical Effectiveness Group: National guideline for the management of gonorrhoea in adults. Sex Transm Inf 1999c; 75 (Suppl. 1): S13–S15.

Deguchi T, Maeda S: Mycoplasma genitalium: another important pathogen of nongonococcal urethritis. J Urol 2002; 167: 1210–7.

Elsner, P, Hartmann AA et al.: Condylomata acuminata-assoziierte STD Infektionen der männlichen Urethra. Eine vergleichende epidemiologische Untersuchung. Hautarzt 1987; 38: 26–30.

Gall H, Beckert H et al.: Spektrum pathogener Erreger bei Urethritis des Mannes. Hautarzt 1999; 50: 186–93.

Heise H: Gonorrhö. Diagnostik und Therapie sexuell übertragbarer Krankheiten. D Petzoldt and G Gross.

Berlin - Heidelberg - New York, Springer, S 31–38, 2001.
Kohl PK: Urethritis des Mannes. Diagnostik und Therapie sexuell übertragbarer Krankheiten. D. Petzoldt and G. Gross. Berlin - Heidelberg - New York, Springer Verlag, S 119–125, 2001.
Lau CY, Qureshi AK: Azithromycin versus doxycycline for genital chlamydial infections: a meta-analysis of randomized clinical trials. Sex Transm Dis 2002; 29: 497–502.
Näher HJ, Zimmermann S et al.: Die Bedeutung von Symptomen und Befunden bei Chlamydien-Infektionen der Urethra. Hautarzt 1991; 42: 434–8.
Taylor-Robinson D: Mycoplasma genitalium – an update. Int J STD AIDS 2002; 13: 145–51.
Uuskula A, Kohl PK: Genital mycoplasmas, including mycoplasma genitalium, as sexually transmitted agents. Int J STD AIDS 2002; 13: 79–85.

9.9 HIV und AIDS

Jürgen Lohmeyer

Die HIV-Infektion ist eine z. Z. nicht heilbare Viruserkrankung, die unbehandelt nach langer Inkubationszeit (2–15 Jahre) die 1981 erstmals beschriebene erworbene Immunschwächekrankheit AIDS (Acquired Immunodeficiency Syndrome) verursacht. Das 1983 identifizierte humane Immundefizienzvirus 1 (HIV-1) aus der Gruppe der Retroviren hat vermutlich in der ersten Hälfte des 20. Jahrhunderts die Speziesbarriere vom Affen zum Menschen überwunden und sich seitdem überwiegend als Geschlechtskrankheit pandemisch ausgebreitet. Das 1986 identifizierte humane Immundefizienzvirus 2 (HIV-2) tritt vor allem in Westafrika auf und hat sich bislang nicht weltweit verbreitet.

9.9.1 Pathophysiologische Grundlagen

Nach transmuköser Infektion durch hetero-/homosexuellen Geschlechtsverkehr wird das HI-Virus im Zusammenspiel von dendritischen Langerhans-Zellen und lokalen Lymphozyten in regionale Lymphknoten transportiert, wo bereits nach 2 Tagen eine Virusvermehrung nachweisbar ist. Der Eintritt des HI-Virus in die Wirtszelle erfolgt nach Bindung des Virushüllproteins gp120 an den CD4-Rezeptorkomplex auf CD4+-T-Lymphozyten (Helferzellen), Makrophagen und Monozyten. Für die Fusion der Virusmembran mit der Wirtszellmembran ist die Bindung von gp120 an weitere Ko-Rezeptoren aus der Chemokinrezeptor-Familie notwendig. Die Fusion selbst wird durch molekulare Umlagerung des viralen Fusionsproteins gp41 eingeleitet. Das virale Schlüsselenzym Reverse Transkriptase schreibt die aus dem Viruskapsid freigesetzte HIV-RNA in eine Doppelstrang-DNA um, die im Zellkern mittels der HIV-Integrase in das Wirtsgenom eingefügt wird (sog. Provirus). Nach Transkription und Translation der viralen Genprodukte sowie Knospung an der Zellmembran entsteht zunächst ein unreifes Virus, das durch Spaltung der Vorläuferproteine durch eine HIV-spezifische Protease zum infektiösen Viruspartikel ausreift (Abb. 9.9-1).

In infizierten T-Lymphozyten findet eine hochdynamische Virusvermehrung mit mehr als 10 Milliarden Kopien pro Tag statt, wobei die hohe Fehlerrate der Reversen Transkriptase eine Vielzahl von mutierten Viren (sog. Quasispezies) entstehen lässt. Die durch diese genetische Instabilität bedingte Variabilität von HIV ist Ursache dafür, dass alle Bemühungen um einen Impfstoff bislang gescheitert sind und sich rasch Resistenzen gegen Medikamente (Einzelsubstanzen) entwickeln. Die persistierende Virusreplikation, die von der humoralen und insbesondere zellulären Immunantwort zwar eingedämmt, aber nicht unterdrückt wird, führt zu einer direkten und indirekten Schädigung der CD4+ T-Helferzellen. Die nummerischen und funktionellen CD4-Zelldefizite führen schließlich zur tief greifenden Störung der gesamten Immunfunktion.

Neben den produktiv infizierten T-Lymphozyten bilden latent infizierte T-Gedächtniszellen und Makrophagen schon früh nach der akuten HIV-Infektion ein Reservoir langlebiger Zellen, die vermehrungsfähiges Virus produzieren können und durch die verfügbaren antiretroviralen Medikamente nicht erreicht werden. Die lange Halbwertszeit dieser frühzeitig latent infizierten Zellen

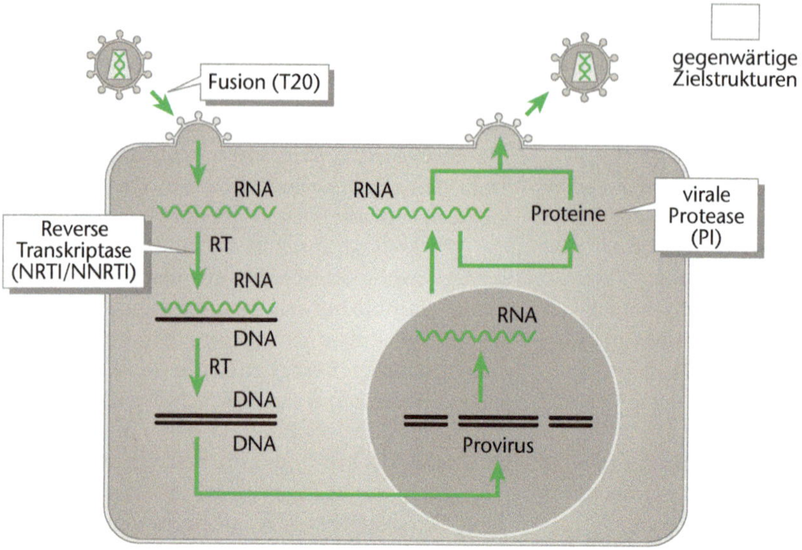

Abb. 9.9-1 HIV-Vermehrungszyklus und therapeutische Zielstrukturen in der HIV-1-Replikation. NRTI = nukleosidischer Reverse-Transkriptase-Inhibitor, NNRTI = nicht-nukleosidischer Reverse-Transkriptase-Inhibitor, PI = Protease-Inhibitor.

ist neben für Medikamente schwer zugänglichen Kompartimenten (z.B. ZNS, Gonaden) der Grund dafür, dass eine HIV-Eradikation (Heilung) z. Z. in keinem Stadium der Infektion möglich ist.

9.9.2 Übertragungswege und Epidemiologie

HIV wird als freies Virus oder durch infizierte Zellen fast ausschließlich durch Sexualverkehr, durch den Austausch von Spritzenutensilien unter Drogenabhängigen und von der Mutter auf ihr Kind entweder intrauterin, perinatal oder über die Muttermilch übertragen. Ferner ist eine Infektion über infizierte Blutprodukte möglich. HIV wird eindeutig nicht durch normales tägliches Zusammenleben (außer bei Blutkontakt mit verletzter Haut oder Schleimhaut) oder durch Insekten übertragen.

Voraussetzung für eine Infektion bei hetero-/homosexuellem Verkehr ist der direkte Schleimhautkontakt mit infizierten Körpersekreten bzw. Flüssigkeiten. Die höchsten HIV-Konzentrationen sind im Blut und in der Samenflüssigkeit vorhanden. Die Infektiosität einer HIV-infizierten Person korreliert mit der Viruskonzentration im Blut bzw. Körpersekret und ist kurz nach der Infektion extrem hoch, wird dann auf einem niedrigeren Niveau kontrolliert und steigt in den Spätphasen der HIV-Erkrankung wieder an. HIV-Virusmenge im Blut und im Ejakulat korrelieren nur teilweise. So ist bei hoher Viruslast im Blut die Wahrscheinlichkeit eines HI-Virusnachweises im Ejakulat erhöht, allerdings fand sich in verschiedenen Studien bei bis zu 10 % der Patienten, bei denen die HIV-Viruslast im Blut unter der Nachweisgrenze von 50 Kopien lag, eine nachweisbare Virusbelastung des Ejakulats.

Somit existiert kein Grenzwert der HIV-Virusmenge im Blut, unterhalb dessen das Ejakulat als virusfrei gelten kann.
Darüber hinaus haben Verlaufsuntersuchungen ergeben, dass die Virusmenge im Ejakulat schwankt. Damit lässt eine einmalige Analyse keinen Schluss auf die künftige Ejakulatsbelastung und das individuelle Transmissionsrisiko bei ungeschütztem Geschlechtsverkehr zu.

Offenbar ist der männliche Genitaltrakt als separates Kompartiment zu betrachten, in dem nicht nur in infizierten Blutzellen, sondern möglicherweise auch lokal eine Virusreplikation stattfindet. Dies erklärt auch das Auftreten von diskordanten

HIV-Genotypen mit unterschiedlichem Resistenzprofil im Blut bzw. Ejakulat unter antiretroviraler Therapie. Ob die Infektionswahrscheinlichkeit bei Sekret-Empfängern (Frauen, rezeptive homosexuelle Partner) größer ist als bei Sekret-Gebern (heterosexuelle Männer; insertive homosexuelle Partner), ist umstritten. Geschlechtskrankheiten und andere entzündliche Erkrankungen am Genitale steigern das Risiko einer HIV-Infektion erheblich.
Weltweit waren 2003 etwa 40 Millionen Menschen mit HIV infiziert, die jährliche Neuinfektionsrate lag bei ca. 5 Millionen, 3 Millionen Menschen verstarben 2003 weltweit an AIDS. Die zahlenmäßige Entwicklung der HIV/AIDS-Epidemie in Deutschland befindet sich in einer Plateauphase mit stabiler Prävalenz von ca. 40 000 Infizierten (darunter ca. 5000 Patienten mit dem AIDS-Vollbild) und ca. 2000–3000 Neuinfektionen pro Jahr. Übertragungswege bzw. Risikogruppenzugehörigkeit in Deutschland nach anonymisierter Laborberichterstattung an das Robert Koch Institut (Dezember 2001) sind in absteigender Reihenfolge: Homosexuelle Kontakte bei Männern („men who have sex with men", MSM) mit 50 %, Herkunft aus einem Hochprävalenzgebiet mit 21 %, heterosexuelle Kontakte mit 18 %, i.v.-Drogengebrauch mit 10 %, Mutter-Kind-Transmission mit < 1 %.

HIV/AIDS ist in Deutschland sowohl hinsichtlich der chronischen Infektionen als auch hinsichtlich der Neuinfektionen weiterhin vorwiegend eine Männerkrankheit.

In den letzten Jahren ist in amerikanischen und deutschen Großstädten durch Nachlassen der „Safer Sex"-Aktivitäten mit Rückgang des konsequenten Kondomgebrauchs eine Zunahme klassischer venerischer Infektionen zu beobachten. Dementsprechend ist auch mit einer Zunahme der HIV-Neuinfektionen durch homo- oder heterosexuelle Kontakte zu rechnen.
Durch die rasante Entwicklung auf dem Gebiet der anti-retroviralen Therapie (s. unten) ist die Zahl der AIDS-bedingten Todesfälle in den Industrieländern seit 1995 stark rückläufig, die Lebenserwartung HIV-Infizierter ist auch bei einem Therapiebeginn in fortgeschrittenen Stadien des Immundefekts stark gestiegen. Eine wachsende Patientengruppe benötigt über viele Jahre komplexe anti-retrovirale Therapien und zunehmend auch weitere konservative und operative Therapieangebote sowohl für HIV-assoziierte Begleiterkrankungen als auch für nicht-HIV-assoziierte Erkrankungen.

9.9.3 Klinischer Verlauf, Stadieneinteilung

Als chronische, langsam progrediente Infektion durchläuft die HIV-Infektion unbehandelt typischerweise mehrere Phasen, die klinisch unterschieden werden können (Abb. 9.9-2). Die akute HIV-Erkrankung (akutes retrovirales Syndrom), die mit einer hohen HIV-Replikationsrate und einer expandierenden HIV-spezifischen Immunantwort einhergeht, wird nur von einem Teil der Patienten bemerkt und variiert hinsichtlich Inkubationszeit und klinischer Symptomatik stark. Fieber, Exantheme, Pharyngitis, Lymphadenopathie, Kopfschmerzen, Arthralgien, Myalgien, Diarrhöen treten einzeln oder in Kombination auf, klinisch ist die Abgrenzung von Epstein-Barr-Virus-(EBV-) oder Zytomegalie-Virus-(CMV-)assoziierten Mononukleose-Syndromen und grippalen Infekten schwierig. Die initial exorbitant hohe HIV-Virämie wird begleitet von einem deutlichen Abfall der CD4-Lymphozyten, die nach Verschwinden der klinischen Symptome wieder ansteigen. Initial sind die HIV-Antikörpertests bei hoher Virämie noch negativ und diagnostisch nicht verwertbar. In dieser Phase ist die HIV-Diagnose nur durch direkten Virusnachweis z.B. mit Hilfe der HIV-PCR zu stellen.
Der initial hochvirämischen Phase folgt eine jahrelange klinische Latenzphase mit persistierender Virämie auf individuell unterschiedlich hohem Niveau (sog. viraler Setpoint) und schleichender Abnahme der Immunfunktion, im peripheren Blut nachweisbar durch den progredienten Abfall der CD4-Lymphozyten und der CD4/CD8-Zell-Ratio. Je höher der individuelle virale Setpoint ist, umso rascher fallen die CD4-Zellen im Laufe der Jahre ab. Andere Faktoren, die den Progress der

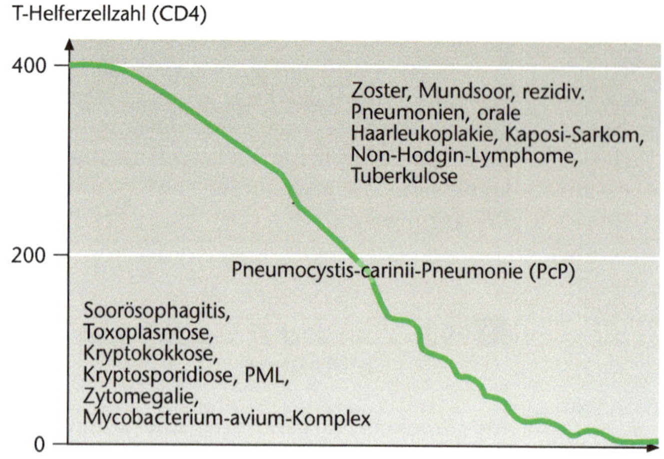

Abb. 9.9-2 Klinische Manifestationen der HIV-Infektion / AIDS und Entwicklung der T-Helferzellzahl im Verlauf der Erkrankung.

Erkrankung beeinflussen, sind Polymorphismen in Chemokinrezeptor- und HLA-Genen und Koinfektionen (z. B. Hepatitis B, C, G).

Mit Abnahme der Immunfunktion treten Beschwerden oder Erkrankungen auf, die auf eine Störung der zellulären Abwehr hinweisen, aber noch nicht AIDS-definierend sind. Bei fortgeschrittener Immundefizienz treten opportunistische Infektionen, HIV-assoziierte Neoplasien, Allgemeinsymptome („Wasting") sowie die HIV-Enzephalopathie auf, die als AIDS-definierende Erkrankungen das Vollbild der HIV-assoziierten Immunschwächekrankheit charakterisieren (Tab. 9.9-1).

Das Auftreten der AIDS-definierenden opportunistischen Infektionen ist streng mit der CD4-Zellzahl / µl peripherem Blut korreliert, die einen gut nutzbaren Surrogatmarker für das Ausmaß der Immundefizienz darstellt (Abb. 9.9-3). Für die Pneumocystis-carinii-Pneumonie liegt der kritische Wert bei 200 CD4-Zellen / ml, andere Erkrankungen wie die disseminierte Mycobacterium-avium-Infektion und die Zytomegalievirus-Retinitis treten erst bei CD4-Zellen < 100 / ml auf.
Die Stadieneinteilung der HIV-Infektion nach der CDC-Klassifikation ist 1993 revidiert worden und berücksichtigt sowohl klinische Kriterien als auch die absolute CD4-Zellzahl / µl peripherem Blut (s. Tab. 9.9-1). Allerdings hat sich die Bedeutung der Stadienzuordnung im Zeitalter der anti-retroviralen Therapie, unter der es zu einer partiellen Erholung der Immunfunktion kommt, verändert. Das Stadium bezeichnet nicht mehr den aktuellen Krankheitszustand, sondern den in der Patientenhistorie maximal erreichten Schweregrad der Immunschwäche.

9.9.4 Diagnostik

Grundlage der Diagnostik der HIV-Infektion ist der **Nachweis von Antikörpern gegen das HI-Virus im Serum** mit Hilfe von immunenzymatischen Verfahren (rekombinanter ELISA, Sensitivität und Spezifität > 99,5 % für HIV-1, einschließlich Subtyp O und HIV-2) und Western/ Immuno-Blot-Techniken (Bestätigungstest).
Hiermit lassen sich Antikörper in der Regel 2–6 Wochen nach einer Infektion nachweisen, selten gelingt der Antikörpernachweis erst nach 3 Monaten. Generell gelten Kontrollen 6 Monate nach Exposition zum sicheren Ausschluss weiterhin als obligat. Gemäß aktueller Rechtsprechung darf der HIV-Nachweis nur nach informierter Einwilligung durch den Patienten durchgeführt werden (Ausnahmen: Ermächtigung des Arztes durch die Strafprozessordnung und das Infektionsschutzgesetz). Aufgrund der geringen, aber signifikanten Zahl an falsch positiven Befunden im ELISA muss

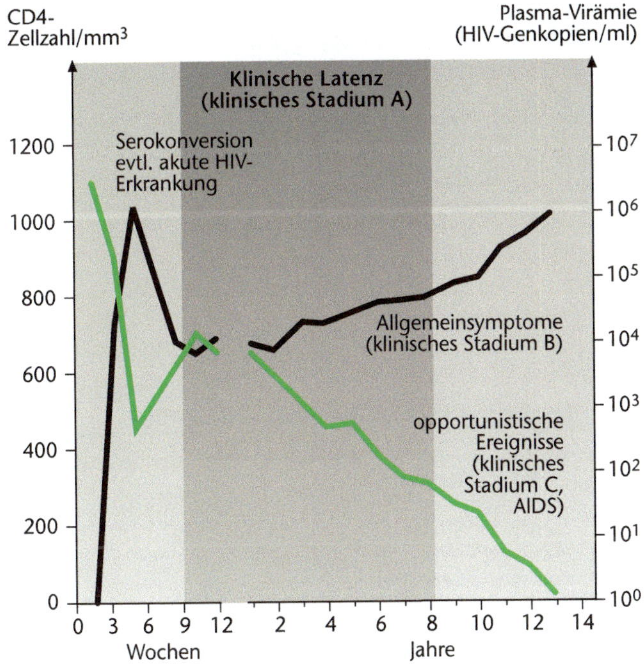

Abb. 9.9-3 Gegenläufige Entwicklung von CD4-Zellzahl (grün) und Plasmavirämie (schwarz) korrespondierend zum klinischen Verlauf von HIV-Infektion/AIDS.

jeder positive ELISA-Test einem Bestätigungstest (Western-Blot, evtl. Nukleinsäuretest) unterzogen werden. Darüber hinaus sollte jedes positive Testergebnis durch die Untersuchung einer zweiten Serumprobe verifiziert werden.

Nukleinsäuretests mit Hilfe der „quantitativen Polymerase-Kettenreaktion" (Q-PCR), dem „Branched DNA Signal Amplification Assay" (b-DNA-Test) oder dem „Nucleic Acid Sequence based Amplification Assay" (NASBA) sind heute ein unverzichtbarer Bestandteil in der Therapieentscheidung/-steuerung und in der Diagnostik von Neugeborenen. Sie spielen auch eine zunehmende Rolle als Ergänzung in der Primärdiagnostik (Verkürzung des diagnostischen Fensters, z.B. bei Blutspendern), können allerdings zur Zeit den Antikörpernachweis als Screening-Verfahren keinesfalls ersetzen und auch nicht generell als Bestätigungstest dienen, da nicht alle HIV-Varianten erfasst werden.

Durch die mit Nukleinsäuretests quantifizierte HIV-Genommenge im peripheren Blut oder anderen Körperkompartimenten hat sich eindeutig zeigen lassen, dass die HIV-Infektion auch in den Phasen einer klinischen Latenz eine hochreplikative Virusinfektion darstellt (Produktion von $> 10^{10}$ Viruspartikeln/Tag mit einer Halbwertzeit von 6 Stunden bis 2 Tagen). Die **quantitative Bestimmung der HIV-RNA-Kopien (sog. „Viruslast") im Serum** korreliert bis zu einem gewissen Grad mit der HIV-Replikation in anderen Kompartimenten (Lymphknoten, ZNS, Sperma).

Mittlerweile sind **Resistenz-Bestimmungen des HI-Virus** für antiretroviral wirksame Medikamente (phänotypisch oder genotypisch) für bestimmte Konstellationen (Einleitung einer ART bei Verdacht auf Primärresistenz, erstes Therapieversagen, Schwangerschaft) in den Leistungskatalog der gesetzlichen Krankenkassen aufgenommen worden. Parallel zur HIV-Diagnostik sollte immer eine Untersuchung auf Infektionen mit ähnlichem Übertragungsweg erfolgen (z.B. Hepatitis B, C, Lues).

9.9.5 Antiretrovirale Therapie (ART)

Für die antivirale Therapie der HIV-Infektion stehen bislang ca. 21 zugelassene Einzelsubstanzen

Tab. 9.9-1 *CDC-Stadien der HIV-Infektion.*

Laborkategorie (CD4-Zellen/µl Blut)	Klinische Kategorie		
	A (asymptomatisch, akute HIV-Infektion, Lymphadenopathie-Syndrom)	**B** (klinisch symptomatische HIV-Infektion, weder Stadium A noch B)	**C** (AIDS-definierende Ereignisse)
1 ≥ 500	A1	B1	C1
2 200–499	A2	B2	C2
3 < 200	A3	B3	C3

CDC - Klassifikation: Indikatorkrankheiten der klinische Kategorien B und C

Kategorie B	**Kategorie C: AIDS-definierende Erkrankungen**
bazilläre Angiomatose oropharyngeale bzw. vulvovaginale Candida-Infektionen zervikale Dysplasien oder Carcinoma-in-situ konstitutionelle Symptome orale Haarleukoplakie Herpes zoster idiopathische thrombozytopenische Purpura Listeriose Entzündungen des kleinen Beckens periphere Neuropathie	Pneumocystis-carinii-Pneumonie zerebrale Toxoplasmose ösophageale Candida-Infektion oder Befall von Bronchien, Trachea oder Lungen chronische Herpes-simplex-Ulcera oder Herpes-Bronchitis, -Pneumonie oder -Ösophagitis CMV-Retinitis, generalisierte CMV-Infektion chronische intestinale Infektion mit Isospora belli disseminierte bzw. extrapulmonale Histoplasmosen Tuberkulose Infektionen mit M. avium-Komplex oder M. kansasii Kaposi-Sarkom maligne Lymphome invasives Zervix-Karzinom HIV-Enzephalopathie progressive multifokale Leukenzephalopathie Wasting-Syndrom

und Kombinationspräparate (Tab. 9.9-2) aus vier Wirkstoffklassen mit drei Angriffspunkten (s. Abb. 9.9-1) zur Verfügung: Nukleosid- und Nukleotidanaloga (NRTIs oder „Nukes"), Nicht-nukleosidische Reverse-Transkriptase-Inhibitoren (NNRTIs), Protease-Inhibitoren (PIs) und ein Fusionsinhibitor (T20). Standardtherapie der chronischen HIV-Infektion ist die Kombination von zwei NRTIs mit einem NNRTI oder einem PI, mit der bei 50–60 % der behandelten Patienten eine dauerhafte Suppression der HIV-Replikation mit Verhinderung der Krankheitsprogression bzw. partieller Immunrekonstitution auch bei fortgeschrittener Immundefizienz erreicht wird.
Ursachen des Therapieversagens sind Therapieabbrüche infolge von Unverträglichkeiten und unzureichende Wirkspiegel durch mangelnde Compliance bzw. Therapie-Adhärenz mit nachfolgender Resistenzentwicklung für einzelne Wirkstoffe oder Medikamentenklassen. Diese praktischen Probleme in der Umsetzung der antiretroviralen Dauertherapie (ART), die fehlende Perspektive einer HIV-Eradikation mit den verfügbaren Substanzen und die zunehmend sichtbare Langzeittoxizität der ART in Form von Störungen des Fett- und Zuckerstoffwechsels (Lipodystrophie) haben dazu beigetragen, eine ART bei asymptomatischen Patienten erst bei einem Abfall der CD4-Zellzahl auf 400–250 Zellen/ml oder bei einem rasch progredienten CD4-Zell-Abfall bei hoher Virusreplikation zu beginnen (Tab. 9.9-3). Im Gegensatz zur Therapie der chronischen HIV-Infektion ist die Behandlung des akuten retroviralen Syndroms (sog. Serokonverter) nicht durch Studiendaten abgesichert, aufgrund der klinischen Symptomatik wird aber in Regel eine ART-Indikation gestellt, die möglicherweise im weiteren Verlauf auch nach Pausieren oder Absetzen

Tab. 9.9-2 *Zugelassene anti-retrovirale Substanzen.*

Medikament	Klasse	Zulassung
Retrovir (Zidovudine, AZT)	NRTI	1987
Videx (Didanosine, ddI)	NRTI	1991
Hivid (Zalticitabine, ddC)	NRTI	1992
Zerit (Stavudine, d4T)	NRTI	1994
Epivir (Lamivudine, 3TC)	NRTI	1995
Invirase (Saquinavir-HGC)	PI	1995
Norvir (Ritonavir)	PI	1996
Crixivan (Indinavir)	PI	1996
Viramune (Nevirapine)	NNRTI	1996
Viracept (Nelfinavir)	PI	1997
Rescriptor (Delavirdine)	NNRTI	1997
Combivir (AZT/3TC)	NRTI+NRTI	1997
Fortovase (Saquinavir-SGC)	PI	1997
Sustiva (Efavirenz)	NNRTI	1998
Ziagen (Abacavir)	NRTI	1998
Agenerase (Amprenavir)	PI	1999
Kaletra (Lopinavir + Ritonavir)	PI (geboostert)	2000
Trizivir (AZT + 3TC + Abacavir)	NRTI+NRTI+NRTI	2000
Viread (Tenofovir)	Nukleotid. RTI	2001
Fuzeon (Enfurvitide, T20)	Fusionsinhibitor	2003
Emtriva (Emtricitabine)	NRTI	2003
Reyataz (Atazanavir)	PI	2004

der ART zu einer besseren Kontrolle der HIV-Replikation und einem verzögerten Krankheitsverlauf beiträgt.

Hoffnungen auf eine Eradikation des HIV-Virus aus dem Organismus bei frühzeitigem Therapiebeginn haben sich als unrealistisch erwiesen, da bereits bei der Primärinfektion ein langlebiges Zellkompartiment (sog. T-Memory-Zellen) als permanentes Virusreservoir infiziert wird, in dem das HI-Virus mit minimaler Replikation trotz maximaler Suppression durch anti-retrovirale Therapie persistiert. In Studien geprüft werden zur Zeit weitere Therapieansätze in Ergänzung zur anti-retroviralen Therapie wie immunrekonstitutive Zytokintherapien (z.B. Interleukin-2) und die sog. therapeutische Vakzination mit rekombinanten HIV-Genprodukten zur Stärkung der anti-HIV-Immunantwort.

Die **Therapie opportunistischer Infektionen und Tumoren** folgt etablierten infektiologischen bzw. onkologischen Behandlungsprotokollen. Grundsätzlich wird die antiretrovirale Therapie hierbei gleichzeitig begonnen oder fortgeführt, die Therapieführung gehört wegen der komplexen Arzneimittel-Interaktionen wie die ART insgesamt in die Hand des Spezialisten.

Da viele antiretrovirale Medikamente über das Cytochrom P450-System metabolisiert werden, sind auch in der chronischen Therapie **Medikamenten-Wechselwirkungen** zu beachten. Dies

Tab. 9.9-3 *Anti-retrovirale Therapieindikation und -empfehlung (deutsch-österreichische Richtlinien).*

Klinisch	CD4/ml	HIV-RNA/ml	Empfehlung (Evidenzgrad)
symptomatische HIV-Erkrankung (CDC-Stadien C, B)	alle Werte	alle Werte	A 1
asymptomatisch, klinische Latenzphase (CDC-Stadium A)	< 200	alle Werte	A 1
	200-350	alle Werte	B 2
	350-500	> 50000-100000	B 2 oder C 2
	> 500	alle Werte	C 3
akutes retrovirales Syndrom	alle Werte	alle Werte	C 2

betrifft neben Analgetika, Sedativa (z.B. Dormicum®), Antiarrhythmika und Statinen auch Medikamente zur Behandlung von Erektionsstörungen (Viagra®, Cialis®, Levitra®) und Party-Drogen wie Amphetamine.

Bei schwerem Immundefekt (CD4-Zellen < 200/ml) ist eine **Primärprophylaxe** der Pneumocystis-carinii-Pneumonie und Toxoplasmose-Enzephalitis mit Cotrimoxazol notwendig. Bei Erholung der Immunfunktion unter ART können die Primärprophylaxe ebenso wie die medikamentösen Sekundärprophylaxen nach stattgehabten opportunistischen Ereignissen abgesetzt werden.

Präventive Indikationen für eine ART sind die Verhinderung der vertikalen HIV-Transmission und die Postexpostionsprophylaxe (PEP) nach Risikokontakten (Blutkontakte der Haut/Schleimhaut, Nadelstichverletzungen, ungeschützte Sexualkontakte mit HIV-infizierten Personen). Für beide Indikationen existieren detaillierte deutsch-österreichische Leitlinien.

Zur Verhinderung der vertikalen Transmission sind die präpartale ART der Mutter ab der 32. Woche in Form einer AZT-Mono- (bei niedriger Viruslast) oder Standard-Dreifachtherapie, die Sectio-Entbindung am wehenfreien Uterus, der Stillverzicht und die Therapie des Neugeborenen mit AZT für 2–4 Wochen indiziert.

Die PEP wird ebenfalls mit einer Standard-ART über 4 Wochen durchgeführt, wobei der rasche Beginn (möglichst innerhalb von 2 Stunden) und die Erfassung des virologischen Status des Indexpatienten wesentlich sind (Tab. 9.9-4). Bei einer steigenden Rate von Neuinfektionen mit ART-resistenten HI-Viren ist eine Modifikation der Standard-PEP entsprechend dem virologischen Befund des Index-Patienten (ART-Anamnese, evtl. genotypisches Resistenzprofil) im Einzelfall sinnvoll. Durch die PEP lässt sich das Transmissionsrisiko nach retrospektiven Fallkontrollstudien um mindestens 80 % senken. Die Rolle von Fusionsinhibitoren, deren Einsatz als PEP aus theoreti-

Tab. 9.9-4 *Empfehlungen zur Postexpositionsprophylaxe.*

Beginn	sofort nach Exposition, möglichst < 2 h, bis zu 24 h, nicht nach 72 h; Dauer: 4 Wochen
Kombination	AZT (2 x 300 mg), 3TC (2 x 150 mg), Lopinavir/Ritonavir (2 x 400/100 mg) *oder:* AZT (2 x 300 mg), 3TC (2 x 150 mg), Nelfinavir (2 x 1250 mg) *oder:* AZT (2 x 300 mg), 3TC (2 x 150 mg), Efavirenz (1 x 600 mg)
HIV-Monitoring	HIV-Antikörper sofort und nach 6 Monaten (obligat); HIV-Antikörper nach 6 Wochen und 3 Monaten (optional); HIV-PCR bei Symptomen einer akuten retroviralen Erkrankung
Hepatitis-Serologie	HCV; HBV
Toxizitäts-Tests	Blutbild; Lipase/Amylase/Leberenzyme/harnpflichtige Substanzen/Urin-Status während der Behandlung sowie nach 6 Wochen und 6 Monaten

schen Erwägungen attraktiv erscheint, ist bislang für diese Indikation nicht evaluiert.

Im Gegensatz zu den mittlerweile etablierten Richtlinien zur antiretroviralen Therapie in der Schwangerschaft ist die Diskussion der **assistierten Reproduktion bei Kinderwunsch** HIV-infizierter Patienten noch nicht abgeschlossen. Bei Kinderwunsch HIV-infizierter Männer und HIV-negativer Partnerin gilt die assistierte Reproduktion mit aufbereitetem Sperma, die seit Beginn der 90er Jahre praktiziert wird und mittlerweile gut standardisiert ist, als sicher und rechtlich akzeptiert. Demgegenüber wird die HIV-Infektion der Frau zumindest derzeit noch als Kontraindikation für eine ärztlich assistierte Zeugung angesehen.

Literatur

Brockmeyer NH: Deutsch-Österreichische Leitlinien zur antiretroviralen Therapie der HIV-Infektion. Dtsch Med Wochenschr 2003; 128:S7–S18.

Brockmeyer NH: Deutsch-Österreichische Leitlinien zur postexpositionellen Prophylaxe der HIV-Exposition: Dtsch med Wochenschr 2003; 128:S36–S50.

Buchholz B: Deutsch-Österreichische Leitlinien zur HIV-Therapie in der Schwangerschaft. Dtsch med Wochenschr 2003; 128:S19–S31.

Fauci AS: HIV and AIDS: 20 years of science. Nat Med 2003; 9:839–43.

Hoffmann C, Kamps BS: HIV.NET 2003, Steinhäuser Verlag, Wuppertal-Beyenburg.

Flepp M, Schiffer V, Weber R, Hirschel B: Modern anti-HIV therapy. Swiss Med WKLY 2001; 131:207–213.

Kahn JO, Walker BD: Acute human immunodeficiency virus type 1 infection. N Engl J Med 1998;339:33–40.

Kaufmann D, Pantaleo G, Sudre P, Telenti A: CD4-cell count in HIV-1-infected individuals remaining viraemic with highly active antiretroviral therapy (HAART). Lancet 1988; 351:723–724.

Letvin NL, Walker BD: Immunopathogenesis and immunotherapy in AIDS virus infections. Nat Med 2003; 9:861–866.

Masur H, Holmes KK, Kaplan JE: Introduction to the 1999 USPHS/IDSA guidelines for the prevention of opportunistic infections in persons infected with human immunodeficiency virus. Clin Infect Dis 2000; Suppl 1:S1–4.

McMichael AJ, Hanke T: HIV vaccines 1983–2003 Nat Med 2003; 9:874–880.

Palella FJ Jr, Delaney KM, Moorman AC et al.: Declining morbidity and mortality among patients with advanced human immunodeficiency virus infection. New Engl J Med 1998; 338:853–60.

Paterson DL, Swindells S, Mohr J et al.: Adherence to protease inhibitor therapy and outcomes in patients with HIV infection. Ann Intern Med 2000; 133:21–30.

Pomerantz RJ, Horn DL: Twenty years of therapy for HIV-1 infection. Nat Med 2003; 9:867–873.

Soriano V, Dona C, Rodriguez-Rosado et al.: Discontinuation of secondary prophylaxis for opportunistic infections in HIV-infected patients receiving highly active antiretroviral therapy. AIDS 2000; 14:383–386.

Stevenson M: HIV-1 pathogenesis. Nat Med 2003; 9:853–860.

Valdiserri RO, Ogden LL, McCray E: Accomplishments in HIV prevention science: implications for stemming the epidemic. Nat Med 2003;9:881–886.

Vernazza PL, Gilliam BL, Dyer J et al.: Quantification of HIV in semen: correlation with antiretroviral treatment and immune status. AIDS 1997; 11:987–993.

Weigel M: Deutsch-österreichische Leitlinien zur Diagnostik und Behandlung HIV-diskordanter Paare mit Kinderwunsch. Dtsch med Wochenschr 2003; 128:S32–S35.

Weinstein MC, Goldie SJ, Losina E et al.: Use of genotypic resistance testing to guide HIV therapy: clinical impact and cost-effectiveness. Ann Intern Med 2001; 136:440–450.

9.10 Erkrankungen der Prostata

9.10.1 Prostatitis

Martin Ludwig

Klassifikation

Der Begriff „Prostatitis“ oder besser „Prostatitis-syndrom“ umschreibt die Symptome einer Gruppe von Patienten mit verschiedenartigen urogenitalen, perinealen und perianalen Beschwerden. Die klinische Symptomatik lässt eine

Tab. 9.10-1 *Klassifikation des Prostatitissyndroms nach NIH-Kriterien (Nickel 1999).*

Kategorie	Name	Beschreibung
I	akute bakterielle Prostatitis	akute Infektion der Prostata
II	chronische bakterielle Prostatitis	rezidivierende Infektion der Prostata
III	chronische abakterielle Prostatitis / „chronisches Schmerzsyndrom des Beckens"	keine nachweisbare Infektion
IIIA	entzündliches chronisches Schmerzsyndrom des Beckens	Leukozyten in Ejakulat, Prostatasekret oder Urin nach Prostatamassage
IIIB	nichtentzündliches chronisches Schmerzsyndrom des Beckens	keine Leukozyten in Ejakulat, Prostatasekret oder Urin nach Prostatamassage
IV	asymptomatische entzündliche Prostatitis	keine subjektiven Symptome, entdeckt durch Prostatabiopsie oder durch Leukozyten in Prostatasekret oder Ejakulat im Zuge einer Diagnostik aus anderen Gründen

eindeutige Differenzialdiagnose zumeist nicht zu. Unter Schirmherrschaft der „National Institutes of Health" (NIH) wurde eine Klassifizierung erarbeitet (Tab. 9.10-1) (Nickel 1999), die insbesondere die Problematik des Beckenschmerzes integriert und sich international durchgesetzt hat. Diagnostische Grundlagen stellen zum einen die Erfassung des Beschwerdecharakters mittels skalierten Fragebögen dar (Hochreiter et al. 2001), zum anderen die in Kapitel 8.4 skizzierte zytologische und mikrobiologische Diagnostik (2- bzw. 4-Gläser-Probe, Leukozytenanalyse, Ejakulatanalyse).

Klassifikation des Prostatitissyndroms nach NIH = Charakterisierung des Beschwerdebilds + zytologische Diagnostik + mikrobiologische Diagnostik

Epidemiologie und Symptomatologie

Epidemiologische Daten zur Prävalenz des Prostatitissyndrom sind limitiert. Zusammenfassend (Krieger et al. 2003) weist die bestehende Datenlage darauf hin, dass die Prävalenz des Prostatitissyndroms in der Bevölkerung auf 5–10 % geschätzt wird und damit in den USA die Prävalenz von koronarer Herzkrankheit und Diabetes erreicht. Die Arztbesuche wegen „Prostatitis" liegen damit in den USA höher als diejenigen wegen BPH (benigne Prostatahyperplasie) und Prostatakarzinom. Patienten mit Prostatitissymptomen in der Anamnese zeigen ein deutlich erhöhtes Risiko, weitere symptomatische Episoden und symptomatische BPH zu entwickeln.

Epidemiologische Daten weisen auf die große Bedeutung des Prostatitissyndroms im Rahmen von „Männererkrankungen" hin.

Nur die akute Prostatitis ist aufgrund ihrer Symptome diagnostizierbar (Dysurie, Pollakisurie, perianale und perineale Schmerzen, Fieber, Schüttelfrost). Die übrigen Formen des Prostatitissyndroms sind durch ihre Symptomatik (Abb. 9.10-1) nicht differenzialdiagnostisch abgrenzbar. Gerade die komplizierten Verflechtungen mit subvesikaler Obstruktion, sexueller Dysfunktion und chronischen Schmerzzuständen erfordern den Einsatz standardisierter Fragebögen, um spezifische „Prostatitissymptome" qualitativ und quantitativ evaluieren zu können. Im deutschen Sprachraum stehen dabei die deutsche Version des NIH-CPSI (CPSI = Chronic Prostatitis Symptom Index) (Hochreiter et al. 2001) und der GPSS (Giessen Prostatitis Symptom Score) (Brähler et al. 2001) zur Verfügung.

Zur Erfassung des komplexen Beschwerdebilds Prostatitissyndrom sind standardisierte Fragebögen erforderlich.

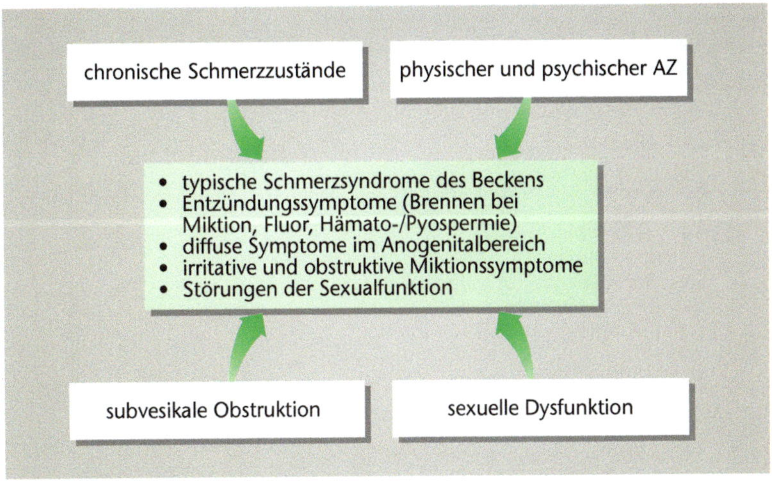

Abb. 9.10-1
Symptomatik des chronischen Beckenschmerzsyndroms und Einflussfaktoren.

Ätiopathogenese

Bei der akuten und chronischen bakteriellen Prostatitis (CBP) ist die ätiologische Bedeutung von Harnwegsinfekterregern, in erster Linie E. coli, unumstritten.

Die ätiologische Relevanz von Chlamydia (C.) trachomatis und Mykoplasmenspezies wird auch heute noch kontrovers diskutiert (Übersicht in Ludwig et al. 1994). Anaerobier werden nur bei 1 % der Patienten gefunden und gelten ebenso wie Neisseria gonorrhoeae, Trichomonas vaginalis, Viren und Pilzspezies nur in Einzelfällen als klinisch relevant. Mycobacterium tuberculosis kann im Rahmen einer Urogenitaltuberkulose eine Prostatitis verursachen. An pathogenetischen Faktoren gilt bei der CBP der Reflux infizierten Urins in die Prostatagänge als gesichert.
Beim chronischen Beckenschmerzsyndrom (NIH IIIA und IIIB) werden unterschiedliche ätiologische Aspekte diskutiert, die in Tabelle 9.10-2 zusammengefasst sind (Riley und Krieger 2002, Übersicht in Ludwig und Weidner 2000).

Die Ätiopathogenese des Beckenschmerzsyndroms ist vielschichtig.

Diagnostik

Neben der dramatischen Klinik und dem typischen „ödematösen“ und schmerzhaften Palpationsbefund der Prostata sind bei der akuten Prostatitis die Zeichen eines Harnwegsinfekts (Leukozyturie, Bakteriurie) pathognomonisch. Bei Abszedierung findet sich palpatorisch eine Fluktuation. Im transrektalen Ultraschall (TRUS) sind eine hypo- oder areflexive Zone mit Wandverdickung oder perifokalem Ödem typisch, wobei der TRUS die Diagnosefindung verbessert, da der Palpationsbefund nicht immer eindeutig ist (Ludwig et al. 1999).

Diagnostik der akuten Prostatitis = Palpation + TRUS + Urinanalyse

Ein Standbein der Basisdiagnostik des Prostatitissyndroms (Prostataexprimat/EPS; Exprimaturin/VB3) wurde bereits in Kapitel 8.4 ausführlich beschrieben.
Zusätzlich wurden erhöhte **Leukozytenzahlen** im Ejakulat von der WHO als weiteres Diagnosekriterium einer entzündlichen Prostatitisform vorgeschlagen. Gemäß der Definition der WHO (WHO 1999) sind $\geq 10^6$ Peroxidase-positive Leukozyten (PPL)/ml Ejakulat Hinweis auf einen entzündlichen Adnexprozess, wobei dieser Grenz-

Tab. 9.10-2 *Mögliche pathogenetische Faktoren des chronischen Beckenschmerzsyndroms (NIH IIIA und IIIB).*

Pathogenese	Bemerkung
(post)infektiös	Nachweis bakteriellen Genoms im Prostatagewebe
analog zur interstitiellen Zystitis	Pathogenese unbekannt
physikalisch	Reflux von Urin und stickstoffhaltigen Urinprodukten in die Prostatagänge
(auto-)immunologisch	Auto-Antikörper Zytokinproduktion veränderte phagozytotische Aktivität Mastzelldegranulation T-Zell-vermittelte Autoimmunität
psychogen	Stress-Prostatitis
genetisch	X-chromosomale Deletionen
funktionelle/morphologische subvesikale Obstruktion	verstärkter maximaler Harnröhrendruck Innervationsstörung der glatten/quergestreiften Muskulatur Blasenhalshypertrophie
Veränderungen im Analbereich	„Anogenitalsyndrom" Hämorrhoiden, Fissuren
hoher Samenwegsverschluss	Utriculuszyste

wert beim Prostatitissyndrom nach unseren Ergebnissen wesentlich tiefer anzusetzen ist, vorausgesetzt, die Ejakulatanalyse erfolgt im Anschluss an die 4-Gläser-Probe (Ludwig et al. 2003).

Auch die **Granulozyten-Elastase** im Seminalplasma scheint eine Entzündungsreaktion zuverlässig anzuzeigen (Ludwig et al. 2003). Als Grenzwerte sieht unsere Arbeitsgruppe 0,11 Mill/ml PPL und 280 ng/ml Elastase an. Vielversprechende weitere Parameter, wie Zytokine (insbesondere Interleukin-6) wurden speziell beim Prostatitissyndrom noch nicht ausreichend evaluiert. Nur bei erhöhten Leukozytenwerten sollte gemäß WHO eine **Ejakulatkultur** angelegt werden. Als signifikante Bakteriospermie wird eine Erregerkonzentration von $\geq 10^3$ KbE/ml Harnwegsinfekterreger angesehen. Bei der chronischen bakteriellen Prostatitis ist in nahezu allen Fällen eine signifikante Bakteriospermie mit dem gleichen Erreger wie in der Standard-Lokalisationsdiagnostik mit „4-Gläser-Probe" zu erwarten (Übersicht in Weidner et al. 1999).

Die alleinige Ejakulatanalyse kann eine Lokalisation der Entzündung im Bereich der männlichen Adnexe nicht ermöglichen, da das Ejakulat eine Mischung der unterschiedlichsten genitalen Sekrete darstellt.

Diagnose chronischer Prostatitisformen = Symptomatik + Leukozytenanalyse (EPS/VB 3/Ejakulat) + Mikrobiologie (EPS/VB 3/Ejakulat)

Ob Patienten mit chronischer Prostatitis eine Beeinträchtigung des männlichen Fertilitätspotenzials aufweisen können, ist umstritten. Eigene Ergebnisse zeigen, dass trotz potenziell relevanter Pathomechanismen eine entzündungsbedingte Verminderung der **Ejakulatqualität** gemäß WHO (WHO 1999) nicht existiert (Ludwig et al. 2003b). Daten zu entzündungs- oder infektionsbedingt eingeschränkten Spermatozoenfunktionsparametern existieren bisher nicht.

Zur Diagnostik des **chronischen Beckenschmerzsyndroms** bietet das in Abbildung 9.10-2 dargestellte Stufenkonzept einen Überblick.

Therapie

Die therapeutischen Optionen können in diesem Rahmen nur kurz umrissen werden. Bei der akuten und chronischen bakteriellen Prostatitis steht die antimikrobielle Therapie, in erster Linie mit einem modernen Fluorochinolon, im Vorder-

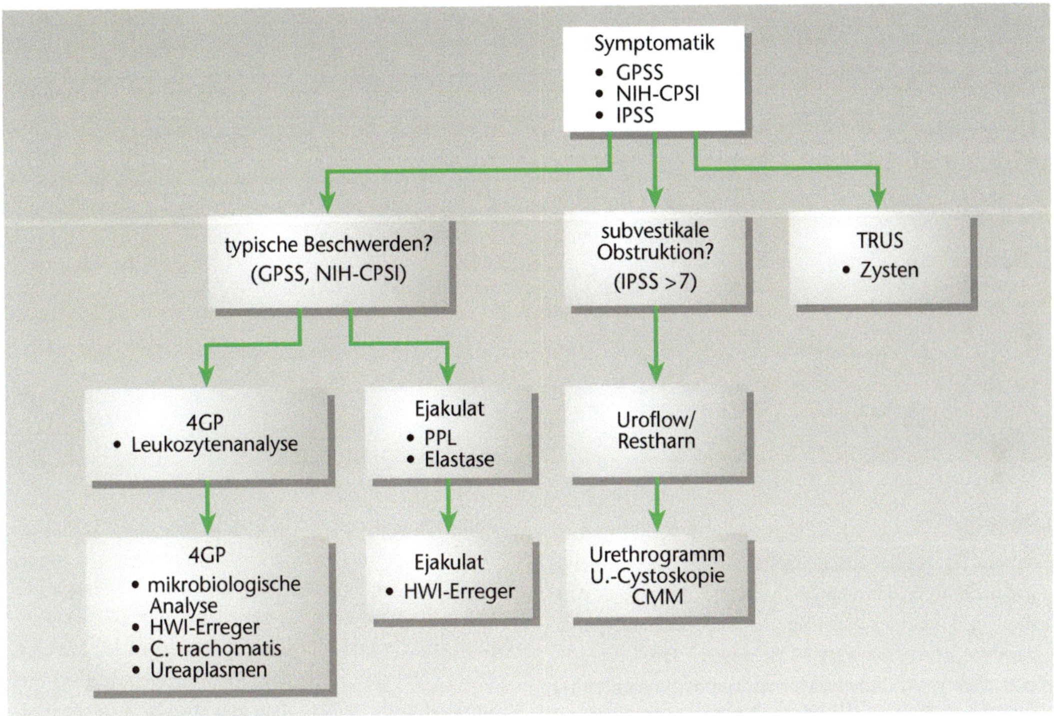

Abb. 9.10-2 Stufendiagnostik des Beckenschmerzsyndroms: Gießener Vorgehen (vereinfachte Darstellung). Nur bei pathologischen Befunden erfolgt ein weiterer diagnostischer Schritt. GPSS = Giessen Prostatitis Symptom Score; NiH-CPSI = National Institutes of Health-Chronic Prostatits Symptom Index; IPSS = International Prostatism Symptom Score; TRUS = transrektaler Ultraschall; PPL = Peroxidase-positive Leukozyten; 4 GP = 4-Gläser-Probe; HWI = Harnwegsinfekt; CMM = Cystomanometrie.

grund (Übersicht in Ludwig et al. 2000). Zusätzlich kann die akute bakterielle Prostatitis die Einlage eines suprapubischen Katheters erfordern. Beim Prostataabszess werden in der Regel chirurgische Maßnahmen zur Entlastung des Abszesses notwendig (Ludwig et al. 1999).

Therapie der bakteriellen Prostatitis = Antibiose + ggf. suprapubischer Katheter + ggf. chirurgische Intervention

Eine Vielzahl von mehr oder weniger gut evaluierten Therapieansätzen bestimmen das Handling des chronischen Beckenschmerzsyndroms. Am besten wurde der Einsatz von antimikrobiellen Substanzen trotz fehlendem Keimnachweis (insbesondere von Fluorochinolonen) und von hochdosierten Alphablockern, auch in Kombination, dokumentiert (Übersicht in Ludwig et al. 1999). Aber auch eine Reihe von weiteren medikamentösen, chirurgischen, physikalischen und psychotherapeutischen Therapieansätzen wurde beschrieben (Tab. 9.10-3). Insgesamt stellt die Therapie des chronischen entzündlichen und nichtentzündlichen Beckenschmerzsyndroms die größte Herausforderung an den behandelnden Arzt dar, wobei einzelne Therapiestrategien bisher nur unzureichend analysiert wurden (Clemens et al. 2000, Leskinen et al. 2002, Nickel et al. 2003, Serel et al. 1997; Siegel et al., 2001; Weiss 2001; Zermann et al. 2000; Übersichten in Ludwig et al. 2000, Nickel 1999).

Therapie des chronischen Beckenschmerzsyndroms: multimodal, wenig „evidence-based“ evaluiert.

Tab. 9.10-3 *Therapieoptionen beim chronischen Beckenschmerzsyndrom (Übersichten in Nickel 1999, Ludwig und Weidner 2000).*

Medikamentös	Operativ	„Physikalisch"	Verhaltensänderungen
Alphablocker Antibiotika (Fluorochinolone) Antibiotika + Fluorochinolone Heparinoide (Pentosan) 5-α-Reduktase-Hemmer (Finasterid) Allopurinol nichtsteroidale Antiphlogistika Muskelrelaxanzien Phytotherapie	Blasenhalsinzision transurethrale Mikrowellentherapie sacrale Nervenstimulation transurethral needle ablation (TUNA) Neodym-YAG-Laser perisphinktere Injektion von Botulinum-Toxin TURED bei Utriculuszyste (**T**rans **U**rethral **R**esection of the **E**jaculatory **D**ucts)	Biofeedback Akupunktur myofasciale manuelle Triggerpunkte repetitive Prostatamassage Beckenbodenrelaxation	Stressreduktion häufige Ejakulation Wärmeexposition Diät

Literatur

Clemens JQ, Nadler RB, Schaeffer AJ, Belani J, Albaugh J, Bushman W: Biofeedback, pelvic floor re-education, and bladder training for male chronic pelvic pain syndrome. Urology 2000; 56:951–955.

Hochreiter WW, Ludwig M, Weidner W, Wagenlehner F, Naber K, Eremenco S, Arnold B: Deutsche Übersetzung des National Institutes of Health Chronic Prostatitis Symptom Index. Urologe A 2001; 40:16–17.

Krieger JN, Riley DE, Cheah PY, Liong ML, Yuen KH: Epidemiology of prostatitis: new evidence for a world-wide problem. World J Urol 2003; 21:70–74.

Leskinen MJ, Kilponen A, Lukkarinen O, Tammela TLJ: Transurethral needle ablation for the treatment of chronic pelvic pain syndrome (category III prostatitis): a randomized, sham-controlled study. Urology 2002; 60:300–304.

Ludwig M, Kümmel C, Diemer T, Ringert RH: Ejakulatinfektionen durch sexuell übertragbare Erreger. Urologe A 1994; 33:203–210.

Ludwig M, Schroeder-Printzen I, Schiefer HG, Weidner W: Diagnosis and therapeutic management in 18 patients with prostatic abscess. Urology 1999; 53:340–345.

Ludwig M, Vidal A, Diemer T, Pabst W, Failing K, Weidner W: Chronic prostatitis/chronic pelvic pain syndrome (CP/CPPS): Seminal markers of inflammation. World J Urol 2003; 21: 82–85.

Ludwig M, Vidal A, Huwe P, Diemer T, Pabst W, Weidner W: Significance of inflammation on standard semen analysis In chronic prostatitis/chronic pelvic pain syndrome (CP/CPPS) Andrologia 2003; 35:152–156.

Ludwig M, Weidner W: Diagnostik und Therapie des Prostatitissyndroms. Urologe A 39; 2000:371–382.

Nickel JC, Pontari M, Moon T, Gittelman M, Malek G et al.: A randomized, placebo controlled, multicenter study to evaluate the safety and eficacy of rofecoxib in the treatment of chronic nonbacterial prostatitis. J Urol 2003; 169:1401–1405.

Nickel JC: Prostatitis: Evolving management strategies. Infect Urol 1999; 26:737–751.

Riley DE, Krieger JN: X chromosomal short tandem repeat polymorphisms near the phosphoglycerate kinase gene in men with chronic prostatitis. Biochim Biophys Acta 2002; 1586:99–107.

Serel TA, Kosar A, Ozturk A, Dogruer K, Tahoglu M, Kecelioglu M: Treatment with Neodymium:YAG laser in patients with chronic prostatitis: a preliminary report. Int Urol Nephrol 1997; 29:53–58.

Siegel S, Paszkiewicz E, Kirkpatrick C, Hinkel B, Oleson B: Sacral nerve stimulation in patients with intractable pelvic pain. J Urol 2001; 166:1742–1745.

Weidner W, Ludwig M, Brähler E, Schiefer HG: Outcome of antibiotic therapy with ciprofloxacin in chronic bacterial prostatitis. Drugs 1999; 58 (Suppl. 2):103–106.

Weiss JM: Pelvic floor myofascial trigger points: manual therapy for interstitial cystitis and the urgency-frequency syndrome. J Urol 2001; 166:2226–2231.

World Health Organization: WHO laboratory Manual for the examination of human semen and semen-cervical mucus interaction. Cambridge University Press, New York, 1999.

Zermann DH, Ishigooka M, Schubert J, Schmidt RA: Perisphincteric injection of Botulinum toxin type A. Eur Urol 2000; 38:393–399.

9.10.2 Benigne Prostatahyperplasie (BPH)

Werner W. Hochreiter

Die benigne Prostatahyperplasie (BPH) ist eine der häufigsten Erkrankungen älterer Männer. Mit dem zunehmenden Alter der Bevölkerung steigt die Prävalenz der BPH und damit auch die finanzielle Belastung für das Gesundheitswesen. Vor 20 Jahren war das Management der BPH relativ einfach. Ein Prostatakarzinom wurde durch die digito-rektale Untersuchung ausgeschlossen und das Ausmaß der Symptome subjektiv geschätzt. Der Schweregrad der infravesikalen Obstruktion wurde aufgrund des endoskopischen Befundes von vergrößerten Prostataseitenlappen, Trabekulierung der Blasenwand und postmiktionellem Restharn beurteilt. Als Behandlungsstrategien waren das Zuwarten oder die chirurgischen Interventionen „offene Prostatektomie" und „transurethrale Prostataresektion (TURP)" akzeptiert.

Die letzten 10 Jahre waren durch einen dramatischen Wandel in der Beurteilung der BPH charakterisiert. Die diagnostische Aufarbeitung ist nicht länger kursorisch und die Symptome sowie deren Auswirkungen auf die Lebensqualität werden mit validierten, quantitativen Indizes erfasst. Die infravesikale Obstruktion lässt sich mittels Druck-Fluss-Messung computergesteuert objektivieren. Offene Prostatektomie und TURP sind nur zwei von mittlerweile zahlreichen therapeutischen Optionen. Die medikamentöse Behandlung stellt vor allem in den Frühstadien eine effiziente Therapie dar. Auf der interventionellen Seite steht eine breite Palette von alternativen und minimal invasiven Methoden zur Verfügung.

Die Vielzahl der therapeutischen Möglichkeiten erlaubt heutzutage eine individuelle Behandlung der BPH, die häufig den Bedürfnissen der Patienten angepasst werden kann.

Epidemiologie

Als eine der häufigsten Erkrankungen des älteren Mannes kann sich die benigne Prostatahyperplasie durch eine Reihe von Miktionsbeschwerden äußern, die oft zu einer erheblichen Beeinträchtigung der Lebensqualität führen. Streng histologisch gesehen, ist die BPH eine gutartige Vergrößerung im Bereich des inneren periurethralen Drüsenfeldes der Prostata, die durch eine numerische Zunahme der Drüsen und des fibromuskulären Stromas verursacht wird. Die Prävalenz der histopathologischen BPH ist altersabhängig und

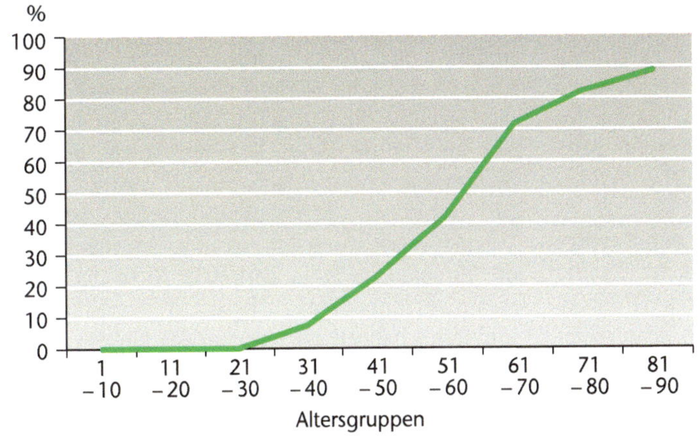

Abb. 9.10-3 Altersabhängige Häufigkeit der benignen Prostatahyperplasie (%).

bei 30-jährigen Männern praktisch nicht vorhanden. Die BPH entwickelt sich in der Regel nach dem 40. Lebensjahr. Im Alter von 60 Jahren liegt die Prävalenz bei mehr als 50 % und gipfelt im Alter von 80 Jahren bei ca. 90 % (Berry et al. 1984)(Abb. 9.10-3).

Mehr als 40 % der Männer über 60 Jahre entwickeln Miktionsbeschwerden, die auf eine BPH zurückzuführen sind (Chute et al. 1993) und mit zunehmendem Alter steigt die Wahrscheinlichkeit, dass eine Therapie notwendig wird.

Von der WHO wurde 1976 eine Statistik erstellt, die suggeriert, dass Länder mit einem hohen Anteil asiatischer Bürger eine signifikant niedrigere Morbiditätsrate an BPH zu verzeichnen haben als Länder mit überwiegend weißer Bevölkerung (Rotkin 1976). Neuere Studien lassen aber vermuten, dass Rasse, Nationalität und geographische Zugehörigkeit im Vergleich zu sozio-ökonomischen Faktoren eine untergeordnete Rolle spielen (Chen et al. 2003, Joseph et al. 2003, Sarma et al. 2003).

Ätiologie

Entstehung und Progression der BPH sind abhängig von komplexen Interaktionen zwischen epithelialen und stromalen Zellen sowie von endokrinen Faktoren (Partin 2000). Die zwei wichtigsten Faktoren sind jedoch das Alter und die testikuläre Androgenproduktion. Männer, die vor der Pubertät kastriert wurden, entwickeln keine BPH (Anderson et al. 2001). Nach chirurgischer oder medikamentöser Kastration oder Blockade der Androgenrezeptoren kann eine Abnahme des Prostatavolumens und eine Regression der BPH erzielt werden (Peters und Walsh 1987, Wilson 1980).

Das Hormon Testosteron, das von den Leydig-Zellen des Hodens produziert wird, ist für die Prostata lediglich ein zirkulierendes „Prohormon". Es diffundiert passiv in die Prostatazellen und wird dort vom Enzym 5α-Reduktase in Dihydrotestosteron (DHT) umgewandelt. Die androgene Wirkung von DHT ist ca. 5-mal höher als die des Testosterons. DHT bindet sich im Zellkern von epithelialen und stromalen Zellen der Prostata an Androgenrezeptoren (AR). Es scheint, dass dieser Komplex DHT-AR über eine Modulation der Transkription von Wachstumsfaktoren die Expression von Genen beeinflusst, die in der Zellproliferation und Apoptose involviert sind. Zur Entwicklung und Progression der BPH führt wahrscheinlich ein gestörtes Gleichgewicht zwischen proliferativen und apoptotischen Signalen, die, zumindest zum Teil, durch DHT reguliert werden (Cunha et al. 1983).

Eine Hemmung der 5α-Reduktase supprimiert die DHT-Produktion, wodurch dem Fortschreiten der BPH vorgebeugt oder dieses ganz verhindert werden kann (McConnell et al. 1998, Moore et al. 1995). Dass DHT und 5α-Reduktase bei der BPH eine wichtige Rolle spielen, zeigt auch die Tatsache, dass Männer mit einem angeborenen 5α-Reduktase-Mangel nie eine BPH entwickeln (McConnell 2000).

Obwohl die komplexen Mechanismen, die der Progression der BPH zugrunde liegen, noch nicht vollständig geklärt sind, ist offensichtlich, dass sowohl DHT als auch das Enzym 5α-Reduktase eine entscheidende Rolle nicht nur bei der normalen Entwicklung der Prostata, sondern auch bei der Entstehung und Progression der BPH spielen.

Symptomatik

Der Schweregrad der Symptomatologie der BPH korreliert nicht mit der Größe der Prostata und ist unabhängig von der morphologischen Entwicklung. Obwohl die BPH bei älteren Männern eher die Regel als die Ausnahme darstellt, entwickeln nur etwa 50 % dieser Patienten auch typische Symptome. Entscheidend für das Auftreten von BPH-typischen Miktionsbeschwerden ist die Wachstumsrichtung der Prostata. Vergrößert sich die Prostata mehr in periphere Richtung muss dies nicht unbedingt zu Restharnbildung führen und kann nahezu asymptomatisch bleiben (Abb. 9.10-4a). Wächst das hyperplastische Gewebe gegen die prostatische Urethra oder intravesikal gegen den Blasenhals, kann auch ein relativ kleines

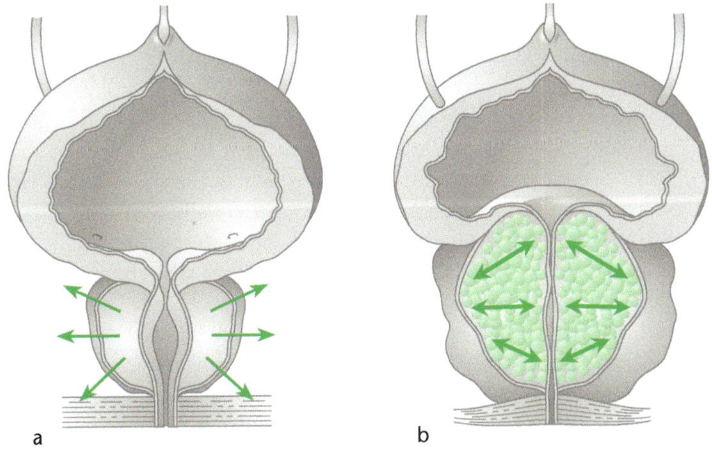

Abb. 9.10-4a, b Verschiedene Wachstumsformen des Prostataadenoms. **a)** vorwiegend periphere Vergrößerung, **b)** periphere und zentrale Vergrößerung.

Adenom zu Miktionsbeschwerden führen (Abb. 9.10-4b).

Die für den Patienten als störend empfundenen Symptome beim Wasserlassen werden in obstruktive und irritative Miktionsbeschwerden unterteilt. Diese sind abhängig von zwei Komponenten: einer statischen, die aus der obstruktiv wirkenden Gewebemasse resultiert und einer dynamischen, die durch den Tonus der glatten Muskulatur im Bereich des Blasenhalses, der Prostata und der Prostatakapsel bestimmt wird.

Die **obstruktiven Miktionsbeschwerden** umfassen:

- verzögerten Miktionsbeginn
- abgeschwächten Harnstrahl
- verlängerte Miktionszeit
- Nachträufeln nach Miktion
- mehrzeitige Miktion oder „Harnstottern"

Zu den **irritativen Miktionsbeschwerden** zählt man:

- Pollakisurie
- Nykturie
- Urge-Symptomatik
- Restharngefühl nach Miktion

Eine bereits symptomatische BPH tendiert ohne Behandlung zur Progression mit zunehmender Verschlechterung der Miktionssymptome und weiterer Einschränkung der Lebensqualität (Flanigan et al. 1998, Jacobsen et al. 1997). Die Olmsted County Study, in der 2113 Männer untersucht wurden, hat gezeigt, dass sich das Risiko eines akuten Harnverhaltes mit zunehmendem Alter erhöht und bei Männern im Alter zwischen 70 und 79 Jahren bei etwa 10 % liegt (Jacobsen et al. 1999). Die Risikofaktoren für einen akuten Harnverhalt sind in Tabelle 9.10-4 aufgeführt. Männer mit einem Prostatavolumen > 30 ml weisen ein 3fach höheres Risiko für einen akuten Harnverhalt und ein 4fach höheres Risiko für die Notwendigkeit einer BPH-spezifischen Therapie auf (Jacobsen et al. 1997, Jacobsen et al. 1999).

Klinisch werden **3 Stadien der BPH** unterschieden:

- **Stadium I (Kompensation, Reizstadium):** Der erhöhte infravesikale Widerstand wird durch vermehrte Arbeit des Detrusors ausgeglichen, die Blasenentleerung erfolgt praktisch noch restharnfrei. Durch Hyperaktivität des Detrusors kommt es zu imperativem Harndrang, Pollakisurie und Nykturie.
- **Stadium II (beginnende Dekompensation):** Die obstruktive Symptomatik nimmt zu, es kommt zur Restharnbildung.

Tab. 9.10-4 *Risikofaktoren für einen akuten Harnverhalt.*

- ausgeprägte Miktionsbeschwerden
- stark abgeschwächter Harnstrahl
- hoher postmiktioneller Restharn
- vergrößerte Prostata

– **Stadium III (Dekompensation):** Die Kontraktionskraft des Detrusors vermag die infravesikale Obstruktion nicht mehr zu überwinden. Es entwickeln sich große Restharnmengen mit Überlaufblase, Harnstauungsnieren und eventuell Niereninsuffizienz.

Differenzialdiagnostisch muss bei obstruktiven Miktionsbeschwerden neben der BPH auch an eine Harnröhrenstriktur, eine Meatusstenose, eine Blasenhalshypertrophie (v.a. bei jungen Männern) oder an neurogene Blasenentleerungsstörungen gedacht werden. Stehen vorwiegend irritative Beschwerden im Vordergrund, können diese auch durch eine Urethritis, Prostatitis oder einen Blasentumor bzw. Carcinoma-in-situ der Harnblase verursacht werden.

Diagnostik

Basisdiagnostik

Miktionsbeschwerden können durch eine bereits erwähnte Reihe von Pathologien des unteren Harntraktes verursacht werden. Es ist deshalb wichtig, festzustellen, ob die Symptome wirklich auf eine BPH zurückzuführen sind. Nichtprostatische Ursachen können häufig aufgrund der Anamnese, der klinischen Untersuchung und der Urinanalyse eruiert werden.

Die **Anamnese** fokussiert sich neben der Systemanamnese auf familiäre Prostataerkrankungen, vorgängige chirurgische Eingriffe, Miktionsverhältnisse und gesundheitliche Probleme, die einen Einfluss auf den Urogenitaltrakt haben können (Diabetes mellitus, neurologische Erkrankungen, Niereninsuffizienz, medikamentöse Therapien mit Diuretika, Antidepressiva, Anticholinergika).

Die **klinische Untersuchung** umfasst die Abdomenpalpation mit Beurteilung der Nierenlager und die Untersuchung des äußeren Genitales einschließlich der inguinalen Bruchpforten. Unverzichtbar ist bei der Prostataabklärung die digitorektale Palpation. Sie erlaubt eine Beurteilung der Größe, Abgrenzbarkeit, Konsistenz und eventueller Druckdolenz und kann deshalb schon richtungsweisend für weitere Abklärungen bezüglich BPH, Prostatakarzinom oder Prostatitis sein.

Die **Urinanalyse** mittels Teststreifen oder mikroskopischer Sedimentbeurteilung liefert Hinweise auf das Vorliegen eines Infekts oder einer Mikrohämaturie.

Da die meisten Patienten den Arzt wegen Miktionsbeschwerden aufsuchen, ist das Erheben der Symptome von ausgesprochener Wichtigkeit. Dazu eignet sich der mittlerweile weltweit akzeptierte **„International Prostate Symptom Score (IPSS)"**. Die Symptome lassen sich anhand von 7 Fragen und die Auswirkungen auf die Lebensqualität anhand von 1 Frage numerisch dokumentieren (Abb. 9.10-5). Die Gesamtpunktezahl erlaubt die Einteilung der Miktionsbeschwerden in leichtgradig (0–7 Punkte), mittelgradig (8–19 Punkte) und hochgradig (20–35 Punkte).

Der IPSS dient bei der BPH zur Einschätzung des Schweregrades, zur Erfassung einer Symptomprogression sowie zur Erfolgskontrolle einer durchgeführten Therapie.

Weiterführende Untersuchungen

Neben der Basisdiagnostik werden bei der Abklärung der BPH weiterführende Untersuchungen empfohlen:

Mittels **transabdominalem Ultraschall der Harnblase** kann festgestellt werden, ob postmiktioneller Restharn vorliegt. Obwohl sich bei gefüllter Blase damit auch das Prostatavolumen ausmessen lässt, ist der **transrektale Ultraschall** dafür besser geeignet und erlaubt eine präzisere Ausmessung.

Die **Uroflowmetrie** ist eine nicht-invasive Untersuchung, bei der der gesamte Miktionsvorgang gemessen und graphisch aufgezeichnet wird. Dabei lassen sich das gelöste Harnvolumen, der maximale Harnfluss und die Miktionszeit messen. Anhand des Kurvenverlaufs können Hinweise auf Art und Lokalisation einer infravesikalen Obstruktion abgeleitet werden (Abb. 9.10-6).

Weitergehende Untersuchungen sind die **Druck-Fluss-Messung** und die **Zystomanometrie**. Über dünne, durch die Harnröhre eingelegte Blasenkatheter werden die Druckverhältnisse in der Harnblase sowie während des Miktionsvorgangs gemessen. Dadurch können Detrusorkontraktilität und Ausmaß der infravesikalen Obstruktion sehr

Appendix international Prostate Symptom Score (IPSS)		
Patient: Erstuntersuchung ( ) /Verlaufskontrolle ( ) während Bhdlg. mit	Geb.:	Untersuchungsdatum: oder ( ) nach Bhdlg./Operation

IPSS (S)

Alle Angaben beziehen sich auf die letzten 4 Wochen Bitte ankreuzen	niemals	seltener als in einem von fünf Fällen (< 20 %)	seltener als in der Hälfte aller Fälle	ungefähr in der Hälfte aller Fälle (ca. 50 %)	in mehr als der Hälfte aller Fälle	fast immer
1. Wie oft hatten Sie das Gefühl, dass Ihre Blase nach dem Wasserlassen nicht ganz entleert war?	0	1	2	3	4	5
2. Wie oft mussten Sie innerhalb von 2 Stunden ein zweites Mal Wasser lassen ?	0	1	2	3	4	5
3. Wie oft mussten Sie beim Wasserlassen mehrmals aufhören und wieder neu beginnen (Harnstottern)?	0	1	2	3	4	5
4. Wie oft hatten Sie Schwierigkeiten, das Wasserlassen hinauszuzögern?	0	1	2	3	4	5
5. Wie oft hatten Sie einen schwachen Strahl beim Wasserlassen?	0	1	2	3	4	5
6. Wie oft mussten Sie pressen oder sich anstrengen, um mit dem Wasserlassen zu beginnen?	0	1	2	3	4	5
7. Wie oft sind Sie im Durchschnitt nachts aufgestanden, um Wasser zu lassen? Maßgebend ist der Zeitraum vom Zubettgehen bis zum Aufstehen am Morgen.	niemals (0)	einmal (1)	zweimal (2)	dreimal (3)	viermal (4)	fünfmal oder mehr (5)

Lebensqualitätsindex (L)

Wie würden Sie sich fühlen, wenn sich Ihre jetzigen Symptome beim Wasserlassen künftig nicht mehr ändern würden?	ausgezeichnet **(0)**	zufrieden **(1)**	überwiegend zufrieden **(2)**	gemischt, teils zufrieden, teils unzufrieden **(3)**	überwiegend unzufrieden **(4)**	unglücklich **(5)**	sehr schlecht **(6)**
Lebensqualitätsindex **L =**							

Abb. 9.10-5 Appendix International Prostate Symptom Score (IPSS).

genau bestimmt werden. Diese urodynamischen Untersuchungen gehören zwar nicht zur Basisdiagnostik, werden aber häufig in unklaren Situationen oder vor operativen Prostataeingriffen durchgeführt.

Liegen vorwiegend irritative Miktionsbeschwerden vor, sollte ein Blasentumor bzw. ein Carcinoma-in-situ der Harnblase mit **Zystoskopie** und **Blasenspülzytologie** ausgeschlossen werden.

Die **Bestimmung des prostataspezifischen Antigens (PSA)** wird bei der BPH oftmals als Routineabklärung empfohlen.

Eine PSA-Bestimmung sollte aber nur in folgenden Situationen erfolgen:

– Wenn beim Vorliegen eines erhöhten PSA entsprechende Abklärungen zur Suche eines Prostatakarzinoms erfolgen würden und, im Fall

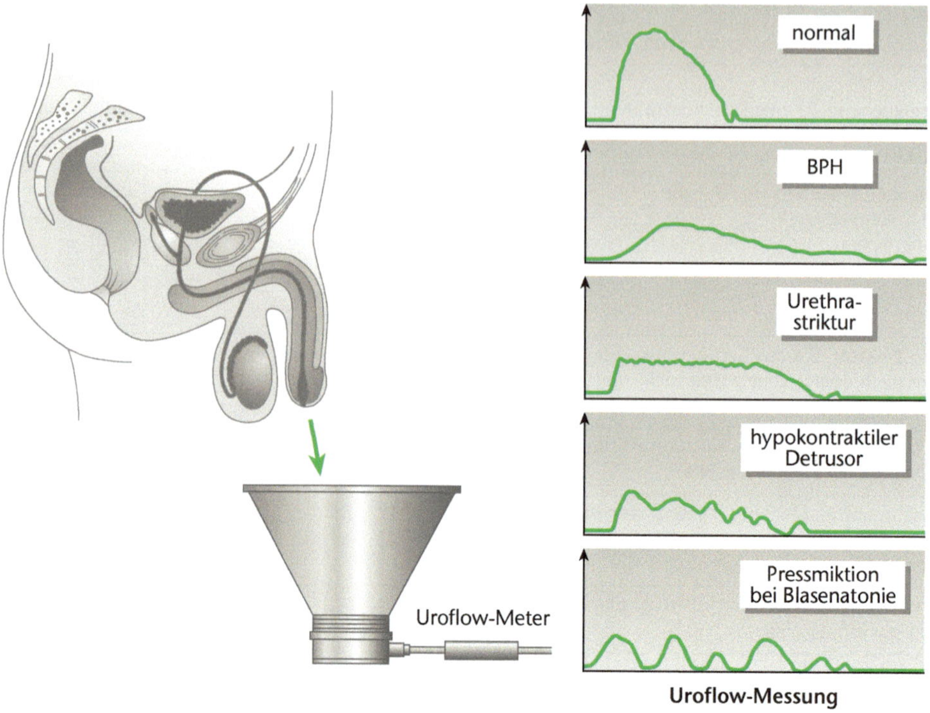

Abb. 9.10-6 Miktiographie mit typischen Flow-Kurven.

eines Tumornachweises, dies auch therapeutische Konsequenzen hätte.

- Wenn sich durch Kenntnis des PSA-Wertes das Management der Miktionsbeschwerden ändern könnte.
- Wenn die voraussichtliche Lebenserwartung des Patienten noch mindestens 10 Jahren beträgt.

Therapie

Das Ziel jeglicher BPH-Therapie besteht darin, die Miktionsbeschwerden zu verringern und möglichen Komplikationen vorzubeugen. Dabei muss aber auch darauf geachtet werden, die Nebenwirkungen der Therapie so gering wie möglich zu halten. Zwar werden die klassischen Operationen „TURP" und „offene Prostatektomie" immer noch häufig durchgeführt, es steht aber heutzutage eine Vielfalt anderer Behandlungsmöglichkeiten auf medikamentöser, minimal invasiver und chirurgischer Basis zur Verfügung.

Medikamentöse Therapie

Die dynamische Komponente der BPH steht unter dem Einfluss des sympathischen (adrenergen) Nervensystems. Die glatte Muskulatur des Blasenhalses und der prostatischen Harnröhre ist reich an a_1-Rezeptoren, deren Stimulation eine Erhöhung des Muskeltonus bewirkt und so den Blasenauslasswiderstand erhöht. Die Blockierung der a_1-Rezeptoren führt zu einer Relaxierung der glatten Muskulatur und kann dadurch den infravesikalen Widerstand senken. Unter den a_1-Rezeptoren unterscheidet man die Subtypen a_{1A}, a_{1B} und a_{1D}. Die a_{1A}- und a_{1D}-Rezeptoren werden hauptsächlich in der Prostata exprimiert, während die Rezeptoren a_{1B}, aber auch a_{1A} für den Tonus der glatten Gefäßmuskulatur verantwortlich sind. Dieser Umstand erklärt auch die typischen unerwünschten Nebenwirkungen der a_1-Rezeptorenblocker wie Schwindel, Hypotonie und Benommenheit. Sie werden hauptsächlich den vasodilatierenden Eigenschaften zugeschrieben, neuere Untersuchungen legen aber nahe, dass auch direkte Wirkungen auf das ZNS vorliegen könnten (Michel 2002).

Die derzeit zur Verfügung stehenden a_1-Rezeptorenblocker Alfuzosin, Terazosin, Doxazosin und Tamsulosin weisen eine hohe Affinität für die Rezeptorsubtypen a_{1A} und a_{1D} auf und in randomisierten, plazebokontrollierten Studien wurde eine ähnliche Wirksamkeit aller Präparate nachgewiesen (Berges et al. 2002).

Die unerwünschten Wirkungen scheinen bei den mehr uroselektiven Wirkstoffen Alfuzosin und Tamsulosin seltener zu sein als bei den aus der Hypertoniebehandlung stammenden Wirkstoffen Doxazosin und Terazosin (Berges et al. 2002).
Der Einsatz von 5α-Reduktasehemmern bei der Behandlung der BPH basiert auf dem Prinzip der Androgenentzugstherapie. In der Prostata ist eine gewisse Androgenkonzentration erforderlich, um die Hyperplasie aufrecht zu erhalten und durch Androgenentzug kommt es zu einer Verkleinerung der Drüse. Testosteron wird durch das Enzym 5α-Reduktase in Dihydrotestosteron (DHT) umgewandelt, das in der Prostata den hauptsächlichen androgenen Effekt ausübt. Die medikamentöse Therapie mit 5α-Reduktase-Hemmern bewirken eine Abnahme der DHT-Konzentration, was zur Apoptose von Prostatazellen mit konsekutiver Volumenreduktion führt. Es gibt 2 Isoenzyme der 5α-Reduktase. Das Medikament Finasterid supprimiert hauptsächlich das Isoenzym Typ 1 und senkt den Serumspiegel des DHT um ca. 70 % und die Konzentration des DHT in der Prostata um ca. 90 % (McConnell et al. 1992, Norman et al. 1993). Der restliche Anteil an DHT scheint durch die Aktivität des Isoenzyms Typ 2 zu entstehen oder aus den verbleibenden 30 % an zirkulierendem DHT zu stammen (Bartsch et al. 2002). Der neuere, duale 5α-Reduktasehemmer Dutasterid blockiert sowohl das Isoenzym Typ 1 als auch Typ 2. Dadurch könnten das zirkulierende und das intraprostatische DHT noch weiter gesenkt werden, was sich auf die Behandlung der BPH günstig auswirkt.

Finasterid und Dutasterid sind bei Männern mit großem Prostatavolumen (> 40 ml) am wirksamsten (Boyle et al. 1996).

Obwohl das therapeutische Konzept der 5α-Reduktasehemmer bestechend ist, muss der Enthusiasmus etwas relativiert werden. In einer großen US-Studie wurde nach 12-monatiger Therapie mit 5 mg Finasterid täglich das DHT im Serum um 70 % gesenkt. Das Prostatavolumen verringerte sich um 19 %. Der maximale Harnfluss ließ sich nur um 1,6 ml/s steigern und die Symptome nahmen um 2,6 Punkte im IPSS ab (The Finasteride Study Group 1993). Es scheint aber, dass das Risiko eines akuten Harnverhaltes durch eine Langzeittherapie mit Finasterid um ca. 50 % gesenkt werden kann (McConnell et al. 1998). Sowohl Finasterid als auch Dutasterid senken das PSA um etwa 50 %, was bei der PSA-Bestimmung und bei der Abklärung des Prostatakarzinoms berücksichtigt werden muss.

Interventionelle Therapie

Auf der interventionellen Seite ist die **transurethrale Elektroresektion der Prostata (TURP)** nach wie vor die am häufigsten durchgeführte Operation bei der BPH. Der Eingriff erfolgt endoskopisch und die chirurgische Resektion des hyperplastischen Gewebes führt zu einer sofortigen infravesikalen Desobstruktion (Abb. 9.10-7). Das Risiko der Urininkontinenz beträgt etwa 1 %. Obwohl diese Operation weit verbreitet und weitgehend standardisiert ist, muss in bis zu 16 % der Patienten mit Komplikationen gerechnet werden (TUR-Einschwemmsyndrom, Bluttransfusionen, Harnwegsinfekte, Harnröhren- oder Blasenhalsstrikturen, Infektionen) (Mebust et al. 1989). Als Folge des Eingriffs tritt bei den meisten Patienten eine retrograde Ejakulation auf.

In den Händen des erfahrenen Urologen ist die TURP aber eine sichere und ausgesprochen effiziente Therapie der BPH mit dramatischer Verbesserung der Miktionssymptome.

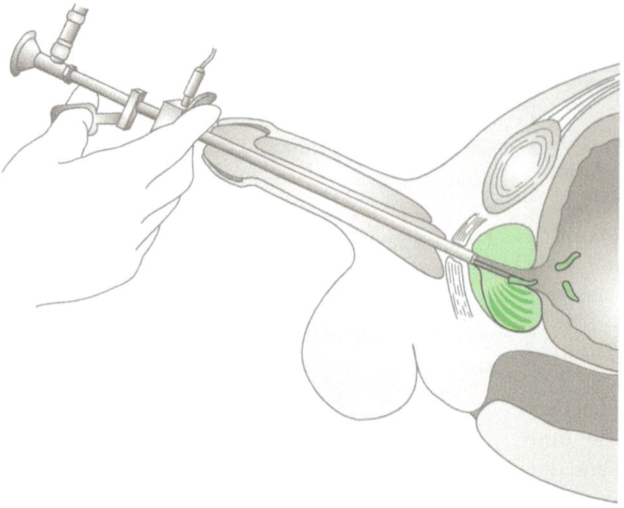

Abb. 9.10-7 Transurethrale Elektroresektion der Prostata (TURP): Das Adenom wird mit einer elektrischen Resektionsschlinge durch die Harnröhre entfernt.

Die Anwendung von Laserenergie hat sich als sichere und dauerhafte Behandlungsmethode etabliert. Die in den 90er Jahren weit verbreiteten „side-firing"-Laser, bei denen das Prostatagewebe mit Laserenergie bestrahlt wird, wurden jedoch wieder verlassen. Die Gründe dafür sind die fehlende Kontrolle der Ausdehnung der Energieapplikation und der Koagulationsnekrose sowie die postoperativ prolongierte Reizsymptomatik. Eine neuere Technik ist die **transurethrale Holmium-Laser-Resektion/-Enukleation**. Dabei wird mit dem Holmium-Laser das Prostatagewebe unter Sicht kontrolliert abgetragen, wodurch wie bei der konventionellen TURP eine sofort offene Kavität entsteht (Gilling et al. 1996) (Abb. 9.10-8). Der Vorteil dieses Lasers besteht in seinen ausgezeichneten hämostatischen Eigenschaften, weshalb die Behandlung auch unter oraler Antikoagulation durchgeführt werden kann (Hochreiter et al. 2002). Es scheint, dass die Resultate dieser Methode mit denen der TURP gleichzusetzen sind (Gilling et al. 1999).

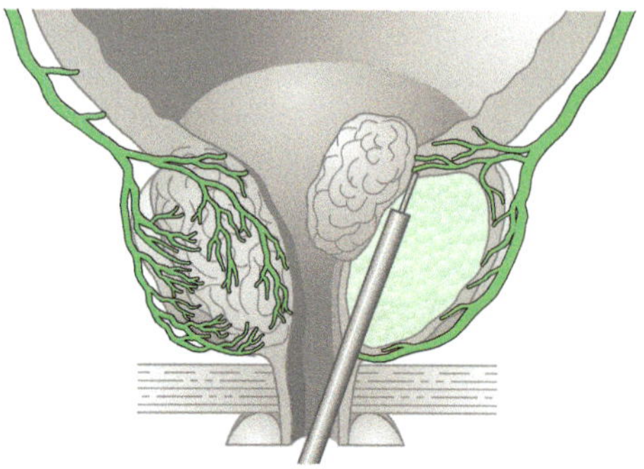

Abb. 9.10-8 Transurethrale Holmium-Laser-Resektion/-Enukleation: Mit dem Laserstrahl können ganze Prostatalappen enukleiert werden.

Der limitierende Faktor für die transurethralen Eingriffe TURP und Holmium-Laserresektion ist die Prostatagröße. Obwohl technisch, eventuell in 2 Sitzungen, machbar, wird bei einem Prostatavolumen > 100 g in der Regel die **offene retropubische Prostatektomie** durchgeführt. Dabei wird über einen transvesikalen Zugang das Adenom digital stumpf aus der Prostatakapsel herausgeschält (Abb. 9.10-9). Da heutzutage die BPH meist frühzeitig erfasst wird, muss diese Methode nur noch relativ selten angewendet werden.

Unter der Vielzahl minimal invasiver Interventionen ist die **transurethrale Mikrowellen-Thermotherapie** zu erwähnen. Mit einem speziellen Katheter wird das Adenomgewebe unter gleichzeitiger Kühlung der Schleimhaut der prostatischen Harnröhre und unter rektaler Temperaturkontrolle mit Mikrowellenenergie erhitzt, was zu einer Koagulationsnekrose des Gewebes führt (Abb. 9.10-10). Die Behandlung wird in Lokalanästhesie oder Sattelblock durchgeführt und eignet sich insbesondere für Patienten mit erhöhtem Operationsrisiko. Bei geeigneter Patientenselek-

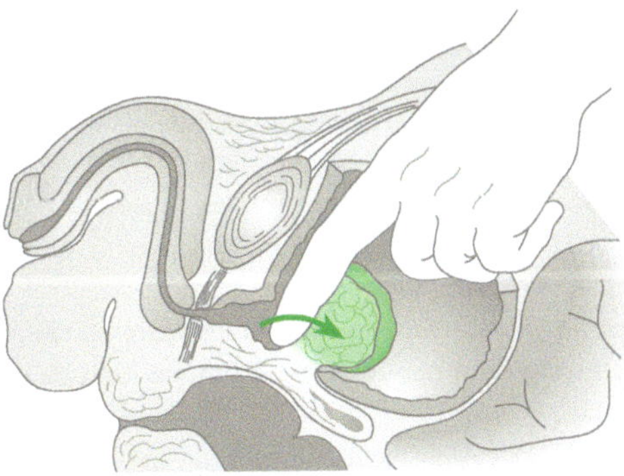

Abb. 9.10-9 Retropubische Prostatektomie: Über einen transvesikalen Zugang wird das Adenom digital aus der Prostatakapsel herausgeschält.

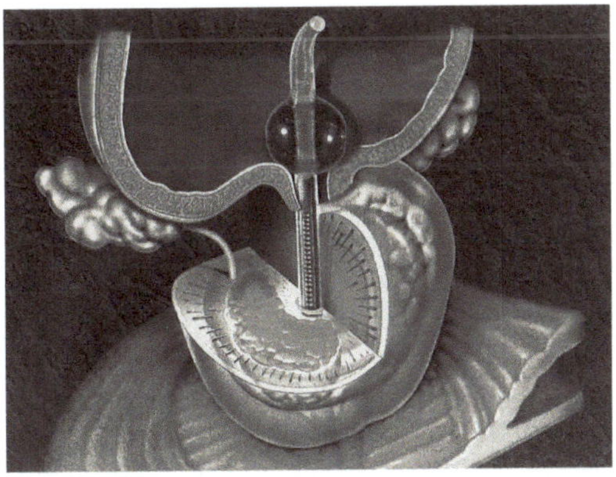

Abb. 9.10-10 Transurethrale Mikrowellen-Thermotherapie: Der Behandlungskatheter enthält im vorderen Teil eine Mikrowellenantenne, die die Mikrowellenenergie auf das Prostatagewebe abgibt.

tion können damit sehr gute Resultate erzielt werden (Thalmann et al. 2002). Da sich der desobstruierende Effekt häufig erst im Laufe von einigen Wochen einstellt, ist in der Regel vorübergehend eine suprapubische Zystostomie nötig.

Andere minimal invasive Therapien beinhalten die transrektale Hyperthermie, die Ballondilatation der prostatischen Harnröhre, die Einlage von Harnröhrenstents, die interstitielle Laserkoagulation oder die Äthanolinjektion in die Prostata. Wegen fehlender Wirksamkeit bzw. ungenügender Erfahrungsdaten können diese Methoden zur Behandlung der BPH nicht empfohlen werden (AUA Practice Guidelines Committee 2003).

Zusammenfassung

Die BPH lässt sich heute in den meisten Fällen mit wenig- oder nicht-invasiven Maßnahmen gut diagnostizieren und charakterisieren. Bei der Therapie kommen wirkungsvolle Medikamente zum Einsatz, wodurch eine operative Behandlung oft umgangen werden kann. Wird aber eine Intervention nötig, kann diese mit den derzeit zur Verfügung stehenden Methoden auf die individuelle Situation angepasst und häufig an die Bedürfnisse des Patienten zugeschnitten werden.

Literatur

Anderson JB, Roehrborn CG, Schalken JA, Emberton M: The progression of benign prostatic hyperplasia: examining the evidence and determining the risk. Eur Urol 2001; 39:390–399.

AUA Practice Guidelines Committee: AUA Guideline on Management of Benign Prostatic Hyperplasia (2003). Chapter 1: Diagnosis and Treatment Recommendations. J Urol 2003 ;170 :530–547

Bartsch G, Rittmaster RS, Klocker H: Dihydrotestosterone and the role of 5 alpha-reductase inhibitors in benign prostatic hyperplasia. Urologe A 2002;41:412–424.

Berges RR, Michel MC, Jonas U: alpha 1-receptor blockade in therapy of benign prostatic hyperplasia syndrome. Correct dosing for optimal effectiveness. Urologe A 2002;41:452–457.

Berry SJ, Coffey DS, Walsh PC et al.: The development of human benign prostatic hyperplasia with age. J Urol 1984;132:474–479.

Boyle P, Gould AL, Roehrborn CG: Prostate volume predicts outcome of treatment of benign prostatic hyperplasia with finasteride: meta-analysis of randomized clinical trials. Urology 1996;48:398–405.

Chen TI, Hsu YS, Wu TT: Lower urinary tract symptoms and uroflow in a community-based sample of Taiwanese men. J Chin Med Assoc 2003;66:84–88.

Chute CG, Panser LA, Girman CJ et al.: The prevalence of prostatism: a population-based survey of urinary symptoms. J Urol 1993;150:85–89.

Cunha GR, Chung LW, Shannon JM et al.: Hormone-induced morphogenesis and growth: role of mesenchymal-epithelial interactions. Recent Prog Horm Res 1983;39:559–598.

Flanigan RC, Reda DJ, Wasson JH et al.: 5-year outcome of surgical resection and watchful waiting for men with moderately symptomatic benign prostatic hyperplasia: a Department of Veterans Affairs cooperative study. J Urol 1998;160:12–16; discussion 16–17.

Gilling PJ, Cass CB, Cresswell MD et al.: Holmium laser resection of the prostate: preliminary results of a new method for the treatment of benign prostatic hyperplasia. Urology 1996;47:48–51.

Gilling PJ, Mackey M, Cresswell M et al.: Holmium laser versus transurethral resection of the prostate: a randomized prospective trial with 1-year followup. J Urol 1999;162:1640–1644.

Hochreiter WW, Thalmann GN, Burkhard FC et al.: Holmium laser enucleation of the prostate combined with electrocautery resection: the mushroom technique. J Urol 2002;168:1470–1474.

Jacobsen SJ, Jacobson DJ, Girman CJ et al.: Natural history of prostatism: risk factors for acute urinary retention. J Urol 1997;158:481–487.

Jacobsen SJ, Jacobson DJ, Girman CJ et al.: Treatment for benign prostatic hyperplasia among community dwelling men: the Olmsted County study of urinary symptoms and health status. J Urol 1999;162:1301–1306.

Joseph MA, Harlow SD, Wei JT et al.: Risk factors for lower urinary tract symptoms in a population-based sample of African-American men. Am J Epidemiol 2003;157:906–914.

McConnell JD, Wilson JD, George FW et al.: Finasteride, an inhibitor of 5 alpha-reductase, suppresses prostatic dihydrotestosterone in men with benign prostatic hyperplasia. J Clin Endocrinol Metab 1992;74:505–508.

McConnell JD, Bruskewitz R, Walsh P et al.: The effect of finasteride on the risk of acute urinary retention and the need for surgical treatment among men with benign prostatic hyperplasia. Finasteride Long-Term Efficacy and Safety Study Group. N Engl J Med 1998;338:557–563.

McConnell JD: Androgen suppression in the management of benign prostatic hyperplasia. In: Lepor H (ed.): Prostatic diseases. Philadelphia, Saunders, pp 308–320, 2000.

Mebust WK, Holtgrewe HL, Cockett AT et al.: Transurethral prostatectomy: immediate and postoperative complications. A cooperative study of 13 participating institutions evaluating 3,885 patients. J Urol 1989;141:243–247.

Michel MC: Potential role of a1-Adrenoceptors in the aetiology of LUTS. Eur Urol 2002;Suppl 1, pp 5–13.

Moore E, Bracken B, Bremner W et al.: Proscar: five-year experience. Eur Urol 1995;28:304–309.

Norman RW, Coakes KE, Wright AS et al.: Androgen metabolism in men receiving finasteride before prostatectomy. J Urol 1993;150:1736–1739.

Partin AW: Etiology of benign prostatic hyperplasia. In: Lepor H (ed.): Prostatic diseases. Philadelphia, Saunders, pp 95–105, 2000.

Peters CA, Walsh PC: The effect of nafarelin acetate, a luteinizing-hormone-releasing hormone agonist, on benign prostatic hyperplasia. N Engl J Med 1987;317:599–604.

Rotkin ID: Epidemiology of benign prostatic hypertrophy: Review and speculations. In: Grayhack JE, Wilson JD, Sherbenske MJ (eds.): Benign Prostatic Hyperplasia. US Government Printing Office, Washington DC, p. 105, 1976.

Sarma AV, Wei JT, Jacobson DJ et al.: Comparison of lower urinary tract symptom severity and associated bother between community-dwelling black and white men: the Olmsted County Study of Urinary Symptoms and Health Status and the Flint Men's Health Study. Urology 2003;61:1086–1091.

The Finasteride Study Group. Finasteride (MK-906) in the treatment of benign prostatic hyperplasia. Prostate 1993;22:291–299.

Thalmann GN, Mattei A, Treuthardt C, Burkhard FC, Studer UE: Transurethral microwave therapy in 200 patients with a minimum follow-up of 2 years: urodynamic and clinical results. J Urol 2002;167:2496–2501.

Wilson JD: The pathogenesis of benign prostatic hyperplasia. Am J Med 1980;68:745–756.

9.10.3 Prostatakarzinom

Claus Fischer

Einleitung

Das Prostatakarzinom ist inzwischen in Europa und Nordamerika zum häufigsten Krebs des Mannes geworden. Etwa gleich viel Männer sterben an einem Prostatakarzinom wie Frauen an einem Mammakarzinom. Es ist ein Tumor des älteren bzw. alten Mannes; trotzdem wird ein 70-jähriger Mann mit einem auf die Prostata begrenzten Karzinom ohne Therapie mit einer Wahrscheinlichkeit von 50 Prozent an – nicht mit – seinem Tumor sterben. Der fatale Krankheitsverlauf des zu spät entdeckten oder nicht ausreichend behandelten Prostatakarzinoms auf der einen Seite, die hervorragenden Möglichkeiten einer Frühdiagnose und der kurativen Therapie auf der anderen Seite stellen diesen Tumor heute in den Fokus des wissenschaftlichen und klinischen Interesses.

Das Prostatakarzinom ist zwar der häufigste Krebs des Mannes; bei rechtzeitiger Diagnose ist aber eine Heilung unter Erhalt der individuellen Lebensqualität möglich.

Epidemiologie, Pathologie und Genetik

Epidemiologie

Das mittlere Erkrankungsalter des Prostatakarzinoms liegt bei etwa 73 Jahren, ungefähr 85 % der Männer mit dieser Diagnose sind älter als 65 Jahre. Die Inzidenz des Prostatakarzinoms nimmt weltweit stetig zu, ohne dass die Gründe dafür insgesamt verstanden wären. Für die Erkrankungswahrscheinlichkeit bestehen große Unterschiede in der Abhängigkeit von Faktoren wie Rasse und Herkunftsland (s. hierzu auch Kap. 6.9).

Eine Besonderheit des Prostatakarzinoms ist sein relativ langsames Wachstum. Jedes heute neu diagnostizierte und schon metastasierte Prostatakarzinom war einmal Jahre zuvor auf das Organ beschränkt und hätte, rechtzeitige Diagnostik und lokal wirksame Therapie vorausgesetzt, geheilt werden können. Dieser einfache Zusammenhang darf nicht außer Acht gelassen werden, wenn teilweise über den Sinn eines flächendeckenden PSA-Screenings gestritten wird (PSA, Prostata Spezifisches Antigen im Serum). Durch die Einführung des PSA-Tests Mitte der achtziger Jahre scheint sich jetzt erstmalig zumindest in den USA der Trend zu einer geringeren Mortalität des Prostatakarzinoms abzuzeichnen; dies ist auch in Deutschland zu erwarten. Unberührt davon bleibt, dass es sich beim Prostatakarzinom um eine Erkrankung mit vielen Ausprägungsmerkmalen handelt. Deshalb ist immer eine individuelle Beratung des Patienten notwendig, um das Bedrohungspotenzial dieses Tumors richtig einordnen zu können.

Pathologie

Ein Präkursor des Prostatakarzinoms ist die High-Grade-PIN (prostatic intraepithelial neoplasia), die bei etwa 5 Prozent der Biopsien gefunden wird und sich hauptsächlich in der peripheren Zone der Prostata entwickelt. Aus dieser entstammt auch die Mehrzahl der Adenokarzinome der Prostata. Andererseits ist die High-Grade-PIN keine obligate Präkanzerose und entspricht nicht einem Carcinoma-in-situ; die Erkrankungswahrscheinlichkeit am Prostatakarzinom beträgt bei Nachweis dieser Läsion nur etwa 30 % und die meisten frühen und histopathologisch aggressiven Tumoren zeigen gar keine High-Grade-PIN-Areale. Es ist daher noch nicht klar, ob die Diagnose dieser Läsion anlässlich einer Prostatabiopsie erneute Biopsien notwendig machen sollte. In der Regel wird aber so verfahren, zumal diese Läsionen zu keiner PSA-Erhöhung führen und deshalb gar kein anderes Monitorig der betroffenen Patienten möglich ist.

In der Kanzerogenese des Prostatakarzinoms sind Mutationen klassischer Onkogene oder Tumorsuppressorgene die Ausnahme. Andererseits existiert eine kaum noch überschaubare Zahl von beschriebenen genetischen Veränderungen beim Prostatakarzinom, von denen bisher keine ihre obligate Bedeutung für den Prozess von Tumorinitiierung oder Progression beweisen konnte.

Genetik

Etwa 5 % der Prostatakarzinome sind vererblich, wobei autosomal-dominante als auch X-gebundene Erbgänge eine Rolle spielen. Bei weltweiten Analysen von Familien mit Prostatakarzinomen wurde der HPC1-Locus auf 1q24–25 identifiziert, der einen ausgeprägten Bezug zu familiären Prostatakarzinomen haben kann. Für die klinische Situation bedeutet dies, dass anamnestisch stets nach weiteren Prostatakarzinomfällen in der Familie gefahndet werden sollte und vor allem bei einem niedrigen Erkrankungsalter (< 55 Jahre) die männlichen Verwandten 1. Grades gescreent werden sollten.

Es gibt eine erbliche Form des Prostatakarzinoms. Waren oder sind Mitglieder der Familie daran erkrankt, so sollte auf jeden Fall der eigene PSA-Wert kontrolliert werden. Umgekehrt besteht bei einem niedrigen Erkrankungsalter (unter 55 Jahren) immer der Verdacht, dass Mitglieder der Familie ebenfalls erkrankt sein können.

Inzwischen sind weitere Gene identifiziert, die in diesem Zusammenhang eine Rolle spielen (ELAC2, RNASEL und MSR1). Es wird aber noch nicht klar, welche Rolle diese Gene tatsächlich spielen. Sicher ist, dass RNASEL und MSR1 eine schützende Funktion im Entzündungsprozess haben und möglicherweise gar keine echten Suszeptibilitätsgene darstellen.
Im Verlauf der Erkrankung kommt es beim Prostatakarzinom zu einer Fülle von somatischen Genveränderungen. Allelverluste sind insbesondere auf Chromosom 8 beschrieben, so z.B. von GSTP1, NKX3-1, PTEN und COPEB. Bei fortgeschrittenen Tumoren werden auch die typischen Zelladhäsionsmoleküle (CD44, E-cadherin oder β4-Integrin) weniger stark exprimiert, ohne dass bisher ein direkter Zusammenhang zur biologischen Aggressivität des Tumors bzw. zu seiner Prognose hergestellt werden konnte. Die Beobachtung, dass es zwar beim Prostatakarzinom, aber nicht bei der benignen Prostatahyperplasie (BPH) zu Telomerenverkürzungen kommt, erhärtet die Hypothese, dass genetische Instabilität auch beim Prostatakarzinom eine entscheidende Rolle spielen könnte.
Eine typische Eigenschaft der Prostatakarzinomzelle ist die Expression des Androgenrezeptors (AR) als Mediator der Androgenwirkung. Trotz Androgensuppression oder Androgenrezeptorblockade als Wirkprinzipien der Therapie beim metastasierten Prostatakarzinom kommt es immer zu einer hormonrefraktären Situation mit sekundärer androgen-unabhängiger Progression des Tumors. Ursächlich dafür ist nach der klonalen Selektionstheorie das primäre Nebeneinander von hormonabhängigen und hormonunabhängigen Zellklonen. Letztere reagieren auf den Hormonentzug nicht mit einer gesteigerten Apoptose, sondern erfahren einen Selektionsvorteil und wachsen weiter, bis es erneut zu einer klinisch fassbaren Progression kommt. Andererseits scheinen die hormonabhängigen Tumorzellen in dieser Situation die Fähigkeit zu behalten, auch auf einen sehr geringen Androgenstimulus hin durch Amplifikation des AR zu proliferieren. Zusätzlich besitzt die Prostatakarzinomzelle die Fähigkeit, nach entsprechenden Mutationen auch aus anderen Steroidhormonen einen Wachstumsreiz zu beziehen, indem die Ligandenspezifität für Androgene aufgehoben wird und dann bspw. auch Glukokortikoide den AR stimulieren können.
Zumindest theoretisch bilden diese und andere Veränderungen der Genexpression (bcl2, Cox2, Fas) auch beim Prostatakarzinom eine faszinierende Basis für neue Konzepte einer somatischen Gentherapie (DeMarzo et al. 2003).

Diagnostik

Die Trias aus digito-rektaler Untersuchung (DRU), transrektaler Sonographie (TRUS) und Bestimmung des Prostata-Spezifischen-Antigens (PSA) im Serum bildet die Basis für die Diagnostik des Prostatakarzinoms. Traditionelle bildgebende Verfahren und Schnittbildtechniken haben hingegen regelmäßig keine Bedeutung (Carroll et al. 2003).
In der Ära vor Einführung der PSA-Bestimmung war der **klinische Tastbefund** maßgebend für den Verdacht auf das Vorliegen eines Prostatakarzinoms; die transrektale Sonographie mit häufig falsch-positiven und falsch-negativen Befunden konnte diese Situation nicht entscheidend verbessern. Die Limitation der DRU ergibt sich aus der Tatsache, dass anatomisch bedingt nur ein Teil der Prostata palpiert werden kann und nur Tumoren erfasst werden, die eine gewisse Größe bereits erreicht haben. In dieser Situation liegt aber häufig schon ein fortgeschrittenes Karzinom vor, das möglicherweise durch lokale Maßnahmen gar nicht mehr heilbar ist. Die Sensitivität der DRU ist also sehr variabel und erreicht möglicherweise nur etwa 20 % (Wilt et al. 2001) bei ebenfalls geringer Spezifität (Catalona et al. 1994).

Die rektale Untersuchung der Prostata reicht als Vorsorgemaßnahme nicht aus. Jeder Mann ab dem 45. Lebensjahr sollte seinen PSA-Wert kennen. Bei erhöhten Werten wird möglicherweise zur Probenentnahme aus der Prostata geraten; nur so ist die Erkrankung im Frühstadium zu entdecken.

Die Einführung der **PSA-Testung** hat die Diagnostik des Prostatakarzinoms revolutioniert. Der PSA-Wert ist darüber hinaus auch ein unabhängiger Parameter für das Staging und die Prognoseabschätzung der Erkrankung; er ist häufig direkt therapieentscheidend. Das PSA ist ein organspezifisches Glykoprotein, das bei Erkrankungen der Prostata (z.B. Entzündung, benigne Prostatahyperplasie, Prostatakarzinom) erhöht ist. Es ist also nicht tumorspezifisch und damit für sich allein gesehen kein idealer Tumormarker. Bei Verwendung des international zur Zeit akzeptierten Grenzwertes von 4,0 ng/ml werden etwa ein Fünftel der Fälle mit Prostatakarzinom nicht erkannt, da sie PSA-negativ sind (PSA unter 4,0 ng/ml). Derzeit wird eine heftige Diskussion über die Notwendigkeit der Herabsetzung des Grenzwertes auf 3,0 ng/ml geführt. Die Sensitivität von PSA-Werten über 4,0 ng/ml – bei einem unauffälligen DRU-Befund – liegt bei über 80 %; falsch negative Befunde sind hauptsächlich durch PSA-Aktivität bei BPH oder durch Entzündungen bedingt. Somit existiert ein Graubereich zwischen 4,0 und 10 ng/ml, in dem die Diskrimination zwischen BPH und Karzinom schwierig ist. Daher wurden verschiedene Algorithmen entwickelt, um die Spezifität des PSA-Wertes zu verbessern, nämlich das Verhältnis von freiem zu totalem PSA, die PSA-Density, die PSA-Velocity und die Bestimmung des cPSA.

Der Großteil des zirkulierenden PSA ist gebunden, nur der kleinere Teil kommt als freies PSA vor. Die zusätzliche Bestimmung dieses freien PSA-Anteils (der bei Vorliegen eines Karzinoms relativ höher sein kann) und die Bildung des **Quotienten aus freiem zu totalem PSA** soll bei Werten unter 25 % die Vorhersagewahrscheinlichkeit deutlich erhöhen, ist jedoch bis heute nicht allgemein akzeptiert.

Da auch normales bzw. hyperplastisches Prostatagewebe PSA produziert, kann die Größe der Prostata eine Rolle für den Serumwert spielen, ohne dass ein Karzinom vorliegen muss. Der **Quotient aus PSA-Wert und Größe der Prostata** in Milliliter ergab in verschiedenen Serien einen Grenzwert von 0,15, bei dessen Überschreitung ein Karzinom häufiger vorliegen soll.

Die Dynamik des PSA-Wertes (Anstieg über die Zeit) kann ebenfalls im Einzelfall im Graubereich zwischen 4,0 und 10 ng/ml weitere Informationen geben (**PSA-Velocity**). Ein Anstieg von mehr als 0,75 ng/ml/Jahr lässt das Vorliegen eines Karzinoms wahrscheinlicher werden. Insgesamt sind aber diese Quotienten zu unzuverlässig, um einem Patienten mit einem PSA-Wert im Graubereich die notwendige Probenentnahme (Prostatastanzbiopsie) ersparen zu können und eignen sich auch nicht als Prognoseparameter (Freedland et al. 2003). Die **Messung des komplexgebundenen PSA (cPSA)** kann möglicherweise in Zukunft die Detektionsrate leicht verbessern.

Die **Prostatastanzbiopsie** bei Verdacht auf das Vorliegen eines Prostatakarzinoms wird unter transrektaler Ultraschallkontrolle durchgeführt. Die Sonographie dient dabei weniger der Identifikation eines tumorsuspekten Areals in der Prostata, als vielmehr der topographischen Zuordnung der verschiedenen Stanzzylinder, die aus beiden Lappen der Prostata entnommen werden müssen. Bei einer Prostata bis etwa 50 ml Volumen gelten heute insgesamt 8 Proben aus der Prostata als notwendig, wobei insbesondere den lateral entnommenen Gewebezylindern eine große Bedeutung zukommt. Bei größeren Drüsen kann primär eine noch höhere Zahl von Stanzzylindern notwendig werden, um repräsentatives Gewebe zu erhalten. In den letzten Jahren konnte man den Trend feststellen, die Zahl der Biopsien immer weiter zu erhöhen, um eine noch größere Sensitivität zu erreichen. Dies ist natürlich durch eine Reihe von Faktoren, insbesondere auf Patientenseite limitiert, da die Akzeptanz dieses ambulant ohne Narkose durchführbaren Eingriffs reziprok zur Zahl der Biopsien abnimmt. Wenn bei einer Prostatabiopsie wegen erhöhtem PSA-Wert durch eine suffiziente Zahl von Gewebszylindern kein Karzinom nachgewiesen wurde, so stellt sich bei bestimmten Konstellationen die Indikation zu

Wiederholung der Biopsie nach sechs bis zwölf Wochen. Diese Zusammenhänge sollten dann im vertrauensvollen Gespräch zwischen dem Patienten und seinem Urologen vermittelt werden.

Die Graduierung der **histopathologischen Diagnose** Prostatakarzinom erfolgt mit dem international gebräuchlichen **Gleason-Score**, der als Summe der zwei prädominierenden Wachstumsmuster im Präparat angegeben wird und für den Patienten als unabhängiger Prognosefaktor ähnlich wie der PSA-Wert relevant und therapieentscheidend ist. Dabei ist zu berücksichtigen, dass der Gleason-Wert nach radikaler Prostatektomie im Operationspräparat häufig höher ausfällt (Understaging durch intratumorale Heterogenität).

Allgemein akzeptiert ist die Tatsache, dass erst bei einem PSA-Wert von über 20 ng/ml die routinemäßige Anfertigung eines **Knochenszintigramms** sinnvoll erscheint; Patienten mit einem niedrigerem PSA-Wert haben nur selten Knochenmetastasen.

Krankheitsstadien und Prognose

Bei noch auf die Prostata begrenzten Tumoren kann das TNM-System wertvolle Informationen liefern (Tab. 9.10-5). Tumore, die nur auf Grund einer PSA-Erhöhung histologisch bestätigt wurden, fallen in die Kategorie T1c und stellen die prognostisch günstigste Subgruppe dar. Je nach weiterer lokaler Ausdehnung (tastbarer Tumor T2, Befall eines oder beider Lappen; Kapseldurchbruch) verschlechtert sich die Prognose und auch die Wahrscheinlichkeit, durch lokale Maßnahmen eine Heilung erreichen zu können (Tab. 9.10-6). Tatsächlich ist die Chance einer Heilung mittels Operation durch die drei wesentlichen Prognoseparameter PSA, Gleason-Score und klinisches Stadium prätherapeutisch gut abschätzbar und leicht aus entsprechenden Nomogrammen ablesbar (Eastham et al. 2002).

Auch Hochrisikogruppen können so identifiziert werden. Diese haben bei einem PSA-Wertes über 10 ng/ml und einem Gleason-Score von 4 + 3 (oder höher) in der Biopsie eher befallene Lymphknoten und müssen mit einem biochemischen Rezidiv rechnen. Solche Patienten werden dann aber auch mit einer ähnlich hohen Wahrscheinlichkeit früher am Karzinom sterben (D'Amico et al. 2003).

Bei bereits metastasierten Tumoren ist kein kurativer Ansatz mehr möglich; in diesem Stadium wird primär hormonell therapiert. Zytostatische Konzepte greifen in der Phase des hormonrefraktären Prostatakarzinoms, in welches das hormonell behandelte Karzinom nach zwei bis höchstens 5 Jahren obligat übergeht.

Tab. 9.10-5 *Tumorklassifikation des Prostatakarzinoms nach dem TNM-System.*

T1	**Klinisch inapparenter Tumor, nicht palpabel oder durch bildgebende Verfahren nachweisbar**	
	T1a	inzidenteller Tumor: histologisch in 5 % oder weniger des Resektionsgewebes nachweisbar
	T1b	inzidenteller Tumor: histologisch in mehr als 5 % des Resektionsgewebes nachweisbar
	T1c	Tumor identifiziert durch Nadelbiopsie bei z. B. erhöhtem PSA-Wert
T2	**Tumor beschränkt auf die Prostata**	
	T2a	Tumor erfasst einen Seitenlappen mit weniger als 50 %
	T2b	Tumor erfasst einen Seitenlappen mit mehr als 50 %
	T2c	Tumor erfasst beide Seitenlappen
T3	**Tumor überschreitet die Prostatakapsel**	
	T3a	extrakapsulärer Tumor
	T3b	Tumor infiltriert die Samenblase(n)
T4	**Tumor ist fixiert oder infiltriert benachbarte Strukturen**	

Tab. 9.10-6 *Unabhängige prognostische Parameter des Prostatakarzinoms und Progressionsrisiko.*

	Prognostische Parameter		
Progressionsrisiko	**Gleason-Score**	**PSA (ng/ml)**	**T-Kategorie**
gering	2 bis 6	bis 10	T1
mittel	7	10 bis 20	T2
hoch	8 bis 10	über 20	T3

Prinzipien der Therapie

Eine aktive Behandlungsstrategie beim Prostatakarzinom setzt die Existenz eines klinisch signifikanten, den Patienten bedrohenden Tumor voraus. Dies wird in der Regel bspw. bei einem 80-jährigen Patienten, bei dem zufällig ein Prostatakarzinom mit einem Gleason-Score von 5 und einem PSA-Wert von 6 festgestellt wurde, nicht der Fall sein: „Watchful-waiting“ ist in dieser Situation die entsprechende Option. Im Gegensatz dazu muss der 59-jährige Prostatakarzinompatient mit einem Gleason-Score von 7 und einem PSA-Wert von 8 ng/ml aktiv behandelt werden und hat dann eine gute bis sehr gute Heilungschance (s. Tab. 9.10-6). Das teilweise propagierte Konzept des „Watchful-waiting“ auch bei jüngeren Patienten anzuwenden, wie es noch in skandinavischen Ländern anzutreffen ist, verliert langsam aber sicher an Bedeutung (Holmberg et al. 2002). Das Prostatakarzinom des jüngeren Mannes ist immer ein aggressiver Tumor oder wird bei fehlender Therapie dazu, dann oft mit dramatischen Konsequenzen für den betroffenen Mann.

Je jünger ein Mann mit der Diagnose Prostatakarzinom ist, umso eher sollte ihm zur Operation geraten werden – insbesondere bei biologisch aggressiven Tumoren. Liegt die statistische Lebenserwartung unter 10 Jahren, so ist die Operation nicht sinnvoll. Entscheidend ist immer das biologische Alter bzw. die klinische Kondition des Mannes. Somit ist auch die Komorbidität für die Wahl des Therapieverfahrens bedeutsam. Ist die Operation nicht indiziert, so bietet die Bestrahlung eine wertvolle Alternative.

Die Behandlung des lokoregionären Prostatakarzinoms verfolgt prinzipiell einen kurativen Ansatz. In Frage kommen die Operation in Form der radikalen Prostatovesikulektomie und die definitive Radiatio. Fernmetastasierte Tumoren werden primär systemisch hormonablativ behandelt. Im Stadium des hormonrefraktären Prostatakarzinoms wird zytostatisch therapiert und die Prinzipien der Schmerztherapie treten in den Vordergrund.

Operative Therapie

Offene radikale Prostatovesikulektomie

Diese Methode ist das Standardverfahren zur Behandlung des lokoregionären Prostatakarzinoms. Die Mehrzahl der Operateure bevorzugt den retropubischen Zugang, über den nach Ligatur des venösen Plexus unterhalb des Schambeins die Urethra durchtrennt wird und das Prostatasamenblasenpaket vom Blasenhals abgesetzt wird. Der wesentliche rekonstruktive Schritt ist die Anastomose des Urethrastumpfes mit der Harnblase, dessen Ausführung über die Qualität der funktionellen Operationsergebnisse entscheidet. Der retropubische Zugang bietet den Vorteil, in einem Eingriff durch eine pelvine Lymphadenektomie auf beiden Seiten den Lymphknotenstatus des Patienten erheben zu können. Ist der Tumor nicht mehr auf das Organ begrenzt und sind Lymphknoten befallen, bedeutet dies nicht obligat die Aussichtslosigkeit der lokalen Therapie. Langzeitüberleben ist auch in diesem Stadium ohne weitere adjuvante Therapie möglich und spricht für den möglicherweise kurativen Effekt der Lymphadenektomie, wie dies auch für andere Tumorentitäten längst bewiesen wurde (Bader et al. 2003). In der Diskussion ist daher zur Zeit der Nutzen einer ausgedehnten, systematischen Lymphadenektomie unter kurativer Zielsetzung wie auch der Vorteil einer Markierung befallener Lymphknoten mit radioisotopischen Methoden (Wawroschek et al. 2001). Dem gegenüber steht eine gewisse Morbidität der Lymphadenektomie, die sich bei etwa 5 % der Operierten in behandlungsbedürftigen Lymphozelen und bei etwa 1 % in tiefen Beinvenenthrombosen äußert. Eine relative Übereinstimmung besteht in der Empfehlung, bei Patienten mit einem PSA-Wert über 10 ng/ml und einem Gleason-Score von 7 oder höher nicht auf die Lymphadenektomie zu verzichten.

Als weniger weit verbreitete Alternative zu diesem Zugang gilt die **perineale Operation,** die ebenfalls eine sehr gute Exposition der Urethra erlaubt und nur durch übermäßig große Drüsen eine gewisse Limitierung erfährt. Eine gleichzeitige Lymphadenektomie ist über den perinealen Zugang jedoch nicht möglich. Wenn der Verdacht auf Lymphknotenbefall besteht, muss dafür ein zweiter Eingriff (einzeitig oder zweizeitig) erfolgen. Dieser Staging-Eingriff wird dann sinnvollerweise laparoskopisch durchgeführt.

Laparoskopische Operationstechnik

Als Alternative zu diesen beiden konventionellen Methoden der Prostatektomie ist in den letzten Jahren die laparoskopische Operationstechnik entwickelt worden. Sie kann im eigentlichen Sinn laparoskopisch-intraperitoneal durchgeführt werden, aber auch endoskopisch-extraperitoneal. In beiden Fällen ist die pelvine Lymphadenektomie problemlos mit durchführbar. Postulierte Vorteile der laparoskopischen Technik sind die bessere Visualisierung des Operationsgebiets durch den Vergrößerungseffekt der Videooptik, ein geringerer postoperativer Schmerzmittelverbrauch und eine schnellere Rekonvaleszenz des Patienten mit kürzerem Krankenhausaufenthalt. Diese Vorteile haben allerdings nur dann eine Bedeutung, wenn die laparoskopische Methode vergleichbare onkologische und funktionelle Ergebnisse erbringt wie der „Goldene Standard", die offene retropubische Prostatektomie. Allerdings gibt es keinen Grund, warum die laparoskopische Technik nicht genauso gute Ergebnisse liefern sollte, was größere Serien inzwischen auch belegen (Guillonneau et al. 2003).

Die Operation kann retropubisch (über einen unteren Bauchschnitt), perineal (über einen Dammschnitt) oder laparoskopisch (mit dem Endoskop als Schlüssellochchirurgie) durchgeführt werden. Alle drei Techniken haben spezifische Vor- und Nachteile. Die onkologischen und funktionellen Ergebnisse sind aber bei erfahrenen Operateuren vergleichbar. Dies bedeutet heute auch, dass für bis zu 95 % der operierten Männer die Kontrolle über ihre Blasenentleerung kein größeres Problem darstellt.

Komplikationen

Auch die Komplikationsmöglichkeiten der drei Operationstechniken sind prinzipiell gleich. Spezifische, ernste perioperative Komplikationen sind neben den schon erwähnten persistierenden Lymphozelen vor allem Rektumverletzungen, deren Häufigkeit bei entsprechender Erfahrung aber weit unter 1 % liegt (Augustin et al. 2003). Als schwerste unerwünschte Folge der Operation gilt die Harninkontinenz bei nicht mehr ausreichender Kompetenz des externen Sphinkterapparates. Allerdings erreicht der Großteil der Patienten relativ rasch nach der Operation die volle Kontrolle über ihre Blasenverschlussfunktion zurück; der kleinere Teil benötigt dafür sechs bis zwölf Monate. Der Anteil der Patienten mit darüber hinaus bestehenden Kontinenzproblemen liegt in der Literatur zwischen 5 und 25 Prozent, beinhaltet aber auch die Männer, die mit einer Vorlage pro Tag subjektiv zufrieden sind. Bei persistierender Stressinkontinenz über ein Jahr hinaus sollte die Implantation eines artefiziellen Sphinkters erwogen werden.

Die Radikale Prostatektomie führt prinzipiell durch die Resektion bzw. Verletzung des periprostatischen Nervengefäßbündels zur Impotenz bzw. Erektilen Dysfunktion (ED), wenn nicht eine nervenprotektive Operationstechnik angewendet wird. Unter Verwendung der Lupenbrille wird dabei das Nervengefäßbündel entweder unilateral oder bilateral geschont, was bei 50–80 % der Patienten zum Erhalt der Erektion führen kann. Die nervschonende Operationstechnik setzt jedoch voraus, dass der Tumor lokal nicht zu weit fortgeschritten ist und sollte auch nur bei prognostisch günstigem Gleason-Score durchgeführt werden. Die Ergebnisse dieser Technik werden aber auch durch eine eventuelle Patientenselektion bestimmt und werden bei jüngeren Patienten mit guten prognostischen Tumorvariablen immer besser sein. Die unmittelbar postoperative Gabe eines PDE-5-Hemmers (Sildenafil, Tadalafil, Vardenafil) periodisch über einen längeren Zeitraum kann die Ergebnisse der erektionsprotektiven Operationsmethode verbessern.

Bei frühen Tumorstadien, die in der Regel nur durch Vorsorgeuntersuchungen entdeckt werden können, besteht eine gute Chance, die Potenz durch eine besondere Operationstechnik zu erhalten. Die regelmäßige Einnahme eines PDE-5-Hemmers ist nach einer solchen Operation sinnvoll.

Operationserfolg

Insgesamt ist mit der radikalen Prostatektomie beim organbegrenzten Karzinom eine exzellente Tumorkontrolle erreichbar. Hull et al. 2002 stellten ihre Spätergebnisse nach 10 Jahren vor, nach denen ein krankheitsspezifisches Überleben für 97,6 % der Patienten gegeben war. Obwohl in diesem nicht übermäßig selektierten Patientengut mehr als 40 % der Fälle nicht mehr organbegrenzt waren, lag nach 10 Jahren der progressionsfreie Anteil der Patienten immer noch bei 75 %; für die organbegrenzten Tumoren lag der Anteil bei 92,2 %. Am Prostatakarzinom verstorben waren im Beobachtungszeitraum nur 1,1 % der operierten Patienten. Die Operation gilt heute als sehr sichere Methode; in erfahrenen Händen liegt die Mortalität des Eingriffs praktisch bei Null. In einer Serie an 1243 konsekutiven Operationen kam es perioperativ zu keinem Todesfall (Augustin et al. 2003).

Entscheidend für den Erfolg der radikalen Prostatektomie ist weniger die bevorzugte Technik des jeweiligen Operateurs als die Selektion der Patienten. Bei sehr strengen Selektionskriterien (bspw. PSA unter 10 ng/ml, Gleason-score unter 7) an überwiegend jungen Patienten ohne nennenswerte Komorbidität werden die onkologischen und funktionellen Ergebnisse immer ausgezeichnet sein. Verzichtet man auf eine solche Selektion und stellt die Indikation zur Operation nur aufgrund der Existenz eines klinisch relevanten Tumors bei einer Lebenserwartung von mindestens 10 Jahren, so muss man mit einer höheren Rezidivrate rechnen. Bei lokal fortgeschrittenen Tumoren steigt die Rate positiver Schnittränder und nachweisbarer Samenblaseninfiltration an, was etwa bei der Hälfte der Patienten im Verlauf zu einem biochemischen Rezidiv führt. Diese Problematik des „rising PSA" ist weniger eine Folge der Operation als eher Ausdruck der biologischen Aggressivität des Tumors und erfordert dann sekundäre Maßnahmen (Radiatio, Hormontherapie).

Wünschenswert wäre daher ähnlich der Situation beim Mammakarzinom eine nebenwirkungsarme adjuvante Therapie für Risikopatienten, die teilweise erst nach der Operation als solche definiert werden können. Dieser Frage wird im Early-Prostate-Cancer-(EPC-) Programm nachgegangen, einer großen internationalen Studie, die den Wert einer adjuvanten Therapie mit dem Antiandrogen Bicalutamid untersucht. Trotz teilweise ermutigender Ergebnisse kann zur Zeit aber noch keine diesbezügliche Therapieempfehlung gegeben werden.

Strahlentherapie

Perkutane Bestrahlung

Radiotherapeutisches Standardverfahren ist die **perkutane, dreidimensional konformierende Bestrahlung** mit individueller computertomographischer Bestrahlungsplanung. Mit Hilfe computergesteuerter Multi-Leaf-Kollimatoren können mehrere Einzelfelder überlagert werden und so zu einer präziseren Bestrahlung führen. Allgemein akzeptiert ist inzwischen, dass der eigentlichen Bestrahlung eine zwei- bis dreimonatige induktive Hormontherapie mit einem LH-RH-Analogon vorausgehen soll, die bis zum Ende der Bestrahlung fortgeführt wird. Die dadurch erzielbare Organschrumpfung führt zu einer Verkleinerung des Zielvolumens bzw. zu einer Vergrößerung der Herddosis und zu einer Induktion der Apoptose. Die Strahlentherapie ist in der Kombination mit einer induktiven und ggf. einer zusätzlichen adjuvanten Hormontherapie bezüglich ihrer onkologischen Ergebnissen prinzipiell mit den Resultaten der Operation vergleichbar. Allerdings existieren 15-Jahres-Überlebensdaten in nennenswertem Umfang bisher nur für die prostatektomierten Männer.

Die perkutane Bestrahlung des Prostatakarzinoms ist in der heutigen Technik eine gute Alternative für die Männer, die sich nicht operieren lassen wollen oder bei denen die Operation nicht angezeigt ist. Notwendig ist eine zwei- bis dreimonatige Hormonvorbehandlung, die während der Bestrahlung fortgeführt wird. Wahrscheinlich muss insbesondere Risikopatienten in Zukunft empfohlen werden, die Hormonbehandlung noch für zwei Jahre nach der Bestrahlung fortzuführen.

Eine neue Entwicklung in der Strahlentherapie ist vor allem die **Intensitätsmodulierte Strahlentherapie (IMRT)**, bei der nicht wie üblich homogene Strahlfelder benutzt werden, sondern die Dosis innerhalb eines Feldes präzise variiert werden kann (inhomogene Strahlfelder). Inwieweit diese Technik bei (beweglichen) Organen wie der Prostata tatsächlich zu einem signifikanten Überlebensvorteil führt, kann heute noch nicht abschließend beurteilt werden. Möglicherweise bringt die adaptive Strahlentherapie auf dem Boden einer täglich aktualisierten Bestrahlungsplanung in Zukunft Vorteile für den Patienten.
Entscheidend für den Erfolg einer definitiven Bestrahlung ist die Gesamtdosis, die in die Prostata eingebracht wird und die im Rahmen der Dosiseskalation heute bis zu 78 Gray beträgt. Das aktuarische PSA-freie Überleben nach 10 Jahren beträgt in diesem Fall etwa 50 Prozent. Es muss dabei beachtet werden, dass strahlenbedingte Nebenwirkungen dosisabhängig sind und unter Umständen im Vergleich zu einer Dosis von 70 Gray deutlich häufiger vorkommen (Kuban et al. 2003).

Häufigste Nebenwirkungen der definitiven Bestrahlung sind proktitische Beschwerden bzw. rektale Blutungen sowie zystitische Beschwerden mit Urge-Symptomatik bei etwa 5 % der Patienten; erektil potent sind nach zwei bis drei Jahren nur noch etwa die Hälfte der Männer (Little et al. 2003). Dies ist einerseits als Bestrahlungsfolge zu werten, andererseits aber auch bestrahlungsunabhängig als altersbedingte Entwicklung zu interpretieren.
Inwieweit die Fortführung der **induktiven bzw. begleitenden Hormontherapie** nach Beendigung einer Strahlentherapie in kurativer Absicht (Bolla et al. 2002) sinnvoll ist, war lange Zeit Gegenstand der Diskussion. Neueste Daten lassen nun den Schluss zu, dass Patienten von einer adjuvanten, zweijährigen Hormontherapie profitieren; eine echter Überlebensvorteil ist aber weiterhin nicht nachweisbar bzw. trifft mit schwacher klinischer Relevanz nur für Patienten mit einem Gleason-Score von 8 oder höher zu (Hanks et al. 2003).

LDR- und HDR-Brachytherapie

Als Alternative zur perkutanen Radiatio kommt für bestimmte Patienten die **permanente Seedimplantation (LDR[low dose rate]-Brachytherapie)** in Betracht. Dabei werden unter transrektaler Sonographiekontrolle nach vorausgegangener computerisierter Planung bis zu 100 Strahler (Seeds) über Hohlnadeln perineal in Narkose in die Prostata dauerhaft implantiert. Damit können Herddosen bis zu 200 Gray erzielt werden. In der Regel wird Jod-125 als Strahlungsquelle benutzt, wobei die einzelnen Strahlenquellen nur eine Reichweite von wenigen Millimetern haben. Deshalb ist bei dieser Technik die Bestrahlungsplanung ebenfalls von entscheidender Bedeutung, um eine homogene Verteilung der Strahlungsvolumina zu erreichen. Als Strahlungsquelle ist auch Palladium (Pd-103) verwendbar; erste vergleichende Ergebnisse legen nahe, dass zwischen Jod-125 und Palladium-103 kein Unterschied in der onkologischen Wirksamkeit besteht (Wallner et al. 2003). Eine induktive Hormontherapie vor der LDR-Brachytherapie kann zur Volumenreduktion eingesetzt werden, ist aber auf Grund der Ödembildung und einer schlechteren Strahlungsverteilung wohl eher nicht indiziert, obwohl sie von einigen Gruppen erfolgreich angewendet wird. Der Vorteil der Brachytherapie liegt in der Kürze der Behandlung. Im Vergleich zur sechs- bis siebenwöchigen ambulanten perkutanen Behandlung kann sie während eines kurzen stationären Aufenthalts durchgeführt werden, bedingt jedoch eine Narkose.

Echte Langzeitergebnisse über 10 bzw. 15 Jahre liegen noch nicht vor; nach 5 Jahren liegt die Wahrscheinlichkeit für ein PSA-freies Überleben bei etwa 70 %. Die ursprüngliche Hoffnung, dass unter Brachytherapie die Erektionsfähigkeit nicht leiden würde, hat sich nicht bestätigt; wie bei der Operation und der perkutanen Bestrahlung wird die erektile Dysfunktion auch für diese Patienten im Verlauf zu einem Problem (Raina et al. 2003).

Indikationen für die LDR-Brachytherapie sind ein PSA-Wert unter 10 ng/ml, ein Gleason-Score von unter 7 und ein Prostatavolumen von weniger als 50 ml sowie der Wunsch des Patienten nach einer schnellen Behandlung. Männer mit Blasenentleerungssymptomen sollten nach Möglichkeit nicht mittels Brachytherapie behandelt werden; diese Beschwerden werden durch die Seedimplantation immer verstärkt, so dass solche Patienten zu etwa 10 Prozent massive Miktionsprobleme bis zum Harnverhalt erleiden. Stellt sich dann nach erfolgloser suprapubischer Harnableitung die Indikation zur transurethralen Resektion, so besteht ein hohes Risiko der Inkontinenz. Umgekehrt stellt der Zustand nach transurethraler Resektion wegen BPH eine Kontraindikation für die Brachytherapie dar.

Die Brachytherapie ist eine besondere Form der Bestrahlung, bei der die Strahler unter Ultraschallkontrolle direkt in die Prostata eingebracht werden. Dazu ist eine Narkose notwendig. Die Methode eignet sich besonders für weniger aggressive Tumoren bei Patienten, die bisher keine Probleme mit ihrer Blasenentleerung hatten. Eine gute interdisziplinäre Zusammenarbeit zwischen Urologen, Strahlentherapeuten und Medizinphysikern ist Voraussetzung für eine erfolgreiche Durchführung.

Eine Modifikation der dauerhaften Implantation von Strahlungsquellen stellt die **HDR[high dose rate]-Brachytherapie** dar, bei der in mehreren Sitzungen ebenfalls über perineale Schleusen deutlich höhere Dosisleistungen in die Prostata eingebracht werden. Die Strahler (meist Iridium-192) werden dann nach jeder Sitzung wieder entfernt. Die HDR-Brachytherapie eignet sich besonders zur Kombination mit einer perkutanen Bestrahlung und erlaubt dann wahrscheinlich eine bessere Tumorkontrolle (Boosttherapie). Zumindest bei der LDR-Brachytherapie scheint eine zusätzliche perkutane Radiatio (boost) die Nebenwirkungsrate nicht zu erhöhen (Ghaly et al. 2003). Im Gegensatz zur LDR-Brachytherapie ist eine neoadjuvante Hormontherapie vor der HDR-Brachytherapie üblich.

Bei der Wahl des geeigneten Therapieverfahrens kann einem Mann mit behandlungsbedürftigem Prostatakarzinom am besten geholfen werden, wenn ihm sachlich die Vor- und Nachteile der verschiedenen Operations- und Bestrahlungstechniken erklärt werden. Sinnvollerweise geschieht dies in einem interdisziplinären Ansatz, bei dem Urologe und Strahlentherapeut gemeinsam den Patienten beraten.

Hormontherapie

Das Prinzip der hormonellen Manipulation des fortgeschrittenen Prostatakarzinoms beruht auf der Abhängigkeit der Prostata(karzinom)zelle von den Androgenen, die zu über 90 % in den Testes gebildet werden. Androgenentzug führt zur Verkleinerung der Drüse und zur Tumorregression, die allerdings nie vollständig ist. Deshalb ist auch die klinische Wirkung der Androgendeprivation (AD) zeitlich begrenzt; nur ein Viertel der fernmetastasierten Patienten lebt trotz AD länger als zwei Jahre.

LH-RH-Analoga

Die hormonelle Therapie des Prostatakarzinoms wird in der Regel mit LH-RH-Analoga durchgeführt. Diese werden in supraphysiolgischen Dosen monatlich oder vierteljährlich subkutan implantiert und führen über eine Überstimulierung der Rezeptoren zu einer LH-Suppression. Folge ist eine abnehmende Testosteronproduktion in den Testes bis zum Kastrationsniveau, das etwa 3 Wochen nach Therapiebeginn erreicht wird. Wegen der anfänglichen Überstimulierung kommt es kurzfristig zu einem starken Testosteronanstieg, der zu unangenehmen Nebenwirkungen führen kann (Flare-up-Phänomen). Deshalb ist zu Beginn der Behandlung mit LH-RH-Analoga die zusätzliche, zeitlich begrenzte Gabe eines Antiandrogens notwendig, das auf der Zellebene den Androgenrezeptor kompetitiv besetzt und somit die Überführung des Testosterons in seine biologisch aktive Form unterbindet.

Die denkbare Monotherapie mit Antiandrogenen (steroidal oder nichtsteroidal) des metastasierten Prostatakarzinoms ist allerdings nicht ausreichend; Standardtherapie ist die regelmäßige Gabe eines LH-RH-Analogons. Die Kombination dieser beiden Therapieprinzipien (maximale Androgenblockade) bietet theoretisch den Vorteil, dass auch die Wirkungen des Testosterons aus nichttestikulären Bildungsorten (Nebennieren) unterbunden werden. Ein klinisch relevanter Überlebensvorteil für die so maximal kombiniert behandelten Patienten ließ sich jedoch nicht überzeugend nachweisen, so dass dieses Konzept größtenteils wieder verlassen wurde. Nichtsdestoweniger sind Subgruppen denkbar, die zumindest zeitweise von der zusätzlichen Gabe eines Antiandrogens profitieren könnten.

Bilaterale Orchiektomie

Als Alternative zur (teuren) Therapie mit einem LH-RH-Analogon bietet sich die bilaterale Orchiektomie an, die in der Regel in Narkose durchgeführt wird, aber auch in Lokalanästhesie möglich ist. Die Kastration unterbindet natürlich definitiv die testikuläre Androgenproduktion, hat im Verlauf keine Probleme mit der Compliance und ist eine preiswerte, einfache Maßnahme. Komplikationen des Eingriffs sind unspezifisch (Nachblutung, Wundinfektion), können aber im Einzelfall für den Patienten unangenehm sein. Trotzdem sollte die operative Androgendeprivation zur Aufklärung eines Patienten mit metastasiertem Prostatakarzinom gehören. Der häufig geäußerte psychologische Aspekt des Hodenverlusts relativiert sich durch die Möglichkeit einer plastischen Orchiektomie (Erhalt der harten Hodenhülle), aber auch durch die Tatsache, dass es bei der medikamentösen Kastration ohnehin zu einer ausgeprägten Schrumpfung der Hoden kommt.

Zeitpunkt des Therapiebeginns

Für die Entscheidung zu einer Androgendeprivation ist natürlich die individuelle Situation des Patienten maßgebend. Multiple Metastasen müssen keine Beschwerden verursachen, möglicherweise ist die Erkrankung nur durch einen hohen PSA-Wert entdeckt worden. Im Wissen um die zeitlich begrenzte Wirksamkeit der AD stellt sich in dieser Lage die Frage nach dem optimalen Zeitpunkt der Therapie.

Beginnt man mit dieser erst beim Auftreten von Symptomen (z. B. Schmerzen durch ossäre Metastasen), so verschiebt sich natürlich das therapeutische Fenster nach hinten (wait-and-see) und der Zeitpunkt der Hormonresistenz verlagert sich entsprechend. Auf die Dauer des Überlebens hat diese Entscheidung bei Patienten mit Knochenmetastasen allerdings keinen Einfluss. Eine Reihe von anderen metastasenbedingten Symptomen lässt sich mit einer primär verzögerten Hormontherapie nach Zuwarten allerdings schlechter behandeln, als wenn man primär bei Diagnosestellung gleich mit der Hormonmanipulation begonnen hätte. Tatsächlich können solche Patienten im Einzelfall durch die sofortige Hormontherapie sogar einen Überlebensvorteil erfahren (Medical Research Council 1997).

Prinzipiell scheint die frühe AD im Gegensatz zur verzögerten Therapie die Progression sowie mögliche Komplikationen eher günstiger beeinflussen zu können; ein gewisser Überlebensvorteil ist wohl ebenfalls gegeben (Wilt et al. 2003). Hinzu kommt die psychologische Situation des Patienten, der bei hohem PSA-Wert und bildgebend gesicherten Knochenmetastasen nachvollziehbar ein aktives Vorgehen wünschen wird.

Demgegenüber stehen die **Nebenwirkungen der LH-RH-Therapie,** die nach etwa einem Jahr mehr oder weniger immer auftreten und für den Patienten sehr belastend sein können. Im Vordergrund stehen dabei depressive Verstimmungszustände, Leistungsabfall und vor allem Osteoporose bis hin zu Spontanfrakturen. Aus diesem Grund ist das **Konzept der intermittierenden Androgenblockade** theoretisch bestechend. Dabei wird nach Erreichen des individuellen PSA-Nadirs die Therapie unter PSA-Monitoring ausgesetzt, bis es zu einem erneuten PSA-Anstieg kommt. Auf diese Weise kann die therapieaktive Zeit unter Umständen bis auf die Hälfte reduziert werden; entsprechend weniger Nebenwirkungen werden registriert. Das Konzept kann allerdings erst dann propagiert werden, wenn der Nachweis einer gleichwertigen Tumorkontrolle im Vergleich zur kontinuierlichen Androgendeprivation erbracht wird; dies ist heute noch nicht der Fall (Boccon-Gibod et al. 2003). Patienten unter Androgendeprivation sollten auf ausreichende körperliche Bewegung achten, ggf. Kalzium supplementieren und die Option einer oralen Biphosphonattherapie erhalten. Eine generelle Empfehlung zu einer prophylaktischen Biphosphonatgabe kann heute aber noch nicht gegeben werden.

Die Hormontherapie des Prostatakarzinoms kann unter kurativer Zielsetzung induktiv-begleitend zur Bestrahlung oder adjuvant nach definitiver Radiatio bzw. Operation erfolgen. Hauptsächlich wird sie jedoch bei den Patienten eingesetzt, bei denen es zu Fernmetastasen gekommen ist; in dieser Situation hat sie einen palliativen Charakter. Üblich ist die subkutane Implantation eines LH-RH-Analogons; dabei handelt es sich um eine Dauertherapie. Nebenwirkungen sind vor allem depressive Verstimmungszustände und zeitabhängig die obligate Osteoporose.

Krankheitsverlauf unter Hormontherapie

Nach ein bis drei Jahren unter Androgendeprivation kommt es regelmäßig wieder zu einem PSA-Anstieg und schließlich zu einem klinischen Progress der Erkrankung. In dieser Phase besteht noch eine gewisse Hormonsensibilität, die durch sekundäre Manipulationen therapeutisch ausgenutzt werden sollte. Hat der Patient ursprünglich eine testikuläre Androgenblockade (TAD) erhalten (LH-RH oder Orchiektomie), so kann bei einem Teil der Patienten durch die zusätzliche Gabe eines reinen Antiandrogens (z.B. Flutamid oder Bicalutamid) für einen gewissen Zeitraum ein biochemisches und klinisches Ansprechen erzielt werden. Verantwortlich für diesen Effekt ist die Tatsache, dass nicht in allen Fällen unter TAD wirklich ein Kastrationsniveau erreicht wird (Messung des Testosteronspiegels im Serum) und somit die sekundäre maximale Androgenblockade (MAD) noch eine begrenzte Wirkung haben kann. Wurde der Patient jedoch primär schon mit einer MAD behandelt, so kann unter Umständen durch das sekundäre Absetzen des Antiandrogens ein PSA-Abfall induziert werden. Hintergrund dieses Effekts ist der verstärkte Wachstumsreiz des Antiandrogens am amplifizierten Androgenrezeptor; dieser Stimulus fällt natürlich beim Entzug des Antiandrogens wieder weg. Auch in dieser Situation ist der therapeutische Effekt zeitlich begrenzt und liegt in der Größenordnung von einigen Monaten, bis es zum Vollbild des hormonrefraktären Prostatakarzinoms kommt.

Chemotherapie

Das **hormonrefraktäre Prostatakarzinom (HRPCA)** beinhaltet definitionsgemäß bidimensional messbare Metastasen und zeigt einen dreimaligen PSA-Anstieg in Folge, der mindestens doppelt so hoch wie der ehemalige PSA-Nadir liegen soll. Patienten mit HRPCA liegen nachweislich mit ihrem Testosteronwerten im Kastrationsbereich und haben sekundäre Hormonmanipulationen mit Antiandrogenen absolviert, bevor es zum erneuten PSA-Anstieg kam. Die mediane Überlebenszeit beträgt in dieser Situation noch etwa ein Jahr. Der Nachweis einer echten Lebensverlängerung durch Chemotherapie steht weiterhin aus, wenngleich neue Substanzen den Stellenwert der Chemotherapie des HRPCA in Zukunft wahrscheinlich verbessern werden (Carroll et al. 2003). Bis dahin darf nicht außer Acht gelassen werden, dass diese Chemotherapie in erster Linie einen palliativen Charakter hat und dass das spezifische Nebenwirkungsprofil einer Substanz individuell für den Patienten kalkuliert werden muss. Deshalb existiert bis heute kein verbindliches Therapieschema, und die Ergebnisse großer Multicenterstudien stehen noch aus (Autorini et al. 2003).

Zumindest in Deutschland ist es üblich, in einem ersten Schritt Estramustinphosphat (EMP) einzusetzen, dass als Kombination von Östradiol und N-Lost schon seit 30 Jahren bekannt ist, in der Monotherapie aber größtenteils enttäuschte. Durch die Kombination mit Vincaalkaloiden oder Polypodotoxinen lassen sich Ansprechraten zwischen 30 bis 40 % erreichen, die Wirkdauer liegt aber nur bei wenigen Monaten. Eine ähnlich begrenzte Rolle spielen die Substanzen aus der Gruppe der Anthrazykline, obwohl die Kombination aus Mitoxantron und Prednison bei etwa einem Drittel der Patienten bis zu einem dreiviertel Jahr palliativ wirken kann und daher auch von der amerikanischen Zulassungsbehörde FDA für diese Indikation zugelassen wurde. Viel versprechende Ergebnisse liegen aus Phase-II-Studien für die Gruppe der Taxane (Paclitaxel, Docetaxel) vor, die hauptsächlich über Depolymerisierung von Mikrotubuli und durch Inhibierung von bcl-2 wirken. In Kombination mit EMP kann vor allem mit Docetaxel synergistisch bei über der Hälfte der Patienten ein Ansprechen erzielt werden, das sich unter palliativer Zielsetzung in einer Schmerzreduktion äußert und biochemisch zu einem signifikanten PSA-Abfall um mindestens 50 % des prätherapeutischen Ausgangswerts führt. Aus früheren Studien ist bekannt, dass Patienten mit einer solchen signifikanten PSA-Reduzierung eher die Chance auf einen Überlebensvorteil haben.

Die Chemotherapie des hormonrefraktären Prostatakarzinoms hat auch heute noch den Charakter der Palliation im Sinn einer Schmerzreduktion. Neuere Substanzen aus der Gruppe der Taxane bringen in der Kombinationstherapie aber zumindest einigen Patienten schon einen moderaten Überlebensvorteil.

Ganz neue Therapieansätze versprechen zumindest in Phase-I/II-Studien eine interessante Alternative zur konventionellen Chemotherapie zu werden. Inwieweit Angiogenesehemmer (anti-VEGF, Bevacizumab), Endothelin-I-Rezeptor-Antagonisten (Atrasentan), Topoisomerase-I-Inhibitoren (Topotecan, Irinotecan) sowie Vakzine-Konstrukte und Antisense-Oligonukleotide klinisch erfolgreich gegen das HRPCA eingesetzt werden können, lässt sich z. Z. noch nicht beantworten. Ob mit den neuen Substanzen und Konzepten auch die neoadjuvante Therapie des lokal fortgeschrittenen Prostatakarzinoms eine neue Bedeutung erlangen kann, lässt sich momentan ebenfalls noch nicht absehen, erscheint aber möglich (Oh 2003).

Supportive Therapie

Etwa 80 % der Patienten mit systemischem Prostatakarzinom entwickeln ossäre Metastasen, sodass die unspezifische Therapie im fortgeschrittenen Stadium der Erkrankung vor allem gegen Schmerzen und Funktionsbeeinträchtigungen des Skelettsystems gerichtet sein muss. Schmerzauslösend sind mechanische oder chemische Prozesse bei der Tumorinvasion und die Stimulation freier Nervenendigungen im Periost durch metabolische Reaktionsprodukte bei Tumorzerfall. Funktionsbeeinträchtigungen sind durch Kompressionsfolgen am Rückenmark oder bei pathologischen Frakturen möglich. Die chirurgische Metastasenresektion ist erfahrungsgemäß nur für wenige Patienten mit einem progressiven hormonrefraktären Prostatakarzinom eine echte Option, etwa bei akuter spinaler Kompression mit Lähmungserscheinungen. Sinnvoller ist die perkutane symptomorientierte Bestrahlung der befallenen Abschnitte. Als Alternative bei multiplen ossären Metastasen bietet sich die palliative Radionuklidtherapie mit dem β-Strahler Strontium-89-Chlorid an. Möglich ist auch die Verwendung von Samarium-153-EDTMP oder Rhenium-186-HEDP als radioaktiv markierte Biphosphonate. Das Radionuklid wird einmalig intravenös verabreicht und reichert sich vor allem in den stoffwechselaktiven metastatischen Läsionen an; die Wirkung tritt je nach Substanz nach ein bis zwei Wochen ein und hält etwa vier bis sechs Monate an. Die Therapie kann prinzipiell wiederholt werden. Es sollte beachtet werden, dass es durch die Verabreichung des Radionuklids zu einer Knochenmarkdepression kommt und dass bei ausgeprägter spinaler Kompression eine Kontraindikation besteht, ebenso bei Niereninsuffizienz. Gewisse Strahlenschutzmaßnahmen sind nach der Verabreichung der Substanz für einige Tage erforderlich. Insgesamt kann der schmerzreduzierende Effekt als gut beurteilt werden.

Als Alternative bietet sich die orale Biphosphonattherapie mit Zoledronat oder Ibandronat an, wodurch ossäre Komplikationen reduziert werden können. Die Behandlung hat jedoch keinen Einfluss auf den eigentlichen Krankheitsverlauf bzw. auf die Überlebenswahrscheinlichkeit.

Im Spätstadium der Erkrankung steht die Schmerzreduktion nach dem WHO-Stufenschema im Vordergrund. Urologische Probleme sind ggf. durch eine subvesikale Obstruktion durch lokales Tumorwachstum oder durch eine Einflussstauung der Nieren mit konsekutiver Niereninsuffizienz bedingt. Während der Harnverhalt einfach durch Katheterisierung behandelt werden kann, muss die Indikation zur perkutanen Nierenfistelung im Einzelfall schon wohl überlegt und an den Bedürfnissen des Patienten ausgerichtet sein.

Literatur

Augustin H, Hammerer P, Graefen M et al.: Intraoperative and perioperative morbidity of contemporary radical retropubic prostatectomy in a consecutive series of 1243 patients: results of a single center between 1999 and 2002. Eur Urol 2003;43:113–118.

Autorini R, Lorenzo G, Damiano R et al.: Role of chemotherapy in hormone-refractory prostate cancer. Urol Int 2003;70:1–14.

Bader P, Burkhard FC, Markwalder R et. al.: Disease progression and survival of patients with positive lymph nodes after radical prostatectomy. Is there a chance of cure? J Urol 2003;169:849–854.

Boccon-Gibod L, Bertaccini A, Bono AV et al.: Management of locally advanced prostate cancer: a european consensus. Int J Clin Pract 2003;57,3:1–8.

Bolla M, Collette L, Blank L et al.: Long-term results with immediate androgen suppression and external irradiation in patients with locally advanced prostate cancer (an EORTC study): a phase III randomised trial. Lancet 2002;360:103–108.

Carroll PR, Benaron DA, Blackledge G et al.: Third international conference on innovations and challenges in prostate cancer: prevention, detection and treatment. J Urol 2003;170:S3–S5.

Catalona WJ, Richie JP, Ahmann FR et al.: Comparison of digital rectal examination and serum prostate specific antigen in the early detection of prostate cancer: Results of a multicenter clinical trial of 6,630 men. J Urol 1994;151,5:1283–1290.

D'Amico A, Cote K, Loffredo M et al. Pretreatment predictors of time to cancer specific death after prostate specific antigen failure. J Urol 2003;169,4:1320–1324.

DeMarzo AM, Nelson WG, Isaacs WB et al.: Pathological and molecular aspects of prostate cancer. Lancet 2003;361:955–964.

Eastham JA, Kattan MW, Scardino PT: Nomograms as predictive models. Semin Urol Oncol 2002;20(2):108–115.

Freedland StJ, Kane ChJ, Presti JC et al.: Comparison of preoperative prostate specific antigen density and prostate specific antigen for predicting recurrence after radical prostatectomy: Results from the Search Data Base. J Urol 2003;169,3:969–973.

Ghaly M, Wallner K, Merrick G et al.: The effect of supplemental beam radiation on prostate brachytherapy-related morbidity: Morbidity outcomes from two prospective randomized multicenter trials. J Radiat Oncol Biol Phys 2003;55,5:1288–1293.

Guillonneau B, El-Fettouh H, Baumert H et al. : Laparoscopic radical prostatectomy: oncological evaluation after 1,000 cases at Montsouris Institute. J Urol 2003;169:1261–1266.

Hanks GE, Pajak TF, Porter A et al.: Phase III trial of long-term adjuvant androgen deprivation after neoadjuvant hormonal cytoreduction and radiotherapy in locally advanced carcinoma of the prostate: the Radiation Therapy Oncology Group Protocol 92–02. J Clin Oncol 2003;21:3972–3978.

Holmberg L, Bill-Axelsohn A, Helgesen F: A randomized trial comparing radical prostatectomy with watchful waiting in early prostate cancer. NEJM 2002;347:781–789.

Kuban D, Pollack A, Huang E et al.: Hazards of dose escalation in prostate cancer radiotherapy. Int J Radiation Oncology Biol Phys 2003;57,5:1260–1268.

Little DJ, Kuban DA, Levy LB et al.: Quality-of-life questionnaire results 2 and 3 years after radiotherapy for prostate cancer in a randomized dose-escalation study. Urology 2003;62:707–713.

Oh WK: The evolving role of chemotherapy and other systemic therapies for managing localized prostate cancer. J Urol 2003;170:S28–S34.

Pound CR, Partin AW, Eisenberger M et al. Natural history of progression after PSA elevation following radical prostatectomy. JAMA 1999;281:1591–1597.

Raina R, Agarwal A, Goyal KK, et al.: Long-term potency after iodine-125 radiotherapy for prostate cancer and role of sildenafil citrate. Urology 2003; 62:1103–1108.

The Medical Research Council Prostate Cancer Working Party Investigators Group: Immediate versus deferred treatment for advanced prostatic cancer: initial results of the Medical Research Council Trial. Br J Urol 1997;79:235–246.

Wallner K, Merrick G, True L et al.: J125 versus Pd103 for low-risk prostate cancer: preliminary PSA outcomes from a prospective randomized multicenter trial. J Radiat Oncol Biol Phys 2003;57,5:1297–1303.

Wawroschek F, Vogt H, Weckermann D et. al. Radioisotope guided pelvic lymph node dissection für prostate cancer. J Urol 2001;166:1715–1719.

Wilt T, Nair B, MacDonald R et al.: Early versus deferred androgen suppression in the treatment of advanced prostatic cancer (Cochrane Review). In: The Cochrane Library, Issue 3, 2003. Oxford: Update Software.

Wilt TJ, Partin MR, Liang BA: Outcome-based practice: Early detection and treatment of prostate cancer. Hosp Phys 2001;37,2:54–67.

10

Männliche Morbidität und Mortalität

10.1 Onkologisches Betreuungskonzept bei Männern 519
10.1.1 Einführung 519
10.1.2 Biologische Grundlagen: Alters- und Geschlechtsverteilung 519
10.1.3 Sozioökonomische Belastungen und ihre Bewältigung bei Krebserkrankung 520
10.1.4 Zeitbedarf für Diagnose, Therapie und Nebenwirkungen 521
10.1.5 Auswirkungen von Diagnostik und Therapie auf die Lebensgestaltung . . 521
10.1.6 Spezielle häufige Tumoren und besondere Leukämieformen 522
Maligne Lymphome, eingeschlossen Hodgkin-Krankheit 522
Expositions- oder berufsbedingte spezielle Tumoren 524
Tumoren bedingt durch die „männliche" Lebensweise 524
Tumoren des Dick- und Enddarms . 525
10.1.7 Soziale Fürsorge vs. Überregulierung des Patienten 525

10.2 Bronchialkarzinom 526
10.2.1 Epidemiologie 526
10.2.2 Ätiologie und Risikofaktoren 527
10.2.3 Genetische Disposition und Geschlechterunterschiede 527
10.2.4 Pathomorphologie 528
10.2.5 Symptome und klinische Befunde . . 528
10.2.6 Diagnostik 529
Bildgebende Diagnostik 529
Bronchoskopie und Biopsieverfahren 530
Laboruntersuchungen 530
Funktionsuntersuchungen 530
10.2.7 Staging 531
10.2.8 Therapie 531
Therapie des kleinzelligen Bronchialkarzinoms 531
Therapie des nicht-kleinzelligen Bronchialkarzinoms 532
Symptomatische und palliative Therapie 532
Nachsorge 532

10.3 Kopf-Hals-Tumoren 533
10.3.1 Epidemiologie und Lokalisation 533
10.3.2 Risikofaktoren 534
10.3.3 Symptomatik und Diagnostik 535
10.3.4 Behandlungsmodalitäten 535
Operative Verfahren 536
Strahlentherapie 537
10.3.5 Risiko von Mehrfachkarzinomen und Tumornachsorge 538

10.4 Hauttumoren im Alter 539
10.4.1 Einführung 539
10.4.2 Epitheliale Tumoren 540
10.4.3 Pigmentzelltumoren 542
10.4.4 Neuroendokrine Karzinome 542
10.4.5 Tumoren peripherer Nerven 543
10.4.6 Tumoren des Bindegewebes 543
10.4.7 Tumoren der Gefäße 543
10.4.8 Tumoren des Immunsystems 544

10.5 Gynäkomastie und das Mammakarzinom des Mannes 545
10.5.1 Definition und Häufigkeiten 545
10.5.2 Ursachen 546
10.5.3 Differenzialdiagnosen 546
10.5.4 Diagnostisches Vorgehen 547
10.5.5 Therapeutische Möglichkeiten 548

10.6 Atherosklerose und Herz-Kreislauf-Erkrankungen bei Männern 549
10.6.1 Das erhöhte kardiovaskuläre Risiko des Mannes 549
Das KHK-Tod-Risiko 549
Das Risiko des akuten Herztodes . . . 550
Bedeutung von Begleitrisikofaktoren 550
Bedeutung der Geographie/ Ethniezugehörigkeit 551
10.6.2 Das männliche Geschlecht als eigenständiger Risikofaktor 552

10.6.3 Die Ursache des höheren Risikos ... 553
Eine ungesundere Lebensweise des Mannes? ... 553
Eine aggressivere hormonelle Ausgangssituation? ... 553
Ein geringerer hormoneller Gefäßschutz? ... 555
10.6.4 Kardiovaskuläre Ergebnisse einer Geschlechtshormontherapie beim koronarkranken Mann ... 555
Ergebnisse bei Androgenersatztherapie ... 555
Ergebnisse bei Östrogentherapie ... 556
10.6.5 Prognose des Mannes bei Myokardinfarkt ... 556
10.6.6 Geschlechtsbezogene Therapieunterschiede bei KHK? ... 558
Das akute Koronarsyndrom ... 558
Sekundärpräventive Maßnahmen ... 558
10.6.7 KHK-Diagnostik bei Männern vs. Frauen ... 559
10.6.8 Gibt es eine geschlechtsabhängige Symptomatik bei KHK? ... 559
10.6.9 Behinderung im Alltag durch KHK bei Männern ... 559
10.6.10 Rückgang der KHK-Mortalität beim Mann ... 560
10.6.11 Zusammenfassung ... 560

10.7 Schlaganfall ... 563
10.7.1 Einführung ... 563
10.7.2 Geschlechterspezifische Unterschiede in der Epidemiologie des Schlaganfalls ... 564
10.7.3 Risikofaktoren ... 565
10.7.4 Symptome, Therapie, Ergebnisse ... 566
Symptome ... 566
Therapie und Ergebnisse ... 567
10.7.5 Primär- und Sekundärprophylaxe ... 569
Primärprävention ... 569
Sekundärprävention ... 570

10.8 Depression ... 572
10.8.1 Prävalenz, Symptomatik und Diagnostik ... 572
10.8.2 Risikofaktoren für depressive Störungen ... 573
10.8.3 Umgang mit Suizidalität ... 575
10.8.4 Besonderheiten der Arzt-Patient-Beziehung ... 576
10.8.5 Therapie ... 577

10.9 Suizid ... 579
10.9.1 Definition ... 579
10.9.2 Epidemiologie ... 580
10.9.3 Erklärungsansätze ... 581
10.9.4 Mann und Suizid ... 582
10.9.5 Umgang mit Suizidalität ... 582

10.10 Schlafapnoe ... 584
10.10.1 Definition und Klassifikation ... 584
10.10.2 Pathogenese ... 585
10.10.3 Epidemiologie ... 585
10.10.4 Klinik ... 585
10.10.5 Diagnostik ... 586
10.10.6 Therapie ... 586

10.11 Rückenschmerzen ... 588
10.11.1 Epidemiologie ... 588
10.11.2 Spezifische und nicht-spezifische Rückenschmerzen ... 588
10.11.3 Chronifizierung des Rückenschmerzes ... 589
10.11.4 Rückenschmerzen bei Osteoporose des Mannes ... 589

10.12 Osteoporose ... 590
10.12.1 Prävention der Osteoporose ... 590
10.12.2 Therapie der Osteoporose ... 591

10.13 Androgenetische Alopezie und Barterkrankungen ... 592
10.13.1 Androgenetische Alopezie ... 592
10.13.2 Barterkrankungen ... 594

10.14 Besondere Akneformen bei Männern ... 594
10.14.1 Acne fulminans ... 594
10.14.2 Acne conglobata ... 596
10.14.3 Phyme bei Rosazea ... 597

10.15 Molekulargenetik männertypischer Erkrankungen ... 599
10.15.1 Prinzipien der Molekulargenetik in der Humanmedizin ... 599
10.15.2 Molekulare Grundlagen der Androtropie von Krankheiten ... 600
10.15.3 Informationsquellen zur Molekulargenetik männertypischer Krankheiten ... 601
10.15.4 Klinischer Nutzwert der Molekulargenetik ... 601

10.1 Onkologisches Betreuungskonzept bei Männern

Hans Pralle

10.1.1 Einführung

Krebserkrankungen sind mit der Zunahme der Lebenserwartung in den entwickelten Gesellschaften bis zur zweithäufigsten Todesursache angestiegen. Krebs wird deshalb intensiv beforscht mit dem Erfolg, dass sich die Aussicht auf Heilung entsprechend schrittweise erhöht hat. Dazu haben eine frühe Diagnosestellung (durch Reihenuntersuchungen in Betrieben, allgemein erhöhte Aufmerksamkeit der Bevölkerung und verbesserte Möglichkeiten der Diagnostik), aber auch zunehmend geschickte interdisziplinäre Behandlungsstrategien und viele neue Medikamente mit verschiedenen Angriffspunkten beigetragen. Diese Verbesserungen wurden in großen Studien erarbeitet und erhärtet. Trotz der Therapieerfolge wirkt die Diagnose Krebs noch auf jeden Betroffenen bedrohlich und oft auch lähmend. Das unterschiedliche Verhalten von Frauen und Männern in dieser Situation liegt nicht zuletzt auch an den unterschiedlichen Lebensbedingungen, denen sie gegenüberstehen. Das betrifft ganz offenbar die sehr verschiedenen Tumoren, die von den Geschlechtsorganen oder -merkmalen ausgehen. Siehe dazu die Fachkapitel Prostatakarzinom (Kap. 9.10.3) oder Bronchialkarzinom, das eine besondere Funktionsbehinderung mit sich führt (Kap. 10.2).

Die in diesem Kapitel aufgelisteten drei Tumorgruppen (maligne Lymphome bzw. CML; Tumoren des Mund-, Rachen- und Kehlkopfes; Dick- und Enddarmkrebs) wurden unter den Gesichtspunkten der speziellen Belastungen bei Männern, deren sozialmedizinischer Bedeutung ausgewählt. Ihre klinischen Zeichen zur Erkennung, die anerkannten Behandlungsverfahren und die besten belegten Ergebnisse der Therapie werden dargestellt. Da Fortschritte stetig in den Umgang mit den Erkrankungen aufgenommen werden und diese sich am raschesten über die elektronischen Medien verbreiten, wird bevorzugt auf die Dienste zur Krebsbehandlung im Internet hingewiesen.

10.1.2 Biologische Grundlagen: Alters- und Geschlechtsverteilung

Das männliche Geschlecht wird etwas häufiger von bösartigen Geschwülsten betroffen und seine Mitglieder erleiden oft ungünstigere Verläufe. Diese zuletzt angesprochene geringere Tragfähigkeit für eine Tumorerkrankung ist nicht erklärt. Nur zwischen dem 35. und 65. Lebensjahr sterben weniger Männer als Frauen an Krebs, was Folge des häufigen Auftretens der Tumoren der Brust und des Eierstocks ist (Tab. 10.1-1). Mit dem Rückgang der Tumoren der Geschlechtsorgane mit steigendem Alter nehmen die Leukämien und Tumoren bei beiden Geschlechtern fast gleich verteilt immer stärker zu. Bei Männern tritt das oben erwähnte Karzinom der Lunge – besonders bei Rauchern – in den Vordergrund. Bösartige Neubildungen des Dickdarms betreffen dann beide Geschlechter, bis sich das Prostatakarzinom des Mannes mit weiter zunehmendem Alter nach vorn schiebt.

Tumorgefährdung

Innere, genetische und äußere (z. B. auch berufsbedingte) Gegebenheiten bestimmen das Risiko, ein bösartiges Gewebswachstum zu erleben. Mit

Tab. 10.1-1 *Anteil der hier beispielhaft gewählten Tumorgruppen im Vergleich zu den häufigsten Tumoren der Männer.*

Tumor	%	%
Dickdarm und Rektum		15
Leukämie und Lymphome	28	8
Mund und Rachen		5
Harnweg und Prostata		25
Lunge	57	22
Ösophagus, Magen und Pankreas		10
Andere	15	

dem Eintritt in die Berufswelt kommen neue Gefahren auf. Männer sind dabei häufiger und länger den schädigenden Einflüssen ausgesetzt. Die von ihnen ausgehende Gefahr und die entstehenden Tumoren werden oft erst Jahrzehnte später festgestellt, was die eigentliche Ursache im Einzelfall lange verschleiern kann.
Anerkannte Auslöser für jeweils spezielle Formen des bösartigen Wachstums sind unter vielen Gefahrstoffen (Sand, Teer, Asbest, Röntgenstrahlen oder radioaktive Strahlung, Pflanzenöle, seltene Hölzer und Benzol). Die kanzerogenen Substanzen können durch Oberflächenkontakt oder Inhalation aufgenommen werden. Man findet sie in der jeweils aktualisierten umfangreichen Liste „Gefahrstoffe“ der Unfallversicherungsträger (www.berufsgenossenschaft.de).
Der Berufstätige scheint sich durch diese Exposition nur für einen Teil seines Lebens der spezifischen, neuen Umwelt zu unterwerfen. Das ist nur die halbe Wahrheit. Die Nahrungsaufnahme muss meist mit berücksichtigt werden, insofern als wegen des Transports und der Haltbarkeit vorwiegend konzentrierte und weniger ballaststoffreiche Nahrungsmittel konsumiert werden. Obst und Gemüse sind häufig auf das abendliche Essen beschränkt, worauf bei längerer Abwesenheit vom Wohnort oft auch noch verzichtet werden muss. Das bedeutet, dass Antioxidanzien und einige Vitamine kaum zur Verfügung stehen. Kantinenkost kann das nur beschränkt ausgleichen. Zu dieser unausgewogenen Ernährung tritt als weiterer Risikofaktor der Alkohol hinzu, der im gesellschaftlichen Leben und oft auch im Beruf über das gesunde Maß hinaus eingesetzt wird.

10.1.3 Sozioökonomische Belastungen und ihre Bewältigung bei Krebserkrankung

Männer erkranken wegen ihrer langen Arbeitsphase häufiger während des aktiven Berufslebens. Diagnostik und Behandlung erfolgen oft durch Verpflichtungen verzögert; es liegt die Angst zugrunde, die befürchtete Diagnose Krebs könnte der beruflichen Karriere ihre Kontinuität nehmen. Bei der Bestätigung der Diagnose müssen sich Männer und ihre Familien neben den medizinischen Problemen noch aufwändig mit den Bedingungen am Arbeitsplatz, der Versicherungen und in den Einrichtungen der sozialen Fürsorge auseinander setzen. Auch Erbrechtsfragen können Bedeutung erlangen. Ärzte sollten diese Komponenten bei der Erstellung von Therapieplänen berücksichtigen.
Ebenso fordert die auf den Erhalt der Berufs- und Gesellschaftsfähigkeit ausgerichtete Palliation den Arzt in besonderer Weise persönlich heraus. Beispielsweise zwingt die den Männern nach Chemo- oder Radiotherapie öfter von den Krankenkassen zugemutete Haarlosigkeit dazu, mit einer ärztlichen Begründung einzugreifen.

Berufskrankheiten im engeren Sinn

Bei „Berufskrankheiten“ hat die einmal anerkannte Abhängigkeit von der Tätigkeit praktische Folgen. Die über die Betriebe bei den Berufsgenossenschaftlichen Versicherungsträgern (BG) versicherten Mitarbeiter werden anders versorgt: Tritt eine berufsbedingte Geschwulst auf, wird sie gemeldet und von der BG erfasst. Sie lässt die Ursache oder den möglichen Zusammenhang durch ein Gutachten klären und empfiehlt die Zusammenarbeit mit spezialisierten Ärzten. Sollten die Maßnahmen nicht zum Erfolg geführt haben, wird der Arbeitnehmer bei Invalidität oder die Familie im Todesfall stärker nach den „Vorschriften zur beruflichen Rehabilitation und Wiedereingliederung“ unterstützt als von der gesetzlichen Kranken- und Rentenversicherung.
Die Ermittlung von Ursachen für die verschiedenen Krebserkrankungen hat sich vielfältig bewährt. Die Berufsgenossenschaften entwickelten aus den Ergebnissen folgerichtig Unfallverhütungsvorschriften, wozu in diesen Fällen auch krebsvermeidende Schutzmaßnahmen zählen. Sie bereiteten die gesetzlichen Regelungen vor, um die Gefahren für die Mitarbeiter und Kosten für die Betriebe zu mindern. Dadurch sind durch Schadstoffe oder Strahlen ausgelöste Tumoren selten geworden. Die früheren Erfolge belegen schon lange den Wert von gezielter Aufklärung und Prävention. Sie fördern die Übernahme der Verantwortung bei den Firmen und erleichtern die soziale Versorgung.

Tab. 10.1-2 *Zeit-, Behandlungsplan bei Tumorerkrankung für Berufstätige.*

Maßnahme	Zeitdauer
Basisdiagnostik vor Erstellung eines Behandlungsplans (Gewinnung der Probe und Analyse)	
Diagnostische(r) Eingriff(e) zur (Probenentnahme)	Wartezeit bis 5 (12) Tage
Suche nach Tochtergeschwülsten oder Gesamtausbreitung	geräte-, terminabhängig
Bestimmung der Eignung des Patienten für die Therapiepläne	altersabhängig
Erstellen des Behandlungsplans (möglichst interdisziplinär, einrichtungsabhängig)	
Zeitbedarf für eine tumorbefreiende Operation:	
Operation und Wundheilung	5–20 Tage
Rehabilitation und weitere Übung	20–30 Tage
evtl. Anpassung des Arbeitsplatzes	0–30 Tage
Zeitbedarf bei Notwendigkeit einer Strahlenbehandlung:	
Bestrahlungsplanung	3–5 Tage
Termine mit Strahlenbehandlung	20–35 Tage
Zeitbedarf bei Notwendigkeit einer Chemotherapie:	
z. B. 6 Zyklen mit kombinierter Therapie alle 3–4 Wochen (interdisziplinäres Vorgehen kann Zeit einsparen Beginn evtl. schon vor der Operation [sog. neoadjuvant, oder simultan mit der Bestrahlung])	4–6 Monate
Rehabilitationsmaßnahmen	2–3 Monate
Gesamtdauer aller Maßnahmen	ca. 9–12 Monate

Beispiel ist der Schornsteinfegerkrebs (Hodensackhautkrebs), der als erster Berufskrebs erkannt und vermeidbar wurde. Der Schneeberger-Lungenkrebs (Uran-, Wismut-Abbau), die Mesotheliome (Asbesteinatmung und andere kristalline Stäube) haben wahrscheinlich ihre größte Häufung überschritten, ihre Nachlaufzeit mag noch einige Jahrzehnte betragen. Die Erforschung von Auslösern erfolgt stetig weiter.

10.1.4 Zeitbedarf für Diagnose, Therapie und Nebenwirkungen

Männer hätten öfter als Frauen die Möglichkeit zu Vorsorgeuntersuchungen in Betrieben durch das Betriebsarztkonzept. Das Verschleppen von Krankheitszeichen ist aber leider häufig.
Nimmt der Berufstätige dann das Angebot ärztlicher Abklärung seiner Beschwerden an, beginnt eine Phase von Untersuchungen, in der Art und Ausmaß des Befalls durch die Grunderkrankung zu klären sind. Das aufzustellende Diagnostik- und Behandlungskonzept entspricht einem Strategieplan, in den die persönlichen Bedürfnisse des Patienten zur Lebensplanung eingebunden werden müssen. Das heißt, der Betroffene braucht einen Überblick über den Ablauf und den Zeitrahmen der notwendigen Maßnahmen, um z. B. o. g. sozioökonomische Belange regeln zu können.
Ein Beispiel eines solchen Behandlungszeitschemas gibt Tabelle 10.1-2.

10.1.5 Auswirkungen von Diagnostik und Therapie auf die Lebensgestaltung

Viele Aktivitäten zur Lebensgestaltung fallen nach der Diagnose öfter an die Partnerin, Kompetenzen werden neu verteilt.
Das Sexualleben kann durch die Verarbeitung der schwerwiegenden Diagnose, seltener durch körperliche Behinderung beeinträchtigt werden. Es gibt auch sehr selten Gründe, das Verhalten der

Partner bzgl. der Sexualpraktiken bei den in diesem Abschnitt beschriebenen Erkrankungen zu verändern.
Der Schutz der Hodenfunktionen (Samen- und Hormonbildung) wird sowohl bei der Strahlen- als auch bei der Chemotherapie von den Ärzten beachtet. Wegen der möglichen Schädigung der Spermienbildung wird jedem Mann mit Kinderwunsch die Kryokonservierung von Sperma angeboten. Die Gefahr der Infertilität und Teratogenität wird durch möglichst niedrige Dosierungen der Chemotherapeutika und Strahlung so gering wie möglich gehalten, bei der Strahlentherapie im Beckenbereich befinden sich die Hoden oft außerhalb des zu treffenden Zielgebiets. Ist das nicht durchführbar, erfolgt eine Abschirmung der Streustrahlung durch Bleikapseln. Lediglich bei der Bestrahlung der Hirnanhangsdrüse (Hypophyse) als Taktgeber für die Hormonproduktion lässt sich eine Störung der Geschlechtshormonbildung nicht umgehen.
Die bei der Chemotherapie eingesetzten Zytostatika stören das Sexualleben selten. Ihre Auswahl findet für Männer im reproduktionsfähigen Alter unter dem wichtigen Gesichtspunkt der Mutagenität statt, die bei einigen Substanzen zum irreversiblen Verlust der Spermienbildung führen kann. Dies ist z. B bei den unten besprochenen Lymphomen der Fall, die meist den Einsatz von Alkylanzien in mutagen wirksamen Dosierungen erfordern. Hierbei ist jedoch zu beachten, dass die Samenbildung tatsächlich nicht immer vollständig und insbesondere nicht sofort ausgeschaltet wird und daher die Schwangerschaftsverhütung weiter mit den gewohnten Maßnahmen der Partner fortgesetzt werden muss. Bei der inzwischen gut behandelbaren Hodgkin-Krankheit wurde das alkylanzienhaltige COPP auch von der Deutschen Studiengruppe durch ABVD ersetzt, um mutagene Ereignisse zu minimieren. Die Entwicklung nicht-gentoxischer Regime wird zunehmen.
Haarverlust tritt etwa 20 Tage nach einer im Block voll dosierten Chemotherapie oder dem Start der Bestrahlung des Kopfes ein. Dann treten die Haare an die Oberfläche und brechen ab. Das weitere Wachstum ist während der Chemotherapie meistens schon wieder ausreichend, um am Tag 100 wieder einen Flaum von Haaren erkennen zu lassen und drei Wochen später ist eine Kurzhaarfrisur möglich. Nach der Strahlentherapie ist bei den meist verwendeten Dosen die Rückkehr der Haare nicht sicher, und bei Dosen über 18 Gy ist sie kaum zu erwarten. Als Alltagslösung dieses Problems – gerade im Beruf oft unvermeidbar – werden von den Männern Mützen oder Hüte bevorzugt, Perücken dagegen ungern getragen.

10.1.6 Spezielle häufige Tumoren und besondere Leukämieformen

Maligne Lymphome, eingeschlossen Hodgkin-Krankheit

Grundlagen und Begriffe

Die Vorläufer von Lymphozyten aus dem Knochenmark erreichen das Blut und die Lymphknoten, den Thymus, die Milz und die vielen kleinen knötchenartigen Ansammlungen der Schleimhäute und Haut, wo sie ihre Prägung erhalten. In den Follikeln, deren Randzonen und auf spezifischen Grundstrukturen bilden sie spezielle Formen von Lymphozyten aus. Jede Stufe kann zum Ausgangspunkt eines Lymphoms werden.
Eine sehr große Zahl von Lymphozyten wird nicht benötigt und ist funktionell. Sie sind auf ihren raschen Zelltod (Apoptose) programmiert. Fehler bei der Apoptose führen wahrscheinlich häufiger zu bösartigen Lymphomen als zu rasches Wachstum. Selten gibt es nach Aufhören des Bildungsreizes spontane Rückbildungen, die auch nur besondere Entitäten betreffen (s. z. B. MALT – Lymphom des Magens).
Einen Überblick über spezielle Lymphome oder ausgewählte lymphatische Tumoren findet sich unter www.lymphome.de.
Bösartige Lymphome sind tumoröse Ansammlungen einheitlicher Zellen mit einer starker Tendenz zur Verbreitung über den Körper. Das Wachstum zerstört den inneren Gewebsaufbau und die Funktionen des Lymphknotens. Neben den Geschwülsten entstehen so gefährliche Immundefekte mit der Folge der Abwehrschwäche. Strukturen der Umgebung können ebenfalls zerstört werden, über Zytokine können sie z. B. Kno-

chenläsionen bewirken. Sie kommen auch an ungewöhnlichen Orten vor. Neben dem Raum des Nervenwassers und den Spalten zwischen den glatten Häuten der Körperhöhlen können Lymphomzellen bei Buben und Männern auch die Samenkanälchen als so genannte biologische Nischen erreichen.

Diagnose

Die klassische Mikroskopie bietet für Lymphozyten nur wenige morphologische Charakteristika. Die Markierung spezieller Oberflächen- und zytoplasmatischer Eiweiße mit modernen immunologischen Techniken ist fast immer notwendig, um die Unterarten zu erkennen. Die Strukturen werden mit Hilfe von Antikörpern dargestellt, die mit (Fluoreszenz- oder anderen) Farbstoffen erkennbar werden.
Zytogenetische und molekularbiologische Methoden zur Darstellung von genetischen Abweichungen verwenden die Untersuchung von Zellteilungsfiguren (Zytogenetik), Bindung von definierten markierten Sonden an Zellkernmaterial (Fluoreszenz-in-situ-Hybridisierung/FISH, komparative genomische Hybridisierung/CGH oder mit mächtiger Verstärkerfunktion für die Erkennung minimaler Resterkrankung die Polymerase-Chain-Reaction/PCR).
Die Diagnose entsteht aus diesen Befunden. Ein ausgefeiltes, aktuelles Benennungssystem wurde von der WHO 1998 vorgeschlagen. Das unterschiedliche biologische Verhalten wird darin abgebildet und das therapeutische Vorgehen besser planbar. Zudem können auslösende Schädigungen besser zugeordnet werden.

Klinische Bilder von besonderen Lymphomen mit höherem Vorkommen bei Männern

Viren-assoziierte Lymphome

Die an Hämophilie-A- oder -B-Erkrankten wurden vor Verfügbarkeit des HIV-Tests häufiger durch Virus aus Spenderblut infiziert. In der Spätphase der Erkrankung entwickelten sie gehäuft Lymphome, in denen Genmaterial und Proteine des Epstein-Barr-Virus (EBV) vorkommen. Diese Konstellation findet sich meist in den Hirnlymphomen. Bei homosexuellen Männern erzeugt das humorale Herpesvirus (HHV8) primäre Effusionslymphome (z.B. der Pleura, PEL). HHV8 kann als weiteres Zielgewebe Endothel befallen (s.u. Kaposi-Sarkom).
Moderne Behandlungsmethoden führen zu befriedigenden Ergebnissen, wenn sie die Behandlung des Lymphoms mit einer hoch wirksamen antiretroviralen Therapie (HART) verbinden.

Kleinzelliges, villöses lymphozytisches Lymphom (SCLVL)

Mikroskopisch Haarzellen (s.u.) ähnliche, villöse, kleinzellige Lymphozyten repräsentieren ein besonderes Lymphom mit bevorzugtem Milzbefall. Es erzeugt oft eine Komplikation durch Kälteagglutinine. Die Therapie der meist zu Grunde liegenden Hepatitis-C-Infektion klärt beide Erscheinungen, wenn die antivirale Behandlung erfolgreich ist. Die Splenektomie stand bis vor kurzem noch im Vordergrund. Meistens wird ein gutartiger Verlauf beobachtet. Liegt eine Infektion mit dem Hapatitis-C-Virus vor, kann sie mit Interferon und Ribavirin behandelt werden, was oft zum Verschwinden des Lymphoms führt. Bei fehlendem Nachweis des Virus oder dem Versagen der antiviralen Therapie wird bei Verschlechterung die Milz entfernt.

Mucosa-assoziiertes Lymphom (MALT und andere)

Das von der Infektion mit Helicobacter pylori abhängige Mucosa-assoziierte Lymphom, Typ MALT, hat viele neue Erkenntnisse zur Biologie von Lymphomen beigetragen.
Die Zuordnung der Erkrankung mit ihrer in den Frühstadien klaren Abhängigkeit vom bakteriellen Antigen demonstriert den therapeutischen Gewinn, den allein die Erkennung der Zusammenhänge schaffen konnte, denn heute kann die stadiengerecht eingesetzte antibiotische und antazide Therapie das Lymphom zum Verschwinden bringen.

Haarzell-Leukämie (HZL)

Die fast auf nicht-asiatische Männer beschränkte, niedrig-bösartige Haarzellleukämie soll wegen ihrer Besonderheiten kurz genauer besprochen werden. Auf 4–5 Männer im Alter von etwa 45 Jahren erkrankt nur eine Frau. Die nach ihren tentakelartigen Fortsätzen benannten „Haarzellen" besiedeln besonders Milz und Knochenmark. Es entsteht eine allgemeine Blutzellarmut mit schwerer Monozytopenie, die Splenomegalie kann ein Druckgefühl im Oberbauch hervorrufen. Das einheitliche Krankheitsbild half, eine besonders erfolgreiche Selbsthilfegruppe zu entwickeln (www.haarzell-leukaemie.de). Seit der Einführung des Interferons in die Behandlung (1984) und von Cladribin (1993 in den USA) leben die Patienten wie vergleichbare Gesunde.

Expositions- oder berufsbedingte spezielle Tumoren

Exposition am Arbeitsplatz

Die besondere Exposition spielt für berufsbedingte Tumoren die ausschlaggebende Rolle. Die aktiv handarbeitenden Chirurgen, Zahnärzte und ihr Personal sind gefährdet, sich mit Hepatitis B, C oder HIV zu infizieren und damit das Erkrankungsrisiko an einigen der oben genannten Lymphome zu erhöhen. Der Arbeitsschutz bewahrt sie vor der Exposition, z.B. durch Mundschutz, Handschuhe, und vor der Infektion durch Prophylaxemaßnahmen, z.B. der Hepatitis-B-Impfung vor Eintritt ins Berufsleben. So werden die Berufe davon profitieren, wenn in Zukunft gegen Herpesviren ausgedehnter geimpft werden kann.
Der Nasenschleimhautkrebs, der durch bestimmte Hölzer verursacht werden kann, wurde erst vor kurzer Zeit aufgenommen. Die Land- oder Seemannshaut durch UV-Strahlen oder die Melanome durch Lichtbelastung betreffen nicht nur beruflich belastete Patienten. Die Arbeitsmedizin bemüht sich fortwährend um die Klärung der offenen Zusammenhänge und ist ein sehr guter Ansprechpartner für Ärzte und Patienten, denen sie mit Gutachten zur Seite steht. In ihrem Blickfeld befindet sich z. Z. das Flugpersonal.
Die Leukämie nach Radioaktivität, Bestrahlung oder Benzol sind noch weiterer Gegenstand aktueller Untersuchungen zu Schwellenwerten.

Chronische myeloische Leukämie (CML)

Diese Leukämie trifft Männer etwas häufiger als Frauen (1,2 : 1). Das mittlere Alter bei der Diagnose lag in den großen Studien bei 52 Jahren. Die CML wird nach belegter Exposition gegenüber Strahlen und Benzol als berufsbedingt anerkannt. Die Knochenmarktransplantation lässt eine Heilung in deutlich mehr als der Hälfte der Fälle erwarten. Die modernen konservativen Therapieverfahren wurden in aufeinander abgestimmten nationenweiten Studien geprüft. Sie erbrachten überraschend gute Resultate für die Behandlung mit Interferon-α (seit 1987) und Imatinib/Glivec® (seit 1999). Während für Interferon wenige Nebenwirkungen mit Langzeiteffekten bekannt sind, ergeben sich erst jetzt Daten zur Substanz Imatinib, für die aber erste Zusammenstellungen darüber vorliegen. Die klare Empfehlung der 70er bis 90er Jahre zur frühen Transplantation von Blutstammzellen eines gesunden Spenders wird deshalb heute etwas zurückhaltender gegeben. Nur für Patienten unter 20 Jahren gilt die Empfehlung noch uneingeschränkt (www.kompetenznetz-leukaemie.de/cml).

Tumoren bedingt durch die „männliche" Lebensweise

Eine durch private Geflogenheiten begünstigte Gruppe von Tumoren betrifft die Plattenepithelien der Lippen, der Zunge, des Zungengrunds, des Gaumens und des Kehlkopfs. Sie treffen Männer besonders häufig. Auslöser ist fast immer Tabakrauchen, das in Verbindung mit konzentriertem Alkohol extrem kanzerogen wirkt. Ungenügende Mundhygiene verstärkt die Gefahr. Früher Kontakt mit den Genussmitteln lässt oft schon bei 30-Jährigen die entstellenden und massiv behindernden Tumoren entstehen, die die kompliziertesten Abschnitte der Atem- und Verdauungswege betreffen.
Die modernen Diagnoseverfahren mit Schnittbildern (CT und MRT), die Sonographie und Endosonographie liefern sehr gute Werkzeuge für die Erkennung der Tumoren. Auch die Planung der operativen und Strahlentherapie wurde durch sie stark verbessert. Kann man auf die intensive Strahlentherapie verzichten, können plastische Operationen die Funktionen heute besser erhalten. Die intensivere Strahlenanwendung führt zu stabileren lokalen Remissionen. Die Lebenszeit konnte aber auch durch einen Einsatz aller drei

Modalitäten aber noch nicht wesentlich verbessert werden. Fernmetastasen begrenzen oft die lokalen Erfolge. Zuletzt hat auch die Chemotherapie zu Erleichterungen beitragen können.
Die schwierigsten Aufgaben bei der Betreuung der Patienten bestehen auf dem Gebiet der Schmerzbekämpfung und der Ernährung. Bei der postexpositionellen Prophylaxe wird die Aufnahme von Teer und Aminen vermieden, da meist eine Feldkanzerisierung vorliegt. Eine sorgfältige Mundhygiene sollte die Schleimhaut ruhig werden lassen. Alkohol gilt als speziell gefährlich in dieser Zeit. Eine Aspiration endet leicht tödlich. Die medikamentöse Prophylaxe mit durchaus widersprüchlichen publizierten Daten kann die Gabe von Vitamin-D-Derivaten sein.

Tab. 10.1-3 *Empfehlung der Deutschen Gesellschaft für Verdauungs- und Stoffwechselerkrankungen (2000).*

Untersuchung*	Vorbereitung	Wiederholung
Stuhl auf verborgenes Blut	Diät	Jährlich
Rektum und Sigmakoloskopie**	Diät und Klistier	Alle 10 Jahre im Wechsel
	abwechselnd mit	
Koloskopie des gesamten Kolons***	Orale Lavage	Alle 10 Jahre

Anmerkung zu *: Beginn der Untersuchungen
Bei hereditären Anomalien FAP und HNPCC ab 35. Lebensjahr oder früher. Siehe auch: Bei familiärer Belastung 5 Jahre vor dem frühest erkrankten Blutsverwandten
** Nicht von Gesetzlichen Krankenkassen erstattet
*** Von den Krankenkassen ab dem 55. Lebensjahr einmalig als Vorsorgeuntersuchung übernommen

Tumoren des Dick- und Enddarms

Etwa 57.000 Personen erkranken in der Bundesrepublik jährlich an Dickdarmkrebs. Personen ohne familiäre Belastung werden meist nach dem 65. Lebensjahr auffällig, solche mit genetischer Belastung sind oft vor dem 45. Lebensjahr betroffen. In manchen Betrieben sind wegen der Häufigkeit Vorsorgeprogramme eingeführt worden, die den Test auf okkultes Blut im Stuhl, aber auch die Aufforderung zur Dickdarmspiegelung beinhalten können. Der Hintergrund dazu ist solide. Die Möglichkeit, die Entwicklung dieses Karzinoms durch Endoskopie und Probenentnahme zu verfolgen, hat am Beispiel dieser Tumoren die hypothetische „Adenom-Karzinom-Sequenz" formulieren lassen, die sich eindrucksvoll bestätigte.
Da die Belastung speziell in den Fällen mit familiärer Polyadenomatose des Jugendlichen oder hereditärem, nicht Polypen-bildendem Kolonkrebs schon durch veränderte Gewebezellen (Leukozyten, Mundschleimhaut) als Teil der Keimbahnbelastung zu bestimmen ist, eröffnet sich für einige Betroffene die Chance prophylaktischer Maßnahmen (s. Tab. 10.1-3). Es entsteht dabei aber auch die Gefahr der unerträglichen psychischen Belastung, sozialen Einschränkung und beruflichen und versicherungstechnischen Diskriminierung.
Die Behandlung des Dickdarmkrebses stützt sich in erster Linie auf den sorgfältigen, erfahrenen Chirurgen. Die in den USA vorwiegend benutzten endoskopischen Verfahren und, für kleine Tumoren, die definitive „minimal invasive" laparoskopische Technik sind für den berufstätigen Mann besonders attraktiv aufgrund der kurzen postoperativen Erholungszeit. Auch minimiert sich damit je nach beruflicher Tätigkeit das Risiko von Narbenbrüchen infolge konventionellem chirurgischem Zugang. Gesicherte Ergebnisse zur Verbesserung der Raten an Tumorfreiheit und verlängerter Lebenserwartung liegen aber noch nicht vor. Die unterschiedlichen Ausgangssituationen der konventionell operierten Patienten und der laparoskopisch angegangenen Tumorträger werden längere Zeit keine echten Vergleiche erlauben.
Im fortgeschrittenen Stadium III, schließt sich eine adjuvante Therapie mit bis zu drei Chemotherapeutika an. Im metastasierten Stadium mit isolierten Leberherden wurden erste Daten aus neoadjuvantem (präoperativen) Vorgehen erhoben. Über die vielen großen Studien zu diesem Tumor finden sich ausführliche Darstellungen in Übersichten (www.cancer.gov/cancerinformation, www.krebsgesellschaft.de).

10.1.7 Soziale Fürsorge vs. Überregulierung des Patienten

Die differenzierten sozialen Sicherungssysteme in Deutschland verlangen die volle Aufmerksamkeit von den Betroffenen und ihren Familien, Personalabteilungen und Einrichtungen für die persönliche Vorsorge, Behandlungs-, Rehabilitationsplanern, Steuerberatern und Sozialarbeitern. Die „Anschlussheilbehandlung" ist ein Beispiel für die Überregulierung. Der Mann könnte nach der Behandlung wieder seine Familie erreichen und wird daran gehindert. Für den durch die Diagnose niedergedrückten Patienten wird dies oft zu einer Belastung. Die für den Informationsbedarf zu kurzen Sprechstunden der Ämter können nur durch Informationen aus dem Internet vor- und nachbereitet werden (www.deutsche-krebshilfe.de). Die dort verfügbaren Informationen sollten nicht nur zur Krankheit, sondern auch zur besseren sozialen Fürsorge genutzt werden.

Literatur

www.cancer.gov/cancerinformation
www.cancer.org/docroot/SI/
www.dgho.de
www.haarzell-Leukaemie.de
www.hnpcc.de (Verbundprojekt der Deutschen Krebshilfe: Familiärer Darmkrebs 2003)
www.kompetenznetz-leukaemie.de/cml
www.deutsche-krebshilfe.de
www.krebsgesellschaft.de
www.lymphome.de
www.berufsgenossenschaft.de

10.2 Bronchialkarzinom

Harald Morr

Das Bronchialkarzinom ist die häufigste Krebserkrankung des Mannes und gehört zu den Malignomen mit der ungünstigsten Prognose. 2001 starben in Deutschland 38 500 Menschen an diesem Tumor. Bedeutsam für den Verlauf und die Prognose und zugleich Basis für jeden Therapieentscheid ist die Unterscheidung zwischen kleinzelligen und nicht-kleinzelligen Karzinomen. Hauptursache des Bronchialkarzinoms ist das Inhalationsrauchen, geringere Bedeutung haben berufliche Noxen, an erster Stelle steht dabei Asbest.

10.2.1 Epidemiologie

Nach Daten des Statistischen Bundesamtes starben in Deutschland im Jahr 2001 28 529 Männer und 9 573 Frauen an einem Bronchialkarzinom (Statistisches Jahrbuch 2002). Die bösartige Neubildung der Bronchien und der Lunge (ICD-10: C34) ist nach chronisch-ischämischer Herzkrankheit und akutem Myokardinfarkt die dritthäufigste Todesursache beim männlichen Geschlecht überhaupt (Anteil 7,4 %), weit vor der bösartigen Neubildung der Prostata (Anteil 2,7 %) und des Dickdarms (Anteil 2,4 %). Es wird geschätzt, dass zum Zeitpunkt der Jahrtausendwende weltweit über 1 Million Menschen (810 000 Männer und 292 000 Frauen) am Bronchialkarzinom verstorben sind, dies entspricht einem Anstieg von 20 % innerhalb von 10 Jahren (Parkin et al. 2001). Nach wie vor übersteigt der Bronchialkarzinomzuwachs der Frauen den der Männer signifikant. In Deutschland haben sich seit den frühen 70er Jahren Inzidenz und Mortalität des Bronchialkarzinoms bei den Frauen überwiegend aufgrund von Änderungen im Rauchverhalten mehr als verdoppelt, und in den letzten 10 Jahren betrug der Anstieg der Mortalität bei den Männern 2,3 %, bei den Frauen aber 23,1 % (Abb. 10.2-1). Bemer-

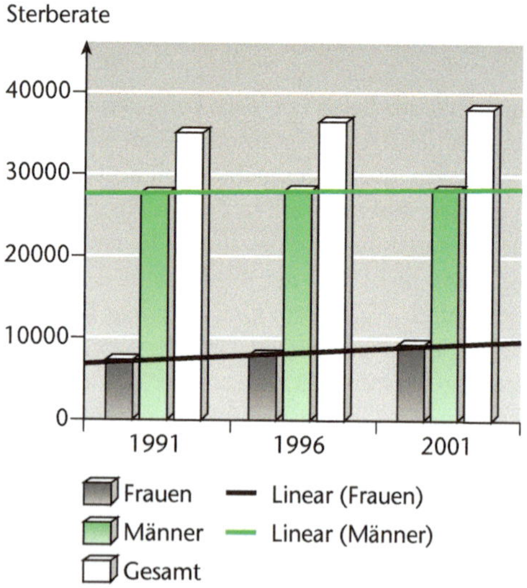

Abb. 10.2-1 Sterberate beim Bronchialkarzinom in Deutschland 1991–2001.

kenswert ist ein Geschlechterunterschied bei Erkrankung junger Menschen. Bei Männern und Frauen steigt zwar die Lungenkrebsinzidenz mit zunehmendem Alter an und das Maximum liegt zwischen dem 60. und 70. Lebensjahr, liegt der Eintritt der Erkrankung aber vor dem 45. Lebensjahr, dann ergibt sich ein Mann-Frau-Verhältnis von 2,6/1 verglichen mit 5,6/1 bei älteren Patienten.

10.2.2 Ätiologie und Risikofaktoren

In bis zu 85 % aller Fälle wird das Bronchialkarzinom durch das Inhalationsrauchen verursacht, gesichert ist eine klare Dosis-Wirkungs-Beziehung zur Dauer der Rauchgewohnheiten, zur Anzahl der gerauchten Zigaretten und zur Intensität der Inhalation. Offen ist die Frage, ob unabhängig von der Dauer des Inhalationsrauchens ein am Lebensalter gemessen früher Rauchbeginn das Risiko für ein Bronchialkarzinom erhöht. Verglichen mit fortgesetztem Rauchen können Exraucher ihr Karzinomrisiko bereits nach etwa 5 Jahren signifikant reduzieren (Peto et al. 2000).
Methodische Gründe stehen einer einheitlichen Bewertung des Passivrauchens als Risikofaktor für die Entwicklung eines Bronchialkarzinoms entgegen, der prinzipielle lungenkarzinogene Effekt des Passivrauchens dürfte dennoch sicher sein (Bofetta et al. 1998). Für das Bronchialkarzinom des passiv Exponierten sind vor allem die Kanzerogene im Nebenstromrauch verantwortlich, deren Konzentration im Vergleich zum Hauptstromrauch beim Aktivrauchen größer ist.
Über die das Bronchialkarzinom verursachenden Arbeitsstoffe informiert die Tabelle 10.2-1. Erkrankungen dieser Art sind nach der Berufskrankheitenverordnung meldepflichtig bzw. durch die Berufsgenossenschaften zu entschädigen.

Tab. 10.2-1 *Berufliche Noxen in der Ätiologie des Bronchialkarzinoms.*

Gesicherte Kanzerogene (Gruppe 1)*

Asbestarten (Chrysotil, Krokydolith, Amosit)
Arsenverbindungen
Haloäther
Chrom-VI-Verbindungen (u. a. Zink- und Kalziumchromat)
Nickel und Nickelverbindungen
ionisierende strahlende Stoffe (u. a. Uran, Radon)
Vinylchlorid
polyzyklische aromatische Kohlenwasserstoffe

Wahrscheinliche Kanzerogene (Gruppe 2A)*

Acrylnitril
Beryllium
Cadmium
Formaldehyd

Mögliche Kanzerogene (Gruppe 2B)*

Acetaldehyd
Siliziumdioxid
Kunstfaser (z. B. Glaswolle, Keramikfaser)
Schweißgase

* Liste der International Agency for Research on Cancer (IARC)

10.2.3 Genetische Disposition und Geschlechterunterschiede

Da wenigstens 10 % aller Patienten mit Bronchialkarzinom nie geraucht haben, ist davon auszugehen, dass genetische Einflüsse (Suszeptibitätsgene) unabhängig von Umweltfaktoren das individuelle Risiko für die Entstehung eines Bronchialkarzinoms bestimmen. Eine Reihe epidemiologisch orientierter Studien haben zeigen können, dass das Risiko für ein Bronchialkarzinom um den Faktor 5 signifikant steigt, wenn ein Elternteil an einem Bronchialkarzinom erkrankt war (Bromen et al. 2000, Ooi et al. 1986). Die spezifischen genetischen Mechanismen dafür sind nicht definiert: Sie könnten im Metabolismus von Kanzerogenen, im DNA-Repair oder in der Expression von Onkogenen zu finden sein.
Eine weitere Frage, der derzeit besondere Aufmerksamkeit geschenkt wird, ist ein offensichtlicher Geschlechterunterschied, erkennbar an der Pathohistologie, der Mortalität, aber auch an der Überlebenswahrscheinlichkeit. Frauen, die rauchen, haben ein höheres Risiko für ein kleinzelliges Bronchialkarzinom als für ein Plattenepithelkarzinom, Männer, die rauchen, haben ein gleich großes Risiko für beide histologische Qualitäten.

Frauen, die rauchen, akquirieren am häufigsten ein Adenokarzinom, und sie scheinen grundsätzlich empfänglicher gegenüber Tabakkanzerogenen zu sein als Männer (Dresler und Gritz 2003). Als mögliche Erklärung für diese Geschlechterunterschiede werden erhöhte Aktivitäten spezifischer, im Lungengewebe lokalisierter Cytochrome (z.B. CYP1A1) diskutiert, die sowohl Östrogene als auch inhalierte Kanzerogene metabolisieren. Ob die Interaktion von Inhalationsrauchen mit dem Östrogenmetabolismus auch für die bessere Überlebenschance der Frauen mit Bronchialkarzinom verantwortlich gemacht werden kann, ist noch eine offene Frage.

10.2.4 Pathomorphologie

Nach der letzten WHO-Klassifizierung 1999 sind die wichtigsten Subtypen des Bronchialkarzinoms das Plattenepithelkarzinom (30–40 % aller Fälle), das Adenokarzinom (25–30 % aller Fälle) und das großzellige Karzinom (< 10 % aller Fälle), die unter dem Begriff der nicht-kleinzelligen Bronchialkarzinome (NSCLC) zusammengefasst werden, sowie das kleinzellige Karzinom (SCLC) (15–20 % aller Fälle) (WHO 1999). Beachtenswert ist die große Heterogenität und Variationsbreite des histologischen Phänotyps des Bronchialkarzinoms, dies sollte bei weiterreichenden Therapieentscheidungen, die sich z.B. allein auf bronchoskopisch gewonnenes Zytologiematerial stützen, Berücksichtigung finden.

10.2.5 Symptome und klinische Befunde

Es gibt keine für das Bronchialkarzinom spezifische Symptomatik, die eine frühzeitige Diagnose ermöglichen würde.

Etwa 90 % der Patienten mit Bronchialkarzinom klagen über Krankheitszeichen, die Patientensymptomatik ist allerdings meistens uncharakteristisch und hängt von dem lokalen Ausbreitungs- bzw. Metastasierungsmuster der Krankheit ab. So sind je nach Art der endobronchialen Manifestation ein persistierender Reizhusten, insbesondere eine Änderung des Hustencharakters bei chronischer Bronchitis, oder neu aufgetretene Hämoptysen wesentliche Leitsymptome. Infiltratives Tumorwachstum führt zu Thoraxwandschmerzen, zu oberer Einflussstauung, einer Dysphagie oder einer Rekurrensparese, einer Affektion des Plexus brachialis, bzw. zu einem Horner-Syndrom. Die extrathorakale Tumorausbreitung kann supraklavikuläre und zervikale Lymphknoten (bis zu 30 % bei Diagnosestellung) betreffen oder als Folge von Skelettmetastasen (bis zu 20 % bei Diagnosestellung) mit Knochenschmerzen manifest werden. ZNS-Metastasen (bis zu 10 % bei Diagnosestellung) können zu Schwindel, Kopfschmerzen oder einer anderweitigen neurologischen Symptomatik führen.
Die klinische Bedeutung von Paraneoplasien (= Krankheitszeichen, die an das Vorhandensein einer Tumorkrankheit gebunden sind, von dieser

Tab. 10.2-2 *Häufige Paraneoplasien beim Bronchialkarzinom.*

Allgemeine Paraneoplasien	Fieber, Trommelschlägelfinger und -zehen, Uhrglasnägel Anorexie, Kachexie
Endokrinologische Paraneoplasien	ektopes Cushing-Syndrom (ACTH-Sekretion) Schwartz-Bartter-Syndrom (ADH-Sekretion) Hyperkalzämie (Parathormon und „Related Peptides", Knochenmetastasen) Flush-Syndrom (Serotonin, biogene Amine)
Neurologische Paraneoplasien	Lambert-Eaton-Syndrom sensomotorische Neuropathie
Hämatologische Paraneoplasien	Anämie Eosinophilie Thrombozytose

aber räumlich getrennt auftreten) besteht zum einen darin, dass sie als Frühsymptome der Tumorkrankheit vorausgehen können, zum anderen aber auch darin, dass sie die Tumorkrankheit komplizieren und die Prognose ungünstig beeinflussen können (Tab. 10.2-2). Beim kleinzelligen Bronchialkarzinom liegt die Inzidenz von Paraneoplasien deutlich höher als bei allen anderen Tumorerkrankungen.

10.2.6 Diagnostik

Die Diagnostik hat die Sicherung des malignen Prozesses, die Klassifikation des Tumors (Typing, Grading), die anatomische Ausbreitung (Staging) und die Definition gesicherter oder wahrscheinlicher Prognosefaktoren zum Ziel (Thomas et al. 2000).

Bildgebende Diagnostik

Die bildgebende Diagnostik des Bronchialkarzinoms ermöglicht keine Artdiagnose.

Die Mehrzahl der Bronchialkarzinome wird durch Thoraxübersichtsaufnahmen (in 2 Ebenen erforderlich!) entdeckt. Rundherde im Lungenparenchym können ab einem Durchmesser von 5–8 mm erkennbar sein. Die Computertomographie (Spiral-CT) hat die konventionelle Röntgentomographie ersetzt und mit Erfassung der Oberbauchorgane (Leber und Nebennieren obligatorisch) ist sie die Basisuntersuchung zum Staging des Bronchialkarzinoms. Die Magnetresonanztomographie (MRT) ist bei Tumorbefall von Perikard, Herzhöhlen, Wirbelkörpern, Spinalkanal und Gefäßen sowie zum Nachweis von Hirnmetastasen der CT überlegen (Abb. 10.2-2).

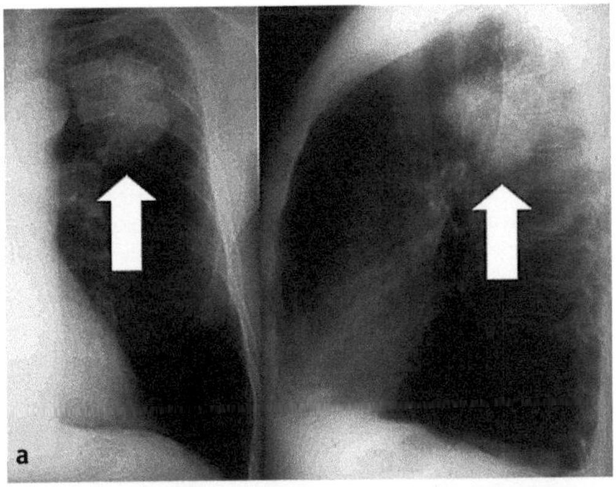

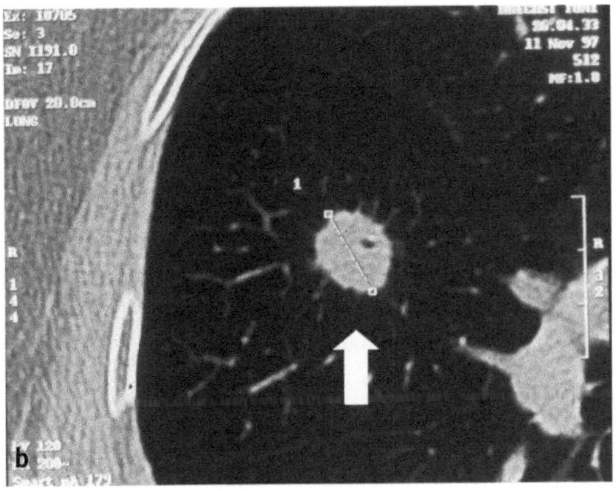

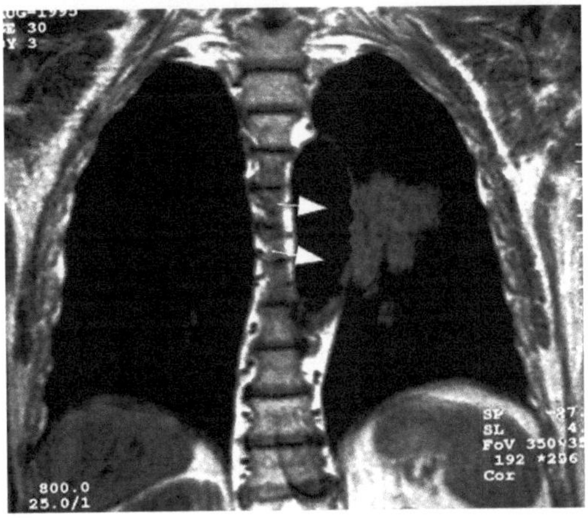

c

Abb. 10.2-2 a, b, c Bildgebende Verfahren beim Bronchialkarzinom: **a)** Röntgenbild in 2 Ebenen; **b)** Computertomographie; **c)** Magnetresonanztomographie.

Die Sonographie ermöglicht lediglich die Darstellung thoraxwandständiger Prozesse (z. B. Pleuraerguss), ihre Stärke liegt im Nachweis von Leber- und/oder Nebennierenmetastasen. Die Wertigkeit der transösophagealen Sonographie für die Diagnostik und das Staging des Bronchialkarzinoms mit Darstellung paraösophagealer Lymphknoten und der potenziellen Tumorinvasion in die Herzvorhöfe, großen Gefäße und Ösophagus steht derzeit noch auf dem Prüfstand. Unbestritten ist der Stellenwert der Skelettszintigraphie zum Nachweis von Knochenmetastasen bei Schmerzen, pathologischen Frakturen und auffallender Laborchemie (Hyperkalzämie, erhöhte Aktivität der alkalischen Phosphatase).
Große Erwartungen bei der Dignitätsbeurteilung eines peripheren Rundherdes bei Risikopatienten, beim mediastinalen Lymphknotenstaging und bei der Diagnostik des Lokalrezidivs werden an die Positronen-Emissions-Tomographie (PET) geknüpft, die Kombination dieses Verfahrens mit der integrierten Computertomographie führt zu einer weiteren signifikanten Steigerung der Genauigkeit ihrer Aussagen (Hellwig et al. 2000, Lardinois et al. 2003).

Bronchoskopie und Biopsieverfahren

Zweifelsfrei ist die **Bronchoskopie** mit der damit verbundenen Möglichkeit der zytologischen/histologischen Sicherung des Tumorgeschehens der wichtigste Schritt in der Diagnostik des Bronchialkarzinoms. Die Qualität der bronchoskopischen Tumordiagnostik hängt von der Größe und Lokalisation des Tumors, der Zahl und der Qualität der Biopsien, dem Geschick und der Erfahrung des Untersuchers und dem Wissen des Pathologen ab. Endobronchial erkennbare Veränderungen durch den Tumor finden sich in bis zu Dreiviertel der Fälle, wobei eine definitive Diagnose in bis zu 98 % mit Histologie oder Zytologie zu erwarten ist (Abb. 10.2-3).
Perthorakale Nadelbiopsieverfahren, zumeist unter CT-Kontrolle ausgeführt, sind nur dann zu empfehlen, wenn die Bronchoskopie nicht zur Diagnose geführt hat und keine chirurgischen Resektionsmaßnahmen vorgesehen sind. Ist eine Operationsindikation gegeben, würde der Eingriff auch bei negativem Biopsieergebnis durchgeführt werden, zusätzlich ist das Risiko einer Tumorverschleppung nicht sicher auszuschließen (Hix und Aaron 1990).

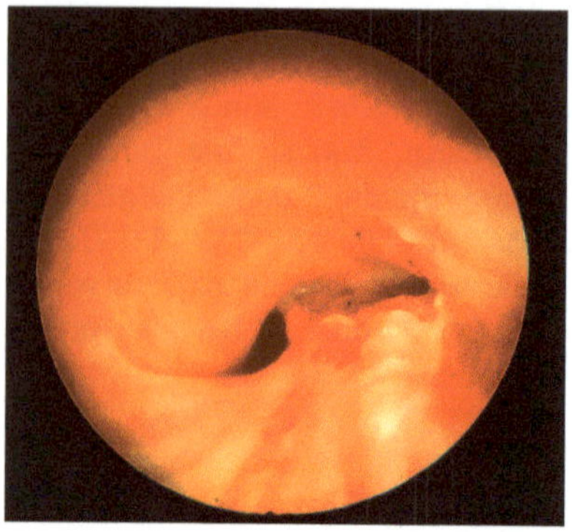

Abb. 10.2-3 Bronchoskopie: Bronchialkarzinom im rechten Stammbronchus. Histologie: Plattenepithelkarzinom. Typisch ist der Abbruch der Schleimhaut, die zusätzlich unregelmäßig aufgeworfen ist.

Für eine Empfehlung zur Durchführung der **Mediastinoskopie** gibt es derzeit keinen allgemeinen Konsens. Ihr Indikationsbereich ergibt sich für Patienten zum Ausschluss kontralateraler Lymphknotenmetastasen bei linksseitig geplanten Resektionsmaßnahmen und unklaren bildgebenden rechtsseitigen Befunden sowie für Patienten, die in neoadjuvanten komplexen Therapiekonzepten behandelt werden sollen und die in der Computertomographie über 1 cm im Durchmesser vergrößerte, mediastinale Lymphknoten zeigen.

Laboruntersuchungen

Spezifität und Sensitivität serologischer Tumormarker sind zu gering, als dass sie eine Unterscheidung zwischen klein- und nicht-kleinzelligem Bronchialkarzinom ermöglichen könnten. Ihre routinemäßige Analyse wird deshalb in der Primär- wie auch in der Rezidivdiagnostik des Bronchialkarzinoms nicht empfohlen.

Funktionsuntersuchungen

Funktionsuntersuchungen der Atmungsorgane und des Herzens dienen der präoperativen Abschätzung von Risiken bei geplanten lungenresezierenden Eingriffen. Die prognostisch bedeutsamste Größe ist dabei das Einsekundenvolumen bei forcierter Exspiration (FEV1). Vielfältige

Funktionsverfahren unter Ruhe- und Belastungsbedingungen kommen zum Einsatz (Spirometrie, Ganzkörperpletysmographie, Spiroergometrie, CO-Diffusionkapazitätsmessung, Blutgasanalysen, seitengetrennte Perfusionsszintigraphie), aus denen sich über Algorithmen patientenbezogene Resektionsrisiken errechnen (Thomas et al. 2000). Dass die Messergebnisse aus Funktionstests besonders in den Grenzbereichen nur als Entscheidungshilfen und nicht als starre Dogmen angesehen werden dürfen, muss betont werden.

10.2.7 Staging

Die in der Primärdiagnostik eingesetzten Untersuchungsverfahren zum Staging des Bronchialkarzinoms sind Grundlage zur Festlegung des individuell optimalen Therapiekonzeptes für den jeweiligen Patienten, und der Umfang dieser Untersuchungen orientiert sich an den individuell in Frage kommenden Therapieoptionen und dem dafür erforderlichen Maß zur exakten Stadienzuordnung (Tab. 10.2-3). Sowohl für kleinzellige als auch für nicht-kleinzellige Bronchialkarzinome wird die Stadieneinteilung nach dem Internationalen Staging-System (TNM-System) empfohlen (Mountain 1997).

Tab. 10.2-3 *Empfehlungen zum Primärstaging des Bronchialkarzinoms.*

Basisdiagnostik
Röntgenaufnahme der Thoraxorgane in 2 Ebenen
Spiral-CT (mit Kontrastmittel) des Thorax und des Oberbauches (Leber, Nebennieren)
Oberbauchsonographie
Bronchoskopie
Zytologie/Histologie der bronchoskopisch gewonnenen Proben
Erweiterte Diagnostik
Lungenfunktions- und Belastungstests (einschließlich Lungen-Perfusionsszintigraphie)
MRT des Thorax, ggf. der Wirbelsäule und des Schädels
PET
Knochenszintigraphie
Mediastinoskopie
Pleurapunktion, Thorakoskopie
Knochenmarkspunktion

10.2.8 Therapie

Neben der Histologie (Differenzierung in kleinzellige und nicht-kleinzellige Bronchialkarzinome) und der anatomischen Tumorausdehnung (Stadiendefinition) sind der Leistungsindex des Patienten (z. B. Karnofsky-Index) und der prätherapeutische Gewichtsverlust sowohl für die Prognose als auch für die individuelle therapeutische Entscheidung bedeutsam. Eingedenk der generell kritischen Prognose des Bronchialkarzinoms und der Tatsache, dass die meisten Patienten erst in fortgeschrittenen Krankheitsstadien den Arzt erreichen, bedarf es am Anfang der Behandlung nicht nur der Definition des Therapieziels, sondern auch der Beantwortung der Frage, welchen Benefit der Patient im Verhältnis zu den Nachteilen von der angestrebten Therapie hat. Und auch während der Behandlung muss gefragt werden, ob das Therapieziel noch erreichbar ist und welches die Gründe sind, die Therapie zu unterbrechen bzw. auch abzubrechen. Das offene Gespräch des Arztes mit dem Patienten über diese Fragen schafft erst die Voraussetzung, in Bezug auf den einzelnen Patienten mit seinen individuellen Bedürfnissen therapeutisch erfolgreich zu sein.

Therapie des kleinzelligen Bronchialkarzinoms

Die Chemotherapie ist die Basismaßnahme, ihre Rationale ist das rasche Tumorwachstum mit der Annahme einer sehr frühzeitigen Dissemination (Thomas et al. 2002). Lediglich in häufig nur zufällig entdeckten sehr frühen Tumorstadien (Stadium I und II, allerdings weniger als 10 % aller Fälle) wird eine Resektionstherapie empfohlen.

Bei fehlender extrathorakaler Metastasierung folgt der Chemotherapie die konsolidierende Strahlentherapie unter Einschluss von Primärtumor und mediastinalem sowie ggf. supraklavikulärem Lymphabflussgebiet. Wurde eine Vollremission erreicht, ergibt sich mit der adjuvanten Ganzschädelbestrahlung eine Senkung der Inzidenz von Hirnmetastasen und ein signifikanter Überlebensvorteil. Bereits bei Diagnosestellung zeigen zwei Drittel der Patienten mit kleinzelligem Bronchialkarzinom Fernmetastasen (Stadium IV = „extensive disease"). In diesen Fällen hat die Chemotherapie zwar keinen kurativen Ansatz, ist vielfach aber palliativ und symptomatisch sinnvoll.

Therapie des nicht-kleinzelligen Bronchialkarzinoms

Die chirurgische Therapie stellt als kuratives Verfahren das Vorgehen der Wahl für die Stadien I–IIIA dar, dies betrifft allerdings nur etwa 30 % der Patienten (Abb. 10.2-4) (Thomas et al. 2002). Chirurgische Standardverfahren sind Lobektomie, Pneumonektomie und organerhaltende Operationen (Manschettenresektion).

Die Strahlentherapie kann für die Patienten mit Stadium I und II, die wegen zumeist funktioneller kardiorespiratorischer Gründe oder fehlender Zustimmung nicht operiert werden können, ein kurativer Therapieansatz sein, die Ergebnisse der chirurgischen Therapie werden allerdings nicht erreicht. Ziele einer symptomatischen oder palliativen Strahlentherapie (ggf. auch intrakavitär in After-load-Technik) sind die Linderung von Krankheitssymptomen und die Beseitigung u.U. lebensbedrohlicher Situationen bei Stenosen der zentralen Atemwege, bei oberer venöser Einflussstauung, bei Plexusinfiltrationen, bei Kompression des Ösophagus sowie bei Hirn-, Haut- und Skelettmetastasen.

Die Chemotherapie (platinbasiert) allein und in Kombination mit der Strahlen- und chirurgischen Therapie (multimodale Therapieansätze) ist bei Patienten mit gutem Allgemeinzustand und primär inoperablen Stadium IIIB indiziert, für das Stadium IV wird die alleinige Chemotherapie empfohlen.

Symptomatische und palliative Therapie

Die Behandlungsmaßnahmen umfassen ein weites Feld : endobronchiale Lasertherapie, Endobrachyradiotherapie, Implantation tracheobronchialer Stents, Kontrolle maligner Pleuraergüsse, die Therapie extrathorakaler Metastasen und, für die Lebensqualität essenziell, die Kontrolle von Husten, Atemnot und Schmerzen (Deutsche Gesellschaft für Pneumologie 1998). Der Einsatz symptomatischer Therapie richtet sich nach dem individuellen Krankheitsverlauf.

Nachsorge

Nachsorge des Bronchialkarzinoms soll wirksame Lebenshilfe sein und nicht perfekte Organisation eines Krankheitszustandes. Sie ist primär eine Domäne des Hausarztes unter beratender Mitwirkung des Pneumologen. Art und Umfang der Nachsorge richten sich nach erfolgter Therapie, und sie bezieht sich nicht allein auf die Rezidiver-

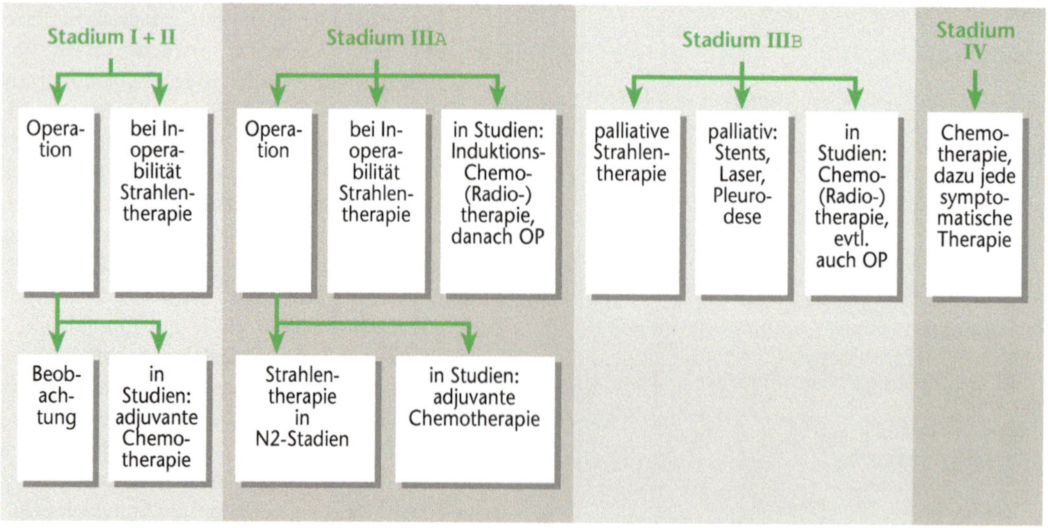

Abb. 10.2-4 Stadienabhängige Therapie des nicht-kleinzelligen Bronchialkarzinoms.

kennung, sondern auch auf die Palliation und die symptomatische Therapie des Krebsleidens sowie auf die funktionellen Folgen der Behandlung. Ein zeitlich vorgegebenes Raster (3–6 Monate) ist sinnvoll, zwingend ist die Kommunikation mit allen an der Betreuung Beteiligten.

Literatur

Boffetta P, Agudo A, Ahrens W et al.: Multicenter case-control study of exposure to environmental tobacco smoke and lung cancer in Europe. J Natl Cancer Inst 1998; 90:1440–1450.

Bromen K, Pohlabeln H, Jahn I, Ahrens W, Jöckel KH: Aggregation of lung cancer in families: result from a population-based case-control study in Germany. Am J Epidemiol 2000; 152:497–505.

Deutsche Gesellschaft für Pneumologie: Empfehlungen zur bronchoskopischen Behandlung tracheobronchialer Verschlüsse, Stenosen und muraler maligner Tumoren. Pneumologie 1998; 52:243–248.

Dresler CM, Gritz ER : Women and lung cancer: potential mechanisms of greater susceptibility to tobacco smoke. Eur Respir Mon 2003; 25:146–151.

Hellwig D, Ukena D, Paulsen F, Bamberg M, Kirsch CM: Metaanalyse zum Stellenwert der Positronen-Emissions-Tomographie mit F-18-Fluorodesoxyglukose (FDG-PET) bei Lungentumoren. Diskussionsbasis der deutschen Konsensus-Konferenz Onko-PET 2000. Pneumologie 2001; 55:367–77.

Hix WR, Aaron BL: Needle aspiration in lung cancer. Risk of tumor implantation. Chest 1990; 96:1539–1540.

Lardinois D, Weder W, Hany TF et al.: Staging of non-small-cell lung cancer with integrated positron-emission tomography and computed tomography. N Engl J Med 2003; 348:2500–2507.

Mountain C: Revisions in the international system for staging lung cancer. Chest 1997; 111:1710–1717.

Ooi W, Elston R, Chen V, Bailey-Wilson J, Rothschild H: Increase familial risk of lung cancer. J Natl Cancer Inst 1986; 76:217–222.

Parkin DM, Bray F, Ferlay J, Pisani P: Estimating the world cancer burden: Globocan 2000. Int J Cancer 2001; 94:153–156.

Peto R, Darby S, Deo H et al.: Smoking, smoking cessation and lung cancer in the UK since 1950: combination of national statistics with two case-control studies. BMJ 2000; 321:323–329.

Statisches Jahrbuch 2002 für die Bundesrepublik Deutschland. Metzler-Poeschel, 2002.

Thomas M, Baumann M, Deppermann M et al.: Empfehlungen zur Therapie des Bronchialkarzinoms. Gemeinsame Empfehlung der Deutschen Gesellschaft für Pneumologie (DGP), der Deutschen Gesellschaft für Radioonkologie (DEGRO), der Deutschen Gesellschaft für Thoraxchirurgie (DGT) und der Arbeitsgemeinschaft Internistische Onkologie in der Deutschen Krebsgesellschaft (AIO). Pneumologie 2002; 56:113–131.

Thomas M, Gatzemeier U, Goerg R, Matthiessen W, Morr H, Schönfeld N, Ukena D, Stamatis G: Empfehlungen zur Diagnostik des Bronchialkarzinoms. Deutsche Gesellschaft für Pneumologie. Pneumologie 2000; 54:361–371.

World Health Organization: Histological Typing of Lung and Pleural Tumors. 3nd ed., Geneva, 1999.

10.3 Kopf-Hals-Tumoren

Christian Popella, Susann Popella, Hiltrud Glanz

10.3.1 Epidemiologie und Lokalisation

Bei den Tumoren des Kopf-Hals-Bereiches nehmen die Plattenepithelkarzinome des oberen Aerodigestivtraktes eine bedeutende Stellung ein. Larynx- und Hypopharynxkarzinome treten immer noch am häufigsten auf, obwohl in den letzten Jahrzehnten die Oropharynx- und Mundhöhlenkarzinome an Bedeutung rasch zugenommen haben (Kleinsasser 1987). Die Karzinome der Mundhöhle und des Pharynx stehen weltweit mit 6 % an 6. Stelle aller Krebserkrankungen, bei Männern mit 7,9 % sogar an 4. Stelle nach Lunge, Magen und Kolon/Rektum (Naumann et al. 1992).

Neben den Kehlkopfkarzinomen ist kein anderes, nicht geschlechtsgebundenes Karzinom bekannt, bei dem eine so hohe Prädilektion für das männliche Geschlecht besteht. Das Geschlechterverhältnis männlich zu weiblich wird hier in der Litera-

tur mit 10–20:1 angegeben, wohingegen bei Mundhöhlen- und Pharynxkarzinomen das weibliche Geschlecht bei einem Verhältnis von 2:1 bereits deutlich häufiger betroffen ist (Naumann et al. 1992, Rudert et al. 1986).
Hinsichtlich des Lebensalters besteht bei den Patienten eine breite Streuung, der Altersgipfel liegt in der 6. und 7. Lebensdekade.
Innerhalb der einzelnen anatomischen Regionen gibt es bevorzugte Lokalisationen für die Tumorentstehung. In der Mundhöhle bilden sich Karzinome am häufigsten am Zungenrand und im Bereich des vorderen Mundbodens. Oropharynxkarzinome haben ihren Ursprung an Tonsille, weichem Gaumen und Zungengrund; Hypopharynxtumoren entstehen in der Regel im Sinus piriformis. Bei den Kehlkopfkarzinomen wird entsprechend dem Ursprungsort zwischen supraglottischen Tumoren (Epiglottis und Taschenfalten) und sog. glottischen Tumoren, ausgehend von den Stimmlippen, unterschieden.
Eine besondere Stellung nehmen die lymphoepithelialen Karzinome des Nasenrachens ein, die sich hinsichtlich Ätiologie und Therapie von den oben genannten Karzinomen unterscheiden.
Weitere Entstehungsorte maligner Tumoren sind die Speicheldrüsen und die Schleimhaut der Nasenhaupt- und -nebenhöhlen.
Neben der Lokalisation und Größe des Primärtumors ist die Frage der lymphogenen Metastasierung in die regionären Halslymphknoten von entscheidender Bedeutung für den Verlauf der Tumorerkrankung.

10.3.2 Risikofaktoren

Tabak und Alkohol

An erster Stelle der Ursachen für die Krebsentstehung der oberen Luft-und Speisewege sind die schleimhautschädigenden Substanzen Tabakrauch und Alkohol zu nennen, deren Konsum in den letzten Jahren deutlich zugenommen hat. Die krebserregende Wirkung von Tabakrauch beruht auf der Toxizität trizyklischer Kohlenwasserstoffe, die, durch AHH (Arylhydrokarbonhydroxylase) metabolisiert, karzinogen sind (Popella et al. 1999). Alkohol kann durch einen synergistischen Effekt diesen Prozess zusätzlich beeinflussen. Alkoholmissbrauch soll über eine Induktion von Cytochrom P_{450} eine Aktivierung von Prokarzinogenen zu Karzinogenen begünstigen. Zusätzlich verhindert eine alkoholtoxisch induzierte Lipomatose der Speicheldrüsen die Speichelflussrate und damit die Schutzfunktion von IgA und Lysozym.
Eine schlechte Mundhygiene verstärkt die Ablagerung der Schadstoffe und fördert damit den karzinogenen Induktionsmechanismus.
Ein weiterer Faktor ist die Reduktion der Abwehr durch Leberschädigung und Malabsorption.

Berufliche Exposition

Als weiteren Risikofaktor müssen beruflich bedingte Kanzerogenexpositionen genannt werden. Das berufsbezogene Krebsrisiko kann u.a. bedingt sein durch inhalative Stäube wie z.B. das Holzstaubkarzinom der Nasen- und Nasennebenhöhlenschleimhaut bei Schreinern, aber auch durch verschiedene organische und anorganische Chemikalien (Maier et al. 1990). Obwohl die Pathomechanismen nicht in jeder Einzelheit bekannt sind, sollte die Existenz solcher beruflicher Faktoren beachtet werden.
Das beruflich bedingte Krebsrisiko wird wahrscheinlich durch genetisch bedingte Wirtsfaktoren im Sinne eines synkanzerogenen Geschehens moduliert (Maier et al. 1999).

Genetische Risiken

Genetische Ursachen für die Malignomentstehung basieren auf einem Mehrstufenprozess zwischen Zelldysregulation und Proliferation. Dabei spielen Tumorsuppressoronkogene (p53) und Proliferationsmarker (Ki 67) sowie genetische Enzymdefekte (AHH, Glutathion-S-Transferase), die die Entgiftung potenzieller Karzinogene katalysieren, eine Rolle (Sommer und Olofsson 1997, Weber und Tannapfel 2002).
Das komplexe System der Immunabwehr, welches bei Patienten mit Karzinomen in seiner Reaktivität herabgesetzt ist, bestimmt zusätzlich die Prognose einer Erkrankung. Diese ist beispielsweise bei Patienten mit starker Senkung der T-Lymphozytenzahl erwiesenermaßen schlechter. Der Verlust zellulärer Kontrollmechanismen ermöglicht

onkogenen Viren, Transformationsproteine unkontrolliert zu exprimieren und Zellen zu transformieren. Ein solches onkogenes Potenzial besitzen beispielsweise Viren wie HPV und Herpes simplex.
Epstein-Barr-Virusinfektionen stehen in ursächlichem Zusammenhang zur Entstehung von Nasenrachenkarzinomen mit lymphoepithelialer Differenzierung.

10.3.3 Symptomatik und Diagnostik

Symptome

Bedingt durch den Sitz der **Tumoren in Mundhöhle und Pharynx** gehören Schluckbeschwerden mit begleitender Gewichtsabnahme zu den richtungsweisenden Symptomen. In fortgeschrittenen Stadien können die Neoplasien die Atemwege einengen und zu Luftnot mit Stridor führen. Kehlkopfkarzinome mit Lokalisation des Tumors auf den Stimmlippen werden häufig durch das Frühsymptom Heiserkeit auffällig und deshalb zeitiger therapiert. Daraus erklärt sich u.a. ihre vergleichsweise bessere Prognose.

Jede therapieresistente Heiserkeit, die länger als 3 Wochen besteht, sollte laryngoskopisch abgeklärt werden.

Tumoren der Nase verursachen meist eine Behinderung der Nasenatmung und Nasenbluten.
In einzelnen Fällen sind **vergrößerte Halslymphknoten** das Erstsymptom bei asymptomatischem Primärtumor. Sollte dieser auch im Rahmen des Stagings nicht gefunden werden, handelt es sich um ein sogenanntes **CUP-Syndrom (Carcinoma of Unknown Primary)**.

Diagnostik

Die Diagnostik umfasst einen kompletten HNO-ärztlichen Spiegelbefund einschließlich der Endoskopiebefunde mit starren und Fiberglasoptiken. Lokoregionäre Lymphknoten im Halsbereich werden palpatorisch und sonographisch (B-Scan) untersucht. Eine Feinnadelaspirationszytologie kann wertvolle Hinweise zur Dignitätsbestimmung vergrößerter Halslymphknoten liefern. Unerlässlich bleibt eine Panendoskopie, welche eine Untersuchung des gesamten oberen Aerodigestivtraktes in Narkose beinhaltet (Poppendieck 1987, Stöckli und Zimmermann 2000).

Die Panendoskopie dient der histologischen Sicherung und der Beurteilung von Größe und Infiltrationstiefe des Primärtumors sowie dem Ausschluss oder Nachweis von einem oder mehreren synchronen Mehrfachkarzinomen.

Zur Komplettierung des Stagings sind zusätzlich bildgebende Verfahren wie Computertomographie und ggf. Kernspintomographie hilfreich.
Die endgültige TNM-Klassifikation des Tumors ist Voraussetzung für die Planung der Behandlungsstrategie und lässt Aussagen über die Prognose zu.

10.3.4 Behandlungsmodalitäten

Die Therapie der Kopf-Hals-Tumoren basiert auf den drei Säulen Operation, Strahlentherapie und Chemotherapie, die teilweise als kombinierte Behandlungsform zum Einsatz kommen. Die alleinige Chemotherapie ist bisher nur in Palliativsituationen zur Reduktion inkurabler Karzinome indiziert. Die Wahl der geeigneten Therapieform hängt zum einen von Größe, Lokalisation und Differenzierungsgrad des Tumors ab und vom Vorhandensein von Metastasen. Zu berücksichtigen sind aber auch patientenbezogene Faktoren wie Alter, Komorbiditäten, Beruf und Einstellung des Patienten zur Behandlung, die nicht nur Aussicht auf Heilung verspricht, sondern auch Nebenwirkungen und mögliche Komplikationen mit sich bringen kann.
Aus diesem Grund sollten die etablierten und standardisierten Behandlungskonzepte immer individuell auf jeden Tumorpatienten abgestimmt werden.

Operative Verfahren

Da die Tumoren des Kopf-Hals-Bereiches meist Karzinome plattenepithelialer Herkunft sind, ist eine primäre operative Behandlung anzustreben, die in jedem Fall histologisch kontrolliert sein muss.

In **Mundhöhle und Oropharynx** können kleinere Tumoren durch lokale Exzisionen mit entsprechendem Sicherheitsabstand reseziert werden. Die Entfernung größerer Geschwülste kann mit Einbuße von Ästhetik und vor allem Funktion einhergehen, sodass rekonstruktive Maßnahmen erforderlich sind. Zur Deckung von großen Defekten eignen sich dabei gefäßgestielte Fernlappen z.B. aus dem Brustbereich aber auch mikrovaskulär anastomosierte Lappenplastiken vom Unterarm (Radialislappen) oder aus dem Jejunum. Dabei ist teilweise eine passagere Tracheotomie zur postoperativen Sicherung der Atemwege und Aspirationsprophylaxe notwendig.

Karzinome des Zungengrundes zeigen häufig eine flächenhafte Ausdehnung und sind auf Grund der unruhigen Oberfläche der Zunge schlecht abgrenzbar. Sofern eine komplette Resektionsmöglichkeit fraglich erscheint, sollte der primären Strahlentherapie der Vorzug gegeben werden.

Hypopharynxkarzinome des Sinus piriformis können heute teilweise endoskopisch und zumeist laserchirurgisch reseziert werden, sofern ihre oberflächliche Ausdehnung überschaubar ist und keine tiefe Infiltration vorliegt. Im Einzelfall kann eine Resektion über einen Zugang von außen (laterale Pharyngotomie) indiziert sein. Große Tumoren, die den Kehlkopf oder das Kehlkopfgerüst infiltrieren, lassen sich meist nur durch eine Hypopharynxresektion in Verbindung mit einer Entfernung des Kehlkopfs behandeln.

Mit der Entwicklung von Operationstechniken unter dem Gesichtspunkt der Funktionserhaltung sind auf dem Gebiet der Kehlkopfchirurgie in den letzten Jahrzehnten die größten Fortschritte zu verzeichnen. Durch die Einführung speziell konzipierter Laryngoskope können Karzinome der Tumorkategorien T1 bis T3 mikrochirurgisch und teilweise laserchirurgisch transoral operiert werden, sodass Teilresektionen von außen, sofern nicht eine Rekonstruktion der Stimmlippen gewünscht ist, oder totale Laryngektomien in diesen Stadien seltener durchgeführt werden müssen. Große Tumoren der Kategorie T4, die das Kehlkopfgerüst infiltrieren oder penetrieren, erfordern aber weiterhin meistens die totale Kehlkopfentfernung, die für den Patienten mit einem Verlust der Stimme und damit einer hohen psychosozialen Belastung verbunden ist. Die Stimmrehabilitation ist in verschiedener Hinsicht möglich (Ösophagusersatzsprache, tongenerierende Sprechhilfen), der Einsatz von Stimmprothesen als ösophago-trachealer Shunt hat sich vielerorts durchgesetzt und ermöglicht oft eine schnelle und befriedigende Rehabilitation.

Neben dem Primärtumor müssen die regionären Lymphabflussgebiete mit in die Therapie einbezogen werden. Die Halslymphknotenausräumung in Form einer Neck-dissection sollte in jedem Fall bei klinischem Verdacht auf Metastasen und bei großen Primärtumoren der Kategorie T3 und T4 durchgeführt werden.

Dabei hat man in den letzten Jahren die prophylaktischen radikalen Operationsmethoden mit nachfolgenden Funktionsstörungen wie Lähmung des N. accessorius verlassen und führt entsprechend den potenziellen Metastasierungswegen und dem präoperativ vermuteten Metastasierungsgrad **elektive, selektive und modifiziert radikale Lymphknotenausräumungen** der jeweiligen Halsregionen durch. Bei kleinen Tumoren der Kategorie T1 und T2 kann im Einzelfall auf eine Neck-dissection zugunsten einer sog. „wait and see"-Strategie verzichtet werden (Werner et al. 2002). Dies sollte jedoch nur unter Berücksichtigung des histologischen Gradings (hoch- und mittelgradig differenzierte Tumoren) und bei zuverlässigen Patienten erfolgen, bei welchen eine engmaschige Kontrolle gewährleistet ist. Eine Ausnahme bilden die Stimmlippenkarzinome, die in diesen Tumorstadien aufgrund des anatomisch bedingten geringen Lymphabflusses

nur selten metastasieren und dadurch eine besonders gute Prognose haben.
Innerhalb der letzten Jahre wurde auch vermehrt die Untersuchung des **Sentinel-Lymphknotens** (sog. Wächterlymphknoten) durchgeführt, die entscheiden soll, ob im einzelnen Fall eine komplette Neck-dissection im entsprechenden Lymphabflussgebiet notwendig ist oder ob eine „wait and see"-Strategie möglich ist, die eine Reduktion therapeutischer Nebenwirkungen bedeutet. Der Wert dieser Untersuchungsmethode ist jedoch für Kopf-Hals-Tumoren noch nicht gesichert.

Strahlentherapie

Die Strahlentherapie ist ein integraler Bestandteil in der Behandlung vom Malignomen im Kopf-Hals-Bereich.
Sie kann in kurativer Intention primär, d.h. als alleinige Behandlungsform oder adjuvant, postoperativ durchgeführt werden. Außerdem kann die Strahlentherapie eine palliative Therapieoption bieten, etwa bei reduziertem Karnowsky-Index, Polymorbidität, großem Tumorvolumen oder im Rezidivfall.
Bei der Primärtherapie sind zur Tumorvernichtung Dosen von 60–70 Gy erforderlich. Postoperativ liegt die Dosis nach histomorphologischem Befundstatus (R0-, R1-, R2-Resektion) zwischen 50 und 70 Gy.

Indikationen einer postoperativen Strahlentherapie sind Non-in-sano-Resektionen, ausgedehnte Primärtumoren (pT3/4) sowie Lymphknotenmetastasen.

Der Strahlenbehandlung geht eine schnittbildassoziierte dreidimensionale Bestrahlungsplanung mit exakter Zielvolumendefinition voraus.
Das Bestrahlungsvolumen umfasst in der Regel die Primärtumorregion und das korrespondierende Lymphabflussgebiet. Insgesamt ist ein Behandlungszeitraum von 5–7 Wochen anzusetzen.
Neben der **perkutanen Strahlentherapie** kann unter bestimmten Voraussetzungen auch eine **interstitielle oder intrakavitäre Brachytherapie** nach dem Afterloadingverfahren zum Einsatz kommen. Sie bietet sich an zur lokalen Dosisaufsättigung nach perkutaner Bestrahlung, als alleinige Therapieoption bei sehr kleinen Tumoren oder im Rezidivfalle.
Bei der primär strahlentherapeutischen Behandlung hat sich die **simultane Radiochemotherapie** mit Cisplatin ± 5-FU der alleinigen Bestrahlung hinsichtlich der Rezidivfreiheit und Überlebensrate als überlegen erwiesen (Brizel 1998, Wendt et al. 1998). Ein Therapievorteil hat sich auch für den Einsatz einer Hyperfraktionierung gezeigt. Unter der simultanen Therapie ist jedoch auch mit einer Erhöhung der Akutmorbidität zu rechnen.
Die **Nebenwirkungen** der Strahlentherapie sind sehr individuell und richten sich nach der Ausdehnung des Bestrahlungsfeldes. Am häufigsten treten Schluckbeschwerden im Gefolge einer radiogenen Mukositis auf. Diese erfordern oftmals eine großzügige Schmerzmedikation bis hin zum Einsatz von Opiaten. Eine zusätzliche Gewichtsabnahme der ohnehin oft kachektischen Patienten macht nicht selten eine parenterale Ernährung oder die Anlage einer PEG (perkutane endoskopische Gastrostomie) notwendig. Bei Schluckbeschwerden ist differenzialdiagnostisch auch an die Ausbildung eines Soor zu denken. Die Schleimhautreaktionen können sich unter dem Einfluss von Alkohol und Nikotin potenzieren, weshalb diese Noxen vermieden werden sollten. Eine sorgfältige Mundhygiene und regelmäßige Spülungen mit antiseptischer Lösung vermögen die Nebenwirkungen zu minimieren. Hautreaktionen vom leichten Erythem bis zu großflächigen Epitheliolysen gehören ebenfalls zu den möglichen Akutreaktionen. Spätfolgen können Mundtrockenheit sowie Fibrose der Halsweichteile in unterschiedlicher Ausdehnung sein. Mit einem vermehrten Auftreten von Karies infolge des veränderten Mundschleimhautmilieus muss gerechnet werden, ebenso steigt das Risiko einer Osteonekrose nach postradiogener Zahnsanierung, weshalb der Zahnstatus im Vorfeld kritisch betrachtet und saniert werden sollte.

10.3.5 Risiko von Mehrfachkarzinomen und Tumornachsorge

Innerhalb der letzten Jahre konnte nicht nur eine absolute Zunahme der Tumorinzidenz von Plattenepithelkarzinomen im Kopf-Hals-Bereich festgestellt werden, sondern auch ein Anstieg der Häufigkeit von Mehrfachkarzinomen. Wie in anderen Organsystemen findet man auch im oberen Aerodigestivtrakt Doppeltumoren, multizentrische Karzinome und Feldkanzerisierungen großer Schleimhautbezirke. Man unterscheidet dabei **synchrone** (zeitgleich aufgetretene) **und metachrone** (im zeitlichen Abstand aufgetretene) **Mehrfachtumoren.**

Das Mukosaepithel, das karzinogenen Stimuli ausgesetzt ist, reagiert nicht gleich, aber ähnlich. Dort, wo die Schleimhaut den Noxen maximal ausgesetzt ist, entsteht das Karzinom, aber auch das Nachbargewebe kann zu einem späteren Zeitpunkt neoplastisch transformieren (Andreasson et al. 1984). Die Inzidenz für die Entstehung eines Zweitkarzinoms wird in der Mundhöhle zwischen 8 % und 19 % und im Oropharynx von 10 % bis 35 % angegeben (Kleinsasser 1987, Popella et al. 1999, Schwager et al. 2000). Das Risiko, einen dritten oder vierten Tumor im Laufe des Lebens zu entwickeln, wird mit 5 % angegeben. Die Lokalisation des Zweittumors befindet sich überwiegend erneut in Mundhöhle, Pharynx und Larynx, aber auch in Ösophagus und Bronchialsystem (van Oijen et al. 2000). Die Prognose der Patienten mit Mehrfachkarzinomen wird als schlechter angesehen, insbesondere bei weiterer Exposition des Epithels durch kanzerogene Stoffe.

Ein fortgesetzter Konsum der Noxen nach erfolgreicher Therapie des Ersttumors vergrößert die Wahrscheinlichkeit des Zweittumors, bei Tabakabusus beispielsweise bis 40 %.

Die Problematik der Mehrfachkarzinome erfordert Konsequenzen im Umgang mit den Tumorpatienten. Im Rahmen des Stagings ist die o.g. prätherapeutische Panendoskopie obligat, zumal weder die Größe noch die Lokalisation des Primärtumors hilfreich bei der Einschätzung des Risikos für einen synchronen Zweittumor sind. Dessen frühzeitige Entdeckung erlaubt, alle therapeutischen Möglichkeiten auszuschöpfen, um beide Tumoren optimal behandeln zu können. Durch die verbesserten diagnostischen Verfahren wie Lupen- und Fiberglasendoskopie nimmt die Zahl der in frühen Stadien erkannten Tumoren mit verbesserten Therapieergebnissen und höhere Lebenserwartung zu, gleichzeitig steigt aber das Risiko, an einem Zweitkarzinom zu erkranken.

Eine regelmäßige onkologische Nachsorge ist unabdingbar und sollte bei Hochrisikopatienten lebenslang durchgeführt werden. Neben der Beurteilung der Schleimhäute der oberen Luft- und Speisewege sollten auch Röntgenaufnahmen des Thorax, Halssonographie und ggf. auch Kontroll-Panendoskopien in Narkose durchgeführt werden, um schwer einsehbare Areale zu kontrollieren.

Eine Aufforderung der Patienten zur Minimierung des Tabak- und Alkoholkonsums muss zunehmend in die Präventivmaßnahmen einbezogen werden.

Literatur

Andreasson A, Björlin G, Korsgard R, et al.: Karzinome und Leukoplakien im Mundhöhlenbereich im Verhältnis zu AHH-Induktion, Rauchen und Zahnstatus. HNO 1984; 32:112–114.

Brizel D: Radiotherapy and concurrent chemotherapy for the treatment of locally advanced head and neck squamous cell carcinoma. Seminars in Radiation Oncology 1998; 8: 237–246.

Kleinsasser O: Tumoren des Larynx und des Hypopharynx. Stuttgart: Thieme, 1987.

Maier H, de Vries N, Weidauer H: Beruf und Krebs im Bereich von Mundhöhle, Pharynx und Larynx. HNO 1990; 28:271–278.

Maier H, Tisch M: Beruf und Krebs im Kopf-Hals-Bereich. HNO 1999; 47:1025–1037.

Naumann H, Helms J, Herberhold C et al.: Oto-Rhino-Laryngologie in Klinik und Praxis. Bd. 2, S. 648, Thieme, 1992.

Popella C, Bödeker R, Glanz H, et al.: Mehrfachkarzinome im oberen Aerodigestivtrakt. Laryngo-Rhino-Otol. 1999; 78:671–678.

Poppendieck J: Zur Häufigkeit von Mehrfachtumoren im oberen Aerodigestivtrakt – Routinemäßige Panendoskopie? HNO 1987; 35: 19–23.

Rudert H, Neumann FW, Gremmel H: Die Behandlungsergebnisse von 197 Plattenepithelkarzinomen des Oropharynx. HNO 1986; 34:357–364.

Schwager K, Nebel A, Baier G, et al.: Das Auftreten von Zweitkarzinomen im oberen Aerodigestivtrakt bei unterschiedlichen Tumorlokalisationen und Altersgruppen. Laryngo-Rhino-Otol 2000; 79:599–603.

Sommer T, Olofsson J: Die Bedeutung von p53, PCNA und Ki-67 für die Prognose von Plattenepithelkarzinomen der Mundhöhle. Laryngo-Rhino-Otol.1997; 76:189–196.

Stöckli S, Zimmermann R: Wertigkeit der Panendoskopie in der Abklärung von Mundhöhlen-, Pharynx- und Larynxkarzinomen. Schweiz Med Wochenschr 2000;116:15–17.

van Oijen M, Leppers V, Straat F: The origins of multiple squamous cell carcinomas in the aerodigestive tract. Cancer 2000; 88:884–893.

Weber A, Tannapfel A: Prognosefaktoren bei Kopf-Hals-Karzinomen. HNO 2002; 50:35–42.

Wendt TG, Grabenbauer GG, Rödel CM et al.: Simultaneous radiochemotherapy versus radiotherapy alone in advanced head and neck cancer: a randomized multicenter study. J Clin Oncol 1998; 16:1318–1324.

Werner JA, Dünne A, Lippert B: Indikation zur Halsoperation bei nicht nachweisbaren Lymphknotenmetastasen. HNO 2002; 50:370–379.

10.4 Hauttumoren im Alter

Max Hundeiker

10.4.1 Einführung

Bei alten Menschen kommen mehr und teilweise andere Hauttumoren vor als bei jungen. Vor allem treten die meisten malignen Tumoren vorwiegend in der „zweiten Lebenshälfte“ auf, weil in längerer Zeit mehr tumorinduzierende und -promovierende Faktoren einwirken können und die „Latenzzeit“ der klinisch noch nicht sichtbaren Tumorentwicklung oft mehr als zwei Jahrzehnte dauert (Arnold et al. 2000, Breuninger und Garbe 2003, Hundeiker [1] 1997, Kaufmann et al. 2003). Manchmal folgt, wie bei Plattenepitheltumoren, eine Phase schon sichtbarer, noch nicht invasiver Veränderungen. Sie werden meist als Präkanzerosen bezeichnet. Zutreffender ist der Begriff In-situ-Tumoren. Diese Phase ist geprägt durch Widerstreit von Tumorzellwachstum und zellulärer Immunabwehr (Babilas et al. 2003, Hundeiker [1] 1997). Durchbrechen dieser entzündlichen Infiltrate, weniger der wenig hemmenden Basalmembranzone, markiert den Beginn invasiven Wachstums. Deshalb entwickelt sich dieses bei Immunsuppression jeder Ursache früher, auch im Lymphödem, in dem die Lymphozyten nicht vorankommen. Während bei einigen „bösartigen“ Tumoren wichtige Grundzüge der Entstehung und Entwicklung bereits relativ gut bekannt sind, weiß man von vielen „banalen“ gutartigen, alltäglich häufigen Veränderungen noch erstaunlich wenig.

Auf wenigen Druckseiten können hier nicht alle Tumoren aufgeführt oder gar abgebildet werden. Unser Ziel ist vielmehr, auf Möglichkeiten zur Erkennung häufiger oder gefährlicher Geschwülste hinzuweisen. Wegen ihrer sehr unterschiedlichen Wachstumseigenschaften wird nicht nach „gut- oder bösartigen“ Geschwülsten eingeteilt, sondern nach dem Ursprung, beginnend von der Oberfläche her. Angeschlossen sind einige Hinweise auf gut zugängliche Veröffentlichungen und Leitlinien.

Die Haut ist, anders als andere Organe, von außen sichtbar. Hinsehen und Fühlen sind deshalb die wichtigsten Mittel der **Früherkennung**. Schon die Feststellung, wo etwas ist, kann erste Hinweise geben: Viele Tumoren haben „Prädilektionsstellen“, teils wegen genetischer Voraussetzungen (z. B. dermale Zylindrome in der Kopfhaut), teils, weil dort am ehesten Erreger (z. B. Schlachterwarzen an den Händen), chemische (z. B. Raucherkrebs durch Teerbestandteile seitlich an der Unterlippe) oder physikalische Schäden einwirken (Babilas 2003). So findet man z. B. Ultraviolettlicht-induzierte Krebse symmetrisch an der Unterlippe, aber auch an Nasenrücken, Jochbein, Stirn, Ohrmuschelrand, Handrücken (Pfützner 2003). Induktions- und genetische Faktoren können einander überlagern. So werden Basaliome zwar durch UV-Schädigung der Haut induziert, aber ihre lokalisatorische Verteilung entspricht nicht dem örtlichen Ausmaß der UV-Exposition. Oberfläche und Farbe geben oft schon erste Hinweise auf den Ursprung der Geschwulst: z.B. raue Hyperkeratose bei epidermalen Veränderungen, glatte Oberfläche bei vorwiegend im Corium liegenden. Teleangiektasien weisen auf eine dünne Bindegewebslage zwischen Tumor und Epidermis hin. Rote Farbe lässt an Wucherungen oder Erweiterungen von Adern denken, bläuliche an tief liegende Gefäßerweiterungen, Extravasate oder Fremdkörper, gelbliche an Talgdrüsen, Lipidspeicherung oder Hornmassen, z.B. in Zysten, braune an Melanin oder an eisenhaltiges Pigment. Weich sind vielfach Tumoren des Fettgewebes. Hart sind solide Epithelmassen, druckschmerzhaft oft Tumoren der glatten Muskulatur, Glomangiome und ekkrine Spiradenome. Immer ist auch die richtig erhobene Anamnese wichtig. Am wichtigsten jedoch ist, Untätigkeit zu verhindern.

Nie darf mit Verweis auf das Alter, das den Erkrankten vielleicht Tumorfolgen nicht erleben ließe, eine einfache, wenig belastende Frühbehandlung versäumt werden, die ein höheres Risiko für später erspart.

10.4.2 Epitheliale Tumoren

Seborrhoische Keratosen (Basalzellpapillome, seborrhoische Warzen): Sie sind die weitaus häufigsten in der „zweiten Lebenshälfte" vorkommenden gutartigen Oberhautwucherungen (Haneke 2002, Hundeiker 1994, Hundeiker [1] 1997). Über Ursachen ist wenig bekannt (genetische Disposition, Auftreten bei in der Jugend sonnenexponierter Haut). Typisch sind wie „aufgeklebte" gelbliche bis bräunliche, meist flache Tumoren mit bröckeliger, fettig erscheinender Oberfläche. Darin werden beim „Kneifen" zwischen den Fingern unregelmäßige Falten und Spalten sichtbar. Histologisch wie makroskopisch werden mehrere Varianten unterschieden.
Wichtig sind einzelne Namen von Sonderformen: Stukkokeratose mit weißlichen oder gelblichen, leicht abblätternden Papeln in großer Zahl an Armen und Beinen, Dermatosis papulosa nigra mit zahlreichen kleinen, dunklen Papillomen im Gesicht bei farbigen Menschen mit teils afrikanischen Vorfahren, besonders in der Karibik. Als „Leser-Trelat-Syndrom" werden rasch zunehmende multiple seborrhoische Keratosen bei internen Tumoren angegeben. In Wirklichkeit treffen sie nur damit zusammen, weil sie selbst so häufig sind.
Bedeutend sind Basalzellpapillome als Differenzialdiagnose. Melanome sicher auszuschließen, ist auch bei heutiger Technik im Einzelfall oft schwieriger, als manche „Erfahrenen" wahrhaben möchten: im Zweifelsfall Exzision und Histologie! Perigenital können Basalzellpapillome imitiert werden durch die bowenoide Papulose. Behandelt wird in Anbetracht der Harmlosigkeit nur bei diagnostischen Zweifeln oder ästhetischer Beeinträchtigung. Am schonendsten und wegen der möglichen histologischen Diagnosekontrolle am sichersten ist in der Hand Geübter das Abtragen mit der Curette nach Einwirkung eines topischen Lokalanästhetikums unter Folienverband. Die früher häufige Blutstillung durch Ätzmittel ist wegen Narbenrisikos obsolet. Wo z.B. wegen Antikoagulation Blutung zu vermeiden ist, eignet sich Kryobehandlung. Fast gleich gut, aber teurer ist Laserablation.
Viruswarzen (Verrucae vulgares): Sie gelten als Krankheiten Jugendlicher. Man kann bei Schlachterwarzen verfolgen, dass durch spontane Immunisierung die Häufigkeit mit dem Alter zurückgeht. Jedoch nimmt der Befall bei solar veränderter Haut, bei alten Menschen sowie Immunsuppression wieder zu.
Plattenepithelkarzinome: Sie sind die häufigsten metastasierungsfähigen Oberhauttumoren; ihre Häufigkeit nimmt mit dem Alter zu. Ihre Verteilung folgt dem Ausmaß der Solarbelastung, denn an der äußeren Haut haben andere Ursachen als UV-Licht, wie z.B. ionisierende Strahlen, chemische Karzinogene aus Teeren (außer an der Unterlippe aus Tabakteer) und wahrscheinlich auch virale Noxen gegenwärtig keine gleich große Bedeutung. Dem entsprechend sind die wichtigsten In-situ-Veränderungen („Präkanzerosen") solare Keratosen.
Typisch sind anfangs multiple rötliche, raue, flache Stellen. Diese können manchmal noch durch entzündliche Spontanregression heilen, jedoch

kommen immer mehr neue dazu. In diesem Stadium ist effektive Therapie noch durch Oberflächenmethoden möglich: am schnellsten mit Kryobehandlung (Hundeiker, Sebastian et al. 2003), besonders beschwerdearm mit Solaraze oder (off label) Imiquimod, besonders aufwändig mit photodynamischer Therapie oder Laserablation. Erst bei fortgeschrittenem Wachstum treten dickere Keratosen oder Krusten auf. Mehrknotiges Tumorwachstum oder Ulzeration weist auf bereits invasives Wachstum hin. Für diese Fälle eignet sich in erster Linie die vollständige operative Entfernung, alternativ bei begrenzter Operabilität manchmal Weichstrahltherapie.

Keratoakanthome: Diese Tumoren sind von oberflächlichen Teilen der Haarfollikel in solar geschädigter Haut ausgehenden Plattenepithelwucherungen mit starker zentraler Verhornung. Deshalb bilden sie meist anfänglich harte, gelblich durchscheinende, von glatter Epidermis und Teleangiektasien bedeckte Knoten. Typisch sind im Vergleich zu Plattenepithelkarzinomen viel rascheres invasives Wachstum (Anamneseangabe: „Wochen"), später Stillstand und Spontanregression. Da man während der Wachstumsphase deren Ende und die bis dahin erreichte Zerstörung nicht voraussehen kann: Exzision. Bei Wachstumsstillstand sind jedoch keine Maßnahmen mehr sinnvoll. Für alle bisher propagierten konservativen Therapien fehlen reelle statistische Wirkungsbelege (Hundeiker [2] 1997).

Basalzellkarzinome (Basaliome): Sie sind bei hellhäutigen Europäern die häufigsten, mit dem Alter ständig zunehmenden, malignen Tumoren der Oberhaut (Biermann et al. 2000, Breuninger und Garbe 2003). Typisch sind unscheinbar, ohne erkennbare Vorstufen beginnendes, langsames, aber stetig zerstörendes Wachstum (Anamneseangabe: „Jahre"), normalerweise ausbleibende Metastasierung. Wichtige klinische Varianten: knotige Tumoren mit atrophischer Epidermisdecke und Teleangiektasien, ulzerierende Formen mit glänzendem Perlsaum am Rande, oberflächliche mit gleichartigem Saum, sklerosierende mit narbenähnlichem Aussehen. Therapie: Exzision, bei großen, sklerosierenden oder schlecht einzugrenzenden Tumoren unter mikroskopischer Kontrolle; sonst auch in der Hand geübter Therapeuten Kryo- und Weichstrahltherapie.

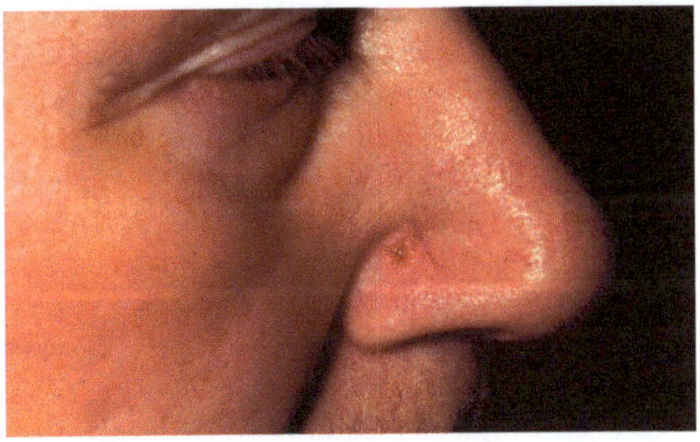

Abb. 10.4-1 Basalzellkarzinome (BCC) sind die häufigsten destruktiv wachsenden Tumoren hellhäutiger Menschen. Wichtigste auslösende Ursache ist chronische Schädigung der Haut durch Ultraviolettlicht. Die Lokalisations-Verteilung entspricht aber nicht den am stärksten sonnenexponierten Hautstellen. Bezogen auf die Fläche, ist besonders stark betroffen die Haut um den inneren Augenwinkel und die Nasen-Lippen-Falte. Wegen langsamen Wachstums ohne Beschwerden, suchen Patienten wegen dieser Tumoren oft erst spät den Arzt auf. Zum Beispiel war die abgebildete Geschwulst bei einem 62-jährigen Mann bereits seit 2 Jahren bemerkt worden. Typisch: Geschwür mit glänzendem „Perlsaum" in von glatter verdünnter Haut bedecktem flachen Knoten.

Naevobasaliom-Syndrom: Dieses Krankheitsbild ist selten, autosomal-dominant erblich mit multiplen Fehlbildungen (Erkennungsmerkmal: Hypertelorismus) und zeigt oft schon ein früh beginnendes Wachstum immer zahlreicherer, zunehmend zerstörerisch wachsender Basaliome. Im Alter werden neben Kryobehandlung beginnender Läsionen immer mehr und größere Operationen nötig. Aufgrund langer Beobachtung vieler Patienten erscheint eine Warnung vor dem Glauben an Manifestationsprävention durch systemische Behandlung, z. B. mit Retinoiden, nötig.

Trichoblastome: Sie werden vielfach von den Basaliomen wegen histologisch haarbulbusähnlicher Differenzierung abgegrenzt und oft als gutartig dargestellt. Das bestätigt sich bei längerer Kontrolle nicht, Exzision ist zweckmäßig.

Trichoepitheliome: Hierbei handelt es sich um basaliomähnliche, langsam wachsende, derbe, gelblich-bräunliche Knötchen und Knoten vorwiegend im Gesicht, besonders entlang der Nasolabialfalte und um die Augen. Sie nehmen vom frühen Erwachsenenalter an ständig an Zahl und Größe zu. Dadurch wirken sie entstellend. Auch entwickeln sich mit der Zeit invasive Tumoren. Diese sind von gewöhnlichen Basalzellkarzinomen nicht mehr zu unterscheiden. Beides wird verhindert, indem man immer wieder neue noch kleine Knötchen exzidiert. Manchmal kommen ergänzend Kryo- und Laserbehandlung hinzu. Die multiplen Tumoren mit Differenzierung in Richtung auf Haarfollikel kommen dominant erblich vor (Trichoepitheliom-Syndrom Jarisch-Brooke).

Zylindrome (Spiegler-Tumoren): Sie zeigen sich als derbe kutane Knoten, bräunlich, von Teleangiektasien überzogen, meist multipel, vorwiegend am Kopf, mit dem Alter langsam an Zahl und Größe zunehmend. Sie wachsen vereinzelt zu entstellenden Massen an („Turban-Tumoren"). Selten kommt auch zerstörendes basaliomähnliches Wachstum vor. Beides wird verhindert durch wiederholte Exzision oder u.U. Kryobehandlung auftretender noch kleiner Knoten. Die multiplen Tumoren sind dominant erblich, manchmal mit dem Trichoepitheliom-Syndrom kombiniert („Phakomatose Brooke-Spiegler).

Zysten: Sie werden nach ihrem Aufbau eingeteilt. Die meisten stammen von Haarbälgen ab und bilden weiche, gelbliche Knoten. Tricholemm-Zysten findet man vor allem am Kopf. Ihre Wand besteht aus Plattenepithel mit tricholemmaler Verhornung. Ihr Inhalt ist Hornbrei („Talgzysten" gibt es nicht). Epidermoidzysten, vorwiegend am Rumpf, haben eine Wand aus oberflächenmäßig verhornendem Epithel. Auch die „Sebocystomatosis scroti s. vulvae" ist im Alter häufig. Andere Zystenformen sind selten. Alle werden nur exzidiert, wenn sie ästhetisch beeinträchtigend wirken.

10.4.3 Pigmentzelltumoren

Nävuszellnävi entstehen meist in der Jugend und verlieren im Alter ihr Pigment. Oft bleiben nur bindegewebige Knötchen übrig. Neue Anfangsstadien entstehen auch später, bleiben aber meist auf der Stufe „nävoider Lentigines" stehen und werden nicht exophytisch.

Lentigines solares: Sie sind in verwitterter Haut auftretende unregelmäßige Pigmentflecken. Ihre Bedeutung liegt in der Unterscheidung von der Lentigo maligna (Hundeiker [1] 1997).

Maligne Melanome: Sie sind häufigste Todesursache unter den Hautkrankheiten. Bei der Früherkennung helfen die Merkmale „FFF" (Flächenwachstum, Farb-Unregelmäßigwerden, Form-Unregelmäßigwerden) (Arnold et al. 2000). Die verbreitete „ABCD-Regel" hat wegen des Merkmals D (Durchmesser) zu viel Risiko, bereits invasive Melanome zu übersehen. Der subjektive Eindruck Betroffener, dass ein „Fleck" in der Fläche gewachsen sei, ist statistisch ein starkes Verdachtsmerkmal. Melanome treten in verschiedenen Typen auf:

1. Lentigo-maligna-Melanom (LMM), das typische „Altersmelanom": Typisch sind präinvasive makuläre ungleichmäßig pigmentierte ungleichmäßig begrenzte Anfangsstadien (LM).
2. Superfiziell spreitendes Melanom (SSM), ebenfalls flächenhaft beginnend, aber mit beetartiger Verdickung der infiltrierten Epidermis und einer Stufe am Rande.
3. Primär noduläres Melanom (NM), von Beginn an knotig invasiv.
4. Akrolentiginöses Melanom (ALM), makulär unter dicken Hornschichten der Sohlen, der Hände oder subungual. Besonders an der Großzehe ist die Differenzialdiagnose gegen ein subunguales Hämatom wichtig.
5. Nicht klassierbare Melanome (UCM), häufig bei Nävusdysplasie.

Die Diagnosesicherung soll durch vollständige Exzision mit korrekter histologischer Aufarbeitung erfolgen, die Behandlung in dermatologischen Zentren nach jeweils aktualisierten Leitlinien (Kaufmann et al. 2003).

10.4.4 Neuroendokrine Karzinome

Merkelzellkarzinome der Haut sind selten. Sie sind hochmaligne und treten meist in hohem Alter auf (Mittelwert 69, Median 72 Jahre), in 52 % an Kopf und Hals, in 26 % an den oberen, in 15 an den unteren und nur in 7 am Rumpf. Die klinischen Befunde sind uncharakteristisch. Die Diagnose gelingt meist erst histologisch und immunhistologisch. Therapeutisch sind mikroskopisch kontrollierte Exzisionen am aussichtsreichsten. Verschiedentlich propagierte definierte Abstände und zusätzliche Bestrahlungen sind bisher nicht genug zahlenmäßig fundiert (Hundeiker et al. 2003).

10.4.5 Tumoren peripherer Nerven

Neurome im Alter sind meist traumatisch bedingt. Sie entwickeln sich als unscharf begrenzte, spontan oder auf Druck schmerzende Knoten. Rezidive nach Exzision sind möglich.

Neurofibrome bei Recklinghausenscher Krankheit (NF1) nehmen mit dem Alter zu. Stets ist die Diagnose schon bekannt und störende Knoten werden regelmäßig entfernt.

10.4.6 Tumoren des Bindegewebes

Gestielte Fibrome: Unter dieser Bezeichnung werden verschiedene harmlose Veränderungen zusammengefasst: Varianten kleiner fibrosierender, papillär gestielt gewachsener Nävuszellnävi und kleiner Basalzellpapillome mit gestielt exophytischem Wachstum (beide besonders an Hals, Achseln und Leisten) und wenige rein bindegewebige Knoten.

Histiocytome (Dermatofibrome): Sie sind harmlos und in jedem Alter häufig. Sie treten vor allem an Stellen früherer Mückenstiche an Armen, Beinen und Oberkörper auf. Typisch sind bräunliche, derbe, anfangs wachsende, manchmal juckende Knötchen oder Knoten. Später werden sie hautfarben und kleiner. Exzision lohnt nur bei diagnostischen Zweifeln.

Maligne fibröse Histiocytome: Diese seltenen Bindegewebstumoren beginnen mit uncharakteristischen derben Einzelknoten. Mikroskopisch kontrollierte Exzision ist notwendig.

Atypische Fibroxanthome: Sie treten einzeln in solar geschädigter Haut auf. Histologisch wurden sie früher als maligne Bindegewebstumoren der Dermis angesehen. Sie rezidivieren nach bloßer Exzision in toto kaum jemals.

Fibrosarkome: Im Unterschied zum weitgehend auf jüngere Altersklassen beschränkten Dermatofibrosarcoma protuberans sind sie selten. Typische klinische Merkmale fehlen. Die Tumoren werden mikroskopisch kontrolliert operativ entfernt (Breuninger 2003).

10.4.7 Tumoren der Gefäße

Venous lakes: Damit werden wenige millimetergroße, bläulichrote, weiche, ausdrückbare Knötchen in solar geschädigter Haut, vor allem im Gesicht, bezeichnet. An den Lippen heißen sie Pasini-Ektasien. Zugrunde liegen Ektasien postkapillärer Gefäße. Sie sind harmlos, aber manchmal ästhetisch beeinträchtigend. Zweckmäßig ist Veröden mit Kryosonde oder Gefäßlaser.

Tardive (senile) Angiome: In der Jugend sind sie selten, aber bei der Mehrzahl aller über 50-Jährigen multipel vorhanden, meist am Rumpf (Goldann et al. 1992). Sie sind echte Angiome mit kapillärer Wachstumsphase, später Stillstand, kavernöser Umwandlung, Persistenz. Behandlung lohnt bei ästhetischer Beeinträchtigung, z.B. im Ausschnitt, durch Veröden mit einem Gefäßlaser.

Kaposi-Sarkome: Sie sind eine Krankheitsgruppe mit gemeinsamen Ursachenfaktoren, wie vorausgegangene HHV8-Infektion und relative Immundefizienz, die beim „klassischen" Typ altersbedingt sein kann. Dieser Typ befällt alte, vorwiegend männliche Patienten, meist zuerst an den Extremitäten mit blaurötlichen Knoten und Plaques. Der Verlauf ist langsam und die Krankheit ist fast nie Todesursache. Von vielen Behandlungsmodalitäten werden deshalb vor allem wenig belastende eingesetzt (Schöfer 2003). Meist sind neue Hautinfiltrate durch Kryobehandlung rasch zur Rückbildung zu bringen.

Angiosarkome im Lymphödem (Stewart-Treves): Meist am gestauten Arm nach lange zurückliegender Behandlung von Mammakarzinomen beginnen diese Gefäßveränderungen mit schwer erkennbaren kutanen Infiltraten. Sie sind bei Diagnose meist schon für örtliche Behandlungsmaßnahmen zu weit fortgeschritten.

Multizentrische Kopfhaut-Endotheliome: Sie treten in solar geschädigter Haut alter Menschen auf, anfangs mit roten Flecken, später als zerfallende nekrotische Massen. Eine multizentrische Entwicklung ist möglicherweise vorgetäuscht durch häufige Nichterkennung ausgedehnter unauffälliger Initialbefunde in den Kapillaren der Dermis. Operative und medikamentöse Therapie haben bisher den Tod in Tumorkachexie meist wenig hinausgeschoben. Einzelne Langzeitremissionen wurden erreicht nach Röntgenweichstrahl- und Kryotherapie.

10.4.8 Tumoren des Immunsystems

Lymphozytome: Es handelt sich um durch Borrelien aus Arthropodenbissen verursachte benigne knotige kutane Lymphozyteninfiltrate, besonders an Ohren und Gesicht (Haneke 2002).
Kutane Lymphome: Diese treten an der Haut in verschiedenen Formen auf (Dummer 2003). Am häufigsten ist im Alter die Mykosis fungoides, ein T-Zell-Lymphom (CTCL) mit zunächst ekzemähnlichen Veränderungen, später plaqueartigen Hautinfiltraten, nach Jahren Manifestationen in Lymphknoten und inneren Organen. Man kann mit Überlebenszeiten von 10–20 Jahren rechnen. Deshalb ist jede systemische Therapie kritisch anzuwenden.

Literatur

Arnold A, Bieß B, Lippold A, Hundeiker M: Invasives Wachstum bei Melanomen mit geringer Flächenausdehnung. Z Hautkr 2000; 75: 338–344.

Babilas P, Landthaler M, Szeimies RM: Die aktinische Keratose. Hautarzt 2003; 54: 551–562.

Biermann H, Lippold A, Hundeiker M: Lokalisationsverteilung der Basaliome in Deutschland 1927–1999. Z Hautkr 2000; 75: 91–96.

Breuninger H, Garbe C: Basalzellkarzinom der Haut. In: Korting HC, Callies R, Reusch M, Schlaeger M, Sterry W (Hrsg.): Dermatologische Qualitätssicherung. Leitlinien und Empfehlungen. 3. Aufl., S. 161–164. W Zuckschwerdt, München, 2003.

Breuninger W, Garbe C: Plattenepithelkarzinom der Haut. In: Korting HC, Callies R, Reusch M, Schlaeger M, Sterry W (Hrsg.): Dermatologische Qualitätssicherung. Leitlinien und Empfehlungen. 3. Aufl., S. 165–169. W. Zuckschwerdt: München, 2003.

Breuninger H: Dermatofibrosarcoma protuberans. In: Korting HC, Callies R, Reusch M, Schlaeger M, Sterry W (Hrsg.): Dermatologische Qualitätssicherung. Leitlinien und Empfehlungen. 3. Aufl., S. 190–192. W Zuckschwerdt: München, 2003.

Dummer H: Maligne Lymphome. In Korting HC, Callies R, Reusch M, Schlaeger M, Sterry W (Hrsg.): Dermatologische Qualitätssicherung. Leitlinien und Empfehlungen. 3. Aufl., S. 193–200. W. Zuckschwerdt: München, 2003.

Goldann G, Smolin T, Lippold A, Hundeiker M: Tardive (senile) Angiome. Z Hautkr 1992; 67: 718–720.

Haneke E: Benigne Hauttumoren im Alter. In: Hornstein OP (Hrsg.): Hautkrankheiten und Hautpflege im Alter. S. 367–380. Wissenschaftliche Verlagsges.: Stuttgart, 2002.

Haneke E: Maligne Hauttumoren im Alter. In: Hornstein OP (Hrsg.): Hautkrankheiten und Hautpflege im Alter. S. 381–397. Wissenschaftliche Verlagsges.: Stuttgart, 2002.

Hundeiker M: Benigne Tumoren der Haut im Alter. In: Platt D (Hrsg.): Handbuch der Gerontologie. Bd. 7, S. 213–236. G Fischer: Stuttgart-New York, 1994.

Hundeiker M (1): Benigne Tumoren. In: Platt D (Hrsg.): Altersmedizin. S. 812–840. Schattauer: Stuttgart, 1997.

Hundeiker M (2): Klinik und Histologie der epithelialen Präkanzerosen. In: Garbe C, Dummer E, Kaufmann R, Tilgen W (Hrsg.): Dermatologische Onkologie. S. 77–97. Springer: Berlin- Heidelberg- New York, 1997.

Hundeiker M: Was ist ein Hämangiom, was eine Malformation? Dtsch. Ges. f. Chirurgie, 118. Tagung, München, 1.-5. Mai 2001. In: Schönleben K, Hartel W (Hrsg.): Tagungsbericht, S. 439–442. Springer: Berlin-Heidelberg-New York, 2001.

Hundeiker M, Sebastian G, Bassukas ID, Ernst K: Kryotherapie in der Dermatologie. JDDG 2003; 1: 322–327.

Hundeiker M, Alberty U, Lippold A: Merkelzell-Karzinome der Haut. Bericht über 102 untersuchte Patienten. In Müller RPA (Hrsg.): Fortschritte der operativen und onkologischen Dermatologie, Bd. 19, S. 57–61. CongressCompact: Berlin, 2003.

Kaufmann R, Tilgen W, Garbe C: Malignes Melanom der Haut. In: Korting HC, Callies R, Reusch M, Schlaeger M, Sterry W (Hrsg.): Dermatologische Qualitätssicherung. Leitlinien und Empfehlungen. 3. Aufl., S. 170–174. W. Zuckschwerdt: München, 2003.

Pfützner W: Karzinogenese: Gestörte Kontrollsysteme und Optionen für die molekulare Therapie. JDDG 2003; 1: 444–449.

Rompel R, Petres J: Maligne Tumoren der Haut. In: Platt D (Hrsg.): Altersmedizin. S. 841–879. Schattauer: Stuttgart, 1997.

Schöfer H: Kaposi-Sarkom. In: Korting HC, Callies R, Reusch M, Schlaeger M, Sterry W: Dermatologische Qualitätssicherung. Leitlinien und Empfehlungen. S. 180–189. W. Zuckschwerdt: München, 2003.

10.5 Gynäkomastie und das Mammakarzinom des Mannes

Gerhard Schreiber

10.5.1 Definition und Häufigkeiten

An der Brustdrüse des Mannes sind qualitative und quantitative Veränderungen zu beobachten, die als Symptome Monitorfunktion für eine Reihe von Erkrankungen besitzen können. Der Organkomplex umfasst die pigmentierte Brustwarze mit freien Talgdrüsen, den pigmentierten und behaarten Warzenhof mit apokrinen Drüsen sowie den Drüsenkörper, der in den verschiedenen Altersabschnitten hormonell gesteuert Wachstums- und Ruhephasen unterliegt.

Die Vergrößerung wird als Gynäkomastie bezeichnet und in eine echte (ein- oder beidseitige, teils dolente Vermehrung des Drüsengewebes) und eine unechte (Pseudogynäkomastie durch Vermehrung des Fettanteils = Lipomastie oder einen benignen Tumor) unterteilt. Häufigkeitsangaben differieren stark, möglicherweise vor dem Hintergrund methodischer Probleme in der Erfassung und Klassifikation (Tab. 10.5-1).

Tab. 10.5-1 *Klassifikation der Gynäkomastie (modifiziert nach: Kauf 1998).*

Hall 1959	
Grad I	klinisch nur palpatorisch feststellbare Vergrößerung des Drüsenkörpers
Grad II	bereits inspektorisch feststellbare Vergrößerung
Grad III	entspricht weiblicher Mamma
Tanner 1986	
B1	kein Drüsenkörper tastbar
B2	Warzenhof vergrößert, Drüse vorgewölbt
B3	Drüsenkörper größer als Warzenhof
B4	solider Drüsenkörper
B5	entspricht weiblicher Brust

Seibel et al. legen zur Objektivierung einer Gynäkomastie folgende Maße zugrunde: horizontale Hautfalte unter Einschluss der Brustwarze von 2 cm (bei adipösen Männern 3 cm) oder Durchmesser des Brustwarzenhofes über 3 cm; diese Werte sind allerdings nicht altersdifferenziert.

Im Neugeborenenalter findet man in bis zu 90 % eine Gynäkomastie (Kauf 1998). In der Pubertät wird sie mit 40–70 % veranschlagt. In der erwachsenen Normalpopulation wird das Vorkommen von 30–40 % eher geringer Befunde und im Senium von ca. 50 % überwiegend Pseudogynäkomastien mitgeteilt. Überzählige Mamillen und Drüsenkörper werden als Polythelie bzw. Polymastie bezeichnet. Liegen sie auf der sog. Milchleiste, dem embryonalen Entstehungsort, werden sie als akzessorisches dem versprengten aberrierenden Brustgewebe gegenübergestellt. Diese Fehlbildungen bestehen in 1–2 % bei beiden Geschlechtern (Bork 1995).

Das **Mammakarzinom des Mannes** ist dagegen selten mit 0,2 % aller bösartigen Tumoren des Mannes bzw. 1:100 Brustkrebsfälle der Frau. Die Inzidenz steigt mit dem Alter, das mediane Erkrankungsalter liegt bei 61–65 Jahren, etwa 10 Jahre später als bei der Frau.

10.5.2 Ursachen

Die **Gynäkomastie** ist in bestimmten Lebensabschnitten physiologisch. Pathologische Formen haben vordergründig endokrine Ursachen, wobei hormonelle Imbalancen mit einem Östrogen-Exzess differenzialdiagnostisch berücksichtigt werden müssen (Tab. 10.5-2). Darüber hinaus können lokale Faktoren (hypersensitives Brustgewebe) angenommen werden. Als weitere Ursachen kommen eine Reihe von Allgemeinerkrankungen und endokrinologische Erkrankungen in Betracht. Zahlreiche Medikamente werden mit einer Gynäkomastie in Verbindung gebracht. Zu den relevanten Drogen werden Alkohol, Heroin, Marihuana gezählt.

In der Ätiologie des **Mammakarzinoms** wird ebenfalls eine direkte oder indirekte Erhöhung der Östrogen-Testosteron-Ratio diskutiert. Darüber hinaus soll die Exposition gegenüber verschiedenen Noxen (Hitze, ionisierende Strahlen, Medikamente) eine Rolle spielen. Während die Adipositas einen Risikofaktor für den männlichen Brustkrebs darstellt, scheint dies für die Gynäkomastie nicht zuzutreffen. Der Karyotyp 47,XXY sowie Keimbahnmutationen in den Mismatch-Repair-Genen, im BRCA1, besonders im BRCA2, aber auch im PTEN und im Androgenrezeptor-Gen sind mit dem Mammakarzinom des Mannes assoziiert (Übersicht bei Backe 2002).

10.5.3 Differenzialdiagnosen

Klinisch imponiert die Gynäkomastie als meist beidseitige Vergrößerung der Brustwarze und des Warzenhofes einschließlich eines in Strängen tastbaren z. T. dolenten Drüsenkörpers (Abb. 10.5-1). Abzugrenzen sind hiervon Fibrosen, Zysten, Entzündungsreaktionen, Traumen mit Hämatombildung sowie venöse oder lymphatische Abfluss-

Tab. 10.5-2 *Pathophysiologie der Gynäkomastie (modifiziert nach Bullmann und Jockenhövel 1998).*

Physiologisch	
Neugeborenen-Gynäkomastie Pubertäts-Gynäkomastie im Senium	
Pathologisch	
Vermehrte Östrogenwirkung	Aromatisierung von Präkursoren (z. B. bei Übergewicht) Verdrängung aus SHBG-Bindung* (z. B. unter Ketokonazol) vermehrte Synthese (testikuläre oder adrenale Tumoren) vermehrte Aufnahme (fetoplazentar, äußerliche Anwendung, berufliche Exposition)
Verminderte Androgenwirkung	erniedrigte freie Androgene (Leydig-Zell-Insuffizienz, erhöhter Metabolismus, SHBG-Bindung) verminderte Bindung an/Verdrängung vom Androgenrezeptor (z. B. durch Sprironolakton) angeborener Androgenrezeptordefekt
Hypersensitives Brustgewebe	
Weitere Ursachen	Allgemeinerkrankungen (Niereninsuffizienz, Leberzirrhose, Fehlernährung, AIDS) endokrinologische Erkrankungen (Hyperprolaktinämie, Hyperthyreose) Medikamente: Antibiotika / Antimykotika (Ketokonazol), Chemotherapeutika (Alkylanzien, Methotrexat, Vinca-Alkaloide), Histamin-2-Blocker (Cimetidin, Ranitidin), Kardiaka / Aldosteron-Antagonisten (Digitoxin, Spironolacton), Psychopharmaka (Haloperidol, Phenothiazine, Antidepressiva), Sonstige (Phenytoin, Anabolika, Antiandrogene)

*SHBG = sexualhormonbindendes Globulin

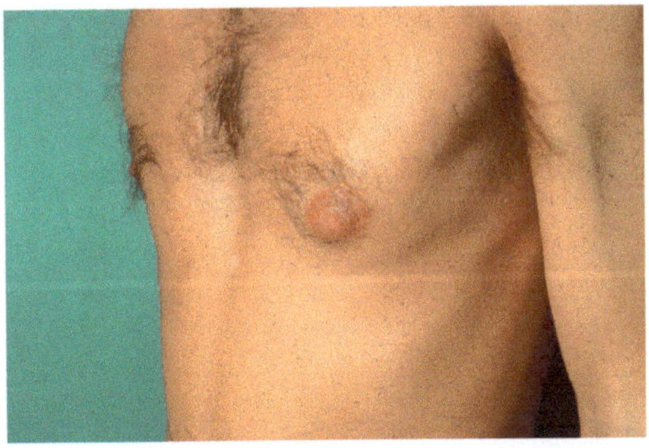

Abb. 10.5-1 Symptomatische Gynäkomastie. 37-jähriger Patient. Testosteron, SHBG und PRL unauffällig, Östradiol leicht erhöht, LH und FSH erniedrigt. HCG mit 550 000 IU/l stark erhöht, AFP unauffällig. Hodensonografie: dringender Tumorverdacht. Histologisch nichtseminomatöses Hodenkarzinom. Rö.-Thorax: multiple Metastasen.

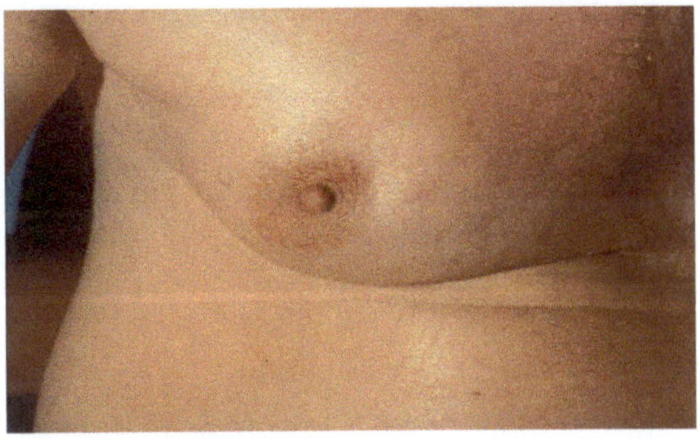

Abb. 10.5-2 Mammakarzinom. 43-jähriger Patient. Einseitiger, ca. 4 cm großer, indolenter, derber Knoten im Brustdrüsenkörper, mamilläre Retraktionen, axilläre Lymphknotenbeteiligung. Histologie: Mittelgradig differenziertes duktales Karzinom.

störungen z.B. bei Bronchial-, Ösophagus-, Schilddrüsenkarzinomen, retrosternaler Struma und malignen Lymphomen (Bork 1995, Schürmeyer et al. 1997).

Die wichtigste Differenzialdiagnose einer Gynäkomastie, insbesondere bei der einseitigen Lokalisation, ist das Mammakarzinom. Der oft erst im fortgeschrittenen Stadium festgestellte Tumor geht mit einem derben, meist schmerzlosen, subareolären Infiltrat einher. Einbeziehung der Haut führt zu Retraktionen und dem Apfelsinenschalenphänomen, später treten ulzerierende Knoten auf. Eine häufige serosanguinöse Sekretion aus der Mamille muss an eine maligne Neoplasie denken lassen. Bei Diagnosestellung ist oft bereits eine axilläre Lymphknotenschwellung nachweisbar (Abb. 10.5-2).

10.5.4 Diagnostisches Vorgehen

Das diagnostische Vorgehen bei Gynäkomastie sollte individuell nach der speziellen Anamnese und richtungsweisenden Befunden abgestimmt werden (Tab. 10.5-3). Eine schmerzfreie, länger bestehende, eher als Zufallsbefund entdeckte Gynäkomastie, evtl. im typischen Altersabschnitt, macht eine intensive Diagnostik nicht zwingend erforderlich. Etwa 50 % der Fälle bleiben ursächlich ungeklärt (idiopathische Gynäkomastie).

Die **Anamnese** ist auf Beginn und Verlauf des Beschwerdebildes einschließlich der Symptome eines Androgenmangels sowie Abhängigkeiten von anderen Krankheitsbildern (z.B. externe Anwendung von östrogenhaltigen Haarwässern) gerichtet. Rasches Auftreten spricht für, langes Bestehen gegen einen Tumor.

Die **klinische Untersuchung** schließt neben dem Allgemeinstatus den exakten Lokalbefund ein. Die Größenklassifizierung des Drüsenkörpers ist einer Verlaufsbeurteilung dienlich. Akzessorisches und aberrierendes Brustdrüsengewebe können Hinweis auf eine Reihe von gleichzeitigen Nierenerkrankungen sein. Die Genitaluntersuchung soll einen (hormonaktiven) Hodentumor ausschließen.

Die **Labordiagnostik** umfasst endokrinologische Befunde, zusätzlich Leberwerte und bei Verdacht Tumormarker, Chromosomenanalyse bzw. HIV-Serologie.

In der **bildgebenden Diagnostik** hat die sonografische Darstellung der Gynäkomastie Priorität: Es finden sich weitgehend uncharakteristische Befunde, allerdings lassen sich der Drüsenkörper vom Fettgewebe abgrenzen und evtl. Zysten oder Verkalkungen erfassen. Aussagen zur Dignität sind nicht immer möglich. Eine Mammografie ist im Verdachtsfall auf einen malignen Tumor oder bei sonstigen sonografisch unklaren Befunden

Tab. 10.5-3 *Diagnostik bei Brustdrüsenvergrößerung des Mannes.*

Anamnese	Beginn, Verlauf, Beschwerdebild, andere Krankheiten, Medikamente, Alkohol, Drogen
Klinik	*bei Verdacht auf Mammakarzinom:* familiäre Krebsfälle, Allgemeinstatus, Lokalbefund, akzessorisches/aberrierendes Brustgewebe, andrologischer Genitalbefund, Lymphknotenstatus
Labordiagnostik	T, E2, LH *optional:* PRL, SHBG, Schilddrüsen- und Nebennierenhormone Leber- und Nierenwerte HCG, AFP, Chromosomenanalyse, HIV-Serologie
Bildgebende Diagnostik	Mammasonographie, Hodensonographie, Rö.-Thorax *optional:* Mammographie, MRT Hypophyse, Sonographie/CT Nebennieren
Spezielle Diagnostik	*bei Neoplasie-Verdacht:* histologische Klärung, Tumorstaging

(T = Testosteron, E2 = Östradiol, LH = luteinisierendes Hormon, PRL = Prolaktin, SHBG = sexualhormonbindendes Globulin, HCG = humanes Choriongonadotropin, AFP = Alpha-Fetoprotein).

angezeigt: Das Mammakarzinom stellt sich als scharf begrenzte Raumforderung dar, Mikrokalzifizierungen sind grobkörniger und insgesamt seltener als bei der Frau. Die MR-Mammographie kann bei speziellen onkologischen Fragestellungen zusätzliche Informationen liefern (Kuhl et al. 1999). Ein Röntgenbild des Thorax sollte zur Basisdiagnostik gehören. Zum Ausschluss ursächlich in Frage kommender testikulärer Tumoren ist die Hodensonografie obligat, bei Verdacht auf Nebennierentumoren ebenfalls eine Sonografie oder das CT, bei Hinweisen auf ein Hypophysenadenom das MRT.

Im Verdachtsfall eines Mammakarzinoms kann die gezielte Anamnese vorab eine **genetische Belastung** ergeben: familiärer Brust- und Eierstockskrebs, Androgenresistenzsyndrome, erbliches kolorektales Karzinom ohne Polyposis und Cowden-Syndrom.

Der klinische Verdacht erfordert eine **histologische Abklärung**. 65–80 % der Mammakarzinome wachsen invasiv-duktal, in 17 % liegt ein Carcinoma ductale in situ vor. Bis zu 90 % der Karzinome sind für den Östrogen- und Progesteronrezeptor immunhistochemisch positiv, weniger häufig auch für den Androgenrezeptor (Backe 2002). Die Ausbreitungsdiagnostik (Lymphknotenstatus, Absiedelung in Pleura, Lunge und Skelett) ist die Basis für die Stadieneinteilung nach dem TNM-System.

10.5.5 Therapeutische Möglichkeiten

Gynäkomastie

Nicht jede Gynäkomastie muss therapiert werden.

Naheliegend ist jedoch die Ausschaltung und Behandlung kausaler Faktoren (s. Tab. 10.5-2), wie z. B. das Absetzen oder Ersetzen eines auslösenden Medikaments oder die Substitutionstherapie eines (endokrinen) Hypogonadismus. Im Fall einer paraneoplastischen Gynäkomastie bei Hodentumor muss die onkologische Therapie erfolgen. Eine Behandlung kann darüber hinaus erforderlich werden, wenn über Schmerzhaftigkeit geklagt wird oder ein Leidensdruck aufgrund der kosmetisch-psychologischen Situation vorliegt.

Zu berücksichtigen sind dabei das den Mann belastende weibliche Erscheinungsbild, eine mögliche (Selbst-)Isolierung und Kontaktvermeidung. Eine entsprechende Patientenführung kann bereits hilfreich sein. Medikamentöse Einflussnahmen sind in der proliferativen, noch nicht fibrosierenden Phase theoretisch über Antiöstrogene möglich, wobei das Tamoxifen in Tagesdosen von 20 mg Erfolg versprechend war (McDermott et al. 1990). In neueren Arbeiten werden auch Aromatasehemmer, z. B. Testolacton 450 mg/d empfohlen (Braunstein et al. 1997, Neumann 1997). Spontanremissionen machen jedoch die Aussagen zur Effizienz der Pharmakotherapie unsicher. Länger bestehende fibrosierte Gynäkomastien sollten einer chirurgischen Korrektur zugeführt werden. Mögliche Narbenbildungen, Dellungen und Asymmetrien können das kosmetische Ergebnis allerdings beeinträchtigen, sodass der erfahrene Chirurg gefordert ist.

Mammakarzinom

Für die Prognose des Mamma-Karzinoms des Mannes ist die Früherkennung entscheidend. Schlechtere Prognosen im Vergleich zur Frau ergeben sich aus dem höheren Erkrankungsalter und dem meist fortgeschritteneren Stadium bei der Erfassung, während klinische und histopathologische Charakteristika ähnlich sind. Das 10-Jahres-Gesamtüberleben wird im Stadium I mit 57 %, im Stadium II mit 26 % und im Stadium III mit 0 angegeben (De Perrot et al. 2000).
Die chirurgische Intervention beim Mammakarzinom des Mannes besteht heute in einer einfachen oder modifiziert radikalen Mastektomie, unterstützt auch bei frühen Stadien durch die Sentinel-Lymphknoten-Biopsie. Adjuvant kommt eine Radiatio der Brustwand zur lokalen Tumorkontrolle in Frage. Systemische Chemotherapie und Hormontherapie mit Tamoxifen (steroidrezeptorpositive Tumoren) bei Lymphknotenmetatstasen verbessern das Überleben (Übersichten bei Stierer 1998, Backe 2002).

Literatur

Backe J: Brustkrebs des Mannes. Dt Ärzteblatt 2002; 99:B970–B974.

Bork K: Haut und Brust: Dermatologische Aspekte der Brustkrankheiten. Fischer, Stuttgart, Jena, New York, 1995.

Braunstein GD, Glassman HA: Gynecomastia. Curr Ther Endocrinol Metab 1997; 6:401–404.

Bullmann C, Jockenhövel F: Gynäkomastie beim Mann. Fortschr Med 1998; 116:18–22.

DePerrot M, Deleaval J, Robert J et al.: Thirty-year experience of surgery for breast carcinoma in men. Eur J Surg 2000; 166:929–931.

Kauf E: Gynäkomastie im Kindesalter. Fortschr Med 1998; 116:23–26.

Kuhl C, Schild H: MR-Mammografie. Dt Ärztebl 1999; 96:1897–1904.

McDermott MT, Hofeldt FD, Kidd GS: Tamoxifen therapy for painful idiopathic gynecomastia. South Med J 1990; 83:1283–1285.

Neumann JF: Evaluation and treatment of gynecmastia. Am Fam Physicia 1997; 55:1835–1844, 1849–1850.

Schürmeyer TH, Füchsel K, Nittritz N: Seltene Ursache einer Gynäkomastie eines 70jährigen Mannes. Fortschr Med 1997; 115:40–43.

Seibel V, Müller H-H, Krause W: Die Inzidenz der Gynäkomastie bei dermatologischen Patienten. Hautarzt 1998; 49:382–387.

Stierer M: Therapiestrategien beim Mammacarcinom des Mannes. Onkologie 1998; 21:160–166.

10.6 Atherosklerose und Herz-Kreislauf-Erkrankungen bei Männern

Dietrich Strödter

10.6.1 Das erhöhte kardiovaskuläre Risiko des Mannes

In den meisten Ländern der Welt haben Männer gegenüber Frauen eine im Mittel um 5,6 Jahre geringere Lebenserwartung (WHO 2002). Auch in Deutschland ist die Lebenserwartung neugeborener Jungen gegenüber Mädchen um 6 Jahre geringer (75,1 vs. 81,1 Jahre, Statistisches Bundesamt Wiesbaden, 2003).

Das KHK-Tod-Risiko

Diese ungünstigere Lebenserwartung ist auf häufigere und in jüngerem Lebensalter auftretende atherosklerotische Folgeerkrankungen zurückzuführen, insbesondere auf die KHK. Für Männer ist das KHK-Tod-Risiko dem Risiko 10 Jahre älterer Frauen ähnlich (Mosca et al. 1997). Das kardiovaskuläre Risiko des Mannes ist während der meisten Lebensjahre um das 2,5- bis 4,5fache größer als das der Frau. Dieser deutliche Risikounterschied wird aber mit zunehmendem Alter kleiner

(Beginn ab Menopause) und verschwindet um das 75. Lebensjahr (Lerner und Kannel 1986).

Für die einzelnen kardiovaskulären Erkrankungen ist die geschlechtsbedingte Risikodifferenz zudem unterschiedlich. Sie ist für die koronare Herzerkrankung (KHK) deutlich größer als für den Apoplex. Während das Apoplex-Mortalitätsrisiko 34- bis74-jähriger Männer nur um 30 % höher ist als das gleichaltriger Frauen, ist das KHK-Mortalitätsrisiko bei Männern sogar um das zwei- bis dreifache größer (WHO 1999). Dadurch ist die KHK vorrangig für den kardiovaskulären Risikounterschied zwischen Mann und Frau verantwortlich. Das Lebenszeitrisiko 40-Jähriger für ein KHK-Ereignis wird bei Männern mit 2:1 angegeben, bei Frauen mit 3:1 (Lloyd-Jones et al. 1999). Selbst im Alter von 70 Jahren beträgt dieses noch 3:1 für Männer und 4:1 für Frauen. Ab dem 75. Lebensjahr ist jedoch das Mortalitätsrisiko für Apoplex und KHK für beide Geschlechter gleich groß (WHO 1999).

Nach einer US-amerikanischen Analyse hat bis zum 60. Lebensjahr einer von 5 Männern, aber nur eine von 17 Frauen ein Koronarereignis gehabt. Nach dem 60. Lebensjahr wird der KHK-Tod auch bei Frauen zur Haupttodesursache. Bei beiden Geschlechtern verstirbt in diesem Alter einer von 4 an der KHK (Rich-Edwards et al. 1995) (Abb. 10.6-1).

Das Risiko des akuten Herztodes

Für den akuten Herztod sind die gleichen Risikofaktoren wie für den Myokardinfarkt verantwortlich. Auch hier ist das männliche Geschlecht als eigenständiger Risikofaktor anerkannt (Priori et al. 2001).

Während sich aber die Häufigkeit der Myokardinfarkte mit zunehmendem Alter zwischen den Geschlechtern egalisiert, bleibt der akute Herztod eine Domäne des Mannes (Kannel et al. 1998). Dieser ist bei Männern immer doppelt so häufig wie bei Frauen. Die Inzidenz des akuten Herztodes bei der Frau läuft auch hierbei der Inzidenz beim Mann um 10 Jahre hinterher. Bei bekannter KHK ist der plötzliche Herztod beim Mann doppelt so häufig wie bei der Frau. Dieses Risiko wird bei Frauen durch eine Herzinsuffizienz wohl auf das 5fache erhöht, bleibt aber dennoch nur ein

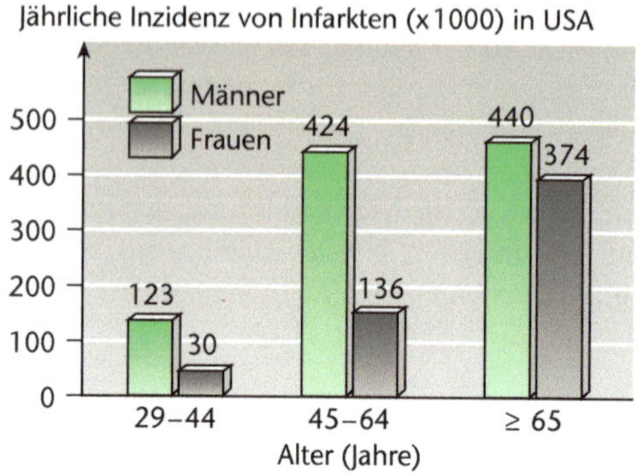

Abb. 10.6-1 Die geschätzte jährliche Inzidenz von Myokardinfarkten in den USA (Rich-Edwards et al. 1995).

Viertel des Risikos, das Männer bei Herzinsuffizienz haben (Kannel et al. 1998). In einer Metaanalyse von 5 Studien (EMIAT, CAMIAT, SWORD, TRACE, DIAMOND-MI) haben Männer 1,6fach häufiger einen akuten Herztod (p = 0,01) (Priori et al. 2001).

Auch der plötzliche Herztod im Sinne des „la mort d'amour" ist ein vorwiegend männliches Problem. Bei einer Auswertung von 29 436 gerichtsmedizinischen Obduktionen finden sich 60 diesbezügliche Fälle, von denen 56 Männer sind (32 davon beim außerehelichen GV). Männer haben damit ein 15fach höheres Risiko als Frauen beim Sex zu versterben (Parzeller 2003).

Bedeutung von Begleitrisikofaktoren

Neben dem Geschlecht hängt das KHK-Mortalitätsrisiko auch von den Begleitrisikofaktoren ab. So ist das KHK-Mortalitätsrisiko bei Typ-II-Diabetes für den Mann niedriger (gegenüber dem Nicht-Diabetiker doppelt so hoch) als für die Frau (hier vierfach höher) (Gibbons et al. 1999). Dies ist durch häufigere Begleitrisikofaktoren bei der diabetischen Frau bedingt.

Eine aktuelle Untersuchung (Natarajan et al. 2003) an 5243 Personen über 20 Jahre (Framingham- und Framingham-Offspring-Studie, zu Beginn 35- bis 74-jährig) ergibt, dass Männer in dieser Zeiteinheit ein 3fach höheres KHK-Tod-Risiko haben als Frauen (4,5/1000 Personenjahre vs. 1,6/1000 Personenjahre). Auch hinsichtlich anderer Risikoprädiktoren finden sich deutliche

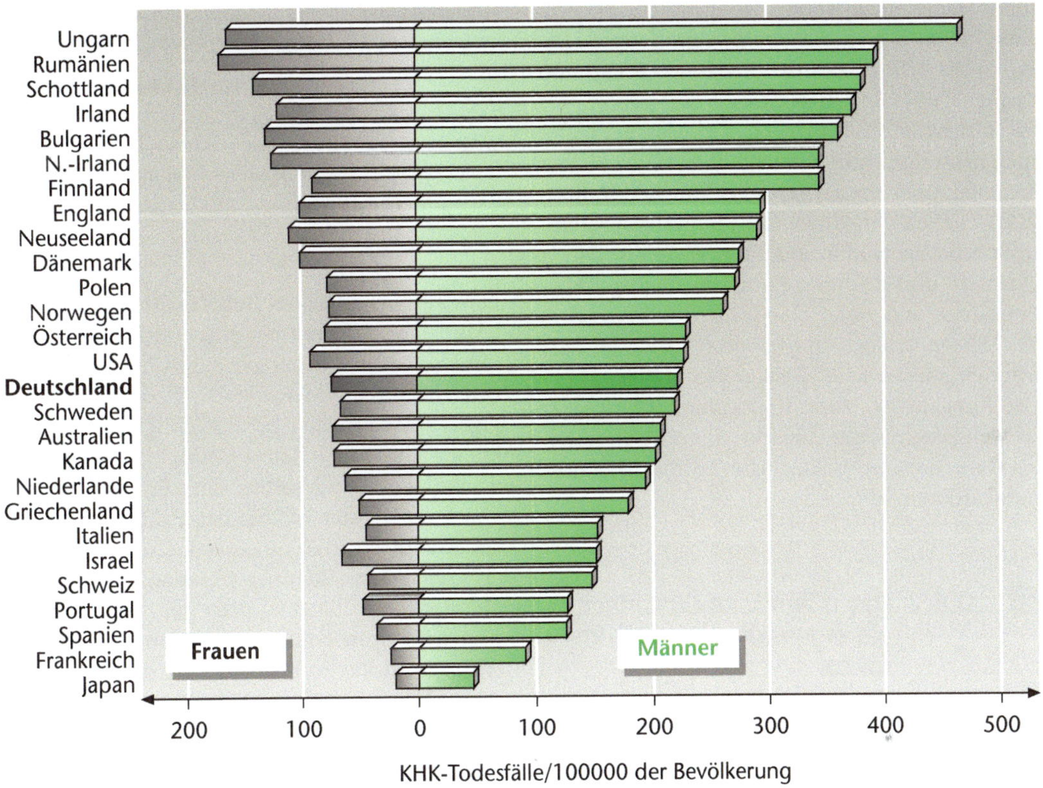

Abb. 10.6-2 Alterskorrigiertes KHK-Mortalitätsrisiko in Abhängigkeit von Land und Geschlecht, Alter 35 bis 74 Jahre (National Heart, Lung and Blood Institute 2000).

Geschlechtsunterschiede. Verglichen mit Männern ohne KHK oder ohne Diabetes mellitus haben Männer mit KHK zu Studienbeginn eine 4,2fach, bei Diabetes mellitus nur eine 2,1fach höhere Wahrscheinlichkeit für KHK-Tod. Dagegen ist bei Frauen umgekehrt der Diabetes ein bedeutenderer Risikoprädiktor als eine bestehende KHK. Der Diabetes geht hier mit einem 3,8fach höheren Risiko einher, die KHK nur mit einem 1,9fach höheren. Damit besteht bezüglich dieser beiden Risikoprädiktoren eine inverse Beziehung zwischen den Geschlechtern.

Das größte KHK-Mortalitätsrisiko ist naturgemäß bei Vorliegen von Diabetes und KHK gegeben; 6,1fach erhöhtes Risiko beim Mann bzw. 5,4fach erhöhtes Risiko bei der Frau.

Bedeutung der Geographie/ Ethniezugehörigkeit

Ethnische bzw. geographische Unterschiede bestimmen darüber hinaus das Risiko und sind beim Vergleich zu berücksichtigen. So ist die alterskorrigierte KHK-Todesrate (für 35- bis 74-Jährige) in den Ländern Nord- und Osteuropas um den Faktor 5–10 höher als in den mediterranen Ländern Südeuropas oder in Japan (Levy und Kannel 2000). Die in vielen Ländern konsistente KHK-Geschlechts-Ratio von 2,5–4,5 zeigt im Vergleich zum 5- bis 10fach höheren KHK-Tod-Risiko bei unterschiedlicher Geographie, d.h. Lebensweise und Ethnie, aber auch, dass dem Geschlechtseffekt nicht die Bedeutung anderer bei Frauen und Männern gleichermaßen vorkommender Risikofaktoren zukommt. Schottische Männer haben nach dieser Untersuchung wohl

ein größeres KHK-Risiko als schottische Frauen, diese haben jedoch ein deutlich größeres KHK-Risiko als z.B. französische Männer (Levy und Kannel 2000) (Abb. 10.6-2).
Die höhere KHK-Mortalität des Mannes bleibt auch nach Korrektur hinsichtlich herkömmlicher Risikofaktoren wie Hypertonie, Rauchen, Adipositas, Diabetes mellitus und Hyperlipoproteinämie erhalten (Kalin und Zumoff 1990). Dieser Umstand und das trotz unterschiedlicher KHK-Mortalität und unterschiedlichem Lebensstil in 52–186 untersuchten Ländern nachweisbare Überwiegen des KHK-Risikos des Mannes (Levy und Kannel 2000, Kalin und Zumoff 1990) weist als wahrscheinlichste Ursache dieser Risikodifferenz auf die unterschiedliche hormonelle Ausgangssituation hin.

10.6.2 Das männliche Geschlecht als eigenständiger Risikofaktor

Das männliche Geschlecht ist neben dem Lebensalter ein eigenständiger, nicht beeinflussbarer kardiovaskulärer Risikofaktor.

Die WHO und die International Society of Hypertension haben daher für die Risikostratifizierung bei Hypertonie das geschlechtsabhängige Alter als einen von 6 kardiovaskulären Risikofaktoren aufgenommen:

- Männer > 55 Jahre,
- Frauen > 65 Jahre (WHO 1999).

Hierbei besteht zwischen den Geschlechtern eine Lebensaltersdifferenz von 10 Jahren zuungunsten des Mannes!
Auch in den NCEP-Richtlinien (Expert Panel 2001) zur Indikationsstellung einer lipidsenkenden Therapie spielt das Geschlecht zur Risikostratifizierung in der Primärprävention eine bedeutende Rolle, nämlich hierbei sogar bei 2 von 5 definierten Risikofaktoren: Als Risikofaktor gilt

- beim Mann ein Alter von ≥ 45 Jahren
- bei der Frau dagegen von ≥ 55 Jahren

und hinsichtlich einer familiären Belastung mit prämaturer Atherosklerose

- ein KHK-Fall bei männlichen Verwandten 1. Grades < 55 Jahren
- bzw. ein KHK-Fall bei weiblichen Verwandten 1. Grades < 65 Jahren – und damit in beiden Punkten auch wieder eine Lebensaltersdifferenz von 10 Jahren.

D.h. auf Grund seines höheren Risikos wird der Mann eher und eventuell einem strafferen Ziel einer Lipidsenkungstherapie zugeführt.
Auch im PROCAM-Risiko-Score, der 8 unabhängige Risikovariablen berücksichtigt und für 35- bis 65-jährige Männer in Deutschland aufgestellt wurde, wird festgehalten, dass Frauen im Alter von 45–65 Jahren ein um den Faktor 4 niedrigeres absolutes Risiko für Koronarereignisse haben als gleichaltrige Männer (Assmann et al. 2002). Die Risikoeinschätzung nach dem neuesten Framingham-Score ergibt für den Mann ebenfalls ein erhöhtes Risiko, wobei dieses für den Mann hier aber nur um das 2fache (Expert Panel 2001, Assmann et al. 2002) höher ist.
D.h. das männliche Geschlecht ist ab einem bestimmten Lebensalter ein von Diabetes, Hypertonie, LDL, HDL etc. unabhängiger Risikofaktor. Daraus resultiert, dass z.B. ein 35-jähriger Mann bei gleichem LDL oder Gesamtcholesterin ein höheres kardiovaskuläres Risiko hat als die gleichaltrige Frau (Expert Panel 2001, Assmann et al. 2002). Während deren 10-Jahres-Risiko für eine kardiovaskuläre Erkrankung bei einem Serum-Cholesterinwert von 275 mg/dl nur 2 % beträgt, ist dieses für den gleichaltrigen Mann bei gleichem Cholesterinwert mit 8 % bereits um das 4fache höher. Dieses Risiko entspricht wiederum dem Risiko einer 45-jährigen Frau mit einem Cholesterinwert von 275 mg/dl, also einer um 10 Jahre älteren Frau!
Diese Geschlechtsunterschiede im Risiko gelten auch für den Blutdruck, sowohl bei Normotonie (Vasan et al. 2002) als auch bei Hypertonie (Levy und Kannel 1988). Männer haben daher bei gleichen hypertensiven Blutdruckwerten eine höhere Morbidität und Mortalität als Frauen (Kaplan 1998). Zudem haben Männer von der Pubertät an bis zum 59. Lebensjahr höhere Blutdruckwerte als

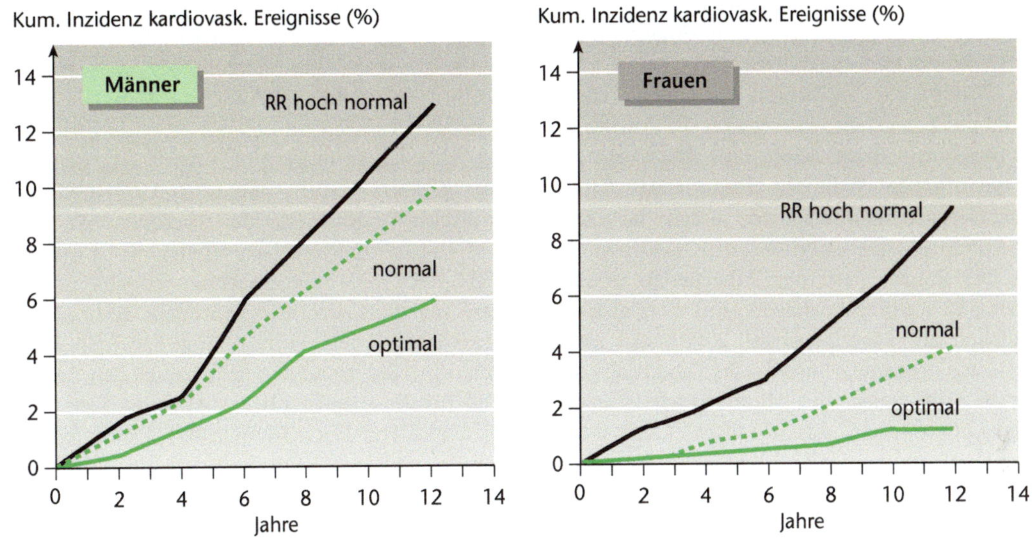

Abb. 10.6-3 Kardiovaskuläres Risiko bei normotensiven Männern und Frauen (Vasan et al. 2001).

Frauen (Liu et al. 2003, Burt et al. 1995) (Abb. 10.6-3).

Der Unterschied im prädiktiven Wert nimmt jedoch bei diesen Risikofaktoren mit zunehmendem Alter kontinuierlich ab und egalisiert sich im Alter von 70–79 Jahren (Expert Panel 2001). Dies kommt auch in den Risikoscores von Framingham und PROCAM zum Ausdruck.

10.6.3 Die Ursache des höheren Risikos

Warum ist das männliche Geschlecht einer der klassischen Risikofaktoren für KHK (Assmann et al. 1999)? Hierfür bieten sich 3 Antworten an:

Eine ungesundere Lebensweise des Mannes?

Über Jahre wurde eine ungesundere Lebensweise (Nikotin, Alkohol, Stress etc.) des Mannes für die höhere KHK-Mortalität verantwortlich gemacht. Aber neuere Studien, in denen Unterschiede in der Lebensweise korrigiert wurden, können das erhöhte KHK-Risiko des Mannes mit der Lebensweise allein nicht voll erklären (Barrett-Connor 1997).

Eine aggressivere hormonelle Ausgangssituation?

Häufig wird der Testosteronspiegel des Mannes, der im Laufe des Lebens abfällt, als Ursache der hier früher und häufiger auftretenden KHK diskutiert.

Drei prospektive Kohortenstudien haben jedoch bei Männern keine Verbindung zwischen Testosteronspiegeln und der KHK, dem Apoplex oder der Herzinsuffizienz finden können (Barrett-Connor und Khaw 1988, Yarnell et al. 1993, Harman et al. 2001). Die Rancho-Bernardo-Studie hat bei Beobachtung von 1009 weißen Männern im Alter von 40–79 Jahren über 12 Jahre keinen solchen Zusammenhang gefunden (Barrett-Connor und Khaw 1988), auch nicht die vom Kollektiv her doppelt so große britische Caerphilly-Heart-Studie (Yarnell et al. 1993). In dieser Studie wurden 2512 Männer im Alter von 45–59 Jahren über 5 Jahre untersucht. Diese Ergebnisse wurden in einer weiteren Studie an 890 Männern (58,8 ±16 Jahre) bei Beobachtung über im Mittel 10 Jahre bestätigt (Harman et al. 2001). Selbst eine Analyse von 39 Studien (obige 3 eingeschlossen, insgesamt n = 13 158 Personen) hat keine signifikante und unabhängige Verbindung zwischen altersentsprechenden Testosteronspiegeln und Koronarereignissen bei Männern ergeben (Wu und von Eckardstein 2003). Damit wurde eine frühere umfangreiche Analyse bestätigt (Alexandersen et al. 1996).

Ein Hinweis auf Testosteron als Risikofaktor ist somit nicht gegeben, wenngleich die Androgene das Lipidprofil ab der Adoleszenz durchaus negativ beeinflussen. Während präpubertäre Kinder keine Geschlechtsunterschiede in den Plasmalipiden erkennen lassen, nimmt die HDL-Konzentration bei Jungen nach der Pubertät ab und die Plasma-LDL-Spiegel steigen im Vergleich zu Mädchen an (Morrison et al. 2002). Mit Abfall der Testosteronspiegel um das 50. Lebensjahr steigen die HDL-Spiegel bei Männern wieder an. So überrascht es nicht, dass diese geschlechtsbezogene Veränderung des Lipidprofils, insbesondere der HDL-Unterschied mit dem erhöhten männlichen KHK-Risiko in Verbindung gebracht wurde (Freedman et al. 1987, Morrison et al. 1979, Rossouw 2000) (Abb. 10.6-4).

Andererseits sind die LDL/HDL-Spiegel-Veränderungen quantitativ nicht immens, sondern der LDL-Anstieg beträgt im Mittel nur 20 mg/dl, der HDL-Abfall maximal 10–15 mg/dl. Bei Zugrundelegung der LRC-CPPT-Daten (1% Senkung des LDL-Cholesterins senkt das KHK-Mortalitätsrisiko um 2 %) und der Helsinki-Heart Study-Daten (1 % HDL-Anhebung senkt das gleiche Risiko um 3 %) ist das unterschiedliche Risiko zwischen den Geschlechtern hiermit allein aber nicht erklärbar.

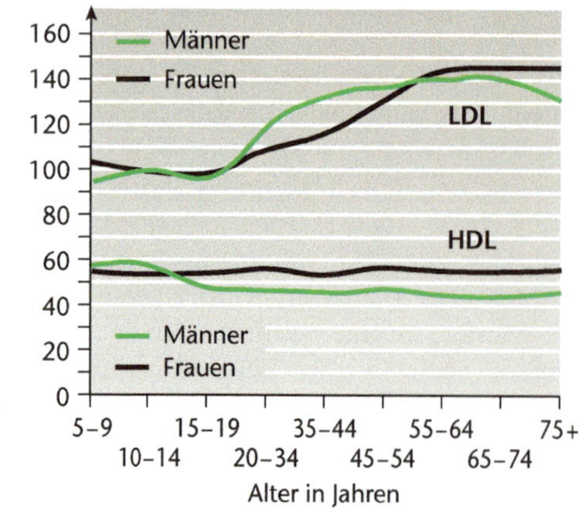

Abb. 10.6-4 LDL- und HDL-Serumspiegel von Männern und Frauen im Laufe des Lebens (nach Rossouw 2001).

Ursache der Lipidveränderungen ist die durch Testosteron induzierte Verstärkung der hepatischen Lipaseaktivität (Herbst et al. 2003). Hierbei kommt es neben der Abnahme von HDL, der Subklassen HDL2 und HDL3 zu einer Zunahme des LDL-Cholesterins bei Vermehrung der kleinen dichten LDL-Partikel, also zu qualitativen Änderungen mit verstärkter atherogener Potenz.

Die Testosteronspiegel korrelieren wohl mit den HDL- und LDL-Spiegeln, haben jedoch eine stärkere inverse Korrelation mit dem BMI (Body-Mass-Index), dem Hüftumfang, der Taille-Hüft-Relation, der viszeralen Fettmasse, den Leptin- und Insulinspiegeln sowie den freien Fettsäuren (Wu und von Eckardstein 2003). Damit kommt gerade niedrigen Testosteronspiegeln ein bedeutendes Risikopotenzial zu, weil die Hypoandrogenämie mit einer gefährlicheren Risikosituation assoziiert ist.

Hypoandrogenämie ist bei Männern mit viszeraler Adipositas, Insulinresistenz, niedrigen HDL-Spiegeln sowie erhöhten Triglyzerid-, LDL- und PAI-1-Spiegeln verbunden, also mit einem metabolischen Syndrom, einem Risikoprofil höchster Brisanz (Wu und von Eckardstein 2003, Reinecke et al. 2002). In einigen diesbezüglichen Studien wird in der Tat ein Zusammengang zwischen KHK und niedrigen Testosteronspiegeln beschrieben (Wu und von Eckardstein 2003), also bei Hypoandrogenämie, damit nicht bei normalen Testosteronspiegeln.

Auch in der Rotterdam-Studie wird bei Männern ≥ 55 Jahren (n = 1032 Männer und Frauen) eine inverse Assoziation zwischen Testosteronspiegeln und Atherosklerose der Aorta gefunden (Hak et al. 2002). Auch niedrige Dehydroepiandrosteronspiegel (DHES und DHEAS) sind in der Massachusetts-Male-Aging-Study (n = 1709 Männer im Alter von 40–70 Jahren, Beobachtung über 9 Jahre) Prädiktoren einer KHK (Feldman et al. 2001).

Bei endogenem Androgenentzug durch Orchidektomie findet sich dagegen kein Hinweis auf eine hierdurch bedingte prämature Atherosklerose oder irgendeinen Effekt auf die Lebenserwartung (Wilson und Roehrborn 1999). Dies ergaben Untersuchungen an Kastraten (allerdings kleine Kollektive). Die Lebenserwartung von 50 kastrierten Sängern (geboren in den Jahren 1581–1858, präpubertäre Orchidektomie) ist die gleiche wie bei nicht kastrierten Sängern (65,5 ± 13,8 Jahre vs. 64,3 ± 14,1 Jahre) (Nieschlag et al. 1993). Dies wird in einer weiteren Untersuchung über die gleiche Ära an 25 kastrierten und nicht kastrierten Sängern bestätigt (Jenkins 1998). Auch in einer weiteren Untersuchung an 297 kastrierten Männern vs. 735 nicht-kastrierten Männern einer Anstalt für mental Retardierte in Kansas (1895–1950) gibt es zwischen beiden Gruppen keinen Unterschied in der Mortalität wegen kardiovaskulärer Erkrankungen (Hamilton und Mestler 1969). Übereinstimmend mit diesen Ergebnissen zeigt eine Untersuchung an 816 männlichen Transsexuellen (7734 Patientenjahre), dass eine Hormontherapie mit Äthinylöstradiol (100 µg/d) und Cyproteron-Acetat (100 mg/d) über 7734 Patientenjahre beim Vergleich mit der allgemeinen männlichen Bevölkerung zu keinem Unterschied in der kardiovaskulären Morbidität und Mortalität führt, abgesehen von einem um das 20fache erhöhten Risiko hinsichtlich thromboembolischer Komplikationen (van Kesteren et al. 1997). Umgekehrt führt eine Testosterontherapie bei weiblichen Transexuellen (n = 293) über 2418 Patientenjahre zu keinem erhöhten kardiovaskulären Risiko (van Kesteren et al. 1997, Liu et al. 2003).

Ein geringerer hormoneller Gefäßschutz?

Wenn somit im Regelfall die Androgene für das höhere kardiovaskuläre Risiko des Mannes nicht verantwortlich gemacht werden können, muss die Ursache in der fehlenden hormonellen Schutzwirkung der weiblichen Sexualhormone auf die Gefäße bzw. in einem fehlenden präventiven Effekt auf die Atherosklerose zu suchen sein. Der Wegfall dieser Schutzwirkung bei der Frau mit der Menopause und die anschließende Zunahme kardiovaskulärer Erkrankungen auch bei der Frau weist in diese Richtung.

Das erhöhte kardiovaskuläre Risiko des Mannes bei Androgenmangel ist zudem Hinweis darauf, dass Androgene eventuell Atherosklerose-protektive Effekte haben könnten. In der Tat kann in einer aktuellen experimentellen Untersuchung (Hatakeyama et al. 2002) gezeigt werden, dass Testosteron dosisabhängig bei Inkubation mit humanen Endothelzellen der Aorta die Expression von TNF-α hemmt, was wiederum für die Expression des Adhäsionsmoleküls VCAM-1 verantwortlich ist. Die Rolle beider Faktoren (TNF-α und VCAM-1) in der Pathogenese der Atherosklerose ist umfangreich belegt. Diese Ergebnisse legen damit einen Atherogenese-inhibitorischen Effekt der Androgene nahe, was ganz neue Aspekte über die Pathogenese der Atherosklerose eröffnen könnte. Auch in einer aktuellen klinischen Untersuchung von älteren Männern findet sich eine inverse Beziehung zwischen Testosteronspiegeln und Intima-Media-Dicke im Bereich der A. carotis (Müller et al. 2004). Andererseits bieten diese Ergebnisse auch Erklärungsmöglichkeiten zur prämaturen Atheroskleroseneigung bei Hypoandrogenämie.

Wenngleich somit die schlechtere kardiovaskuläre Prognose des Mannes weitgehend mit dem fehlenden hormonellen Schutz erklärt werden kann, ist dies hierauf aber nicht allein zurückzuführen (Collins et al. 2002).

10.6.4 Kardiovaskuläre Ergebnisse einer Geschlechtshormontherapie beim koronarkranken Mann

Ergebnisse bei Androgenersatztherapie

Chronische Erkrankungen inklusive KHK führen zu einer Abnahme der Serum-Testosteronspiegel (Zitzmann und Nieschlag 2001). Eine Testosteronersatztherapie ist daher auch bei KHK-Patienten gelegentlich notwendig oder erwünscht. 17 Studien mit therapeutischen Testosterondosierungen bei KHK-Patienten finden sich in der Literatur. Alle Studien ergeben günstige Effekte bei KHK, keine ungünstigen Effekte (Wu und von Eckardstein 2003).

Auch für die adrenalen Androgene (DHEA) gibt es keinen Hinweis auf einen Zusammenhang mit Begünstigung oder Verschlechterung einer KHK (Wu und von Eckardstein 2003). Eine Androgenersatztherapie ist daher bei KHK auch nicht kontraindiziert.

Die ungünstigen kardiovaskulären Effekte eines Androgenabusus, eine ganz andere Situation mit Folgen wie Myokardinfarkt, Arrhythmien, Herzinsuffzienz, Hypertonie, Lungenembolie, Apoplex und akuter Herztod sind bekannt (Weidemann und Hanke 2002).

Ergebnisse bei Östrogentherapie

In der Annahme günstiger sekundärpräventiver Effekte der Östrogene wurden vor 3 Jahrzehnten u.a. auch Östrogene im Rahmen des Coronary-Drug-Projects (n = 8341) in 2 Dosierungen (5,0 mg/d und 2 mg/d oral) eingesetzt. Beide Therapiearme mussten vorzeitig wegen einer Exzess-Thromboembolierate abgebrochen werden (Coronary Drug Project Group 1973). Dieses erhöhte Thromboembolierisiko fand sich auch unter einer Östrogentherapie bei transsexuellen Männern (van Kesteren et al. 1997). Ähnlich ungünstige Resultate für orale Östrogene erbrachte eine Studie mit 2052 Prostatakarzinom-Patienten. Diejenigen Männer, die 5 mg/d Diäthylstilböstrol erhielten, wiesen gegenüber den Placebopatienten ein Exzessrisiko für kardiovaskuläre Todesfälle auf. Der Studienarm mit alleiniger Orchidektomie zeigte dagegen keine Exzessmortalität (The Veterans Administration Co-operative Urological Research Group 1967). Damit haben orale Östrogene bei Männern deletäre kardiovaskuläre Effekte.

10.6.5 Prognose des Mannes bei Myokardinfarkt

Wenngleich der Mann in früheren Lebensjahren häufiger einen Myokardinfarkt bekommt und eine kürzere Lebenserwartung hat, wird ihm beim akuten Myokardinfarkt und in der Nachbeobachtungsphase bei Vergleich mit der Frau in den meisten Studien aber eine bessere Prognose bescheinigt (Wenger 2002, Strödter [3] 2004). In den wenigsten Studien sind allerdings vor dem Vergleich die Ergebnisse hinsichtlich der klassischen Risikofaktoren korrigiert (Wenger 2002, Strödter [3] 2004). Dies ist jedoch unbedingt zu fordern (Strödter [3] 2004).

Nach Korrektur bezüglich dieser Faktoren haben Frauen mit Typ-II-Diabetes das gleiche KHK-Mortalitätsrisiko wie Männer (Odds Ratio 2,9 vs. 2,3; ns). Dies gilt auch für den nicht-tödlichen Infarkt (Odds Ratio 1,7 vs. 1,6; p = 0,68), die kardiovaskuläre Mortalität (4,1 vs. 3,2; p = 0,49) und die Gesamtmortalität (1,9 vs. 2,1; p = 0,50) (Kanaya et al. 2002).

Eine bessere Prognose für den Mann nach Myokardinfarkt zeigt unkorrigiert auch die Analyse von White et al. (1993). Die Hospitalmortalität und die 6-Monats-Mortalität sind beim Mann signifikant geringer, auch der kardiogene Schock ist signifikant seltener als bei der Frau. Dagegen sind die Reinfarktrate, die Notwendigkeit zu PTCA und Bypass-OP bei beiden Geschlechtern nicht signifikant unterschiedlich. Somit liegen für letztere Parameter in diesem Kollektiv keine günstigeren Daten für den Mann vor.

Frauen sind in dieser Untersuchung aber älter und haben häufiger Diabetes mellitus, Hypertonie und eine höhere Killip-Klasse, alles ebenfalls Prognoseprädiktoren, sind aber signifikant seltener Raucher. Nach Korrektur dieser Risikofaktoren ist die Mortalität (Hospital- und 6-Monatsmortalität) zwischen den Geschlechtern nicht mehr signifikant unterschiedlich.

Die Lyse beginnt aber in dieser Studie bei der Frau im Mittel erst 18 Minuten später als bei Männern. Also doch eine Bevorzugung des Mannes?

Dies kann durch die Ergebnisse des Augsburger Infarktregisters (Löwel et al. 1995) wie auch einer ganz aktuellen Analyse bei 138 956 Infarktpatienten verneint werden (Gan et al. 2000). Männer sind auch in Deutschland nach dem Augsburger Infarktregister beim akuten Myokardinfarkt im Mittel um 5 Jahre jünger (Löwel et al. 1995). Die diagnostischen und therapeutischen Interventionen sind bei beiden Geschlechtern gleich häufig, auch ist die Überwachung auf der Intensivstation gleich lang.

In dieser größten Analyse bei 138 956 Infarktpatienten beträgt die 30-Tages-Mortalität von 70 848 männlichen Infarktpatienten (Durchschnittsalter 75,2 Jahre) 17,2 %, diejenige von 68 108 weiblichen Myokardinfarktpatienten (Durchschnittsalter 78,0 Jahre) 21 %, d.h. das Mortalitätsrisiko von Frauen ist um 24 % (95 % CI* 1,21–1,28) größer, scheint somit auf den ersten Blick bei Männern günstiger zu sein. Nach Korrektur bezüglich vieler Risikofaktoren ist die 30-Tages-Mortalität bei Frauen aber nur noch relativ um

* Confidence Interval

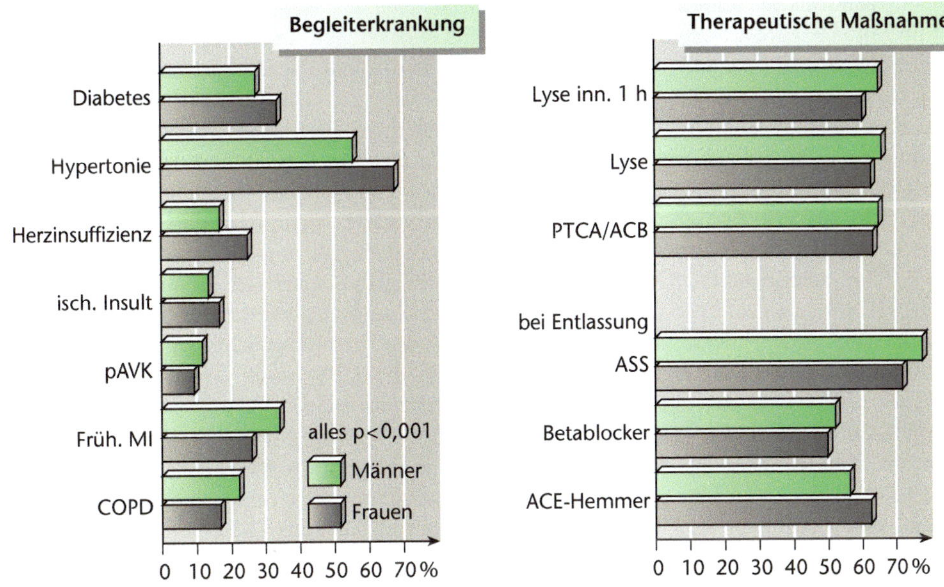

Abb. 10.6-5 Myokardinfarkt bei Männern und Frauen: Begleiterkrankungen und therapeutische Interventionen (Gan et al. 2000).

2 % höher, d.h. es besteht kein Unterschied hinsichtlich dieses Endpunktes mehr (95 % CI 0,99–1,04). Auch in dieser Untersuchung fällt auf, dass die Frauen nicht nur signifikant älter sind (p < 0,001), sondern auch Diabetes mellitus (33,8 % vs. 28,5 %; p < 0,001), Hypertonie (68 % vs. 55,9 %; p < 0,001) oder Begleiterkrankungen wie Herzinsuffizienz (25,4 % vs. 18,9 %; p < 0,001), abgelaufener ischämischer Insult, pAVK bei ihnen signifikant häufiger vorkommen. Ein früherer Myokardinfarkt ist dagegen in diesem Infarktkollektiv bei Männern signifikant häufiger (Gan et al. 2000) (Abb. 10.6-5 und Abb. 10.6-6).

In der gleichen Studie haben 22 % der Frauen, aber nur 14 % der Männer eine Verfügung gegen Reanimation in ihren Unterlagen (p < 0,001). Die Gründe hierfür wurden nicht analysiert. Sie dürften vielfältig sein.

In einer prospektiven Beobachtungsstudie (Gottlieb et al. 2000) an 2867 konsekutiven Patienten mit akutem Myokardinfarkt (74 % Männer) findet sich für Männer eine geringere 30-Tages-Mortalität als bei Frauen (9,6 % vs. 17,6 %; p < 0,0001). Dies ist aber nicht bedingt durch Unterschiede in den therapeutischen Modalitäten (Lyse, Angiographie, PTCA, Bypass-OP), sondern Folge des höheren Alters (61 vs. 69 Jahre; p < 0,0001) und der größeren Co-Morbidität der Frauen. Die Langzeitprognose (30-Tages- bis 1-Jahres-Mortalität) ist dagegen zwischen den Geschlechtern nicht mehr signifikant unterschiedlich (5,6 % vs. 9,1 %; CI 0,84–1,66).

Ähnliche Ergebnisse zeigt das MITRA-Kollektiv (Registry), das 6067 konsekutive Patienten mit ST-

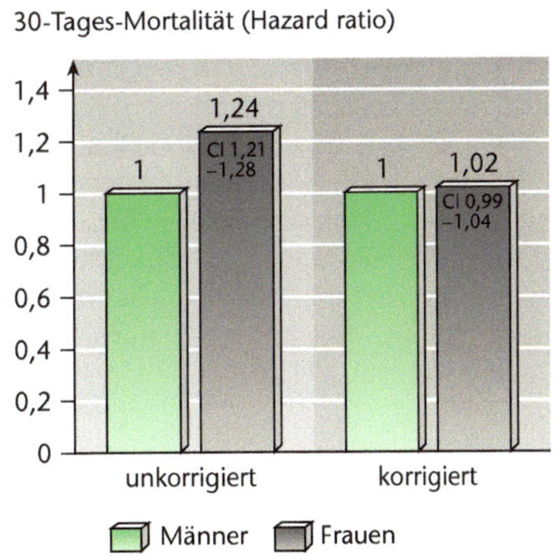

Abb. 10.6-6 30-Tages-Mortalität nach Myokardinfarkt, unkorrigiert und korrigiert (Gan et al. 2000).

Elevationsmyokardinfarkt umfasst. Die Männer sind hier im Mittel 9 Jahre jünger und haben auch seltener eine Hypertonie oder einen Diabetes mellitus. Die Langzeitmortalität (Beobachtungsmedian 18 Monate) ist für Frauen mit 15,5 % größer als für Männer (10,0 %). Nach Korrektur hinsichtlich des Alters ist dieser Unterschied nicht signifikant. Auch nach Korrektur bezüglich 15 Variablen bleibt zwischen Frauen und Männern kein Unterschied in der Langzeitmortalität (OR 0,93, 95 %, CI 0,72–1,19) (Heer et al. 2002).

Dies wird in einer prospektiven Kohortenstudie an 6826 Patienten (davon 4234 Männer), die einen Myokardinfarkt überlebt haben, bestätigt. Hier ist die 2-Jahres-Mortalität nach stationärer Entlassung bei Männern ebenfalls geringer als bei Frauen (19,6 % vs. 28,9 %; 95 %, CI 1,35–1,61). Frauen sind aber signifikant älter (71,4 vs. 63,2 Jahre; $p < 0{,}001$). Beim Vergleich gleicher Altersgruppen hat nur die Gruppe der unter 60-jährigen Frauen ($n = 422$) eine höhere Mortalitätsrate als Männer ($n = 1596$) ähnlichen Alters (Vaccarino et al. 2001).

10.6.6 Geschlechtsbezogene Therapieunterschiede bei KHK?

Das akute Koronarsyndrom

Zur Therapie des akuten Koronarsyndroms liegen aktuelle US-amerikanische und europäische Therapierichtlinien vor (AHA/ACC und ESC). Keine dieser Richtlinien differenziert nach dem Geschlecht. Das männliche Geschlecht ist auch nicht als Hochrisikoprädiktor bei instabiler Angina pectoris und Non-ST-Elevationsmyokardinfarkt angeführt. Hier gelten für beide Geschlechter gleichermaßen TNI-Positivität, ST-Strecken-Veränderungen und Diabetes als therapiebestimmende Faktoren in der Akutphase (Braunwald et al. 2002, Bertrand et al. 2002).

Sekundärpräventive Maßnahmen

Medikamentöse Therapie

Auch seitens der Medikation gibt es keine geschlechtsspezifischen Unterschiede, also keine Unterschiede für ASS, Clopidogrel, ACE-Hemmer, Betablocker, Statine etc., abgesehen von Ergebnissen bei vorhandenen Subgruppenanalysen zu diesen Pharmaka. Die verglichenen Kollektive sind jedoch meist stark unterschiedlich, wobei Männer in der Regel in den Studien deutlich überwiegen. Auch wird in den retrospektiven Subgruppenanalysen das Durchschnittsalter in der Regel nicht geschlechtsbezogen angegeben. Auf eine Darstellung von Subgruppenanalysen an dieser Stelle wird daher und auch zur Wahrung des vorgegebenen Umfangs der Themas verzichtet.

Allein die HPS-Studie (Heart Protection Study Collaborative Group 2002) sei angeführt, in der 40- bis 80-jährige Männer ($n = 15454$) wie gleichaltrige Frauen ($n = 5082$) gleichermaßen von der LDL-Senkung durch einen CSE-Hemmer profitieren, wenngleich das Risiko des Mannes auch hier deutlich höher ist. Das Risiko für ein erstes größeres vaskuläres Ereignis wird bei beiden gleichartig gesenkt ($p = 0{,}76$), beim Mann um 21,8 % (von 27,6 auf 21,6 %), bei der Frau um 18,7 % (von 17,7 % auf 14,4 %). Das Risiko des Mannes ist aber ungleich höher und wird selbst durch die Therapie nicht auf das Risikoniveau der Statin-unbehandelten Frau gebracht (Abb. 10.6-7)!

Bezüglich der Lipidtherapie gelten die NCEP-Richtlinien. Diese differenzieren hinsichtlich des sekundärpräventiven LDL-Therapieziels < 100 mg/dl nicht zwischen Männern und Frauen, da-

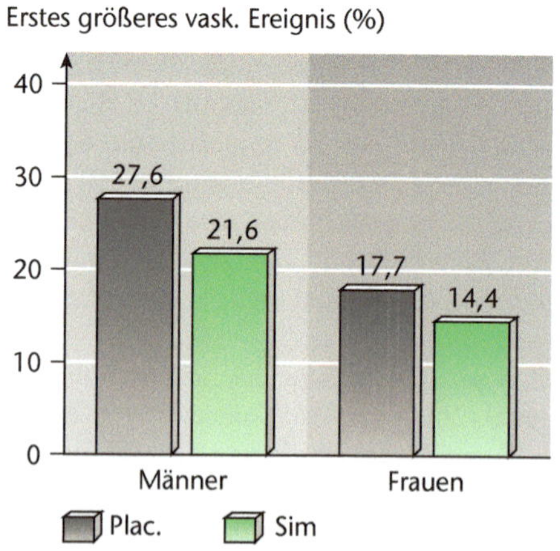

Abb. 10.6-7 Erstes größeres vaskuläres Ereignis bei Männern und Frauen (Heart Protection Study Collaborative Group 2002).

gegen durchaus bei der Risikostratifizierung der LDL-Ziele in der Primärprävention.

Interventionelle Therapie

Auch für die interventionellen Maßnahmen wie die perkutane koronare Intervention (PCI) ist ein Geschlechtsunterschied nicht bekannt bzw. sind entsprechende prospektive Studien nicht durchgeführt worden. Retrospektive Subgruppenanalysen helfen hier nur bedingt weiter bzw. wären zunächst bezüglich weiterer Risikofaktoren zu korrigieren. Frühere Berichte über PTCA (perkutane transluminale koronare Angioplastie) ließen durchaus für Männer eine bessere Erfolgsrate annehmen als bei Frauen. Hierbei ist jedoch zu beachten, dass Frauen bei PCI älter waren und eine höhere Inzidenz von Hochdruck, Hypercholesterinämie und Diabetes aufwiesen. Neuere von der AHA bei der Aktualisierung der PTCA-Richtlinien 2001 zugrunde gelegte Berichte haben für Männer und Frauen ähnliche angiographische Ergebnisse und die gleiche Häufigkeit von Myokardinfarkt und notfallmäßiger Bypass-OP ergeben (Dove et al. 2001). Auf widersprüchliche Berichte, dass bei PTCA die Mortalität während des stationären Aufenthaltes bei Frauen größer sei, wird jedoch verwiesen (Dove et al. 2001). Entsprechend gibt es weder für PCI noch für ACB-OP (aortokoronare Bypass-OP) geschlechtsspezifische Empfehlungen.

10.6.7 KHK-Diagnostik bei Männern vs. Frauen

Hinsichtlich invasiver Koronardiagnostik mit eventueller perkutaner Revaskularisation wird häufig die Meinung vertreten, dass Männer schneller und öfter dieser Maßnahme zugeführt würden.
Eine Untersuchung an 143333 Myokardinfarktpatienten der Jahre 1994–1996 über die Häufigkeit von Herzkatheteruntersuchungen innerhalb der ersten 60 Tage nach Infarkt ergibt, dass Männer in der Tat häufiger einer invasiven Diagnostik zugeführt werden (46,5 % vs. 35,7 %; $p < 0{,}001$). Nach Berücksichtigung von demographischen und klinischen Unterschieden (Risiko-standardisiert) bleibt eine Differenz zugunsten der Männer (41,9 % vs. 40,3 %; $p < 0{,}001$), wird jedoch deutlich kleiner. Bei Beurteilung in Abhängigkeit von der Strenge der Indikation findet sich zwischen den Geschlechtern bei alleiniger Berücksichtigung der ACC/AHA-Class I-Indikation, also strenger, voll anerkannter Indikation dagegen kein Unterschied (44,6 % vs. 44,1 %; $p > 0{,}2$), auch nicht bei schwacher Indikation (ACC/AHA-Class III; $p = 0{,}096$). Ein Unterschied ist vor allem bei nicht eindeutigen Indikationen (ACC/AHA-Class IIa/IIb) gegeben (Rathore et al. 2002). Damit hat der Mann bezüglich invasiver KHK-Diagnostik im Rahmen eines akuten Myokardinfarktes keine Vorteile gegenüber der Frau.

10.6.8 Gibt es eine geschlechtsabhängige Symptomatik bei KHK?

Geschlechtsunterschiede in der Ausprägung und Art der Symptomatik beim akuten Koronarsyndrom werden immer wieder diskutiert. Eine Übersicht (Devon und Johnson 2002), die 12 Studien aus der Literatur umfasst und alle Formen des akuten Koronarsyndroms berücksichtigt, ergibt, dass Männer wie Frauen hierbei grundsätzlich die gleiche Symptomatik haben. In einigen, nicht allen Studien ist jedoch das Verhältnis der einzelnen Symptome durchaus unterschiedlich. Während der Mann beim Infarkt vor allem über Brustschmerz und Schweißneigung klagt, ist die Symptomatik bei der Frau mit Rücken-, Kiefer- und Halsschmerzen, Übelkeit und/oder Erbrechen, Schwindel, Müdigkeit, Palpitationen diffuser, somit eine Symptomatik, die nicht so stringent diagnoseweisend ist. Nach dieser Studienanalyse kann zu dieser wichtigen Fragestellung noch keine abschließende Konklusion abgegeben werden (Devon und Johnson 2002).

10.6.9 Behinderung im Alltag durch KHK bei Männern

Mit zunehmendem Alter nimmt mit und ohne KHK die Behinderung für Tätigkeiten im tägli-

chen Leben zu (p < 0,05). Männer fühlen sich aber durch eine KHK in den Tätigkeiten des täglichen Lebens weniger behindert als gleichaltrige Frauen (49 % der Männer vs. 64 % der Frauen im Alter von 50–69 Jahren; bzw. 56 % Männer vs. 79 % Frauen der 70- bis 88-jährige Gruppe; jeweils p < 0,001) (Ades 2001).
Neben Alter, Geschlecht und Angina pectoris sind ein niedriger Grad aerober Fitness oder depressive Verstimmung hierfür vordergründig verantwortlich. Wahrscheinlich trägt zu diesem Ergebnis auch die meist bessere Situation des Mannes mit Versorgung durch eine Frau bzw. die ungünstigere Situation der Frau mit ihrer Doppelbelastung durch Krankheit und Haushalt bei.
In die gleiche Richtung geht eine neue prospektive Studie (Vaccarino et al. 2003) an 804 Männern und 309 Frauen nach ACB-OP. Diese Untersuchung zeigt, dass bei Frauen die Erholungsphase in den der OP folgenden 6–8 Wochen schwieriger ist als bei Männern. Die Frauen berichten (nach Korrektur hinsichtlich Baseline-Charakteristika) über geringere körperliche Leistungsfähigkeit, über häufigere depressive Symptomatik und über eine fast zweimal so große Wahrscheinlichkeit einer erneuten stationären Aufnahme (20,5 % vs. 11 %; p = 0,005). Diese Unterschiede sind weder durch die Schwere der Erkrankung oder den präoperativen Gesundheitsstatus noch durch andere Patientencharakteristika erklärbar. Diese schwierigere Erholungsphase wird auf die traditionell stärkere soziale Rolle der Frau in der Familie zurückgeführt, die zu schnell wieder mit den familiären Verantwortlichkeiten konfrontiert und belastet werde. Der Familienvater wird dagegen in der Regel geschont und entlastet. Gerade bei den jüngeren Patienten sind in dieser Studie die Unterschiede zwischen den Geschlechtern besonders groß.

10.6.10 Rückgang der KHK-Mortalität beim Mann

Der Tod durch Herzinfarkt ist in Deutschland in den letzten Jahren bei der Gesamtbevölkerung rückläufig. Auch in den USA ist die kardiale Mortalität in den letzten 30 Jahren rückläufig (Gu et al. 1999).
Diese ging bei nicht-diabetischen Männern um 36,4 % (jeweils alterskorrigiert) zurück, bei diabetischen Männern dagegen nur um 13,1 %.
Die kardiale Mortalität fiel bei nicht-diabetischen Frauen um 27 %, stieg dagegen bei diabetischen Frauen um 23 % an (Gu et al. 1999)!
Gleiche Relationen werden auch für die Gesamtmortalität und die KHK-Mortalität beobachtet.
Dieser Rückgang der kardialen Mortalität wird auf eine Reduktion kardiovaskulärer Risikofaktoren wie auch auf eine Verbesserung in der Behandlung kardialer Erkrankungen zurückgeführt.
Der geringere Abfall der kardialen Mortalität dagegen bei diabetischen Männern und der Anstieg bei diabetischen Frauen weist darauf hin, dass diese Mechanismen bei Diabetikern offensichtlich weniger wirksam waren bzw. nicht zum Tragen gekommen sind (Gu et al. 1999).
Somit ist die Therapie der kardialen Erkrankungen beim Diabetiker weniger effektiv als beim Nicht-Diabetiker. Hiervon scheinen aber Männer weniger betroffen zu sein als Frauen. Dies unterstreicht noch einmal die Notwendigkeit einer Änderung der Therapiestrategie von alleiniger Stoffwechseleinstellung hin zum Konzept des Diabetes mellitus als kardiovaskuläre Erkrankung (Strödter [1] 2004).
Zu den kardialen Therapiestrategien im Einzelnen sei auf eine aktuelle kritische Zusammenfassung unter dem Postulat nach Evidenz-basierter Therapie verwiesen (Strödter [2] 2003).

10.6.11 Zusammenfassung

Mit der Formulierung „Frauenherzen schlagen anders" wird häufig suggeriert, dass diese bei KHK eine schlechtere Prognose hätten. Dies ist in der Regel Folge einer unreflektierten Wiedergabe von nicht hinsichtlich demographischer Unterschiede korrigierter Daten. Diese Interpretationen lassen zudem vergessen, dass das männliche Geschlecht ein eigenständiger Risikofaktor für atherosklerotische Folgeerkrankungen ist, und dass es der Mann ist, der hierdurch eine deutlich kürzere Lebenserwartung hat. Der obige Slogan muss also unter diesem Gesichtspunkt richtiger heißen: „Frauenherzen schlagen vielleicht anders, aber Männerherzen schlagen in der Regel kürzer!" Die Ursachen hierfür sind vielfältig und nicht allein mit dem unterschiedlichen Hormonstatus erklärbar.

Literatur

Ades PA: Cardiac rehabilitation and secondary prevention of coronary heart disease. N Engl J Med 2001; 345: 892–902.

Alexandersen P, Haarbo J, Christiansen C: The relationship of natural androgens to coronary heart disease in males: a review. Atherosclerosis 1996; 125:1–13.

Assmann G, Cullen P, Jossa F, Lewis B, Mancini M: Coronary heart disease: reducing the risk. The scientific background to primary and secondary prevention of coronary heart disease. A worldwide view. International Task Force for the Prevention of Coronary Heart Disease. Arterioscler Thromb Vasc Biol 1999; 19:1819–1824.

Assmann G, Cullen P, Schulte H: Simple scoring scheme for calculating the risk of acute coronary events based on the 10-year follow-up of the Prospective Cardiovascular Münster (PROCAM) Study. Circulation 2002; 105: 310–315.

Barrett-Connor E: Sex differences in coronary heart disease. Why are women so superior? The 1995 Ancel Keys lecture. Circulation 1997; 95:252–264.

Barrett-Connor E, Khaw KT: Endogenous sex hormones and cardiovascular disease in men. A prospective population based study. Circulation 1988; 78: 539–545.

Bertrand ME, Simoons ML, Fox KAA, Wallentin LC, Hamm CW et al.: Management of acute coronary syndromes in patients presenting without persistent ST-segment elevation. The Task Force on the management of acute coronary syndromes of the European Society of Cardiology. Eur Heart J 2002; 23:1809–1840.

Braunwald E, Antman EM, Beasley JW, Califf RM, Cheitlin MD et al.: ACC/AHA guideline update for the management of patients with unstable angina and non-ST-segment elevation myocardial infarction – 2002: summary article. Circulation 2002; 106:1893–1900.

Burt VL, Whelton P, Rocella EJ, Brown C, Cutler JA, Higgins M, Horan MJ, Labarthe D: 1995 prevalence of hypertension in the US adult population. Results from the Third National Health and Nutrition Examination Survey, 1988–1991. Hypertension 1995; 25:305–313.

Collins P, Stevenson JC, Mosca L: Spotlight on gender. Cardiovasc Res 2002; 53:535–537.

Coronary Drug Project Research Group: The Coronary Drug Project. Findings leading to discontinuation of the 2,5 mg day estrogen group. JAMA 1973; 226:652–657.

Devon HA, Johnson J: Symptoms of acute coronary syndromes: are there gender differences? A review of the literature. Heart & and Lung 2002; 31:235–245.

Dove JT, Jacobs AK, Kennedy JW, Kereiakes D, Kern MJ et al.: ACC/AHA Guidelines for percutaneous coronary intervention (revision of the 1993 PTCA guidelines) – Executive Summary. J Am Coll Cardiol 2001; 37:2215–2238.

Expert Panel on Detection, Evaluation, and Treatment of High Blood Cholesterol in Adults: Executive summary of the third report of the National Cholesterol Education Program (NCEP) expert panel on detection, evaluation, and treatment of high blood cholesterol in adults (Adult Treatment Panel III). JAMA 2001; 285:2486–2497.

Feldman HA, Johannes CB, Araujo AB, Mohr BA, Longcope C, McKinley JB: Low dehydroepiandrosterone and ischemic heart disease in middle-aged men: prospective results from the Massachusetts Male Aging Study. Am J Epidemiol 2001; 153:79–89.

Freedman S, Srinivasan DS, Webber LS: Black-white differences in serum lipoproteins during sexual maturation: The Bogalusa Heart Study. J Chron Dis 1987; 40:309–318.

Gan SG, Beaver SK, Houck PM, MacLehose RF, Lawson HW, Chan L: Treatment of acute myocardial infarction and the 30-day mortality among women and men. N Engl J Med 2000; 343:8–15.

Gibbons RJ, Chatterjee K, Daley J, Douglas JS, Fihn SD et al.: ACC/AHA/ACP-ASIM Guidelines for the management of patients with chronic stable angina. J Am Coll Cardiol 1999; 33:2092–2190.

Gottlieb S, Harpaz D, Shotan A, Boyko V, Leor J et al.: For the Israeli Thrombolytic Survey Group: Sex differences in management and outcome after acute myocardial infarction in the 1990s. A prospective observational community-based study. Circulation 2000; 102:2484–2490.

Gu K, Cowie CC, Harris MI: Diabetes and decline in heart disease mortality in US adults. JAMA 1999; 281:1291–1297.

Hak AE, Witteman JCM, de Jong FH, Geerlings MI, Hofman A, Pols HAP: Low levels of endogenous androgens increase the risk of atherosclerosis in elderly men: The Rotterdam Study. J Clin Endocrinol Metab 2001; 87:3632–3639.

Hamilton JB, Mestler GE: Mortality and survival: comparison of eunuchs with intact men and women in a mentally retarded population. J Gerontol 1969; 24:395–411.

Harman SM, Metter EJ, Tobin JD, Pearson J, Blackman MR: Longitudinal effects of aging on serum total and free testosterone levels in healthy men. J Clin Endocrinol Metab 2001; 86:724–731.

Hatakeyama N, Nishizawa M, Nakagawa A, Nakano S, Kigoshi T, Kenzo U: Testosterone inhibits tumor necrosis factor-alpha-induced vascular cell adhesion molecule-1 expression in human aortic endothelial cells. FEBS Lett 2002; 530:129–132.

Heart Protection Study Collaborative Group: MRC/BHF Heart Protection Study of cholesterol lowering with simvastatin in 20536 high-risk individuals: a randomised placebo-controlled trial. Lancet 2002; 360:7–22.

Heer T, Schiele R, Schneider S, Gitt AK, Wienbergen H et al. for the MITRA Study Group: Gender differences in acute myocardial infarction in the era of reperfusion (The MITRA Registry). Am J Cardiol 2002; 89:511–517.

Herbst KL, Amory JK, Brunzell JD, Chansky HA, Bremner WJ: Testosterone administration to men increases hepatic lipase activity and decreases HDL and LDL size in 3 wk. Am J Physiol Endocrinol Metab 2003; 284:E1112–1118.

Jenkins JS: The voice of the castrato Lancet 1998; 3521:1877–1880.

Kalin MF, Zumoff B: Sex hormones and coronary disease: a review of the clinical studies. Steroids 1990; 55:330–352.

Kanaya AM, Grady D, Barrett-Connor E: Explaining the sex difference in coronary heart disease mortality among patients with type 2 diabetes mellitus. Arch Intern Med 2002; 162:1737–1745.

Kannel WB, Wilson PWF, D'Agostino RB, Cobb J: Sudden coronary death in women. Am Heart J 1998; 136:205–212.

Kaplan NM: Clinical hypertension. Williams & Wilkins, Baltimore, Maryland, 7 th edition, 1998.

Lerner DJ, Kannel WB: Patterns of coronary heart disease morbidity and mortality in the sexes: a 26-year follow-up of the Framingham Population. Am J Cardiol 1986; 111:383–390.

Levy D, Kannel WB: Cardiovascular risks: new insights from Framingham. Am Heart J 1988; 116:266–272.

Levy D, Kannel, WB: Searching for answers to ethnic disparities in cardiovascular risk. Lancet 2000; 356:266–267.

Liu PY, Death AK, Handelsman DJ: Androgens and cardiovascular death. Endocrin Rev 2003; 24:313–340.

Lloyd-Jones DM, Larson MG, Beiser A, Levy D: Lifetime risk of developing coronary heart disease. Lancet 1999; 353:89–92.

Löwel H, Lewis M, Keil U, Hörmann A, Bolte HD, Willich S, Gostomzyk J: Zeitliche Trends von Herzinfarktmorbidität, -mortalität, 28-Tage-Letalität und medizinischer Versorgung. Ergebnisse des Augsburger Herzinfarktregisters von 1985 bis 1992. Z Kardiol 1995; 84:596–605.

Morrison JA, Laskarzewski PM, Rauh JL: Lipids, lipoproteins, and sexual maturation during adolescence: The Princeton Maturation Study. Metabolism 1979; 28:641–649.

Morrison JA, Sprecher DL, Biro FM, Apperson-Nansen C, DiPaola LM: Serum testosterone associates with lower high density lipoprotein cholesterol in black and white males, 10–15 years of age, through lowered apolipoproten AI and AII concentrations. Metabolism 2002; 51:432–437.

Mosca L, Manson JE, Sutherland SE, Langer RD, Manolio T, Barrett-Connor E: Cardiovascular disease in women. A statement for healthcare professionals from the American Heart Association. Circulation 1997; 96:2468–2482.

Müller M, von den Beld AW, Bots ML, Grobbee DE, Lamberts SWJ, von der Schouw YT: Endogenous sex hormones and progression of carotid atherosclerosis in elderly men. Circulation 2004; 109: 2074–2079.

Natarajan S, Liao Y, Cao G, Lipsitz SR, McGee DL: Sex differences in risk for coronary heart disease mortality associated with diabetes and established coronary heart disease. Arch Intern Med 2003; 163:1735–1740.

National Heart, Lung and Blood institute: chartbook on cardiovascular diseases, 2000.

Nieschlag E, Nieschlag S, Behre HM: Lifespan and testosterone. Nature 1993; 366:1011–1017.

Parzeller M: Deutsche Ärztezeitung vom 23.09.03.

Priori SG, Aliot E, Blomstrom-Lundqvist C, Bossaert L, Breithardt G, Brugada P et al.: Task force on sudden cardiac death of the European Society of Cardiology. Eur Heart J 2001; 22:1374–1450.

Rathore SS, Wang Y, Radford MJ, Ordin DL, Krumholz HM: Sex differences in cardiac catheterization after acute myocardial infarction. The role of procedure appropriateness. Ann Intern Med 2002; 137:487–493.

Reinecke H, Bogdanski J, Woltering A, Breithardt G, Assmann G, Kerber S, von Echardstein A: Relation of serum levels of sex hormone binding globulin to coronary heart disease in postmenopausal women. Am J Cardiol 2002; 90:364–368.

Rich-Edwards JW, Manson JA, Hennekens CH, Buring JE: The primary prevention of coronary heart disease in women. N Engl J Med 1995; 332:1758–1766.

Rossouw JE: Women and coronary heart disease. In: Lipids and vascular disease – current issues. DJ Betteridge, Martin Dunitz (Eds.) Ltd, UK, London, 2000.

Strödter D (1): Diabetes mellitus – eine kardiovaskuläre Erkrankung. UNI-MED Science, Bremen-London-Boston, 2. Aufl., 2004.

Strödter D (2): Evidenz-basierte Therapie in der Kardiologie. UNI-MED Science, Bremen, International Medical Publishers (London, Boston), 2003.

Strödter D (3): Sekundärprävention bei KHK und Postinfarktpatienten - Strategien und Resultate. Uni-Med Science, Bremen, International Medical Publishers (London, Boston), 2. Aufl., 2004.

The Veterans Administration Co-operative Urological Research Group: Treatment and survival of patients with cancer of the prostate. Surg Gynecol Obstet 1967; 124:1011–1017.

Vaccarino V, Lin ZQ, Kasl SV, Mattera JA, Roumanis SA, Abramson JL, Krumholz HM: Gender differences in recovery after coronary artery bypass surgery. J Am Coll Cardiol 2003; 41:307–314.

Vaccarino V, Krumholz HM, Yarzebski J, Goldberg RJ: Sex differences in 2-year mortality after hospital discharge for myocardial infarction. Ann Intern Med 2001; 134:173–181.

Van Kesteren PJ, Ascheman H, Megens JA, Gooren LJ: Mortality and morbidity in transsexual subjects treated with cross-sex hormones. Clin Endocrinol (Oxf) 1997; 47:337–342.

Vasan RS, Larson MG, Leip EP, Evans JC, O'Donnell CJ, Kannel WB, Levy D: Impact of high-normal blood pressure on the risk of cardiovascular disease. N Engl J Med 2002; 345:1291–1297.

Weidemann W, Hanke H: Cardiovascular effects of androgens. Cardiovasc Drug Rev 2002; 20: 175–198.

Wenger NK: Clinical characteristics of coronary heart disease in women: emphasis on gender differences. Cardiovasc Res 2002; 53: 558–567.

White HD, Barbash GI, Modan M, Simes J, Diaz R, Hampton JR et al. for the Investigators of the International Tissue Plasminogen Activator/Streptokinase Mortality Study: After correcting for worse baseline characteristics, women treated with thrombolytic therapy for acute myocardial infarction have the same mortality and morbidity as men except for a higher incidence of hemorrhagic stroke. Circulation 1993; 88: 2097–2103.

Wilson JD, Roehrborn C: Long-term consequence of castration in men: lessons from the Skoptzy and the eunuchs of the Chinese and Ottoman courts. J Clin Endocrinol Metab 1999; 84:4324–4331.

World Health Organization – International Society of Hypertension Guidelines for the management of hypertension 1999. Guidelines Subcommittee. Hypertens 1999; 17:151–183.

World Health Organization: The World Health Report 2002. Geneva, 2002

Wu FCW, von Eckardstein A: Androgens and coronary artery disease. Endocr Rev 2002; 24:183–187.

Yarnell JWG, Beswick AD, Sweetnam PM, Riad-Fahmy D: Endogenous sex hormones and ischemic heart disease in men. The Caerphilly prospective study. Arterioscler Thromb 1993; 13:517–520.

Zitzman M, Nieschlag E: Testosterone levels in healthy men and their relation to behavioural and physical characteristics: facts and constructs. Eur J Endocrinol 2001; 144:183–187.

10.7 Schlaganfall

Marek Jauß, Manfred Kaps

10.7.1 Einführung

Der Schlaganfall ist mit einer Inzidenz von 180–200 auf 100 000 Einwohner die dritthäufigste Ursache für Tod und die häufigste Ursache für bleibende Behinderung. Bei einem Schlaganfall handelt es sich in ca. 80 % der Fälle um einen ischämischen Hirninfarkt und in 20 % der Fälle um eine primäre intrazerebrale Blutung. Auch wenn die Risikofaktoren für den Hirninfarkt mit denen des Herzinfarktes teilweise übereinstimmen, finden sich im Hinblick auf die Ätiologie deutliche Unterschiede.

Während ein Herzinfarkt nur in seltenen Fällen Folge einer Embolie ist, ist diese Ursache für mehr als die Hälfte der Hirninfarkte verantwortlich, oft auf dem Boden einer absoluten Arrhythmie bei Vorhofflimmern. Weitere 25 % der Hirninfarkte sind Folge einer Mikroangiopathie mit kleinsten, meist subkortikal gelegenen Infarkten (Lakunen) auf dem Boden von hyalinen Gefäßfibrosen, erweiterten perivaskulären Räumen und Mikrothromben. Einem geringeren Anteil liegt eine Makroangiopathie mit atheromatösen Plaques einer großen hirnversorgenden Arterie (meistens die A. carotis interna) zugrunde. Während eine Hirnembolie typischerweise zu Territorialinfarkten, teilweise mit großer Ausdehnung und entsprechend schweren neurologischen Ausfällen, führt, kommt es als Folge einer Mikroangiopathie meistens zu kleineren, so genannten lakunären Infarkten, welche oft sogar klinisch stumm verlaufen. Bei der Stenose einer großen hirnversorgenden Arterie finden sich Grenzzoneninfarkte in dem entsprechenden Versorgungsgebiet oder Infarkte als Folge häufiger arterio-arterieller Embolien. Oft berichten Patienten mit Karotisstenosen von passageren neurologischen Herdsymptomen (transitorisch ischämische Attacken) oder kurzfristigen monokulären Sehstörungen auf der Seite der Stenose (Amaurosis fugax).

10.7.2 Geschlechterspezifische Unterschiede in der Epidemiologie des Schlaganfalls

Männer erleiden im Vergleich zu Frauen etwa doppelt so häufig einen Schlaganfall (Abb. 10.7-1) und sind zum Zeitpunkt des Ereignisses durchschnittlich 7 Jahre jünger (Roquer 2003), eine erhöhte Hirninfarktinzidenz bei Männern konnte dabei bereits für Jugendliche nachgewiesen werden (Fullerton 2002).

Während die meisten populationsbasierten Studien nicht zwischen Hirninfarkt und Hirnblutung differenzierten, konnte in einigen Arbeiten gezeigt werden, dass Männer häufiger als Frauen eine primäre intrazerebrale Blutung erleiden (Anderson 1993).

Bezüglich der Schlaganfallursache gibt es wichtige geschlechtsspezifische Unterschiede. Während eine Makroangiopathie (meist eine Stenose der A. carotis interna) bei Männern eine wichtige Rolle als Ätiologie spielt, leiden Frauen häufiger unter einem embolisch bedingten Hirninfarkt wie aus Abbildung 10.7-2 hervorgeht (Kolominsky-Rabas 2001).

Ebenso wie die Inzidenz ist auch die Prävalenz bei Männern höher als bei Frauen, dies ändert sich

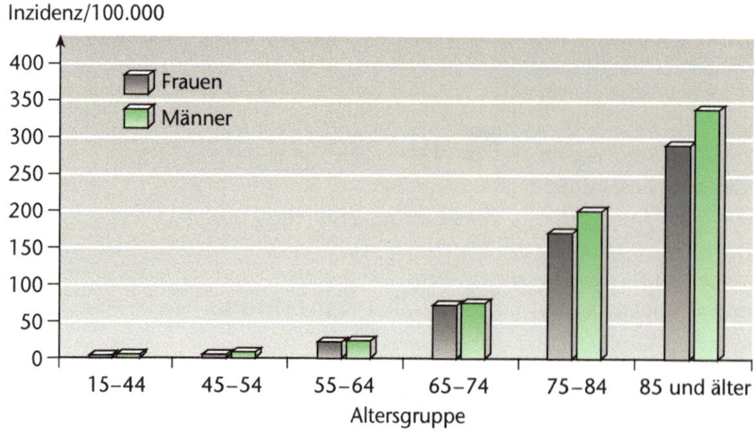

Abb. 10.7-1 Geschlechtsspezifische Inzidenz des Schlaganfalls für verschiedene Altersgruppen (nach Ellekjaer 1997).

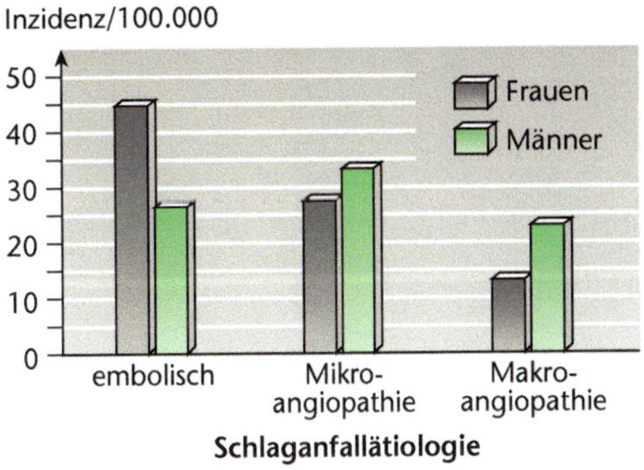

Abb. 10.7-2 Geschlechtsspezifische Unterschiede der Ursachen für einen ischämischen Hirninfarkt (nach Kolominsky-Rabas 2001).

erst im hohen Alter, wenn die Prävalenz für den Hirninfarkt bei Frauen als Folge der höheren Lebenserwartung und als Folge einer längeren Überlebenszeit nach Hirninfarkt im Vergleich zu Männern überwiegt.

Männer erleiden häufiger als Frauen und zu einem früheren Zeitpunkt einen Schlaganfall. Ein Hirninfarkt auf dem Boden einer Arteriosklerose ist bei Männern häufiger als bei Frauen, bei Frauen überwiegt eine embolische Hirninfarktgenese.

10.7.3 Risikofaktoren

Männliches Geschlecht ist, ebenso wie das Alter und eine positive Familienanamnese, ein nicht modifizierbarer Risikofaktor für das Auftreten eines Hirninfarktes. Hypertonie, Diabetes mellitus und Rauchen sind die wichtigsten beeinflussbaren Risikofaktoren mit einer potenzierenden Wirkung beim Vorliegen mehrerer dieser Faktoren (Abb. 10.7-3). Darüber hinaus gibt es lebensstilassoziierte Risikofaktoren (Rauchen, Adipositas, Bewegungsmangel), welche beide Geschlechter betreffen, wobei der schädliche Effekt des Rauchens für Männer etwas geringer ausgeprägt zu sein scheint (Shinton und Beevers 1989). Im Hinblick auf Hypertonus, Übergewicht oder Bewegungsmangel, das Vorliegen einer koronaren Herzerkrankung oder eines hohen Cholesterinspiegels gibt es keine Hinweise auf geschlechtspezifische Effekte (Roquer 2003).

Diabetes als Risikofaktor scheint bei Männern einen geringeren Einfluss auf das Hirninfarktrisiko zu haben als bei Frauen, allerdings ist die Prävalenz bei Frauen auch höher (Tuomilehto 1996). Migräne, Schwangerschaft und orale Antikonzeption sind spezifische Risikofaktoren für Frauen. Dem postmenopausalen Östrogenersatz bei Frauen wurden bislang positive Effekte auf Gefäßwände und Verlauf der Arteriosklerose zugeschrieben. Kürzlich konnte aber durch die Women Health Study klar belegt werden, dass Östrogengabe zu erhöhter Thromboseneigung führt und daher sogar ein erhöhtes Schlaganfallrisiko besteht (Wassertheil-Smoller 2003).

Hypertonus und kardiogene Emboliequellen sind bei Frauen als Ursache für einen Hirninfarkt häufiger, während bei Männern Arteriosklerose, Rauchen und erhöhter Alkoholkonsum eine größere Rolle spielt (Roquer 2003). Hoher Alkoholkonsum (mehr als 2 Drinks zu je 10–13g Ethanol am Tag) ist aufgrund von Sekundäreffekten wie Bluthochdruck, Hyperlipidämie, akuter toxischer Gerinnungsstörung und der alkoholinduzierten Kardiomyopathie ein massiver Risikofaktor für Hirnblutungen, aber auch für ischämische Insulte (Sacco 1999).

Obwohl Beobachtungsstudien über Hypercholesterinämie als Risikofaktor für Hirninfarkt, im Gegensatz zu ähnlichen Studien für den Herzinfarkt, nur ein gering erhöhtes Risiko nachweisen konnten, zeigten Interventionsstudien mit HMG-CoA-Reduktase-Hemmern positive Ergebnisse, es konnte unter Pravastatin eine über 20 %ige Risikoreduktion für Hirninfarkt in einer Metaanalyse von 17 kontrollierten und randomisierten Studien (Ross 1999) nachgewiesen werden. Pathophysiologisch wird eine protektive Wirkung am Endothel vermutet, welche unabhängig von der Reduktion der Blutfette ist (Delanty und Vaughan 1997).

Einen interessanten Hinweis auf einen möglichen protektiven Effekt eines hohen Androgenspiegels lieferte kürzlich eine Studie, welche als Surrogatmarker für Androgeneffekte die Häufigkeit des Rasierens bei Nicht-Bartträgern untersuchte (Ebrahim 2003). Männer, welche sich weniger als einmal täglich rasierten, hatten (nach Korrektur für sozioökonomische Faktoren) ein 2,6fach er-

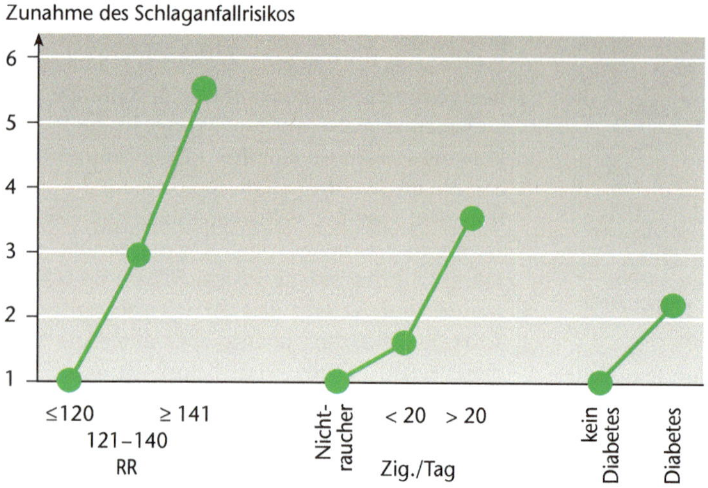

Abb. 10.7-3 Zunahme des Schlaganfallrisikos in Abhängigkeit von verschiedenen Risikofaktoren (nach Berger 1998).

höhtes Schlaganfallrisiko im Vergleich zu Männern, welche sich täglich rasierten. Interessanterweise war das Herzinfarktrisiko von der Häufigkeit einer Rasur unbeeinflusst.

Unbeeinflussbare Risikofaktoren für einen Hirninfarkt sind hohes Alter und männliches Geschlecht. Lebensstilassoziierte Faktoren sind Rauchen und Bewegungsmangel. Medizinische Risikofaktoren sind Hypertonie, Diabetes und in geringerem Maße auch eine Hypercholesterinämie. Hinweise auf eine spezifische Gefährdung durch bestimmte Risikofaktoren für Männer gibt es nicht, Rauchen und erhöhter Alkoholkonsum sind bei Männern mit Hirninfarkt jedoch häufiger als bei Frauen anzutreffen. Angaben über die Bedeutung spezifischer Geschlechtshormone als Risikofaktor oder als protektiver Faktor sind widersprüchlich.

10.7.4 Symptome, Therapie, Ergebnisse

Symptome

Da der Hirninfarkt im Gegensatz zum Herzinfarkt keine Schmerzen verursacht, werden die klinischen Symptome vom Patienten nicht immer einem Hirninfarkt zugeordnet. Patienten suchen häufig erst nach einer Verzögerung einen Arzt auf. Untersuchungen geschlechtsspezifischer Unterschiede der Verzögerung der Notfallversorgung sind widersprüchlich. Während 2 Studien bei Frauen eine signifikante Verzögerung bis zur Einleitung der Behandlung zeigen konnten (Menon 1998, Engelstein 2000), sind diese Ergebnisse in anderen Studien nicht bestätigt worden (Harper 1992, Kothari 1999). Kürzlich konnte eine Arbeit zeigen, dass bei Männer eher typische Schlaganfallsymptome (Hemiparese, Gangstörung) und bei Frauen signifikant häufiger untypische Symptome (Schmerzen, Bewusstseinsstörung) zur ärztlichen Behandlung führen (Abb. 10.7-4). Ein rasches Erkennen der Symptome und ein schneller Transport in eine Schlaganfallspezialstation sind Voraussetzung für eine Thrombosebehandlung, die zur Zeit die einzige kausale Therapiemöglichkeit darstellt. Eine Verzögerung bei der Patientenvorstellung im Akutkrankenhaus kann zum Ausschluss von dieser Behandlung führen (Engelstein 2000).

Eine kausale Hirninfarkttherapie durch Thrombolyse ist nur innerhalb von 3 Stunden nach Symptombeginn möglich. Die Einweisung in eine Schlaganfallspezialstation ohne Zeitverzögerung muss daher umgehend erfolgen.

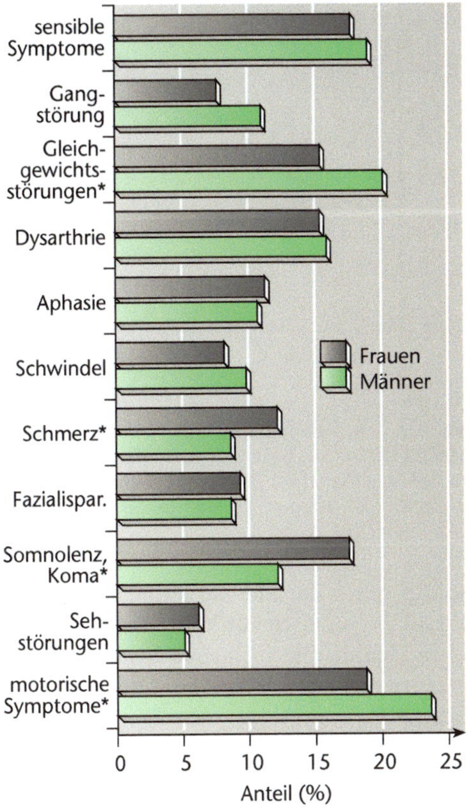

Abb. 10.7-4 Unterschiedliche Symptome in der Akutphase bei Hirninfarkt (nach Labiche 2002), signifikante geschlechtsabhängige Unterschiede sind mit * gekennzeichnet.

Therapie und Ergebnisse

In der Akutbehandlung von Männern werden vermehrt diagnostische Maßnahmen und invasive Therapien eingesetzt, es wird außerdem häufiger eine Behandlung nach einem standardisierten Protokoll vorgenommen (Roquer 2003), während die Anwendung von Physiotherapie, Ergotherapie und Logopädie bei beiden Geschlechtern gleichhäufig erfolgt (Di Carlo et al. 2003) (Abb. 10.7-5). Die Behandlungsergebnisse nach Thrombolyse sind stark abhängig von dem Intervall zwischen Symptombeginn und Behandlung. Beträgt dieses 0–90 Minuten, so liegt die Number-needed-to-treat um eine schweren Hirninfarkt zu vermeiden etwa bei 3 und für das 90–180-Minuten-Intervall bei 8 (Hacke 2004).

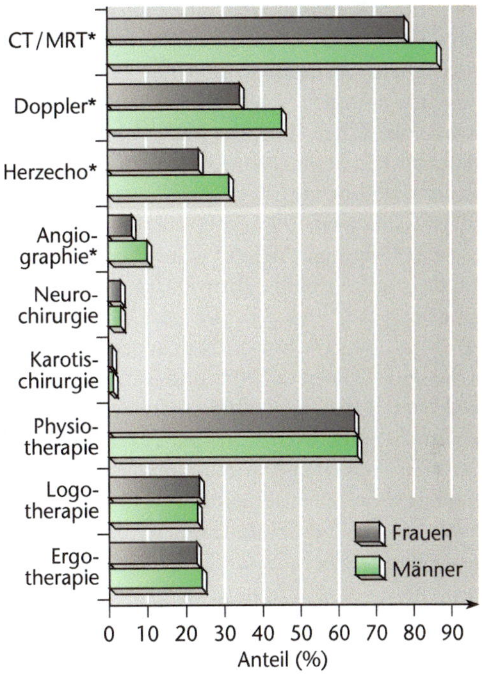

Abb. 10.7-5 Unterschiedliche Anwendung diagnostischer und therapeutischer Maßnahmen nach Schlaganfall (Di Carlo et al. 2003). Signifikante geschlechtsabhängige Unterschiede sind mit *) gekennzeichnet.

Ein Hirninfarkt verläuft bei Männern leichter als bei Frauen (14 % Tod nach Schlaganfall bei Männern vs. 25 % bei Frauen, nach Brown 1996). In einer Studie, welche hier beispielhaft zitiert wird, konnten als Faktoren für ein positives Outcome ein männliches Geschlecht, das Vorliegen einer Hirnblutung anstelle eines Infarkts sowie das Zusammenleben mit einem Partner identifiziert werden (Löfgren 1998). Auch nach Alterskorrektur wurde das Vorliegen eines ungünstigeren Behandlungsergebnisses für Frauen bestätigt (Glader 2003), wobei die alterskorrigierte Case-Fatality-Ratio (Tod nach Hirninfarkt) zwar identisch für beide Geschlechter war, allerdings aus der Gruppe der zuvor unabhängigen Patienten 69 % der Männer und 62 % der Frauen auch nach dem Hirninfarkt in den Aktivitäten des täglichen Lebens unabhängig waren. Nach dem Hirninfarkt waren 10 % der Männer und 13 % der Frauen auf eine institutionelle Pflegeeinrichtung angewiesen, Unterschiede, welche jeweils statistische Signifikanz erreichten, sodass eine alterskorrigierte Odds-Ratio von 1,37 für das Ereignis, als Frau nach einem Schlaganfall in einer Pflegeeinrichtung untergebracht zu werden, ermittelt wurde. Es wird vermutet, dass hier auch die größere Bereitschaft von Frauen zum Ausdruck kommt, behinderte Männer zu pflegen, als es umgekehrt der Fall ist (Anderson 1995).

In einer weiteren Analyse wird berichtet, dass Frauen nach einem Hirninfarkt häufiger an Aphasie (29 % vs. 22 %), Schluckstörungen (20 % vs. 14 %) und Sehstörungen (17 % vs. 14 %) leiden (Roquer 2003) und während der stationären Behandlung häufiger von Nebenwirkungen medikamentöser Therapie (37 % vs. 30 %) betroffen waren. Die durchschnittliche Verweildauer war bei Männern kürzer (14 Tage vs. 15 Tage). Notwendige Sekundärprävention (z. B. Antikoagulation nach Hirninfarkt bei nicht-rheumatischem Vorhofflimmern) wird bei Frauen seltener verordnet (Glader 2003).

Eine mögliche Erklärung für die offensichtlich ungünstige Prognose nach Hirninfarkt bei Frauen wird aus Tierversuchen abgeleitet: Nach experimentaler zerebraler Embolie bei Ratten zeigten sich Infarkte größer und die Entzündungsreaktion im Bereich des Hirninfarkt bei weiblichen Tieren ausgeprägter als bei männlichen Artgenossen (Li 1996). Auf der anderen Seite wird den weiblichen Geschlechtshormonen eine neuroprotektive Wirkung zugeschrieben, welche ebenfalls bisher nur im Tierversuch gezeigt werden konnte (Roof und Hall 2000).

Für die letzten Jahrzehnte wird übereinstimmend ein Rückgang des Anteils von Patienten, welche nach Hirninfarkt versterben beschrieben (Zhang 1995), ein Trend, welcher durch den Einsatz eines integrierten Behandlungskonzeptes im Rahmen von Stroke-Units (Stroke Unit Trialists' Collaboration 1997) noch verstärkt wurde. Da dieser Fortschritt insbesondere älteren Patienten und Patienten mit schwerem Hirninfarkt zugute kommt und Männer mit Hirninfarkt durchschnittlich jünger und weniger schwer betroffen sind, profitieren Männer weniger von diesem Fortschritt. Der Rückgang der Mortalität ist für Frauen deutlicher ausgeprägt, so dass der hohe Anteil von Frauen bei Schlaganfällen mit schwerer Behinderung oder Tod über Jahre gesunken ist

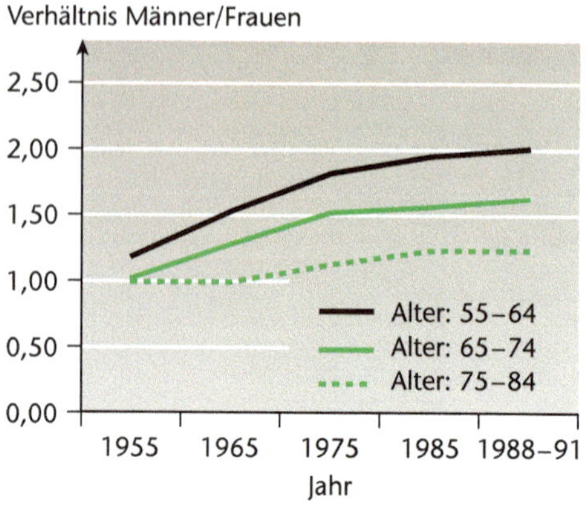

Abb. 10.7-6 Veränderungen des Mortalitätsverhältnisses zwischen den Geschlechtern. Während die absolute Zahl der Mortalität nach Schlaganfall sinkt, steigt der Anteil der Männer an der Gesamtmortalität an (nach Zhang 1995).

und der Anteil der Männer steigt, wie in Abbildung 10.7-6 veranschaulicht ist (Zhang 1995). Obwohl Männer nach einem Schlaganfall im Allgemeinen geringer behindert sind als Frauen, zeigten Männer im Vergleich zu Frauen reduzierte Werte auf einer Selbstbeurteilungsskala („subjective well being“) für Lebensqualität (Wyller 1998), der Grad der motorischen Behinderung war nicht mit Abweichungen in der Selbstbeurteilungsskala assoziiert.

Obwohl Männer nach einem Hirninfarkt durchschnittlich weniger behindert sind als Frauen und seltener in institutionalisierter Betreuung leben, geben Männer geringere Werte in Skalen zur Beurteilung der subjektiven Lebensqualität an.

Nach einem Hirninfarkt kommt es häufig zu einer Depression, Männer sind davon seltener betroffen als Frauen. Bezüglich der medikamentösen Behandlung der Depression ist auf unterschiedliche pharmakologische Wirkung von Antidepressiva bei Männern und Frauen hinzuweisen. Es wurde bei Depression ohne organische Hirnveränderung beschrieben, dass Männer besser auf trizyklische Antidepressiva reagieren und bei Frauen ein besseres Ansprechen auf Serotoninreuptakehemmer vorliegt (Okiishi 2001). Ob diese Ergebnisse auf die Behandlung einer Depression nach Schlaganfall übertragen werden können, ist bisher noch nicht untersucht worden.

10.7.5 Primär- und Sekundärprophylaxe

Prophylaktische Maßnahmen ergeben sich aus den Risikofaktoren (Hypertonie, Diabetes mellitus, Nikotinabusus, Hypercholesterinämie, Adipositas). Weil das Schlaganfallrisiko bei dem Vorliegen mehrerer Risikofaktoren potenziert ist, kann das Behandeln mehrerer Risikofaktoren das Risiko überproportional minimieren.

Primärprävention

Mit einer therapeutischen Reduktion des diastolischen Blutdrucks um durchschnittlich 5–6 mmHg lässt sich das Schlaganfallrisiko um über 40 % senken. Zigarettenrauchen ist ein wesentlicher Risikofaktor für ischämische Insulte und Blutungen (Shinton 1989) und das Beenden des Zigarettenrauchens reduziert das Schlaganfallrisiko bereits nach zwei bis fünf Jahren auf das niedrige Risiko der Nichtraucher (Wolf 1988). Ein körperlich aktiver Lebensstil ist umgekehrt proportional mit kardiovaskulären Erkrankungen und Schlaganfällen korreliert und kann das Schlaganfallrisiko möglicherweise um bis zu 30 % senken (Bronner 1995). Geringer bis mäßiger Alkoholkonsum hat wahrscheinlich einen protektiven Einfluss auf ischämische Insulte und Herzinfarkt. Da Dosisgrenzen in epidemiologischen Studien unzuverlässig zu bestimmen sind, werden Grenzwerte von 20 g Ethanol für Männer und 10 g Ethanol pro Tag für Frauen postuliert (Easton 1995), da toxische Wirkungen bei Frauen bereits bei niedrigeren Dosiswerten auftreten.

Eine Primärprävention mit Acetylsalicylsäure wird bei Personen mit erhöhtem kardiovaskulärem Risiko diskutiert, Männer zählen bereits ab dem 40. Lebensjahr zu dieser Gruppe, insbesondere, wenn Risikofaktoren wie Rauchen, Hypertonie, erhöhte Cholesterinwerte, verringerte HDL-Werte, erhöhte Blutzuckerwerte oder eine positive Familienanamnese hinzukommen. Eine Reduktion des relativen Risikos um bis zu 40 % wurde in großen Studien, unter anderem auch bei Ärztekohorten, für den Herzinfarkt belegt, die Studien hatten allerdings aufgrund der Fallzahl nicht die Power, um einen derartigen Effekt auch für den Hirninfarkt nachzuweisen (Lauer 2002), zumal das Risiko für eine Hirnblutung erhöht war. Eine generelle Empfehlung zur Aspirineinnahme wird daher nicht ausgesprochen, diese sollte auf Risikopatienten beschränkt bleiben.

Die präventive Operation einer asymptomatischen Stenose der A. carotis interna von mindestens 60 % führt, insbesondere bei Männern, zu einer relativen Reduktion von transistorisch-ischämischen Attacken und Hirninfarkten bei allerdings geringer absoluter Risikoreduktion (Executive Committee for the Asymptomatic Carotid Atherosclerosis Study 1995). Eine Operation erscheint dann gerechtfertigt, wenn das OP-Risiko gering ist, und eine Progredienz der Stenose nachgewiesen wurde oder andere Hinweise für eine schwere Arteriosklerose wie eine kontralaterale Stenose bestehen (Halliday 2004).

Die Primärprävention umfasst einen körperlich aktiven Lebensstil, Verzicht auf Rauchen und Verzicht auf Alkoholkonsum in größeren Mengen. Für Risikogruppen kann die primärpräventive Einnahme von Acetylsalicylsäure erwogen werden. Über 60-jährige Patienten mit Vorhofflimmern sollten Marcumar erhalten.

Eine effektive Form der Primärprävention existiert für Patienten mit nicht-rheumatischem Vorhofflimmern. Unter 60-jährige Patienten sowie über 60-jährige Patienten ohne Risikofaktoren erhalten 325 mg Acetylsalicylsäure täglich. Über 60-jährige Patienten sollten primärpräventiv mit Marcumar (Ziel INR 2–3, ab 75 Jahre Ziel INR 2) behandelt werden (Fuster 2001).

Bei Gesunden gilt ein Blutdruck von unter 140/90 mmHg als Ziel einer Primärprävention, bei Patienten mit Diabetes mellitus wurde nachgewiesen, dass eine darüber hinausgehende Blutdrucksenkung eine weitere Reduktion von Schlaganfällen bewirkt, sodass ein Zielblutdruck bei Diabetikern von 130/80 mmHg zur Senkung der primären Schlaganfallrate als optimal gilt. Hinweise, dass

AT1-Rezeptorantagonisten über die Blutdrucksenkung hinaus einen weitergehenden Effekt auf die Primärprävention des Hirninfarktes haben (Dahlof 2002), können bei der Auswahl der blutdrucksenkenden Präparate berücksichtigt werden.

Sekundärprävention

Die Sekundärprävention umfasst über die bei der Primärprävention genannten Maßnahmen hinaus den Einsatz von Thrombozytenfunktionshemmern, Antikoagulation und die Karotisendarteriektomie.

Der Thrombozytenaggregationshemmer Clopidogrel ist dabei für die gemeinsamen Endpunkte Herzinfarkt, arterielle Verschlusskrankheit und Hirninfarkt der Acetylsalicylsäure überlegen. Die Gabe von Dipyridamol zusätzlich zur Acetylsalicylsäure konnte das relative Risiko für Hirninfarkt um 37 % senken.

Antikoagulation mit Marcumar ist bei nichtrheumatischem Vorhofflimmern nach zerebrovaskulärem Ereignis indiziert (Powers 2001). Das nicht-rheumatische Vorhofflimmern spielt bei Frauen eine größere Rolle als bei Männern. Bei Letzteren ist eine Makroangiopathie als Schlaganfallursache häufiger, sodass die Karotisthrombendarteriektomie der symptomatischen Stenose in Betracht kommt (North American Symptomatic Carotid Endarterectomy Trial Collaborators 1991). Männer werden dieser Operation häufiger als Frauen unterzogen; ob diese Tatsache ausschließlich mit der höheren Inzidenz der Karotisstenose bei Männern in Zusammenhang steht oder Folge einer medizinisch nicht zu begründenden Selektion ist, wird kontrovers diskutiert. Hinweise auf eine erhöhte perioperative Morbidität bei Frauen konnten in einer umfangreichen populationsbasierten Beobachtungsstudie jedenfalls nicht bestätigt werden (Kapral 2003). Entsprechend dieser Untersuchung scheinen allerdings Männer von der Operation mehr zu profitieren, weil Frauen (mit einer Odds-Ratio von 1,26) innerhalb von 2 Jahren nach einer Karotisthrombendarteriektomie einen erneuten Hirninfarkt erleiden. Es wird vermutet, dass in diesem Fall eine konkurrierende Ätiologie Ursache für den Rezidivinfarkt ist.

Die Sekundärprävention beinhaltet die Gabe von Thrombozyteninhibitoren, die Antikoagulation im Falle einer kardiogenen Emboliequelle und die Behandlung einer symptomatischen Stenose der A. carotis interna.

Unter Kostengesichtspunkten sind Berechnungen von Aufwand und Effektivität präventiver Maßnahmen von Bedeutung. Es konnte gezeigt werden, dass 100 Patienten mit Actelysalicysäure behandelt werden müssen, um einen Schlaganfall pro Jahr zu vermeiden, wobei Gesamtkosten von etwa 500 Euro entstehen. Die Operation einer symptomatischen Stenose der A. carotis interna muss entsprechend neuer Daten bei etwa 10 Personen durchgeführt werden, um den gleichen Erfolg zu erzielen, wobei dann Gesamtkosten von etwa 30 000 Euro entstehen. Die ökonomisch günstigste Kosten-Nutzen-Relation besteht für den Verzicht auf das Rauchen, 43 Personen müssten das Rauchen aufgeben, um einen Schlaganfall zu vermeiden, ohne dass zusätzliche Kosten entstehen (Hankey 1999).

Literatur

Anderson C S, Jamrozik KD, Burvill PW, Chakera TM, Johnson GA und Stewart-Wynne EG: Determining the incidence of different subtypes of stroke: results from the Perth Community Stroke Study, 1989–1990. Med J Aust 1993; 158 (2):85–89.

Anderson CS, Linto J, Stewart-Wynne EG: A population-based assessment of the impact and burden of caregiving for long-term stroke survivors. Stroke 1995; 26 (5):843–849.

Berger K, Schulte H, Stögbauer F, Assmann G: Incidence and risk factors for stroke in an occupational cohort: the PROCAM Study. Prospective Cardiovascular Muenster Study . Stroke 1998; 29 (8):1562–1566.

Bronner LL, Kanter DS, Manson JE: Primary prevention of stroke. N Engl J Med 1995; 333 (21):1392–1400.

Brown RD, Whisnant JP, Sicks JD, O'Fallon WM, Wiebers DO: Stroke incidence, prevalence, and survival: secular trends in Rochester, Minnesota, through 1989. Stroke 1996; 27 (3):373–380.

Dahlof B, Devereux RB, Kjeldsen SE, Julius S, Beevers G et al.: Cardiovascular morbidity and mortality in the Losartan Intervention For Endpoint reduction in hypertension study (LIFE): a randomised trial against atenolol. Lancet 2002; 359 (9311):995–1003.

Delanty N, Vaughan CJ: Vascular effects of statins in stroke. Stroke 1997; 28 (11):2315– 2320.

Di Carlo A, Lamassa M, Baldereschi M, Pracucci G, Basile AM et al.: Sex differences in the clinical presentation, resource use, and 3-month outcome of acute stroke in Europe: data from a multicenter multinational hospital-based registry. Stroke 2003; 34 (5):1114–1119.

Easton JD: Does alcohol cause or prevent stroke? Cerebrovasc Dis 1995; 5: 375–380.

Ebrahim S, Smith GD, May M, Yarnell J. Shaving, coronary heart disease, and stroke: the Caerphilly Study. Am J Epidemiol 2003; 157 (3):234–238.

Ellekjaer H, Holmen J, Indredavik B, Terent A: Epidemiology of stroke in Innherred, Norway, 1994 to 1996. Incidence and 30-day case-fatality rate. Stroke 1997; 28 (11):2180–2184.

Engelstein E, Margulies J, Jeret JS: Lack of t-PA use for acute ischemic stroke in a community hospital: high incidence of exclusion criteria. Am.J.Emerg.Med. 2000; 18 (3):257–260.

Executive Committee for the Asymptomatic Carotid Atherosclerosis Study: Endarterectomy for asymptomatic carotid artery stenosis. JAMA 1995; 273 (18):1421–1428.

Fuster V, Ryden LE, Asinger RW, Cannom DS, Crijns HJ, Frye RL, Halperin JL, Kay GN, Klein WW, Levy S, McNamara RL, Prystowsky EN, Wann LS, Wyse DG; ACC/AHA/ESC guidelines for the management of patients with atrial fibrillation. Eur Heart J. 2001 Oct;22(20): 1852–923.

Fullerton HJ, Chetkovich DM, Wu YW, Smith WS, Johnston SC: Deaths from stroke in US children, 1979 to 1998. Neurology 2002; 59 (1):34–39.

Glader EL, Stegmayr B, Norrving B, Terent A, Asberg KH et al.: Sex Differences in Management and Outcome After Stroke. A Swedish National Perspective. Stroke 2003; 34 (8): 1970–1975.

Grodstein F, Stampfer MJ, Manson JE, Colditz GA, Willett WC et al.: Postmenopausal estrogen and progestin use and the risk of cardiovascular disease. N Engl J Med 1996; 335 (7):453–461.

Hacke W, Donnan G, Fieschi C, Kaste M, von Kummer R, Broderick JP, Brott T, Frankel M, Grotta JC, Haley EC Jr, Kwiatkowski T, Levine SR, Lewandowski C, Lu M, Lyden P, Marler JR, Patel S, Tilley BC, Albers G, Bluhmki E, Wilhelm M, Hamilton S; ATLANTIS Trials Investigators; ECASS Trials Investigators; NINDS rt-PA Study Group Investigators: Association of outcome with early stroke treatment: pooled analysis of ATLANTIS, ECASS, and NINDS rt-PA stroke trials. Lancet 2004; 6;363(9411):768–774.

Halliday A, Mansfield A, Marro J, Peto C, Peto R, Potter J, Thomas D, MRC Asymptomatic Carotid Surgery Trial (ACST) Collaborative Group. Prevention of disabling and fatal strokes by successful carotid endarterectomy in patients without recent neurological symptoms: randomised controlled trial. Lancet. 2004; 363(9420):1491–1502.

Hankey GJ: Stroke: how large a public health problem, and how can the neurologist help? Arch. Neurol. 1999; 56 (6):748–754.

Harper GD, Haigh RA, Potter JF, Castleden CM: Factors delaying hospital admission after stroke in Leicestershire. Stroke 1992; 23 (6):835–838.

Kapral MK, Wang H, Austin PC, Fang J, Kucey D et al.: Sex differences in carotid endarterectomy outcomes: results from the Ontario Carotid Endarterectomy Registry. Stroke 2003; 34 (5):1120–1125.

Kolominsky-Rabas PL, Weber M, Gefeller O, Neundoerfer B, Heuschmann PU: Epidemiology of ischemic stroke subtypes according to TOAST criteria: incidence, recurrence, and long-term survival in ischemic stroke subtypes: a population-based study. Stroke 2001; 32 (12):2735–2740.

Kothari R, Jauch E, Broderick J, Brott T, Sauerbeck L et al.: Acute stroke: delays to presentation and emergency department evaluation. Ann Emerg Med 1999; 33 (1):3–8.

Labiche L A, Chan W, Saldin KR, Morgenstern LB: Sex and acute stroke presentation. Ann Emerg Med 2002; 40 (5):453–460.

Lauer MS: Clinical practice. Aspirin for primary prevention of coronary events. N Engl J Med 2002; 346 (19):1468–1474.

Li K, Futrell N, Tovar S, Wang LC, Wang DZ, Schultz LR: Gender influences the magnitude of the inflammatory response within embolic cerebral infarcts in young rats. Stroke 1996; 27 (3):498–503.

Löfgren B, Nyberg L, Österlind PO, Gustafson Y: In patient rehabilitation after stroke: outcome and factors associated with improvement. Disabil. Rehabil. 1998; 20 (2):55–61.

Menon SC, Pandey DK, Morgenstern LB: Critical factors determining access to acute stroke care. Neurology 1998; 51 (2):427–432.

North American Symptomatic Carotid Endarterectomy Trial Collaborators: Beneficial effect of carotid endarterectomy in symptomatic patients with high-grade carotid stenosis. N Engl J Med 1991; 325 (7):445–453.

Okiishi CG, Paradiso S, Robinson RG: Gender differences in depression associated with neurologic illness: clinical correlates and pharmacologic response. J Gend Specif Med 2001; 4 (2):65–72.

Powers WJ: Oral anticoagulant therapy for the prevention of stroke. N Engl J Med 2001; 345 (20):1493–1495.

Roof RL, Hall ED: Gender differences in acute CNS trauma and stroke: neuroprotective effects of estrogen and progesterone. J Neurotrauma 2000; 17 (5):367–388.

Roquer J, Campello AR und Gomis M: Sex differences in first-ever acute stroke. Stroke 2003; 34 (7):1581–1585.

Ross SD, Allen IE, Connelly JE, Korenblat BM, Smith ME et al.: Clinical outcomes in statin treatment trials: a meta-analysis. Arch Intern Med 1999; 159 (15):1793–1802.

Sacco RL, Elkind M, Boden-Albala B, Lin IF, Kargman DE et al.: The protective effect of moderate alcohol consumption on ischemic stroke. JAMA 1999; 281 (1):53–60.

Shepherd J, Cobbe SM, Ford I, Isles CG, Lorimer AR et al.: Prevention of coronary heart disease with pravastatin in men with hypercholesterolemia. West of Scotland Coronary Prevention Study Group. N Engl J Med 1995; 333 (20):1301–1307.

Shinton R, Beevers G: Meta-analysis of relation between cigarette smoking and stroke. BMJ 1989; 298 (6676): 789–794.

Stroke Unit Trialists' Collaboration: Collaborative systematic review of the randomised trials of organised inpatient (stroke unit) care after stroke. Stroke Unit Trialists' Collaboration. BMJ 1997; 314 (7088):1151–1159.

The Scandinavian Simvastatin Survival Study (4S): Randomised trial of cholesterol lowering in 4444 patients with coronary heart disease. Lancet 1994; 344 (8934):1383–1389.

Tuomilehto J, Rastenyté D, Jousilahti P, Sarti C, Vartiainen E: Diabetes mellitus as a risk factor for death from stroke. Prospective study of the middle-aged Finnish population. Stroke 1996; 27 (2):210–215.

Wassertheil-Smoller S, Hendrix SL, Limacher M, Heiss G, Kooperberg C et al.: Effect of estrogen plus progestin on stroke in postmenopausal women: the Women's Health Initiative: a randomized trial. JAMA 2003; 289 (20) 2673–2684.

Wolf PA, D'Agostino RB, Kannel WB, Bonita R, Belanger AJ: Cigarette smoking as a risk factor for stroke. The Framingham Study. JAMA 1988; 259 (7):1025–1029.

Wyller TB, Holmen J, Laake P, Laake K: Correlates of subjective well-being in stroke patients. Stroke 1998; 29 (2):363–367.

Zhang XH, Sasaki S, Kesteloot H: Changes in the sex ratio of stroke mortality in the period of 1955 through 1990. Stroke 1995; 26 (10):1774–1780.

10.8 Depression

Manfred E. Beutel, Christian Reimer

Depressionen sind die häufigsten psychischen Erkrankungen und Hauptursache von Behinderung in den Industriestaaten geworden (Costello 2002). Es handelt sich um eine heterogene Gruppe von Erkrankungen, die mit vielfältigen Gesundheitsstörungen einhergehen.

10.8.1 Prävalenz, Symptomatik und Diagnostik

Die Punktprävalenz beträgt entsprechend gegenwärtiger Diagnosekriterien in der Bevölkerung ca. 2–7 %. Weit höher ist der Anteil von Depressionen bei Patienten in ärztlichen Praxen oder Krankenhäusern, der bei 15–20 % liegen dürfte. Die Wahrscheinlichkeit, im Laufe eines Lebens an einer Depression zu leiden, beträgt bei Männern bis zu 12 % und bei Frauen bis zu 27 %. Es besteht eine hohe Neigung zu Rezidiven und zu einem chronischen Verlauf (Hautzinger 2000).

Mit der operationalisierten Diagnostik des DSM-IV (Diagnostisches und Statistisches Manual psychischer Erkrankungen) der American Psychiatric

Association und des ICD-10 werden Depressionen nach Schweregrad und Verlauf eingeteilt. Unterschieden werden leichte, mittelgradige und schwere depressive Episoden, die einmalig oder rezidivierend vorkommen können. Neben den depressiven Episoden werden sog. dysthyme Störungen beschrieben, die ähnlich der „neurotischen Depression" vor allem durch einen chronischen Verlauf gekennzeichnet sind. Treten depressive Symptome in engem Kontext mit belastenden Lebensereignissen wie Tod eines Angehörigen auf, können auch Anpassungsstörungen im Sinne einer depressiven Reaktion diagnostiziert werden. Von sog. bipolaren affektiven Störungen spricht man, wenn depressive Symptome im Wechsel mit manischen Symptomen (Antriebssteigerung, gehobene Stimmung, kognitive Störungen im Sinne der Ideenflucht) auftreten.

Zur Diagnose einer depressiven Episode müssen neben depressiver Verstimmung oder Interessenverlust mindestens fünf der folgenden Symptome vorhanden sein:

- Gewichtszunahme oder -verlust
- Schlaflosigkeit
- Unruhe
- Hemmung oder Verlangsamung
- Müdigkeit oder Energieverlust
- Gefühle der Wertlosigkeit und der Schuld
- Konzentrationsstörungen
- Todeswunsch oder Suizidideen

Depressive Episoden können darüber hinaus auch mit und ohne sog. „somatische Symptome" auftreten (wie frühmorgendliches Erwachen, morgendliches Stimmungstief, Verlust von sexuellem Interesse oder körperliche Beschwerden wie Engegefühl auf der Brust oder Druck auf dem Kopf). Bei schweren Depressionen können auch psychotische Symptome (wie Versündigungswahn) auftreten. Bei Depressionen ist mit einer 70- bis 90 %igen Komorbidität mit anderen psychischen Erkrankungen (insbesondere Angst- und Persönlichkeitsstörungen) zu rechnen.

Diese Störungen müssen über einen bestimmten Zeitraum vorliegen (mindestens zwei Wochen) und mit einer deutlichen Veränderung der zuvor bestehenden Leistungsfähigkeit einhergehen. Auch müssen organische Ursachen, schizophrene Störungen und Trauerreaktionen ausgeschlossen werden. Trauerreaktionen dienen der Verarbeitung des Verlustes durch Ablösung von Verstorbenen, Bildung vorwiegend positiver Erinnerungen und Hinwendung zu neuen Personen oder Aufgaben. Trauernde sehen ihren Zustand im Allgemeinen als normal an und akzeptieren vorübergehende Einbußen an Interesse oder vermindertem Schlaf als natürliche Folge der Auseinandersetzung mit dem Verlust. Selbstanklagen, Hemmung, Hilf- und Hoffnungslosigkeit oder auch die anhaltende Beschäftigung mit eigenem Leiden oder Selbstmitleid sind hingegen eher bei depressiven Reaktionen zu beobachten (Beutel 2002).

Die Vielgestaltigkeit depressiver Störungsbilder macht die frühzeitige Erkennung in der Praxis oft schwierig. Häufig geben körperliche Beschwerden (z.B. Erektionsstörungen, Schmerzen, Schlafstörungen) und Leistungseinbußen erste Hinweise auf das Vorliegen einer depressiven Störung.

10.8.2 Risikofaktoren für depressive Störungen

Tabelle 10.8-1 gibt eine Übersicht über Risikofaktoren. Frauen haben in nahezu allen Untersuchungen ein doppelt so hohes Erkrankungsrisiko im Vergleich zu Männern und eine höhere Rückfallneigung. Diese **Geschlechtsunterschiede** werden im mittleren und höheren Lebensalter all-

Tab. 10.8-1 *Risikofaktoren für Depression.*

- Geschlecht
- Lebensalter
- sozioökonomische Faktoren
- Kritische Lebensereignisse und psychosoziale Belastung
- Einsamkeit
- Persönlichkeit
- chronische Erkrankungen (Herzinfarkt, Diabetes mellitus)
- Substanzmissbrauch (Alkohol, Drogen, Medikamente)
- kognitive Einbußen
- familiäre Belastungen

mählich geringer. Frauen begehen 2- bis 3-mal häufiger Suizidversuche als Männer. Männer verüben jedoch doppelt so häufig vollendete Suizide, da sie gewaltsamere Suizidhandlungen wählen.

Depressionen treten in jedem **Lebensalter** auf, mit einem frühen Gipfel zwischen dem 20. und 30. (40.) Lebensjahr. In einer Repräsentativerhebung von Männern in Deutschland (Beutel et al. 2002) konnten wir zeigen, dass Depressivität mit zunehmendem Lebensalter, vor allem jenseits des 60. Lebensjahres, deutlich zunimmt. Abbildung 10.8-1 zeigt die Ausprägung depressiver Symptome, getrennt nach Altersgruppen. Zum Vergleich zeigt die Abbildung den Verlauf von Angstsymptomen, bei denen sich keine so klare Altersabhängigkeit im höheren Lebensalter nachweisen lässt.

Weitere Risikofaktoren sind **sozioökonomische Faktoren**: So erkranken getrennte, geschiedene und sozial isolierte Personen häufiger. Gehäuft sind Depressionen auch bei einem geringen Haushaltseinkommen oder Arbeitslosigkeit (Beutel et al. 2002). Psychosoziale Belastungen und kritische Lebensereignisse sind häufig im Vorfeld depressiver Verstimmung. Es kommt am Übergang vom mittleren zum höheren Lebensalter häufig zu beruflichen Einbußen (Arbeitsplatzverlust, Frühberentung). Ältere Arbeitnehmer sehen sich dem rapiden technologischen Wandel, dem forcierten Einsatz von Informations- und Kommunikationstechnologien und den betrieblichen Rationalisierungs- und Umstrukturierungsmaßnahmen oft nicht gewachsen. Dabei kann oft nicht ausgeschlossen werden, dass Belastungen wie Trennungen oder Arbeitsplatzverlust auch Folgen einer beginnenden Depression sind. Mit zunehmendem Lebensalter mehren sich Verluste und Einbußen, dies betrifft u.a. den Verlust nahe stehender Personen durch Tod oder Scheidung. Bei beiden Geschlechtern sind Depressionen häufig nach dem Tod des Partners. Bei Männern kommt es häufiger als bei Frauen zu einer erhöhten Sterblichkeit (v.a. aufgrund von Herz-Kreislauf-Erkrankungen, Alkoholmissbrauch, Suizid und Unfällen). Diese normalisiert sich nach Eingehen einer neuen Partnerschaft (Beutel 2002).

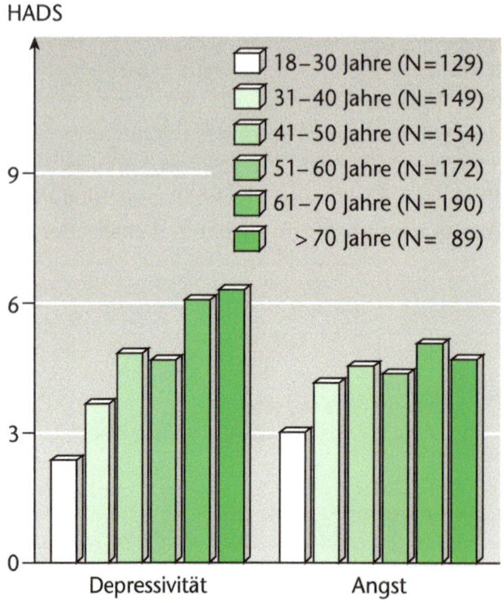

Abb. 10.8-1 Depression und Angst nach der Hospital Anxiety and Depression Scale (HADS) bei Männern in der Allgemeinbevölkerung nach Altersgruppen (N = 1299, Beutel et al. 2002).

Einsamkeit ist ein wesentlicher Risikofaktor für Depression im höheren Lebensalter. Nach europäischen Studien fühlten sich bis zu 35 % der älteren Menschen oft einsam. Die Prävalenz von Depression ist besonders hoch (bis zu 50 %) bei den Bewohnern von Altenheimen. Als protektive Ressourcen erweisen sich positive soziale Beziehungen und gute Ressourcen im Wohn- und beruflichen Bereich.

Auch bestimmte **Persönlichkeitsmerkmale** stellen eine Vulnerabilität für Depressionen dar, etwa Perfektionismus (exzessive Orientierung an Leistung bei Unfähigkeit, eigene Erfolge anzuerkennen) oder auch eine übermäßige anklammernde, abhängige Haltung.

Chronische Krankheiten begünstigen gerade im Alter ein Entstehung oder Verschlimmerung depressiver Verstimmungen, vor allem, wenn sie mit bleibenden Behinderungen oder Funktionsverlust einhergehen. Inzwischen ist gut gesichert, dass das Auftreten von Depression die Prognose von kardiovaskulären Erkrankungen (Schlaganfall, Myokardinfarkt) deutlich verschlechtert. Wie die Massachusetts-Male-Ageing-Study (MMAS) zeigte, sind Depressionen altersunabhängige Risikofaktoren für Erektionsstörungen. Gerade bei Männern besteht ein hoher Substanzmissbrauch (v.a. Alkohol), der direkt oder indirekt über ge-

sundheitliche, soziale und berufliche Folgen wesentlich zu Depressionen beiträgt.
Wie im Kapitel 6.5 „Kognitive Veränderungen im Alter" beschrieben, besteht ein enger, ätiologisch noch wenig geklärter Zusammenhang zwischen **kognitiven Einbußen** und Depressionen.
Es besteht eine deutliche **familiäre Häufung**, d.h. Angehörige ersten Grades und Personen mit einer depressiven Erkrankung weisen ein erhöhtes Krankheitsrisiko für affektive Störungen von ca. 20 % auf (vgl. bei Kontrollpersonen ca. 7 %; Schauenburg et al. 1999). Bei hoher familiärer Belastung bedarf es zur Auslösung von Depressionen weniger zusätzlicher Beeinträchtigung durch Lebensereignisse als bei geringer familiärer Belastung.

Beim alternden Mann besteht ein erhöhtes Depressionsrisiko, v.a. wenn psychosoziale und ökonomische Belastungen, berufliche Einbußen, Trennung oder Verwitwung zusammenkommen. Einsamkeit und Sucht steigern das Suizidrisiko erheblich, die klinisch gefürchtete Komplikation von depressiven Störungen.

10.8.3 Umgang mit Suizidalität

Zu den vordringlichsten Aufgaben der Diagnostik und Behandlung von Depression zählen das Erkennen und die Abschätzung des Suizidrisikos. Dabei ist von folgenden Grundüberlegungen auszugehen (Reimer 2003):

- Suizidversuche und Suizidalität beruhen meist auf subjektiven Lebensbilanzen, die korrigierbar sind. Viele Suizidversuche enthalten einen Appell an menschliche Bindung.
- Zeitlicher Aufschub zur Rückschau auf die aktuelle Lebenssituation muss daher gemeinsam mit dem Patienten erreicht werden.
- Therapeuten müssen den Patienten mit seinen Notsignalen und dessen Bedeutung ernst nehmen.
- Maßgeblich ist der Aufbau einer tragfähigen Beziehung, der auch Vereinbarungen enthalten kann.
- Wesentlich ist auch die Einbeziehung von Angehörigen.

Zur Verdeutlichung des Zusammenhangs zwischen Depression und Suizidalität beim alternden Mann soll die folgende **Kasuistik** dienen:
Der damals 55-jährige Patient fiel einem Internisten, der ihn wegen einer somatischen Grunderkrankung behandelte, durch eine ausgeprägte Depressivität auf. Nach der Überweisung zum Psychotherapeuten zeigte sich in den Erstgesprächen eine deutliche depressive Symptomatik (schwere depressive Episode) im Rahmen einer tiefen Lebenskrise. Nach über 30-jähriger Ehe hatten sich die Partner unter quälenden Ambivalenzen getrennt, die Scheidung stand bevor. Belastend kam hinzu, dass sich seine Tochter extremen alternativen Lebensformen zugewandt hatte und dabei psychotisch dekompensiert war. Im beruflichen Bereich konnte der kaufmännisch tätige Patient nicht mehr so erfolgreich wie früher Kunden anwerben, sodass ihm sein Vertragspartner die Kündigung angedroht hatte. Diese Drohung wurde durch die jetzige Erkrankung nochmals verschärft. Der behandelnde Psychotherapeut bewertete die Zuspitzung der Depressivität und Suizidalität als so besorgniserregend, dass er ihn zur Krisenintervention in eine Fachklinik für Psychosomatik und Psychotherapie einwies. In der ersten Woche der stationären Behandlung zeigte sich der Patient motiviert zur Bearbeitung seiner Konflikte und ihrer Hintergründe, nahm interessiert an der Gruppentherapie teil und lebte sich scheinbar rasch ein. Suizidgedanken hatte er bei der Aufnahme auf Nachfrage angegeben, meinte aber, sie kontrollieren zu können. Die ambulant begonnene antidepressive Therapie wurde stationär zureichend dosiert fortgeführt.
Zu Beginn der zweiten stationären Behandlungswoche fand der Nachtdienstpfleger den Patienten frühmorgens im Bett mit unregelmäßiger Atmung vor, Erbrochenes neben sich auf dem Kopfkissen. Leere Schachteln mit Psychopharmaka und Schlafmitteln lagen auf dem Nachttisch. Die Verlegung auf die intensivmedizinische Station erfolgte umgehend. Nach der Rückübernahme in die stationär-psychotherapeutische Behandlung blieb der Patient in den drei verbleibenden Be-

handlungswochen konsequent bei der Bearbeitung seiner Lebenskrise und der daraus resultierenden Depressivität. Im Hinblick auf die fast geglückte Suizidhandlung war er froh, überlebt zu haben. Die Fortführung der ambulanten Psychotherapie unter begleitender Psychopharmakotherapie ermöglichte dem Patienten die Überwindung seiner Krise und Depression: Er lernte eine neue Partnerin kennen, verzog in ein anderes Bundesland und berichtete in einem katamnestischen Telefonat stolz, dass er eine kleine erfolgreiche Agentur aufgebaut habe.

Die Kasuistik zeigt das Zusammentreffen von Trennung von der Partnerin, familiärer Enttäuschung, chronischer Krankheit, beruflicher und Leistungseinbußen am Übergang vom mittleren zum höheren Lebensalter. Erschwerend kam hinzu, dass der Patient aufgrund seiner narzisstischen Primärpersönlichkeit nur begrenzt in der Lage war, vertrauensvolle Beziehungen einzugehen und sich emotional zu öffnen, so dass der Suizidversuch nicht absehbar war.

Bei depressiven Erkrankungen ist mit einer erhöhten Suizidgefährdung zu rechnen. Diesbezügliche Notsignale von Patienten sind daher ernst zu nehmen, aktiv aufzugreifen und zu klären.

10.8.4 Besonderheiten der Arzt-Patient-Beziehung

Die Arzt-Patient-Beziehung spielt bei der Behandlung jeder Erkrankung eine wichtige Rolle. Bei den depressiven Erkrankungen kommt aber eine Besonderheit hinzu (Rüger und Reimer 2000). Hier sind Beziehungsstörungen ein zentraler Aspekt der Erkrankung selbst. Damit ist die jeweils aktuelle Arzt-Patient-Beziehung bei der Behandlung depressiver Erkrankungen sowohl von krankheitsbedingten Beziehungsstörungen als auch durch die mit der Grundpersönlichkeit des betreffenden Patienten sich konstellierenden Beziehungsmuster in gleicher Weise geprägt. Allerdings haben diese beiden Aspekte im zeitlichen Längsschnitt und in Abhängigkeit vom Krankheitsverlauf ein jeweils unterschiedliches Gewicht.

Die aktuelle Symptomatik kann im Einzelfall sehr unterschiedliche Auswirkungen auf die Arzt-Patient-Beziehung haben: Steht eine ängstlich-traurige Stimmungslage verbunden mit einer gewissen Ratlosigkeit im Vordergrund, so dürfte diese meist eine hilfsbereite Reaktion des Arztes hervorrufen. Mit einer negativistisch-pessimistischen Grundhaltung dagegen korrespondiert häufig beim Arzt eine gewisse Ratlosigkeit. Eine damit verbundene mangelhafte Beziehungsbereitschaft des Patienten kann beim nicht geschulten Arzt eine starke Distanz hervorrufen oder im Extremfall Impulse, den Patienten aufzugeben.

Darüber hinaus scheint es so zu sein, dass Depressive von vielen Ärzten und Therapeuten als besonders „schwierige" Patienten erlebt werden. Eine kleine Umfrage unter Assistenzärzten psychiatrischer und psychotherapeutisch-psychosomatischer Institutionen (Reimer 1991) hat gezeigt, dass depressive und süchtige Patienten am unbeliebtesten sind. Als Gründe wurden u.a. Anklammerungstendenzen, Aggressionsvermeidung sowie eine Verweigerungshaltung genannt. Der zähe Widerstand, mit dem sich Depressive einer Besserung entgegenstellen können, führt bei den Helfern zu Gefühlen von Ärger, Ohnmacht und Hilflosigkeit. Häufiger ist wohl eine latente Aggressivität, die sich einstellt, wenn der Depressive in dem Zirkel seiner negativen Kognitionen und Selbstentwertungen stecken zu bleiben scheint. Hier lässt sich häufig eine Art Machtkampf zwischen Arzt und Patient erleben, der dazu führt, dass der Arzt sich immer wieder darauf versteift, dem Depressiven zu erklären, dass die Phase sicher vorübergehen werde und dass das nächste Medikament ganz sicher besser helfen werde als das jetzige, während der Depressive sich nicht darauf einlassen kann. In solchen Interaktionen lässt sich viel von der Aggressionsproblematik des Depressiven in der Gegenübertragung des Arztes beobachten (Reimer 1995). Vielleicht ist auch das Erleben von lang anhaltender Depressivität bei Patienten für manche Therapeuten eine Bedrohung, indem eigene depressive Seiten angerührt werden, die der „starke", emotional ausgewogene Helfer nicht besonders gern sieht.

Die Beziehungsstörungen Depressiver, Ausdruck ihrer Symptomatik oder ihrer Grundpersönlichkeit, sind für Ärzte oft schwer erträglich (Anklammerung, Entwertung, latente Aggressivität, Verweigerung). Der Kontakt mit ihnen löst oftmals Hilflosigkeit bei Ärzten und Therapeuten aus, die mit Drängen auf rasche Besserung, Suggestion „positiver Sichtweisen" und Ähnlichem reagieren. Dadurch fühlen sich die Patienten noch stärker unter Druck gesetzt und reagieren mit erhöhtem Gewissensdruck oder Verschweigen von Suizidalität. Auch ist die Nichtverordnung einer antidepressiven Medikation als Behandlungsfehler anzusehen, wenn diese indiziert ist. Eigene Reaktionen von Zurückweisung, Unverständnis oder Gegenaggression, die dem Aufbau einer hilfreichen Beziehung am Patienten zuwiderlaufen, sollten Anlass für kritische Selbstreflexion oder auch Beratung mit Fachkollegen oder Supervision bieten.

10.8.5 Therapie

Ein wesentliches Problem der Depressionsbehandlung liegt darin, dass Depressionen weit unterdiagnostiziert werden; es ist davon auszugehen, dass der größte Teil der depressiven Erkrankungen gar nicht erkannt wird. Hier setzen inzwischen Schulungen niedergelassener Ärzte (z.B. in sog. Kompetenznetzwerken) an. In diesem Rahmen wird z. Z. geprüft, wie weit eine Früherkennung von Depression die Rate von Suiziden vermindern kann. Die genaue initiale Diagnostik ist wegen der vielen Ursachen und unterschiedlichen Verlaufsformen von Depression von großer Bedeutung. Hierzu gehört auch die Identifizierung von prädisponierenden, vorausgehenden und aufrechterhaltenden Krankheitsfaktoren. Die differenzialdiagnostische Aufmerksamkeit sollte den gesamten Behandlungsprozess begleiten; oft ergeben sich erst im Verlauf weitere ätiologische Faktoren (z.B. demenzielle Erkrankungen, verborgene Suchterkrankungen, unerkannte körperliche oder psychische Erkrankungen).

Unter den **Behandlungsverfahren** spielen medikamentöse Behandlungen eine wichtige Rolle. Diese bedürfen ihrerseits einer gezielten Indikation und Überwachung und können nicht an die Stelle einer eingehenden Anamnese und Problemklärung treten. Verfügbar ist auch ein breites Spektrum gut gesicherter psychotherapeutischer Behandlungsansätze, wobei diese meist bei jüngeren Patienten angewandt und überprüft wurden. Vor allem bei älteren Patienten besteht eine erhebliche Unterversorgung in der Psychotherapie von Depression. Die psychotherapeutische Behandlung von depressiven Erkrankungen kann nur durch ausgebildete Psychotherapeuten fachgerecht erfolgen, die in den als wirksam erkannten Verfahren ausgebildet sein sollten.

Bei der Behandlung akut depressiver Patienten sind folgende **allgemeine Grundsätze** zu verwirklichen: Therapeuten sollten problemorientiert, strukturiert, konkret, aktiv und ggf. auch direktiv vorgehen. Dies schließt ein:

- ausführliche Erklärung des Krankheitsbildes, der Einflussfaktoren und des Bedingungsgefüges
- Ableitung der Psychotherapie aus dem Erklärungsmodell
- klare Zielsetzung, Formulierung von Teilzielen
- Orientierung auf Alltagsbewältigung, Lösung aktueller Probleme
- gestuftes, nicht überforderndes Vorgehen
- Erarbeitung neuer Handlungsmöglichkeiten (z.B. durch vertieftes Problemverständnis und ggf. Anleitung zu neuen Erfahrungen außerhalb des Therapierahmens)

Gerade in der akuten Phase ist die Herstellung einer guten und tragfähigen Beziehung zum Patienten maßgeblich, die auf Vertrauen und Zusammenarbeit sowie auf der klaren Rollendefinition für Therapeut und Patient beruht. Zur vordringlichen Entlastung des Patienten dient nach genauer Erfassung von Symptomatik und Lebensumständen die angepasste Information über das Krankheitsbild und die klare Festlegung des Behandlungsrahmens. Zu klären sind auch soziale und therapeutische Netzwerke, und es sind die ggf. mitbehandelnden Therapeuten, Ärzte oder Angehörigen einzubeziehen.

Indikationen für psychotherapeutische Verfahren werden meist nach dem lokalen Angebot an therapeutischen Ressourcen gestellt. Die Indikation für eine **psychotherapeutische oder psychopharmakologische Behandlung** hängt stark von den persönlichen Präferenzen der Patienten und der einbezogenen Ärzte und Therapeuten ab. Sowohl die psychotherapeutische Behandlung als Standardverfahren als auch die medikamentöse Behandlung sind generell wirksam. Vor allem bei schweren depressiven Episoden mit psychotischen Symptomen ist auf jeden Fall zunächst eine hinreichend dosierte antidepressive Medikation indiziert. Bei leichten bis mittelschweren Depressionen ist meist ein sequenzielles Vorgehen (z.B. Beginn mit Psychotherapie, bei unzureichender Wirksamkeit spätestens nach 6–8 Wochen Ergänzung durch medikamentöse Behandlung) angezeigt.

Kognitive Verhaltenstherapie strebt eine Linderung depressiver Zustände durch Veränderung automatischer, dysfunktionaler Einstellungen (negative Sichtweisen) und Gedankenketten an. Es wird davon ausgegangen, dass diese den depressiven Zustand aufrechterhalten. Patienten sollen sich dieser automatischen Einstellungen bewusst werden, sie z.T. auch biografisch einordnen und sie durch neue funktionale Kognitionen ersetzen. Verhaltenstherapie im engeren Sinn zielt auf den sozialen Rückzug und den Verlust von Freude und wird häufig ergänzend eingesetzt (zur vermehrten Aktivität oder der Förderung der Bewältigung sozialer Situationen).

Psychodynamische Psychotherapie (tiefenpsychologische und analytische Psychotherapie) geht davon aus, dass depressive Symptome auf dem Boden unbewusster oder nur teilweise bewusster innerer Konflikte entstehen. Diese führen zu ihrerseits konflikthaften Beziehungsmustern mit nahe stehenden Personen bei Verlust-, Versagens- oder Enttäuschungserlebnissen zum depressiv-hilflosen Zusammenbruch. Langfristig angelegte tiefenpsychologische oder psychoanalytische Therapien zielen darauf ab, in der therapeutischen Beziehung eine Wiederbelebung konflikthafter Beziehungsmuster zu ermöglichen, um sie dann therapeutisch bearbeiten und verändern zu können.

Beide Therapierichtungen sind im Rahmen der kassenärztlichen Versorgung anerkannt und breit angewendet worden.

Zentrale Probleme bei depressiven Erkrankungen sind Nichterkennen und unzureichende Behandlung. Depressive Symptome werden oft im primär ärztlichen oder somatischen Bereich bagatellisiert oder mit gut gemeinten Ratschlägen beantwortet, ohne dass die Realisierbarkeit der Ratschläge verfolgt oder detailliert geprüft wird (z.B. die Empfehlung, „abzuschalten" oder „erstmal in Urlaub zu fahren"). Es stehen wirksame psychotherapeutische und medikamentöse Verfahren zur Verfügung, die nach gezielter Indikation sequenziell oder kombiniert eingesetzt werden.

Literatur

Araujo AB, Durante R, Feldman HA, Goldstein I, McKinlay JB: The relationship between depressive symptoms and male erectile dysfunction: Cross-sectional results from the Massachusetts male aging study. Psychosom Med 1998; 60:458–465.

Beutel ME: Der frühe Verlust eines Kindes. Bewältigung und Hilfe bei Fehl-, Totgeburt und Plötzlichem Kindstod. 2., überarbeitete und erweiterte Auflage. Reihe Psychosoziale Medizin. Göttingen, Bern, Toronto, Seattle: Hogrefe- Verlag, 2002.

Beutel ME, Wiltink J, Schwarz R, Weidner W, Brähler E: Complaints of the Ageing Male Based on a Representative Community Study. European Urology 2002; 41:85–93.

Beutel ME, Wiltink J: Altersbeschwerden und Testosterondefizit aus psychosomatischer Sicht. Der Urologe [A] 2000; 39:414–417.

Bronisch Th: Suizidalität und Krisenintervention. In: Hoffmann N, H. Schauenburg (Hrsg.): Psychotherapie der Depression. S. 149–155. Stuttgart, New York: Thieme, 2000.

Hautzinger M, Bronisch Th: Symptomatik, Diagnostik und Epidemiologie. In: N. Hoffmann und H. Schauenburg: Psychotherapie der Depression (eds.). S 1–13. Stuttgart, New York: Georg Thieme Verlag, 2000.

Schauenburg H: Psychodynamische Psychotherapie. In: N. Hoffmann und H. Schauenburg: Psychotherapie

der Depression (eds.). S 62. Stuttgart, New York: Georg Thieme Verlag, 2000.
Schauenburg H, Beutel ME, Bronisch T, et al.: Zur Psychotherapie der Depression. Psychotherapeut 1999; 44:127–136.
Reimer C: Schwierige Patienten und ihre Therapeuten. Praxis der Psychotherapie und Psychosomatik 1991; 36:173–181.
Reimer C: Tiefenpsychologische Zugänge zu depressiv Kranken. Psychotherapeut 1995; 40:367–372.
Reimer C: Suizidale Patienten. Einstellungen und Affekte gegenüber suizidalen Patienten als Therapiehindernis. Psychotherapeut 2003; 48:129–131.
Reimer C: Zur Problematik der Helfer-Suizidant-Beziehung. In: Wolfslast G, Schmidt KW (Hrsg.): Suizid und Suizidversuche als Herausforderung im klinischen Alltag – medizinische, ethische und rechtliche Aspekte. München: CH Beck. im Druck, 2004.
Rüger U, Reimer C: Besonderheiten der Therapeut-Patient-Beziehung. In: Hoffmann N, H. Schauenburg (Hrsg) Psychotherapie der Depression. S 139–148. Stuttgart, New York: Thieme, 2000.

10.9 Suizid

Manfred Wolfersdorf, Ulla Wittig und Martin Merbach

Das Thema Suizidalität beschäftigt die Menschen seit Urzeiten. Suizid und Suizidversuch sind Phänomene, die in allen Kulturen und Gesellschaften, zu allen Zeiten der Menschheitsgeschichte vorgekommen sind und auch weiterhin vorkommen werden, selbst bei optimalen suizidpräventiven Maßnahmen und bestem Wissens- und Forschungsstand.

10.9.1 Definition

Die Beschreibung von Suizidalität orientiert sich heute an einem Kontinuummodell (Ringel 1953; Wolfersdorf 1996, 1998, 2000), dessen Bestimmungsstücke in Abbildung 10.9-1 dargestellt sind.

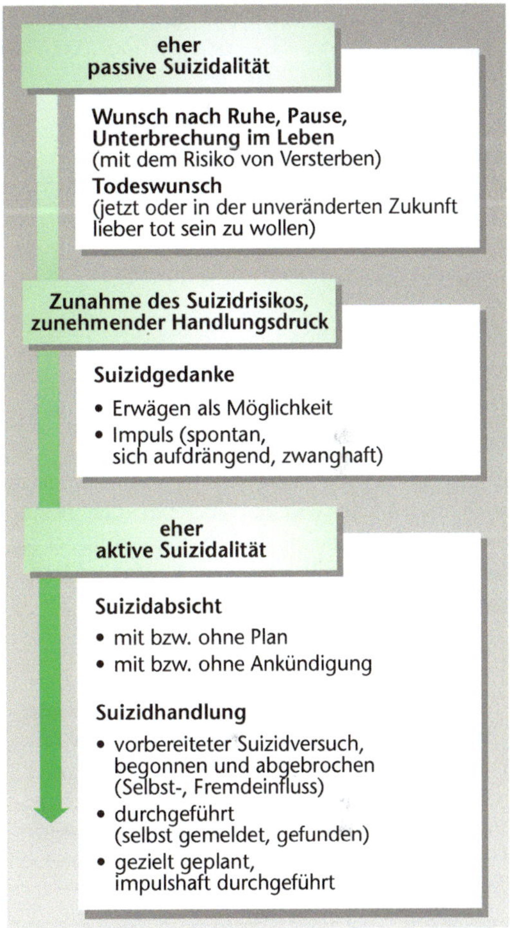

Abb. 10.9-1 Kontinuitätsmodell zur Beschreibung von Suizidalität.

Der Wunsch nach Ruhe findet sich irgendwann im Leben jedes Menschen. Der Todeswunsch hingegen ist hinsichtlich seiner Intention und Zielrichtung, nämlich jetzt oder in einer Zukunft, wenn sie nicht mehr veränderbar ist, lieber tot sein zu wollen, bereits konkreter als der Ruhewunsch benannt. Suizidideen gelten als Ausdruck von Erwägung, damit auch einer Ambivalenz im Sinne von Pöldinger (1968). Die Suizidabsicht ist mit starkem Umsetzungsdruck der Idee in einen Suizidversuch verbunden, mit oder ohne Ankündigung, mit oder ohne Planung. Als suizidale Handlungen gelten Suizid und Suizidversuch, mit dem Ziel durchgeführt, tot sein zu wollen, und der Überzeugung, dass mit der gewählten Me-

Tab. 10.9-1 *Suizidraten 1970, 1980, 1990, 1995 und 2001 getrennt für Männer und Frauen für das frühere Bundesgebiet und die neuen Länder je 100 000 Einwohner gleichen Alters (Daten des Gesundheitswesens 1997; Gesundheitsberichterstattung des Bundes 2003).*

	Früheres Bundesgebiet[1]			Neue Länder[2]		
Jahr	*Männer*	*Frauen*	*Gesamt*	*Männer*	*Frauen*	*Gesamt*
1970	29	15	22	40	22	31
1980	28	14	21	44	24	34
1990	22	10	16	35	15	24
1995	21	8	14	28	9	18
2001	18,61	6,51	12,51	23,02	7,72	15,22

[1] früheres Bundesgebiet und Berlin-Ost [2] neue Länder ohne Berlin-Ost

thode dieses erreichbar sei. Der Suizidversuch wird überlebt, aus welchen Gründen auch immer. Suizid heißt, die suizidale Handlung mündet sofort oder später (z.B. nach Koma auf einer Intensivstation) in den Tod.

Der Wunsch nach Ruhe, Pause, Unterbrechung im Leben, z.B. durch die Einnahme von 20 Tabletten eines Benzodiazepins mit dem Risiko des Nichtmehrerwachens, findet sich irgendwann im Leben jedes Menschen, vor allem bei Menschen, die sich in belastenden Situationen mit der möglichen Gefahr krisenhafter Zuspitzung befinden.

10.9.2 Epidemiologie

Nach der Gesundheitsberichterstattung des Bundes (2003) verstarben im Jahre 2001 in der Bundesrepublik Deutschland 11 156 Personen durch Suizid; die Suizidrate (Anzahl der Suizide je 100 000 Personen gleichen Alters) für Männer betrug 21,8, für Frauen 7,0. Danach verstirbt z. Z. (auf der Basis einer Wahrscheinlichkeitsrechnung der Todesursache Suizid über die mittlere gesamte Lebensspanne für eine individuelle Person) jeder 71. Mann und jede 149. Frau im Laufe ihres Lebens durch Selbsttötung (Schmidtke et al. 1998).

Das Lebenszeitrisiko, durch Suizid zu versterben, ist derzeit in der Bundesrepublik für Männer etwa 2,1-mal größer als das für Frauen.

Tabelle 10.9-1 zeigt die Suizidraten für die Bundesrepublik Deutschland, getrennt für Männer und Frauen sowie nach Region. In beiden Teilen Deutschlands ist die Suizidrate in den letzten 35 Jahren gesunken. Es lassen sich aber die schon oben beschriebene Geschlechterdifferenz sowie regionale Unterschiede finden. In den neuen Ländern ist die Suizidrate sowohl für Männer als auch für Frauen moderat höher, wobei seit der Vereinigung ein Angleichen der Zahlen zu beobachten ist.

Die harten Suizidmethoden „Erhängen“ oder „Erschießen“ dominieren bei den Männern, wo-

Tab. 10.9-2 *Suizidraten (Anzahl je 100 000 Einwohner) nach Altersgruppen und Geschlecht im Jahr 1999 (Daten des Gesundheitswesens 2001).*

	Insgesamt	Unter 25 Jahre	25–60 Jahre	60–75 Jahre	75 Jahre und älter
Männer	20,2	5,5	22,6	27,5	61,3
Frauen	7,3	1,3	7,1	10,6	18,4

bei jedoch „Erhängen“ auch bei 41 % der durch Suizid verstorbenen Frauen zu finden ist. Sturz aus der Höhe, z. B. von einem Hochhaus oder einer Brücke, wird von Frauen mehr als von Männern gewählt, ähnlich wie die Vergiftung. Bei den Suizidversuchsmethoden werden am häufigsten Medikamentenintoxikationen mit oder ohne Kombination gewählt, hier dominieren die Frauen (vgl. Wolfersdorf 2001).

Die Suizidraten sind auch sehr stark vom Alter abhängig (s. Tab. 10.9-2).

Bei den Suizidversuchsraten überwiegt das weibliche Geschlecht (Schmidtke et al. 1998).

Im internationalen Vergleich findet sich ein klares Überwiegen des männlichen Geschlechtes in fast allen Ländern. Die höchsten Suizidraten haben die Nachfolgestaaten der Sowjetunion und dort Litauen mit 75,6 bei den Männern und 16,1 bei den Frauen (WHO 2003). Die Volksrepublik China ist die einzige Region, in der das sonstige Überwiegen der Männer durchbrochen wird (WHO 2003). Bei den jüngeren Frauen und denen im mittleren Lebensalter ist dort die Suizidrate höher als bei den Männern. Ab dem 55. Lebensjahr dreht sich das Verhältnis dann zu Lasten der Männer um.

Gruppen mit erhöhtem Risiko für suizidale Handlungen sind (Wolfersdorf 2001):

- Menschen mit psychischen Erkrankungen (Depression, Suchterkrankung und Schizophrenie)
- Menschen mit bereits vorliegender Suizidalität (Suizidankündigungen, nach Suizidversuch)
- alte Menschen mit Vereinsamung, mit schmerzhaften, chronischen, einschränkenden Krankheiten, nach Verwitwung
- junge Erwachsene, Jugendliche mit Entwicklungs- und Beziehungskrisen, Drogenproblemen, familiären Problemen oder Ausbildungsproblemen
- Menschen in traumatischen und Veränderungskrisen (Beziehungskrisen, Partnerverlust, Kränkungen, Verlust des sozialen, kulturellen, politischen Lebensraumes, Identitätskrisen, Arbeitslosigkeit, Kriminalität, Zustand nach Verkehrsdelikt z. B. mit Verletzung, Tötung eines anderen)
- Menschen mit schmerzhaften, chronischen, lebenseinschränkenden, verstümmelnden körperlichen Erkrankungen, insbesondere des Bewegungs- und zentralnervösen Systems, terminale Erkrankungen mit Siechtum und extremer Pflegebedürftigkeit

10.9.3 Erklärungsansätze

Eine vereinfachte Zusammenstellung heutiger Vorstellungen zur Entwicklung suizidalen Verhaltens zeigt Abbildung 10.9-2.

Zum einen wird suizidales Verhalten mit einem Krisenkonzept, in welchem eine bis dahin psy-

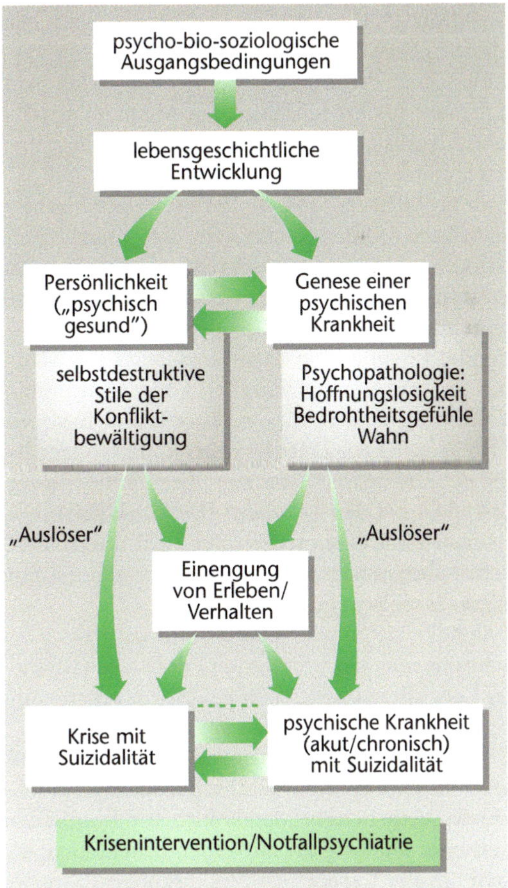

Abb. 10.9-2 Entwicklungsmodell – Krisen- und Krankheitsmodell – suizidalen Verhaltens (nach Wolfersdorf 1996, 1998, 2000).

chisch gesunde Person bei sog. auslösenden Ereignissen suizidal reagiert, erklärt. Auf der anderen Seite kann es als eine psychische Erkrankung (Krankheitsmodell) gesehen werden, in deren Verlauf Patienten in Verbindung mit Psychopathologie, mit subjektiver Bewertung von Verlaufsbeurteilung und Rückfallwahrscheinlichkeit sowie im Zusammenhang mit scheiternder Resozialisation und anderen belastenden Ereignissen, häufig aus dem psychosexuellen Bereich, suizidal werden (Wolfersdorf 1996, 1998).

10.9.4 Mann und Suizid

Die Suizidrate der Männer 1991 betrug weltweit im Mittel 19,3, die der Frauen 5,3, was ein mehr als dreifaches Überwiegen der Männer ergibt. Das Abweichen der chinesischen Daten wird von Pritchard (1996) mit einer den Männern gegenüber deutlich schlechteren Arbeitssituation jüngerer chinesischer Frauen erklärt.
Eine große Bedeutung der Erklärung geschlechtsspezifischer Unterschiede wird dem männlichen Rollenverständnis zugeschrieben. Arbeit und Leistungsfähigkeit besitzen einen hohen Stellenwert und somit bedeutet ihr Verlust ein einschneidendes Erlebnis. Die hohe Suizidalität der Männer im höheren Lebensalter könnte ein Indiz dafür sein. Eine Studie von Motto und Bostrom (1997) stellte bei 2756 depressiven und/oder suizidalen stationären Patienten über 4 Jahre hinweg fest, dass bei den Männern das Suizidrisiko am höchsten mit deren subjektiver Sicht ihrer physischen Gesundheit assoziiert war, vor allem wenn diese als schlecht erlebt wurde.
Canetto (1992) wies darauf hin, dass das Geschlecht einer der wichtigsten Prädiktoren für Suizid bei älteren Menschen sei. Ältere amerikanische Frauen seien deutlich weniger suizidgefährdet als die älteren Männer. Als möglicher Grund wird die eher kommunikative Bedeutung des suizidalen Verhaltens bei den Frauen, um Feindseligkeit oder Hilflosigkeit zu verdeutlichen, nicht so sehr um den Tod anzustreben, diskutiert (Canetto 1992, Rachor 1997, Gerisch 1998). Die beiden letzten Autoren kritisieren diese Interpretation als Ausdruck einer männlich dominierten Betrachtung. Rachor (1999) vertrat die Ansicht, jüngere Frauen seien eher abhängig von ihrer Umwelt, würden aber mit zunehmendem Alter immer unabhängiger. Männer dagegen würden sich im Laufe ihres Lebens immer mehr auf ihre Familie hin orientieren. Veränderungen in der Familienstruktur im steigenden Lebensalter bieten somit eine Erklärung für das Überwiegen von Suiziden bei älteren Männern.
Wie die Interpretationen der Geschlechterunterschiede bereits zeigen, ist das Thema „Mann und Suizid“ in der Literatur wenig diskutiert worden. Auch ist zu beachten, dass in den meisten industrialisierten Staaten Arbeitslosigkeit, Verwitwung oder Scheidung mit höheren Raten von Suizidmortalität für beide Geschlechter verbunden sind. Bock und Wepper (1972) haben aber bei älteren verwitweten Männern im Vergleich zu verwitweten Frauen extrem hohe Suizidraten gefunden.

Vermutlich weisen allein lebende und verwitwete Männer eine größere Vulnerabilität für Suizidalität auf als vergleichbar allein lebende und verwitwete Frauen, was in Zusammenhang mit sozialer und emotionaler Unterstützung, welche vorwiegend Frauen finden, gesehen wird.

Hinsichtlich der Suizidmethoden gilt einerseits, dass Männer eher sog. harte Methoden mit hoher und rascher Versterbenswahrscheinlichkeit verwenden, andererseits ist die Methodenwahl auch kulturell und von der Verfügbarkeit der Suizidmethodik abhängig. So neigen in den USA Frauen zu Selbstvergiftung und Männer zu Feuerwaffen. Hinsichtlich eines Zusammenhanges mit psychischer Erkrankung findet sich der Suizid von Frauen mehr assoziiert mit Depression und die Suizidmortalität von Männern eher mit Alkoholmissbrauch bzw. Schizophrenie.

10.9.5 Umgang mit Suizidalität

Suizidprävention setzt an drei Punkten an (vgl. Wedler et al. 1995). Sie zielt einerseits auf eine Verhinderung suizidaler Entwicklungen und Krisen zu einem frühen Zeitpunkt – **primäre Prä-**

vention. Zielgruppen sind hier die gesunde Bevölkerung oder bestimmte Risikogruppen, die durch Interventionen für Krisen stark gemacht werden (z. B. Steigerung des Selbstwertes bei Pubertierenden).

Die **sekundäre Prävention** möchte suizidalen Handlungen bei Personen, die bereits in der Krise oder suizidgefährdet sind, vorbeugen. Dazu bedient sie sich der Methoden der Krisenintervention. Ziele der Krisenintervention sind die Unterbrechung pathologischer Kommunikationen, die Herstellung einer funktionsfähigen Helfer-Patient-Beziehung, die Klärung der Krisensituation, die Motivation zur Selbsthilfe, falls erforderlich die Motivation zur Fremdhilfe sowie die Wiederherstellung der unterbrochenen Kommunikation (vgl. Wedler et al. 1995). Dazu bedarf es einer Ausbildung des medizinischen Personals in Krisenintervention.

Im Umgang mit Suizidgefährdeten sind aufmerksames Zuhören, akzeptierendes Verhalten, die Entlastung von Schuldgefühlen sowie das Vermeiden von autoritären Ratschlägen wirksame Methoden in der Gesprächsführung.

Der dritte Punkt ist die Nachsorge, die **tertiäre Prävention.** Nach der Entspannung der unmittelbaren Suizidgefahr bedarf es einer weiteren teilweise psychotherapeutischen Behandlung, der Rückfallprophylaxe. Diese kann sowohl stationär als auch ambulant erfolgen. Das Hauptproblem in dieser Phase ist die Motivation des Patienten.

Literatur

Bock E W, Wepper I L: Suicide among the elderly. Journal of marriage and the family 1972; 34:24–31.

Bundesministerium für Gesundheit: Daten des Gesundheitswesens 1997. Nomos, Baden-Baden 1997.

Bundesministerium für Gesundheit: Daten des Gesundheitswesens 2001. Nomos, Baden-Baden 2001.

Canetto S S: Gender and suicide in the elderly. Suicide and Life Threatening Behavior 1997; 22(1):80–97.

Gerisch, B: Suizidalität bei Frauen. Mythos und Realität. Eine kritische Analyse. Edition Diskord, Tübingen 1998.

Gesundheitsberichterstattung des Bundes: Selbstmordraten 2001 getrennt für Männer und Frauen für das frühere Bundesgebiet und die neuen Länder je 100.000 Einwohner gleichen Alters. www.gbe-bund.de, 2003.

Motto J A, Bostrom A: Gender differences in completed suicide. Archives of Suicide Research 1997; 3:235–252.

Pöldinger W: Die Abschätzung der Suizidalität. Huber, Bern 1968.

Pritchard C: Suicide in China. Acta Psychiatrica Scandinavica 1996; 3:362–367.

Rachor Ch: Zum Problem geschlechtsneutraler Aussagen am Beispiel weiblicher Suizidalität und ihrer sozialen Aspekte. Suizidprophylaxe 1997; 24:153–160.

Rachor Ch: Diskussionsbeitrag bei der Wissenschaftlichen Frühjahrstagung der Deutschen Gesellschaft für Suizidprävention (DGS) 25.–27.03.1999. Schloß Reisensburg bei Günzburg. Unveröffentlicht 1997.

Ringel E: Der Selbstmord. Maudrich, Wien 1953.

Schmidtke A, Weinacker B, Fricke S: Epidemiologie von Suiziden und Suizidversuchen in Deutschland. Suizidprophylaxe 1998; Sonderheft: 37–49.

Wedler H, Reimer C, Wolfersdorf M: Suizidalität. In Faust V (Hrsg.): Psychiatrie. Ein Lehrbuch für Klinik, Praxis und Beratung. S. 397–416. Gustav Fischer Verlag, Stuttgart 1995.

Wolfersdorf M: Der suizidgefährdete Mensch. Zur Diagnostik und Therapie. In Wenglein E, Hellwig A, Schoof M (Hrsg.): Selbstvernichtung. S. 89–112. Vandenhoeck & Ruprecht, Göttingen 1996.

Wolfersdorf M: Suizidalität. In Berger M (Hrsg.): Lehrbuch der Psychiatrie. Schattauer, Stuttgart 1998.

Wolfersdorf M: Der suizidale Patient in Klinik und Praxis. Wissenschaftliche Verlagsgesellschaft, Stuttgart 2001.

Wolfersdorf M: Mann und Suizid. In Brähler E, Kupfer J (Hrsg.): Mann und Medizin. Jahrbuch der Medizinischen Psychologie 19. S. 90–106. Hogrefe, Göttingen, 2001.

World Health Organization: Suicide Rates (per 100,000), by country, year, and gender. www.who.int, 2003.

10.10 Schlafapnoe

Richard Schulz, Werner Seeger

10.10.1 Definition und Klassifikation

Per definitionem liegt eine Schlafapnoe bei mehr als 10 Apnoen und Hypopnoen pro Stunde Schlaf vor (Apnoe-Hypopnoe-Index > 10/h). Weiterhin wird eine Dauer der Atempausen von mindestens 10 Sekunden gefordert.

Schlafbezogene Atemstörungen (SBAS) werden nach der International Classification of Sleep Disorders (ICSD) in solche mit und ohne Obstruktion der oberen Atemwege eingeteilt (Tab. 10.10-1).

Apnoen sind durch ein komplettes Sistieren des oronasalen Atemflusses gekennzeichnet, während bei **Hypopnoen** eine mindestens 50 %ige Reduktion der Atemamplitude in Bezug auf die vorangehenden Atemzüge vorhanden sein sollte. Obstruktive Apnoen/Hypopnoen zeigen fortwährende thorakoabdominelle Atemexkursionen, während diese bei zentralen Ereignissen fehlen.

Tab. 10.10-1 *Klassifikation der schlafbezogenen Atemstörungen.*

SBAS mit Obstruktion der oberen Atemwege

- einfaches Schnarchen („simple snoring")
- „upper airway resistance"-Syndrom
- obstruktive Schlafapnoe

SBAS ohne Obstruktion der oberen Atemwege (= zentrale Schlafapnoe)

- idiopathisch (kongenital/Undine-Fluch-Syndrom)
- neurologisch/neuromuskulär
- Höhenatmung
- Cheyne-Stokes-Atmung
- periodische Atmung bei primärer pulmonaler Hypertonie

Zu den **SBAS mit Obstruktion der oberen Atemwege** zählen neben der obstruktiven Schlafapnoe (OSA) noch das einfache Schnarchen („simple snoring") und das sog. „upper airway resistance"-Syndrom.

Diese Erkrankungen sind als Kontinuum mit zunehmender pharyngealer Obstruktion bis hin zum kompletten Verschluss der oberen Atemwege zu verstehen. Die Lokalisation des pharyngealen Kollaps befindet sich hierbei am häufigsten im Oropharynx, seltener auch im Niveau von Epi- und Hypopharynx.

Die **SBAS ohne Obstruktion der oberen Atemwege** sind eine sehr heterogene Gruppe nächtlicher Atemstörungen, deren gemeinsames Merkmal ist, dass im Gegensatz zur OSA während der Atempausen keine Kontraktion der Atemmuskeln stattfindet. Bei der idiopathischen zentralen Schlafapnoe (kongenital, Undine-Fluch-Syndrom) wird ein Defekt der zentralen Chemorezeptoren vermutet, da bei diesen Patienten eine fehlende CO_2-Atemantwort gefunden wird. Neurologische Erkrankungen mit zentralen Apnoen/Hypopnoen sind durch anatomische Läsionen im Hirnstamm, also dem Sitz der inspiratorischen Neurone, gekennzeichnet. Zum Beispiel sind hier die multiple Sklerose oder Zustand nach Hirnstamminfarkt und Enzephalitis zu nennen. Bei neuromuskulären Erkrankungen mit zentraler SBAS kann entweder die neuronale Verbindung zur Atemmuskulatur gestört (z.B. Myasthenia gravis) oder diese selbst betroffen sein (z.B. Muskeldystrophie). Bei der Höhenatmung handelt es sich um ein physiologisches Phänomen, das als Adaptation des Organismus an große Höhen (> 3000–4000 m) beobachtet werden kann. Die Cheyne-Stokes-Atmung ist eine Form der zentralen SBAS, die bei Patienten mit schwerer Linksherzinsuffizienz (z.B. bei dilatativer oder ischämischer Kardiomyopathie) auftreten kann. Eine ähnliche periodische Atmung kann auch bei Patienten mit fortgeschrittener Rechtsherzinsuffizienz auftreten (Schulz 2002).

10.10.2 Pathogenese

Hauptursache der OSA ist die Adipositas, die über eine Vermehrung insbesondere der lateralen Fettpolster den Pharynx-Querschnitt reduziert.

Da der Muskeltonus im Tief- und Traumschlaf am niedrigsten ist, häufen sich die obstruktiven Apnoen/Hypopnoen in diesen Schlafstadien. Weiterhin findet sich oft eine Abhängigkeit von der Körperlage (Häufung in Rückenlage). Durch den pharyngealen Kollaps kommt es bei der OSA zu Blutgasalterationen (Abfall von pO_2, Anstieg von pCO_2), zu intrathorakalen Druckschwankungen und zu einer Sympathikusaktivierung. Diese Veränderungen münden schließlich in eine Weckreaktion (sog. Arousal) ein, die die Atempause terminiert. Mit dem Wiedereinsetzen der Atmung werden die genannten Parameter wieder „in den Normbereich zurückgeführt", bevor im Sinne eines Circulus vitiosus eine erneute Apnoe/Hypopnoe auftritt.

Bei der zentralen Schlafapnoe infolge neuronaler Läsionen entstehen die Apnoen/Hypopnoen durch ein Fehlen des inspiratorischen Impulses und/oder der zentralen Atemantwort auf CO_2. Folglich kommt es zu einer Akkumulation von CO_2, d.h. zu einer Hyperkapnie. Typischerweise findet sich eine Häufung der Atempausen im REM-Schlaf.

Bei der Cheyne-Stokes-Atmung kommt es durch eine pulmonalvenöse Rückstauung des Blutes vor dem linken Ventrikel zu einer Stimulation von Dehnungsrezeptoren der Lunge. Reflektorisch tritt eine Hyperventilation auf, die zu einer Hypokapnie mit Absinken des pCO_2-Wertes unter die Apnoeschwelle führt (Solin 1999).

Das Auftreten der Apnoen wird durch eine gesteigerte CO_2-Chemosensitivität begünstigt (Javaheri 1999). Weiterhin spielt eine Verlängerung der Zirkulationszeit im Rahmen der Herzinsuffizienz eine Rolle. Dadurch werden die Chemorezeptoren verzögert stimuliert und, es treten die typischen spindelförmigen Hyperventilationsphasen auf. Die Cheyne-Stokes-Atmung hat eine Prädilektion für die Leichtschlafstadien NREM 1+2, da in diesen Schlafstadien die Atmung von der Steuerung durch chemische Stimuli wesentlich abhängt.

10.10.3 Epidemiologie

Epidemiologische Studien wie die Wisconsin-Sleep-Cohort-Study haben ergeben, dass die Prävalenz der OSA im mittleren Erwachsenenalter 4 % der Männer und 2 % der Frauen beträgt (Young 1993). In Schlaflaborpopulationen ist das Verhältnis Männer : Frauen sogar 6–10 : 1, nach der Menopause gleichen sich die Prävalenzraten bei beiden Geschlechtern dann an.

Die Ursache für das Überwiegen des männlichen Geschlechtes bei der OSA ist letztendlich noch nicht geklärt. Geschlechtsspezifische Unterschiede in den funktionellen Charakteristika des Pharynx (z.B. kritischer Verschlussdruck, Widerstand, Compliance) scheinen aber diesem Phänomen nicht zugrunde zu liegen, diskutiert werden anatomische Faktoren (engerer Pharynxquerschnitt bei Männern).

Im Vergleich zur OSA ist die zentrale Schlafapnoe viel seltener, wobei verlässliche Angaben zur relativen Häufigkeit in der Literatur allerdings fehlen. Auch die Cheyne-Stokes-Atmung ist häufiger bei Männern als bei Frauen (Sin 1999). Dies ist wahrscheinlich dadurch bedingt, dass Männer eine höhere CO_2-Chemosensitivität während der Leichtschlafphasen NREM 1+2 haben als Frauen (Zhou 2000).

10.10.4 Klinik

Die **Hauptsymptome der OSA** sind lautes und unregelmäßiges Schnarchen sowie vom Bettpartner beobachtete nächtliche Atempausen. Tagsüber besteht oft eine exzessive Müdigkeit mit spontaner Einschlafneigung, eingeschränkter Konzentrations- und Leistungsfähigkeit sowie erhöhter Unfallgefahr. Ursache hierfür sind die repetitiven Arousals, die eine Zerstörung der normalen Schlafarchitektur mit Reduktion der Tief-

und REM-Schlafanteile und Erhöhung des Leichtschlafanteils bewirken.

Der Schweregrad der OSA, d.h. der Apnoe-Hypopnoe-Index und das Ausmaß der nächtlichen Desaturationen, ist bei Männern zumeist höher als bei Frauen (O'Connor 2000). Ob sich dies auch in geschlechtsspezifischen Unterschieden in der klinischen Symptomatik auswirkt (stärkere Tagesmüdigkeit bei Männern als bei Frauen), wird kontrovers beurteilt.

Weitere wichtige klinische Manifestationen der OSA sind kardiovaskuläre Folgeerkrankungen, zu denen vor allem die arterielle Hypertonie zählt (ca. 50 % der Patienten). Das Risiko von atherosklerotischen Folgeerkrankungen ist bei der OSA auch erhöht und zwar unabhängig von „confounding factors" wie Hyperlipidämie, Diabetes mellitus und Rauchen (Shahar 2001).

Pathophysiologisch werden die kardiovaskulären Erkrankungen bei OSA durch eine Störung der vaskulären Homöostase durch die repetitiven nächtlichen Hypoxämien erklärt. In letzter Zeit wird in diesem Zusammenhang neben der bereits erwähnten Sympatikusaktivierung einem vermehrten oxidativen Stress eine wesentliche Rolle zugeschrieben, inflammatorische Prozesse sind vermutlich auch daran beteiligt (Schulz 2000, Dyugovskaya 2002).

Die klinische Symptomatik der zentralen Schlafapnoe ist in der Regel geringer ausgeprägt ist als diejenige der OSA. So sind diese Patienten weniger tagesmüde, Schnarchen wird meistens nicht beobachtet. Die Bedeutung der Cheyne-Stokes-Atmung liegt darin, dass sie den klinischen Verlauf der Herzinsuffizienz ungünstig beeinflussen kann (Lanfranchi 1999).

10.10.5 Diagnostik

Die Diagnostik der SBAS erfolgt im Rahmen eines Stufenkonzepts, wobei am Anfang die sorgfältige Anamneseerhebung, u.a. mit Einsatz standardisierter Schlaffragebögen, steht. Die körperliche Untersuchung muss insbesondere auch das neurologische und HNO-System mit einbeziehen. Bei begründetem klinischen Verdacht auf eine SBAS folgt dann eine in der Regel ambulant durchführbare Untersuchung mit portablen Monitorsystemen (sog. „Screening"-Geräte). Letzte Stufe ist schließlich die polysomnographische Diagnostik im Schlaflabor, die als einzige Methode die genaue Zuordnung der SBAS und die differenzialdiagnostische Abgrenzung gegenüber anderen Schlafstörungen erlaubt.

Im Rahmen der kardiorespiratorischen Polysomnographie werden in der Regel folgende Parameter abgeleitet:

- Elektroenzephalogramm (EEG) mit den Ableitungen C3A2 und C4A1 nach dem sog. 10–20-System
- Elektrookulogramm am linken und rechten Auge (EOG 1 und 2)
- submentales Elektromyogramm (EMG1)
- prätibiales Elektromyogramm (EMG2)
- oronasaler Atemfluss via Thermistorelement oder Nasalkanüle
- Atemexkursionen von Thorax und Abdomen via Induktionsplethysmographie
- Schnarchen via Kehlkopfmikrofon
- Elektrokardiogramm (EKG)
- Sauerstoffsättigung via Pulsoximetrie am Finger

Die Auswertung der Polysomnographie sollte visuell erfolgen, wobei die Schlafstadienanalyse in 30-Sekunden-Abschnitten (sog. Epochen) nach der Klassifikation von Rechtschaffen und Kales durchgeführt wird.

10.10.6 Therapie

OSA

Die Basistherapie der OSA besteht aus Gewichtsreduktion, Alkohol - und Sedativakarenz, Einhaltung regelmäßiger und ausreichend langer Schlafzeiten sowie bei lageabhängiger OSA der Lagerungstherapie. Zumeist ist aber eine sog. CPAP-(continuous positive airway pressure-)Therapie notwendig. Ihr Prinzip ist das der pneumatischen

Schienung des Pharynx durch einen in der Regel nasal applizierten Überdruck, wodurch die oberen Atemwege während des Schlafes offen gehalten werden (Sullivan 1981).

Die Effektivität der CPAP-Therapie konnte in den letzten Jahren im Hinblick auf mehrere Endpunkte (z.B. Reduktion der Tagesmüdigkeit, Absenkung der Blutdruckwerte in der Nacht und am Tage) in placebokontrollierten Studien belegt werden (Engleman 1998, Faccenda 2001).

Modifikationen der standardmäßig durchgeführten CPAP-Therapie sind die sog. BiPAP-Therapie (bilevel positive airway pressure) und die Auto-CPAP-Therapie („intelligentes" CPAP). Bei der BiPAP-Beatmung kommt während der Ausatmung ein niedrigerer, aber immer noch positiver Druck zur Anwendung. Die Auto-CPAP-Geräte können über verschiedene Algorithmen den Beatmungsdruck an die jeweiligen Erfordernisse anpassen, d.h. Drucksenkung bei normaler Atmung und fehlendem Schnarchen und Drucksteigerung bei Nachweis von Schnarchen/Apnoen. Diese Beatmungsmodi können bei hohen Beatmungsdrucken oder situationsabhängig auftretender OSA (z.B. lage- und schlafstadienabhängige OSA) eingesetzt werden. Die BiPAP-Therapie eignet sich auch für OSA-Patienten, die zusätzlich unter einer obstruktiven Atemwegserkrankung leiden.

Bei Patienten, die CPAP-incompliant sind, können progenierende Kieferschienen versucht werden. Weitere therapeutische Alternativen bei dieser Patientengruppe sind die Uvulopalatopharyngoplastik und Umstellungsosteotomien am Kieferskelett. Es ist zu beachten, dass diese chirurgischen Verfahren deutlich weniger effektiv als die CPAP-Therapie sind und nicht ausreichend mit den Methoden der evidenzbasierten Medizin evaluiert sind. Insgesamt scheinen jedoch eher Patienten mit normalem Körpergewicht oder nur geringem Übergewicht und niedrigem Apnoe-Hypopnoe-Index (< 30/h) von diesen Behandlungen zu profitieren.

SBAS ohne Obstruktion der oberen Atemwege

Die Therapie der SBAS ohne Obstruktion der oberen Atemwege ist wie diejenige der OSA durch die verschiedenen Möglichkeiten der nicht-invasiven Überdruckbeatmung dominiert. Bei der hyperkapnischen Form der zentralen Schlafapnoe wird in der Regel eine BiPAP-Therapie eingesetzt. Bei der Cheyne-Stokes-Atmung kann zunächst eine nächtliche Sauerstoffgabe versucht werden. Bessere Erfolge werden aber in der Regel auch hier durch eine CPAP- oder BiPAP-Therapie erreicht. In der klinischen Erprobung sind intelligente Beatmungsgeräte zur Behandlung der Cheyne-Stokes-Atmung, die den Beatmungsdruck phasenverschoben zum typischen Crescendo-Decrescendo-Muster dieser Atemstörung regulieren (Teschler 2001).

Literatur

Dyugovskaya L, Lavie P, L Lavie: Increased adhesion molecules expression and production of reactive oxygen species in leukocytes of sleep apnea patients. Am J Respir Crit Care Med 2002; 165: 934–939.

Engleman HM, SE Martin, RN Kingshott, TW Mackay, IJ Deary, NJ Douglas: Randomised placebo controlled trial of daytime function after continuous positive airway pressure (CPAP) therapy for the sleep apnoea/hypopnoea syndrome. Thorax 1998; 53:341–345.

Faccenda JF, TW Mackay, NA Boon, NJ Douglas: Randomized placebo-controlled trial of continuous positive airway pressure on blood pressure in the sleep apnea-hypopnea syndrome. Am J Respir Crit Care Med 2001; 163:344–348.

Javaheri S: A mechanism of central sleep apnea in patients with heart failure. N Engl J Med 1999; 341:949–954.

Lanfranchi PA, A Braghiroli, E Bosimini, G Mazzero, R Colombo, CF Donner, P Giannuzzi: Prognostic value of nocturnal Cheyne-Stokes respiration in chronic heart failure. Circulation 1999; 99:1435–1440.

O'Connor C, KS Thornley, PJ Hanly: Gender differences in the polysomnographic features of obstructive sleep apnea. Am J Respir Crit Care Med. 2000; 161:1465–1472.

Schulz R, S Mahmoudi, K Hattar, U Sibelius, H Olschewski, K Mayer, W Seeger, F Grimminger: Enhanced release of superoxide from polymorphonuclear neutrophils in obstructive sleep apnea – impact of

CPAP therapy. Am J Respir Crit Care Med 2000; 162:566–570.

Schulz R, G Baseler, HA Ghofrani, F Grimminger, H Olschewski, W Seeger: Nocturnal periodic breathing in primary pulmonary hypertension. Eur Respir J 2002; 19:658–663.

Shahar E, CW Whitney, S Redline, ET Lee, AB Newman, FJ Nieto, GT O'Connor, LL Boland, JE Schwartz, JM Samet: Sleep-disordered breathing and cardiovascular diseaase. Cross sectional results of the Sleep Heart Health Study. Am J Respir Crit Care Med 2001; 163:19–25.

Sin DD, F Fitzgerald, JD Parker, G Newton, JS Floras, TD Bradley: Risk factors for central and obstructive sleep apnea in 450 men and women with congestive heart failure. Am J Respir Crit Care Med 1999; 160:1101–1106.

Solin P, P Bergin, M Richardson, DM Kaye, EH Walters, MT Naughton: Influence of pulmonary capillary wedge pressure on central apnea in heart failure. Circulation 1999; 99:1574–1579.

Sullivan CE, FG Issa, M Berthon-Jones, L Eves: Reversal of obstructive sleep apnoea by continuous positive airway pressure applied through the nares. Lancet 1981; 1/8225:862–865.

Teschler H, J Döhring, YM Wang, M Berthon-Jones: Adaptive pressure support servo-ventilation: a novel treatment for Cheyne-Stokes respiration in heart failure. Am J Respir Crit Care Med 2001; 164:614–619.

Young T, M Palta, J Dempsey, J Skatrud, S Weber, S Badr: The occurrence of sleep-disordered breathing among middle-aged adults. N Engl J Med 1993; 328:1230–1235.

Zhou XS, S Shahabuddin, BR Zahn, MA Babcock, MS Badr: Effect of gender on the development of hypocapnic apnea/hypopnea during NREM sleep. J Appl Physiol 2000; 89:192–199.

10.11 Rückenschmerzen

Henning Stürz

10.11.1 Epidemiologie

Rückenschmerzen sind zunächst keine eigenständige Erkrankung, sondern ein Symptom, das bei vielen Erkrankungen auftreten kann. Sie zählen zu den häufigsten Gesundheitsstörungen in der ärztlichen Praxis.

60–80 % aller Menschen leiden im Laufe ihres Lebens zeitweilig an Rückenschmerzen, sodass diese als normales Lebensereignis gesehen werden müssen. Nach dem Bundesgesundheitssurvey aus dem Jahre 1998 betreffen Rückenschmerzen im Verlauf eines Jahres 62 % der Frauen und 56 % der Männer in Deutschland (Gesundheitsberichterstattung des Bundes, Heft 7).

Epidemiologische Studien in den USA und Kanada belegen dort eine jährliche Inzidenz von 20–25 % (Cole et al. 2003). In Dänemark gaben 35 % der Bevölkerung an, im zurückliegenden Jahr zeitweilig an Kreuzschmerzen gelitten zu haben, 21 % innerhalb der letzten 14 Tage vor der Befragung (Danish Health Technology Assessment, 1999). In Deutschland bejahen an jedem beliebigen Tage 30–40 % der Erwachsenen die Frage „Haben Sie heute Rückenschmerzen?" (Raspe et al. 1998).

Zu annähernd 50 % werden die Schmerzen übereinstimmend im Bereich der Lendenwirbelsäule zwischen den unteren Rippen und dem Kreuzbein angegeben.

Männer scheinen allgemein etwas weniger häufig als Frauen betroffen zu sein. Frauen beklagen häufiger starke Schmerzen, und ihre Zahl wächst mit steigendem Lebensalter, während die der betroffenen Männer gleich bleibt oder sogar gering abnimmt (Gesundheitsberichterstattung des Bundes, Heft 7).

10.11.2 Spezifische und nicht-spezifische Rückenschmerzen

Zur grundlegenden Unterscheidung hinsichtlich der Ursachen und der therapeutischen Konsequenzen hat sich die Trennung zwischen spezifischen und nichtspezifischen Rückenschmerzen bewährt.

Im Gegensatz zu nichtspezifischen Rückenschmerzen haben **spezifische Rückenschmerzen** eine eindeutig feststellbare Ursache. Hierzu zählen:

- Bandscheibenvorfälle mit begleitender Nervenwurzelkompression
- Spinalkanalstenosen
- eindeutige degenerative Instabilitäten einzelner Wirbelsäulensegmente
- Wirbelgleiten
- Tumoren und Metastasen
- Infektionen
- entzündlich rheumatische Erkrankungen
- Morbus Scheuermann
- Wirbelkörperbrüche bei Osteoporosen

Für die Klinik gibt es eine Reihe von Hinweisen auf spezifische und dringlich zu behandelnde Ursachen von Rückenschmerzen:

- erstmalig auftretende und anhaltende oder zunehmende Rückenschmerzen bei Jugendlichen unter 18 Jahren und bei älteren Personen
- gefährliche Vorerkrankungen wie Tumor, Infektion, Osteoporose, Diabetes, Trauma
- allgemeines Krankheitsgefühl, Gewichtsverlust, neurologische oder gastrointestinale Symptome
- Fieber, Blässe, Entzündungszeichen oder Blutbildveränderungen

Etwa 15 % der Rückenschmerzpatienten leiden an spezifischen Rückenschmerzen. Bei etwa 85 % liegt dagegen ein nichtspezifischer Rückenschmerz vor, der kein kausal zu ergründendes Krankheitsbild zeigt.

Unabhängig von zahlreichen Therapieempfehlungen kann man davon ausgehen, dass sich **unspezifische Rückenschmerzen** innerhalb von kurzer Zeit durch Selbstheilung spontan zurückbilden. Alterungsbedingte Veränderungen der Wirbelkörper und besonders der Bandscheiben im Röntgenbild und MRT lassen sich nicht ohne weiteres als Schmerzursache und Erklärung heranziehen (Hildebrandt 2004).
Körperliche Schonung und Inaktivität haben sich in der Behandlung des nichtspezifischen Rückenschmerzes nicht bewährt, sie beinhalten vielmehr die Gefahr der Chronifizierung des Schmerzes.
Die Empfehlungen zur Behandlung unspezifischer Rückenschmerzen zielen heute auf eine frühestmögliche Aktivierung der Patienten in Trainingsprogrammen und Information über wirbelsäulenentlastende Bewegungen und Haltungen im Rahmen einer Rückenschule.

10.11.3 Chronifizierung des Rückenschmerzes

Etwa 20 % der nichtspezifischen Rückenschmerzen zeigen mit immer häufiger werdenden Schmerzepisoden und zunehmender Schmerzdauer die Zeichen der Chronifizierung. Ein besonderes Merkmal sind Defizite der Kraft, Ausdauer und Koordinationsfähigkeit der gesamten Rumpfmuskulatur und der Beinmuskulatur sowie eine schnelle Muskelermüdung. Diese chronischen Rückenschmerzpatienten stellen aufgrund hoher Behandlungskosten, häufiger Krankschreibung und früher Berentung eines der größten gesundheitsökonomischen Probleme dar.

10.11.4 Rückenschmerzen bei Osteoporose des Mannes

In Deutschland leiden etwa 2 Millionen Frauen und 800 000 Männer an den Folgen von Wirbelfrakturen durch Osteoporose. Das entspricht einem Anteil der Männer von 28 % (Minne et al. 2003). Entsprechende Zahlen werden auch im amerikanischen Schrifttum berichtet, wonach der Anteil männlicher Patienten an Osteoporoseerkrankungen mit 20 % beziffert wird (Licata 2003).
Die Osteoporose hat als Ursache spezifischer Rückenschmerzen im höheren Lebensalter des Mannes durchaus eine Bedeutung, die allem Anschein nach bisher in Deutschland unterschätzt wird. Da annähernd 50 % der Osteoporoseerkrankungen des Mannes sekundäre Osteoporoseformen sind, kommt der Diagnostik und Behandlung der primär ursächlichen Erkrankung eine besondere Bedeutung zu (Epperly et al. 2002).

Die wichtigsten **Risikofaktoren des Mannes** sind dabei:

- Alkoholabusus
- Kortisondauermedikation bei entsprechenden Erkrankungen
- Hypogonadismus
- gastrointestinale Erkrankungen

Das Symptom Rückenschmerz aufgrund einer osteoporotischen Wirbelkörpersinterung beim Manne bedarf deshalb über die Diagnose der Osteoporose hinaus einer sorgfältigen Ursachenforschung. Zur Behandlung und Prophylaxe osteoporotischer Wirbelfrakturen des Mannes werden heute wie bei der Frau Bisphosphonate eingesetzt, insbesondere Alendronat. Leitlinien zur Therapie der Osteoporose des Mannes besitzen allerdings bisher noch keine gesicherte Datenbasis (Jacob 2003).

Literatur

Bartl R, Bartl C, Mutschler W: Diagnostik und Therapie der Osteoporose. Unfallchirurg 2003; 106:526–543.

Bellach BM, Ellert U, Radoschweski M: Epidemiologie des Schmerzes – Ergebnisse des Bundes-Gesundheitssurveys 1998. Bundesgesundheitsbl-Gesundheitsforsch-Gesundheitsschutz 2000; 43:424–431.

Cole MH, Grimshaw PN: Low back pain and lifting: A review of epidemiology and aetiology. Work 2003; 21:173–184.

Danish Institute for Health Technology Assessment: Low-Back Pain. Frequency, Management and Prevention from an HTA perspective. 1999; 1 (1).

Diemer W, Burchert H: Chronische Schmerzen – Kopf- und Rückenschmerzen, Tumorschmerzen. Gesundheitsberichterstattung des Bundes, Heft 7, Robert Koch Institut 13–18.

Epperly D, Moore, KE: Diagnosis, Prevention and Treatment of Osteoporosis in Men. J Gend Specif Med 2002; 5:33–38.

Hildebrandt J: Gibt es einen unspezifischen Rückenschmerz? Z Orthop 2004; 142:138–145.

Jacob F: Therapie seltener und sekundärer Osteoporoseformen. Klinikarzt 2003; 32:174–180.

Licata A: Osteoporosis in men: Suspect secondary disease first. Cleveland Clinik Journal of Medicine 2003; 70:247–254.

Minne HW, Pfeiffer M: Diagnostik und Therapie der postmenopausalen Osteoporose. Klinikarzt 2003; 32:156–162.

Raspe H, Kohlmann T: Die aktuelle Rückenschmerz-Epidemie. In: Pfingsten M, J Hildebrandt (eds.): Chronischer Rückenschmerz. Wege aus dem Dilemma. S 20–36. Hans Huber Verlag, Bern 1998.

10.12 Osteoporose

Hilmar Stracke

Einen Einblick in die Zahl von dieser Erkrankung Betroffener mögen folgende Daten zur Prävalenz potenziell behandlungsbedürftiger Patienten in der BRD (1999) geben:

- postmenopausale Osteoporose: 13 Mio. Frauen > 55 Jahre alt; ⅓ hat Osteoporoserisiko = 4,29 Mio.
- Männer: ca. 10 Mio. Männer > 55 Jahre alt, 8 % Osteoporose = 800 000

10.12.1 Prävention der Osteoporose

Durch den Einsatz präventiver Maßnahmen soll das Auftreten krankheitsspezifischer Veränderungen verhindert werden. Folgende Begriffe müssen voneinander abgegrenzt werden:

- **Primärprävention:** Maßnahmen zur Verhinderung der Krankheitsentstehung
- **Sekundärprävention:** Maßnahmen zur Verhinderung der Spätkomplikationen (Frakturen bei bereits eingetretener Krankheit)
- **Tertiärprävention:** Maßnahmen zur Verhinderung weiterer Spätkomplikationen bei bereits aufgetretener erster Spätkomplikation

Zur Prävention gehören auch der Abbau- bzw. das Vermeiden von Risikofaktoren. Vermeidung von Genussgiften wie z. B. übermäßigem Alkohol und Nikotin, aber auch die Mobilität hat eine herausragende Bedeutung. Zum einen kann durch besondere Formen der Mobilisierung die Kno-

chenneubildung gefördert und zum anderen kann durch Mobilisation und Fitness das Sturzrisiko als wichtige Frakturursache positiv beeinflusst werden.
Weiterhin ist gesichert, dass durch adäquate Versorgung mit Kalzium und Vitamin D das Risiko zukünftiger Frakturen auch beim Mann verhindert werden kann.

Zu unterscheiden ist eine Primär-, Sekundär- und Tertiärprävention. Zur Prävention gehört der Abbau von Risikofaktoren, vermehrte Mobilität und Versorgung mit Kalzium und Vitamin D.

10.12.2 Therapie der Osteoporose

Die obligate Basistherapie besteht in der Gabe von 1000–1500 mg Kalzium/d sowie von 800–1000 IE Vitamin D3.
Bei der Behandlung einer eingetretenen Osteoporose stehen inzwischen wirksame Pharmaka zur Verfügung. Die Prinzipien einer auf Evidenz basierenden Medizin sollten bei der Auswahl der Medikamente berücksichtigt werden. Die Bewertung des Wirksamkeitsnachweises unterschiedlicher Pharmaka folgt standardisierten Schemen. Hier wird unterteilt nach einer so genannten A-, B- und C-Klassifikation, bei der A-klassifizierte Medikamente den B- und C-klassifizierten durch die Qualität und die Dimension des Wirkungsnachweises überlegen sind. Sie sollten daher in der Therapie bevorzugt eingesetzt werden.
Die Kriterien der **A-Klassifikation** erfüllen die neuen Bisphosphonate Risedronat (Actonel® 5 mg/d oder 35 mg/Woche) sowie Alendronat (Fosamax® 10 mg/d sowie 70 mg/Woche). Die bei Patienten mit nachgewiesener Osteoporose mit diesen beiden Substanzen durchgeführten Studien wiesen hinsichtlich eines positiven Einflusses auf das Risiko sowohl vertebraler als auch nicht-vertebraler Frakturen eine sehr hohe Übereinstimmung auf. Das Zielkriterium bei derartigen Studien ist der prozentuale Anteil derer, die unter Therapie im Vergleich zu entsprechenden Kontrollen neue Knochenbrüche erleiden. Der selektive Östrogen-Rezeptor-Modulator Raloxifen (Evista® 60 mg/d) gehört auch zu den A-Klassifikationspräparaten, ist jedoch nicht für die männliche Osteoporose zugelassen.
Zu den **B-Klassifikationspräparaten,** auf die hier nicht näher eingegangen werden soll, gehören die Fluoride und das Calcitonin-Nasenspray.
Zu den **C-Klassifikationspräparaten** zählen das injizierbare Calcitonin sowie die Hormonersatztherapie mit Östrogenen und Gestagenen.

Die medikamentöse Therapie der männlichen Osteoporose beinhaltet eine obligate Basistherapie mit 1000–1500 mg Kalzium/d sowie 800–1000 IE Vitamin D3. Zur Prävention vertebraler und nicht-vertebraler Frakturen stehen die beiden Bisphosphonate Risedronat und Alendronat zur Verfügung.

Weiterführende Literatur

Anderson FH, Francis RM, Bishop JC et al.: Effect of intermittent cyclical disodium etidronate therapy on bone mineral density in men with vertebral fractures. Age Ageing 1997; 26:359–365.

Brown J P, Kendler D L, McClung M R, et al.: The efficacy and tolerability of Risedronate once a week for the treatment of postmenopausal osteoporosis. Calcified Tissue International 2002; 71:103–111.

Cranney A, Tugwell P, Adachi J, et al.: Meta-Analysis of Risedronate for the treatment of postmenopausal osteoporosis. Endocrine Reviews 2002; 23:4:517–523.

Cranney A, Wells G, Willan A, et al.: Meta-Analysis of Alendronate for the treatment of postmenopausal women. Endocrine Reviews 2002; 23:4:508–516.

Orwoll E, Ettinger M, Weiss S et al.: Alendronate for the treatment of osteoporosis in men. N Engl J Med 2000; 343:604–610.

Ringe JD: Osteoporosis in men. In: Hosking D, Ringe JD (eds.): Treatment of metabolic bone disease. London: Martin Dunitz, 2000.

Ringe JD, Faber H, Dorst A: Alendronate treatment of established primary osteoporosis in men: results of a 2-year prospective study. J Clin Endocrinol Metab 2001: 86; 5252–5255.

Seeman E: Osteoporosis in men. American Journal of Medicine 1994; 95: 22–8.

The Osteoporosis Methodology Group and The Osteoporosis Research Advisory Group: Meta-Analysis of therapies for postmenopausal osteoporosis. Endocrine Reviews 2002; 23:4:496–507.
Weber TJ, Drezner MK: Effect of alendronate on bone mineral density in male idiopathic osteoporosis. Metabolism 2001: 50;912–915.

10.13 Androgenetische Alopezie und Barterkrankungen

Hans Wolff

10.13.1 Androgenetische Alopezie

Haarausfall ist für jeden Mann ein bedrohliches Symptom, selbst wenn es sich um die androgenetische Alopezie handelt, also um keinen krankhaften Prozess. Von ihren Mitmenschen werden junge Männer mit Glatze als älter und weniger attraktiv eingestuft als ihre voll behaarten Altersgenossen. Daher ist der Wunsch weit verbreitet, die männliche Glatzenbildung zu verhindern oder zumindest zu verzögern.

Pathogenese und Symptomatik

Die entscheidenden beiden Faktoren für die Ausbildung einer androgenetischen Alopezie sind Genetik und Androgene.
Genetisch vorbestimmt sind das Lebensalter, in dem sich die Glatze manifestiert, sowie Schnelligkeit und Umfang der Glatzenbildung. Jeder einzelne Haarfollikel am behaarten Kopf hat eine genetisch festgelegte Lebensspanne, die man sich als Sanduhr vorstellen kann (Wolff und Kunte 1999). Nach Ablauf seiner „Lebenszeit-Sanduhr" wird der Haarfollikel plötzlich empfindlich gegenüber dem negativen Einfluss des Androgens Dihydrotestosteron (DHT). Am behaarten Kopf bedeutet dies, dass der Haarfollikel innerhalb weniger Jahre stark schrumpft und nur noch dünne Flaumhaare bildet. Am Hinterkopf ist die Lebenszeit-Sanduhr blockiert, hier fallen die Haare nie aus, da sie resistent gegenüber dem negativen Einfluss der Androgene sind (Wolff und Kunte 1999).
Das für die Ausbildung der Alopezie entscheidende männliche Sexualhormon Dihydrotestosteron (DHT) wird mittels zweier Isoenzyme, den 5α-Reduktasen Typ I und II, aus dem Vorläufer Testosteron metabolisiert (Wolff und Kunte 1999).
Die Diagnose einer sich ausbildenden androgenetischen Alopezie ist in der Regel einfach und rein klinisch. Bei über 80 % der Männer bilden sich die typischen Geheimratsecken aus, später kommt die tonsurartige Vertex-Lichtung am Oberkopf dazu. Bei etwa 20 % der Männer findet sich eine progressive diffuse Lichtung im Mittelscheitelbereich.

Therapie

An therapeutischen Angeboten gegen die androgenetische Alopezie herrscht kein Mangel. Regale in Drogerien und Apotheken quellen über von Pillen und Lösungen, die Hilfe versprechen. Beliebt sind rezeptfreie Pillen, die Aminosäuren oder Vitamine enthalten. Überzeugende wissenschaftliche Wirknachweise liegen allerdings nicht vor. Auch für 17-α-Estradiol-Lösungen (Ell-Cranell-α®, Pantostin®) konnte lediglich gezeigt werden, dass der Haarzyklus durch eine leichte Erhöhung der Anagenhaarrate beeinflusst wird; ein positiver Einfluss auf die Haardichte wurde bisher nicht nachgewiesen.

Es bleiben nur zwei verschreibungspflichtige Präparate, die einen wissenschaftlich validen Nachweis ihrer Wirksamkeit erbracht haben: Minoxidil-Lösung und Finasterid-Tabletten (Wolff und Trüb 1999).

Die **Minoxidil-Lösung** hat in zahlreichen Studien ihre Wirksamkeit bewiesen. Als Wirkmechanismus wird unter anderem eine Verbesserung der Mikrozirkulation im Bereich der dermalen Papille vermutet, gezeigt durch eine erhöhte Expression von Vascular Endothelial Growth Factor (VEGF) (Yano et al. 2001). In Deutschland ist die 5 %ige Minoxidillösung unter dem Handelsnamen Regaine® auf Rezept erhältlich. Die Erfahrungen mit Regaine® sind sehr gut (Olsen et al. 2002). Bei den

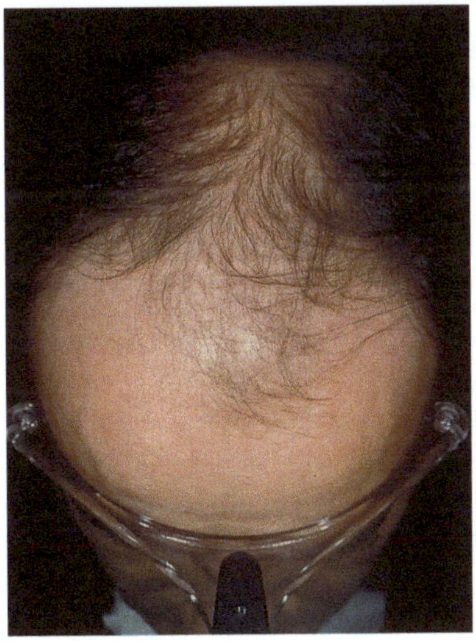
a

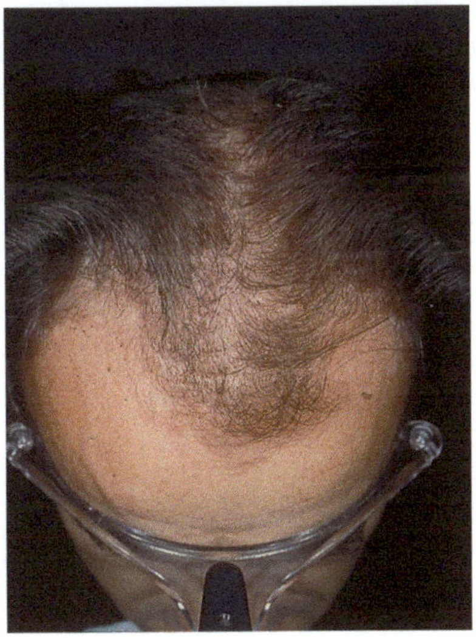
b

Abb. 10.13-1 a, b
Veränderung der Haardichte eines Minoxidil-Anwenders.
a) Links vor,
b) rechts nach 6 Monaten Minoxidil-5-%-Lösung (Regaine®).

meisten Anwendern scheint der Haarverlust stark verzögert oder sogar gestoppt zu werden. Bei etwa 30–50 % beobachtet man sogar eine Verdichtung der Kopfhaare. Das Maximum der Verdichtung tritt nach etwa 3–6 Monaten auf (Abb. 10.13-1 a, b). Nebenwirkungen wie Rötung und Juckreiz der Kopfhaut treten höchstens bei einem von 20 Männern auf. Die vom Patienten zu bezahlenden Kosten betragen etwa 20 Euro pro Monat.

Die **Finasterid-1-mg-Tablette** (Propecia®) senkt den Serum- und Gewebespiegel des ungünstigen Androgens DHT um etwa 70 %. Die Wirksamkeit von Finasterid bei der androgenetischen Alopezie des Mannes wurde in einer 5-Jahres-Studie eindrucksvoll gezeigt (The Finasteride Male Pattern Hair Loss Group 2002). Bei etwa 80–90 % der Anwender kommt es zum dauerhaften Stopp des Haarausfalls, bei etwa 50–60 % der Männer verdichten sich die Haare sogar wieder (Abb. 10.13-2). Das Nebenwirkungsprofil ist sehr gut: Nur bei etwa 1–2 % der Finasterid-Anwender kommt es zu reversiblen subjektiven Nebenwirkungen im

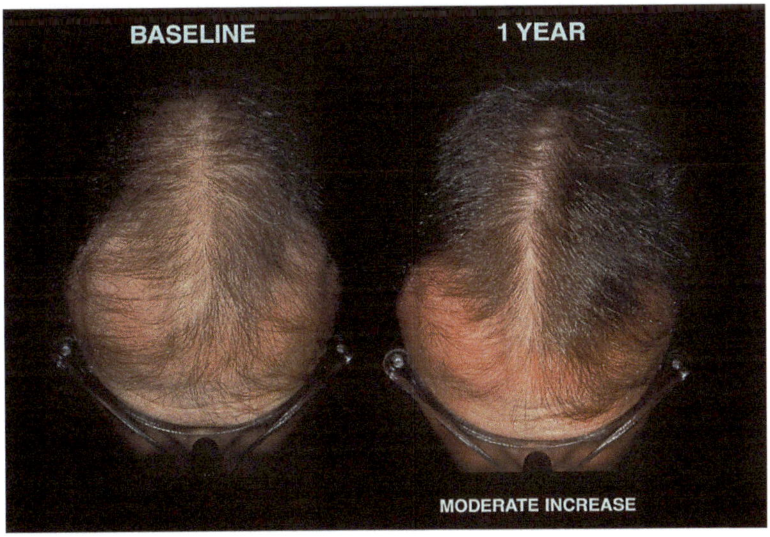

Abb. 10.13-2
Veränderung der Haardichte eines Finasterid-Anwenders. Links vor, rechts nach 12 Monaten Finasterid 1 mg Tablette (Propecia®).

Sinne einer Libido- oder Potenzabschwächung; 98 % der Anwender haben keinerlei Nebenwirkungen (The Finasteride Male Pattern Hair Loss Group 2002).

10.13.2 Barterkrankungen

Der Bartwuchs des Mannes kann eine sehr große Variationsbreite aufweisen: Während der eine so starken Bartwuchs aufweist, dass sich schon nachmittags der so genannte 5-Uhr-Schatten bildet, will es beim anderen einfach nicht sprießen. Die individuelle Variationsbreite resultiert aus den Faktoren Größe und Dichte der Barthaarfollikel. Zu geringes Bartwachstum lässt sich medikamentös nicht sinnvoll verstärken – manche Männer sind nun mal keine Barttypen!
Viele Erkrankungen, die sich an der Haut äußern, können auch im Bartbereich auftreten. Als Beispiele seien **Pilzinfektionen und bakterielle Infektionen** der Gesichtshaut genannt. Auf sie soll hier nicht näher eingegangen werden.
Eine spezifische Erkrankung bei Männern mit sehr starkem Bartwuchs ist das **Einwachsen der Barthaare in die Haut**. Dieses sehr störende Phänomen tritt vor allem bei Schwarzen auf, da sie meist kräftige Barthaare haben, die sich sehr stark kräuseln. Wenn solches Barthaar nass rasiert, also sehr scharf abgeschnitten wird, bohrt sich die gebogen nachwachsende Spitze in die Haut und löst eine Fremdkörperentzündung aus. Dies kann bis zur Granulombildung gehen. Die Therapie besteht entweder darin, den Bart einfach wachsen zu lassen, oder die Haare nicht nass, sondern trocken zu rasieren. Bei Letzterem wird das Haar nicht ganz so scharf abgeschnitten. Wenn auch das nichts hilft, können die unerwünschten Haare durch Laser oder Blitzlampen mehr oder weniger dauerhaft epiliert werden (Chui et al. 1999).

Literatur

Chui CT, Berger TG, Price VH, Zachary CB: Recalcitrant scarring follicular disorders treated by laser-assisted hair removal: a preliminary report. Dermatol Surg 1999; 25:34–37.

The Finasteride Male Pattern Hair Loss Group: Long-term (5-year) multinational experience with finasteride 1 mg in the treatment of men with androgenetic alopecia. Eur J Dermatol 2002; 12:38–49.

Olsen EA, Dunlap FE, Funicella T, Koperski JA, Swinehart JM, Tschen EH, Trancick RJ: A randomized clinical trial of 5 % topical minoxidil versus 2 % topical minoxidil and placebo in the treatment of androgenetic alopecia in men. J Am Acad Dermatol 2002; 47:377–385.

Wolff H, Kunte C: Die androgenetische Alopezie des Mannes – Pathogenese und Therapie. Z Hautkr 1999; 74:201–208.

Wolff H, Trüb RM: Aktuelle Möglichkeiten zur Behandlung der männlichen Glatzenbildung. Deutsches Ärzteblatt 1999; 96:2019–2020.

Yano K, Brown LF, Detmar M: Control of hair growth and follicle size by VEGF-mediated angiogenesis. J Clin Invest 2001; 107:409–417.

10.14 Besondere Akneformen bei Männern

Gerd Plewig

Akne kommt weltweit als eine der häufigsten Erkrankungen bei Frauen und Männern vor (Wilkinson und Voorhees 1970). Dennoch gibt es einige Sonderformen bei männlichen Jugendlichen und erwachsenen Männern (Wollenberg et al. 1997), die sich deutlich von den Erkrankungen bei Frauen unterscheiden.

10.14.1 Acne fulminans

Als Besonderheit gilt, dass diese Erkrankung nur beim männlichen Geschlecht vorkommt. Betroffen sind Jungen, meist im Alter von 13–16 Jahren, die bis dahin gewöhnlich nur eine leichte Akne hatten.

Klinik

Plötzlich, innerhalb von wenigen Wochen, tritt ohne Vorwarnung eine schwere Akne auf (Jansen und Plewing 1998, Plewig und Kligman 2000). Die Diagnose wird klinisch gestellt, wenn die Jungen in schmerzhafter, nach vorne geneigter Haltung mit herabhängenden Schultern in den Untersuchungsraum hinken. Die Schmerzhaftigkeit wird durch die begleitende Arthritis und die Schmerzhaftigkeit der Hautveränderungen bedingt. Acne fulminans wurde bei Geschwistern und eineiigen Zwillingen beschrieben, was eine genetische Komponente nahelegt (Blanc et al. 1988, Camisa 1986, Caricchini et al. 1992, Karvonen 1993, Seukeran und Cunliffe 1999).

Auf den ersten Blick ähnelt die Acne fulminans einer schweren Acne conglobata aufgrund der zahlreichen stark entzündlichen Hautveränderungen an Brust und Rücken, seltener des Gesichtes. Das besondere Merkmal der Acne fulminans ist die Ausbildung von ulzerierenden Knoten mit leicht blutendem Granulationsgewebe. Die Haut bricht förmlich in sich zusammen und bildet große konfluierende exsudative und nekrotische Plaques. Dicke, austernschalenartige hämorrhagische Krusten können diese Ulzerationen überdecken. Die Hautveränderungen sind schmerzhaft, insbesondere beim Anlehnen bzw. Liegen im Bett. Im Gegensatz zur Acne conglobata fehlen die vielporigen Komedonen und nichtentzündlichen Zysten. Unbehandelt schreitet die Erkrankung über viele Monate fort und führt zu ausgedehnten Narben, die entweder atrophisch, hypertrophisch oder keloidiform sind (Abb. 10.14-1a und b).

Acne fulminans ist nicht nur eine Hauterkrankung, sondern geht auch mit **schweren systemischen Veränderungen** einher. Typische Befunde sind anhaltende mäßige Temperaturen zwischen 38,5 und 40 °C, unterschiedlich stark ausgeprägte Leukozytose zwischen 9 000 und 30 000/µl, die gelegentlich sogar eine Leukämie vortäuschen können, erhöhte Blutsenkungsgeschwindigkeit (60/100 mm nach Westergren), Anämie, zirkulierende Immunkomplexe und Proteinurie. Auch Splenomegalie kommt vor. Aseptische Knochennekrosen sind nicht selten, besonders an Schlüsselbein und Metaphysen der langen Röhrenknochen. Diese Veränderungen werden unter dem Akronym SAPHO (**S**yndrom, **A**cne conglobata, **P**ustulosis palmoplantaris, **H**yperostosis, **O**steitis) zusammengefasst (Brandsen et al. 1993, Jemec und Rasmussen 1989, Pauli et al. 1989, Orlow et al. 1991, Reunala et al. 1990). An einem oder beiden Unterschenkeln kann ein Erythema nodosum auftreten. Ein weiteres Leitsymptom ist die unterschiedlich stark ausgeprägte Polyarthritis der großen Gelenke, meist ohne Erguss. Befallen

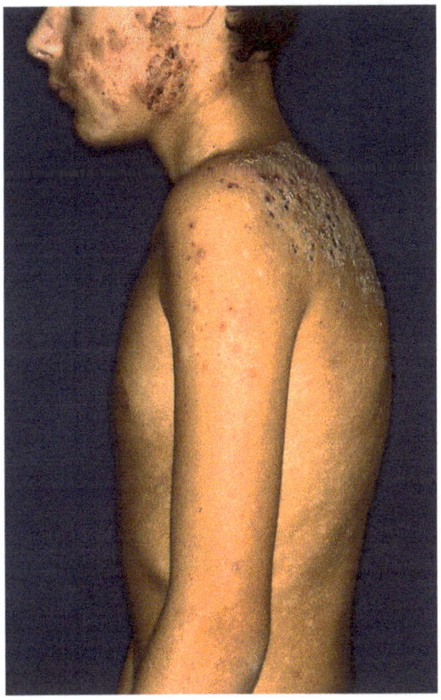

a

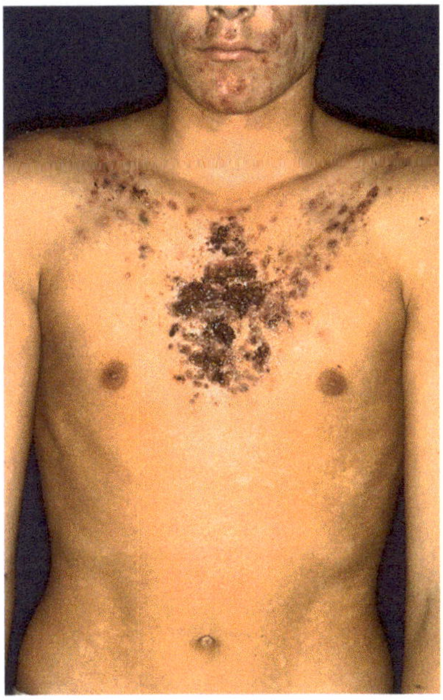

b

Abb. 10.14-1a, b
Acne fulminans: 14-jähriger Junge.
a) Ausgedehnte Hautveränderungen an Gesicht, Rücken und Brust; schmerzhafte Bewegungseinschränkung und typische Haltung.
b) Hämorrhagisch, nekrotische Ulzerationen über der Brust.

sind Sakroilium, Hüften, Knie, Schultern, Ellenbogen und Sprunggelenke.

Pathogenese

Die Pathogenese ist unklar. Eine Septikämie wurde diskutiert, Beweise liegen nicht vor. Mikroorganismen in den Hautveränderungen sind nicht auffällig und unterscheiden sich nicht von den Befunden bei Aknepatienten oder Hautgesunden.
Es handelt sich nicht um eine Pyodermie. Wahrscheinlich liegt eine überstürzte Immunantwort auf bislang nicht identifizierte Antigene vor (McAuley und Miller 1985).
Bei den Jungen findet sich üblicherweise kein Androgenexzess. Allerdings kann dieser ein Acne-fulminans-artiges Bild auslösen. Dazu zählen iatrogen verordnete Androgene, die das Längenwachstum hochwüchsiger Jungen hemmen sollen oder von Leistungssportlern als Doping benutzt werden.

Differenzialdiagnose

Unter den dermatologischen Krankheitsbildern kommen Acne conglobata, Acne tropicalis, Pyoderma gangraenosum und exzessives Granulationsgewebe, induziert durch eine orale Isotretinoinbehandlung einer Akne, in Betracht. Bei Gelenkbeschwerden muss an eine rheumatoide Arthritis und Morbus Bechterew gedacht werden.

Therapie

Acne fulminans spricht nicht auf die konventionelle Therapie einer schweren Akne an.
Systemisch wird ein orales Steroid, vorzugsweise Methylprednisolon, etwa 1 mg/kg KG für 1–3 Wochen verabreicht bis zur deutlichen Besserung von Haut- und Gelenkbeschwerden bei gleichzeitiger Gabe eines oralen Antibiotikums zur Infektionsprophylaxe der meist superinfizierten Hautveränderungen. Makrolide oder Penizillinase-feste Antibiotika, jedoch keine Tetrazykline, werden empfohlen. Erst nach deutlicher Besserung des Gesamtbildes ergänzt niedrig dosiertes Isotretinoin (0,2–0,3 mg/kg KG per os) das Therapieregime. Nach Ausschleichen des Steroids kann die Isotretinoindosis erhöht werden.
Trotz dieser Therapie kann der Verlauf langwierig sein (Heydenreich 1989). Eine Betreuung der schwer erkrankten Jugendlichen sollte erfahrenen Ärzten vorbehalten sein.
Alternativ kann Diaminodiphenylsulfon (DADPS) in entsprechender Dosierung gegeben werden, obwohl es für diese Indikation nicht zugelassen ist.
Äußerlich können hochpotente Kortikosteroide als wirkungsvolle Zusatzbehandlung eingesetzt werden, zusätzlich feuchte Kompressen, jedoch keine Anwendung von Silbernnitratpräparaten.

Prognose

Gut. Die Erkrankung kann glücklicherweise zur Remission gebracht werden. Allerdings sind Narben oft unvermeidbar und können recht entstellend sein. Bislang sind keine Rezidive der Acne fulminans beobachtet worden. Die auffälligen Laborbefunde normalisieren sich.

10.14.2 Acne conglobata

Die massivste und schwerste Form der Akne ist nach der Acne fulminans die Acne conglobata.
Acne conglobata ist überwiegend eine Erkrankung des männlichen Geschlechts. Alle Patienten haben eine auffällige Seborrhö. Die Hautveränderungen treten mit Beginn der Pubertät auf und nehmen im Laufe der Jahre an Schwere zu. Ein Erkrankungsgipfel liegt in der späten Adoleszenz. Acne conglobata verschwindet entgegen der allgemeinen Vorstellung oft nicht mit deren Ende. Sie kann jahre- und jahrzehntelang persistieren, bei einzelnen Patienten sogar ein Leben lang. Typischerweise hinterlässt Acne conglobata Narben, woran sie stets zu erkennen ist.

Klinik

Die Haupteffloreszenzen sind große sukkulente, schmerzhafte und einschmelzende Knoten. Diese konfluieren häufig und wandeln sich in abszedierende Gänge um, die mehrere Zentimeter lang sein können. Periodisch entleert sich eitrig seröses Sekret.
Daneben finden sich zahlreiche entzündliche Papeln, Pusteln und Fistelkomedonen.

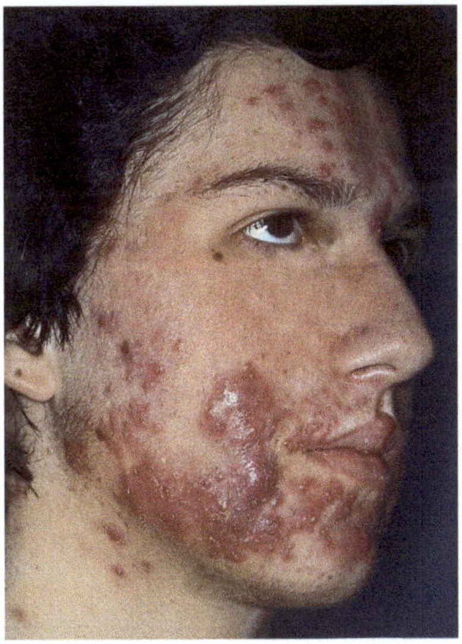

Abb. 10.14-2 Acne conglobata des Gesichts: 22-jähriger Mann.

Acne conglobata findet sich bevorzugt am Stamm, besonders am Rücken, weniger häufig im Gesicht (Abb. 10.14-2).

Differenzialdiagnosen und Diagnostik

Abzugrenzen ist die Acne conglobata von der Acne inversa und der Rosacea conglobata mit extrafazialer Lokalisation (Abb. 10.14-3).
Laboruntersuchungen sind bei Acne conglobata ohne eigentliche Aussagekraft. Endokrinologische Abklärungen sind, abgesehen vom Ausschluss eines adrenogenitalen Syndroms, nicht notwendig.

Therapie

Eine Vielzahl von innerlichen und äußerlichen Medikamenten werden gleichzeitig oder nacheinander eingesetzt.
Oral werden Glukokortikosteroide 0,5–1 mg/kg KG für einige Wochen verabreicht bis zur deutlichen Besserung bei gleichzeitiger Gabe eines Antibiotikums, meist vom Typ Doxyzyklin oder Minozyklin, gelegentlich auch Makrolide. Nach deutlichem Rückgang der Entzündung erfolgt die Gabe von Isotretinoin (0,3–0,5 mg/kg KG per os, selten bis 1 mg/kg KG) (Hoting et al. 1986). Isotretinoin darf nicht mit Tetrazyklinen wegen

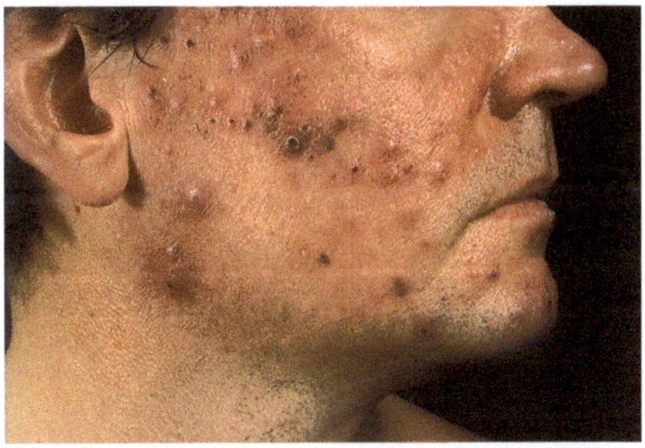

Abb. 10.14-3 Rosacea conglobata des Gesichts: 44-jähriger Patient.

der möglichen Hirndrucksteigerung kombiniert werden.
Äußerlich kommen Retinoide (Isotretinoin, Tretinoin, Adapalen, Metronidazol sowie Benzoylperoxid-Präparate) zur Anwendung (Braun-Falco und Korting 1983).
Zusätzliche können dermatochirurgische Eingriffe zur Korrektur von Fistelgängen und Narben eingesetzt werden. Auf die Spezialliteratur wird verwiesen.

10.14.3 Phyme bei Rosazea

Klinik und Diagnose

Phyma ist die griechische Bezeichnung für Schwellung, Masse oder Knolle. Phyme treten an verschiedenen Stellen im Gesicht und an den Ohren auf:
Rhinophym (rhinos, griechisch = Nase) ist eine bevorzugte Erkrankung der Männer. Selten kommt sie bei Frauen vor. Die Knollen- oder Pfundsnase entwickelt sich über viele Jahre und ist das Ergebnis von ausgeprägter Bindegewebsvermehrung, Talgdrüsenhyperplasie, Gefäßektasien und chronischer Entzündung (Abb. 10.10-4a und b).
Gnatophym (gnathos, griechisch = Kiefer) bezeichnet eine Schwellung am Kinn.
Metophym (metopon, griechisch = Stirn) bezieht sich auf polsterartige Schwellungen an der Stirn oberhalb der Nasenwurzel.

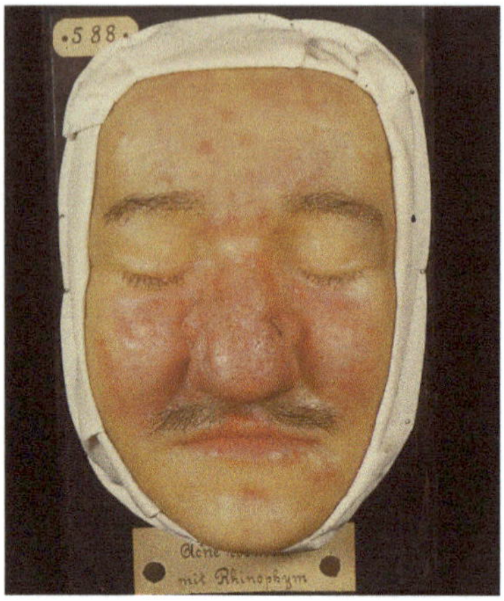

a

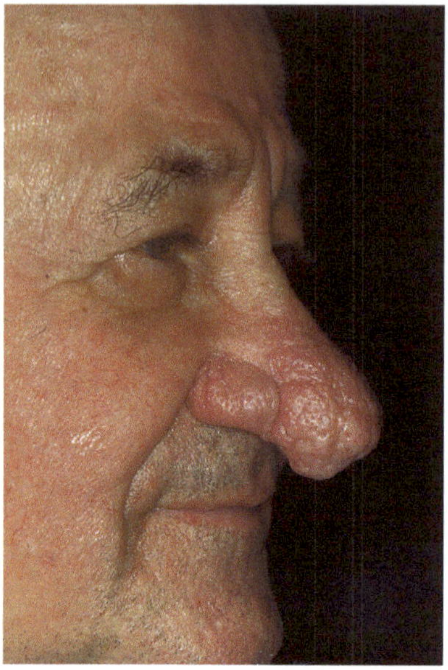

b

Abb. 10.14-4 a und b Rosazea mit Rhinophym. **a)** Moulage um 1925, Klinik und Poliklinik für Dermatologie und Allergologie, Ludwig-Maximilians-Universität München. **b)** Rinophym mit leichter Rosazea bei einem 70-jährigen Mann.

Otophym (ota, griechisch = Ohr) ist eine blumenkohlartige Schwellung der Ohrmuscheln.
Blepharophym (blepharon, griechisch = Augenlid) bezeichnet eine chronische Schwellung der Augenlider, hauptsächlich durch Talgdrüsenhyperplasie und Fettgewebseinlagerungen.

Die Diagnose wird klinisch gestellt. Laboruntersuchungen sind nicht erforderlich. Labordaten werden im Rahmen der Therapieeinleitung und während der fortlaufenden Therapie erhoben.
Differenzialdiagnostisch kommt das persistierende Gesichtsödem (Morbus Morbihan) in Betracht.

Therapie

Die Therapie umfasst innerliche und äußerliche Medikamente sowie dermatochirurgische Maßnahmen.
Innerlich werden Antibiotika aus den Gruppen Tetrazykline und Makrolide eingesetzt; ebenso Isotretinoin oral in niedriger Dosierung (0,1–0,3 mg / kg Körpergewicht) über viele Monate.
Äußerlich wird Metronidazol als 0,75 %ige Zubereitung empfohlen (Braun-Falco und Korting 1983, Monk et al. 1991). Es hat nur eine Auswirkung auf leichtere entzündliche Veränderungen, jedoch nicht auf die Phyme an sich.

Dermatochirurgische Maßnahmen umfassen das Abtragen exzessiven Gewebes an der Nase durch Laser, Skalpell, Diathermie (Clark und Hanke 1990), je nach persönlicher und manueller Geschicklichkeit des Therapeuten.

Literatur

Blanc D, Zultak M, Wendling D et al.: Eruptive pyogenic granulomas and acne fulminans in two siblings treated with isotretinoin. A possible common pathogenesis Dermatologica 1988; 177:16–18.

Brandsen RE, Dekel S, Yaron M et al.: SAPHO syndrome. Dermatology 1993; 176–180.

Braun-Falco O, Korting HC: Metronidazoltherapie der Rosacea. Medikament und Indikation. Hautarzt 1983;34 :261–265.

Camisa C: Acute arthritis during isotretinoin therapy for acne. J Am Acad Dermatol 1986; 15:1061–1062.

Cavicchini S, Ranza R, Brezzi A et al.: Acne fulminans with sacroiliitis during isotretinoin therapy. Eur J Dermatol 1992; 2:327–328.

Clark DP, Hanke CW: Electrosurgical treatment of rhinophyma. J Am Acad Dermatol 1990; 22:831–837.

Elias LM, Gomez MI, Torrelo A et al.: Acne fulminans and bilateral seronegative sacroiliitis triggered by isotretinoin. J Dermatol 1991; 18:366–367.

Heydenreich G: Testosterone and anabolic steroids and acne fulminans. Int J Dermatol 1989; 125:571–572.

Hoting E, Paul E, Plewig G: Treatment of rosacea with isotretinoin. Int J Dermatol 1986;25:660–663.

Jansen T, Plewig G: Acne fulminans. Int J Dermatol 1998; 37:254–257.

Jemec GBE, Rasmussen I: Bone lesions of acne fulminans. J Am Acad Dermatol 1989; 20:353–357.

Karvonen SL: Acne fulminans: report of clinical findings and treatment of twenty-four patients. J Am Acad Dermatol 1993; 28:572–579.

McAuley D, Miller RA: Acne fulminans associated with inflammatory bowel disease: Report of a case. Arch Dermatol 1985; 121:91–93.

Monk BE, Logan RA, Cook J et al.: Topical metronidazole in the treatment of rosacea. J Dermatol Treat 1991; 2:91–93.

Pauli SL; Valkeakari T, Räsänen et al.: Osteomyelitis-like bone lesions in acne fulminans. Eur J Pediatr 1989; 149:110–113.

Plewig G, Kligman AM (eds): Acne und Rosacea. 3rd completely revised and enlarged edition. Springer: Berlin, 2000: Acne conglobata: 294–307, Acne fulminans: 342–351, Phymas in Rosacea: 464–465.

Orlow SJ, Watsky KL, Bolognia JL: Skin and bones. II. J Am Acad Dermatol 1991; 25:447–462.

Reunala T, Pauli SL, Rasanen L: Musculosceletal symptoms and bone lesions in acne fulminans. J Am Acad Dermatol 1990; 22:144–146.

Seukeran DC, Cunliffe WJ: The treatment of acne fulminans: a review of 25 cases. Br J Dermatol 1999;141:307–309.

Wilkins JW Jr, Voorhees JJ: Prevalence of nodulocystic acne in white and negro males. Arch Dermatol 1970; 102:631–634.

Wollenberg A, Wolff H, Jansen T et al.: Acne conglobata and Klinefelter's syndrome. Br J Dermatol 1997; 136:421–423.

10.15 Molekulargenetik männertypischer Erkrankungen

Dieter Meschede

10.15.1 Prinzipien der Molekulargenetik in der Humanmedizin

Ein noch junger Zweig der Heilkunde, die molekulare Medizin, erklärt, diagnostiziert und – leider noch selten – therapiert Krankheiten auf der Ebene des Moleküls. Eine zentrale Rolle in diesem Bemühen spielt die Molekulargenetik, in deren methodischem und inhaltlichem Fokus die Nukleinsäuren (DNA, RNA) stehen. Während die Zytogenetik sich mit Physiologie und Pathologie vergleichsweise großer, mikroskopisch sichtbarer Blöcke des Genoms – der Chromosomen – beschäftigt, hat die Molekulargenetik kleinere Einheiten des Erbguts im Blick. Sie bedient sich hierzu spezifischer Techniken, die in Kapitel 8.12 Darstellung finden.

Der klinisch orientierte Zweig der Molekulargenetik sucht Korrelationen herzustellen zwischen einzelnen Genen und ihren pathologischen Varianten einerseits und Krankheiten oder Krankheitsdisposition andererseits.

Diese Beziehungen können übersichtlich oder komplex sein. Manche Erbgutveränderungen (Mutationen) rufen in starrer Regelhaftigkeit klar umrissene Krankheiten hervor. Andere pathogen wirksame Varianten der DNA üben einen weniger drastischen Einfluss aus. Sie führen nicht linear zu einer Krankheit, disponieren das Trägerindividuum aber zu deren Entwicklung stärker, als dies im Bevölkerungsdurchschnitt der Fall ist. Krankheiten der ersteren Kategorie werden als monogen, die der letzteren Kategorie als polygen oder multifaktoriell bedingt bezeichnet. Der Begriff der multifaktoriellen Genese berücksichtigt, dass die Krankheitsauslösung nicht nur eine entsprechende Erbkonstellation, sondern auch das kom-

plementäre Wirken nicht-erblicher Faktoren erfordert.
Durch leistungsfähige neue Analysetechniken ist es in den letzten Jahren gelungen, bei sehr vielen Krankheiten ein solches Mitwirken genetischer Faktoren nachzuweisen. Damit liegt eine flächendeckende Darstellung der Molekulargenetik männertypischer Erkrankungen weit jenseits der Möglichkeiten dieses Kapitels. Hier werden aber einige grundlegende Prinzipien präsentiert. Für spezifische Informationen zu einzelnen Krankheitsentitäten wird auf die im Abschnitt 10.15.3 aufgeführten Quellen verwiesen.

10.15.2 Molekulare Grundlagen der Androtropie von Krankheiten

Varianten des menschlichen Erbguts können auf verschiedenen Wegen dafür sorgen, dass Krankheiten eine Androtropie aufweisen, also ausschließlich oder bevorzugt Männer betreffen.
Am offensichtlichsten ist der Zusammenhang zwischen Androtropie einer Krankheit und ihrer Molekulargenetik, wenn die verursachende Erbanlage nur beim Mann vorkommt. Dies trifft auf einige Gene zu, die auf dem **Y-Chromosom** liegen. Prominentestes Beispiel ist SRY. Dieses Gen steht ganz an der Spitze der komplizierten Kaskade von Geschlechtsdeterminierung und -differenzierung beim Mann (vgl. Kapitel 9.2, Abschnitt 9.2.5). Letztlich ermöglicht SRY überhaupt erst das Phänomen Männlichkeit, stellt also die genetische Essenz nicht nur aller Androtropie, sondern der Andrologie schlechthin dar. Diese Potenz entfaltet SRY darüber, dass es die Aktivität nachgeschalteter Gene reguliert, die ihrerseits wieder anderen Gene regulieren usw. Eine winzige Punktmutation in SRY, also die Veränderung nur einer einzelnen der etwa drei Milliarden Basen im humanen Genom reicht aus, um die phänotypische Entwicklung eines Embryos von der männlichen in die weibliche Richtung zu lenken! SRY-Mutationen sind die Basis des sog. Swyer-Syndroms (s. Kapitel 9.2, Abschnitt 9.2.5)
Eine weitere Gruppe streng androtroper Krankheiten wird durch Mutationen in **X-chromosomalen Genen** verursacht. Verhält sich eine solche Mutation rezessiv, so wird sie klinische Folgen (fast) nur beim männlichen Geschlecht zeitigen, da Frauen über ein zweites, in der Regel nicht mutiertes X-Chromosom verfügen. Dieser einfache Mechanismus der X-chromosomalen Rezessivität liegt einer Reihe klassischer Erbkrankheiten zugrunde wie etwa der Hämophilie A und B, der Duchenne'schen Muskeldystrophie und dem fragilen X-Syndrom. Letzteres, zusammen mit einer langen Liste seltenerer Formen X-chromosomal-rezessiver mentaler Retardierung, ist verantwortlich dafür, dass auch die geistige Behinderung eine deutliche Androtropie aufweist. Das Verhältnis geistig behinderter Männer zu Frauen liegt bei ca. 3:2. Die meisten X-chromosomal-rezessiven Krankheiten spielen mehr eine Rolle in der Pädiatrie als in der Andrologie, wenn man diese als die Medizin des heranwachsenden und erwachsenen Mannes versteht.
Dass genetische Krankheiten dann androtrop bzw. gynäkotrop sind, wenn **das betroffene Organ** nur beim Mann bzw. der Frau vorkommt, ist eine banale Feststellung. So haben Frauen mit der genetischen Veranlagung für die häufigste familiäre Form von Darmkrebs (HNPCC, Hereditäres Non-Polyposis Colorektales Carcinom) ein sehr hohes Risiko, bösartige Tumoren des Endometriums und der Ovarien zu entwickeln. Eine Entsprechung dazu beim Mann, d.h. eine Disposition zu Tumoren der Geschlechtsorgane, gibt es nicht.
Am komplexesten ist die Frage nach der molekulargenetischen Grundlage der Androtropie dann, wenn die beteiligten Gene ebenso wie die „Zielorgane“ der betreffenden Krankheit bei beiden Geschlechtern vorhanden sind. Dies trifft auf die meisten der in Kapitel 10 diskutierten Entitäten und Krankheitsgruppen zu. Gerade auf diesem Terrain ist aber auf unsere noch weitgehende Unwissenheit zu verweisen. Dies sei nochmals am Beispiel der HNPCC demonstriert. Männer, die eine HNPCC-verursachende Mutation tragen, haben ein 74 % betragendes Lebenszeitrisiko, ein oder mehrere kolorektale Karzinome zu entwickeln. Die identische Mutation bei einer Frau steigert das Lebenszeitrisiko aber „nur“ von den sonst üblichen 6 % auf 30 %. Der Grund für diese Differenz ist unklar. Das geschlechtsspezifische hormonelle Milieu mag ebenso eine Rolle spielen wie geschlechtsspezifisches Risikoverhalten, durch

welches Männer sich z.B. gegenüber Karzinogenen vermehrt exponieren könnten.

10.15.3 Informationsquellen zur Molekulargenetik männertypischer Krankheiten

Eine Schatzkiste molekulargenetischer Information ist die frei über das Internet zugängliche OMiM-Datenbank (Online Mendelian Inheritance in Man). Sie präsentierte ursprünglich nur monogene Krankheiten, enthält mittlerweile aber auch zahlreiche Einträge zu polygen-multifaktoriell bedingten Entitäten – so auch zu vielen männertypischen Krankheiten. OMiM wird permanent aktualisiert und bietet einen exzellenten Zugang zur molekulargenetischen Originalliteratur. Die Internetadresse lautet www.ncbi.nlm.nih.gov/Omim/searchomim.html. Die produktive Nutzung der OMiM-Informationen setzt ein gewisses Maß genetischer Grundkenntnisse voraus. Weniger aktuell, aber didaktischer und dem Nicht-Genetiker leichter zugänglich sind die gedruckten Standardwerke der molekularen Medizin. Zu nennen sind vor allem die Bücher von King et al. (1992), Jameson (1998), Ganten und Ruckpaul (1998) sowie Scriver et al. (2001).

10.15.4 Klinischer Nutzwert der Molekulargenetik

Molekulargenetische Befunde haben unser Verständnis vieler Krankheiten des Menschen enorm erweitert und vertieft. Inwieweit können sie aber von praktischem Nutzen für den klinisch tätigen Arzt sein?

Ins Feld zu führen sind verschiedene Anwendungsmöglichkeiten, die jeweils mit einem Beispiel aus der Andrologie illustriert werden:

Molekulargenetische Untersuchung zur Diagnoseklärung. Bei ätiologisch unklarer nicht-obstruktiver Azoospermie liefert die Untersuchung auf Vorliegen einer Y-chromosomalen Mikrodeletion (vgl. Kapitel 9.2, Abschnitt 9.2.4) in 2–10 % der Fälle die Erklärung für das Darniederliegen der Spermatogenese. Klinisch sind Patienten mit einer solchen Mikrodeletion nicht zu unterscheiden von solchen mit anderen Ätiologien der Azoospermie.

Molekulargenetische Untersuchung zur Diagnosebestätigung. Die X-chromosomal vererbte spinobulbäre Muskelatrophie Typ Kennedy stellt eine seltene, aber klinisch recht markante Form männlicher Infertilität dar. Die Analyse eines bestimmten Abschnitts des Androgenrezeptorgens ist geeignet, die Verdachtsdiagnose entweder definitiv zu bestätigen oder zu verwerfen.

Molekulargenetische Untersuchung zur Prognoseklärung. Manche Fälle von Mammakarzinom beim Mann gehen auf eine Mutation im Brustkrebsgen BRCA2 zurück. Ist eine solche Mutation schon aus der Familie bekannt, können Männer sich testen lassen, ob sie die DNA-Veränderung tragen oder nicht. Dementsprechend wird man ein erhöhtes Karzinomrisiko bestätigen oder den Ratsuchenden beruhigen können. Für den Einsatz solcher prädiktiver genetischer Tests hat die Bundesärztekammer (2003) verbindliche Richtlinien erlassen, um einer für den Patienten kontraproduktiven oder missbräuchlichen Anwendung vorzubeugen.

Darüber hinaus können molekulargenetische Befunde eine Rolle bei differenzialtherapeutischen Entscheidungen spielen. Dies gilt insbesondere für die Onkologie, wo bei einigen Tumorentitäten das Abgreifen molekulargenetischer Parameter ein fester Bestandteil der Therapievorbereitung und -planung geworden ist.

Literatur

Bundesärztekammer: Richtlinien zur prädiktiven genetischen Diagnostik. Deutsches Ärzteblatt 2003; 100: A1297–305.

Ganten D, Ruckpaul K (Hrsg.): Handbuch der Molekularen Medizin (12 Bde.). Springer-Verlag. Berlin, 1998 ff.

Jameson JL (ed.): Principles of molecular medicine. Humana Press. Totowa (New Jersey), 1998.

King RA, Rotter JI, Motulsky AG (eds.): The genetic basis of common diseases. Oxford University Press. New York, 1992.

Scriver CR, Beaudet AL, Sly WS, et al. (eds.): The metabolic & molecular bases of inherited disease. 8th edn. McGraw-Hill, New York, 2001.

11

Medikamentöse Therapie

11.1 Hormontherapie beim Mann 604
11.1.1 Testosteron, Östrogene, Wachstumshormon, Dehydroepiandrosteron, Melatonin 604
Therapeutischer Einsatz von Testosteron 604
Östrogene als therapeutische Option beim Mann 610
Wachstumshormontherapie ohne organischen Wachstumshormonmangel? . 611
Dehydroepiandrosteron als Therapieoption? 613
Wirkungen von Melatonin 614
11.1.2 Phytohormone 618
Vorbemerkungen 618
Phytoöstrogene und Prostatakrebs ... 619
Naturprodukte 619
Bewertung und Empfehlungen 620

11.2 Therapie von Erektionsstörungen .. 621
11.2.1 Einleitung 621
11.2.2 Orale Therapie 621
Phosphodiesterase-(5)-Inhibitoren ... 621
Dopamin-Rezeptor-Antagonisten 624
Alpha-Adrenozeptorenblocker 624
11.2.3 Intraurethrale Therapie 625
11.2.4 Schwellkörperautoinjektionstherapie (SKAT) 626

11.3 Therapie der Infertilität 628
11.3.1 Medikamentöse Therapiemöglichkeiten 628
Einleitung 628
Kausale Therapie 629
Empirische Behandlungsverfahren ... 632
Fazit 634
11.3.2 Alternative Therapieverfahren 634
Hodenkühlung 634
Akupunktur 636
11.3.3 Beratung und Psychotherapie 637
Psychische Probleme bei ungewollter Kinderlosigkeit 637
Indikation für Beratung und Psychotherapie 638
Inhalte von Beratung und Psychotherapie 639
Effekte psychologischer Interventionen . 640

11.4 Substitution von Aufbaustoffen ... 641
11.4.1 Mikronährstoffe 641
Einleitung 641
Antioxidanzien 642
Vitamin C 642
Vitamin E 643
B-Vitamine 643
Vitamin D 645
Zink 647
Selen 648
Substitution von Mikronährstoffen .. 649
11.4.2 Spurenelemente 651
Vorbemerkungen 651
Eisen 653
Zink 655
Kupfer 655
Mangan 656
Jod 656
Weitere Spurenelemente 657
Schlussbemerkungen 657
11.4.3 Selen 658
Einbau im Körper – Zielorgane 658
Versorgungsstatus und Analyseparameter 659
Ernährungsbedingter Selenmangel – Risikogruppen 660
Antioxidative Funktion 660
Thyreoidale Funktion 661
Andrologische Funktion 661
Einsatz in Tumorprävention und -therapie 662
Supplementation – Dosierung – Toxizität 662

11.5 Verjüngungstherapie in der Männerheilkunde 665
11.5.1 Einleitung und Terminologie 665
11.5.2 Historische Anmerkungen 666

11.5.3 Hormone 667
11.5.4 Antioxidanzien 667
11.5.5 Organotherapie 668
11.5.6 Sauerstoff- und Ozontherapie 669
11.5.7 Ayurveda 669
11.5.8 Epilog 669

11.1 Hormontherapie beim Mann

11.1.1 Testosteron, Östrogene, Wachstumshormon, Dehydroepiandrosteron, Melatonin

Markus Schubert, Friedrich Jockenhövel

Hormontherapien beim Mann mit klassischen Formen eines Hormondefizits sind bereits seit langem etabliert. Bei Männern mit fehlender Testosteronproduktion z.B. infolge angeborener oder erworbener Hodenfunktionsstörungen (u.a. Anorchie, Klinefelter-Syndrom, Hypophyseninsuffizienz) wird seit langem eine Testosteron-Ersatztherapie erfolgreich durchgeführt. Seit etwas über einer Dekade werden auch erwachsene Männer mit Hypophyseninsuffizienz (z.B. infolge eines Adenoms oder einer Hypophysenoperation) und Wachstumshormon-(GH-)Mangel mit GH behandelt und profitieren auch überwiegend davon.

Noch nicht sicher etabliert, jedoch zunehmend häufiger durchgeführt, ist dagegen die Testosterontherapie beim älteren Mann mit altersassoziiertem Hypogonadismus. Nach den vorliegenden, aber für eine abschließende Beurteilung noch unzureichenden Daten ist beim älteren Mann mit erniedrigtem Testosteronspiegel durch eine Testosteronsubstitution ein günstiger Effekt auf den Knochenstoffwechsel, die Erythropoese und auf die Libido zu erwarten. Weiterhin scheinen kardiovaskuläre Risikofaktoren wie Fettstoffwechsel, Insulinsensitivität und arterielle Hypertonie günstig beeinflusst zu werden. Belege für eine tatsächliche Senkung kardiovaskulärer Mortalität oder Morbidität fehlen jedoch, ebenso wie Hinweise auf eine Senkung osteoporotischer Frakturraten, sodass bisher nur Surrogatparameter und nicht „harte" Endpunkte vorliegen. Eine erektile Dysfunktion wird nur selten gebessert.

Völlig umstritten und von Experten aufgrund der gänzlich unzureichenden Datenlage generell ablehnend beurteilt sind Therapien mit Wachstumshormon (GH), Dehydroepiandrosteron (DHEA), Östrogenen und Melatonin bei Männern zur Behandlung von Alterserscheinungen, erektiler Dysfunktion, Adipositas oder unspezifischen Allgemeinsymptomen.

Therapeutischer Einsatz von Testosteron

Physiologie des Testosteronhaushalts

Der Hoden nimmt unter den endokrinen Drüsen eine Sonderstellung ein. Er produziert nicht nur als endokrine Drüse Hormone, sondern liefert auch die für die Fortpflanzung unabdingbaren Spermien. Jede Funktionseinschränkung der Hoden wird als Hypogonadismus bezeichnet. Das klinische Korrelat dieser Störung sind Androgenmangel und Infertilität (Jockenhövel 2001).

Die Hypophyse und der ihr übergeordnete Hypothalamus steuern die Hodenfunktion. Der Hypothalamus sezerniert pulsatil Gonadotropin-Releasing-Hormon (GnRH), dieses regt in der Hypophyse sowohl die Produktion als auch die Sekretion von luteinisierendem Hormon (LH) und follikelstimulierendem Hormon (FSH) an. LH bewirkt in den Leydig-Zellen die Produktion von Testosteron, das im Zusammenspiel mit FSH die Spermatogenese fördert. In den Zielorganen wird Testosteron durch die 5-α-Reduktase zu Dihydrotestosteron (DHT) oder durch Aromatisierung zu Östradiol (E_2) konvertiert. Testosteron selbst, aber auch E_2 bewirken ein negatives Feedback zur Hypophyse und zum Hypothalamus.

Demzufolge kann eine Vielzahl von Störungen zum Hypogonadismus führen. Funktionsbeeinträchtigungen des Hodens werden als hyp**er**gonadotroper oder primärer Hypogonadismus bezeichnet. Finden sich hypothalamische oder hypophysäre Hodenfunktionsstörungen spricht man von hyp**o**gonadotropem oder sekundärem Hypogonadismus (Jockenhövel 2001).

Je nach Erhebung fallen die Serumtestosteronwerte zwischen 0,5 – 2 % pro Lebensjahr (Feldmann et al. 2002). Die Daten der Massachusetts-Male-Aging-Studie zeigen, dass 4,7 % der 40- bis 49-jährigen und 5,7 % der 50- bis 59-jährigen Männer ein Testosterondefizit aufweisen. Andere Studien gehen von einem Testosterondefizit bei bis zu 20 % der über Sechzigjährigen und über einem Drittel der über Siebzigjährigen aus (Jockenhövel 2001).

Die Genese des Testosteronabfalls im Alter kann mehrere Ursachen haben (Morley und Perry, 2000). Steht ein Leydig-Zell-Versagen im Vordergrund, wird neben den erniedrigten Testosteronspiegeln, eine Erhöhung der LH-Spiegel gefunden. Häufiger ist jedoch eine hypothalamisch-hypophysäre Dysregulation mit inadäquat niedrigem LH-Spiegel trotz niedriger Testosteronwerte. Bei dieser Form ist eine hypothalamische Sekretionsstörung von GnRH anzunehmen. Im Alter nimmt auch die GnRH-Sensitivität der Hypophyse ab. Des Weiteren ist die hypothalamisch-hypophysäre Einheit sensitiver gegenüber einem negativen Feedback des zirkulierenden Testosterons (Veldhuis, 2000) und die typische zirkadiane Rhythmik der Testosteronsekretion ist abgeschwächt oder aufgehoben (Basaria und Dobs, 2001). Ob o.g. Veränderungen bei den betroffenen Männern als physiologischer Alterungsprozess oder als pathologisch anzusehen sind, ist derzeit Gegenstand der Diskussion.

Die Hodenfunktion wird von der Hypophyse und dem ihr übergeordneten Hypothalamus gesteuert. Der Hypothalamus sezerniert pulsatil GnRH, dieses regt in der Hypophyse sowohl die Produktion als auch die Sekretion von LH und FSH an. LH bewirkt die Produktion von Testosteron. Testosteron entfaltet seine Wirkung nicht nur als Testosteron selbst, sondern auch durch Konversion zu Dihydrotestosteron und Östradiol. Im Alter fallen die Serumtestosteronwerte zwischen 0,5–2 % pro Lebensjahr.

Klinik des Androgenmangels

Die klinische Präsentation von Patienten mit Androgenmangel hängt entscheidend vom Alter des Patienten ab. Sehr selten sind angeborene Störungen der Testosteronproduktion (z.B. LH-Rezeptordefekte oder Enzymdefekte). Sie zeigen sich bereits direkt nach der Geburt mit Stigmata der Intersexualität (Pseudohermaphroditismus masculinus). In der Adoleszenz fällt ein Hypogonadismus beim Mann mit einer verzögert einsetzenden Pubertät (Pubertas tarda) auf. Die Pubertas tarda ist selbst keine Diagnose, sondern ein Symptom. Diesem Erscheinungsbild können zum Beispiel ein idiopathischer hypogonadotroper Hypogonadismus, ein Hypophysentumor, tumoröse Prozesse des Hypothalamus oder eine konstitutionelle Entwicklungsverzögerung zugrunde liegen. Hier bedarf es eingehender endokrinologischer Diagnostik und Betreuung.

Im Erwachsenenalter zeigt sich bei Männern mit einem Testosteronmangel häufig Libido- und Potenzverlust. Diesbezüglich ist genaues Nachfragen notwendig, da Männer ohne Libido oft den Potenzverlust aus Mangel an Libido nicht beklagen. Die Abnahme von Libido und Potenz wird oft als natürlicher Vorgang des Alterns angesehen. Für die Evaluierung des älteren Mannes mit eventuellem Androgendefizit wurde das „Saint Louis University Androgen Deficiency in Aging Males (ADAM) Questionaire" (Morley und Perry, 2000) (Tab. 11.1-1) und der in Deutschland verbreitete Fragebogen „The Aging Males' Symptoms Rating Scale"

Tabelle 11.1-1 *The Saint Louis University Androgen Deficiency in Aging Males (ADAM) Questionaire. Alle Fragen werden mit ja oder nein beantwortet. Die Antwort ja auf die Fragen 1 oder 7, oder drei andere Fragen, die mit ja beantwortet werden, legen einen Testosteronmangel nahe (Sensitivität ca. 88 %, Spezifität unter 60 %, nach Morley und Perry, 2000).*

1. Do you have a decrease in libido (sex drive)?
2. Do you have lack of energy?
3. Do you have decreased strength and/or endurance?
4. Have you lost height?
5. Have you noticed a decreased „enjoyment of life"?
6. Are you sad and/or grumpy?
7. Are your erections less strong?
8. Have you noted a recent deterioration in your ability to play sports?
9. Are you falling asleep after dinner?
10. Has there been a recent deterioration in your work performance?

Tabelle 11.1-2 *Besondere Aspekte der klinischen Untersuchung bei Verdacht auf einen männlichen Hypogonadismus.*

Allgemeine internistische körperliche Untersuchung	
Urologische Untersuchung	
Virilisierung	Sekundärbehaarung, Bartwuchs, Muskulatur
Gynäkomastie	
Körperproportionen	eunuchoidaler Hochwuchs, feminine Fettverteilung
Sekundärbehaarung	Verteilung, Dichte
Penis	Größe, Deviationen, Hypospadie, Epispadie
Skrotum	Hydrozele, Varikozele
Hoden	Volumen, Konsistenz, Tumoren
Prostata	Größe, Konsistenz, Knoten

entwickelt (s. Heinemann et al. 2001). Beide Fragebögen können eine Hormondiagnostik nicht ersetzen, jedoch bei einem hohen Beschwerde-Score den Anlass für die Hormondiagnostik geben.
Lang andauernder Androgenmangel verursacht fast regelhaft eine Osteopenie oder Osteoporose. Häufig zeigt sich eine normozytäre, normochrome Anämie mit Blässe, Müdigkeit und Leistungsschwäche. Die fehlende anabole Wirkung von Testosteron bewirkt eine Muskelatrophie. Des Weiteren neigen hypogonadale Männer zur Akkumulation von insbesondere viszeralem Fett. Häufig gibt eine genaue Erhebung der Anamnese und eine körperliche Untersuchung (Tab. 11.1-2) Anlass zur Vermutung eines Androgenmangels und entsprechender Hormondiagnostik.

Ein anhaltender Testosteronmangel im Erwachsenenalter führt zum Verlust von Muskelmasse, Knochendichte, Libido und Potenz sowie zu einer normochromen Anämie. Diese Veränderungen erklären die allgemeine Leistungsschwäche bei Männern mit einem Testosterondefizit.

Testosteronsubstitution

Indikation und Kontraindikationen

Die Testosteronsubstitution beim klassischen männlichen Hypogonadismus ist allgemein anerkannt. Für diese Patientengruppe ist ein günstiger Effekt auf die Körperzusammensetzung, Knochenstoffwechsel, Erythropoese, Muskelmasse und -kraft, Libido sowie Stimmungslage und Wohlbefinden gut belegt. Für den älteren Mann mit niedrigen Testosteronwerten infolge eines altersassoziierten Testosteronmangels sind ähnliche Wirkungen, jedoch in kleineren Studien und nicht immer konsistent, gezeigt worden.
Eine Indikation zur Testosterontherapie außerhalb des klassischen Hypogonadismus z.B. beim altersassoziierten Hypogonadismus sollte daher auf zwei Säulen stehen: dem klinischen Erscheinungsbild und der hormonellen Diagnostik.
Eine Substitutionstherapie beim älteren Mann scheint nach der gegenwärtigen Datenlage nur bei im Vergleich zu jungen Männern erniedrigtem Testosteronspiegel und passender Symptomatik sinnvoll zu sein und ist im Moment noch experimentell. Bei Verdacht auf einen Androgenmangel sollte die Bestimmung eines morgendlichen Testosteronwerts und des LH's erfolgen. Falls das Gesamttestosteron unter 200 ng/dl (7 nmol/l) liegt, ist die Diagnose des Hypogonadismus bestätigt. Alternativ kann auch aus der Bestimmung des Gesamttestosterons und des sexualhormonbindenden Globulins (SHBG) der Index des freien Androgens errechnet werden. Die Bestimmung des freien Testosterons selbst ist methodisch bedingt unzuverlässig und nicht zur Diagnostik geeignet. Bei erniedrigtem LH in Kombination mit niedrigem Testosteron sollte

mit der Bestimmung des Prolaktins ein Prolaktinom ausgeschlossen werden.
Als **absolute Kontraindikationen** für eine Testosterongabe gelten derzeit zwei maligne Tumoren, das Prostatakarzinom und das Mammakarzinom des Mannes. Bei der benignen Prostatahyperplasie und bei vorbestehendem Schlafapnoesyndrom sollte Zurückhaltung bei einer Testosterontherapie geübt werden. Des Weiteren bedarf der Hämatokrit besonderer Aufmerksamkeit. Patienten mit vorbestehender Polyglobulie sind von einer Substitutionstherapie vor einer internistischen Abklärung und ausreichenden Korrektur der Polyglobulie ausgeschlossen.

Wirkungen und Nebenwirkungen

Knochenstoffwechsel

Eine Testosterontherapie bei hypogonadalen Männern steigert die Knochendichte signifikant. Der Hypogonadismus stellt eine wichtige Differenzialdiagnose in der Ätiologie der Osteoporose und Osteopenie des Mannes dar. Bei klassisch-hypogonadalen Männern konnten Behre und Kollegen (1997) zeigen, dass eine mehrere Jahre andauernde Testosterontherapie die Knochendichte auf das Niveau des alterskorrigierten Vergleichskollektivs hebt und somit vollständig normalisieren kann.
In einigen Studien wurde der Effekt einer Testosterontherapie bei älteren Männern auf den Knochenstoffwechsel untersucht. Der Beobachtungszeitraum belief sich auf 3–36 Monate (Tenover, 1999; Snyder et al. 1999). Die bisher größte (n = 54 in der Verum-Gruppe) und längste (36 Monate) Studie an Männern mit Testosteronwerten, die eine Standardabweichung unterhalb derer junger gesunder Männer lagen, zeigte in der Gesamtanalyse allerdings keinen günstigen Effekt auf die Knochendichte. Jedoch profitierten Männer mit Testosteronwerten unter 400 ng/dl von einer Testosteronsubstitution bezüglich ihrer Knochendichte, wohingegen Männer mit nur wenig oder gar nicht erniedrigten Testosteronspiegeln nicht mit einer Zunahme der Knochendichte reagierten (Snyder et al. 1999) (Tab. 11.1-3).

Tabelle 11.1-3 *Ergebnisse von Studien an älteren Männern zur Wirkung von Testosteron auf die Knochendichte (BMD = Bone Mineral Density, + = Anstieg).*

Dauer (Monate)	BMD	Autor
12	+	Greenspan 1989
18	+	Katznelson 1996
12	+	Reid 1996
36	+ (Männern mit T-Spiegeln < 400 ng/dl)	Snyder 1999

Mehrere Studien belegen eine günstige Wirkung einer Testosterontherapie auf die Knochendichte bei älteren Männern. Männer mit niedrigen Testosteronwerten scheinen von einer solchen Therapie stärker zu profitieren. Daten zu einer Veränderung der Frakturrate liegen leider derzeit nicht vor.

Körperzusammensetzung

Einige kleinere Studien konnten eine Abnahme der Fettmasse um bis zu 7,9 % bei einer Therapiedauer von maximal 36 Monaten zeigen (Sih et al. 1997, Marin et al. 1992, Snyder et al. 1999). Jedoch konnte dieser Effekt nicht in allen Studien nachvollzogen werden (Tenover, 1999). Bezüglich der fettfreien Masse (FFM) konnte bei einer Therapiedauer von bis maximal 36 Monaten eine Zunahme von bis zu 3,2 % dokumentiert werden (Tenover, 1999; Snyder et al. 1999) (Tab. 11.1-4).

In der Mehrzahl der publizierten Studien führt eine Testosterontherapie bei älteren Männern (ohne klassischen Hypogonadismus) zu einer günstigen Beeinflussung der Körperzusammensetzung. Die Fettmasse nimmt ab und die fettfreie Masse zu.

Erektile Funktion

Eine Testosteronsubstitution bei hypogonadalen Männern führt fast regelhaft zu einer Zunahme der Libido und auch zu einer, zumindest teilweisen Wiederherstellung der erektilen Funktion

Tabelle 11.1-4 *Ergebnisse von Studien an älteren Männern ohne klassischen Hypogonadismus zur Wirkung von Testosteron auf die Körperzusammensetzung.*

n (Anzahl Pat.)	Alter	Therapie	Dauer (Monate)	Fettmasse	FFM	Autor
8	78±2	TE 200 mg/2 Wo	3	−4 %	–	Morley 1993
10	57±2	125 mg T-Gel/d	9	−6,4 %	+2,4 %	Marin 1993
12	68±2	TE 100 mg/Wo	3	unverändert	+3,2 %	Tenover 1992
15	68±6	TC 200 mg/2 Wo	12	−7,9 %		Sih 1997
54	73±6	1 skrotales Pflaster/d	36	−3 kg	+1,5 kg	Snyder 1999

FFM = fettfreie Masse, TE = Testosteronenantat, TC = Testosteroncypionat, T = Testosteron

(Wang et al. 2000). Hier scheint ein Schwellenwert zu existieren, denn bereits relativ niedrige Testosteronspiegel scheinen für die Wiederherstellung des sexuellen Interesses und der erektilen Funktion auszureichen (Granata et al. 1997).

Bei Männern ohne klassischen Hypogonadismus ist die Datenlage bezüglich des Einflusses einer Testosterontherapie auf die Sexualität und Stimmungslage sehr dürftig. In einer Plazebo-kontrollierten Cross-over-Studie konnte bei nichthypogonadalen Männern eine Steigerung der Libido, jedoch nicht der erektilen Funktion gezeigt werden (O'Carroll und Bancroft, 1984). Dennoch scheint (auch ohne Verbesserung der erektilen Funktion) unter einer Testosteronsubstitution die sexuelle Zufriedenheit bei älteren Männern zuzunehmen (Hajjar et al.1997).

Erythropoese und Schlafapnoesyndrom

Androgene steigern die Hämatopoese durch zwei Mechanismen. Zum einen stimuliert Testosteron die Hämatopoese direkt durch seinen Einfluss auf die Stammzellproliferation und zum anderen steigern Androgene die Produktion von Erythropoetin (Jockenhövel 2001). Die übermäßige Steigerung des Hämatokrits ist daher die häufigste Nebenwirkung einer Testosteronsubstitution. Tenover berichtete 1992, dass 2 von 13 Männern (Alter 57–76) nach 3 Monaten Testosterontherapie einen Hämatokrit über 50 % entwickelten. Morley und Kollegen beobachteten 1993 einen mittleren Hämatokritanstieg von 42 auf 49 % unter Testosteronsubstitution. Daher ist während einer Testosteronsubstitution eine regelmäßige Kontrolle des Hämatokrits unabdingbar.

In seltenen Fällen scheint eine Testosteronsubstitution insbesondere bei prädisponierten Patienten, ein Schlafapnoesyndrom zu induzieren. Dies ist jedoch nach Absetzen der Therapie reversibel. Insbesondere beim Schlafapnoesyndrom können unter einer Testosteronsubstitution bezüglich des Hämatokrits größere Steigerungen beobachtet werden. In der Anamnese sollte insbesondere nach einem Schlafapnoesyndrom gefahndet werden. Bei prädisponierten Patienten sollte eine Testosterontherapie kritisch überdacht werden (Jockenhövel, 2001).

Fettstoffwechsel

Sehr hohe Dosen von Androgenen beeinflussen bei jungen Männern den Fettstoffwechsel nachteilig und senken insbesondere das HDL-Cholesterin. Im Gegensatz dazu liegen für ältere Männer mehrere Studien vor, die eine diskrete Senkung des Gesamtcholesterins und des LDL-Cholesterins ohne Veränderung des HDL-Cholesterins zeigen (Hajjar et al. 1997; Marin et al. 1993; Morley et al. 1993; Tenover, 1999). Eine größere randomisierte Studie mit 108 Männern über 65 Jahren, die entweder mit Testosteronpflastern oder Plazebo behandelt wurden, konnte bei einer Therapiedauer von 36 Monaten keine signifikanten Änderungen bezüglich LDL-, HDL- oder Gesamtcholesterin zeigen (Snyder et al. 2001).

Die Änderung der Lipidparameter sind daher eher klein und, falls vorhanden, eher als günstig zu bewerten. Endpunktstudien bezüglich des kardiovaskulären Risikos unter einer Testosteronsubstitution fehlen gänzlich.

Prostata

Bei älteren Männern sind Erkrankungen der Prostata häufig. Im Vordergrund stehen die benigne Prostatahyperplasie (BPH) und das Prostatakarzinom. Bei beiden Erkrankungen scheinen insbesondere bezüglich der Ausprägung Androgene eine bedeutende Rolle zu spielen. Zumindest in einem Teil der vorliegenden Studien zeigte sich bei älteren Männern unter Testosteronsubstitution ein Anstieg des prostataspezifischen Antigens (PSA). Bei Studien mit einer Therapiedauer von 2–3 Jahren konnte kein Hinweis für eine erhöhte Inzidenz von BPH und Prostatakarzinomen beobachtet werden (Hajjar et al. 1997, Snyder et al. 1999). Derzeit sind die beobachteten Fallzahlen gering und die Beobachtungsdauern zu kurz, um eine abschließende Bewertung vorzunehmen.

Durchführung und Überwachung einer Testosteronsubstitution

Zur Substitution sollte nur Testosteron verwendet werden, da Testosteron auch durch die Konversion zu DHT und Östradiol seine Wirkung entfaltet (Jockenhövel, 2001). Es stehen intramuskuläre, orale, subkutan implantierbare und transdermale Präparate zur Verfügung (Behre und Nieschlag, 2000).

Als **intramuskuläre Formulierungen** sind derzeit mehrere Testosteronester verfügbar. Weit verbreitet ist die Gabe von Testosteronenanthat (TE), dieser Testosteronester wird seit über 50 Jahren zur Therapie des Hypogonadismus eingesetzt. Jedoch ist die Pharmakokinetik suboptimal. Nach der Injektion der Standarddosis von 250 mg TE i.m. steigen die Testosteron-Serumspiegel innerhalb weniger Tage weit in den supraphysiologischen Bereich an. In den Folgetagen fallen die Werte wieder in den Normbereich ab, um im letzten Drittel des dreiwöchigen Injektionsintervalls in den hypogonadalen Bereich zu sinken. Diese schwankenden Testosteronspiegel werden vom Patienten häufig als störend empfunden. Daher befindet sich zur Zeit ein weiterer Ester als intramuskuläre Präparation, das Testosteronundecanoat (TU), in Entwicklung (Phase-III-Studien). Mit einer Injektion von 1000 mg werden bis zu 12 Wochen stabile Testosteron-Serumspiegel unter Vermeidung anfänglicher Spitzenspiegel erreicht (Nieschlag et al. 1999).

Des Weiteren sind **subkutane Testosteronimplantate** verfügbar. Mit diesen kann eine Substitution bis zu 6 Monaten bei Männern mit klassischen Hypogonadismus erreicht werden (Jockenhövel et al. 1996). Auch hier kommt es insbesondere im ersten Monat zu supraphysiologischen Testosteronspiegeln und bei ca. 10 % der Männer mit Implantat ist mit lokalen Nebenwirkungen zu rechnen.

Außer injizierbaren und implantierbaren Testosteronpräparationen sind **orale und transdermale Testosteronformulierungen** auf dem Markt. Für den Testosteronester Testosteronundecanoat (Andriol®) steht auch eine orale Präparation zur Verfügung, der aufgrund der eingeschränkten Bioverfügbarkeit keine große Bedeutung zukommt. Die kurze Halbwertszeit dieser Testosteronformulierung macht eine tägliche dreimalige Gabe notwendig (Behre und Nieschlag, 2000).

Ferner steht noch ein Testosteronpflaster zur Verfügung. Das ubiquitär applizierbare Androderm® bewirkt bei einmal täglicher Applikation eine ausreichende Substitution. Die kurze Wirkdauer ermöglicht im Fall von Nebenwirkungen das sofortige Absetzen. Jedoch kommt es bei über 15 % der mit diesem Pflaster behandelten Männer zu mitunter schweren Hautreizungen. Nachteilig sind auch die hohen Therapiekosten.

Eine neue Substitutionsform stellt das Testosterongel dar, das auf einem hydroalkoholischen Gel basiert, welches 1 % Testosteron enthält. Das Gel wird einmal täglich auf die Haut aufgetragen und weist eine gute Hautverträglichkeit auf. Bei regelmäßiger Applikation werden sehr gleichmäßige und normwertige Wirkstoffspiegel erzielt (Swerdloff et al. 2000). Die ersten Studien mit Männern mit klassischem Hypogonadismus zeigen eine gute Effizienz in der Korrektur der klinischen Symptomatik (Wang et al. 2000). Studien zur Therapie des Mannes mit altersassoziiertem Hypogonadismus fehlen jedoch noch. Allerdings scheint das Testosterongel (z.B. Testogel®, Andro-Topgel®) ein sehr viel versprechender Ansatz zu sein.

Vor Beginn einer Testosterontherapie müssen androgenabhängige Tumoren wie das Prostatakarzinom oder ein Mammakarzinom des Mannes ausgeschlossen werden. Dazu sind digitale Prostatauntersuchungen (oder besser ein transrektaler Ultraschall der Prostata) sowie die Bestimmung des PSA unerlässlich. Die Bestimmung des PSA und eine digitale Prostatapalpation sollte 3, 6, 12 Monate nach Beginn der Testosterontherapie und im weiteren Verlauf jährlich erfolgen (Bhasin und Buckwalter, 2001; Andropause Consensus Statment, 2000). Ein PSA-Anstieg um mehr als 1,5 ng/ml innerhalb von 3–6 Monaten (auch wenn sich dieser Anstieg innerhalb des Normbereiches bewegt), sollte urologisch abgeklärt werden (Bhasin und Buckwalter, 2001). Bei Patienten mit vorbestehender symptomatischer Prostatahyperplasie können selbst kleine Volumenzunahmen die klinischen Symptome exazerbieren.

Unter einer Testosteronsubstitution sollten regelmäßige Kontrollen des Blutbilds (Polyglobulie), des Lipidstatus sowie der Leberwerte durchgeführt werden. Regelmäßige klinische Untersuchungen und Befragungen des Patienten sind absolut notwendig, insbesondere das gezielte Nachfragen bzgl. der Entwicklung von Nebenwirkungen (z. B. Schlafapnoesyndrom).

Zur Behandlung des Hypogonadismus stehen oral, intramuskulär und transdermal zu applizierende Testosteronformulierungen zur Verfügung. Eine sehr elegante neue Substitutionsform ist das Testosterongel, das auf die Haut aufgetragen wird und in ersten Studien eine sehr gute Effizienz zeigte. Regelmäßige Kontrollen des Blutbilds und der Leberwerte sowie Bestimmung des PSA und digitale Prostatapalpationen (oder besser transrektaler Ultraschall) sind während einer Testosterontherapie absolut notwendig.

Östrogene als therapeutische Option beim Mann

Östrogene beim Mann

Nicht nur bei der Frau, sondern auch beim Mann werden die beiden Formen des Östrogenrezeptors (ERa, ERb) in vielen Geweben exprimiert. So wird der ERa unter anderem in Hypophysenvorderlappen, Hoden, Leber, Niere, Knochen und Gehirn gefunden und ERb wurde in Schilddrüse, Knochen, Knorpel, Prostata, Haut, Harnblase sowie Gastrointestinaltrakt nachgewiesen (Oettel et al. 2002). Bei jüngeren Männern liegen die Serum-Östradiol-(E_2-)Konzentrationen in einem Bereich, der vergleichbar mit der frühen Follikelphase im Zyklus der Frau ist. Dies legt nahe, dass Östrogene auch beim Mann bei der Modulation von verschiedensten physiologischen Vorgängen in zahlreichen Geweben eine Rolle spielen (Gooren, 2001).

Da beim Mann Testosteron der quantitativ wichtigste Vorläufer des Östradiol ist, besteht eine gute Korrelation zwischen Serumtestosteron- und Östradiolspiegeln. Die Serumtestosteronkonzentrationen fallen mit dem Alter ab, Östradiolspiegel jedoch in der Mehrzahl der Studien nicht (Oettel et al. 2002, Vermeulen et al. 2002). Eine mögliche Ursache ist eine vermehrte Aromataseaktivität im Alter, in Verbindung mit vermehrtem Körperfettgewebe, einer wesentlichen Quelle der Aromataseaktivität. Daher bietet der natürliche Verlauf der Östrogenspiegel keine Indikation zur Therapie.

Auch beim Mann sind Östrogene an der Modulation verschiedenster physiologischer Vorgänge beteiligt. Beim Mann wird die quantitativ größte Menge Östradiol durch die Konversion von Testosteron gebildet.

Östrogene und Knochenstoffwechsel beim Mann

Durch die Beobachtung von Männern mit defektem Aromatasegen oder funktionslosem ER wurden Rückschlüsse auf die physiologische Rolle der Östrogene beim Mann gezogen. Östrogene sind für einen geregelten Epiphysenfugenschluss und den Aufbau und Erhalt der Knochenmasse von Bedeutung (Morishima et al. 1995, Carani et al. 1997, Smith et al. 1994). Die Gabe von Aromatasehemmern beim Mann führt zu einem Anstieg der Knochenabbauparameter (Taxel et al. 2001). Dass Östrogene einen bedeutenden Effekt auf den Knochenstoffwechsel haben, zeigt auch die Beobachtung, dass die Gabe von Östrogenen alleine ausreicht, um in Mann-zu-Frau-Transsexuellen die Knochenmasse zu erhalten (van Kesteren et al. 1998, Reutrakul et al. 1998, Hierl et al. 1999). Des Weiteren korreliert die Knochendichte des älteren Mannes besser mit den Östrogenserumkonzentrationen als mit den Androgenserumspiegeln (Amin et al. 2000). Nicht nur die Knochendichte, sondern auch das Auftreten von vertebralen Frakturen korreliert negativ mit dem Östradiolspiegel beim Mann (Barrett-Connor et al. 2000). Aussagekräftige klinische Studien liegen jedoch nicht vor.

Auch beim Mann scheinen Östrogene einen günstigen Einfluss auf die Knochendichte zu haben. Klinische Studien, die den Effekt von Östrogenen auf den Knochenstoffwechsel im Mann (ohne Aromatasemangel) untersuchen, liegen nicht vor.

Einfluss auf das kardiovaskuläre Risiko

Bereits vor 40 Jahren wurden im Coronary-Drug-Project der National Institutes of Health (NIH) über 2000 Männer zur Sekundärprophylaxe des Herzinfarktes mit 2,5 oder 5 mg konjugierten Östrogenen behandelt. Beide Studienarme mussten vorzeitig abgebrochen werden, da im 5-mg-Studienarm doppelt so viele Herzinfarkte wie in der Plazebogruppe auftraten und im 2,5-mg-Studienarm keine Senkung der kardiovaskulären Ereignisse eintrat, wohl aber eine Verdopplung der Inzidenz von Thrombophlebitiden und Lungenembolien (Coronary Drug Project Research Group, 1970, 1973). Dies bestätigten 2 kleinere Untersuchungen, die ebenfalls eine erhöhte Mortalität durch Östrogene zeigten (Schoch, 1969; Oliver und Boyd, 1961), wie es auch bei der Östrogentherapie zur Androgenablation bei Männern mit Prostatakarzinom beobachtet wird (Henriksson et al. 1989, Mikkola et al. 1998).

Hohe Dosen von Östrogenen senken die Mortalität bei Männern nicht, sondern erhöhen sie. Ob niedrigere Dosen anders wirken, ist unbekannt.

Indikationen und Risiken einer Östrogentherapie beim Mann

Eine Indikation für eine Östrogentherapie bei Männern ist derzeit nur auf die seltenen Fälle eines Aromatasemangels beschränkt. Ein eigenständiger Östrogenmangel ohne gleichzeitiges Testosterondefizit wird nur beim angeborenen Aromatasemangel gefunden. Ein Aromatasemangel ist allerdings eine Rarität mit bisher weltweit 4 Fallberichten (Morishima et al. 1995, Deladoey et al. 1999, Carani et al. 1997).

Neben der erhöhten kardiovaskulären Mortalität führen Östrogene dosisabhängig bei 40–98 % der Männer zu einer mitunter schmerzhaften und kosmetisch störenden Gynäkomastie (Coronary Drug Project Research Group, 1970, 1973; Schoch, 1969; Oliver und Boyd, 1961).

Eine Indikation für eine Östrogentherapie beim Mann bleibt derzeit auf die seltenen Fälle eines Aromatasemangels beschränkt.

Wachstumshormontherapie ohne organischen Wachstumshormonmangel?

Physiologische Aspekte

Die Wachstumshormonsekretion wie auch die Insulin-like-Growth-Factor-I-(IGF-I-)Serumspiegel nehmen beim Menschen mit zunehmenden Alter ab. Die höchste GH-Ausschüttung erfolgt peripubertär; nach einer deutlichen Abnahme bis zum 25. Lebensjahr folgt eine Reduktion um ca. 10 % pro Altersdekade. Die Begründung für den Einsatz von GH als Hormonersatztherapie beim älteren Mann liegt in der teilweisen Analogie der Beschwerden des normalen Alterungsprozesses und den klinischen Symptomen des organischen GH-Mangels.

Durch die Untersuchungen von Patienten mit einer hypophysär bedingten Wachstumshormondefizienz (GHD) wurde auf die Funktion der Wachstumshormonsekretion im Erwachsenen zurückgeschlossen. GH-Mangel verursacht eine Veränderung der Körperzusammensetzung, der Serumlipide und des Knochenstoffwechsels (de Boer et al. 1995). Der Ausgleich eines organischen (pathologischen) GH-Mangels bei Erwachsenen bewirkt eine Zunahme der Muskelmasse bei gleichzeitiger Abnahme des Körperfetts (insbesondere des viszeralen Fetts), verbunden mit einer Steigerung der körperlichen Leistungsfähigkeit, sowie einer Verbesserung des HDL-/LDL-Cholesterinquotienten und mittelfristig zu einer Zunahme der Knochendichte und einer objektivierbaren Verbesserung der Lebensqualität. Entsprechend ist heute der Ausgleich eines GH-Mangels bei Patienten mit GHD, z.B. infolge einer Hypophysenerkrankung, allgemein üblich.

Neben der Indikation der Wachstumshormontherapie beim Wachstumshormonmangel im Kindesalter, hat sich in den letzten Jahren die Therapie des organischen Wachstumshormonmangels im Erwachsenenalter etabliert. Für diese Indikation sind günstige Effekte der Therapie auf Körperzusammensetzung, Knochenstoffwechsel, Lipidmetabolismus, Muskelkraft und subjektives Wohlbefinden belegt.

Wirkung von Wachstumshormon auf den Knochenstoffwechsel und die Körperzusammensetzung

Die Datenlage zur GH-Therapie bei Männern ohne organischen GHD ist äußerst spärlich. Rudman und Mitarbeiter beschrieben 1990 nach einer 6-monatigen Therapie mit GH (n = 12) einen Anstieg der Knochendichte um 1,6 % an der Lendenwirbelsäule (LWS). Bei Nachuntersuchungen des gleichen Kollektivs nach 1- und 3-jähriger Therapiedauer wurde kein Effekt mehr auf die Knochendichte gefunden (Rudman et al. 1991). Kozakowski und Mitarbeiter konnten 1998 einen signifikanten Anstieg der Knochendichte der LWS und des Schenkelhalses (n = 18) nach einem Jahr GH-Therapie zeigen. Daten zu Frakturraten liegen nicht vor.

Bei Männern nimmt im Alter zwischen dem 30. und 70. Lebensjahr die Magermasse (fettfreie Körpermasse, Lean Body Mass, LBM) um ca. 30 % ab, während Fettmasse ungefähr um 50 % zunimmt. Diese Veränderungen sind nahezu identisch verglichen mit Veränderungen der Körperzusammensetzung bei jungen Erwachsenen mit organischem GH-Mangel (GHD-Patienten) (de Boer et al. 1995). In einer Studie an 26 Männern ohne GHD, im Alter zwischen 62 und 82 konnten Taaffe et al. (1994) zeigen, dass auch Männer mit altersassoziiertem GH-Mangel eine Reduktion der Fettmasse (–12,3 %) und einen Anstieg der LBM (+ 3,3 %) unter einer GH-Therapie über 24 Wochen erfuhren. Rudman und Mitarbeiter berichten 1990 in einer weiteren Studie an 21 Männern über eine Abnahme der Fettmasse von 14,4 % und einer Zunahme der LBM von 8,8 %. In einer erweiterten Studie konnten Rudman und Mitarbeiter diese Daten 1991 bestätigen.

Es gibt keinen Hinweis auf einen günstigen Effekt auf den Knochenstoffwechsel durch die Gabe von GH bei Männern mit altersassoziiertem GH-Mangel. Dagegen wird die Körperzusammensetzung kosmetisch günstig beeinflusst ohne Nachweis eines weitergehenden Nutzens. Daher wird von einer GH-Therapie abgeraten (Strasburger et al. 2002).

Einfluss von Wachstumshormon auf das kardiovaskuläre Risiko

Taaffe und Mitarbeiter berichten 1994 über eine signifikante Abnahme des Gesamtcholesterins und der Triglyzeride in 16 Männern, die über 9 Monate behandelt wurden. Svensson und Mitarbeiter zeigten 2000 in einer Studie an 30 übergewichtigen Männern, dass eine 9-monatige GH-Therapie zu einer signifikanten Senkung der Triglyzeride und des LDL-Cholesterins sowie zu einem signifikanten Anstieg des Lp(a) führt. Allerdings gibt es wesentlich günstigere Lipidsenker als GH, die auch bewiesen haben, die kardiovaskuläre Morbidität zu senken. Dies hat GH nicht.

Es gibt keinen Hinweis auf eine Senkung kardiovaskulärer Morbidität durch GH.

Indikationen und Nebenwirkungen einer Wachstumshormontherapie

Die klassische Indikation der Wachstumshormontherapie ist der Wachstumshormonmangel im Kindesalter. In den letzen Jahren hat sich auch die Therapie des Wachstumshormonmangels im Erwachsenenalter bei Patienten mit pathologischem GH-Mangel, z.B. infolge von Hypophysenerkrankungen durchgesetzt. Eine Indikation zur Behandlung älterer Männer ohne organischen GHD ist derzeit außerhalb kontrollierter Studien eindeutig nicht gegeben (Jockenhövel et al. 2001, Strasburger et al. 2002).

Ferner ist bei Männern ohne GHD in den wenigen Untersuchungen eine Vielzahl von Nebenwirkungen aufgetreten. So wurden Karpaltunnel-Syndrome, Ödeme, Arthralgien, Muskelsteife, Gynäkomastie und Hyperhidrosis beschrieben (Rudman et al. 1991, Johannsson et al. 1997). Wachstumshormon als kontrainsulinäres Hormon führt zu einer erhöhten Insulinresistenz (Fowelin et al. 1993, Cutfield et al. 2000). Insbesondere bei der Therapie von Männern mit vorbestehender pathologischer Glukosetoleranz ist daher mit der Entwicklung eines manifesten Diabetes zu rechnen (Jockenhövel et al. 2001, Strasburger et al. 2002), wie es sich auch in den Studien von Cohn et al. (1993) bestätigte. Weiterhin ist die Möglichkeit einer Tumorinduktion durch GH nicht ausgeschlossen.

Die Indikation der Wachstumshormontherapie bei Kindern und Erwachsenen mit organischem Wachstumshormonmangel ist gesichert und allgemein anerkannt. Für das Kollektiv der Männer ohne organischen GH-Mangel ist die Datenlage mehr als dürftig und zeigt allenfalls geringfügige kosmetische Effekte bei gleichzeitig hoher Rate an teilweise gefährlichen Nebenwirkungen. Weiterhin ist die langfristige Sicherheit (Karzinomrisiko) der GH-Therapie gänzlich unklar. Daher gibt es gegenwärtig keine Indikation zur GH-Therapie bei Männern ohne GH-Mangel.

Dehydroepiandrosteron als Therapieoption?

Physiologie

Dehydroepiandrosteron (DHEA) wird in der Zona reticularis der Nebenniere synthetisiert. Die Serumkonzentrationen von zirkulierendem DHEA- und DHEAS (sulfatiertes DHEA) sind höher als die aller anderen Steroidhormone. Bei Männern sind 5–30 % des zirkulierenden DHEA gonadaler Genese, während bei Frauen nahezu das gesamte DHEA von der Zona reticularis der Nebennierenrinde gebildet wird.

Während der Fetalentwicklung sind die DHEA-Spiegel hoch und fallen zum Zeitpunkt der Geburt drastisch ab. Ab dem 6.–8. Lebensjahr beginnen die DHEA- und DHEAS-Spiegel wieder zu steigen, erreichen ein Maximum in der dritten Lebensdekade und fallen danach kontinuierlich ab (ca. 2 % pro Jahr). Demzufolge zirkulieren bei einem 70-jährigen Mann noch ca. 10 % des in der Jugend (zwischen dem 25. und 30. Lebensjahr) vorhandenen DHEA und DHEAS (Katz et al. 1998, Baulieu et al. 1995). Die altersabhängigen Änderungen der DHEA- und DHEAS-Serumkonzentrationen spiegeln die Änderungen der Aktivität der 17-Hydrolase und der 17,20-Desmolase wider.

Die Beurteilung der physiologischen Rolle von DHEA beim Menschen hat sich in den letzten 25 Jahren deutlich verändert: die tumorpräventiven, antidiabetischen, immunstimulierenden Wirkungen, die im Tierversuch nachgewiesen wurden, können nicht auf den Menschen übertragen werden. Berichte von Korrelationen zwischen DHEA-Spiegeln und bestimmten Erkrankungen sind widersprüchlich und nicht interpretierbar. Heute muss DHEA als zirkulierendes Prohormon angesehen werden, aus dem zahlreiche Steroidhormone wie Testosteron, Östron, Östradiol, Dihydrotestosteron generiert werden (Labrie, 1991). Eine eigenständige Wirkung erscheint nicht möglich, da trotz der Analyse des menschlichen Genoms bis heute kein spezifischer Rezeptor für DHEA gefunden wurde (Gurnell und Chatterjee, 2001). Die orale Gabe von DHEA führt bei Frauen zu einem Anstieg von zirkulierendem Androstendion, Testosteron und Dihydrotestosteron (Arlt et al. 1998). Bei Männern führt eine Therapie mit DHEA zu einer Zunahme der Serumkonzentrationen von Östron- und 17-β-Östradiol, nicht jedoch der von Testosteron und Dihydrotestosteron (Arlt et al. 1999). Ein geschlechtsspezifischer Metabolismus von DHEA muss daher angenommen werden.

Interessanterweise ist DHEA ein Antagonist des GABA-A-Rezeptors und ein Agonist am NMDA-Rezeptor (Gurnell und Chatterjee, 2001; Baulieu, 1996). Zumindest in geringen Mengen kann DHEA auch in Zellen des zentralen Nervensystems gebildet werden. Die genannten Eigenschaften legen daher eine neuromodulatorische Wirkung von DHEA nahe, deren physiologische Funktion bleibt jedoch unklar. Der Abfall von DHEA und DHEAS im Alter hat zu der Vermutung geführt, dass eine Gabe von DHEA im Alter bestimmte Alterserscheinungen rückgängig machen könne.

Angenommene Wirkungen einer pharmakologischen Gabe von DHEA – mögliche Indikationen

Eine frühe randomisierte Studie zeigte, dass 50 mg DHEA oral pro Tag physiologische Serumkonzentrationen etablieren. Bei einer Therapiedauer von drei Monaten konnte in dieser Studie bei älteren Männern und Frauen das Wohlbefinden durch DHEA verbessert werden (Morales et al. 1994). Eine sechs Monate lange Therapie mit 100 mg DHEA/d bei Männern führte zu supraphysiologischen Serumkonzentrationen und einer Zunahme der Muskelkraft (Morales et al. 1998).

Bei Frauen mit Nebennierenrindeninsuffizienz und somit fast völligem Verlust der endogenen DHEA-Produktion führte eine Substitution von 50 mg DHEA pro Tag zu einer deutlichen Verbesserung der zuvor eingeschränkten Befindlichkeit und Sexualität. Insbesondere wurde das Niveau der Depressivität und Ängstlichkeit durch DHEA verringert, sodass eine anxiolytische und/oder antidepressive Wirkung bei Frauen zu vermuten ist (Arlt et al. 1999). Dies konnte kürzlich auch für Frauen über 70 Jahren ohne Nebennierenrindeninsuffizienz gezeigt werden (Baulieu et al. 2000).

Auch für Männer mit Nebennierenrindeninsuffizienz konnte eine Besserung des Befindens durch die tägliche Gabe von 50 mg DHEA erreicht werden (Hunt et al. 2000). Ebenso konnte gezeigt werden, dass 50 mg DHEA täglich bei älteren Männern eine erektile Dysfunktion verbessern kann (Reiter et al. 1999). Bloch et al. (1999) konnten bei Männern und Frauen mit depressiver Verstimmung eine deutliche Abnahme der Depressivität durch die Gabe von DHEA erreichen. Auch bei Patienten mit endogener Depression wurde die antidepressive Wirkung von DHEA demonstriert (Morales et al. 1994). Im Gegensatz zu diesen Beobachtungen blieb DHEA (50 mg/d) über vier Monate bei gesunden älteren Männern ohne vorbestehende Einschränkungen des Wohlbefindens mit niedrigem endogenem DHEA wirkungslos (Flynn et al. 1999).

Demzufolge ist altersabhängig niedriges DHEA nicht notwendigerweise mit einer Einschränkung der Befindlichkeit assoziiert und sollte deshalb nicht alleiniger Anlass zu einer therapeutischen Intervention sein. Jedoch scheint eine DHEA-Therapie bei gestörtem Wohlbefinden antidepressiv und/oder anxiolytisch zu wirken. Bezüglich des Nebenwirkungsprofils erscheint DHEA günstig. Bei Männern sind selbst bei sehr hohen Dosen über mehrere Monate keine gravierenden Nebenwirkungen beobachtet worden (Dyner et al. 1993). Bei Frauen werden Symptome der Hyperandrogenämie (Hirsutismus, Akne) beobachtet. Zur Bewertung des Nutzen-/Risiko-Profils von DHEA sind jedoch weitere langfristige und große Studien nötig.

Die klinischen Daten zeigen, dass niedrige DHEA-Spiegel allein sicherlich keine Behandlungsindikation darstellen. Pilotstudien deuten ein mögliches therapeutisches Potenzial (Verbesserung von Lebensqualität, Sexualität) an, jedoch fehlen Studien, um dies auch nur annähernd zu bewerten. Gegenwärtig ist eine Anwendung von DHEA nicht zu empfehlen. Da DHEA peripher in hochpotente Sexualsteroide konvertiert wird, ist bei hormonabhängigen Tumoren eine wachstumsfördernde Wirkung denkbar.

Wirkungen von Melatonin

Melatonin wird im Pinealorgan gebildet. Rezeptoren für Melatonin finden sich in hoher Dichte im Nucleus suprachiasmaticus. Der Nucleus suprachiasmaticus ist Teil des Hypothalamus und bestimmt die zirkadiane Rhythmik mit (Weaver und Reppert, 1996). Die Aufgabe von Melatonin liegt in der Vermittlung von Informationen über

den Tagesrhythmus. Durch das Zusammenspiel zwischen Pinealorgan und dem N. suprachiasmaticus werden viele zirkadiane endokrine Prozesse synchronisiert (Lerchl et al. 1995). Inwieweit die versiegende Melatoninproduktion für die Hormondefizite des älteren Menschen verantwortlich ist, ist derzeit unklar.
Da Melatonin ausschließlich während des Schlafs sezerniert wird, wurde schon seit längerem spekuliert, ob diesem Hormon eine den Schlaf induzierende und/oder steuernde Wirkung zukommt. In der Tat nehmen im Alter, parallel zur Abnahme der Melatoninproduktion Schlafstörungen zu. Einige Pilotstudien bei alten Männern zeigen, dass durch abendliche Melatoningaben die Zeit bis zum Einschlafen verkürzt werden kann, ohne dass es zu qualitativen Veränderungen des Schlafs kommt (Garfinkel und Zisapel, 1998; Waldhauser et al. 1990; Zhdanova et al. 1997). Ebenso konnte gezeigt werden, dass Melatonin einen günstigen Effekt auf den Jetlag hat (Arendt et al. 1997). So könnte die Einnahme von Melatonin zur falschen Tageszeit möglicherweise zeitlich unerwünschte schlafinduzierende Wirkung haben. Demzufolge wird von einer Einnahme von Melatonin ohne ärztliche Betreuung eindringlich abgeraten. Für einen Einsatz von Melatonin zur Behandlung z.B. altersassoziierter Beschwerden liegen keine Daten vor.

Zur Therapie mit Melatonin gibt es keine Studie, die eine Linderung altersassoziierter Beschwerden gezeigt hat, jedoch existieren Belege dafür, dass es auf physiologische Weise schlafinduzierend wirken kann. Diese schlafinduzierende Wirkung kann in der Zukunft durchaus von großem klinischen Interesse sein.

Literatur

Amin S, Zhang Y, Sawin CT et al.: Association of hypogonadism and estradiol levels with bone mineral density in elderly men from the Framingham study. Ann Intern Med 2000; 133: 951–63.

Arendt J, Skene DJ, Middleton RG et al.: Efficacy of melatonin treatment in jet lag, shift work, and blindness. J Biol Rhythms 1997; 12: 604–617.

Arlt W, Callies F, van Vlijmen JC et al.: Dehydroepiandrosterone replacement in women with adrenal insufficiency. N Engl J Med 1999; 341: 1013–1020.

Arlt W, Haas J, Callies F, Reincke M, Hubler D et al.: Biotransformation of oral dehydroepiandrosterone in elderly men: significant increase in circulating estrogens. J Clin Endocrinol Metab 1999; 84: 2170–2176.

Arlt W, Justl HG, Callies F, Reincke M, Hubler D et al.: Oral dehydroepiandrosterone for adrenal androgen replacement: pharmacokinetics and peripheral conversion to androgens and estrogens in young healthy females after dexamethasone suppression. J Clin Endocrinol Metab 1998; 83: 1928–1934.

Barrett-Connor E, Mueller JE, von Muhlen DG et al.: Low levels of estradiol are associated with vertebral fractures in older men, but not women: the Rancho Bernardo Study. J Clin Endocrinol MeTabelle 2000; 85: 219–223.

Basaria S, Dobs AS: Hypogonadismus and androgen replacment therapy in elderly men. Am J Med 2001; 110: 563–572.

Baulieu EE: Studies on dehydroepiandrosterone (DHEA) and its sulfate during aging. C R Acad Scie Paris 1995; 318: 7–11.

Baulieu EE: Dehydroepiandrosterone (DHEA): a fountain of youth? J Clin Endocrinol Metab 1996; 81: 3147–3151.

Baulieu EE, Thomas G, Legrain S et al.: Dehydroepiandrosterone (DHEA), DHEA sulfate, and aging: contribution of the DHEAge study to a sociobiomedical tissue. Proc Natl Acad Sci USA 2000; 97: 4279–4284.

Behre HM, Kliesch S, Leifke E, Link TM, Nieschlag E: Long-term effect of testosterone therapy on bone mineral density in hypogonadal men. J Clin Endocrinol Metab 1997; 82: 2386–2390.

Behre HM, Nieschlag E: Testosteronsubstitution beim alternden Mann. Urologe 2000; A 39: 421–424.

Bhasin S, Buckwalter JG: Testosterone supplementation in older men: a rational idea whose time has not yet come. J Androl 2001; 22: 718–731.

Bloch M, Schmidt PJ, Danaceau MA et al.: Dehydroepiandrosterone treatment of midlife dysthymia. Biol Psychol 1999; 45: 1533–1541.

Carani C, Qin K, Simoni M et al.: Effect of testosterone and estradiol in a men with aromatase deficiency. N Engl J Med 1997; 337: 91–95.

Cohn L, Feller AG, Draper MW et al.: Carpal tunnel syndrome and gynaecomastia during growth hormone treatment of elderly men with low circulating IGF-I concentrations. Clin Endocrinol 1993; 39: 417–25.

Coronary Drug Project Research Group. Initial findings leading to modifications of its research protocol. J Am Med Ass 1970; 214: 1303–1313.

Coronary Drug Project Research Group. The coronary drug project: Findings leading to discontinuation of the 2.5 mg/day estrogen group. J Am Med Ass 1973; 226: 652–657.

Cutfield WS, Wilton P, Bennmarker H et al.: Incidence of diabetes mellitus and impaired glucose tolerance in children and adolescents receiving growth-hormone treatment. Lancet 2000; 355: 610–613.

de Boer H, Blok GJ, van der Veen EA: Clinical aspects of growth hormone deficiency in adults. Endocr Rev 1995; 16: 63–86.

Deladoey J, Flück C, Bex M et al.: Aromatase deficiency caused by anovel P450arom gene mutation: impact of absent estrogen production on serum gonadotropin concentration in a boy. J Clin Endocrinol Metab 1999; 84: 4050–4054.

Dyner TS, Lang W, Geaga J et al.: An open label, dose-escalation trial of oral dehydroepiandrosterone tolerance and pharmacokinetics in patients with HIV disease. J Acquir Immune Def Syndcr 1993; 6: 459–465.

Feldman H: Age trends in the levels of serum testosterone and other hormones in the middle-aged men: longitudinal results from the Massachusetts Male Aging Study. J Clin Endocrinol Metab 2002; 87: 589–598.

Flynn MA, Weaver-Osterholtz D, Sharpe-Timms KL et al.: Dehydroepiandrosterone replacement therapy in aging humans. J Clin Endocrinol Metab 1999; 84: 1527–1533.

Fowelin J, Attvall S, von Schenck H et al.: Effect of prolonged hyperglycemia on growth hormone levels and insulin sensitivity in insulin-dependent diabetes mellitus. Metabolism 1993; 42: 387–94.

Garfinkel D, Zisapel N: The use of melatonin for sleep. Nutrition 1998; 14: 53–55.

Gooren L: Significance of oestrogens in male patho)physiology. In: Gooren L, Lim PHC (Hrsg): The Aging Male. Meditech Publisher, Singapore, 2001.

Granata AR, Rochira V, Lerchl A, Marrama P, Carani C: Relationship between sleep-related erections and testosterne levels in men. J Androl 1997; 18: 522–527.

Greenspan SL, Oppenheim DS, Klibanski A: Importance of gonadal steroids to bone mass in men with hyperprolactinemic hypogonadism. Ann Intern Med 1989; 110: 526–31.

Gurnell EM, Chatterjee VKK: Dehydroepiandrosterone replacement therapy. 2001; 145: 103–106.

Hajjar RR, Kaiser FE, Morley JE: Outcomes of long-term testosterone replacement in older hypogonadale males: a retrospective analysis. J Clin Endocrinol Metabol 1997; 82: 3793–3796.

Heinemann LAJ, Saad F, Thiele K, Wood-Dauphinee: The aging males' symptoms rating scale: cultural and linguistic validation into English. The Aging Male 2001; 4: 14–22.

Henriksson P, Edhag O, Eriksson A, Johansson SE: Patients at high risk of cardiovascular complications in oestrogen treatment of prostatic cancer. Br J Urol 1989; 63: 186–190.

Hierl T, Borcsok I, Ziegler R, Kasperk C: Osteo-anabolic estrogen therapy in a transsexual man. Dtsch Med Wochenschr 1999; 124: 519–522.

Hunt PJ, Gurnell EM, Huppert FA et al.: Improvement in mood and fatigue following DHEA replacement in a randomised double-blind trial in Addison's disease. J Clin Endocrinol Metab 2000; 85: 4650–4656.

Jockenhövel F: Androgenmangel des älteren Mannes – Was bringt die Testosteron-Substitution. Dtsch Med Wochenschr 2001; 126: 247–252.

Jockenhövel F: Diagnostik des männlichen Hypogonadismus. J Lab Med 2001; 25: 365–372.

Jockenhövel F, Lerchl A, Allolio B: Hormone gegen das Altern – Möglichkeiten und Grenzen. Deutsches Ärzteblatt 2001; 98: A2041–A2045.

Jockenhövel F, Vogel E, Kreutzer M et al.: Pharmacokinetics and pharmacodynamics of subcutaneous testosterone implants in hypogonadal men. Clin Endocrinol (Oxf) 1996; 45: 61–71.

Johannsson G, Marin P, Lonn L et al.: Growth hormone treatment of abdominally obese men reduces abdominal fat mass, improves glucose and lipoprotein metabolism, and reduces diastolic blood pressure. J Clin Endocrinol Metab 1997; 82: 727–34.

Katz S, Morales AJ: Dehydroepiandrosterone (DHEA) and DHEA-Sulfate (DS) as therapeutic options in menopause. Semin Reprod Endocrinol 1998; 16/2: 161–70.

Katznelson L, Finkelstein JS, Schoenfeld DA et al.: Increase in bone density and lean body mass during testosterone administration in men with acquired hypogonadism. J Clin Endocrinol Metab 1996; 81: 4358–4365.

Kozakowski J, Papierska L, Krassowski J, Zgliczynski S: The effect of growth hormone replacement therapy on markers of bone formation and bone mineral density in elderly men. Pol Arch Med Wewn. 1998 Oct; 100 (4): 306–12.

Labrie F: Intracrinology. Mol Cell Endocrinol 1991; 78: 113–118.

Lerchl A, Partsch CJ, Nieschlag E: Circadian and ultradian variations of pituitary and pineal hormones in normal men: evidence for a link between melatonin, gonadotropin and prolactin secretion. J Pineal Res 1995; 18: 41–48.

Marin P, Holmang S, Gustafsson E et al.: Androgen treatment of abdominally obese men. Obesity Res 1993; 1: 245–251.

Marin P, Holmang S, Jonsson L et al.: The effects of testosterone treatment on body composition and metabolism in middle-aged obese men. Int J Obes Relat Metab Disord 1992; 16: 991–7.

Mattson DE: Effects of human growth hormone in men over 60 years old. N Engl J Med 1990; 323: 1–6.

Mikkola AK, Ruutu ML, Aro JL et al.: Parenteral polyoestradiol phosphate vs orchidectomy in the treatment of advanced prostatic cancer. Efficacy and cardiovascular complications: a 2-year follow-up report of a national, prospective prostatic cancer study. Finnprostate Group. Br J Urol 1998; 82: 63–68.

Morales A, Haubrich RH, Hwang JY et al.: The effect of six months treatment with a 100 mg dose of dehydroepiandrosterone (DHEA) on circulating sex steroids, body composition and muscle strength in age-advanced men and women. Clin Endocrinol 1998; 49: 421–432.

Morales A, Nolan JJ, Nelson JC, Yen SS: Effects of replacement dose of dehydroepiandrosterone in men and women of advanced age. J Clin Endocrinol Metab 1994; 78: 1360–1367.

Morishima A, Grumbach MM, Simpson ER et al.: Aromatase deficiency in male and female siblings caused by a novel mutation and the physiological role of estrogens. J Clin Endocrinol Metab 1995; 80: 3689–3698.

Morley JE, Perry HM: Androgen deficiency in aging men: role of testosterone replcacement therapy. J Lab Clin Med 2000; 135: 370–378.

Morley JE, Perry HM, Kaiser FE et al.: Effects of testosterone replacement therapy in old hypogonadal males: a preliminary study. J Am Geriatr Soc 1993; 41: 149–152.

Nieschlag E, Buchter D, von Eckardstein S et al.: Repeated intramuscular injections of testosterone undecanoate for substitution therapy in hypogonadal men. Clin Endocrinol (Oxf) 1999; 51: 757–763.

O'Carroll R, Bancroft J: Testosterone therapy for low sexual interest and erectile dysfunction in men: A controlled study. Br J Psychiatry 1984; 145: 146–151.

Oettel M, Hübler, B, Winkelmann BR: Über das therapeutische Potential von Estrogenen beim Mann. J Menopause 2002; 2: 37–45.

Oliver MF, Boyd GS: Influence of reduction of serum lipids on prognosis of coronary heart disease. Lancet 1961; 2: 499–505.

Reid IR, Wattie DJ, Evans MC, Stapleton JP: Testosterone therapy in glucocorticoid-treated men. Arch Intern Med 1996; 156: 1173–7.

Reiter WJ, Pycha A, Schatzl G et al.: Dehydroepiandrosterone in the treatment of erectile dysfunction: a prospective, double-blind, randomized, placebo-controlled study. Urol 1999; 53: 590–595.

Reutrakul S, Ongphiphadhanakul B, Piaseu N et al.: The effects of oestrogen exposure on bone mass in male to female transsexuals. Clin Endocrinol (Oxf). 1998; 49: 811–4.

Rudman D, Feller AG, Cohn L et al.: Effects of human growth hormone on body composition in elderly men. Horm Res 1991; 36 (Suppl. 1): 73–81.

Rudman D, Feller AG, Nagraj HS et al.: Effects of human growth hormone in men over 60 years old. N Engl J Med 1990; 323: 1–6.

Schoch HK: The U.S. veterans administration cardiology drug-lipid study: an interim report. In: Holmes WL, Carlson LA, Paoletti R (eds.). Drugs affecting lipid metabolism. New York: Plenum Press, S. 405–420, 1969.

Sih R, Morley JE, Kaiser FE et al.: Testosterone replacement in older hypogonadal men: a 12 month randomized controlled trial. J Clin Endocrinol Metab 1997; 82: 1661–1667.

Smith EP, Boyd J, Frank GR et al.: Estrogen resistence caused by a mutation in the estrogen receptor gene in a man. N Engl J Med 1994; 31: 1056–1061.

Snyder PJ, Peachey H, Hannoush P et al.: Effect of testosterone treatment on body composition and muscle strength in men over 65 years of age. J Clin Endocrinol Metab 1999; 84: 2647–2653.

Snyder PJ, Peachey H, Berlin JA et al.: Effects of transdermal testosterone treatment on serum lipids and apolipoprotein levels in men more than 65 years of age. Am J Med 2001; 111: 255–260.

Strasburger CJ, Jaursch-Hancke C, Kann PH et al.: Mißbräuchlicher Einsatz von humanem Wachstumshormon in der Anti-Aging-Medizin. Dtsch Ärztebl 2002; 99: A3177–3180.

Svensson J, Bengtsson BA, Taskinen MR et al.: A nine-month, placebo-controlled study of the effects of growth hormone treatment on lipoproteins and LDL size in abdominally obese men.Growth Horm IGF Res 2000; 10: 118–26.

Swerdloff RS, Wang C, Cunningham G et al.: Long-term pharmacokinetics of transdermal testosterone gel in hypogonadal men. J Clin Endocrinol Metab 2000; 85: 4500–4510.

Taaffe DR, Jin IH, Vu TH et al.: Lack of effect of recombinant human growth hormone (GH) on muscle morphology and GH-insulin-like growth factor expression in resistance-trained elderly men. J Clin Endocrinol Metab 1996; 81: 421–425.

Taxel P, Kennedy DG, Fall PM et al.: The effect of aromatase inhibition on sex steroids, gonadotropins, and markers of bone turnover in older men. J Clin Endocrinol Metab 2001; 86: 2869–74.

Tenover JL: Testosterone replacement therapy in older adult men. Int J Androl 1999; 22: 300–206.

van Kesteren P, Lips P, Gooren LJ et al.: Long-term follow-up of bone mineral density and bone metabolism in transsexuals treated with cross-sex hormones. Clin Endocrinol (Oxf) 1998; 48: 347–54.

Veldhuis JD: Recent neuroendocrine facts of male reproductie aging. Exp Geront 2000; 35: 1281–1308.

Vermeulen A, Kaufman JM, Goemaere S, van Pottelberg I: Estradiol in elderly men. The Aging Male 2002; 5: 98–102.

Waldhauser F, Saletu B, Trinchard-Lugan I: Sleep laboratory investigations on hypnotic properties of melatonin. Psychopharmacol 1990; 100: 222–226.

Wang C, Swerdloff RS, Iranmanesh A et al. and the Testosterone Gel Study Group: Transdermal testosterone gel improves sexual function, mood, muscle strength and body composition parameters in hypogonadal men. J Clin Endocrinol Metab 2000; 85: 2839–2853.

Weaver DR, Reppert SM: The Mel1a melatonin receptor gene is expressed in human suprachiasmatic nuclei. Neuroreport 1996; 8: 109–112.

Zhdanova IV, Lynch HJ, Wurtman RJ: Melatonin: a sleep-promoting hormone. Sleep 1997; 20: 899–907.

11.1.2 Phytohormone

Claus Leitzmann

Auch wenn alle einer Meinung sind,
können alle Unrecht haben.

B. Russell

Vorbemerkungen

Die Komplementärmedizin ist weltweit ein zunehmendes Interessensgebiet für Patienten und Forscher. Viele Patienten, besonders in Europa, sind unzufrieden mit Therapien der chirurgisch und pharmakologisch orientierten Medizin. Sie verlangen natürliche Heilmittel, besonders bei chronischen Beschwerden. Vorteile dieser Behandlungsmethoden ergeben sich u.a. durch eine bessere Compliance und weniger Angst der Patienten sowie niedrigere Kosten. Der Einsatz dieser Mittel ist vertretbar und angebracht, wenn bestehende Symptome reduziert werden, die Produkte sicher sind und der Wirkmechanismus bekannt ist. Eine Reihe von Phytohormonen erfüllt diese Voraussetzungen.

Patienten verlangen natürliche Heilmittel, wie sie in der Natur vorkommen. Der Einsatz von Mitteln, die sich als wirksam und sicher erwiesen haben, ist vertretbar.

Phytohormone finden sich in einer Vielzahl von Pflanzen und damit auch in unseren Lebensmitteln. Besonders die Substanzgruppe der Phytoöstrogene ist Gegenstand von Untersuchungen in Tierexperimenten und Zellkulturen. Phytoöstrogene können an spezifische Hormonrezeptoren auf Körperzellen binden und dadurch entweder die Wirkung körpereigener Östrogene hemmen oder selbst deren Wirkung nachahmen. Die bisher gewonnenen Daten geben Aufschluss über die Mechanismen, wie Phytoöstrogene den Hormonstatus sowie Stoffwechselprozesse beeinflussen können. Epidemiologische Studien weisen darauf hin, dass durch die Aufnahme Phytoöstrogen-reicher Lebensmittel potenziell günstige Wirkungen für die Gesundheit, besonders bezüglich hormonbezogener Krebsarten, zu erwarten sind. Derzeit

liegen nur wenige Studien mit Männern vor. Die Daten zeigen, dass im Gegensatz zu Frauen, Phytoöstrogene bei Männern geringere Einflüsse auf Geschlechtshormone ausüben (Cassidy, 2003). Bei den Männern wurde erwartungsgemäß fast ausschließlich der Einfluss von Phytoöstrogenen auf die Entstehung von Prostatakrebs untersucht. Die wichtigsten Ergebnisse werden dargestellt.
Phytoöstrogene zählen zu den Polyphenolen und fallen in **drei Strukturklassen** (Kulling und Watzl, 2003):

- Lignane finden sich in Vollkorn, Ölsaaten, Obst und Gemüse und werden im Körper teilweise zu Enterodiol und Enterolacton umgewandelt. Die höchste Konzentration enthält Leinsamen.
- Coumestane sind in der Ernährung des Menschen von untergeordneter Bedeutung, da sie nur in Sprossen von Alfalfa, Klee und Soja enthalten sind. Das Coumestrol hat die höchste östrogene Wirkung aller Phytoöstrogene.
- Isoflavone befinden sich in Leguminosen, besonders in der Sojabohne und damit in Sojaprodukten. Die wichtigsten Isoflavonoide sind Genistein und Daidzein.

Sojaprodukte werden regelmäßig in größeren Mengen von Menschen in Asien verzehrt, die eine niedrigere Inzidenz von hormonabhängigen Krebserkrankungen aufweisen (Castle und Thrasher, 2002).
Von den Phytohormonen wurden besonders die Phytoöstrogene in Zusammenhang mit Prostatakrebs untersucht.

Phytoöstrogene und Prostatakrebs

Epidemiologische Studien mit Männern aus westlichen Ländern deuten darauf hin, dass der regelmäßige Verzehr von nichtfermentierten Sojaprodukten mit einem verringerten Prostatakrebsrisiko einhergeht (Committee on Toxicity, 2003). Die in Soja enthaltenen Phytoöstrogene können auf vielfältige Weise das Wachstum von Prostatakrebszellen beeinflussen (Moyad et al. 2001). Obwohl asiatische Männer die gleiche Inzidenz von latentem Prostatakrebs wie Männer in westlichen Ländern aufweisen, ist die Inzidenz von invasivem Prostatakrebs sowie die damit assoziierte Mortalität weitaus geringer (Adlercreutz und Mazur, 1997). Im Prostatagewebe asiatischer Männer lassen sich bis zu 17fach höhere Phytoöstrogenkonzentrationen nachweisen als bei Männern aus westlichen Ländern (Morton et al. 1997). In zwei Interventionsstudien mit Phytoöstrogen-reichen Lebensmitteln (Leinsamen und ein Sojagetränk) konnte jedoch kein Effekt auf die Menge an prostataspezifischem Antigen PSA im Serum festgestellt werden (Committee on Toxicity, 2003).

Phytoöstrogene als Bestandteil von Sojaprodukten könnten eine Rolle in der Prävention von Prostatakrebs spielen.

Die experimentellen Daten aus den verschiedenen Untersuchungen mit isoliertem Genistein am Tier und in Zelllinien sind uneinheitlich. Einige Forscher sehen die Hauptwirkung in der Unterbindung des Zellzyklus, andere in der Apoptose (Suzuki et al. 2002). Genistein könnte auch Peptide beeinflussen, die das Wachstum der Zelle steuern. Schließlich kann Genistein zur Erhöhung der Vitamin-D-Konzentration in Prostatazellen beitragen, welches zu einem reduzierten Risiko für Prostatakrebs führt (Messina, 2003).

Naturprodukte

Bevor einzelne Phytohormone isoliert und untersucht werden konnten, wurde eine Reihe von Naturprodukten besonders bei Prostatabeschwerden (gutartiger Vergrößerung der Prostata) eingesetzt (Katz, 2002). Dazu zählen Extrakte aus den Beeren einer nordamerikanischen Palme (Serenoa repens), aus Baumborke (Pygeum africanum), aus Kürbiskernen (Cucurbita pepo L), aus den Früchten einer Zwergpalme (Sabal serrulata) und aus den Blättern und Blüten von rotem Klee (Trifolium pratense). Inzwischen ist bekannt, dass roter Klee alle bekannten Isoflavone enthält. Die Einnahme der Extrakte führt zu einer erhöhten Isoflavonkonzentration im Blut und zu Verbesserungen bei Prostatabeschwerden. Eine Zusammenstellung der vielen auf dem Markt befindlichen Präparate zeigt große Unterschiede in der Isoflavonkonzentration (Setchell et al. 2001).

In der Naturheilkunde finden traditionell eine Reihe von Extrakten aus pflanzlichen Quellen bei Prostatabeschwerden Anwendung.
Sojaprodukte wurden traditionell nicht gezielt zur Behandlung von Prostatabeschwerden eingesetzt. Aus heutiger Sicht spielen sie aber seit Jahrhunderten vermutlich eine entscheidende Rolle in der Prävention von Prostatakrebs, denn Soja ist eine der ältesten Kulturpflanzen in Asien.

Bewertung und Empfehlungen

In der Diskussion um die günstigen Effekte der Phytoöstrogene darf nicht vergessen werden, dass die sie enthaltenden Pflanzen sowie die Vielzahl der Soja-Supplemente sehr unterschiedliche Konzentrationen der Wirkstoffe enthalten. Die Verarbeitung von Lebensmitteln kann die aktiven Komponenten deutlich verringern. Außerdem könnten weitere Faktoren für die niedrige Inzidenz von Prostatakrebs in asiatischen Ländern einen ähnlichen oder gar größeren Einfluss ausüben. Die Genetik als ursächliche Komponente scheidet allerdings bei Asiaten weitestgehend aus, da sie in westlichen Ländern vergleichbar häufig an Prostatakrebs leiden. Die höchste Rate an Prostatakrebs weisen übrigens Bewohner der USA afrikanischen Ursprungs auf (Messina, 2003), sodass hier ein genetischer Einfluss nicht auszuschließen ist.
Wegen der unzureichenden Datenlage sind kontrollierte Studien am Menschen erforderlich, bevor Phytoöstrogene als Mittel der Wahl in der Verhütung und Behandlung von Prostatakrebs eingesetzt werden. Da bei moderatem Einsatz keine nachteiligen Effekte durch einen erhöhten Konsum von Sojaprodukten und anderen Phytohormon-haltigen Lebensmitteln bekannt sind, spricht nichts dagegen, den Verzehr dieser Lebensmittel auch bei uns zu erhöhen. Ein günstiger Nebeneffekt wäre die Reduzierung des Risikos für koronare Herzerkrankungen und Osteoporose.
Aus den bisher vorliegenden klinischen und epidemiologischen Erkenntnissen wären täglich 15 g Sojaprotein und 50 mg Isoflavonoide ausreichend, um den genannten Krankheiten wirksam zu begegnen. Diese Menge an Inhaltsstoffen ist in zwei traditionellen Sojaportionen enthalten (Katz, 2002). Da Sojabohnen eine hervorragende Quelle für Vitamine, Mineral- und Ballaststoffe sind und ohnehin ein erhöhter Verzehr pflanzlicher Lebensmittel empfohlen wird (DGE et al. 2000), lassen sich mehrere wichtige gesundheitsfördernde Maßnahmen elegant zusammenführen (Watzl und Leitzmann, 1999).

Aufgrund der Datenlage und Erfahrungen wird u.a. zur Prävention von Prostatakrebs der Verzehr von Sojaprodukten empfohlen.

Literatur

Adlercreutz H, Mazur W: Phytoestrogens and western diseases. Ann Med 1997; 29: 95–120.

DGE (Deutsche Gesellschaft für Ernährung) et al.: Referenzwerte für die Nährstoffzufuhr. Umschau Braus, Frankfurt a.M., 2000.

Cassidy A: Potential risks and benefits of phytoestrogen-rich diets. Int J Vitam Nutr Res 2003; 73: 120–126.

Castle EP, Thrasher JB: The role of soy phytoestrogens in prostate cancer. Urol Clin N Am 2002; 29: 71–81.

Committee on Toxicity, Working Group on Phytoestrogens: Phytoestrogens and health. Food Standard Agency, London, 2003.

Katz AE: Flavonoid and botanical approaches to prostate health. J Altern Compl Med 2002; 8: 813–821.

Kulling SE, Watzl B: Phytoöstrogene. Ernähr Umschau 2003; 50: 234–239.

Messina MJ: Emerging evidence on the role of soy in reducing prostate cancer risk. Nutr Rev 2003; 4: 117–131.

Morton MS, Chan PSF, Cheng C et al.: Lignans and isoflavonoids in plasma and prostatic fluid in men: samples from Portugal, Hong Kong, and the United Kingdom. Prostate 1997; 32: 122–128.

Moyad MA, Sakre WA, Hirano D, Miller GJ: Complementary medicine for prostate cancer: effects of soy and fat consumption. Rev Urol 2001(Suppl. 2); 3: S20–S30.

Setchell KDR, Brown NM, Desai P et al.: Bioavailability of pure isoflavones in healthy humans and analysis of commercial soy isoflavone supplements. J Nutr 2001; 131(Suppl.): 1362S–1375S.

Suzuki K, Koike H, Matsui H et al.: Genistein, a soy isoflavone, induces glutathione peroxidase in the human

prostate cancer cell lines LNCAP and PC-3. Int J Cancer 2002; 99: 846–852.
Watzl B, Leitzmann C: Bioaktive Substanzen in Lebensmitteln. pp. 41–45, 91–96. Hippokrates, Stuttgart, 2. Aufl 1999.

11.2 Therapie von Erektionsstörungen

Eginhard Waldkirch, Stefan Ückert, Christian G. Stief

11.2.1 Einleitung

Die sich mit Erektionsstörungen (erektiler Dysfunktion oder ED) befassende Grundlagenforschung hat ihren Schwerpunkt im Bereich der peripheren und zentralen Mechanismen, die letztendlich zu einer Relaxation der glatten Muskulatur im Bereich der Schwellkörper (Corpora cavernosa) führen. Auf der Grundlage zunehmender Kenntnisse über die intrazelluläre Signalübertragung im Rahmen der Tonusregulation glatter, kavernöser (Schwellkörper-)Muskulatur hat sich die Therapie von Erektionsstörungen in den letzten zwei Jahrzehnten von der Chirurgie (z.B. Penisimplantat) und der intrakavernösen (Schwellkörperautoinjektionstherapie bzw. SKAT) oder intraurethralen (Einführen von Mikrokapseln in die Harnröhre) Applikation vasoaktiver Medikamente hin zur oralen, medikamentösen Therapie entwickelt. Heutzutage ist die Wirksamkeit von so genannten Phosphodiesterase-5-Inhibitoren (PDE-5-Inhibitoren, z.B. Viagra®, Levitra®, Cialis®; peripherer Wirkansatz; Ückert et al. 2001, Rotella 2002) und des zentral wirksamen Dopamin-Rezeptor-Agonisten Apomorphin (z.B. Ixense®, Uprima®) nach sexueller Stimulation erwiesen. Der alpha-Adrenozeptorantagonist Phentolamin (Vasomax®, peripherer Wirkansatz) befindet sich zur Zeit noch in klinischer Erprobung.

Vor einer symptomatischen Behandlung von Erektionsstörungen muss eine mögliche, kausal therapierbare und therapiepflichtige Genese (z.B. Diabetes mellitus, Fettstoffwechselstörungen, Hypogonadismus) ausgeschlossen werden. Ebenso können eine Reihe verschiedener Medikamente (z.B. Antihypertensiva, Psychopharmaka, Antihistaminika, Lipidsenker, Analgetika und Medikamente mit endokriner Wirkung) einen negativen Einfluss auf die Erektionsfähigkeit haben. Bei reiner oder überwiegend psychogener Ursache besteht die Möglichkeit einer Sexualtherapie.

Eine Testosteronsubstitutionstherapie (z.B. Andriol®, Testoderm®, Androderm®, Testogel®, Testoviron®) sollte nur bei nachgewiesenem Testosteronmangel durchgeführt werden. Die Wirksamkeit einer Testosteronsubstitution zur Therapie einer mit Hypogonadismus assoziierten Erektionsstörung ist bezüglich der Behandlung der Erektionsstörung in einigen Fällen erfolgreich.

Sexuelle Aktivität kann körperlich belastend sein und mit einer deutlich erhöhten Herzfrequenz und kardialer Belastung einhergehen. Aus diesem Grund sollten vor medikamentöser Therapie einer Erektionsstörung insbesondere bei Risikopatienten ein erhöhtes kardiovaskuläres Risiko, respektive schwere kardiovaskuläre Erkrankungen wie instabile Angina pectoris oder schwere Herzinsuffizienz (New York Heart Association III oder IV), ausgeschlossen werden.

11.2.2 Orale Therapie

Phosphodiesterase-(5)-Inhibitoren

Die oral verabreichten Phosphodiesterase-(5)-Inhibitoren entfalten ihre Wirkung über die Hemmung des Abbaus der entsprechenden intrazellulären Enzyme (Phosphodiesterasen), wodurch es durch einen Anstieg intrazellulärer Botenstoffe über eine komplexe Kaskade nach sexueller Stimulation zur Relaxation der glatten Schwellkörpermuskulatur kommt. Nebenwirkungen und Kontraindikationen der einzelnen PDE-5-Inhibitoren lassen sich durch die Schlüsselfunktionen der Phosphodiesterasen (Soderling und Beavo, 2000) und die Isoenzymverteilung innerhalb verschiedener Organe des Körpers erklären.

Die gleichzeitige Anwendung von PDE-5-Inhibitoren und Nitratverbindungen und/oder NO-Donatoren ist absolut kontraindiziert, da hier ein synergistischer Effekt zur Vasodilatation und möglicherweise zu einer schweren Hypotension führen kann.

Sildenafil-Citrat

Der PDE-5-Inhibitor Sildenafil-Citrat (Viagra®; Boolell et al. 1996) wurde ursprünglich auf der Jahrestagung der American Urological Association 1996 präsentiert. Die Markteinführung erfolgte 1998 in den USA und hat seither die medikamentöse Therapie von Erektionsstörungen revolutioniert. Die **Wirksamkeit** von Viagra® wurde in verschiedenen randomisierten, plazebokontrollierten klinischen Studien mit über 3000 Teilnehmern bei unterschiedlicher Genese der Erektionsstörungen (psychogen, Diabetes mellitus, Rückenmarksverletzungen, bei Zustand nach Operationen im kleinen Becken, ohne identifizierbare organische Ursache) nachgewiesen.

Viagra® ist in einer **Dosierung** von 25, 50 und 100 mg erhältlich und sollte ca. eine Stunde vor sexueller Aktivität eingenommen werden. Die maximale Plasmakonzentration wird innerhalb einer Stunde erreicht, die klinische Wirkungsdauer beträgt ca. acht bis zehn Stunden. Die Ansprechrate unter sexueller Stimulation (Anteil der Patienten, die nach Einnahme von Viagra® eine für den Geschlechtsverkehr ausreichende Erektion hatten) ist abhängig von der Genese der Erektionsstörung und liegt zwischen 43–52 % (z.B. Patienten mit Diabetes mellitus oder Zustand nach Operationen oder Bestrahlungen von bösartigen Tumoren im kleinen Becken) und 84 % (z.B. Patienten mit einer mehrheitlich psychogenen Ursache der Erektionsstörung).

Die am häufigsten genannten **Nebenwirkungen** (Goldstein et al. 1998, Brock 2000) sind Kopfschmerzen (18 %), Hautrötung (18 %), Dyspepsie (6 %), eine verstopfte Nase (5 %) und verändertes Farbensehen (Blausehen, 2 %). Diese Nebenwirkungen lassen sich dadurch erklären, dass die Phosphodiesterase 5 nicht nur im Schwellkörper, sondern z.B. auch in Gefäßwänden und im Gastrointestinaltrakt vorkommt (Traish et al. 1998). Zusätzlich ist bekannt, dass Viagra® die Phosphodiesterase 6 hemmt, ein Enzym, das im Rahmen der Farbwahrnehmung eine wesentliche Rolle spielt.

Durch den Wirkmechanismus ist, wie bereits erwähnt, die Einnahme von Sildenafil (und anderer PDE-5-Inbibitoren) bei Patienten, die zusätzlich Nitrate einnehmen, absolut kontraindiziert, da hier ein synergistischer Effekt zur Vasodilatation und möglicherweise zu einer schweren Hypotension führen kann. Weitere **Kontraindikationen** sind unter anderem: schwere kardiovaskuläre Vorerkrankungen, Hypotonie, Retinitis pigmentosa.

Seit Markteinführung gab es mehr als 500 **Todesfälle** im Zusammenhang mit der Einnahme von Sildenafil, also ca. 50 Todesfälle pro einer Million Verordnungen (Mitka, 2000). Einige dieser Fälle sind auf die gleichzeitige Einnahme von Nitraten zurückzuführen. Die entsprechende Anzahl Todesfälle bei der lokalen, intrakavernösen oder transurethralen Gabe von Prostaglandin E_1 ist wesentlich niedriger und liegt bei 4,5 bzw. 1,5 (Nelson et al. 1999; Cohen, 2001). Weitere Untersuchungen konnten einen Effekt von Sildenafil auf Koronararterien und im Myokardgewebe nachweisen, der möglicherweise die Nebenwirkungen erklären könnte (Stief et al. 2000). Andererseits zeigte sich in der Häufigkeit des Auftretens von instabiler Angina pectoris und Myokardinfarkten bei Patienten, die an einer koronaren Herzerkrankung leiden und keine Nitratpräparate einnehmen, kein Unterschied bei Einnahme von Plazebo gegenüber Sildenafil (Conti et al. 1999). Auch liegt nahe, dass durch die Wiederaufnahme sexueller Aktivitäten bei Männern, die eine eingeschränkte koronare Durchblutung aufweisen, das Risiko, einen Myokardinfarkt zu erleiden, von sich aus erhöht ist (Zusman et al. 1999).

Patienten, die an einer kardiovaskulären Erkrankung oder einer eingeschränkten ventrikulären Funktion leiden, sollten besonders vorsichtig bezüglich der Einnahme von Sildenafil und anderen PDE-5-Inhibitoren beraten werden, um schwerwiegende kardiale Ereignisse zu vermeiden.

Vardenafil

Vardenafil (Levitra®) ist ein neuer PDE-5-Inhibitor, der ungefähr zehnfach potenter die Hydrolyse von cGMP durch die Phosphodiesterase 5 inhibiert als Sildenafil (IC50 = 0,7 nM gegenüber 6,6 nM). Zusätzlich zeigt sich Levitra® selektiver für PDE5 als PDE1 und PDE6 im direkten Vergleich mit Sildenafil gemessen am Verhältnis des IC50-Wertes (Saenz de Tejada et al. 2001).
Levitra® ist in **Dosierungen** von 10 und 20 mg erhältlich, ca. 50 % der Patienten erreichen eine Erektion unter sexueller Stimulation 30 Minuten nach Einnahme des Medikaments. Die klinische Wirkungsdauer überschreitet die Plasmahalbwertszeit von vier bis fünf Stunden (Bischoff et al. 2002).
Die am häufigsten genannten **Nebenwirkungen** sind denen von Viagra® vergleichbar mit Ausnahme der Farbsehstörungen (Young et al. 2001): Hautrötung (6–10 %), Kopfschmerzen (8 %), Dyspepsie (5 %), verstopfte Nase (< 6 %).
Die **Wirksamkeit** von Levitra® wurde in verschiedenen randomisierten, plazebokontrollierten klinischen Studien bei Patienten mit Erektionsstörungen unterschiedlicher Ätiologie und Ausprägung nachgewiesen. In Abhängigkeit der Ausprägung der Erektionsstörung lag die Ansprechrate zwischen 40 und 79 % in der Dosierung von 20 mg. Die Erfolgsraten bei an Diabetes mellitus erkrankten bzw. prostatektomierten Patienten betrug jeweils 72 bzw. 65 % (Goldstein et al. 2001, Brock et al. 2002).
Bezüglich der **Verträglichkeit** von Levitra® bei kardiovaskulären Risikopatienten zeigte die Kombination Nitroglyzerin mit Levitra® 10 mg nur minimale Veränderungen bei Blutdruck und Herzfrequenz, die vergleichbar mit denen einer plazebokontrollierten Gruppe (Nitroglyzerin und Plazebo) waren (Mazzu et al. 2001; Thadani und Mazzu, 2002). Auch wurde Levitra® von Patienten, die zusätzlich eine antihypertensive Medikation (Diuretika, Betablocker, Kalziumantagonisten oder ACE-Hemmer) einnahmen, gut toleriert und war wirksam. Die Verbesserung der erektilen Funktion durch Levitra® war unabhängig vom Alter und von der Ätiologie der Erektionsstörung.

Levitra® zeigt einen raschen Wirkungsbeginn, eine verlängerte Plasmahalbwertszeit, geringe Interaktionen im Zusammenhang mit Nahrungsaufnahme und Alkohol sowie eine gute Verträglichkeit und Arzneimittelsicherheit.

Tadalafil

Ein ebenfalls neu zugelassener PDE-5-Inhibitor ist Tadalafil (Cialis®). Cialis® zeigt eine wesentlich geringere Affinität gegenüber anderen PDE-Isoenzymen als Viagra® und Levitra® (Eardly und Cartledge, 2002), mit Ausnahme der PDE11a. Die physiologische Bedeutung der PDE11a, die vor allem in der Prostata, den Hoden und der Skelettmuskulatur nachweisbar ist, ist zum jetzigen Zeitpunkt nicht vollständig geklärt (Yuasa et al. 2000).
Cialis® ist in den **Dosierungen** 10 und 20 mg erhältlich, ca. 47 % der Patienten erreichen eine Erektion unter sexueller Stimulation 20 Minuten nach Einnahme des Medikaments in einer Dosierung von 20 mg. Bei einer Plasmahalbwertszeit von 17,5 Stunden beträgt die klinische Wirkungsdauer 24 bis zu 36 Stunden.
In plazebokontrollierten Studien mit über 4000 Teilnehmern konnte zusätzlich gezeigt werden, dass 73 % der Patienten eine für den Geschlechtsverkehr ausreichende Erektion erreichten. Unter Diabetikern verbesserte sich die erektile Funktion bei 64 % der Patienten, die Cialis® in einer Dosierung von 20 mg einnahmen.
Zu den am häufigsten genannten **Nebenwirkungen** zählen Kopfschmerzen (14,5 %), Dyspepsie (12,3 %) und eine verstopfte Nase (4,3 %). Im Gegensatz zu Viagra® und Levitra® traten nach der Einnahme von Cialis® bei bis zu 5,7 % der Patienten Myalgien auf. Hierfür könnte die inhibierende Wirkung von Cialis® auf die PDE11a

verantwortlich sein (Gebekor, 2001). Die Nebenwirkung war bei wiederholter Gabe des Medikaments rückläufig (Brock et al. 2002). In einer Dosierung von 20 mg hatte Cialis® keinen signifikanten Effekt auf Blutdruck oder Herzfrequenz, auch war keine erhöhte Inzidenz von Myokardinfarkten in allen klinischen Studien nachweisbar (Emmick et al. 2002). Interaktionen zwischen Cialis® und organischen Nitraten zeigten nur einen mäßigen synergistischen Effekt auf die Reduktion des mittleren systolischen bzw. diastolischen Blutdrucks. Jedoch sollte Cialis® wie auch Viagra® und Levitra® nicht in Kombination mit Nitraten verabreicht werden, da mögliche Nebenwirkungen dieser PDE-5-Inhibitoren auf das Myokard noch nicht endgültig geklärt sind (Andersson und Stief, 2000).

Cialis® zeichnet sich durch eine lange klinische Wirkungsdauer (bis zu 36 Stunden) und eine Einnahme unabhängig von Nahrungsaufnahme oder Alkoholgenuss für die Behandlung einer leichten bis schweren Erektionsstörung aus. Auch lässt Cialis® aufgrund der langen klinischen Wirkungsdauer einen gewissen Grad an Spontaneität zu.

Dopamin-Rezeptor-Antagonisten

Apomorphin

Ursprünglich wurde Apomorphin zur Behandlung von Symptomen psychologischer Erkrankungen bzw. zur Linderung von Dyskinesien im Rahmen von Epilepsie oder der Parkinson-Erkrankung verwendet. In den sechziger Jahren wurde erstmals der dopaminerge Effekt von Apomorphin entdeckt (Cotzias et al. 1967, Lal 1988). Im Gegensatz zu den PDE-5-Inhibitoren und den Alpha-Adrenozeptorantagonisten wirkt Apomorphin als zentraler Dopamin-Rezeptor-Agonist vermutlich ausschließlich im Bereich des zentralen Nervensystems. Es gilt als wahrscheinlich, dass es durch eine Bindung an dopaminerge Rezeptoren u.a. im Bereich des Hypothalamus über die zentrale und spinale Freisetzung von Oxytocin zu einer Stimulation der penilen Erektion kommt (Mazzu et al. 2001).

Apomorphin HCl/SL (Ixense®, Uprima®) ist in einer **Dosierung** von 2 und 3 mg erhältlich und wird sublingual verabreicht. Die Wirkung tritt unter sexueller Stimulation nach ca. 10–20 Minuten ein, die klinische Wirkungsdauer beträgt ungefähr zwei bis drei Stunden.

In plazebokontrollierten Studien mit über 4000 Patienten konnte gezeigt werden, dass 47 % der Patienten mit einer leichten bis mittleren Erektionsstörung unter sexueller Stimulation und Gabe von 3 mg Apomorphin eine Erektion bekamen und 60 % aller Versuche, Geschlechtsverkehr (ausreichende Erektion zur vaginalen Penetration) durchzuführen, erfolgreich waren. Die Wirkung war unabhängig von Nahrungsaufnahme oder Alkoholgenuss.

Die kontinuierliche Einnahme zeigte eine Verbesserung der Erektionsfähigkeit mit gleichzeitiger Reduktion der Wahrscheinlichkeit von **Nebenwirkungen** (Porst, 1996). Auch bei Patienten mit Begleiterkrankungen wie arterieller Hypertonus oder Diabetes mellitus wurde Apomorphin erfolgreich getestet. Zu den am häufigsten genannten Nebenwirkungen zählen Übelkeit (13 %), Schwindel (7 %), Kopfschmerzen (5,5 %), Schwitzen (4 %) und Synkopen (< 1 %). Im Rahmen der empfohlenen Dosierungen von 2 und 3 mg traten Synkopen nur bei 0,6 % der Patienten auf (Buvat und Montorsi, 2001). Interaktionen mit Nitraten oder antihypertensiven Medikamenten wurden genauso wenig wie Myokardinfarkte oder zerebrovaskuläre Ereignisse beobachtet. Die Wahrscheinlichkeit für das Auftreten von Nebenwirkungen reduziert sich bei fortgesetzter Einnahme des Medikaments.

Alpha-Adrenozeptorenblocker

Phentolamin

Seit über 40 Jahren ist Phentolamin für die Behandlung von arteriellem Hypertonus im Rahmen von Phäochromozytomen zugelassen. Seit 1984 wird Phentolamin Mesylat zur intrakavernösen Injektion (SKAT) bei Erektionsstörungen verwendet. Im Rahmen von plazebokontrollierten Studien wurde Phentolamin (Vasomax®) als oral zu gebendes Medikament zur Behandlung von leichten bis mittelschweren Erektionsstörungen auf Sicherheit und Wirksamkeit getestet. Vasomax® weist als α-Adrenozeptorblocker eine hohe Affinität zu α1- und α2-Rezeptoren auf, die im Rahmen der autonomen Kontrolle der erektilen Funktion eine wesentliche Rolle spielen (Becker et al. 2002, Traish et al. 1998).

Nach oraler Gabe soll innerhalb von 30 Minuten eine ausreichende Blockade der α-Adrenozeptoren im Bereich der Schwellkörper eintreten. Nach Gabe von 40 bzw. 80 mg Vasomax® berichteten 55 % bzw. 60 % der Patienten über eine ausreichende Erektion.

Zu den am häufigsten genannten **Nebenwirkungen** zählten Rhinitis (18 %) und Kopfschmerzen (5,5 %), insgesamt traten Nebenwirkungen bei weniger als 2 % der Patienten bei einer Dosierung von 40 mg auf (Goldstein, 1999; Goldstein et Vasomax Study Group, 1998). Vasomax® befindet sich zur Zeit jedoch noch in der klinischen Erprobungsphase und ist noch nicht zugelassen.

Yohimbin

Eine weitere oral wirksame Medikation ist Yohimbin (Yohimbin-HCl®, Yohimbin Spiegel®). Der Wirkmechanismus beruht auf einer Blockade zentraler α-2-Adrenozeptoren und einer damit verbundenen Erhöhung von erektionsfördernden Efferenzen.

Yohimbin sollte, bei Abwesenheit von Nebenwirkungen, zunächst in einer **Dosierung** von 3 × 5 mg (Anfangsdosis über drei Tage) verordnet werden. Anschließend ist eine Steigerung auf 3 × 10 mg (Erhaltungsdosis) möglich. Eine Verbesserung der Erektionsstörung tritt häufig erst nach ca. 14 Tagen auf, die Einnahme sollte mindestens über sechs Wochen erfolgen (Vogt et al. 1997).

In einer Metaanalyse publizierter Studien (Ernst und Pittler, 1998) wurde die **Wirksamkeit** einer Therapie mit Yohimbin nachgewiesen. Entscheidend ist die Indikationsstellung zur Yohimbintherapie: Signifikante Verbesserungen der erektilen Funktion traten vor allem bei Patienten mit psychogenen oder grenzwertig organogenen Befunden auf (Hartmann, 1997).

Zu den am häufigsten genannten **Nebenwirkungen** zählen Unruhe, Händezittern, Schlafstörungen und eine verstopfte Nase. Zusätzlich werden Blutdruckerhöhungen genannt, unsere eigenen Erfahrungen sprechen jedoch eher für eine Erniedrigung des Blutdrucks. Aus diesem Grund sollte im Rahmen von Nachsorgeterminen eine regelmäßige Kontrolle des Blutdrucks erfolgen.

11.2.3 Intraurethrale Therapie

Die intraurethrale Applikation von Prostaglandin E_1 (PGE_1, MUSE®; Porst, 1996) wurde zunächst 1996 in den USA und 1999 in Deutschland zugelassen. Die Wirkung erfolgt lokal über eine Relaxation der glatten Muskulatur im Bereich der Schwellkörper. Über einen sterilen Applikator wird die in einer Mikrokapsel enthaltene Wirksubstanz in der Harnröhre abgeworfen und gelangt von dort über das, die Harnröhre umgebende Corpus spongiosum in die Corpora cavernosa. Der gleiche Wirkstoff ist auch zur direkten Injektion in die Schwellkörper im Rahmen der so genannten Schwellkörperautoinjektionstherapie (SKAT, Caverject®) zugelassen (s. unten).

MUSE® steht in einer **Dosierung** von 250, 500 und 1000 μg zur Verfügung, wobei 1000 μg MUSE® ungefähr dem erektionsinduzierenden Effekt von 20 μg intrakavernös injiziertem PGE_1 entspricht.

Die Akzeptanz der Wirkstoffgabe über die Harnröhre wird als gut beschrieben (Nelson et al. 1999). Zu den **Wirkungsraten** stehen unterschiedliche Daten zur Verfügung: In einigen Fällen wurde ein erektionsinduzierender Effekt in bis zu über 70 % der Anwendungen beobachtet (Guay et al. 2000, Nelson et al. 1999). Die Ansprechraten bei direkter Injektion in die Schwellkörper (SKAT) sind jedoch deutlich höher (Nelson et al. 1999).

Zu den am häufigsten genannten lokalen **Nebenwirkungen** zählen penile Schmerzen (24 %), urethrale Schmerzen (19 %) und Hämaturie (5,1 %). Priapismen und Fibrosen sind nicht oder nur selten zu erwarten. Systemische Nebenwirkungen sind selten und dosisabhängig (Schwindel 1,9 %, unter Umständen Hypotonie).

Kontraindikationen bestehen bei Überempfindlichkeit gegenüber dem Wirkstoff, Penisanoma-

lien (Harnröhrenstriktur, schwere Hypospadie, Penisdeviation), Balanitis oder Urethritis, erhöhtem Risiko für das Auftreten eines Priapismus (z. B. Sichelzellanämie), aber auch bei instabilem kardiovaskulärem oder zerebrovaskulärem Zustand.
Insgesamt gilt die transurethrale Applikation von MUSE® jedoch als gut verträglich und sicher.

11.2.4 Schwellkörperautoinjektionstherapie (SKAT)

Im Jahr 1982 wurde erstmals über die intrakavernöse Injektion von Pharmaka zur Behandlung der Erektionsschwäche berichtet. Heute stehen verschiedene Wirkstoffe bzw. Wirkstoffkombinationen zur Verfügung, u. a. Prostaglandin E_1 (PGE_1, Caverject®) und die Kombination Papaverin/Phentolamin (Androskat®, in Deutschland nicht zugelassen). Die Schwellkörperautoinjektionstherapie wurde durch die Einführung der o. g. oral wirksamen Therapiemöglichkeiten weitgehend verdrängt. Jedoch ist die sehr wirksame und bei sachgemäßer Anwendung nebenwirkungsarme Injektionstherapie für Patienten, bei denen eine orale, systemische Therapie kontraindiziert oder unwirksam ist, eine gute Alternative.
Die **Wirkmechanismen** der einzelnen Substanzen werden wie folgt beschrieben:
Papaverin wirkt auf intrazellulärer Ebene der Botenstoffe als nichtselektiver Phosphodiesteraseinhibitor und führt über eine Kalziumverarmung zur Relaxation der glatten Schwellkörpermuskulatur. Phentolamin hingegen gilt als nichtspezifischer α-Adrenozeptorblocker, entfaltet also seine lokale Wirkung nach Injektion in das Schwellkörpergewebe auf Rezeptorebene. Alleine verabreicht, bewirkt Phentolamin keine ausreichende Erektion, die Kombination aus Phentolamin und Papaverin stellt jedoch eine wirkungsvolle, lokale Therapieoption der Erektionsschwäche dar. Über die lokale, erektionsauslösende Wirkung von Prostaglandin E_1 wurde erstmals 1986 berichtet. Die Bindung erfolgt an spezifischen, zellmembranständigen Rezeptoren und führt über eine komplexe intrazelluläre Regulationskaskade zu einer Entspannung der Schwellkörpermuskulatur.

Die Kombination aus Papaverin (15 mg/ml) und Phentolamin (0,5 mg/ml) steht in einer **Dosierung** von 0,2 ml bis zu 2 ml als Androskat® (in Deutschland nicht zugelassen), Prostaglandin E_1 (PGE_1, Caverject®) in einer Dosierung von 5–20 µg zur Verfügung.

Bei der Schwellkörperautoinjektionstherapie ist zunächst eine Austestung der optimalen, individuellen Dosierung sowie eine ausführliche ärztliche Einweisung in die Anwendung unabdingbar.

Die Wirkung der **Kombination von Phentolamin und Papaverin** ist mit Ansprechraten von 60–90 % in zahlreichen klinischen Studien gut dokumentiert. Gute Ergebnisse werden insbesondere bei Patienten mit neurogener oder psychogener erektiler Dysfunktion erreicht. Die Wirksamkeit des Kombinationspräparats entspricht der von Prostaglandin E_1. Zu den am häufigsten genannten lokalen Nebenwirkungen zählen verlängerte Erektionen (Priapismus, ca. 0,3–7 % der Patienten) und andere lokale Komplikationen (Schwellkörperfibrosen, Penisverkrümmungen, Schmerzen; ca. 1–7 %). Bei Patienten mit Alkoholabusus oder Leberschäden sollte die Indikation zur Therapie mit Phentolamin und Papaverin zurückhaltend gestellt werden.
Das zur Schwellkörperautoinjektion in Deutschland zugelassene **Prostaglandin E_1** (Caverject®) zeigt Ansprechraten von 70 bis über 90 %. Häufigste Nebenwirkungen sind Schmerzen im Penisbereich (3–40 %), Schwellkörperveränderungen (Fibrose, Penisverkrümmungen, Verhärtungen; ca. 1–9 %) und verlängerte Erektionen (ca. 3 % der Patienten). In der Literatur ist eine deutlich bessere Wirksamkeit der intrakavernösen im Vergleich zur intraurethralen Anwendung von Prostaglandin E_1 dokumentiert (Nelson et al. 1999).

Sollte bei maximaler Dosierung von Phentolamin/Papaverin oder Prostaglandin E_1 keine für den Geschlechtsverkehr ausreichende Erektion zu erreichen sein, ist eine Kombination der drei Wirkstoffe (Triple-Mix)

möglich. Hierbei ergaben sich hohe Ansprechraten von über 90 %, unter Umständen ist eine Reduzierung der Einzeldosierungen und dadurch der mit den entsprechenden Wirkstoffen verbundenen Nebenwirkungen möglich.

Literatur

Andersson K-E, Stief CG: Penile erection and cardiac risk: Pathophysiologic and pharmacologic mechanisms. Am J Cardiol 2000; 86 (Supplement): 23F–26F.

Becker AJ, Ückert S, Stief CG et al.: Cavernous and systematic plasma levels of norepinephrine and epinephrine during different penile conditions in healthy males and patients with erectile dysfunction. Urology 2002; 59: 281–286.

Bischoff E, Mondritzki T, Niewoehner et al.: Vardenafil improved erections in rabbits longer than expected from plasma half-life. Int J Impot Res 2002; 14 (Suppl. 4): S42.

Boolell M, Allen MJ, Ballard S et al.: Sildenafil: An orally active type 5 cGMP-specific phosphodiesterase inhibitor for the treatment of penile erectile dysfunction. Int J Impot Res 1996; 8: 47–52.

Brock G: Sildenafil citrate. Drugs of today 2000; 36: 125–134.

Brock G, Padma-Nathan H, Seger M: Efficacy and tolerability of vardenafil in men with erectile dysfunction following radical prostatectomy. Eur Urol 2002; 1 (Suppl. 1): 152.

Brock GB, McMahon CG, Chen KK et al.: Efficacy and safety of tadalafil for the treatment of erectile dysfunction: Results of integrated analyses. J Urol 2002; 168: 1332–1336.

Buvat J, Montorsi F: Safety and tolerability of Apomorphin SL in patients with erectile dysfunction. BJU Int 2001; 88 (Suppl. 3): 30–35.

Cohen JS: Comparison of FDA reports of patient death associated with sildenafil and with injectable alprostadil. Ann Pharmacother 2001; 35: 285–288.

Conti CR, Pepine cJ, Sweeny M: Efficacy and safety of sildenafil citrate in the treatment of erectile dysfunction in patients with ischemic heart disease. Am J Cardiol 1999; 83: 29C–34C.

Cotzias GC, van Woert MH, Schiffer LM: Aromatic aminom acids and modification of parkinsonism. N Engl J Med 1967; 276: 374–379.

Eardly I, Cartledge J: Tadalafil (CIALIS™) for men with erectile dysfunction. Int J Clin Pract 2002; 56:300–304.

Emmick JT, Stuewe SR, Mitchell M: Overview of the cardiovascular effects of tadalafil. Eur Heart J 2002; 4 (Suppl. H): H32–H47.

Ernst E, Pittler MH: Yohimbine for erectile dysfunction: A systematic review and meta-analysis of randomized clinical trials. J Urol 1998; 159: 433–436.

Gebekor E, Bethell S, Fawcett L: Selectivity of sildenafil and other phosphodiesterase type 5 inhibitors against all human phosphodiesterase families. Eur Urol 2001; 1 (Suppl. 1): 63.

Goldstein I: First-line therapy: Alpha-adrenergic receptor antagonists – clinical. Podium presentation, Masters Course in Erectile Dysfunction, Boston MA, USA, 29.06. – 30.06.1999, Coordinated by Ithaka Center for Postgraduate Medical Education.

Goldstein I and the VASOMAX Study Group: Efficacy and safety of oral phentolamine (VASOMAX) for the treatment of minimal erectile dysfunction. J Urol 1998; 159 (Suppl.): 240.

Goldstein I, Lue TF, Padma-Nathan H et al.: Oral sildenafil in the treatment of erectile dysfunction. N Engl J Med 1998; 338: 1397–1404.

Goldstein I, Yuong J, Fischer J: Vardenafil: A new highly selective PDE5 inhibitor improves erectile function in patients with diabetes mellitus. Diabetes 2001; 50 (Suppl. 2): A114.

Guay A, Perez JB, Velasquez E et al.: Clinical experience with intraurethral alprostadil in the treatment of men with erectile dysfunction. Eur Urol 2000 ; 38 : 671–676.

Hartmann U: Psychologische Diagnostik und Sexualanamnese. In: Stief CG, Hartmann U, Höfner K, Jonas U (Hrsg.): Erektile Dysfunktion. S. 105–115. Springer, Berlin Heidelberg New York, 1997.

Lal S: Apomorphin in the evaluation of dopaminergic function in man. Prog Neuropsychopharmacol Biol Psychiatry 1988; 12: 117–164.

Mazzu A, Nicholls A, Zinny M: Vardenafil: A new highly selective PDE5 inhibitor interacts minimally with nitroglycerin in healthy middle-aged subjects. Int J Impot Res 2001; 13 (Suppl. 5): S64.

Mitka M: Some men who take VIAGRA™ die – why? JAMA 2000; 283: 590–591.

Nelson RP, Barada JH, Costabile RA et al.: Does renewed sexual activity increase cardiac morbidity? Meta-analysis of the experience with MUSE™. J Urol 1999; 161 (No. 4, Suppl.): 215.

Padma-Nathan H, Hellstrom WJG, Kaiser FE et al.: Treatment of men with erectile dysfunction with transurethral alprostadil. N Engl J Med 1997; 336: 1–7.

Porst H: The rationale for prostaglandin E1 in erectile failure: A survey of worldwide experience. J Urol 1996; 155: 802–815.

Rampin O: Mode of action of a new oral treatment for erectile dysfunction: Apomorphin SL. BJ Int 2001; 88 (Suppl. 3): 22–24.

Rotella P: Phosphodiesterase 5 inhibitors: Current status and potential applications. Nat Rev Drug Discov 2002; 1: 674–682.

Saenz de Tejada I, Angulo J, Cuevas P et al.: The phosphodiesterase inhibitor selectivity and the in vitro and in vivo potency of the new PDE5 inhibitor vardenafil. Int J Impot Res 2001; 13: 282–290.

Soderling SH, Beavo JA: Regulation of cAMP and cGMP signaling: New phosphodiesterases and new functions. Curr Opin Cell Biol 2000; 12: 174–179.

Stief CG, Padley RJ, Perdok RJ, Sleep DJ: Cross-study review of the clinical efficacy of Apomorphin SL 2 and 3 mg: pooled data from the three placebo-controlled, fixed-dode crossover studies. Eur Urol 2002; 1 (No. 3, Suppl.): 12–20.

Stief CG, Ückert S, Becker AJ et al.: Effects of sildenafil on cAMP and cGMP levels in isolated human cavernous and cardiac tissue. Urology 2000; 55: 146–150.

Thadani U, Mazzu A: Exercise-induced ischemia was not adversely affected by vardenafil during exercise stress test in men with coronary artery disease. Eur Urol 2002; 1 (Suppl.1): 151.

Traish A, Gupta S, Gallant C et al.: Phentolamine mesylate relaxes penile corpus cavernosum tissue by adrenergic and non-adrenergic mechanisms. Int J Impot Res 1998; 10: 215–223.

Ückert S, Küthe A, Stief CG, Jonas U: Phosphodiesterase isoenzymes as pharmacological targets in the treatment of male erectile dysfunction. World J Urol 2001; 19: 14–22.

Vogt HJ, Brandl P, Kockott G et al.: Double-blind, placebo-controlled safety and efficacy trial with yohimbine hydrochloride in the treatment of nonorganic erectile dysfunction. Int J Impot Res 1997; 9: 155–161.

Young J, Auerbach S, Porst H: Vardenafil, a new selective PDE inhibitor, significantly improved all IIEF domains and showed favourable safety profile in patients with erectile dysfunction over 12 weeks. J Urol 2001; 165 (No. 5, Suppl.): 224.

Yuasa K, Kotera J, Fujishige K et al.: Isolation and characterization of two novel phosphodiesterase PDE11A variants showing unique structure and tisse-specific expression. J Biol Chem 2000; 275: 31469–31479.

Zusman RM, Morales A, Glaser DB, Osterloh IA: Overall cardiovascular profile of sildenafil citrate. Am J Cardiol 1999; 83: 35C–44C.

11.3 Therapie der Infertilität

11.3.1 Medikamentöse Therapiemöglichkeiten

Gerd Haidl

Einleitung

Mit der Einführung der ICSI (Intracytoplasmatische Spermatozoeninjektion) wurde die Behandlung der männlichen Infertilität revolutioniert. Damit steht eine Methode zur Verfügung, die auch bei Partnerinnen von Männern mit hochgradig verminderter Spermienzahl und -beweglichkeit oder sogar bei vollständigem Fehlen von Spermatozoen im Ejakulat (Azoospermie) eine Schwangerschaft ermöglichen kann.

In den letzten Jahren hat sich aufgrund der begrenzten Möglichkeiten der medikamentösen Therapie der eingeschränkten männlichen Fertilität der Schwerpunkt der andrologischen Therapieansätze immer mehr zur IVF (In-vitro-Fertilisation) und ICSI verlagert.

Jedoch würden die meisten Paare einen einfacheren Weg zur Erfüllung ihres Kinderwunsches vorziehen anstelle der aufwendigen ICSI-Methode. Darüber hinaus würde die Anwendung der assistierten Fertilisationstechniken bei jedem infertilen Paar zweifellos eine Überbehandlung darstellen. Daher sollten die konservativen Behandlungsmethoden nicht von vornherein ausgeschlossen werden. Im Folgenden soll eine

Übersicht über die Vielzahl beschriebener Therapieverfahren in der Andrologie mit entsprechender Bewertung gegeben werden, wobei berücksichtigt werden soll, dass in den meisten Fällen ein Wirkungsnachweis entsprechend den Vorgaben der Evidenz-basierten Medizin in plazebokontrollierten, prospektiven, randomisierten Doppelblindstudien nicht erbracht werden konnte.

Die Behandlung männlicher Fertilitätsstörungen sollte den Eintritt einer Schwangerschaft auf natürlichem Weg als Ziel haben, die meisten Autoren erkennen lediglich eine Verbesserung der Spermaparameter als Therapieerfolg nicht an. Andere betrachten eine signifikante Verbesserung der Spermaqualität auch als Erfolg einer Behandlung, wenn dadurch ggf. ein sog. „down-grading" einer gynäkologischen Maßnahme erreicht werden kann, d.h., z. B die Durchführung einer IUI (intrauterine Insemination) anstelle einer ICSI, was von gynäkologischer Seite von der Anzahl der beweglichen Spermatozoen abhängig gemacht wird (Comhaire, 2000).

Man unterscheidet kausale und empirische Therapieverfahren.

Die kausale Behandlung setzt ein bekanntes pathophysiologisches Konzept voraus und ermöglicht somit eine strenge Patientenauswahl. Damit lässt sich in den meisten Fällen ein Behandlungserfolg vorhersagen. Bei empirischen Behandlungsmethoden ist eine entsprechende Selektion geeigneter Patienten nicht gegeben, weswegen auch der therapeutische Erfolg nicht hinreichend genau eingeschätzt werden kann (Schill, 2003).

Kausale Therapie

Die einzige allgemein akzeptierte kausale Therapie in der Andrologie ist die Substitutionsbehandlung bei Patienten mit hypogonadotropem Hypogonadismus. Als kausale Therapie können jedoch auch der Einsatz von Alpha-Sympathomimetika und Anticholinergika bei Emissions- und Ejakulationsstörungen und antibiotisch-antiphlogistische Behandlungsmaßnahmen bei entzündlichen Erkrankungen des männlichen Genitaltrakts angesehen werden (Schill, 2003).

Substitutionsbehandlung bei hypogonadotropem Hypogonadismus und Kinderwunsch

Die Substitutionsbehandlung bei Hormonmangelzuständen wird ausführlich im Abschnitt 11.1.1 behandelt, sodass hier nur kurz auf die Behandlung bei Hypogonadismus und gleichzeitig bestehendem Kinderwunsch eingegangen wird (Übersicht bei Köhn et al. 1999; Nieschlag und Behre, 2000).

Gonadotropine

Humanes Choriongonadotropin (HCG)

Die Substitutionsbehandlung mit HCG (übliche Dosierung zwei- bis dreimal wöchentlich 1.000–2.500 IE HCG, s.c. oder i.m.) wird bei hypogonadotropem Hypogonadismus und gleichzeitig bestehendem Kinderwunsch mit humanem Menopausengonadotropin (HMG) oder follikelstimulierendem Hormon FSH kombiniert und dann über mehrere Monate durchgeführt. Bei fehlendem Kinderwunsch wird lediglich Testosteron substituiert.

Humanes Menopausengonadotropin (HMG)

Humanes Menopausengonadotropin (HMG) ist zugelassen zur Behandlung der männlichen Sterilität bzw. zur Induktion der Spermatogenese bei hypo- oder normogonadotropem Hypogonadismus. Bei hypogonadotropem Hypogonadismus wird HMG zusammen mit HCG appliziert. Die übliche Dosierung beträgt dreimal wöchentlich 75–150 IE HMG. Ein positiver Effekt von HCG/HMG auf die Ejakulatqualität normogonadotroper Männer konnte bisher in kontrollierten Studien nicht nachgewiesen werden.

Hochgereinigtes und rekombinantes FSH

Hochgereinigtes und rekombinantes FSH weist höhere spezifische Aktivitäten auf als HMG. Rekombinantes FSH ist mit dem natürlichen FSH identisch. Rekombinantes FSH induziert ebenso wie urinäres FSH in Kombination mit HCG die Spermatogenese bei hypogonadotropem Hypogonadismus, sein Einsatz bei Männern mit schwerer Fertilitätsstörung hat bislang noch keine überzeugenden Ergebnisse geliefert, die empfohlene Dosierung beträgt 150 IE dreimal wöchentlich über mindestens drei Monate.

Gonadotropin-releasing Hormon (GnRH)

GnRH stimuliert die Freisetzung von LH und FSH aus dem Hypophysenvorderlappen. GnRH wird mit Hilfe einer am Körper getragenen Pumpe pulsatorisch subkutan injiziert. Indikationen sind der tertiäre hypogonadotrope Hypogonadismus (z.B. Kallmann-Syndrom) oder der idiopathische hypogonadotrope Hypogonadismus sowie die Pubertas tarda. Die übliche Dosierung beträgt 5–20 µg Gonadorelin pro Puls alle 120 Minuten über mehrere Monate. Bei Störungen der Spermatogenese und gleichzeitig erhöhten FSH-Werten ist GnRH nicht wirksam.

Androgene

Testosteronönanthat

Es handelt sich um eine veresterte Form des körpereigenen Testosterons, das als Depotpräparat intramuskulär gegeben wird und damit die Verfügbarkeit des Hormons nach einmaliger Injektion über einen Zeitraum von drei bis vier Wochen gewährleistet. Es wird zur Substitutionstherapie bei Hypogonadismus, nicht jedoch bei gestörter männlicher Fertilität eingesetzt (Einzeldosis 250 mg, alle zwei bis vier Wochen).

Testosteronundecanoat

Testosteronundecanoat wird aufgrund seiner lipophilen Eigenschaften direkt aus dem Gastrointestinaltrakt in die Lymphbahn aufgenommen. Dadurch wird eine vorzeitige Metabolisierung des Testosterons in der Leber vermieden. Bei Hypogonadismus beträgt die Regeldosis 80–160 mg Testosteronundecanoat täglich. Der Effekt auf die Ejakulatqualität bei normaler Hormonlage ist umstritten. Vermutet wird eine Steigerung der funktionellen Aktivität der akzessorischen Geschlechtsdrüsen und des Nebenhodens.

Mesterolon

Da es sich um ein Dihydrotestosteronderivat handelt, ist das Wirkungsspektrum von Mesterolon eingeschränkt und entspricht nicht vollständig dem des Testosterons. Mesterolon kann zur Substitutionsbehandlung nicht empfohlen werden, es ist jedoch zur Behandlung männlicher Fertilitätsstörungen eingesetzt worden. In kontrollierten Studien konnte aber ein signifikanter Effekt auf die Schwangerschaftsraten nicht verifiziert werden. Eine von der WHO durchgeführte randomisierte, doppelblinde und plazebokontrollierte Studie ergab jedoch eine Tendenz zu höheren Schwangerschaftsraten in den mit Mesterolon behandelten Gruppen.

Testosteronpflaster und -gel

Mit Testosteron beladene Pflaster können auf die Haut am Stamm oder an den Extremitäten aufgetragen werden (Androderm 2,5 mg). Diese Präparation sowie die seit kurzem erhältlichen testosteronhaltigen Gele (z.B. Testo-Gel®) ermöglichen eine ideale zirkadiane Substitutionstherapie bei Hypogonadismus, sie werden bei Fertilitätstörungen nicht eingesetzt.

Medikamentöse Behandlung von Emissions- und Ejakulationsstörungen

In Fällen von partiell oder komplett retrograder Ejakulation oder Transportaspermie, z.B. nach retroperitonealer Lymphadenektomie oder bei Diabetes mellitus, ist eine Behandlung mit Alpha-Sympathomimetika oder Anticholinergika in vielen Fällen erfolgreich.

Folgende Medikamente kommen zum Einsatz: Midodrin 10–15 mg i.v. (Kontraindikation: Hypertonie); Imipramin, 25–75 mg per os; Brompheniramin, 3-mal täglich 8 mg per os, insbesondere bei Diabetes mellitus (in Deutschland nicht erhältlich).

Die Dauer der Behandlung ist individuell unterschiedlich. Die oralen Therapieformen haben den Vorteil, dass unter der Behandlung gezielter Geschlechtsverkehr möglich ist. Imipramin kann als Psychopharmakon Schlaflosigkeit und Unruhe auslösen, Brompheniramin kann zu Müdigkeit führen. In allen Fällen darf aus Sicherheitsgründen kein Alkoholkonsum erfolgen.

Entzündlich bedingte Störungen der männlichen Fertilität

Zur Behandlung entzündlicher Adnexerkrankungen werden Antibiotika als Monotherapie eingesetzt, je nach Erreger- und Resistenzbestimmung. Geeignete Antibiotika sind Doxycyclin, Gyrase-

hemmer, Erythromycin, Amoxicillin oder Sulfonamide (Cotrimoxazol).
Behandlungsziele sind die Reduktion oder Eradikation von Mikroorganismen im Prostatasekret oder im Seminalplasma, Normalisierung von Entzündungsparametern wie erhöhter Leukozytenzahl oder Granulozytenelastase sowie die Verbesserung eingeschränkter Spermaparameter. Studien zu diesem Thema sind jedoch selten und gelangen meist zu der Schlussfolgerung, dass eine Antibiotikabehandlung zwar effektiv Entzündungszeichen reduzieren kann – und daher auch bei Entzündungen des Genitaltrakts zum Einsatz kommen sollte – aber nicht notwendigerweise die Konzeptionsrate verbessert.

Empfohlene Dosierungen:
Doxycyclin: 200 mg tgl.
Gyrasehemmer : 0,5–1 g tgl.
Erythromycin: 1,5–2 g tgl.
Cotrimoxazol: Sulfamethoxazol 1,6 g, Trimethoprim 320 mg tgl.
Amoxicillin: 1,5 g tgl.
Die Behandlungsdauer beträgt 2–3 Wochen (Haidl, 2002).

Chronische Genitaltraktentzündungen können die Spermaqualität erheblich beeinflussen, insbesondere bei Affektion des Nebenhodens. Solche Entzündungen sind schwierig zu diagnostizieren, da klinische Zeichen häufig fehlen. Deshalb müssen sie durch eine sorgfältige Ejakulatanalyse mit ausführlicher Entzündungsdiagnostik entdeckt werden. In solchen Fällen werden zusätzlich zur Antibiotikabehandlung nichtsteroidale Antiphlogistika empfohlen, um lokale Verschlüsse und die Induktion immunologischer Fertilitätsstörungen zu verhindern. Bislang gibt es noch keine kontrollierten Studien zur antiphlogistischen Therapie in der Andrologie, es wurde jedoch mehrfach über gute Erfahrungen mit Diclofenac und anderen ähnlichen Substanzen berichtet.

Übliche Dosierungen:
Diclofenac: 2 × 50 mg tgl.
Ketoprofen: 100–150 mg tgl.
Ibuprofen: 600–1200 mg tgl.
Acetylsalizylsäure: 1–3 g tgl.
Behandlungsdauer: 1–3 Monate (Haidl, 2002).

Immunologische Infertilität

Kortikosteroide in unterschiedlichen Dosierungen sind für die Behandlung von Spermatozoenantikörpern empfohlen worden. Jedoch zweifelt die Mehrheit der Experten den Wert einer solchen Behandlung an und empfiehlt die In-vitro-Fertilisation, insbesondere wird hierbei die ICSI als Methode der Wahl angesehen. Die mehrfach mitgeteilte Wirkungslosigkeit von Kortikosteroiden bei immunologischer Infertilität bezieht sich auf den natürlichen Eintritt einer Schwangerschaft. Kürzlich wurde eine höhere Erfolgsrate einer ICSI-Behandlung bei Patienten mit obstruktiver Azoospermie berichtet, wenn vor der epididymalen Spermienaspiration Prednisolon verabreicht wurde. Ähnlich beschrieben andere Autoren höhere Fertilisationsraten einer IVF-Behandlung bei Patienten mit Spermatozoenantikörpern und immunsuppressiver Therapie im Vergleich zu alleiniger IVF. Von daher ist die Behandlung von Spermatozoenantikörpern mit Kortikosteroiden nicht generell zu empfehlen, kann jedoch in Erwägung gezogen werden bei Patienten mit Spermienantikörpern, bei deren Partnerin zuvor eine IVF oder ICSI schon fehlgeschlagen ist.

Mögliche Dosierungen:
Prednisolon: 40–60 mg, in absteigender Dosierung über 4 Wochen.
Methylprednisolon: 96 mg tgl. über 1 Woche, 3 Wochen vor der Ovulation.
Behandlungsdauer: 1–3 Zyklen.
Hinsichtlich möglicher Nebenwirkungen sind die für Glukokortikoide geltenden Vorschriften zu beachten (Haidl, 2002).

Empirische Behandlungsverfahren

Eine Übersicht findet sich bei Haidl 2002, Köhn et al. 1999 und Schill 2003.

Antiöstrogene

Die Rationale einer Behandlung mit Antiöstrogenen wie Tamoxifen oder Clomifen liegt in der indirekten Stimulation der Sekretion von FSH und LH und dadurch vermuteter Stimulation der Spermatogenese über eine kompetitive Hemmung der Östrogenbindung an hypothalamische und hypophysäre Östrogenrezeptoren. Die Gabe von Tamoxifen wurde für moderate Ausprägungen der sog. idiopathischen Oligo- und/oder Asthenozoospermie sowohl von der WHO als auch der EAU (European Association of Urology) mit Einschränkungen als zumindest versuchsweiser Therapieansatz vorgeschlagen. Die EAA stützt sich dabei auf eine Metaanalyse von 19 Studien, die eine mäßiggradige Verbesserung von Spermienkonzentration und -beweglichkeit in der behandelten Gruppe gezeigt hat, darüber hinaus auch einen Anstieg der Schwangerschaftsrate, ohne jedoch dabei ein Signifikanzniveau zu erreichen. Die Metaanalyse der 5 echt randomisierten Studien ergab keinen signifikanten Vorteil, nur eine Studie zeigte eine statistisch signifikante Verbesserung.

> ***Empfohlene Dosierung:***
> **2 × 10 mg Tamoxifen tgl.**
> **Behandlungsdauer: 6–9 Monate (Comhaire, 2000; Rowe et al. 2000; Weidner et al. 2002).**

Aromatasehemmer

Die Behandlung mit Aromataseinhibitoren, die die Konversion von Testosteron in Östradiol und die von Androstendion blockieren, hat in älteren Studien zu unterschiedlichen Ergebnissen geführt. Erst kürzlich konnte jedoch gezeigt werden, dass bei Männern mit schwerer Fertilitätsstörung und einer niedrigen Testosteron-Östradiol-Ratio signifikante Zunahmen der Spermienzahl und -beweglichkeit und eine Korrektur der hormonellen Schieflage nach Behandlung mit dem Aromatasehemmer Testolacton erzielt werden konnte, was in einer weiteren Untersuchung mit dem Aromataseinhibitor Anastrazol bestätigt wurde.

> ***Dosierungen:***
> **Testolacton: 2 × 50 bis 2 × 100 mg tgl.**
> **Anastrazol: 1 mg tgl., über jeweils 3–6 Monate.**

Hochgereinigtes und rekombinantes FSH

Hochgereinigtes FSH wurde neben der Behandlung des Hypogonadismus (s. o.) auch bei Männern mit schwerer Fertilitätsstörung eingesetzt. Mehrere Autoren haben gezeigt, dass sich nach mindestens zweimonatiger Therapie mit 75–150 IU gereinigtem FSH, 3 × pro Woche, vor allem gestörte Substrukturen der Spermien und Spermatozoenfunktionen verbessern ließen, ohne dass jedoch positive Veränderungen der Ejakulatparameter beobachtet wurden. Es kam dagegen zu deutlich besseren Fertilisationsraten in IVF-Programmen mit vorausgegangenen Fehlschlägen, darüber hinaus zu höheren Implantationsraten nach ICSI. Kürzlich wurden signifikante Verbesserungen der Spermaparameter sowie histologisch/zytologisch gesicherte Verbesserungen einer Hypospermatogenese bei Männern mit idiopathischer Oligozoospermie (Spermienzahl < 10 Mio./ml, normale FSH- und Inhibin B-Konzentration) nach Therapie mit rekombinantem FSH, 50–100 I.U. über 3 Monate, mitgeteilt.

Mastzellblocker

Der Einsatz von Mastzellblockern bei männlichen Fertilitätsstörungen beruht auf der Beobachtung von erhöhter Mastzellkonzentration im Hodengewebe infertiler Männer. Die Behandlung mit Mastzellblockern ist wiederholt zur Behandlung der idiopathischen Infertilität vorgeschlagen worden. In einer älteren Studie mit dem Mastzellblocker Ketotifen konnte ein moderater, aber signifikanter Anstieg von Spermienzahl und -beweglichkeit erreicht werden, jedoch keine höhere Schwangerschaftsrate. Die tägliche Dosierung von Ketotifen beträgt 2 × 1 mg. Eine plazebokontrollierte Studie aus Japan mit dem Mastzellblocker Tranilast (300 mg tgl. über 3 Monate) konnte eine signifikante Erhöhung der Schwangerschaftsraten unter Therapie zeigen. Kleinere, allerdings unkontrollierte Folgestudien mit dem Mastzellblocker Ebastin (Dosierung 10 mg tgl.) kamen zu ähnlichen Ergebnissen.

Pentoxifyllin

In-vitro- und In-vivo-Studien haben gezeigt, dass Pentoxifyllin Zahl und Beweglichkeit der Spermien verbessern kann. In einem großen Übersichtsartikel zum Effekt von Pentoxifyllin bei idiopathischer männlicher Infertilität konnte jedoch kein wesentlicher Nutzen einer Behandlung mit Pentoxifyllin extrahiert werden. *Dosierung*: 3 × 400 mg tgl.

Zinksalze

Auch Zinksalze sind immer wieder zur Therapie der männlichen Infertilität empfohlen worden. Kontrollierte Studien dazu sind allerdings selten. Jedoch wurde vor kurzem ein signifikanter Anstieg der Gesamtspermienzahl in einer Gruppe subfertiler Männer und auch bei der fertilen Kontrollgruppe nach kombinierter Therapie mit Zinksulfat und Folsäure über 26 Wochen beobachtet.

> ***Dosierungen:***
> **Zinkaspartat: 2 × 50 mg tgl.**
> **Zinksulfat: 3 × 80 mg tgl.**

Kallikrein

Kallikrein ist nicht mehr erhältlich, da sich in plazebokontrollierten, prospektiven, randomisierten Studien kein eindeutiger Wirkungsnachweis gezeigt hatte. Hier sind weitere Ergebnisse aus der Grundlagenforschung abzuwarten.

α-Blocker

Bei Patienten mit moderater idiopathischer Oligozoospermie ist auch der erfolgreiche Einsatz von α-Blockern (Bunazosin) beschrieben worden. Es handelte sich hierbei jedoch um eine nur sehr kleine Behandlungsgruppe, sodass der generelle Einsatz nicht empfohlen werden kann, bevor dieses Ergebnis nicht an größeren Gruppen bestätigt wird.

> ***Dosierung:***
> **Bunazosin 2 mg tgl., 6 Monate.**

Antioxidanzien

Leukozyten im Seminalplasma und – zu einem weitaus geringeren Teil – unreife Spermatozoen sind die Quelle von reaktiven Sauerstoffspezies, die die Membranen von Spermatozoen und ihre DNS schädigen können. Eine verstärkte Lipidperoxidation resultiert in einer verminderten Membranfluidität, was eine niedrigere Spermienmotilität sowie eine Beeinträchtigung weiterer wichtiger Spermienfunktionen wie z. B. der Akrosomreaktion bewirkt. Eine Schädigung der Spermien-DNS kann zu niedrigeren Fertilisations- und Schwangerschaftsraten führen, möglicherweise auch zu genetischen Schäden, wenn solche Spermien für die ICSI verwendet werden. Eine Behandlung mit Antioxidanzien kann eine solche oxidative Schädigung reduzieren und die Fertilisierungsfähigkeit der Spermatozoen erhöhen. Substanzen mit antioxidativen Eigenschaften sind Vitamin E und C, Acetylcystein oder Glutathion. Darüber hinaus ist auch bei Pentoxifyllin ein antioxidativer Effekt gezeigt worden. Die meisten Studien sind mit Vitamin E durchgeführt worden. Es sind positive Effekte auf Spermienfunktionen wie Motilität, Akrosomreaktion und Zonabindung berichtet worden, andere Studien kamen zu weniger optimistischen Ergebnissen.

> ***Empfohlene Dosierung für Vitamin E:***
> **600 I.E. tgl.**

L-Carnitin

In den USA wurde die orale Zufuhr von L-Carnitin zur Verbesserung der Ejakulatqualität empfohlen, was darauf beruht, dass L-Carnitin im Nebenhodensekret 2000fach höher konzentriert ist als im Serum, dass diese Substanz im Nebenhoden sezerniert wird und die Motilität menschlicher Spermien in vitro stimulieren kann und nicht zuletzt im Seminalplasma von Patienten mit Oligoasthenozoospermie vermindert ist. Allerdings gibt es keinen durch kontrollierte Studien belegten Wirkungsnachweis von L-Carnitin bei

Männern mit Fertilitätsstörungen. Kürzlich wurde eine Studie publiziert, bei der L- und Acetylcystein als Anschlussbehandlung nach einer Therapie mit nichtsteroidalen Antiphlogistika bei Männern mit entzündlicher Genitaltrakterkrankung zu einer deutlichen Verbesserung der Spermaqualität führte im Vergleich zur alleinigen Therapie mit Carnitin.

Bei allen hier besprochenen empirischen medikamentösen Therapieverfahren ist eine Wirksamkeit nicht sicher belegt. Es muss daher im Einzelfall abgewogen werden, ob dennoch eine solche Behandlung im Sinne eines individuellen Heilversuchs sinnvoll erscheint oder ob von vornherein Maßnahmen der assistierten Fertilisation ergriffen werden.

Fazit

Eine effektive medikamentöse Behandlung männlicher Fertilitätsstörungen ist gegenwärtig nur für Fälle von hypogonadotropem Hypogonadismus und bestehendem Kinderwunsch mittels der Hormonsubstitution und bei Spermatozoentransportstörungen mittels Einsatz von α-Sympathomimetika und Anticholinergika gegeben. Rational begründbar ist auch eine antiphlogistische/antibiotische Therapie bei Entzündungen des männlichen Genitaltrakts und eingeschränkter Fertilität.
Für die große Gruppe der idiopathischen Infertilität kann in moderaten Fällen ein Versuch mit Antiöstrogenen unternommen werden, die anderen sollten der künstlichen Befruchtung zugeführt werden.

Literatur

Comhaire F: Clinical andrology: from evidence-base to ethics. The „E" quintet in clinical andrology. Hum Reprod 2000; 15: 2067–2071.

Haidl G: Management strategies for male factor infertility. Drugs 2002; 62: 1741–1753.

Köhn FM, Haidl G, Schill W-B: Medikamentöse Therapie bei männlichen Fertilitätsstörungen und Hypogonadismus. Reproduktionsmedizin 1999; 15: 9–17.

Nieschlag E, Behre H: Andrologie. Grundlage und Klinik der reproduktiven Gesundheit des Mannes. 2. Aufl., Springer, Berlin Heidelberg New York Tokio, 2000.

Rowe PJ, Comhaire FH, Hargreave TB, Mahmoud AMA: WHO manual for the standardized investigation, diagnosis and management of the infertile male. Cambridge University Press, Cambridge, 2000.

Schill W-B: Männliche Fertilitätsstörung – Therapie. Medikamentöse Therapie. In: C. Schirren et al. (Hrsg.): Unerfüllter Kinderwunsch. Leitfaden Reproduktionsmedizin für die Praxis, 3. Aufl., Deutscher Ärzteverlag, Köln, S. 322–334, 2003.

Weidner W, Colpi GM, Hargreave TB, Papp GK, Pomerol JM, Ghosh C: EAU Working Group on Male Infertility: EAU guidelines on male infertility. Eur Urol 2002; 42: 313–322.

11.3.2 Alternative Therapieverfahren

Andreas Jung

Die Anwendung des Prinzips der Hodenkühlung und des Verfahrens der Akupunktur zur Behandlung der männlichen Infertilität sollen an dieser Stelle in Abgrenzung zu medikamentösen oder reproduktionsmedizinischen Therapieoptionen besprochen werden. Beiden Verfahren gemeinsam ist, dass sie sich noch in einem experimentellen Stadium befinden und groß angelegte kontrollierte Studien zu ihrer Wirksamkeit nicht vorliegen. Die Methodik beider Verfahren macht die Durchführung prospektiver plazebokontrollierter randomisierter doppelblinder Studien unmöglich. Weitere Forschungsanstrengungen sind zu einer abschließenden Evaluierung dringend erforderlich.

Hodenkühlung und Akupunktur müssen als experimentelle Therapieverfahren bei männlicher Infertilität eingestuft werden.

Hodenkühlung

Unter der Annahme, dass eine testikuläre Überwärmung zu einer verminderten Samenqualität führt, ist aus therapeutischer Sicht die Anwendung einer Genitalkühlung zur Stimulation der Spermatogenese nahe liegend. Bereits Davidson (1954) berichtete anekdotisch über eine erfolgreiche Kombinationstherapie bei 3 Patienten mit einer Oligozoospermie. Durch **Verbot enger Unterhosen** und eine 2 × tägliche **kalte Skrotalwaschung** konnte in allen Fällen die Spermatozoendichte von 1,25–10 Mio./ml auf 40–46 Mio./ml mit Eintritt je einer Schwangerschaft verbessert werden. Hendry (1976) führte zu diesem Therapieprinzip eine Studie durch. Von 39 Patienten mit einer Oligo- oder Asthenozoospermie fand sich nach 3-monatiger Anwendung einer 2 × täglichen kalten Skrotaldusche und dem Wechsel von engen zu weiten Unterhosen bei 16 Patienten eine wesentliche Verbesserung der Samenqualität. Eine statistische Auswertung der Daten wurde jedoch nicht durchgeführt, sodass auch diese Arbeit eher anekdotisch zu verstehen ist.

Eine weitere Möglichkeit zur Durchführung einer Skrotalkühlung besteht in der **Applikation von Eisbeuteln** genital (Robinson et al. 1968), eine ausreichend lange durchgeführte Therapiestudie hierzu liegt jedoch nicht vor. Bisher hat lediglich ein tragbares Kühlgerät zur Senkung der Skrotaltemperatur den Eingang in die Praxis gefunden (Zorgniotti et al. 1980, Zorgniotti et al. 1982, Zorgniotti et al. 1986). Hierbei entsteht der Kühleffekt über die Verdunstungskälte einer wässrigen Flüssigkeit, die aus einem am Körper getragenen Reservoir kontinuierlich in eine das Skrotum umgebende modifizierte feuchte Unterhose abgegeben wird. Das Kühlgerät soll auch im beruflichen Alltag praktikabel sein. Aufgrund des entstehenden feuchten Milieus ist die mögliche Anwendungszeit beschränkt und wird nur für die Tageszeit empfohlen, um der Skrotalhaut nachts eine Regenerationsmöglichkeit zu geben. Bei 64 Studienpatienten (mindestens zweijährige Sterilität und gynäkologisch unauffälliger Befund der Partnerin), die das Kühlgerät mindestens 16 Wochen trugen (Zorgniotti et al. 1986), zeigte sich in 65,6 % eine Spermiogrammverbesserung und in 26,6 % trat eine Schwangerschaft ein. Die Compliance der Patienten betrug insgesamt jedoch lediglich 46 %. Eingeschlossen in die Studie wurden nur Patienten, die eine erhöhte Skrotaltemperatur von über 34,1 °C aufwiesen. Die Temperaturmessung erfolgte hierbei mit der methodisch wenig verlässlichen skrotalen Thermometerinvaginationsmethode. Leider liegen auch keine Angaben zu einem Temperaturlangzeitprofil während der Anwendung des Kühlgeräts vor.

Da die Skrotaltemperatur besonders nachts sehr hoch ist, wurde von Mulcahy (1984) eine **nächtliche Skrotalkühlung** durch Einlegen einer Kühlgelmanschette in die Unterhose an 50 Patienten untersucht. Der Autor beschreibt eine deutliche Verbesserung besonders der Spermatozoendichte. Die vorgenommene statistische Auswertung entspricht jedoch nicht mehr heutigen Ansprüchen, da die Spermiogrammwerte vor der statistischen Untersuchung teilweise gepoolt wurden und ein Test (Student's T-Test) für normal verteilte Werte zur Anwendung kam. Kürzlich wurde von Jung et al. (2001) über eine Therapiestudie mit nächtlicher Skrotalkühlung an 20 Patienten mit Oligoasthenoteratozoospermie berichtet. Der Kühleffekt von im Median 0,9 °C wurde durch einen mittels Membranpumpe erzeugten perigenitalen Luftstrom erzielt. Es kam nach 8- und 12-wöchiger Anwendung zu einer signifikanten Verbesserung der Spermatozoendichte ($p < 0{,}0001$) sowie der Spermatozoenmotilität und -morphologie (jeweils $p < 0{,}05$). Weitere Studien an einem größeren Patientenkollektiv sind erforderlich, um das ermutigende Ergebnis weiter zu evaluieren. Bei Bestätigung dieses Therapieprinzips wäre unter Berücksichtigung der eher bescheidenen konservativen Behandlungsmöglichkeiten bei eingeschränkter Samenqualität des Mannes für die Zukunft ein tragbares Kühlgerät für die Skrotalregion (unsichtbar, geräuschlos) wünschenswert, das in Abhängigkeit von der kontinuierlich gemessenen Skrotaltemperatur einen Anstieg der Messwerte über beispielsweise 35,5 °C hinaus verhindern könnte.

Das Prinzip der Skrotalkühlung zur Senkung der Hodentemperatur mit konsekutiver Stimulation der Spermatogenese ist zwar plausibel, die praktische Umsetzung und schlüssige Evaluation in größeren Studien befindet sich jedoch in weiter Ferne.

Akupunktur

Fertilitätsstörungen werden nach der traditionellen chinesischen Medizin mit Störungen des Funktionskreises der Niere in Verbindung gebracht. Die Wirksamkeit der Akupunktur wird über neurale Beziehungen zwischen oberflächlichen Körperschichten und inneren Organen erklärt (Köhn und Schill, 2000).

Fischl et al. (1984) und Riegler et al. (1984) fanden in einer Studie mit 28 Kinderwunschpatienten (Spermatozoendichte < 40 Mio./ml; Globalmotilität < 65 %), wobei die Daten von nur 18 bzw. 22 Patienten ausgewertet werden konnten, direkt nach einer 3 $^{1}/_{2}$ wöchigen Akupunkturtherapie (10 Sitzungen für jeweils $^{1}/_{2}$ Stunde mit Punktion von 8 standardisierten Akupunkturstellen) eine deutliche Verbesserung der Spermatozoendichte und der Globalmotilität. Als Erklärung wurde eine Stimulation der Nebenhodenausreifung postuliert, da der Effekt bei 8 in den folgenden Wochen weiter spermatologisch untersuchten Probanden nach 6–8 Wochen verschwunden war. In einer Fußnote wurde über weitere 52 mittels Akupunktur behandelte Kinderwunschpatienten berichtet, bei 4 Partnerinnen sei es in engem zeitlichem Zusammenhang zu einer Schwangerschaft gekommen. Die Abgrenzung der daraus abgeleiteten Schwangerschaftsrate von Spontankonzeptionen ist nicht möglich, sodass sie sicherlich nicht als Erfolg der Akupunktur interpretiert werden kann.

Von Jung et al. (1993) wurden 30 Männer mit pathologischem Spermiogramm (genaue Grenzwerte nicht angegeben) über 10 konsekutive Tage mit Körperakupunktur (9 Punktionsstellen) behandelt. 1, 5 und 12 Wochen nach Therapieende war kein Anstieg der Spermatozoendichte zu finden. Hinsichtlich Globalmotilität, Progressivmotilität oder Morphologie ergaben sich zwar statistisch signifikante Verbesserungen, das angewandte statistische Verfahren wurde im Methodenteil jedoch nicht angegeben und die eingetretene Verbesserung bewegte sich lediglich im Bereich von 3 bis maximal 24 %. Insbesondere die fehlende Verbesserung der Spermatozoendichte widerspricht der Arbeit von Fischl et al. (1984).

In der Studie von Siterman et al. (1997) wurden 16 Kinderwunschpatienten mit einem breiten Spektrum von pathologischen Spermiogrammbefunden (Oligo-, Astheno-, Terato-, Oligoterato-, Asthenoterato- und Oligoasthenoteratozoospermie, Leukospermie, positive Bakteriologie) und einem hohen Anteil von Varikozelen (46 %), die sich für 5 Wochen zweimal wöchentlich einer Akupunktursitzung unterzogen, mit einer ähnlich strukturierten, nicht behandelten Kontrollgruppe verglichen. Im Kontrollspermiogramm der Akupunkturpatienten 1–3 Monate nach Therapieende fand sich keine Verbesserung der Spermatozoendichte oder Gesamtzahl. Lediglich die Anzahl der motilen Spermatozoen war signifikant gestiegen, wobei die Anzahl der progressiv motilen Spermatozoen nicht signifikant höher lag. Ein so genannter „Fertilitätsindex", berechnet aus Spermatozoengesamtzahl, Globalmotilität und Normalformen, ergab einen 2,7fachen Wert ohne jedoch eine Aussage über tatsächlich auftretende Schwangerschaften zu ermöglichen. Für die Kontrollgruppe ergab sich keinerlei Änderung der oben genannten Parameter. Insgesamt gewinnt die Studie durch Heranziehung einer Kontrollgruppe. Die Einschlusskriterien für die Akupunkturpatienten waren jedoch sehr weit gefasst, sodass aus dem breiten Spektrum von Spermiogrammeinschränkungen keine klaren Rückschlüsse für Behandlungsindikationen gezogen werden können.

In einer weiteren Studie konzentrierte sich die Arbeitsgruppe von Siterman et al. (2000) auf Patienten mit einer hochgradigen Kryptozoospermie bzw. Azoospermie. 20 Patienten, die sich für 5 Wochen 2-mal wöchentlich einer Akupunktursitzung unterzogen, wurden mit 20 Kontrollpersonen mit ähnlichem Spermiogramm verglichen. In der Kontrollgruppe zeigte sich nach 2–4 Monaten ohne Therapie keine Spermiogrammveränderung. Bei den 15 azoospermen Akupunkturpatienten fand sich 1 Monat nach Therapie in 67 % der Nachweis von Spermatozoen. Eine genaue Angabe zur Ursache der Azoospermie dieser Patienten findet sich in der Arbeit leider nicht.

Zusammenfassend gibt es einige vorläufige Hinweise, dass Akupunktur zur Therapie der männlichen Infertilität einen Beitrag leisten könnte. Ob die Wirkung auf einen ausgeprägten Plazeboeffekt oder andere Mechanismen zurückgeht, ist derzeit offen. Weitere Studien zur Klärung der Erfolgsaussichten sind jedoch unerlässlich.

Eine Akupunkturstudie bei männlicher Infertilität, die eine Kontrollgruppe mit einschließt und sich auf ein homogenes Störungsbild konzentriert, mit ausreichender Akupunkturhäufigkeit und Spermiogrammkontrollen direkt nach Therapieende sowie über einen vollständigen weiteren Spermatogenesezyklus liegt bisher nicht vor. Aussagen zu Schwangerschaftsraten sind derzeit nicht möglich.

Literatur

Davidson HA: Treatment of male subfertility: testicular temperature and varicoceles. Practitioner 1954; 173: 703–718.

Fischl F, Riegler R, Bieglmayer C, Nasr F, Neumark J: Die Beeinflussbarkeit der Samenqualität durch Akupunktur bei subfertilen Männern. Geburtsh Frauenheilk 1984; 44: 510–512.

Hendry WF: Loose pants and cold scrotal douches: effects on spermatogenesis. Sperm Action Prog Reprod Biol 1976; 1: 259–262.

Jung A, Eberl M, Schill WB: Improvement of semen quality by nocturnal scrotal cooling and moderate behavioural change to reduce genital heat stress in men with oligoasthenoteratozoospermia. Reproduction 2001; 121: 595–603.

Jung I, Gerhard I, Postneek F, Runnebaum B: Veränderungen des Spermiogramms und des Hormonstatus bei infertilen Männern durch Akupunktur. Arch Gynecol Obstet 1993; 254: 222–224.

Köhn FM, Schill WB: Nichtmedikamentöse und naturheilkundliche Ansätze in der Andrologie. Gynäkologe 2000; 33: 55–58.

Mulcahy JJ: Scrotal hypothermia and the infertile man. J Urol 1984; 132: 469–470.

Riegler R, Fischl F, Bunzel B, Neumark J: Korrelation psychischer Veränderungen und Spermiogrammverbesserungen nach Akupunktur. Urologe A 1984; 23: 329–333.

Robinson D, Rock J, Menkin MF: Control of human spermatogenesis by induced changes of intrascrotal temperature. JAMA 1968; 204: 80–87.

Siterman S, Eltes F, Wolfson V, Zabludovsky N, Bartoov B: Effects of acupuncture on sperm parameters of males suffering from subfertility related to low sperm quality. Arch Androl 1997; 39: 155–161.

Siterman S, Eltes F, Wolfson V, Lederman H, Bartoov B: Does acupuncture treatment affect sperm density in males with very low sperm count? A pilot study. Andrologia 2000; 32: 31–39.

Zorgniotti AW, Sealfon AI, Toth A: Chronic scrotal hypothermia as a treatment for poor semen. Lancet 1980; 1: 904–906.

Zorgniotti AW, Sealfon AI, Toth A: Further clinical experience with testis hypothermia for infertility due to poor semen. Urology 1982; 19: 636–640.

Zorgniotti AW, Cohen MS, Sealfon AI: Chronic scrotal hypothermia: results in 90 infertile couples. J Urol 1986; 135: 944–947.

11.3.3 Beratung und Psychotherapie

Bernhard Strauß

Psychische Probleme bei ungewollter Kinderlosigkeit

Infertilität und ihre Folgen werden seit langem als zum Teil erhebliche psychische Belastung für die betroffenen Männer und Frauen anerkannt. Eine Vielzahl von Untersuchungen hatte zum Ziel, Ausmaß und Häufigkeit psychischer Probleme bei infertilen Paaren zu diagnostizieren, um den Bedarf an psychologischer Hilfe besser abschätzen zu können (Strauß et al. 2004).

Zusammengefasst zeigen diese Untersuchungen, dass Paare mit unerfülltem Kinderwunsch im Durchschnitt psychopathologisch unauffällig erscheinen. Als durchgängige Befunde zeigten sich eine leicht erhöhte Depressivität, Ängstlichkeit und vermehrt körperliche Beschwerden bei ungewollt kinderlosen Frauen, was als Folge der Diagnosestellung und der reproduktionsmedizinischen Therapie interpretiert werden kann, da die Ausprägung der Symptome bei den Frauen (insbesondere Depressivität) mit der Dauer der Kinderwunschbehandlung zunimmt. Infertile Männer erscheinen weitgehend unauffällig. Bei

Vorliegen eines andrologischen Faktors gibt es Hinweise auf eine etwas erhöhte Ängstlichkeit und vermehrte Beschwerden (z.B. Kedem et al. 1990). Bei invasiven Eingriffen wie MESA (Microchirurgical Epididymal Sperm Aspiration) oder TESE (Testicular Sperm Extraction) stellten sich die Männer als belastet dar (Beutel et al. 1999).

Bei Paaren mit unerfülltem Kinderwunsch erscheint der Anteil psychopathologisch auffälliger Personen mit 15–20 % nicht höher als in der Allgemeinbevölkerung (Boivin et al. 2001).

Bezogen auf die Partnerbeziehung ungewollt Kinderloser gibt es keine Hinweise auf eine größere partnerschaftsbezogene Unzufriedenheit sowie spezifische Beziehungsmuster. Mit zunehmender Behandlungsdauer stellen sich ungewollt kinderlose Frauen mit ihrer Ehe und Partnerschaft durchschnittlich sogar zufriedener dar. Es gibt allerdings Hinweise dafür, dass die überdurchschnittliche Zufriedenheit mit der Partnerschaft bei den Paaren eher auf das Antwortverhalten im Sinne sozialer Erwünschtheit zurückzuführen ist. Bei einem Großteil der Paare ist die Sexualität im Verlauf einer reproduktionsmedizinischen Behandlung zumindest temporär beeinträchtigt (insbesondere bei Geschlechtsverkehr nach Terminplan und während einer IVF- bzw. ICSI-Behandlung, Eckert et al. 1998).
Eine ebenfalls große Zahl von Studien befasste sich mit den psychosozialen Belastungen im Verlauf reproduktionsmedizinischer Behandlungen. Es zeigte sich hier, dass die Zeit des Wartens auf das Behandlungsergebnis als besonders belastend erlebt wird. Viele Paare beschreiben auch Probleme am Arbeitsplatz durch das Geheimhalten der Fertilitätsstörung und der Behandlung sowie aufgrund häufiger behandlungsbedingter Fehlzeiten.

Die Bereitschaft zur Inanspruchnahme einer psychosozialen Beratung steigt mit der Kinderwunsch- und Behandlungsdauer und mit einer erhöhten Belastung durch den unerfüllten Kinderwunsch an.

Inwieweit psychologische Merkmale, insbesondere psychische Probleme unterschiedlicher Art, sich auf den Behandlungserfolg auswirken, lässt sich nach wie vor nicht eindeutig abschätzen. In der Literatur finden sich Forschungsergebnisse, die auf die Bedeutung von Ängstlichkeit und Depressivität sowie besonderer Anspannung im Zusammenhang mit der Realisierung des Kinderwunsches hinweisen (vgl. Goldschmidt, 1999). Die Bedeutung der Partnerschaft für den möglichen Erfolg der Behandlung kann nicht abschließend bewertet werden.

Indikation für Beratung und Psychotherapie

Auch wenn infertile Paare nicht häufiger als andere Personen unter manifesten psychischen Problemen leiden, ist die Infertilität dennoch stets mit psychischen Belastungen verbunden. Deshalb sollte die **psychosoziale Beratung** immer ein integraler Bestandteil des Behandlungsangebotes sein. In den Leitlinien zur psychosomatisch orientierten Diagnostik und Therapie bei Fertilitätsstörungen (Strauß et al. 2004) wird empfohlen, neben der Beratung durch den Arzt entsprechend der psychosomatischen Grundversorgung ein behandlungsunabhängiges Angebot bereitzustellen. Die Beratung sollte immer durch geschultes, d.h. über die körperlichen und psychischen Aspekte der Infertilität gut informiertes Personal erfolgen. Als Beratungsinhalte werden die Entwicklung des Kinderwunsches in der Paarbeziehung, die Motivation für den Kinderwunsch, die aktuellen Belastungen durch den unerfüllten Kinderwunsch und durch die Behandlung (z.B. in Bezug auf die Sexualität), die Partnerschaft und die Aufrechterhaltung sozialer Kontakte wie auch der beruflichen Situation genannt. Des Weiteren sollte die Entscheidungskompetenz des Paares über den weiteren Behandlungsverlauf gefördert werden („Implikationsberatung"). Ziel der Beratung ist auch die rechtzeitige Identifizierung von stark belasteten Paaren, die einer weiteren psychotherapeutischen Betreuung bedürfen.
Psychosoziale Beratungskonzepte sollten auf die spezifischen Bedürfnisse und Voraussetzungen der jeweiligen Personen ausgerichtet sein (z.B. Beratung ausländischer Paare in deren Muttersprache). In Tabelle 11.3-1 sind einige Schlüsselfragen für

die Kinderwunschanamnese zusammengefasst, die sich bei der Indikationsstellung und der Abschätzung des Bedarfs an spezifischer psychologischer Hilfe als hilfreich erwiesen haben.

Tabelle 11.3-1 *Schlüsselfragen zur Abschätzung des Beratungsbedarfs (aus Strauß et al. 2004).*

- Wie lange haben Sie schon den Wunsch nach einem Kind?
- Wie lange sind Sie schon in Behandlung?
- Bei wie vielen Ärzten waren Sie in Behandlung?
- Woran liegt es Ihrer Meinung nach, dass Ihr Kinderwunsch bisher unerfüllt geblieben ist?
- Wie sehr leiden Sie beide unter der Kinderlosigkeit?
- Wer leidet mehr am Problem der Kinderlosigkeit (Mann oder Frau)?
- Was hat sich in Ihrem Leben verändert, seit Sie von der Fertilitätsstörung wissen (Partnerschaft, Beruf, Selbstwertgefühl)?
- Wie zufrieden sind Sie mit Ihrer Sexualität und Liebe (GV-Frequenz, Orgasmusempfinden, Sexualpraktiken, Lust, Dyspareunie)?
- Was hat sich in Ihrer Sexualität verändert?
- Weitere wesentliche Beschwerden (Magen-Darm, Asthma, chronische Schmerzen, Haut, Haare, seelische Belastung)?
- Psychiatrische/psychotherapeutische (Vor-) Behandlung (Lebenskrisen, Partnerschaft)?
- Welche Therapie sollte ihrer Ansicht nach durchgeführt werden?
- Was müsste sich in Ihrem Leben ändern, damit es zu einer Schwangerschaft kommt?
- Wie stehen Sie zu alternativen Lebensperspektiven im Hinblick auf ein Kind (Adoption, Pflegekind)?
- Wo gibt es für Sie Grenzen einer Therapie (Dauer, Behandlungsmethode)?
- Wie geht es weiter im Falle eines „Misserfolgs"?

Spezifische psychosoziale Beratung kann z.B. notwendig sein bei depressiven Reaktionen, Behandlungsmisserfolgen, starken Behandlungsängsten, sexuellen Störungen, Tot- und Fehlgeburt oder Schwangerschaftsabbruch bei kindlicher Fehlbildung und Fetozid. Familien mit hochgradigen Mehrlingen nach reproduktionsmedizinischer Behandlung sollte eine intensivere Nachbetreuung immer angeboten werden (Strauß et al. 2004).

Eine **Psychotherapie** ist gemäß den o. g. Leitlinien dann indiziert, wenn die Diagnostik genügend Anzeichen dafür ergibt, dass mit dem unerfüllten Kinderwunsch sehr starke psychische Belastungen wie z.B. schwere Depressionen, Ängste und Partnerschaftskonflikte verbunden sind und keine ausreichenden Bewältigungsmöglichkeiten zur Verfügung stehen. Unabhängig vom organischen Befund ist eine Psychotherapie/Sexualtherapie ebenfalls indiziert, wenn Hinweise auf manifeste sexuelle Störungen bestehen. Eine Erhöhung der Schwangerschaftschance sollte nicht das Ziel einer Psychotherapie sein.

Beratung und/oder Psychotherapie sind sicherlich indiziert bei einer psychogenen Infertilität. Von einer psychogenen Fertilitätsstörung kann aber nur dann gesprochen werden, wenn ein Paar trotz Kinderwunsches und Aufklärung durch den Arzt weiter „fertilitätsschädigendes" Verhalten praktiziert (z.B. Essstörung, Hochleistungssport, Medikamenten- bzw. Genussmittelmissbrauch, extremer Stress) bzw. die Konzeptionschancen nicht nutzt (kein GV an den fruchtbaren Tagen, nicht organisch bedingte sexuelle Funktionsstörung). Psychogene Faktoren liegen auch dann vor, wenn ein Paar eine medizinisch indizierte Infertilitätstherapie zwar bewusst bejaht, aber nicht beginnt.

Psychosoziale Beratung und Psychotherapie sollten grundsätzlich jedem Paar angeboten werden und zu jedem Zeitpunkt der medizinischen Diagnostik/Therapie bei Bedarf in Anspruch genommen werden können. Für vulnerable (psychisch vorbelastete) bzw. akut besonders belastete Paare ist sie als notwendig anzusehen. Diese Risikogruppe umfasst ca. 15–20 % aller infertilen Frauen und Männer.

Inhalte von Beratung und Psychotherapie

In der Literatur werden eine Reihe von Zielen und Schwerpunkten psychosozialer Interventionen im Rahmen einer Beratung oder Psychotherapie infertiler Personen genannt, wie z.B. (vgl. die Übersicht bei Strauß et al. 2004):

- Aufbau von Handlungsfähigkeit bei Konflikten
- Stressreduktion und Entspannung

- Verbesserung der Fähigkeit von Paaren, mit dem Problem der Kinderlosigkeit, deren Folgen und mit der Belastung durch die Behandlung umzugehen
- Verbesserung der kinderwunschunabhängigen Lebenssituation
- Erhöhung der Ambiguitätstoleranz, Bewusstmachen der Ambivalenzen bezüglich des Kinderwunsches
- Verbesserung der Lebensqualität über die Reduzierung von kinderwunschbedingtem Stress
- Förderung des Trauerprozesses, Förderung der Kontrolle, Bearbeitung von Beziehungsproblemen, Prüfung der Motivation für den Kinderwunsch, Entscheidungen im Hinblick auf die Zukunft
- Klärung der Behandlungsmotivation und Planung zukünftiger Behandlungsschritte einschließlich dem Ende der Behandlung
- Auseinandersetzung mit soziokulturellen Erwartungen
- Behandlung sexueller Störungen.

Es liegen mittlerweile Beschreibungen einer Vielzahl von Beratungs- und Therapiekonzepten auf dem Hintergrund unterschiedlicher theoretischer Modelle vor, in denen unterschiedliche Schwerpunkte im Vordergrund stehen. Einer Reihe von Fallberichten eher psychodynamisch orientierter Autor(inn)en stehen zunehmend systematische und kontrollierte Untersuchungen gegenüber, die unterschiedliche Zielgruppen (z.B. Personen mit idiopathischer Sterilität, infertile Männer, ausländische Paare etc.) erreichen wollen (Übersicht bei Strauß, 2000) und sich unterschiedlicher Behandlungssettings bedienen (Einzel-, Paar-, Gruppensetting).

Effekte psychologischer Interventionen

Entspannungsverfahren, wie autogenes Training, können behandlungsbegleitend und/oder in Kombination mit anderen psychosozialen Interventionen für jedes Paar sinnvoll sein und Angst und Stress reduzieren. Ähnliche Effekte wurden für Beratungen und Kurzzeittherapien nachgewiesen, ebenso wie die Verdeutlichung bislang nicht bewusster Konflikte, die Förderung von Trauerarbeit und die Änderung von Einstellungen.

Unter den verhaltenstherapeutischen Interventionen ist ein Ansatz speziell hervorzuheben, der sich explizit auf die Probleme der infertilen Männer bezieht. Florin et al. (2000) führten mit 17 Paaren, bei denen eine idiopathische Sterilität des Mannes vorlag, ein verhaltenstherapeutisch orientiertes Paartherapieprogramm durch mit dem Ziel, eine Entlastung der Paare mit unerfülltem Kinderwunsch sowie die Erhöhung der Befruchtungswahrscheinlichkeit durch eine konsequente Nutzung der fruchtbaren Tage für wiederholte Sexualkontakte zu erreichen. Zudem sollte der emotionale Stress reduziert werden. Es zeigte sich für die Therapiegruppe eine erhöhte Geburtenrate, eine Verbesserung der Samenzellkonzentration, eine Abnahme von Gedanken der Hilflosigkeit sowie eine Verringerung von Belastungen in der Partnerschaft. Die Therapieteilnehmer nutzten die fruchtbaren Tage konsequent für wiederholte Sexualkontakte und gaben für die nicht fruchtbare Zeit des Zyklus eine befriedigende Sexualität an. Katamnestisch, sechs Monate nach Therapieende, zeigte sich eine Abnahme problemfixierter Gedanken, die auf eine größere Distanz zum Kinderwunsch schließen lässt.
Psychodynamische und lösungsorientierte Ansätze zur Beratung und Therapie von infertilen Paaren wurden beispielsweise von Wischmann et al. (2000), Hölzle et al. (2000) sowie Strauß et al. (2000) beschrieben und evaluiert.
Seit kurzem liegen auch Metaanalysen der Effekte psychologischer Interventionen vor (Boivin, 2003; deLiz und Strauß, i. Vorb.), die bestätigen, dass psychologische Beratung und Therapie vor allem positive Auswirkungen auf die psychische Befindlichkeit (speziell Ängstlichkeit und Depressivität) der Betroffenen haben. Ein spezifischer Einfluss psychologischer Interventionen auf die Schwangerschaftsraten ist nach diesen Metaanalysen nicht eindeutig und insgesamt gesehen eher unwahrscheinlich.

Psychologische Interventionen bei ungewollter Kinderlosigkeit reichen von stützenden Beratungsangeboten über Interventionen mit konkreten Bewältigungshilfen bis zu psychotherapeutischen Angeboten. Es hat sich gezeigt, dass die Mehrzahl der Be-

troffenen von den Angeboten profitieren konnte. So wurden in fast allen Untersuchungen Effekte im Hinblick auf die Reduzierung von Ängstlichkeit, Depression und emotionalem Stress sichtbar. Die Ergebnisse unterstützen die seit langem bestehende Forderung, routinemäßig psychosoziale Angebote und Begleitung für die Betroffenen bereitzustellen.

Literatur

Boivin J: A review of psychosocial interventions in infertility. Soc Sci Med 2003; 57: 2325–2341.

Boivin J, Appleton TC, Baetens P et al.: Guidelines for Counselling in Infertility: Outline version. Hum Reprod 2001; 16: 1301–1304.

De Liz T, Strauß B: Psychotherapeutic interventions in infertility. In Vorb.

Eckert H, Sobeslavsky I, Held HJ: Psychische Merkmale bei Paaren mit unerfülltem Kinderwunsch vor IVF. In: E Brähler, S Goldschmidt (Hrsg.): Psychosoziale Aspekte von Fruchtbarkeitsstörungen. Bern: Hans Huber, 1998.

Florin I, Tuschen B, Krause W, Pook M: Psychologische Therapie bei idiopathischer Infertilität: Ein Stressreduktionskonzept. In: B Strauß (Hrsg.): Ungewollte Kinderlosigkeit. Göttingen: Hogrefe, 2000.

Goldschmidt S: Persönlichkeit, Paarbeziehung und Lebenszufriedenheit ungewollt kinderloser Paare bei In-Vitro-Fertilisation. Dissertation, Universität Leipzig, 1999.

Hölzle C, Brandt U, Lütkenhaus R, Wirtz M: Lösungsorientierte Paarberatung mit ungewollt kinderlosen Paaren. In: B Strauß (Hrsg.): Ungewollte Kinderlosigkeit. Göttingen: Hogrefe, 2000.

Kedem P, Mikulincer M, Nathanason YE, Barttoov B: Psychological aspects of male infertility. Brit J Med Psychol 1990; 63: 73–80.

Strauß B (Hrsg.): Ungewollte Kinderlosigkeit. Psychologische Diagnostik, Beratung und Therapie. Göttingen: Hogrefe, 2000.

Strauß B, Hepp U, Städing G, Mettler L: Fokale Beratung von Frauen und Männern mit Kinderwunsch: Ein dreistufiges Modell. In: B Strauß (Hrsg.): Ungewollte Kinderlosigkeit. Göttingen: Hogrefe, 2000.

Strauß B, Kentenich H, Brähler E (Hrsg.): Psychosomatisch orientierte Diagnostik und Therapie bei Fertilitätsstörungen – Leitlinie und Quellentext. Stuttgart: Schattauer, 2004.

Wischmann T, Stammer H, Gerhard I, Verres R: Paarberatung und -therapie bei unerfülltem Kinderwunsch: das zweistufige Konzept der „Heidelberger Kinderwunschsprechstunde“. In: B Strauß (Hrsg.): Ungewollte Kinderlosigkeit. Göttingen: Hogrefe, 2000.

11.4 Substitution von Aufbaustoffen

11.4.1 Mikronährstoffe

Karlheinz Schmidt, Wolfgang Bayer

Einleitung

Neuere Studien weisen darauf hin, dass eine deutlich verminderte Zufuhr von Nahrungskalorien auch beim Menschen zu einer höheren Lebenserwartung und Lebensqualität beiträgt. Dabei ist insbesondere ein niedriger Insulinspiegel von prädiktiver Aussagekraft (Roth et al. 2002). Kalorische Restriktion geht aber mit dem Risiko einher, dass bei gleich bleibender Nahrungsdichte sich die Zufuhr an Mikronährstoffen drastisch verringert, die wiederum für die Gesunderhaltung unerlässlich ist.

Die Versorgung mit Mikronährstoffen ist also gerade bei einer gesundheitsförderlichen Lebensweise mit reduzierter Kalorienaufnahme ein kritischer Bereich, dem in Diagnostik und Intervention besondere Aufmerksamkeit geschenkt werden sollte. In jüngeren Jahren ist die Fehlernährung durch Fastfood häufig die Ursache für Versorgungsdefizite. Mit zunehmendem Alter kommen weitere Risiken hinzu, da die intestinale Resorptionsleistung abnimmt, die Kaufähigkeit und der Geschmackssinn häufig eingeschränkt sind und regulatorische Störungen im Stoffwechsel auftreten können. Extreme Ausmaße kann diese Problematik bei immobilisierten Menschen in Heimen annehmen.

Zu diesen Mikronährstoffen zählen die Vitamine, die Mineralstoffe und Spurenelemente und viele sekundäre Pflanzenstoffe. Es ist hier natürlich nicht der Platz für eine umfassende Darstellung der generellen Bedeutung der Mikronährstoffe für die Gesunderhaltung. Hierfür stehen zahlreiche Sammelwerke und Monographien zur Verfügung. Hier sollen lediglich einige für die Gesunderhaltung des Mannes besonders kritische Mikronährstoffe bzw. Mikronährstoffgruppen angesprochen werden, die von A wie Antioxidanzien bis Z wie Zink reichen. Für die Vitamine und Mineralstoffe ist die gesundheitliche Bedeutung bzw. die präventive Wirksamkeit in vielen Fällen gut durch Studien belegt, bei den Spurenelementen ist die Situation sehr unterschiedlich und bei den zahlreichen sekundären Pflanzenstoffen besteht teilweise noch erheblicher Forschungsbedarf.

Antioxidanzien

Seit den grundlegenden Untersuchungen von Harman über die Bedeutung von oxidativen Prozessen bzw. freien Radikalen für den Alterungsprozess (Harman, 1956) haben umfangreiche epidemiologische und interventionelle Studien die Wirksamkeit von Antioxidanzien in der Prävention nachgewiesen: „Oxidativer Stress“ ist heute als ein universelles pathogenetisches Prinzip bei vielen, insbesondere auch chronischen Erkrankungen erkannt und der Schutz vor erhöhten oxidativen Belastungen ist eine der tragenden Säulen der medizinischen Prävention.
Oxidative Belastungen sind für den Menschen als aerobes Lebewesen unvermeidbar, da die Energiegewinnung in den Mitochondrien durch die Verbrennung von Wasserstoff und Sauerstoff erfolgt, eine Reaktion, bei der nicht nur Wasser als metabolisches Endprodukt entsteht, sondern auch zahlreiche reaktive Zwischen- und Folgeprodukte radikalischer und nichtradikalischer Natur. Diese können mit nahezu allen Körperbestandteilen wie Proteinen, Kohlenhydraten, Lipiden und Nukleinsäuren oxidative bzw. radikalische Reaktionen eingehen, die zu strukturellen und/oder funktionellen Schäden an Zellen und Geweben führen. Nicht nur bei der mitochondrialen Energiegewinnung, sondern auch bei vielen anderen Reaktionen wie z.B. Entzündungsprozessen, der Katecholaminoxidation, bei der Reperfusion ischämischer Gewebe sowie auch bei toxischen Belastungen wie beispielsweise dem Rauchen entstehen große Mengen derartiger reaktiver Sauerstoffverbindungen.
Für viele der großen chronischen Volkskrankheiten, die insbesondere auch Männer betreffen wie Arteriosklerose mit ihren kardialen und zerebralen Folgen, für viele rheumatische Erkrankungen, Macula-Degeneration, Demenzen, die meisten Autoimmunerkrankungen, manche diabetische Folgeschäden und auch einen Teil der Tumorerkrankungen sind diese oxidativen Mechanismen von ätiopathogenetischer Bedeutung.
Um diese oxidativen Zell- und Gewebeschäden zu minimieren, verfügt der Organismus über sehr effektive antioxidative Schutzmechanismen, ohne die ein längerfristiges Überleben auf der Basis des aeroben Stoffwechsels nicht möglich wäre. Im Rahmen dieser Schutzmechanismen vor oxidativen Zell- und Gewebeschäden spielen zahlreiche Mikronährstoffe eine essenzielle Rolle. Die Mikronährstoffe werden dabei einerseits als essenzielle Bestandteile von Enzymen wirksam, die eine katalytische Entgiftung der reaktiven Sauerstoffverbindungen herbeiführen. Hierzu gehören Kupfer, Zink und Mangan als Bestandteile der Superoxiddismutase (SOD), Selen als Bestandteil der Glutathionperoxidasen (GPO), Eisen als Bestandteil der Catalase (CAT) und Chrom als Bestandteil des Glucose-Toleranzfaktors.
Aber auch verschiedene Vitamine und sekundäre Pflanzenstoffe können direkte Wirkungen als Antioxidanzien entfalten wie z.B. Ascorbinsäure (Vitamin C), α-Tocopherol (Vitamin E), zahlreiche phenolische Pflanzeninhaltsstoffe wie Flavonoide oder die große Gruppe der Carotinoide. Auch verschiedene Metabolite des Intermediärstoffwechsels weisen antioxidative bzw. Radikalfängerwirkungen auf wie z.B. Ubichinon (Q10).

Vitamin C

Zu Vitamin C liegt eine große Zahl von Studien vor, die auf präventive Effekte in unterschiedlichsten Indikationen hinweisen. Hier soll in erster Linie auf die Risikoreduktion im Rahmen der koronaren Herzkrankheit eingegangen werden, da sie gerade für Männer in der zweiten Lebenshälfte die häufigste Todesursache ist, aber auch zu lang andauernder Morbidität führen kann. Vitamin C ist das dominierende Antioxidans im wässrigen Kompartiment des Organismus, insbesondere im Blutplasma, wo es die für die Entstehung der Arteriosklerose bedeutsame Oxidation der Lipoproteine effektiv hemmt (Retsky et al. 1993). Die umstrittene Frage, welche täglichen Zufuhren an Vitamin C erforderlich sind, um die präventiven Effekte sicherzustellen, ist durch neuere Studien gut beantwortet (Carr et al. 1999), wobei allerdings noch einige mechanistische Fragen offen sind.

Um eine volle Sättigung von Plasma und wässrigen Kompartimenten der Gewebe zu erreichen, erscheint eine Supplementierung mit 500 mg Vitamin C pro Tag empfehlenswert (Levine et al. 2001). Unter dieser Zufuhr ist eine Risikoreduktion für die koronare Herzkrankheit bei Männern um 45 % erreichbar.

Der Wirkungsmechanismus für Vitamin C bei der Prävention der koronaren Herzkrankheit ist weitgehend aufgeklärt, wobei die endotheliale Produktion von Stickoxid (NO) der entscheidende Ansatzpunkt ist. Bei Patienten mit koronarer Herzkrankheit ist die endotheliale NO-Produktion vermindert. NO führt bekanntermaßen zu einer Gefäßerweiterung und hemmt die Aggregation von Thrombozyten (Gewaltig et al. 2002). Vitamin C erhöht die NO-Produktion bei Patienten mit koronarer Herzkrankheit durch Stabilisierung von Tetrahydrobiopterin als essenziellem Kofaktor für die Aktivität der endothelialen NO-Synthase (Huang et al. 2000).

Vitamin E

Im lipophilen Kompartiment des Organismus spielt Vitamin E als Antioxidans die dominierende Rolle, da es die Radikalkettenreaktion an ungesättigten Lipiden unterbrechen kann. Allerdings ist Vitamin E auf eine Regeneration durch Vitamin C angewiesen, sodass eine isolierte Supplementierung von Vitamin E bei schlechter Versorgung mit Vitamin C wenig effektiv ist. Bei hochdosierter Vitamin-E-Zufuhr und schlechter Vitamin-C-Versorgung kann es zu einer Anhäufung von Vitamin-E-Radikalen im lipophilen Kompartiment kommen, d.h. in biologischen Membranen und in Lipoproteinen (Stocker, 1999). Dies ist möglicherweise auch der Grund für sehr unterschiedliche Resultate von Supplementierungsstudien mit Vitamin E bezüglich des Risikos der koronaren Herzkrankheit. So hat beispielsweise die Cambridge Heart Antioxidant Study (CHAOS) signifikante präventive Effekte gezeigt (Stephens et al. 1996), während andere Studien keine signifikanten Wirkungen erkennen ließen (Yusuf et al. 2000).
Häufig sind in den Studien auch Hochrisikogruppen für die chronische Herzerkrankung herangezogen worden, während die Domäne der Antioxidanzien bei der Primärprävention liegt, solange noch keine oder sehr geringe Gefäßokklusionen bestehen. In einer Kombination von Antioxidanzien sind synergistische Wirkungen zu erwarten, indem sich die verschiedenen Substanzen gegenseitig aus ihrer Radikalform regenerieren. Dies gilt nicht nur für die antioxidativen Vitamine, sondern auch für Flavonoide, Carotinoide, Thiole und viele andere Antioxidanzien.

B-Vitamine

Unter dem Begriff B-Vitamine werden acht strukturell sehr unterschiedliche, wasserlösliche Vitamine zusammengefasst, die in verschiedenen Nahrungsmitteln gemeinsam vorkommen und für zentrale Stoffwechselprozesse essenziell sind. Es handelt sich dabei um:

- Vitamin B_1 – Thiamin
- Vitamin B_2 – Riboflavin
- Vitamin B_6 – Pyridoxin
- Vitamin B_{12} – Cyano- bzw. Hydroxycobalamin
- Folsäure
- Niacin
- Biotin
- Pantothensäure

Neben dem gemeinsamen Vorkommen in verschiedenen Nahrungsquellen sind es metabolische Funktionen und Interaktionen, die es nahe legen, diese Vitamine zu einem Komplex zusammenzufassen. Die Vitamine des B-Komplexes müssen als Funktionseinheit angesehen werden, da es Stoffumwandlungen im Intermediärstoffwechsel gibt, bei denen alle acht B-Vitamine als Kofaktoren für die entsprechenden Enzyme benötigt werden.

Als Bestandteil von Koenzymen sowie als Kofaktor für Enzyme spielen alle acht B-Vitamine eine zentrale Rolle im Intermediärstoffwechsel und greifen damit in den Metabolismus der Fette, Kohlenhydrate und Proteine ein. Auch dies kann den Synergismus dieses Vitaminkomplexes verdeutlichen. Die vom Vitamin B_2 abgeleiteten Flavine FAD und FMN sowie die vom Niacin abgeleiteten Nukleotide NAD und NADP sind als Koenzyme sowie Oxydasen und Reduktasen zentrale Faktoren bei allen Oxidations- und Reduktionsreaktionen und erfüllen damit wesentliche Steuerungsfunktionen im Energiestoffwechsel. Vitamin B_{12} und Folsäure sind unerlässlich für die Hämatopoese und werden für die Remethylierung von Homocystein zu Methionin benötigt. Diese wenigen Beispiele mögen die physiologischen Bedeutungen der B-Vitamine verdeutlichen.

Die aktuellen Referenzwerte der Gesellschaften für Ernährung in Deutschland, Österreich und der Schweiz für die B-Vitamine, bezogen auf den erwachsenen Menschen, lauten wie in der folgenden Tabelle 11.4-1 beschrieben.

Es sind verschiedene Risikogruppen bekannt, bei denen infolge unzureichender Zufuhr, gestörter Resorption oder infolge eines gesteigerten Bedarfs erfahrungsgemäß häufig ein Mangel bezüglich mehrerer Vitamine auftritt. Dazu zählen Schwangere, Stillende, Leistungssportler, Kinder und Jugendliche sowie nicht zuletzt auch alte Menschen. Zahlreiche Studien haben bei älteren Menschen kombinierte Vitamindefizite nachgewiesen. Die Ursachen können vielfältiger Natur sein. Neben sozialen Ursachen (Vereinsamung, „keine Lust zum Essen“, Schwierigkeiten beim Einkaufen und der Zubereitung der Nahrung) müssen auch körperliche Beeinträchtigungen wie Schwierigkeiten beim Kauen, Geschmacksverlust, Appetitlosigkeit und gastrointestinale Erkrankungen berücksichtigt werden.

Auch erhöhter und chronischer Alkoholkonsum kann zu einer Beeinträchtigung des Status der B-Vitamine führen. Neben unzureichender Aufnahme von Vitaminen durch verringerte Nahrungsaufnahme und einseitige Nahrungsauswahl finden sich häufig auch Störungen der Resorption, erhöhte enterale Verluste durch Durchfälle sowie erhöhte renale Verluste infolge gesteigerter Diurese. Die Leber ist ein zentrales Organ im Vitaminhaushalt, Speicherorgan für Folsäure und Vitamin B_{12} sowie Syntheseort für Thiamindiphosphat und Pyridoxalphosphat. Alkoholbedingte Einschränkungen der Leberfunktion werden daher auch zu Defiziten bezüglich der B-Vitamine führen.

Tabelle 11.4-1 *Empfohlene tägliche Zufuhr für die B-Vitamine (* nach Altersgruppen abgestufte Zufuhr).*

	Empfohlene tägliche Zufuhr	
	Mann	**Frau**
Vitamin B_1	1,0–1,3 mg *	1,0 mg
Vitamin B_2	1,2–1,5 mg *	1,2 mg
Vitamin B_6	1,4–1,6 mg *	1,2 mg
Vitamin B_{12}	3 µg	3 µg
Folsäure	400 µg	400 µg
Niacin	13–17 mg *	13 mg
Biotin	30–60 µg	30–60 µg
Pantothensäure	6 mg	6 mg

B-Vitamine – Homocystein und kardiovaskuläre Erkrankungen

Homocystein als nicht proteinogene Aminosäure entsteht als intermediäres Zwischenprodukt im Methioninstoffwechsel und ihre Konzentration wird physiologischerweise niedrig gehalten. Die Vitamine B_6, B_{12} und Folsäure spielen eine zentrale Rolle bei der weiteren Metabolisierung von Homocystein:

- Folsäure und B_{12} sind erforderlich für die Remethylierung zu Methionin, insbesondere eine ausreichende Anwesenheit von Folsäure in Form von 5-Methyl-Tetrahydrofolsäure.
- Vitamin B_6 ist erforderlich für einen als Transsulfurierung bezeichneten Abbauweg von Homocystein, der über das Vitamin B_6-abhängige Enzym Cystathionin-β-Synthase erfolgt.

Homocystein hat eine atherogene Wirkung und ist ein anerkannter Risikofaktor für kardiovaskuläre und zerebrovaskuläre Erkrankungen wie frühzeitige Arteriosklerose, Herzinfarkt und Schlaganfall (Wald et al. 2002). Unzureichende Versorgungslagen bezüglich dieser B-Vitamine können zu erhöhten Homocysteinkonzentrationen führen, und es gibt gleichzeitig Hinweise auf eine erhöhte Bedarfssituation bezüglich dieser B-Vitamine mit zunehmendem Alter. Eine positive Korrelation der Homocysteinkonzentrationen mit dem Alter wurde nachgewiesen (Herrmann et al. 1999). Eine optimierte Versorgung dieser B-Vitamine ist daher von hoher präventivmedizinischer Bedeutung im Hinblick auf kardiovaskuläre Erkrankungen. Für eine Absenkung der Homocysteinkonzentration im Serum um 3 µmol/l durch Gabe der B-Vitamine wird eine Risikominderung für koronare Herzkrankheit von 16 %, für tiefe Venenthrombosen von 25 % und für Schlaganfall von 24 % angenommen (Wald et al. 2002).

B-Vitamine – kognitive Funktion und Demenz

In Europa wird jährlich bei etwa einer Million älterer Menschen eine Einschränkung kognitiver Funktionen neu diagnostiziert und in der Folgezeit entwickeln über 50 % dieser Patienten Demenz und Morbus Alzheimer. Eine Reihe von Untersuchungsergebnissen weist darauf hin, dass unzureichende Versorgungslagen von Mikronährstoffen wie Vitaminen in den Rückgang der kognitiven Funktionen involviert sind und Mikronährstoffe möglicherweise eine Schutzwirkung auf das Gehirn gegenüber altersabhängigen Veränderungen ausüben können. Neben den antioxidativ-wirksamen Vitaminen sind vor allem die B-Vitamine in den Blickpunkt des Interesses gerückt. Erniedrigte Folsäurekonzentrationen im Serum sind assoziiert mit dem Ausmaß der Hirnatrophie, wie die Untersuchung von Autopsieproben bei Alzheimer-Patienten ergeben hat (Snowdon et al. 2000). Auch bei der Einschränkung kognitiver Funktionen dürften die inversen Beziehungen zwischen B-Vitaminversorgung und Homocysteinkonzentrationen eine wichtige Rolle spielen (Delport, 2000; Duthie et al. 2002). Homocysteinkonzentrationen > 11,1 µmol/l gehen mit einer schnelleren Progression der Alzheimer-Erkrankung einher als dies bei Werten unter diesem Schwellenwert der Fall ist (Clarke et al. 1998).

Eine erweiterte Auswertung der Framingham-Studie zeigte ein deutliches Ansteigen des Risikos, an einer Demenz zu erkranken, mit zunehmender Höhe der Homocysteinkonzentrationen. Plasmahomocysteinkonzentrationen > 14 µmol/l gingen dabei mit einer Verdopplung des Risikos für eine Alzheimer-Erkrankung einher (Seshadri et al. 2002).

Eine routinemäßige Überwachung der Homocysteinkonzentrationen sowie der Konzentrationen der B-Vitamine ist daher zu empfehlen, um Risikofaktoren frühzeitig aufzudecken und um eine entsprechende Supplementierung im Sinne einer Neuroprotektion vorzunehmen.

Vitamin D

Vitamin D ist der Gattungsname für eine Gruppe von Seco-Steroiden, fettlöslichen Verbindungen, die alle Vitamin-D-Aktivität aufweisen. Dazu gehört das Vitamin D_3 (Cholecalciferol), das 25-Hydroxy-Vitamin D_3 (Calcifidiol), das 1,25-Dihydroxy-Vitamin D_3 (Calcitriol) sowie einige weitere Metabolite von physiologisch wahrscheinlich geringerer Bedeutung. Für Vitamin D ist eine internationale Einheit definiert. Eine I. E. entspricht 0,025 µg Vitamin D bzw. 1 mg Vitamin D sind 40 000 I. E.

Unter dem Einfluss von Licht kann Vitamin D_3 in der Haut aus dem Provitamin D_3 gebildet werden, sodass der Mensch zu einer Eigensynthese von Vitamin D fähig ist. Über die Nahrung aufgenommenes Vitamin D sowie die Provitamine werden im Dünndarm resorbiert. In der Leber wird das endogen gebildete und das mit der Nahrung aufgenommene Vitamin D zu 25-Hydroxy-Vitamin D_3 metabolisiert. In der Niere erfolgt eine zweite Hydroxylierung zum 1,25-Dihydroxy-Vitamin D_3, dem eigentlich auf den Kalziumstoffwechsel wirksamen Metaboliten. Regulatoren des Vitamin-D-Stoffwechsels sind die beiden Hydroxylasen in Leber und Niere, das Parathormon und das Calcitonin.

Die am besten untersuchte und wahrscheinlich wichtigste physiologische Funktion von Vitamin D ist die Aufrechterhaltung der Kalzium- und Phosphathomöostase, zusammen mit Parathormon und Calcitonin. 1,25-Dihydroxy-Vitamin D_3 als aktivster Vitamin-D-Metabolit bewirkt eine

Steigerung der intestinalen Kalzium- und Phosphataufnahme, beeinflusst die Knochenmineralisation und Knochenresorption, supprimiert die Nebenschilddrüsenfunktion und beeinflusst die renale Kalzium- und Phosphatexkretion, wobei es zu einer erhöhten Rückresorption von Kalzium kommt.

Die aktuellen Referenzwerte für Vitamin D der Gesellschaften für Ernährung in Deutschland, Österreich und der Schweiz nennen für den erwachsenen Menschen bis 65 Jahre eine empfohlene tägliche Zufuhr von 5 µg Vitamin D, für Erwachsene über 65 Jahre 10 µg Vitamin D.

In neueren Arbeiten (Vieth, 1999; Vieth et al. 2001) wurden die Zufuhrempfehlungen für Vitamin D kritisch diskutiert und als wahrscheinlich zu niedrig eingestuft. Diesen Überlegungen liegt zugrunde, dass sich die Parathormonspiegel im Serum umgekehrt proportional zu den Serumkonzentrationen von 25-Hydroxy-Vitamin D_3 verhalten und hohe Parathormonspiegel mit niedriger Knochendichte assoziiert sind. Um eine relevante Senkung der Parathormonspiegel zu erreichen und einem sekundären Hyperparathyreoidismus entgegenzuwirken, müssten jedoch Konzentrationen von 25-Hydroxy-Vitamin D_3 zwischen 75 und 100 nmol/l erreicht werden, wofür eine Vitamin-D-Zufuhr von etwa 100 µg/d nötig ist. In einer neuen Studie (Vieth et al. 2001) wurden unter entsprechender Medikation keine relevanten Veränderungen der Kalziumkonzentrationen in Serum und Urin festgestellt und eine Dosierung von 100 µg Vitamin D_3 wird von den Autoren daher als effektive und sichere Prophylaxe für Vitamin-D-mangelbedingte Erkrankungen betrachtet.

Reich an Vitamin D sind verschiedene Seefischarten wie Lachs und Hering, wobei Fischleberöle sehr hohe Gehalte an Vitamin D aufweisen können. Die Vitamin-D-Gehalte in Pflanzen sind eher niedrig und auch bei Lebensmitteln tierischer Herkunft sind in der Regel nur in der Leber größere Vitamin-D-Mengen enthalten. Da ein wesentlicher Teil von Vitamin D unter Lichteinwirkung in der Haut gebildet wird, ist der Vitamin-D-Status in den Sommermonaten in der Regel besser.

Vitamin D – Knochenstoffwechsel und Altern

Die Häufigkeit von Vitamin-D-Mangelsituationen bei älteren Patienten ist hoch und wird nach verschiedenen Studien in einer Größenordnung von 50–80 % der untersuchten Personen angegeben. Vitamin-D-Mangel ist daher gerade beim älteren Menschen weitaus stärker verbreitet als bisher angenommen wurde. Die Vitamin-D-Versorgung ist ein wichtiger Prädiktor der Knochenmasse und damit für osteoporotische Frakturen. Es liegt daher nahe, Vitamin D in der Prophylaxe der Osteoporose einzusetzen. Bei erniedrigten 25-Hydroxy-Vitamin-D_3-Konzentrationen ist eine Basistherapie mit Vitamin D (z.B. 400–1000 I.E. Cholecalciferol/d und ggf. höher) zusammen mit einer ausreichenden Kalziumzufuhr angezeigt (Scharla und Ziegler, 1994; Lips, 2001). Auch für den alternden Mann wurden entsprechende Empfehlungen ausgesprochen (Szulc und Delmas, 2002).

Vitamin D – Immunsystem und Tumoren

Verschiedene Immunzellen wie Monozyten oder Makrophagen haben Rezeptoren für 1,25-Dihydroxy-Vitamin D_3 und dieser Vitamin-D-Metabolit kann die Bildung von Interleukin 1 sowie die Expression von MHC-Antigenen der Klasse 2 stimulieren. Für 1,25-Dihydroxy-Vitamin D_3 konnte eine Differenzierung normaler myelomonozytärer Vorläuferzellen und sogar maligner Vorläuferzellen (HLA-60-Leukämiezellen) zu Monozyten nachgewiesen werden.

Vitamin-D-Mangel kann sich in genotoxischen Wirkungen äußern und Vitamin D stellt einen Schutzfaktor für die Genomstabilität dar (Chatterjee, 2001). Vitamin D übt Schutzeffekte an Proteinen und Zellmembranen gegenüber oxidativem Stress aus, stabilisiert chromosomale Strukturen und schützt vor DNA-Brüchen.

Die Regulation von Protoonkogenen, Differenzierungseigenschaften, inhibierende Effekte auf verschiedene Tumorzelllinien sowie antiproliferative Wirkungen rücken die Bedeutung der hormonalen Wirkungen von Vitamin D in der Karzinogenese in den Blickpunkt des Interesses (Chatterjee,

2001). Tumorprotektive Wirkungen von Vitamin D wurden für Mammakarzinom, Kolonkarzinom (Garland et al. 1999) sowie Prostatakarzinom (Blutt und Weigel, 1999) beschrieben.

Neben der Bedeutung von Vitamin D für Kalziumstoffwechsel und Skelettsystem werden seine hormonellen Wirkungen im Sinne von Immunmodulation und Zelldifferenzierung in den kommenden Jahren verstärkt in den Blickpunkt des Interesses rücken.

Zink

Kirchgessner schreibt in einer umfassenden Übersichtsarbeit „Zur Biochemie des Zinks" noch 1991: „Zink ist nicht an Oxidations- oder Reduktionsreaktionen im Stoffwechsel beteiligt"(Holtmeier et al. 1991). Neuere Studien zeigen hingegen, dass Zink in Verbindung mit Thionein ein Redox-sensitives Donor-Akzeptor-Paar bildet, das je nach Verfügbarkeit von Zink zahlreiche Signalfunktionen beeinflusst und über diesen Mechanismus beispielsweise die Aktivität der mitochondrialen Atmungskette oder auch Apoptoseprozesse moduliert (Ye et al. 2001).

Zink spielt auch im Netzwerk Redox-regulierter Chaperone eine Rolle, indem es unter Redoxstress die Oxidation der Thiolgruppen in Hitzeschockproteinen ermöglicht, sodass es zu Umfaltungen und Oligomerisierungen kommen kann.

Proteinkinase C ist ein wichtiges Signalmolekül, das durch Redoxstress aktiviert werden kann. Auch hierbei spielt Zink als Bestandteil der regulatorischen Domäne im so genannten Zink-Finger-Motiv als Bindungspartner Redox-sensitiver Cysteine eine entscheidende Rolle (Korichneva et al. 2002).

Mehr als 200 Enzyme sind identifiziert worden, deren Aktivität durch Zink beeinflusst wird, so dass dieses Element unter den Spurenelementen eine ganz besonders hervorgehobene Stellung einnimmt und sich Versorgungsdefizite entsprechend vielfältig und schwerwiegend bemerkbar machen können. Während Zink in der extrazellulären Flüssigkeit sehr geringe Konzentrationen aufweist, liegen die intrazellulären Spiegel vergleichsweise hoch und in manchen Geweben wie z. B. der Prostata ist Zink bis zu zehnfach angereichert. Dies ist durch einen membranständigen Zinktransporter zu erklären, der dieses Element auch aus niedermolekularen organischen Verbindungen wie Citrat, Aspartat oder Cysteinat sehr effektiv bindet und in die Zellen einschleust. Aus stabileren Verbindungen wie EDTA oder Phytat lässt sich Zink jedoch nicht transportieren.

Interessant sind auch Befunde, dass der Zinktransporter in Tumorzellen gehemmt ist, sodass diese geringere intrazelluläre Zinkkonzentrationen aufweisen als die entsprechenden normalen Gewebe. Dabei ist die Tatsache wichtig, dass die Zellproliferation mehr durch die extrazellulären als durch die intrazellulären Zinkkonzentrationen gesteuert wird.

Die Bedeutung des Zinks für die Zellproliferation ist besonders am Beispiel der Wundheilung gut untersucht. So wurde bei Keratinozyten ein Zinksensor beschrieben, der auf Veränderungen der extrazellulären Zinkkonzentration im picomolaren Bereich reagiert und zu einer intrazellulären Kalziumfreisetzung führt. Die Freisetzung von intrazellulärem Zink in den extrazellulären Raum durch eine Hautverletzung scheint demnach ein sehr frühes Signal zu sein, das die Wundheilung auslöst.

Die Freisetzung von Zink aus intrazellulären Speichern wie z. B. synaptischen Vesikeln in den extrazellulären synaptischen Raum scheint auch bei Nervenzellen eine besondere Rolle zu spielen, sodass Zink als ein Neuromodulator wirkt. Gleichzeitig haben aber erhöhte intrazelluläre Konzentrationen an freien Zinkionen katastrophale Folgen für die neuralen Funktionen, sodass die Bindung an Proteine wie Metallothionein oder die Zinktransporter extrem wichtig ist. Schon geringe Erhöhungen der extrazellulären Zinkkonzentrationen führen daher zu einer verstärkten Expression der Bindungsproteine. Interessanterweise zeigen Untersuchungen am Gehirn von Alzheimer-Patienten eine verstärkte Oxidation des Metallothioneins, sodass es zu einer Freisetzung von Zink aus der Proteinbindung kommt, was zu einer gesteigerten Apoptose führen kann und die Aggregation der Amyloidpeptide begünstigt. Nach diesen Prozessen liegen die Zinkspiegel in den Nervenzellen niedriger als bei normalen Kontrollen. Auch Prozesse einer aktiven Extrusion von freiem Zink aus Nervenzellen sind nachgewiesen worden.

Als ein Beispiel für die strukturstabilisierenden Effekte von Zink kann auf die Bedeutung dieses Elements bei der Bildung und Stabilisierung des Insulinhexamers hingewiesen werden, das für die Speicherung und zeitgerechte Freisetzung von Insulin wichtig ist.

Im Rahmen der Entgiftung von Sauerstoffradikalen sei auch auf die zinkhaltige Superoxiddismutase hingewiesen, die allerdings zu Wasserstoffperoxid führt, sodass nur in Verbindung mit Catalase oder Peroxidasen eine effektive Entgiftung möglich ist.

Über diese mechanistisch gut belegten Wirkungen hinaus zeigt Zink auch Zusammenhänge mit immunologischen Reaktionen und endokrinen Regulationen, sodass für dieses Element ein weites Feld präventiver und therapeutischer Anwendungen besteht. Besonders wichtig ist dabei der Nachweis von Defiziten, die insbesondere in der zweiten Lebenshälfte zu schwerwiegenden Risiken führen können.

Selen

Das Element Selen wurde 1817 von Bercelius entdeckt. Seine biomedizinische Bedeutung wurde erstmals 1957 demonstriert, als im Tierversuch Mangelsymptome nachgewiesen werden konnten. Erste Hinweise auf selenbedingte Mangelerkrankungen beim Menschen stammen aus den siebziger Jahren des letzten Jahrhunderts, als die bereits seit 1935 bekannte Keshan-Krankheit, die in bestimmten Gegenden Chinas auftritt, durch Selengaben weitgehend beherrscht werden konnte. Zahlreiche weitere Krankheitsbilder wurden inzwischen mit Selenmangelsituationen assoziiert.

Das mengenmäßig häufigste selenhaltige Enzym ist die Glutathionperoxidase, die eine wichtige Rolle im Rahmen antioxidativer Schutzmechanismen spielt. Sie ist substratspezifisch für Glutathion und katalysiert die Reduktion von Wasserstoffperoxid und organischen Hydroperoxiden. Besonders angereichert ist dieses Enzym in Erythrozyten, Thrombozyten, der Leber und den Augen. In den Erythrozyten stellt dieses Enzym einen wesentlichen Faktor bei der Protektion der Zellmembran gegen oxidative Schädigungen dar. In den Thrombozyten greift die Glutathionperoxidase in den Prostaglandinstoffwechsel ein und Selenmangel kann eine erhöhte Thrombozytenaggregation nach sich ziehen.

Die Schilddrüse enthält relativ viel Selen und bereits in früheren Arbeiten konnte gezeigt werden, dass im Tierversuch Selenmangel zu einer reduzierten Umwandlung von Thyroxin (T4) in Trijodthyronin (T3) führt. Später konnte dann nachgewiesen werden, dass Typ-I- und Typ-II-Jodthyronin-Dejodasen Selenoenzyme sind bzw. Selen als Kofaktor benötigen.

Selen ist auch Bestandteil der Thioredoxinreduktase, ein Enzym, das die Reduktion von Proteindisulfidbrücken anderer Biomoleküle beeinflusst vor allem von Transkriptionsfaktoren. Dadurch kommt es zu einer Steuerung von Proliferation und Zelldifferenzierung.

Die physiologischen Funktionen von Selen umfassen auch Wirkungen auf das Immunsystem, was sowohl für humorale wie auch für zelluläre Parameter gilt. In Humanstudien konnte z. B. eine Stimulierung der Antikörperproduktion gezeigt werden. Auf der zellulären Seite des Immunsystems kann Selen die Bildung von γ-Interferon stimulieren. Besonders interessant sind Wirkungen auf die natürlichen Killerzellen, deren Aktivität durch Selengaben stimuliert werden kann. Allerdings führen erhöhte Selendosierungen zu einer Supprimierung der Aktivität der NK-Zellen, sodass offensichtlich sehr enge Dosis-Wirkungs-Beziehungen vorliegen. Imbalancen des Selenstatus, sowohl im Sinne von Mangel als auch von Überschuss, können daher zelluläre Immunparameter beeinflussen.

Die aktuellen Empfehlungen der Gesellschaften für Ernährung in Deutschland, Österreich und der Schweiz nennen für das Selen als Schätzwerte für eine angemessene Zufuhr einen Bereich von 30–70 μg/d für den erwachsenen Menschen.

Verschiedene Angaben für die Selenzufuhr in Deutschland liegen bei 47 μg für den Mann und 38 μg für die Frau bzw. 41 μg für den Mann und 30 μg für die Frau. Es ist damit ohne weiteres erkennbar, dass die tägliche Selenaufnahme in Deutschland im unteren Bereich der ohnehin

schon relativ niedrig angesetzten Empfehlungswerte liegt.
Die Selengehalte der Böden variieren weltweit außerordentlich stark und auch die Verfügbarkeit des Selens in Böden und Nahrungsmitteln ist sehr unterschiedlich. Dabei liegt die Selenaufnahme in Mitteleuropa im weltweiten Vergleich niedrig.
Die Glutathionperoxidase ist das mengenmäßig häufigste selenhaltige Enzym und Ansätze zur Abschätzung des Selenbedarfs beziehen sich auf die Ermittlung derjenigen täglichen Selenzufuhr, unter der eine maximale Aktivität der Glutathionperoxidase erreicht wird. Verschiedene in den europäischen Ländern durchgeführte Studien haben gezeigt, dass hierfür Selenkonzentrationen im Plasma zwischen 100 und 135 µg/l bzw. Selenkonzentrationen im Vollblut zwischen 140 und 160 µg/l erforderlich sind. Solche Selenkonzentrationen können unter einer täglichen Zufuhr von etwa 120–150 µg Selen erreicht werden.

Selen und Krebs

In zahlreichen Studien wurden erniedrigte Selenkonzentrationen im Blut bei Patientinnen/Patienten mit Karzinomen verschiedener Organe nachgewiesen, wie z.B. Mammakarzinomen (Lopez-Saez et al. 2003), Tumoren des Hals- und Kopfbereichs (Jadav et al. 2002), Lungenkarzinomen (Knekt et al. 1998) sowie Ösophaguskarzinomen (Mark et al. 2000). Damit ergeben sich Hinweise, dass eine niedrige Selenversorgung ein Risikofaktor für das Auftreten von Tumorerkrankungen darstellen kann. Allerdings ist es nicht auszuschließen, dass es auch infolge der bestehenden Tumorerkrankungen zu Rückwirkungen auf die Selenhomöostase kommen kann. Es ist bekannt, dass Selen verschiedene Karzinogene inhibiert und Schutzfunktionen gegenüber dem oxidativen Abbau von DNA-Strukturen aufweist.
In verschiedenen Interventionsstudien wurde der Effekt von Selengaben auf die Tumorinzidenz untersucht. Im Rahmen des Nutritional Prevention of Cancer (NPC) Trial konnte eine signifikante Reduktion der Inzidenz von Prostatakarzinomen durch die tägliche Gabe von 200 µg Selen gezeigt werden. Dieser Effekt war besonders bei denjenigen Probanden ausgeprägt, die zu Beginn der Studie niedrige Plasmaselenkonzentrationen sowie PSA-Werte < 4 ng/ml aufwiesen (Duffield-Lillico et al. 2003). In einer weiteren Studie wurde eine erniedrigte Inzidenz von Lungen-, Kolorektal- und Prostatakarzinomen unter einer Gabe von 200 µg Selen pro Tag in Form einer selenangereicherten Hefe gezeigt (Combs et al. 1997). Im Hinblick auf Lungenkarzinome ergab eine andere Studie nur bei solchen Probanden einen protektiven Effekt einer Selensupplementierung, die zu Beginn der Studie niedrige Selenkonzentrationen aufwiesen (Reid et al. 2002).

Das Datenmaterial aus epidemiologischen Untersuchungen und Interventionsstudien weist darauf hin, dass erniedrigte Selenkonzentrationen einen Risikofaktor für Tumorerkrankungen darstellen und dass zumindest Tumorpatienten mit tiefen Selenkonzentrationen auch von einer Selensupplementierung profitieren können.

Selen und Altern

Ältere Menschen müssen als Risikogruppe für das Auftreten von Mikronährstoffdefiziten angesehen werden, was auch für das Selen gilt. Betroffen sind institutionalisierte Menschen in höherem Umfang als in häuslicher Umgebung wohnende. So weisen Altenheimbewohner in England im Durchschnitt um 18 % niedrigere Selenkonzentrationen im Vergleich zu nicht institutionalisierten alten Menschen auf (Bates et al. 2002). Oxidativer Stress kann eine wichtige Rolle im Alterungsprozess spielen, sodass sich auch hier Querbeziehungen zum Selen und zum selenhaltigen Enzym Glutathionperoxidase ergeben können.

Substitution von Mikronährstoffen

Schon bei gesundheitsförderlicher Lebensweise, d.h. gesteigerter körperlicher Aktivität mit erhöhtem Energieumsatz und reduzierter Kalorienaufnahme, besteht ein erhöhtes Risiko einer zu geringen Aufnahme von Mikronährstoffen bei gleichzeitig erhöhtem Bedarf. Die Sicherstellung einer optimalen Versorgung mit Mikronährstoffen durch die tägliche Ernährung ist bei erhöhter körperlicher Aktivität und reduzierter Kalorienaufnahme schwierig. Erst recht problematisch wird dies, wenn zusätzliche Risiken vorliegen wie reduzierte intestinale Resorption im Alter, Genussgifte, Leben in Heimen, erhöhte Stressbelastung, Fehlernährung etc. Im Grundsatz gilt zwar, dass die Mikronährstoffversorgung durch die tägliche Ernährung gedeckt werden sollte, in der Realität aber sind die Chancen gering, dies zu erreichen. Dies gilt keineswegs nur für die besonders kritischen Mikronährstoffe wie Folsäure, Vitamin D, Jod oder Eisen, sondern für die meisten Mikronährstoffe. Eine Ergänzung der täglichen Ernährung durch Mikronährstoffe ist daher bereits unter rein nutritiven Gesichtspunkten für breite Bevölkerungsschichten angezeigt.

Über die rein nutritiven Aspekte der Mikronährstoffversorgung hinaus haben epidemiologische Untersuchungen und Interventionsstudien in den letzten Jahrzehnten die Bedeutung vieler Mikronährstoffe im Rahmen der Primärprävention verschiedener Erkrankungen gezeigt, sodass durch die verstärkte Zufuhr von entsprechenden Substanzen eine Risikoreduktion erreicht werden kann.

Ganz besonders bedeutsam ist die Mikronährstoffversorgung beim kranken Menschen, wo es unter den pathologischen Veränderungen zu schweren Störungen bei der Aufnahme, Resorption, Distribution, Metabolisierung und Elimination der Mikronährstoffe kommen kann. Dies kann zu sekundären Krankheitssymptomen führen und den Heilungsprozess verzögern oder unmöglich machen.

Die Überwachung des Mikronährstoffstatus und die Sicherung der Homöostase durch entsprechende Interventionen ist daher unter nutritiven, präventiven und therapeutischen Gesichtspunkten unerlässlich. Gerade unter dem männlich geprägten Lebensstil mit seiner geringeren Lebenserwartung bestehen hier erhebliche Risiken, denen durch gezielte Substitution begegnet werden kann.

Literatur

Bates CJ et al.: Selenium status and its correlates in a British national diet and nutrition survey: people aged 65 years and over. J Trace Elem Biol 2002; 16 (1): 1–8.

Blutt SE and NL Weigel: Vitamin D and prostate cancer. Proc Soc Exp Biol Med 1999; 221: 89–98.

Carr et al.: Toward a new RDA for vitamin C based on antioxidant and health effects in humans. Am J Clin Nutr 1999; 69: 1086.

Chatterjee M: Vitamin D and genomic stability. Mutation Research 2001; 475: 69–88.

Clarke R et al.: Folate, vitamin B_{12}, and serum total homocysteine levels in confirmed Alzheimer disease. Arch Neurol 1998; 55: 1449–1455.

Combs GF Jr et al.: Reduction of cancer mortality and incidence by selenium supplementation. Med Klin 1997; 92 (Suppl. 3): 42–45.

Delport R: Hyperhomocyst(e)inemia, related vitamins and dementias. J Nutr Health Aging 2000; 4 (4): 195–196.

Duffield-Lillico AJ et al.: Selenium supplementation, baseline plasma selenium status and incidence of prostate cancer: an analysis of the complete treatment period of the Nutritional Prevention of Cancer Trial. BJU Int 2003; 91 (7): 608–612.

Duthie SJ et al.: Homocysteine, B vitamin status, and cognitive function in the elderly. Am J Clin Nutr 2002; 75 (5): 908–913.

Garland CF et al.: Calcium and vitamin D. Their potential role in colon and breast cancer prevention. Ann N Y Acad Sci 1999; 889: 107–119.

Gewaltig MT, Kojda G: Vasoprotection by nitric oxide: mechanisms and therapeutic potential. Cardiovasc Res 2002; 55: 250–260.

Harman D: Aging. A theory based on free-radical and radiation chemistry. J Gerontol 1956; 11: 298.

Herrmann W et al.: Hyperhomocysteinemia in high-aged subjects: relation of B-vitamins, folic acid, renal fuction and the methylenetetrahydrofolate reductase mutation. Atherosclerosis 1999; 144 (1): 91–101.

Holtmeier HJ et al.: Zink – Biochemie, Physiologie, Pathophysiologie und Klinik des Zinkstoffwechsels des Menschen. WVG Stuttgart, S. 67, 1991.

Huang et al.: Ascorbic acid enhances endothelial nitric-oxide synthase activity by increasing intracellular tetrahydrobiopterin. J Biol Chem 2000; 275.

Knekt P et al.: Is low selenium status a risk factor for lung cancer? Am J Epidemiol 1998; 148 (10): 975–982.

Korichneva J et al.: Zinc release from protein kinase C as the common event during activation by lipid second messenger(s) or reactive oxygen. J Biol Chem 2002; 277: 44327.

Levine RL et al.: A new RDA of vitamin C for healthy young women. Proc Natl Acad Sci USA 2001; 98: 9842.

Lips P: Vitamin D deficiency and secondary hyperparathyroidism in the elderly: consequences for bone loss and fractures and therapeutic implications. Endocr Rev 2001; 22 (4): 477–501.

Lopez-Saez JB et al.: Selenium in breast cancer. Oncology 2003; 64 (3): 227–231.

Mark SD et al.: Prospective study of serum selenium levels and incident esophageal and gastric cancers. J Natl Cancer Inst 2000; 92 (21): 1753–1763.

Reid ME et al.: Selenium supplementation and lung cancer incidence: an update of the nutritional prevention of cancer trial. Cancer Epidemiol. Biomarkers Prev 2002; 11 (11): 1285–1291.

Retsky KL et al.: Ascorbic acid oxidation products protect human LDL against atherogenic modification. J Biol Chem 1993; 268: 1304.

Roth HP et al.: Biomarkers of caloric restriction may predict longevity in humans. Science 2002; 297: 811.

Roth HP und M Kirchgessner: Zur Biochemie des Zinks. In: Zink, Holtmeier/Kruse-Jarres (Hrsg.). WVG Stuttgart, S. 67–77, 1991.

Scharla SH und R Ziegler: Bedeutung des Vitamin D und seiner Metaboliten in der Pathogenese und Therapie der Osteoporose. Dtsch med Wschr 1994; 119: 847–851.

Seshadri S et al.: Plasma homocysteine as a risk factor for dementia and Alzheimer's disease. N Engl J Med 2002; 346: 476–483.

Snowdon DA et al.: Serum folate and the severity of atrophy of the neocortex in Alzheimer diease: findings form the Nun Study. Am J Clin Nutr 2000; 71: 993–998.

Stephens NG et al.: Randomised controlled trial of vitamin E in patients with coronary heart disease: Cambridge Heart Antioxidant Study (CHAOS). Lancet 1996; 347: 781.

Stocker R: The ambivalence of vitamin E in atherogenesis. Trends Biochem Sci 1999; 24: 219.

Szulc P und PD Delmas: Osteoporosis in the aged male. Presse Med 2002; 31 (37Pt 1): 1760–1769.

Vieth R: Vitamin D supplementation, 25-hydroxy-vitamin D_3 concentrations and safety. Am J Clin Nutr 1999; 69: 842–856.

Vieth R et al.: Efficacy and safety of vitamin D_3 intake exceeding the lowest observed adverse effect level. Am J Clin Nutr 2001; 73: 288–294.

Wald DS et al.: Homocysteine and cardiovascular disease: evidence on causality from a meta-analysis. BMJ 2002; 325: 1202–1206.

Yadav SP et al.: Serum selenium levels in patients with head and neck cancer. J Otolaryngol 2002; 31 (4): 216–219.

Ye et al.: Mammalian metallothionein/thionein control of cellular zinc. Proc Nat Acad Sci USA 98, 2317–2322, 2001.

Yusuf S et al. : Vitamin E supplemention and cardiovascular events in high-risk patients. N Engl J Med 2000; 342: 154–160.

11.4.2 Spurenelemente

Claus Leitzmann

Vieles ist bekannt, leider in verschiedenen Köpfen.
W. Kollath

Vorbemerkungen

Als Spurenelemente werden heute Elemente bezeichnet, die in Konzentrationen von < 100 mg/kg Trockenmasse in Lebensmitteln vorkommen und die als Bestandteile lebensnotwendiger Substanzen im Körper vorhanden sind oder diese aktivieren, wie Vitamine, Metalloproteine, Enzyme und Hormone. Zu den Spurenelementen zählen gegenwärtig Eisen, Zink, Kupfer, Selen, Mangan, Jod, Molybdän, Nickel und Cobalt (Merian, 2004). Mangelerscheinungen dieser Spurenelemente sind bekannt mit Ausnahme von Molybdän, Nickel und Cobalt.

Alle anderen Spurenelemente, deren Lebensnotwendigkeit im Tierversuch mit synthetischen Rationen nachgewiesen wurde, aber deren Vorkommen und Funktionen in essenziellen Körperbestandteilen noch nicht nachgewiesen sind, gelten als Ultraspurenelemente. Ultraspurenelemente können sowohl essenziell als auch toxisch wirken; die jeweilige Zufuhr entscheidet über Mangel bzw. Toxizität.

Als klinischer Spurenelementbedarf wird die Elementmenge bezeichnet, bei deren längerfristigen Unterschreitungen Mangelerscheinungen im Körper auftreten. Der normative Bedarf beinhal-

Tabelle 11.4-2 *Übersicht aller Spurenelemente bei Männern (nach Nielsen 1999, DGE 2000, Elmadfa et al. 2002/3, Leitzmann et al. 2003, Merian 2004).*

Spuren-element	Körper-bestand mg	Zufuhrempfehlung bzw. Aufnahme* mg/d	Hauptfunktionen	Hauptquellen	Bioverfüg-barkeit %
Eisen	4000–5000	10	O_2-Transport	Fleisch, Linsen, Hafer	1–25
Zink	1500–2500	10	Enzymkatalysator, Wundheilung	Fleisch, Hafer, Erdnüsse	30
Kupfer	70–150	1–1,5	Enzymkatalysator	Innereien, Kakao, Nüsse, Buchweizen	55–75
Selen	14–30	0,03–0,07	Gluthationperoxidase	Hering, Sesam, Nüsse, Pilze	50–100
Mangan	12–20	2–5	Enzymkatalysator	Nüsse, Getreide, Leguminosen, Tee	3–4
Jod	12–20	0,2	Schilddrüsenhormone	Seefisch, Milch, Erdnüsse	~ 100
Molybdän	5–10	0,05–0,1	Enzymkatalysator	Leguminosen, Kohl, Innereien	~ 80
Nickel	1–10	0,07–0,26	Metalloenzyme, B_{12}, Folsäure	Gemüse, Kräuter	< 10
Cobalt	1–1,5	3 mg Vitamin B_{12}	Vitamin B_{12}	viele Lebensmittel	wie B_{12}
Ultraspurenelemente					
Silizium	2000–3000	20–50	Collagen	Getreide, Hirse, Wurzelgemüse, Bier	~ 50
Brom	200–300	2–20	Elektrolytbalance	Fisch, Nüsse, Getreide	~ 50
Blei	120	0,01–0,1	Anämie	Fleisch, Fisch, Eier, Gemüse	5–10
Strontium	100–200	–	Knochen, Zähne	Milch	
Aluminium	30–50	10–50*	Enzymkatalysator	Schalen von Kartoffeln und Äpfeln	< 1
Bor	10–20	0,5–3,5*	Zellmembranstabilität	Blattgemüse, Nüsse, Bier	> 90
Zinn	7–14	1–40*	Redoxreaktionen	Dosenwaren	3
Cadmium	5–20	0,01–0,02	Nierenschäden	Innereien, Salat	5
Germanium	3	0,4–3,4	Immunfunktion	Getreide, Gemüse, Leguminosen	> 90
Fluor	2–6	4	Knochen- und Zahnhärte	Fisch, Walnüsse, Soja	80–90
Arsen	1–2	0,01–0,06*	Vergiftungen, Methioninstoffwechsel	Fisch, Getreide	20–90
Quecksilber	1 +	0,01–0,02*	Vergiftungen	Raubfische, Schalentiere	2–90

Tabelle 11.4-2 *Übersicht aller Spurenelemente bei Männern (nach Nielsen 1999, DGE 2000, Elmadfa et al. 2002/3, Leitzmann et al. 2003, Merian 2004). (Forts.)*

Spuren-element	Körper-bestand mg	Zufuhrempfehlung bzw. Aufnahme* mg/d	Hauptfunktionen	Hauptquellen	Bioverfüg-barkeit %
Chrom	0,6–1,4	0,03–0,1	Insulin Glucosetoleranz	Fleisch, Getreide, Milch, Hefe	1
Rubidium	0,36	1–5	neurologisch	Kaffee, Tee, Kakao	~ 100
Lithium	0,35	0,2–0,6	endokrin – Regulation	Gemüse, Fleisch, Fisch, Käse	> 90
Vanadium	0,10	0,01–0,03*	Haloperoxidasen	Gemüse, Obst, Pilze	< 10

tet auch die zur Auffüllung des Körperdepots notwendigen Mengen. Die Empfehlungen zur Spurenelementzufuhr liegen meist 50–100 % über dem normativen Bedarf. Die Empfehlungen für die Nährstoffzufuhr der Deutschen Gesellschaft für Ernährung (DGE 2000) enthalten Sicherheitszuschläge, sodass für alle Männer bei Berücksichtigung möglicher hemmender Einflüsse keine Mangelerscheinungen zu erwarten sind. Diese Empfehlungen für Spurenelemente finden sich in Tabelle 11.4-2, zusammen mit Körperbestand, Funktionen im Körper, Vorkommen in Lebensmitteln und der Bioverfügbarkeit.

Die meisten Spurenelemente können bei Mangelzuständen in Tablettenform zugeführt werden. Manche Spurenelemente haben heilende Wirkungen bei Krankheiten (Anke und Schürmann, 1999). Angeborene Störungen der Resorption, Verteilung und Ausscheidung oder Überdosierungen von Spurenelementen können zu toxischen Wirkungen führen.

Spurenelemente können bei einem Mangel mit entsprechenden Lebensmitteln oder Supplementen zugeführt werden; Überdosierungen sollten vermieden werden.

Im Folgenden werden die Spurenelemente dargestellt, für die gesicherte Erkenntnisse für die Behandlungen von Männerkrankheiten bekannt sind. Selen wird in einem separaten Kapitel (11.4.3) behandelt.

Bei der Darstellung handelt es sich nicht ausschließlich um Aspekte, die Männer betreffen, da sich Frauen oft in einer ähnlichen Situation befinden. Mangelsituationen finden sich oft bei älteren Menschen, die zwar weniger Nahrungsenergie aber vergleichbare Mengen an Nährstoffen benötigen wie jüngere Bevölkerungsschichten (Ekmekcioglu, 2001). Die Rolle eines Mangels an Spurenelementen in der Entstehung von degenerativen Erkrankungen wird derzeit diskutiert.

Eisen

Eisen hat vielfältige **Funktionen im Körper** wie Sauerstoffversorgung (Hämoglobin und Myoglobin), Energiebereitstellung (Cytochrom C), Xenobiotikastoffwechsel (Cytochrom P_{450}), DNA-Synthese (Ribonukleotidreduktase), Sauerstoffradikalenentsorgung (Catalase, Peroxidase), Immunabwehr und viele andere. Daher können bei Unter- und Überversorgung, Krankheiten oder nach Einnahme bestimmter Medikamente Gesundheitsstörungen auftreten.

Dabei weist das Eisen im Gegensatz zu allen anderen Mineralien und Vitaminen drei Ausnahmen auf:

– Regulation der Eisenresorption im Darm
– kein aktiver Ausscheidungsmechanismus für Eisen
– Männer haben einen niedrigeren Eisenbedarf als Frauen

Auf diese ungewöhnlichen Besonderheiten wird weiter unten eingegangen.

Eine **Unterversorgung mit Eisen** bei Männern ist bei uns im Gegensatz zu Frauen relativ selten, es sei denn, es liegen Darmblutungen vor, wie sie bei Krebsleiden, Colitis ulcerosa, Morbus Crohn oder Einnahme von nichtsteroidalen entzündungshemmenden Medikamenten eintreten können. Weltweit und besonders in den so genannten Entwicklungsländern ist eine Unterversorgung mit Eisen die häufigste Mangelkrankheit für beide Geschlechter, bei Männern jedoch deutlich weniger als bei Frauen und Kindern beiderlei Geschlechts. Weltweit sind etwa 2 Milliarden Menschen von Eisenmangel betroffen.

Eine Unterversorgung mit Eisen ist weltweit die häufigste Nährstoffmangelkrankheit – auch bei Männern. In Deutschland ist ein Eisenmangel bei Männern eher selten.

Ein **Eisenmangel** kann die körperliche Leistungsfähigkeit beeinträchtigen, die Infektionsanfälligkeit erhöhen sowie zu allgemeiner Abgeschlagenheit, Erschöpfung und Müdigkeit führen. Klinisch manifestiert sich der schwere Eisenmangel in Form hypochromer mikrozytärer Anämie, die mit einer Minderung der Leistungs- und Lernfähigkeit, Blässe, Fingernagelatrophie, Mundwinkelrhagaden u.a.m. einhergeht.

Die Behandlung einer Unterversorgung kann durch den Verzehr entsprechender Lebensmittel erfolgen. Gut verfügbares Eisen findet sich besonders in Fleisch und Fleischwaren, aber auch blattreiches Gemüse, Sesam, Linsen und Hafer enthalten Eisen. Anreicherung z.B. von Getreideprodukten (besonders in den USA) mit Eisen trägt nur teilweise zum Eisenpool des Körpers bei, da es schlechter resorbiert wird. Bei Mangel oder Gesundheitsstörungen steht eine Vielzahl von Eisenpräparaten zur Verfügung.

Beim **Bedarf an Eisen** gibt es eine große Ausnahme für Männer, dass sie weniger als Frauen benötigen – wegen der Monatsblutung. Der eigentliche Eisenbedarf von Männern liegt bei 0,5–1 mg/d. Da durchschnittlich nur 10–15 % des zugeführten Eisen resorbiert werden, wird eine Aufnahme von 10 mg/d empfohlen. Eisen aus pflanzlichen Lebensmitteln wird zwischen 1 und 10 % (aus Sauerkraut 75 %!), aus tierischen Lebensmitteln zwischen 2 und 25 % resorbiert. Bei entleerten Eisenspeichern steigt die Resorption bis zum Auffüllen der Eisenreserven an.

Die Regulation des Eisenstatus erfolgt nicht durch Änderung der Ausscheidung, sondern durch Kontrolle der Absorption. Diese wird von Eisenspeicher, Erythropoeserate, Alter, Gesundheitszustand und Eisenzufuhr beeinflusst.

Eisen stellt eine Ausnahme dar: Die Resorption wird im Darm reguliert; es gibt keine Ausscheidungsmechanismen; Männer benötigen weniger Eisen als Frauen.

Zusätzlich hängt die Resorption des Nichthämeisens aus der Nahrung von fördernden und hemmenden Faktoren ab. Resorptionsfördernd sind organische Säuren, besonders die Ascorbinsäure, schwefelhaltige Aminosäuren (Cystein, Methionin) und Fructose, die Eisen reduzieren. Resorptionshemmende Substanzen sind Phytate besonders in Getreide, Polyphenole in Tee (Tannine) und Kaffee (Chlorogensäure), Casein, Eialbumin, Kalziumsalze, Phosphate und Oxalate. Die Resorption von Hämeisen wird durch die genannten Faktoren aber nicht beeinflusst.

Eine **Überversorgung von Eisen** tritt nach Missbrauch von Eisentabletten, häufigen Blutübertragungen oder chronischem Alkoholabusus ein. Das überschüssige Eisen wird hauptsächlich als Homosiderin gespeichert (Homosiderose). Bei der hereditären Hämochromatose (Störung der Eisenresorption) treten durch die exzessive Eisenspeicherung Hautpigmentierungen sowie Gewebeschäden an Leber, Pankreas und Herzmuskel auf. Ohne Therapie kommt es zu Leberzirrhose, Diabetes, Herzversagen und zum Tod. Die Therapie besteht aus dem Verzehr eisenarmer Lebensmittel, wiederholten Aderlässen oder Einsatz von Chelaten. Bei diesen erblichen Krankheiten werden Eisenmangelzustände mit oralen Eisenpräparaten in üblichen Mengen von 100–200 mg/d therapiert. Dabei treten durch Reizung der Schleimhäute häufig Übelkeit und Oberbauchschmerzen mit Erbrechen auf. Obstipation oder Durchfall sind bekannte aber seltenere Nebenwirkungen.

Bei vollen Eisendepots kann die Katalysatorfunktion des Eisens zur **Bildung von hochaktiven Hydroxylradikalen** aus Superoxid führen, die Membranlipide zerstören. Auch eine hohe Zufuhr von Hämeisen kann zu gefüllten Eisendepots führen. Der Aderlass und das Blutspenden erweisen sich bei Männern in diesem Fall als günstig.

Im Körper findet eine Reihe von **Interaktionen der zugeführten Mineralstoffe** statt. So trägt ein Kupfermangel zur Eisenmangelanämie bei, die nicht durch Eisensupplementation behoben werden kann. Kalzium kann die Eisenresorption behindern und Eisen vermindert die Absorption von Zink. Diese Interaktionen sollten bei der Therapie mit Mineralien bedacht werden.

Zink

Zink ist Bestandteil oder Kofaktor von über 200 Enzymen wie Superoxiddismutase, alkalische Phosphatase und Carboxipeptidase. Als Bestandteil von Enzymen stabilisiert es die Proteinstruktur, bindet und aktiviert das Substrat. Außerdem ist es am Kohlendioxidtransport beteiligt, trägt zur Stabilität von Membranen und zur Wundheilung bei. Zink ist erforderlich für die Speicherung von Insulin im Pankreas, zur Aufrechterhaltung des Immunsystems, der Transkription und Translation sowie der Genexpression. Aufgrund dieser zahlreichen Funktionen von Zink sind bei einem Mangel Reaktionen in fast allen Stoffwechselvorgängen betroffen.

Eine **Unterversorgung mit Zink** ist bei Männern seltener als bei Frauen, da Männer mehr zinkreiche Lebensmittel wie Fleisch, Innereien, Käse und Schalentiere essen. Weitere gute Quellen für Zink sind Vollkornprodukte, Hülsenfrüchte und Nüsse. Die Empfehlung zur Zinkzufuhr für Männer von 10 mg/d berücksichtigt eine durchschnittliche Absorptionsrate von 30 % sowie einen Sicherheitszuschlag von 30 %.

Zinkmangel führt zu Wachstumsstörungen, Hypogonadismus und reduzierter Spermatogenese, verminderter Wundheilung, gestörter Glukosetoleranz, Hautveränderungen, Haarausfall, Störungen bei Reproduktionsfunktionen und Appetitlosigkeit. Auch Geschmacks- und Geruchsempfindungen können verloren gehen.

Die wesentlichen Ursachen für einen Zinkmangel sind neben einer zu geringen Aufnahme mit der Nahrung, Malabsorptionssyndrome, parenterale Ernährung, Dialyse und Nierenfunktionsstörungen sowie intestinale Parasiten. Interessant ist, dass pro Samenerguss etwa 5 mg Zink verloren gehen.

Zinkmangel wird mit Gaben von 25–30 mg Zink/d behandelt. Die Aufnahme von 2 g Zink führt zu gastrointestinalen Beschwerden und Kreislaufstörungen.

> **Zink spielt bei einer Reihe von genetischen Störungen und der Wundheilung eine zentrale Rolle. Zinkmängel können leicht durch entsprechende Präparate behoben werden.**

Bei der relativ seltenen Acrodermatitis enteropathica, einer angeborenen autosomal-rezessiven Störung des Transportsystems für Zink in den Mukosazellen, treten schwere Hautläsionen, Diarrhö und Übelkeit auf. Diese Schäden sind durch Zinksubstitution gut zu bessern.

Bei Furunkulose haben sich orale Zinkgaben bewährt, wenn ein Zinkmangel vorliegt.

Topische Applikationen mit Zink kommen bei Akne vulgaris, Herpes simplex und bei Hautveränderungen der Lepra zur Anwendung.

Bei Ulcera crures und den peptischen Ulzera fördert Zink die Wundheilung.

Patienten mit Tinnitus können niedrige Zinkplasmaspiegel aufweisen; in diesen Fällen führt eine Zinksupplementation zu klinischen und subjektiven Verbesserungen (Arda et al. 2003).

Bezüglich der **Stoffinteraktionen** ist bekannt, dass orale Verabreichungen von 75–300 mg Zink/d bei gleichzeitiger Kupfergabe die Kupferresorption behindern.

Eine **chronische Überversorgung mit Zink** wird als Mitursache für Prostatakrebs diskutiert (Leitzmann et al. 2003).

Kupfer

Kupfer ist Bestandteil einer Reihe von Enzymen, Kofaktoren und Proteinen im Körper. Es wird im Immun-, Nerven- und Herz-Kreislauf-System benötigt, wirkt mit bei der Erythropoese, in der Regulation der Expression von Mitochondrien und im Elektronentransport. Ein Mangel ruft deshalb vielerlei Probleme hervor.

Kupfer findet sich in vielen Gebrauchsgegenständen, Düngemitteln, Pestiziden und Konservierungsmitteln. Dadurch ist es auch in Trinkwasser und Lebensmitteln weit verbreitet. Ein Mangel ist

daher sehr selten, aber suboptimale Mengen sollen zur Entwicklung von kardiovaskulären Erkrankungen und Osteoporose beitragen.
Von den verschiedenen genetisch bedingten „Kupferkrankheiten", ist das Menke-Syndrom eine seltene rezessive X-chromosomale Resorptionsstörung, die in schweren Fällen bis zum Alter von 3 Jahren zum Tod der Jungen führt.
Der Morbus Wilson ist eine autosomal-rezessive Störung des Kupferstoffwechsels und der Coeruloplasminsynthese. Die Therapie besteht in einer vermehrten Ausscheidung von Kupfer durch Chelatoren. Außerdem kann die Kupferresorption durch Interaktionen mit Zink, d.h. durch Zinksupplementation vermindert werden.
Bei der Indian-Childhood-Krankheit handelt es sich um eine Kupferintoxikation formulaernährter Babys durch kupferreiches Trinkwasser (bis zu 10 mg Cu/l), die auch in Deutschland nicht selten ist.

Die Verfügbarkeit von Kupfer wird besonders durch Zufuhr anderer Nährstoffe behindert. Interaktionen mit anderen Mineralstoffen sollten beachtet werden.

Bei ausgeprägtem **Kupfermangel** sinkt die Konzentration von Kupfer und Coeruloplasmin im Blut sowie die Aktivität der Cytochromoxidase in Leukozyten und der Superoxiddismutase in Erythrozyten. Der Mangel wird mit 0,1 mg Kupfer/kg als orales Kupfergluconat oder als parenterales Kupfersulfat behandelt.
Die Kupferverfügbarkeit kann durch hohe Gaben von Zink, Eisen, Molybdän und Ascorbinsäure sowie durch schwefelhaltige Aminosäuren und Antazida behindert werden. Die Mengen, die bei einer normalen Ernährung zugeführt werden, sind diesbezüglich harmlos.

Mangan

Mangan wirkt als spezifischer integraler Bestandteil einer relativ kleinen Zahl von Metalloenzymen wie Pyruvatcarboxylase, Superoxiddismutase, Diaminoxidase, Glutaminsynthetase und Arginase. Außerdem ist Mangan Aktivator einer größeren Anzahl von Enzymen, kann aber durch Magnesium substituiert werden.
Manganmangel tritt nur bei manganfreier parenteraler Ernährung und selten isoliert auf. Im kombinierten Mangel mit z.B. Vitamin K treten neben Gewichtsverlust, Dermatitis sowie Haar- und Nagelveränderungen, erniedrigte Serumgehalte von Cholesterin, Triglyzeriden und Phospholipiden auf. Diese Schäden können durch Manganzulagen korrigiert werden.
Der **Bedarf an Mangan** wird mit 1 mg Mangan/d angegeben; die Empfehlung liegt bei 2 mg/d.
Bei Minenarbeitern führt chronische Belastung mit Manganstaub zu schweren psychischen Störungen mit Halluzinationen und Schäden am extrapyramidalen System, ähnlich denen beim Parkinson-Syndrom. Diese Wirkungen konnten auch nach Konsum von manganhaltigem Trinkwasser und bei langjähriger Einnahme von Mangansupplementen beobachtet werden. Als „Therapie" wird die Manganaufnahme abgestellt.

Jod

Jod stellt einen essenziellen Baustein der Schilddrüsenhormone T3 und T4 dar, die im Stoffwechsel von Proteinen, Kohlenhydraten und Lipiden eine Rolle spielen. Bei einer Überfunktion der Schilddrüse ist der Grundumsatz erhöht, bei einer Unterfunktion erniedrigt. Die verschiedenen Folgen eines Jodmangels werden zusammenfassend als Iodine Deficiency Diseases (IDD) bezeichnet.
Jodmangel ist nach Eisenmangel weltweit die zweithäufigste Mangelkrankheit; etwa 1 Milliarde Menschen sind betroffen, besonders in bergigen Regionen. Bei einer Jodzufuhr von unter 25 µg/d wie es in Asien, besonders in China vorkam, war Kretitinismus weit verbreitet. Deutschland zählte zu den Jodmangelgebieten und lag bei normalen Verzehrgewohnheiten bei 30–70 µg/d (ohne Jodsalz). Seit Einführung des Jodsalzes (15–25 mg Jodat/kg Salz) im Jahre 1989 hat sich die Aufnahme etwa verdoppelt, aber noch nicht die empfohlene Menge von 180–200 µg für Männer erreicht. Da Männer mehr essen als Frauen und meist auch stärker nachsalzen, ist die Jodversorgung bei Männern günstiger als bei Frauen.

> **Jodiertes Salz hat sich als erfolgreiche Lösung für einen Jodmangel erwiesen.**

Bei einer unzureichenden Jodversorgung erfolgt ein Größenwachstum der Schilddrüse mit Entstehung einer **Struma**, die bei Männern seltener auftritt als bei Frauen. Nach einer neueren Reihenultraschalluntersuchung an nahezu 100 000 Berufstätigen in Deutschland sind Männer wie Frauen gleich häufig befallen. Eine lange unbehandelte Struma kann zu Hypothyreose mit verminderter Hormonbildung führen. Bei Zufuhr größerer Jodmengen, wie jodhaltige Röntgenkontrastmittel oder jodhaltige Medikamente, besteht die Gefahr einer Hyperthyreose mit erhöhter Schilddrüsenhormonproduktion, bei einer autonomen Hyperthyreose treten gleichzeitig Mängel an Zink, Selen und Kupfer auf.

Zu einem Jodmangel kann neben der geringen Jodzufuhr mit der Nahrung auch die Aufnahme antithyreoidaler bzw. goitrogener (strumigener) Substanzen beitragen. Verschiedene Kohlarten, Maniok, Cassava, Erdnüsse und Leinsamen enthalten zyanogene Glykoside, bei deren Abbau Thiocyanat entsteht, das die Jodidaufnahme in die Schilddrüse hemmt.

Zum **Ausgleich eines Joddefizits** wird der regelmäßige Verzehr jodreicher Lebensmittel empfohlen, vor allem Eier, Seefisch, Muscheln und Meeresalgen sowie mit Jodsalz zubereitete Produkte wie Backwaren, Fleischwaren und Gemüse. Das jodierte Salz wird in der Schweiz seit 100 Jahren mit Erfolg eingesetzt ohne sichtbare Nachteile. Es gibt allerdings Jod-empfindliche Menschen, die Jodsalz und damit zubereitete (Fertig-)Kost meiden müssen.

Bei der Therapie des Kropfes steht heute die Verabreichung von Jod in Form von Jodidtabletten im Vordergrund, während die Anwendung von Schilddrüsenhormonen wegen der damit verbundenen fokalen Hyperplasie und weiteren Verstärkung des intrathyreoidalen Jodgehalts als weniger günstig gilt. Jodid ist genauso effektiv wie Thyroxin. Verursacht die Struma mechanische Komplikationen wie Trachealstenosen oder Schluckbeschwerden, wird operativ reseziert oder Radiojod (^{131}I) verabreicht. Letzteres führt durch Verzögerung bzw. Zelltod während der Mitose zu einer Verkleinerung des Gewebes. Bei weiteren Komplikationen, kalten Knoten oder Verdacht auf ein Karzinom ist eine Operation indiziert.

> **Strumen können entweder durch Tabletten oder Radiojod reduziert, durch Operation entfernt, von Männern aber auch ignoriert werden (Kosmetik!). Vorbeugend werden Jodsalz oder Jodidtabletten verwendet.**

Neben Jodsalz, welches heute weltweit zum Einsatz kommt, wird auch jodiertes Sojaöl eingesetzt, um Joddepots zu schaffen, die jahrelang reichen.

Weitere Spurenelemente

Für die Spurenelemente Molybdän, Nickel und Cobalt sind keine Mangelzustände oder Gesundheitsstörungen bei Menschen bekannt. Diese sind tabellarisch mit den vorgestellten Spurenelementen und den Ultraspurenelementen als Übersicht zusammengefasst (s. Tab. 11.4-2).

Schlussbemerkungen

Die Behebung von Mängeln an Spurenelementen mit entsprechenden Lebensmitteln oder Supplementen ist üblich und mit Ausnahme von genetischen Störungen erfolgreich. Die medikamentöse Therapie mit Spurenelementen ist in vielen Fällen wissenschaftlich nicht gut belegt. Es gibt zahlreiche Erfahrungsberichte, aber die aufwendige Analytik und vielerlei Interaktionen der Spurenelemente untereinander und mit anderen Substanzen erschweren einfache Erkenntnisse (aber s. Marie et al. 2001). Oft wird auch mit dem Argument, dass Supplemente nicht schaden, da der Körper sie effizient ausscheidet, zur zusätzlichen Ergänzung geraten. Es ist davon auszugehen, dass insgesamt zu viel Spurenelemente in Form von Nahrungsergänzungsmitteln und vielen anderen Präparationen eingenommen werden (Hahn, 2001). Die bereits genannten Interaktionen können sich als größere Nachteile erweisen als die erwarteten Vorteile.

Spurenelemente unterliegen vielfachen Einflüssen und sind bisher zu wenig untersucht. Supplemente können nicht nur helfen, sondern beinhalten auch Nachteile.

Literatur

Anke M, Schürmann K: Spurenelemente, S.173–186. In: Biesalski HK et al. (Hrsg.): Ernährungsmedizin. Thieme, Stuttgart, 1999.

Arda HN, Tuncel U, Akdogan O, Ozluoglu LN: The role of zinc in the treatment of tinnitus. Otol Neurotol 2003; 24: 86–89.

DGE (Deutsche Gesellschaft für Ernährung) et al.: Referenzwerte für die Nährstoffzufuhr. Umschau Braus, Frankfurt a.M., 2000.

Ekmekcioglu C: The role of trace elements for the health of elderly individuals. Nahrung 2001; 45: 309–316.

Elmadfa I, Aign W, Muskat E, Fritzsche D: Die große GU Nährwert-Kalorien-Tabelle. Gräfe und Unzer, München, 2002/3.

Hahn A: Nahrungsergänzungsmittel. Wiss Verlagsges, Stuttgart, 2001.

Leitzmann C, Michel P, Müller C et al.: Ernährung in Prävention und Therapie. Hippokrates, Stuttgart, 2. Aufl. 2003.

Leitzmann MF, Stampfer MJ, Wu K et al.: Zinc supplement use and risk of prostate cancer. J. Natl Canc Inst 2003; 95: 1004–1007.

Marie PJ, Ammann P, Boivin G, Rey C: Mechanism of action and therapeutic potential of strontium in bone. Calcif Tissue Int 2001; 69: 121–129.

Merian E, Anke M, Ihnat M et al.: Elements and their compounds in the environment. Wiley-VCH, Weinheim, 2nd ed., 2004.

Nielsen F: Trace elements. In: Sadler MJ, Strain JJ, Caballero B (eds.): Encyclopedia of human nutrition. Academic Press, London, 1999.

11.4.3 Selen

Josef Köhrle

Einbau im Körper – Zielorgane

Das essenzielle Spurenelement Selen entfaltet einen Großteil seiner biologischen Wirkung in Form von selenocysteinhaltigen Proteinen, deren adäquate Funktion eine wichtige Voraussetzung für reguläre Entwicklung sowie langes und gesundes Leben darstellt. Selenocystein ist dabei meist im aktiven Zentrum von Enzymen und Proteinen lokalisiert, von denen viele an Redoxreaktionen beteiligt sind. Die Biosynthese der Selenoproteine benötigt einen spezifischen Apparat für den cotranslationalen Einbau der 21. proteinogenen Aminosäure in diese besondere Gruppe von Selenoproteinen (Hatfield und Gladyshev, 2002), die beim Menschen von 25 dafür codierenden Genen gesteuert werden. Eine adäquate Selenversorgung ermöglicht die Biosynthese und Funktion dieser Enzyme (Tab. 11.4-3). Bei inadäquater nutritiver oder supplementierter Selenzufuhr wird Selen präferenziell in einzelne der ca. 35–50 Selenoproteinformen eingebaut, die durch alternatives Splicing oder alternative Nutzung von Transkriptionsstartstellen der 25 Gene entstehen. Neben dieser Hierarchie des Seleneinbaus unter den einzelnen Selenoproteinen gibt es auch eine Hierarchie der Selenversorgung zwischen einzelnen Organen bei Mangel oder Zufuhr nach Defizienz oder Supplementation (Behne et al. 1995, Köhrle et al. 2000). Hierbei stehen insbesondere die endokrinen Organe, die Reproduktionsorgane einschließlich Testes sowie das ZNS oben in der Hierarchie der Versorgung. Endokrine Drüsen, insbesondere Schilddrüse, das Gehirn und Testes weisen unter den Organen die höchsten Selenspiegel pro Gramm Gewebe auf, wobei die Funktion der einzelnen Selenoproteine für die jeweiligen Organe noch nicht vollständig geklärt ist. Jedoch lässt sich hieraus die Hypothese ableiten, dass evolutionäre Systeme der zentralen Steuerung, der Regulation des Stoffwechsels und der Reproduktionsfunktion unter Mangelkonstellationen bevorzugt mit Selen versorgt werden.

Tabelle 11.4-3 *Selenocycstein-haltige Proteine bei Säugetieren und Menschen.*

Selenoproteine	Gewebeverteilung	Funktionen
Glutathionperoxidasen (GPx)		
cytosolische GPx1	ubiquitär	antioxidativ
gastrointestinale GPx2	gastrointestinal	antioxidativ
Plasma-GPx3	Niere, Plasma	Plasma-Antioxidans?
Phospholipid-Hydroperoxid-GPx4	verschiedene Gewebe	intrazelluläres Antioxidans, Redox-Signaltransduktion, Modulator von Lipoxygenasen
Spermienkern-GPx (snGPx)	Testes, Spermatozoen	Histonpolymerisation, Antioxidans? codiert vom GPX-4-Gen
humane GPx6	olfaktorisches Epithel	antioxidativ?
Thioredoxinreduktasen (TrxR)		
TRxR1	verschiedene Gewebe	multiple Funktionen
TRxR2	verschiedene Gewebe	multiple Funktionen
TRxR3	verschiedene Gewebe	multiple Funktionen
Iodthyronin-Deiodasen		
Typ 1 5'-deiodase (Dio1)	Schilddrüse, Leber, Niere, Hypophyse	Deiodierung von T4 zu T3, Abbau von sulfatierten Iodthyroninen
Typ 2 5'-deiodase (Dio2)	Gehirn, braunes Fettgewebe, Hypophyse, Plazenta	Deiodierung von T4 zu T3
Typ 3 5-deiodase (Dio3)	Gehirn, Plazenta, Haut, und andere	Deiodierung von T4 zu reversem T3 und von T3 zu T2, Inaktivierung
Verschiedene Selenoproteine		
Selenophosphat-Synthetase 2 (SPS2)	ubiquitär	Produktion von Selenophosphat
Selenoprotein P (SelP)	Leber, verschiedene Gewebe	Selentransport, antioxidativ?
Selenoprotein R (SelR, MsrB)	verschiedene Gewebe	R-Methionin-Sulfoxid-Reduktase
Sel15, Sel18, Sel H, Sel H, SelI, SelK, SelM, SelN, SelS, Sel T, SelV, SelW, SelY, SelZ	verschiedene Gewebe	unbekannt

Versorgungsstatus und Analyseparameter

Unklarheit besteht über die adäquate und optimale Selenversorgung. Selenmangelkrankheiten sind in Mitteleuropa nicht beschrieben, die sich mit der suboptimalen, am unteren Bereich einer adäquaten Zufuhr liegenden Selenversorgung erklären ließen. Schwerer Selenmangel tritt in unseren Regionen nur unter klinischen und pathologischen Konstellationen auf und führt in unterentwickelten Ländern zu den Lehrbuch-Selenmangelkrankheiten Keshan-Disease, eine von Coxsackie-B-Viren ausgelöste Kardiomyopathie auf dem Hintergrund eines schweren Selenmangels, sowie Kashin-Beck-Disease, eine Osteochondrarthropathie, welche ebenfalls unter Selenmangel, vermutlich durch Toxine oder bakterielle Infektionen verursacht wird (Rayman, 2002).

Klinisch relevanter, milder Selenmangel in unseren Breiten tritt bei total parenteraler Langzeiternährung ohne Selensupplementation, bei therapeutisch indizierten proteinarmen Diäten (z.B. bei Phenylketonurie), Mukoviszidose oder bei Resorptionsstörungen, z.B. Kurzdarmsyndrom auf (Schrauzer, 1997).

Es gibt deutliche Hinweise darauf, dass sich bei suboptimaler oder inadäquater Zufuhr der Organismus auf diese Konstellation einstellt durch Reduktion der Selenelimination, die vorwiegend über Urin und Fäzes erfolgt, bzw. bei Überangebot auch über die Atemluft in Form flüchtiger Selenmethylverbindungen (s. Abb. 11.4-1).

Als Endpunkte oder Marker adäquater Selenversorgung werden der Selengehalt des Plasmas, Serums oder der Erythrozyten bestimmt, die Glutathionperoxidase-Aktivität in Serum, Plasma oder Erythrozyten oder die Spiegel des selenreichen Plasmaproteins Selenoprotein P, ein vorwiegend von der Leber sezerniertes selenreiches Glykoprotein, welches Selentransport und -verteilungsfunktion aufweist (Allan et al. 1999, Schomburg et al. 2003) (Tab. 11.4-4). Diese Parameter können jedoch nicht uneingeschränkt als Endpunkte oder Biomarker der Selenversorgung gewertet werden, da sie auch durch verschiedene klinisch relevante Faktoren oder pathophysiologische Konstellationen beeinflusst werden, z.B. Störungen der Leber- und/oder Nierenfunktion, wodurch Veränderungen im Sinne einer Reduktion der Spiegel auftreten, die nicht unbedingt kausal relevant, sondern möglicherweise nur krankheitsassoziiert sind und somit keine Interpretation für eine eventuelle erforderliche Supplementation erlauben (Köhrle et al. 2000, Persson-Moschos et al. 2000). Nagel- und Haaranalysen werden als ungeeignet für die Ermittlung des Selenstatus eingeschätzt, da sie oft irreführend vom Selengehalt von Körperpflegemitteln (z.B. Anti-Schuppen-Shampoos) gestört werden (Kruse-Jarres, 2000).

Tabelle 11.4-4 *Selenversorgung und Indikatoren.*

Empfohlene Zufuhr	≧ = 1 µg Se/kg KG/d
Normale Plasmaspiegel	ca. 1 µmol Se/l
Toxizität	> 600 µg Se pro Tag
Biomarker	Selengehalt in Plasma oder Serum, GPx-Aktivität in Plasma oder Serum, Selenoprotein P-Spiegel in Plasma oder Serum

Ernährungsbedingter Selenmangel – Risikogruppen

Die Hauptselenzufuhr in Mitteleuropa, wo die oberen Erdschichten und Böden relativ selenarm sind, erfolgt über tierische Proteine und nicht über Getreideprodukte, Cerealien und Körner, wie z.B. in Nordamerika, das in vielen Regionen selenreiche Böden aufweist. In der landwirtschaftlichen Produktion wird zur Verbesserung der Tierhaltung, der Reproduktion und des Wachstums Selen supplementiert in bis zu zehnfachen Konzentrationen, verglichen mit der nutritiven Zufuhr beim Menschen. Somit sind unsere Hauptselenquellen der Nahrung tierisches Protein, Hühnereier, Milch, rotes Fleisch sowie Meeresfrüchte und Meeresfische, welche ebenfalls selenreich sind.

Davon lässt sich ableiten, dass es Risikogruppen einer inadäquaten Selenversorgung gibt, z.B. strikte Veganer und Vegetarier sowie Menschen mit unausgewogener Ernährung. Folglich ist von Defizienzen der Selenversorgung auch bei älteren Menschen mit verringerter bzw. unausgewogener Nahrungszufuhr auszugehen ebenso wie bei Alkoholkranken und ähnlichen Risikogruppen (Feldkamp et al. 1996, Olivieri et al. 1996). Männer nehmen durchschnittlich mehr Selen zu sich – auf Grund des höheren Proteinanteils ihrer Nahrung – als Frauen (Biesalski et al. 1997; Combs, 1997; Drobner et al. 1996; Oster, 1992).

Antioxidative Funktion

Selenoproteine spielen eine zentrale Rolle bei der antioxidativen Defense des Organismus, vor allem die Glutathionperoxidasen beim Abbau von Wasserstoffperoxid sowie Lipidhydroperoxiden (Brigelius-Flohe et al. 2001). Hier sind fünf selenhaltige Glutathionperoxidaseformen beim Menschen beschrieben.

Die Anwendung von Selenverbindungen zur Reduktion des oxidativen Stresses wird zwar weit propagiert, ist jedoch nicht durch prospektive randomisierte kontrollierte Studien erwiesen. Ähnliches trifft für die Anwendung von Selen zur Prävention, Milderung oder Beseitigung altersabhängiger degenerativer Veränderungen zu. Die so genannte antioxidative Wirkung von Selenverbindungen wird ausschließlich über die Biosynthese von selenocysteinhaltigen Proteinen vermittelt (Brigelius-Flohe et al. 2001).

Selenverbindungen selbst sind nicht antioxidativ, sondern können sogar pro-oxidative Effekte hervorrufen, wenn zu hohe Konzentrationen zur Bildung von reaktiven Sauerstoffspezies (ROS) führen.

Darüber hinaus erfordert ein effektives antioxidatives System die Vernetzung verschiedener Stoffwechselwege, z.B. mit adäquater Vitamin-E- und Vitamin-C-Versorgung, da die antioxidativen zellulären Systeme zwischen wässriger und Membranphase kompartimentiert sind und nur gemeinsam eine effektive Kontrolle ermöglicht wird. Es muss vor allem jedoch berücksichtigt werden, dass Leben ohne oxidativen Stress und Mitochondrienfunktion, bei der unabdingbar reaktive Sauerstoffspezies gebildet werden, nicht denkbar ist. Eine Reihe von Prozessen der zellulären Immunabwehr benötigt reaktive Sauerstoffspezies, ebenso wie Aspekte der Zellkommunikation während Wachstum, Entwicklung und Differenzierung. Insofern sollte dringend von Konzepten abgeraten werden, die nur auf kompletten antioxidativen Schutz abheben, der nicht erreichbar ist und nicht plausibel für Lebewesen in Sauerstoffatmosphäre.

Empfohlen wird deshalb eine ausgewogene Ernährung, welche möglichst viele Komponenten der Mineral- und Spurenelementsysteme ebenso enthält wie essenzielle Vitamine und Makronährstoffe einschließlich tierischer Proteine.

Thyreoidale Funktion

Auch für die Schilddrüsenhormonsynthese, Verstoffwechselung und Wirkung sind Selenoproteine essenziell, da alle drei Dejodasen, die Schilddrüsenhormone aktivieren und inaktivieren, Selenoproteine sind und Selenoproteine für eine effektive und optimale Schilddrüsenhormonbiosynthese in der Schilddrüse unabdingbar sind (Köhrle, 2002). Ein kombinierter schwerer Selen- und Jodmangel führt zu myxödematösem Kretinismus (Dumont et al. 1994). Zentrale zelluläre Stoffwechselprozesse der Transkriptionsregulation werden durch die selenhaltigen Thioredoxinreduktasen beeinflusst. Darüber hinaus gibt es eine Reihe von Selenoproteinen, die an anderen Redoxreaktionen, welche über den Redoxzustand von Transkriptionsfaktoren, z.B. NF-κB, die Genexpression effektiv modulieren, entweder generell oder zellspezifisch beteiligt sind (Gromer et al. 2003, Köhrle et al. 2000).
Für die Beeinträchtigung der Schilddrüsenfunktion ist ein extrem starker Selenmangel sowohl im Versuchstier als vermutlich auch beim Menschen, erforderlich. Es gibt wenig Hinweise, dass eine suboptimale Selenversorgung den dejodierenden Stoffwechsel der Schilddrüsenhormone beeinträchtigt, außer bei Früh- und Neugeborenen, die parenteral selenarm ernährt werden (Chanoine et al. 2001, Jochum et al. 1995). Bei Autoimmunerkrankungen der Schilddrüse, die vorwiegend bei Frauen auftreten, wurde jedoch über positive Effekte einer Selensupplementation berichtet, und Antikörpertiter sowie Befinden der Patienten, insbesondere bei destruktiven Autoimmunerkrankungen vom Typ Morbus Hashimoto, verbesserten sich mit Selensupplementation (Duntas et al. 2003, Gärtner et al. 2002).

Andrologische Funktion

Selen spielt eine unverzichtbare Rolle bei der Spermienreifung, wo es bei der Kondensation der DNA zu einer selenoproteinabhängigen Vernetzung zwischen Histonen und dem Selenoprotein PHGPx kommt (Pfeifer et al. 2001). Darüber hinaus ist kondensierte, inaktive PHGPx Hauptbestandteil der Mitochondrienkapsel der Spermien (Flohe et al. 2002, Ursini et al. 1999). Inadäquate Selenversorgung im Versuchstier führt bereits in der zweiten Generation zur Infertilität beim männlichen Nager, nicht jedoch bei weiblichen Tieren, wo auch unter Selendefizienz die Ovarfunktion und Fertilität nicht beeinträchtigt sind. Beim Mann liegen keine Studien zu derartigen selenabhängigen Einschränkungen der Fertilität bisher vor. Einzelberichte weisen jedoch auf die Möglichkeit einer Verbesserung der Fertilität bei Subgruppen von Patienten nach Erreichen einer adäquaten Selensupplementation hin (Bleau et al. 1984, Foresta et al. 2002, Maiorino et al. 1999, Scott et al. 1998).

Einsatz in Tumorprävention und -therapie

Die wichtigste Rolle für eine adäquate Selenversorgung ist z. Z. im Bereich der Tumorprävention und -therapie absehbar.

Hier zeigen verschiedene Studien, dass ein niedriger Selenstatus mit dem erhöhten Auftreten von Schilddrüsenkarzinomen, Prostatakarzinom, kolorektalen Tumoren sowie Pankreastumoren assoziiert ist (Clark et al. 1996; Duffield-Lillico et al. 2003; Ganther, 2001). Adäquate Selenversorgung scheint die Inzidenz verschiedener Tumorerkrankungen zu reduzieren und auch therapeutische Effekte bei bereits bestehenden Tumoren erreichen zu können. Klare Untersuchungen an Zellkulturmodellen, molekularbiologische Analysen sowie Tierexperimente zeigen eine präventive, protektive und Tumor-supprimierende Wirkung verschiedener Selenverbindungen in unterschiedlichem Ausmaß in unterschiedlichen Modellen.

Von Bedeutung ist dabei vor allem das Prostatakarzinom. Hier wird augenblicklich eine groß angelegte Präventionsstudie SELECT durchgeführt, in der bei mehr als 12 000 Männern über einen langen Zeitraum die präventive Wirkung einer Selensupplementation auf die Inzidenz von Prostatakarzinomen prospektiv, randomisiert, doppelblind geprüft wird (Klein et al. 2001). Diese Studie geht auf Beobachtungen einer bereits publizierten großen Präventionsstudie zurück, wo Selenomethionin-haltige Hefe bei Patienten mit Nicht-Melanom-Hautkrebs über 4,5 Jahre (ca. 1200 Patienten) eingesetzt wurde, und wo als sekundäre Endpunkte eine Reduktion der Morbidität und Mortalität an Tumoren, insbesondere Prostata, kolorektal und Pankreas gezeigt wurde (Clark et al. 1996, Duffield-Lillico et al. 2003). Beim Follow-up der Patienten dieser Studie blieb die reduzierte Inzidenz von Prostatakarzinomen auch nach ca. 7 Jahren noch signifikant. Auffällig war in verschiedensten Untersuchungen, dass jeweils diejenigen Patientengruppen am meisten von einer Selensupplementation, -intervention oder -prävention profitierten, die die niedrigsten Selenwerte oder Parameter des Selenstatus aufwiesen. Die Daten sprechen dafür, dass eine Optimierung der Expression und Funktion von Selenoproteinen präventions- und therapierelevant ist. Bestätigt werden diese Befunde durch Metaanalysen, und augenblicklich laufen verschiedene groß angelegte Studien, um diese Effekte zu verifizieren, bzw. daran beteiligte Mechanismen zu klären. Allerdings besteht keine Klarheit darüber, welche selenhaltigen Verbindungen über welche Zeiträume welche Wirkungen bei welchen Risikogruppen entfalten. Die biologisch wirksame Form der eingesetzten Selenverbindungen in Prävention, Intervention und hochdosierter Therapie ist noch nicht eindeutig identifiziert, da verschiedene Selenverbindungen unterschiedliche Wirkprofile aufweisen. Untersuchungen in der Zellkultur sowie in Tierexperimenten weisen darauf hin, dass unterschiedliche Mechanismen im Bereich der Prävention und der interventiven Therapie greifen, wobei für die Therapie im Allgemeinen wesentlich höhere Dosierungen von bestimmten Selenverbindungen (Selenit, methylselenige Säure sowie Verbindungen, die leicht zu Methylselenol metabolisiert werden können) die besten Wirkungen aufweisen, im Gegensatz zu Selenhefe, Selenomethionin und nicht direkt wirksamen Selenverbindungen, die erst über langfristige metabolische Prozesse den Selenocystein-, Selenwasserstoff- oder Methylselenolpool erreichen (Abb. 11.4-1).

Supplementation – Dosierung – Toxizität

Berücksichtigt werden muss bei allen präventiven, interventiven oder therapeutischen Anwendungen von Selen, dass dieses Spurenelement eine relativ enge therapeutische Breite aufweist, da An-

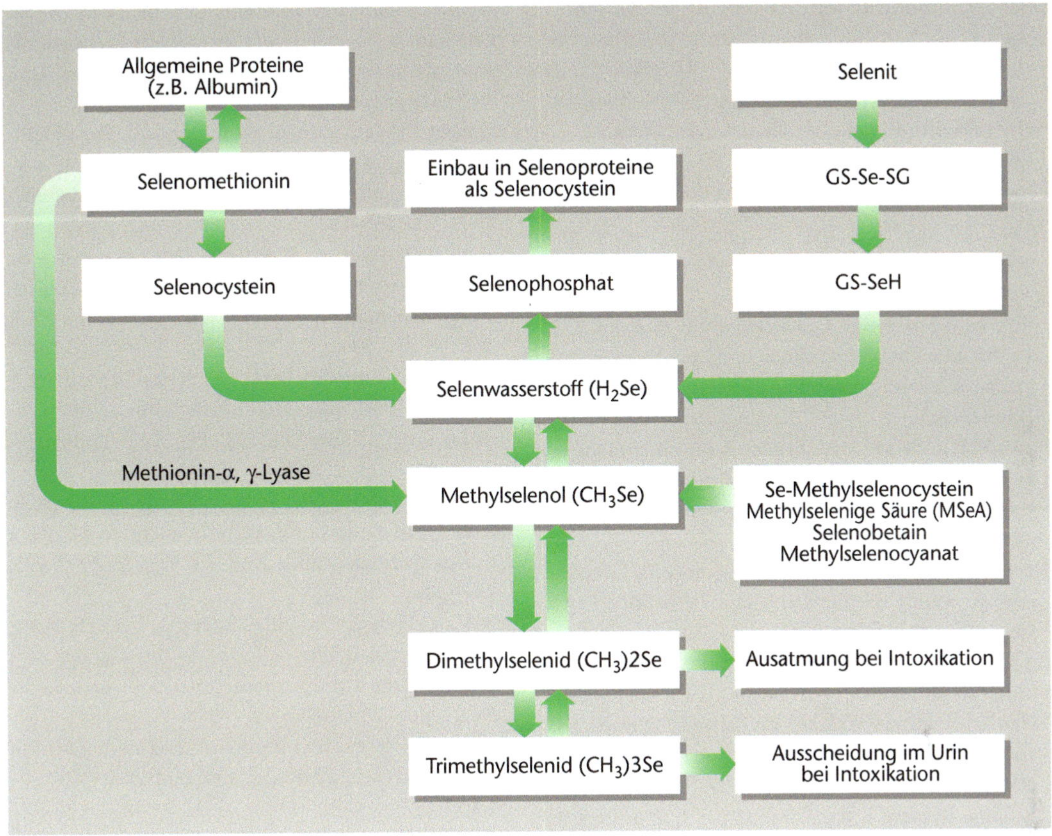

Abb. 11.4-1 Schematische Darstellung des Selenstoffwechsels.

wendungen in höheren Dosierungen (über 800 mg/d über einen längeren Zeitraum) toxisch wirken (Combs 1997). Höher dosierte Selenanwendung (> 1 µg pro kg KG/d) sollte nur unter ärztlicher Anleitung in entsprechenden, kontrollierten Studien erfolgen (s. Tab. 11.4-4).

Supplementationen im Bereich von bis zu 100 mg/d zusätzlich zur nutritiven Zufuhr werden noch als unbedenklich eingeschätzt. Nahrungsergänzungsmittel im deutschen Markt enthalten maximal 50 µg Selen pro Einheit in verschiedenen, meist Hefe- oder Selenomethioninformen, die nicht direkt biologisch wirksam sind, sondern Selen muss erst durch kompletten Metabolismus dieser Hefeproteine und von Selenomethionin in die Biosynthese der selenocysteinhaltigen Proteine nach Reduktion zu Selenid (Se^{2-}) eingeschleust werden.

Risikogruppen wie strikte Veganer, Vegetarier, Frühgeborene, Schwangere, Stillende und Patienten mit total parenteraler Ernährung, Zystischer Fibrose oder Phenylketonurie können bestimmte Mikro- und Makronährstoffe supplementieren.

Jedoch weisen viele Studien darauf hin, dass isolierte, synthetische Bestandteile komplexer Nahrungsmittel nicht die gleiche, sondern zum Teil auch gegensätzliche oder gar negative Wirkung entfalten (s. Auswirkung der Betacarotin-Supplementation bei Rauchern, wo es zur erhöhten Rate von Lungenkrebs kommt, teils auch in Kombination mit anderen hoch dosierten, so genannten Antioxidantien) (Goodman et al. 2001; The Alpha-Tocopherol BCcpsg, 1994; Wei et al. 2001).

Selenverbindungen werden derzeit bei verschiedenen Krankheitsbildern eingesetzt, vor allem bei entzündlichen Erkrankungen, Rheuma und Lymphödem sowie als begleitende Medikation bei Strahlentherapie oder Zytostatikagaben.

Literatur

Allan CB, Lacourciere GM, Stadtman TC: Responsiveness of selenoproteins to dietary seleneium. Ann Rev Nutr 1999; 19: 1–16.

Behne D, Weiss Nowak C, Kalcklösch M et al.: Studies on the distribution and characteristics of new mammalian selenium-containing proteins. Analyst 1995; 120: 823–825.

Biesalski HK, Berger MM, Brätter P, Brigelius-Flohé R, Fürst P, Köhrle J et al.: Kenntnisstand Selen – Ergebnisse des Hohenheimer Konsensusmeetings. Akt Ernaehr 1997; 22: 224–231.

Bleau G, Lemarbre J, Faucher G, Roberts KD, Chapdelaine A: Semen selenium and human fertility. Fertil Steril 1984; 42 (6): 890–894.

Brigelius-Flohe R, Maiorino M, Ursini F, Flohé L: Selenium: an Antioxidant? In: Cadenas E, Packer L (eds.): Handbook of Antioxidants. Biochemical, Nutritional and Clinical Aspects. New York: Marcel Dekker Inc., 2001: 633–664.

Chanoine JP, Neve J, Wu S, Vanderpas J, Bourdoux P: Selenium decreases thyroglobulin concentrations but does not affect the increased thyroxine-to-triiodothyronine ratio in children with congenital hypothyroidism. J Clin Endocrinol Metab 2001; 86 (3): 1160–1163.

Clark LC, Combs GF, Turnbull BW, Slate EH, Chalker DK, Chow J et al.: Effects of selenium supplementation for cancer prevention in patients with carcinoma of the skin. JAMA 1996; 276: 1957–1963.

Combs GF, Jr.: Dietary selenium allowances and new threshold intakes with respect to toxicity. Biomed Environ Sci 1997; 10 (2–3): 356–358.

Combs GF, Jr.: Selenium in global food systems. Br J Nutr 2001; 85 (5): 517–547.

Drobner C, Anke M, Thomas G: Selenversorgung und Selenbilanz Erwachsener in Deutschland. Mengen- und Spurenelemente. In: Mengen- und Spurenelemente. (Eds.): Anke M, Arnhold W, Bergmann H et al., Friedrich-Schiller-Universität Jena: 627–634, 1996.

Duffield-Lillico AJ, Dalkin BL, Reid ME, Turnbull BW, Slate EH, Jacobs ET et al.: Selenium supplementation, baseline plasma selenium status and incidence of prostate cancer: an analysis of the complete treatment period of the Nutritional Prevention of Cancer Trial. BJU International 2003; 91 (7): 608–612.

Dumont JE, Corvilain B, Contempre B: The biochemistry of endemic cretinism: roles of iodine and selenium deficiency and goitrogens. Mol Cell Endocrinol 1994; 100: 163–166.

Duntas LH, Mantzou E, Koutras DA: Effects of a six month treatment with selenomethionine in patients with autoimmune thyroiditis. Eur J Endocrinol 2003; 148 (4): 389–393.

Feldkamp J, Dohan O, Becker A, Seppel T, Szabolcz I, Lombeck I: Selenium amd iodide status of 301 institutionalized elderly subjects. Exp Clin Endocrinol 1996; 104 (Suppl.1): 92.

Flohe L, Foresta C, Garolla A, Maiorino M, Roveri A, Ursini F: Metamorphosis of the selenoprotein PHGPx during spermatogenesis. Ann N Y Acad Sci 2002; 973: 287–288.

Foresta C, Flohe L, Garolla A, Roveri A, Ursini F, Maiorino M: Male fertility is linked to the selenoprotein phospholipid hydroperoxide glutathione peroxidase. Biol Reprod 2002; 67 (3): 967–971.

Ganther HE: Selenium metabolism and mechanisms of cancer prevention. Adv Exp Med Biol 2001; 492: 119–130.

Gärtner R, Gasnier BC, Dietrich JW, Krebs B, Angstwurm MW: Selenium supplementation in patients with autoimmune thyroiditis decreases thyroid peroxidase antibodies concentrations. J Clin Endocrinol Metab 2002; 87 (4): 1687–1691.

Goodman GE, Schaffer S, Bankson DD, Hughes MP, Omenn GS: Predictors of serum selenium in cigarette smokers and the lack of association with lung and prostate cancer risk. Cancer Epidemiol Biomarkers Prev 2001; 10 (10): 1069–1076.

Gromer S, Johansson L, Bauer H, Arscott LD, Rauch S, Ballou DP et al.: Active sites of thioredoxin reductases: why selenoproteins? Proc Natl Acad Sci USA 2003; 100 (22): 12618–12623.

Hatfield DL, Gladyshev VN: How selenium has altered our understanding of the genetic code. Mol Cell Biol 2002; 22 (11): 3565–3576.

Jochum F, Fuchs A, Cser A, Menzel H, Lombeck I: Trace mineral status of full-term infants fed human milk, milk- based formula or partially hydrolysed whey protein formula. Analyst 1995; 120: 905–909.

Klein EA, Thompson IM, Lippman SM et al.: SELECT: the next prostate cancer prevention trial. Selenum and Vitamin E Cancer Prevention Trial. J Urol 2001; 166 (4): 1311–1315.

Köhrle J: Iodothyronine deiodinases. Methods Enzymol 2002; 347: 125–167.

Köhrle J, Brigelius-Flohe R, Böck A et al.: Selenium in biology: facts and medical perspectives. Biol Chem 2000; 381 (9–10): 849–864.

Kruse-Jarres JD: Limited usefulness of essential trace element analyses in hair. Am Clin Lab 2000; 19 (5): 8–10.

Maiorino M, Flohe L, Roveri A et al.: Selenium and reproduction. Biofactors 1999; 10 (2–3): 251–256.

Olivieri O, Girelli D, Stanzial AM et al.: Selenium, zinc, and thyroid hormones in healthy subjects: low T3/T4 ratio in the elderly is related to impaired selenium status. Biol Trace Elem Res 1996; 51: 31–41.

Oster O: Zum Selenstatus in der Bundesrepublik Deutschland. Jena: Universitätsverlag Jena GmbH, 1992.

Persson-Moschos ME, Stavenow L, Akesson B, Lindgarde F: Selenoprotein P in plasma in relation to cancer morbidity in middle-aged Swedish men. Nutr Cancer 2000; 36 (1): 19–26.

Pfeifer H, Conrad M, Roethlein D et al.: Identification of a specific sperm nuclei selenoenzyme necessary for protamine thiol cross-linking during sperm maturation. FASEB J 2001; 15 (7): 1236–1238.

Rayman MP, Rayman MP: The argument for increasing selenium intake. Proc Nutr Soc 2002; 61 (2): 203–215.

Schomburg L, Schweizer U, Holtmann B, Flohe L, Sendtner M, Köhrle J: Gene disruption discloses role of Selenoprotein P in selenium delivery to target tissues. Biochem J 2003; 370: 397–402.

Schrauzer G: Selen – Neue Entwicklungen aus Biologie, Biochemie und Medizin. 2. Auflage. Heidelberg: Johann Ambrosius Barth, 1997.

Scott R, MacPherson A, Yates RW, Hussain B, Dixon J: The effect of oral selenium supplementation on human sperm motility. Br J Urol 1998; 82 (1): 76–80.

The Alpha-Tocopherol BCcpsg. The effect of vitamin E and Beta carotene on the incidence of lung cancer and other cancers in male smokers. N Engl J Med 1994; 330.

Ursini F, Heim S, Kiess M et al.: Dual function of the selenoproteins PHGPx during sperm maturation. Science 1999; 285: 1393–1396.

Wei W, Kim Y, Boudreau N: Association of smoking with serum and dietary levels of antioxidants in adults: NHANES III, 1988–1994. Am J Public Health 2001; 91 (2): 258–264.

11.5 Verjüngungstherapie in der Männerheilkunde

Dirk Schultheiss

„Das Altwerden kann kein Arzt verhindern. Aber er kann – ist er gut – viel dazu beitragen, die Beschwerlichkeiten zu mildern."

(Johann Wolfgang von Goethe)

11.5.1 Einleitung und Terminologie

Das vorangestellte Zitat von Johann Wolfgang von Goethe darf unter den im 21. Jahrhundert propagierten Anti-Aging-Strategien sicher überdacht werden. Letztlich bleibt es aber in seiner Grundaussage bestehen, denn auch die neuesten medizinischen Erkenntnisse können den Alterungsprozess nicht dauerhaft stoppen, sie können ihn bestenfalls verlangsamen und zusätzlich die Lebensqualität durch eine bessere Prävention und Therapie von Erkrankungen im Alter steigern.

Der Begriff „Verjüngung" oder entsprechend der englischsprachigen Terminologie „Rejuvenation" (ein Neologismus aus dem Präfix „re = zurück, wieder" und dem Verb „iuvenesco = ich verjünge mich") impliziert aber auch, dass die Abläufe des physiologischen Alterns umgekehrt werden, d.h. schon eingetretene Altersveränderungen wieder rückgängig gemacht werden. Ein ewiger Menschheitstraum!

Was aber macht die Biologie des Alterns genau aus (Troen, 2003)? Welche Faktoren spielen auf zellulärer Ebene die entscheidende Rolle für die Apoptose, die als programmierter Zelltod zwar von Geburt an im Körper abläuft, im Alter aber eine fatale Verschiebung erfährt (Campisi, 2003)? Sind diese Veränderungen überwiegend genetisch verankert (s. Kap. 6.7) oder werden sie eher von äußeren Einflüssen wie Ernährung oder Umweltfaktoren beeinflusst? Führt eine zunehmende

Fehlerhäufigkeit bei der DNS-Transkription und der RNS-Translation zu fehlerhaften Proteinen? Oder sind es gemäß der „Theorie der freien Radikale" vorwiegend Nebenprodukte des oxidativen Stoffwechsels, die direkt zu entsprechenden Zellveränderungen führen (Wei und Lee, 2003)?
Da diese Fragen wissenschaftlich zwar in Einzelaspekten schon beleuchtet, in ihrer ganzheitlichen Bedeutung für das Altern aber noch nicht geklärt sind, fällt es natürlich auch schwer, eine zielorientierte Therapie zu entwickeln und durchzuführen (Rose et al. 2002).
Gibt man den Begriff „Rejuvenation" in die Datenbank Medline ein, so ist es nicht verwunderlich, dass fast die Hälfte der „Treffer" aus den Bereichen Dermatologie und Plastische Chirurgie kommt, wo „Skin Rejuvenation" aufgrund gut erforschter Altersveränderungen der Haut (s. Kap. 6.3) und effektiver Therapien (s. Kap. 12.2) möglich ist.
Da viele der entsprechenden Verfahren zur „Altersprävention" und zum „Anti-Aging", die mit dem Ziel einer hohen Effektivität im Alter idealerweise schon in jüngeren Jahren betrieben werden sollten, bereits in anderen Kapiteln dieses Buches ausführlich behandelt wurden, soll an dieser Stelle nur kritisch auf die Therapien eingegangen werden, die darüber hinaus von sich behaupten, Alterungsprozesse tatsächlich umzukehren bzw. denen landläufig ein solcher Verjüngungseffekt nachgesagt wird. Die heute von der Schulmedizin eingeforderten Kriterien der Evidence-Based-Medicine werden dabei nach Meinung des Autors jedoch von keinem der „Verjüngungsverfahren" erfüllt.

11.5.2 Historische Anmerkungen

Das Streben nach Verjüngung und die damit verbundenen Gedanken nach Unsterblichkeit und ewigem Leben durchziehen die gesamte Menschheitsgeschichte. Für die Neuzeit von exemplarischer und wissenschaftlich herausragender Bedeutung sei hier das Werk „Makrobiotik oder Die Kunst, das menschliche Leben zu verlängern" von Christoph Wilhelm Hufeland (1762–1836) aus dem Jahr 1798 genannt. Hufeland, ein Zeitgenosse und Freund Goethes, hat in seinen Überlegungen zur Makrobiotik (= die Kunst, Langlebigkeit, also Makrobiose, durch entsprechende Lebensweise zu erreichen) zwar durch seine naturheilkundlichen und diätetischen Prinzipien (Diätetik = die Lehre von der gesunden Lebensordnung) eine Lebensverlängerung und Steigerung der Lebensqualität im Alter angestrebt, jedoch die Gedanken der Gerontokomik (= Umkehrung oder Anhalten der Alterungsprozesse) bereits selbst ad absurdum geführt (Hahn, 1992). Sein Buch wurde zum Gesundheitsbestseller der damaligen Zeit!
Die modernen Ansätze der klinischen Verjüngungsverfahren haben ihre Wurzeln in den medizinischen Strömungen des frühen 20. Jahrhunderts (Schultheiss et al. 1997). Bereits 1889 hatte Charles Edouard Brown-Séquard (1817–1894) mit seinem Selbstversuch von subkutanen Injektionen aus tierischem Hodenextrakt sowohl die Geburtsstunde der Androgentherapie – wenn auch nach seiner damaligen Methode ineffektiv – als auch der Organotherapie eingeläutet. Der Gedanke wurde drei Jahrzehnte später weitergeführt mit der „autoplastischen Methode der Altersbekämpfung" nach Eugen Steinach (1861–1944), wonach eine Unterbindung der Samenwege – die so genannte „Steinach-Operation" – zu einer gesteigerten inkretorischen Testikularfunktion führen sollte. Der Eingriff wurde in den 1920er und 1930er Jahren bei einer Vielzahl von Patienten durchgeführt, unter ihnen Sigmund Freud und der irische Dichter William Butler Yeats. Von Steinach stammte auch der Ausspruch: „Es ist oft behauptet worden, dass ein Mann so alt ist wie seine Blutgefäße. Allerdings gibt es wohl mehr Anlass anzunehmen, dass ein Mann so alt ist wie seine endokrinen Drüsen." Die Verjüngungsbehandlungen erfuhren etwa zeitgleich noch eine Steigerung durch Hunderte von klinischen Transplantationen von Affenhoden auf den Menschen durch Serge Voronoff (1866–1951) in Paris oder von Ziegenhoden durch John R. Brinkley (1885–1942) in den USA (Hamilton, 1986). Während die fehlende Effektivität dieser Formen der „Hormontherapie" bereits früh um 1930 widerlegt und bald durch die chemische Charakterisierung und Synthese von Sexualhormonen abgelöst wurde, fand ein neuer Zweig der Organotherapie, nämlich die

Frischzellen- oder Zellulartherapie, einen enormen Zulauf. Sie wurde durch den Schweizer Paul Niehans (1882–1971) initiiert, der in den 1950er Jahren so berühmte Patienten wie Gloria Swanson, Somerset Maugham, Wilhelm Furtwängler und Papst Pius XII. mit seiner Methode behandelt hat. Das Verfahren hatte seine Blütezeit bis in die 1970er Jahren und wird auch heute noch vereinzelt angewandt (Oepen, 1980 und 1983).

11.5.3 Hormone

Die gewissermaßen historisch gewachsene Beziehung zwischen dem „Alternden Mann" und seinem fraglich gestörten Androgenhaushalt ist seit Brown-Séquard mit periodischen Schwankungen immer wieder neu belebt worden und hat auch in den letzten Jahren wieder zu einer Renaissance der Androgentherapie geführt.

Neben neuen v.a. transdermalen Applikationsformen von Testosteron, die auch bei vielen Patienten ungerechtfertigte Erwartungen auf bessere Behandlungserfolge geweckt haben, sind eine Reihe anderer Hormone als Verjüngungsmitteln propagiert worden: das Nebennierenandrogen Dehydroepiandrosteron (DHEA), das nicht nur für das Körperwachstum wichtige humane Wachstumshormon (HGH = Human Growth Hormone) und das für die Steuerung der Tagesrhythmik verantwortliche Melatonin (Shomali, 1997; Brückel, 2002; Jockenhoevel, 2003).

Die Verwendung dieser Hormone zur medikamentösen Therapie in der Männermedizin wurde bereits ausführlich in Kapitel 11.1.1 behandelt, weshalb hier auf eine detaillierte Beschreibung der Wirkungsmechanismen, Indikationen und Therapieformen sowie der Nebenwirkungen und Risiken verzichtet werden kann. Allen Hormonen ist ein im Alter physiologisch abnehmender Plasmaspiegel gemein, der aber per se keine pathologische Bedeutung hat und auch keine Behandlungsindikation darstellt.

Während die Anwendung dieser Präparate im Rahmen einer medizinisch indizierten Substitutionstherapie bei jeweils nachgewiesenem klinisch relevantem Hormonmangel zwar in einigen Details noch kontrovers diskutiert wird, ansonsten jedoch durchaus akzeptiert ist, bleibt der breite und unkontrollierte Einsatz dieser Substanzen im Sinne eines allgemeinen Anti-Aging oder Verjüngungsprodukts weiterhin abzulehnen.

Trotzdem ist in den letzten Jahren vergleichbar dem Anabolikadoping bei Sportlern oder dem Genuss von Life-Style-Drogen, ein intensiver Missbrauch vor allem von DHEA, aber auch von Melatonin anzutreffen. Beide Substanzen sind in den USA als „Nahrungszusatz" frei verkäuflich, was ihren undifferenzierten und durch die Laienpresse unterstützten Konsum im Sinne einer Eigenbehandlung ohne ärztliche Indikation und Supervision begünstigt hat. Wenn „The Lancet" noch 1998 fragte, ob die Wissenschaft die Zeitungsschlagzeilen bestätigen werde, wonach DHEA die Mutter der Hormone, ein Anti-Aging-Wunderhormon und ein Jungbrunnen sei (Larkin, 1998), so kann dies nach dem heutigen wissenschaftlichen Kenntnisstand nur verneint werden. Die Behandlung mit DHEA beispielsweise hat zwar eine klinische Bedeutung bei der Behandlung der Nebenniereninsuffizienz, eventuell auch im Rahmen einer chronischen Glukokortikoidtherapie sowie bei bestimmten Sexualstörungen. Der Einsatz als Anti-Aging-Substanz ist hingegen nicht gerechtfertigt, obwohl in Studien bei alternden Menschen unter DHEA-Gabe leichte Effekte bezüglich der Knochendichte und Hydrierung der Haut beobachtet wurden (Allolio und Arlt, 2002).

11.5.4 Antioxidanzien

Oxidativer Stress wird als ein Hauptmechanismus des Alterns angesehen (Wei und Lee, 2003). Hierbei werden vermehrt reaktive Sauerstoffspezies (Reactive Oxygen Species = ROS) gebildet, die an Lipiden (Zellmembran!), Proteinen (Enzyme!) und DNS (Proteinsynthese! Apoptose!) binden und die Zellfunktion so auf verschiedenen Ebenen stören. Die Bildung der ROS wird besonders durch eine fettreiche Nahrung gesteigert und erklärt somit den allgemein erhöhten oxidativen

Stress und das frühzeitige Altern bei Adipositas. Neben einer vernünftigen Ernährung (s. Kap. 7.1), die den Schwerpunkt auf eine Kalorienrestriktion und Reduktion des Fettanteils der Nahrung legen sollte, wird additiv oder bei „Versagen" der Diät zunehmend die Einnahme von antioxidativen Substanzen im Sinne der Komplementärmedizin empfohlen (Altwein und Keuler, 2002).

Hierzu zählen vor allem die Vitamine A (Retinol), E (Tocopherol) und C (Ascorbinsäure) sowie Spurenelemente, wie z.B. Selen (s. Kap. 11.4.3). Auch Knoblauch hat ein starkes antioxidatives Potenzial und findet sich nicht nur auf dem traditionellen Speiseplan vieler Kulturen, sondern wird auch in der westlichen Welt gerne als Komplementärmedizin angewandt (Rahmann, 2003). Für viele dieser Substanzen wird auch ein positiver Effekt auf kognitive Fähigkeiten sowie ein protektiver Effekt gegenüber dem Auftreten einer Demenz oder Alzheimer-Erkrankung diskutiert (Gonzalez-Gross et al. 2001).

Eine Sonderstellung bei der Substitutionsbehandlung mit Vitaminen, Mineralstoffen und Spurenelementen nimmt die „orthomolekulare Medizin" ein. Ihr berühmtester Vertreter war der amerikanische Wissenschaftler Linus Pauling (1901–1994), der eine „Megavitamintherapie" mit täglicher Einnahme von 12 g Vitamin C, 1,6 g Vitamin E und 15 mg Vitamin A propagierte, was mehr als dem 100fachen der Menge entspricht, die von Fachgesellschaften für eine ausgeglichene Ernährung empfohlen wird (Federspiel und Herbst, 1996).

Zusammenfassend kann gesagt werden, dass es keine zuverlässigen Daten für die Notwendigkeit einer additiven Gabe von Antioxidanzien gibt, solange eine kalorien- und fettreduzierte Ernährung eingehalten wird. Zudem lassen sich die meisten aufgeführten Substanzen mit einer entsprechenden Nahrungsauswahl auch auf natürlichem Weg zuführen. Von ihrem Einsatz als Anti-Aging-Produkt ist damit zwar nicht dringend abzuraten, ein Nutzen bleibt aber in den meisten Fällen weiter spekulativ.

Die Beschäftigung mit den Anti-Aging-Effekten von Antioxidanzien treibt in der medizinischen Fachliteratur sogar satirische Blüten, als bereits die antioxidative Aktivität von geschüttelten gegenüber gerührten Martinis verglichen wurde und aus diesen Daten (empirisch!) auf die ungebrochene Virilität und Gesundheit des britischen Geheimagenten James Bond gefolgert wurde (Trevithick et al. 1999).

11.5.5 Organotherapie

Unter Organotherapeutika versteht man im Sinne des Arzneimittelgesetzes alle Substanzen, die aus tierischen Organen, Zellen oder Körperflüssigkeiten hergestellt werden. Im Rahmen der Alternativmedizin werden diese vor allem bei der Frischzellentherapie, Thymustherapie, Theurer-Therapie und der Wiedemann-Kur angewandt (Federspiel und Herbst, 1996).

Die Frischzellentherapie ist seit ihrer Initiierung in den 1950er Jahren besonders mit dem Aspekt der allgemeinen und unspezifischen Verjüngung – heute vorwiegend als Regeneration und Revitalisierung bezeichnet – verbunden gewesen (s.o.). Heute wird von den Vertretern dieser Therapie jedoch nicht mehr behauptet, dass die übertragenen artfremden Zellen vom Empfänger angenommen werden, sondern dass lediglich zersetzte Zellbestandteile zur Wirkungsentfaltung beitragen sollen. Worin diese Wirkmechanismen bestehen, ist wissenschaftlich nicht untersucht. Das Zellmaterial wird von frischpräparierten Tierföten gewonnen und dem Patienten injiziert. Unkontrollierbare Effekte auf das Immunsystem von allergischen Sofortreaktionen (Todesfälle!) bis hin zur Ausbildung von Autoimmunerkrankungen sowie die Übertragung von Krankheitserregern (BSE!) stehen als hochproblematische Risiken der Therapie im Vordergrund. Seriöse wissenschaftliche Literatur zu diesem Verfahren existiert nicht (Federspiel und Herbst, 1996).

Streng abzugrenzen von der hier besprochenen Frischzellentherapie sind die modernen Forschungszweige der Zelltherapie, bei der zumeist humane Zellen unter Beachtung der immunologischen Umstände übertragen werden, um im

Empfängerorganismus spezifische vitale Zellfunktionen wahrzunehmen. Diese Verfahren zählen zu den vielversprechenden Ansätzen der regenerativen Medizin (s. u. Abschnitt 11.5.8).

11.5.6 Sauerstoff- und Ozontherapie

Neben anderen Applikationsformen ist an dieser Stelle vor allem die Anreicherung von Blut mit Sauerstoff oder Ozon (O_3) im Rahmen der intravenösen Eigenblutbehandlung interessant (Federspiel und Herbst, 1996).

Bei der so genannten „Hämatogenen Oxidationstherapie (HOT)" wird venöses Blut extrakorporal mit O_2 aufgeschäumt und anschließend einer UV-Bestrahlung ausgesetzt; bei der einfachen „Ultraviolettbestrahlung des Blutes (UVB)" wird auf den ersten Schritt verzichtet. Das so behandelte Blut wird dem Patienten venös reinfundiert und die Behandlung nach einem festen Schema wiederholt. Die Wirkungsmechanismen der Verfahren sind unklar; postuliert werden eine verbesserte Erythrozytenfunktion und peripherer Zellstoffwechsel.

Bei der Verwendung des hochgiftigen Ozongases wird dieses mit Sauerstoff verdünnt in entsprechender Weise appliziert. Obwohl Ozon selbst ein starkes Oxidans ist, soll die kurzfristige und kalkulierte Herbeiführung eines oxidativen Stresses im Rahmen der intravenösen Eigenblutbehandlung mit Ozon in der Lage sein, ein chronisches Ungleichgewicht der oxidativen Stoffwechselfunktionen zu beheben, indem langfristig die Konzentration von antioxidativen Enzymen erhöht wird (Bocci, 1999).

Neben einer Reihe allgemeiner Indikationen werden die Verfahren in verschiedensten Modifikationen seit vielen Jahrzehnten auch zur Behandlung von Alterserscheinungen und -leiden eingesetzt. Von der Schulmedizin werden sie abgelehnt, nicht zuletzt auch wegen des Auftretens einer Reihe von schweren Komplikationen (Embolie!).

11.5.7 Ayurveda

Diese 3500 Jahre alte indische Gesundheitslehre sei exemplarisch für andere fernöstliche Lehren in diesem Kapitel aufgeführt, da sie in besonderem Maße mit den Themen Verjüngung und Lebensverlängerung verbunden ist. Ayurveda ist die „Wissenschaft vom gesunden Leben" und integriert ihre in Indien weitgehend anerkannten Behandlungsmethoden in ein allgemeines Lebenskonzept, das auch versucht, die Frage nach dem Sinn des Lebens zu beantworten. Die ayurvedische Medizin will die Ursachen, die den Patienten aus seinem inneren Gleichgewicht gebracht haben, offen legen und beseitigen (Federspiel und Herbst, 1996). Innerhalb dieser Lehre ist Rasayana eine gesonderte Behandlungsmethode zur Verjüngung, die ebenfalls einen ganzheitlichen Ansatz hat und auf die Stärkung innerer Lebenskräfte zielt (Ali, 1998; Joshi, 1998). Die Methode ist nicht mit den Ansprüchen und Maßstäben westlicher Schulmedizin zu beurteilen.

11.5.8 Epilog

Klassische Organtransplantationen – wie sie in der Medizin seit langem etabliert sind – können als eine, wenn auch mit vielen Limitationen behaftete, gezielte Verjüngung eines Organs bzw. Organismus verstanden werden.

Die derzeitige Forschung richtet sich aber zunehmend auf neue Felder der „regenerativen Medizin", um Organ- oder einzelne Zellfunktionen wiederherzustellen. Hierzu gehören u. a. das Tissue-Engineering, die Zelltherapie (insbesondere mit der Verwendung von Stammzellen) und die Gentherapie. Zwar handelt es sich noch um experimentelle Methoden. Erste, z. T. auch klinische Untersuchungen liegen aber beispielsweise bereits zur Behandlung von Erkrankungen und Altersdegenerationen des Skelettsystems (Hollinger et al. 2000), des Nervensystems (Limke und Rao, 2002), kardiovaskulärer Strukturen wie des Myokards (Gulbins et al. 2002) oder endokriner Zellsysteme (Giannoukakis et al. 2002) vor.

Es ist zu erwarten, dass diese Verfahren in den nächsten Dekaden eine herausragende Rolle in der Medizin spielen werden und dann vielleicht auch dem Anspruch einer echten Verjüngung gerecht werden.

Literatur

Ali M: Rasayana Therapy in classical literature of Ayurveda: a review. Bull Indian Inst Hist Med Hyderabad 1998; 28: 95–110.

Allolio B, Arlt W: DHEA treatment: myth or reality? Trends Endocrinol Metab 2002; 13: 288–294.

Altwein JE, Keuler FU: Prävention und komplementärmedizinische Maßnahmen beim Altern. Urologe A 2002; 41: 318–324.

Bocci V: Biological and clinical effects of ozone. Has ozone therapy a future in medicine? Br J Biomed Sci 1999; 56: 270–279.

Brückel J: Hormonelle „Verjüngungskuren". Warnen Sie Ihre Patienten vor falschen Versprechungen! MMW Fortschr Med 2002; 144: 24–27.

Campisi J: Cellular senescence and apoptosis: how cellular responses might influence aging phenotypes. Exp Gerontol 2003; 38: 5–11.

Federspiel K, Herbst V: Die andere Medizin: Nutzen und Risiken sanfter Heilmethoden. Berlin, Stiftung Warentest, 1996.

Giannoukakis N, Pietropaolo M, Trucco M: Genes and engineered cells as drugs for type I and type II diabetes mellitus therapy and prevention. Curr Opin Investig Drugs 2002; 3: 735–751.

Gonzalez-Gross M, Marcos A, Pietrzik K: Nutrition and cognitive impairment in the elderly. Br J Nutr 2001; 86: 313–321.

Gulbins H, Meiser BM, Reichenspurner H, Reichart B: Cell transplantation – a potential therapy for cardiac repair in the future? Heart Surg Forum; 5: E28–34.

Hahn S: „Verjüngung" als Sproß der Alternsforschung: Träume und Theorien – Experimente und Ergebnisse. Z gesamte Inn Med 1992; 47: 476–479.

Hamilton D: The monkey gland affair. London, Chatto & Windus, 1986.

Hollinger JO, Winn S, Bonadio J: Options for tissue engineering to address challenges of the aging skeleton. Tissue Eng 2000; 6: 341–350.

Hufeland CW: Makrobiotik oder Die Kunst das menschliche Leben zu verlängern. Jena, Academische Buchhandlung, 1798.

Jockenhoevel F: Hormone gegen das Altern? Eine kritische Analyse der wissenschaftlichen Datenlage. Med Monatsschr Pharm 2003; 26: 232–237.

Joshi SV: Ayurveda and Panchakarma: the science of healing and rejuvenation. Dehli, Motilal Banarsidass Publ., 1998.

Limke TL, Rao MS: Neural stem cells in aging and disease. J Cell Mol Med 2002; 6: 475–496.

Oepen I: Über Zelltherapie und Zelltherapeuten. Monatsschr Kinderheilkd 1980; 128: 453–458.

Oepen I: Die Wahrheit über Frischzellen. Offentl Gesundheitswes 1983; 45: 445–450.

Rahmann F: Garlic and aging: new insights into an old remedy. Ageing Res Rev 2003; 2: 39–56.

Rose MR, Mueller LD, Long AD: Pharmacology, genomics, and the evolutionary biology of ageing. Free Radic Res 2002; 36: 1293–1297.

Schultheiss D, Denil J, Jonas U: Rejuvenation in the early 20th century. Andrologia 1997; 29: 351–355.

Shomali ME: The use of anti-aging hormones. Melatonin, growth hormone, testosterone, and dehydroepiandrosterone: consumer enthusiasm for unproven therapies. Md Med J 1997; 46: 181–186.

Trevithick CC, Chartrand MM, Wahlmann J, Rahmann F, Hirst M, Trevithick JR: Shaken, not stirred: bioanalytical study of the antioxidant activities of martinis. BMJ 1999; 319: 1600–1602.

Troen BR: The biology of aging. Mt Sinai J Med 2003; 70: 3–22.

Wei YH, Lee HC: Oxidative stress, mitochondrial DNA mutation, and impairment of antioxidant enzymes in aging. Exp Biol Med (Maywood) 2002; 227: 671–682.

12

Chirurgische Therapie – ästhetisch-operative Eingriffe

12.1 Genitale Eingriffe 671
12.1.1 Beschneidung, Penisvergrößerung und -verlängerung 671
Zirkumzision 671
Unzirkumzision 674
Penile Augmentation 675
12.2 Extragenitale Eingriffe 679
12.2.1 Botulinumtoxin in der Ästhetischen Andrologie 679
Einleitung 679
Grundlagen und Wirkung von Botulinumtoxin A 680
Voraussetzungen für die Anwendung 680
Anwendung von Botulinumtoxin A . . 681
Kombinationsverfahren mit Botulinumtoxin A 684
Ausblick 685
12.2.2 Fettabsaugung 686
Indikationen 686
Körperregionen 686
Durchführung des Eingriffs 687
Ergebnisse 689
Nebenwirkungen und Komplikationen 690
Kontraindikationen 690
Zusammenfassung 690
12.2.3 Laser-Skin-Resurfacing 691
Einführung 691
Indikationen und Kontraindikationen 692
Aufklärung und präoperative Untersuchung 694
Vorbehandlung 694
Operationstechnik 694
Komplikationen 695
Nachbehandlung 695

12.1 Genitale Eingriffe

12.1.1 Beschneidung, Penisvergrößerung und -verlängerung

Michael Sohn

Eingriffe am männlichen Genitale sollten unterschieden werden in Eingriffe, die der Beseitigung oder Linderung von Erkrankungen dienen, sowie in Eingriffe, die unter ritueller oder kosmetischer Motivation durchgeführt werden. Dieses Kapitel soll insbesondere letzteren Eingriffen Rechnung tragen, wobei eine klare Abgrenzung nicht immer möglich ist. So werden Umschneidungen sowohl aus medizinischer Indikation als auch aus rituellen oder hygieneorientierten Gründen praktiziert. Die Geschichte genitaler Eingriffe reicht weit in die Vergangenheit zurück, vermutlich handelt es sich bei der Zirkumzision um den ältesten chirurgischen Eingriff überhaupt. Aber auch die Rekonstruktion der Vorhaut nach Zirkumzision wurde schon vor Christi Geburt chirurgisch erfolgreich durchgeführt.

Zirkumzision

Kulturhistorischer Hintergrund

Die Zirkumzision ist in vielen Kulturen als ein Ausdruck des Märtyrertums entstanden, durch den die Gläubigen ihrer Gottheit ein Opfer sexueller Potenz bzw. sexuellen Genusses darbieten. Daneben findet sich in anderen Kulturen mehr der Charakter eines Initiationsritus für heranwachsende männliche Kinder, die mit dem rituell gefeierten Eingriff den Schritt ins Leben als vollwertiger Mann erleben. Aber nicht alle Kulturen haben diese Rituale übernommen. Gerade das frühe Christentum grenzte sich deutlich von der im Judentum üblichen Zirkumzision ab. Während im jüdischen Glauben die Zirkumzision schon am 8. Tag nach Geburt angestrebt wird, wird bei den arabischen Völkern der Eingriff bis zum 13. Lebensjahr vorgenommen, entsprechend dem Alter, in dem Ismael von seinem Vater Abraham im Jahre 1700 vor Christi beschnitten wurde. Neben rituellen Gründen wurden in verschiedenen Kulturen auch hygienische und gesundheitliche Überlegungen vorgeschoben, die den Eingriff rechtfertigten. So fanden in den Vereinigten Staaten im Jahre 1850 lediglich bei 5 % aller Jungen Umschneidungen statt, in den 60er-Jahren des 20. Jahrhunderts aber stieg die Rate auf 90 % aller männlichen Neugeborenen. Die Furcht vor Infektionen der Vorhaut, die sich amerikanische Soldaten in den Tropen während ihrer Kriegseinsätze zugezogen hatten, hatte diese Entwicklung bewirkt (Ehret und King 2000). Unter dem Einfluss der Frauenbewegung und einem generellen Trend zurück zum Natürlichen ist inzwischen eine Gegenbewegung entstanden, die zu einem erheblichen Rückgang der Zirkumzisionsrate in den USA auf ca. 50 % geführt hat. Die Protagonisten dieser Trendwende haben mittels Strafverfahren und Schadensersatzklagen die medizinisch nicht indizierte Zirkumzision zu einem für Arzt und Eltern riskanten Eingriff gemacht. Eine Arbeitsgruppe der American Academy of Pediatrics (AAP Task Force) kam inzwischen zu dem Ergebnis, dass „die Zirkumzision von Neugeborenen potenzielle medizinische Gewinne und Vorteile wie auch Nachteile und Risiken hat" (Schoen 1989).

Indikationen

Bei Neugeborenen ist die Vorhaut nur in 4 % retrahierbar. Im Alter von sechs Monaten kann sie bei 20 % zurückgezogen werden, nach drei Jahren bei 90 % der Kinder. Eine Verengung und Verklebung persisiert nur bei 1–3 % der 17-Jährigen (Cilento und Kaplan 1999). Ein gewaltsames Zurückziehen sollte vermieden werden und kann zur Ausbildung einer echten, narbigen Phimose führen. Zur Pflege der Vorhaut ist regelmäßiges Baden ausreichend, bei retrahierbarer Vorhaut sollte eine gelegentliche Reinigung erfolgen. Erst ab der Pubertät ist eine tägliche Reinigung von Eichel und Vorhaut anzuraten, da sich die Zusammensetzung des Smegmas ändert (Ehret und King 2000).

Eine Assoziation des Auftretens von Peniskarzinomen und des Vorhandenseins der Vorhaut ist etabliert. Die präpubertale Zirkumzision kann die Inzidenz des Peniskarzinoms senken, dies ist jedoch genauso möglich durch eine regelmäßige tägliche Reinigung. Ähnliches gilt für die potenzielle Auslösung von Zervixkarzinomen durch regelmäßigen Sexualkontakt mit unbeschnittenen Männern. Die Datenlage ist zu unsicher, um hieraus eine Indikation zur prophylaktischen Zirkumzision abzuleiten.

Zusammenfassend kann gesagt werden, dass auch die umfangreichen retrospektiven Studien, die einen potenziellen Nutzen der Zirkumzision zum Schutz vor aszendierenden Infektionen, Pyelonephritiden und venerischen Erkrankungen aufzeigen sollten, mit erheblichen methodischen Mängeln behaftet sind und größere prospektive Studien fehlen.

Somit verbleiben als medizinische Indikation zur Zirkumzision echte persistierende Phimosen oder Paraphimosen und rezidivierende Balanitiden. Bis zum Alter von acht Jahren sind solche Krankheitsbilder in weniger als 18 % aller unbeschnittenen Jungen zu erwarten (Kaplan 1983). Bei Neugeborenen stellt sich somit medizinisch fast nie eine Indikation zur Zirkumzision.
Umgekehrt besteht eine Kontraindikation bei unreifen Neugeborenen, bei Vorliegen von familiären Blutbildungs- oder Gerinnungsstörungen, sowie bei penilen Malformationen, zu deren Korrektur Vorhautmaterial evtl. benötigt wird, wie z. B. Hypospadien, Epispadien, Megalourethra, Webbed-Penis, Buried-Penis und penile Deviationen.

Der gegenwärtige Zeitgeist misst dem Selbstbestimmungsrecht des Einzelnen höchsten Stellenwert zu. Bei noch nicht mündigen Patienten sollte somit alleine schon aus forensischen Gründen eine Zirkumzision nur bei Vorliegen echter medizinischer Indikation vorgenommen werden. Die nicht unerhebliche Rate an Komplikationen sowie die kosmetischen Erwartungen von Eltern und Betroffenen machen die Zirkumzision ohne medizinische Indikation zu einem riskanten Eingriff, wie die Großzahl an anhängigen Verfahren bei den Schlichtungsstellen der Ärztekammern demonstriert.

Operative Technik der Zirkumzision

Die Zahl der publizierten Techniken zur Zirkumzision ist umfangreich. Häufig wird bei Vorliegen einer echten Phimose oder bei rezidivierenden Balanitiden von den Eltern eine Technik der Zirkumzision erwünscht, die lediglich das verengte Segment beseitigt, jedoch auch weiterhin die Bedeckung der Eichel durch Vorhaut ermöglicht.

Bei Neugeborenen sind nahtlose Techniken unter Verwendung von Gamco-, Moyen- oder Plastibell-Instrumenten verbreitet. Es empfiehlt sich die Anwendung eines dorsalen Nervenblocks mit 1 % Lidocain sowie die sorgfältige Lösung von präputialen Adhäsionen vor Aufsetzen der Glocke. Die Verwendung von monopolarer Koagulation, erst recht bei Verwendung metallischer Glocken, ist kontraindiziert! Größere Kinder sollten einer formellen Zirkumzision in Allgemeinanästhesie unterzogen werden. Äußeres und inneres Vorhautblatt sollten mittels einer schrägen Schnittführung exzidiert werden, um narbigen Engen postoperativ vorzubeugen. Auf eine sorgfältige bipolare Blutstillung ist zu achten, das Frenulum sollte in ausreichender Länge rekonstruiert werden. Mehr als 1 cm des inneren Vorhautblattes proximal des Sulcus coronarius sollten nicht erhalten werden, um massive postoperative Schwellungen zu vermeiden. Die Readaptation der Vorhautblätter erfolgt mit dünnem, rasch resorbierbarem Nahtmaterial (4 x 0 bis 6 x 0), alternativ können auch versenkte subkutane Nähte verwendet werden.

Die potenziellen Komplikationen nach Zirkumzision sind zahlreich und abhängig vom Alter des Patienten. Bei Neugeborenen sind sie mit 0,2–0,6 % am niedrigsten, bei älteren Kindern liegt die Komplikationsrate bei 1,7 %.

Bei übermäßiger Resektion von Präputialgewebe kann es zu dem Bild eines Concealed-Penis kommen, der spätere Hauttransplantationen erfordert. Rephimosierungen durch ungenügende Resektionen und phimotische Narbenbildung ist ebenfalls möglich. Blutungen und Nachblutungen werden in 0,1–35 % beobachtet und sind häufig durch lokale Kompression mit Adrenalingetränkten Kompressen (1:1000) zu beherrschen. Postoperative Balanitiden und entzündliche Meatusstenosen können durch Ammoniak produzierende Bakterien im Windelurin ausgelöst werden. Daneben sind gravierende Infektionen, Ausbildung einer narbigen Chorda, Inklusionszysten, Lymphödeme, Hautbrücken und Wunddeheszenzen beschrieben worden. Gravierend sind die Komplikationsmöglichkeiten unter Verwendung monopolaren Stromes wie Nekrosen bis zur Penisamputation und urethralen Fistelbildung (Cilento et al. 1999) (Abb. 12.1-1).

Gerade wenn die an sich seltenen medizinischen Indikationen zur Durchführung einer Umschneidung der Vorhaut fehlen, ist die Zirkumzision ein plastisch-kosmetischer Eingriff, an den Arzt, Patient und ggf. Eltern unterschiedliche Erwartungen bezüglich des Resultats haben. Umso wichtiger ist die ausführliche Beratung und schriftliche Dokumentation des Aufklärungsgesprächs. Die Delegation des Eingriffs an Kollegen in der Ausbildung ist nur unter Assistenz eines erfahrenen Facharz-

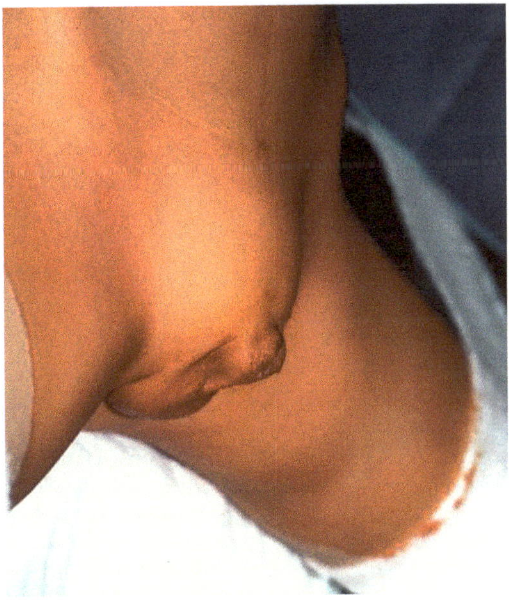

Abb. 12.1-1 „Buried penis" nach massivem Hautverlust durch ausgedehnte Koagulation nach Zirkumzision.

tes zu vertreten. Postoperative Kontrollen sollten ebenfalls durch erfahrene Kollegen erfolgen, um adäquat auf elterliche Sorgen eingehen zu können, die bei fehlender Zuwendung schnell in forensische Klagen konvertieren.

Unzirkumzision

Der Wunsch, die Vorhaut des Penis zu rekonstruieren, ist vermutlich so alt wie die Geschichte der Zirkumzision. Die Zirkumzision verriet häufig den Betroffenen als Zugehörigen eines verfolgten Volkes. So wundert es nicht, dass schon im Alten Testament Methoden zur Rekonstruktion angedeutet wurden (Schultheiss et al. 1998). Das „Pondus Judäus" war ein Gewicht, das an die Vorhautreste befestigt wurde und bei täglicher, ständiger Anwendung eine Dehnung der Vorhaut bis zur Bedeckung der Glans ermöglichte. Die in antiker Zeit übliche kurzstreckige Variante der Beschneidung erleichterte die Anwendung dieses Verfahrens.
Nach Christi Geburt setzte sich im Judentum jedoch eine radikalere Technik der Zirkumzision durch, die konservativen Versuchen der Rekonstruktion widerstand. Durch Celsus wurden schon in den ersten Jahrzehnten nach Christi Geburt zwei operative Techniken zur Rekonstruktion des Präputiums beschrieben. Die damaligen Techniken basierten auf einer chirurgischen Inzision der restlichen Vorhaut und einer Fixierung der nach distal mobilisierten Anteile vor der Eichel. Eine zusammenfassende Gewichtung der diesbezüglichen Literatur zeigte 17 weitere Autoren bis zum Ende des 19. Jahrhunderts, die operative Techniken weiterführten und modifizierten (Schultheiss et al. 1998). In den 40er-Jahren des 20. Jahrhunderts wurden in Holland unter dem Druck der deutschen Besatzung neue Techniken entwickelt, wobei ein zweizeitiges Verfahren unter temporärer Einbettung des denudierten Penisschafts in einem Tunnel aus skrotaler Haut beschrieben wurde (Feriz 1962).
Später wurden wiederum einzeitige Verfahren mit sofortiger Deckung des Vorhautdefekts mittels freien Hauttransplantationen beschrieben (Tushnet 1965). In den letzten 30 Jahren hat sich, ausgehend von vernetzten Selbsthilfegruppen in den USA (NOCIRC National Organization of Circumcision Information Resource Centers) und NOHARMM (National Organization to Halt the Abuse and Routine Mutilation of Males) ein neues Bewusstsein bezüglich des Selbstbestimmungsrechts von unmündigen neugeborenen Kindern ausgebildet. Der Verlust der Vorhaut wird als Verlust eines sensorischen Organs und eine ungewollte Veränderung des Body-Images gewertet. Das Argument, dass durch vermehrte Keratinisierung der Glanshaut ohne den Schutz der bedeckenden Vorhaut eine Minderung der Qualität sexuellen Erlebens stattfindet, ist nicht von der Hand zu weisen. Inzwischen liegen umfangreiche Publikationen zum Thema „Unzirkumzision" vor, die sich interdisziplinär der Bewertung der zur Verfügung stehenden Optionen nähern (Bigelow 1995).
Aktuell konkurrieren folgende operative Verfahren:

- Zirkuläre proximale Inzision der Vorhaut und Mobilisation nach distal. Die verbliebene mobilisierte Vorhaut wird vor der Eichel mit Pflastern fixiert. Der entstehende Defekt wird mit freien Vorhauttransplantaten gedeckt.
- Analoges Vorgehen wie oben. Die Defektdeckung erfolgt jedoch durch einen gestielten Hautlappen aus dem penoskrotalen Übergangsbereich (Lynch et al. 1993).
- Analoges Vorgehen wie oben Die Defektdeckung erfolgt zweizeitig durch temporäre Deckung des denudierten Penisschafts in einem Tunnel aus Skrotalhaut. In einer zweiten Sitzung nach drei Monaten wird aus dem Skrotaltunnel zirkulär die Schafthaut tubularisiert (Goodwin 1990) (Abb. 12.1-2 und Abb. 12.1-3).

Zu allen drei Verfahren liegen keine Langzeiterfolgsraten an ausreichend großen Patientenkollektiven vor, um eine Evidenz-basierte Empfehlung abgeben zu können. Bei allen genannten Verfahren ist es weiterhin erforderlich, postoperativ über mehrere Monate durch Tragen von Gewichten oder Stretchern eine Kontraktur des transplantierten Gewebes zu verhindern (Abb. 12.1-4). Die unterschiedliche Textur und Farbe des transplantierten Gewebes kann des Weiteren zu kosmetischer Unzufriedenheit des Patienten führen.

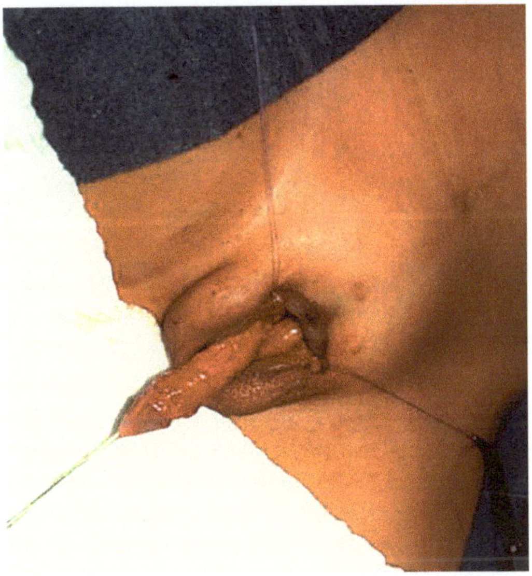

Abb. 12.1-2 Mobilisation der Schwellkörper aus den Vernarbungen nach Zirkumzision.

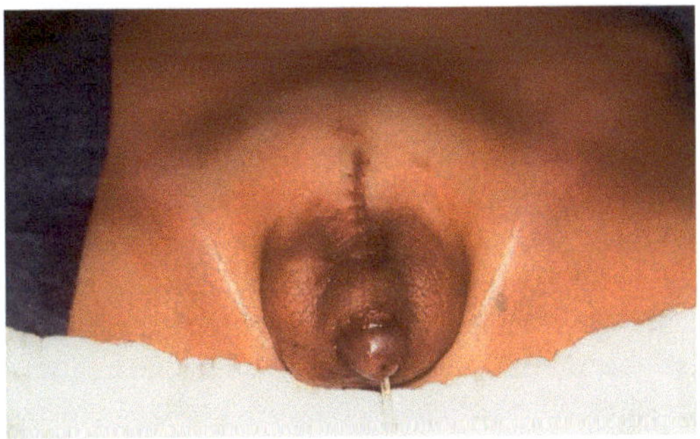

Abb. 12.1-3 Temporäre Einbettung der mobilisierten Schwellkörper in einen Skrotaltunnel für 3 Mo. nach Goodwin. Später Formung der penilen Schafthaut zu einem Rohr.

Die Indikation zu derartigen Eingriffen ist somit nur nach gründlicher Aufklärung in Einzelfällen zu entscheiden. Es erscheint sinnvoll, alle Ratsuchenden über die konservativen Möglichkeiten des Langzeitstretchings der penilen Haut zu informieren. Über Internet stehen die genannten Selbsthilfeorganisationen den Betroffenen diesbezüglich mit umfangreichen Informationen und Erfahrungen zur Verfügung (Schultheiss et al. 1998).

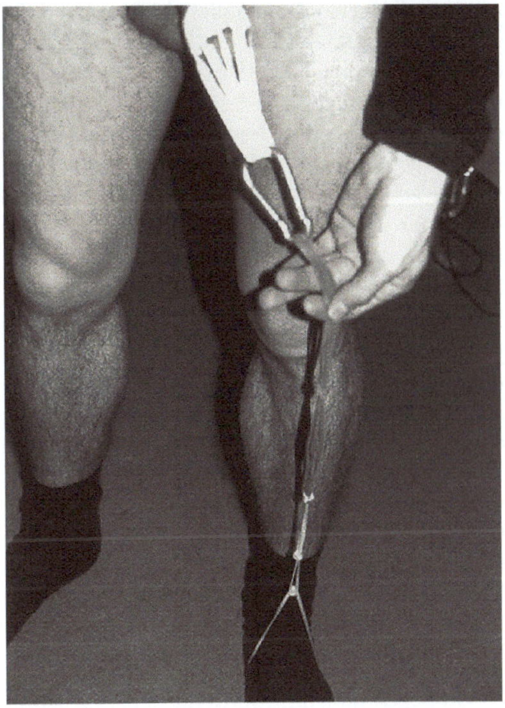

Abb. 12.1-4 Selbstkonstruierter Streckapparat zur Dehnung der Vorhaut bei Wunsch nach Unzirkumzision.

Penile Augmentation

Es ist anzunehmen, dass sich allein in den USA von 1990–1998 ca. 10.000 Männer einer operativen Penisaugmentation unterzogen (van Driel et al. 1998). Derartige Operationen werden auch in Europa (z. T. verbunden mit massiver öffentlicher Werbung im Internet) zumeist an privaten Instituten und Kliniken angeboten. Die Kosten für derartige Eingriffe werden zwischen 5.000 und 10.000 Euro angegeben. Es ist anzunehmen, dass die überwiegende Mehrzahl der Männer, die sich einem derartigen Eingriff unterziehen, eine Penisgröße im Normbereich aufweisen, somit von medizinischer Seite keine Indikation zur Operation besteht. Dies bestätigt sich in der eigenen Praxis, in der pro Woche durchschnittlich ein Patient mit dem Wunsch nach Penisaugmentation vorstellig wird. Über 90 % dieser Männer haben sowohl vom Umfang als auch von der Länge betrachtet einen normal großen Penis. Dies steht im massiven Gegensatz zum Leistungsdruck, den sie über-

zeugend darbieten. Leiden diese Männer an einer psychischen Erkrankung aus dem Formenkreis der körperdysmorphen Störungen (Body Dysmorphic Disorders, DSM-IV) oder repräsentieren sie den Zeitgeist, dessen Ideale von athletischer Jugendlichkeit und körperlicher Perfektion fast alle Lebensbereiche durchdringen?
Aus einer Umfrage unter weltweit führenden Urologen und Sexualmedizinern wird ersichtlich, dass die Diskussion über eine ethische Grundlage der Eingriffe zur Penisvergrößerung zu keinem Konsens führt (ISSIR 2000). Eine viel größere Zahl von Frauen unterzieht sich jedes Jahr einer Brustaugmentation aus rein kosmetischen Gründen. Operationen zur Korrektur der Gesichtsorgane sind auch ohne Vorliegen jeglicher Pathologie häufige Standardprozeduren geworden. Niemand würde all diesen Patienten eine psychiatrisch relevante körperdysmorphe Störung (ICD: F 45.2) unterstellen.
Vielmehr stellen sich zwei grundsätzliche Fragen zur Sinnhaftigkeit von penilen Augmentationen:

- Wo liegen die Normwerte für Peniswachstum und Penisgröße?
- Kann eine operative Penisaugmentation eine tatsächliche dauerhafte Vergrößerung des Penis erreichen?

Normwerte für Peniswachstum und -größe

Die Wachstumskurve des Penis unterscheidet sich von der des restlichen Körpers während der Kindheit erheblich, da erst während der Pubertät ein deutlicher Wachstumsschub des Penis einsetzt (Lee et al. 2002).

Ein 10-jähriger Junge mit einer objektiv normalen Penislänge hat subjektiv einen kleineren Penis als im Alter von fünf Jahren, da sein übriger Körper in dieser Zeit ein erhebliches Wachstum durchlaufen hat (Abb. 12.1-5, nach Schoenfeld et al. 1942).

Diese Tatsache muss besorgten Eltern, die ihre Kinder wegen eines zu kleinen Penis vorstellen, mitgeteilt und erklärt werden. Auch bei unterhalb der Normgröße liegender Penislänge ist eine lokale Therapie mit Dehydrotestosteronsalbe (DHT) zur Induktion eines Peniswachstums von fraglichem Wert, da hierdurch zwar ein Wachstumsschub ausgelöst werden kann, jedoch durch Down-Regulation des Androgenrezeptors später während der Pubertät ein vermindertes Peniswachstum stattfindet und schlussendlich ein Mikropenis resultieren kann (McMahon et al. 1995).
Das Einsetzen des Peniswachstums während der Pubertät kann schon bei 13-jährigen Jungen, aber bei späterem Beginn der Pubertät auch erst bei 16-Jährigen beobachtet werden. Die „Frühentwickler" in jugendlichen Peergroups bestimmen von jeher die Maßstäbe. Somit können „Spätentwickler" bei den in diesem Alter häufigen Genitalvergleichen unter erheblichen Druck gesetzt werden.

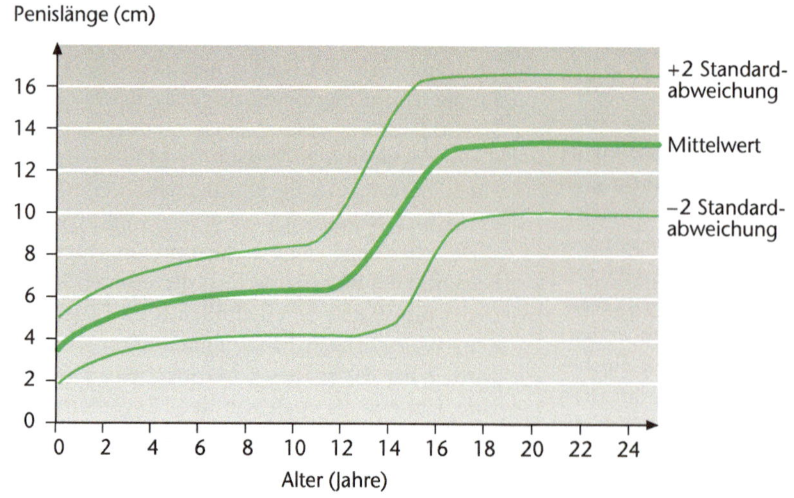

Abb. 12.1-5 Mittlere Länge der „stretched penile length" in Abhängigkeit vom Lebensalter (nach Schoenfeld et al. 1942).

Im Erwachsenenalter sollte bei Bestimmung von Normwerten zwischen flaccidem und erigiertem Penis unterschieden werden. Länge und Umfang des flacciden Penis sind von zahlreichen Einflussgrößen wie Temperatur, Stress, etc. abhängig, sodass eine Normwerterhebung sinnlos ist, da schon intraindividuell erhebliche Schwankungen bestehen.

Da eine objektive Vermessung des Penis unter Erektion in größeren Kollektiven kaum praktikabel ist, hat sich die Bestimmung der Länge des manuell „gestreckten" Penis als Näherungswert für die Erektionslänge durchgesetzt. Die enge Korrelation beider Werte wurde statistisch nachgewiesen (Wessels et al. 1996).

So wurde an großen Kollektiven übereinstimmend eine mittlere „stretched length" von 12,5–13,1 cm bei gesunden Männern ohne sexuelle Probleme gefunden (Schoenfeld et al. 1942, Wessels et al. 1996). In einer brasilianischen Studie an 150 ebenfalls gesunden Männern der kaukasischen Rasse ohne Sexualprobleme wurde mittels intrakavernöser Injektion eine artefizielle Erektion zur Messung der Penislänge durchgeführt. Die mittlere Länge des erigierten Penis lag bei 14,5 cm, wobei das Spektrum von 9–19 cm reichte (da Ros 1994). Alle diese Männer waren mit ihrem Sexualleben zufrieden. In einer aktuellen Studie an 262 deutschen Männern wurde eine mittlere „stretched length" von 13,17 cm ermittelt, womit sich eine recht gute Übereinstimmung zu den früheren Studien ergibt (Fröhlich 2002). Der mittlere Umfang des Penis lag bei erigierten Penissen bei 11,05 cm proximal.

Nach einer in der Medizin üblichen Regel wird der Normalbereich mit jeweils zwei Standardabweichungen um den Mittelwert definiert. Folgerichtig empfehlen Wessels und Mitarbeiter, operative Penisaugmentationen erst unterhalb einer „stretched length" von 7,5 cm zu erwägen (Wessels et al. 1996). Dies entspricht einer Penislänge unter voller Erektion von weniger als 9 cm.

Aus einer amerikanischen Untersuchung von 1975 an Collegestudenten ist bekannt, dass ⅔ aller Befragten ihre persönliche Penislänge als zu gering einstuften. Eine aktuellere Analyse ebenfalls an Studenten zeigte eine Unzufriedenheit mit der eigenen Penisgröße bei 22 % der Befragten (van Driel et al. 1998). Auf der anderen Seite existieren nur wenige Daten zur Beurteilung der Wichtigkeit von Penislänge und -umfang durch Frauen. Experimentelle psychologische Forschung zu diesem Thema konnte nur einen minimalen Effekt der Penisgröße auf Ausmaß und Qualität sexueller Erregung nachweisen.

Eine aktuelle Umfrage unter 375 sexuell aktiven Frauen in Holland zeigte, dass 20 % der Befragten der Penislänge und 32 % dem Penisumfang Bedeutung für sexuelle Befriedigung zumaßen (Franken et al. 2002). In einer deutschen Studie aus dem gleichen Jahr meinten 11,5 % der befragten Frauen, dass die Penisgröße für ihre eigene sexuelle Erlebnisfähigkeit von Bedeutung sei. 12 % befürworteten die Durchführung einer operativen Penisaugmentation bei entsprechendem Bedarf (Fröhlich 2002).

In gewissem Gegensatz dazu steht die von mehreren Autoren beobachtete Tatsache, dass gerade Männer mit Penisgrößen im oberen Normbereich Penisaugmentationen anstreben. Penile Insuffizienzgefühle bei organisch gesunden Männern sind somit häufig Präsentiersymptome Ich-struktureller Persönlichkeitsdefizite und fallen nicht in die Zuständigkeit operativer Fachgebiete (Fröhlich 2002).

Wenn das Selbstbewusstsein eines Mannes durch seine Penislänge bestimmt wird, liegt sein Problem nicht im Genitalbereich.

Operative Techniken der Penisaugmentation

Seit mehr als 10 Jahren sind Techniken zur penilen Verlängerung bei Krankheitsbildern wie „vergrabener Penis", „Schlupfpenis" oder bei Zustand nach narbiger Retraktion des Penis in der Fachliteratur beschrieben worden (Donatucci et al. 1998). Die chirurgischen Schritte beinhalten eine Exzision des fundiformen Ligaments, eine suprapubische Lipektomie, eine Durchtrennung des Ligamentum suspensorium, eine infrapubische Z-Plastik oder eine V-Y-Plastik. Bei entsprechenden Hautdefekten der Penisschafthaut sind Rotationslappen, gestielte Lappen oder freie Hauttransplantationen beschrieben worden. Ähnliche Techniken wurden im Zusammenhang mit Strikturen bei Epispadie und Extrophie beschrieben. Nichts destotrotz existieren in der Literatur keine statistisch relevanten Aussagen zum Therapieerfolg dieser Maßnahmen.

Dieselben Methoden werden auch zur Penisaugmentation bei gesunden Männern beschrieben, wobei zur Penisaugmentation die Injektion von Eigenfett, Fremdmaterialien oder deepithelialisierten Subcutanstreifen publiziert sind (Alter 1998). Eine echte Augmentation des Penis ist hiermit nicht zu erreichen, es kann lediglich eine optische Verlängerung der Pars pendulans des Penis zustande kommen, die jedoch auf Kosten der Stabilität der Verankerung der Peniswurzel geht. Zur „echten" Penisaugmentation sind ebenfalls Methoden beschrieben worden, die von der Interposition eines Knorpelstückes zwischen Glans und Corpora bis zur Interposition von Veneninterponaten in die längs eröffnete Tunica der Corpora reichen (Austoni et al. 2002). In Peer-reviewed-Journals finden sich keine verlässlichen Daten, die eine reproduzierbare Erfolgsbeurteilung sämtlicher genannten operativen Therapien ermöglichen (Sohn et al. 2000). Dagegen finden sich jedoch zunehmend Berichte über Komplikationen nach derartigen Penisaugmentationen, die Folgeeingriffe notwendig machen und zum Teil zu unkorrigierbaren Schäden führen. So ist die häufig angewandte Injektion von Eigenfett sicherlich als obsolet zu betrachten, da lediglich weniger als 50 % der injizierten Fettzellen überleben und somit knotige Irregularitäten des Penisschafts vorprogrammiert sind (Wessels et al. 1996). Zahlreiche Schadensersatzklagen von operierten Patienten sind im In- und Ausland inzwischen bekannt geworden, so dass die Eingriffe bei gesunden Männern von nationalen und internationalen Fachgesellschaften als experimentell eingestuft werden und vor einer Anwendung aus rein kosmetischer Indikation gewarnt wird (Sohn et al. 2000).

Neben den operativen Möglichkeiten einer penilen Augmentation wird im Internet inzwischen von zahlreichen Herstellern die Anwendung von so genannten „penilen Expandern" beworben. Diese Streckapparate in unterschiedlichsten Ausführungen sollen entweder alleine oder in Kombination mit operativen Eingriffen zur Penisverlängerung über viele Monate täglich angewendet werden. Es ist durchaus wahrscheinlich, dass durch die dauerhafte Anwendung derartiger Streckapparate eine Lockerung und Ausdehnung der Textur der Tunica albuginea der Schwellkörper zu erreichen ist, zumal in Einzelfällen die Anwendung bei Penisverkrümmungen durch Induratio penis plastica zu einer Streckung des Penisschafts geführt hat. Ob hierdurch jedoch Funktionseinbußen der Schwellkörper provoziert werden, ist nicht untersucht und publiziert worden. Unter gründlicher Aufklärung über derartige potenzielle Risiken stellen diese nicht-invasiven Optionen zumindest eine Möglichkeit dar, den stark unter Leidensdruck stehenden Männern mit dem Wunsch nach einer Penisaugmentation eine therapeutische Alternative zu bieten.

Literatur

Alter GJ: Penile enlargement surgery. Techniques in Urology 1998; 4:70–76.

Austoni E, Guarneri A, Cazzaniga A: A new technique for augmentation phalloplasty: Albugineal surgery with bilateral saphenous grafts – three years experience. European Urology 2002; 42:245–253.

Bigelow J (ed.) : The Joy of Uncircumcising. Hourglass Publishing, California, 1995.

Cilento BG, Kaplan GW: Circumcision In: Ehrlich RM, Alter GJ (eds.): Reconstructive and Plastic Surgery of the external Genitalia. pp. 402–413. WB Saunders, Philadelphia, 1999.

Da Ros, Teloken C et al.: Caucasian penis: what is normal size? J Urol 1994; 151:381 A.

Donatucci CF, Ritter EF: Management of the buried penis in adults. J Urol 1998; 159:420–424.

Ehreth JT, King LR: Zirkumzision. In: Thüroff JW, Schulte-Wissermann H (eds.): Kinderurologie in Klinik und Praxis. pp 506–512. Thieme Verlag, Stuttgart, 2000.

Feriz H: Eine einfache Methode zur Plastik des Präputiums nach radikaler Zirkumzision. Münch Med. Wschr. 1962; 31:1406–1410.

Francken AB, van de Wiel HBM, van Driel MF et al.: What importance do women attribute to the size of the penis? Eur Urol 2002; 42:426–431.

Fröhlich G: New misleading ways: Penis enlargement for healthy men. Sexuologie 2002; 9:75–82.

Goodwin WE: Uncircumcision: A technique for plastic reconstruction of a prepuce after circumcision. J Urol 1990; 144:1203–1205.

ISSIR Newsbulletin 4/2000: http://www:issir.org.

Kaplan GW: Complications of circumcision. Urol Clin North Am 1983; 10:543–548.

Lee PA, Reiter EO: Genital size: A common adolescent male concern. Adolesc Med 2002; 13:171–180.

Lynch MJ, Pryor JP: Uncircumcision: a one-stage-procedure. Br J Urol 1993; 72:257–258.

McMahon DR, Kramer SA Husmann DA: Micropenis: Does early treatment with testosterone do more harm than good ? J Urol 1995; 154:825–829.

Schoen EJ: Task force on circumcision: Report of the task force on circumcision. Pediatrics 1989; 84:388.

Schoenfeld WA, Beebe GW: Normal growth and variation in the male genitalia from birth to maturity. J Urol 1942; 48: 759–77.

Schultheiss D, Truss M, Stief GG et al.: Uncircumcision: a historical review of preputial restoration. Plast Reconstr Surg 1998; 101:1990–1998.

Sohn M, Jonas U, Wessels et al.: Surgical treatment and mechanical devices (penile enlargement). In: Jardin A, Wagner G et al. (eds.): Erectile Dysfunction. pp 355–404. Plymbridge Distr. Plymouth, 2000.

Tushnet L: Uncircumcision. Medical Times 1965; 93:588–591.

Van Driel MF, Schulte W, van de Wiel et al.: Surgical lengthening of the penis. Br J Urol 1998; 82:81–85.

Wessels H, Lue TF, Mc Aninch JW: Penile length in the flaccid and erect states: Guidelines for penile augmentation. J Urol 1996; 156:995–997.

Wessels, H, Lue TF, Mc.Aninch JW: Complications of penile lengthening and augmentation seen at one referral center. J Urol 1996, 155:1617–1620.

12.2 Extragenitale Eingriffe

12.2.1 Botulinumtoxin in der Ästhetischen Andrologie

Christina Müller, Wolf-Bernhard Schill

Einleitung

In der modernen Welt des 21. Jahrhunderts achten Männer mehr und mehr auf ihr Aussehen und ihre Gesundheit. Auch in Deutschland entschließen sich Männer immer häufiger zur Durchführung medizinisch-ästhetischer Behandlungen. Ca. 15–20 % aller Männer zeigen Interesse an diesem Thema. Damit greift auch bei uns zunehmend ein Trend aus den USA, wo bereits 30 % aller schönheitsbewussten Patienten männlichen Geschlechts sind. Auf dem Arbeitsmarkt spielt auch für den Mann die äußere Erscheinung eine wichtige Rolle, sodass Männer sich häufig aus berufsbedingten Gründen zur Durchführung medizinisch-ästhetischer Verfahren entscheiden. Gepflegt wirkende, gut aussehende Männer verdienen demnach ein Viertel mehr und finden leichter einen Job als ihre „naturbelassenen" Kollegen.

Einer aktuellen Statistik der American Society for Aesthetic Plastic Surgery (ASAPS, 2003) zufolge ergab sich bei Männern für 2003 im Vergleich zu 2002 eine Zunahme von nicht-chirurgischen Eingriffen wie Injektion von Botulinumtoxin und Kollagen, Laserepilation, Mikrodermabrasion und Chemical Peeling um 34 %. Hierbei steht die Botulinumtoxin-Behandlung an erster Stelle unter allen medizinisch-ästhetischen Verfahren.

Nahezu alle Studien über die Anwendung von Botulinumtoxin in der Ästhetik sind bisher an Frauen durchgeführt worden, da diese immer noch die Hauptklientel ausmachen. In letzter Zeit wünschen aber auch immer mehr Männer eine derartige Behandlung, um die Zeichen der Gesichtsalterung zu reduzieren. Allerdings sind geschlechtsspezifische Unterschiede in der Beschaffenheit der Haut und der Muskulatur beim Einsatz von Botulinumtoxin in der Praxis zu beachten. Eine jüngst durchgeführte Studie zeigt, dass Männer im Vergleich zu Frauen mindestens die doppelte Dosis zur effektiven Behandlung der

Glabellafalte benötigen (Carruthers, 2003). Ursache dafür ist die tiefere Faltenbildung, die u.a. auf die dickere Epidermis der Männerhaut, das geringere subkutane Fettgewebe und besonders den stärkeren Muskeltonus sowie die größere Muskelmasse bei Männern zurückzuführen ist. Trotz der angewendeten höheren Dosis konnten keine zusätzlichen Nebeneffekte oder Komplikationen beobachtet werden.

Grundlagen und Wirkung von Botulinumtoxin A

Mimische Falten entstehen durch die Kontraktion der darunter liegenden Muskulatur. Im Alter kommen diese Falten durch die Elastose und das Photoaging der Haut verstärkt zum Vorschein. Die Anwendung von Botulinumtoxin A hat in den letzten fünf Jahren zunehmend an Popularität gewonnen, nachdem ein kanadischer Ophthalmologe entdeckte, dass das Toxin bei der Therapie von Muskelspasmen als Nebeneffekt den Gesichtsausdruck glättete. Die erste Publikation über die Anwendung von Botulinumtoxin A in der kosmetischen Dermatologie erschien 1990. Von dem amerikanischen Ehepaar Carruthers, einer Ophthalmologin und einem Dermatologen, wurde die Möglichkeit zur Korrektur der Glabellafalte durch Botulinumtoxin A beschrieben.

Botulinumtoxin induziert die chemische Denervierung von glatten Muskeln, indem es Proteine abspaltet, die die Freisetzung von Acetylcholin an der neuromuskulären Verbindung verhindern, und konsekutiv eine selektive, vorübergehende, reversible Lähmung der injizierten Muskulatur bewirkt (Simpson 1981). Botulinumtoxin A ist ein Exotoxin, welches durch das Bakterium Clostridium botulinum im anaeroben Milieu gebildet wird. Es handelt sich um ein 147 kD schweres Protein, dessen zwei Untereinheiten durch Disulfidbrücken verbunden sind. Die schwere Kette (ca. 100 kD) bindet schnell und irreversibel mit hoher Affinität an präsynaptisch lokalisierte Rezeptoren (Sialoglykoproteine) cholinerger Nervenendigungen. Dies induziert die pinozytotische Aufnahme des gesamten Moleküls in die motorische Endplatte. Die leichtere Kette wird intrazellulär abgespalten und wirkt als spezifische Metalloprotease, die das synapsenspezifische Protein SNAP-25 (synaptosomal-associated protein of 25 kD) spaltet (Binz et al. 1994). Dieser Proteininaktivierung folgt eine irreversible Blockierung der Freisetzung von Acetylcholin.

Die erste klinische Wirkung stellt sich nach 24–72 Stunden ein und erreicht das Maximum nach 1–2 Wochen. Dieser Effekt hält ca. 3–6 Monate an. Danach gewinnen die betroffenen Muskeln ihre Funktionstüchtigkeit allmählich durch Einsprossung neuer Nervenendigungen aus den angrenzenden Regionen („sprouting“) zurück. Muskelbiopsien bei Patienten mit wiederholter Toxininjektion zeigten keinen Anhalt für eine permanente Degeneration im Sinn einer Atrophie.

Inzwischen sind sieben serologisch unterschiedliche, aber strukturell sehr ähnliche Typen von Botulinumtoxin (A bis G) bekannt. Von diesen hat der Subtyp A die stärkste Wirkung und längste Wirkungsdauer (Hambleton, 1992).

Auf dem deutschen Markt sind z. Z. zwei Botulinumtoxin-A-Präparate erhältlich:

- Botox® (Fa. Merz, Allergan)
- Dysport® (Fa. IPSEN)

Die Präparate unterscheiden sich durch ihre Bestandteile, Lagerungsart, Haltbarkeit und Dosisangabe. Eine Einheit Botox® entspricht in etwa 3–4 Einheiten Dysport®.

Voraussetzungen für die Anwendung

Voraussetzung für eine sichere Injektion sind genaue anatomische Kenntnisse der mimischen Muskulatur (Abb. 12.2-1). Bei der Gesichtsmuskulatur sind ein paar Besonderheiten zu beachten: So ist die mimische Muskulatur zum größten Teil nicht von einer Faszie umgeben. Je nach Region ist es sehr schwierig, die einzelnen Muskelgruppen voneinander exakt abzugrenzen. Die Fasern gehen teilweise ineinander über und können individuell unterschiedlich verlaufen. Somit können keine genauen Injektionspunkte festgelegt werden und sollten eher als Anhaltspunkte angesehen werden. Die Parese einer Muskelgruppe kann sich auch auf andere benachbarte Muskelgruppen auswirken. Je nach Verdünnung der Lösung der Botulinumtoxin-A-Zubereitung besteht

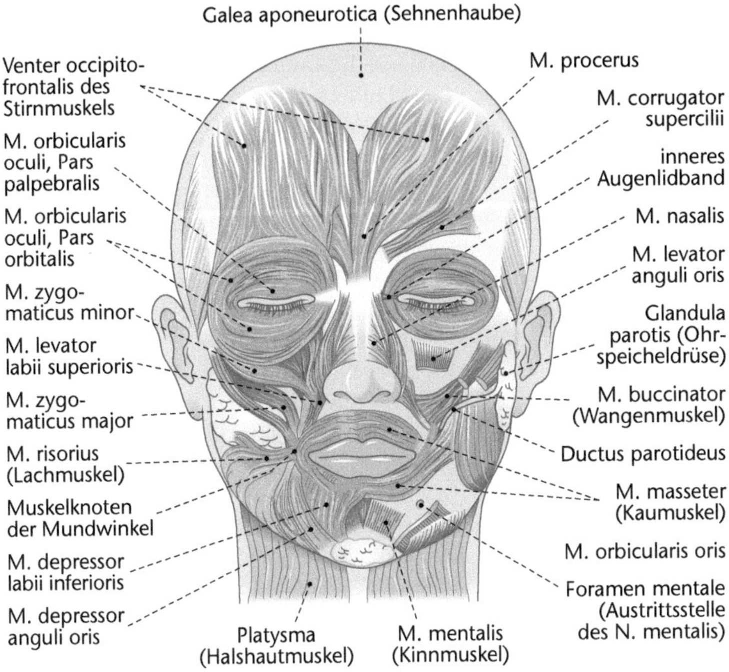

Abb. 12.2-1 Anatomische Skizze der mimischen Muskulatur.

eine unterschiedlich starke Diffusion des Toxins in die Umgebung, wobei dort die Wirkung zunehmend mit dem Diffusionsradius abnimmt. Somit ist für die Wirksamkeit von Botulinumtoxin A am entscheidendsten das Areal, nicht der genaue Punkt, in welches das Toxin injiziert wird. Ein muskuläres Agonist-Antagonist-System sollte beachtet und in die Durchführung der Behandlung einbezogen werden.

Neben den obigen Ausführungen sollte die Patientenaufklärung unbedingt darauf hinweisen, dass der Einsatz von Botulinumtoxin A für die Indikation der Faltenbehandlung noch nicht zugelassen ist, somit als Heilversuch deklariert werden muss. Die umfangreiche Aufklärung sollte neben der ausführlichen Auflistung von möglichen Nebenwirkungen auch die Darlegung anderer ästhetischer Alternativmethoden und Vorbehandlungen sowie die Frage nach neurologischen und rheologischen Erkrankungen, Allergien und der aktuellen Medikation beinhalten.

Als Kontraindikationen seien neuromuskuläre Erkrankungen, Schwangerschaft oder Stillzeit und als relative Kontraindikation die Einnahme von gerinnungshemmenden Medikamenten erwähnt. Vor Behandlung sollte immer auf Asymmetrien und neurologische Störungen wie periphere Fazialisparese geachtet werden. Stigmatisierende Gesichtsasymmetrien können durch gezielte Injektionen mit seitenadaptierter Dosis angeglichen werden, wobei im Vergleich zu weiblichen Patienten höhere Dosen pro Injektionsareal benötigt werden. Ideale Kandidaten zur Botulinumtoxinbehandlung sind junge bis mittelalte Männer, deren Haut noch keine starken Lichtschäden (Photoaging) mit seniler Elastose aufweist, deren Gesichtsfalten jedoch als störend empfunden werden.

Anwendung von Botulinumtoxin A

Die Anwendung von Botulinumtoxin A soll beispielhaft in 4 Regionen dargestellt werden: Glabella, Stirn, Periorbitalregion mit Chemical Brow Lift, Mundwinkel:

- Glabella („Zornesfalte“)
- Stirn („Denkerfalten“)
- Periorbitalregion („Krähenfüße“, „Lachfalten“) mit Chemical Brow Lift
- hängende Mundwinkel („Marionettenfalten“)

Glabellafalten („Zornesfalten")

Oft fühlen sich Männer bis auf eine tiefe Furche zwischen den Augenbrauen attraktiv und vital. Diese vertikalen Linien im Bereich der Glabella signalisieren Zorn, Sorge, Stress, manchmal Ängstlichkeit – also negative Emotionen. Die Glabellafalte („Zornesfalte") stellt die Hauptindikation zur Botulinumtoxin-A-Injektion bei Männern dar.

Die Faltenbildung wird durch den ständigen Zug der mimischen Muskulatur hervorgerufen, die in vielen Fällen folglich hypertrophiert ist. Ein Grund hierfür sind die häufigen und anstrengenden Konzentrations- und Sehleistungen, denen der hochzivilisierte Mensch ausgesetzt ist.

In letzter Zeit wurde von Botulinumtoxin-A-Anwendern viel über die auffallende Besserung von Beschwerden wie Spannungskopfschmerz und Migräne berichtet. Bis dato steht eine schlüssige wissenschaftliche Begründung für diese Phänomene noch aus. Auffallend ist, dass die meisten Injektionspunkte in der Glabellaregion Akupunkturpunkten entsprechen (Sommer und Sattler 1999).

Die Glabellafalten werden durch den Zug mehrerer Muskeln verursacht (Carruthers und Carruthers 1992, 1998, Foster et al. 1998, Grablowitz 1999, Rzany und Feller 2000). Der M. corrugator zieht die Augenbraue nach mediokaudal, der M. orbicularis oculi nach medial. Nach kaudal wird die Augenbraue von den Mm. procerus und depressor supercilii gezogen. Häufig bestehen Variationen in der Muskelanatomie. Vor Therapiebeginn sollte immer eine Beurteilung des individuellen Augenbrauenverlaufs erfolgen. Die Muskelmasse beeinflusst die Dosisfindung und liegt bei Männern meist doppelt bis dreifach so hoch wie bei Frauen.

In der Literatur werden verschiedene Injektionstechniken je nach dem jeweiligem Anwender publiziert. Die angegebenen Injektionsschemata geben in der Regel zwei konstante Injektionspunkte an jeweils in den M. corrugator. Ein oder zwei weitere Punkte werden in den M. procerus platziert. Weitere Injektionspunkte sind der untere Teil des M. occipitofrontalis bzw. der laterale Anteil des M. corrugator sowie der kraniale Anteil des M. orbicularis. Die Injektion sollte senkrecht (90 %) zur Hautoberfläche erfolgen (Abb. 12.2-2).

Als Nebenwirkung der Behandlung der Glabellaregion kann es zu einer Lidptosis kommen, wobei die Angaben über deren Häufigkeit zwischen 0 % und 15 % schwanken (Ascher et al. 1995, Garcia und Fulton 1996; Ahn et al. 2000).

Behandlung der Glabellaregion:
- **3–7 Injektionspunkte**
- **intramuskulär**
- **beidseits 0,5–1 cm über dem kranialen, medialen Orbitarand**
- **1 cm oberhalb lateral über o.g. Punkt**
- **nie lateral der Mediopupillarlinie**
- **je näher die lateralen Punkte zur Orbitahöhle liegen desto größer die Gefahr einer Augenlidptosis**

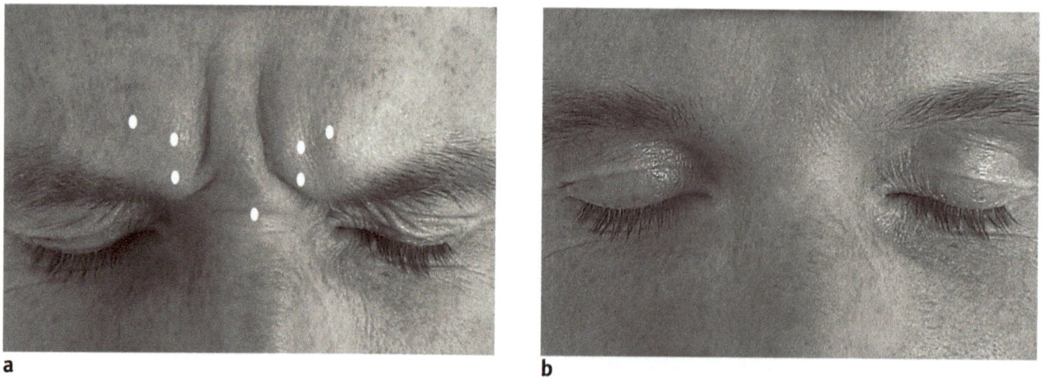

a b

Abb. 12.2-2 a, b Injektionsschema Glabellafalte. Glabellafalte in Anspannung **(a)** 2 Wochen vor und **(b)** nach Injektion.

Stirnfalten („Denkerfalten")

Quer verlaufende, aber auch diagonal verlaufende Falten im Stirnbereich führen zu dem Bild der sog. „Denkerstirn", können aber auch Sorgen und Skepsis ausdrücken. Je jünger der Patient und je straffer die Haut ist, desto besser ist das Behandlungsergebnis. Ältere Patienten benutzen oft den lateralen Anteil des M. occipitofrontalis, um eine bestehende Augenbrauenptosis auszugleichen.

Injektionspunkte und Dosis richten sich nach Lage und Verlauf der Augenbrauen und Dicke der einzelnen Muskeln. Die Anzahl der Punkte ist von der Größe der Stirn abhängig. In der Regel behandelt man mit 4–8 Punkten in einem Abstand von 1–2 cm in 1–3 horizontalen Linien. Zurückhaltend sollte man unmittelbar oberhalb der Orbita und lateral der Pupillenmitte sein. Bei älteren Menschen, die den Stirnmuskel zum Anheben der Augenbraue benutzen und bei Patienten, bei denen die Augenbrauen unterhalb bzw. in Höhe des Orbitarandes liegen, sollte mit Vorsicht behandelt werden, da eine mögliche Ausdrucksänderung durch tiefer stehende Augenbrauen und mögliche angedeutete Lidptosis für einen Zeitraum von mindestens 3–8 Wochen resultieren kann (Carruthers et al. 1996, Sommer und Sattler 2000, Becker-Wegerich et al. 2001 a, b). Sollte es durch eine Hyperfunktion des lateralen Muskelzugs zu einem verstärkten Anheben der lateralen Augenbrauen kommen, was dem Patienten einen fragenden Gesichtsausdruck verleiht („Mephisto-Effekt"), kann dies zu einem späteren Zeitpunkt korrigiert werden. Hierbei können lateral entlang der Stirn-Haar-Grenze ein bis zwei oder direkt über der Falte ein Injektionspunkt gesetzt werden.

Behandlung der Stirnfalten:
- **4–8 Injektionspunkte**
- **individuell abhängig vom Brauenverlauf**
- **im Abstand von 1–2 cm in 1–3 Reihen**
- **cave bei Injektionen unmittelbar oberhalb der Orbita und lateral der Pupillenmittellinie wegen Augenbrauenptosis**

Chemical Brow Lift

Form und Rundung der Augenbrauen weisen zwischen Mann und Frau eindeutige Unterschiede auf: Maskuline Brauen sind typischerweise kräftig und geradlinig, während weibliche Brauen feiner und in einem nach oben geschwungenen Bogen verlaufen. Bei Männern ist der Lid-Brauen-Abstand geringer. Augenbrauen, die zu gerade erscheinen oder lateral absinken, können durch Botulinumtoxin-A-Injektionen diskret angehoben werden. Diese Technik wird auch als Chemical Brow Lift bezeichnet (Huang et al. 2000). Dazu wird das Toxin in den oberen lateralen Anteil des M. orbicularis oculi injiziert. Der Injektionspunkt wird in die Nähe der Orbitakante und 1–2 cm oberhalb des lateralen Lidwinkels gesetzt. Durch den Gegenzug des M. occipitofrontalis kommt es zu einem leichten Anheben der lateralen Augenbrauen. Ahn et al. (2000) konnten ein durchschnittliches Anheben der Augenbraue von 1,2 mm im Bereich der Pupillenmitte und 4,83 mm im Bereich des lateralen Canthus beobachten. Eine weitere Kombinationsmöglichkeit der Brauenanhebung bietet sich bei der Vergrößerung der Augenöffnung. Die Anspannung des M. orbicularis führt mitunter zu einem verschmitzten oder aber verkniffenen Gesichtsausdruck. Dies kann durch Botulinumtoxin-A-Injektionen in Teilbereiche dieses Ringmuskels so modifiziert werden, dass das Auge größer und weiter erscheint und somit der Gesichtsausdruck des Patienten offener oder strahlender wird.

Periorbitale Falten („Krähenfüße", „Lachfalten")

Im Lauf der Jahre werden mit Zunahme der altersbedingten und der aktinischen Elastose aus den Lachfalten „Krähenfüße". Für das Zusammenkneifen der Lider ist der sphinkterartige M. orbicularis oculi verantwortlich, der zirkulär um das Auge verläuft. Das Injektionsareal befindet sich ca. 1 cm lateral vom Orbitarand entfernt, wobei 2–4 Punkte pro Seite etwas versetzt, d.h. halbmondförmig platziert werden. Die Injektionen erfolgen in einem ca. 45°-Winkel zur Hautoberfläche vom Canthus weg nach außen. Lateral der Orbitahöhle befindet sich ein verzweigter Venenplexus, gespeist aus Ästen der Vena temporalis superficialis. Bei Verletzung kann es zur Ausbildung eines Hämatoms kommen, worauf der Patient hingewiesen werden sollte (Abb. 12.2-3).

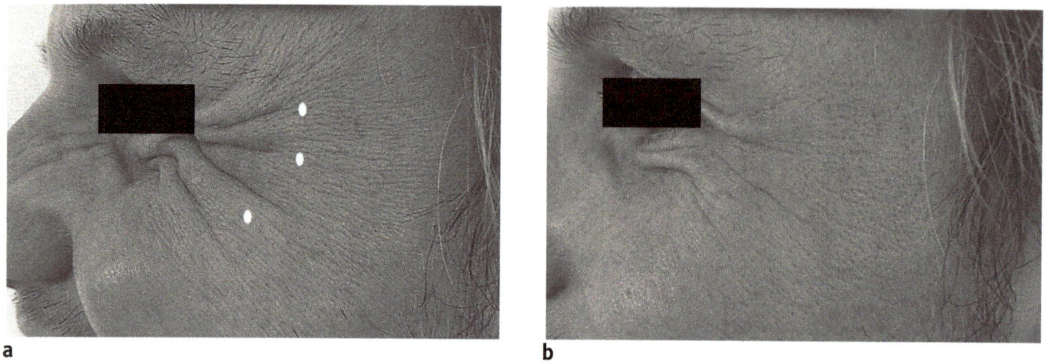

a b

Abb. 12.2-3 a, b Injektionsschema Periorbitalfalten. Periorbitalfalten in Anspannung **(a)** 2 Wochen vor und **(b)** nach Injektion.

Bei ausgeprägten Unterlidfalten kann knapp unterhalb des Unterlids in der Mediopupillarlinie und eventuell 0,5 cm lateral davon je ein Injektionspunkt subkutan mit einer geringen Botulinumtoxin-A-Dosis gesetzt werden.

Behandlung der Periorbitalfalten:
- **2–4 Punkte**
- **subkutan**
- **halbmondförmig, ca. 1 cm lateral des knöchernen Orbitarands**
- **Injektionstechnik im 45°-Winkel zur Hautoberfläche**
- **Nadel weg vom Auge!**

Marionettenfalten („hängende Mundwinkel")

Durch den Zug des M. depressor anguli oris mit dem M. mentalis bilden sich im Laufe der Jahre hängende Mundwinkel. Dies führt zu einem traurig-resignierten, mürrischen und deprimierten Gesichtsausdruck. Beim Zug der Mundwinkel nach kaudal kann der paarige M. depressor anguli oris palpiert werden. Die Injektion erfolgt direkt intramuskulär etwa 7 mm lateral und 8–10 mm kaudal des Mundwinkels (Grablowitz 1999, Sommer und Sattler 2000, Heckmann und Rzany 2002). Durch Paralyse des M. depressor anguli oris resultiert ein Überwiegen der Mundwinkelelevatoren, und damit kommt es zu einem konsekutiven unbewussten Hochziehen der Mundwinkel. Dosierung oder zu weit medial platzierte Injektion kann eine Asymmetrie temporär zu schweren Funktionsverlusten führen und das Essen, Lachen und Trinken beeinträchtigen. Bei tieferen Falten kann eine zusätzliche Elevation durch Augmentation mit Fillern ca. 10–14 Tage später erfolgen.

Behandlung hängender Mundwinkel:
- **je 1 Punkt pro Mundwinkel**
- **intramuskulär**
- **immer M. depressor anguli oris ertasten**
- **ca. 7 mm lateral und 10 mm kaudal des Mundwinkels**

Kombinationsverfahren mit Botulinumtoxin A

Als Monotherapie ist Botulinumtoxin A gerade bei jüngeren Patienten sehr erfolgreich. Handelt es sich um Mimikfalten im oberen Gesichtsdrittel, entspricht das Ergebnis meistens der Erwartungshaltung von Patient und Arzt. Im Bereich der Glabella und der Krähenfüße ist in den meisten Fällen nach der Botulinumtoxin-A-Injektion eine weitere Augmentation mit Füllsubstanzen nicht notwendig. Eine Ausnahme bildet die Glabellafalte, die sich bei sehr tiefer Ausprägung durch die Botulinumtoxin-Behandlung nicht ganz zurückbilden lässt. Hier kann ein Auffüllen mit injizierbaren Füllmaterialen oder Festimplantaten erfolgen. Im Moment sind etwa 30 verschiedene Injectables auf dem Markt, von denen am häufigsten die resorbierbaren Filler Kollagen und Hyaluronsäure. Nach 3–8 Monaten sind diese relativ schnell resorbierbaren Materialien histologisch in der Dermis nicht mehr nachweisbar (Alster, 1998). Durch Wegfallen des mimischen Muskelzugs erfolgt keine Dislokation der eingebrachten Substanz.

UV-Licht und Rauchen (extrinsisches Altern) oder genetische Faktoren (intrinsisches Altern) verstärken die Elastose der Haut und akzentuieren die Mimikfalten, sodass der Eindruck der Hautalterung verschlimmert wird. Um hier ein optimales Ergebnis zu erzielen und den Patienten zufrieden zu stellen, sollten neben Botulinumtoxin A auch andere Verfahren zur Gesichtsverjüngung kombiniert werden. Vor allem im unteren Gesichtsdrittel, in der Perioralregion und bei altersentsprechenden Veränderungen der Haut und Substanzverlust tieferer Gewebsstrukturen sind die Erfolge der Monotherapie begrenzt und es bieten sich Kombinationsmöglichkeiten mit den oben schon erwähnten sog. Füllsubstanzen oder anderen Verfahren zur Faltenbehandlung wie Skin-Resurfacing-Methoden, Laser-, Chemical-Peel-Verfahren, Dermabrasion oder plastisch-chirurgische Maßnahmen an. Hierbei kann das Ergebnis der Kombinationstherapie der Monotherapie deutlich überlegen sein (Klein et al. 1997, Carruthers und Carruthers 1998 a, b).

Die Vorbehandlung mit Botulinumtoxin A ist eine sinnvolle Ergänzung, die den Langzeiteffekt von Füllmaterialien oder Skin-Resurfacing-Methoden verbessert. Die Injektion mit Botulinumtoxin A sollte in der Regel 10–14 Tage vor dem geplanten weiteren Eingriff stattfinden. Nach diesem Zeitraum ist die maximale Wirkung von Botulinumtoxin A auf die mimische Muskulatur erreicht, und die darüber liegende Haut hat sich entspannt. Durch den verringerten Muskelzug wird die Abbaurate der Füllmaterialien reduziert. Bei den Resurfacing-Verfahren ergibt sich ein positiver Effekt durch die Vorbehandlung mit Botulinumtoxin A, indem die Kollagenneosynthese ungehindert erfolgen kann. Die neuen Kollagenbündel und elastischen Fasern folgen nicht dem alten Faltenmuster, sondern können sich parallel zur Hautoberfläche ausrichten. Auch hier wird sowohl das Sofort- wie auch das Langzeitergebnis verbessert.

Ausblick

Zurzeit kann bei Männern eine stetige Zunahme bei der Durchführung medizinisch-ästhetischer Verfahren registriert werden. Der Trend zum ästhetisch und gepflegt wirkenden Mann wird sich weiter fortsetzen. Im Rahmen der **Ästhetischen Andrologie** werden von den Männern verschiedene chirurgische und nicht-chirurgische sowie pflegerisch-unterstützende Verfahren angewendet, die sie vital, attraktiv und jugendlich aussehen lassen und somit ihr Selbstvertrauen im Beruf sowie deren soziale und emotionale Kompetenz steigern. Wer sicher auftritt, wirkt attraktiv und hat mehr Erfolg in Job und Privatleben. Bei den meisten Männern ist die Zeit vorbei, wo sie stolz auf ihre wettergegerbte Haut mit entsprechenden Falten waren. Somit sind trotz der Aussage, dass Männer mit Falten maskuliner und interessanter wirken, ca. 10–15 % der Botulinumtoxin-Anwender Männer, deren Zahl weiter ansteigt. Botulinumtoxin scheint eine akzeptable Alternative zu invasiver kosmetischer Chirurgie für Männer zu sein. Die Injektion von Botulinumtoxin A ist eine sichere, schnelle, effektive und nahezu untraumatische Methode, um mimische Falten für einen Zeitraum von 3–6 Monaten zu korrigieren.

Literatur

Ahn MS, Catten M, Maas CS: Temporal brow lift using botulinum toxin. A Plast Reconstr Surg 2000; 205:1129 1135.

Alster AS: Preoperative Preparation for CO_2-Laser Resurfacing. In: Coleman WP, Lawrence N (eds.): Skin Resurfacing. P 171–179. Williams & Wilkins, Baltimore, 1998.

Ascher B, Klap P, Marion MH, Chanteloub F: Botulinum toxin in the treatment of frontoglabellar and periorbital wrinkles. An initial study. Ann Chir Plast Esthet 1995; 40:67–76.

Becker-Wegerich P, Rauch L, Ruzicka T: Botulinumtoxin A in der Therapie mimischer Gesichtsfalten. Z Hautkr, H+G 2001 a; 76:619–630.

Becker-Wegerich P, Rauch L, Ruzicka T: Botulinum toxin A in the therapy of mimic facial lines. Clin Exp Dermatol 2001 b; 26:619–630.

Binz T, Blasi J, Yamasaki S et al.: Proteolysis of SNAP-25 by types E and A botulinum neurotoxins. J Biol Chem 1994; 269:1617.

Carruthers, 61st Annual American Academy of Dermatology, San Francisco, 2003.
Carruthers A, Carruthers J: The treatment of glabellar furrows with botulinum A exotoxin. J Dermatol Surg Oncol 1990; 16:83.
Carruthers A, Carruthers J: Treatment of glabellar frown lines with C. botulinum-A exotoxin. J Dermatol Surg Oncol 1992; 18:17–21.
Carruthers J, Carruthers A: The adjunctive usage of botulinum toxin. Dermatol Surg 1998 a; 24:1244–1247.
Carruthers A, Carruthers J: Clinical indications and injection technique for the cosmetic use of botulinum A exotoxin. Dermatol Surg 1998 b; 24:1189–1194.
Carruthers A, Keine K, Carruthers J: Cosmetic use of botulinum A exotoxin. J Am Acad Dermatol 1996; 34:788–797.
Foster JA, Wulc AE, Holde DE: Cosmetic indications for botulinum A toxin. Semin Ophthalmol 1998; 13:142–148.
Garcia A, Fulton J: Cosmetic denervation of the muscles of facial expression with botulinum toxin. A dose-response study. Dermatol Surg 1996; 22:39–43.
Grablowitz D: Plastisch-ästhetische Indikationen im Gesichtsbereich. Urban & Vogel, 1999.
Hambleton P: Clostridium botulinum toxins: a general review of involvement in disease, structure, mode of action and preparation for clinical use. J Neurol 1992; 239:16–20.
Heckmann M, Rzany B: Botulinumtoxin in der Dermatologie. Grundlagen und praktische Anwendung. Urban und Vogel, München, 2002.
Huang W, Rogachefsky AS, Foster JA: Browlift with botulinum toxin. Dermatol Surg 2000; 26:55–60.
Klein AW, Wexler P, Carruthers A, Carruthers J: Treatment of facial furrows and rhytides. Analysis and treatment of the aging face. Dermatol Clin 1997; 15:595–607.
Rzany B, Feller G (2000). Korrektur mimischer Falten: Botulinumtoxin A. Kosmetische Medizin; 3: 136–142.
Scott AB: Botulinumtoxin injections of eye muscles to correct strabismus. Trans Am Ophthalmol Soc 1981; 79:734–770.
Simpson LL: The origin, structure and pharmacological activity of botulinum toxin. Pharmacol Rev 1981; 33:155.
Sommer B, Sattler G: Botulinum A exotoxin, headache and acupuncture. Presentation at the 20th Congress of the International Society for Dermatologic Surgery, Athens, Greece, Sept. 1999.
Sommer B, Sattler G: Botulinumtoxin in der ästhetischen Medizin. Blackwell, Berlin, 2000.

12.2.2 Fettabsaugung

Wilfried Schmeller, Ilka Meier-Vollrath

Die Liposuktion, die Mitte der 70er Jahre von den Brüdern Fischer in Rom erstmals eingesetzt und Anfang der 80er Jahre von Illouz in Paris weiterentwickelt wurde, ist zu Beginn des 21. Jahrhunderts weltweit die am häufigsten durchgeführte kosmetische Operation geworden (Narins 2003). Allein in Deutschland werden jährlich weit über 100 000 Fettabsaugungen durchgeführt. Der Anteil der Männer nimmt dabei kontinuierlich zu; im eigenen Patientenkollektiv liegt er derzeit bei 11 %.

Indikationen

Ziel der Liposuktion ist die Reduzierung umschriebener Fettgewebsvermehrungen und damit die (Wieder-)Herstellung harmonischer Körperproportionen. Für die Behandlung der Fettleibigkeit oder des Übergewichts ist die Methode nicht geeignet.

Die Fettabsaugung wird überwiegend im kosmetisch-ästhetischen Bereich eingesetzt. Sie kann aber auch bei zahlreichen medizinischen Indikationen angewandt werden; dazu zählen z. B. große Lipome (giant lipoma), symmetrische benigne Lipomatose (Launois-Bensaude-Syndrom), zervikale Lipomatose (Madelung-Fetthals), „Büffelnacken“ beim Cushing-Syndrom, Lipomatosis dolorosa (M. Dercum) und Lipödem.

Körperregionen

Bei Männern erfolgt die Fettablagerung geschlechtsspezifisch an Bauch und Hüfte. Der „Bierbauch“ und insbesondere die „Rettungsringe“ bzw. „love handles“ sind die typischen Problemzonen. Wie wir immer wieder sehen, gelingt es selbst Leistungssportlern nicht, durch Kalorienreduktion oder intensives Training an diesen Regionen eine ausreichende Fettreduktion zu erreichen.

Eine weitere häufig gewünschte Volumenverminderung betrifft die männliche Brust. Ihre Vergrößerung kann durch eine verstärkte Ausbildung des Drüsenkörpers (Gynäkomastie) entstehen, meist ist sie aber nur durch eine ausgeprägte lokalisierte Fettansammlung (Pseudogynäkomastie) bedingt. Diese so genannte Lipomastie lässt sich nur operativ beseitigen.

Auch das Doppelkinn ist für viele Betroffene problematisch. Hierbei muss zwischen einer scheinbaren Volumenzunahme aufgrund lockerer und überschüssiger Haut und einer echten Fettvermehrung unterschieden werden. Nur im letzten Fall ist eine Liposuktion indiziert.

Alle genannten und in Tabelle 12.2-1 aufgeführten Regionen können bei Erwachsenen aller Altersklassen abgesaugt werden.

Durchführung des Eingriffs

Betäubung

Aufgrund der vielen Vorteile sollte die Fettabsaugung heutzutage nur noch in örtlicher Betäubung in Form der Tumeszenz-Lokalanästhesie (TLA) durchgeführt werden. Bei diesem Verfahren wird die Subkutis mit großen Volumina einer stark verdünnten Betäubungsmittellösung infiltriert (lat.: *tumescere*, anschwellen).

Die Tumeszenz-Lokalanästhesie wurde erstmals 1987 von dem amerikanischen Dermatologen und Pharmakologen Klein beschrieben und später – besonders von operativ tätigen Dermatologen – variiert und verfeinert (Klein 1987, 2000). Tabelle 12.2-2 zeigt die heute überwiegend verwendete Zusammensetzung mit Lidocain und Prilocain.

Tab. 12.2-1 *Liposuktion. Bei Männern geeignete Regionen (geordnet nach Häufigkeit).*

- Bauch
- Hüfte
- Brust
- Kinn
- Nacken

Tab. 12.2-2 *Zusammensetzung einer 0,037%igen Lösung für die Tumeszenz-Lokalanästhesie (TLA).*

Prilocain 2 %	10,0 ml
Lidocain 2 %	10,0 ml
Adrenalin 1:100 000	0,66 ml
Natriumbikarbonat 8,4 %	6,0 ml
Triamcinolon 40 mg	0,33 ml
NaCl 0,9 %	1000,0 ml
	1026,99 ml

Die TLA-Lösung wird mittels einer Rollpumpe über ein Verteilungssystem in die abzusaugenden subkutanen Regionen infiltriert, bis ein praller Gewebeturgor erreicht ist (*super wet technique*). Je nach Größe, Gewebedehnbarkeit und Zahl der Körperregionen werden dafür meist zwei bis acht Liter benötigt. Da nach der Absaugung noch Restflüssigkeit im Gewebe verbleibt, ist postoperativ eine bis zu 18 Stunden anhaltende Schmerzfreiheit gewährleistet (Sommer et al. 1999).

Zusätzlich weist die TLA-Lösung eine antibakterielle und antithrombotische Wirkung auf. Zusammen mit der Mobilisierung des Patienten sowohl beim Eingriff (Änderung der Lagerung auf dem OP-Tisch für eine jeweils optimale Absaugposition) als auch nach der Operation (Aufstehen zur Kontrolle des Ergebnisses und Umhergehen unmittelbar postoperativ) führt dies zu einer deutlichen Herabsetzung des Thromboserisikos.

Durch die TLA ist die Fettabsaugung einfacher, sicherer und auch preisgünstiger geworden. Der Verzicht auf eine Allgemeinnarkose, die fehlende Sedierung, der geringe Blutverlust sowie die schnelle Mobilisierung postoperativ ermöglichen die Durchführung der Liposuktion auch ambulant in einer Praxis (*office procedure*).

Allerdings erfordert der Umgang mit der TLA Erfahrung. Da die Körperkonturen durch die Infiltration der TLA-Lösung verstreichen, muss der Operateur präoperativ das Operationsgebiet genau markieren. Zusätzlich erschwert die verbliebene Flüssigkeitsansammlung am OP-Ende die Beurteilung des Ergebnisses. Die Vorteile dieses Betäubungsverfahrens überwiegen aber bei weitem die Nachteile (Tab. 12.2-3).

Tab. 12.2-3 *Vor- und Nachteile der Tumeszenz-Lokalanästhesie (TLA).*

Vorteile
- einfache Handhabung
- komplette Anästhesie großer Areale möglich
- kaum Hämatome intra- und postoperativ
- bessere Hämatomresorption durch Verdünnungseffekt der TLA
- nur geringe Schmerzen postoperativ
- sicher im Vergleich zu anderen Lokalanästhesien und zur Intubationsnarkose
- antibakterielle Wirkung des Anästhetikums
- Keimverminderung im OP-Bereich durch Auswascheffekt bei Drainage der Restlösung postoperativ
- antithrombotische Wirkung
- keine Notwendigkeit intravenöser Flüssigkeitsgaben
- niedrige Komplikationsrate

Nachteile
- deutlich längerer Zeitaufwand für die Betäubung im Vergleich zur Intubationsnarkose
- erschwerte Beurteilbarkeit bezüglich des kosmetischen Ergebnisses durch Verwischung der Körperkonturen unmittelbar postoperativ
- Patientenführung und u. U. Sedierung nötig
- (geringe) Gefahr der intravasalen Applikation von TLA-Lösung

Technische Aspekte

Durch den Verdünnungs- und „Weichmachereffekt" der TLA-Lösung kann das Fett mit stumpfen Sonden von nur 3–4 mm Dicke abgesaugt werden. Diese werden bei der Vibrationsliposuktion (*power assisted liposuction*, PAL) über ein Handstück in Schwingungen (4000/min) versetzt. Dadurch gleitet die vibrierende Kanüle an den Bindegewebsstrukturen vorbei, ohne sich an ihnen festzusaugen. Durch die Verringerung der Scherkräfte – und damit der Gewebeirritation – werden intra- und postoperative Schmerzen reduziert und kürzere Heilungszeiten erzielt. Speziell bei festem Bindegewebe sportlicher Patienten sowie im Bereich subkutaner Narben sind sowohl die Armbelastung des Operateurs reduziert als auch die Absaugzeiten deutlich kürzer (Katz et al. 2001). Da das subkutane Stützgerüst des Bindegewebes weitgehend erhalten bleibt, ist eine gleichmäßige Fettentfernung mit einem kosmetisch ansprechenden Ergebnis ohne Einziehungen oder Dellen möglich.

Praktisches Vorgehen

Nach Fotodokumentation, Markierung der zu operierenden Areale und Vorbetäubung der Einstichstellen erfolgt die Infiltration der TLA-Lösung über einen Zeitraum von ca. 60 Minuten. Im Anschluss an eine Ruhepause von ca. 30 Minuten und eine nochmalige kurze Nachinfiltration wird die Absaugung über wenige 4 mm lange Einstiche an kaum sichtbaren Hautstellen durchgeführt. Die Sondenführung erfolgt dabei fächerförmig in der sogenannten Criss-Cross-Technik nach Fournier. So wird jedes Areal überlappend von verschiedenen Winkeln aus in unterschiedlichen Tiefen abgesaugt; die Hauptabsaugrichtung liegt dabei in der Körperlängsachse. Das Vor- und Zurückziehen der Sonde wird meist mit der rechten Hand durchgeführt, während die linke auf der Hautoberfläche das Gewebe komprimiert und die Lage der Sondenspitze im Subkutanraum palpatorisch überprüft. Die Absaugzeit liegt je nach Größe und Zahl der betroffenen Areale zwischen 30 und 120 Minuten (Schmeller und Meier-Vollrath 2002).
Das entfernte Fett setzt sich in einem Kunststoffbehälter auf dem ebenfalls abgesaugten Teil der TLA-Lösung ab. Internationalen Standards entsprechend sollte die abgesaugte Fettmenge vier Liter nicht überschreiten. Je nach Befund liegt sie bei Absaugung am Bauch zwischen 500 und 2000 ml; an der Brust werden meist zwischen 100 und 400 ml und an den Hüften zwischen 200 und 600 ml pro Seite entfernt. Der Endpunkt der Absaugung wird vom kritischen Auge des Operateurs und vom Tastbefund bestimmt.

Postoperativer Verlauf

Direkt nach dem Eingriff steht der Patient auf, damit das Ergebnis im Stehen beurteilt werden kann. Zu diesem Zeitpunkt sind die Konturen des abgesaugten Areals durch die noch verbliebene TLA-Lösung verstrichen. Ein Teil dieser Flüssigkeit wird vom Körper in den folgenden Tagen resorbiert, das Meiste drainiert aber durch die untersten Einstichöffnungen. Die vorwiegend innerhalb der ersten 24 Stunden auslaufende Lösung wird durch Einlagen unter dem Kompressionsmieder aufgefangen. Dieses Mieder wird insgesamt einen Monat getragen, die erste Woche möglichst Tag und Nacht, die folgenden drei Wochen tagsüber.

Alltägliche Verrichtungen sind bereits am Tag nach der OP in üblicher Weise möglich. Sport kann meist nach einer Woche wieder begonnen werden, Sauna und direkte UV-Bestrahlung sollten vier Wochen vermieden werden. Die erste ambulante Nachkontrolle erfolgt nach ca. vier Wochen.

Ergebnisse

Direkt nach der Operation und insbesondere nach dem Abschwellen am nächsten Morgen ist schon eine deutliche Differenz zum Ausgangsbefund erkennbar. Die postoperativ auftretende subkutane Narbenbildung bewirkt eine Straffung der Haut. Dieser dreidimensionale Schrumpfungsprozess verhindert das „Überhängen" der Haut und führt zu guten Ergebnissen auch bei großer Volumenreduktion; eine von den Patienten oft befürchtete nachträgliche Exzision über-

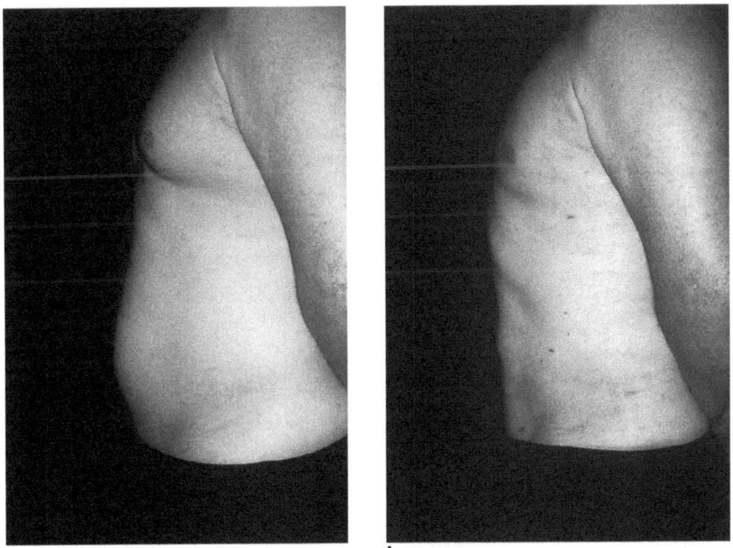

a b

Abb. 12.2-4 a, b
a) Brust und Bauch vor Fettabsaugung.
b) Befund nach vier Wochen.

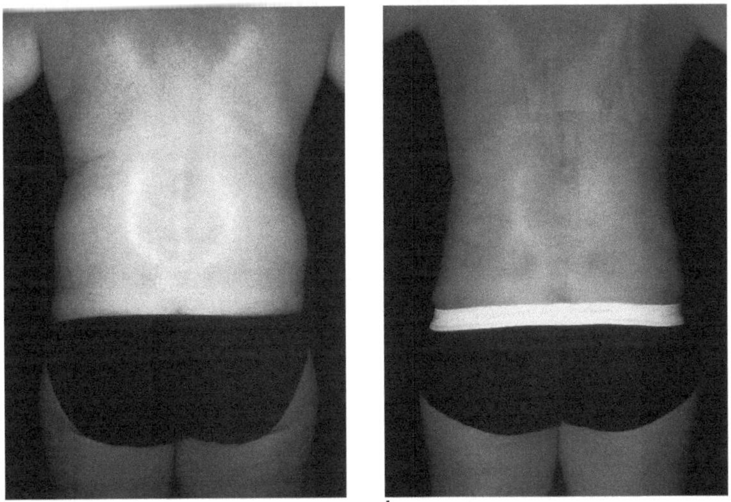

a b

Abb. 12.2-5 a, b
a) Hüfte vor Fettabsaugung.
b) Befund nach vier Wochen.

hängender Hautlappen ist daher nicht nötig (Abb. 12.2-4a, b und 12.2-5a, b).

Da der Straffungsprozess individuell verschieden ist und insgesamt mehrere Monate andauert, sollte das endgültige Ergebnis erst nach etwa einem halben Jahr beurteilt werden.

Nebenwirkungen und Komplikationen

Mögliche Komplikationen bei bzw. nach Liposuktion in TLA sind in Tabelle 12.2-4 aufgeführt. Untersuchungen an großen Patientenkollektiven zeigten, dass diese insgesamt jedoch leicht und selten sind (Hanke et al. 1995, Housman et al. 2002, Narins 2003).

Zu den normalen, passageren Nebenwirkungen zählen muskelkaterähnliche Beschwerden, minimale Ekchymosen, kurzfristige Ödeme, vorübergehende Dysästhesien und Gewebeverhärtungen. Hämatome, Serome und insbesondere Wundinfekte sind selten. Dellen als Folge einer Übersaugung, Hautunregelmäßigkeiten und Asymmetrien entstehen nur bei mangelnder Erfahrung des Operateurs. Bei sehr niedrigem Blutdruck kann am Tag des Eingriffs u. U. eine Kollapsneigung bestehen. Das Thromboserisiko wird in der Größenordnung von 0,05–0,1 % angegeben (Sattler und Sommer 2001). Betroffen sind hiervon insbesondere Patienten mit Risikofaktoren, z. B. familiären Gerinnungsstörungen, insbesondere der Faktor-V-Leiden-Mutation. Lungen- oder Fettembolien sind – soweit bekannt – bei Liposuktion in korrekt durchgeführter TLA weltweit noch nicht aufgetreten (Sommer et al. 1999).

Tab. 12.2-4 *Mögliche Nebenwirkungen und Komplikationen bei Liposuktion.*

Hämatome
Serome
passagere Ödeme
Wundinfektionen
Kreislaufdysregulation
allergische Reaktionen
Hautunregelmäßigkeiten, Dellen, Asymmetrien
Methämoglobinbildung durch Prilocain
Hyperpigmentierungen
vorübergehende Dysästhesien postoperativ
Thrombosen

Kontraindikationen

Kontraindikationen ergeben sich nicht primär durch den operativen Eingriff, sondern aufgrund der Nebenwirkungen der eingesetzten Betäubungsmittel. Hierzu zählen die sehr seltenen allergischen Reaktionen auf Lokalanästhetika vom Amid-Typ. Bei einer Allergie auf Parabene (Parahydroxybenzoesäureester) können jedoch problemlos konservierungsfreie Lokalanästhetika benutzt werden.

Da Prilocain und Lidocain eine negativ inotrope Wirkung aufweisen und die Reizleitung des Herzens beeinflussen können, sollten Patienten mit Herzinsuffizienz, Bradykardie, AV-Block und Arrhythmien nicht behandelt werden. Bei Südländern mit Glucose-6-Phosphat-Dehydrogenase-Mangel ist eine Methämoglobinbildung nach Gabe von Prilocain möglich; in diesen Fällen empfiehlt es sich, die Betäubung ausschließlich mit Lidocain durchzuführen.

Ein höheres Alter der Patienten stellt keine Kontraindikation dar; ausschlaggebend ist das biologische Alter. Liposuktionen werden daher durchaus auch bei 70-Jährigen in gutem Allgemeinzustand durchgeführt.

Zusammenfassung

Mit der Liposuktion können umschriebene Fettvermehrungen beseitigt und ein harmonisches Körperbild (wieder-)hergestellt werden. Die Wirkung ist bei den genetisch bedingten Fettvermehrungen wie z. B. bei der Lipomastie dauerhaft; im Bauch- und Hüftbereich kann im Laufe von Jahren bei fortbestehender übermäßiger Kalorienzufuhr wieder eine Zunahme des Fettvolumens auftreten. Da die Zahl der Fettzellen in dieser Region aber postoperativ dauerhaft vermindert ist, wird der Ausgangsbefund normalerweise nicht mehr erreicht. Bei ausreichender Erfahrung des Operateurs ist das Verfahren sehr effektiv und nebenwirkungsarm und führt zu kosmetisch hervorragenden Ergebnissen.

Literatur

Hanke CW, Bernstein G, Bullock S: Safety of tumescent liposuction in 15,336 patients. Derm Surg 1995; 21:459–462.

Housman TS, Lawrence N, Mellen BG, et al.: The safety of liposuction: results of a national survey. Dermatol Surg 2002; 28:971–978.

Katz BE, Bruck MC, Coleman WP 3rd: The benefits of powered liposuction versus traditional liposuction: a pared comparison analysis. Dermatol Surg 2001; 27:863–867.

Klein JA: The tumescent technique for liposuction surgery. Am J Cosm Surg 1987; 4:263–267.

Klein JA: Tumescent Technique. Tumescent Anesthesia & Microcannular Liposuction. Mosby, St. Louis, Philadelphia, London, 2000.

Narins RS: Safe liposuction and fat transfer. Marcel Dekker, New York, Basel, 2003.

Sattler G, Sommer B: Bedeutung und gegenwärtiger Stand der Liposuktion. MÄC 2001; 1:32–40.

Schmeller W, Meier-Vollrath I: Zum aktuellen Stand der Liposuktion. Der Deutsche Dermatologe 2002; 9:590–594.

Sommer B, Sattler G, Hanke CW (Hrsg.): Tumeszenz-Lokalanästhesie. Praktische Anwendung. Springer, Berlin Heidelberg, 1999.

Sommer B, Augustin M, Schöpf E, Sattler G: Tumeszenz-Lokalanästhesie. Ein neues Verfahren der Lokalanästhesie. Dtsch Ärztebl 2001; 9:A545–548.

12.2.3 Laser-Skin-Resurfacing

Alina Fratila

Einführung

Das Laser-Skin-Resurfacing (LSR) ist eine Behandlungsmethode mit sehr hoher Effektivität zur Beseitigung von Alterszeichen einer aktinisch geschädigten Haut, Straffung von Falten im Gesicht und Abflachung von Aknenarben.

Die Hauterneuerung bzw. Hautverjüngung erfolgt durch Entfernung der dyschromischen Epidermis, ein Ablationsverfahren, das indikationsbezogen unterschiedlich tief erfolgen kann und durch eine hitzebedingte inflammatorische Begleitreaktion der Dermis zur Anregung der Kollagenproduktion führt.

Die Ablation der Haut mittels LSR ist eine Alternative zur chemischen (tiefes Chemical Peeling) bzw. mechanischen (Dermabrasion) Gewebeabtragung, aber im Vergleich zu den beiden Methoden ein Vaporisationsprozess, der sehr präzise und gleichmäßig erfolgt, eine bessere Steuerung der Eindringtiefe ermöglicht und unblutig ist.

Im Gegensatz zur Dermabrasion besteht bei LSR keine Gefahr durch Kontamination mit Blutpartikeln. Systemische Nebenwirkungen, die ein tiefes Chemical Peeling begleiten können, fehlen bei LSR weitgehend, und eine sofortige Straffung der Haut mit Korrektur von Hautunebenheiten ist deutlich und sofort sichtbar. LSR kann entweder mit dem CO_2-Laser (10.600 nm) oder mit dem Er:YAG Laser (2.940 nm) durchgeführt werden. Es gibt jedoch Geräte, die eine Kombination der beiden Laser ermöglichen (Derma-KTM, Firma Lumenis). Um möglichst wenig Koagulationsnekrose zu induzieren, muss diese Vaporisation der Haut bei einer Temperatur von über 100 °C erfolgen. Eine kurze Laserapplikation bei hoher Ausgangsleistung vaporisiert das gleiche Gewebevolumen, jedoch mit deutlich geringeren thermischen Schäden wie bei einer längeren Exposition mit niedrigerer Leistung. Aus diesem Grund hat sich der UltraPulse® 5000 CO_2-Laser (Firma Lumenis) und sein Nachfolgemodell UltraPulse® Encore CO_2-Laser (Firma Lumenis) als deutlich überlegen erwiesen im Vergleich zum SuperPulse CO_2-Laser bzw. Continuous-wave-(CW-)CO_2-Laser-Gerät. Nur bei UltraPulse®-CO_2-Lasern ist die Vaporisation der wasserhaltigen Epidermis nach dem Prinzip der selektiven Photothermolyse gewährleistet, d.h. maximale spezifische Wirkung auf das Zielgewebe mit minimalen Nebenwirkungen im umliegenden Gewebe. Wegen der Anwendung von SuperPulse- und CW-CO_2-Laser-Geräten und Durchführung der Operation durch fachfremde Ärzte (z.B. Zahnärzte), die v.a. auf dem Gebiet der postoperativen Wundbehandlung völlig unerfahren sind, haben in den vergangenen Jahren Komplikationen wie persistierende Erytheme, Narbenbildung, hyper- bzw. permanente Hypopigmentierungen zugenommen. Weil die Presse und das Fernsehen sich v.a. für missglückte Fälle interessieren und diese weitaus mehr Publicity herbeischaffen als unspektakuläre normale ästhetische Ergebnisse, hat die Methode der LSR zunehmend an Popularität verloren. Dazu tragen auch Berichte über nonablative Rejuvenation bei, die eine Verjüngung ohne jeglichen Ausfall („downtime“) versprechen. Die Indikationen und das erzielte Ergebnis der nonablativen versus ablativen Rejuvenationsmethoden sind völlig unterschiedlich und das Versprechen, dass mit der Photorejuvenation ähnliche Resultate wie mit LSR erzielt werden können, ist unseriös und verrät Inkompetenz.

Ein Nachteil des LSR-Verfahrens ist die fehlende Wirkung auf die Gefäßerweiterungen im Gesicht (Couperose, Rosacea, Teleangiektasien), was de facto die Popularität der Photorejuvenationsbehandlung noch mehr gesteigert hat. Beide Methoden ergänzen sich sehr gut und können auch in Kombination angewandt werden. Der Autor ist überzeugt, dass LSR mit UltraPulse-CO_2-Laser, oft in Kombination mit Er:YAG Laser angewandt, die beste Methode für die Behandlung der Aknenarben und Falten im Gesicht sowie der präkanzerösen und aktinisch geschädigten Haut ist. Ein sehr gut geschultes Personal und die richtige postoperative Behandlung sind genauso wichtig wie die korrekte Operationstechnik und senken die Komplikationsrate und die Ausfallzeit des Patienten auf ein Minimum.

Indikationen und Kontraindikationen

Das LSR wird unter anderem bei folgenden Indikationen durchgeführt:

Medizinische Indikationen

- Narben im Gesicht, z.B. Aknenarben (v.a. schüsselförmig) (Abb. 12.2-6 a, b), postoperative Narben, posttraumatische Narben, Windpockennarben
- Vaporisation von benignen intraepidermalen Läsionen, wie aktinische Keratosen (Abb. 12.2-7 a, b), Cheilitis actinica, Lentigines und Epheliden
- seborrhoische Keratosen und Verrucae können gleichmäßig und auch großflächig ohne jegliche Narbenbildung am besten mit dem Er:YAG Laser entfernt werden.

Ästhetische Indikationen

- „Photoaging“ (bzw. die aktinisch geschädigte Haut mit Falten, v.a. perioral, periorbital und

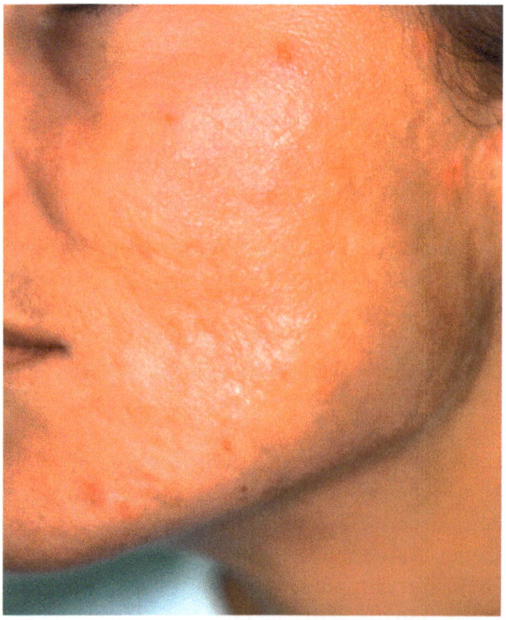

a

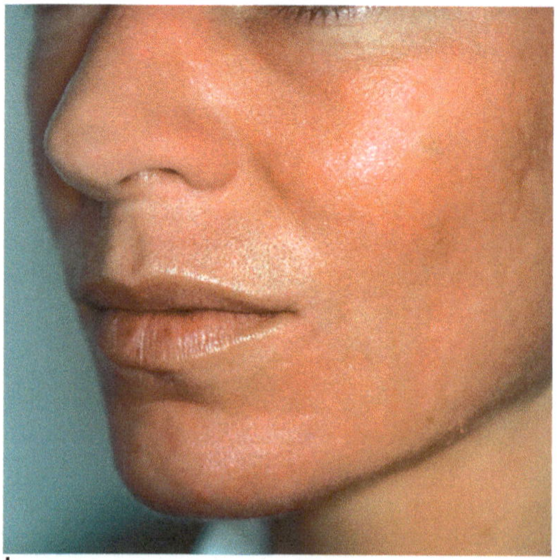

b

Abb. 12.2-6 a, b **a)** Präoperative Ansicht von Aknenarben der Wangenpartie. **b)** 6 Monate nach Er:YAG- und UltraPulse-CO_2-Laser-Skin-Resurfacing.

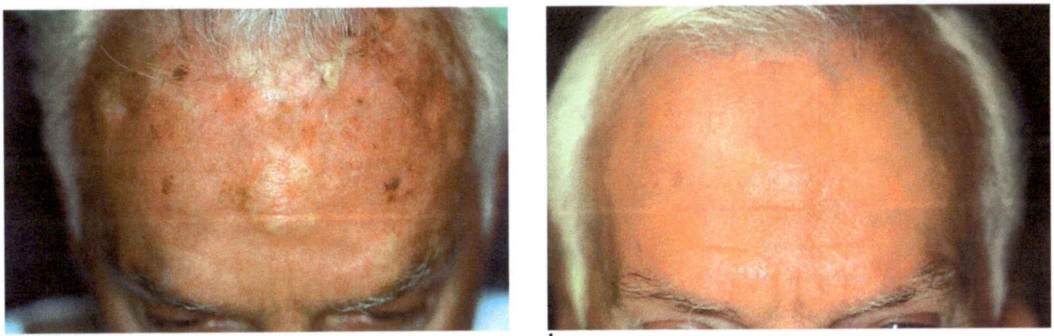

a b

Abb. 12.2-7 a, b **a)** Multiple aktinische Keratosen und Lentigines der Stirnpartie präoperativ. **b)** 3 Jahre nach UltraPulse-CO_2-Laser-Skin-Resurfacing.

an den Wangen). Der ideale Patient hat nach Fitzpatrick einen Hauttyp I–II. LSR ist die Therapie der Wahl für die periorbitalen Falten in Kombination mit Botulinumtoxin A, um Rezidive zu vermeiden (Abb. 12.2-8 a, b).
- grobporige Haut.

Es gelten folgende **relative Kontraindikationen**:
- systemische Isotretinoin-(Roaccutan®-)Einnahme (Vorbehandlung in den letzten 6 Monaten)
- Aknenarben mit noch aktiver Acne vulgaris papulopustulosa
- kurzfristig nach Facelift
- multiple allergische Reaktionen und sehr empfindliche Haut
- Hauttyp V–VI nach Fitzpatrick
- starkes Rauchen
- maligne Läsionen (es sollen zuerst die Malignome behandelt werden)
- manifeste Persönlichkeitsstörungen
- mangelnde Compliance
- unrealistische Erwartungen
- Ein periorbitales Skin-Resurfacing bei Snap-Test über 3 Sekunden, malare Hypoplasie und Exophthalmus sind nur in Kombination mit Kanthopexie zu empfehlen.

Als **absolute Kontraindikationen** sind anzuführen:
- akute Herpes-simplex-Infektion
- offene Wunden, Infektionen, hypertrophe und Keloidnarben
- Radiotherapie im Gesicht in der Anamnese

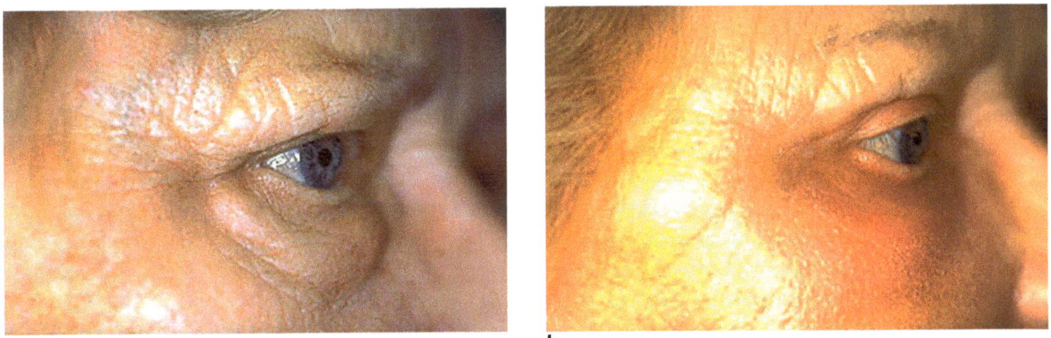

a b

Abb. 12.2-8 a, b **a)** Orbitalregion einer 65-jährigen Patientin präoperativ. **b)** 3 Wochen nach Laser-assistierter Blepharoplastik der Oberlider und Unterlider, transkonjunktival, in Kombination mit Laser-Skin-Resurfacing periorbital.

- neurotische Exkoriationen
- psychiatrische Grunderkrankungen

Aufklärung und präoperative Untersuchung

Die LSR-Methode eignet sich v.a. für Patienten mit ausgeprägtem Lichtschaden sowie Falten und Aknenarben, die realistische Erwartungen haben und sich beruflich für ein bis zwei Wochen zurückziehen können. Die gealterte Haut wird komplett entfernt und die neue Haut ist feiner, glatter und straffer. Das Aufklärungsgespräch muss in einer für die Patienten verständlichen Art und Weise erfolgen, um falsche Erwartungen und spätere Enttäuschungen zu minimieren und andererseits durch Compliance-Steigerung das Auftreten von Nebenwirkungen und Komplikationen auf ein Minimum zu reduzieren. Dem Patienten sollte auch ein Merkblatt mit Verhaltensregeln für die Vorbereitung und die Nachbehandlung ausgehändigt werden. Eine gute Fotodokumentation mit Nahaufnahmen der problematischen Regionen, wie periorbital oder perioral, sind unbedingt erforderlich.

Während der präoperativen Untersuchung ist der Patient in einer der vier Gruppen nach Glogau einzustufen und Details über die extrinsischen Faktoren sind zu notieren: Falten fein oder tief, Hyperkeratosen und aktinische Keratosen, Hyper- und Hypopigmentierungen. Narben allgemein bzw. Aknenarben sind als oberflächlich oder Eispick-Narben zu notieren. Ist ein LSR der periorbitalen Haut vorgesehen, so muss bei dem Patienten der Snap-Test (prüft die horizontale Unterlidlaxität) und der Pinch-Test (prüft die Laxität des Kanthusligaments) durchgeführt werden. Wenn diese Tests pathologisch sind, sollte in der gleichen Operationssitzung eine Kanthopexie durchgeführt werden oder aber die Lidhaut vom LSR ausgespart bleiben.

Vorbehandlung

Zwei bis vier Wochen präoperativ soll die Haut mit Vitamin-A-Säure-haltigen Cremes auf die Operation vorbereitet werden. Die Creme (z.B. Airol®-Creme, Cordes VAS®) soll anfangs nur einmal täglich, am besten abends aufgetragen werden. Zur Pflege können zusätzlich auch andere Cremes benutzt werden, z.B. Toleriane®, Cold Cream Roche Posay oder Cold Cream Avène.

Herpes-simplex-Prophylaxe mit Aciclovir, beginnend zwei Tage präoperativ mit 3 x 400 mg/d über insgesamt 10 Tage, sollte auch Patienten, die keine Herpes-simplex-Infektion in der Anamnese angeben, verordnet werden. Das Ausbrechen einer Herpes-simplex-Infektion postoperativ kann katastrophale Folgen haben und lebenslange Narben hinterlassen.

Bei Patienten mit Hyperpigmentierungen sollte die Vorbehandlung zwei Wochen präoperativ mit der Vitamin-A-Säure-haltigen Creme immer in Kombination mit Hydrochinon erfolgen. Kann der Patient die Vitamin-A-Säure-haltige Creme nicht vertragen, ist ein LSR dennoch möglich. Alternativ kann eine 4 %ige Hydrochinon-haltige Creme in Effaclar K® rezeptiert werden.

Ebenso routinemäßig sollte bei einer Ganzgesichts-LSR-Behandlung eine Infektionsprophylaxe verordnet werden. Als Mittel der Wahl gilt Ciprofloxacin (z.B. Ciprobay® 2 x 1 Tbl./d). Eine Woche vor und eine Woche nach der Operation ist das Rauchen verboten. Präoperativ sind außerdem zu besorgen: Prednisolon-Tabletten zur Einnahme bei Bedarf, wenn starke Schwellungen auftreten (ca. 60 mg oral morgens an zwei aufeinander folgenden Tagen unmittelbar postoperativ), Cremes mit hohem Lichtschutzfaktor (z.B. Anthélios XL 60 + Milch oder Creme), Hut mit breiter Krempe im Sommer, Cold Cream Roche Posay oder Avène, Heiß- und Kaltkompressen, Strohhalm und flüssige Nahrung.

Operationstechnik

Am Behandlungstag sollte der Patient kein Make-up auftragen, das Gesicht mit Wasser und Seife waschen und nüchtern bleiben. Gesicht mit Chlorhexidin 2 %-Lösung präoperativ desinfizieren, Ohreingang, Nasenlöcher und Mund mit Betaisodona-Lösung.

Wenn ein LSR nur perioral bzw. für Aknenarben im Bereich der Wangenpartien vorgesehen ist, wird Tumeszenzlokalanästhesie (TLA) appliziert und bei empfindlichen Patienten werden zusätzlich regionale Blocks gesetzt. Eine begleitende Analogsedierung bei der Infiltration der TLA für das ganze Gesicht wird empfohlen. Der Autor ist der Meinung, dass für die Behandlung des ganzen Gesichts eine Vollnarkose für den Patienten deutlich angenehmer und für die periorbitale Region unabdingbar ist. Die TLA-Lösung mit Lidocain setzt sich wie folgt zusammen: Lidocain 500 mg, Epinephrin 1 mg, Natriumhydrogencarbonat 8,4 % 12,5 mq in 500 ml NaCl 0,9 %.

Zur Protektion der Augen werden nicht reflektierende Metallaugenschalen auf die Augäpfel gelegt und das Behandlungsareal wird mit nassen Tüchern abgedeckt. Für die Behandlung der Aknenarben empfiehlt der Autor eine kombinierte Laserung: zunächst mit dem Er:YAG Laser, um durch eine vertikale Ablation die Narbenränder abzuflachen und anschließend mit dem UltraPulse-CO_2-Laser, um ein Lifting der Haut einschließlich der Aknenarben flächendeckend (horizontal) zu bewirken. Die neue Generation von Er:YAG- und UltraPulse-CO_2-Lasern ermöglicht durch Anwendung von kollimierten Handstücken ein gleichmäßiges Resurfacing der Haut. Eine Ablationstiefe bis zur punktförmigen Blutung mit Energiedichten von ca. 14 Joule/cm^2 wird bei Er:YAG-Laser empfohlen. Mit dem UltraScan 5000 (ein computergestützter Mustergenerator: CPG) werden Energiedichten von 300 mJ/Puls und 60 Watt für das CO_2 benötigt, um mit einem Arbeitsgang bei Musterdichten von 6 (d.h. eine 35 %ige Überlappung der einzelnen Laserschüsse) die komplette Vaporisation der Epidermis zu bewirken. Dabei ist zu berücksichtigen, dass eine Koagulationsnekrose von 300 mm nach einem Arbeitsgang, 90 mm nach 2 Arbeitsgängen und 130 mm nach 3 Arbeitsgängen (passes) entsteht. Wenn der neue UltraPulse-CO_2-Encore-Laser benutzt wird, muss die kleinere Spotgröße (1,3 mm) der einzelnen Schüsse berücksichtigt und die Energiedichte stets angepasst werden: zum Beispiel 300 mJ mit dem UltraScan 5000 entsprechen 100 mJ mit dem UltraScan Encore, um mit beiden Lasern die gleiche Energiedichte von 7,5 Joule/cm^2 anzuwenden. Die Anwendung von CPG hat die Vorteile der schnellen und gleichmäßigen Behandlung. Ein großes Hautareal kann mit 81 Laserschüssen in 0,3 Sekunden abgescannt werden. Die vielfältig einzustellende Intensität gewährleistet eine gleichmäßige Überlappung der einzelnen Laserschüsse. Am häufigsten wird eine Überlappung von 30 % benutzt. Der Autor empfiehlt, insgesamt nicht mehr als 3–4 Arbeitsgänge mit dem UltraPulse-CO_2-Laser durchzuführen, die Energiedichte sowie Musterdichte mit dem dritten Pass zu reduzieren und am Ende der Operation erneut einen Arbeitsgang mit dem Er:YAG-Laser durchzuführen. Dieses Vorgehen reduziert die Koagulationsnekrose und bewirkt eine schnellere Abheilung.

Komplikationen

Bei der Anwendung von modernsten Lasertechnologien und großer Erfahrung des Operateurs treten Komplikationen insgesamt selten auf. Die Patienten müssen präoperativ über die obligaten Nebenwirkungen informiert werden. Die häufigsten obligaten Nebenwirkungen während der Re-Epithelisierungsphase sind: Ödem, Exsudation, Krustenbildung, Unwohlsein, Brennen, Pruritus bzw. nach der Re-Epithelisierung: Erythem, Milien, Flashing und eine sog. „Tight-Phase", ein Gefühl der extremen Hautstraffung. Unerwünschte Nebenwirkungen sind Akne-Effloreszenzen (cave okklusives Unguent) Hyperpigmentierungen, Purpura und Synechien. Als Komplikationen sind zu erwähnen: lang anhaltende Erytheme über zwei bis sechs Monate, Verhärtungen und hypertrophe Narbenbildung, hypotrophe Narben auch als Spätkomplikation nach HSV-Infektion oder bakteriellen Infektionen, Hypopigmentierungen, Infektionen, Kontaktdermatitis und Ausbruch einer Herpes-simplex-Infektion.

Nachbehandlung

Sofort postoperativ wird die gelaserte Haut mit einem Verband abgedeckt. Wir bevorzugen eine Silikon-beschichtete und perforierte Folie (Silon TSR). Diese ist für ca. eine Woche zu tragen, damit sich keine Krusten oder Schorf bilden, und wird alle zwei Tage in der Praxisklinik erneuert. Die Heilungsphase dauert ca. 7–10 Tage. Deswegen müssen die Patienten ca. 2 Wochen Urlaub einplanen. Die Haare können nach einer Woche wieder gewaschen werden. Falls Hautareale gelasert worden sind, ohne dass postoperativ ein Verband angelegt worden ist (z.B. die Partie der Oberlider) muss diese Haut mehrmals täglich mit

Cold Cream Roche Posay eingecremt werden. Es ist zu empfehlen, dass die Patienten mit leicht erhöhtem Kopf schlafen. In den ersten zwei Wochen postoperativ sollen körperliche Anstrengungen und Beuge-Bewegungen vermieden werden. Auch körperliche Belastung und das Heben von schweren Gegenständen ist für ca. 6 Wochen zu unterlassen (sonst können Petechien auftreten). Kontakt mit Sonne, Wind und heißer Luft (auch Saunagänge) sind für mindestens 3 Monate zu vermeiden. Die Anwendung einer Creme mit hohem Lichtschutzfaktor für die Zeit von mindestens 3 Monaten nach der Operation wird dringend angeraten. Der Autor empfiehlt langfristig die Verwendung einer Fruchtsäure-haltigen Creme zur Aufrecherhaltung des erzielten Ergebnisses (z. B. Alphacid-Creme oder Alpha-KM-Creme), ggf. auch in Kombination mit Vitamin-C-haltigen Präparaten (Active C von Roche Posay oder Reti C von Vichy), Feuchtigkeit spendende Cremes, wie Hydranorm, Toleriane, Hydraphase XL können mehrmals täglich bei Bedarf angewandt werden. Langfristig sind Cremes mit einem LSF von mindestens 20 aufzutragen (Anthélios 20, Capital Soleil XL 25, Eau thermale Avène Milch 25B 15A).

Die mit der Laser-Skin-Resurfacing-Methode behandelten Patienten zeigen auch nach mehreren Jahren anhaltend gute Ergebnisse mit gleichzeitiger bleibender Hautverjüngung und Straffung der Aknenarben.

Weiterführende Literatur

Alster TS, West TB: Resurfacing of atrophic facial acne scars with a high-energy, pulsed carbon dioxide laser. Dermatol Surg 1996; 22:151–154; discussion 154–155.

Bernstein LJ, Kauvar ANB, Grossman MC, Geronemus RG: The short- and long-term side effects of carbon dioxide laser resurfacing. Dermatol Surg 1997; 23:519–525.

Bitter Jr P: Noninvasive rejuvenation of photodamaged skin using serial, full-face intense pulsed light treatments. Dermatol Surg 2000; 26:835–842.

Cho SI, Kim YC: Treatment of atrophic facial scars with combined use of high-energy pulsed CO2 laser and Er:YAG laser: a practical guide of laser techniques for the Er:YAG laser. Dermatol Surg 1999; 25:959–964.

Goldman MP: Techniques for erbium:YAG laser skin resurfacing: Initial pearls from the first 100 patients. Dermatol Surg 1997; 23:1219–1225.

Goldman MP, Manuskiatti W: Combined laser resurfacing with the 950-microsec pulsed Co_2 + Er:YAG lasers. Derm Surg 1999; 25:160–163.

Goldman MP, Marchell N: Laser resurfacing of the neck with the combined CO_2/Er:YAG laser; Dermatol Surg 1999; 25:923–925.

Goldman MP, Marchell N, Fitzpatrick RE, Tse Y: Laser resurfacing of the face with the combined CO_2/Er:YAG Laser. Dermatol Surg 2000; 26:102–104.

Goldman MP, Roberts, G, Skover TL, et al.: Optimizing wound healing in the face after laser abrasion. J Am Acad Dermatol 2002; 46:399–407.

Ho C, Nguyen Q, Lowe NJ, et al.: Laser resurfacing in pigmented skin. Dermatol Surg 1995; 21:1035–1037.

Kye YC: Resurfacing of pitted facial scars with a pulsed Er:YAG laser. Dermatol Surg 1997; 23:880–883.

Lowe NJ, Lask G, Griffin ME: Laser skin resurfacing: Pre- and posttreatment guidelines. Dermatol Surg 1995; 21:1017–1019.

Manuskiatti W, Fitzpatrick RE, Goldman MP: Long-term effectiveness and side effects of carbon dioxide laser resurfacing for photoaged facial skin. J Am Acad Dermatol 1999; 40:401–41

Manuskiatti, W, Fitzpatrick RE, Goldman MP: Treatment of facial skin using combinations of CO_2, Q-switched alexandrite, flashlamp-pumped pulsed dye, and Er:YAG lasers in the same treatment session. Dermatol Surg 2000; 26:114–120.

Polnikorn N, Goldberg DJ, Suwanchinda A, Ng SW: Erbium:YAG laser resurfacing in Asians. Dermatol Surg 1998; 24:1303–1307.

Ruiz-Esparza J, Barba Gomez JM, Gomez de la Torre OL, et al.: UltraPulse laser skin resurfacing in Hispanic patients. A prospective study of 36 individuals. Dermatol Surg 1998; 24:59–62.

Trelles MA, Mordon S, Benitez V, Levy JL: Er:YAG laser resurfacing using combined ablation and coagulation modes. Dermatol Surg 2001; 27:727–734.

Woodley DT, O'Keefe EJ, Prunieras M: Cutaneous wound healing: A model for cell-matrix interactions. J Am Acad Dermatol 1985; 12:420–33.

West TB, Alster TS: Effect of pretreatment on the incidence of hyperpigmentation following cutaneous CO_2 laser resurfacing. Dermatol Surg 1999; 25:15–17.

Sachregister

A

Abacavir, HIV-Infektion 154
ABCD-Regel 542
ABC-Resistenz, Pille, Kontraindikation 193
Abhängigkeitspotenzial, Sucht 303
Ablatio testis, Mann-zu-Frau-Transsexuelle 113
Abstinenz
– periodische, Anwendungshäufigkeit 191
– Sucht 303
Abszesse, skrotale nach Vasektomie 205
ACE-Hemmer
– kognitive Funktionsstörungen 233
– Koronarsyndrom, akutes 558
Acetaldehyd, Bronchialkarzinom 527
Acetylcholinesterase-Hemmer s. ACE-Hemmer
Acetylcystein, Fertilitätsstörungen 633
Acetylsalicylsäure
– Koronarsyndrom, akutes 558
– Schlaganfall 570
Aciclovir, Herpes genitalis 152
Acinetobacter spp, Standortflora 389
Acne
– conglobata 596–597
– – Glukokortikosteroide 597
– – Retinoide 597
– fulminans 594–596
– – Diaminodiphenylsulfon (DADPS) 596
– – Makrolide 596
– – Methylprednisolon 596
– vulgaris, Zink 655
Acrodermatitis enteropathica, Zinkmangel 655
Acrylnitril, Bronchialkarzinom 527
ACTH (adrenocorticotropes Hormon) 27
ACTH-Rezeptor 27
ACTH-Stimulationstest 29
– Transsexualität 112
ADAM (Androgen Decline in the Aging Male) 216
Addison-Krise/-Syndrom 29
Adenom-Karzinom-Sequenz 525
ADH (Adiuretin) 31
Adipositas 273, **284–289**
– Altern, frühzeitiges 668
– Herz-Kreislauf-Erkrankungen 286
– Hypoandrogenämie 554
– Hypogonadismus 176
– kardiovaskuläre Erkrankungen 275
– Schlaganfall 565
Adipozyten, Angiotensinogensekretion 247
Adiuretin (ADH) 31
ADL-Skalen 232
Adoleszenz 96
– psychosexuelle Entwicklung 99
– sexuelle Aktivität 96–107
Adoleszenzkrise, Transsexualität 112
ADP, Schnellkrafttraining 320
Adrenalin 30, 265
– Orgasmus 71
adrenocorticotropes Hormon (ACTH) 27
adrenogenitales Syndrom (AGS) 111, 447
Ängstlichkeit/Angst 362
– Alkoholabusus 300
– alternder Mann 89
– DHEA 614
aerobe Kapazität 70
ätherische Öle, Wellness-Bad 335
Äthinylöstradiol
– KHK-Mortalität 555
– Transsexualität 112
Affekte 343
– handlungsbahnende 358
– negative 358
affektive Störungen, kognitive Leistungseinbußen 230
Affektregulation 356–364
– Hyperkortisolismus 358
– Selbstberuhigung 359
After-Load-Technik, Bronchialkarzinom, nicht-kleinzelliges 532
Agenerase (Amprenavir) 485
Aggressionen/Aggressivität 85–87
– Anabolika-Abusus 310
– Hippocampusläsion 357
– Rollenerwartungen, scheiternde 295
– Sexualität 143, 145
– Testosteron 443
Aging 211–260
Aging Male 89
Aging-Male-Syndrome 216
Agnosie, Demenz 228
κ-Agonisten 340
AGS (adrenogenitales Syndrom) 111
AHA (Alpha-Hydroxysäuren) 373
AHH (Acrylhydrokarbonhydroxylase), Kopf-Hals-Tumoren 534
AIDS 479–487
– s.a. HIV-Infektion
– Demenz 229
– opportunistische Infektionen 482
AIDS-Test 153
Airol®-Creme (= Tretinoin) 694
Akne 369, 594–599
– s.a. Acne
– Anabolika-Abusus 310
– Complianceraten 292
– DHEA 614
Aknenarben, Laser-Skin-Resurfacing 692–693
Akrolentiginöses Melanom (ALM) 542
Akrosin(aktivität) 43
– Rauchen 297
– Spermatozoen 415
Akrosomreaktion 415
– Hyperaktivierung 413

– Induktoren 415
– Rauchen 297
– Spermatozoen 42, 414–415
Aktionismus, männlicher, rollentypischer 358–359
Aktivine 15
Akupunktur
– Azo-/Kryptozoospermie 636
– Fertilitätsstörungen 636
– Spermatozoendichte 636
Akustik 349
Albumin 248
Alcock'scher Kanal 51
Aldosteronantagonisten, Spironolacton 30
Aldosteron-Rezeptor-Komplex 29
Aldosteron(sekretion) 29–31
Alfuzosin, Prostatahyperplasie, benigne (BPH) 499
Alkohol(abusus, -konsum bzw. -missbrauch) 68, 92, 264, 300–301, 305, 307
– altersbedingter 226
– Dopingmittel, verbotene 328
– Eisenversorgung 654
– erektile Dysfunktion 129
– Folgeschäden 300
– Geschlechtervergleich 305
– Kopf-Hals-Tumoren 534
– Männlichkeitsbeweis 296
– Nebenwirkungen 300
– Osteoporose 226–227
– Rollenerwartungen, scheiternde 295
– Rückenschmerzen 590
– Tumorerkrankungen 274
Alkoholikertypus, Jellinek-Klassifikation 300–301
Alleinerziehende 82
allergische Reaktionen
– Laser-Skin-Resurfacing, Kontraindikationen 693
– Liposuktion 690
– sexuelle Betätigung 159
Alltagsgedächtnistest 232
Alltagssimulationstest 232
Alltagstest, Transsexualität 111–112
ALM (Akrolentiginöses Melanom) 542
Alopezie
– Anabolika-Abusus 310
– androgenetische 592–594
– – 17-α-Estradiol-Lösungen 592
– – Finasterid 593
– – Minoxidil-Lösung 592
– – Vascular Endothelial Growth Factor (VEGF) 592
– Zinkmangel 655
alpha-2-Globulin 28
Alpha-Adrenozeptorenblocker, Erektionsstörungen 624–625
Alpha-Asymmetrie, Elektroenzephalogramm (EEG) 346
Alphacid-Creme 696
Alpha-Fetoprotein (AFP), Hodentumoren 458
Alpha-Hydroxysäuren (AHA) 373
Alpha-KM-Creme 696
Alpha-Motoneuronen, Verlust im Alter 319
Alte, junge 89
Alter(n) 89–93
– Befindlichkeit 237
– Beschwerden/Erkrankungen 90, 92, 242, **242**, 243
– biologisches 96
– Caretaker-Gene 241
– Clock-Theorien 240
– Dihydrotestosteron 218
– Disposable-Soma-Theorie 240
– Ejakulationsstörungen 123
– Ejakulatqualität 186–187
– endokrine Veränderungen 216
– extrinisches 685
– Fertilität 186
– frühzeitiges, Adipositas 668
– FSH-Spiegel 441
– Gehirn 351
– Genetik 239–244
– genetische Risiken 187–189
– Genitalveränderungen 58–59
– Hautfunktionen 221
– Hauttumoren 539–544
– Hautveränderungen 220–224, 372–375
– Hodenveränderungen 216–217
– Hormone 249–250
– – Messungen 249
– Hunderjährige 243
– IGF-I 611
– Immunologie 250
– intestinales 250
– intrinsisches 685
– kardiovaskuläre Erkrankungen 275
– Knochenstoffwechsel 225–227
– kognitive Veränderungen 227–235
– Krankheitsbild 218
– Lebenszufriedenheit 237–239
– Leydig-Zellen, Funktion 217
– LH-Spiegel 441
– Libiodoverlust 122
– Mineralienmangel 250
– Nierenfunktion 251
– optimales 91
– paternales, Punktmutation 188–189
– psychosoziale Faktoren 235–239
– Sauerstoffspezies, reaktive (ROS) 241–242, 642
– Selbstwahrnehmung 236–237
– Selen 649
– sexuelle Funktionsstörungen 122–125
– – psychosoziale Aspekte 135
– – Ursachen 137–138
– sexuelles Verlangen 136
– SHBG 441
– soziale Situation 235–236
– Spermatozoenfunktion 187
– Symptome 90
– Testosteron, Mangel 218
– – Sekretion 440–443
– Thermoinstabilität 241
– Ursachen 246
– Vitaminmangel 250
– Xenobiotika 248
– Zufriedenheit 237–239
Altershypogonadismus **174**, **216–219**
– Depression 218

- Leydig-Zell-Insuffizienz 217
- StAR-Protein 218
- Testosteronspiegel/-substitution 219

Altersverteilung 519–520
Alterungsgene 240
Aluminium, Zufuhrempfehlungen bzw. Aufnahme 652
always fit for business 81
Alzheimer-Demenz 189, 229
- ApoE4 243
- cholinerge Substitution 233
- Metallothionein 647
- ROS 242
- B-Vitamine 645
- Zink 647

Amantadin, Nebenhodenfunktionsstörung 179
American Society for Aestethic Plastic Surgery (ASAPS) 679
AMH s. AMH Anti-Müllerian-Hormon
AMH-Rezeptor-Defekt 57
Aminkolpitis, Erreger/Therapie 365
Aminopeptidase, Prostatasekret 47
Amiodaron, Epididymitis 473
amnestisches Syndrom, organisches 229
Amniozentese, Indikation 187
Amoxicillin, Genitaltraktentzündungen, chronische 631
Amphetamine 300
- Doping 324–325

α-Amylase, Prostatasekret 47
anabole Steroide/Anabolika 308–312
- Anwendung 309
- Bodybuilding 309
- Doping 324–325
- -- verbotene Mittel 308, 327
- Dosierungen 309–310
- Missbrauch 309
- Muskelkraft/-masse 308
- Nebenwirkungen 310–311, 329
- Präparate 309–310
- Praxishinweise 311
- Testosteron 308

Anämie
- Acne fulminans 595
- Bronchialkarzinom 528
- Eisenmangel 654

anaerobe Kapazität 334
Anaerobier, Diagnostik 392
anale Phase 76
Analkarzinom, Erreger/Therapie 365
Anamnese 378
anaphylaktische Reaktionen, sexuelle Betätigung 159–160
Andriol® (= Testosteron) 609, 621
Androderm® (= Testosteron-Hautpflaster) 609, 621
Androgendefizit/-mangel **174**, 175, 381, 605–606
- Hautalterung 221
- Klinefelter-Syndrom 445
- Lebenserwartung 554
- Osteopenie 606
- Osteoporose 606
- partieller (PADAM) 89
- persistierender 381
- prä/-postpubertärer 381

Androgene 13
- Abusus, kardiovaskuläre Effekte 555
- Alopezie 592–594
- Altershypogonadismus 218
- Atherosklerose 555
- Biosynthese 15
  Blockade, intermittierende, Prostatakarzinom 513
- Dopingmittel, verbotene 327
- Ersatztherapie 555–556
- Fettverteilung 287
- hämatopoetisches System 19
- Infertilität 630
- Kontrazeption, hormonale 198
- -- hormonelle 198–199
- Kontrazeption beim Mann 201
- Lipidstoffwechsel 19
- Nebenhodenfunktionsstörungen 180
- Nebenniere 31
- Ovarialinsuffizienz 249
- Wirkungen 18

Androgenisierung 248
Androgenresistenz-Syndrom, X-gekoppeltes 57
Androgenrezeptoren 18
- Antagonisten 350
- Defekt, Gynäkomastie 546
- Deletionen/Mutationen 440
- Prostatakarzinom 504

Androgenrezeptor-Gen, Mammakarzinom 546
Andrologie, ästhetische, Botulinumtoxin 679
andrologische Aspekte, Untersuchung, klinische 380–382
andrologische Funktion, Selen 661
Androstene, Pheromone 73
Andro-Topgel® (= Testosteron-Gel) 609
Androtropie, molekulare Grundlagen 600
Aneuploidie 187, 424
- Rauchen 298
- Spermatozoen 187

Angina pectoris, instabile, Sildenafil-Citrat 622
Angiome, tardive (senile) 543
Angiosarkome im Lymphödem (Stewart-Treves) 543
Angiotensin I 30
Angiotensinogensekretion, Adipozyten 247
Angst s. Ängstlichkeit/Angst
Announcement-Phase, Schwangerschaftserleben 83
Anorchie 379, 439–440
- Testosteron-Ersatztherapie 604

Anorexia/Anorexie
- Bronchialkarzinom 528
- nervosa, Sucht 302

Anosmie
- Hypogonadismus 108, 176
- Kallmann-Syndrom 438

Anpassungsschwierigkeiten, emotionale, Entwicklung 361
Anschlagskontraktion 318
Anthélios 20® 696
Anthrazykline, Prostatakarzinom 514

Anthropometrie 312
– Basisgrößen 315–316
Anti-Aging-Medizin/-Programme 246–251
– Bewegungsmangel 247
– Demethylierung 248–249
– Fehlernährung 247
– Hypermethylierung 248–249
– Krebsprophylaxe 253–260
– Messplatzsysteme 251
– orthomolekulare Therapie 248
– Polymorphismusdiagnostik 249
– Schwerpunkte 246–251
Anti-Aging-Präparate
– Antioxidanzien 668
– Hautalterung 373–375
Antiandrogene, Prostatakarzinom 509, 512
Antibiose, Prostatitis, bakterielle 491
Antibiotika, Fertilitätsstörungen, entzündlich bedingte 630
α_1-Antichymotrypsin 402
Antidepressiva, trizyklische 350
Anti-Doping-Hotline 311
Antiepileptika, Nebenhodenfunktionsstörung 179
Anti-Fertilitätsprotein, Bläschendrüsensekret 46
Antikoagulation, Schlaganfall 570
Antikörper, monoklonale, Hoden 32
Antikonvulsiva, Osteoporose 227
Anti-Müllerian-Hormon (AMH) **56**, 110
– Hodenentwicklung 56
Antiöstrogene
– und Anabolika-Abusus 311
– Gynäkomastie 548
– Infertilität 632
Antioxidanzien 374, **642**
– Anti-Aging-Effekte 668
– botanische 374
– Ernährung, mediterrane 279
– Hautalterung 223
– Infertilität 633
– Selen 660–661
– Verjüngungstherapie 667–668
antiretrovirale Therapie (ART), HIV-Infektion 483–487
Antisperm-Antibodies (ASA) 404
Antisympathikotonika 350
Anti-TPO-Autoantikörper 22
Anti-VEGF, Prostatakarzinom 514
Aortenaneurysma, Syphilis 152
Apert-Syndrom, Punktmutationen 188
Aphasie 351
– Demenz 228
– Schlaganfall 568
Apnoe 584–585
Apnoe-Hypopnoe-Index, Schlafapnoe, obstruktive (OSA) 586–587
ApoA-I/II 285
ApoA-Polymorphismen 249
ApoB/-E-Rezeptor, hepatitischer 285
ApoB-Polymorphismen 249
ApoE2/E4 243
ApoE-Polymorphismen 249
Apolipoproteine
– Östrogene 24
– Serumkonzentration 285
– Varianten 243
Apomorphin
– erektile Dysfunktion 132
– Erektionsstörungen 624
Apoplex s. Schlaganfall
Appendix International Prostate Score, Prostatahyperplasie, benigne (BPH) 497
Appetitlosigkeit, Zinkmangel 655
Apraxie 351
– Demenz 228
Arbeitsgedächtnis 228
Arbeitssucht 301
Area praeoptica 52
Arginase, Mangan 656
ARMS-(Amplification Refractory Mutation System-)Prinzip, FTR-Mutationen 426
Aromatase 248
Aromatasehemmer
– Fertilitätsstörungen 632
– Gynäkomastie 548
– Infertilität 632
Arrhythmien
– durch Androgenabusus 555
– Hirninfarkt 564
Arsen(verbindungen)
– Bronchialkarzinom 527
– Zufuhrempfehlungen bzw. Aufnahme 652
Arteria(-ae)
– cavernosa 50
– dorsalis penis 50
– profundae penis 50
– testicularis 7, 37
Arteriosklerose
– B-Vitamine 645
– oxidative Mechanismen 642
– Schlaganfall 565
Arthralgien, Wachstumshormontherapie 613
Arthritis, Complianceraten 292
Arthrosen 90
Arylasen 248
Arzt-Patient-Beziehung, Depressionen 576–577
ASA (Antisperm Antibodies) 404
ASAPS (American Society for Aestethic Plastic Surgery) 679
Asbestarten, Bronchialkarzinom 527
Ascorbinsäure s. Vitamin C
asiatische Ernährungsweise 279–282
Aspermie 46
ASS s. Acetylsalicylsäure
Asthenozoospermie 410
– Antiöstrogene 632
– Skrotaldusche, kalte 635
Asthma bronchiale, Complianceraten 30
Asthmasprays, Doping 325
Aszites, Aldosteronexzess 31
Atemstörungen, schlafbezogene, (SBAS) 584
Atherogenese/Atherosklerose 549–561
– Androgene 555

– Gefäßschutz, hormoneller 555
– Radikale, freie 282
– TNF-α 555
– VCAM-1 555
athletischer Typ 314
– Geschlechtsreife 314
ATP, Schnellkrafttraining 320
Atrasentan, Prostatakarzinom 514
AT1-Rezeptorantagonisten, Schlaganfall 570
AT1-Rezeptorgen 29
Attraktivität, Spermienqualität 345
Aufbaustoffe, Substitution 641–664
Aufklärung(sgespräch)
– Laser-Skin-Resurfacing 694
– Pubertät 99
– Vasektomie 201
Augenlidband, inneres 681
Augmentation, penile 675
Ausdauerbeanspruchung/-training 69, 342
Ausfluss, gelber, eitriger, Erreger 366
Autofahrten, alkoholisierte 307
autogenes Training, Infertilität 640
Autoimmunerkrankungen
– oxidative Mechanismen 642
– Vasektomie 206
Autoimmun-Orchitis 35
– CD4(Th1)T-Lymphozyten 35
– TNF-α 35
Autonomiewahn 306
auxotonische Kontraktion 318
Aversionstherapie, sexuelle Deviationen 142
Axillarsekrete, Pheromone 74
Ayurveda, Verjüngungstherapie 669
Azetylcholin, Erektion 53
AZF-Deletionen 424
AZF-Diagnostik, 2-Stufen-Diagnostik 426
AZF-Locus in Yq11, molekulargenetische Untersuchung 425–426
Azithromycin, Gonorrhö 151
Azoospermie 380, 424
– Akupunktur 636
– Anabolika-Abusus 310
– Chromosomenaberrationen, strukturelle 446
– Chromosomenbild 423
– Hodenbiopsie 419
– Klinefelter-Syndrom 445
– nicht-obstruktive, Hoden-Histologie 422
– obstruktive, CFTR-Gen 424
– Vasektomie 205
– Young-Syndrom 178
– zystische Fibrose 178
Azoospermiefaktor, Codierung 424

B

Bacteroides spp, Standortflora 389
Bakteriurie, Prostatitis 489
Balanitis 382
– Diagnostik, mikrobiologische 393
– erektile Dysfunktion 129
– Erreger 365–366, 393
– Therapie 365
Balanoposthitis
– Erreger 365–366
– Therapie 365
Ballaststoffe 266
Ballondilatation, Prostatahyperplasie, benigne (BPH) 501
Bandscheibenvorfälle, Rückenschmerzen 589
Barbiturate 300
Barrieremethoden (Kontrazeption) 195
Bart(haare)
– eingewachsene 594
– Erkrankungen 594
– Pflege 371
– Pilzinfektionen 594
Basalganglien, Affekte/Emotionen 344
Basaliome 541
Basalzellkarzinom 541
Basalzellpapillom 540
Basedow-Syndrom 25
Bauchhoden 109
Baumborke (Pygeum africanum) 619
BAVD (kongenitale bilaterale Aplasie der Vasa deferentia) 382
Beckenboden, männlicher 12
Beckenschmerzsyndrom, chronisches 490
– Prostatitis 489
– Stufendiagnostik 491
– Therapieoptionen 492
Beckentrauma, sexuelle Funktionsstörung 125
Befindlichkeit, Alter 237
Behaarung 61–64
Behinderungen 69
Belastbarkeit
– kardiorespiratorische/-zirkulatorische 331
– körperliche/metabolische 331
Belastungs-EKG, koronare Herzkrankheit 162
Belastungsstörungen, posttraumatische (PTBS), sexuelle Gewalt 147
Belastungsverarbeitung, unangemessene, Depression 230
Benommenheit, alternder Mann 89
Benzodiazepine 300
Benzpyrene
– Alterungsprozess 241
– Zigarettenrauch 298
Beratung, Infertilität 637–641
Berufserfolg 81
Berufskrankheiten 520–521
Berufsleben 79–82
Berufstätige, Tumorerkrankungen 521
Beryllium, Bronchialkarzinom 527
Beschneidung 671–675
Beschwerdehäufigkeit, Geschlechtsunterschiede 291
Betablocker
– Dopingmittel, verbotene 328
– Koronarsyndrom, akutes 558
Betreuungsfunktion, Vaterschaft 84

Bevacizumab, Prostatakarzinom 514
Bewegungsmangel 92, 262
– Anti-Aging-Programme 247
– Schlaganfall 565
Bewusstsein, Demenz 228
Beziehungsstörungen, Depressionen 577
BiBAP-Therapie, Schlafapnoe, obstruktive (OSA) 587
Bicalutamid, Prostatakarzinom 509
Bierbauch 686
bildgebende Diagnostik
– Genitalorgane, männliche 382–386
– Hodentumoren 458
Bilirubin 248
Bindegewebstumoren 543
biologische Grundlagen 519–520
Biotin 643–645
– Zufuhr, tägliche, empfohlene 644
Biphosphonat, Prostatakarzinom 515
Bläschen, schmerzhafte, Erreger 366
Bläschendrüsen 9
– bildgebende Diagnostik 383–384
– Karzinom 384
– Sekret 46
Blässe, Eisenmangel 654
Blasenpunktionsurin 387
Blasenspülzytologie, Prostatahyperplasie, benigne 497
Blei, Zufuhrempfehlungen bzw. Aufnahme 652
Blepharophym 598
α-Blocker
– Infertilität 633
– Oligozoospermie 633
blow-outs, Ductus epididymidis 207
Blutdoping 325
– Mittel, verbotene 327
Blutdruck, Alter 247
Bluthochdruck s. Hypertonie
Blut-Hoden-Schranke 33, 40, 171
Blutsenkungsgeschwindigkeit, Acne fulminans 595
Blutzuckerstoffwechsel, Stress, chronischer 247
BMD s. Bone Mineral Density
BMI s. Body-Mass-Index
BNDF s. Brain Derived Neurotrophic Factors
Bodybuilding 322–323
– Doping 309
Body-Mass-Index (BMI) 247, 315, **315**
– kardiovaskuläres Risikofaktorenprofil 286
Boldenon 310
Bone Mineral Density (BMD) 250
– Testosteron 607
Bor, Zufuhrempfehlungen bzw. Aufnahme 652
Borderline-(Persönlichkeits-)Störung 67
– Sucht 302
Botox® s. Botulinumtoxin A
Botulinumtoxin A 680
– Anwendung 681–685
– Chemical Brow Lift 683
– Denervierung, chemische 680
– Denkerfalten 683
– Faltenbehandlung 681–684
– Hautalterung 13
– Injektion 679–685
– – sprouting 680
– Kombinationsverfahren 684
– Kontraindikationen 681
– Mundwinkel, hängende 684
– Skin-Resurfacing-Methoden 685
– Wirkung 680
bowenoide Papulose 150
Bowen-Syndrom, Differenzialdiagnose 449
BPH s. Prostatahyperplasie, benigne
Brachytherapie, interstitielle/intrakavitäre, Kopf-Hals-Tumoren 537
Brain Derived Neurotrophic Factors (BNDF) 345
Branched-DNA-Signal-Amplification-Assay, HIV-Infektion 483
BRCA1/BRCA2, Mammakarzinom 546
Brennen beim Wasserlassen, Erreger 366
British Medical Register 254
Broca-Index 316
Brom, Zufuhrempfehlungen bzw. Aufnahme 652
Bronchialkarzinom 526–533
– Ätiologie 527
– Befunde, klinische 528
– Bronchoskopie 530
– CYP1A1 528
– Diagnostik 529–531
– – bildgebende 529–530
– Epidemiologie 526–527
– extensive disease 532
– Funktionsuntersuchungen 530–531
– genetische Disposition 527–528
– Geschlechterunterschiede 527–528
– kleinzelliges, Therapie 531–532
– Laboruntersuchungen 530
– Mediastinoskopie 530
– Nachsorge 532–533
– Nadelbiopsie, perthorakale 530
– nicht-kleinzelliges, Therapie 532
– Noxen, berufliche 527
– Pathomorphologie 528
– Risikofaktoren 527
– Sonographie 530
– Staging 531
– Suszeptibitätsgene 527
– Tabakkanzerogene 528
– Therapie 531–532
– WHO-Klassifizierung 528
Brucellen, Epididymitis 473
Brustdrüse, Untersuchung, klinische 379
Brustkorb, Untersuchungen, statische und dynamische 313

Brustvergrößerung, Mann-zu-Frau-Transsexuelle 113
BSE (bovine spongiforme Enzephalopathie), Frischzellentherapie 668
B-Spermatogonien 40
Buck'sche Faszie 50
Bulbourethraldrüsen (Cowper) 47
Bulbus penis 11
Bunazosin, Oligozoospermie 633
Buried-Penis, Zirkumzision 672–673
Buschke-Löwenstein-Tumor, Differenzialdiagnose 449
Butorphanol, analgetische Wirkung 340
Butter 269
B-Vitamine **643**, 644–645
– kardiovaskuläre Erkrankungen 644–645
– Zufuhr, tägliche, empfohlene 644
Bypass-OP, Myokardinfarkt 556

C

Cadmium
– Bronchialkarzinom 527
– Zufuhrempfehlungen bzw. Aufnahme 652
Caerphilly-Heart-Studie 553
Calcifidiol 645–647
Calcitonin, Osteoporose 591
Calcitonin-Gene-Related-Peptide (CGRP), Erektion 54
Calcitriol 645–647
Calcium, Prostatakarzinom 275
Calcium-Lonophor, Akrosomreaktion 415
Calymmatobacterium granulomatis 365
Calymmatobacterium (Klebsiella) granulomatis, Diagnostik 392
Cambridge Heart Antioxidant Study (CHAOS) 643
CAMIAT 550
cAMP 14
– Erektion 54
Candida spp, Standortflora 389
Candida-Infektion 365
– HIV-Infektion 484
– Kryosperma 183
– Urethritis 476–477
Cannabis 300, 307
Capital Soleil XL 25 696
Carboxipeptidase, Zink 655
Carcinoma of Unknown Primary s. CUP-Syndrom
Cardiolipin-Mikroflockungstest 391
Caretaker-Gene, Alterungsprozess 241
CARET-Studie 278
L-Carnitin 633–634
– Ejakulat 49
– Ejakulatqualität 633
– Infertilität 633
– Oligoasthenozoospermie 633
β-Carotin/Carotinoide 256, 277, 374, 643
– Ernährung, mediterrane 279
– Gemüse/Obst 276
– Lungentumoren 278
– Prostatakarzinom 275
Carotin-Retinol-Studie 278
Case-Fatality-Ratio, Hirninfarkt 567
Catalase (CAT) 642
Caverject® (Prostaglandin E_1) 626
CBAVD (kongenitale bilaterale Aplasie der Vasa derentia) 424
CD4/CD8-Zell-Ratio, HIV-Infektion 481
CD4-Rezeptorenkomplex, HIV-Infektion 479
CD4(Th1)T-Lymphozyten
– Autoimmun-Orchitis 35
– HIV-Infektion 479
CD4+-T-Helferzellen 33
CD8+-T-Helferzellen, regulatorische 33
CD4+-T-Lymphozyten, Hoden 33
Cefixim, Gonorrhö 151
Ceftriaxon, Gonorrhö 151
Celecoxib, Schmerzreduktion 340
CERAD-Testbatterie, kognitive Veränderungen 232
CFTR-Gen (cystic fibrosis transmembrane gene)
– molekulargenetische Untersuchung 426–427
– Mutationen 424, 426, 475
– – compound heterozygote 426
– – Primer-Sequenzen 427
CFTR-mRNA, Splicing-Produkte 427
cGMP, Erektion 54
Chancroid, Erreger/Therapie 365
Chaperone, Redox-regulierte 647
Cheilitis actinica, Laser-Skin-Resurfacing 692
Chemical Brow Lift, Botulinumtoxin-A-Injektion 683
Chemical Peeling 685
– tiefes 691
Chemikalien, Alterungsprozess 241
chemische Mittel
– Anwendungshäufigkeit 191
– Empfängnisverhütung 195
Chemoprävention 213–214
Chemotherapie
– Hodenfunktionen 522
– Prostatakarzinom 513–514
Cheyne-Stokes-Atmung 585
– Schlafapnoe, zentrale 584–585
Chiasmasyndrom, Hypogonadismus 176
Chlamydia trachomatis 46, 150–151, 365
– Diagnostik 391–392
– Epididymitis 473
– Kryosperma 183
– Partneruntersuchung 478
– Prostatitis 489
– Urethritis 393, 476–477
Cholecalciferol 645–647
Cholestase, intrahepatische, Anabolika-Abusus 310

Cholesterin 28
- Leydig-Zellen 15
- Lipid-Bilayer 243
- Prostatasekret 47
- reproduktive Fitness 243
- Steroidhormone 243
Cholesterinesterase 27
Cholesterinradikale, freie, Marker 248
Cholesteryl-Ester-Transfer-Protein-Gen (CETP) 243
Cholinacethyl-Transferase 351
cholinerge Substitution, Alzheimer-Demenz 233
Chondrodysplasie, Punktmutationen 188
Choriongonadotropin, humanes s. HCG (humanes Choriongonadotropin)
Chorionkarzinom 454
Chrom
- Bronchialkarzinom 527
- Zufuhrempfehlungen bzw. Aufnahme 653
Chromatid 40
Chromatinkondensation, Spermatozoen 416
Chromosom-8-Disomie, Rauchen 298
chromosomale Erkrankungen, andrologisch relevante 444–448
Chromosomenaberrationen
- numerische 187
- strukturelle 188, 446–447
- unbalancierte 447
Chromosomenanalyse, Indikation 423
Chromosomenanomalien, Keimzellen 424
Chromosomendeletionen, interstitielle, kleine 424
Chromosomendiagnostik
- Keimzellen 425
- Lymphozyten 424–425
Chromosomensatz, Metaphase 424
Chromosomenstörungen, unbalancierte 446
Chronic Prostatitis Symptom Index (CPSI) 488
chronische Erkrankungen
- Fleischkonsum 282
- Suizidalität 581
α-Chymotrypsin, Ejakulat 408
Cialis® (= Tadalafil), Dosierungen / Nebenwirkungen 623
CIN (zervikale intraepitheliale Neoplasie) 150
Ciprofloxacin
- Gonorrhö 151
- Laser-Skin-Resurfacing 694
Clenbuterol, Dopingmittel, verbotene 327
Climacterium virile 216
Cliptechnik, Vasektomie 203–204
Clomifen, Infertilität 632
Clopidogrel
- Koronarsyndrom, akutes 558
- Schlaganfall 570
Clostebol 310
Clostridium botulinum 680
CMV-Infektion 365
- Diagnostik 392
- HIV-Infektion / AIDS 482, 484
- Kryosperma 183
- Retinitis 484
- Therapie 365
CO_2-Laser, Condylomata acuminata 150
Cobalt **657**
- Zufuhrempfehlungen bzw. Aufnahme 652
Coenzym Q 10 374
Coeruloplasmin 248
Coffein 300
Coitus interruptus 195
- Anwendungshäufigkeit 191
Coitus reservatus 195
Cold Cream Avène 694
Cold Cream Roche Posay 694
Colitis ulcerosa, Eisenmangel 653
Colliculus seminalis 9
Colonkarzinom s. Kolonkarzinom / kolorektale Tumoren
Combivir (AZT / 3TC) 485
Coming-Out, Homosexualität 117
Compliance 291–294
COMT (Catechol-ortho-methyl-transferase) 248–249
Concealed-Penis, Zirkumzision 673
Condylomata acuminata 149–150
- Differenzialdiagnose 449
- Lasertherapie 150
Confluence-Modell, Gewalt, sexuelle 146
Conn-Syndrom 31
Conrad'sches Verfahren, Anthropometrie 313
Continuous-wave-(CW-)CO_2-Laser-Gerät 691
Coping 78
- dyadisches 78–79
Coping-Stil 305
Copy-error-Modell, Punktmutationen 188
Cordes VAS® (= Tretinoin) 694
Corporoplastik, Penisdeviation 450
Corpus(-ora)
- callosum 345
- cavernosa 10, 50
- penis 10
- spongiosum 10, 50
Corpus-Cavernosum-EMG, erektile Dysfunktion 130
Corticotropin-Releasing-Hormon (CRH) 27
Cortisol 28
- Seminalplasma 49
Corynebakterien 370
- Diagnostik 392
- Standortflora 389
Cosmeceuticals, Hautalterung 373–375
Co-trimoxazol, chronische Genitaltraktentzündungen 631
Coumestane 619
Couvade 84
Cowden-Syndrom, Gynäkomastie 548
Cowper-Drüsen 10, 47
COX-II-Hemmer, Schmerzreduktion 340

Coxiben, Schmerzreduktion 340
CPAP-(continuous positive airway pressure-)Therapie, Schlafapnoe, obstruktive (OSA) 586
cPSA, Prostatakarzinom 505
CPSI (Chronic Prostatitis Symptom Index) 488
C-reaktive Proteine, kardiovaskuläre Erkrankungen 275
Cremasterreflex 379
Creutzfeldt-Jakob-Erkrankung, Demenz 229
CRH (Corticotropin-Releasing-Hormon) 27
Criss-Cross-Technik nach Fournier 688
Crixivan® (Indinavir) 485
Crohn-Krankheit, Eisenmangel 653
Crura penis 11
β-Cryptoxanthin, Lungentumoren 278
CUP-Syndrom 535
Cushing-Syndrom, Bronchialkarzinom 528
Cyanocobalamin **643–645**
CYP 1A1 249
– Bronchialkarzinom 528
– Enzyme 248
CYP 1B1, Enzyme 248
CYP 17 248–249
CYP 19 248–249
CYP 21 248
Cyproteronacetat
– KHK-Mortalität 555
– Transsexualität 112
Cystathionin-β-Synthase, Vitamin B_6-abhängig 644
Cysteine, Redox-sensitive 647
Cystomanometrie, Beckenschmerzsyndrom 491
Cytochrom C, Eisen 653
Cytochrom P_{450}, Eisen 653
Cytomegalie-Virus s. CMV-Infektion
C-Zellen 20
C-Zellkarzinom, medulläres 20

D

D2 (Durchstreichverfahren) 232
D-A-CH-Referenzwerte, Nährstoffzufuhr 271
Darm, Alterungsprozess 250
Darm-Blut-Schranke 250
Darmblutungen, Eisenmangel 653
Darmimmunsystem 250
DAX-1 (Dosage sensitive adrenal hypoplasia congenita gene on the X-chromosome 1)
– Defekt 57
– Hodenentwicklung 56
– Ovarienentwicklung 56
Dehydrochloromethyl-Testosteron 310
Dehydroepiandrosteron (DHEA) 31, 604, 613
– im Alter 222
– Altershypogonadismus 218
– Altersveränderungen 60
– GABA-A-Rezeptor 614
– Hautalterung 221, 224
– Indikationen 614
– Mangel 434
– Nebennierenrinde 26
– NMDA-Rezeptor 614
– Seminalplasma 49
– sulfatiertes (DHEAS) 248, 613
– – Altersveränderungen 60
– – Bestimmung 400
– – KHK 554
– Verjüngungstherapie 667
– Wirkungen 614
Dehydrotestosteronsalbe (DHT), Peniswachstum, Induktion 676
Dejodasen 23
Dekapazitationsfaktor 48
Delavirdin, HIV-Infektion 154
Delinquenz 305
– Geschlechtervergleich 305
– Hippocampusläsion 357
Delirien, Alkoholabusus 300
Dellen, Liposuktion 690
Dellwarzen, Erreger/Therapie 365
Delta-5-Pregnenolon 28
Demenz 68, **228–229**
– Alkoholabusus 300
– Altern, pathologisches 91
– Diagnose 231
– entzündlicher Prozess 233
– oxidative Mechanismen 642
– Prävention 233
– B-Vitamine 645
– zerebrovaskuläre 229
Demethylierung, Anti-Aging-Programme 248–249
Denken, analytisches 360
Denkerfalten, Botulinumtoxin-A-Injektion 683
Depot-Clinovir® (= Medroxyprogesteron) 193
Depot-Medroxyprogesteronazetat (DMPA), Kontrazeption, männliche 201
Depressionen 572–578
– Alkoholabusus 300
– Alter 89, 91
– Altershypogonadismus 218
– Anabolika-Abusus 310
– Arzt-Patient-Beziehung 576–577
– Behandlungsverfahren 577–578
– Belastungsverarbeitung, unangemessene 230
– Beziehungsstörungen 577
– chronische Krankheiten 574
– DHEA 614
– Diagnostik 572–573
– Einsamkeit 574
– familiäre Häufung 575
– Geschlechtsunterschiede 573
– Gewichtszunahme oder -verlust 573
– körperliche Aktivität 352
– kognitive Einbußen 575
– Lebensalter 574
– Nebennieren, Erkrankungen 26
– neuropsychologische Defizite 230
– Persönlichkeitsmerkmale 574
– Prävalenz 572–573
– Psychopharmaka 578

– Psychotherapie 578
– Risikofaktoren 573–575
– Schlaganfall 568
– Situationen, soziale 578
– sozioökonomische Faktoren 574
– Suizidalität 575–576, 581
– Symptomatik 572–573
– Testosteron 443
– Verhaltenstherapie, kognitive 578
Dermabrasion 691
Dermatofibrome 543
Dermato-Heliose 222
Dermis s. Haut
Desoxypyridinolin, Osteoporose 429
Detoxifikation, Anti-Aging-Programme 247–248
Detumneszenz, Erektion 52
Deuser-Band 318
Deviationen, sexuelle 139–142
DEXA-Messung, Knochendichtebestimmung 250
DHEA s. Dehydroepiandrosteron
DHEA-Androstendion 248
DHEA-S s. Dehydroepiandrosteron, sulfatiertes
DHT s. Dihydrotestosteron (DHT)
Diabetes insipidus, Hypogonadismus 176
Diabetes mellitus
– Adipositas 273
– Complianceraten 292
– Ejaculatio praecox 137
– erektile Dysfunktion 124, 128–129
– Folgeschäden, oxidative Mechanismen 642
– kardiovaskuläre Erkrankungen 275
– KHK-Mortalitätsrisiko 552
– körperliche Inaktivität 314
– Nebennieren, Erkrankungen 26
– Prävention 276
– Schlaganfall 565, 569
– sexuelle Störungen 138
– Übergewicht 273
Dialyse-Enzephalopathie, Demenz 229
Diaminodiphenylsulfon (DADPS), Acne fulminans 596
Diaminoxidase, Mangan 656
Diaphanoskop, Hoden 379
Diaphragma 195
Diazepam, TBG 22
Dickdarmtumoren 525
Didanosin, HIV-Infektion 154
Dihydrotestosteron (DHT) 17, 56, 592, 604
– Alter 218
– Hautbarriere 368
1,25-Dihydroxycholecalciferol 257
1,25-Dihydroxy-Vitamin D_3 **645–647**
Dijodthyrosin (DIT) 21
Diphenylhydantoin, TBG 22
Dipyrimadol, Schlaganfall 570
Disomien, Rauchen 298
Disposable-Soma-Theorie, Alterungsprozess 240
dissoziales Verhalten 67
DIT s. Dijodthyrosin
Diuretika
– und Anabolika-Abusus 311
– Dopingmittel, verbotene 327–328
Divertikulose 265
DKS (Doping-Kontroll-System) 329–331
DNA, Thermoinstabilität 242
DNA-Array-Technologie, Hautalterung 220
DNA-Integrität, Spermatozoen 416–417
DNA-Reparaturdefekte, Hautalterung 221
DNA-Reparaturenzyme 374–375
DNA-Sonden 425
DNA-Synthese, Eisen 653
Docetaxel, Prostatakarzinom 514
Donepezil, kognitive Funktionsstörungen 233
Donordefekt, Frau-zu-Mann-Transsexuelle 114
Dopamin 265
Dopamin-Decarboxylase 351
Dopamin-Rezeptor-Antagonisten, Erektionsstörungen 624
Doping 323–331
– Amphetamine 324–325
– anabole Steroide/Anabolika 324–325
– Asthmasprays 325
– Bodybuilding 309
– Erythropoetin 325
– Gentherapie 326
– Kontrolllabore 330
– Richtlinien 326
– Ronicol 324
– Stanozolol 325
– Testosteron 309, 325
– Tetrahydrogestrinone 325
– Theophyllin 325
– Tod 324
– Trainingskontrollen 328
– Wachstumshormon 325
– WADA-Liste 326
– Wirkstoffliste 327–328
– Zusammenbrüche 324
Doping-Kontroll-System (DKS) 329–331
Dopplersonographie, Varikozele 465–466
Dottersacktumor 453
Down-Syndrom, genetisches Risiko im Alter 187
Doxazosin, Prostatahyperplasie, benigne (BPH) 499
Doxycyclin
– Acne conglobata 597
– Genitaltraktentzündungen, chronische 631
Drei-Monats-Spritze 193
Drogenkonsum 305
– Geschlechtervergleich 295, 305
– Männergewalt 86
– Rollenzuschreibung, männliche 306
Drostanolon 310
DRU s. Untersuchung, digitale, rektale
Druckflussmessung, Prostatahyperplasie, benigne (BPH) 496
Duchenne-Muskelatrophie 600
– Mikrodeletionen 189

Ductuli efferentes 8
Ductus
– deferens 8
– ejaculatorius 9
– epididymidis 8
– – blow-outs 207
– parotideus 681
Düfte für den Mann 371
Durchblutungsstörungen, erektile Dysfunktion 129
Dutasterid, Prostatahyperplasie, benigne (BPH) 499
DXA (Dual-X-Ray-Absorptiometrie), Osteoporose 428
dyadisches Coping 78–79
dynamisch-negative Kontraktion 318
dynamisch-positive Kontraktion 317
Dysästhesien, Liposuktion 690
Dysmorphophobie 67
Dysport® (Clostrdium botulinum Toxin Typ A) 680
Dysurie
– Erreger 366
– Prostatitis 488

E

Eau thermale Avène Milch 25B I5A 696
EBV s. Epstein-Barr-Virus-Infektion
Ecstasy 307
Edeltanne, Wellness-Bad 335
Efavirenz, HIV-Infektion 154
Effaclar K® 694
EGF (Epidermal Growth Factor) 15, 25
Eichel 10
Eisbeutel, Skrotalkühlung 635
Eisen 650, **653–655**
– Bedarf 654
– Hydroxylradikalbildung 654
– Mangel 654
– Resorption 654
– Speicher, phytatreiche Ernährung 282
– Überversorgung 654
– Unterversorgung 653–654
– Zufuhrempfehlungen bzw. Aufnahme 652
Eiweißstoffwechsel, Schilddrüsenhormone 23
Ejaculatio praecox 137
Ejakularche 96, **101**
Ejakulat 45–50
– Bildung 34
– α-Chymotrypsin 408
– Diagnostik, mikrobiologische 395–396
– Eigenschaften/Entstehung 47
– Entzündungsindikatoren 410
– Epididymitis 472
– Koagulation 47
– Kultur, Prostatitis 490
– Leukozyten(konzentration) 410, 413
– Morphologie 414
– Parameter 408
– Qualität im Alter 186–187
– – L-Carnitin 633
– Qualitätskontrolle 411
– Referenzwerte 408
– sequenzielles, Nebenhodenfunktionsstörung 180
– Untersuchung 407–411
– – diagnostische Relevanz 49
– – makroskopische 408–409
– – mikrobiologische 410
– – mikroskopische 409–410
– – morphologische 409
– Verflüssigung 47
– Viskosipathie 408
– Volumen 46
– – Vasektomie 207
– Zusammensetzung 45–47
Ejakulation, Physiologie 54–55
Ejakulationsreflex 54
Ejakulationsstörungen 137
– Alter 123
– Therapie, medikamentöse 630
Elastase
– Ejakulat 49
– Epididymitis 472
Elastose, Haut(alterung) 223, 685
Elektroenzephalogramm (EEG)
– Alpha-Asymmetrie 346
– Schlafapnoe, obstruktive (OSA) 586
Elektromyogramm (EMG), Schlafapnoe, obstruktive 586
Elektroresektion, transurethrale, Prostata 500
ELISA (enzyme-linked immuno sorbent assay) 390
– Spermatozoen-Antikörper 406
Emanzipation, weibliche 86
Embolie, Schlaganfall 564
embryonales Karzinom 453
EMIAT 550
Emissionsphase, Ejakulation 54
Emissionsstörungen, Therapie, medikamentöse 630
Emotionen 343
emotionsregulierendes System 362
Empfängnisverhütung 190–196
– chemische Mittel 195
– Life-Table-Analyse 191
– Methoden 192–196
– Pearl-Index 191
empty nest 90
Emtriva® (= Emtricitabine) 485
Enddarmtumoren 525
endokrine Regulation, Hodenfunktion 12–19
endokrinologische Diagnostik 397–400
β-Endorphine
– Bläschendrüsensekret 46
– Wellness 335
Endothelin-I-Rezeptor-Antagonisten, Prostatakarzinom 514
Endstück, Spermatozoon 45
Energieverbrauch, Aktivitäten, tägliche 161
Enterobacteriaceae spp
– Epididymitis 473
– Standortflora 389
Enterococcus, Urethritis 477
Enterodiol 256
Enterokokken, Epididymitis 473
Enterolacton 256

Entfremdung 360
Entspannungsverfahren, Infertilität 640
Entwicklung 360
– fetale 166
– homosexuelle 117
– psychosoziale 65–93
Entwicklungsaufgaben, Jugendliche 97
Entwicklungshomosexualität 105
Entzündungen
– Hoden 35–36
– kardiovaskuläre Erkrankungen 275
– Nebenhodenfunktionsstörung 178
– sexuelle Störungen 138
Entzündungsindikatoren/-parameter
– Ejakulat 410
– Epididymitis 472
Eosinophilie, Bronchialkarzinom 528
Epheliden, Laser-Skin-Resurfacing 692
Epidermal Growth Factor s. EGF
Epidermis, Veränderungen 221
Epididymektomie, Epididymitis 474
Epididymis 8
Epididymitis 382, **472–474**
– akute 472
– Chlamydia-trachomatis-Infektion 150
– chronische 179–180, 472
– Diagnostik, mikrobiologische 395
– Ejakulatanalyse 472
– Elastase 472
– Entzündungsparameter 180, 472
– Epididymektomie 474
– Erreger 365–366, 395
– Fehldiagnose 457
– Gonorrhö 151
– Infektionsdiagnostik 473
– Peroxidase-positive Leukozyten 472
– Restharnbestimmung 473
– Semicastratio 474
– Sonographie 385, 473
– Spermabefunde 179
– Spermienmorphologie 472
– Therapie 180–181, 365, 473–474
– tuberkulöse 473
– nach Vasektomie 205
Epididymostomie, Nebenhodenfunktionsstörung 179
Epilationsbehandlung, Transsexualität 112
epileptische Anfälle, Alkoholabusus 300
Epiphysenfugenschluss, vorzeitiger, Anabolika-Abusus 310
Epispadie 382
– Zirkumzision, Kontraindikationen 672
epitheliale Tumoren, Hautalterung 223
Epitheliolyse, PEG 537
Epivir (Lamivudine, 3TC) 485
Epstein-Barr-Virus-Infektion
– Kopf-Hals-Tumoren 535
– Lymphome 523
Equol 256
Erbgutveränderungen 599
Erbkrankheiten, klassische 600
ereigniskorrelierte Potenziale (ERP), Positivierung 361
erektile Dysfunktion s. Erektionsstörungen
Erektion
– Azetylcholin 53
– Neurophysiologie 52
– Neurotransmission, periphere 53
– – zentrale 52
– normale 127
– Physiologie 50–54
– – vaskuläre 51
– pulsatile, High-flow-Priapismus 452
– Stickstoffmonoxyd (NO) 53
– Transmitter, kontraktionsinduzierende 53
– – relaxationsinduzierende 53–54
– vasoaktives intestinales Peptid (VIP) 53
– verlängerte, SKAT 626
Erektionshilfen, externe, erektile Dysfunktion 133
Erektionslänge, Penis 677
Erektionsphase, Erektion 52
Erektionsstörungen 122, **126–135**, 441, 621–627
– Ätiologie 126–129
– Alkohol/Nikotin 128
– Alpha-Adrenozeptorenblocker 624–625
– im Alter 61, 218
– – Verschlimmerung 138
– Apomorphin 132, 624
– Auflösung 136
– Basisdiagnostik 129
– Corpus-Cavernosum-EMG 130
– DHEA 614
– Diagnostik 124, 129–131
– – invasive 130–131
– – semiinvasive 130
– Dopamin-Rezeptor-Antagonisten 624
– Epidemiologie 126
– Erektionshilfen, externe 133
– Erregungsphase 136
– HIV-Infektion 486
– kardiovaskuläre Erkrankungen 163
– Kavernosographie 130
– koronare Herzkrankheit 161–162
– Laboruntersuchungen 130
– Läsionen, neurogene 127
– – vaskuläre 127–128
– lokal-penile 127
– medikamentös induzierte 128
– Orgasmus, Ejakulation 136
– Penisprothesenimplantation 134
– Penisvaskularisation 134
– Pharmakoarteriographie 128
– Phentolamin 624–625

- Phosphodiesterase-(5)-Inhibitoren 130, 621–624
- Plateauphase 136
- Prostaglandinapplikation, intraurethrale 625
- Prostatakarzinom 156–157
- Prostatektomie, radikale 508
- Prothesenchirurgie 124
- psychogene Störungen 128
- Risikofaktoren 128
- Sexualanamnese 130
- Sexualtherapie 132
- Sildenafil 130, 132, 622
- SKAT 127, **626–627**
  - mit PGE_1 133
- SKAT-Test 130
- Störungen, hormonelle 127
- Tadalafil 130, 132, 623
- Testosteron 132–133
- Testosteronsubstitution 607–608
- Therapie 131–134
  - intraurethrale, PGE_1 133
  - invasive 133
- Tumorerkrankungen 156
- Untersuchung, klinische 129
- Vardenafil 130, **132**, 623
- Venenchirurgie, penile 134
- Yohimbin 132, 625

Erholungsfähigkeit, kardiozirkulatorische, Beurteilungskriterien 333
Ermüdbarkeit, erhöhte 231
Ernährung 262–289
- asiatische 279–282
- Faktoren, altersbedingte 226
- falsche 262
- Fettgehalt, relativer 255
- funktionelle, Prävention 279
- Knochenabbau 226
- komplementäre, Gefahren 259
- mediterrane 279–280
- natürliche 259–260
- phytatreiche 282
- Prävention 270–283
- Prophylaxe, Probleme 259
- Prostatakarzinom 213
- Umstellung 213, 267

ernährungsbedingte Krankheiten 265–266, 273–283
Ernährungsberatung 266–268
- technisch orientierte 268

Ernährungsbestandteile, Krebsprophylaxe 254–258
Ernährungsbewusstsein 262–270
erogene Zonen 75–77
Erreger, pathogene, Urogenitaltrakt, Nachweis 389–393
erregerspezifische Diagnostik 391
Erregerübertragung, Kryosperma 183
Erregungsphase
- Erektionsstörungen 136
- sexueller Reaktionszyklus 70

Erschöpfung, Eisenmangel 654
Erstgespräch, Männersprechstunde 431
Ersturin 386–387
Erwachen, frühmorgendliches, Depressionen 573
Erythromycin, chronische Genitaltraktentzündungen 631
Erythroplasie, Differenzialdiagnose 449
Erythropoese, Testosteron 442, 608
Erythropoetin, Doping 325
Es, Suchtentstehung 302
Escherichia coli, Urethritis 477
Essverhalten 263
- Muster 264–265

Esterase, Prostatasekret 47
17-α-Estradiol-Lösungen, Alopezie, androgenetische 592
Estramustinphsophat, Prostatakarzinom 514
Ethinylestradiol (EE), Kontrazeptiva, orale 192
Eunuchoidismus 173
Europäische Union, Sterbeziffern 273
Evolution 349
Exanthem, syphilitisches 153
exekutive Funktion, Vaterschaft 84
Exhibitionismus 139–140
Exprimaturin 387
extensive disease, Bronchialkarzinom 532
extragenitale Eingriffe 679–686
exzentrische Kontraktion 318

F

Facelift, Laser-Skin-Resurfacing, Kontraindikationen 693
FAD (Flavin-adenin-dinucleotid) 644
Fahrradergometrie 69
Faktor II 249
Faktor-V-Leiden 249
- Liposuktion 690

Fall-Kontroll-Studien 253
Faltenbehandlung, Botulinumtoxin-A-Injektion 681, 683–684
Familie 82–85
Familienplanung 190–196
- natürliche (NFP) 194–195

Farbduplexsonographie 383
- testikuläre Durchblutung 385

Farbstoffe 269
Fas-Ligand-Expression, Hoden 34
fast twitch fibres 55
Favre-Rachouchot-Syndrom 222
FCM-Test, Spermatozoen-Antikörper 405
FEAG/MAC 232
FEC-1 (Forced Exspiratory Capacity) 247
Fehlbildungen, Nebenhoden/Samenleiter 474–475
Fehlernährung 266
- Anti-Aging-Programme 247

feinmotorische Fertigkeiten 351
Fekundität 168
Fertilisierung, assistierte, Kryospermakonservierung 182
Fertilisierungskapazität, Spermatozoenmembran 179
Fertilität 168
- Alter 186

– Hodentumorpatienten 457
– Varikozele 467
Fertilitätsprophylaxe, Kryospermakonservierung 182
Fertilitätsstörungen
– Akupunktur 636
– Aromatasehemmer 632
– Diagnostik 173
– entzündlich bedingte, Antibiotika 630
– FSH, hochgereinigtes und rekombinantes 632
– Hypogonadismus 173–174, 176
– Mastzellblock 632
– Spermatozoen-Autoantikörper 406
Festimplantate, Glabellafalte 684
Fetischismus 140
α-Fetoprotein (AFP) 402–403
Fettabsaugung 686–691
Fettdepot 286–287
Fette 266
– Krebsprophylaxe 255
– Zufuhr, hohe, Prostatakarzinom 275
– – Tumorerkrankungen 274
Fettembolie, Liposuktion 690
Fettkonsum, Prostatakarzinom 255
Fettleber, Alkoholabusus 300
Fettsäuren
– gesättigte, Fleischprodukte 255
– ungesättigte 264
Fettstoffwechsel 284–289
– Schilddrüsenhormone 23
– Testosteronsubstitution 608
Fettstoffwechselstörungen 284
– Nebennieren, Erkrankungen 26
Fettverteilung(smuster) 284–289
– abdominale 287
– stammbetonte 287–288
Fetus, Entwicklung 166
Fibrome, gestielte 543
Fibrosarkome 543
Fibroxanthome, atypische 543
Fieber
– Bronchialkarzinom 528
– Prostatitis 488
Filzlaus (Phthirus pubis) 366
Fimbriektomie 191–192
Finasterid
– Alopezie, androgenetische 593
– Prostatahyperplasie, benigne (BPH) 499
– Prostatakarzinom 214, 258–259
– 5-α-Reduktase-Hemmer 214
Fingernagelatrophie, Eisenmangel 654
Fischleberöle, Vitamin D 646
FISH s. Fluoreszenz-in-situ-Hybridisierung
FISH-Keimzellendiagnostik 425
FITC-gekoppelte Lektine, Akrosomreaktion 415
Fitness 331–334
– Beurteilungskriterien 331–332
– körperliche 331
Fixierung, orale, Suchtentstehung 302
Flagellum, Spermatozoon 45
Flakzidität, Erektion 51–52
Flavone 255
Flavonoide 374, 643
Fleisch(konsum)
– Erkrankungen, chronische 282
– Prostatakarzinom 275
– Tumorerkrankungen 274
– Tumorsterblichkeit 282
Fleischprodukte, Fettsäuren, gesättigte 255
Flexibilität 342
Fluor, Zufuhrempfehlungen bzw. Aufnahme 652
Fluor urethralis 386
– Epididymitis 474
– Gonorrhö 151
– Keimzahlbestimmung 390
Fluoreszenz-in-situ-Hybridisierung (FISH), Lymphome 425, 523
Fluoreszenz-Treponema-Antibody-Test (FTA-Test) 391
– Syphilis 153
Fluorochinolone, Prostatitis 490
Fluoxymesteron 310
Flush-Syndrom, Bronchialkarzinom 528
FLZ-Skalen, Zufriedenheit 238
FMT s. Frau-zu-Mann-Transsexuelle
Focussing-Phase, Schwangerschaftserleben 84
follikelstimulierendes Hormon s. FSH
Folsäure **643–645**, 650
– Anreicherung, Lebensmittel 277
– Ernährung, mediterrane 279
– Zufuhr, tägliche 271
– – empfohlene 644
Fond, Düfte für den Mann 371
Foramen mentale 681
Forced Exspiratory Capacity (FEC-1) 247
– Bronchialkarzinom 530
Formaldehyd, Bronchialkarzinom 527
Formebolon 310
Fortovase (Saquinavir-SGC) 485
Fournier-Technik, Liposuktion 688
Fragiles-X-Syndrom 600
Frakturen 68
– vertebrale, Östradiolspiegel 611
Framingham-Studie 282, 645
Frauen
– Lebenserwartung 244
– im Sport 342
– Telomere, stabilere 244
Frauenhaut 368–369
Frauenkondom 195
Frau-zu-Mann-Transsexuelle (FMT)
– Hormontherapie 112
– Neopenisanlage 115
– operative Techniken 114–116
french paradox 273

Frenulumeinrisse, sexuelle Betätigung 159
Frigidität 71
Frischzellentherapie 668
– BSE 668
frontaler Kortex, inferior 353
frontopolarer Kortex 353
Fruchtbarkeit, Y-Chromosom 345
Fruchtsäure, Hautalterung 13
Fruchtsäure-haltige Creme, Keratose, aktinische 696
Früchtetee, ungesüßter 269
Fruktose
– Bläschendrüsensekret 46
– Ejakulat 408
FSH (follikelstimulierendes Hormon) 13–14, **397**, 604
– Alter 441
– Altersveränderungen 60
– hochgereinigtes und rekombinantes, Fertilitätsstörungen 632
– – Infertilität 629
– Hypogonadismus 174–176
– Kindheit, frühe 166
– Leydig-Zellen 14
– Präpubertät 166
– Referenzbereiche 398
– Seminalplasma 49
– Spermatogenese 197
– Steroidhormone, Sekretion 166
FSH-Antagonisten, Kontrazeption beim Mann 201
FSH-Rezeptoren 14
FTA s. Fluoreszenz-Treponema-Antibody-Test
FT-Fasern 317
FTR-Mutationen, ARMS-(Amplification Refractory Mutation System-)Prinzip 426
Fühlen, ganzheitliches 360
Fukose, Seminalplasma 48
Fulgurationstechnik, Vasektomie 202–203
Functional Food 275
Funiculus spermaticus 9
Funikulozele, Sonographie 385
funktionelle Fähigkeiten 68–70
funktionelle Lebensmittel (FLM) 275
Funktionsfähigkeit
– körperliche 237
– soziale 237
Funktionstests 398
– Inhibin B 399
– Testosteron 399
Funktionsuntersuchungen, Bronchialkarzinom 530
Fusobacterium spp, Standortflora 389
Fuzeon (Enfurvitide, T20) 485
FVC (Forced Vital Capacity) 247

G

GABA (Gamma-Aminobuttersäure) 31
GABA-A-Rezeptor, DHEA 614
Gallensteine, ApoE4 243
Gamco-Instrumente, Zirkumzision 673
Gametogenese 15
Gangsysteme, innere, Entwicklung 56–57
Ganzschädelbestrahlung, Bronchialkarzinom 531
Gardnerella vaginalis 365
– Diagnostik 392
– Urethritis 476
gastrointestinale Erkrankungen, Rückenschmerzen 590
GAT (Gelatine-Agglutinations-Test), Spermatozoen-Antikörper 406
Gaumen, Plattenepithelkarzinom 524
Gedächtnis
– Inhalte, emotionale 350
– prospektives 228
Gedächtnisstörungen 229–230
– Alkoholabusus 300
Gefäßschutz, hormoneller, Atherosklerose 555
Gefäßtumoren 543–544
Gefäßversorgung, Hoden 37
Gehirn
– s.a. Hirn-...
– Aktivierung 353
– homosexuelle Männer 345
– Lateralisierung 346–347
– männliches 344–346
– Östrogene 345
– Organisation, Sexualhormone 344
– transsexuelle Männer 345
– weibliches 344–346
Gehirnalterung s. Hirnalterung
Gehirngewicht 345
– Abnahme, altersspezifische 351
Gehirngröße/-volumen, Veränderungen/Verluste, altersspezifische 352
Gehirnhemisphären, Wortbedeutungen 351
Gehirnleistung im Alter 352
Geißel, Bildung, Spermien 43
geistige Fitness/Leistungsfähigkeit
– körperliche Bewegung 352
– Stresshormone 346
– Testosteron 19
– X-Chromosom 345
Gelassenheit, handlungsorientierte/pauschale 362
Gelegenheitstrinker 300
Gemüse 268
– Carotinoide 276
– kolorektale Karzinome 282
Gendoping, Dopingmittel, verbotene 328
Gene, X-chromosomale 600
Genetik
– Alter 239–244
– Sucht 303
genetische Homöostase, Verlust, Altern 241
genetische Risiken, Alter 187–189
Genistein 256
– Sojabohne 277
Genitale
– männliches, Anatomie 6
– – bildgebende Diagnostik 382

-- Entwicklung 57, 167
-- Veränderung in der Pubertät 58
--- im Alter 58–59
- weibliches, externes, Entwicklung 57
genitale Fehlbildungen, sexuelle Störungen 138
Genitalität 97
Genitalstatus, Untersuchung 381–382
Genitaltraktentzündungen, chronische, Spermaqualität 631
Genitaltransformation, Mann-zu-Frau-Transsexuelle 113–114
Genitalwarzen, Erreger/ Therapie 365
Gentherapie 669
- Doping 326
Genuss beim Essen 269
Genussmittelkonsum, geschlechtsspezifische Unterschiede 295
Gerinnungsfaktoren, Konzentrationen, erhöhte, kardiovaskuläre Erkrankungen 275
Gerinnungsstörungen, Pille, Kontraindikation 193
Germanium, Zufuhrempfehlungen bzw. Aufnahme 652
Gerontogene 240
Geruchsempfindungen, Zinkmangel 655
Gesamtkörpermasse (GKM) 321
Gesamtspermatozoenzahl 408
Geschlecht
- Alterungsprozess 243
- Entwicklung, physiologische 55–58
- genetisches 55
- hormonelles 56
- männliches, kardiovaskulärer Risikofaktor 552–553
- phänotypisches 56–57
Geschlechtsdifferenzierung, Störungen 57
Geschlechtsdrüsen, akzessorische, Sekrete 48
Geschlechtshormone, weibliche, neuroprotektive 568
Geschlechtshormontherapie beim koronarkranken Mann, kardiovaskuläre Ergebnisse 555–556
Geschlechtsidentität
- Ausdifferenzierung 98
- Entwicklungsdefizite 141
- Störungen 66, 109–116
Geschlechtsmerkmale, sekundäre, Entwicklung 98
Geschlechtsorgane, männliche, Infektionen 366
Geschlechtsreife 96
- athletischer Typ 314
Geschlechtsrollenidentifizierung, männlicher 306
Geschlechtsrollenübernahme 291
Geschlechtsverkehr
- erster 101–102
-- Nicht-Verhütung 103
- Todesfälle 159–163
- ungeschützter 104
Geschlechtsverteilung 519–520
Geschmacksbefriedigung, Nikotinkonsum 296
Geschmacksempfindungen, Zinkmangel 655
Geschmacksverstärker 9
Gesellschaft, Sucht 304
Gestagene
- Kontrazeption, hormonale/ orale 192, 198
- Osteoporose 591
gesundheitsbezogenes Risikoverhalten 289–290
Gesundheitsveränderung 237
Gesundheitsverhalten 92
Gesundheitswahrnehmung 237
Gesundheitszustand, subjektiver 291
Getreide 268
Gewalt, sexuelle 142–148
Gewalthandlungen 85–87
Gewaltverhalten 305
Gewebeverhärtungen, Liposuktion 690
Gewichtskontrolle, Rauchen 296
Gewichtszunahme oder -verlust, Depressionen 573
Gewohnheitstrinker 301
Gewürze 269
GH (growth hormone) s. Wachstumshormon
Gicht, körperliche Inaktivität 314
Giessen Prostatitis Symptom Score (GPSS) 488
- Beckenschmerzsyndrom 491
Gießener Beschwerdebogen 90
Ginkgo-Präparate, Demenz 233
Glabellafalten
- Botulinumtoxin-A-Injektion 682
- Festimplantate 684
- Hyaluronsäure 684
- Kollagen 684
Glandula(-ae)
- bulbourethrales 10
- parotis 681
- vesiculosa 9
Glans penis 10, 50
Gleason-Score, Prostatakarzinom 506
Gleichgeschlechtlicher, Kontakt, körperlicher, enger 105
Gleithoden 109, 381
Glied s. Penis
Gliederschmerzen, alternder Mann 89
Glivec® (= Imatinib) 524
Global-IQ, Klinefelter-Syndrom 445
γ-Globuline, Seminalplasma 49
Glucose-6-Phosphat-Dehydrogenase-Mangel, Prilocain 690
Glücksspiel, pathologisches 301
Glukokortikoide/-kortikosteroide 27–29
- Acne, conglobata 597
- Dopingmittel, verbotene 328
- Osteoporose 227
- Stoffwechselwirkungen 28
- Wirkungen, unerwünschte 28
Glukoneogenese, Glukokortikoide 28
β-Glukoronidase, Prostatasekret 47

Glukose, Seminalplasma 48
Glukosetoleranzstörung
– Pille, Kontraindikation 193
– Wachstumshormontherapie 613
– Zinkmangel 655
α-Glukosidase
– Ejakulat 49, 408
– Nebenhodenmarkerenzym 180
Glutamatmodulatoren, kognitive Funktionsstörungen 233
Glutaminsynthetase, Mangan 656
Glutathion 248
– Fertilitätsstörungen 633
Glutathionperoxidase (GPx) 248, 351, 642
– Selen 648, 659–660
Glutathion-S-Transferase 248
– Kopf-Hals-Tumoren 534
Glutathionsystem 242
Glycerophosphocholin, Ejakulat 49
Glycolsäure, Hautalterung 13
Glykolyse, Schnellkrafttraining 320
Glyzerin, Kryoprotektivum 181
Gnatophym 597
GnRH (gonadotropin releasing hormone) 13–14
– Hypogonadismus 175–176
– – hypogonadotroper, idiopathischer 439
– Infertilität 630
– Kryptorchismus 109
– Maldescensus testis 470
– Präpubertät 166
– Sekretion, Anabolika-Abusus 310
– – pulsatile 15, 604
– Steroidhormone, Sekretion 166
GnRH-Agonisten, Kontrazeption, hormonelle 201
GnRH-Antagonisten, Kontrazeption, hormonelle 198–199, 201
GnRH-Neurone 166
GnRH-Rezeptor 14
GnRH-Sensitivität, Hypophyse 605
GnRH-Test 398
– Hypogonadismus 175
– – hypogonadotroper, idiopathischer 438
GnRH-Vaccine, Kontrazeption beim Mann 201
Goltz-Gorlin-Syndrom 351
Gonadenanlage 55–56
Gonadendysgenesie, gemischte/reine 110
Gonadeninsuffizienz 173
– primäre 108
Gonadotropine, Infertilität 629
Gonadotropin-Releasing-Hormon s. GnRH
Gonokokken
– Chinolon-resistente 478
– Kultur, Urethritis 476
– Penicillinase-produzierende 478
Gonorrhö 151
– Erreger/Therapie 365
– Prostatakarzinom 258
– symptomatische, Partneruntersuchung 478
Good-prognosis-group, Hodentumoren 462
Gossypol, Kontrazeption beim Mann 200–201
G-Protein 14, 27
GPSS (Giessen Prostatitis Symptom Score) 488
– Beckenschmerzsyndrom 491
Granuloma inguinale, Erreger/Therapie 365
Granulozyten-Elastase, Prostatitis 490
Größenphantasie, unrealistische, Sucht 304
Grünteephenole 374
Gynäkomastie 379, 381, **545–549**, 687
– Anabolika-Abusus 310
– Anamnese 547
– Antiöstrogene 548
– Aromatasehemmer 548
– Diagnostik 547–548
– – bildgebende 547
– Hodentumor 548
– Hypogonadismus 548
– Klassifikation 545
– Klinefelter-Syndrom 445
– klinische Untersuchung 547
– Labordiagnostik 547
– paraneoplastische 548
– Pathophysiologie 546
– Pubertät 168
– symptomatische 547
– Tamoxifen 548
– Testolacton 548
– therapeutische Möglichkeiten 548–549
– Ursachen 546
– Wachstumshormontherapie 613
Gyrasehemmer, Genitaltraktentzündungen, chronische 631

H

Haar, Arten 63–64
Haarausfall s. Alopezie
Haarfollikel 62
Haarleukoplakie, orale, HIV-Infektion/AIDS 482
Haarwachstumszyklus 62–63
– Anagenphase 62–63
– Katagenphase 63
– Telogenphase 63
Haarzell-Leukämie (HZL) 523
Hämatome
– Liposuktion 690
– nach Vasektomie 205
hämatopoetisches System, Androgene 19
Hämatospermie 384
Hämaturie, Prostaglandinapplikation, intraurethrale 625
Hämochromatose, hereditäre 654
Hämocytometer 409
Hämoglobin, Eisen 653
Hämophilie A/B 600
– Punktmutationen 188
Haemophilus ducreyi 365
– Diagnostik 392

Hämospermie 46
hairless women 440
Halluzinogene 300
Haloäther, Bronchialkarzinom 527
Halogenate, TBG 22
Hals, Spermatozoon 45
Hamstereizell-Penetrations-Test, heterologer 416
Handlungsorientierung 356–359
Harm-Avoidance, Suchtpersönlichkeit 301
Harm-Reduktion, Sucht 303
Harndrang, Erreger 366
Harnröhre 12
– Aufbau, Frau-zu-Mann-Transsexuelle 114–115
Harnröhrenstents, Prostatahyperplasie, benigne (BPH) 501
Harnwegsinfekt, Epididymitis 474
Hass, Perversion 141
Hauptstück, Spermatozoon 45
Haut
– Elastose 685
– empfindliche 370
– fettarm-trockene (sebostatische) 370
– fettig-feuchte (seborrhoische) 369
– Funktionen im Alter 221
– Lust, intersubjektive 76
– Photoaging 680
– Plattenepithelkarzinome 540
– Typen, Pflege 370
– unreine 369
– Veränderungen 221
– – Zinkmangel 655
Hautalterung 220–224, 372–375
– Anti-Aging-Präparate 373–375
– Antioxidanzien 223
– Cosmeceuticals 373–375
– DHEA 224
– DNS-Array-Technologie 220
– extrinsische 222–223
– GH 224
– hormonelle 221–222
– Hormonsubstitution 223–224
– intrinsische 222–223
– Kollagengehalt 372
– Melatonin 224
– Östrogene 224
– Phänotyp, klinischer 222
– Physiologie 221
– Retinoide 223
– rückfettende Maßnahmen 223
– Testosteron 223–224
– Vitamin-D3 223
– zelluläre Mechanismen 221
Hautanhangsgebilde, Veränderung 221
Hautbrücke, Zirkumzision 673
Hauterkrankungen
– Compliancераten 292
– penile 449
Hautfalten, Alter 223
Hautkolorit, gelbliches 223
Hauttransplantation
– Penisaugmentation 678
– Vorhautdefekt 674
Hauttumoren
– Alter 539–544
– epitheliale 540–542
– Früherkennung 539
Hauttypen, Pflege 369
Hautxerose 223
HCG (humanes Choriongonadotropin) **403**
– Altershypogonadismus 216
– Hodentumoren 458
– Hypogonadismus 175
– Infertilität 629
– Kryptorchismus 109
– Maldescensus testis 470
– plus hMG, Hypogonadismus 176
HCG-Test, Hypogonadismus 175
HDL-Cholesterin 284
– Anabolika-Abusus 310
– Hypoandrogenämie 554
– KHK 554
– KHK-Mortalitätsrisiko 552
– Östrogene 285
HDL-/LDL-Cholesteronquotienten, Wachstumshormontherapie 612
HDR-Brachytherapie, Prostatakarzinom 510–511
Heiserkeit, Kopf-Hals-Tumoren 535
Helden-Vorstellungen 3
Hemizona-Assay 410
Hemmung, Depressionen 573
Hemmungshomosexualität 105
Heparin 33
– TBG 22
Hepatitis, Erreger/Therapie 365
Hepatitis B 365, 524
Hepatitis C 365
– Lymphome, villöse lymphozytische, kleinzellige 523
Hepatitisviren
– Diagnostik 392–393
– Kryosperma 183
hepatozelluläre Adenome/Karzinome, Anabolika-Abusus 310
Heritabilität 243
Hermaphroditismus verus (echter) 110, 447
Heroin, Nebenhodenfunktionsstörung 179
Herpes genitalis 152
– Erreger/Therapie 365
Herpes-simplex-Infektion
– akute, Laser-Skin-Resurfacing, Kontraindikationen 693
– HIV-Infektion 484
– Laser-Skin-Resurfacing 694
– Prophylaxe, Laser-Skin-Resurfacing 694
– Typ 2 152, 365
– – Diagnostik 392
– Urethritis 476–477
– Zink 655
Herpesviren, Kryosperma 183
Herpesvirus, humanes Typ 8 s. HHV8-Infektionen
Herzerkrankungen 68
– Testosteron 443
Herzfrequenz, maximale 332
Herzglykoside 350

Herzinfarkt s. Myokardinfarkt
Herzinsuffizienz 5, 553
- Aldosteronexzess 31
- Androgenabusus 555
- SBAS 584
Herz-Kreislauf-Erkrankungen 262, 549–561
- Adipositas 286
- Alter 242
- B-Vitamine 644–645
- erektile Dysfunktion 163
- Homocystein 644–645
- Pille, Kontraindikation 193
- Prävention 276
- Risikofaktoren 163
- Risikoparameter 251
- sexuelle Störungen 138
- Stress, chronischer 247
Herzkreislaufsystem, Muskeltraining 321
Herz-Kreislauf-System, Testosteron 442–443
Herznote, Düfte für den Mann 371
Herzschlagfrequenz
- gesunde Menschen 332
- Hochleistungssportler 332
- Kurven 332
Herztod, plötzlicher 550
- Anabolika-Abusus 310
- Androgenabusus 556
- KHK-Risiko 550
- körperliche Inaktivität 314
- sexuelle Betätigung 160
Herzvitien, Pille, Kontraindikation 193
Herzzeitvolumen, Muskeltraining 321
HHV8-Infektionen, Karposi-Sarkom 153, 543
High-flow-Priapismus, Erektion, pulsatile 452
High-Grade-PIN (prostatic intraepithelial neoplasia) 503
- Chemoprävention 213
High-Risk-NSGCT-Patienten, Hodentumoren 460
Hippocampus
- Emotionen, negative 357
- Läsion 357
- Nervensystem, autonomes 357
- Stress 357
Hirn-... s.a. Gehirn...
Hirnalterung 351
- Stress 247
-- chronischer 247
Hirnblutungen, sexuelle Betätigung 160
Hirnembolie, Schlaganfall 564
Hirninfarkt 566–569
- Case-Fatality-Ratio 567
- Embolie 564
- geschlechtsspezifische Unterschiede 565
Hirn-Körpermasse-Relation 345
Hirnmetastasen, Bronchialkarzinom 531
Hirnrinde, vordere
- Emotionen, negative 357
- Stress 357
Hirsutismus, DHEA 614
Histamin 33
- Erektion 54
Histidin, Erektion 54
Histiocytome 543
- fibröse, maligne 543
Hitzewallungen 88
- alternder Mann 89
Hivid (Zalticitabine, ddC) 485
HIV-Infektion 153–154, 365, 479–487
- s.a. AIDS
- antiretrovirale Therapie (ART) 483–487
- Branched DNA Signal Amplification Assay 483
- CD4/CD8-Zell-Ratio 481
- CD4-Rezeptorenkomplex 479
- CD4-Zelldefizite 479
- CDC-Stadien 484
- Diagnostik 482–483
- Durchseuchung, Verhütung 103
- Enzephalopathie 484
- Epidemiologie 480–481
- Erektionsstörungen 486
- Genotypen 481
- Immundefekt 486
- Kinderwunsch 487
- Kondome 153
- Kryosperma 183
- NNRTI (nicht-nukleosidischer Reverse-Transkriptase-Inhibitor) 480, 484
- NRTI (nukleosidischer Reverse-Transkriptase-Inhibitor) 480
- Nukleinsäuretest 483–484
- opportunistische Infektionen 485
- Polymerase-Kettenreaktion, quantitative (Q-PCR) 483
- Postexpositionsprophylaxe 486
- Prävention 102–104
- Protease-Inhibitoren 480, 484
- Reproduktion, assistierte 487
- Resistenz-Bestimmung 483
- Stadieneinteilung 481
- Tumoren 485
- Übertragungswege 480–481
- Verlauf, klinischer 481
- Vermehrungszyklus, viraler 480
HIV-RNA 479
HIV-RNA-Kopien 483
HIV-spezifische Protease 479
HLA-60-Leukämiezellen 646
HMG (humanes Menopausengonadotropin), Infertilitat 629
HNPCC (Hereditäres Non-Polyposis Colorektales Carcinom) 600
Hochbetagte 89
Hochleistungssportler, Herzschlagfrequenz 332
Hoden 6
- Altersveränderungen 216–217
- bildgebende Diagnostik 384–385
- Blutgefäße 8
- Descensus, inkompletter 108
- Diaphanoskop 379
- Entfernung, Mann-zu-Frau-Transsexuelle 113

– Entwicklung 56
– Entzündungsreaktionen 35–36
– Fas-Ligand-Expression 34
– Gefäßversorgung 37
– immunkompetente Zellen 32–33
– Immunreaktionen 33
– – Zytokine 34
– Immuntoleranz 33
– Knopflochbiopsie 420
– kryptorchider 109
– MHC-Molekül 34
– Mikrolithiasis 384
– nicht tastbarer, Maldescensus testis 471
– Parenchymbeurteilung 385
– pathologische 35
– phylogenetische Entwicklung 38–39
– Sonographie 379, 384
– Untersuchung, klinische 379–380
– Volumetrie 385
– Wachstum 167
– Wärmebilanz 38
Hodenarterie 7
Hodenatrophie
– Hodentumoren 454
– Maldescensus testis 469
Hodenbefunde, Sonographie, Befunde, nicht sicher zuzuordnende 419
Hodenbiopsie 419–423
– Histologie 420–422
– Indikationen 419
– technische Aspekte 420–421
Hodenfunktion 12–13
– Chemo-/Strahlentherapie 522
– endokrine Regulation 12–19
– Hypophyse/Hypothalamus 605
– Immunologie 32–37
– Regulation, lokale 15
– Störungen, hypophysäre/hypothalamische 604
– Thermoregulation 37–39
Hodengewebe
– Histologie, Azoospermie 422
– Kryokonservierung 420
Hodenhochstand 108–109
Hodenhülle 7
Hodeninsuffizienz, Osteoporose 227
Hodeninterstitium, histopathologische Beurteilung 421
Hodenkrebs, Vasektomie 207
Hodenkühlung **634–636**
– Infertilität 634
– Lage/Größe, erektile Dysfunktion 129
– Oligozoospermie 635
– Parenchymschaden, primärer 382
Hodenprothesen, Frau-zu-Mann-Transsexuelle 21
Hodensack 12
Hodenschwellung, Erreger 366
Hodentemperatur 37–39
– Kryptozoospermie 37
– Schwankungen, dynamische 38
– Skrotalkühlung 635
– Varikozele 38
Hodentorsion, Differenzialdiagnose 472
Hodentumoren 381, 453–464
– Ätiologie 454
– Begleitepididymitis 472
– bildgebende Verfahren 458
– Definition 453
– Diagnostik 457–458
– Epidemiologie 453
– Familienplanung 155–156
– Fertilität 457
– fortgeschrittene, Therapie 461–462
– Good-prognosis-group 462
– Gynäkomastie 381, 548
– High-Risk-NSGCT-Patienten 460
– Histogenese 453–454
– Intermediate-prognosis-group 462
– Klassifikation 453–454
– kontralaterale, Hodenbiopsie 419
– Low-Risk-NSGCT-Patienten 459–460
– Lugano-Klassifikation 454–456
– Lymphadenektomie, retroperitoneale 460
– Maldescensus testis 469
– maligne 459
– Marker-negative 460–461
– Metastasierung 454, 459
– – IGCCCI-Klassifikation 456
– Nachsorge 462–463
– NS-RLA 460
– PEB-Schema 460
– Poor-prognosis-group 462
– Risikofaktoren 454
– Staging 458
– Surveillance 461
– Symptomatik 456–457
– Therapie 458–462
– TNM-Klassifikation 455
– Tumormarker 402, 458
Hodentumorpatienten, testikuläre Spermienextraktion (TESE) 457
Hodenvolumen
– Anabolika-Abusus 310
– Klinefelter-Syndrom 445
– Varikozele 465
Hodgkin-Lymphom, malignes 522–524
Holmium-Laser-Resektion/-Enukleation, transurethrale, Prostatahyperplasie, benigne (BPH) 500
Homocystein
– atherogene Wirkung 644
– kardiovaskuläre Erkrankungen 249, 644–645
– Vitamin-B-Mangel 645
Homosexualität 116–119
– Definition 116–117
– Entwicklung 117
– Erfahrungen im Jugendalter 105
– Gehirn 345
– im Gesundheitswesen 118
– Häufigkeit 116–117
– Lebenssituation 118
Homosiderin/-siderose 654
Hormone
– Alterungsprozess 249–250
– Bestimmungsmethoden, Qualitätskontrolle 400

– gonadale, nozizeptive Reize 339
– hypophysäre, Serumspiegel 398
– testikuläre 399
– Verjüngungstherapie 667
Hormonstörungen
– Nebenhodenfunktionsstörung 178
– sexuelle Funktionsstörung 125
Hormontherapie 604–621
– Hautalterung 13–14
– KHK-Mortalität 555
– Maldescensus testis 470–471
– Osteoporose 591
– Prostatakarzinom 510–511
HPCI-Locus 503
HPL (humanes Plazentalaktogen), Verhütung 103
HPS-Studie 558
HPV-Viren 150, 365
– Alterungsprozess 241
– Diagnostik 392
– Peniskarzinom 449
HSV-Infektion s. Herpes-simplex-Infektion
HTLV1 (Human-T-Zell-Leukämie-Virus) 365
Hülsenfrüchte 268
humanes Choriongonadotropin s. HCG
humanes Herpesvirus (HHV) Typ 8 s. HHV8-Infektionen
Humanes-Papilloma-Virus s. HPV-Viren
Human-T-Zell-Leukämie-Virus (HTLV1) 365
Hunderjährige, Alterungsprozess 243
Huntington-Syndrom 229
Hutchinson-Gilford-Syndrom 241
HVL s. Hypophysenvorderlappen
Hyaluronsäure-Injektionen
– Glabellafalte 684
– Hautalterung 13
Hydratisierung, Männerhaut 369
Hydroxicobalamin **643–645**
17α-Hydroxylase, Testosteron-Biosynthese 56
21-Hydroxylase-Mangel, adrogenitales Syndrom 447
Hydroxylradikale, hochaktive, Bildung, Eisen 654
3β-Hydroxysteroiddehydrogenase, Testosteron-Biosynthese 56
25-Hydroxy-Vitamin D_3 645–647
Hydrozele, Sonographie 385
Hygiene, fehlende, Alterungsprozess 243
Hyperandrogenämie, DHEA 614
Hypercholesterinämie
– kardiovaskuläre Erkrankungen 275
– Schlaganfall 565
Hyperhidrose
– Leitungswasser-Iontophorese 371
– Wachstumshormontherapie 613
Hyperhomocysteinämie, kardiovaskuläre Erkrankungen 275
Hyperinsulinismus, Anabolika-Abusus 310
Hyperkalzämie, Bronchialkarzinom 528
Hyperkortisolismus/-kortizismus
– Affektregulation 358
– Osteoporose 227
Hyperlipidämie
– erektile Dysfunktion 124, 128–129
– Testosteron 443
Hyperlipoproteinämie 23
Hypermethylierung, Anti-Aging-Programme 248–249
Hyperpigmentierung
– Laser-Skin-Resurfacing 695
– Liposuktion 690
Hyperprolaktinämie
– Osteoporose 227
– sexuelle Störungen 123, 138
Hyperthermie
– Prostatahyperplasie, benigne 501
– Varikozele testis 464
Hyperthyreose 24
– Jodzufuhr 657
Hypertonie 266
– Alkoholabusus 300
– Androgenabusus 555
– CETP-Gen 243
– Compliance 292
– erektile Dysfunktion 128–129
– kardiovaskuläre Erkrankungen 275
– KHK-Mortalitätsrisiko 552
– körperliche Inaktivität 314
– Myokardinfarkt 556
– Nebennieren, Erkrankungen 26
– Schlaganfall 565
Hypertriglyzeridämie
– kardiovaskuläre Erkrankungen 275
– Pille, Kontraindikation 193
Hypoalphalipoproteinämie, kardiovaskuläre Erkrankungen 275
Hypoandrogenämie 554
Hypogenitalismus 173
Hypogonadismus 172–177, 604
– im Alter 216–219
– Einteilung 173
– endokriner 174
– – Testosteronbestimmung 175
– exokriner 173–174
– Fertilitätsstörungen 173–174
– Gynäkomastie 379, 548
– hypergonadotroper 108
– hypogonadotroper 108, 227, 381
– – GnRH 439
– – idiopathischer 438–439, 605
– – Infertilität 629
– hypothalamischer, Anosmie 108
– Klinefelter-Syndrom 176
– Osteoporose 227
– prä-/postpuerperaler 174

– primärer 439–440
– Rückenschmerzen 590
– sekundärer 176
– sexualhormonbindendes Globulin 606
– sexuelle Störungen 123
– Testosterontherapie 606, 610
– Therapie 176
– Untersuchung, klinische 606
– Ursachen 175–176
Hypopharynxkarzinom/ -tumoren 534
– Sinus piriformis 536
hypophysäre Defekte, Hypogonadismus 176
Hypophyse, GnRH-Sensitivität 605
Hypophysenhormone, Serumspiegel 398
Hypophyseninsuffizienz, Testosteron-Ersatztherapie 604
Hypophysenvorderlappen (HVL) 25
Hypopnoe 584
Hypospadie 382, 450
– Zirkumzision, Kontraindikationen 672
Hypospermatogenese 421
Hypospermie 46
hypothalamisch-hypophysärer-testikulärer Regelkreis 13
hypothalamisch-hypophysärer-thyreoidaler Regelkreis 24–25
Hypothalamus-Hypophysen-Gonaden-Achse, Primer-Pheromone 73
Hypothyreose 24
– Demenz 229
– Hypogonadismus 176
Hypoxie, Varikozele testis 464
Hysterektomie 191

I

Ibandronat, Prostatakarzinom 515
IBT (Immunobead-Test), Spermatozoen-Antikörper 405
Ibuprofen, Schmerzreduktion 340
Ich 98
– Entwicklungsdefizite 141
Ich-Funktionen, Suchtentstehung 302
Ich-Identität 98
Ich-Libido, narzisstische 98
Ich-Organisation, Sexualentwicklungen 98
ICSI (introcytoplasmatische Spermatozoeninjektion) 628
– Klinefelter-Syndrom 445
– Kryospermakonservierung 182
Identitätsenwicklung, homosexuelle 117
Identitätsstörungen 66
IgA, Prostatasekret 47
IGCCCG (International-Germ-Cell-Cancer-Collaborative-Group) 456
IGCCCG-Klassifikation, Hodentumoren, metastasierte 456
IGEL-Leistung 215
IGF-1 (Insuline-like Growth Factor 1) 15, 25
– Alter(ungsprozess) 240, 611
– Hautalterung 221
– Pubertätswachstumsschub 167
– Schnellkrafttraining 320
IL... s.a. Interleukine
IL-1, Sertoli-Zeichen 34
IL-6, Ejakulat 49
IL-8, Ejakulat 49
Il-10, Glukokortikoide 28
Imatinib, CML 524
Immundefekte, HIV-Infektion 486
Immunglobuline, Prostatasekret 10
immunkompetente Zellen, Hoden 32–33
Immunkomplexe, zirkulierende, Acne fulminans 595
Immunokontrazeption beim Mann 201
Immunologie
– Altern 250
– Hodenfunktion 32–37
immunologische Effekte, Vasektomie 206
immunologische Labordiagnostik 404–407
Immunreaktion
– Hoden 35
– pathologische 407
– testikuläre, Zytokine 34
Immunsystem
– Stress, chronischer 247
– Tumoren 544
Immuntoleranz, Hoden 33
Implanon® (= Etonogestrel-Implantat) 193
Implantat, norgestrelhaltiges 193
Implikationsberatung, Infertilität 638
Impotenz 88
– postoperative, kolorektale Tumoren 157
Incontinentia pigmenti 351
Indian-Childhood-Krankheit 656
Indinavir, HIV-Infektion 154
Induratio penis plastica (IPP) 380, 382, 450
– erektile Dysfunktion 129
– sexuelle Funktionsstörung 125
Infektionen 92
– Gesichtshaut 594
– kardiovaskuläre Erkrankungen 275
– Laser-Skin-Resurfacing, Kontraindikationen 693
– Rückenschmerzen 589
– sexuelle Störungen 138
– nach Vasektomie 205
Infektionsanfälligkeit, Eisenmangel 654
Infektionsrisiko
– Prophylaxe 364–367
– sexuelle Aktivität 149
Infertilität 168
– Akupunktur 636
– Anabolika-Abusus 310
– Androgene 630
– Antiöstrogene 632
– Antioxidanzien 633
– Aromatasehemmer 632

– autogenes Training 640
– Beratung 637–641
–– Inhalte 639–640
– α-Blocker 633
– L-Carnitin 633
– Clomifen 632
– Entspannungsverfahren 640
– FSH, hochgereinigtes und rekombinantes 629
– GnRH 630
– Gonadotropine 629
– HCG 629
– HMG 629
– Hodenkühlung 634
– Hodentumoren 454
– hypogonadotroper Hypogonadismus 629
– immunologische 631
– immunologische Forschung 406
– Implikationsberatung 638
– Kallikrein 633
– Kinderwunsch 629
– Maldescensus testis 469
– Mastzellblock 632
– Mesterolon 630
– Pentoxifyllin 633
– primäre 168
– psychologische Interventionen, Effekte 640–641
– psychosoziale Beratung 638–640
– Psychotherapie 637–641
– relative 168
– sekundäre 168
– Stress 640
– Tamoxifen 632
– Testosteron 630
– Testosteron-Östradiol-Ratio 632
– Therapie 628–641
–– medikamentöse 628
– Varikozele 466
– Zinksalze 633
information bias 254
Inhibin B 399
– Hypogonadismus 174–175
– Referenzbereiche 398
– Seminalplasma 49
– Sertoli-Zell-Marker 216
Inhibin-B/FSH-Relation, Altershypogonadismus 216
Inhibine 15
Inositrol, Seminalplasma 48
Inseminationen, heterologe, Kryospermakonservierung 182
Insulin 30, 265
– Alterungsprozess 240
Insulin-ähnliche Wachstumsfaktoren s. IGF-1
Insulinresistenz
– Hypoandrogenämie 554
– Wachstumshormontherapie 613
Integration, Homosexualität 117
Intelligenz
– fluide/kristalline 227
– geschlechtsspezifische Unterschiede 346
– kristalline 227
– Y-/X-Chromosom 345
Interferon α, CML 524
Interleukine 15
– s.a. IL-...
Intermediate-prognosis-group, Hodentumoren 462
International-Germ-Cell-Cancer-Collaborative-Group (IGCCCG) 456
Intersexualität 110–111, **447**
intersexuelle Fehlbildungen, Hodentumoren 454
Intrauterinpessare/-spirale (IUP) 193–194
– hormonbeladene 193
– Pearl-Index 194
Invirase® (= Saquinavir) 485
Inzestschranke 98
Iodine Deficiency Diseases (IDD) 656
ionisierende strahlende Stoffe, Bronchialkarzinom 527
IPSS (International Prostatism Symptom Score), Beckenschmerzsyndrom 491
Irinotecan, Prostatakarzinom 514
Isoflavone 255–256, 619
– Naturprodukte 619
– Prostatakarzinom 277
– PSA-Werte 256
– Soja 277
isometrische Kontraktion 317
Isotretinoin-Einnahme, Laser-Skin-Resurfacing, Kontraindikationen 693
IUP (Intrauterinpessare) 193–194
IVF (In-vitro-Fertilisation) 628
– Kryospermakonservierung 182
Ixense® (= Apomorphin) 624

J

Jellinek-Klassifikation, Alkoholabusus 300
Jetlag, Melatonin 615
Jod 650, **656–657**
– Gehalt, intrathyreoidaler 657
– Hyperthyreose 657
– Mangel 656
– Schilddrüsenhormon 656
– Zufuhrempfehlungen bzw. Aufnahme 652
Jodsalz 656
Jodstoffwechsel, Schilddrüsenhormone 20
Jodthyronin-Deiodasen, Selen 659
Jodthyronin-Dejodasen, Selenoenzym 648
Jugendalter/Jugendliche
– Entwicklungsaufgaben 97
– HIV-Prävention 102–104
– homosexuelle Erfahrungen 105
– Kondombenutzung 103
– Kontrazeption 102–104
– Sexualverhalten 97
– sexuelle Aktivität 104
– Triebregungen 98
Juxtaglomerulärer Apparat 30

K

Kachexie, Bronchialkarzinom 528
Kämpfer-Identität 3
Kaletra® (= Lopinavir + Ritonavir) 485
Kallikrein, Infertilität 633
Kallikrein-Kinin-System 48
Kallmann-Syndrom
– Anosmie 438
– Hypogonadismus 176
Kalzium, Osteoporose 591
Kalziumaufnahme
– Knochenmasse 225
– verminderte, Knochenabbau, altersbedingter 226
Kalziumhomöostase, Vitamin D 645
Kanzerogene/-genese
– Bronchialkarzinom 527
– Rauchen 258
Kaposi-Sarkom 153, 543
– HIV-Infektion/AIDS 482, 484
kardiale Ischämie, sexuelle Aktivität 163
Kardiomyopathie
– Alkoholabusus 300
– Anabolika-Abusus 310
– Selenmangel 659
kardiovaskuläre Belastung
– Schmerzen 339
– sexuelle Betätigung 161
kardiovaskuläre Erkrankungen s. Herz-Kreislauf-Erkrankungen
kardiovaskuläre Fehlbildungen 189
kardiovaskuläre Todesfälle, Prostatakarzinom 556
kardiovaskuläres Risiko
– BMI 286
– erhöhtes 549
– Geschlecht, männliches 552–553
– Östrogene 611
– Wachstumshormon 612
kardiovaskuläres System s. Herz-Kreislauf-System
Karies 266
– Prävention 276
β-Karotin/Karotinoide s. β-Carotin/Carotinoide
Karotisendarteriektomie, Schlaganfall 570
Karpaltunnelsyndrom, Wachstumshormontherapie 613
Kartoffeln 268
Kaschin-Beck-Disease, Selenmangel 659
Kastanie, Wellness-Bad 335
Katalase 242, 248, 351
Katecholamine 265
– Varikozele testis 464
Katheterurin 387
Kaumuskel 681
Kaup-Index 316
Kavernosographie/-metrie
– erektile Dysfunktion 130
– pharmakodynamische (DICC) 386
Kehlkopfkarzinom 524, 533
Keimepithel
– Hoden 421
– Spermatogenese 40
Keimgeschlecht, männliches/weibliches 110
Keimzellen
– Bildung, Phasen 40
– Chromosomenanomalien 424
– Chromosomendiagnostik 425
Keimzellentumoren
– Klinefelter-Syndrom 445
– nichtseminomatöse 459–460
Keimzelltumoren, seminomatöse 461
Keloidnarben, Laser-Skin-Resurfacing, Kontraindikationen 693
Kephalin, Prostatasekret 47
Keratoakanthome 541
Keratose
– aktinische, Fruchtsäurehaltige Creme 696
– – Hautalterung 223
– – Laser-Skin-Resurfacing 693
– seborrhoische 540
– – Hautalterung 223
– – Laser-Skin-Resurfacing 692
Keshan-Disease, Selenmangel 659
17-Ketoreduktase, Testosteron-Biosynthese 56
KHK s. koronare Herzkrankheit
Ki 67, Kopf-Hals-Tumoren 534
Killerzellen, natürliche, Bläschendrüsensekret 46
Kinanthropometrie 313
Kinderlosigkeit
– temporäre 169
– ungewollte, psychische Probleme 637–638
Kinderwunsch
– HIV-Infektion 487
– Infertilität 629
– Motivation 170–171
– permanent ungewollter 169
– Realisierung 169
– unerfüllter 168–172
– – Umweltnoxen 171–172
Kinderzahl, ideale 83
Kindesalter
– sexueller Missbrauch von Schutzbefohlenen 143–144
– Varikozele 467
Kindheit, frühe 166
A-Klassifikation, Osteoporose 591
Klastogene, exogene 241
Klee, roter (Trifolium pratense), Naturprodukte 619
Kleinhirnschäden, Alkoholabusus 300
Kleinkind, Partialtriebe 140
klimakterische Empfindungen 88
Klimakterium, männliches 88
Klinefelter-Syndrom 108, 381, 439, **444–446**
– Androgenmangel 445
– Azoospermie 445
– Global-IQ 445
– Gynäkomastie 379, 445
– Hodenvolumen 445
– Hypogonadismus 176
– ICSI/TESE 445
– Keimzellentumoren 445

– Mammakarzinom 445
– Oligozoospermie 445
– Osteoporose 227
– Testosteron-Ersatztherapie 604
Klitorisreduktionsplastik, Virilisierung 111
Knochenabbau s. Osteoporose
Knochendichte
– Kognitionsleistung 352
– Messung, Osteoporose 428
– Testosteron 226
– Wachstumshormontherapie 612
Knochenentmineralisierung 250
Knochenmasse (KM) 321
– Entwicklung 225–226
– Kalziumaufnahme 225
– Östrogene 610
– Parathormon 226
– Stress, chronischer 247
Knochenmetastasen
– Bronchialkarzinom 528
– Osteoporose 227
Knochennekrosen, aseptische, Acne fulminans 595
Knochenschmerzen, Bronchialkarzinom 528
Knochenstoffwechsel
– Alter 225–227
– Östrogene 610
– Parameter, Osteoporose 429
– Schilddrüsenhormone 23
– Testosterontherapie 607
– Wachstumshormon 612
Knochenszintigramm, Prostatakarzinom 506
Knopflochbiopsie, Hoden 420
Körper und Sport 312–337
Körperbau 312
Körperbild 65–67
– Störungen 67
– Veränderungen, Tumorerkrankungen 157
körperdysmorphe Störungen, Anabolika-Abusus 309
Körperfett
– Anteil, Masse bzw. Verteilung 286
– Osteoporose 442
– Wachstumshormontherapie 612
Körpergewicht, Entwicklung in der Pubertät 59
Körperideal 267
körperliche Aktivität 68–70, 316
– Depressionen 352
– Eisenmangel 654
– fehlende, Knochenabbau, altersbedingter 226
– geistige Fitness 352
körperliche Beschwerden, Depressionen 573
körperliche Inaktivität 314
Körpermasse 612
– fettfreie (FFM) 321
– – Nährstoffbedarf 264
Körperpflege 368
Körperproportionen 312–316
– alternder Mann 89
– Untersuchung, klinische 379
Körperruhe, Parallelkreisläufe 322
Körpertemperatur, endogene Schädigung 242
Körperzusammensetzung
– Testosteronsubstitution 607
– Wachstumshormon 612
Kognition 341–355
Kognitionsleistung, Knochendichte 352
kognitive Arbeitsgeschwindigkeit 228
kognitive Funktionen
– B-Vitamine 645
– Diagnostik 231–232
– Förderung 233–234
– Testosteron 230, 443
kognitive Leistungsfähigkeit 347–350
kognitive Störungen 229
– affektive 230
– Alter 227–235
– alternder Mann 89
– Analyse 234
– Demenz 228
– Krankheitsbewältigung 233
– minimale 229–231
– – Therapie 233–235
– Testbatterie zur Erfassung 232
kognitives Training, Verhaltensanalyse 234
Kohabitarche 101–102
Kohlenhydrate 266
Kohlenhydratstoffwechsel, Schilddrüsenhormone 23
Kohlenwasserstoffe
– polyzyklische, Alterungsprozess 241
– – Bronchialkarzinom 527
– trizyklische, Kopf-Hals-Tumoren 534
Kohortenstudien 254
Koitus-Erfahrung 101
Kokain 300
– Nebenhodenfunktionsstörung 179
Kolchizin, Nebenhodenfunktionsstörung 179
Kollagengehalt, Hautalterung 372
Kollagen-Injektionen
– Glabellafalte 684
– Hautalterung 13
Kollapsneigung, Liposuktion 690
Kolonkarzinom/kolorektale Tumoren 275
– Gemüse 282
– Impotenz, postoperative 157
– Selenmangel 662
– Vitamin E 257
Koloskopie 525
komparative genomische Hybridisierung (CGH), Lymphome 523
Kompensation, Optimierung, selektive 92
Kondom 195
– Anwendung 103
– Anwendungshäufigkeit 191
– HIV-Infektion 153
– Nicht-Benutzung 104
Kondombenutzung, Jugendliche 103
Kondylome 149
Konfliktlösungsstrategien, Sucht 307
Konflikttrinker 300

kongenitale bilaterale Aplasie der Vasa derentia (CBAVD) 382, 424
Konstitutionsformen nach Kretschmer 314
Konstitutionsforschung 313
Konsummuster, Sucht 295
Kontrazeption 104, 192, 197
– hormonale, Androgene 198–199
–– Depot-Medroxyprogesteronazetat (DMPA) 201
–– bei der Frau 192–193
–– Gestagene 198
–– GnRH-Antagonisten 198–199
–– beim Mann 197–198
–– Testosteron 198
–– Thrombose- und Embolierisiken 193
– Jugendliche 102–104
– nichthormonelle 199
– operative Verfahren 200–208
Kontrollspermiogramm, Vasektomie 205
Kontrollverlust, Sucht 302
Kontrollverlusttrinker 300–301
Konzentrationsstörungen 229–231
– Depressionen 573
– Rollenerwartungen, scheiternde 295
konzentrische Kontraktion 317
Koordination 342
Kopf, Spermatozoon 45
Kopf-Hals-Tumoren 533–538
– AHH (Acrylhydrokarbonhydroxylase) 534
– Alkohol 534
– Behandlungsmodalitäten 535–538
– Brachytherapie, interstitielle/intrakavitäre 537
– Diagnostik 535
– Exposition, berufliche 534
– genetische Risiken 534
– Heiserkeit 535
– Kohlenwasserstoffe, trizyklische 534
– Lymphknotenausräumungen, radikale 536
– Mehrfachkarzinome 538
– operative Verfahren 536
– Panendoskopie 535
– Radiochemotherapie, simultane 537
– Sentinel-Lymphknoten 537
– Strahlentherapie 537
–– perkutane 537
– Symptome 535
– Tabakrauch 534
– Tumornachsorge 538
Kopfhaut-Endotheliome, multizentrische 544
Kopfnote, Düfte für den Mann 371
Kopfschmerzen 338
– koitale 160
koronare Herzkrankheit (KHK) **274**
– alterskorrigiertes 551
– Ausgangssituation, hormonelle 553–555
– Behinderung im Alltag 559–560
– Belastungs-EKG 162
– CETP-Gen 243
– DHEA(-S) 554
– Diagnostik, Männer vs. Frauen 559
– erektile Dysfunktion 161–162
– Ernährungsverhalten 273
– Geographie 552
–– Geschlechterunterschiede 551
– HDL/LDL 552, 554
– Herztod, plötzlicher 550
– Hypertonie 552
– körperliche Inaktivität 314
– Lebensweise, ungesunde 553
– Mortalitätsrisiko 549–553, 559–560
–– Diabetes mellitus 550, 552
–– Geographie 551
–– Normotonie 552
– Phytohormone 620
– Pille, Kontraindikation 193
– Plasmalipide 554
– Sildenafil-Citrat 622
– Sojaprotein 277
– Symptomatik, geschlechtsabhängige 559
– Testosteron 554
– Therapieunterschiede, geschlechtsbezogene 558–559
– Vitamin C 642
Koronarsyndrom, akutes 558
– Bypass-OP 559
– PCI 559
– PTCA 559
Kortikosteroide, Spermatozoenantikörper 631
Kortison 265
– Bestimmung 400
– Rückenschmerzen 590
Kosmetik 367–375
Krähenfüße, Botulinumtoxin-A-Injektion 683–684
Krätzemilbe (Sarcoptes scabiei) 366
Kräuter 269
Kräutertee, ungesüßter 269
Kraft 342
Kraftpotenzial, Muskulatur 316
Krafttraining, Pflegeheimbewohner 69
Kraftverlust, Alter 218
kranke Menschen, Mikronährstoffe 650
Krankheitsbewältigung, kognitive Einbußen 233
Krankheitsmerkmale/-zeichen
– Compliance 293
– Umgang 290–291
Krebserkrankungen
– im Alter 242
– Phase-I-Enzyme 248
– Phase-II-Enzyme 248
– ROS 242
– Vorsorgeuntersuchungen 212–215
Krebsprophylaxe 276
– Anti-Aging-Programme 253–260
– diätetische 253–254
– Ernährungsbestandteile 254–258
– Fette 255
– Life-Style 258
– Lycopin 255

– männerspezifische 253
– Medikamente 258–259
– Phytoöstrogene 255–258
– Prostatakarzinom 253
– Selen 258
– Vitamine 256
Kreislaufdysregulation, Liposuktion 690
kriminelles Verhalten 67
Kristallisationsphänomen, Speichel / Vaginalschleim 195
Kryokonservierung, Hodengewebe 420
Kryoprotektiva 182
– Glyzerin 181
Kryosperma
– Erregerübertragung 183
– Gefrier- / Auftauvorgang, Schädigungen 183
– Konservierung 181–182
– – Qualitätsanforderungen 184
– Lagerung 182
– Schwangerschaftsraten 184
– Tumorpatienten 184
Kryptokokkose, HIV-Infektion / AIDS 482
Kryptorchismus 108–109, 379, 381
– im Erwachsenenalter, Hodenbiopsie 419
Kryptosporidiose, HIV-Infektion / AIDS 482
Kryptozoospermie
– Akupunktur 636
– Hodenbiopsie 419
– Hodentemperatur 37
– persistierende, Vasektomie 205
Kühlgerät, tragbares, Skrotalkühlung 635
Kürbiskerne (Cucurbita pepo L), Naturprodukte 619
Kunstfaser, Bronchialkarzinom 527
Kupfer 655–656
– Intoxikation 656
– Mangel 656
– Zufuhrempfehlungen bzw. Aufnahme 652
Kupferkrankheiten, genetisch bedingte 656
Kurzzeitgedächtnis 351

L

Labordiagnostik
– Bronchialkarzinom 530
– endokrinologische 397–400
– immunologische 404–407
Lachfalten, Botulinumtoxin-A-Injektion 683–684
Lactatdehydrogenase (LDH) 403
– Hodentumoren 458
Lactoferrin, Bläschendrüsensekret 46
Längenwachstum, Pubertät 59
Lageorientierung 356–358
– Fixierung, übermäßige 360–363
– retrospektive 359
Lambert-Eaton-Syndrom, Bronchialkarzinom 528
Laminopathie, Progerie, juvenile 241
Lamivudin, HIV-Infektion 154
Lanugohaar 63
Lappen, gestielte, Penisaugmentation 678
Larynxkarzinom 533–538
Laser-Peel-Verfahren 685
Laser-Skin-Resurfacing 691–696
– Aufklärung 694
– Ciprofloxacin 694
– Herpes-simplex-Infektion / -Prophylaxe 694
– Indikationen 692
– Keratosen, aktinische 693
– Operationstechnik 694–695
– Re-Epithelisierung 695
– Tight-Phase 695
– Untersuchung, präoperative 694
– Verband 695–696
– Vitamin-A-Säure-haltige Cremes 694
– Vorbehandlung 694
Latenzphase, Erektion 52
Lateralisierung, Gehirn 346–347
Latex-Allergie, Kondome 367
Lauftraining 69
Lavendel, Wellness-Bad 335
LBM (Lean Body Mass) 612
LCAT, Östrogene 285
LDL-Cholesterin
– Anabolika-Abusus 310
– Hypoandrogenämie 554
– KHK 554
– KHK-Mortalitätsrisiko 552
– Östrogene 285
LDL- / HDL-Cholesterin-Quotient 285
LDR-Brachytherapie, Prostatakarzinom 510–511
LEA-Implantat ® 195
Lean Body Mass (LBM) 612
Lebenserwartung 68
– CETP-Gen 243
– Frauen / Männer 244
– mittlere 272
Lebensformen 82–83
Lebensgemeinschaften 82
Lebensgestaltung, Tumorerkankungen 521–522
Lebensmittel
– Folsäurenanreicherung 277
– funktionelle 15
– Inhaltsstoffe 276
– konventionell erzeugte 268
– ökologisch erzeugte, Spermienkonzentration 268
– potenzsteigernde 265
– Verzehr 263
Lebensqualität, Schlaganfall 568
Lebensweise, Umstellung 213
Lebenszufriedenheit 90, 238
– Alter 237–239
Leberstoffwechselstörungen, Pille, Kontraindikation 193
Leberzirrhose 265
– Aldosteronexzess 31
– Alkoholabusus 300
– Transkortin 28
Leere, innere, Ausfüllen, Perversion 141
Leistenhoden 109

Leistungsfähigkeit
- Berufsleben 80–81
- individuelle, Wohlbefinden 335
- kardiorespiratorische/ -zirkulatorische 314, 331
- körperliche 331–332
- – Bestimmung 331
- – Wachstumshormontherapie 612
- kognitive 347–350
- metabolische 314, 331
- rhetorische 347–350
Leistungsprobleme, Nikotinkonsum 296
Leistungsverweigerung, Rollenerwartungen, scheiternde 295
Leitungswasser-Iontophorese Hyperhidrose 371
Lektinrezeptoren, Spermatozoen 177
Lentigines
- aktinische, Hautalterung 223
- Laser-Skin-Resurfacing 692–693
- solares 542
- – Hautalterung 223
Lentigo-maligna-Melanom (LMM) 542
Lepra, Zink 655
leptosomer, ektomorpher Typ 314
Leptotän 41
Lernfähigkeit, Eisenmangel 654
Lernschwierigkeiten 229
Lesch-Nyhan-Syndrom, Punktmutationen 188
Leser-Trelat-Syndrom 540
Leucemia-Inhibiting Factor (LIF) 15
Leukämie
- akute, lymphoblastische (ALL) 189
- chronisch-myeloische (CML) 524
Leukenzephalopathie, progressive, multifokale, HIV-Infektion 484
Leukotriene 33
Leukozyten
- Ejakulat 410, 413
- Prostatitis 489
- Seminalplasma 633
Leukozyturie, Prostatitis 489
Levitra® (= Vardenafil) 623
Lewy-Demenz 229
Leydig-Zellen 7
- alternde 217
- Altershypogonadismus 216
- Cholesterin 15
- FSH 14
- Funktion im Alter 217
- Hoden 32
- Hypoplasie 108
- LH 14
- Macrophage-Migration-Inhibitory-Factory (MIF) 34
- Steroidbiosynthese 16
- TGF-β 34
- T-Lymphozyten 34
- TNF-α 34
Leydig-Zell-Insuffizienz
- Altershypogonadismus 217–218
- Gynäkomastie 546
- Hypogonadismus 173
LH (luteinisierendes Hormon) 13–14, **397**, 604
- Altershypogonadismus 216
- Altersveränderungen 60
- Hypogonadismus 175
- Kindheit, frühe 166
- Konzentration im Alter 122, 441
- Leydig-Zellen 14
- Präpubertät 166
- Pulse, Messung 398
- Referenzbereiche 398
- Spermatogenese 197
- Steroidhormone, Sekretion 166
LH-Rezeptordefekt 605
LH-Rezeptoren 14
LHRH (Luteinisierendes-Hormon-Releasing-Hormon), Maldescensus testis 470
LHRH-Analoga
- Kontrazeption beim Mann 200
- Nebenwirkungen 512
- Prostatakarzinom 511–512
LHRH-Vakzine, Kontrazeption beim Mann 200
Libidoverlust 88, 122
- Alter 122
- Anabolika-Abusus 310
- Testosteronmangel 605
Lichen sclerosus et atrophicus, Hautalterung 223
Lidocain, Liposuktion 690
LIF (Leucemia-Inhibiting Factor) 15
life events, Sucht 305
Life-Style
- Alterungsprozess 243
- Krebsprophylaxe 258
Life-Style-Medikamente
- Anabolika 309
- Verjüngungstherapie 667
Life-Table-Analyse, Empfängnisverhütung 191
Ligamentum suspensorium, Durchtrennung, Penisaugmentation 677
Ligase-Kettenreaktion (LCR) 390
Ligaturtechnik, Vasektomie 203
Lignane 255, 619
limbische Schleife, Cortex 344
Lipektomie, suprapubische, Penisaugmentation 677
Lipidbilayer, Cholesterin 243
Lipidgehalt, Spermatozoen 177
Lipidkomposition, Spermatozoen 178
Lipidperoxidation, Spermatozoen 413
Lipidprofil, atherogenes 285
Lipidstoffwechsel
- Androgene 19
- Testosteron 442–443
Lipocortin 1, Glukokortikoide 28
Lipomastie 545, 687
Lipomatose, Speicheldrüsen 534
Lipoprotein (a) 285
- kardiovaskuläre Erkrankungen 275
Lipoproteine 284

Lipoprotein-Lipase-Aktivität, ST-Fasern 317
Liposuktion 686–691
– Betäubung 687
– Indikationen 686
– Komplikationen/ Nebenwirkungen 690
– office procedure 687
– postoperativer Verlauf 688–689
– Tumeszenz-Lokalanästhesie 687
Lippen, Plattenepithelkarzinom 524
Lithium, Zufuhrempfehlungen bzw. Aufnahme 653
Littre-Drüsen 47
LMM (Lentigo-maligna-Melanom) 542
Lobektomie, Bronchialkarzinom, nicht-kleinzelliges 532
Lokalanästhetika, Dopingmittel, verbotene 328
Longitudinal Study of Aging 68
love handles 686
Low-Risk-NSGCT-Patienten, Hodentumoren 459–460
LSD 300
Lues
– Demenz 229
– Erreger/Therapie 365
– FTA-Test 153
Lugano-Klassifikation, Hodentumoren 155–156
Lungenembolie
– Androgenabusus 555
– Liposuktion 690
– Östrogene 611
Lungentumoren
– β-Carotin 278
– Lutein 278
– Lycopin 278
– Selen 649
– α-Tocopherol 278
– Zeaxanthin 278
Lust(empfinden) 75–77
– genital-sexuelle 77
Lutein, Lungentumoren 278
luteinisierendes Hormon s. LH
Luteinisierendes-Hormon-Releasing-Hormon s. LHRH
LUTS-Aktivität 123
Lycopin
– Hautalterung 13
– Krebsprophylaxe 255
– Prostatakarzinom 255, 276
– Tomaten 276
Lymphadenektomie
– radikale, Kopf-Hals-Tumoren 536
– retroperitoneale 8
– – Hodentumoren 460
– – nervschonende (NS-RLA) 460
Lymphödem, Zirkumzision 673
lymphoepitheliale Karzinome, Nasenrachen 534
Lymphogranuloma venerum, Erreger/Therapie 365
Lymphome, maligne 522–524
– Epstein-Barr-Virus 523
– HIV-Infektion 484
– kleinzellige, villöse, lymphozytische (SCLVL) 523
– kutane 544
– Mucosa-assoziierte 523
– Viren-assoziierte 523
Lymphozyten
– Chromosomendiagnostik 424–425
– Hoden 32
Lymphozytome 544
Lysozym, Prostatasekret 47

M

Mac Arthur Study of Successful Aging 68
Macrophage-Migration-Inhibitory-Factor (MIF) 15
– Leydig-Zellen 34
Macula densa 30
Macula-Degeneration, oxidative Mechanismen 642
Männer
– aus der Sicht des Endokrinologen 430–431
– Gesundheitsfragebogen 431–433
– Lebenserwartung 244
– neue 85
Männerarzt, Auftrag 3
Männergewalt 85
Männerhaut 368–369
Männerkindbett 84
Männerkondom 195
männerspezifischer Fragebogen, Erstgespräch 431
Männersprechstunde 430–435
– Basisdiagnostik 434
– Beratung, konzeptionelle 434
– Compliance-Förderung 434–435
– Diagnostik 431–434
– Erstgespräch 431
– Kontrollmechanismen 434–435
– Therapievorschläge 434
– Untersuchung 431–434
männertypische Erkrankungen
– Molekulargenetik 599
– – Informationsquellen 601
männliche Lebensweise, Tumoren 524–525
männliche Rolle 85
– Gefährlichkeit 306
Männlichkeit
– Begriff, alter 85
– Demonstration, Perversion 141
– hypertrophe 86
– Muster, typisches 295
– neue 86
– Sucht 299–308
– Zigarettenwerbung 296
Magnetresonanztomographie (MRT) 383, 386
– funktionelle (fMRT) 342
Makroangiopathie, Schlaganfall 564
Makrolide
– Acne fulminans 596
– Nebenhodenfunktionsstörung 179
Makrophagen, Hoden 32
Makuladegeneration, ROS 242
Maldescensus testis 468–471
– chirurgische Therapie 471

– Choriongonadotropin 470
– Epidemiologie 468–469
– Folgen 469–470
– GnRH-Präparate 470
– Gonadotropin-Releasing-Hormone (GnRH) 470
– Hoden, nicht tastbarer 471
– – Positionierung 470
– Hodenatrophie 469
– Hodentumoren 454, 469
– Hormontherapie 470–471
– Hypogonadismus 176
– Infertilität 469
– Klassifikation 469
– Luteinisierendes-Hormon-Releasing-Hormon (LHRH) 470
– Malignomrisiko 469
– Orchidopexie 471
Malignomrisiko, Maldescensus testis 469
Mammakarzinom 379, 545–549
– genetische Belastung 548
– histologische Abklärung 548
– Klinefelter-Syndrom 445
– Mastektomie, radikale 549
– Östrogen-Testosteron-Ratio 546
– Pille, Kontraindikation 193
– Sentinel-Lymphknoten-Biopsie 549
– Testosteronsubstitution 609
– Ursachen 546
Mandelkern (Amygdala) 350
Mangan **656**
– Bedarf 656
– Mangel 656
– Zufuhrempfehlungen bzw. Aufnahme 652
Mangelernährung 266
Mann
– alte vs. neue Rolle 2
– alternder 89–93
– neuer, Merkmale 2–3
– – Rollenumsetzung, Reibungsfaktoren 3–4
– Rollenerwartung 1–2
– im Sport 342
Mann-zu-Frau-Transformation
– Genitaltransformation 113–114
– operative Techniken 113
Mann-zu-Frau-Transsexuelle 112
– Östrogene 610
Manschettenresektion, Bronchialkarzinom, nicht-kleinzelliges 532
Marfan-Syndrom, Punktmutationen 188
Marionettenfalten, Botulinumtoxin-A-Injektion 684
MAR-Test, Spermatozoen-Antikörper 405
Maskierungsmittel, Dopingmittel, verbotene 327
maskuline Imperative 305–306
Massachusetts Male Aging Study (MMAS) 122, 136, 440, 554, 574
Mastektomie, radikale, Mammakarzinom 549
Masturbation 99–100, 119–121
– Definition 119
– Formen 120–121
– Funktionsdeutung 119
– Häufigkeit 119–120
– Phantasien 100, 102
– präpuberale 120
– Training 120
Mastzellblock, Fertilitätsstörungen/Infertilität 632
Mastzellen, Hoden 32
mathematische Schlussfolgerungen 348
Maturation, sexuelle 166–168
Maximalkrafttraining 320
MDMA 300
Mediastinoskopie, Bronchialkarzinom 530
Medikamente
– Krebsprophylaxe 258–259
– Nebenhodenfunktionsstörung 178–179
– sexuelle Störungen 138
Medikamentenabusus/-missbrauch 306
– Breiten-/Freizeitsport 309
– Männergewalt 86
mediterrane Ernährung 279–280
Medroxyprogesteron 193
Medroxyprogesteronacetat, Kontrazeption 198
Megadosen, chemische 259–260
Megalotestis 379
Megalourethra, Zirkumzision, Kontraindikationen 672
Megavitamintherapie 668
Meigh-Syndrom 351
Meiose 41
Melanom, malignes 524, 542
Melatonin 604, **614–615**
– im Alter 222
– Hautalterung 224
– Jetlag 615
– Schlafstörungen 615
Memantin, kognitive Funktionsstörungen 233
Membranintegrität 413–414
Membranoxidationsprodukte 248
MEN (multiple endokrine Neoplasie), Typ II, Punktmutationen 188
Menarche 96
Menke-Syndrom 656
Merkelzellkarzinome 542–543
Merkschwäche, leichte 231
MESA (mikrochirurgische epididymale Spermienaspiration) 475
– Hodenbiopsie 419
Meskalin 300
Messplatzsysteme, Anti-Aging-Programme 251
Mesterolon 310
– Infertilität 630
Metabolic Equivalent of the Task (MET) 161
metabolisches Syndrom, CETP-Gen 243
Metallothionein, Alzheimer-Patienten 647
Metandienon 310
Metaphase-Chromosomen 424
– Karyotypisierung 425
Metastasierung, Hodentumoren 454, 459
Methämoglobinbildung
– Liposuktion 690

– Prilocain 690
Methenolon 310
Methionin, Erektion 54
Methylcyanoacrylat, Samenleiterschluss 201
Methyletrahydrofolatreduktase (MTHFR), Mangel 249
Methylprednisolon
– Acne fulminans 596
– Infertilität, immunologische 631
methylselenige Säure 662
Methyltestosteron 310
Methyltetrafolatdehydrogenase 249
5-Methyl-Tetrahydrofolsäure 644
Methyselenol 258
Metophym 597
MHC-Molekül 33
– Hoden 34
midlife transition 67
Midlife-Crisis 88–89
– Sexualität 88
MIF (Macrophage-Migration-Inhibitory Factor) 15
– Leydig-Zellen 34
mikrobiologische Untersuchungen 389
mikrochirurgische epididymale Spermienaspiration (MESA) 475
– Hodenbiopsie 419
Mikrodeletionen 424
– maternale 189
Mikrolithiasis, testikuläre 384
Mikronährstoffe 641–651
– Substitution 649–650
Mikropenis 448–449
β-Mikroseminoprotein, Prostatasekret 47
Mikrowellen-Thermotherapie, transurethrale, Prostatahyperplasie, benigne 500–501
Miktionsbeschwerden
– Erreger 366
– Prostatahyperplasie, benigne 495
Miktionsstörungen, erektile Dysfunktion 129
Milch-Erzeugnisse/-Produkte 269
– Tumorerkrankungen 274
mimische Falten 680
mimische Muskulatur 680–681
Minderwuchs, Hypogonadismus 176
Mineralienmangel, Alterungsprozess 250
Mineralokortikoide 29–31
– Typ-1-Rezeptoren 29
– Zielorgane 30
Mineralstoffe 266
Minocyclin, Acne, conglobata 597
Minoxidil-Lösung, Alopezie, androgenetische 592
Mirena® (= Levonorgestrel-IUP) 193
Mischkost 266
Missbrauch 140
Misserfolg, Nikotinkonsum 296
Misshandlungen 85–87
MIT (Monojodthyrosin) 21
Mitoxanthron, Prostatakarzinom 514
Mittelstrahlurin 387
Mittelstück, Spermatozoon 45
MMAS (Massachusetts Male Aging Study) 122, 136, 440
MMST (Mini Mental State Test) 231
Molekulargenetik 599
– mannertypische Erkrankungen 599
– Nutzwert, klinischer 601
molekulargenetische Diagnostik 423–428
– AZF-Locus in Yq11 425–426
– CFTR-Gen 426–427
Molluscum-contagiosum-Virus 365
Molybdän 657
– Zufuhrempfehlungen bzw. Aufnahme 652
Monoamin-Oxydase B 351
Monojodthyrosin (MIT) 21
Moratoriums-Phase, Schwangerschaftserleben 84
Morbidität/Mortalität 272, 517–601
– länderspezifische Unterschiede 272–273
– Übergewicht 286
Morbus
– Scheuermann, Rückenschmerzen 589
– Übergewicht 286
Motilität, Spermatozoen 412–413
motorische Schleife, Cortex 344
Moyen-Instrumente, Zirkumzision 673
MRT s. Magnetresonanztomographie
MTHFR (Methyltetrahydrofolatreduktase), Mangel 249
Mucosa-assoziiertes Lymphom (MALT) 523
Müdigkeit
– Depressionen 573
– Eisenmangel 654
Müller-Gänge 56, 110
Müllerian-Inhibiting-Substance (MIS), Hodenentwicklung 56
multiple Sklerose, Ejaculatio praecox 137
Mundhöhlentumoren, operative Verfahren 536
Mundsoor, HIV-Infektion/AIDS 482
Mundwinkel, hängende, Botulinumtoxin-A-Injektion 684
Mundwinkelrhagaden, Eisenmangel 654
MUSE® (= Prostaglandin E_1) 625
Muskelarbeit, Parallelkreisläufe 322
Muskelatrophie, X-chromosomal vererbte, spinobulbäre Typ Kennedy 601
Muskelaufbau 321
Muskel-Dysmorphie, Anabolika-Abusus 309
Muskelfasern
– langsame/schnelle 317
– Verteilung 318
Muskelindex 321

Muskelkraft 316–321
- Anabolika-Abusus 308
- Biomechanik 318
- DHEA 614
- dynamische 319
- maximale 319
- Newton (N) 318
- sportliche Aktivitäten 316
- statische 319
Muskelmasse (MM) 321–323
- Anabolika-Abusus 308
- Berechnung 321
- Verminderung im Alter 218
- Wachstumshormontherapie 612
Muskelquerschnitt, Kraft, statische 320
Muskelsteife, Wachstumshormontherapie 613
Muskeltraining 316, 319–320
- Herzkreislaufsystem 321
- Herzzeitvolumen 321
Muskulatur
- Kontraktionsformen 317–318
- Kraftpotenzial 316
- Osteoporose 442
- Schilddrüsenhormone 23
Mutationen 599
Myasthenia gravis, SBAS 584
Mycobacterium-avium-Komplex, HIV-Infektion / AIDS 482
Mycobacterium spp, Standortflora 389
Mycobacterium tuberculosis
- Diagnostik 391
- Prostatitis 489
Mycoplasma
- fermentans 392
- genitalium 365, 392
-- Prostatitis 489
-- Urethritis 476–477
- hominis 392
-- Kryosperma 183
-- Urethritis 477
- Standortflora 389
Mycosis fungoides 544
Myelom, multiples 227
- Osteoporose 227
Myoglobin, Eisen 653
Myokard, Schilddrüsenhormone 23
Myokardinfarkt 92
- Androgenabusus 555
- Begleiterkrankungen 557
- B-Vitamine 645
- Bypass-OP 556
- Häufigkeit 550
- Hypertonie 556
- Interventionen, therapeutische 557
- körperliche Inaktivität 314
- Mortalität 556–557
- Prognose 556–558
- PTCA 556
- Sekundärprophylaxe, Östrogene 611
- Serum-Ferritin-Konzentrationen 282
- sexuelle Aktivität 160–163
- Sildenafil 622
Myosin-Light-Chain-Kinase, Erektion 54
Myositis ossificans, Punktmutationen **188**
myotonische Dystrophie Curschmann-Steinert 108

N

N-Acetyl-Neuraminsäure, Seminalplasma 48
Nachsorge
- Hodentumoren 462–463
- Kopf-Hals-Tumoren 538
- Vasektomie 204
NAD (Nicotinamid-adenin-dinucleotid) 644
Nadelbiopsieverfahren, perthorakales, Bronchialkarzinom 530
NADP (Nicotinamid-adenin-dinucleotid-phosphat) 644
Nährstoffbedarf, Körpermasse, fettfreie 264
Nährstoffe, Gesamtverzehr 264
Nährstoffzufuhr 263–265
- D-A-CH-Referenzwerte 271
- Vitamine 271
Naevobasaliom-Syndrom 541
Nävuszellnävi 542
Nahrungsergänzungsmittel 275
Nahrungsinhaltsstoffe 264
Nahrungsmittelüberschuss 273
Nalbuphin, analgetische Wirkung 340
Nandrolon 310
Narben, Laser-Skin-Resurfacing 692
Narkotika, Dopingmittel, verbotene 327
Nasenrachenkarzinome, lymphoepitheliale 534
Nasenschleimtumoren 524
Nasentumoren 535
Nassrasur 371
National Organization
- of Cirkumcision Information Resource Centers (NOCIRC) 674
- to Halt the Abuse and Routine Mutilation of Males (NOHARMM) 674
Natrium-Jodid-Symporter (NIS) 20
Natrium-Kalium-ATPase 29
NAT-Transferase 248
Natural-Killer-(NK-)Zellen, Hoden 32
Naturprodukte, Prostatabeschwerden 619
Nebenhoden 8
- Ausreifung 177
- Blutgefäße 8
- Druckaufbau, Vasektomie 207
- Fehlbildungen 474–475
- Krankheiten 472–475
- Spermatozoenreifung 177–178
- Tumoren 475
Nebenhodenfunktionsstörung
- Androgene 180
- Ejakulate, sequenzielle 180
- Entzündung 178
- Epididymostomie 179
- Hormonstörungen 178
- Medikamente 178–179
- Nekrozoospermie 180

– Refertilisierungsoperationen 179
– skrotale Temperatur, erhöhte 179
– Stress 179
– Ursachen 178–180
– Vasovasostomie 179
Nebenhodenmarkerenzym, α-Glukosidase 180
Nebennierengewebe
– Androgene 31
– Zonierung, funktionale 26
Nebenniereninsuffizienz
– DHEA 614
– Hypogonadismus 176
Nebennierenmark 26
Nebennierenrinde 26–31
– Anatomie 26
– Insuffizienz 29
– Steroidsynthese/Hormone 26, 400
Neigungshomosexualität 105
Neisseria
– gonorrhoeae 183, 365
– – Diagnostik 391
– – Epididymitis 473
– – Infektionen 151
– – Kryosperma 183
– Standortflora 389
– Urethritis 477
Nekrozoospermie
– Hodenbiopsie 419
– Nebenhodenfunktionsstörung 180
Nelfinavir, HIV-Infektion 154
Neodym-YAG-Laser, Condylomata acuminata 150
Neoklitoris/-vagina, Mann-zu-Frau-Transsexuelle 113
neokortikale Systeme 357
Neopenis, Frau-zu-Mann-Transsexuelle 115
nephrotisches Syndrom, Aldosteronexzess 31
Nerve Growth Factor (NGF) 15
Nervensystem, autonomes, Hippocampus 357
Nerventumoren, periphere 543
Nervenwurzelkompression, Rückenschmerzen 589
Nervschonende retroperitoneale Lymphadenektomie (NS-RLA) 460
Neugeborenen-Gynäkomastie 546
neurodegenerative Erkrankungen 351
– Alter 242
Neurodermitis, Complianceraten 292
neuroendokrine Karzinome 542–543
Neurofibromatose/-fibrome
– Mikrodeletionen 189
– Punktmutationen 188
– Recklinghausen 543
Neuroleptika 350
neurologische Erkrankungen
– erektile Dysfunktion 129
– sexuelle Störungen 138
neurologische Zwischenfälle, sexuelle Betätigung 160
Neurome 543
Neuromodulator, Zink 647
neuromuskuläres System 317
Neuropathie, sensomotorische, Bronchialkarzinom 528
Neuropeptid Y, Erektion 54
neuropsychologische Defizite, Depression 230
Neurotizismus 362
Neurotransmission
– periphere, Erektion 53
– zentrale, Erektion 52
Nevirapin, HIV-Infektion 154
Newton (N), Muskelkraft 318
NF-κ-B, Selen 661
NFP (natürliche Familienplanung) 194
NGF (Nerve Growth Factor) 15
Niacin 264, **643–644**, 645
– Zufuhr, tägliche 271
– – empfohlene 644
Nicergolin, Demenz 233
Nicht-Hämeisen, Absorption 282
Nicht-klassifizierbare Melanome (UCM) 542
Nicht-Koitus-Erfahrene, Verhütung 104
Nicht-Melanom-Hautkrebs, Selenomethionin-haltige Hefe 662
Nicht-Nukleosidische Reverse-Transkriptase-Inhibitoren (NNRTI), HIV-Infektion 484
Nichtopioide, Reaktion 340
Nicht-Seminome 460
Nicht-Vollkornprodukte 268
Nickel 657
– Bronchialkarzinom 527
– Zufuhrempfehlungen bzw. Aufnahme 652
Niedrig-T_3-Syndrom 23
Nieren, polyzystische, Punktmutationen **188**
Nierenerkrankungen, sexuelle Störungen 138
Nierenfunktion, Alterungsprozess 251
NIH-CPSI (National Institutes of Health-Chronic Prostatitis Symptom Index) 488
– Beckenschmerzsyndrom 491
NIH-Klassifikation, Prostatitis 488
Nikotinabusus/-konsum 68, 92, 295, 300
– altersbedingter 226
– Benzo[a]pyren 298
– Bronchialkarzinom 528
– erektile Dysfunktion 128
– Fertilität, männliche 296–298
– Gewichtskontrolle 296
– Kanzerogenese 258
– Knochenabbau 226
– Kopf-Hals-Tumoren 534
– Männlichkeitsbeweis 296
– Osteoporose 227
– Rollenerwartungen, scheiternde 295
– Schlaganfall 565
– subfertile Patienten 298
NIS (Natrium-Jodid-Symporter) 20
Nitritoxidsynthase, endotheliale (e-NOS) 249
N-Lost, Prostatakarzinom 514
NM (primär moduläres Melanom) 542

NMDA (N-Methyl-O-Aspartat) 31
NMDA-Rezeptoren 339
– DHEA 614
NNRTI (nicht-nukleosidischer Reverse-Transkriptase-Inhibitor), HIV-Infektion 480
NOCIRC (National Organization of Cirkumcision Information Resource Centers) 674
Nötigung, sexuelle
– Kriminalstatistik 144
– Todesfolge 143
NOHARMM (National Organization to Halt the Abuse and Routine Mutilation of Males) 674
Non-Compliance 292
Non-Hodgin-Lymphome, HIV-Infektion/AIDS 482
non-seminomatous germ cell tumors (NSGCT) 454
nonsteroidal-anti-inflammatory drugs (NSAID) 340
Nootropika, Demenz 233
Noradrenalin 265
– Orgasmus 71
Nordamerikanische Palme (Serenoa repens), Naturprodukte 619
Norepinephrin, Erektion 53
Normotonie, KHK-Mortalitätsrisiko 552
Norvir™ (= Ritonavir) 485
No-scalpel-Vasectomy 202
nozizeptive Reize, Hormone, gonadale 339
nozizeptives System, Modulation 339–340
NRTI (nukleosidischer Reverse-Transkriptase-Inhibitor), HIV-Infektion 480, 484
NSAID (nonsteroidal-anti-inflammatory drugs) 340
NSGCT (non-seminomatous germ cell tumors) 454
NS-RLA (nervschonende retroperitoneale Lymphadenektomie), Hodentumoren 460
Nucleus paraventricularis 52
Nüsse 269
Nuklein-Säure-Amplifikationsverfahren (PCR, LCR) 390–391
Nukleosidanaloga, HIV-Infektion 154
Nykturie, Prostatahyperplasie, benigne (BPH) 495

O

OAT-Syndrom 424
Objektbeziehungen/-repräsentanz, Suchtentstehung 302
Objektlibido 98
Obst 268
– Carotinoide 276
Odds Radio (OR) 254
Ödeme
– Liposuktion 690
– Wachstumshormontherapie 613
ödipale Wünsche 98
Ödipus-Komplex 77
Ölfrüchte/-samen 269
Ösophagusersatzsprache 536
Ösophaguskarzinom, Selen 649
Östradiol 17, 31, 604, 610
– Frakturen, vertebrale 611
– Hautbarriere 368
– Prostatakarzinom 514
– Seminalplasma 49
– Serumkonzentration, DHEA 613
Östrogene 23, 285, 604, **610–611**
– Apolipoproteine 285
– Gehirn 345
– Gynäkomastie 546
– Hautalterung 224
– Herzinfarkt 611
– Hormonstoffwechsel 249
– kardiovaskuläres Risiko 611
– Knochenmasse/-stoffwechsel 610
– Kontrazeptiva, orale 192
– LCAT 285
– LDL-Cholesterin 285
– Lungenembolie 611
– Mann-zu-Frau-Transsexuelle 610
– Osteoporose 591
– Ovarinsuffizienz 249
– postmenopausale, Schlaganfall 565
– Prostatakarzinom 556
– Therapie, Indikationen/Risiken 611
– Thromboembolierisiko 556
– Thrombophlebitis 611
– Thromboseneigung 112
– Transkortin 28
Östrogenrezeptor Alpha 249
Östrogen-Testosteron-Ratio, Mammakarzinom 546
Östron 31
– Serumkonzentration, DHEA 613
Ofloxacin, Gonorrhö 151
Ohrspeicheldrüse 681
Oligoasthenoteratozoospermie 410, 424
– L-Carnitin 633
– Skrotalkühlung, nächtliche 635
Oligozoospermie 410, 424
– Anabolika-Abusus 310
– Antiöstrogene 632
– α-Blocker 633
– Bunazosin 633
– Chromosomenaberrationen, strukturelle 446
– FSH 632
– Hodenkühlung 635
– Klinefelter-Syndrom 445
– Skrotaldusche, kalte 635
OmiM-Datenbank 601
Omnipotenzerleben, Perversion 141
Onanie 99–100, 119
onkologisches Betreuungskonzept 519–526
Oolemma-Bindung, Spermatozoen 415–416
Open-ended-Vasectomy 203
Opioid-Rezeptoren 339
opportunistische Infektionen, HIV-Infektion 485

oppositionelle Ausbrüche, Perversion 141
Optimierung, selektive 92
orale Phase 76
Orchi(d)ektomie 555
– Lebenserwartung 554
– Prostatakarzinom 512
Orchidometer nach Prader 379
Orchidopexie, Maldescensus testis 471
Orchitis
– Diagnostik, mikrobiologische 395
– Differenzialdiagnose 472
– Erreger 366, 395
Organotherapie, Verjüngungstherapie 668
Orgasmus(empfinden) 70–72
– Ejakulationsstörungen 136
– Perversionen 72
Orgasmusstörungen 71–72, 137
– Tumorerkrankungen 156
Ornidazole, Kontrazeption beim Mann 201
Oropharynxkarzinom 534
– operative Verfahren 536
orthomolekulare Therapie, Anti-Aging-Programme 248
Osteocalcin, Osteoporose 429
Osteochondroarthropathie, Selenmangel 659
Osteopenie, Androgenmangel 606
Osteoporose 68, 226–227, 250, **428–429**, 441–442, 590–591
– Androgenmangel 606
– ApoE4 243
– DXA (Dual-X-Ray-Absorptiometrie) 428
– Kalzium 591
– A-Klassifikation 591
– Knochendichtemessung 428
– Knochenstoffwechselparameter 429
– Körperfett 442
– Muskulatur 442
– Phytohormone 620
– Prävention 276, 590–591
– QCT (quantitative Computertomographie) 428
– Rückenschmerzen 589
– Testosteronmangel 442
– Therapie 591
– Vitamin D3 591
Otophym 598
Ovar, Entwicklung 56
Ovarinsuffizienz, Androgene, Östrogene bzw. Progesteron 249
Ovulationsmethode nach Billings (OM) 194
Oxandrolon 310
Oxidation, Anti-Aging-Programme 247–248
Oxidationsprodukte, Messung 248
oxidativer Stress 351, 642
– Altern 667
Oxymetholon 310
Oxytocin, Orgasmus 71
Ozontherapie, Verjüngungstherapie 669

P

p53, Kopf-Hals-Tumoren 534
Pachytän 41
Pachytän-Spermatozyten, TNF-α 34
Paclitaxel, Prostatakarzinom 514
PADAM (Partial Androgen Decline in the Aging Male) 216
– Hautalterung 221
Pädophilie 139–140
PAI-1-Faktor 249
– Hypoandrogenämie 554
– Thrombose 247
PAL (Power assisted Liposuction) 688
Palloarteriographie, selektive 386
Palme, nordamerikanische (Serenoa repens), Naturprodukte 619
Panendoskopie, Kopf-Hals-Tumoren 535
Pankreastumoren, Selenmangel 662
Pankreatitis 265
– Pille, Kontraindikation 193
Pantothensäure 643–645
– Zufuhr, tägliche, empfohlene 644
Papanicolaou-Färbung, Ejakulat 409
Papeln, gerötete, Erreger 366
Papillomviren, humane s. HPV-Viren
Papulose, bowenoide 150
Parabene, Allergie 690
Paradoxon, französisches 273
parafollikuläre Zellen 20
Parallelkreisläufe
– Körperruhe 322
– Muskelarbeit, schwerste 322
Paraneoplasien, Bronchialkarzinom 528
Paraphilie 139
Parathormon 646
– Knochenmasse 226
Parkinson-Syndrom 229
– Manganstaub 656
– ROS 242
Pars fixa penis 11
Partialtriebe, Kleinkind 140
Partnermassagen, Tumorerkrankungen 158
Partnerschaft(sverhalten) 82–85, 105–106
– Ressourcen 78
– sexuelle Funktionsstörung 125
– Stressbewältigung 77–79
– Wirkungsbeziehungen 77
Patient, Überregulierung 525–526
Patientenbefragung, Compliance 292
Patientenmerkmale, Compliance 293
PCPT (Prostate-Cancer-Prevention-Trial) 214
Pearl-Index
– Empfängnisverhütung 191
– Intrauterinspirale 194
PEB-Schema, Hodentumoren 460
peer group 98, 296
PEG_1 s. Prostaglandin E_1

PEG (perkutane endoskopische Gastrostomie) 537
Peliosis hepatis, Anabolika-Abusus 310
Pemphigoid, bullöses, Hautalterung 223
Pendelhoden 109, 381
Penicillin, TTR 22
penile intraepitheliale Neoplasie (PIN) 150
Penis 10
– bildgebende Diagnostik 386
– Blutversorgung 12, 50
– Erektionslänge 677
– Erkrankungen 448–453, 459
– Hauterkrankungen 449
– Innervation 51
– Plattenepithelkarzinom 449–450
– Ruptur, sexuelle Betätigung 159
– Schwellkörper 10
– Sonographie 386
– Tumor 449–450
– Untersuchung 380
– Verkrümmungen, SKAT 626
– Wachstum, Normwerte 676
– Wachstumsinduktion, Dehydrotestosteronsalbe 676
Penisangiographie 386
Penisaufbau 114
Penisaugmentation 675–678
– echte 678
– operative Techniken 677
– Schadensersatzklagen 678
– Streckapparate 678
Penisdeviation
– juvenile, idiopathische 450
– kongenitale 450
– Nesbit-Plikatur 451
– operative Therapie 451
– Zirkumzision, Kontraindikationen 672
Penisfraktur 450
Penisgröße, Normwerte 676
Peniskarzinom 449–450
– Zirkumzision 672
Penislänge, Normogramm, altersabhängiges 448
Penisprothesen(implantation)
– erektile Dysfunktion 134
– hydraulische, funktionsadaptive, Frau-zu-Mann-Transsexuelle 114
Pentazocin, analgetische Wirkung 340
Pentoxifyllin, Infertilität 633
Peptidhormone
– Dopingmittel, verbotene 327
– Erektion 54
Peptococcus spp, Standortflora 389
Peptostreptococcus spp, Standortflora 389
Perinealtrauma, sexuelle Funktionsstörung 125
Periorbitalfalten
– Behandlung 684
– Injektionsschema 684
perkutane endoskopische Gastrostomie (PEG) 537
Peroxidase-positive Leukozyten, Epididymitis 472
Persönlichkeit(smerkmale)
– Alterungsprozess 243
– Sucht 301–303
Persönlichkeitsstörungen 305
– Demenz 228
Persönlichkeitssysteme, Interaktion 359–360
Personenstand, Änderung, Transsexualität 109
Perversion 77, 139
– Orgasmuserleben 72
PET (Positronen-Emissions-Tomographie) 342
Pflanzenmargarine, ungehärtete 269
Pflanzenstoffe, sekundäre 266
– Ernährung, mediterrane 279
Pflege, Hauttypen 369–370
Phakomatose (Brooke-Spiegler) 542
phallisch-genitale Phase 76
Phase-I/II-Enzyme, Krebsentstehung 248
Phenol, Hautalterung 13
Phentolamin
– Erektion 53
– Erektionsstörungen 624–625
– und Papaverin, SKAT 626
Phenylbutazon, TBG 22
Phenylketonurie, Selensubstitution 663
Pheromone **72–75**
– Axillarsekrete 74
– Charakteristika 72
– Klassifikation 72
– Sozialverhalten 74
– Testosteron-Abkömmlinge 73
– Wirkungen 73–75
PHGPx, Selen 661
Phimose 382, 449
– erektile Dysfunktion 129
Phlebographie, Varikozele 466
Phosphatase
– alkalische, Osteoporose 429
– – Zink 655
– saure, Prostatasekret 10, 47
Phosphathomöostase, Vitamin D 645
Phosphodiesterase-(5)-Inhibitoren, Erektionsstörungen 54, 621–624
Phospholipide, Bläschendrüsensekret 46
Phosphorylierung, oxidative 242
Photoaging, Haut 680
phylogenetische Entwicklung, Hoden(temperatur) 38–39
Phyme, Rosazea 597–598
phytatreiche Ernährung, Eisenspeicher 282
phytochemicals 374
Phytohormone 618–621
– koronare Herzerkrankungen 620
– Osteoporose 620
Phytoöstrogene 618
– Krebsprophylaxe 255–258
– Prostatakarzinom 256, 619
– 5α-Reduktase, Inhibition 256
– Soja-Supplemente 620
– Strukturklassen 619
PI (Protease-Inhibitor), HIV-Infektion 480
Pigmentverschiebung, Hautalterung 223
Pigmentzelltumoren 542

Pille 104, 192–193
– Anwendungshäufigkeit 191
– Kontraindikationen 193
Pilzinfektionen
– Bartbereich 594
– Prostatitis 489
PIN (penile intraepitheliale Neoplasie) 150
Pinheads 409
Piracetam, Demenz 233
Plasmalipide, KHK 554
Plasminogenaktivator
– Bläschendrüsensekret 46
– Prostatasekret 47
Plastibell-Instrumente, Zirkumzision 673
Plateauphase
– Erektionsstörungen 136
– sexueller Reaktionszyklus 70
Plattenepithelkarzinom, Gaumen, Kehlkopf, Lippen bzw. Zunge 524
Plattenepithelkarzinome, Haut 540
Pleiotropie, antagonistische 243
Plexus
– hypogastricus inferior 54
– – superior 51, 54, 155
– pampiniformis 7, 37
– – Erweiterung 380
– pelvicus 51
Pneumocystis-carinii-Pneumonie, HIV-Infektion/AIDS 482, 484
Pneumokokken, Epididymitis 473
Pneumonektomie, Bronchialkarzinom, nicht-kleinzelliges 532
Pneumonie, HIV-Infektion/AIDS 482
Poliposis coli, Punktmutationen 188
Pollakisurie
– Prostatahyperplasie, benigne (BPH) 495
– Prostatitis 488
Pollution 99
– nächtliche 54
Polyadenomatose, familiäre 525
Polyembryom 453
Polyglobulie
– Anabolika-Abusus 310
– Testosteronsubstitution 610
Polymerase-Chain-Reaction (PCR) 390
– Lymphome 523
Polyphenole 374
– Prostatakarzinom 275
Polyploidie 424
Polyurethan plug, Samenleiterschluss 201
Poor-prognosis-group, Hodentumoren 462
Portiokappe 195
Positronen-Emissions-Tomographie (PET) 342
Postexpositionsprophylaxe, HIV-Infektion 486
Potenzverlust, Testosteronmangel 605
Power assisted Liposuction (PAL) 688
PPL (Peroxidase-positive Leukozyten), Beckenschmerzsyndrom 491
Prä-Coming-Out, Homosexualität 117
Präpubertät 166
Prävention
– Ernährung 270–283
– – funktionelle 279
– Finasterid 214
– primäre 213–214
– sekundäre 214–215
präzentraler Kortex 353
Prednisolon/Prednison
– Infertilität, immunologische 631
– Prostatakarzinom 514
Preputium penis 10
Priapismus 450–452
– Prostaglandinapplikation, intraurethrale 625
– sexuelle Betätigung 159
Prilocain
– Glucose-6-Phosphat-Dehydrogenase-Mangel 690
– Liposuktion 690
– Methämoglobinbildung 690
Primäraffekt, syphilitischer 152
Primer-Pheromone 73
– Hypothalamus-Hypophysen-Gonaden 73
PRL s. Prolaktin
Probengewinnung, Ejakulat 407–408
Problemlösestrategien, Test 232
Problemträger 295
PROCAM-Risiko-Score 552
Progerie
– adulte/juvenile 241
– Punktmutationen 188
Progestagen, Kontrazeption beim Mann 201
Progesteron, Ovarinsuffizienz 249
Progestine 249
Prolaktin (PRL) 397–398
– Altersveränderungen 60
– Hypogonadismus 175
– Seminalplasma 49
Proliferationsaktivität, reduzierte, Hautalterung 221
Promiskuität, Verhütung 104
Propecia® s. Finasterid
Prostaglandin E_1 (PGE_1) 626
– Injektion, Prostatakarzinom 156
– intraurethrale Therapie 625
Prostaglandine 33
– Bläschendrüsensekret 46
– Erektion 53
Prostata 9–10
– Altersinvolution 60
– bildgebende Diagnostik 383–384
– Erkrankungen 487–515
– Untersuchung, digitale, rektale 380
Prostatabeschwerden
– Naturprodukte 619
– Sojaprodukte 620
Prostataexprimat, Untersuchung 386–388
Prostatahyperplasie, benigne (BPH) 60, 382, 493–501
– Ätiologie 494
– Alfuzosin 499
– Appendix International Prostate Score 497
– Ballondilatation 501

– Dekompensation 495
– Diagnostik 496–498
– Doxazosin 499
– Dutasterid/Finasterid 499
– Elektroresektion, transurethrale (TURP) 499–500
– Harnröhrenstents 501
– Holmium-Laser-Resektion bzw. -Enukleation, transurethrale 500
– Hyperthermie 501
– Mikrowellen-Thermotherapie, transurethrale 500–501
– Miktionsbeschwerden 495
– prostataspezifisches Antigen (PSA) 497
– Prostatektomie, offene, retropubische 500–501
– 5α-ReduktaseHemmer 499
– Reizstadium 495
– Symptomatik 494–496
– Tamsulosin 499
– Terazosin 499
– Testosteron 499, 609
– Therapie 498–499
Prostatakarzinom 189, 275, 382, **502–515**, 620
– Androgenblockade, intermittierende 513
– Androgenrezeptoren 504
– Antiandrogene 509, 512
– anti-VEGF 514
– Atrasentan 514
– Bevacizumab 514
– Bicalutamid 509
– Chemotherapie 513–514
– cPSA 505
– DRU 504
– Endothelin-I-Rezeptor-Antagonisten 514
– Epidemiologie 503
– erektile Dysfunktion 156–157
– Ernährungsgewohnheiten 213
– Estramustinphosphat 514
– Fettkonsum 255
– Fettzufuhr 275
– Finasterid 214, 258–259
– Fleisch 275
– Genetik 503
– Gleason-Score 506
– Gonorrhö 258
– HDR-Brachytherapie 510–511
– hormonrefraktäres (HR-PCA) 513
– – Chemotherapie 514
– Hormontherapie 510–511
– Irinotecan 514
– Isoflavone 277
– kardiovaskuläre Todesfälle 556
– Knochenszintigramm 506
– Krebsprophylaxe 253
– laparoskopische Operationstechniken 508
– LDR-Brachytherapie 510–511
– LHRH-Analoga 511–512
– Lycopin 255, 276
– N-Lost 514
– Östradiol 514
– Östrogentherapie 556
– Orchiektomie, bilaterale 512
– Pathologie 503
– perineale Operation 508
– PGE1-Injektion 156
– Phytoöstrogene 256, 619
– Prävention 259
– prognostische Parameter 507
– Progressionsrisiko 507
– Prostatastanzbiopsie 505–506
– Prostatektomie 156
– Prostatovesikulektomie, offene radikale 507–508
– PSA-Wert 214–215, 504–505
– Radionuklidtherapie 514
– rektale Untersuchung, digitale 214
– Selenmangel 662
– Sexualität 258
– Sonographie 384
– Strahlentherapie 156, 509
– – intensitätsmodulierte (IMRT) 510
– – perkutane 509
– supportive Therapie 514
– TNM-Klassifikation 506
– α-Tocopherol 278
– Topoisomerase-I-Inhibitoren 514
– Topotecan 514
– TRUS 504
– Tumormarker 401
– Ultraschall, transrektaler 215
– Vasektomie 206
– Vitamin D 257
– Vitamin E 257, 279
Prostatamassage 394
Prostatasekret 10, 47
– eitriges 395
– Keimzahlbestimmung 390
– Prostatitis 394
Prostata-spezifisches Antigen (PSA) 18, 401–402
– Ejakulat 49
– erhöhtes, Chemoprävention 213
– Isoflavone 256
– Prostatahyperplasie, benigne (BPH) 497
– Prostatakarzinom 214, 504–505
– Prostatasekret 47
– Seminalplasma 49
– Testosteronsubstitution 609
– Vitamin E 278
Prostatastanzbiopsie, Prostatakarzinom 505–506
Prostate-Cancer-Prevention-Trial (PCPT) 214
Prostatektomie
– laparoskopische 508
– offene, retropubische, Prostatahyperplasie, benigne 500–501
– Prostatakarzinom 156
– radikale, erektile Dysfunktion 508
– – Operationserfolg 509
– sexuelle Störungen 138
Prostatitis 487–492
– Ätiopathogenese 489
– bakterielle 394–395
– – Antibiose 491
– – Epididymitis 474
– Diagnostik 489
– – mikrobiologische 393–395
– – zytologische 387

- Ejakulatkultur 490
- entzündliche, asymptomatische 394
- Epidemiologie 488
- Erreger 366, 393
- Erreger / Therapie 365
- Fluorochinolone 490
- Gonorrhö 151
- Granulozyten-Elastase 490
- Klassifikation 487
- Leukozytenzahl 489
- NIH-Klassifikation 488
- Prostatasekret 394
- Symptomatologie 488
- Vier-Gläser-Probe 490

Protamingehalt, Spermien 42
Protease-Inhibitoren, HIV-Infektion 154, 484
Proteasen 33
- Prostatasekret 10, 47

Proteine 266
- Seminalplasma 48
- Spermatozoen 177
- Spermatozoenaszension 48

Proteinkinase C
- Aktivität, Vitamin E 257
- Bläschendrüsensekret 46
- Redoxstress 647

Proteinkinasen 27
Proteinurie, Acne fulminans 595
Prothesenchirurgie, erektile Dysfunktion 124
Prothrombin 249
Protoonkogene, Regulation, Vitamin D 646
Provitamin-A-Aktivitäten Lycopin 276
PSA s. Prostata-spezifisches Antigen
Pseudodemenz, depressive 230
Pseudogynäkomastie 687
Pseudohermaphroditismus
- femininus 110–111
- masculinus 110, 605

Pseudo-Mikropenis 448
Pseudomonaden, Epididymitis 473
Pseudopubertas praecox 107
Pseudostabilität 362
Psilocybin 300
PSI-Theorie 359–360
- Selbstberuhigung / -motivierung 362

Psoriasis, Complianceraten 292
psychische Erkrankung
- erektile Dysfunktion 129
- sexuelle Funktionsstörung 125

psychische Probleme, Kinderlosigkeit, ungewollte 637–638
psychische Struktur, Pubertät, Disharmonie 98
psychoaktive Stoffe 300
Psychoanalyse, Sucht 302
psychogene Störungen s. Psychosen
Psychopharmaka 300
- Depressionen 578
- Nebenwirkungen 350–351

Psychosen
- Anabolika-Abusus 310
- erektile Dysfunktion 128–129

Psychosexualität 76
psychosexuelle Entwicklung
- Adoleszenz 99
- Pubertät 99

psychosomatische Symptome, Entwicklung 361
psychosoziale Beratung, Infertilität 638–640
psychosoziale Entwicklung 65–93
Psychostimulanzien 300
Psychosyndrom, organisches, Alkoholabusus 300
Psychotherapie
- Depressionen 578
- Gewalt, sexuelle 148
- Infertilität 637–641

psychotische Verkennungen, Transsexualität 112
PTCA (perkutane transluminale Coronarangioplastie), Myokardinfarkt 556
Pubertät 96, **166–167**
- Aufklärung 99
- Genitalveränderungen 58
- Gynäkomastie 168, 546
- körperliche Merkmale 167–168
- Masturbationserfahrung 120
- psychosexuelle Entwicklung 99
- seelische Dynamik 98
- sexuelle Aktivität 96–107
- Verlaufsstörungen bzw. Varianten 107–108
- Verzögerung, konstitutionelle 108
- Wachstumsschub 167–168
- Zeichen, klinische 58

Pubertätsentwicklung, Tannerstadien 167
Pubertas
- praecox 107
- tarda 108, 439, 605

Pubesbehaarung, Entwicklung 167
Punktmutationen 188
- Altersabhängigkeit 189
- Altersrisiko, paternales 188–189

Purpura, Laser-Skin-Resurfacing 695
pyknische Körperproportionen 314
Pyospermie 46
Pyridoxin 643–645
- Zufuhr, tägliche 271

Pyruvatcarboxylase, Mangan 656

Q

QCT (quantitative Computertomographie), Osteoporose 428
Qualitätssicherung, Kryospermakonservierung 182
quantitative Polymerase-Kettenreaktion (Q-PCR), HIV-Infektion 483
Quartalstrinker 301
Quecksilber, Zufuhrempfehlungen bzw. Aufnahme 653
Quellengedächtnis 228
Quellwasser 269
Quercetin 374
Quetelet-Index 315

R

Radikale, freie 242, 248, 282
– Alterungsprozess 642
– Atherogenese 282
Radioaktivität, Alterungsprozess 241
Radiochemotherapie, simultane, Kopf-Hals-Tumoren 537
Radionuklidtherapie, Prostatakarzinom 514
Radix penis 10
Raloxifen, Osteoporose 591
Rancho-Bernardo-Studie 553
Rankenarterien 11
Ratio 343
Rauchen s. Nikotinabusus/-konsum
reactive oxygen species (ROS) 241, 372, 413–414, 633
– Altern 241–242
– Entsorgung, Eisen 653
– Selenverbindungen 661
– Spermatozoen 413
– – unreife 633
Real-rape-Stereotyp 144
recall bias 254
Redoxstress, Proteinkinase C 647
5α-Reduktase **248**, 249, 592, 604
– Inhibition, Phytoöstrogene 256
– Testosteron-Biosynthese 56
5α-Reduktase-Hemmer
– Finasterid 214
– Prostatahyperplasie, benigne (BPH) 499
Reduktionsteilung, Meiose 41
Re-Epithelisierung, Laser-Skin-Resurfacing 695
Referenzgruppen 4
Refertilisierungsoperationen, Nebenhodenfunktionsstörung 179
Refraktärperiode, sexueller Reaktionszyklus 70
Regaine® (= Minoxidil), Alopezie, androgenetische 592
Rehabilitation, sexuelle 157–159
Reifeteilung, meiotische 41
Reizbarkeit, alternder Mann 89
Reizstadium, Prostatahyperplasie, benigne 495
Rekanalisation, spontane, Vasektomie 205
rektale Untersuchung, digitale, Prostatakarzinom 214
Rektoskopie 525
rekto-vaginale Fistel, Mann-zu-Frau-Transsexuelle 114
relaxationsinduzierende Transmitter, Erektion 53–54
Renin-Angiotensin-Aldosteron-(RAA-)Mechanismus 30
Rephimosierung, Zirkumzision 673
Reproduktion, assistierte, HIV-Infektion 487
Reproduktionsfunktionen, Störungen, Zinkmangel 655
Reproduktionstrakt, Vasektomie 207
reproduktive Fitness, Cholesterinspiegel 243
reproduktive Funktion, genetisches Risiko bei zunehmendem Alter 185–190
Residualkörper 43
Restharn
– Epididymitis 473
– Prostatahyperplasie, benigne (BPH) 495
Resveratrol 374
Retinal(aldehyd) 373
Retinamid 256
Retinitis pigmentosa, ApoE4 243
Retinoide
– Acne, conglobata 597
– Hautalterung 223
– Prostatakarzinom 275
Retinol 256
Retrovir® (= Zidovudine, AZT) 485
Rett-Syndrom 351
Rettungsringe 686
reverence group identity 4
reverse causality 254
Reverse-Trijodthyronin (rT3) 20
Reyataz® (= Atazanavir) 485
κ-Rezeptoren 340
α-Rezeptorenblocker, Erektion 53
rhetorische Leistungsfähigkeit 347–350
rheumatische Erkrankungen
– oxidative Mechanismen 642
– Rückenschmerzen 589
Rhinophym 597
Riboflavin 643–645
– Zufuhr, tägliche 271
Ribonukleotidreduktase, Eisen 653
Ribose, Seminalplasma 48
Rigiditätsphase, Erektion 52
Rinderhämoglobin, Dopingmittel, verbotene 327
Risikoverhalten, gesundheitsbezogenes 289–290
Ritonavir, HIV-Infektion 154
Rivastigmin, kognitive Funktionsstörungen 233
Roaccutan® (= Isotretinoin) 693
Röntgenstrahlen, Alterungsprozess 241
Rohrer-Index 316
Rollenerwartung, Mann 2
Rollenerwartungen
– Mann 1
– soziale 359
– Sucht 304
Rollenideal, männliches 88
Rollenzuschreibung, männliche 306
– Drogenkonsum/Sucht 304, 306
Ronicol, Doping 324
ROS (reactive oxygen species) 241, 372, 413–414, 633
– Altern 241–242
– Entsorgung, Eisen 653
– Selenverbindungen 661
– Spermatozoen 413
– – unreife 633
Rosazea, Phyme 597–598
Rosmarin, Wellness-Bad 335

Rotationslappen, Penisaugmentation 678
roter Klee (Trifolium pratense), Naturprodukte 619
Rotterdam-Studie 554
Rubidium, Zufuhrempfehlungen bzw. Aufnahme 653
Rückbildungsphase, sexueller Reaktionszyklus 70
Rückenmarksverletzungen, sexuelle Störungen 138
Rückenschmerzen 588–590
– alternder Mann 89
– Chronifizierung 589
– Osteoporose 589
– Risikofaktoren 590
rückfettende Maßnahmen, Hautalterung 223
Ruhepuls, Alter 247
Runner's High 335

S

Sadomasochismus 140
Saint Louis University Androgen Deficiency in Aging Males Questionaire 605
Salicylate, TBG/TTR 22
Salz, jodiertes 657
Samenerguss, nächtlicher 99
Samenhügel 9
Samenleiter 8
– Fehlbildungen 474–475
– histologische Untersuchung, Vasektomie 204
– Verschlusstechniken, reversible 201
Samenqualität, reduzierte
– Rauchen 297
– Sitzphasen, lang dauernde 38
Samenstrang 9
– Blutgefäße 8
– Krankheiten 472–475
– Tumoren 475
SAPHO (Syndrom, Acne conglobata, Pustulosis palmoplantaris, Hyperostosis, Osteitis) 595
Saquinavir 485
– HIV-Infektion 154
Sauerstoffaufnahme
– maximale, absolute/relative 332
– relative, maximale, Beurteilungskriterien 334
Sauerstoff-Dauerleistungsgrenze 334
Sauerstoffradikale s. ROS (reactive oxygen species)
Sauerstoffspezies, reaktive s. ROS (reactive oxygen species)
Sauerstofftherapie, Verjüngungstherapie 669
Scarpa'sche Faszie 469
SCF (Stem-Cell-Factor) 15
Schambehaarung, Entwicklung 167
Scheidungsraten 78
Schilddrüse
– Anatomie/Histologie 19–20
– Läppchen 19
– Physiologie 20
– Regelkreis 19–25
– Selen 648
– Über-/Unterfunktion 24
Schilddrüsenhormone
– Anabolika-Abusus 311
– Eiweiß-, Fett- bzw. Knochenstoffwechsel 23
– Jod 656
– Jodstoffwechsel 20
– Kohlenhydratstoffwechsel 23
– Metabolismus 22
– Muskulatur/Myokard 23
– Synthese 20
– – Selen 661
– Transport 22
Schilddrüsenhormon-responsible Elemente (SRE) 23
Schilddrüsenkarzinom, Selenmangel 662
Schizophrenie 189
– Suizidalität 581
Schlafapnoe 584–587
– Epidemiologie 585
– obstruktive (OSA) 584
– – Apnoe-Hypopnoe-Index 586–587
– – BiBAP-Therapie 587
– – CPAP-Therapie 586–587
– – Diagnostik 586
– – Elektroenzephalogramm (EEG) 586
– – Elektromyogramm 586
– – Klinik 585–586
– – Therapie 586
– Pathogenese 585
– Testosteronsubstitution 608, 610
– zentrale 584–585
– – Cheyne-Stokes-Atmung 585
schlafbezogene Atemstörungen, Klassifikation 584
Schlafstörungen
– Alkoholabusus 300
– alternder Mann 89
– Depressionen 573
– Melatonin 615
Schlaganfall 553, 563–570
– Acetylsalicylsäure 569
– Adipositas 565
– Androgenabusus 555
– ApoE4 243
– Arteriosklerose 565
– AT_1-Rezeptorantagonisten 570
– Bewegungsmangel 565
– Depression 568
– Diabetes mellitus 565, 569
– Embolie 564
– Epidemiologie, geschlechtsspezifische Unterschiede 564–565
– Hypercholesterinämie 565
– Hypertonie 565
– Inzidenz 563
– Lebensqualität 568
– Marcumar® 569
– Östrogenersatz, postmenopausaler 565
– Pille, Kontraindikation 193
– Primärprävention 569–570
– Rauchen 565
– Risikofaktoren 565
– Sekundärprävention 570
– Selbstbeurteilungsskala 568
– Serotinreuptakehemmer 568

– sozioökonomische Faktoren 566
– Symptome 566–567
– Therapie und Ergebnisse 567–569
– Thrombolyse 566
– B-Vitamine 645
Schleimmethode 194
Schluckstörungen, Schlaganfall 568
Schmerzempfinden 19, **338–341**
Schmerzen
– kardiovaskuläre Aktivitätssteigerungen 339
– körperliche 237
– penile, Prostaglandinapplikation, intraurethrale 625
– Prostatitis 488
– Toleranz 338
– urethrale, Prostaglandinapplikation, intraurethrale 625
Schmerzsyndrom, chronisches, Becken 394
Schmerzwahrnehmung, geschlechtsspezifische 339
Schnelligkeit 342
Schnellkrafttraining 320–321
Schüttelfrost, Prostatitis 488
Schuldgefühle, Depressionen 573
Schwäche, alternder Mann 89
Schwangerschaft 83
– des Mannes 83
– Pille, Kontraindikation 193
Schwangerschaftsraten, Kryosperma 184
Schwangerschaftsverhütung 103
Schwartz-Bartter-Syndrom, Bronchialkarzinom 528
Schweißgase, Bronchialkarzinom 527
Schweißsekretion 370
Schwellkörper, peniler 10, 50
– Mobilisation 675
Schwellkörperautoinjektionstherapie s. SKAT
Schwellkörpererkrankungen 450
Schwellkörperfibrose 450
– Stase-Priapismus 452
Schwellkörpermetastase 450
Schwellkörperseparation 450
Schwellkörpertorsion 450
Schwellkörperveränderungen, SKAT 626
Scrotum 12
Sebocystomatosis scroti s. vulvae 542
Seefische, Vitamin D 646
seelische Dynamik, Pubertät 98
Sehen, räumliches 347
Sehstörungen, Schlaganfall 568
Selbst, frühe Störungen, Suchtentstehung 302
Selbstbefriedigung 99, 119
Selbstberuhigung 358–359
– Affektregulation 359
– neurobiologische Mechanismen 362
– PSI-Theorie 362
Selbstbeurteilungsskala, Schlaganfall 568
Selbstbewusstsein 65, 267
Selbsterleben, Störungen 67
Selbsterweiterung, narzisstische, Kinderwunsch 170
Selbstfindung 65–67
Selbst-Identität, Störung 66
Selbstkontrolle, Sucht 303
Selbstkonzept, körperliches 120
Selbstmotivierung 358–360
– Entwicklung 361
– Fähigkeit 361
– neurobiologische Mechanismen 362
– PSI-Theorie 362
Selbst-Psychologie, psychoanalytische 66
Selbststeuerungsfähigkeit, Sucht 302
Selbstwahrnehmung 360
– Alter 236–237
Selbstwert 65
– Nikotinkonsum 296
Selektion 349
– Optimierung, selektive 92
Selen 648, **658–660**
– Altern 649
– Analyseparameter 659
– andrologische Funktion 661
– antioxidative Funktion 660–661
– Aufnahme 652
– Biomarker 660
– Dosierung 662–664
– Einbau im Körper 658
– Glutathionperoxidase 648
– Krebsprophylaxe 258
– Lungenkarzinom 649
– Ösophaguskarzinom 649
– Plasmaspiegel, normaler 660
– Prostatakarzinom 275
– Schilddrüse 648
– Schilddrüsenhormonsynthese 661
– Stoffwechsel 663
– Supplementation 662–664
– thyreoidale Funktion 661
– Toxizität 660, 662–664
– Transkriptionsfaktoren 661
– Tumoren 649
– Tumortherapie 662
– Verjüngungstherapie 668
– Versorgungsstatus 659
– Zielorgane 658
– Zufuhr 648
– – empfohlene 652, 660
Selenit 662
Selenmangel 659–660
– ernährungsbedingter 660
Selenocystein-haltige Proteine 659
Selenoenzym, Jodthyronin-Dejodasen 648
Selenomethionin-haltige Hefe, Nicht-Melanom-Hautkrebs 662
Selenoproteine 659
Selenverbindungen 662
– ROS 661
Semicastratio, Epididymitis 474
Seminalplasma 46
– biochemische Marker 410
– Funktionen 48–50
– γ-Globuline 49
– Ionengleichgewicht 48
– Leukozyten 633
– Osmolarität 48
– Proteinkonzentration 48
– PSA 49

- Seminin 49
- zelluläre Bestandteile 45

Seminin, Seminalplasma 49
Seminom 453
- spermatozytäres 453
- Therapie 461–462

Sensation-Seeking, Suchtpersönlichkeit 301
Sense-Primers 427
Sentinel-Lymphknoten
- Biopsie, Mammakarzinom 549
- Kopf-Hals-Tumoren 537

Septikämie, Acne fulminans 596
Serinproteinase, Trypsinähnliche, Akrosin 415
Serome, Liposuktion 690
Serotinreuptakehemmer, Schlaganfall 568
Sertoli-cell-only-Tubuli 421
Sertoli-Zellen 12, 39
- IL-1 34
- Inhibin B 216

Serum-β-Carotin 278
Serumcholesterin, erhöhtes 266
Serumferritin, Myokardinfarkt 282
Seruminhibin B 399
Serumtestosteron, Altershypogonadismus 219
Serumtestosteronwerte 605
Serumtriglyzeride 285
sex-determinating factor (SRY) 110
Sexsucht 301
Sexualdelinquenten, aggressive, Klassifikation 146
Sexualentwicklung, jugendliche, Psychodynamik 97–98
Sexualhaare 63
sexualhormonbindendes Globulin (SHBG) 17, 216, 399
- Altershypogonadismus 216
- Altersveränderungen 59
- Hypogonadismus 175, 606
- Konzentration im Alter 17, 122, 441
- sexuelle Störungen 123

Sexualhormone
- im Alter 17
- Gehirn, Organisation 344

Sexualität 75–77, 95–164
- aggressive 143
- Altersveränderungen 60–61
- Dimensionen 155
- genitale, Perversion 141
- infantile 97
- Midlife-Crisis 88
- Prostatakarzinom 258
- pubertäre 97
- Tumorerkrankungen 155–159
- Verlust 88
- zukünftige, Probleme 120

Sexualleben, Tumorerkankungen 521–522
sexually transmitted diseases s. sexuell übertragbare Krankheiten
Sexualobjekte 97
Sexualpräferenz, Störungen 139–140
Sexualtherapie, erektile Dysfunktion 132
Sexualverhalten
- Jugendalter 97
- Testosteron 19

Sexualziele 97
sexuell übertragbare Krankheiten (STD) 104, **149–154**, 364–365
- Diagnose 366–367
- Prophylaxemaßnahmen 366–367
- Therapie 366–367

sexuelle Abweichungen 305
sexuelle Aktivität
- Adoleszenz 96–107
- Infektionsrisiken 149–154
- Jugendliche 104
- kardiale Ischämie 163
- koronare Herzkrankheit 162–163
- Pubertät 96–107
- Vorverlagerung 101

sexuelle Anziehung durch das gleiche Geschlecht 117
sexuelle Betätigung
- Häufigkeit 160–161
- kardiovaskuläre Belastung 161

sexuelle Deviationen 139–142
- Aversionstherapie 142
- Therapie 141–142
- Verhaltenstherapie 142

sexuelle Differenzierung 110
- Abklärung 110

sexuelle Erregung, Tastsinn 76
sexuelle Funktionsstörungen 441
- Alter 122–125, 218
  - psychosoziale Aspekte 135–139
  - Ursachen 137–138
- anamnestische Erhebung 3, 123
- Diagnostik 123–124
- Labordiagnostik 123
- Therapie 124–125
- Tumorerkrankungen 156

sexuelle Gewalt 142–148
- Alltagsdefinitionen 148
- Hilfen für Opfer und Täter 147–148
- Präventionsprogramme 148
- Psychotherapie 148
- Theorien, gesellschaftswissenschaftliche 145–146
  - psychologische 146

sexuelle Handlungen, aggressive 140
sexuelle Maturation 166–168
sexuelle Orientierung 105–106
sexuelle Perversion 139
sexuelle Phantasien, Testosteron 19
sexuelle Präferenz, Störungen 139
sexuelle Rehabilitation 157–159
sexuelle Zufriedenheit 137
sexueller Missbrauch, Kinder, schutzbefohlene 143–144
sexueller Reaktionszyklus 70–71
sexuelles Verlangen
- Alter 136
- Störungen 136

SHBG s. sexualhormonbindendes Globulin (SHBG)

Shorr-gefärbtes Ausstrichpräparat, Spermatozoenflagella 180
Sialoglykoproteine, Botulinumtoxininjektion 680
SIAMOND-MI 550
Sigmakoloskopie 525
Signal-Pheromone 73
Sildenafil 346, **622**
– erektile Dysfunktion 130, **132**, 622
– Erektion 54
Silizium(dioxid)
– Bronchialkarzinom 527
– Zufuhrempfehlungen bzw. Aufnahme 652
Silymarin 374
simple snoring 584
Sinus piriformis, Hypopharynxkarzinom 536
SKAT (Schwellkörperautoinjektionstherapie)
– Erektionsstörungen 127, 133, 626–627
– Induratio penis plastica 451
– Phentolamin 624
SKAT-Test, erektile Dysfunktion 130
Skin-Rejuvenation 666
Skin-Resurfacing-Methoden 685
– Botulinumtoxin A 685
Sklerosierung, integrale, Varikozele 466
Skrotalabszess nach Vasektomie 205
skrotale Temperatur, erhöhte, Nebenhodenfunktionsstörung 179
Skrotalkühlung 635
– Oligoasthenoteratozoospermie 635
– Spermiogrammverbesserung 635
Skrotal(oberflächen)temperatur 38
Skrotalschwellung 380
Skrotalwaschung, kalte, Spermatozoendichte 635
slow twitch fibres 317
Smegma 10
– Peniskarzinom 449
Smith-Lenti-Opitz-Syndrom 108
Sojabohne, Genistein 277
Sojaisoflavanoide 277
Sojaprodukte/-protein
– koronare Herzkrankheit 277
– LDL-Spiegel 277
– Prostatabeschwerden 620
somatoforme Beschwerden, alternder Mann 89
Somatotypen 314
Sonnenschutzverhalten 290
Sonographie
– Bronchialkarzinom 530
– Epididymitis 473
– Hoden 379, 384
– transabdominale, Prostatahyperplasie, benigne 496
Soor, Erreger/Therapie 365
Soorösophagitis, HIV-Infektion/AIDS 482
Sorbitol, Seminalplasma 48
SOX-9 (SRY-Box Related Gene), Hodenentwicklung 56
soziale Fürsorge 525–526
soziale Situation, Alter 235–236
sozialemotionale Funktion, Vaterschaft 84
Sozialisation, männliche 86, 295
Sozialverhalten, Pheromone 74
sozioökonomische Belastungen, Krebserkrankung, Bewältigung 520
sozioökonomischer Status, Alterungsprozess 243
Speichel, Kristallisationsphänomen 195
Speicheldrüsen, Lipomatose 534
Speiseöle, kalt gepresste 269
Spektinomycin, Gonorrhö 151
sperm coating antigen, Bläschendrüsensekret 46
Spermabefunde, Epididymitis 179
Spermagranulome 205
– nach Vasektomie 205
Spermakonservierung 181–185
Spermaqualität, chronische Genitaltraktentzündungen 631
Spermatide 43
Spermatiden, Differenzierung 41
Spermatogenese 12, 32, 39–45
– Altersveränderungen 59
– FSH 197
– Keimepithel 40
– Kinetik 44
– LH 197
– Lokalisation 39
– reduzierte, Zinkmangel 655
Spermatogenese-Loci, Yq11 425
Spermatogenesestörung, Chromosomenaberrationen, strukturelle 446
Spermatogenesewellen 45
Spermatogonien, Typ A/B 40
Spermatohistogenese 41, **44**
Spermatozele 382
Spermatozoen 41
– Akrosinaktivität 415
– Akrosombildung 42
– Akrosomreaktion 414–415
– Aneuploidie 187
– Chromatinkondensation 416
– epididymale 177
– Epididymitis 472
– Funktion, Alter 187
– – Rauchen 297
– funktionelle Parameter 412
– Funktionstests 410–417
– Geißel 43
– Konzentration 408
– – Bestimmung 409
– – Lebensmittel, ökologisch erzeugte 268
– Lipidgehalt 177
– Lipidkomposition 178
– Motilität 409, **412–413**
– Oolemma-Bindung 415–416
– Progressivmotilität, Entwicklung 179
– Protamingehalt 42
– Proteingehalt 177
– Qualität 345
– reife, Aufbau 44–45

– Reifung 8
– testikuläre 177
– tote 177
– unreife, Sauerstoffspezies 633
– Vitalität 408
– Zona-pellucida-Bindung 414
Spermatozoen-Antikörper 404–405
– Fertilitätsstörungen 406
– Kortikosteroide 631
– membrangebundene 408
– Nachweismethoden 405
– Vasektomie 206
Spermatozoenaszension, Proteine 48
Spermatozoenbeweglichkeit, Rauchen 297
Spermatozoendichte
– Akupunktur 636
– Skrotalwaschung, kalte 635
Spermatozoenflagella
– atypisches 180
– Färbeverhalten 180
– Shorr-gefärbtes Ausstrichpräparat 180
Spermatozoeninjektion, introcytoplasmatische s. ICSI
Spermatozoenköpfe, isolierte 409
Spermatozoenmembran, Fertilisierungskapazität 179
Spermatozoenreifung
– Nebenhoden 177–178
– Selen 661
– Störungen 177–181
Spermatozyten I/II 41
Sperm-coating-Antigene 48
Sperm-coating-Proteine 48
Spermiatio 43
Spermidin, Prostatasekret 47
Spermien s. Spermatozoen
Spermienaspiration, mikrochirurgische, epididymale (MESA) 475
– Hodenbiopsie 419
Spermienextraktion, testikuläre s. TESE
Spermienkopf, Bildung 42
Spermin, Prostatasekret 47
Spermiogenese 41, **44**
Spermiogramm 179
– Stellenwert 410
– Verbesserung, Skrotalkühlung 635
Sphingomyelin, Bläschendrüsensekret 47
Spiegeltrinker 302
Spiegler-Tumoren 542
Spinalkanalstenosen, Rückenschmerzen 589
Spirale, Anwendungshäufigkeit 191
Spironolacton, Aldosteronantagonisten 30
Splenomegalie, Acne fulminans 595
Splicing-Produkte, CFTR-mRNA 427
Sport
– Doping 323–331
– und Körper 312–337
– Muskelfaserverteilung 318
– Muskelkraft 316
Sportmedizin 336
Sprachstörungen, Demenz 229
Sprachvermögensstörung, Demenz 228
Sprechhilfen, tongenerierende 536
Spritzkanal 9
Sprosspilze, Diagnostik 393
sprouting, Botulinumtoxininjektion 680
Spurenelemente 651–658
– Körperbestand 652
– Zufuhrempfehlung bzw. Aufnahme 652
SRE (Schilddrüsenhormonresponsible Elemente) 23
SRY (sex-determinating factor) 110
– Punktmutation 600
SRY-Gen
– Defekt 57
– Hodenentwicklung 56
– Ovarienentwicklung 56
SSM (superfiziell spreitendes Melanom) 542
Staging
– Bronchialkarzinom 531
– Hodentumoren 458
Stammfettsucht, Nebennieren, Erkrankungen 26
Standortflora, Urogenitaltrakt, männlicher 389
Stanozolol 310
– Doping 325
Staphylokokken
– Epididymitis 473
– Standortflora 389
– Urethritis 477
StAR-Protein (Steroidogenic Acute Regulatory Protein) 16
– Altershypogonadismus 218
Stase-Priapismus, Schwellkörperfibrose 452
Statine, Koronarsyndrom, akutes 558
statische Kontraktion 317
STD s. sexuell übertragbare Krankheiten
Stem-Cell-Factor (SCF) 15
Sterbefälle/-ziffern
– Europäische Union 273
– Unfälle 290
Stereotypenbildung, Sucht 304
Sterilisation, Anwendungshäufigkeit 191
Steroide, anabole 308–312
Steroidgenese 13, 32
Steroidhormone
– Cholesterin 243
– Kontrazeption beim Mann 200
Steroidogenic Factor 1 (SF-1)
– Defekt 57
– Hodenentwicklung 56
Stewart-Treves-Syndrom 543
ST-Fasern 317
– Lipoprotein-Lipase-Aktivität 317
Stickstoffmonoxyd (NO), Erektion 53
Stimmbruch 167
Stimmungsschwankungen
– alternder Mann 89
– Anabolika-Abusus 310
Stimmungstief, morgendliches, Depressionen 573

Stimulanzien, Dopingmittel, verbotene 327
Stirnfalten, Botulinumtoxin-A-Injektion 683
Stoßwellentherapie, extrakorporale, Induratio penis plastica 451
Stottern 347
Strahlen, ionisierende, Alterungsprozess 241
Strahlenbehandlung, Prostatakarzinom 156
Strahlentherapie
– erektile Dysfunktion 128
– Hodenfunktionen 522
– intensitätsmodulierte (IMRT), Prostatakarzinom 510
– Kopf-Hals-Tumoren 537
– Laser-Skin-Resurfacing, Kontraindikationen 693
– perkutane, Kopf-Hals-Tumoren 537
– – Prostatakarzinom 509
– Prostatakarzinom 156, 509–511
Streckapparate, Penisaugmentation 678
Streptokokken
– beta-hämolytisierende, Urethritis 477
– Diagnostik 392
– Kryosperma 183
– Standortflora 389
Stress
– Hirnalterung 247
– Infertilität 640
– Nebenhodenfunktionsstörung 179
– oxidativer, Hautalterung 221
– – kardiovaskuläre Erkrankungen 275
– Präventionsprogramme 79
– Reaktionen 339
Stressbewältigung, Partnerschaft 77–79
Stresshormone, geistige Fähigkeiten 346
Stria terminalis 345
Stroke-Units 568
Strontium, Zufuhrempfehlungen bzw. Aufnahme 652
Struma, Jodmangel 657
Studien, interventionelle 254
Studiendesign, Methoden, diagnostische 254
Stuhl, Blut, verborgenes 525
Subfertilität 168
– Rauchen 298
subkortikale Systeme 357
– Affekte/Emotionen 344
Substanz P, Erektion 54
Subszeptibitätsgene, Bronchialkarzinom 527
Sucht
– Abstinenz 303
– Behandlungsziele 303–304
– Definition 299–300
– Entstehungsbedingungen 301
– Entwicklung 301
– Erklärungsmodelle, neurobiologische 302
– Gesellschaft 304
– Größenphantasie, unrealistische 304
– Konfliktlösungsstrategien 307
– Konsummuster 295
– Kontrollverlust 302
– life events 305
– Männlichkeit 299–308
– Patientenmerkmale 295–312
– Persönlichkeitspsychologie 301
– Psychoanalyse 302
– Rollenerwartungen 304
– Rollenzuweisung 304
– Selbststeuerungsfähigkeit 302
– Stereotypenbildung 304
– stoffungebundene 301
– Suizidalität 581
– Therapie, geschlechtsspezifische 307
– Verhaltenstherapie 302
Suchtmittel, sexuelle Störungen 138
Suchtpersönlichkeit 301
Süßungsmittel 269
Suizidalität 92, 305, **579–583**
– Alkoholabusus 300
– Depressionen 573, 575–576
– Epidemiologie 580–581
– erhöhtes Risiko 581
– Erklärungsansätze 581
– Krankheitsmodell 581
– Krisenmodell 581
– Prävention 582–583
– Umgang 582
Suizidrate
– Altersgruppen 580
– geschlechtsunterschiedliche 580
– Männer 582
Sulfamethoxazol, chronische Genitaltraktentzündungen 631
Sulfasalazin, Nebenhodenfunktionsstörung 179
Sulfatasen 248
Sulfonylharnstoff, TBG 22
Sulfotransferase 249
super wet technique, TLA-Lösung 687
superfiziell spreitendes Melanom (SSM) 542
Superoxiddismutase, Sauerstoffradikale, Entgiftung 648
Superoxiddismutase (SOD) 242, 248, 351, 642
– Mangan 656
– Zink 655
SuperPulse-CO_2-Laser 691
Supplemente, Bewertung 277–279
supraglottische Tumoren 534
Surveillance, Hodentumoren 461
Sustiva® (= Efavirenz) 485
SWORD 550
Swyer-Syndrom 447
Sympto-Thermale Methode (STM) 194
Synapsenbildung 345
Synechien, Laser-Skin-Resurfacing 695
Syphilis 152–153
– FTA-Test 153
Systemkonditionierung, Nachholung 362–363

T

Tabakkanzerogene/-konsum s. Nikotinabusus/-konsum
Tabes dorsalis, Syphilis 152
Tadalafil 623–624
– Dosierungen/Nebenwirkungen 623
– erektile Dysfunktion 130, **132**, 623
– Erektion 54
Taille-Hüfte-Quotient 286
Taillenumfang 247, 287
Tamoxifen
– Gynäkomastie 548
– Infertilität 632
Tamsulosin, Prostatahyperplasie, benigne (BPH) 499
Tannerstadien, Pubertätsentwicklung 167
TAP (computergestütztes Verfahren zur Erfassung der selektiven und geteilten Aufmerksamkeit) 232
Tastsinn, sexuelle Erregung 76
TAT (Tray-Agglutination-Test), Spermatozoen-Antikörper 406
Taxane, Prostatakarzinom 514
TBG (Thyroxin bindendes Globulin) 22
Teleangiektasien, Hautalterung 223
Telomere, Frauen 244
Temperaturmethode (TM) 194
Teratom 454
Terazosin, Prostatahyperplasie, benigne (BPH) 499
Terminalhaare 63
Terminetest 232
TESE (testikuläre Spermienextraktion) 475
– Hodentumorpatienten 457
– Klinefelter-Syndrom 445
Test, Problemlösestrategien 232
testikuläre Durchblutung, Farbduplexsonographie 385
testikuläre Entzündungsreaktion, Hodenbiopsie 419
testikuläre Feminisierung 447
testikuläre Immundysbalance 35
testikuläre Immunregulation, Zytokine 34
testikuläre intraepitheliale Neoplasie (TIN) 453
testikuläre Spermienextraktion s. TESE
Testis 6
Testis-determinierender Faktor (TDF), Hodenentwicklung 56
Testoderm® (= Testosteron) 621
Testogel® (= Testosteron) 609, 621
Testolacton, Gynäkomastie 548
Testosteron 31, 370, 399–400, **604–610**
– Aggressivität 443
– Altershypogonadismus 216
– Altersveränderungen 59–60
– Biosynthesedefekte 108, 439
– BMD (Bone Mineral Density) 607
– Depressivität 443
– Doping 309, 325
– Erythropoese 442
– Geschlechtsentwicklung 56
– Hautalterung 13, 221, 224
– Hautbarriere 368
– Hautpflaster 609, 621
– Herzkrankheiten 443
– Hyperlipidämie 443
– Hypogonadismus 610
– – endokriner 175
– kardiovaskuläres System 442–443
– KHK 554
– Knochendichte 226
– kognitive Funktionen 230, 443
– Kontrazeption, hormonale 198
– Lipidstoffwechsel 442–443
– Metabolismus 15
– Produktion, LH-stimulierte 34
– Prostatahyperplasie, benigne (BPH) 499
– psychotrope Effekte 19
– Referenzbereiche 398
– Sekretion im Alter 17, 122, 222, 440–443, 605
– Seminalplasma 49
– sexuelle Störungen 123
– Strukturformel 310
– Synthese 15
– Transport 15
– Vorstellungsvermögen, räumliches 347
– Wirkungen, biologische 17
Testosteron-Abkömmlinge, Pheromone 73
Testosterongel 609
– Infertilität 630
Testosteronhaushalt, Physiologie 604–605
Testosteronimplantat, Kontrazeption 198
Testosteronmangel
– alternder Mann 218
– Anabolika-Abusus 310
– Libidoverlust 605
– Osteoporose 442
– Potenzverlust 605
– pränataler 174
Testosteronönanthat, Infertilität 630
Testosteron-Östradiol-Ratio, Infertilität 632
Testosteronpflaster 609
– Infertilität 630
Testosteronsubstitution 606–610
– Altershypogonadismus 219
– Anabolika-Abusus 308
– Durchführung 609
– erektile Funktion 607–608
– Erythropoese 608
– Fettstoffwechsel 608
– Formulierungen, intramuskuläre bzw. orale/transdermale 609
– Hypogonadismus 606
– Implantate, subkutane 609
– Knochenstoffwechsel 607
– Körperzusammensetzung 607
– Kontraindikationen 607
– Mammakarzinom 609
– Nebenwirkungen 607–610

– Polyglobulie 610
– Prostatahyperplasie, benigne (BPH) 609
– prostataspezifisches Antigen (PSA) 609
– Schlafapnoesyndrom 608, 610
– Überwachung 609
– Wirkungen 607–610
Testosteronundecanoat 609
– Infertilität 630
Testoviron® (= Testosteron) 621
Tetrahydrogestrinone, Doping 62
Tetrajodthyronin 20
Tetrazykline, Nebenhodenfunktionsstörung 179
TGF (Transforming-Growth-Factor) 15
TGF-α, Transforming-Growth-Factor 15
TGF-β
– Leydig-Zellen 34
– Transforming-Growth-Factor 15
Theophyllin, Doping 325
Therapiemerkmale, Compliance 293
Thermoinstabilität, Altern 241
Thermokoagulation, pelviskopische 192
Thermoregulation, Hodenfunktion 37–39
Theurertherapie 668
Thiamin 643–645
– Zufuhr, tägliche 271
Thiole 643
Thioredoxinreduktasen (TrxR), Selen 659
Thrills 67
Thrombembolie, Anabolika-Abusus 310
Thromboembolie
– Östrogentherapie 556
– Pille, Kontraindikation 193
Thrombolyse, Schlaganfall 566
Thrombophlebitis, Östrogene 611
Thrombose
– Liposuktion 690
– Östrogentherapie 112
– PAI-1-Faktor 247
Thrombozyteninhibitoren, Schlaganfall 570
Thrombozytose, Bronchialkarzinom 528
Thymustherapie 668
thyreoidale Funktion, Selen 661
Thyroidea-stimulierendes Hormon (TSH) 21–22
Thyroidperoxidase (TPO) 20
Thyroxin 20
Thyroxin bindendes Globulin (TBG) 22
Tight-Phase, Laser-Skin-Resurfacing 695
TIN (testikuläre intraepitheliale Neoplasie) 453
Tissue-Engineering 669
T-Killer-Lymphozyten, Bläschendrüsensekret 46
TLA-Lösung, super wet technique 687
T-Lymphozyten, Leydig-Zellen 34
TNF-α
– Atherogenese 555
– Autoimmun-Orchitis 35
– Ejakulat 49
– Leydig-Zellen 34
TNF (Tumor Necrosis Factor) 15
TNM-Klassifikation
– Hodentumoren 455
– Prostatakarzinom 506
α-Tocopherol 257
– Hautalterung 13
– Lungentumoren 278
– Prostatakrebsinzidenz 278
Todesfälle
– Doping 324
– Nötigung, sexuelle 143
– sexuelle Aktivität, Häufigkeit 160–161
– Vergewaltigung 143
Todeswunsch, Depressionen 573
Toleriane® 694
Tomaten, Lycopin 276
Ton-Untersuchungen, (phonologische) 349
Topoisomerase-I-Inhibitoren, Prostatakarzinom 514
Topotecan, Prostatakarzinom 514
Toxoplasmose, HIV-Infektion / AIDS 482, 484
TPO (Thyroidperoxidase) 20
TR-α_1 23
TR-β_1 23
TRACE 550
Tractus intermediolateralis 51
Trainingsdoping 329
Trainingskontrollen, Doping 328
TRAK (TSH-Rezeptor-Antikörper) 25
Transferrin 248
– Prostatasekret 47
Transforming-Growth-Factor s. TGF
Transkortin 28
Transkriptionsfaktoren, Selen 661
Transmitter, kontraktionsinduzierende, Erektion 53
transrektaler Ultraschall s. TRUS
Transsexualität 66, **111–116**
– ACTH-Stimulationstest 112
– Alltagstest 111–112
– Epilationsbehandlung 112
– Gehirn 345
– hormonelle Therapie 112
– Hormontherapie 112
– Personenstand, Änderung 109
Transthyretin 22
transurethrale Elektroresektion der Prostata s. TURP
Transvestitismus
– fetischistischer 140
– Transsexualität 112
Trauerreaktionen, Verarbeitung 573
Traumen, sexuelle Störungen 138
Trenbolon 310
Trennungsrate 78
Treponema pallidum 152–153, 365
– Diagnostik 391

– Kryosperma 183
Treponema-pallidum-Hämagglutinatios-Test [TPHA] 391
Treponema-pallidum-Immobilisations-Test [TPI] 391
Trichloressigsäure, Hautalterung 13
Trichoblastome 541
Trichoepitheliome 541–542
Trichomonaden 365
– Diagnostik 393
– Kryosperma 183
– Urethritis 393, 476–477
Triebenergie 77
Triebregungen, Jugendliche 98
Triglyzerid-Spiegel, Hypoandrogenämie 554
Trijodthyroxin 20
Trimethoprim, Genitaltraktentzündungen, chronische 631
Trinken, Verhaltensmuster 264–265
Trinkwasser, ungechlortes 269
Triple-Stain-Methode, Akrosomreaktion 415
Triplo-X-Syndrom 351
Tripper s. Gonorrhö
Triptolide, Kontrazeption beim Man 201
Trisomie 13, 16 bzw. 21, genetisches Risiko im Alter 187
Trizivir® (= AZT + 3TC + Abacavir) 485
Trockenobst 269
Trockenrasur 371
Trommelschlägelfinger, Bronchialkarzinom 528
Trommelschlägelzehen, Bronchialkarzinom 528
TRUS (transrektaler Ultraschall) 215, 380, 383
– Beckenschmerzsyndrom 491
– Prostatahyperplasie, benigne 496
– Prostatakarzinom 504
Trypsin-Inhibitoren, Bläschendrüsensekret 46
TSH (Thyreoidea-stimulierendes Hormon) 21–22
– Sekretion, Inhibitoren 25
TSH-Rezeptor-Antikörper (TRAK) 25
Tubenektomie 192
Tubensterilisation 191
Tuberkulose, HIV-Infektion/AIDS 482, 484
Tubuli seminiferi 7, 13
– histopathologische Beurteilung 421
Tumeszenz-Lokalanästhesie (TLA) 688
Tumeszenzphase, Erektion 52
Tumor Necrosis Factor s. TNF
Tumoren/Tumorerkrankungen 274–275
– berufsbedingte 524
– Exposition am Arbeitsplatz 524
– expositionsbedingte 524
– Fleischaufnahme 282
– HIV-Infektion 485
– Körperbild, Veränderungen 157
– Kryospermadepot 184
– männliche Lebensweise 524–525
– Nebenhoden 475
– oxidative Mechanismen 642
– Partnermassagen 158
– Penis 449–450
– Rehabilitation, sexuelle 158
– Samenstrang 475
– seelische Bewältigung 155
– Selen 649, 662
– Sexualität 155–159
Tumorgefährdung 519–520
Tumormarker
– Bestimmung 400–404
– Hodentumoren 402, 458
– Prostatakarzinom 401
Tumortherapie, Selen 662
Tunica albuginea 7, 50
Turm von Hanoi 232
Turner-Syndrom 351
– genetisches Risiko im Alter 187
TURP (transurethrale Elektroresektion der Prostata), Prostatahyperplasie, benigne 499–500
Typ-1-Rezeptoren, Mineralokortikoide 29
Tyrosin-Hydroxylase 86
T-Zell-Leukämie, Erreger/Therapie 365
T-Zell-Lymphom 544

U

Ubiquinol-10, Hautalterung 13
UCM (nicht klassifizierbare Melanome) 542
Überernährung 92, 266
Übergewicht 68, 262, 266, **273**
– kardiovaskuläre Erkrankungen 275
– Morbiditätsrisiko 286
– Mortalitätsrisiko 286
– Prävention 276
Über-Ich 98
– Suchtentstehung 302
Überregulierung, Patient 525–526
Uhrglasnägel, Bronchialkarzinom 528
Ulcus
– cruris 223
– molle, Erreger/Therapie 365
UltraPulse-Laser 691
Ultraschall s. Sonographie
Ultraspurenelemente, Zufuhrempfehlungen bzw. Aufnahme 652
Ulzera, Erreger 366
Umständlichkeit 231
Umweltbelastung/-noxen
– Alterungsprozess 243
– Kinderwunsch, unerfüllter 171–172
Unfälle 68
– Sterbefälle 290
Unruhe, Depressionen 573
Untersuchung
– digitale, rektale, Prostatakarzinom 504
– klinische 378–380
– mikrobiologische 389
– urologische 378–380
Unzirkumzision 674–675

Upper-airway-resistance-Syndrom 584
Uprima® (= Apomorphin) 624
Urate 248
Ureaplasma urealyticum 392
– Kryosperma 183
– Urethritis 477
Urethra 12
– Krankheiten 475–478
Urethralabstrich, Urethritis 476
urethrales Manipulationssyndrom 450
Urethralfluor s. Fluor urethralis
Urethritis
– Beschwerden 476
– Chlamydia-trachomatis-Infektion 150
– Diagnostik 476–477
– – mikrobiologische 393
– Erreger 365–366, 393, 477
– gonorrhoische 151, 393
– infektiöse 476
– Kontrolluntersuchung 478
– Krankheiten 475–478
– nicht infektiöse Ursachen 476
– Partneruntersuchung 478
– Therapie 365, 478
Urge-Symptomatik, Prostatahyperplasie, benigne (BPH) 495
Urin
– Gewinnung 386
– Probenentnahme 387
– Transportmedien 391
– Untersuchung 386–388
Uroflowmetrie, Prostatahyperplasie, benigne 496
urogenitale Infektionskrankheiten
– Erreger 389–393
– Keimzahlbestimmung 390
– Untersuchungen, mikrobiologische 393–396
Urogenitaltrakt, männlicher, Standortflora 389
Urogenitaltuberkulose, Prostatitis 489
urologische Notfallsituation, Priapismus 452
urologische Untersuchung, klinische 378–380
U.S. Preventive Services Task Force (USPSTF) 259
UV-Strahlen
– Landmannshaut 524
– Seemannshaut 524

V

Vaginalplastiken, Virilisierung 111
Vaginalschleim, Kristallisationsphänomen 195
Vanadium, Zufuhrempfehlungen bzw. Aufnahme 653
vanishing testis 469
Vaporisation, Laser-Skin-Resurfacing 692
Vardenafil 623
– erektile Dysfunktion 130, 132, 623
– Erektion 54
Varikozele 8, 382, 464–468
– B-Bild-Sonographie 385
– Diagnostik 465
– Dopplersonographie 465–466
– Einteilung 465
– Fertilität 467
– Hodentemperatur 38
– Hodenvolumen 465
– Infertilität 466
– Inzidenz 465
– Kindesalter 467
– Phlebographie 466
– Sklerosierung, integrale 466
– – Phlebographie 466
– Symptome 465
Vasa derentia, Aplasie 474
Vascular Endothelial Growth Factor (VEGF), Alopezie, androgenetische 592
Vasektomie 200–208
– Anforderungen, technische 202
– Aufklärungsgespräch 201
– Autoimmunerkrankungen 206
– Azoospermie 205
– Cliptechnik 203–204
– Ejakulatvolumen 207
– endokrinologische Effekte 206
– Epididymitis 473
– Fulgurationstechnik 202–203
– Hodenkrebs 207
– immunologische Effekte 206
– Komplikationen 205–206
– Kontrollspermiogramm 205
– Kontrolluntersuchung 204–205
– Kryptozoospermie, persistierende 205
– Langzeiteffekte, vermeintliche 206
– laparoskopische 204
– Ligaturtechnik 203
– minimal-invasive 202–203
– Nachsorge 204
– Nebenhoden, Druckaufbau 207
– No-scalpel vasectomy 202
– open-ended vasectomy 203
– operative 202
– Prostatakarzinom 206
– und Psyche 207–208
– Rekanalisation, spontane 205
– Reproduktionstrakt 207
– Samenleiterabschnitt, histologische Untersuchung 204
– Spermatozoenantikörper 206
– Techniken 202
– Versagerquote 205
vasoaktives intestinales Peptid (VIP), Erektion 53
Vasomax® (= Phentolamin) 624
Vasoresektion, konventionelle 203
Vasovasostomie, Nebenhodenfunktionsstörung 179
Vaterrolle 84
Vaterschaft 84
VCAM-1, Atherogenese 555
Veganer / Vegetarier, Selenmangel 660

vegetative Beschwerden, alternder Mann 89
Vellushaar 63
Venenchirurgie, penile, erektile Dysfunktion 134
Verapamil, Nebenhodenfunktionsstörung 179
Vereinsamung, emotionale 306
Vererbung
– Alterungsprozess 243
– Knochenabbau, altersbedingter 226
Verflüssigungszeit, Ejakulat 408
Vergesslichkeit 229
Vergewaltigung 86, 140
– Kriminalstatistik 144
– Todesfolge 143
Verhaltensanalyse, kognitives Training 234
Verhaltensmuster
– Essen 264–265
– Trinken 264–265
Verhaltenstherapie
– kognitive, Depressionen 578
– sexuelle Deviationen 142
– Sucht 302
Verhütungsmittel, Nichtanwendung 103
Verjüngungstherapie 665–669
– Antioxidanzien 667–668
– Ayurveda 669
– Dehydroepiandrosteron (DHEA) 667
– historische Anmerkungen 666–667
– Hormone 667
– Life-Style-Drogen 667
– Organotherapie 668
– Ozontherapie 669
– Sauerstofftherapie 669
– Selen 668
– Vitamin A/C/E 668
– Wachstumshormon 667
Verlangsamung 231
– Depressionen 573
Vernous lakes 543
Verrucae
– seborrhoische, Laser-Skin-Resurfacing 692
– vulgares 540
Verschlussazoospermie 475
– Hoden-Histologie 422
– periphere 475
Versündigungswahn, Depressionen 573
Verunsicherung, Nikotinkonsum 296
Vesicula seminalis 9
Viagra® (= Sildenafil-Citrat) 622
Videx® (= Didanosine, ddI) 485
Vier-Gläser-Probe 387–388
– Prostatitis 490
Viktimisierung, sexuelle, Prävalenz 145
Vinylchlorid, Bronchialkarzinom 527
VIP (vasoaktives intestinales Peptid), Erektion 53
Viracept® (= Nelfinavir) 485
Viramune® (= Nevirapine) 485
Viread® (= Tenofovir) 485
Viren, Prostatitis 489
Virilisierung
– Klitorisreduktionsplastiken 111
– Vaginalplastiken 111
Viruslast 483
Viruswarzen 540
Viskosipathie, Ejakulat 408
Vitalität 237
Vitamin A, Mangel 256
Vitamin A (Retinol) 256, 373
– Verjüngungstherapie 668
– Zufuhr, tägliche 271
Vitamin-A-Säure (Tretinoin) 373
Vitamin-A-Säure-haltige Cremes, Laser-Skin-Resurfacing 694
Vitamin B_1 643–645
– Zufuhr, tägliche 271, 644
Vitamin B_2 643–645
– Zufuhr, tägliche 271, 644
Vitamin B_6 643–645
– Zufuhr, tägliche 271, 644
Vitamin B_{12} 643–645
– Mangel, Demenz 229
– Zufuhr, tägliche 271, 644
Vitamin C 256–257, 277, 374, 642–643
– Ernährung, mediterrane 279
– Fertilitätsstörungen 633
– Hautalterung 13
– koronare Herzerkrankungen 642
– Prostatakarzinom 275
– Verjüngungstherapie 668
– Zufuhr, tägliche 271
Vitamin D **257**, **645–647**, 650
– Altern 646
– Fischleberöle 646
– Immunsystem 646
– Knochenstoffwechsel 646
– Mangel 646
– Prostatakarzinom 275
– Referenzwerte, aktuelle 646
– Seefische 646
– Tumoren 646
– tumorprotektive Wirkung 647
– Zufuhr, tägliche 271
Vitamin D_3 645–647
– Hautalterung 223
– Osteoporose 591
Vitamin E **257–258**, 277, 374, **643**
– Ernährung, mediterrane 279
– Fertilitätsstörungen 633
– Prostatakarzinom 275, 279
– prostataspezifisches Antigen 278
– Verjüngungstherapie 668
– Zufuhr, tägliche 271
Vitamin-H-Mangel, Hypogonadismus 176
Vitamin K, Zufuhr, tägliche 271
Vitamine 266
– B-Vitamine, Demenz 645
– – kognitive Funktion 645
– Fertilitätsstörungen 633
– Krebsprophylaxe 256
– Nährstoffzufuhr 271
Vitaminmangel, Alterungsprozess 250
VLDL-Konzentration 285
Vollwerternährung 268
Volumetrie, Hoden 385

Vorhautdefekt/-verletzung
- Deckung 674
- Hauttransplantation 674
- sexuelle Betätigung 159
Vorhautschmiere s. Smegma
Vorhautverengung s. Phimose
Vorhofflimmern, Hirninfarkt 564
Vorsorgeuntersuchungen **212–215**, 521
- empfohlene 291
Vorsteherdrüse 9–10
Vorstellungsvermögen, räumliches, Testosteronspiegel 347
Voyeurismus 139–140
V-Y-Plastik, infrapubische, Penisaugmentation 677

W

Wachstumsfaktoren 15
- insulinartige, Schnellkrafttraining 320
Wachstumshormon (GH/STH) 265, 604
- im Alter 222
- Alterungsprozess 240
- und Anabolika-Abusus 311
- Doping 325
- Hautalterung 221, 224
- kardiovaskuläres Risiko 612
- Knochenstoffwechsel 612
- Körperzusammensetzung 612
- Mangel 611–613
- Nebenwirkungen 612
- Therapie 611–613
- Verjüngungstherapie 667
Wachstumsschub, Pubertät 167–168
Wachstumsstörungen
- konstitutionelle 108
- Zinkmangel 655
WADA-Liste, Dopingmittel 326
Wärmebilanz, Hoden 38
Wahrnehmung, optische 347
waist-hip-ratio (WHR) 286, 316
Wangenmuskel 681
Warzen
- Genital-/Analbereich, Erreger 366
- seborrhoische 540
Wasserbindungsvermögen, Männerhaut 368
Wasting-Syndrom, HIV-Infektion 484
Webbed-Penis, Zirkumzision, Kontraindikationen 672
Wege lernen 348
Weichmachereffekt 688
Weinerlichkeit, alternder Mann 89
Wellness 334–336
Wellness-Bad 335
Werfen 347
Werner-Helikase 241
Werner-Syndrom 241
Wertlosigkeitsgefühl, Depressionen 573
Wet-Preparation, Ejakulat 409
WHO-Klassifizierung, Bronchialkarzinom 528
WHR s. waist-hip-ratio
Wiedemann-Kur 668
Wildrose, Wellness-Bad 335
Wilms-Tumor 189
Wilms-Tumorgen-WT1
- Defekt 57
- Hodenentwicklung 56
Wilson-Syndrom 656
Windpockennarben, Laser-Skin-Resurfacing 692
Wirbelgleiten, Rückenschmerzen 589
Wirbelsäulenleiden, erektile Dysfunktion 129
Wirkstoffliste, Doping 327–328
Wisconsin-Sleep-Cohort-Study 585
Wohlbefinden 334–336
- körperliches 335
- Leistungsfähigkeit, individuelle 335
- psychisches 237
Wolff-Gänge 56, 110
Women's Health an Aging Study 68
Wortbedeutungen, Gehirnhemisphären 351
Wortschatztest 349
- linkshemisphärischer 346
Wunddehiszenz, Zirkumzision 673
Wunden, offene, Laser-Skin-Resurfacing, Kontraindikationen 693
Wundheilung, Zinkmangel 655
Wundinfekte, Liposuktion 690
Wunscherfüllung, indentifikatorische, Perversion 141
Wut, Perversion 141

X

X-Chromosom 600
- geistige Leistungsfähigkeit 345
- Intelligenzgene 345
Xenobiotika
- Alterungsprozess 248
- Stoffwechsel, Eisen 653
XX-Mann 447
45,X/46,XY-Mosaike 446
X-Y-Aggregate, Rauchen 298
XY-Frau 447
XYY-Mann 446

Y

Y-Chromosom 600
- Fruchtbarkeit 345
- heteromorphe Struktur 425
- Intelligenz 345
Y-Disomie, Rauchen 298
Yohimbin, Erektionsstörungen 132, 625
Young-Syndrom, Azoospermie 178
Yq11, Spermatogenese-Loci 425

Z

Zeaxanthin, Lungentumoren 278
Zellproliferation, Zink 647
Zelltherapie 669
Zeranol, Dopingmittel, verbotene 327
zerebrospinale Flüssigkeit, Zunahme, altersspezifische 352
zerebrovaskuläre Erkrankungen 68
– B-Vitamine 645
zerebrovaskuläre Notfälle, sexuelle Betätigung 160
Zerit® (= Stavudine, d4T) 485
Zerstreutheit 228
zervikale intraepitheliale Neoplasie (CIN) 150
Zervixkarzinom
– Erreger/Therapie 365
– Zirkumzision 672
Ziagen® (= Abacavir) 485
Zidovudin, HIV-Infektion 154
Zigarettenrauch s. Nikotinabusus/-konsum
Zigarettenwerbung, Männlichkeit 296
Zink **647–648**, 655
– Alzheimer-Patienten 647
– Infertilität 633
– Mangel 655
– Neuromodulator 647
– Prostatakarzinom 655
– Prostatasekret 10, 47
– Überversorgung 655
– Unterversorgung 655
– Zellproliferation 647
– Zufuhrempfehlungen bzw. Aufnahme 652, 655
Zinn, Zufuhrempfehlungen bzw. Aufnahme 652
Zirkumzision 671–675
– Concealed-Penis 673
– Historie 672
– Indikationen 672
– Komplikationen 673
– operative Technik 673
– Peniskarzinom 672
– Rephimosierung 673
– Zervixkarzinom 672
Zitrat, Prostatasekret 10, 47
ZNS, Schilddrüsenhormone 23
ZNS-Metastasen, Bronchialkarzinom 528
Zoledronat, Prostatakarzinom 515
Zona-pellucida-Bindung, Spermatozoen 414
Zornesfalten, Botulinumtoxin-A-Injektion 682
Zoster
– Hautalterung 223
– HIV-Infektion/AIDS 482
Z-Plastik, infrapubische, Penisaugmentation 677
Zucker, Tumorerkrankungen 274
Zufriedenheit
– Alter 237–239
– FLZ-Skalen 238
– sexuelle 137
Zuhören 349
Zunge, Plattenepithelien 524
Zusammenbrüche, Doping 324
Zwei-Farben-FISH 425
Zwei-Gläser-Probe 387–388
Zwergpalme (Sabal serrulata), Naturprodukte 619
Zygotän 41
Zylindrome 542
Zysten 542
zystische Fibrose
– Azoospermie 178
– Selensubstitution 663
Zystomanometrie, Prostatahyperplasie, benigne 496
Zystoskopie, Prostatahyperplasie, benigne 497
zytogenetische Diagnostik 423
Zytokine 15, 33
– proinflammatorische 32
– testikuläre Immunregulation 34
Zytomegalie-Virus (CMV) s. CMV-Infektion

FSC
www.fsc.org
MIX
Papier | Fördert
gute Waldnutzung
FSC® C083411

Kolibri 360 GmbH
Ferdinand-Jühlke-Straße 7
99095 Erfurt, Deutschland
produktsicherheit@kolibri360.de